U0237358

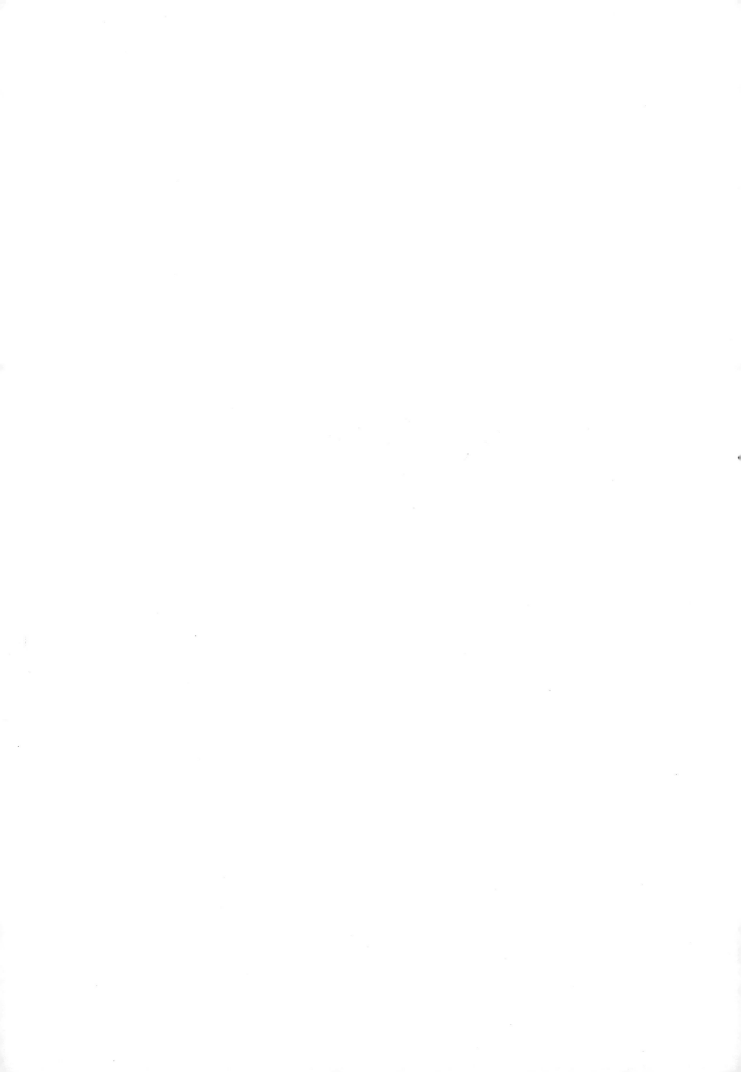

血小板
PLATELETS

第 4 版

人民卫生出版社
·北京·

图书在版编目（CIP）数据

血小板/（美）艾伦·D. 米切尔森
（Alan D. Michelson）主编；阮长耿等主译. —北京：
人民卫生出版社，2022.8
　　ISBN 978-7-117-33286-6

　　Ⅰ.①血…　Ⅱ.①艾…②阮…　Ⅲ.①血小板异常-
诊疗　Ⅳ.①R558

中国版本图书馆 CIP 数据核字（2022）第 106318 号

| 人卫智网 | www.ipmph.com | 医学教育、学术、考试、健康，购书智慧智能综合服务平台 |
| 人卫官网 | www.pmph.com | 人卫官方资讯发布平台 |

图字:01-2019-5978 号

血 小 板
Xuexiaoban

主　　译：阮长耿　朱 力　戴克胜　武 艺
出版发行：人民卫生出版社（中继线 010-59780011）
地　　址：北京市朝阳区潘家园南里 19 号
邮　　编：100021
E - mail：pmph @ pmph.com
购书热线：010-59787592　010-59787584　010-65264830
印　　刷：北京盛通印刷股份有限公司
经　　销：新华书店
开　　本：889×1194　1/16　印张：54
字　　数：2291 千字
版　　次：2022 年 8 月第 1 版
印　　次：2022 年 9 月第 1 次印刷
标准书号：ISBN 978-7-117-33286-6
定　　价：498.00 元

打击盗版举报电话:010-59787491　E-mail:WQ @ pmph.com
质量问题联系电话:010-59787234　E-mail:zhiliang @ pmph.com
数字融合服务电话:4001118166　E-mail:zengzhi @ pmph.com

血小板
PLATELETS

第 4 版

主　编　Alan D. Michelson

副主编　Marco Cattaneo　Andrew L. Frelinger III
　　　　Peter J. Newman

主　译　阮长耿　朱　力　戴克胜　武　艺

副主译　胡　豫　刘俊岭　张晓辉　奚晓东

人民卫生出版社
·北京·

Platelets,4e

Marco Cattaneo,Andrew Frelinger,Peter Newman,Alan D. Michelson

ISBN:978-0-12-813456-6

Copyright © 2019,Elsevier Inc. All rights reserved.

First edition 2002

Second edition 2007

Third edition 2013

Fourth edition 2019

Authorized Chinese translation published by People's Medical Publishing House,Co. Ltd.

《血小板》(第 4 版)(阮长耿　朱力　戴克胜　武艺　主译)

ISBN:978-7-117-33286-6

注　意

本书涉及领域的知识和实践标准在不断变化。新的研究和经验拓展我们的理解,因此须对研究方法、专业实践或医疗方法作出调整。从业者和研究人员必须始终依靠自身经验和知识来评估和使用本书中提到的所有信息、方法、化合物或本书中描述的实验。在使用这些信息或方法时,他们应注意自身和他人的安全,包括注意他们负有专业责任的当事人的安全。在法律允许的最大范围内,爱思唯尔、译文的原文作者、原文编辑及原文内容提供者均不对因产品责任、疏忽或其他人身或财产伤害及/或损失承担责任,亦不对由于使用或操作文中提到的方法、产品、说明或思想而导致的人身或财产伤害及/或损失承担责任。

译者名录

（按姓氏汉语拼音排序）

曹丽娟　苏州大学附属第一医院
戴　兰　苏州大学附属第一医院
戴克胜　苏州大学附属第一医院
邓　巍　苏州大学唐仲英医学研究院血液学研究中心
董宁征　苏州大学附属第一医院
谷夏冰　苏州大学唐仲英医学研究院血液学研究中心
韩　悦　苏州大学附属第一医院
何林燕　苏州大学附属第一医院
胡　虎　浙江大学基础医学院
胡　豫　华中科技大学同济医学院附属协和医院
胡绍燕　苏州大学附属儿童医院
季顺东　苏州大学附属第一医院
江　淼　苏州大学附属第一医院
李　玲　苏州大学唐仲英医学研究院血液学研究中心
李　青　苏州大学唐仲英医学研究院血液学研究中心
李　云　苏州大学附属第一医院
李丰产　苏州大学唐仲英医学研究院血液学研究中心
凌　婧　苏州大学附属儿童医院
刘春亮　苏州大学附属第一医院
刘俊岭　上海交通大学医学院
卢穹宇　苏州大学唐仲英医学研究院血液学研究中心
陆　芹　苏州大学附属儿童医院
马珍妮　苏州大学附属第一医院
蒙星烨　北京大学人民医院
任丽洁　苏州大学唐仲英医学研究院血液学研究中心

阮长耿　苏州大学附属第一医院
唐朝君　苏州大学唐仲英医学研究院血液学研究中心
王宜强　西交利物浦大学慧湖药学院
王兆钺　苏州大学附属第一医院
吴丽丽　苏州大学唐仲英医学研究院血液学研究中心
武　艺　苏州大学唐仲英医学研究院血液学研究中心
奚闻达　上海交通大学医学院附属瑞金医院
奚晓东　上海交通大学医学院附属瑞金医院
谢展利　苏州科技城医院临床医学研究所
闫　荣　苏州大学附属第一医院
闫坤敏　苏州大学唐仲英医学研究院血液学研究中心
阳艾珍　苏州大学唐仲英医学研究院血液学研究中心
殷　杰　苏州大学附属第一医院
尤　涛　苏州大学附属第一医院
余自强　苏州大学附属第一医院
张　琳　上海交通大学医学院
张先瑞　苏州大学附属第一医院
张晓辉　北京大学人民医院
赵　苪　北京大学人民医院
赵丽丽　苏州大学附属第一医院
赵益明　苏州大学附属第一医院
周慧峰　苏州大学附属儿童医院
朱明清　苏州大学附属第一医院
左　斌　苏州大学唐仲英医学研究院血液学研究中心

Joseph Alsousou
Institute of Translational Medicine
University of Liverpool
Liverpool
United Kingdom

Dominick J. Angiolillo
Division of Cardiology
University of Florida College of
    Medicine-Jacksonville
Jacksonville, FL
United States

Amal Arachiche
Department of Pharmacology
Case Western Reserve University
Cleveland, OH
United States

Richard H. Aster
Blood Research Institute
BloodCenter of Wisconsin
Department of Medicine
Medical College of Wisconsin
Milwaukee, WI
United States

Tiziano Barbui
FROM Research Foundation
Papa Giovanni XXIII Hospital
Bergamo
Italy

Stefania Basili
I Clinica Medica
Department of Internal Medicine
    and Medical Specialties
SAPIENZA-University of Rome
Rome
Italy

Elisabeth M. Battinelli
Division of Hematology
Brigham and Women's Hospital
Harvard Medical School
Boston, MA
United States

Anthony A. Bavry
Department of Medicine
University of Florida
North Florida/South Georgia Veterans
    Health System
Gainesville, FL
United States

Wolfgang Bergmeier
McAllister Heart Institute
Department of Biochemistry and
    Biophysics
University of North Carolina at
    Chapel Hill

Chapel Hill, NC
United States

Gerald Bertrand
EFS
Rennes
France

Deepak L. Bhatt
Department of Cardiovascular
    Medicine
Brigham and Women's Hospital
Harvard Medical School
Boston, MA
United States

Thomas A. Blair
Center for Platelet Research Studies
Dana-Farber/Boston Children's Cancer
    and Blood Disorders Center
Harvard Medical School
Boston, MA
United States

Kamila Bledzka
Joseph J. Jacobs Center for Thrombosis
    and Vascular Biology
Department of Molecular Cardiology
Cleveland Clinic
Cleveland, OH
United States

Oliver Borst
University Hospital
Department of Cardiology and
    Cardiovascular Medicine
Eberhard Karls University Tuebingen
Tuebingen
Germany

Emma G. Bouck
Department of Pharmacology
Case Western Reserve University
Cleveland, OH
United States

Lawrence F. Brass
Division of Hematology-Oncology
Department of Medicine
Perelman School of Medicine
University of Pennsylvania
Philadelphia, PA
United States

Paul F. Bray
Molecular Medicine Program
Division of Hematology and
    Hematologic Malignancies in the
Department of Internal Medicine
University of Utah
Salt Lake City, UT
United States

Carol Briggs
Department of Haematology
University College London
    Hospitals
London
United Kingdom

Tomasz Brzoska
Pittsburgh Heart, Lung and Blood
    Vascular Medicine Institute;
Sickle Cell Center of Excellence
University of Pittsburgh-School of
    Medicine
Pittsburgh, PA
United States

James B. Bussel
Department of Pediatrics
Weill Medical College of Cornell
    University
New York, NY
United States

Marco Cattaneo
Unità di Medicina 2
ASST Santi Paolo e Carlo
Dipartimento di Scienze della Salute
Università degli Studi di Milano
Milan
Italy

Subarna Chakravorty
King's College NHS Foundation
    Trust
London
United Kingdom

Noel C. Chan
Thrombosis and Atherosclerosis
    Research Institute
Department of Medicine
McMaster University
Hamilton, ON
Canada

Shruti Chaturvedi
Division of Hematology
Johns Hopkins University
Baltimore, MD
United States

Beng H. Chong
Department of Medicine
St. George Clinical School
University of New South Wales;
Department of Haematology
NSW Health Pathology
St George Hospital
Sydney
Australia

Kenneth J. Clemetson
Department of Haematology
University of Berne Inselspital
Theodor Kocher Institute
University of Berne
Berne
Switzerland

Jeannine M. Clemetson
Theodor Kocher Institute
University of Berne
Berne
Switzerland

Barry S. Coller
Allen and Frances Adler Laboratory of
    Blood and Vascular Biology
Rockefeller University Hospital
Rockefeller University
New York, NY
United States

Gregory J. del Zoppo
Division of Hematology
Department of Medicine
University of Washington School of
    Medicine
Harborview Medical Center
Seattle, WA
United States

Jenny M. Despotovic
Department of Pediatrics
Baylor College of Medicine
Houston, TX
United States

Scott L. Diamond
Department of Chemical and
    Biomolecular Engineering
University of Pennsylvania
Philadelphia, PA
United States

J. Donald Easton
Department of Neurology
University of California, San Francisco
Sandler Neuroscience Center
San Francisco, CA
United States

Koji Eto
Department of Clinical Application
Center for iPS Cell Research and
    Application
Kyoto University
Kyoto;
Department of Innovative Medicine
Chiba University Graduate School
    of Medicine
Chiba
Japan

Hervé Falet
Blood Research Institute
BloodCenter of Wisconsin
Department of Cell Biology,
    Neurobiology, and Anatomy
Medical College of Wisconsin
Milwaukee, WI
United States

Francisca Ferrer-Marin
Unidad de Hematología y Oncología
    Médica
Hospital Morales-Meseguer

Centro de Hemodonacion
IMIB-Murcia
CIBERER (CB15/00055)
UCAM
Murcia
Spain

Guido Finazzi
Hematology Unit
Papa Giovanni XXIII Hospital
Bergamo
Italy

Robert Flaumenhaft
Division of Hemostasis and
    Thrombosis
Department of Medicine
Beth Israel Deaconess Medical Center
Harvard Medical School
Boston, MA
United States

Jane E. Freedman
Department of Medicine
University of Massachusetts Medical
    School
Worcester, MA
United States

Andrew L. Frelinger, III
Center for Platelet Research Studies
Dana-Farber/Boston Children's
    Cancer and Blood Disorders
    Center
Harvard Medical School
Boston, MA
United States

Kathleen Freson
Department of Cardiovascular
    Sciences
Center for Molecular and Vascular
    Biology
KU Leuven
Leuven
Belgium

Aleksandra Gasecka
First Chair and Department of
    Cardiology
Medical University of Warsaw
Warsaw
Poland;
Laboratory of Experimental Clinical
    Chemistry
Vesicle Observation Centre
Academic Medical Centre of the
    University of Amsterdam
Amsterdam
The Netherlands

Meinrad Gawaz
University Hospital
Department of Cardiology and
    Cardiovascular Medicine
Eberhard Karls University
    Tuebingen
Tuebingen
Germany

Silvia Giannini
Division of Hematology
Brigham and Women's Hospital;

Department of Medicine
Harvard Medical School
Boston, MA
United States

Andreas Greinacher
Department of Immunology and
    Transfusion Medicine
Universitätsmedizin
Greifswald
Germany

Thomas Gremmel
Department of Internal Medicine II
Medical University of Vienna
Vienna;
Department of Internal Medicine
    Cardiology and Nephrology
Landesklinikum Wiener Neustadt
Wiener Neustadt
Austria

Paul A. Gurbel
Inova Center for Thrombosis Research
    and Drug Development
Inova Heart and Vascular Institute
Falls Church, VA
United States

Elizabeth J. Haining
Institute of Cardiovascular Sciences
College of Medical and Dental
    Sciences
University of Birmingham
Birmingham
United Kingdom

Xu Han
Department of Pharmacology
Case Western Reserve University
Cleveland, OH
United States

Paul Harrison
Institute of Inflammation and
    Ageing
College of Medical and Dental
    Sciences
University of Birmingham
Birmingham
United Kingdom

Catherine P.M. Hayward
Departments of Pathology
    and Molecular Medicine and
    Medicine
McMaster University
Hamilton, ON
Canada

Karin Hoffmeister
Division of Hematology
Brigham and Women's Hospital;
Department of Medicine
Harvard Medical School
Boston, MA;
Blood Research Institute
BloodCenter of Wisconsin;
Department of Biochemistry
Medical College of Wisconsin
Milwaukee, WI
United States

Anne-Mette Hvas
Department of Clinical Biochemistry
Aarhus University Hospital;
Department of Clinical Medicine
Faculty of Health
Aarhus University
Aarhus
Denmark

Sara J. Israels
Department of Pediatrics and Child
    Health
University of Manitoba
Winnipeg
Canada

Joseph E. Italiano, Jr
Hematology Division
Brigham and Women's Hospital;
Vascular Biology Program
Boston Children's Hospital;
Harvard Medical School
Boston, MA
United States

Young-Hoon Jeong
Department of Internal Medicine
Gyeongsang National University
    School of Medicine and
    Cardiovascular Center
Gyeongsang National University
    Changwon Hospital
Changwon
South Korea

Andrew D. Johnson
National Heart, Lung and Blood
    Institute
The Framingham Heart Study
Framingham, MA
United States

Cecile Kaplan
Retired, formerly Platelet Immunology
    Department
I.N.T.S.
Paris
France

Peter Karagiannis
Department of Clinical Application
Center for iPS Cell Research and
    Application
Kyoto University
Kyoto
Japan

Gregory J. Kato
Pittsburgh Heart, Lung and Blood
    Vascular Medicine Institute;
Division of Hematology and Oncology;
Sickle Cell Center of Excellence
University of Pittsburgh-School of
    Medicine
Pittsburgh, PA
United States

Samuel Kemble
Institute of Inflammation and Ageing
College of Medical and Dental Sciences
University of Birmingham
Birmingham
United Kingdom

Kumaran Kolandaivelu
Department of Cardiovascular
    Medicine
Brigham and Women's Hospital
Harvard Medical School
Boston, MA;
Institute for Medical Science and
    Engineering
Massachusetts Institute of
    Technology
Cambridge, MA
United States

Milka Koupenova
Department of Medicine
University of Massachusetts Medical
    School
Worcester, MA
United States

David J. Kuter
Department of Hematology
Massachusetts General Hospital
Harvard Medical School
Boston, MA
United States

Michele P. Lambert
Department of Pediatrics
Children's Hospital of Philadelphia
Perelman School of Medicine at the
    University of Pennsylvania
Philadelphia, PA
United States

Robert H. Lee
McAllister Heart Institute
University of North Carolina at Chapel
    Hill
Chapel Hill, NC
United States

Jack Levin
Departments of Laboratory Medicine
    and Medicine
University of California School of
    Medicine
San Francisco, CA
United States

Renhao Li
Aflac Cancer and Blood Disorders
    Center
Children's Healthcare of Atlanta
Department of Pediatrics
Emory University School of Medicine
Atlanta, GA
United States

Zhenyu Li
Division of Cardiovascular Medicine
The Gill Heart and Vascular
    Institute
University of Kentucky
Lexington, KY
United States

Zihai Li
Department of Microbiology and
    Immunology
Hollings Cancer Center
Medical University of South
    Carolina

Charleston, SC
United States

Anqi Li
Department of Microbiology and
    Immunology
Hollings Cancer Center
Medical University of South Carolina
Charleston, SC
United States

Rossella Liani
Internal Medicine
Department of Medicine and Aging
    and Haemostasis and Thrombosis
    Unit
Center of Aging Science and
    Translational Medicine
    (CESI-Met)
University of Chieti
Chieti, Italy

Marie Lordkipanidzé
Faculty of Pharmacy
University of Montreal;
Research Center
Montreal Heart Institute
Montréal, QC
Canada

Viola Lorenz
Division of Newborn Medicine
Boston Children's Hospital
Harvard Medical School
Boston, MA
United States

Kellie R. Machlus
Hematology Division
Brigham and Women's Hospital
Harvard Medical School
Boston, MA
United States

Dhruv Mahtta
Department of Medicine
University of Florida
Gainesville, FL
United States

Pier Mannuccio Mannucci
Angelo Bianchi Bonomi Hemophilia
    and Thrombosis Center
Fondazione IRCCS Ca' Granda-
    Ospedale Maggiore Policlinico
Università degli Studi di Milano
Milan
Italy

Keith R. McCrae
Department of Hematology-Oncology
Cleveland Clinic
Cleveland, OH
United States

Alessandra Metelli
Department of Microbiology and
    Immunology
Hollings Cancer Center
Medical University of South
    Carolina
Charleston, SC
United States

Alan D. Michelson
Center for Platelet Research Studies
Dana-Farber/Boston Children's Cancer
    and Blood Disorders Center
Harvard Medical School
Boston, MA
United States

Karen A. Moffat
Department of Medicine
McMaster University
Hamilton, ON
Canada

Jae Youn Moon
Division of Cardiology
University of Florida College of
    Medicine-Jacksonville
Jacksonville, FL
United States

James H. Morrissey
Department of Biological Chemistry
University of Michigan Medical School
Ann Arbor, MI
United States

Nicola J. Mutch
Institute of Medical Sciences
University of Aberdeen
Aberdeen
United Kingdom

Zoltan Nagy
Institute of Cardiovascular Sciences
College of Medical and Dental Sciences
University of Birmingham
Birmingham
United Kingdom

Heyu Ni
St. Michael's Hospital
University of Toronto;
Canadian Blood Services Centre for
    Innovation
Toronto, ON
Canada

Phillip L.R. Nicolson
Institute of Cardiovascular Sciences
College of Medical and Dental
    Sciences
University of Birmingham
Birmingham
United Kingdom

Marvin T. Nieman
Department of Pharmacology
Case Western Reserve University
Cleveland, OH
United States

Rienk Nieuwland
Laboratory of Experimental Clinical
    Chemistry;
Vesicle Observation Centre
Academic Medical Centre of the
    University of Amsterdam
Amsterdam
The Netherlands

Marie-Blanche Onselaer
Institute of Cardiovascular Sciences
College of Medical and Dental Sciences
University of Birmingham
Birmingham
United Kingdom

Carlo Patrono
Department of Pharmacology
Catholic University School of Medicine
Rome
Italy

Edward F. Plow
Joseph J. Jacobs Center for Thrombosis
    and Vascular Biology
Department of Molecular Cardiology
Cleveland Clinic
Cleveland, OH
United States

Mortimer Poncz
Department of Pediatrics
Children's Hospital of Philadelphia
Perelman School of Medicine at the
    University of Pennsylvania
Philadelphia, PA
United States

Man-Chiu Poon
Division of Hematology and
    Hematologic Malignancies
Department of Medicine
University of Calgary–Foothills Medical
    Centre
Calgary, AB
Canada

Natalie S. Poulter
Institute of Cardiovascular Sciences
College of Medical and Dental Sciences
University of Birmingham
Birmingham
United Kingdom

Izmarie Poventud-Fuentes
Division of Hematology-Oncology
Department of Medicine
Perelman School of Medicine
University of Pennsylvania
Philadelphia, PA
United States

Patrick Provost
CHUQ Research Center/CHUL Pavilion;
Department of Microbiology
Infectious Diseases and Immunology
Faculty of Medicine
Université Laval
Quebec City, QC
Canada

Jun Qin
Joseph J. Jacobs Center for Thrombosis
    and Vascular Biology
Department of Molecular Cardiology
Cleveland Clinic
Cleveland, OH
United States

Julie Rayes
Institute of Cardiovascular Sciences
College of Medical and Dental Sciences
University of Birmingham
Birmingham
United Kingdom

Alexander P. Reiner
Department of Epidemiology
School of Public Health
Fred Hutchinson Cancer Research Center
University of Washington
Seattle, WA
United States

Brian Riesenberg
Department of Microbiology and
    Immunology
Hollings Cancer Center
Medical University of South Carolina
Charleston, SC
United States

Irene A.G. Roberts
Department of Paediatrics
University of Oxford
John Radcliffe Hospital
Oxford
United Kingdom

Matthew T. Rondina
Department of Internal Medicine
University of Utah
Eccles Institute of Human Genetics;
Molecular Medicine Program
University of Utah School of Medicine;
George E. Wahlen VAMC GRECC
Salt Lake City, UT
United States

Jesse W. Rowley
Molecular Medicine Program
Division of Pulmonary Medicine in the
    Department of Internal Medicine
University of Utah
Salt Lake City, UT
United States

Francesca Santilli
Internal Medicine
Department of Medicine and Aging and
    Haemostasis and Thrombosis Unit
Center of Aging Science and
    Translational Medicine
    (CESI-Met)
University of Chieti
Chieti
Italy

Rüdiger E. Scharf
Institute of Transplantation Diagnostics
    and Cell Therapeutics
Division of Clinical and Experimental
    Hemostasis, Hemotherapy and
    Transfusion Medicine
University Blood Center and
    Hemophilia Comprehensive Care
    Center
Heinrich Heine University Medical
    Center

and Biological Medical Research Center
Heinrich Heine University
Düsseldorf
Germany

Yotis A. Senis
Institute of Cardiovascular Sciences
College of Medical and Dental Sciences
University of Birmingham
Birmingham
United Kingdom

Anish Sharda
Division of Hemostasis and Thrombosis
Department of Medicine
Beth Israel Deaconess Medical Center
Harvard Medical School
Boston, MA
United States

Alexa J. Siddon
Department of Laboratory Medicine
Department of Pathology
Yale University School of Medicine
New Haven, CT;
Pathology & Laboratory Medicine
VA Connecticut Healthcare
West Haven, CT
United States

Pia R.-M. Siljander
EV Group
Molecular and Integrative Biosciences
    Research Programme
Faculty of Biological and Environmental
    Sciences;
EV Core Facility
University of Helsinki
Helsinki
Finland

Pierluigi Tricoci
Division of Cardiology
Duke Clinical Research Institute
Duke University
Durham, NC
United States

Paola Simeone
Internal Medicine
Department of Medicine and Aging
    and Haemostasis and Thrombosis
    Unit
Center of Aging Science and
    Translational Medicine (CESI-Met)
University of Chieti
Chieti
Italy

Stephanie A. Smith
Department of Biological Chemistry
University of Michigan Medical School
Ann Arbor, MI
United States

Susan S. Smyth
Division of Cardiovascular Medicine
The Gill Heart and Vascular Institute
University of Kentucky;
Lexington VA Medical Center

Lexington, KY
United States

Edward L. Snyder
Department of Laboratory Medicine
Yale University School of Medicine
New Haven, CT
United States

Martha Sola-Visner
Division of Newborn Medicine
Boston Children's Hospital
Harvard Medical School
Boston, MA
United States

Timothy J. Stalker
Division of Hematology-Oncology
Department of Medicine
Perelman School of Medicine
University of Pennsylvania
Philadelphia, PA
United States

Lucia Stefanini
Department of Internal Medicine and
    Medical Specialties
Sapienza University of Rome
Rome
Italy

Naoshi Sugimoto
Department of Clinical Application
Center for iPS Cell Research and
    Application
Kyoto University
Kyoto;
Department of Hematology
Kagawa University Hospital
Kagawa
Japan

Prithu Sundd
Pittsburgh Heart, Lung and Blood
    Vascular Medicine Institute;
Division of Pulmonary, Allergy and
    Critical Care Medicine;
Sickle Cell Center of Excellence
University of Pittsburgh-School of
    Medicine
Pittsburgh, PA
United States

Udaya S. Tantry
Inova Center for Thrombosis Research
    and Drug Development
Inova Heart and Vascular Institute
Falls Church, VA
United States

Ayalew Tefferi
Division of Hematology
Department of Internal Medicine
Mayo Clinic
Rochester, MN
United States

Steven G. Thomas
Institute of Cardiovascular Sciences
University of Birmingham
Birmingham;

Centre of Membrane Proteins and
    Receptors (COMPARE)
University of Birmingham and
    University of Nottingham
Midlands
United Kingdom

Mark R. Thomas
Institute of Cardiovascular Sciences
College of Medical and Dental Sciences
University of Birmingham
Birmingham
United Kingdom

Maurizio Tomaiuolo
Division of Hematology-Oncology
Department of Medicine
Perelman School of Medicine
University of Pennsylvania
Philadelphia, PA
United States

Christopher A. Tormey
Department of Laboratory Medicine
Yale University School of Medicine
New Haven, CT;
Pathology & Laboratory Medicine
VA Connecticut Healthcare
West Haven, CT
United States

Han-Mou Tsai
State University of New York Downstate
    Medical Center
Brooklyn, NY
United States

Francesco Violi
I Clinica Medica
Department of Internal Medicine and
    Medical Specialties
SAPIENZA-University of Rome
Rome
Italy

Theodore E. Warkentin
Department of Pathology and Molecular
    Medicine
Department of Medicine
Michael G. DeGroote School of
    Medicine
McMaster University;
Hamilton Regional Laboratory
    Medicine Program
Hamilton, ON
Canada

Steve P. Watson
Institute of Cardiovascular
    Sciences
College of Medical and Dental Sciences
University of Birmingham
Birmingham
United Kingdom

Jeffrey I. Weitz
Thrombosis and Atherosclerosis
    Research Institute;
Department of Medicine
McMaster University
Hamilton, ON
Canada

John Welsh
Division of Hematology-Oncology
Department of Medicine
Perelman School of Medicine
University of Pennsylvania
Philadelphia, PA
United States

Andrew S. Weyrich
Molecular Medicine Program
Division of Pulmonary Medicine
  in the Department of Internal
  Medicine
University of Utah
Salt Lake City, UT
United States

David A. Wilcox
Department of Pediatrics
Medical College of Wisconsin;
Children's Research Institute
  The Children's Hospital of Wisconsin
Blood Research Institute

The BloodCenter of Wisconsin
Milwaukee, WI
United States

Bill X. Wu
Department of Microbiology and
  Immunology
Hollings Cancer Center
Medical University of South
  Carolina
Charleston, SC
United States

Michael R. Yeaman
Department of Medicine
David Geffen School of Medicine at
  University of California, Los Angeles
  (UCLA)
Torrance and Los Angeles Biomedical
  Research Institute at
  Harbor UCLA Medical Center
Torrance, CA
United States

Li Zhu
Cyrus Tang Hematology Center
Soochow University
Suzhou
China

Guy A. Zimmerman
Department of Internal
  Medicine
University of Utah
Eccles Institute of Human Genetics;
Molecular Medicine Program
University of Utah School of
  Medicine
Salt Lake City, UT
United States

Elizabeth R. Zunica
Department of Pharmacology
Case Western Reserve University
Cleveland, OH
United States

前　言

血小板是许多病理生理过程中非常重要的小细胞，包括血栓形成、出血、炎症、抗微生物宿主防御、伤口愈合、血管生成、肿瘤生长和转移。除了原发性血小板数量和功能紊乱外，血小板在许多其他非常常见的疾病中也起着关键作用，包括冠状动脉疾病、卒中、外周血管疾病和糖尿病。

这本书的目标是集血小板生物学、病理生理学和临床医学于一体，成为一个全面和明确的血小板知识来源。

本书的目标受众包括血液病学家、心脏病学家、卒中医师、血库专家、病理学家、血栓和止血研究员，以及这些领域的学生和从业人员。

本书第 1 版获美国出版家协会医学科学最佳图书奖，第 3 版获英国医学会（British Medical Association，BMA）医学图书奖内科类推荐读物奖。这些奖项反映了杰出的国际性作者团队的贡献，他们都是各自领域的世界级领跑者。

在这本第 4 版的血小板中，除前 3 版的主编 Alan D. Michelson 外，又有三位副主编加入，他们分别是 Marco Cattaneo、A. L. "Larry" Frelinger 和 Peter J. Newman。此外还有来自 18 个国家的 142 位撰稿人参与编写。

本书共 67 章，分为六个部分：
第一部分：血小板生物学
第二部分：血小板在疾病中的作用
第三部分：血小板功能的临床检测
第四部分：血小板数量和功能疾病
第五部分：抗血小板治疗
第六部分：改善血小板数量和功能的治疗

第 4 版中我们完全地修订和更新了每一章，新增了 11 章，主题涵盖：血小板糖生物学、血小板转录体、血小板抑制受体、血小板功能的临床检测、创伤愈合中的治疗性富含血小板血浆，以及新的抗血小板药物。

Alan D. Michelson

Marco Cattaneo

A. L. "Larry" Frelinger

Peter J. Newman

（朱力 译，阮长耿 审）

目　录

扫描二维码访问参考文献

引言：血小板在健康和疾病中的思想简史

Barry S. Coller

可靠的记录表明，多位不同的科学家自己或作为代表，首次描述了血小板[1,2]。例如，Osler 在他 1873 年和 1874 年的论文中，毋庸置疑地描述过血小板（图 1）[1,3]，识别出它们的盘状结构，虽然它们在血液中单个地参与循环，但当它们从血管移除时迅速形成聚集体。然而，Osler 不确定血小板是正常的血液成分还是外源"生物"[1,3]。七年后，Bizzozero 于 1881 年和 1882 年，在他漂亮且引人注目的研究中，不仅确定了血小板的解剖学特征，还指出它在止血和实验性血栓形成中的作用[4-9]。在该研究中，Bizzozero 采用活体显微镜检查豚鼠肠系膜静脉，也观察到了血小板呈盘状并孤立地循环这一现象。他进一步证明它们黏附于损伤的血管壁，然后形成聚合物。另外，他还注意到白细胞被募集到血小板聚集体中，因此也首次描述了血小板-白细胞相互作用的现象（图 2）。Bizzozero 还开发了第一个"流动小室"，通过显微镜盖玻片、一根线和吸水纸的巧妙构造，通过毛细作用实现流动（图 3）[7,8]。Osler 在 1881 年至

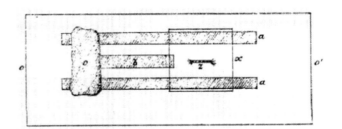

图 3　Bizzozero 的"流动小室"，他在小室中观察到血小板沉积在一条线上，这两条线的两端有刻意的磨损（z）。这个小室由放置在两条普通纸条（a）上的盖玻片（x）组成，通过一条吸墨纸（b）与一团吸墨纸相连。为了促进血液流动，把血液进入玻片方向的一侧（o′）略微抬起（From Brewer[8], with permission.）

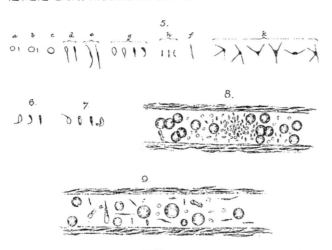

图 1　Osler（1874 年）[1,3]绘制的大鼠的血液"小体"（5~7）和大鼠静脉内疏松的结缔组织（8 和 9）的图片（From Osler[3], with permission.）

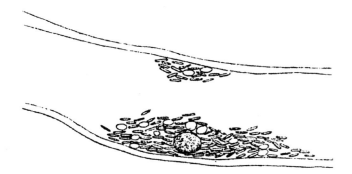

图 2　Bizzozero（1882 年）绘制的血小板和白细胞沉积在豚鼠肠系膜受损血管中的活体显微图像[5]（From Bizzozero[5], with permission.）

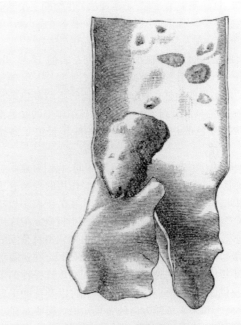

腹主动脉内几乎全部由血小板组成的白色血栓。来自死于胃癌的妇女。来自蒙特利尔McGill医学机构博物馆的标本。

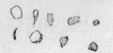

图中描述了来自标本中的血小板。

图 4　Osler（1886 年）[13]绘制的两幅图展示了死于胃癌患者主动脉中的"白色血栓"和可以从血栓中取出的"斑块"（血小板）（From Osler[13], with permission.）

1

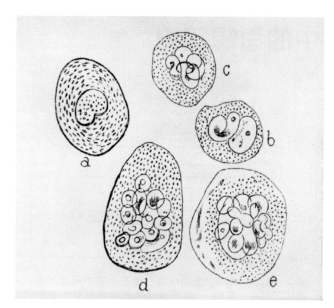

图5　Bizzozero(1869年)[10]绘制的多叶核巨型骨髓细胞,现在称为巨核细胞(From Baserga A[11], with permission.)

1886年进行的研究中,在Bizzozero观察的基础上,使用人体活检材料,在"动脉粥样硬化性溃疡"、心脏瓣膜赘生物和主动脉瘤里形成的白色血栓中识别出血小板,从而明确确立了血小板(他称之为血液"斑块")在人类血栓性疾病中的作用(图4)[1,13]。

出乎意料的是,在他关于血小板的研究发表前12年,Bizzozero还是第一个鉴定骨髓巨核细胞的人(图5)[10],但他从未认为它们是血小板的前体。Wright通过他的新型多色染色溶液(Wright's染色),注意到了血小板和巨核细胞中的红色至紫色颗粒形状和颜色的相似之处,并在1906年报道了这个发现[14]。

自Bizzozero的开创性研究以来的135年间,我们对血小板在止血和血栓形成这两个现象中发挥的重要作用的理解有了显著提高。因此,Alan Michelson博士,其本人在关于血小板功能方面做了很多重要的发现,并开创性地在血小板研究中应用创新流式细胞术,及时地再次汇集了这个学科中领衔科学家的贡献,为第4版《血小板》中的主题提供全面的回顾。在这篇引言中,我对血小板历史中的主题进行了简要而高度选择性的历史分析,希望提供该领域学科发展的全景扫描,以及有助于理解我们当前的概念和未来可能方向的背景知识。那些对血小板及其功能相关发现的更加系统的历史感兴趣的读者,可以参考一些优秀的参考文献[1,9,15-29]。此外,*Journal of Thrombosis and Haemostasis* 历史素描专辑由血小板研究团体的重要成员提供了关于血小板的发现的非常有价值的第一手资料[30-42]。

血小板在人类止血中的作用,血小板输注及出血时间

血小板对人类止血至关重要,血小板输注可以恢复低血小板计数患者止血能力的最早证据,来自Wright的学生Duke在1910年对三名患者中的一人的令人信服的数据报道(图6)[12,20,27,43]。1名20岁的亚美尼亚男子于1909年5月8日,

因血小板计数低至约6×10⁹/L和重度皮肤黏膜出血,被收入马萨诸塞州总医院。5月11日,他出现了无法控制的鼻出血,使他奄奄一息。无奈之下,医生从他年轻的亚美尼亚朋友中选出一位捐赠者,安排直接输血。根据捐赠者脉搏的增加以及接受者的血小板计数上升到123×10⁹/L来判断,当时输入了"大量"血液!输血后全部外在出血迹象立即得到改善。为了监测反应,Duke使用他刚刚开发出来的出血时间测定法,通过耳垂的标准化伤口测定止血的时间。患者出血时间的改善与血小板计数升高和临床出血改善相关(图7)。由于整个病程中患者凝血时间都正常,Duke的数据,为低血小板计数本身可以导致临床出血和出血时间延长,以及血小板减少时正常的凝血试验结果不能确保正常的出血时间或足够的止血功能,提供了强有力的证据。

尽管取得了如此巨大的成功,但常规输注血小板仍然存在

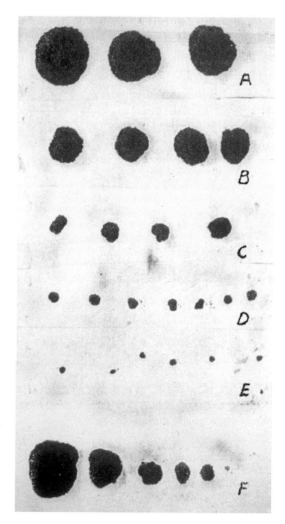

图6　Duke于1910年描述的患者的出血时间结果[12]。A~D行的系列为患者血小板计数为3×10⁹/L时耳缘切口的印迹。A系列中的印迹开始于耳缘被刺破后立即采集;B系列开始于20分钟;C系列开始于40分钟;D系列开始于60分钟;E系列从80分钟开始。出血时间为90分钟。F行是输血后的印迹(血小板计数为110×10⁹/L),证明出血时间为3分钟(From Duke[12], with permission.)

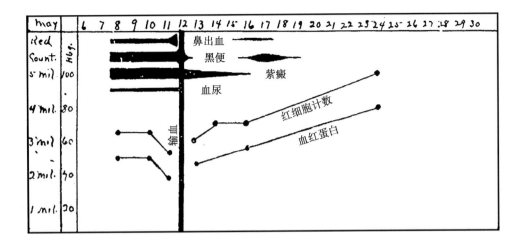

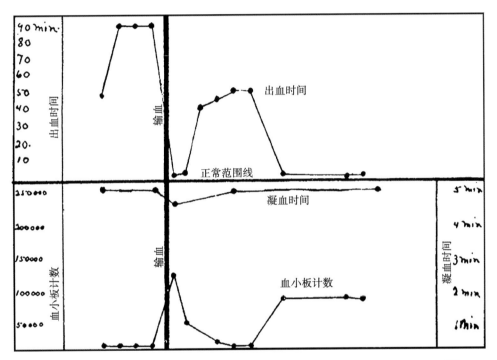

图7 Duke 报告的患者的临床病程[12]。于 5 月 12 日凌晨 2 点进行输血(From Duke[12],with permission.)

许多障碍。35 年后,受到发现了血小板减少性紫癜是核武器辐射暴露后死亡主要原因的刺激,美国政府开始支持该领域的研究,系统化地解决这些问题(图 8)[44,45]。此后不久发现,血小板减少症显而易见是当时用于治疗恶性肿瘤的新的化疗药物导致死亡的主要原因,进一步推动了血小板输血支持治疗的改善。事实上,成功的血小板输注治疗对于现代化疗技术的发展至关重要[45,46]。

在随后的数十年里,血小板输注治疗取得了许多显著的改进,包括:抗凝剂的改进;开发出差速离心技术制备血小板浓缩物;认识到室温储存的好处;改善塑料血袋和储存条件以促进气体交换和维持 pH;冷冻保存;HLA 配型或部分配型,用于改善难治性患者对随机血小板供体的血小板反应;血小板"交叉配型";通过连续流动离心法收集单一供体血小板;血液筛选试验,防止病毒传播;接种乙肝疫苗;储存前去除白细胞,减少输血的发热反应;紫外线照射和白细胞灭活,降低免疫原性;开发

合成的存储溶液;通过破坏它们的 DNA,清除活的病原体的新方法;以及尝试更好地定义需要输入的最适血小板计数(见第 64 章)[23,47-58]。令人意想不到的是,其中与血小板输注治疗相关的最重要的一个进展,与血小板制品毫不相干,而是关于意识到阿司匹林可抑制血小板功能,因此阿司匹林不应该用作血小板减少症患者的解热镇痛药[59]。

虽然开发可以确保血小板减少症患者止血效果的新鲜血小板的替代品的尝试已经持续 50 多年[18,60-71],尽管我们对血小板生理学的理解取得了进展,但这个目标尚未实现。由于血小板输注需求的巨大增长,尤其是骨髓移植、干细胞移植以及自体干细胞回输的增长,美国在 1992 年输注的血小板达到了 8 330 000 单位[72],导致在 20 世纪 80 年代和 90 年代,对这类替代物需求的增长有目共睹。自那以后,增长率大幅放缓,在 1997 年和 1999 年仅输注了超过 9 000 000 单位血小板[73],在 2006 年输注了 10 388 000 单位[74]。因为广泛采用了限制性更

日本广岛和长崎核辐射后
出血伤亡的发生率

暴露组*	广岛		长崎	
	数目	百分比	数目	百分比
A	550	96	248	66
B	485	43	610	42
C	227	12.5	385	24
D	137	8.5	93	13
E	52	7.0	36	6

*A至E显示出核辐射暴露量的逐渐减少。

图8　暴露于长崎和广岛原子弹爆炸后发生出血性紫癜的风险是距离爆炸中心距离的函数[44]（From Cronkite et al.[44]，with permission.）

强的输血指南，每年输注的单位数量在最近出现了下降趋势[75]。

人们对于室温储存血小板造成经血小板输注传播的细菌感染的危害性的认识也在增加，据估计在2004年有100 000名接受者发生了致命的败血症[76]。因此，建立了防止细菌污染新方法，包括分流最先抽出的血液，以及在发放放血小板用于输注之前进行细菌污染检测，但其效果并非万全[77]。为降低输血感染风险，引入了光化学病原体还原方法，但目前的证据表明，这种治疗可能会增加血小板输注不耐受的风险，并增加输注血小板单位的数量[78]。在4℃下储存血小板可以大大降低细菌污染风险，但根据Zucker和Borelli的研究，对暴露于低温会影响血小板形态的认识已有50多年了[79]。随后的研究表明，血小板暴露于低温导致活化[80,81]，严重损害血小板的体内存活和止血效果[82]。最近，由Hoffmeister领导的基础研究，对低温孵育血小板的快速清除机制提出了深刻卓见，鉴定出肝巨噬细胞的整合素αMβ2和在快速冷却的血小板中发挥核心作用的成簇的血小板糖蛋白（glycoprotein，GP）Ⅰb分子上β-N-乙酰氨基葡萄糖残基之间的类凝集素样相互作用；以及血小板冷藏48小时后，暴露出的半乳糖残基和肝细胞去唾液酸糖蛋白（Ashwell-Morell）受体之间的相互作用[83]。冷冻也会增加血管性血友病因子与GPⅠb的结合，在动物模型中阻止这种结合，可以改善血小板的体内存活率[84]。正常血小板衰老期间的去唾液酸化，也可导致血小板与Ashwell-Morell受体结合而被清除，并可能刺激血小板生成素的产生（见第4章）[85]。

目前，一些不同的因素正在影响着血小板输注治疗领域（见第64章），包括：仅在更低血小板计数下输注血小板的倾向，以及与过往相比，血小板输注量更少[53,59,86]；对是否需要预防性血小板输注的质疑[87]；脐带血作为造血干细胞来源的出现，但这种来源的干细胞巨核细胞重建通常会延迟[88-90]；开发新的骨髓抑制更少的骨髓移植预处理方案以促进干细胞重建[91]；可用的能够激活血小板生成素受体（thrombopoietin receptor，MPL）的药物（见第61章）[92,93]；使用细胞因子、生长因子、小分子CD34+扩增剂，以及诸如纤维连接蛋白等位于骨髓造血干细胞微环境的细胞外蛋白，尝试离体培养扩增造血干细胞，提高移植后巨核细胞植入的可能性和速度[94-100]；对血小板输注治疗并发症的关注日益增加，包括血栓形成，输血相关性

急性肺损伤（transfusion-related acute lung injury，TRALI）以及免疫调节[101]；重新强调ABO血型匹配[102]；并继续尝试开发替代血小板[60-71,103]。

对干细胞生物学、巨核细胞分化和血小板产生的基本机制理解的进展，为改善干细胞替代治疗和血小板输注治疗提供了潜力（见第66章）。已经实现了在各种条件下体外培养小鼠和人胚胎干细胞，产生巨核细胞，但最后一步的产生血小板，一直难以实现高效率或量产[104-109]。诱导多能干细胞（induced pluripotent stem cells，iPS）技术已被应用到用人真皮层纤维细胞诱导形成巨核细胞，并已证实成功获得了血小板，这些血小板在免疫缺陷小鼠体内不但可以循环超过24小时，而且参与血栓形成[110]。几个小组正在积极参与从iPS细胞、脐带血或其他各种输血源，开始大规模生产血小板，通过巧妙的设备，来模拟巨核细胞骨髓微环境，包括随着巨核细胞延伸到骨髓血窦中时它们经历的剪切力[108,111-121]。输注巨核细胞前体是一种替代方法，该方法避免了需要完成最后、也是技术上最困难的体外产生血小板这一步骤[120-123]。由潜在受者的iPS细胞产生的血小板，为消除部分血小板输注无效患者的免疫反应提供了希望，虽然最近在其他系统中的研究中有人对iPS细胞的免疫识别提出质疑[124]。血小板有充分的理由成为iPS来源细胞率先发展的应用领域，因为可以通过输注无核的、辐射处理的血小板，消除对iPS细胞致畸性的顾虑。对人造血小板替代品的探寻肯定会继续，如果纳米技术能够开发小的生物相容性基质，这个任务可能会取得显著进展，因为血小板的小尺寸是其重要的生物学特征，减少了它相对于大的细胞在同等剪切率下承受的剪切力。

免疫性血小板减少

对于出血造成皮肤变成紫色（"紫癜"）的临床描述最早可以追溯到希波克拉底时代，1735年，在德国的英格兰国王乔治二世的医生Werlhof以及Behrens各自独立地描述了最有可能是免疫性血小板减少症的病例[15,19,28,125]。差不多150年后，Krauss在1883年，Denys在1887年，把紫癜与血小板减少症联系起来，Hayem在1890年至1991年确认了该结果，他注意到残余的血小板（他称之为"原始血细胞"，相信它们是原始的红细胞），体积较大但不支持正常的血块收缩[15,16]。1907年，Cole制备了不与红细胞反应的抗血小板血清，从而证明了血小板和红细胞之间基本的免疫原性差异（可能来自不同的谱系）[126]。后来，类似的抗血清被用来制作免疫性血小板减少症的动物模型[127]。1916年，布拉格医学院的学生Kaznelson提出，免疫性血小板减少症，类似于溶血性贫血，可能是由于脾脏清除了血小板[128]。因此，他向导师Schloffer教授建议采用脾脏切除疗法，导师听从了他的建议。第一位患者接受了这种治疗，她的血小板计数从$0.6×10^9$/L增加到了$500×10^9$/L（图9）[15,128,129]！

Harrington和同事们进行了勇敢的开创性研究，把来自免疫性血小板减少症患者的血液成分注入志愿者，包括Harrington本人，证明了造成特发性血小板减少症（idiopathic thrombocytopenia，ITP）患者血小板减少的成分，可以通过血浆被动转移（图10）[130]。Harrington的小组接着阐明了免疫性血小板减少症多个重要方面的内容，包括至关重要的抗体的作用，以及

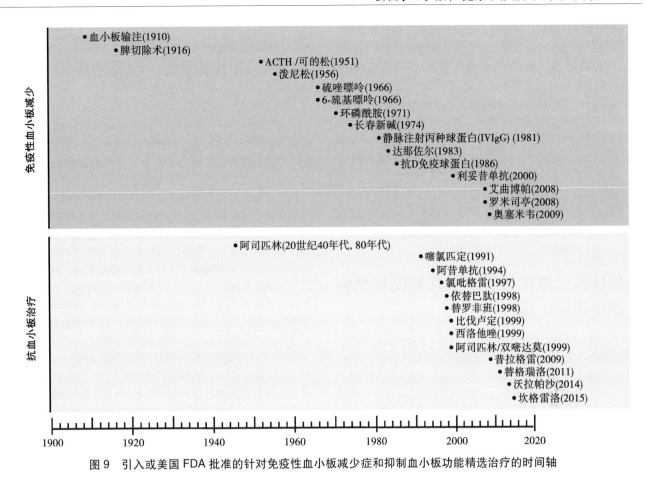

图9　引入或美国 FDA 批准的针对免疫性血小板减少症和抑制血小板功能精选治疗的时间轴

脾切除术和糖皮质激素治疗对血小板清除的有利效应[131]。

免疫机制也是 HIV 相关性血小板减少症(见第39章)[132-134]

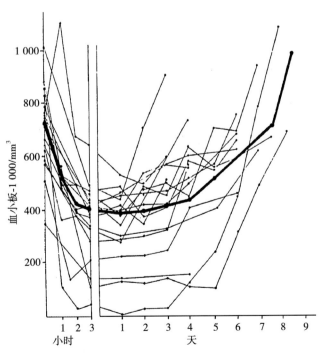

图10　来自 Harrington 等人的数据[130]证明了输注来自特发性血小板减少性紫癜患者的血浆可以降低正常人的血小板计数(From Harrington et al.[130],with permission.)

和许多药物诱发血小板减少症(见第40章)[135,136],以及与危及生命的血栓并发症相关的、具有独特危险的肝素诱导血小板减少症(见第41章)[136,137]的基础。免疫性血小板减少症与幽门螺杆菌感染有关,部分患者根除幽门螺杆菌后改善了临床症状,激发了对免疫性血小板减少症病理生理学和治疗的新思考,尽管治疗效果并不一致(见第39章)[134,138-140]。尽管类固醇和脾切除术仍然是免疫性血小板减少症最重要的治疗方法(图9),静脉注射 IgG(主要的科技进步,虽然生产出无严重全身反应的产品仍然存在挑战)[141,142]及以后的抗 Rh D 治疗(对于幸运的 Rh D 阳性患者)[143]的引入提供了额外的有效药物(见第39章)[144]。对于抗血小板抗体在此类疾病的病理生理学中的作用的认识,为使用抗 B 细胞(抗 CD20)单克隆抗体物利妥昔单抗治疗该疾病提供了理论依据,使得相当一部分的其他疗法难治的患者获得持续的治疗反应,开辟了新的治疗篇章(见第39章)(图9)[145]。低亲和力 Fcγ 受体被认为是负责清除抗体结合血小板的受体,尝试对该受体靶向治疗的初始数据是充满希望的[146],但是这种策略没有进一步发展。出现了一些治疗免疫性血小板减少症的新方法,包括抑制 Syk 激酶,因为巨噬细胞清除抗体结合的血小板似乎需要 Syk 信号传导[147];以及抑制新生儿 Fc 受体,该受体介导抗体的循环利用。随着我们继续认识到更多有关免疫反应的信息,毫无疑问,将会确定其他的合理靶标,为更好的治疗提供希望。

检验促血小板生成药物治疗难治性血小板减少症患者的功效和安全性的决定建立在众多发现的基础之上,包括免疫性血小板减少症患者不具有非常高的血小板生成素水平[148-151]，一位免疫性血小板减少症患者血小板计数的改善与暴露于高海拔环境后血小板生成素水平升高有关[152]，以及研究表明很多患者都有血小板生成减少的证据[153,154]。后者的发现令人惊讶，因为血小板清除加快被认为是血小板减少症的主要原因，所以需要压倒性的证据说服科学界接受血小板生成减少也参与了病理生理机制。目前两种可用的促血小板生成药物在提高难治性血小板减少症患者的血小板计数方面取得的成功，令人印象非常深刻，尽管此后在大多数患者中需要持续治疗以维持增加的血小板计数是一个严重的限制（见第 39 章和第 61 章）（图 9）[155-158]。考虑到免疫性血小板减少症严重影响患者的生活质量，现已提出增加关于出血的数据，通过这个医学上有意义的终点来评估治疗的影响[145]。

同种抗原、单核苷酸多态性和同种免疫性血小板减少症

在过去 20 年中，由于在人类基因组测序和识别可有效评估疾病易感性和对药物的反应的多态性方面取得的显著进展，对单核苷酸多态性（single nucleotide polymorphisms，SNP）的兴趣迅速增长[159-162]。对血小板的研究为该领域做出了重大贡献。新生儿同种异体免疫性血小板减少症临床综合征，为母体的抗胎儿继承自父亲血小板表面抗原的抗体穿过胎盘，并诱导胎儿发生免疫介导的血小板减少症，早在 1959 年即被发现，它和此后不久被首次描述的输血后紫癜一样，都可归因于同种异体抗原（见第 45 章）[24,163-166]。Shulman 和同事们的开创性研究，提供了重要的血小板同种异体抗原在血清学水平的系统表征[164,165]。后来，在具有里程碑意义的研究中，Newman 及其同事使用聚合酶链反应检测到血小板中存在的痕量信使RNA[167]。这种新技术非常迅速地推动了产生同种异体抗原的血小板糖蛋白 SNP 的发现，从而建立了这些疾病的分子生物学基础（见第 45 章）[168]。此外，令人瞩目的对 HLA-DR 限制针对特定多态性产生同种异体免疫抗体的认识，提供了对免疫反应的重要的分子学认识，HLA-DRA/DRB3*0101 与含有构成 HPA-1（PI^{A1}）抗原的 Leu/Pro 二聚体的整合素 β3 亚基的肽复合的晶体结构支持了该结论[24,169-173]。新治疗方法包括开发能竞争过同种抗体的抗体或抗体片段，从而阻止血小板清除[174]。

据报道血小板 SNP 与血小板计数，大小和功能差异，以及与出血性和血栓性疾病易感性之间有关联，已经开始明确这些有望获益的外源 SNP 和表达数量性状基因座（expression quantitative trait loci，eQTL），虽然研究结果之间的差异表明这一问题相当复杂（见第 5 章）[24,175-195]。此外，据报道，SNP 对阐明阿司匹林[196-198]和氯吡格雷的反应具有药物遗传学意义（见下文）。由于对众多个体进行了全外显子组或全基因组 DNA 测序，我们开始在群体水平上确定变异的频率。例如，整合素受体 αⅡbβ3 的 αⅡb 和 β3 亚基（ITG2A 和 ITGB3）基因编码的分析表明，约 1% 的人群携带一种或另一种基因的变异，其中 50% 的变异可能是有害的[199]。对变异频率的分析还提供了对关于基因功能的进化选择压力的卓见。

血小板生理学、血小板"黏性"分析、ADP、血小板聚集、心肌梗死和 P2Y$_{12}$ 拮抗剂

从 20 世纪 40 年代后期到 20 世纪 60 年代中期，一小部分研究人员开始在分子水平上描述血小板生理学的基本特征[17-19]。这些研究包括，血小板血清素和血管痉挛的研究，释放反应和黏性变形（血小板形成聚集体后血小板之间失去确定的边界），血块收缩，凝血酶和胶原蛋白诱导血小板聚集的作用等。量化血小板"黏性"的尝试导致大量的技术的开发，但 Hellem[200]的方法值得单独列出来介绍，因为他的血小板玻璃珠滞留试验使他发现了血细胞压积和血小板黏性之间的关联。因此 Hellem 假设红细胞含有可激活血小板的因子。然后他继续从红细胞中分离出这个因子，发现即使把沸水加入红细胞它的活性也很稳定。1961 年，Gaarder 等人鉴定出该物质为二磷酸腺苷（adenosine diphosphate，ADP）[201]。改良版的血小板玻璃珠滞留试验为其他血小板生理学提供了重要的卓见，包括阐明尿毒症、无纤维蛋白原血症、血小板无力症、巨大血小板综合征和血管性血友病的异常的血小板功能[202-204]。此外，首先通过该试验做出了高剪切条件加剧血管性血友病异常的基本发现[205]。该试验在早期尝试纯化血管性血友病因子中也非常重要，因为当时没有其他的可行的血管性血友病因子活性体外测定方法[40,206]。然而，事实证明血小板滞留试验的标准化非常困难[40,207]，因此现在主要是具有历史意义。

对更多定量和稳健评估血小板功能方法的需求，促使 O'Brien 和 Born 独立在 1962 年建立比浊法血小板聚集测定法[208-210]。在这种技术中，连续记录透过含有在 37℃ 下搅拌的血小板的比色皿的光线。添加聚集剂后形成聚合体，透光率增加；当大的聚合物形成并移入和移出光路时，透光度增加并且伴随记录结果的大范围漂移（见第 34 章）。这种技术揭示了不同的激动剂会产生不同的聚集模式。例如，特定剂量的 ADP 产生双相血小板聚集；第二相波取决于诱导释放反应，其中血小板释放它们的颗粒内容物，包括血小板自身储存池内的 ADP（见第 34 章）。

动物体内 ADP 的研究后来提供了血小板聚集形成与心肌梗死之间的一个关键联系。因此，基于短暂性缺血发作时血小板微栓子通过视网膜脉管系统的临床观察和心肌梗死患者远端冠状动脉循环中血小板聚集的尸检数据（综述于[36]），Mustard 领导的 Jørgensen 和其他的小组成员证明了这一点，将 ADP 注入猪的主动脉和/或冠状动脉，导致血小板微血栓形成、低血压，并且微循环中的血流暂时停止，最终诱发心肌梗死，几乎 90% 的动物死于心律失常或心电图 ST 段改变提示的缺血（图 11）[211]。通过在输注 ADP 之前，使用^{32}P 诱导猪血小板减少，显示出对心功能障碍的保护作用，建立了血小板在该现象中的因果关系。流动小室研究[30,34,212]，Folts 开发的犬和灵长类动物不稳定型心绞痛模型[213]，以及 Gold 开发的犬冠状动脉溶栓成功后再闭塞的模型[214]，进一步支持了血小板在动脉血栓形成的作用。

在证实 ADP 诱导血小板活化/聚集在冠状动脉血栓形成中的潜在作用的研究同时，噻氯匹定，这种最初在筛选抗血小

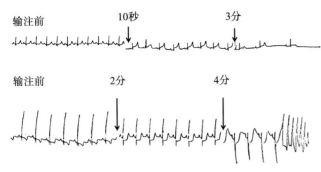

图 11　猪左冠状动脉输入 ADP 的心电图记录（Adapted from Jørgensen et al.[211]，with permission.）

板和抗炎药时于 1974 年分离的药物[215]，显示出选择性地抑制 ADP 诱导的血小板聚集，并阻止纤维蛋白原与整合素 α Ⅱ bβ3 的结合的作用[216]。后来发现噻氯匹定在多种适应证中具有比阿司匹林更强的抗血栓形成的疗效，包括卒中、短暂性脑缺血发作、不稳定型心绞痛后血管事件的二级预防[217]，因此美国食品药品监督管理局（Food and Drug Administration，FDA）自 1991 年开始批准其上市（图 9）。1996 年，一项具有里程碑意义的研究显示，阿司匹林和噻氯匹定联用，防止冠状动脉支架置入术的血栓形成并发症优于抗凝药（当时主流的标准治疗）[218]。然而，噻氯匹定有严重但罕见的并发症，包括中性粒细胞减少症和血栓性血小板减少性紫癜（thrombotic thrombocytopenic purpura，TTP）[219,220]。因此，当发现另一种具有更好的安全性的噻吩并吡啶类药物氯吡格雷[221]能有效地对经皮冠状动脉介入治疗支架患者血管事件的二级预防时[222]，它成为世界上最常用的处方药之一（见第 51 章）（图 9）[222]。

2001 年，Hollopeter 等人在其他研究小组的研究基础上[223,224]，报告了克隆的难以捉摸的 ADP 受体 P2Y12，是噻氯匹定和氯吡格雷的靶点，以及 P2Y12 基因突变患者有轻度出血性疾病，与缺乏血小板对 ADP 的反应有关[225]。他们还发现 P2Y12 细胞外半胱氨酸亚基是氯吡格雷的含巯基活性代谢物的合理靶标，提供了药物的持久药效的分子解释，因为半胱氨酸反应可能是不可逆转的。

在 2002—2003 年期间，Jaremo 等人以及后来 Gurbel 等人报道，氯吡格雷的推荐剂量给予不同患者时，抗血小板作用变异很大[226,227]，和 2004 年 Matetzky 等报道氯吡格雷反应的变异性与冠状动脉支架置入术患者的临床结局相关[228]。许多团体证实了这些结果，2006 年，Hulot 等确定了个体间氯吡格雷细胞色素 P450 激活过程差异，是变异性的主要来源[229]。Shuldiner 等人通过阿米什人群中的全基因组关联研究，确定 CYP2C19 是对氯吡格雷可变反应的主要贡献者，但它仅占变异性的 12%[230]。随后的临床研究确定 CYP2C19 变异与临床结局相关[231,232]。同样，几种血小板功能测定方法与冠状动脉支架置入术后发生血栓形成事件的风险相关[233-235]。这些数据提高了使用功能试验和/或的基因检测方法改善抗血小板治疗的可能性，几项小型随机研究证明，功能试验指导治疗可以改善对氯吡格雷抗血小板反应差的患者的临床结局[236-238]。然而，不同的功能测定之间的相关性很差，并且几项大型随机研究未能证明根据功能检测数据调整治疗的好处[239-241]。因此，对治疗的指导作用仍然存在争议。

普拉格雷是 FDA 批准的第三种噻吩并吡啶类药物，设计利用通常灭活 85% 的摄入氯吡格雷的胃肠道酯酶，作为激活普拉格雷催化的第一步（图 9）[242,243]。与氯吡格雷相比，普拉格雷实现了更强的血小板抑制作用，它的激活基本上不受损害氯吡格雷活性的 CYP2C19 变异的影响。在临床研究中，相对氯吡格雷，它表现出抗血栓功效和出血风险增加两者都有所增加（见第 51 章）[242,244]。

替格雷洛是一种口服非噻吩并吡啶 P2Y12 抑制剂，快速起效和失效（图 9）。在一项关键研究中证实了它对氯吡格雷抗血小板治疗无反应患者的疗效，与氯吡格雷相比，具有更高的抗栓能力（见第 51 章）[245,246]。替格雷洛的出血风险类似于氯吡格雷[244]。坎格雷洛，静脉注射的 P2Y12 拮抗剂，是一种改良的 ATP 衍生物，起效和失效极快[247]。它于 2015 年被 FDA 批准作为冠状动脉的支架术的辅助药物（图 9）（见第 51 章）。

阿司匹林、花生四烯酸、前列腺素、二十烷类、一氧化氮、内皮细胞外 ADP 酶（CD39）、血管生成、微颗粒、淋巴管生成

早在 1938 年就发现了与阿司匹林摄入有关的消化道出血[248]，阿司匹林摄入延长了出血时间，尤其是对于血管性血友病或毛细血管扩张症患者，这在 20 世纪 50 年代至 20 世纪 60 年代早期到中期得到证实[22]。事实上，Quick 提出使用阿司匹林过度延长的出血时间（"阿司匹林耐受时间"）作为提高血管性血友病诊断灵敏度的方法[249]。但是，阿司匹林特异性的抗血小板功能并没有得到普遍认识，直到 1967 年 Morris 报道使用阿司匹林降低了改良玻璃珠试验的"血小板黏性"[2]以及 Weiss 注意到他自己服用阿司匹林时剃刀切口的出血增加了（个人通讯，2001），并基于他以前对血小板 ADP 释放异常患者的研究和 Bounameaux[38]、Hovig[35,250]、Spaet 和 Zucker[251]等人关于血小板暴露于结缔组织导致释放 ADP[30]的激动人心的新发现，Aledort 证明了阿司匹林抑制由结缔组织引起的血小板聚集[252]。此后不久，有报道称阿司匹林抑制 ADP 诱导的第二相血小板聚集和其他血小板功能[253-256]。这些观察结果，以及随后许多领域的研究人员关于花生四烯酸在细胞生物学中的重要作用的激动人心的发现，还有前列腺素、血栓素和环加氧酶的发现，开启了血小板研究的新时代[22,257-261]。

将可证实的阿司匹林抗血小板作用转化为有效的心血管疾病抗血栓治疗的过程，经历了错综复杂发展（图 9）。因此，在 20 世纪 40 年代后期，早在认识到阿司匹林对血小板的体外作用之前，两位敏锐的临床医生，英国的 Paul Gibson 和美国的 William Craven 独立注意到阿司匹林治疗患者出血增多，各自都建议使用阿司匹林治疗冠心病[2,262-264]。Gibson 开始使用阿司匹林治疗冠状动脉血栓形成性疾病，Craven 开始为他的高心肌梗死风险的男性患者开具阿司匹林处方进行预防。1956 年，Craven 报道了在成千上万的男性中取得的非凡成功[262]，但无论是 Gibson 还是他的研究结果都没有对该领域产生影响。事实上，在阿司匹林令人信服地表现出将心肌梗死的死亡率降低近四分之一[265]，首次血管事件后发生后续事件的风险降低

约三分之一，经皮冠状动脉介入治疗的缺血并发症减少至少一半之前（见第 50 章）[266-269]，经历了众多痛苦的试错过程。除了阿司匹林在医疗上的获益，这个发现每年在降低医疗花费和提高经济效率方面的获益可能超过数十亿美元。

Marcus 首次描述人血小板磷脂中含有超高浓度的花生四烯酸[270]，还描述了发生在血小板、内皮细胞和白细胞之间的，复杂的跨细胞类别的花生酸代谢[271]。Moncada 及其同事以及 Weksler 和他的同事的研究证明内皮细胞合成前列环素（prostaglandin I$_2$，PGI$_2$）[272,273]，提供的首个生化证据表明，内皮细胞缺乏正常的血小板反应性是一个主动的过程，不是以前假设的那样，只是内皮细胞表面的一个天然惰性的功能（见第 17 章）。这个主题通过随后发现的由内皮细胞合成一氧化氮（nitric oxide，NO）[因其对平滑肌细胞的影响，最初称为内皮衍生的舒张因子（endothelial-derived relaxation factor，EDRF）]得到了加强，NO 是一种有效的血小板功能抑制剂和前列环素有协同作用[274-276]。最后，Marcus 及其同事发现了内皮细胞具有外源性-ADPase（CD39）活性，与 CD73 协调，能够快速将血小板激活剂 ADP 代谢为血小板抑制剂腺苷（见第 17 章）[277-279]。因此，内皮细胞的前列环素、NO 和 CD39 是高度协调的活性系统的一部分，旨在与内皮血栓调节蛋白协同作用抑制血小板活化，它调节强效血小板激活剂凝血酶的水平和特异性蛋白水解[280]。这些成分中的每一个对基础血小板功能和血管损伤后血小板功能的确切贡献在不同的血管床可能存在差异[281]。

近 50 年前，首先报道了血小板在支持内皮细胞中起重要作用[282]。随后，许多研究人员证实了健康和疾病状态下血小板与内皮细胞之间的相互作用，特别聚焦于血管生成，尤其是肿瘤血管系统（见第 24 和 30 章）[283-287]。血小板微颗粒可能在血管生成中起着特别重要的作用（见第 22 章）[288-290]。最近，研究结果显示血小板在淋巴管生成中一直发挥重要作用，在血管和淋巴系统连接处的 CLEC-2-平足蛋白依赖性的血小板栓子，对该系统的分离至关重要（见第 11 章和第 24 章）[291-293]。

血块回缩、血小板无力症、GPⅡb/Ⅲa 受体和αⅡbβ3（GPⅡb/Ⅲa）拮抗剂

对血流中形成的凝块在几分钟到几小时内经历回缩这一现象的观察可以追溯到古代。Hewson 在 1770 年发现纤维蛋白原，认识到纤维蛋白在凝块收缩中的重要性[294]，但是 Hayem 于 19 世纪令人信服地描述了血小板在血块回缩中的重要角色[17]。最终，血块回缩的研究导致了 Bettex-Galland 和 Lüscherr 在 1959 年发现血小板含有大量的收缩蛋白，即肌动蛋白和肌球蛋白，他们称之为血栓素（"凝块的力量"）[37,295]。这是这些"肌肉"蛋白第一次从非肌肉细胞中分离出来，该发现对理解这些蛋白在许多其他非肌肉细胞运动中的作用这个问题具有深远意义。最终，在血小板中鉴定非肌肉的ⅡA 型肌球蛋白，为发现编码这种蛋白质的基因（MYH9）突变奠定了基础，有助于研究一组常染色体显性遗传巨大血小板疾病，包括 May-Hegglin 异常和 Fechtner、Sebastian、Epstein 以及类 Alport 综合征（见第 46 章）[296,297]。而比这更早的是，早期认识到的血小板对血块收缩的贡献，提供了血小板功能测定方法，可用于定性和定量诊断血小板异常和监测血小板输注治疗[45]。

因此，1918 年当瑞士儿科医生 Eduard Glanzmann 研究了一组出血体质的患者，发现他们的血小板计数正常，但血块退缩很差，他称为血小板无力症（"虚弱的血小板"）[298]。由 Zucker[18,299] 和 Caen[300] 领导的小组的后续研究，阐明了血小板无力症中的血小板缺陷，因为无法用常规血小板激动剂如 ADP 和肾上腺素诱导血小板聚集。在这些患者中发现的血小板纤维蛋白原缺陷，使得我们最终认识到血小板体外聚集时通过其表面结合纤维蛋白原，纤维蛋白原充当桥接分子[301-305]。由 Nurden 和 Caen 领导的团队以及 Phillips 的开创性研究，揭示了血小板无力症的分子基础，基于它们的电泳迁移率，证实两种表面糖蛋白称为 GPⅡb 和 GPⅢa（后来在整合素术语中更名为 αⅡb 和 β3）表现异常现象（见第 12 章和第 48 章）[306,307]。

众多优秀实验室进行的其他研究，证明这两种糖蛋白形成复合物，后者可以作为纤维蛋白原和其他许多黏性糖蛋白，包括血管性血友病因子，含有精氨酸-甘氨酸-天冬氨酸（arginine-glycine-aspartic acid，RGD）序列蛋白的受体[301-304]。此外，随着对许多不同受体的克隆和测序的进展，很明显 αⅡbβ3 受体是整合素受体大家族的成员，在进化过程中可回溯至果蝇，并参与细胞黏附和聚集，以及蛋白质运输和双向信号传递，从而在发育、免疫、血管生成、骨吸收等生理和病理过程中发挥作用[308-310]。对引起血小板无力症的 αⅡbβ3 缺陷分子生物学分析，提供了联系结构与生物发生和功能的重要信息（综述[311] 和第 12 和 48 章中）。β3 基因敲除小鼠，因为同时缺乏 αⅡbβ3 和 αVβ3 受体，具有许多血小板无力症的临床和实验室特征[312]。同时也发现这些基因缺陷对血栓形成具有保护作用[313]。这些小鼠为研究 αVβ3 和/或 αⅡbβ3 在包括肿瘤血管生成、伤口愈合、破骨细胞骨吸收和 αⅡbβ3 介导的信号转导等各种不同的现象中的作用，提供了新的认识[314-318]。它们也为验证血小板无力症的基因治疗提供了模型（见第 67 章）[319]。αⅡb 基因敲除小鼠，为研究选择性丢失 αⅡbβ3 对早期造血功能、动脉粥样硬化和脑缺血再灌注模型的影响提供了信息[320-323]。

20 世纪 80 年代开发的抗 αⅡbβ3 单克隆抗体和通过血小板 RNA 反转录聚合酶链式反应（polymerase chain reaction，PCR）分析患者 DNA 的能力，已转化为使血小板无力症家族患者直接获益的，携带者检测和产前诊断的新方法[305,324-327]。此外，对结合 αⅡbβ3 配体理解的深入，导致在 20 世纪 90 年代开发出抑制 αⅡbβ3 受体的药物（图 9）（见第 52 章）。后者包括嵌合单克隆抗体片段（阿昔单抗）和模拟 RGD 和相关基序的小分子药物（依替巴肽和替罗非班），已证实它们可以安全有效地预防经皮冠状动脉介入治疗和不稳定型心绞痛的缺血性并发症[328-333]。这些药物是合理设计的抗血小板治疗药物的首个代表，因此标志着摆脱偶然性，实现基于对血小板功能的分子理解有目的地开发药物的重要里程碑。定位 β3 上的嵌合单克隆抗体药物结合表位，也为配体结合提供了有价值的卓见[334]。

另一株抗 αⅡbβ3 的单克隆抗体可以防止 αⅡb 与 β3 的解离[335]，已证明它可以在纯化和结晶过程中稳定 αⅡbβ3 头部复合物，因此可用于研究 αⅡbβ3 的晶体结构[336]。由此产生的高分辨率结构提供了关于配体结合口袋的详细信息，它是特异性结合 αⅡbβ3 的小分子治疗药物依替巴肽和替罗非班的结构基础，以及与受体激活有关的预测的构象改变[336]。整个

引言:血小板在健康和疾病中的思想简史 9

αⅡbβ3 胞外域的晶体结构呈弯曲状态,闭合构象类似于 αVβ3[337],全长 αⅡbβ3nm 尺度的三维重构显示为头端部分从膜上倾斜向上的弯曲的受体[338]。另外,晶体结构分析已经确定了与纤维蛋白原 γ-链十二肽结合的机制[339],以及受体从其无活性的弯曲构象转变为伸展的、高亲和力的配体结合构象的中间步骤[340]。核磁分析、生化研究和分子动力学模拟,提供了信号转导机制的重要卓见,信号传导起始于 αⅡbβ3 的内向外传导,导致与配体高亲和力结合以及外向内信号相关的胞外域构象改变[341-346]。

尝试开发基于 RGD 细胞识别序列的口服 αⅡbβ3 拮抗剂失败了,因为长期使用时,它们会出现出血增多,偶发血小板减少症,矛盾的是,不定的血栓形成的风险增加[347,348]。据推测,这些不良影响是由药物诱导的受体构象改变,使其处于高亲和力结合配体的状态所引起的。高通量筛选加上药物化学修饰,已经鉴定出新的具有较低的诱导 β3 亚单位变化能力的 αⅡbβ3 拮抗剂,但其临床实用性和安全性尚未进行评估[349-352]。

巨大血小板综合征、GPⅠb-Ⅸ-Ⅴ复合物、血管性血友病因子、剪切力、AD-AMTS-13 和血栓性血小板减少性紫癜

1948 年,Bernard 和 Soulier 报道了来自近亲结婚父母的两个孩子患有黏膜皮肤出血,巨大血小板和血小板减少症状[21,353]。随后在许多实验室进行的研究发现,由于患者血小板不能与血管性血友病因子相互作用,导致血小板黏附异常[354-357]。1971 年,Howard 和 Firkin,在尝试建立血小板减少症的动物模型时,发现抗生素瑞斯托霉素,类似于万古霉素,但因临床使用造成人体血小板减少而退市,仅在血管性血友病因子存在的情况下可诱导血小板聚集[358,359]。后来,Brinkhous 及其同事做出了平行的关于蛇毒博托霉素的发现[360]。这些非常重要的发现,为体外研究血小板与血管性血友病因子的相互作用提供了便利的关键工具。他们在实践中也得到了发展,首先由 Weiss 建立了测定血浆血管性血友病因子功能的方法,该方法在血管性血友病的诊断和治疗中至关重要[361]。

以 Nurden 和 Caen 的开创性研究为基础,确定血小板 GPⅠb 缺陷是巨大血小板综合征的原因[362],许多其他研究者对于由 GPⅠbα、GPⅠbβ、GPⅨ 和 GPⅤ 组成受体复合物的结构和功能提供了重要的深入卓见,所有这些都是富含亮氨酸的重复序列家族的成员(见第 10 章)[363-367]。已确定患者的缺陷位于 GPⅠbα、GPⅠbβ 和 GPⅨ,但不在 GPⅤ(见第 48 章)[367,368]。因此,识别巨大血小板综合征的分子缺陷,为阐明血管性血友病因子与血小板 GPⅠbα 结合在血小板黏附中的核心作用做出了重要贡献。使用抗 GPⅠbα 的单克隆抗体,研究抑制血管性血友病因子结合和瑞斯托霉素诱导的血小板凝集,确认了这种相互作用功能的重要性,提供了快速诊断巨大血小板综合征的工具[369,370]。这些 GPⅠbα 特异性单克隆抗体,还提供了涉及 GPⅠbα 与血管性血友病因子结合的结构域的卓见[371],这些相互作用得到了来自单独的 GPⅠbα 和血管性血友病因子结构域 X 射线晶体学研究来源的原子分辨率结构数据的优雅的证明[372-375]。反过来,结构数据为开发干扰这些相互作用的新型抗栓疗法提供了新的机会[376],但是,在撰写本文时,还没有

此类药物获得监管部门的批准。此外,可用的小鼠血管性血友病模型,GPⅠb 缺乏以及 GPⅤ 缺乏小鼠[377-379],为理解 GPⅠb 和血管性血友病分子间相互作用的生物学角色,巨大血小板综合征的病理生理学,以及凝血酶和血小板之间的相互作用,开辟了令人兴奋的新途径(见下文)。

如上所述,剪切依赖的血管性血友病因子与血小板 GPⅠb 之间的相互作用的发现可以追溯到对血小板玻璃珠滞留试验的早期观察,发现血管性血友病的缺陷因血流速度的增加而加重[205]。许多实验室阐明了剪切力对理解血小板功能的重要性[366,380-385],并帮助解释了血管性血友病因子巨大的分子量及其多聚体组成的重要意义[380,386-394]。还发现剪切力对血管性血友病因子结构的作用,这对 ADAMTS-13 酶切割血管性血友病因子超高分子量多聚体至关重要[375,393-396]。

发现 ADAMTS-13 的历史读起来就像一个侦探故事,从 Moschcowitz 在 1924 年首次描述 TTP 的临床表现开始[397],Schulman 于 1960 年[398]以及 Upshaw 于 1978 年报道了遗传性难治性溶血性尿毒症[399],由 Moake、Furlan、Tsai、Sadler 和 Ginsburg 领导的团队都做出了重要贡献(见第 42 章)[31-33,400]。基于细致的临床观察,关键线索包括:①Moake 等人在 1982 年报告,TTP 患者血浆中超高分子血管性血友病因子多聚体数量增加[401];②1996 年鉴定和纯化的血浆金属蛋白酶可以切割血管性血友病因子多聚体,特别是在变性或高剪切条件下[402,403];③1997—1998 年的发现大多数 TTP 患者具有抗血管性血友病因子多聚体切割酶的自身抗体[404,405];④2001 年鉴定出 ADAMTS-13 的突变引起的遗传性 TTP[406]。

临床上,在 Moschcowitz 描述 TTP 之后超过 50 年,对这种通常快速进展至死亡的、血小板减少症、溶血性贫血和缺血性器官损害,后者尤其影响大脑、肾脏和心脏的综合征,缺乏有效的预防治疗方法[397,407]。虽然对皮质类固醇治疗的反应不一[407,408],第一个主要的希望之光来自几个团队在 1976—1977 报告的换血、血浆输注或乏冷沉淀血浆输注所产生的惊人疗效[407]。利用当时新的连续性离心装置进行血浆置换,迅速成为治疗选择,并显著改善预后,虽然也发现不可预测的复发频繁出现[409]。随着关于 TTP 患者抗 ADAMTS-13 自身抗体数据的出现,这种疾病的自身免疫性疾病的性质变得显而易见,推动了利妥昔单抗治疗的引入[410]和低剂量皮质类固醇替代高剂量皮质类固醇的疗法[411]。虽然个体临床发作的精确诱因仍然难以捉摸[393],也许是由于缺乏 ADAMTS-13 活性,细胞因子和/或激素变化也可能受 HDL 水平调节,刺激内皮细胞产生可以吸引血小板的长链的血管性血友病因子多聚体,在剪切力作用下从内皮细胞上脱落,并启动微血管血栓形成,补体激活或许恶化了上述过程[393,412,413]。病理生理学的卓见开辟了新的治疗途径,包括抑制抗体形成,使用还原药物 N-乙酰半胱氨酸,开发血管性血友病因子 A1 结构域与 GPⅠb 的相互作用抑制剂,使用经过改造的不被自身抗体识别或能够存储在血小板中的重组 ADAMTS-13(见第 42 章)[414]。

我们对血管性血友病的理解也像一个侦探故事,从 1926 年 Erik von Willebrand 描述一位 5 岁的出血性疾病的 Åland 群岛女孩开始,她的其他 65 名家庭成员也患该病[415-417]。这种疾病很容易与血友病相区别,因为它的遗传特性为常染色体遗传而不是 X 连锁遗传,皮肤黏膜症状占主导地位,患者出血时间

延长，凝血功能正常。20 世纪 50 年代的研究，证明了患者有Ⅷ因子的部分缺乏[418-422]，即出血时间缺陷可以通过输入来自正常个体特定部分的血浆来纠正，以及这种输注可以引起因子Ⅷ增加延迟和过度增加的矛盾反应[418,419,423]。1971 年，Ted Zimmerman 在 Oscar Ratnoff 的实验室发现，大多数血管性血友病患者有一种存在于健康人和血友病患者血浆中的蛋白质水平的下降[424]，但需要详细的生化研究来明确因子Ⅷ和血管性血友病因子是以复合物形式在血浆中循环的两种独立的蛋白质[417,425]。随着 20 世纪 70 年代和 80 年代免疫学、生物化学和分子生物学的发展，发现的步伐迅速加快，研究阐明了血管性血友病因子的亚基结构，奇特的多聚体结构，结合因子Ⅷ，结合胶原蛋白、GPⅠbα 和 αⅡbβ3 的能力，ADAMTS13 的切割，以及与先前被认定为人血管性血友病抗原Ⅱ的相关前体蛋白的翻译[426-431]。对血管性血友病因子碳水化合物基团的研究，定义了功能变异体[432]和血型糖类对其体内存活的重要影响，后者与血管性血友病因子的血浆水平，以及出血和血栓形成的风险有关[433-436]。

实现血小板滞留试验标准化的困难，限制了其在测定血管性血友病因子活性中的效用。因此，如上所述，1971 年 Howard 和 Firkin 偶然发现抗生素瑞斯托霉素只有在血管性血友病因子存在的情况下，引起血小板凝集/聚集。随后，这导致了瑞斯托霉素辅因子测定方法的建立，极大地促进了血管性血友病的诊断和血管性血友病因子的纯化；它也确定了较大分子量的多聚体具有更强的血小板凝集活性[358,359,361,417,437]。后来 Brinkhous 小组的研究证明，蛇毒蛋白博托霉素也可以在存在血管性血友病因子时诱导血小板凝集[438]，提供了另一种可选择的评估血管性血友病因子功能的方法。

结构生物学和单分子生物物理学研究，为血管性血友病因子组装和在 Weibel-Palade 小体中压缩为螺旋管，以及在分泌过程中展开，牵拉力调节的与血小板 GPⅠb 结合的 A1 结构域，以及作为 ADAMTS-13 酶切的前奏的牵拉力调节的 A2 结构域暴露，提供了令人兴奋的原子级分辨率的新信息[375,393,394,439,440]。综上所述，这些进展为更复杂的血管性血友病分类奠基，为基于分子异常进行靶向治疗开路[441]。

凝血酶诱导的血小板活化

报道凝血酶诱导血小板聚集已超过 60 多年[18,442]，但所涉及的确切机制在很长一段时间内仍然是神秘的，因为尽管能够识别与凝血酶结合亲和力不同的血小板蛋白，但破译哪些相互作用实际上导致信号转导是一项具有挑战性的任务[443]。凝血酶似乎既可以作为酶（因为启动聚集需要酶活性）又可以作为配体（因为无催化活性的凝血酶可以增强对有催化活性凝血酶的反应）起作用[444]。Phillips 和 Agin 确定凝血酶裂解的血小板 GPV[445]，来自巨大血小板综合征患者 GPⅠb 和 GPV 分子缺乏功能的血小板，对凝血酶诱导的聚集减少[446]。这提高了凝血酶通过切割 GPV 激活血小板的可能性，但是切割 GPV 的时间过程与血小板活化不匹配[447,448]。1991 年 Coughlin 及其同事具有里程碑意义的研究中，使用功能性表达克隆策略，开启了一个新时代，鉴定了一组新的七跨膜区受体（蛋白酶激活受体或 protease-activated receptors，PAR），可通过切割氨基末端区域并产生一个新的"束缚配体"而被激活，这个新产生的配体然后可以结合到受体的另一个位点来启动激活（见第 13 章）[449]。对束缚配体假说令人信服的支持证据，来自证明来自束缚配体区域的短肽自身可以激活血小板的研究[449]。随后研究发现，人血小板上至少存在两种这样的具有凝血酶切割位点的受体（PAR-1 和 PAR-4），而小鼠的平行研究未能鉴定出 PAR-1 同源受体，但确定了一种与 PAR-4 同源受体，来自同一家族的另一种受体，PAR-3[450-452]。Phillip 小组建立的 GPV 缺乏小鼠的血小板，而不是正常小鼠的血小板，可被蛋白水解失活的凝血酶诱导聚集，这种反应取决于凝血酶与 GPⅠb 的结合[453]。凝血酶切割正常小鼠的血小板 GPV 后可以获得类似的反应。因此，对这种凝血酶诱导血小板聚集的双重特性可能的解释是，凝血酶结合到 GPⅠb 启动信号传导后，凝血酶裂解 PAR 受体和 GPV，两者都起作用。这些机制可能是有关联的，因为凝血酶与 GPⅠb 结合后可加速 PAR-1 的水解[454]。因为已报道的晶体结构不同，凝血酶结合 GPⅠb 的精确模式仍然不确定[455,456]。由于凝血酶在血栓形成中起重要作用，凝血酶受体成为合理的治疗靶点，PAR-1 拮抗剂沃拉帕沙于 2014 年被批准人体应用，用于降低心肌梗死和卒中的风险（图 9）（见第 53 章）[457-461]。

血小板、肿瘤转移、唾液酸、血小板衰老、脓毒症和血小板生存

大约 50 年前，Gasic 及其同事正在努力验证肿瘤细胞和/或内皮细胞糖蛋白的唾液酸残基对转移形成很重要这一假设，向小鼠注射神经氨酸酶，并证实随后注射腹水肿瘤细胞 TA3 时，转移形成明显减少[462-464]。然而，进一步研究表明，注射神经氨酸酶引起血小板减少（可能是通过改变表面糖蛋白和/或降低血小板表面电荷[465]），通过替代方法产生的血小板减少也是能降低肿瘤转移（图 12）[462]。其他研究证明，血小板可以直接与某些肿瘤相互作用，并且一些肿瘤可以诱导或增强血小板聚集[466-469]。在一些实验模型中，抑制 αⅡbβ3 受体也可以减少转移形成[466,470]，血小板来源的溶血磷脂酸影响肿瘤有丝分裂原和骨转移的启动[471]。因为血小板和一些肿瘤都可以促进凝血酶形成，以及凝血酶直接或间接地可能同时具有促进生长和抑制生长的作用影响，涉及的潜在机制非常复杂[466,472,473]。发现血小板含有高浓度的血管内皮生长因子（vascular endothelial growth factor，VEGF），参与肿瘤血管生成，可被激动剂或肿瘤细胞激活而释放，又为这个情节不断发展的故事添加了另一种维度（见第 24 章和第 30 章）[474-476]。是否可以利用抗血小板治疗减少人类的肿瘤转移形成，仍然没有答案，但是个有趣的问题[464,469]。然而，值得关注的是，整合素 β3 基因敲除小鼠的数据显示并不能防止乳腺癌的生长和转移，实际上这与使用人肿瘤细胞注射到小鼠体内增强了肿瘤生长有关[477,478]。

Mustard 小组于 20 世纪 70 年代，证明在体外用神经氨酸酶去除血小板唾液酸，导致它在家兔体内的寿命急剧下降[455]，随后 Gasic 将血小板减少症与注射神经氨酸酶联系起来（图 12）。他们继续证明两种具有神经氨酸酶活性的病毒（流行性感冒和新城疫病毒）可以降低血小板唾液酸含量，大大降低了

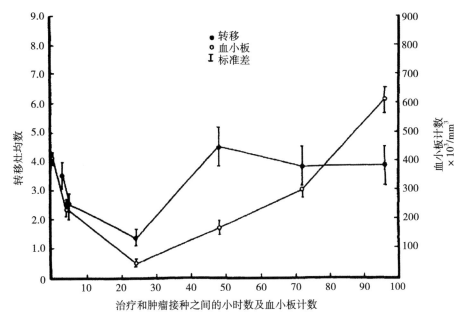

图 12　神经氨酸酶对循环血小板计数和肺转移的影响。 静脉注射 100 单位的神经氨酸酶后肺内转移灶的数量。肿瘤细胞接种 14~16 天后进行肺转移灶计数(From Gasic et al.[462],with permission.)

家兔血小板寿命,提出至少有一部分血小板减少症与这些病毒感染相关的可能性,可能是由于血小板丢失了唾液酸[479]。他们还评估了唾液酸在密度分离的血小板上的分布,并得出结论认为,密度最高的血小板(最大的,可能是最年轻的血小板)唾液酸最多,密度最低的血小板(它们是最小的,可能是最老的血小板)唾液酸最少[480]。几乎与此同时,Karpatkin 的小组证明,给家兔输注去唾液酸化的血小板,通过一种未知的机制刺激产生新的血小板[481]。

这些早期研究的结果很有趣但缺乏相关分子机制的信息。几乎 30 年后,Hoffmeister 小组重新开始研究血小板寿命与糖蛋白的糖基之间的关联,兴趣来源于通过冷藏延长用于输血的血小板的保质期并减少细菌污染的可能性[482,483]。他们最终确定,内源性神经氨酸酶活性导致衰老血小板丢失唾液酸,血小板失去唾液酸后暴露出次位的甘露糖残基,肝细胞 Ashwell-Morell 受体通过识别该残基从而清除血小板[484]。而且,她们发现肝细胞 Ashwell-Morell 受体清除缺乏唾液酸的血小板后,刺激血小板生成素的产生[485]。综上所述,这些数据为解释先前的研究提供了可靠的分子机制。

最重要的是,治疗流感的神经氨酸酶抑制剂药物奥司他韦的开发,开启了用它治疗经评估的,是否由于丢失血小板唾液酸导致的,在一系列疾病中形成的血小板减少症状态的可能性。2009 年,一名患有慢性免疫性血小板减少症的土耳其女性患者,患上了甲型 H1N1 流感,用奥司他韦治疗流感后,血小板计数瞬间从 $40×10^9/L$ 以下增加到超过 $500×10^9/L$[486]。作者提出,奥司他韦可能是一种治疗无流感的免疫性血小板减少症患者的新疗法(图 9)。此后,提出血小板去唾液酸化,是动物模型中使用抗 GPⅠb 抗体造成的非 Fc 依赖的清除导致血小板减少的相关机制[487]。Shao 等随后报道了一个使用奥司他韦仅 5 天的疗程后,存在抗 GPⅠb 抗体的慢性免疫性血小板减少症患者血小板计数持续增加,但对数量不明的存在 αⅡbβ3

抗体的患者无反应[488]。其他研究表明,CD8+T 细胞可能对免疫性血小板减少症中血小板的去唾液酸化有贡献[489],并且除了肝细胞外,库普弗细胞可以通过 CLEC4F 从循环中清除去唾液酸化的血小板[490]。

与免疫性血小板减少症的研究同时,有研究者提出,通过 Ashwell-Morell 受体清除去唾液酸血小板,也可能参与和肺炎球菌败血症有关的血小板减少症[491,492]。一项随后的随机对照研究表明,奥司他韦在 106 例脓毒症患者中表现出血小板计数显著增加和恢复时间缩短[493]。因此,与各种病理状态相关的治疗血小板减少症的新疗法可能即将来临。

回顾过去,展望未来

在过去 130 年,尤其是在过去的 50 年里,对血小板生理学以及血小板数量和功能异常疾病的病理生理学的理解,均取得了令人瞩目的进展。生物化学、分子生物学、结构生物学等广泛学科,以及高通量"组学"技术的进展,使得对控制基本细胞反应的复杂系统和通路,以及如何在原子上水平发生分子相互作用的理解日益详尽成为可能。新一代测序正在彻底改变对血小板功能异常患者的评估[494-496]。RNA 测序与血小板蛋白质组学相结合,已经彻底改变了我们对巨核细胞和血小板如何应对疾病状态及其环境的理解(见第 5~8 章)[497-504]。血小板的 RNA 测序分析也具有诊断癌症和其他疾病的潜力[505]。这些技术也将提供令人兴奋血小板黏附和聚集、信号转导、颗粒分泌和细胞骨架重组的新信息。基因治疗以及使用 CRISPR 或其方法进行基因编辑治疗血小板异常,已不再是科幻小说,因为已经成功获得了概念性实验的重要证据(见第 67 章)[319,506-509]。阐明血小板功能差异背后的遗传变异已取得深刻进展,并且已经为抗血小板治疗的反应提供了有价值的药物遗传学信息[510,511]。对遗传风险评估、临床风险评估和血小板功能数据的最佳整合,仍有待根据逐个药物建立,但个体化进而改善抗血小板治疗的潜力是明确的(见第 5 和 36 章)[511]。

　　转基因小鼠和基因"敲除"小鼠已经彻底改变了血小板研究,为评估单个基因或基因组合对血小板功能的作用提供了机会(见第 5 章)[512-516]。鉴定人血小板和斑马鱼血小板之间的相似性,为通过诱变筛选确定单个基因在血小板功能中的作用,提供了更大的机会[517],这个模型系统已经帮助鉴定 NBEAL2 是灰色血小板综合征中的致病基因[518],以及阐明几种新蛋白在血小板功能中的作用[519]。这些方法具有允许在完整动物体内评估血小板功能的额外好处,从而为体外和离体实验的发现提供确认。但是,与所有动物模型一样,建议谨慎行事,因为,例如,已知小鼠血小板在包括血小板大小、血小板计数和 PAR 受体等多个基本方面,不同于人类血小板[512]。此外,人类和小鼠心脏生理学有着明显的不同,比如可通过小鼠每分钟 600 次的心率来证实!尽管如此,人体和小鼠血小板基本功能研究的各个方面,都有非常可靠的相似之处,因此许多人(但可能不是全部)有理由把在小鼠中进行的观察外推到人类持乐观态度。开发意义明确且功能强大的小鼠血栓形成和

止血模型,以及与血小板功能有关的复杂生物现象,如血管损伤、动脉粥样硬化、转移形成和炎症的模型,特别重要[520]。成像技术的新进展,尤其是动态成像(见第 20 章),为诸如巨核细胞形成血小板[521,522]、抗血小板治疗对脉粥样硬化模型的效果[523]以及血小板血栓形成等现象提供非凡的洞察[524-530]。因此,活体显微镜,它既适合又出乎意料,Bizzozero 通过它做出了关于血小板的里程碑式发现,经历了很长一段时间休眠后,再次成为值得珍惜的揭示血小板对止血和疾病贡献的最强大方法。

(季顺东、阮长耿 译,戴克胜 审)

扫描二维码访问参考文献

第 1 章　哺乳动物血小板的进化

Jack Levin

引言

哺乳动物血小板来源于唯一的多倍体造血细胞-巨核细胞的细胞质。多倍体巨核细胞及其子代,即无核血小板,只在哺乳动物中存在,在所有其他动物种中,参与止血和凝血的细胞都有核。主要参与非哺乳动物、脊椎动物止血的有核细胞,被特指为血栓细胞,以区别于无核血小板。

在许多无脊椎动物中,只有一种细胞在血液(或血淋巴)中循环,而这种细胞通常参与动物的多种防御机制,包括止血。这些细胞能够聚集并封闭伤口。这一过程可能是最早的基于细胞的止血功能。将阿米巴样细胞[美洲鲎(*Limulus polyphemus*)血淋巴中唯一的循环细胞]与人类血小板进行比较,为理解血小板的许多非止血功能提供了基础[1-7]。血小板似乎具有许多"原始"的循环阿米巴细胞的特征性功能,而止血只是其中的一种功能。例如,血小板具有基本的杀菌和吞噬活性(见第 29 章)。它们已被证明与细菌、内毒素、病毒、寄生虫和真菌相互作用。血小板不仅对维持止血很重要,而且它们还是炎症细胞(见第 28 章)。尽管在功能上具有这些总体相似性,但目前尚没有证据表明血小板由无脊椎动物的血细胞进化而来。而且,无核血小板和它们在骨髓中的多倍体巨核细胞祖细胞只存在于哺乳动物,这个事实提示哺乳动物的一些重要生理学特性受益于这种从一个更大细胞的细胞质生产无核细胞的独特机制,该机制显然以支持止血为主要目的。然而,由于单孔目哺乳动物(卵生哺乳动物)和有袋动物(非胎盘妊娠动物)都拥有巨核细胞和血小板,很明显,无论是活产还是胎盘的存在都不能解释血小板在哺乳动物中的进化。因此,多倍体巨核细胞产生无核血小板所获得的生物学优势仍未明确(图 1.1 和图 1.2)。

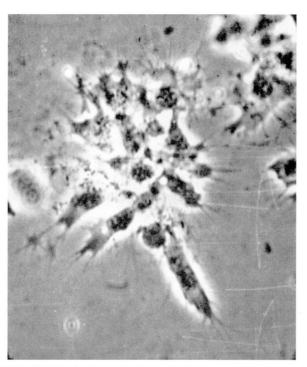

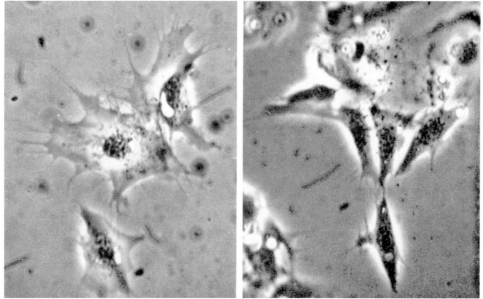

图 1.1　鲎阿米巴样细胞在玻璃表面细胞凝固过程中的聚集和形状的改变。注意突出的细胞核和激活后出现的各种形状。细胞也呈现脱颗粒状 (参见图 1.20、1.22 和 1.23)。放大倍数 ×200 (上),×320 (下) (From Levin and Bang[1],with permission.)

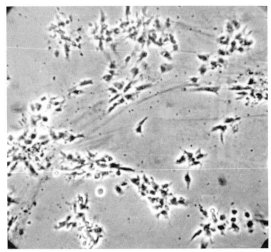

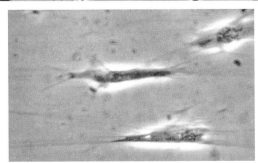

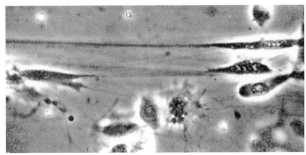

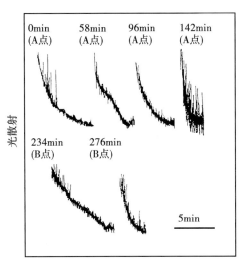

图 1.3　海鞘血细胞聚集的激活。A 点为动物被膜上被反复吸取血淋巴的点；B 点为被膜上的另一个点。第一次收集血淋巴（0 分钟）到随后收集血淋巴之间的时间间隔显示在每个聚集轨迹的上方。横线表示 5 分钟。光散射的范围在纵坐标上显示为相对单位（From Takahashi et al. [3]，with permission. ）

图 1.2　鲎阿米巴样细胞活化后的长丝状突起的出现。这些突起经常与其他的阿米巴样细胞的突起连接在一起。放大倍数×200（上），×320（中、下）（From Levin and Bang[1]，with permission. ）

无脊椎动物

在许多海洋无脊椎动物中，只有一种细胞在血液中循环或存在于体腔液中。这种单细胞类型在动物的防御机制中扮演多种角色，包括止血。这种细胞能够聚集和封闭伤口。虽然这些细胞黏附的生化基础尚不清楚，但无脊椎动物止血过程中细胞聚集的参与可能是最早的基于细胞的止血功能（图 1.1 和图 1.2）[1-4]。例如，柄海鞘（Halocynthiaroretzi）的血细胞从血淋巴中（即循环体液，在具有开放循环系统的动物体中相当于血液）分离出来后聚集在一起[3]。这种聚集依赖于二价阳离子，并能被乙二胺四乙酸（ethylene diamine tetraacetic acid，EDTA）抑制。通过聚集测定法（图 1.3）可以发现，从单个柄海鞘的同一部位重复采集血淋巴会使血细胞的活化程度越来越高，这与哺乳动物血小板对血管损伤的反应类似。此外，聚集的血细胞会释放

某种因子到血浆中，诱导额外的聚集。加州贻贝（Mytilus californianus）的血细胞能在血液离体后迅速聚集和黏附到异物表面[8]。体外聚集是一个两步过程，与黏附明显不同。黏附是钙离子（Ca^{2+}）或镁离子（Mg^{2+}）依赖的[8]。这与哺乳动物的血小板功能有明显的相似之处。

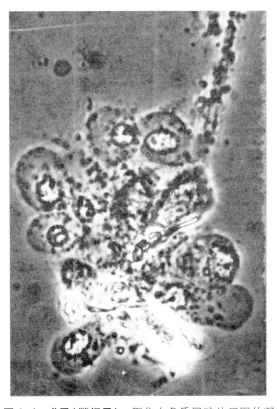

图 1.4　龙虱（鞘翅目）。聚集在角质层碎片周围的凝血细胞刺激伤口部位的血淋巴反应。放大倍数×800（From Grégoire[9]，with permission. ）

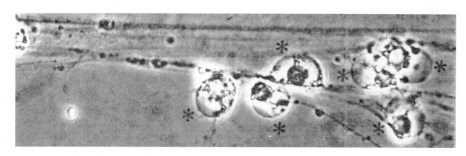

图 1.5 Erodius tibialis(鞘翅目)。图示线状的胞质突起,突起中带有由六个凝血细胞(星号)产生的颗粒。放大倍数×960(From Grégoire[9],with permission.)

Grègoire 已经描述了昆虫中不计其数的基于细胞的血液凝固类型[9]。许多种类昆虫的血淋巴中含有凝血细胞,当这些细胞与异物表面接触时,凝血细胞会伸出长而直的线状突起,其中可能含有细胞质颗粒。多个凝血细胞的类似细胞质突起相互啮合,形成止血栓塞。凝血细胞聚集和细胞质扩张如图 1.4 和 1.5 所示。血栓细胞样细胞是一种存在于绿头蝇(Calliphora erythrocephala)血淋巴中的循环血细胞,它可以碎片化,形成"无核细胞质碎片"(图 1.6)[10,11]。这些碎片聚集在一起形成网状结构,可以促进止血和密封伤口[10,11]。每个细胞碎片都被完整的质膜所包围。作者得出结论认为:"这种昆虫的凝血细胞样细胞在某些方面类似于哺乳动物的巨核细胞。这些细胞所表现出来的转变……例如增强的碎片化和凝集,类似于哺乳动物血小板凝集形成白色血栓的过程。"

在一些无脊椎动物中,止血完全是通过伤口部位的细胞聚集来实现的[12-14]。而在另一些无脊椎动物中,血细胞含有凝血因子或可凝蛋白,这些因子或可凝蛋白在细胞活化和/或聚集后释放[15-18]。与其他类的无脊椎动物一样,节肢动物之间的止血机制也有很大的不同。在十足类甲壳动物(美洲螯龙虾,美洲大龙虾)中,透明细胞(一种血细胞)溶解时启动血液凝固过程[19]。在一些节肢动物中,循环的阿米巴样细胞会释放一种凝血酶,激活血浆中已经存在的可凝血蛋白[20]。鲎(美洲鲎)血淋巴中的血浆正常状态下不存在凝血因子[16,17]。然而,在激活后,鲎体内唯一的循环血细胞——阿米巴样细胞会释放一系列级联凝血因子,导致血浆凝固[21,22]。鲎中的阿米巴样细胞的

激活不仅导致凝血的启动,还与其他防御机制的启动有关,包括伤口愈合、原始补体系统的激活和抗菌因子的释放[23]。

非哺乳类脊椎动物

非哺乳类脊椎动物含有有核的、通常是纺锤形的血栓细胞,这是进化中出现的第一类专门止血的细胞[12,15,24]。鱼类中存在血栓细胞,而且某些鱼类物种中还发现多种类型的血栓细胞[25,26]。然而,一些关于多种类型的血栓细胞的报道,描述的可能是由采血方法无意中所导致的细胞活化和形态学改变,是技术方法引起的假象。血栓细胞被描述为纺锤形(梭形)、尖状、球形、卵圆形或泪滴状,有少量但数量不等的细胞质颗粒[27]。它有一个圆形或伸长的中央细胞核和边缘的细胞质。细胞核:胞质比大于有核红细胞。有些描述称它的胞质含有过碘酸希夫(Periodic acid-Schiff,PAS)染色阳性的颗粒。此外,未成熟和成熟的血小板之间可能存在大小差异[28]。鱼类中血小板与淋巴细胞之间的相似性,以及血小板易于聚集的趋势,使得鱼类血小板的定量变得困难[25]。基于瑞氏染色(伊红-亚甲蓝)的血液涂片所进行的迄今最大规模的血小板定量研究,报告了 121 种海洋鱼类中 52%(平均值;范围 46%~61%)的白细胞为血栓细胞[29]。在这项研究中,血栓细胞是最常见的白细胞类型。细胞化学分析已成功地从鱼类淋巴细胞中分辨出血栓细胞[30,31]。阿根廷大鳞脂鲤(Bryconorbignyanus)[30]还有墨累鳕鱼(Maccullochellapeeliipeelii)[31]的血栓细胞为糖原染色 PAS 阳性,但其他多种细胞化学标志物均为阴性(图 1.7)。与之相对,另外 7 种鱼类的血栓细胞表现为 PAS 和酸性磷酸酶染色均呈阳性[32,33]。相对原始的澳大利亚肺鱼(Neoceratodus forsteri)的血栓细胞,除碘雪夫氏染色阳性外,还含有不同数量的酸性磷酸酶、γ-萘基乙酸酯酶(gamma-naphthyl acetate esterase,ANAE)和 AS-D 氯乙酸酯酶(AS-D chloroacetate esterase,AS-D)[34]。软骨鱼类血栓细胞如图 1.8 所示[35]。在大西洋盲鳗(Myxine glutinosa)中发现了一个同时存在于血小板和内皮细胞中的单一的血管性血友病因子转录本(图 1.9),与高等脊椎动物相比,它编码了一种更简单的蛋白[36]。

有报道称,在河口齿鲤目的一些品种中,循环中成熟和不成熟血栓细胞的比例呈现季节性变化[28]。未成熟的血小板数量在 7 月和 8 月达到最高水平,作者将其解释为血栓细胞形成率的增加。鱼的血栓细胞中含有带状微管[33,37],在有些物种中被描述为吞噬性细胞[33,38-40]。与血小板相比,二磷酸腺苷(adenosine diphosphate,ADP)或肾上腺素通常不能引起血栓细

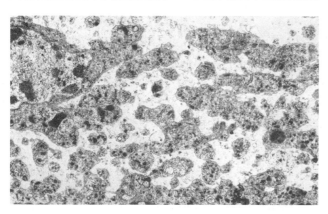

图 1.6 血栓细胞的超薄切片,显示有许多深凹。图中胞质显示有粗面内质网,以及呈特征性弯曲和平行的内质网槽。原始放大倍数×12 000(From Zachary et al.[10,11],with permission.)

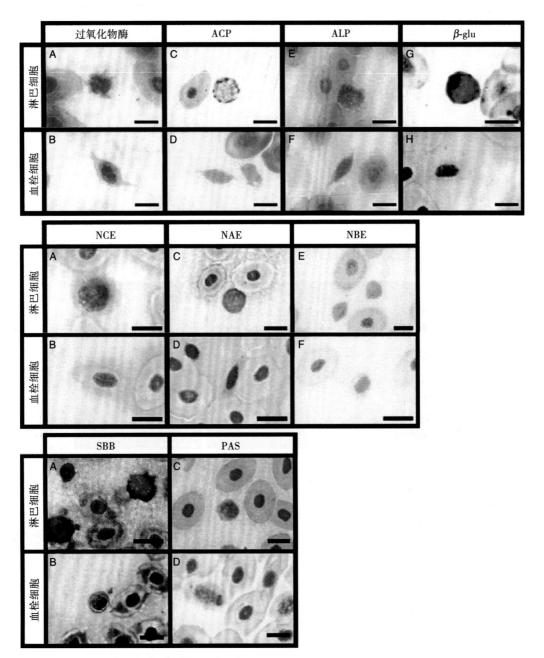

图 1.7　墨累鳕鱼（*Maccullochellapeeliipeelii*）的淋巴细胞和血小板。血液涂片的光学显微镜检查。上图：非酯酶的酶染色。过氧化物酶（A，B）；酸性磷酸酶（ACP）（C，D）；碱性磷酸酶（ALP）（E，F）；和β-葡萄糖醛酸酶（β-glu）（G，H）。中图：酯酶的酶染色。色酚-AS-氯乙酸酯酶（NCE）（A，B）；乙酸萘酯酶（NAE）（C，D）；和α-萘基丁酸酯酶（NBE）（E，F）。下图：非酶染色。苏丹黑 B（SBB）（A，B）；过碘酸希夫（PAS）（C，D）。与淋巴细胞不同，血小板仅对 PAS 染色呈阳性，这表明有糖原的存在（下图 D）。放大倍数×100。横线标尺＝10μm（Modified from Shigdar et al. [31]，with permission. ）

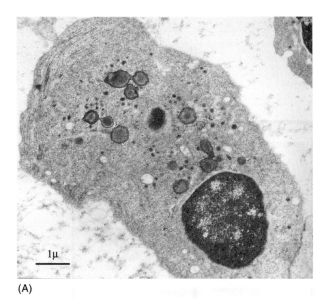

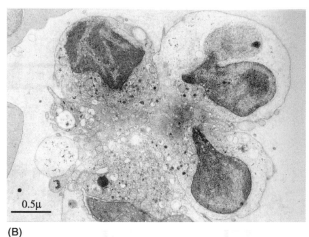

(A)　　　　　　　　　　　　　　　　　　　(B)

图1.8　软骨鱼类(软骨鱼目)血小板透射电镜。(A)角鲨(*Squalusacanthias*)血栓细胞。注意细胞下部的单个细胞核。细胞左上方可见一组外周微管的纵切面。(B)鳐(*Raja eglanteria*)血栓细胞与鳐凝血酶孵育后。四个血栓细胞聚集在一起,失去了明显的细胞质边界。有核血小板在凝血酶作用下的聚集和融合与人血小板对凝血酶的反应相似。与人血小板相比,二磷酸腺苷不会引起血栓细胞聚集(From Lewis[34],with permission.)

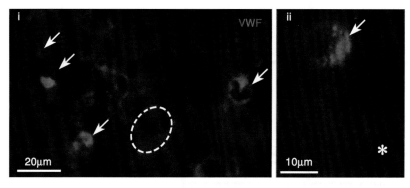

图1.9　盲鳗(*Myxine glutinosa*)外周血中表达血管性血友病因子(VWF)。利用多克隆抗人VWF抗体,对盲鳗血液进行免疫荧光染色后的荧光显微镜图像。左图(ⅰ)为4个VWF阳性细胞(箭头),比相邻的VWF阴性红细胞(其中一个用白色标出边界)小。右图(ⅱ)高倍镜显示被VWF阴性红细胞和梭形细胞包围的VWF阳性细胞的点状染色模式(From Grant et al.[36],with permission.)

胞聚集[12,41,42]。已在体内实验中证实,斑马鱼(*Daniorerio*)血栓细胞在动脉血栓形成中发挥作用[43]。然而,在实验性的颈动脉损伤模型中,鸟类血栓细胞栓塞血管的能力比小鼠血小板弱很多,也许是因为αⅡbβ3受体在鸡的血栓细胞上的表达密度较低所致(人类血小板上αⅡbβ3的表达密度至少是鸡血栓细胞上的18～25倍)[44]。

鸟类与鱼类的血栓细胞外形相似,鸟类的血栓细胞被认为是由骨髓中的单核前体细胞产生的[45]。鸡胚中血栓细胞的前体细胞经历了四个发育阶段,共占骨髓中有核细胞的0.6%～2.4%[46]。在血栓细胞发育谱系的各个阶段,均有PAS染色阳性的细胞质颗粒存在。对6种家禽进行的大规模的超微结构研究表明,尽管血栓细胞大小与淋巴细胞相似,但血栓细胞核更致密,并且细胞质高度空泡化[47]。流式细胞术已被用来鉴别鸡[48]和鸭[49]中的淋巴细胞和血栓细胞。鸡的血栓细胞谱系的发育阶段如图1.10所示[50]。已证实它有吞噬作用[51]。和鱼类一样,血栓细胞是鸡和鸭中最常见的白细胞[49]。与血小板相似,禽类血栓细胞含有血清素(5-羟色胺)[52,53],并且似乎在释放反应中释放出β-血小板球蛋白[54]。

至少在一些鸟类、两栖动物、爬行动物和鱼类中,血栓细胞有一个膜系统,称为表面连接的小管系统(surface-connected canalicular system,SCCS)[37,55-59]。这个被认为来源于巨核细胞胞质的系统也是哺乳动物血小板的一个特征[60]。然而,在非哺乳动物血栓细胞中存在的表面连接小管系统,不仅反映了该系统是以止血为主要作用的血细胞的一个重要功能,而且表明SCCS不需要来源于巨核细胞胞质的分隔膜系统(demarcation membrane system,DMS)。牛[61]和非洲象(*Loxodonta africana*)[62]的血小板显然是例外,因为它们不包含SCCS,尽管牛的巨核胞有DMS[60]。重要的是,非洲象的血小板还缺乏微管[62]。研究表明,角鲨(*Mustelus canis*)的血栓细胞暴露于凝血酶后,发生的一系列细胞骨架变化与血小板的变化是一致的[63]。此外,这些研究的作者得出结论,有核的鱼类血栓细胞对哺乳动物凝血酶的反应表明了存在进化保守的信号转导通路。这一结论可能也适用于其他非哺乳类脊椎动物的血栓细胞。

鳄鱼(爬行动物)和牛蛙(两栖动物)的血小板如图1.11

1

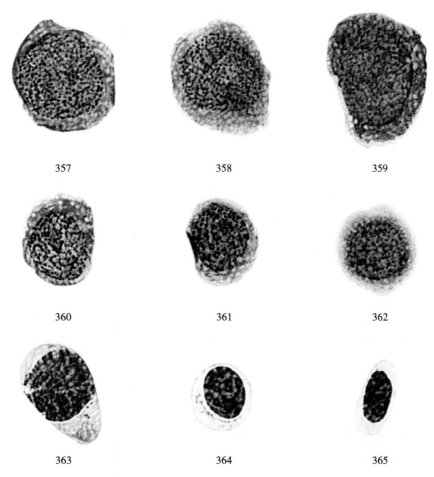

图 1.10　用显像描绘器描绘的白色来亨鸡骨髓中血栓细胞谱系的成熟阶段。血栓细胞母细胞（357、358）；早期未成熟血栓细胞（359～362）；中期未成熟血栓细胞（363）；晚期未成熟血栓细胞（364）；成熟的血栓细胞（365）（From Lucas and Jamroz[50]，with permission. ）

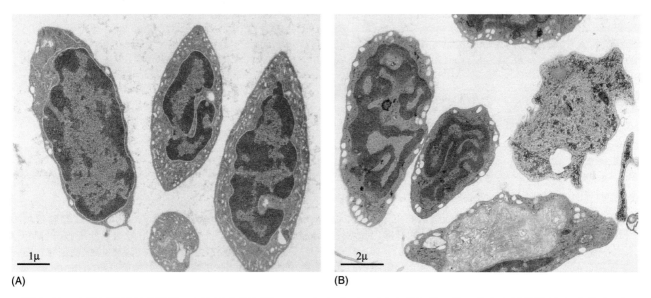

(A)　　　　　　　　　　　　　　　　(B)

图 1.11　血栓细胞透射电镜图。（A）短吻鳄（Alligator mississippiensis）血栓细胞。这三个血小板呈梭形，细胞核大，有精密的开放小管系统。（B）牛蛙（R. catesbeiana）血栓细胞。其中两个血栓细胞含有大的细胞核。图中最下面细胞内的包涵体可能是吞噬的红细胞（From Lewis[35]，with permission. ）

所示。图 1.12 显示了其他非哺乳类脊椎动物血栓细胞的多个例子[64-68]。对巨蜥(Gallotiasimonyi,一种爬行动物)的血栓细胞进行的研究未能检测到所用的六种细胞化学染色(包括 PAS 和四种酶类)的任何底物[69]。然而,两种澳大利亚鳄鱼的血栓细胞呈 PAS 阳性[70]。血清素在海鸥、鳄鱼和海龟的血栓细胞中的存在已被免疫化学检测出来(图 1.13),而且它在鳄鱼和海龟的血栓细胞中的存在还被 HPLC 证实(图 1.14)[53]。美洲牛蛙(Rana catesbeiana)[53]或陆龟(Geoclemys reevesii)[71]的

血栓细胞中没有检测到血清素。通过分析血清素在脊椎动物和选定的哺乳动物的血栓细胞和血小板中的存在情况,已经获得了系统发育方面的深刻见解(图 1.15)[53]。

在对非洲爪蟾(Xenopus laevis)进行的研究中,使用一种针对血栓细胞的抗体,在肝脏和脾脏中发现了表达 CD41 的细胞,它们的倍体水平高于有核的四倍体(tetraploid,4N)红细胞[72]。肝脏血栓细胞的 DNA 水平高于循环中的血栓细胞(图 1.16)[72]。与红细胞相比,循环血小板的平均倍体水平为 8N,

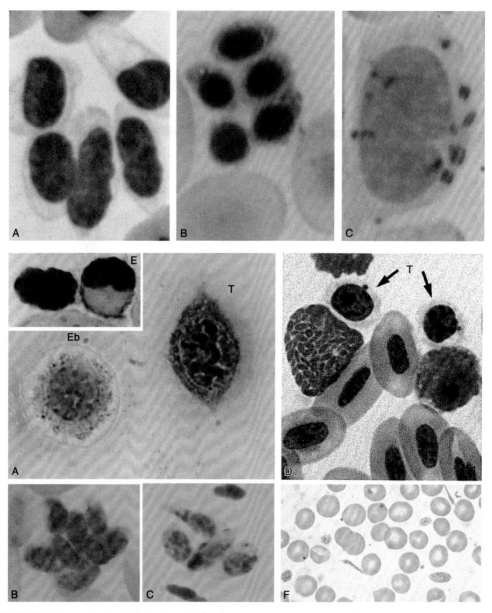

图 1.12　普通蜥蜴(Podarcis S. sicula Raf.)、角鲨(Scyliorhynusstellaris L.)、电鳐(Torpedo marmorata)、红腿松鸡(Alectoris rufarufa L.)、鹰(Aquila rapax)和针鼹(Zaglossusbruijni)的血栓细胞。 上方图组:(A)蜥蜴血栓细胞群(May Grunwald Giemsa 染色)。(B)蜥蜴血栓细胞酸性磷酸酶染色阳性。(C)β-葡萄糖醛酸酶染色的角鲨血栓细胞颗粒。左下图组:(A)血小板因子 4(PF4)染色,电鳐血栓细胞(T)PF4 阳性,早幼红细胞(Eb,即嗜碱性成红细胞)PF4 阴性。(E)血栓细胞(左)PF4 阳性,嗜酸性粒细胞(右)PF4 阴性。(B)红腿松鸡血栓细胞 α-萘基乙酸酯酶染色阳性。红腿松鸡血栓细胞酸性磷酸酶染色阳性。右下图组:(D)鹰凝血细胞(T),与一个异染性细胞(右),嗜碱性粒细胞(左),和许多有核的红细胞同在一个视野中。在这个图中,标本中血栓细胞的相对大小没有按照比例显示。注意上方图组 A 和 B 中以及左下图组 B 和 C 中血栓细胞的凝集趋势。血栓细胞细胞核中有时出现的裂隙在许多报告中都有描述(上方图组 C)。(F)针鼹的形状各异的血栓细胞(From Pica et al.[64-66],D'Ippolito et al.[67],and Jain[68],with permission.)

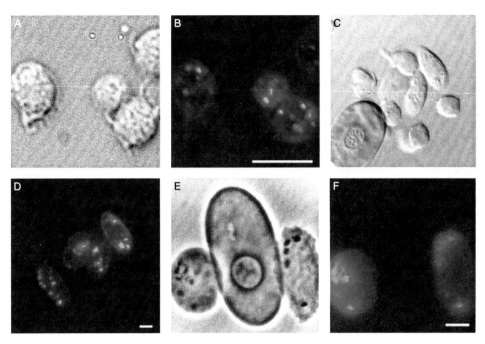

图 1.13　**血清素在人类血小板、海鸥和鳄鱼血栓细胞中的免疫细胞化学证据。**血小板或血栓细胞与血清素特异性抗体和荧光标记的二抗孵育。图中显示了人类血小板（A）、海鸥血栓细胞（C）和鳄鱼血栓细胞（E）的形态。白细胞和红细胞也显示于（C）和（E）中。亮点表示血清素特异性荧光标记存在于血小板（B）颗粒中，海鸥（D）和鳄鱼（F）的血栓细胞颗粒中。横线标尺 =10μm（From Maurer-Spurej[53]，with permission.）

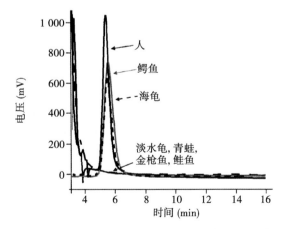

图 1.14　**高效液相色谱法量化测定血清素。**用色谱法测定分离的血小板或血栓细胞中的血清素水平。人类血小板、鳄鱼和海龟的血栓细胞含有血清素，但淡水龟、青蛙、金枪鱼或鲑鱼的血栓细胞不含血清素（From Maurer-Spurej[53]，with permission.）

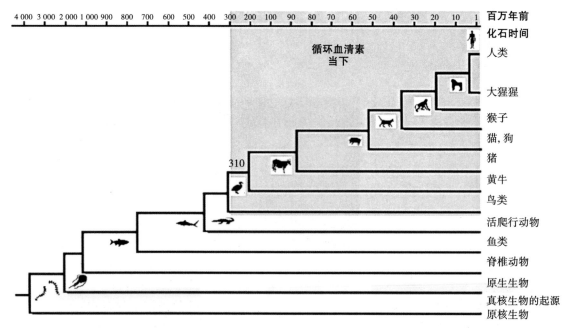

图 1. 15　有无循环血清素的物种之间的系统发育比较。用化石记录来比较物种分化的时间。时间估计基于先前发表的研究。时间尺度只有在 10~100 年、100~1 000 年和 10 亿~50 亿年之间是线性的。血清素出现在美洲鳄鱼和棱皮龟的血液循环中,这两种爬行动物大约在 3. 1 亿年前进化而来。鸟类和哺乳动物的血液也含有血清素(From Maurer-Spurej[53],with permission.)

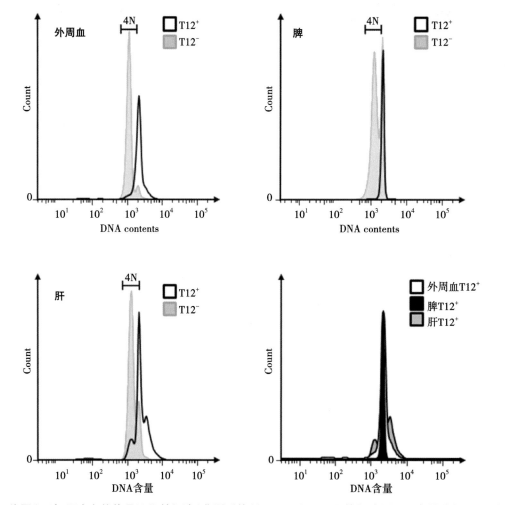

图 1. 16　外周血、脾、肝中多倍体 T12 阳性细胞(非洲爪蟾 Xenopus laevis 血栓细胞) DNA 含量分析。(A-C)每个图显示的是用 T12 和 Hoechst 33342 标记的细胞 DNA 的直方图;T12[+](黑线) 和 T12[-](灰色填充) DNA 直方图。(D) 直方图中的白色、黑色和灰色区域分别表示外周血、脾脏和肝脏 T12[+]细胞(From Tanizaki et al. [72],with permission.)

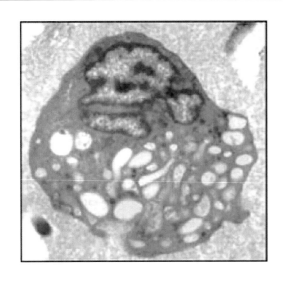

图 1.17 非洲爪蟾(*Xenopus laevis*)肝细胞在重组 TPO 培养第 8 天 T12 阳性大细胞透射电镜观察。观察到类似于巨核细胞的表面连接小管系统和致密颗粒的结构(From Tanizaki et al.[73],with permission.)

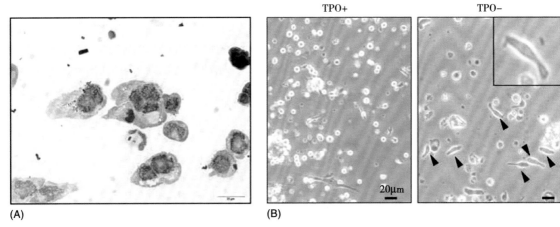

(A)

TPO+ TPO−

20μm

(B)

图 1.18 (A)肝细胞培养后的爪蟾巨核细胞样细胞。(B)富集的巨核细胞样细胞在有/无重组 TPO 的情况下培养。在没有 TPO 的情况下悬浮培养 2 天后,观察到梭形的血栓细胞(实心箭头)(From Tanizaki et al.[73],with permission.)

而且呈乙酰胆碱酯酶阳性。在重组非洲爪蟾血小板生成素(thrombopoietin,TPO)的存在下培养非洲爪蟾肝细胞,细胞分化为多倍体表达 CD41 的细胞(图 1.17)[73]。去除 TPO 后对这些细胞进行后续培养,可产生成熟的梭形血栓细胞,这些细胞能被凝血酶激活(图 1.18)。因此,这些细胞被认为具有类似哺乳动物巨核细胞的特征。这对测定其他非哺乳类脊椎动物血小板前体的倍体水平具有指导意义。

止血的比较

表 1.1 为止血比较的概述[74]。由于无脊椎动物血细胞类型和凝血机制的巨大异质性,任何试图总结这些动物止血特征的尝试,都无法避免过于简化和不准确。但总的来说,当细胞存在于无脊椎动物循环或体腔液中时,它们总是在止血中发挥作用[12,75]。

表 1.1 目前为止在不同动物群体中发现的止血机制的总结

	无脊椎动物	圆口类鱼	板鳃类鱼	硬骨鱼	两栖动物	爬行动物	鸟	哺乳动物
血栓细胞/血小板	"+"	+	+	+	+	+	+	+
黏附	+				+			+
聚集	+	+			+	+	+	+
收缩	+	+	+	+			+	+
黏性变形	"+"				+		+	+
凝血因子	+	+	+	+	+		+	+
血管收缩	+				+		+	+
血浆凝血	+	+	+	+	+	+	+	+
纤维蛋白原→纤维蛋白[a]	"+"	+	+	+	+	+	+	+
凝血酶原→凝血酶		+	+	+	+	+	+	+
自发的纤维蛋白溶解	0	0	+	0	+	0	+	+

[a] 在一些例子中,使用"可凝结蛋白"一词更为恰当。
Adapted from Hawkey[74]. See also Needham[13].

在 William Hewson(1739—1774)对血液进行的广泛原创研究中,有一张极具启发性的切片,描绘了多种动物中"血液中的红色颗粒"[76](图 1.19)。Hewson 在书中这样描述这张片子:

在一些昆虫的血液中,小泡(血细胞)不是红色的,而是白色的,这一点在龙虾(Linnaeus[1] 称之为昆虫)中很容易观察到,当龙虾的一条腿被切断时,从它身上流出许多无色的脓液,经过一段时间暴露在空气后凝胶化,但结实程度不如由更高级动物的血液所形成的凝胶。当凝胶化发生时,会有一些白色的细丝形成;这些主要是由小泡凝结而成的,这是我从下面的实验中得出的结论……当它们暴露在空气中时,它们的形状会发生一种奇怪的变化,当它们被放在玻片上后,不久就会起皱,或者从扁平的形状变成不规则的球体。这一变化发生得如此之快,需要非常快地把它们放到显微镜下才能观察到[76]。(233~234 页)

Hewson(和他的同事 Magnus Falconar)实际上观察到的是龙虾的血细胞离体后活化,改变形状,然后聚集的过程。注意,龙虾血细胞的外观发生了明显的变化,这与多个其他例子中真实的"血中的红色颗粒"形成了鲜明的对比(图 1.19 为原始的 Hewson 切片;比较其中的图 11 和图 12)。

人血小板与鲎阿米巴样细胞的比较

鲎(L. Polyphemus)是包括了海洋蜘蛛在内的肢口(Merostomata)纲动物中仅存的一员。阿米巴样细胞是鲎血淋巴中唯一的一种循环细胞,它可能是目前被研究得最深入的与止血和凝血相关的无脊椎动物血细胞[1,77]。成年鲎体内阿米巴样细胞浓度约为 $15×10^9/L$。阿米巴样细胞是有核细胞,大小与哺乳动物的单核细胞相仿。它们的细胞质充满颗粒(图 1.20)[5]。在异物表面(或细菌内毒素)激活后,阿米巴样细胞铺展并脱颗粒(图 1.20 中的右图)。脱颗粒与胞吐作用有关[16,78-80]。正常情况下呈盘状(类似血小板)的阿米巴样细胞活化时形成伪足和微刺[81]。这些细胞也能够收缩(图 1.21)[82],明显与哺乳动物血小板引起的血凝块收缩过程类似。阿米巴样细胞具有 toll 样受体,并已被证明能与细菌内毒素结合[83,84]。这些细胞也具有胞吞功能[85]。

图 1.22[6] 显示了鲎阿米巴样细胞的超微结构。细胞质中含有至少两种生物化学类型不同的颗粒(图 1.23)[7],颗粒中包含凝血机制所需的所有成分[7,21,77]。细胞中还存在边缘微管带(图 1.24)。

通过维持血管的完整性和促进血液凝固过程,哺乳动物血小板的主要功能是支持一整套止血机制。然而,血小板还有许多其他与止血无关的功能,尽管这些功能在血小板中非常初步。血小板已被证明对枯草杆菌和大肠杆菌具有杀菌作用(但对金黄色葡萄球菌没有杀菌作用),但该杀菌作用仅在凝血酶和一种大于 100kDa 的热不稳定性血浆蛋白组分存在的情况下才具有[86],其杀菌机制尚未确定。尽管经过了大约 4.5 亿年的进化[87],哺乳动物的血小板仍然保留了鲎阿米巴样细胞(以及许多其他类似的无脊椎动物血细胞)的许多功能。这一现象可能是对先前发现的单一的"通用"循环细胞(例如鲎阿米巴样细胞)的多种功能的保留,止血只是其中一种功能。对虹鳟(Oncorhynchus mykiss)凝血细胞的研究表明,这些细胞同时具有止血和吞噬功能。作者推测,"在凝血细胞中观察到的这种双重功能的某些方面可能随着无核血小板的进化而丧失[88]。"

哺乳动物血小板和鲎阿米巴样细胞具有的多重共同特征总结于表 1.2。血小板具有基本的杀菌作用和一些吞噬或吞噬样活性[86,90-93]。然而,一项关于人类血小板与不同大小颗粒相互作用的超微结构研究表明,血小板不是真正的吞噬细胞,细

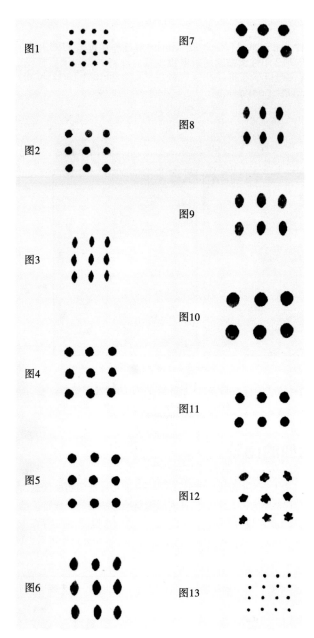

图 1.19 "对不同动物血中的扁平囊泡进行比较,显示它们的大小和形状。"将人红细胞(图 2)与 23 只按红细胞大小相似分组的动物的红细胞大小进行比较,从而得到这 12 个图(图 1~12)。图 11 和图 12 显示了龙虾的血细胞在异物表面形成形态变化前后的情况。注意,在 24 个被研究的动物中,只有这些细胞的形状发生了变化,并在离开动物体内后产生聚集(见正文)。图 13 为"牛奶球"(From Hewson[76] (1846),Plate V,p. 312 from Section III (originally published in1777);from the author's collection.)

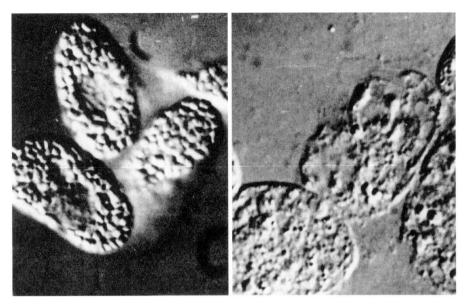

图 1.20　鲎阿米巴样细胞。左边是三个完整的正常细胞。细胞质充满颗粒。右侧显示的是暴露于异物表面或细菌内毒素后变扁平、铺散、脱颗粒的阿米巴样细胞。微分干涉差显微镜没有显示单个大核，它位于左侧图中两个细胞中间明显凹陷的区域。原始放大率×1 000（From Levin[5]，with permission.）

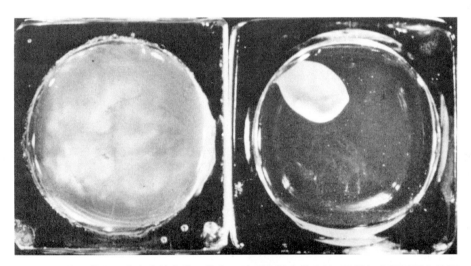

图 1.21　在无菌和无内毒素的条件下收集胚胎观察镜中的血液，可制备出用于研究的阿米巴样细胞组织。从鲎中分离出来后，血细胞沉降并聚集成一个组织样的团块，在体外经过一段较长的时间后，会发生收缩。右侧观察镜中是 1 天后的组织团块。在该观察镜的左上方，阿米巴样细胞的组织团块已经收缩成紧凑的、白色的、纽扣状的团块。流体介质为鲎血浆（From Söderhäll et al.[82]，with permission.）

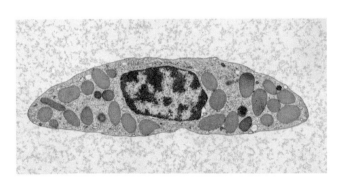

图 1.22　鲎阿米巴样细胞的纵切面。在透射电镜下，细胞呈梭形。与该方向成直角方向切出的纵切面，会显示出一个更椭圆的形状。可见大而均匀的分泌颗粒存在。放大倍数×7 000（From Copeland and Levin[6]，with permission.）

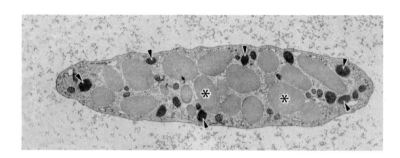 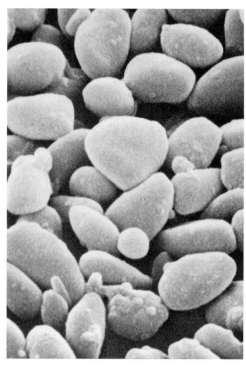

图 1.23　左图:鲨阿米巴样细胞中的大颗粒(星号)和小颗粒(箭头)。注意小颗粒群的显著的密度。大的细胞核未显示在该切面中。放大倍数×6 140。右图:从鲨阿米巴样细胞中提取的完整细胞质颗粒的扫描电镜图。放大倍数×10 000(Left:From Copeland and Levin[6],with permission;Right:From Mürer et al.[7],with permission.)

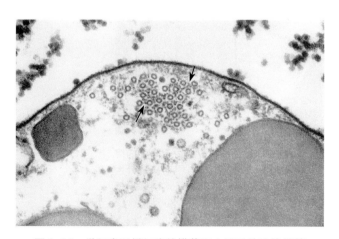

图 1.24　鲨阿米巴样细胞的横截面上显示的边缘微管带。可以看到从一个微管到另一个微管的投射突起(箭头)。这些投射突起可能有助于稳定微管带,并可能类似于存在其他系统中的微管相关蛋白。放大倍数×104 000(From Tablin and Levin[81],with permission.)

表 1.2　鲨阿米巴样细胞与哺乳动物血小板的比较[a]

特点或功能	鲨阿米巴样细胞	哺乳动物血小板
止血	必需	必需
凝血	必需	辅助
可凝结蛋白	有	有
核	有	没有
黏性变形	有(?)	有
细胞突起	有	有
颗粒	有	有
对内毒素反应	有	有
吞噬作用	有	有(?)
抗菌功能	有	有
运动能力	有	有

[a]From Levin,J. 1985[89]. In:Blood Cells of Marine Invertebrates. Experimental systems in cell biology and comparative physiology. Cohen WD, editor. New York:Alan R. Liss,Inc. . p. 145-63.

菌的摄取涉及血小板开放小管系统（OCS）中的通道[94]。尽管如此，对血栓细胞和血小板与颗粒物质或细菌相互作用的研究的详尽综述中，大量数据似乎支持血栓细胞和血小板都具有吞噬能力的结论[95]。

血小板含有内毒素结合物质[96]并已被证明与细菌、内毒素、病毒和真菌相互作用[97-101]。小鼠[102]和人类[103]血小板和鸡血栓细胞[104]已被证明表达细菌内毒素（LPS）受体——一种功能性 toll 样受体 4（Toll-like receptor-4，TLR4）[102]。血小板在抗菌宿主防御中的广泛作用[101,105]见第 29 章。葡萄球菌可刺激人血小板发生释放反应[106]。杀微生物蛋白多态蛋白-1（polymorphic protein-1，PMP-1）和 PMP-2 是由兔血小板释放的阳离子小肽，可破坏金黄色葡萄球菌的细胞膜，导致细菌死亡[107]。已经证明葡萄球菌具有免疫球蛋白 G（IgG）Fc 片段的受体，该受体通过形成由细菌、IgG 和血小板组成的复合物，为人类血小板提供了一种聚集机制[108]。此外，已有研究表明，金黄色葡萄球菌介导的血小板结合至少部分是通过聚集因子 A（ClfA）与一种新型 118kDa 血小板膜受体的直接结合介导的[109]。肺炎球菌（肺炎链球菌）和牛痘病毒可诱导人血小板释放血清素[110,111]。通过靶向血小板唾液聚糖的富含丝氨酸重复序列的黏附素，口腔链球菌可优先被血小板携带到受损的心内膜[112]。血小板聚集和分泌需要纤维蛋白原和其他不明的血浆因子[113]。已证实了人血小板可由草绿色链球菌、化脓性链球菌和血链球菌引起聚集[114-116]。

有报道人类血小板对寄生虫具有细胞毒性，其机制涉及血小板表面的 IgE 受体[117,118]。血小板也被证明对小鼠粪便中曼氏血吸虫的排泄发挥作用[119]。其他研究表明，血小板增强血吸虫卵对内皮细胞的黏附，活化的单核细胞产生的白细胞介素（IL）-6 可显著增强血小板对血吸虫的细胞毒性[120]。在某些情况下，血小板表现出与阿米巴样细胞相似的趋化反应并迁移[121-123,124]。结果表明，大比目鱼（Psetta maxima）的血栓细胞也具有运动能力[33]。最近的研究已经令人信服地证明了血小板的这种能力，证明它们能够作为细胞清道夫，从血管表面收

集细菌[125]。数据表明，血小板具有机械传感器的功能，并与中性粒细胞和免疫系统相互作用。整合素 αⅡbβ3 直接参与血小板迁移也已被证实[125]。总的来说，这些和其他的观察表明细菌、病毒、真菌和寄生虫能够与血小板相互作用，取决于感染性颗粒的性质和其他尚不太为人所知的变量，这种相互作用可能导致血小板聚集、血小板成分释放、感染因子的吞噬，最终缩短血小板寿命（详见第 29 章）。

止血和凝血的进化

以上所描述的功能对血小板目前在哺乳动物止血中的作用似乎并非必要。因此，哺乳动物血小板的某些功能很可能是最初存在于更"原始"但具有多种功能的细胞中的功能残余，哺乳动物血细胞就是从这些多功能细胞进化而来的。阿米巴样细胞在止血和控制感染方面的作用，以及阿米巴样细胞对内毒素的反应都提示，在各种哺乳动物中，血小板和凝血系统对革兰氏阴性感染或内毒素的反应是一种古老机制的进化残留（表 1.2）。哺乳动物血小板有限的吞噬（或内化）颗粒和杀死细菌的能力，则可能是阿米巴样细胞（以及其他无脊椎动物的止血细胞）中另一种更为重要的功能残留。因此，这两种细胞类型——来自古代海洋无脊椎动物的阿米巴样细胞和来自哺乳动物的血小板——具有非常相似的特征。尽管它们功能的相对重要性随着进化而改变，但经历了几亿年，凝血和抗菌机制至少仍有部分联系。一种致病性革兰氏阴性弧菌（Vibrio harveyi）可被困在它的目标生物之一太平洋白对虾（Litopenaeus vannamei）的细胞外血块中[126]。与此相关，人血凝块和鲨凝块都能与细菌内毒素结合（图 1.25）[127]。金黄色葡萄球菌通过纤维蛋白原依赖机制诱导血小板聚集的观察，也是证实血小板止血功能和抗菌功能相关的一个例子[128]。

Quick[129]写道："甚至在人类身上，我们不仅看到了更基本的止血反应的残留，而且这些从系统发生上来说更古老的机制仍然有效地发挥作用，但以一种受限的方式"（第 2 页）[130]。

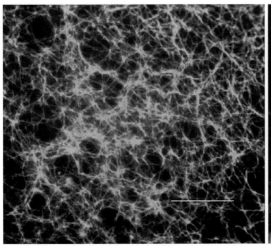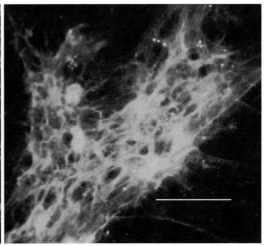

图 1.25　脂多糖（lipopolysaccharide，LPS）标记的细胞外血块。FITC-LPS（大肠杆菌 O55：B5）标记人血凝块的纤维蛋白原（左）和鲨血凝块的凝固素原纤维（右）。鲨血凝块同时还用兔抗凝固素抗体和 DyLight 549 山羊抗兔全 IgG 二抗对血凝块进行免疫染色，以显示血凝块中凝固素原纤维的位置（From Armstrong, et al.[127], with permission.）

Laki 在谈及凝血和止血的进化时,有如下表述:"……人类必须认识到,遥远的过去的印记仍然与他同在"(305 页)。Quick[129] 也具有洞察力地考虑到一种可能性,即"凝血机制的存在可能不是为了其主要目的止血,而是为了防御细菌入侵和修复组织"(第 5 页)Needham[13] 也清晰地提出了同样的假设。总之,血小板不仅对维持止血很重要,而且是炎症细胞(见第 28 章),在抗菌宿主防御机制中发挥重要作用[101,105,131,132](见 29 章)。

虽然血小板和阿米巴样细胞的功能相似性提示哺乳动物血液的凝固机制由最初的无脊椎动物中的基于细胞的机制进化而来,但却没有这种进化轨迹的证据。除了细胞功能,酶学组分也相似,一些例子是鲨血液凝固依赖于丝氨酸蛋白酶,而一些哺乳动物的血液凝血因子也是丝氨酸蛋白酶。然而,正如 Quick 雄辩性地指出[129]:

可凝胶化的可溶性蛋白在血液中的出现,似乎是一种新的突然出现的止血过程,但情况很可能并非如此。血浆中的这种新物质可能代表着细胞内成分向细胞外的转移。如果我们把血小板看作原始联合细胞的后代,那么我们就能理解为什么它有聚集的能力,为什么它仍然含有纤维蛋白原。(第 2 页)。

血液凝固的进化已有了一些综述[12,20,21,39,133]。值得注意的是,基底脊索动物(原索动物)似乎没有基于血浆的凝血机制[133]。这些原始的原脊椎动物的止血依赖于循环细胞在伤口处的聚集。此外,必须考虑到哺乳动物中无核血小板和巨核细胞在进化中突然出现的现象。即使考虑到间断平衡的进化概念,这似乎也与其他所有动物群体有显著差异[134,135]。然而,正如 Ratcliffe 和 Millar 具有远见性地指出[136],"试图在无脊椎动物中探寻脊椎动物血细胞起源的努力最多只是猜测性的,而且基于一个假说,即现存物种之间的比较是有效的,因为神秘的祖先物种已经消失了"(第 2 页)。这些作者还写道:"极有可能的是,这些细胞(即无脊椎动物的血栓细胞样细胞)与脊椎动物的血小板是类似的,而不是同源的。它们(血小板)可能是由于相似的进化/环境压力而产生的趋同进化"(第 12 页)。有趣的是,已有研究表明,禽类血栓细胞表面存在类似于人类血小板 GPⅡb 和 GPⅢa 的蛋白,这些类似蛋白可被针对人类 GPⅡb 和 GPⅢa 亚单位的多克隆抗体和特异性针对 GPⅡb-Ⅲa 复合体的单克隆抗体识别[137-139]。这些研究还得到了抗 GPⅡb 抗体可抑制钙和纤维蛋白原存在下凝血酶引起的鸽子血栓细胞聚集的实验观察的支持[140]。GPⅡb-Ⅲa(整合素 αⅡbβ3)也在鸡胚胎中的凝血母细胞中被检测到,重要的是,其表达水平与凝血母细胞(集落形成细胞)分化成血栓细胞(非集落形成细胞)有关[139]。前面提到的研究也被应用定量 PCR 和微阵列芯片的分析支持,这些分析发现鸡血栓细胞表达编码 Mpl 受体、α2 和 β3 整合素,以及 GPⅠb-V-Ⅸ受体复合物的基因[44]。GPⅡb-GPⅢa 复合物的类似物也在斑点叉尾鮰以及蓝鲶的血栓细胞中被检测到,但没有在其他 7 种硬骨鱼类的血栓细胞中被检测到[141]。斑马鱼的凝血细胞表面也有类似血小板 GPⅠb 和 GPⅡb-Ⅲa 的复合物[142]。此外,斑马鱼血栓细胞前体呈 c-mpl 阳性,在胚胎中注射反义 c-mpl 寡聚核苷酸可消除血栓细胞的产生[143]。

巨核细胞和哺乳动物

无核血小板,以及它们在骨髓中的多倍体巨核细胞祖细胞

(在某些动物中位于脾脏),可能只存在于哺乳动物中。这表明哺乳动物生理学的一些重要特征得益于这种从较大细胞的细胞质中产生前所未有的无核细胞的独特机制,其主要目的显然是支持止血。然而,因为血小板也有一些基本的执行哺乳动物其他类型血液细胞功能的能力,而且因为现在已经日益认识到他们也在非止血性的防御机制中扮演作用(第 28 章和 29 章),我们对止血是血小板唯一主要功能的假设必须谨慎。此外,所有非哺乳类动物都需要一种机制来防止出血或失控性的体液流失,而它们大多数(尤其是非哺乳类脊椎动物)都具有有效的止血机制,但这些机制都不依赖于巨核细胞/血小板轴。因此,我们必须问,是什么生物学优势导致了哺乳动物这种细胞谱系的建立和延续?

除外产蛋的单孔目动物,脊椎动物门哺乳动物纲成员的特征是体毛、乳腺和胎生。胎盘的存在也是大多数(但不是所有)妊娠雌性哺乳动物的特征。单孔目哺乳动物的卵生和非胎盘妊娠的有袋类动物的胎生是出生机制中的两种变体,这为探索哺乳动物胎盘妊娠与血小板形成之间的潜在联系提供了一个机会。

海洋哺乳动物

除了鸭嘴兽,海洋哺乳动物是特殊的、唯一一类生活在海洋环境中的哺乳动物。当收集于柠檬酸钠中时,与人类和其他哺乳动物的血小板相比,北方象海豹(Mirounga angustirostris)的血小板对凝血酶、二磷酸腺苷和瑞斯托霉素的反应性降低;在没有二价阳离子的情况下,胶原和肾上腺素不能诱导产生形态变化和聚集[144]。然而,它们的血小板与其他哺乳动物的血小板在形态学上相似(图 1.26)。类似的,在柠檬酸钠制备的富血小板血浆的实验中,虎鲸(Orcinus orca)的血小板对选定的激动剂的反应性也比人类血小板低[145]。对于海洋哺乳动物的

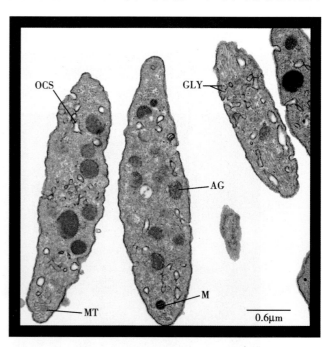

图 1.26　未受刺激的象海豹血小板的代表性视野。细胞呈盘状,单宁酸标记为膜性内陷贯穿全细胞,提示有开放小管系统(OCS)。α 颗粒(AG)随机分布。横截面上可见微管(MT)。糖原颗粒(GLY)分布于细胞各处,同时可见线粒体(M)(×21,000)(From Field et al.[144],with permission.)

表 1.3　挑选的海洋哺乳动物中的血小板计数

名字	目[a]	血栓细胞计数(×10⁹/L)[b]
康氏海豚	鲸目	185(10)
普通海豚	鲸目	80(2)
白鲸	鲸目	106(16)
巨头鲸	鲸目	85(2)
斑纹海豚	鲸目	120(10)
虎鲸	鲸目	163(18)
宽吻海豚	鲸目	165(96)
北海狗	鳍足目	428(17)
北海狮	鳍足目	243(5)
北象海豹	鳍足目	437(149)
格陵兰海豹	鳍足目	500(12)
斑海豹	鳍足目	314(24)
灰海豹	鳍足目	378(9)
加州海狮	鳍足目	280(26)
佛罗里达海牛	海牛目	283(n. a.)
北极熊	食肉目	317(n. a.)

n. a.，不可用。
[a] 显示了哺乳动物纲中的目(亚纲)。
[b] 平均血栓细胞计数。括号中显示了研究动物的数量。
　　Data from Reidarson et al[147]。(几乎所有已发表的海洋哺乳动物血小板计数都是由 SeaWorld 临床实验室提供的)。

血小板计数,只有有限的数据可用[146-151]。部分海洋哺乳动物血小板计数见表 1.3。巨核细胞存在于海狮(*Zalophus californianus*)的骨髓中,可通过抗人Ⅷ因子相关抗原/von Willebrand 因子的多克隆抗体检测到(Levin,J。未发表的观察)。

单孔目

　　单孔目动物被认为是最原始的哺乳动物,具有鸟类和爬行动物的特征。雌性产卵。单孔目动物以水栖的鸭嘴兽和虫食性的针鼹(多刺食蚁兽)为代表。一篇报道描述了针鼹血小板的[152]两种可能的类型:"细长的易于缠绕在一起的纺锤形结构,或具有铺展和聚集活性的正常血小板,"(第 218 页)。Hawkey[152]认为针鼹中两种类型止血细胞的存在,可能提示非哺乳类脊椎动物的纺锤形血小板与典型的哺乳类血小板之间存在联系。针鼹血小板计数为 200～250×10⁹/L。另一项研究则报道[153]针鼹的血小板水平约为 500～650×10⁹/L,骨髓中可见"细胞质中含有血小板样体的巨大多核细胞"(第 1133 页)。这些巨细胞被认为是巨核细胞。其他的关于针鼹(*Tachyglossus aculeatus*)的研究报道血小板计数为 300～320×10⁹/L[154]和 205～682×10⁹/L(18 只动物)[155]。鸭嘴兽(*Ornithorhynchus anatinus*)的血小板水平约为 400～450×10⁹[156]。该研究[157]将鸭嘴兽血小板形容为"无核,圆形,直径 2～5μm,偶尔可见大血小板(8μm)"(第 423 页)。电子显微镜研究显示了大小均匀的细胞群,具有典型血小板细胞器和超微结构,包括平行排列的微管束[157]。这份详细的报告强调,鸭嘴兽的血小板在外观和大小上与包括有袋目在内的其他哺乳动物相似。而 Hawkey 报道的两种类型的针鼹血小板[152]却未被观察到。另一项基于 56 只鸭嘴兽的调查显示,血小板水平在 315～2 144×10⁹/L[155]。其他研究证实,脾脏是鸭嘴兽主要的造血器官;骨髓中完全没有检测到巨核细胞[158]。由于澳大利亚和美国限制濒危野生动物标本的出口和进口,本文作者(J.L.)未能成功获得鸭嘴兽骨髓标本来研究巨核细胞。

有袋目

　　有袋类动物在非胎盘妊娠后,会生下非常不成熟的幼仔。

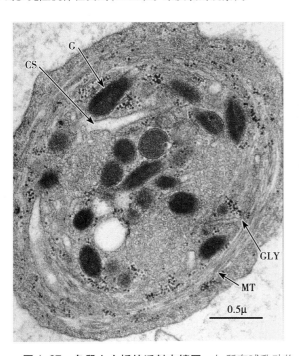

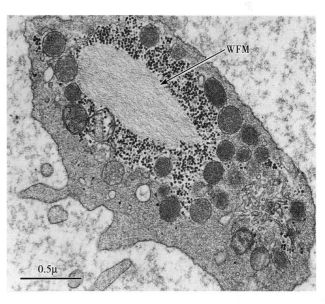

图 1.27　负鼠血小板的透射电镜图。与所有哺乳动物一样,非胎生哺乳动物也有血小板。左图:环形微管带(MT)清晰可见,可见开放小管系统(CS)。并存在大颗粒(G)和分散的糖原颗粒(GLY)。右图:波形纤维状物构成的大团块(WFM)。在大约 10% 的血栓细胞中观察到这种纤维状物质;它的成分未知(From Lewis[35],with permission.)

这一类动物以负鼠、袋鼠、树袋熊和袋狸为代表。一项对澳大利亚刷尾负鼠(*Trichosurus vulpecula*)血细胞进行的大型组织化学研究提供了多张典型的该哺乳动物血小板的照片,这些血小板具有与人类血小板基本相同的组织化学特征[159]。总体血小板大小与人类血小板大小大致相同,但大血小板的比例更大。没有提供定量数据。负鼠血小板如图 1.27 所示。为便于比较,图 1.28 为其他目哺乳动物血小板的电子显微图。在其他研究中,五种不同的有袋类动物的血小板水平大约在 200~500× 10⁹/L[152,153,160,161]而在第六种有袋类动物(短尾矮袋鼠 *Setonix-brachyurus*)中,血小板范围在 425~1 180×10⁹/L(表 1.4)。普通袋熊(23 只动物)的血小板平均计数为 153×10⁹/L,红脖沙袋鼠的血小板计数范围在 136~485×10⁹/L[162](表 1.4)。血清素释放是哺乳动物血小板的特征,有袋类血小板也表现出这一特征[160]。在已被研究过骨髓的两种澳大利亚有袋类动物中,巨

核细胞得到了描述,但没有图示[153]。对北美负鼠(*Didelphis Virginia*)肝脏的显微镜研究显示,在"袋龄"动物中存在大量巨核细胞[163](这些动物在育儿袋内乳头上至少停留 60 天,之后才离开育儿袋)。在此期间,几乎所有巨核细胞都表现出一至四个分离的非分叶细胞核,每个细胞的细胞核数量随着年龄的增长而增加。分叶状核很少见[163]。肝脏中巨核细胞的数量随着年龄的增长而减少[163,164]。随着动物年龄的增长,出现了成熟的巨核细胞,广泛的分隔膜变得清晰可见。与哺乳动物巨核细胞的模式一样,细胞核的成熟通常早于细胞质的成熟[164]。与此同时,巨核细胞生成在肝窦发生。这两篇论文都没有描述骨髓或脾脏在血小板生成中起作用。重要的是,正如完全去骨髓的小鼠脾脏中的巨核细胞所显示的那样,低倍体巨核细胞能够产生血小板[165]。图 1.29 是南美负鼠(*Monodelphis domestica*)骨髓的显微镜图,图中显示了这种有袋动物的多个巨核细胞。

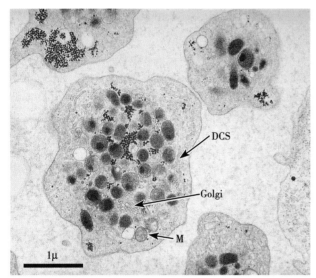

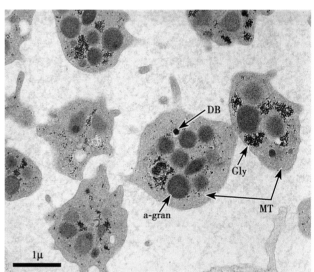

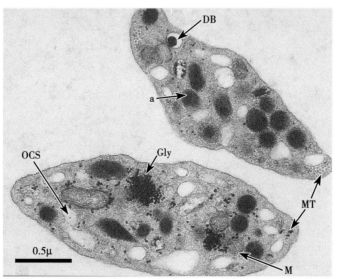

图 1.28   **血小板透射电镜图**。左图:刺猬(*Erinaceus europaeus*)血小板。这些血小板含有许多颗粒。存在致密小管系统(DCS)、高尔基体(Golgi)和线粒体(M)。下图:猕猴(*Macaca mulatta*)的两个血小板。它们含有大的糖原(Gly)团块和开放小管系统(OCS)。也可见微管(MT)、线粒体(M)、致密小体(DB)和 α 颗粒(a)。右图:印度象(*Elephas maximus*)的血小板。可见 α 颗粒(a-gran)、致密小体(DB)、糖原颗粒(Gly)和微管(MT)。也可见一个开放小管系统。(From Lewis[35],with permission.)

表 1.4　挑选的哺乳动物中的血小板计数

名字	目[a]	血小板计数（×10⁹/L）[b]
针鼹鼠	单孔目	549（3）
短尾矮袋鼠	有袋目	1 180（1）
小袋鼠	有袋目	390（1）
负鼠	有袋目	498（9）
刺猬	食虫目	113（2）
蝙蝠	翼手目	819（5）
犰狳	贫齿目	357（6）
海豚	鲸目	136（12）
鼠海豹	鳍足目	651（5）
大象	长鼻目	620（6）
海牛	海牛目	347（5）
狒狒	灵长目	299（7）
黑猩猩	灵长目	406（5）
猴子	灵长目	510（9）

[a] 显示了哺乳动物纲中的目（亚纲）。
[b] 平均血栓细胞计数。括号中为研究动物的数量。（From Lewis[35]，with permission.）

血小板水平

　　有趣的是,在大多数被研究过的有袋类动物和针鼹中,先前在数量有限的一组动物中所描述的哺乳动物体型和血小板水平之间的反比关系并不明显[166]。根据先前发表的列线图和另外一些哺乳动物血小板水平的报道,在较小的单孔目和有袋目动物中,应该能预计到血小板数量会有显著增加,但这种反比关系不存在于这两个哺乳动物目,这可能反映出这两个目的原始性。一些哺乳动物的血小板计数如表 1.4 所示,其他文献中也有汇总[167-169]。平均血小板体积与体重无关[168-170]。十三线地鼠（Ictidomystridecemlineatus）在冬眠期间,尽管巨核细胞数量减少了 3 倍,血小板数量减少了 10 倍,但与巨核细胞产生有关的造血基因的表达没有差异表达[171]。然而,冬眠和被唤醒的松鼠的平均血小板体积都比不冬眠的大,这表明在冬眠期间血小板的产生一直在继续。相比之下,冬眠期间红细胞水平保持不变。

非胎生哺乳动物与胎生哺乳动物的比较

　　单孔目和有袋目动物的凝血被描述为类似于人的凝血,在这两个目的动物中也观察到了正常血小板功能中的血栓收缩[153,160]。基于以前对无胎盘类哺乳动物和胎盘类哺乳动物的止血系统的比较,孕期胎盘发生（或活产）与巨核细胞和血小

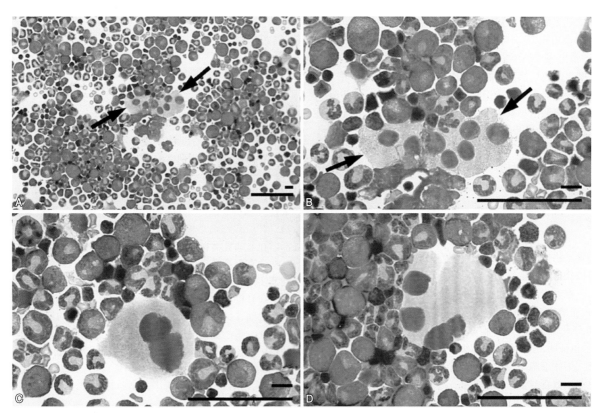

图 1.29　**南美负鼠**（*Monodelphis domestica*）**骨髓标本瑞氏-吉姆萨染色**。巨核细胞是大型的多核细胞,细胞质呈淡蓝色或粉红色。（A）两个相邻的巨核细胞（箭头标示;原始放大倍数×100）。（B）同样的两个巨核细胞以更高的倍数显示（原始放大倍数×250）。（C）单个巨核细胞（原始放大倍数×250）。（D）显示一个非常大的巨核细胞（原始放大倍数×250）。每个图中右下角的黑色标尺显示为 10μm（短横线）和 50μm（长横线）。先前的报道也描述有袋类巨核细胞为多核细胞[144,154,155]。这与其他哺乳动物的巨核细胞形成了重要的对比,如人类和啮齿类动物的巨核细胞包含一个单一的、多分叶的多倍体细胞核

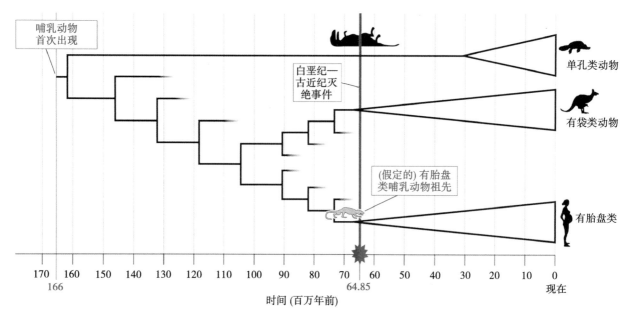

图 1.30　哺乳动物纲的时间线表明巨核细胞/血栓细胞谱系可能最早出现在 1.66 亿年前,大约比假定的胎盘类哺乳动物祖先出现早 1 亿年(From O' Leary[173],with permission.)

板的存在之间似乎并没有特定联系,哺乳动物中明显不同的止血机制的出现与巨核细胞和血小板的存在之间也没有特定联系。因此,认为血小板的进化是由胎盘分娩时独特的止血要求所导致的观点是不成立的[172]。巨核细胞/血小板谱系可能于 1.66 亿年前出现,这个时间大约比胎盘哺乳动物的出现早 1 亿年,该谱系出现的原因仍然是一个谜(图 1.30)[173]。然而,血小板在哺乳动物妊娠期间的潜在作用已经被描述[174]。植入前的胚胎会产生血小板活化因子(platelet-activating factor, PAF),该因子据称可激活小鼠输卵管微血管床中的血小板[174]。这些研究人员认为,血小板可能有助于早期妊娠的建立,因为对小鼠应用 PAF 抑制剂可减少着床部位的数量。此外,他们的结论是,活化的血小板可能产生一系列分子,支持胚胎附着于子宫表面。

结论

哺乳动物把多倍体巨核细胞作为无核血小板子代的来源,可能可以获得某些生物学优势。然而,目前尚未明确这一优势是什么。有人指出,有丝分裂的消除提供了增加 RNA 合成的基础,从而增加了细胞内蛋白质合成的潜力[175]。此外,细胞的生长和分化可以不受细胞核和细胞分裂的干扰而继续。Nagl[175]也证明,在一个多倍体细胞中调控特定的基因活性比在一组二倍体细胞中更有效。一个明显的好处是单个巨核细胞能够产生数百或数千个血小板。然而,增加产量也可以通过其他方法实现:骨髓可以显著和充分地增加红细胞和白细胞的产量,而不必依赖于一种基于多倍体祖细胞和细胞质分裂的机制。此外,许多具有有核凝血细胞的动物似乎都有足够的止血能力。迄今为止,血小板并非任何哺乳动物特异的、有别于非哺乳动物的凝血功能所必须。然而,通过巨核细胞产生血小板的机制确实允许比正常血小板更大的血小板快速释放[176,177]。这些细胞比在稳态条件下产生的血小板更具有生物活性,因此

可能可以构成应对病理生理学紧急情况的最大有效反应。也许与此类似地,具有 Columbia-4 基因型的植物拟南芥(Arabidopsis thaliana)在受损后利用核内复制来增加种子产量来过度补偿[178]。这种植株在再生过程中增加倍性的能力有助于减轻损害。肝细胞形成多倍体的能力据信也与它们的再生能力有关。

另一个无法解释的现象是乙酰胆碱酯酶(AChE)只在某些哺乳动物的巨核细胞(如小鼠、大鼠和猫)中以高浓度存在,而在人类中却没有[179]。为什么只在这些物种中巨核细胞产生高浓度的乙酰胆碱酯酶?无论巨核细胞是否存在乙酰胆碱酯酶,调控巨核细胞生成和血小板产生的机制似乎是相同的。此外,AChE 抑制剂对血小板聚集、血小板因子 3 有效性或血凝块收缩没有任何可检测到的影响[180]。

进化事件或导致哺乳动物巨核细胞和血小板出现的事件,以及该系统的潜在生物学优势,目前还没有明确的解释。总的来说,c-Mpl[73,181]、CD41[73,141,143,181]、其他的血小板表面标志物[44,138,139,141]、血小板激活剂反应[54,63,72]和多倍体造血前体[72]都已在非哺乳类脊椎动物中被描述。有些凝血细胞和血小板一样含有血清素[52,53]。对血小板生成素(TPO)的反应性已得到证实[73,181]。而且结果表明,TPO 作为凝血细胞形成的调节因子在脊椎动物中具有进化保守性[181]。因此,早在哺乳动物出现之前,巨核细胞/血小板谱系产生所必需的遗传成分就已经存在。哪一系列事件最终导致了最原始的哺乳动物单孔目动物中巨核细胞的出现? 由于单孔目哺乳动物(产蛋哺乳动物)和有袋目哺乳动物(非胎盘妊娠动物)都拥有巨核细胞和血小板,很明显,无论是活产还是胎盘的存在都不能解释哺乳动物血小板的进化。只存在于哺乳动物中的横膈膜,似乎也不太可能触发这一惊人的进化步骤。比较分子遗传学研究可能提供进一步的见解。

致谢

我向已故的 Frederik B. Bang 博士表示我个人和专业上的

一

感谢,感谢他在 50 多年前把我引入鲨的研究领域,感谢他睿智的指导,使我能够开始构成本章重要组成部分的研究。我也感谢位于马萨诸塞州 Woods Hole 的海洋生物实验室(M. B. L.)提供的极好的支持性的科研环境,培养了我对比较止血研究的兴趣,以及许多 M. B. L. 的员工和科学家们提供了我实验所需的信息和技术。

我感谢旧金山退伍军人管理局医疗中心医学图书馆的工作人员,感谢他们始终如一和有效地支持我获得广泛分散的文献,其中许多文献是在数据库出现之前几十年发表的。特别感谢 Nadine Walas 女士在 20 世纪初出版的晦涩期刊或成册的论文中不断获取论文副本的能力。旧金山 VAMC 医学媒体部门的医学摄影师 Edgardo Caballero 先生的杰出技能,使许多图尤其是彩色图片的制作成为可能。

这一章是献给已故的 Jessica H. Lewis 博士的,她的指导性的研究提供了许多出现在本章中的图。

（胡虎 译,戴克胜 审）

扫描二维码访问参考文献

第2章 巨核细胞发育和血小板形成

Kellie R. Machlus and Joseph E. Italiano Jr.

引言

巨核细胞是能够产生并释放血小板至血液循环中的高度特异化的前体细胞。一个多世纪以来巨核细胞发育和血小板产生的机制一直吸引着血液学家去了解。巨核细胞是多能干细胞的后代,通过独特的核内有丝分裂过程进行非细胞分裂的多次 DNA 复制过程。在完成核内有丝分裂后,多倍体巨核胞开始快速扩增细胞质成分,其特征在于形成精细的内陷膜系统(invaginated membrane system,IMS),并在细胞质中积累对血小板功能必需的蛋白质和颗粒。在发育的最后阶段,巨核细胞的细胞质经历了大规模的重组,形成被称为前血小板(proplatelets)的珠状细胞质延伸结构。本章主要讨论巨核细胞的发育过程,并对血小板形成的机制和部位进行描述。此外,我们还将回顾血小板生成过程中的前血小板形成理论,并对血小板形成的细胞骨架机制进行探讨。最后,我们将考虑从基因敲除动物模型和人类疾病中获得新见解,来增加我们对巨核细胞发育和血小板形成的理解。

巨核细胞发育

造血系统

巨核细胞和血液中的其他所有细胞一样,由一个原始干细胞发育而来。在成人中,这些造血干细胞(hematopoietic stem cell,HSC)主要存在于骨髓中[1]。在哺乳动物发育过程中,干细胞也先后植入胚胎卵黄囊、胎肝和脾脏。经典的造血模型表明,HSC 位于发育的顶端,经历长期的自我更新,并产生血液系统的所有细胞(图 2.1)[2]。在这个模型中,HSC 逐渐丧失自我更新的能力,因为它们发展成短期自我更新和专能祖细胞(multipotent progenitors,MPP),第一个主要谱系定向发生在 MPP 中,从而产生启动造血细胞和淋巴组织的祖细胞[3,4]。然后,骨髓谱系内的双能巨核细胞-红细胞祖细胞(megakaryocyte-erythrocyte progenitors,MEP)和粒细胞-巨噬细胞祖细胞(granulocyte-macrophage progenitors,GMP)产生单能祖细胞,最终发育成所有成熟后代。MEP 产生红细胞祖细胞和单能巨核细胞前体[4,5]。然而,最近这种发育结构一直存在争议,巨核细胞前体的起源是争论最多的地方之一。研究已经表明,巨核细胞可由多种途径产生,某些分化途径不需要经过必需的专能或双能 MEP 阶段[2,6]。这些研究表明,HSC 含有偏向巨核细胞分化潜能的细胞亚群,其中巨核细胞在稳态和应激条件下直接来源于 HSC。

虽然造血功能的经典模型在其谱系潜力的二元概念中很简单,但这种造血模型受到新祖细胞亚群的发现而受到质疑。在他们已发现的基础上,长期 HSC 自我更新的丧失与 FMS 样酪氨酸激酶 3(Flt3)的增加相对应,并证明了 HSC 富集在成人骨髓 Lin⁻Sca-1⁺c-Kit⁺(LSK)细胞的 CD34 阴性群体中,Adolfsson 及同事研究了基于特定表面标志物分离的 LSK 细胞谱系[6-9]。他们发现,尽管一些细胞维持了高增殖和淋巴系-髓系分化潜能,但却丧失了红细胞和巨核细胞谱系分化能力。根据这些发现,他们推断 LSK Flt3⁺细胞代表淋巴系-髓系干/祖细胞,具有 B 细胞、T 细胞和 GM 分化潜能但缺乏实质性巨核细胞-红细胞 MegE 分化潜能,他们称这些细胞为淋巴系专能祖细胞(lymphoid-primed multipotent progenitors,LMPP)。最后,他们提出了一种血细胞发育模型,其中 MegE 潜能的丧失是 HSC 定向分化的第一步,MEP 可能直接来自 ST-HSC。Jacobsen 研究小组还利用携带血管性血友病因子(VWF)基因启动的 GFP 报告基因转基因小鼠发现 HSC 中存在偏向巨核细胞分化亚群的证据[10]。作者通过移植 GFP⁺ HSC(LSK CD150⁺ CD48⁻),证明 VWF 阳性的 HSC 显示出明显的偏向血小板和髓系谱系分化,而淋巴系分化受限的模式。相反,对 VWF 呈阴性的 HSC 表现出偏向淋巴系分化的模式。VWF 阳性和 VWF 阴性 HSC 的基因表达谱显示在 VWF 阳性的 HSC 中巨核细胞谱系基因表达更高。通过 VWF 阳性 HSC 可以向 VWF 阴性 HSC 转化的现象说明了两种 HSC 亚型之间的关联,并且令人信服地表明 VWF 阳性 HSC 处于造血分化的顶端。

Haas 和同事提供了一个关于 HSC 迅速定向分化为单能巨核细胞祖细胞,而非源自双能 MegE 定向祖细胞的模型[11]

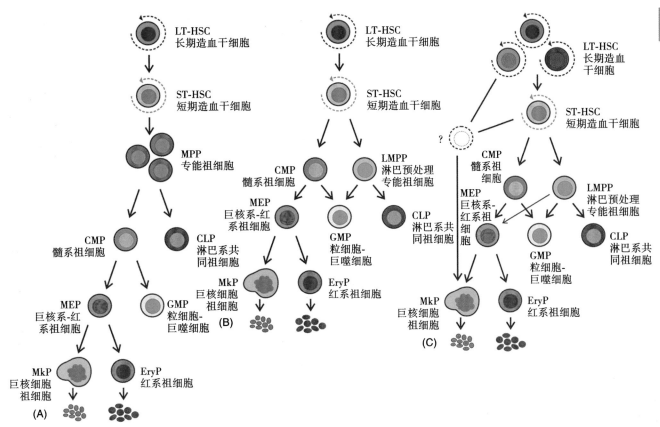

图 2.1 造血层次模型。(A)造血干细胞的经典模型,其中淋巴和骨髓分支之间严格分离,作为造血干细胞下游谱系定型的初始步骤。(B)淋巴引发的专能祖细胞和巨核细胞潜能的早期丧失。淋巴预处理专能祖细胞(LMPP)是具有 B 细胞、T细胞和粒细胞-巨噬细胞(GMP)潜力但缺乏显著的巨核细胞-红细胞(MEP)潜能的淋巴-髓样干/祖细胞。在该模型中,巨核细胞-红细胞潜能的丧失是造血干细胞(HSC)谱系定型的第一步,其中 MEP 可直接来自 ST-HSC。(C)定义的 HSC 群体或其直接定型后代限制巨核细胞潜能的模型。在该模型中,HSC 群体中的谱系潜力存在异质性,包括直接产生巨核细胞祖细胞并绕过经典中间定向分化阶段的巨核细胞偏向 HSC,包括常见的骨髓祖细胞(CMP)和 MEP(From Woolthuis and Park,[2] with permission)

他们研究表明在免疫表型的 HSC 分型内存在巨核细胞定向细胞亚群,其在炎症刺激下能被激活以有效补充血小板。在体内稳态情况下,这些干细胞样巨核细胞定向祖细胞(stem-like megakaryocyte-committed progenitors, SL-MkP)是一个与专能 HSC 有许多共同特征的群体,并被证明主要是处于静息状态,但是已经存在编码多个巨核细胞相关蛋白转录本,这些转录物响应炎症而被优先翻译,导致成熟的巨核细胞产生。SL-MkP 可通过炎症刺激时高表达的 CD41 来进行鉴定,并且它们代表 VWF 阳性 HSC 的亚群,表明 VWF 阳性 HSC 优先发育成 SL-MkP[11]。

最近研究使用体外克隆试验和体内克隆追踪技术,区分了具有受限巨核细胞潜能的免疫表型分型的 HSC 或其直接定向分化后代[2]。这些实验已经形成了一种新的巨核细胞发育模型和围绕造血分化层次结构的新思路。在该模型中,HSC 包括巨核细胞偏向的 HSC(LT 或 ST)在谱系分化潜力方面是异质的,其直接产生巨核细胞祖细胞,绕过了经典的中间定向分化阶段(图 2.1)。同时,通过经典途径的巨核细胞定向分化也可以发生,包括双能 MEP 的定向分化。在这个新模型中,LMPP 主要产生 CLP 和 GMP 及其后代,但仍然可以定向分化为 MegE 谱系。

定向巨核细胞祖细胞

巨核细胞前体细胞从多能造血祖细胞发育而来(图 2.1)。所有造血祖细胞表达 CD34 和 CD41 分子,并向巨核细胞谱系定向分化,表现为 CD61(整联蛋白 β3、GP Ⅲ a)的表达和 CD41(整联蛋白 α Ⅱ b、GP Ⅱ b)表达升高。从定向骨髓祖细胞(集落形成单位-粒细胞-巨噬细胞-巨核细胞[CFU-GEMM]),有强有力的证据表明,在多能干细胞和可产生由巨核细胞和红系细胞组成的双克隆集落的前体之间有一个双能干细胞介导体[12-14]。通过巨核细胞谱系的二倍体前体根据它们的功能分为两个群落[15-18]。巨核细胞爆裂形成细胞是一种原始祖细胞,由混合谱系,双潜能红细胞/巨核细胞系发育而来。巨核细胞爆裂形成细胞的形态并不像成熟的巨核细胞一样,而是和小的淋巴细胞类似。其高增殖能力可产生大的巨核细胞集落。在适当的培养条件下,巨核细胞爆裂形成细胞可在 1 周内分化成 40~500 个巨核细胞。集落形成细胞是更成熟的巨核细胞祖细胞,其产生含有 3~50 个增殖潜力不同成熟巨核细胞集落,通过免疫过氧化物酶和 AChE 标记可以在骨髓中容易地被鉴定[19-21]。虽然人巨核细胞集落形成细胞和爆裂形成细胞都表达 CD34 抗原,但只有集落形成细胞表达 HLA-DR

抗原[22]。

巨核细胞前体

基于形态学、组织化学染色和生物化学标记的多种分类方法已被用于区分巨核细胞发育的不同阶段。通常，可以在骨髓中鉴定三种类型的形态。幼巨核细胞是第一个可识别的巨核细胞前体(图2.1)。巨核细胞或Ⅰ期巨核细胞是一种具有独特形态且更成熟的细胞[18]。巨核细胞具有肾状核，并含有两组染色体(4N)。巨核细胞直径为10~50μm，尽管此阶段的细胞质缺乏颗粒，但由于大量核糖体的存在，在罗氏(Romanovsky)染色使其显示出很强的嗜碱性。巨核细胞表现出质膜小泡、高核/质比，并且在啮齿动物中为AChE阳性。幼巨核细胞或Ⅱ期巨核细胞直径为20~80μm，具有多色性细胞质。幼巨核细胞的细胞质比巨核细胞的嗜碱性低，且含有发育中的颗粒。

核内有丝分裂和多倍体形成

巨核细胞通过核内有丝分裂和多次DNA复制而变成多倍体，该过程无细胞分裂[23-25]。多倍体的形成是高效产生血小板的必要前提条件。在增殖阶段结束时，单核巨核细胞前体退出二倍体状态进行分化和核内有丝分裂，这导致细胞含有二倍体倍数的染色体(即4N、16N、32N、64N)[26]。尽管核内有丝分裂的次数可以达到2到6之间，但是大多数巨核细胞经历三次核内有丝分裂循环以获得16N的DNA含量。巨核细胞多倍化导致功能性基因扩增，其可能的目的是在增加细胞数量的同时增加蛋白质的合成[27]。最初假定多倍体化可能是因为每轮DNA复制后缺乏有丝分裂。然而，对培养的原代巨核细胞研究表明，存在核内有丝分裂，并不是完全没有有丝分裂的结果，而是过早终止了有丝分裂[27-29]。巨核细胞祖细胞启动分裂并进入短暂的G1期，典型的6~7小时S期(为合成DNA)，短暂的G2期，然后是核内有丝分裂期[30]。巨核细胞开始进行有丝分裂并从分裂前期进入分裂后期A，但不进入分裂后期B、末期或进行胞质分裂。在巨核细胞的多倍化过程中，核膜破裂并形成异常的球形有丝分裂纺锤体(图2.2)。每个纺锤体都附着染色体，这些染色体与纺锤体极(中期)等距离对齐。姐妹染色单体分离并开始向两极移动(后期A)。然而，纺锤体不能分开并不会经历在后期B中通常观察到的分离。单个染色单体不会移动到极点，随后，一个核被膜在整个姐妹染色单体组周围重新组装，形成一个具有多个染色体拷贝的单个、扩大但有裂片的细胞核。然后细胞跳过末期和胞质分裂进入G1期。这种未完全分离的子代染色体可能会阻止每个染色体组周围形成核膜[28,29]。在大多数细胞类型中，检查点和反馈控制会确保DNA复制和细胞分裂精准吻合。但巨核细胞似乎例外，表明它们已设法解除了对这一过程的管制。因此许多实验室的工作重点是确定调控巨核细胞多倍体的信号通路[31]。据推测，核内有丝分裂是有丝分裂促进因子(mitosis promoting factor，MPF)活性降低的结果，这是一种由Cdc2和细胞周期蛋白B组成的多蛋白复合物[32,33]。MPF具有使细胞进入有丝分裂所必需的激酶活性。在大多数细胞类型中，新合成的细胞周期蛋白B结合Cdc2并产生活性MPF，而有丝分裂结束时细胞周期蛋白降解使MPF失活。芽殖和裂殖酵母菌株中的条件性突变抑

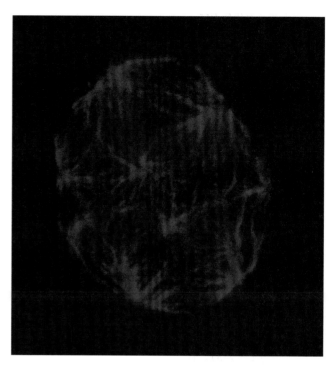

图2.2　血小板生成素处理的巨核细胞核内有丝分裂过程中多个纺锤体的形成。 通过抗微管蛋白免疫荧光共聚焦显微镜观察相互连接的有丝分裂纺锤体。由微管连接的多个有丝分裂纺锤体在巨核细胞内形成，处于有丝分裂的中期阶段。纺锤体微管呈现紫色辐射状，并形成异常构象。巨核细胞通过DNA复制的重复循环变成多倍体，而没有进行细胞分裂，这是由于有丝分裂后期B中的分裂中止而造成(Courtesy of W. Vainchencker and L. Roy)

制细胞周期蛋白B或Cdc2，导致它们在没有有丝分裂的情况下经历额外的DNA复制[34,35]。此外，使用人红白血病细胞系的研究表明，这些细胞在多倍化过程中含有无活性的Cdc2，并且使用佛波醇酯诱导的Meg T细胞进行研究，表明在这种细胞系中，细胞因子B在核内有丝分裂中不存在[36,37]。然而，很难推断出MPF活性在促进核内有丝分裂中的作用，因为这些细胞系具有减少进行核内有丝分裂的能力。此外，使用正常培养的巨核细胞实验已经证明具有功能性有丝分裂激酶活性的细胞周期蛋白B和Cdc2的正常水平在经历有丝分裂的巨核细胞中可以通过解除MPF之外的信号传导途径调节核内有丝分裂[28,29]。最近研究集中在巨核细胞特异性逃离四倍体检查点的机制上。在二倍体细胞中，Hippo-p53通路是四倍体检查点的重要组成部分。值得注意的是，据报道，四倍体细胞中Hippo-p53途径的激活依赖于RhoA活性[38]。虽然巨核细胞具有功能性的Hippo-p53通路，可以应对生理压力，但它对多倍体没有反应，表明Hippo-p53通路不能识别巨核细胞中的核内有丝分裂信号[39]。这是由于Hippo通路脱离Rho活性，从而允许细胞绕过检查点并进行核内有丝分裂，而不会触发Hippo-p53信号[39]。

细胞从2N变为4N的初始有丝分裂过程已经通过巨核细胞活体显微成像所展示，并表明它是由于晚期胞质分裂失败而导致[40-42]。这些有丝分裂的巨核细胞具有一个明显完整的且

关键蛋白正常定位的中区,主要包括有丝分裂驱动蛋白样蛋白(mitotic kinesinlike protein,MKLP)1 和 2、MgRacGAP、微管、存活蛋白(Survivin)、有丝分裂激酶 B、INCENP 和胞质分裂调控蛋白 1(protein regulating cytokinesis 1,PRC1)[43,44]。

巨核细胞细胞质成熟

在完成核内有丝分裂过程后,巨核细胞开始进入成熟阶段,其中细胞质迅速充满血小板特异性蛋白质、细胞器和膜系统,最终将分裂并包装成血小板。在该成熟阶段,巨核细胞细胞质获得其独特的超微结构特征,包括 IMS 的形成、致密小管系统的组装和颗粒的形成。

内陷膜系统

成熟巨核细胞最显著的特征之一是其精细的 IMS 结构(图 2.3),IMS 由扁平的凹陷和小管组成的膜通道网络结构。Kautz 和 De Marsh[45] 首先报道了将巨核细胞细胞质亚组织成膜描绘的"血小板区域",并且随后 Yamada[46] 很快就对这些膜进行了详细描述。IMS 在前巨核细胞中是可被检测的,但在成熟的巨核细胞中最明显,IMS 渗透到成熟巨核细胞中除皮质区边缘以外的细胞质中(图 2.3)。有人提出,IMS 来源于管状内陷形式的巨核细胞质膜[47]。IMS 与外部环境接触,可以用胞外示踪剂进行标记,如钌红、镧盐和单宁酸[47-49]。这种精致光滑的膜系统的确切功能多年来一直备受争议。最初,它被认为通过在巨核细胞细胞质中预先形成"血小板区域"而在血小板形成中发挥核心作用(后文讨论)。然而,最近的研究更强烈地表明,IMS 主要作为用于形成和延伸的前血小板的膜储库。Eckly 等人已经开始阐明 IMS 是如何形成和成熟的。为了形成 IMS,巨核细胞的质膜在特定时间点进行折叠而产生包裹核周围的

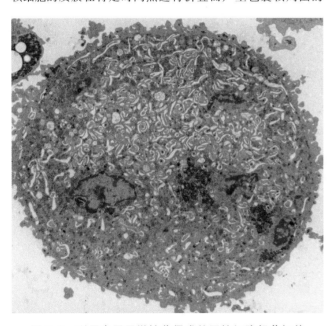

图 2.3　利用电子显微镜获得成熟巨核细胞超薄切片的内陷膜系统(IMS)成像。IMS 是一种光滑的膜系统,组织成均匀分布在整个细胞质中的窄通道网络(放大倍数×5 000)。已经提出 IMS 起源于质膜的内陷并且用作前血小板的膜储库。IMS 最初被称为分隔膜系统,因为它被认为将巨核细胞质细分为"血小板区"

IMS 前体[50]。接下来,通过从高尔基体衍生的囊泡和内质网介导的脂质转移体将 IMS 前体进一步加工成成熟的 IMS。这种结构形成的描述与血小板糖基转移酶的研究结果相吻合,血小板糖基转移酶在形成 IMS 的早期到达并最终进入巨核细胞和血小板表面[51]。到目前为止,基于某些特定基因敲除动物中的 IMS 结构改变,鉴定了少量蛋白质参与 IMS 形成过程。在从细丝蛋白 A 或 pacsin2 敲除小鼠分离的巨核细胞中发现该网络被严重破坏,其中前者可将 GPIbα 连接至肌动蛋白细胞骨架[52]。

IMS 也可以被加工至成熟血小板的开放小管系统(open canilicular system,OCS)中,被作为分泌颗粒内容物的通道。然而,牛巨核细胞虽含有明确的 IMS,但产生的血小板不具有 OCS,表明 OCS 不一定是 IMS 的残余物[49,53]。

致密小管系统

巨核细胞含有致密小管系统[54]。致密小管系统被认为是血小板中前列腺素和血栓素合成的部位,也是参与血小板活化的钙储存部位[55]。致密小管系统不会被细胞外膜示踪剂染色,表明它不与外部环境直接接触。

颗粒

巨核细胞成熟的特征在于逐渐形成和出现各种分泌颗粒。最丰富的是 α 颗粒,其含有血管修复过程中血小板黏附所必需的蛋白质(见第 19 章)。这些颗粒的直径通常为 200~500nm,并且具有带有深色中心核的球形。它们存在于早期巨核细胞中,起源于反式高尔基体网络,其特征性的暗核球核心在萌芽的囊泡中变得可见[56]。α 颗粒通过受体介导的内吞作用和胞饮作用从内源性蛋白质合成和血浆蛋白质的摄取和包装中获得其分子内容物[57]。在内吞蛋白质如纤维蛋白原之前,在巨核细胞中检测到内源合成的蛋白质,例如血小板因子 4、β-血栓球蛋白和 VWF。此外,合成蛋白在巨核高尔基地区占主导地位,而内吞蛋白定位于细胞周围区域[58]。已有充分证据表明纤维蛋白原摄取和递送至 α 颗粒是由整合素 αⅡbβ3 介导的[59-61]。几种对血小板功能至关重要的膜蛋白也被包装成 α 颗粒,包括整联蛋白 αⅡbβ3、P-选择蛋白(CD62P)和 CD36。尽管对巨核细胞和血小板中蛋白质追踪知之甚少,但使用超薄冷冻切片和免疫电镜观察的实验表明,多泡体是血小板 α 颗粒形成的关键环节[62]。多泡体在培养的巨核细胞中非常明显,但在骨髓巨核细胞中较少。在巨核细胞发育期间,这些大的(高达 0.5μm)多泡体经历从含有 30~70nm 内部囊泡的颗粒逐渐过渡到含有主要致密材料的颗粒。利用外源性牛血清白蛋白-金颗粒和纤维蛋白原的内化动态结果显示其在内吞途径中依次定位于多泡体和 α 颗粒。多泡体含有分泌蛋白 VWF 和 β-血栓球蛋白,血小板特异性膜蛋白 P-选择素和溶酶体膜蛋白 CD63,表明它们是 α 颗粒的前体细胞器[62]。密度颗粒(或致密体),大小约 250nm,凭借其电子致密核心在电子显微照片中鉴定,含有多种在血小板活化时释放的止血活性物质,包括血清素、儿茶酚胺、ADP、腺苷 5′-三磷酸(ATP)和钙。免疫电子显微镜研究还表明,多泡体是致密颗粒成熟的中间阶段,构成 α 颗粒与致密颗粒之间构成一个分选区[63]。

血小板形成

血小板产生机制

虽然血小板来源于巨核细胞已被普遍接受,但血小板从这些前体细胞形成和释放的机制仍存在争议。多年来,已经提出了几种血小板生成模型。这些包括:①血小板出芽;②通过 IMS 的细胞质碎裂;③前血小板形成(图 2.4)。过去的研究试图区分血小板生物发生机制受到了骨髓取样以获得巨核细胞的限制,骨髓中巨核细胞数量相对不足以及缺乏可靠的体外重建血小板形成体系的方法。然而,血小板生成素(TPO),一种与巨核细胞特异性受体 c-MPL 结合并促进巨核细胞前体生长和发育的细胞因子(参见第 61 章),TPO 的发现使学者得以重现血小板生成的培养体系并对血栓形成的终末分化阶段有了新的认识。接下来讨论几种血小板生成模型。

巨核细胞表面出芽

基于巨核细胞的扫描电子显微照片显示表面有明显的血小板大小的斑点的现象,提出血小板是从巨核细胞的外周脱落而形成的[65,66]。然而,通过超薄切片电子显微镜检查这些结构,发现这些斑点不含血小板细胞器,这一观察结果与血小板出芽作为血小板产生机制并不一致。此外,血小板芽可能与在前血小板形成初始阶段从成熟巨核细胞延伸的伪足相混淆。

通过 IMS 的细胞质碎裂

由 Yamada 在 1957[46]详细描述的 IMS 来定义巨核细胞的细胞质内的预先形成的"血小板区域"。显微镜学家认识到成熟的巨核细胞充满了膜和血小板特异性细胞器(图 2.3),并假设这些膜形成了一个系统,定义了血小板发育区[67]。提出通过沿着这些区域之间的 IMS 凹陷的巨核细胞细胞质的大量片

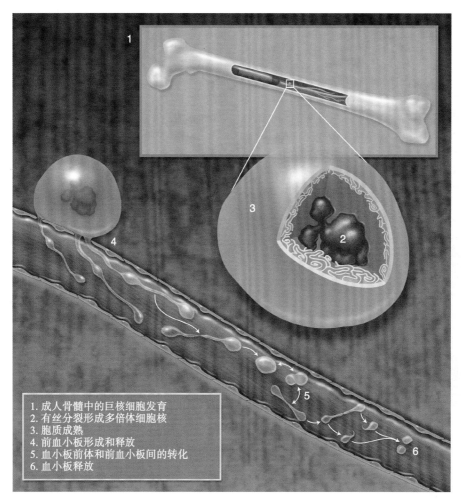

1. 成人骨髓中的巨核细胞发育
2. 有丝分裂形成多倍体细胞核
3. 胞质成熟
4. 前血小板形成和释放
5. 血小板前体和前血小板间的转化
6. 血小板释放

图 2.4   血小板生成的前血小板模型。(1)骨髓中的造血干细胞以 TPO 依赖性方式分化为巨核细胞。(2)巨核细胞经历核内有丝分裂并形成 DNA 含量范围为 2~128n 的细胞核。(3)当巨核细胞成熟时,它们在整个细胞质中形成高度内陷的膜,其与外部质膜连续。该膜用作形成前血小板的储库。(4)血管壁龛中的巨核细胞延伸前血小板并将其释放到血管窦中。整个巨核细胞转化为血小板前体/前血小板,其核渗出并被吞噬。(5)一旦进入血流,血小板前体转化为前血小板。(6)前血小板裂解产生两个血小板(From Machlus and Italiano,[64] with permission)

段化来形成单个血小板的释放。IMS 模型预测血小板通过广泛的内部膜重组过程形成[68]，预计可能源自巨核细胞质膜的内陷的管状膜互连和分支，在整个细胞质中形成连续的网络。相邻小管的融合被认为是一种形成机制，它能产生一个扁平的膜，最终包围血小板的细胞质[67]。试图利用 IMS 来解释巨核细胞细胞质如何细分成血小板体并被其自身膜包裹的模型由于几个不一致的观察而失去说服力。例如，如果 IMS 在巨核细胞的细胞质中勾勒出血小板形态，那么血小板应该表现出血小板区的结构特征，而事实并非如此[69]。巨核细胞胞质内的血小板区域缺乏边缘微管边界，这是静息血小板结构的最典型特征（见第 3 章）。此外，没有研究直接证明血小板区域破碎成成熟的功能性血小板。相比之下，由微管解聚剂诱导的巨核细胞收缩前后的 IMS 的研究表明，这种特殊的膜系统可能主要起到膜储备器的作用，为血小板的产生提供质膜[70]。Radley 和 Haller[70] 认为分隔膜系统（demarcation membrane system, DMS）用词不恰当，并建议使用内陷膜系统（IMS）作为描述该膜网络的名称更合适。

前血小板的形成

前血小板理论

术语"前血小板"通常用于描述从巨核细胞生发出的细长的细胞质过程（长度可达毫米级）[71]。这些扩张的典型特征是由薄的细胞质桥连接在一起的多个血小板大小的芽肿胀，并且被认为代表了巨核细胞向血小板转变的中间结构（图 2.4）。由这些伪足类结构产生的血小板的概念最初可以追溯到 1906 年，当时 Wright 认识到血小板来源于巨核细胞并且描述了"巨核细胞的板状片段或片段与伪足的分离"。Thiery 和 Bessis[72]

以及 Behnke[73] 后来更详细地描述了在血小板形成期间从巨核细胞延伸的这些细胞质过程的结构。Becker 和 De Bruyn 提出经典的"前血小板理论"：巨核细胞先形成长的伪足，随后碎裂以产生单个血小板[71]。在这个早期模型中，IMS 仍被提议将巨核细胞细胞质细分为血小板区域。Radley 和 Haller[70] 后来提出了"流动模型"，假定血小板完全来源于沿着前血小板轴连接的相互连接的血小板大小的珠子，并且表明 IMS 不能界定血小板区，而是作为在前血小板形成期间被外翻的表面膜的储存器。假设仅在形成前血小板时，血小板被质膜包裹。血小板膜的抗原性和结构与巨核细胞表面的结构非常相似，这一观点得到了支持[74,75]。通过逆转录病毒转染的巨核细胞表达源自磷脂酶 Cγ1 的绿色荧光蛋白标记的 pleckstrin 同源结构域直接观察 IMS，证明 IMS 是前血小板和血小板膜的来源[76]。

现在大量的实验证据支持改进的血小板形成的前血小板模型。已经在①体内[77-80]，②在广泛的哺乳动物种中，包括小鼠、大鼠、豚鼠、狗、牛和人[79,81-85]，观察到前血小板③从骨髓中的巨核细胞延伸到血窦内皮的交界处，假设它们被释放到循环中并进一步碎裂成单个血小板（图 2.5）[87-89]，并且发现④其在缺乏两种不同的造血转录因子的小鼠中缺失。这种小鼠不能在培养物中产生前血小板并表现出严重的血小板减少症[90-92]。这些结果共同证实了血小板生成中前血小板形成的重要作用。

前血小板形态的形成

巨核细胞培养技术的发展为体外研究巨核细胞形成前血小板的过程提供了支撑。可视化显微镜技术显示了巨核细胞在时间和空间的变化导致前血小板的形成[92]（图 2.6）。巨核细胞细胞质的转化实际上将所有细胞内容物浓缩成前血小板

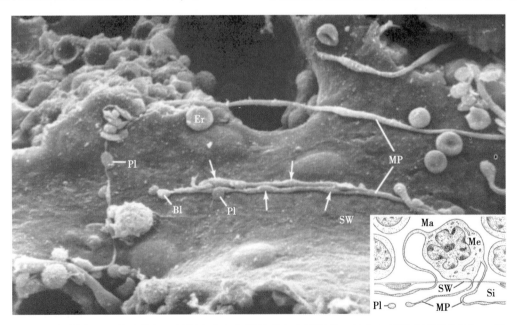

图 2.5　扫描电子显微照片显示骨髓中血窦内部的前血小板延伸。 前血小板形成过程（MP），一些超过 100μm 长，从血管外腔和窦壁（SW）延伸到窦内的结构。这些延伸的珠状轮廓类似于由狭窄的细胞质连接的血小板串。巨核细胞延伸末端通常为球状尖端（Bl），其尺寸和形态与循环血小板（Pl）相似。可以将血小板（Pl）的大小与红细胞（Er）进行比较。右下插图：具有前血小板形成（MP）的巨核细胞（Me）示意图。巨核细胞的细胞体位于骨髓（Ma）中。前血小板形成时（MP）延伸到骨髓窦（Si）的内腔（From Kessel and Kardon,[86] with permission）

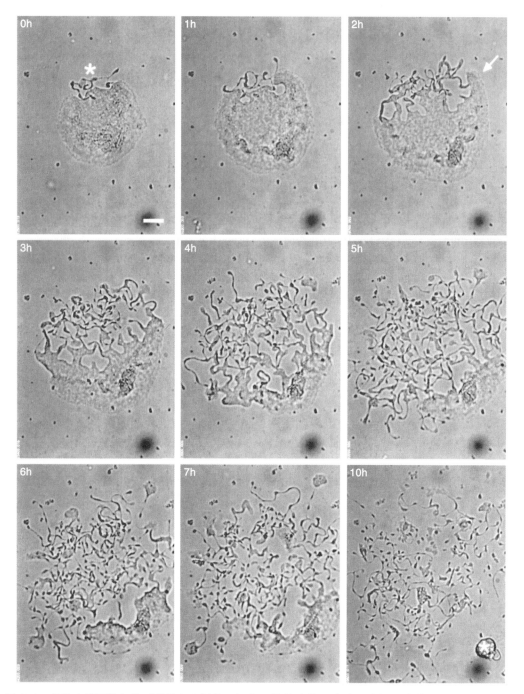

图2.6   体外小鼠巨核细胞形成前血小板的可视化显微镜成像。 在前血小板形成的初始阶段,巨核细胞开始扩散并且在细胞质的一端开始解体(这个解体区域在第一个视野中用白色星号标记)。随着细胞的扩散,解体部位的细胞质被重塑成大的伪足(白色箭头,2h),随着时间的推移,伪足变长变薄,形成直径为2~4μm的细管状。前血小板形成时经常进行弯曲(白色箭头,2h),弯曲点随后分叉以产生新的前血小板。巨核细胞以这种方式将整个细胞质转化为分支状的前血小板延伸,并且前血小板末端显著增加。前血小板还沿着细管状结构的长度形成分段收缩,形成珠状外观。前血小板产生过程以快速回缩而结束,该回缩将前血小板纤维束与残留的裸核分开(10h右下方的星号)。比例尺为20μm(From Italiano *et al.* ,[93] with permission of the Rockefeller University Press)

延伸物及其血小板大小的颗粒,并在最后阶段表现为由细胞质连接的珠子状结构。体外培养的转化会在 4~10 小时内开始,最初在巨核细胞细胞质的一端开始解体(图 2.6,星号表示起始点 0 点)。厚的伪足最初形成并随后伸长成均匀的直径为 2~4μm 的细小管。这些细长的小管反过来进行动态弯曲和分支,并根据长度形成固定的区域。最终,巨核细胞被转化为残留的裸核,其被由前血小板形成中的网络所包围。巨核细胞熟阶段结束时,前血小板片段与细胞体快速反向分离,并将它们释放到培养液中(图 2.6,星号表示培养 10 小时)。随后血小板大小片段之间的细胞质连接的破裂被认为是单个血小板被释放到血液循环中。

前血小板形成的细胞骨架机制

　　成熟血小板的细胞骨架在维持静息血小板的盘状结构起关键作用,负责与血小板活化相关的形状变化。同一组细胞骨架蛋白提供了引起巨核细胞成熟相关形状变化的驱动力[94]。巨核细胞中存在两种细胞骨架蛋白系统:肌动蛋白和微管蛋白。这两种蛋白质都可逆地聚合成细胞骨架微丝。越来越多

的证据支持血小板形成的细胞骨架模型,其中微管和肌动蛋白丝起着至关重要的作用(图 2.7)。

微管驱动前血小板的伸长

　　前血小板的形成依赖于微管功能,因为加入解聚微管的药物(如诺考达唑或长春新碱)后,前血小板的形成被抑制[69,70,82,83,95]。由 αβ-微管蛋白二聚体组装的微管为前血小板伸长提供动力的微管聚合结构的主要结构组分。对产生前血小板的巨核细胞的微管细胞骨架的研究提供了关于微管如何参与血小板形成的线索[93,94]。巨核细胞中的微管骨架在前血小板生成期间经历显著的重组。在没有前血小板的未成熟巨核细胞中,微管从细胞中心向外辐射至皮质区。在形成前血小板的初始阶段支撑伪足形成,皮质微管在这些质膜结构的下方形成厚束结构(图 2.8)。当伪足开始伸长(平均速率为 0.85μm/min)时,微管形成厚的线性结构,排列在前血小板延伸的整个长度上(图 2.8B)。微管束在巨核细胞体附近的前血小板部分最厚,但在细胞末端附近的 5~10 个微管很薄。每个前血小板的顶端总是有一个血小板大小包含一个微管束的

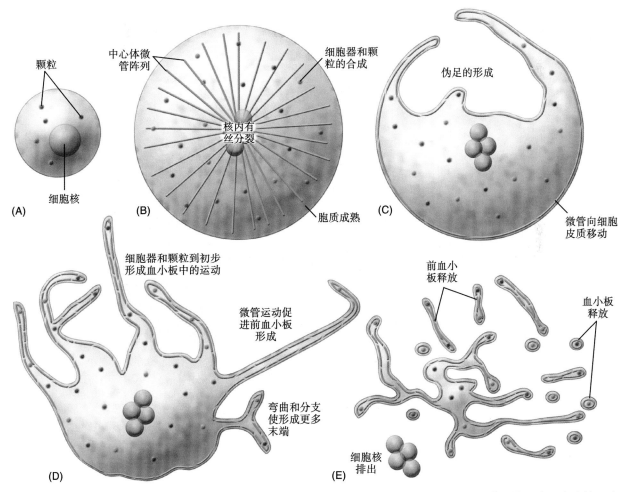

图 2.7　血小板生成中前血小板形成时涉及的细胞骨架机制。巨核细胞产生血小板的概述。随着巨核细胞从未成熟细胞(A)转变为释放的血小板(E),发生一系列事件。(B)细胞首先经历核内有丝分裂,细胞器合成和显著的细胞质成熟和扩增,同时建立从中心体发出的微管排列结构。(C)在形成前血小板之前,中心体分解并且微管易位至细胞质区。随着厚伪足的发展,形成前血小板。(D)当细胞器被驱赶到血小板末端,新生血小板聚集在那里时,重叠微管的滑动推动了血小板的伸长。在整个细胞中,血小板的形成不断扩展,而弯曲和分支放大了现有的血小板末端。(E)将整个巨核细胞的细胞质转化为大量从细胞中释放出来的前血小板。细胞核最终从大量的前血小板中被挤出,并且单个血小板从前血小板末端被释放(From Patel et al.,[94] with permission)

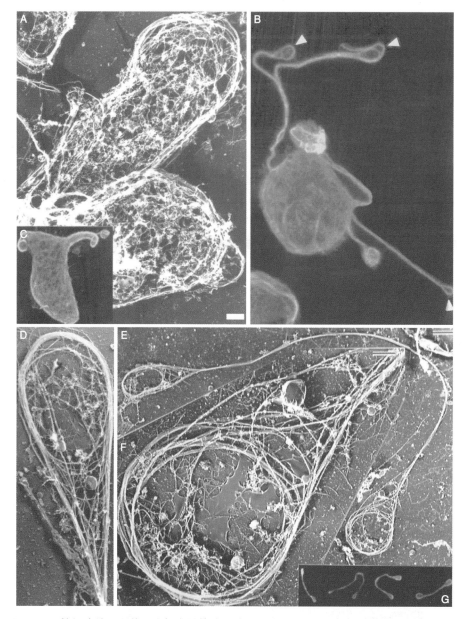

图2.8   巨核细胞伪足和前血小板中微管的组装。（A）电子显微照片巨核细胞在早期前血小板形成阶段的骨架结构。在形成前血小板的初始阶段,在细胞质解体区域形成钝性伪足,微管在伪足的质膜下整合成厚的束。标尺为 1μm。（B）对早期巨核细胞及其前血小板延伸的抗微管蛋白标记显示,微管在前血小板的末端形成环状。随着伪足细长和变薄,微管沿着细胞质延伸的长度形成线性阵列。每个前血小板的远端表现出泪滴状的扩大,其包含微管环（白色箭头）。（C）抗微管蛋白抗体进行免疫荧光染色显示伪足中的皮质微管的浓度。（D）电子显微照片显示在前血小板的球状顶端内微管的组织结构。前血小板的每一端都包含一个微管束,它在质膜下转换并重新进入轴以形成泪珠状结构。（E）低倍放大电子显微照片,显示代表性释放的前血小板形式的基于微管的细胞骨架。微管束排列在前血小板的轴上。标尺为0.5μm。（F）前血小板末端具有排列成泪滴状环的微管束,类似于从巨核细胞延伸的前血小板末端的结构。在这些环内形成与在成熟的静息血小板中观察到的大小和结构相似的微管线圈。标尺为0.5μm。（G）利用免疫荧光共聚焦显微镜通过对微管蛋白标记观察到释放的前血小板（From Italiano et al.,[93] with permission of the Rockefeller University Press）

扩展,微管束刚好在质膜下面周转,并重新进入中心轴,形成珠状结构(图 2.8D 和 E)。因为在血小板的末端仅检测到与血小板中观察到的微管线圈类似的结构,而不是沿着前血小板长度发现的血小板大小的珠子,所以仅在末端形成成熟的血小板(图 2.8G)。使用绿色荧光蛋白技术直接观察活体状态下巨核细胞中的微管动力学,为微管如何提供细胞伸长提供了线索[94]。末端结合蛋白 3(end-binding protein three,EB3),一种微管延伸时才与生长微管的末端结合,进一步与 GFP 蛋白融合,在小鼠巨核细胞中表达,用作示踪微管动态变化的标记。未发生前血小板的未成熟巨核细胞利用中心体耦合的微管成核/组装反应,当用 EB3-GFP 观察时,其显示为显著的星状突起结构。微管仅从中心体组装并向外生长到细胞质膜,在那里它们转向并与细胞边缘平行运行[94]。然而,就在前血小板生成开始之前,中心体组装停止并且微管开始巩固到皮质中。表达 EB3-GFP 的产生前血小板的巨核细胞的荧光延时显微成像显示,随着前血小板伸长,微管组装在整个前血小板中连续发生,包括轴、肿胀和尖端(图 2.9A)。微管聚合速率(平均 10.2μm/min)比前血小板生长速率快约 10 倍,表明聚合和前血小板伸长并不紧密吻合。EB3-GFP 研究还表明,微管在前血小板中向两个方向聚合(例如,朝向尖端和细胞体)(图 2.9B)。这表明构成束的微管具有多极性。

尽管微管在前血小板中连续聚合,但聚合本身不能提供前血小板伸长的驱动力。即使当微管聚合被抑制剂所抑制时,前血小板仍以正常速率伸长,这表明前血小板延长的另一种机制[94]。与这一观点一致,前血小板具有固有的微管滑动机制。细胞质动力蛋白,一种负端微管分子马达蛋白,沿着前血小板的微管定位,并且似乎直接促成微管滑动,因为通过马达蛋白激活蛋白解聚复合物来抑制动力蛋白可以防止前血小板形成[94]。众所周知,ATP 支持微管分子马达的酶活性,激活了渗透性前血小板中的前体细胞伸长,后者既含有动力蛋白,也含有动力蛋白的调节复合物[94]。因此,动力蛋白促进微管滑动似乎是推动前血小板伸长的关键。

肌动蛋白依赖的前血小板分支形成

据估计每个巨核细胞都会产生并释放数千个血小板[96,97]。用视频时差显微镜分析体外培养的巨核细胞的前血小板发育过程显示,前血小板的末端在动态过程中被放大,反复弯曲和分叉形成前血小板轴。当一个前血小板轴弯曲成一个尖锐的扭结,然后折叠后在微管束中形成一个环时,末端扩增开始。新环最终伸长,形成从原始前血小板侧面分支的新的前血小板轴。环状物引导血小板末端,并确定新生血小板聚集的位置和血小板特异性成分的转运位置。与以微管为基础的延长前血小板的运动相比,肌动蛋白为基础的力在末端放大时用于弯曲前血小板。用肌动蛋白毒素细胞松弛素或 LaTrkulin 处理的巨核细胞只能延长形成无分支的血小板,这些血小板在其长度上很少进一步膨胀[93]。

尽管血小板活化过程中肌动蛋白丝的动力学特征广泛存在(见第 4 章),但调节弯曲和分支的调控信号仍有待阐明。用电子显微镜观察鬼笔环肽染色巨核细胞后前血小板的形成,表明肌动蛋白丝分布在整个前血小板内,尤其在肿胀和支撑分支点处特别丰富[82,93,98]。也有人认为,前血小板弯曲和分支是由肌动蛋白为基础的分子运动球蛋白所驱动。有趣的是,人类非肌肉肌球蛋白重链-A 基因的突变导致一种名为 May-Hegglin 异常的疾病[99,100],这种疾病以血小板减少症伴有巨大血小板为特征。

研究还表明,蛋白激酶 Cα 与巨核细胞中的聚集肌动蛋白丝相关,并负向调节前血小板的形成[98,101]。最近,我们发现了一种新蛋白 MARCKS,它是蛋白激酶 Cα 的下游靶标,参与调节巨核细胞内肌动蛋白聚合的过程[102]。MARCKS 与 PIP2 筏结合,限制它们与 WASP 的结合,并抑制肌动蛋白相关蛋白 2/3

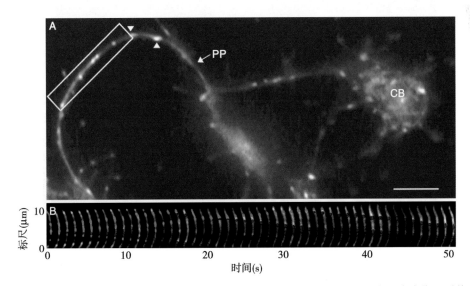

图 2.9 表达 EB3GFP 的活体巨核细胞中微管组装的可视化成像。(A)第一帧成像是活体巨核细胞的延时图片,逆转录病毒感染后表达 EB3-GFP 荧光。细胞(CB)位于显微照片的右侧,前血小板(PP)向左延伸。EB3-GFP 标记生长微管,末端呈现典型的"彗星"状染色(箭头),并具有明亮的前部和暗淡的尾巴。移动的彗星状结构不仅存在于前血小板,也存在于巨核细胞中。标尺为 5μm。(B)A 中方框部分的 Kymograph(随时间变化)记录。图像表示每 1 秒的情况。EB3-GFP 彗星在前血小板中经历双向运动,证明微管被组织为双极结构。一些 EB3-GFP 彗星向上移动并以绿色突出显示;向细胞体移动以红色突出显示

（Arp2/3）复合物和肌动蛋白成核复合物的活化。MARCKS 磷酸化后，PIP2 可自由结合 WASP，从而激活 Arp2/3 复合物并启动肌动蛋白聚合。MARCKS 可能以这种快速的方式在前血小板产生过程中激活或抑制肌动蛋白聚合。然而，肌动蛋白丝动力学在血小板生物发生中的作用仍不清楚。

前血小板中的细胞器转运

除了在前血小板伸长过程中起关键作用外，微管还有一个次要的功能，就是将膜、细胞器和颗粒运输到前血小板用于组装血小板。单个细胞器从细胞体被转运到前血小板，在那里它们双向移动，直到在血末端处被捕获[103]（图 2.10）。免疫荧光和电镜研究表明，细胞器与微管直接接触，肌动蛋白毒素处理不会减少细胞器的运动。因此，这种运动似乎涉及微管为基础的驱动力。细胞器双向运动部分是通过前血小板内微管的双极性组织来传递的，因为驱动蛋白包被的珠子在透化的前血小板的微管阵列上双向移动[103]。两个主要的微管马达-驱动蛋白和动力蛋白-只有正向-末端的驱动蛋白位于类似于细胞器和颗粒的模式中，并且可能负责沿着微管运输这些分子。血小板聚集过程中存在着细胞器和颗粒运动的双重机制。首先，细胞器和颗粒沿着微管运动，其次，微管本身相对于其他运动丝可以双向滑动，以"背负式"的方式沿前血小板间接移动细胞器。

血小板生成中基于血影蛋白的膜骨架

虽然肌动蛋白丝和微管在前血小板生成中的作用已被广泛研究，但我们对膜骨架作用的认识是最近才被重视。快速冷冻高分辨率电子显微镜显示，前血小板含有密集的血影蛋白膜骨架，其结构与血液中的血小板相似[104]。非红细胞血影蛋白亚单位 αⅡ 和 βⅡ 主要在巨核细胞、前血小板和血小板中表达，但也存在红细胞 αⅠ 和 βⅠ 血影蛋白亚型（图 2.11）。血影蛋白四聚体的组装对于内陷的分隔膜系统的生成和血小板的产生至关重要，因为在巨核细胞中表达的一种血影蛋白四聚体破坏肽可以抑制这两种细胞的发育。此外，将这种干扰血影蛋白的结构整合到一个洗涤剂渗透的模型系统中，会迅速破坏前血小板形态的稳定，导致大量的气泡和肿胀。血影蛋白四聚体还能稳定血小板产生的第二个最后阶段的杠铃形状（见下面的"血小板的释放"部分）。总的来说，这些观察结果表明，血影蛋白通过参与细胞膜的生成和前血小板结构维持，在巨核细胞发育的不同阶段发挥了作用。

血小板的释放

在体内，前血小板延伸到骨髓血管窦，在那里它们被释放并进入血液。Junt 和他的同事们使用活体荧光显微镜观察活小鼠开放的颅骨腔内的前血小板产生[78,105]。可以看到黄色荧

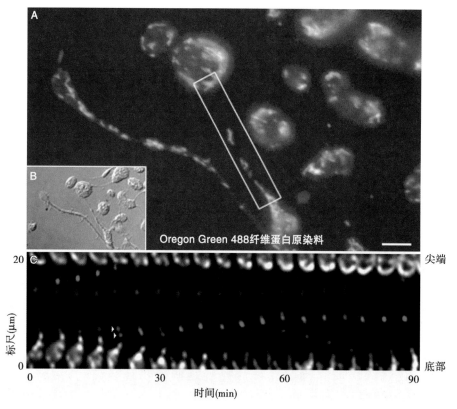

图 2.10　细胞器在前血小板中双向移动。 前血小板中的 α 颗粒双向易位。通过将巨核细胞与 Oregon Green 488 纤维蛋白原缀合物一起孵育来标记 α 颗粒，将其吸收并储存在 α 颗粒中。用延时荧光显微镜观察标记的 α 颗粒的分布和动力学（A）用 Oregon Green 488 纤维蛋白原缀合物标记前血小板的显微照片。染色的 α 颗粒表现为点状斑点。比例尺 5μm。（B）成像差分干涉对比显微照片。（C）显示从图 A 中的盒装区域延时的 Kymograph（随时间的移动）。每 5min 拍摄标记的 α 颗粒的荧光图像。以绿色突出显示的两个 α 颗粒（20min 处的白色箭头）聚集在一起并向右移动直至分离（60min）然后向左移动（60～75min）。在记录期间，以蓝色突出显示的 α 颗粒保持静止（From Richardson *et al.*,[103] with permission）

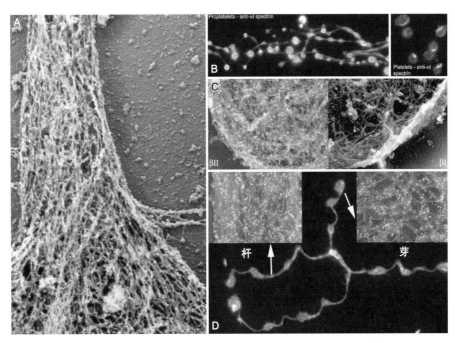

图2.11　血小板生物发生过程中膜骨架的结构和组成。(A) 洗涤剂不溶前血小板骨架的代表性电子显微照片。用 0.75% 的 Triton X-100、0.1% 的戊二醛和 5μmol/L 的鬼笔环肽 (phallacidin) 透化前血小板。通过电子显微镜观察显示，前血小板管的质膜由纤维膜骨架支撑，该骨架在超微结构上与成熟血小板的膜骨架相似。完整的膜骨架层压下侧并沿着整个长度的前板延伸。(B-D) 在前血小板内的血影蛋白同种型的定位。(B) 用血影蛋白抗体进行的免疫荧光研究的显微照片揭示了在前血小板内的血影蛋白同种型的差异定位。左图显示了产生前血小板的巨核细胞，其被针对 (红细胞) α Ⅰ 血影蛋白的抗体染色。这些抗体沿着前血小板的整个长度标记。右图显示用抗 α Ⅰ 抗体染色的静息血小板，其以不对称模式标记血小板。(C) 以高分辨率定位小鼠巨核细胞和血小板的细胞骨架中的非红细胞 β Ⅱ 血影蛋白同种型。左图显示了前血小板膜骨架，右图显示了静息血小板细胞骨架。(D) 通过小鼠巨核细胞的免疫荧光和免疫金电子显微镜 (插图) 定位非红细胞-α Ⅱ 血影蛋白同种型。抗 α Ⅱ 血影蛋白抗体沿着前血小板长度标记，包括血小板大小的芽和连接肿胀的杆

光蛋白标记的巨核细胞突出前血小板并将巨核细胞片段释放到活小鼠的骨髓窦中。值得注意的是，这些无核片段通常超过血小板的大小，这表明血小板的形态在循环中继续变化。血小板形成和释放的中间阶段称为前血小板[106]。血小板前体以"巨型血小板"出现，它们被描述为盘状细胞 (3~10μm)，且保留了转换成杠铃形状的前血小板并裂变成血小板的能力。微管组装抑制剂阻止前血小板向杠铃的过渡。因此，将前血小板转化为杠铃血小板前体是由微管驱动的。很容易推测血小板分裂反应是血小板大小的主要调节因素，一些大血小板减少症代表了将前血小板转化为杠铃血小板前体的失败。驱动前血小板前伸的微管马达可能参与了血小板释放和微管卷曲的过程。相对于前血小板尖端中的刚性微管束，微管的未展开部分的滑动将提供实现血小板释放的简单机制，并且将解释小的但可再现的百分比 (<5%) 哑铃形血小板的可变形态存在于血液中 (如图2.8)。一项研究表明，人的血小板具有与生俱来的复制能力，并能形成新的细胞体，然后分裂成血小板[107]。形成新细胞体的血小板和前血小板在形态学上有惊人的相似之处。新释放的血小板是否表现出前血小板表型，这可能使它们形成杠铃形状并再次分裂尚不清楚。

体内血小板形成的部位

虽然巨核细胞出现在骨髓中，但它们可以迁移到血液中，

因此，血小板的形成也可能发生在非骨髓部位。血小板生物发生已被提出发生在许多不同的组织，包括骨髓、肺和血液。在这三个位置都观察到了血小板发育的特定阶段。

骨髓中的血小板形成

骨髓外培养的巨核细胞可以在悬浮状态下形成高度发育的前血小板，这表明直接与骨髓环境相互作用并不是血小板产生的必要条件。然而，与体内相比，培养血小板的生产效率似乎降低了，由复杂贴壁细胞群组成的骨髓环境可能通过细胞直接接触或分泌细胞因子在血小板形成中发挥作用[108]。骨髓巨核细胞的扫描电子显微图显示，这些细胞通过内皮细胞内膜的连接将前血小板延伸到窦腔，表明血小板生成发生在骨髓中 (图2.5)[73,87,88,109,110]。骨髓巨核细胞策略性地位于窦内皮细胞腔外侧的血管外空间，并且似乎将珠状的小叶突出物投射到血窦腔内[87,89]。电子显微镜照片显示这些细胞通过巨核细胞延伸的无细胞器突出物锚定在内皮细胞上[89]。几项观察表明，血栓形成依赖于巨核细胞与骨髓内皮细胞特异性黏附分子的直接细胞相互作用。已有研究表明，巨核细胞祖细胞向骨髓血管窦附近移位足以诱导巨核细胞成熟[112]。在该过程中，趋化因子基质细胞衍生因子1 (chemokines stromal cell-derived factor 1, SDF-1) 和 FGF-4 诱导黏附分子的表达，包括巨核细胞上的非常晚期抗原 (very late antigen, VLA)-4 和骨髓内皮细胞上

的 VCAM-1[113,114]。骨髓内皮细胞 VE 钙黏蛋白介导的细胞间黏附相互作用被破坏,导致血管生态位无法支持巨核细胞分化并充当血流导管[112]。巨核细胞一旦与内皮细胞接触,就必须协调极化的跨内皮细胞前血小板向腔隙的扩张。通过受体 GP I bα 下游的 Cdc42 和 RhoA 的信号传导,在巨核细胞内严格控制这种单向跨内皮细胞前血小板的形成[115]。这种信号传导途径的中断可导致血小板减少症,这是由于骨髓间隙中的前血小板生成失调导致的,并且在巨大血小板综合征(Bernard-Soulier 综合征)的患者中可见,这是由 GP I b-IX-V 复合物缺陷引起的出血性疾病[115]。

血流中的血小板形成

Behnke 和 Forer[116] 提出血小板成熟的最后阶段只发生在循环中。在所使用的血栓形成模型中,释放到血液中的巨核细胞片段在循环过程中转化为血小板。这一理论得到了几个观察结果的支持。首先,已经充分证明了有时在血液中成珠状的巨核细胞[117-120]和巨核细胞过程[116,121,122]的存在。巨核细胞片段可占血浆中血小板质量的 5%~20%。其次,据报道,当从富含血小板的血浆中分离时,这些巨核细胞片段会伸长,经历弯曲和弯曲运动,并最终碎裂形成类似血小板链的盘状结构[116]。再次,由于体外培养的人和小鼠巨核细胞都能形成功能性血小板,因此无论是骨髓环境还是肺循环都不是血小板形成和释放的必要条件[79,93,123]。最后,在这些体外系统中产生的许多血小板大小的颗粒仍然通过小的细胞质连接保持附着。循环中遇到的剪切力或血液中未识别的碎裂因子可能在将前血小板分离成单个血小板中起关键作用。

肺中的血小板形成

巨核细胞在肺血管内的位置已经被发现,这导致了一种理论,即血小板主要是由它们的母细胞在肺循环中形成的[97,120,124-126]。Aschoff 在 1893 年首次描述了肺巨核细胞,并认为它们起源于骨髓,迁移至血液,由于它们体积庞大,被停留在肺毛细血管床中,在那里它们释放出血小板。这种机制需要巨核细胞从骨髓迁移至血液循环。虽然巨核细胞的大小似乎有限,但是通过电子显微镜和兔骨髓的活体显微镜观察到整个巨核细胞通过直径约 3~6μm 的内皮孔向循环中迁移[127]。Lefrancais 及其同事最近使用双光子活体显微镜观察小鼠的肺部,其中 PF4-Cre 驱动巨核细胞和血小板中的膜 GFP 表达[124]。他们观察到大的循环 GFP+ 细胞通过肺微循环,在那里它们以流动依赖的方式产生 GFP+ 前血小板延伸。为了研究这些肺巨核细胞的起源,他们使用原位单肺移植模型,发现在肺循环中释放血小板的巨核细胞是肺外起源的,其中大部分起源于骨髓[124]。正如 Aschof 假设的那样,这表明巨核细胞从骨髓迁移至血液循环,并停留在肺微血管系统中。该模型的一个问题是多篇论文使用活体显微镜未观察到巨核细胞离开骨髓并进入血液[78,128]。值得注意的是,巨核细胞表达趋化因子受体 CX-CR4 并且可以在趋化性测定中响应 CXCR4 配体 SDF-1。然而,成熟巨核细胞和血小板对 SDF-1 均无应答,表明 CXCR4 信号通路可能在巨核细胞发育的后期被关闭。这可能为在骨髓中保留未成熟巨核细胞,并允许成熟巨核细胞进入循环,释放血小板提供了一种简单的机制[130,131]。

巨核细胞在肺和肺循环中大量存在,有人估计每小时有 25 万个巨核细胞到达肺[132]。在人类中,巨核细胞在肺动脉血液中的浓度是从主动脉中提取的血液的 10 倍,这进一步证明了肺动脉床有助于血小板的形成[132]。Kaufman 和他的同事们[133]通过重新排列狗的肺血管使肺部血小板形成可能,使右心脏的血液首先灌输到右肺,然后导向左肺。大部分巨核细胞位于右肺,表明巨核细胞经肺循环过滤。尽管有这些观察结果,但肺巨核细胞对血小板生成总量的贡献估计仍不清楚,估计值从 7% 到 100% 不等[134,135]。此外,使用小鼠血栓形成加速模型的实验结果表明,小鼠肺中血小板生成的比例并不显著。Davis 和同事[136]报道说,即使在强刺激血栓形成后,肺组织中也很少观察到巨核细胞及其裸核。理论上,前血小板和巨核细胞也可能进入肺循环,并在肺毛细血管中发育成血小板。但值得注意的是,慢性阻塞性肺疾病、肺结核、囊性纤维化等肺部病理状态的患者血小板计数并没有下降;事实上,这些患者经常出现血小板计数升高(血小板增多症)[137-139]。这些患者的数据表明,肺不是血小板产生的主要部位。

血小板的产生与凋亡

巨核细胞中血小板形成的过程表现出与细胞凋亡相关的一些特征,包括细胞骨架重组、膜缩合和起皱[140-141]。这些相似性导致进一步的研究,旨在确定细胞凋亡是否驱动前血小板形成和血小板释放的主要力量。细胞凋亡是衰老巨核细胞中细胞核破坏的原因[142]。然而,凋亡过程可能会导致血小板组装和释放。在巨核细胞中已经描述了细胞凋亡[143],并且发现它们在成熟的巨核细胞中比在未成熟细胞中更为突出[144,145]。在巨核细胞中已经鉴定出一些凋亡因子(促凋亡和抗凋亡)(Kaluzhny 和 Ravid[146] 综述)。凋亡抑制蛋白,例如 Bcl-2 和 Bcl-x_L,在早期巨核细胞中表达。当在巨核细胞中过表达时,两种因子均抑制前血小板形成[147,148]。在成熟血小板中不存在 Bcl-2,并且衰老的巨核细胞中不存在 Bcl-x_L[149],这与成熟巨核细胞中凋亡的作用一致。促凋亡因子,包括半胱天冬酶和一氧化氮,也在巨核细胞中表达。外源性和内源性途径都与血小板生成有关,并且学者已经提出"para-apotosis"可促进该过程[147,148,150,151]。Debili 等已经描述了 CD34+ 衍生的巨核细胞中的活性凋亡半胱天冬酶,并且显示当用半胱天冬酶抑制剂 Z-VAD 处理细胞时,前血小板的产生受到抑制[147]。然而,最近使用缺乏 BAX、BAK 和 Caspase-8 或 Caspase-9 敲除小鼠模型的研究未发现血小板生成缺陷。实际上,巨核细胞的存活和分化依赖于内源性凋亡途径的主动抑制(程序性细胞死亡)途径[154]。Bcl-2 促存活蛋白 Bcl-x_L 和 MCL-1 在巨核细胞中发挥关键作用以实现这一功能[152-155]。这在巨核细胞谱系 MCL-1 被敲除的小鼠中得到了明确证实,其具有正常的血小板计数并且没有表现出血小板生成的问题。相反,Bcl-x_L 和 Bcl-2 抑制剂 ABT-737 的治疗实际上刺激了巨核细胞的快速凋亡。这些实验清楚地表明,为了使巨核细胞成熟并通过前血小板释放存活,需要抑制 BAK/BAX 介导的细胞凋亡。这与血小板生成必需细胞凋亡的想法直接相反。

用于输注的血小板的生产

血液学领域的长期目标是获得对足以在离体生物反应器

中大量生长的血小板,然后可将其输注到血小板减少症患者中。几个实验组在产生无限量输血小板方面取得了重大进展。Gaur 等人首次报道了来自人胚胎干细胞的成熟巨核细胞的产生[157]。通过对缺乏巨噬细胞集落刺激因子的小鼠的骨髓基质细胞系 OP9 进行分化,该细胞系已被广泛用于支持人和小鼠胚胎干细胞的体外分化[158]。Takayama 等通过用血管内皮生长因子(vascular endothelial growth factor,VEGF)在 OP9 上共培养胚胎干细胞 14 天来增强该方案[159]。这导致 ES 囊的产生,其是囊状结构,充当早期血细胞祖细胞的内皮型生态位。功能性巨核细胞和血小板已经大规模地从人类胚胎干细胞中产生[160]。胚胎干细胞衍生的血小板的超微结构和形态特征与血小板的超微结构和形态特征难以区分。人胚胎干细胞衍生的血小板也响应凝血酶,形成微团聚体,并促进体外凝块回缩。

体外血小板也由诱导的多能干细胞产生[161],可以通过 4 种重编程转录因子的重新表达从体细胞产生:Klf4、Sox2、Oct4 和 c-Myc[162]。c-Myc 表达的瞬时激活对于从这些细胞有效产生血小板是至关重要的。诱导多能干细胞特别有希望制造血小板,因为它们可以从患者身上获得,创造完美匹配,几乎没有被身体排斥的机会。

其他研究小组已经研究过从小鼠胚胎干细胞中产生巨核细胞;最近的研究通过从含有多西环素(dox)诱导性 Gata1 shRNA 转基因的胚胎干细胞开始产生体外血小板。用 dox 体外造血分化导致祖细胞扩大于 1 013 倍。随后的 dox 去除恢复了内源性 GATA1 表达,从而触发细胞分化为成红细胞和能够在体内产生功能性血小板的成熟巨核细胞[163]。

当 CD34 阳性选择的人脐带血细胞被置于三维手术级编织聚酯织物或专用水凝胶支架上时,连续体外人血小板生成得到增强[164]。三维支架以及涂有血小板生成素和纤维连接蛋白的水凝胶支架的使用增加了血小板输出,特别是在生物反应器维持的环境中。可转换血小板的可能替代方案也可以是输注巨核细胞,所述可输注血小板也不依赖于供体。一项研究表明,将巨核细胞输入小鼠导致血小板数量的临床相关增加[165]。供体来源的血小板大小正常,显示出适当的表面标志物,正常的循环寿命和体内正常功能。大多数输注的巨核细胞定位于肺血管系统,在那里它们似乎释放血小板。这与显示肺是血小板生成部位的数据(如上所述)一致,并且表明在肺毛细血管床中发现的小脉管系统和高剪切力可以有效地将巨核细胞剪切成前血小板。

血小板体外生产的障碍包括:生产与天然产生的血小板一样的血小板,生产许多血小板单位的显著缩放,FDA 监管批准,以及与典型血小板单位 1 000 美元的价格竞争。用于药物递送的设计师血小板或血小板的非止血功能可能是血小板研发独特的机会。因此,血小板的体外生产与用于血小板多态性的 CRISPR 基因编辑的组合也可以为临床诊断的早期使用提供显著的优势[166]。

有趣的是,TPO 和前面提到的其他细胞因子对于体外血小板生成(前血小板和血小板生成)的最后阶段并不是必需的。实际上,TPO 似乎在体外抑制了成熟的人类巨核细胞形成的前血小板[167]。

小鼠模型系统和人类疾病作为研究血小板生物发生的工具

转录因子

遗传学研究表明,一系列紧密调控的转录程序控制着巨核细胞发育的分化。

GATA-1

锌指蛋白 GATA-1 是一种转录因子,在驱动巨核细胞成熟必需基因的表达中起关键作用。最初认为 GATA 蛋白调节红细胞成熟,因为小鼠中 GATA-1 基因的遗传破坏导致由红细胞生成阻滞引起的胚胎致死[168]。然而,一些观察结果也暗示 GATA-1 是早期和晚期巨核细胞分化中的重要调节因子[169]。首先,在早期骨髓细胞系 416b 中强制表达 GATA-1 以诱导这些细胞的巨核细胞分化[170]。其次,Shivdasani 及其同事[91]使用 GATA-1 基因座内调控元件的定向诱变来产生在巨核细胞谱系中选择性丧失 GATA-1 的小鼠。这些敲低小鼠在红系细胞中表达足够水平的 GATA-1,以规避由贫血引起的胚胎致死率。巨核细胞中的 GATA-1 缺乏导致严重的血小板减少症。血小板计数降低至正常值的约 15%,并且少量循环血小板通常是圆形的并且比通常更大。这些小鼠具有数量增加的小巨核细胞,其表现出增加的增殖速率。GATA-1 缺陷巨核细胞的小细胞质体积通常含有过量的粗面内质网,非常少的血小板特异性颗粒,以及不发达或无组织的 IMS,表明巨核细胞的成熟在 GATA-1 缺陷的巨核细胞中被阻止[171]。GATA-1 在血小板生物发生中的后期作用可能意味着其对核因子-红细胞 2(NF-E2)p45 亚基表达的控制。

已经描述了由 GATA-1 突变引起的 X-连锁的红细胞生成性贫血和血小板减少症的家族[172]。GATA-1 氨基末端锌指的单核苷酸取代抑制了 GATA-1 与其必需辅助因子 GATE-1 的朋友(FOG-1)的相互作用[173]。尽管受影响家族中的巨核细胞丰富,但它们异常小并且表现出一些异常特征,包括丰富的光滑内质网,不发达的 IMS 和缺乏颗粒。这些观察结果表明 FOG-1-GATA-1 相互作用在血小板生成中起重要作用。小鼠中 FOG-1 的遗传消除意外地导致巨核细胞谱系的特异性消融,表明在巨核细胞发育的早期阶段 FOG-1 具有 GATA1 非依赖性作用[174]。

核因子-红细胞 2

核因子-红细胞 2(nuclear factor-erythroid 2,NF-E2)是一种基本的亮氨酸拉链转录因子,似乎是巨核细胞成熟和血小板生成的主要调节因子。NF-E2 是一种异二聚体蛋白,由仅在红细胞和巨核细胞谱系中发现的 p45 亚基和来自更普遍表达的 Maf 家族的较小(p18)亚基组成[175]。NF-E2 最初被认为是一种特异性驱动红细胞生成必需基因表达的转录因子,但缺乏 p45 NF-E2 的小鼠在红细胞生成中没有表现出缺陷。相反,由于完全缺乏循环血小板,p45 NF-E2 缺陷型小鼠在出生后不久就会出血[90]。这些巨核细胞经历正常的核内有丝分裂并且响应于 TPO 而增殖。NF-E2 缺陷小鼠产生的巨核细胞数量增加,这些巨核细胞比正常大，含有更少的颗粒，表现出高度混乱的内陷膜系统（IMS），并且在体外不能产生前血小板[30]，这是表明巨核细胞成熟非常晚期阻滞的表型。缺乏 NF-E2 的 p18 亚基的小鼠（称为 mafG）也表现出异常的巨核细胞发育，伴有血小板减少症[176]。NF-E2 似乎控制了参与细胞质成熟和血小板形成的有限数量基因的转录，并且很可能直接在 GATA-1 下游起作用[171]。Shivdasani 及其同事[92]已经生成了一个减去的互补 DNA（cDNA）文库，该文库富含在 NF-E2 敲除巨核细胞中下调的转录本，如 β1 微管蛋白（参见"细胞骨架蛋白"部分），这种方法已经开始定义下游靶点。NF-E2 并允许分析它们在巨核细胞分化的末期中的确切作用。来自 NF-E2 缺陷小鼠的巨核细胞也缺乏 Rab27b 蛋白，并且 Rab27 的显性失活构建体的表达明显抑制了前血小板形成[177]。Rab27 的功能丧失可以解释 NF-E2 缺陷型巨核细胞与青铜色小鼠之间的相似性，表现出缺乏 Rab 异戊二烯化和颗粒减少的巨大血细胞减少症[178]。

细胞骨架蛋白

β1 微管蛋白

已经通过若干观察确定了 β1-微管蛋白在血小板生物发生中的重要性。免疫荧光研究显示 β1-微管蛋白是前血小板微管细胞骨架的主要成分[179,180]。在巨核细胞发育的晚期，β1-微管蛋白仅在血小板和巨核细胞中表达。巨核细胞微管骨架的重组和边缘微管线圈的组装是血小板形成的重要步骤[181,182]。

糖蛋白 Ⅰb-Ⅸ-Ⅴ复合物

静息血小板表达约 25 000~30 000 拷贝的（GPⅠbαβ-Ⅸ)$_2$-Ⅴ复合物（也称为 VWF 受体，参见第 10 章），通过与活化的血管性血友病因子结合，引起血小板滚动而引发止血[183]。除了这一关键作用外，GPⅠb-Ⅸ-Ⅴ复合物也是静息血小板细胞骨架的重要结构成分，其作用是血小板中主要的膜-肌动蛋白丝连接（见第 3 章）。这种联系的重要性通过在 Bernard-Soulier 综合征中观察到的血小板的异常形态和极度脆弱性来证明[184]，其缺乏 GPⅠbⅨ-Ⅴ复合物[185]。Bernard-Soulier 综合征的特征是严重出血，巨大的球形血小板和血小板减少症（见第 46 章）。血小板计数范围为 30~200×10^9/L，血小板寿命缩短至正常值的约 50%。来自 Bernard-Soulier 综合征患者的巨核细胞的形态学研究显示体积和倍性增加，IMS 的异常分布，颗粒不均匀分布和随机分布的微管[186]。这些观察结果与血小板形成缺陷和功能障碍一致[187]。GPⅠbα 缺陷型小鼠概括了巨大血小板综合征（Bernard-Soulier 综合征）的人类表型，提供了进一步的证据，即 GPⅠb-Ⅸ-Ⅴ-细丝蛋白-肌动蛋白连接可能在血小板形态发生中起关键作用[188,189]。

细丝蛋白 A

细丝蛋白 A（filamin A）是一种大的细胞质蛋白，可将肌动蛋白丝交联成正交阵列，并将 VWF 受体（GPⅠb-Ⅸ-Ⅴ）固定在下面的丝状肌动蛋白上。细丝蛋白亚基是细长链，主要由 24 个重复组成，每个长度为 100 个氨基酸，折叠成 IgG 样 β 桶。染色体 3、7 和 X 上有三个细丝蛋白基因。细丝蛋白 A（X）和细丝蛋白 B3 在血小板中表达，其中细丝蛋白 A 比细丝蛋白 B

高 10 倍。细丝蛋白现在被认为是一种原型支架蛋白，吸引结合配体并将它们定位在质膜附近。细丝蛋白的第二个结构域（重复 17~20）具有 GPⅠbα 细胞质尾部的结合位点，并且生化实验显示大部分血小板细丝蛋白（≥90%）与 GPⅠbα 结合。小鼠巨核细胞谱系中细丝蛋白 A 基因的缺失导致巨大血小板减少[52]。细丝蛋白 A 缺失的巨核细胞比对照更快地释放血小板，并且严重的大血小板减少症似乎是由血小板的快速清除和血小板的自发微囊化引起的。这些数据表明，细丝蛋白 A 无效的巨核细胞过早地产生巨大且易碎的血小板，这些血小板迅速从循环中清除。

非肌肉肌球蛋白重链 A

1909 年 5 月首次有报道显示 May-Hegglin 异常（May-Hegglin anomaly，MHA）是遗传性巨大血小板疾病的最常见形式，后来这一疾病于 1945 年被 Hegglin[190]报道。这种罕见的常染色体显性血小板疾病的特征是巨大血小板、血小板减少、白细胞包涵体和轻度出血倾向。巨大血小板具有分散的微管组织。该疾病似乎是编码非肌肉重链 9（MYH9）的基因突变的结果，该基因编码 224-kD 多肽，占总血小板蛋白的 2%~5%[191]。肌球蛋白Ⅱ是 ATP 酶运动分子，其与肌动蛋白丝结合并产生收缩力。每个肌球蛋白有两个头和一个长的棒状尾巴。肌球蛋白Ⅱ棒状尾部的主要功能是允许分子组装成双极细丝。该组装对于肌球蛋白Ⅱ的功能是至关重要的，并且 MHA 的血液学表型可能是在巨核细胞发育和血小板形成期间肌球蛋白Ⅱ聚合成细丝的结果。最常见的 MYH9 病变突变导致非肌肉肌球蛋白ⅡA 体外组装的缺陷[192]。MYH9 的突变也是 Fechtner 和 Sebastian 综合征的原因，这些综合征也是常染色体显性遗传性巨大血小板减少症，其特征是血小板减少症，白细胞包涵体和巨大血小板（见第 46 章）[191]。与 MHA 相反，Fechtner 综合征与白内障，肾炎和听力残疾有关[193]。Sebastian 综合征可通过超微结构白细胞包涵体特征与 MHA 相鉴别[194]。

研究还表明，肌球蛋白ⅡA 限制了胚泡的形成，直到巨核细胞达到完全成熟。通过人类中的显性抑制性突变，小鼠中的靶向基因破坏或巨核细胞的遗传操作而丧失肌球蛋白ⅡA 功能似乎加速了前血小板的产生[195-197]。结果，血小板的产生变得混乱并且产生在形状，含量和直径上波动很大的血小板。这些观察结果还表明 Rho-ROCK-肌球蛋白轻链通路调节肌球蛋白ⅡA[198]。

肌动蛋白解聚因子/丝切蛋白

已知肌动蛋白解聚因子/丝切蛋白家族（actin-depolymerizing factor cofilin family，ADF/cofilin）的成员在时间上和空间上调节所有物种中肌动蛋白丝的转换中起重要作用。已经建立了丝状肌动蛋白切断血小板生成中蛋白质的重要性。巨核细胞中的所有 ADF/cofilin 缺失实际上消除了血小板形成并导致形成巨大和微粒样血小板，其特征在于异常的超微结构[199]。在所有 ADF/cofilin 缺失的巨核细胞中，前血小板的产生大大减少。总之，这些结果表明体内肌动蛋白丝转换是血小板生成最后阶段的必要步骤。

前纤维蛋白 1A 和 WASP/WIP

前纤维蛋白（profilin）是一种促进细丝组装的小蛋白质。

它结合 ADP,将它们转化为 ATP-单体,允许其仅与肌动蛋白丝末端高亲和力而相互作用(相对于肌球蛋白 S1 结合的倒刺末端)。巨核细胞/血小板特异性缺乏前纤维蛋白 1 的小鼠具有大血小板减少症,其计数减少 40%~50%[200]。血小板更新加速,成熟血小板仅有稀疏的内部肌动蛋白细胞骨架。令人惊讶的是,尽管它们的肌动蛋白细胞骨架被破坏,但前纤维蛋白缺失的血小板具有强壮的微管细胞骨架,其具有增厚的微管线圈和更稳定的高乙酰化微管[200]。在某些方面,前纤维蛋白 1 敲除表型类似于湿疹-血小板减少-免疫缺陷综合征(Wiskott-Aldrich 综合征)或 WASP 或 WIP 敲除小鼠中血小板的行为。WASP 是一种信号蛋白,通过结合 GTPCdc42 激活肌动蛋白装配,与 Arp2/3 结合。然而,对人类 Wiskott-Aldrich 综合征(WAS)血小板或血小板衍生的敲除小鼠进行的大量研究揭示了 WASP 无效血小板正常甚至超功能[201,202]。人类患者血小板计数低,这是由血小板清除加速引起的,这一过程也降低了 WASP/WIP 敲除小鼠的血小板计数[203]。最近,研究表明,来自 WAS 患者的血小板中的微管环被高度乙酰化,如前纤维蛋白 1 敲除血小板[200]。然而,在 WAS 中,循环中的血小板很小,并不大,正如前纤维蛋白缺失动物中所见。

肌动蛋白相关蛋白 2/3

人肌动蛋白相关蛋白(Arp2/3)与 WASP 家族蛋白结合并被其激活,其中它充当新肌动蛋白丝的成核位点。这是肌动蛋白丝分支所需要的。Arp2/3 具有两种 ARPC1 组分亚型,ARPC1B 在血细胞中显著表达。最近,有一篇关于 ARPC1B 中两个纯合突变家族报告发表[204]。出现 Arp2/3 肌动蛋白丝分支缺陷的患者,其与多系统疾病有关,包括血小板异常、皮肤血管炎、嗜酸性粒细胞增多和炎症性疾病易感性[204]。不久之后,学界发表了一篇敲除小鼠血小板 Arpc2 基因的文章[205],与患者一样,该种小鼠有明显的微血小板减少症,这是由于血小板过早释放到骨髓中并导致体内血小板存活减少[205]。毫不奇怪,由于 WASP 和 Arp2/3 是结合配偶体,这种表型主要是 WASP/WIP 敲除小鼠的表型。

CIP4/pacsin2/发动蛋白

Cdc42 相互作用蛋白 4(Cdc42-interacting protein 4,CIP4)、pacsin2 和发动蛋白(dynamin)是膜变形蛋白家族的成员,其使用 F-Bar 结构域来弯曲膜,或 GTP 作为来自膜的芽泡的能量来源,并且是正常巨核细胞成熟和血小板释放所必需的。CIP4 是含有 Cdc42 相互作用和 WASp 结合蛋白的 F-Bar。CIP4/h 鼠有轻度血小板减少症,血小板计数减少 25%[206]。MK 数和倍性在敲除小鼠中是正常的,但是来自这些小鼠分离的 MK 在培养物中产生前血小板的效果较差。pacsin2 是 FlnA 合作伙伴,具有结合发动蛋白和 N-WASp 的 FBar 和 SH3 结构域。pacsin2 在组织血小板和巨核细胞的内膜中起重要作用[52]。在血小板中,它位于 OCS 的入口处。在 MK 中,它分散在整个 IMS 膜的内部吻合网络中。FlnA 结合对于其功能很重要,因为 pascin2 的分布和内膜的排列在 FlnA 无效巨核细胞中发生了显著的改变[52]。动力蛋白是三个细胞质机械化学蛋白质(DNM 1~3)的家族,其在诸如胞质分裂,运输囊泡的出芽,吞噬作用和细胞运动性的过程中用肌动蛋白调节膜动力学[207]。动力蛋白 2 和 3 被上调为 MK 成熟并且据报道 DNM3 的小分子干扰 RNA 敲低会干扰体外成熟和前血小板的产生[208]。小鼠中 DNM2 基因的特异性失活 MK/血小板显著降低了血小板的产生和功能[209]。

Rab 香叶基转移酶

青铜色小鼠毛色变异以及长期出血,大血小板减少症和 α 致密颗粒含量的缺乏。青铜色小鼠的巨核细胞数量增加并且细胞内膜系统异常,血小板合成减少[178,210]。这些缺陷的分子基础是 Rab 香叶基转移酶(Rab geranylgeranyl transferase)的 α 亚基突变,这是一种将香叶基转移至 Rab GTP 酶蛋白的酶[211]。这种修饰对膜定位至关重要。Rab 蛋白是 Ras 相关的小 GTP 酶,通常参与分泌和内吞途径中的囊泡运输。青铜色小鼠中 Rab 香叶基底物的异戊烯化受损可能会阻止特定的 Rab 蛋白与膜结合,并可能在巨核细胞发育过程中抑制膜重塑和颗粒包装。

结语

从巨核细胞到释放的血小板的转变无疑是一个精细而复杂的过程。尽管已经研究了血小板生成的基本机制,但阐明血小板形成和释放的特定分子控制和细胞事件是一项重要任务。关于尚未解决的血小板生物发生的主要问题包括:①有体液因子诱导成熟巨核细胞形成前血小板?②血小板从前血小板释放的机制是什么?③指导细胞骨架为驱动前血小板生产的发育事件序列(前血小板起始、滑动、分支)提供动力的是什么信号?除了对巨核细胞转变为血小板的持续分子、细胞和生物化学研究外,进一步研究导致血小板疾病的遗传缺陷将提供对这些过程更清楚的理解。这些知识可能有助于血小板的未来离体扩增或旨在增强血小板减少症患者血小板生成的体内疗法。

(赵丽丽 译,戴克胜 审)

扫描二维码访问参考文献

第 3 章　静息和活化血小板的结构

Steven G. Thomas

引言

血小板是一种小的无核血细胞,其主要功能是止血,防止血管损伤时失血,但它们在发育和疾病中也起着重要作用。血小板在血液中具有约 8~10 天的寿命,这意味着血小板需要持续产生以维持健康成年人每升血液约 $150 \sim 400 \times 10^9$ 个血小板的数量。这种需求通过血小板生成过程得以满足,血小板生成是一个复杂而精细的过程,从骨髓中的造血干细胞开始,通过分化成巨核细胞,到巨核细胞向血流中延伸脱落形成(前)血小板而结束(第 2 章)。

大多数血小板以静息状态在身体内循环,当寿命结束时被清除。然而,在血管损伤时,血小板会显示出动态的、被激活的特性。它们能够通过黏附到损伤部位、在受损表面铺展、释放细胞内颗粒内容物,并与其他活化血小板相互作用以形成血小板聚集体来识别并快速响应血管损伤。此外,活化的血小板可以影响凝血反应,促进纤维蛋白的形成,从而稳固血小板聚集体,并最终防止血液从受损血管处流失并促进其修复。这一过程虽然对机体生存至关重要,但也可能在病理环境中导致严重的并发症甚至机体死亡(如动脉粥样硬化斑块破裂引发的血栓形成),因此研究血小板生物学对于了解健康和疾病至

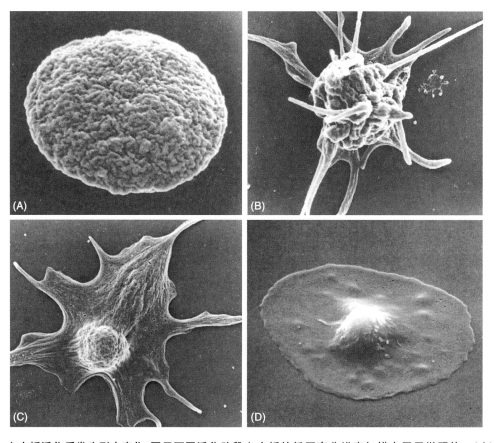

图 3.1　血小板活化后发生形态变化,图示不同活化阶段血小板的低压高分辨率扫描电子显微照片。(A)静息状态的圆盘状血小板,在质膜中显示出细微的褶皱,这可能有助于铺展时所需的质膜增加(放大倍数 ×30 000)。(B)活化的血小板,显示在早期铺展和活化期间发生的丝状伪足的延伸(放大倍数 ×13 000)。(C)活化后铺展的血小板,显示在丝状伪足之间形成片状物。随着血小板铺展,细胞体中的褶皱逐渐消失(放大倍数 ×11 000)。(D)完全铺展开的血小板的常规 SEM 成像(放大倍数 ×9 000)(Courtesy of Jim White.)

关重要。

尽管血小板的生成量很大，但其结构非常一致。虽然静息血小板在个体内部和个体之间存在变异性，但其结构有许多保守的特征，既能突出其形成的复杂性质，又确保了血小板的一致性。一些疾病会导致静息血小板结构发生变化，因此了解"正常"血小板的结构特性对于了解这些疾病至关重要。因此，本章的第一部分描述了目前人们对静息血小板结构的认识。

多年来，活化血小板的上述动态变化特性是研究的焦点。图 3.1 显示静息血小板的电子显微照片以及激活后其结构发生的快速变化。这些巨大的变化由血小板细胞骨架介导。血小板细胞骨架不仅有助于维持静息血小板的圆盘状形态，也介导血小板形变和铺展。由于血小板骨架对血小板功能至关重要，本章的后半部分将介绍血小板活化时的骨架变化以及其中涉及的蛋白质和信号途径。

静息血小板

糖萼、质膜和膜下区

糖萼

外周循环的静息血小板外表面含有一层称为糖萼的糖蛋白和糖脂，其在静息和活化的血小板中起着重要的生物学作用。糖萼的净负电荷提供了一种排斥力，可防止血小板在流动过程中与其他血小板、血细胞和内皮细胞相互作用时自发聚集[1]。这种负电荷还可以捕获血小板表面上的血浆成分，使其通过内吞作用进入血小板颗粒[2]。最近提出，糖萼通过结合并因此保留通过 Na^+-Ca^{2+} 交换体 NCX 从血小板输出的 Ca^{2+} 离子，而在细胞周围的钙信号调节中发挥作用[3]。另外氧化还原电位的变化可通过改变糖萼影响血小板膜的硬度[4]。

血小板具有明显的糖萼是由于其表面含有大量不同类型的受体，这些受体对血小板识别和快速响应血管损伤至关重要。血小板表面受体可介导血小板在损伤部位的黏附、活化、铺展、聚集和血栓形成。有关血小板表面主要糖蛋白受体的详细介绍可参考第 9~16 章。

另外，糖萼可调节血小板寿命（第 4 章）。随着血小板衰老，糖萼中的唾液酸成分变化（特别是 GP I b）可能被 Ashwell-Morrell 受体识别，从而调节血小板的更新[5,6]。此外，糖萼成分变化对于储存血小板[7]和血小板减少症中血小板的改变[8,9]，以及糖尿病患者血小板的不同反应也很重要[10]。

质膜

血小板质膜（plasma membrane，PM）的形态与其他细胞没有明显区别。但是血小板质膜的几个特征对于血小板活化和止血功能非常重要。

血小板质膜中的主要结构脂质是磷脂，其主要成分包括磷脂酰胆碱（phosphatidylcholine，PC）、磷脂酰丝氨酸（phosphatidylserine，PS）、磷脂酰乙醇胺（phosphatidylethanolamine，PE），以及大量的鞘磷脂（sphingomyelin，SM）和胆固醇（图 3.2A）[11]。血小板质膜中磷脂的分布是不对称的，PS 和 PE 主要分布于脂质双层的内叶，这种分布由 ATP 依赖的 Flipase（介导磷脂由内向外翻转）和 Flopase（介导磷脂由外向内翻转）两种翻转酶[12]维持（图 3.2B）。磷脂在血小板质膜中的不对称分布使得静息血小板在被激活之前其表面没有促凝活性。血小板质膜的脂质也是重要信号分子的来源，包括 1,2-二酰基甘油（1,2-diacyglycerol，DAG）、三磷酸肌醇（inositol triphosphate，IP3）、前列腺素（prostaglandin，PG）和磷脂酰肌醇（phosphatidylinositides，PI）通过一系列磷脂酶的作用形成。磷脂酰肌醇的进一步重排（例如，通过 PI 激酶）产生一系列对血小板功能重要的信号分子[11,13]。此外，质膜脂质的氧化可为活化血小板提供能量[14,15]。

血小板质膜的特征之一是能够通过为凝血级联反应酶复合物的组装提供促凝表面促进凝血酶的生成（参见第 21 章）。该过程的关键步骤是静息血小板膜磷脂不对称性丧失，PS 外翻到质膜外叶（图 3.2C）。PS 外翻过程尚未完全弄清，目前认为主要受 Ca^{2+} 释放和调节膜不对称性的蛋白质[包括磷脂爬行酶（scramblases）]的调节。在 Scott 综合征中血小板 PS 不能外翻与血小板促凝血活性降低相关，而 Scott 综合征又与跨膜蛋白 TMEM16F 发生突变相关。这种关联使得人们猜测 TMEM16F 是主要的血小板磷脂爬行酶，但尚未得到直接证实[16-18]。血管外组织因子（tissue factor，TF）是凝血级联中Ⅶa 因子的关键辅助因子，最初被认为是在血管受损时暴露于血小板。然而，现在已经知道 TF 在正常情况下可存在于单核细胞/巨噬细胞来源的微泡（microvesicles，MV）在血液中循环，并且可通过 P-选择素与活化的血小板结合[19,20]。在静息血小板中 TF 还与富含胆固醇的脂质岛相结合[21]。当血小板活化时，脂质岛与膜外叶结合，使 PS 和 TF 都进入活化的血小板表面，此时 TF 还处于未活化状态。从活化的血小板释放出的血小板微粒（platelet microparticle，PMP）通过使 TF 与结合在 PMP 表面 PS 上的凝血因子Ⅶa、Ⅴa 和Ⅹa 相互作用引起 TF 活化。因此，血小板质膜的结构对血小板和 PMP 产生促凝血表面起关键作用[21]。尽管活化的血小板表面上 PMP 的形成尚未得到很好的可视化，Heijnen 及其同事[22]使用免疫金渗透化学方法鉴定出血小板释放的 PMP，其他人通过流式细胞术鉴定 PMP（见第 22 章）。

在血小板质膜中，鞘脂和胆固醇可形成脂筏（lipid rafts）或富糖鞘脂的微区（glycosphingolipid-enriched microdomains，GEM）（图 3.2A）。这些脂质微区由于集中了受体、相关的下游信号分子、激酶和支架蛋白，因此为增强信号功能提供平台[23]。例如，GP I b-Ⅸ-Ⅴ 与活化血小板中 GEM 的结合增加有助于调节其与激酶 Src 和 Lyn 的相互作用，从而调节下游信号传导[24,25]，并且有证据表明活化的 G 蛋白偶联受体也与脂筏相结合有助于调节脂质第二信使的形成[26]。除脂筏外，血小板质膜还含有四次跨膜蛋白（tetraspanin）微区，不同于脂筏，它有助于调节特定伴侣蛋白的产生、运输和功能[27]；这些将在第 9 章中进一步讨论。

许多受体在血小板质膜内是可移动的（例如，GP I b-Ⅸ-Ⅴ 和 GP Ⅱ b-Ⅲ a）[28-30]。在血小板活化时[31]，这种移动性有利于结合配体的 GP Ⅱ b-Ⅲ a 向表面连接的开放小管系统（open canalicular system，OCS）移动，并可能限制血栓的尺寸大小[32]。在血小板流过暴露的 VWF 时，它们的相互作用时

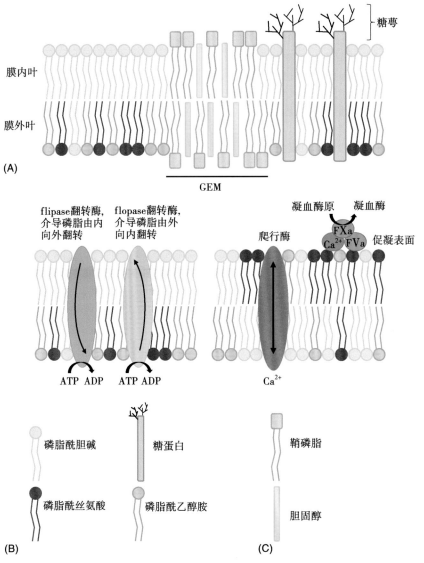

图 3.2　静息血小板的质膜脂质组织形式。(A)静息血小板质膜的示意图,显示脂质在内叶和外叶之间的不对称分布,以及(B)如何通过 flipase 和 flopase 翻转酶蛋白的作用维持这种排列;(C)在活化的血小板中,爬行酶介导血小板膜中磷脂的重排,产生促凝表面,从而促进活化因子 X 复合物的组装和凝血酶的产生。GEM,富含糖鞘脂的膜微区

间短,GP Ⅰ b-Ⅸ-Ⅴ 的移动性可促进受体与血管性血友病因子(von Willebrand factor,VWF)的结合。移动的受体可以在受体结合时吸收移动血小板的动能,从而充分减慢其速度,从而与 VWF 进一步相互作用。刚性的、移动性较差的受体可能没有足够的配体结合时间,因此血小板更容易从表面离开,不发生黏附。

　　受体的移动性对于血小板在表面的黏附和铺展也很重要。对于 GP Ⅰ b-Ⅸ-Ⅴ 和 GP Ⅱ b-Ⅲ a,暴露在受损表面上的配体在结合受体后不太可能移动。然而,受体在血小板质膜中可移动的能力意味着当血小板通过 OCS 的扩展而铺展时,血小板膜可以在被配体固定了的受体间移动从而允许细胞铺展。因此,GP Ⅱ b-Ⅲ a 和 GP Ⅰ b-Ⅸ-Ⅴ 迁移的真正意义不是在表面活化后被清除到 OCS,而是要确保 OCS 暴露的表面和小管的移动能够尽快覆盖损伤部位。

　　血小板质膜的重组也是形成 PMP 的必要条件,PMP 是在

血小板活化期间形成的来源于细胞的囊泡。PMP 的作用详见第 22 章。与此部分内容相关的是 PIP₂ 水平可影响 PMP 的形成,以及血小板质膜中的特定磷脂可介导与皮质区膜骨架的相互作用[33,34]。虽然也可能存在与钙蛋白酶无关的 PMP 形成机制[36],但钙蛋白酶介导的 PIP 激酶、膜骨架蛋白和皮质区肌动蛋白的降解可能对质膜外折形成 PMP 很重要[33-35]。这些研究共同强调了膜组成和膜-细胞骨架连接对 PMP 形成以及血小板结构的重要性。

膜下区

　　位于质膜内侧附近的血小板区域是影响的血小板功能的关键区域。除了开放小管系统与血小板质膜连接之外,该区域在静息血小板中似乎没有细胞器。但这并不意味着它是空的;在膜下区域内,所有跨膜受体的细胞质结构域与调节血小板信号传导过程的许多蛋白质成分相互作用。膜近端信号复合物

的组装对于受体-配体结合后血小板的正常活化至关重要,相关内容将在第 18 章中详细讨论。除信号分子外,还有许多受体(如 GP Ⅰ b-Ⅸ-Ⅴ 和 GP Ⅱ b-Ⅲ a)与该区域中的细胞骨架相连,相关内容将在本章"静息血小板的细胞骨架"部分详细介绍。此外,血小板具有黏附于血小板质膜胞质侧的膜骨架,血小板膜骨架对于血小板形态的维持以及与胞质肌动蛋白骨架的连接都是重要的(参见本章"静息血小板中的血影蛋白膜骨架"部分)。

静息血小板的细胞骨架

概述

从广泛的研究中已经确定血小板含有由血影蛋白、肌动蛋白和微管蛋白组成的细胞骨架。电子显微镜对于研究细胞骨架的结构至关重要。细胞骨架在血小板中起两个主要作用。

首先,在静息血小板中,当血小板暴露于循环中的剪切力和其他作用力时,细胞骨架为血小板维持盘状形态和细胞完整性提供支持。其次,细胞骨架是动态的,正是细胞骨架这种在血小板激活后快速重塑的能力使血小板能对血管损伤作出快速反应、并有助于血小板在止血期间发生形变以及形成血小板聚集体。本节主要介绍血小板的三种细胞骨架组分,血小板激活时骨架的变化将在"活化血小板的结构变化"一节中讨论。

研究细胞骨架功能的一个重要方面是了解血小板中存在的肌动蛋白、微管蛋白或血影蛋白单体的数量及其调节蛋白的拷贝数。已通过实验确定了的拷贝数在下文中列出。最近,蛋白质组学技术的发展(参见第 8 章)可定量血小板中所有蛋白质的拷贝数[37,38]。微管骨架和肌动蛋白骨架相关蛋白的蛋白质组学研究结果见表 3.1 和 3.2,希望将来可以帮助人们在分子水平进一步了解这些蛋白质的功能。

表 3.1　血小板微管细胞骨架蛋白

蛋白种类	人每个血小板的蛋白数[37]	小鼠每个血小板的蛋白数[38]	活性调节	功能	参考文献
微管蛋白					
α 微管蛋白	总计 597 500	总计 400 075	微管组装、解聚和动力学受一系列末端结合蛋白、微管相关蛋白(MAPS)和马达蛋白的调节	微管线圈有助于保持静息血小板盘状形态。激活后,微管线圈向中间集中,从而允许血小板发生形变、颗粒释放和铺展	39
α1A	<500	—			
α1B	—	54 936			
α1C	174 000	25 217			
α3C	110 000	—			
α4A	185 000	295 013			
α8	128 000	24 882			
β 微管蛋白	总计 752 900	总计 568 722			
β1	144 000	246 000			
β2A	—	34 850			
β2B	—	284			
β2C	200 000	—			
β3	78 800				
β4	96 000	227 095			
β5	115 000	59 134			
β6	80 000	1 359			
β8	39 100	—			
γ 微管蛋白	2 300	796			
末端结合蛋白					
EB1	11 700	43 591	翻译后修饰的范围包括磷酸化	与微管正极结合以调节微管活性	40,41
EB2	7 600	14 602			
EB3	—	—			

续表

蛋白种类	人每个血小板的蛋白数[37]	小鼠每个血小板的蛋白数[38]	活性调节	功能	参考文献
动力蛋白					
细胞质动力蛋白	4 400	14 326	动力蛋白的马达活性由动力蛋白激活蛋白复合物调控	微管马达蛋白复合物在血小板活化时驱动微管线圈的滑动	42,43
动力蛋白 1	3 600	6 726			
动力蛋白 2	7 300	14 474			
动力蛋白 3	3 000	3 656			
动力蛋白 4	3 000	2 484			
动力蛋白 5	2 000	1 274			
动力蛋白 6	1 900	698			
驱动蛋白					
驱动蛋白 1 LC	3 000	3 015	翻译后修饰的范围包括磷酸化	可沿微管移动颗粒/细胞器。在静息的血小板中拮抗动力蛋白的马达作用	40,42,44
驱动蛋白 1 HC	3 000	6 008			
驱动蛋白 4 LC	1 800	978			
Clasp1	1 400	59	活性通过激活的 Rho 小 GTP 酶和其他细胞骨架结合蛋白调节	可能在微管组织中起作用	45,46
Clasp2	1 100	887			
RanBP10	560	835	微管结合	调节微管线圈的组织和收缩	47
微管解聚蛋白	2 700	869	磷酸化	微管解聚。在血小板活化中无明确作用	48
微管相关蛋白					
MAP1A	750	32	磷酸化	参与微管组装。血小板中的作用未知	49
MAP1S	1 400	1 232			
MAP4	1 700	168			

EB,末端结合蛋白;RanBP,Ran 结合蛋白;MAP,微管相关蛋白。

表 3.2   血小板肌动蛋白细胞骨架蛋白

蛋白种类	人每个血小板的蛋白数[37]	小鼠每个血小板的蛋白数[38]	活性调节	功能	参考文献
肌动蛋白					
α 肌动蛋白	600 000	80 331	纤丝状肌动蛋白的组装、解聚和动力学受一系列肌动蛋白结合蛋白的调节	血小板形变、铺展和收缩。	50,51
β 肌动蛋白	795 000	882 633			
γ 肌动蛋白	791 000	70 885			
血影蛋白					
α1	650	—		稳定血小板静息膜。将膜连接到肌动蛋白细胞骨架	52
α2	3 200	34 865			
β1	3 900	5 395			
β2	4 600	25 335			

蛋白种类	人每个血小板的蛋白数[37]	小鼠每个血小板的蛋白数[38]	活性调节	功能	参考文献
α-辅肌动蛋白 1	9 200	87 545	Ca^{2+}	捆绑肌动蛋白丝	53
α-辅肌动蛋白 2	25 800	—			
α-辅肌动蛋白 4	45 600	79 117			
α 内收蛋白	3 900	14 595	Ca^{2+},磷酸化磷酸肌醇	肌动蛋白丝刺端加帽。将肌动蛋白靶向膜骨架并调节肌动蛋白聚合	54-56
γ 内收蛋白	2 800	474			
Arp2/3 复合物					
Arp2	30 300	71 320	WASP 家族蛋白,磷酸肌醇	肌动蛋白成核和分支肌动蛋白阵列的形成,尖端加帽,纤维交联	57-61
Arp3	30 600	70 885			
Arpc1a	2 600	11 771			
Arpc1b	19 100	34 556			
Arpc2	17 400	49 677			
Arpc3	27 500	31 723			
Arpc4	26 000	54 711			
Arpc5	22 900	31 700			
CapZ α1	—	31 094	磷酸肌醇	终止肌动蛋白丝组装	62
CapZ α1	—	35 361			
CapZ β	26 400	57 301			
丝切蛋白 1	244 000	223 801	磷酸化,磷酸肌醇结合	促进肌动蛋巴丝解聚	63-65
丝切蛋白 2	93 200	1 589			
皮质蛋白	10 800	31 700	磷酸化	调节 Arp2/3 复合物活性	66-68
埃兹蛋白	13 300	1 175	磷酸化,磷酸肌醇	肌动蛋白和膜的连接	69,70
细丝蛋白 A	87 000	158 822	磷酸化,磷脂降解	肌动蛋白丝相互交联并与受体交联	53,71
细丝蛋白 B	—	18			
细丝蛋白 C	15 500	—			
形成蛋白					
DAAM1	3 800	8 529	Rho 家族小 GTP 酶,磷酸化	肌动蛋白丝成核和线状丝的形成,肌动蛋白和微管骨架之间的相互作用	72-75
DIAP1	8 100	14 408			
FHOD1	7 500	21 598			
INF2	6 600	14 269			
凝溶胶蛋白	52 900	114 623	Ca^{2+},磷酸肌醇	切断肌动蛋白丝可增加刺端的可用性	76-78
HS1	1 600	17 184	磷酸化	调节 Arp2/3 复合物活性	66,68,79,80
Kindler 综合征蛋白 1	—	—	磷酸化,磷酸肌醇	整联蛋白和肌动蛋白细胞骨架的连接	81
Kindler 综合征蛋白 2	1 100				
Kindler 综合征蛋白 3	116 000	154 865			

续表

蛋白种类	人每个血小板的蛋白数[37]	小鼠每个血小板的蛋白数[38]	活性调节	功能	参考文献
膜突蛋白	34 800	22 708	磷酸化,磷酸肌醇	肌动蛋白和膜的连接	69,70
肌球蛋白					
MYH1	15 300	—	Ca²⁺,磷酸化	使肌动蛋白丝彼此移动,产生收缩力	82-84
MYH3	<500	—			
MYH9	96 900	294 513			
MYH10	13 900	94			
MYH14	11 400	7 756			
桩蛋白	—	1 176	磷酸化	整联蛋白和肌动蛋白细胞骨架的连接	85
前纤维蛋白	503 000	203 398	磷酸肌醇	螯合肌动蛋白单体并将其转移到肌动蛋白丝刺端	86,87
根蛋白	15 500	4 062	磷酸化,磷酸肌醇	肌动蛋白和膜的连接	69,70
踝蛋白 1	116 000	224 807	磷酸化,磷酸肌醇	整联蛋白和肌动蛋白细胞骨架的连接	88,89
踝蛋白 2	13 700	222			
胸腺肽 β4	—	141 356	与前纤维蛋白竞争肌动蛋白单体	螯合肌动蛋白单体	90
胸腺肽 β4L3	320 000	—			
胸腺肽 β4L6	159 000	—			
胸腺肽 10	5 500	—			
原肌球调节蛋白3	11 900	32 199	磷酸化	肌动蛋白丝尖端加帽	91,92
原肌球蛋白 1	26 000	156 455		肌动蛋白丝侧面结合蛋白,稳定肌动蛋白丝并调节其他 ABP 结合	93
原肌球蛋白 2	63 000	51 813			
原肌球蛋白 3	23 100	3 027			
原肌球蛋白 4	107 000	300 228			
双解丝蛋白 1	1 000	14 972	磷酸肌醇	螯合肌动蛋白单体和刺端加帽	94
双解丝蛋白 2	10 200	25 678			
VASP	44 600	36 153	磷酸化	调节加帽/聚合	95-97
纽蛋白	81 100	118 010	磷酸化,磷酸肌醇	整联蛋白和肌动蛋白细胞骨架的连接	98,99
WASP	4 000	9 999	Rho 家族小 GTP 酶 Cdc42,磷酸肌醇	激活 Arp2/3 复合物	98-101
WAVE			Rho 家族小 GTP 酶 Rac1,磷酸化,磷酸肌醇	激活 Arp2/3 复合物	102
WAVE1	1 400	6 178			
WAVE2	3 100	—			
WAVE3	1 000	—			
WIP	5 400	5 153	磷酸化	WASP 结合蛋白	103,104
斑联蛋白	72 700	61 344	磷酸化	整联蛋白和肌动蛋白细胞骨架的连接	105

　　Arp,肌动蛋白相关蛋白;WASP,Wiskott-Aldrich 综合征蛋白;DAAM,蓬乱蛋白相关形态形成活化因子;DIAP,果蝇凋亡抑制蛋白;FHOD,含形成蛋白同源域蛋白;MYH,肌球蛋白重链;VASP,血管舒张剂刺激磷蛋白。

静息血小板中的血影蛋白膜骨架

最初观察到静息血小板含有血影蛋白[106,107]，以及使用保留细胞骨架丝的方法制备的血小板的电子显微镜图像，证实存在基于血小板血影蛋白的膜骨架[108-111]（图 3.3）。该血影蛋白膜骨架在红细胞中已得到广泛研究，并且我们所了解的大部分的关于血影蛋白膜骨架的信息都来自红细胞。当然，人们对血小板骨架也有不同程度的研究。

血影蛋白是一种普遍存在的蛋白质，由一个 α 亚基和一个 β 亚基形成异二聚体。血影蛋白由多种基因（2 个 α 和 5 个 β 血影蛋白基因）编码，它们可选择性剪接以产生不同的血影蛋白异构体，在不同组织中特异性表达。血影蛋白含有一系列结构域，包括多个血影蛋白重复序列，一个 PH 结构域，一个 SH3 结构域以及与其他膜骨架蛋白、肌动蛋白和膜磷脂的结合位点[112]（图 3.4A）。α 和 β 亚基通过它们的螺旋血影蛋白重复序列以反平行方式形成异二聚体，二聚体以头对头方式结合形成长度约为 200nm 的四聚体[113-115]。该四聚体结构包含蛋白质的额外结合位点，①可将血影蛋白锚定在质膜上；②允许与其他膜骨架蛋白相互作用；③将膜骨架与肌动蛋白骨架连接。例如，α 链的氨基末端和 β 链的羧基末端相互作用形成自组装位点，而每个异二聚体的 β 亚基的氨基末端含有肌动蛋白结合位点[116,117]。质膜糖蛋白的结合位点沿着每个异二聚体存在，锚蛋白（ankyrin）与 β 链的羧基末端特异性结合[118]。此外，与其他膜骨架蛋白（例如蛋白质 4.1）的结合对于骨架组织是重要的，并且是血影蛋白-肌动蛋白结合所必需的[106,112,119]。膜骨架通过特定的血影蛋白重复序列与质膜的 PS 和 PE 相连，而且血影蛋白 PH 结构域和质膜的磷脂酰肌醇的相互作用可进一步将骨架锚定在细胞膜上[120]。与肌动蛋白细胞骨架的连接对于形成正确的血影蛋白骨架至关重要。在红细胞中，血影蛋白四聚体与短的（37nm 长）肌动蛋白丝[121,122]相连，肌动蛋白丝沿着它们的长度由两个原肌球蛋白分子结合，并且分别通过原肌球蛋白调节蛋白（tropomodulin）-1 和-3[91,123,124] 和 αγ-内收蛋白（adducin）[125-127] 在其尖端和刺端加帽。

血小板表达红细胞血影蛋白（α1 和 β1）和非红细胞（α2 和

(A)

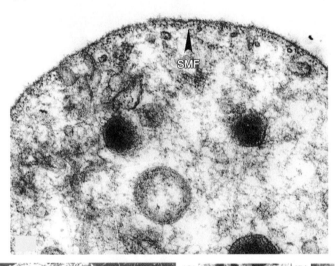

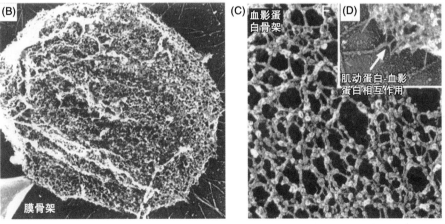

图 3.3　静息血小板的膜骨架。（A）用温和渗透性休克处理静息血小板可以观察到膜下细丝系统（SMF）。这些细丝类似于肌动蛋白丝，并且可能与血小板质膜中的受体连接（放大倍数×45 000）。（B）电子显微照片显示从血小板肌动蛋白丝下分离的膜骨架。（C）膜骨架的更高放大倍数，显示与血小板蛋白连接的血影蛋白链，形成静息血小板膜下面的网状结构。（D）插图显示肌动蛋白丝的刺端与血影蛋白分子之间的连接。B 和 C 中的比例尺为 0.1μm（Panel A courtesy of Jim White. Panel B and C courtesy of John Hartwig.）

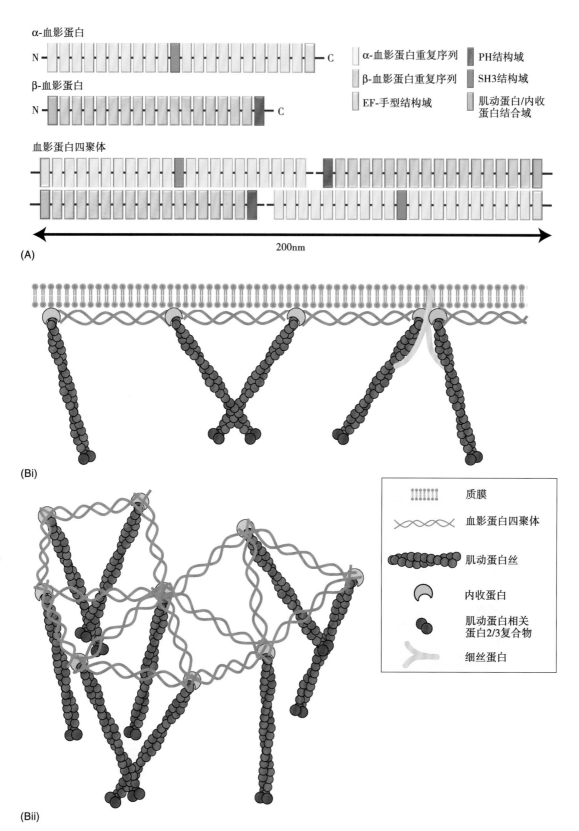

图 3.4   **静息血小板膜骨架中血影蛋白和肌动蛋白的组织形式。**（A）非红系 α-和 β-血影蛋白的结构域及其在由 2 个 αβ 异二聚体形成的血影蛋白四聚体中的排列。（Bi）静息血小板的横截面示意图，显示质膜、血影蛋白和相连肌动蛋白丝的组织形式。注意肌动蛋白交联蛋白细丝蛋白对于肌动蛋白丝的组织以及膜骨架与膜蛋白的连接很重要。（Bii）膜骨架的 3D 倾斜视图（为了清晰起见，膜和细丝蛋白被移除），显示膜骨架如何形成位于质膜下面的细丝网。这对于维持膜稳定性和完整性很重要（未按比例绘制）

β2)血影蛋白,每个血小板约有 2 000 个血影蛋白分子[52,107,111,128]。在巨核细胞分化过程中膜骨架成分表达增加,并且在前血小板(proplatelet)形成过程中血影蛋白亚型表现出不同的空间分布[52,109,111]。与红细胞血影蛋白相反,血小板血影蛋白与长肌动蛋白丝连接,这种肌动蛋白丝出现在细胞质深处,意味血影蛋白晶格和肌动蛋白网络形成单个连续的超微结构[128],肌动蛋白丝通过肌动蛋白结合蛋白细丝蛋白(filamin)连接到血影蛋白上[129]。此外,血小板不表达原肌球蛋白调节蛋白-1,但表达原肌球蛋白调节蛋白-3[92],因此与血影蛋白相连的肌动蛋白丝的游离尖端很可能被原肌球调节蛋白-3 或 Arp2/3 复合物加帽[130]。早期的生物化学研究也提出了这样的可能性,即大约 2 000 个这样的尖端是游离的[131],并且可通过侧面与原肌球蛋白(tropomyosin)的结合来保护其免于解聚[93]。这些肌动蛋白丝的刺端被 α,γ-内收蛋白封端[125],既可防止肌动蛋白丝解聚,也可将它们靶向到基于血影蛋白的膜骨架[132]。图 3.4B 为静息血小板血影蛋白膜骨架的示意图。

最近使用显性负效蛋白突变体通过将血蛋白解离成二聚体在巨核细胞和血小板中研究了血影蛋白的功能作用。该突变体使血小板或前血小板细胞膜迅速丧失稳定性、发生起泡和肿胀[52]。虽然静息血小板的微管是血小板盘状形态的主要决定因素(参见"静息血小板中的微管骨架"一节),最近,血小板形成的数学模型表明血小板形成时需要肌动蛋白-血影蛋白依赖性皮质力去平衡微管力,因此提示血影蛋白-膜骨架是确保从巨核细胞形成适当大小的血小板的重要组成部分[133]。

静息血小板中的微管骨架

微管是微管蛋白异二聚体(由一个 α-和一个 β-微管蛋白亚基组成)的聚合物,其以头到尾的方式聚合形成直径约 25nm 的刚性中空管。微管是具有不同末端的动态极化结构,其末端(定义为正端和负端)对微管蛋白二聚体的亲和力不同。已发现了大量可调节细胞微管功能的微管结合蛋白,表 3.1 列出了血小板微管结合蛋白。除 α-和 β-微管蛋白外,还存在 γ-、δ-和 ε-微管蛋白,其与微管成核有关并且通常位于细胞中心体。

至少有 9 种 α-和 9 种 β-微管蛋白基因。巨核细胞和血小板表达四种不同的 β-微管蛋白基因(β1、β2、β4 和 β5)[39],并且基因表达系列分析表明小鼠巨核细胞中表达多种 α-微管蛋白基因[134],同时也显示血小板表达 γ-微管蛋白[40]。尽管 β1 微管蛋白已被证明在巨核细胞/血小板特异性表达并且对于血小板微管形成[30,135]是必需的,但是血小板 α-微管蛋白的主要亚型仍不清楚。

人们早就知道血小板含有微管,电子显微镜研究表明,静息血小板的微管以 3~24 条微管组成的微管束存在于圆盘周围(图 3.5A 和 B)。微管偶尔出现微管间连接并位于血影蛋白膜骨架下方,与质膜没有明显的连接。单个血小板约有 25 万个微管蛋白二聚体,在静息细胞中约 55% 以聚合形式存在[136]。来自这些电子显微照片的观察结果表明,血小板中的微管是一个长约 100μm 的单个微管,盘绕在血小板周围[50,137-140]。然而,最近对微管末端结合蛋白 EB1 和 EB3 进行成像并将荧光标记的微管蛋白掺入血小板微管,研究表明微管线圈实际由一条长的(约 100μm)、稳定的微管和 6~8 条较短的动态微管(可

能由 γ-微管蛋白成核)组成[40]。

静息血小板中的微管圈对于维持静息血小板尺寸和形状是重要的。冷却至 4℃ 或暴露于微管破坏剂的血小板会失去微管圈和盘状形态而变成球形。如果血小板重新加热,那么微管圈可以重新聚合,使得血小板再次呈现盘状形态[141,142](图 3.5B~D)。微管圈是血小板大小的主要决定因素的进一步证据来自 β1-微管蛋白基因敲除小鼠的研究,该小鼠血小板大小正常,但非盘状形态[39,135],而且在球形细胞增多症或[143]或 β1-微管突变[144,145]的患者体内发现血小板尺寸发生改变。然而,低温处理显然也可诱导血影蛋白/肌动蛋白细胞骨架[146]变化,而且特别是当考虑静息血小板将在循环中受到的作用力时,不能忽略血影蛋白/肌动蛋白的重要作用。最近发现两种肌动蛋白结合蛋白[分别为前纤维蛋白(profilin)1 和 DIAPH1]的缺失或突变改变了静息血小板微管圈的形成和稳定性,使得以上情况进一步复杂化[74,86]。将静息血小板大小和形状的维持与由异常巨核细胞产生异常大小的血小板区分开来也是重要的,其中微管、肌动蛋白和血影蛋白细胞骨架均参与其中。

静息血小板中的肌动蛋白骨架

肌动蛋白微丝(actin microfilament)[称为纤丝状肌动蛋白(filamentous actin, F-actin)]是肌动蛋白单体[球状肌动蛋白(globular actin, G-actin)]的聚合物,其与微管蛋白二聚体一样以头对尾的方式聚合。与微管相比,肌动蛋白丝是直径约 7nm 的薄柔性纤维。肌动蛋白丝是具有不同末端的动态极化结构,其末端对 ATP 结合肌动蛋白的亲和力不同[称为正端(plus end)和负端(minus end)]。肌动蛋白丝的正负两端也称为刺端(barbed end)和尖端(pointed end),这种命名法来自于与肌球蛋白头部结构域结合的肌动蛋白丝的电子显微镜研究中所见的模式[147]。大量肌动蛋白结合蛋白已被发现,调节细胞中肌动蛋白丝的组装及功能,表 3.2 列出了血小板肌动蛋白结合蛋白。

有 6 种基因编码肌动蛋白单体蛋白的不同亚型(3 个 α-,1 个 β-和 2 个 γ-肌动蛋白基因)。其中 α-肌动蛋白仅在肌肉细胞中表达,β-和 γ-肌动蛋白在非肌肉细胞中表达,并且已经证实血小板在蛋白质中含有 β-肌动蛋白和 γ1-肌动蛋白,蛋白水平比例为 5∶1[148,149]。肌动蛋白各亚型高度保守,仅相差几个氨基酸,主要位于 N 末端[150]。亚型之间差异的重要性已在其他地方进行了综述[151],但是在血小板中,尽管有人提出膜联蛋白 V(annexin V)优先与活化血小板中 γ-肌动蛋白结合,但尚不清楚 β-和 γ-肌动蛋白是否不同。

每个血小板含有大约 200 万拷贝的肌动蛋白单体,使其成为最丰富的血小板蛋白,浓度约为 0.55mmol/L(约占血小板总蛋白的 15%)[152,153]。在静息血小板中,约 40% 的肌动蛋白聚合成 2 000~5 000 肌动蛋白丝。这些肌动蛋白丝一部分与血影蛋白膜骨架结合(参见"静息血小板中的血影蛋白膜骨架"一节);然而,很大比例形成细胞质肌动蛋白网络(图 3.6)。这些肌动蛋白丝中超过 98% 的刺端被封端蛋白 CapZ 和内收蛋白封端,这些封端蛋白在血小板中表达量高且以纳摩尔级的亲和力结合到刺端[54,128,154,155]。这些肌动蛋白丝的大量尖端被 Arp2/3 复合物封端;血小板中存在约 2μmol/L 的 Arp2/3,其中约 30% 与细胞骨架结合[57,58]。由于 Arp2/3 复合物能够从现有细丝的

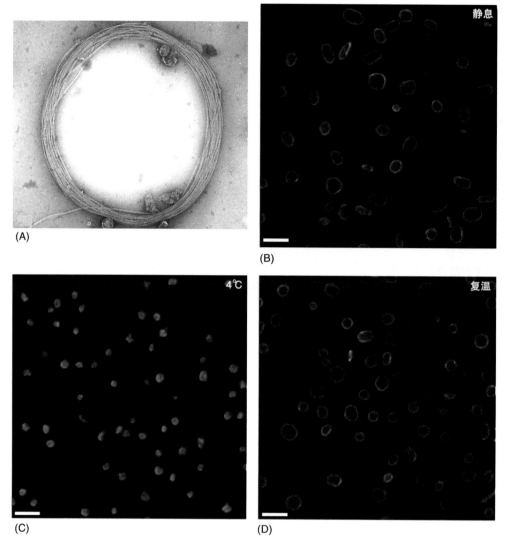

图 3.5 静息血小板的微管分布。 (A)固定的并用表面活性剂处理的静息血小板的电子显微照片,显示围绕血小板盘边缘的微管线圈。线圈似乎由一个微管盘绕多次组成,但最近的证据显示它由1个长的和6~8个较短的微管组成(放大倍数×13 000)。(B)将静息的小鼠血小板固定,涂片到多聚赖氨酸包被的盖玻片上并进行α-微管蛋白染色以显示微管线圈。(C)冷却至4℃的静息血小板可使微管解聚,形状更像球形且尺寸更小。(D)在复温至37℃时,血小板能够重新聚合并组织它们的微管,重新获得盘状的形状和大小。B、C和D中的比例尺为5μm(Panel A courtesy of Jim White.)

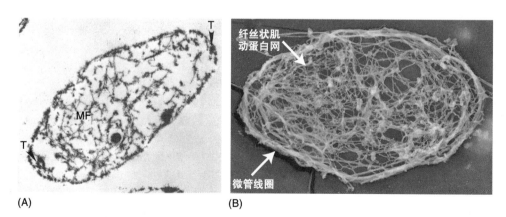

图 3.6 静息血小板的细胞骨架分布。 (A)表面活性剂提取紫杉醇处理过的血小板的电子显微照片,显示在圆盘周边的微管(T)和整个血小板中的肌动蛋白丝的网状结构(MF)。在完整细胞的质膜处可以看到无定形的膜下细丝(SMF)层(放大倍数×22 000)。(B)图示分离的微管线圈和静息血小板中的肌动蛋白细胞骨架,膜骨架被移除(放大倍数×22 000)(Panel A courtesy of Jim White. Panel B courtesy of Alice Pollitt and John Hartwig.)

侧面成核形成新的肌动蛋白丝[130]，因此 Arp2/3 复合物可能是对于形成静息血小板细胞质肌动蛋白网络以及保护细丝免于解聚是重要的。除了刺端和尖端的结合蛋白之外，肌动蛋白丝网络通过许多肌动蛋白结合蛋白交联。这一作用主要由细丝蛋白（filamin，FLN）和 α-辅肌动蛋白（α-actinin）完成，这两种蛋白在血小板内均高表达[53]。

FLN 是形成柔性"V"形状的同型二聚体，其顶点是两个 FLN 分子的结合位点，"V"形末端含有肌动蛋白结合位点。因此 FLN 可以在两个相邻的肌动蛋白丝之间形成柔性桥[71]。FLN 还可以与多种伴侣蛋白结合，从而将肌动蛋白骨架与信号分子、受体、激酶和磷酸酶连接起来[71,129,156]。在静息血小板中，FLN 与 GPⅠbα 和 β-整合素（β-integrins）的胞质区相互作用[157-161]，把血小板表面与膜下的肌动蛋白网络连接在一起，并使 FLN 结合伴侣靠近质膜。因此这些连接对于 GPⅠb-Ⅸ-Ⅴ 与血管性血友病因子的结合以及对于高剪切力作用下血小板的捕获可能是重要的[162]。α-辅肌动蛋白是反平行同二聚体，形成短杆状分子，两端均具有肌动蛋白结合区域，因此可以交联肌动蛋白丝[163]。与 FLN 相比，α-辅肌动蛋白使肌动蛋白丝更紧密地捆在一起，且柔韧性较差。

静息血小板肌动蛋白骨架的作用主要是当血小板在循环中行进并受到一系列剪切力时为血小板提供结构支撑。肌动蛋白丝网络为细胞器和其他结构组分的附着提供了基质[164]，此外，通过与血影蛋白膜骨架和表面受体的连接，肌动蛋白丝网络也有助于调节血小板在血流捕获过程中与配体的相互作用。研究表明 FLN 敲除小鼠血小板 GPⅠb-Ⅸ-Ⅴ 和整合素 GPⅡb-Ⅲa 下游功能异常[165,166]，而缺乏 GPⅠbα 受体的人和小鼠血小板发生膜变形，与肌动蛋白-膜连接缺乏表型一致[162,167]。最近报道了由于 α-辅肌动蛋白1基因突变引起的巨大血小板减少症患者，但由于患者出血倾向较低，人们没有专门检测患者细胞骨架功能[168-171]。由于 α-辅肌动蛋白捆绑肌动蛋白的方式与 FLN 非常不同，因此两种蛋白缺乏可能产生不同的表型。研究显示许多其他肌动蛋白结合蛋白影响血小板生成和活化[172]，但是它们在维持静息血小板结构中的作用尚不清楚。图 3.7 为静息血小板三种骨架的结构示意图。

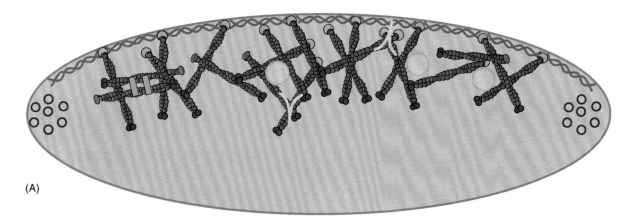

(A)

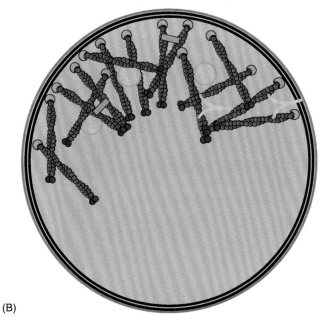

(B)

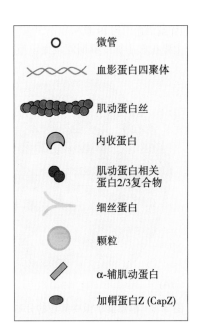

	微管
	血影蛋白四聚体
	肌动蛋白丝
	内收蛋白
	肌动蛋白相关蛋白2/3复合物
	细丝蛋白
	颗粒
	α-辅肌动蛋白
	加帽蛋白Z（CapZ）

图 3.7　静息血小板的肌动蛋白、血影蛋白和微管蛋白细胞骨架分布。示意图显示了静止血小板中简化的骨架分布：（A）通过血小板圆盘短轴的横截面和（B）通过血小板圆盘长轴的横截面。为清楚起见，仅显示了一小部分

血小板细胞器和内膜系统

概述

除细胞骨架外,静息血小板还含有大量颗粒和细胞器,这些颗粒和细胞器对于血小板的止血功能非常重要。血小板主要包含 α 颗粒(α-granules)、致密颗粒(dense granules)和溶酶体(lysosomes)三种分泌型颗粒,它们均通过巨核细胞反式高尔基体网络的不同途径产生。这些颗粒的产生、内容和分泌在第 19 章中有详细描述。静息血小板还含有大量内膜系统,包括开放小管系统和致密小管系统。表面连接的开放小管系统是质膜系统的延伸,其起源尚不清楚;致密小管系统由内质网形成。本节将讨论这些系统的结构和功能。

α-颗粒

最早是通过早期电镜研究及后来的细胞组分分离研究发现 α-颗粒是血小板中最重要且含量最多的细胞器[173-175]。后来的电子显微镜、生化以及蛋白组学研究确定了 α-颗粒的结构和内容物,具体内容可参考相关综述[176,177]及本书第 19 章。

静息血小板的 α-颗粒有下述特征。它们呈圆形至椭圆形,直径为 200~500nm,通常每个血小板含有 40~80 个 α-颗粒,分布在整个细胞中[178](图 3.8A)。α-颗粒由单层界膜包裹,膜表面含有细胞黏附分子 P-选择素(P-selectin),P-选择素可作为 α-颗粒相对特异的标志物[179]。电镜观察显示 α-颗粒具有高电子密度,并且周边区域的电子密度小于中心区域,这可能说明 α-颗粒中心是蛋白聚糖富集的区域。此外,还经常可以观察到 α-颗粒内含有血管性血友病因子(von Willebrand factor,VWF)的管状结构,与内皮细胞 Weibel-Palade 体储存 VWF 的方式非常相似[180,181]。α-颗粒通过内质网运输到反式高尔基体网络而合成,其中未成熟颗粒在多泡体中成熟。此外,血浆蛋白可被巨核细胞和循环血小板内吞成为 α-颗粒的内容物(有关该过程的详细描述见第 19 章)。

巨 α-颗粒主要在血小板冷藏期间或血小板疾病患者(如Paris-Trousseau 综合征)中形成,有时也存在于健康血小板中[182,183]。巨 α-颗粒可能由正常大小的 α-颗粒融合形成,也可能在形成时出现问题。相反,灰色血小板综合征(gray platelet syndrome)的患者由于颗粒膜的不完全形成而完全缺乏 α-颗粒[184-186]。

血小板 α-颗粒含有大量蛋白质,作用广泛且不同,在血小板被激活后释放[187](第 19 章)。人们推测,α-颗粒可能是含有可以差异分泌的蛋白质群的异质性颗粒[188-191]。荧光[192,193]和电子显微镜研究证据表明颗粒确实存在某些异质性,但结论还不够确凿。此外,最近有证据表明静息血小板 α-颗粒还可以管状结构存在,不是最初观察到的圆形到椭圆形颗粒,但是管状 α-颗粒的生理意义尚不清楚[177,194,195]。

致密颗粒(δ-颗粒)

致密体颗粒(δ-颗粒)之所以如此命名是因为它们在锇染色或整装电镜图像中看起来电子密度很高(图 3.9)。δ-颗粒数量少于 α-颗粒,尺寸通常也小于 α-颗粒,平均每个血小板含有 3~8 个 δ-颗粒,直径约 150nm[196-198]。与 α-颗粒不同,δ-颗粒在与内质网不同的途径中产生;与 α-颗粒类似的是它们在多泡体中成熟,在此期间其内容物含量增加[199,200]。δ-颗粒内容物种类远少于 α-颗粒,主要由阳离子,多磷酸盐和腺嘌呤核苷酸组成,这些内容物直接参与止血。有许多疾病由于缺乏 δ-颗粒而引起,包括 Hermansky-Pudlak 综合征和 Chediak-Higashi 综合征。有关 δ-颗粒功能的详细介绍可参考相关综述[199]和本书第 19 章。

溶酶体

血小板还含有溶酶体,其包含一系列降解酶。溶酶体大小约为 200~250nm,是近似球形的膜结合细胞器,每个血小板约有 0~3 个溶酶体,外观上比 α-颗粒和 δ-颗粒异质性更强,由反式高尔基网络形成[201](图 3.8B)。来自具有颗粒储存池紊乱疾病小鼠的研究证据表明血小板溶酶体的形成可能与其他类型细胞不同[178]。血小板溶酶体的功能尚不清楚,它们可能起到降解细胞质蛋白或降解从周围环境吸收的物质的作用。血小板活化时,溶酶体分泌内容物,可能需要这些内容物降解止

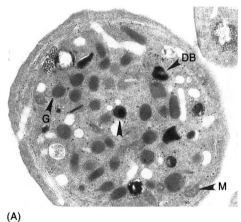
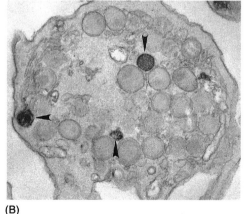

(A)　　　　　　　　　　　　　　　　(B)

图 3.8　静息血小板中颗粒的分布。(A)显示静息血小板中存在 α-颗粒(G),δ-颗粒(DB)和线粒体(M)的电子显微照片。α-颗粒比 δ-颗粒更多,并且在它们的尺寸、形状和内部外观上显示出异质性(放大倍数×25 000)。(B)静息血小板用锇染色,表明存在酸性磷酸酶(一种溶酶体标志物)。图中血小板含有三个小溶酶体(箭头所示)(放大倍数×28 000)(Courtesy of Jim White.)

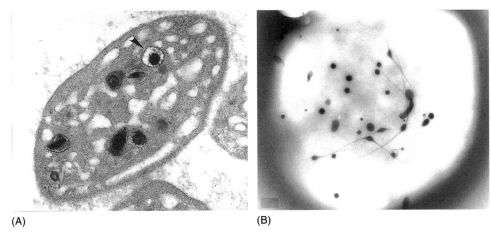

(A)　　　　　　　　　　　　　　　　　　　(B)

图 3.9　静息血小板中的致密颗粒和致密体。（A）显示静息血小板中 δ-颗粒外观变化的电子显微照片。一个 δ-颗粒（箭头）显示出特征性的泡状外观，另一些则包含致密核心周围的颗粒物质。该物质在外观上与 α-颗粒中的相似，这支持这两种颗粒可能来自相同的多泡体（放大倍数×22 000）的观点。（B）未固定和未染色的静止人血小板，显示致密体固有的电子不透明性质。可以看到尾部从致密体延伸，这在薄切片电子显微镜中看不到（放大倍数×13 000）（Courtesy of Jim White.）

血必需的蛋白和细胞外因子[202]。最近研究表明血小板在冷藏时可释放溶酶体中的酶,提示溶酶体分泌可能参与调控血小板清除[7,203]。

表面连接的开放小管系统

表面连接的开放小管系统（open canalicular system, OCS）是血小板质膜的内陷系统,贯穿整个血小板细胞质。人们已经通过电镜用致密电子示踪剂和单宁酸证明了与 PM 的这种联系。PM 和 OCS 可被标记,但血小板中的其他膜系统不能被标记（图 3.10A）[204-206]。OCS 在成熟血小板中形成的过程尚不清楚[207],有可能与巨核细胞中的分隔膜系统（demarcation membrane system, DMS）有关,DMS 具有与质膜相似的组织和连接方式（第 2 章）。但有些物种的巨核细胞含有 DMS,血小板却不含 OCS[206],因此 OCS 形成的过程和意义仍不清楚,在前血小板形成时这些凹陷如何保留下来也不清楚。然而最近,Mountford 等人发现 PI3KC2α 在 DMS 的正确形成中起作用,认为 PI(4,5)P_2 和 PI(3)P 之间的协同功能可以调节血小板的内部膜储备[208]。

OCS 在静息和活化血小板中起着许多重要作用。由于它们与质膜的连接,OCS 为细胞外环境的组分提供了到达血小板内部的途径。相反,OCS 的这种性质可通过提供通向细胞外环境的途径促进颗粒内容物（α-和 δ-颗粒）的释放。OCS 的这些功能对于血小板从血浆中摄取蛋白质（例如,内吞纤维蛋白原进入 α-颗粒）和活化时释放颗粒内容物都是重要的[209-212]。

OCS 为静止血小板提供巨大的质膜储库,这对于止血中血小板的活化是重要的。丝状伪足的延伸和血小板在受损表面上的铺展需要其表面积大幅增加（在完全铺展的血小板中高达 420%[213]）。这种增加一部分通过 OCS 的外展来实现,可使质膜快速扩展。这种利用 OCS 膜增加表面积的能力在血小板与细菌相互作用时能够包裹细菌也是重要的[211,213],因此,OCS 是血小板在受到一系列刺激发生活化时表面积增加的关键组分[214]。

致密小管系统

致密小管系统（dense tubular system, DTS）是血小板膜隔室,其通常与 OCS 分开。DTS 起源于巨核细胞的光面内质网[215],与 OCS 不同,DTS 与质膜不连续[204]。DTS 随机分散在整个血小板的细胞质中（图 3.10B）,在许多血小板样品中,也会有一到两个 DTS 小管靠近微管圈。与 DTS 源自内质网一致,DTS 是血小板中 Ca^{2+} 的主要储存库[216],尽管 Ca^{2+} 也储存在线粒体和溶酶体相关的细胞器中[217]。除了 DTS 在 Ca^{2+} 储存中的作用外,DTS 也是血小板中前列腺素合成的位置[218,219]。

虽然最初认为 DTS 和 OCS 之间没有物理联系,但保存良好的血小板样本电子显微照片表明,这两个组成部分之间存在物理关系,它们似乎处于同一位置[220]。观察到在 DTS 耗尽 Ca^{2+} 后 STIM1（位于内质网/DTS 膜中的钙传感器）与 Orai1（质膜中钙池调控的钙通道）相互作用,导致 Ca^{2+} 流入血小板,证实了电子显微镜观察结果,可能有助于解释为什么这两种不同的膜系统似乎具有密切的物理联系[217,221,222]。此外,肌动蛋白和微管骨架可以调节储存调控的钙进入,并且最近证明了细丝蛋白调节人血小板 STIM1-Orai1 结合,显示了细胞骨架在调节 DTS 和 OCS/质膜之间相互作用中的重要性[223-227]。图 3.10C 为静息血小板中 OCS 和 DTS 的示意图。

线粒体

静息血小板是代谢活跃的细胞,含有少量简单的线粒体。虽然简单,但这些线粒体提供了 ATP 的高转换率,其源自多种底物（Garcia-Souza 和 Oliveira 综述[228]）,并且在血小板活化时,通过增加的线粒体活性来满足增加的能量需求[228-231]。曾经有人认为线粒体不是血小板中细胞内 Ca^{2+} 储存的重要来源[216];然而,线粒体 Ca^{2+} 已被证明在血小板活化和在促凝血小板中 PS 的暴露是重要的[232,233]。此外,在血小板活化期间,活性氧物种（reactive oxygen species, ROS）的产生大量增加,其在血小板活化和 PS 暴露/促凝血血小板形成中也是重要的[232,234,235]。线粒体功能改变可调节血小板寿命（第 4 章）,并触发血小板凋

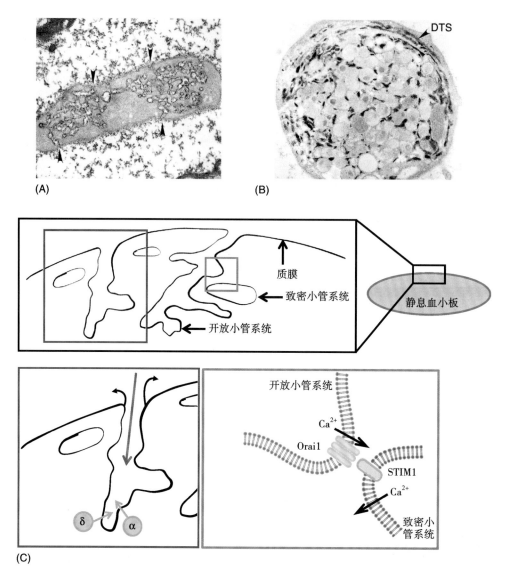

图 3.10　血小板内膜系统。(A)电子显微照片显示在固定期间用单宁酸和锇酸染色的静息血小板。锇黑染色显示质膜以及与质膜连接的 OCS 的糖萼。OCS 可以清楚地被看作整个血小板中的互连晶格网络,其与质膜的连接如箭头所示(放大倍数×22 000)。(B)用二氨基联苯胺染色的静息血小板的电子显微照片,以检测定位于致密小管系统的通道的内源性过氧化物酶(放大倍数×30 000)。(C)静息血小板的一小部分的示意图,显示 OCS 和 DTS 膜系统的一般结构(上图)。OCS 的表面连接性质允许细胞外环境的组分进入血小板的内部部分(左下图,品红色箭头)并且作为颗粒内容物分泌的途径。OCS 还用作膜的储库以促进血小板铺展(左下图,黑色箭头)。DTS 和 OCS 的一些区域彼此非常接近,这被认为有助于促进 STIM1/Orai1 的相互作用(Images in panels A and B courtesy of Jim White)

亡[228]。最后,最近已经证明血小板可以释放代谢活跃的线粒体,这些线粒体能够激活和调节炎症反应,支持血小板可作为免疫细胞[236]。

其他血小板结构组分

　　除了上述结构外,电子显微镜研究已经确定了血小板中存在许多其他结构。包括高尔基复合体[237]、粗面内质网、无被和有被小泡、电子致密链和簇、糖原、糖酵解酶体[238]和管状内含物。更多信息包括血小板中这些结构的显微照片可参考《血小板》第 3 版第 7 章[239]。

活化血小板的结构变化

血小板形变机制

概述

　　当血小板通过表面受体与配体结合而被激活时,它们能够非常快速地响应以引发止血反应。这种反应包括信号转导通路的快速激活(第 9~15 和 18 章)、血小板颗粒内容物的分泌

（第 19 章）、血小板的合成和释放激动剂血栓素（第 18~20 章）和主要血小板表面糖蛋白和整合素（包括 GP I b-IX-V 和 GP IIb-IIIa，详见第 10 章和第 12 章）的活化。除了上述外，血小板能够快速重塑细胞骨架，从而导致形状改变，并在受损部位上附着和铺展。

血小板形变与铺展

血小板形变反应是由血小板骨架重组介导的一系列复杂过程。下面将详细讨论细胞骨架发生的变化以及调节这些变化的蛋白质。

血小板在活化时发生形变和铺展需要静息血小板的骨架结构发生快速的重组。虽然血影蛋白和微管骨架对于血小板形状很重要并且需要重塑，但肌动蛋白丝的聚合驱动了铺展过程[240]。通过在空间和时间上调节肌动蛋白丝末端的可用性、从头成核和肌动蛋白丝的组装，血小板能够在表面迅速铺展。

虽然根据活化表面不同血小板铺展方式不尽相同[241]，但血小板在铺展过程中通常会遵循一系列不同的阶段（图3.11）。在刚开始接触表面时（或通过可溶性血小板激动剂[242-244]活化时），血小板形状从盘状变为球形。在该球形基础上，血小板从细胞周边延伸出指状突起，形成丝状伪足。接着血小板开始变平，随着 OCS 开始挤出，填充了丝状伪足的间隙，形成宽片状的片状伪足。在此期间，血小板将细胞器和颗

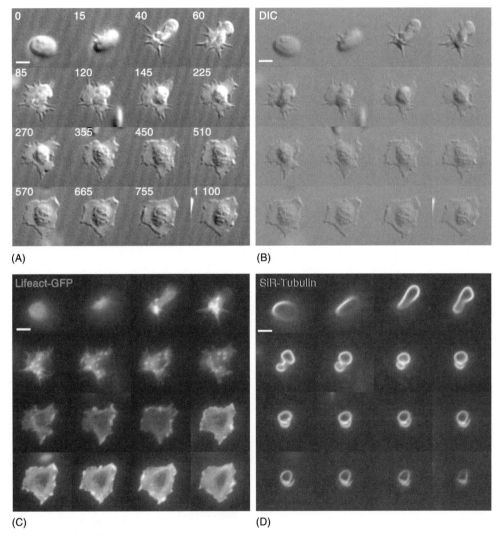

(A)　(B)　(C)　(D)

图 3.11　血小板铺展时形态和细胞骨架的结构变化。（A）血小板活化和铺展时的结构变化。将用 Lifeact-GFP 和 Sir-Tubulin 标记的小鼠血小板涂片在铺有纤维蛋白原的表面上，并使用微分干涉显微镜（DIC）成像以显示血小板形态（B），荧光成像显示纤丝状肌动蛋白（C）和微管（D）的分布。（B）在黏附后，血小板迅速延伸丝状伪足，然后通过片状伪足片填充。随后，这些片层形成一个大的片层，其继续皱折并显示出明显的圆周运动。该血小板完全铺展后显示特征性"煎蛋"形状。（C）这些形态变化由肌动蛋白细胞骨架驱动。在黏附初始时，血小板形成动态肌动蛋白结节，其被认为对黏附很重要，并且肌动蛋白细胞骨架组织成束和树突状排列，分别为丝状伪足和片状伪足提供前伸力。随着血小板达到其完全铺展的形状，肌动蛋白应力纤维的形成有助于为铺展的血小板形状提供支持。（D）为了血小板激活和铺展过程所需的动态形状改变，微管线圈重排成一个中心的小（通常是扭曲的）线圈，随后解聚并在完全铺展的细胞中形成微管阵列。比例尺 =2.5μm

粒集中在一起,细胞器和颗粒位于凸起的中央区域,使铺展血小板具有独特的"煎蛋"形状。集中在血小板中央的颗粒与OCS融合并分泌内容物,肌动蛋白多聚化促进这一过程发生[245]。在这种完全铺展的状态下,血小板仍然非常活跃,膜褶皱继续围绕铺展血小板的周边运行并形成血小板应力纤维,应力纤维有助于维持血小板铺展。

血小板铺展过程中肌动蛋白骨架的可视化揭示了肌动蛋白重组过程的几个关键阶段(图3.11和3.13)。在初始结合和形变时,可看到血小板中一些纤丝状肌动蛋白的小亮点。这些肌动蛋白结节是动态且短暂的纤丝状肌动蛋白结构,该结构被认为在血小板黏附中发挥作用[246,247]。与肌动蛋白结节同时产生的指状丝状伪足是由纤丝状肌动蛋白束的多聚化和伸长驱动,识别周围的细胞外基质并与之相互作用。随后,肌动蛋

白多聚化驱动形成片状伪足及动态的膜褶皱。最后,细胞形成肌动球蛋白应力纤维(actinomyosin stress fibers),应力纤维在完全铺展的细胞中呈圆形或三角形。

电子显微镜研究有助于揭示铺展血小板细胞骨架的复杂组织(例如参考文献131)(图3.12),并塑造了我们对血小板活化发生过程的理解。荧光显微镜已广泛用于血小板细胞骨架的研究。虽然不能提供电子显微镜所提供的分辨率和细节,但因为抗体和其他标记细胞骨架成分的化合物(例如标记纤丝状肌动蛋白的荧光鬼笔环肽)以及荧光显微镜系统的可用性和易用性,荧光显微镜同样是一种强大的技术手段。这些研究大大提高了我们对血小板中骨架组织和调控的理解(图3.13)。最近,适用于标记和成像活血小板中细胞骨架的荧光探针和小鼠模型的产生使人们能够观察到细胞骨架在铺展时的动态变化

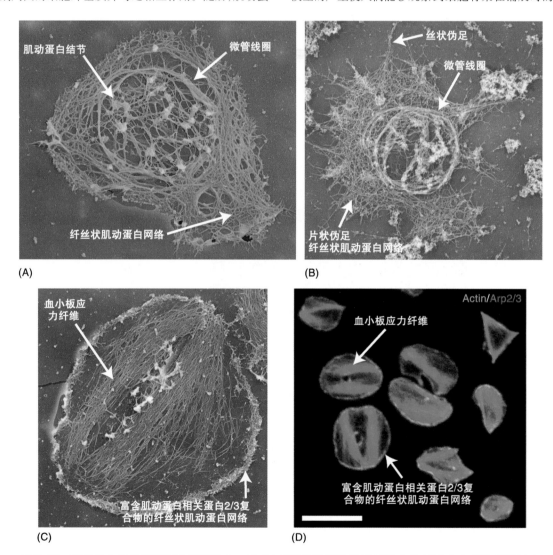

图3.12　**活化血小板的细胞骨架组织形式。**(A-C)扫描电子显微镜显示活化的铺展血小板的肌动蛋白和微管组织形式。激活后,血小板组装许多肌动蛋白丝,形成肌动蛋白结节、丝状伪足中的束状肌动蛋白丝和三维树突肌动蛋白网驱动的片状伪足形成,一起驱动铺展过程。随后肌动蛋白被组织成血小板应力纤维,在铺展血小板外围周围形成富含肌动蛋白相关蛋白2/3(Arp2/3)的纤丝状肌动蛋白网络环。细胞松弛素可阻断这些肌动蛋白网络的形成,因此这些肌动蛋白网络是在活化后形成的。在图像(A)和(B)中,可以在细胞的中心看到残留的微管线圈。(D)纤丝状肌动蛋白(绿色)和Arp2/3复合物(品红色)标记完全铺展血小板的免疫荧光图像,显示血小板应力纤维和富含Arp2/3的肌动蛋白网络。(放大倍数:A为×15 000,B为×10 000,C为×7 500。D图比例尺=10μm)(Panel A-C courtesy of Alice Pollitt and John Hartwig.)

纤丝状肌动蛋白 α-微管蛋白 合并

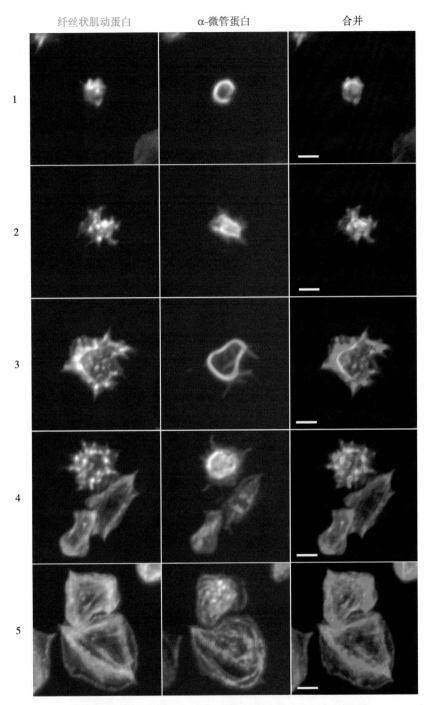

图 3.13 活化血小板铺展时的细胞骨架组织的变化。将血小板在涂有纤维蛋白原的表面上进行铺展,分别用鬼笔环肽染色标记纤丝状肌动蛋白和抗 α-微管蛋白标记微管。尽管存在血小板反应的变异性,但大多数血小板在激活和在表面上铺展时经历其细胞骨架重组中的几个关键阶段。阶段 1:血小板的黏附初始看到动态肌动蛋白结节的形成,对血小板黏附非常重要,特别是在剪切力下,对于第一个丝状伪足的产生大为重要。微管线圈仍在血小板周边,但有时可以看到略微扩张。阶段 2:血小板继续产生肌动蛋白结节和丝状伪足,这有助于血小板黏附并使细胞开始在表面上铺展。在这个阶段,可以看到微管线圈自身变形或开始扭曲。阶段 3:血小板开始形成片状伪足以在丝状伪足之间填充。随着血小板形成纤丝状肌动蛋白的树突状阵列,肌动蛋白结节的数量开始减少。微管线圈继续扭曲和变形,并且经常可以看到塌陷形成残留的中心线圈。阶段 4:到目前为止,血小板都以片状伪足为主,现在血小板开始形成应力纤维。这些应力纤维穿过铺展的血小板,支持铺展血小板形状。此阶段,微管线圈通常作为小的扭曲残余线圈存在并开始解聚。阶段 5:完全铺展的血小板通常主要含有应力纤维和再聚合的微管,在整个血小板中形成阵列。各阶段的持续时间和突出程度取决于激活信号的强度,如更强的刺激会让早期阶段进行得更快。比例尺 = 2.5μm

（例如，Lifeact-GFP 用于成像纤丝状肌动蛋白动态变化[247,248]；微管蛋白示踪素[42] 用于成像微管动态变化，见图 3.11）。此外，超分辨率显微镜的发展可以更好地理解细胞骨架重组过程和动力变化[247]（图 3.14）。

调控细胞骨架组装的信号

血小板的激活可触发若干信号转导途径，这些信号途径可直接调节细胞骨架，即磷酸肌醇、胞质游离［Ca²⁺］的增加和 Rho 家族小 GTP 酶的激活。

磷脂酰肌醇

几种血小板受体的活化导致磷脂酶和磷酸肌醇激酶（PI-kinase）的活化，磷脂酶和磷酸肌醇激酶可以代谢磷脂酰肌醇及其磷酸化衍生物并将其转化为几种不同的分子[11]。血小板从静息变为活化时质膜中磷酸肌醇的组成发生变化，随着血小板的完全活化，观察到特定的磷酸肌醇种类的进一步时间变化[249]。它们是血小板活化中非常强大的信号分子；而且有意思的是这些信号分子还能调控胞内游离 Ca²⁺（见下文）以及肌动蛋白的动态变化。磷脂酰肌醇通过与肌动蛋白结合蛋白的直接相互作用调节肌动蛋白结合蛋白的活性——通过将它们定位于质膜以参与肌动蛋白聚合，或通过调节 Rho 家族小 GTP 酶来实现[250]。

PI(4,5)P₂ 对肌动蛋白结合蛋白的正向调节作用

ERM 蛋白。调节肌动蛋白丝与质膜交联的埃兹蛋白（Ezrin）、根蛋白（Radixin）和膜突蛋白（Moesin）同属 ERM 家族，由 4,5-二磷酸肌醇［PI(4,5)P₂］募集到质膜。这种募集增强了如 ROCK 等激酶介导的苏氨酸磷酸化，使得 ERM 蛋白形成打

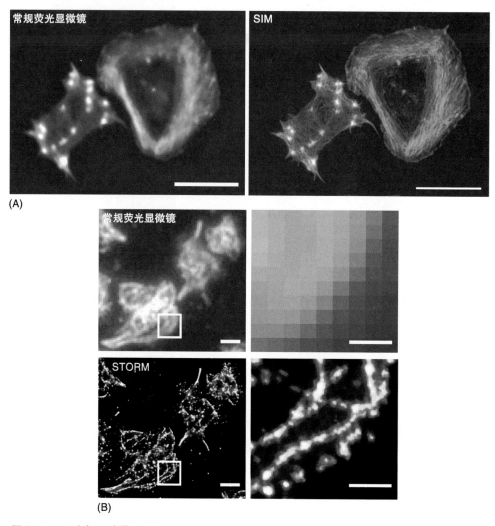

图 3.14　血小板细胞骨架的超分辨率成像。（A）人血小板在纤维蛋白原上铺展，固定后使用鬼笔环肽标记纤丝状肌动蛋白，并使用常规荧光显微镜（左图）和结构光学显微镜（SIM）（右图）成像。即使将常规荧光显微镜的图像进行加强处理，由于衍射极限，肌动蛋白组织的细节也会丢失。然而，使用 SIM，可以显示低于衍射极限的纤丝状肌动蛋白组织的细节结构，以及可视化的其他细节（比例尺 =5μm）。（B）人血小板在纤维蛋白原上铺展，使用抗 α-微管蛋白标记微管，并使用常规荧光显微镜（上图）和随机光学重建显微镜（STORM）（下图）成像。右侧图像为左侧图像中的方框区域的放大图。单分子定位技术（如 STORM）允许在 10~50nm 分辨率下进行超分辨率成像，从而为样品提供优异的结构细节（比例尺在左侧图像中为 5μm，在右侧图像中为 400nm）（STORM images provide courtesy of Abdullah Khan.）

开的活性构象,从而增强肌动蛋白-膜连接[251]。

WASP/WAVE。成核促进因子 Wiskott-Aldrich 综合征蛋白 (Wiskott-Aldrich syndrome protein,WASP) 和 WASP 家族 verpro-lin-同源蛋白(WASP-family verprolin-homologous protein,WAVE) 调节 ARP2/3 复合物的活性和定位并调节肌动蛋白多聚化。它们通过 Rho 家族小 GTP 酶(例如 cdc42 或 Rac1)和 PI(4,5)P$_2$ 与其基本区域的结合而活化,从而可以时空调节新肌动蛋白丝的从头合成[100,252,253]。

踝蛋白和纽蛋白。踝蛋白(talin)和纽蛋白(vinculin)是肌动蛋白结合蛋白,对于在黏附位点将肌动蛋白骨架连接到整合素上是重要的。两种蛋白质均可通过与 PI(4,5)P$_2$ 结合而活化,使得细胞黏附增强[89,99]。

血影蛋白。如上所述,血影蛋白是膜细胞骨架的关键组分,对于稳定血小板质膜至关重要。血影蛋白与磷酸肌醇的结合有助于调节其与质膜的结合,因此血影蛋白对于调节膜稳定性是重要的[254,255]。

PI(4,5)P$_2$ 对肌动蛋白结合蛋白的负向调节作用

刺端加帽蛋白。凝溶胶蛋白(gelsolin)和加帽蛋白 Z (CapZ),都是通过与 PI(4,5)P2 结合而调节的,以防止肌动蛋白单体向现有细丝结构的添加。与磷脂酰肌醇结合会抑制这些刺端加帽蛋白,或阻止它们添加到游离的刺端,或促进它们从肌动蛋白丝解离,使刺端可用于聚合。[256-258]。

肌动蛋白解聚因子/丝切蛋白。肌动蛋白解聚因子(actin depolymerizing facor,ADF)/丝切蛋白(cofilin)是一种小的肌动蛋白结合蛋白,可以与现有的肌动蛋白丝相互作用并诱导解聚。ADF/cofilin 与 PI(4,5)P$_2$ 的结合抑制了这种活性[259]。

肌动蛋白单体分离。肌动蛋白单体分离蛋白如前纤维蛋白在肌动蛋白聚合的调节是重要的。前纤维蛋白与 PI(4,5)P$_2$ 的结合可以抑制其对肌动蛋白解离的作用,并有助于肌动蛋白聚合[260,261]。

细胞内游离钙

在静息血小板中,血小板内游离钙([Ca^{2+}])的浓度维持在约 0.1μmol/L。血小板激活后,通过两个步骤从致密小管系统 (DTS) 释放和胞外获取 Ca^{2+},然后 DTS Ca^{2+} 耗竭,血小板内 Ca^{2+} 可增加到高达约 1μmol/L 或更高(第 18 章)。通过磷脂酶 C 的作用由 PI(4,5)P$_2$ 产生的肌醇三磷酸(IP$_3$)是从 DTS 释放 Ca^{2+} 的关键信号[262]。增加的游离[Ca^{2+}]对于激活许多调节细胞骨架功能的蛋白质是重要的。抑制血小板活化时正常的瞬时钙变化可阻止血小板从盘状变成球形,并导致骨架重组异常[131]。

Rho 家族 GTP 酶

几种血小板受体下游的信号转导途径可引起小 GTP 酶蛋白的活化。Rho 家族小 GTP 酶(Rho GTPases)的成员对细胞骨架的调节和组织非常重要,其中 RhoA、Rac1 和 Cdc42 是在许多细胞类型(包括血小板)中研究最广泛的[263,264]。Rho GTP 酶在整合来自多种途径的信号以引发多种细胞反应中起关键作用,其通过以下方式实现:①通过一系列鸟嘌呤核苷酸交换因子(GEF)和 GTP 酶活化蛋白(GAP)分别调控小 GTP 酶的开启和关闭;以及②与多种效应分子相互作用以调节细胞反应[263,264]。与许多其他肌动蛋白结合蛋白一样,Rho GTP 酶活性可被磷脂酰肌醇调节[250]。磷脂酰肌醇可通过活化 GEF 和 GAPS 并将它们募集到质膜[如 Rac1 GEF Vav1 和 Sos 被 PI 激活(4,5)P$_2$[265]]或者直接与 GTP 酶结合调节 Rho GTP 酶的活性[266]。

因此,磷脂酰肌醇的快速产生、胞质游离[Ca^{2+}]的增加和血小板活化后 Rho 家族 GTP 酶的激活可以对静息血小板细胞骨架的重组进行精细的空间和时间控制,支持血小板形变、黏附和铺展,对于正常的血小板功能至关重要(图 3.15)。

血影蛋白膜骨架的变化

在血小板活化期间,血小板从盘状到球形的变化、丝状伪足和片状伪足的产生以及颗粒分泌需要膜骨架发生重排。目前已经观察到,血小板在表面铺展时,血影蛋白会被集中到血小板中间,且内收蛋白不再与细胞骨架结合[54]。膜骨架的重

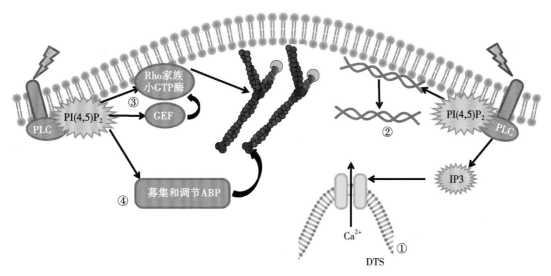

图 3.15　**控制细胞骨架组装的信号。**示意图显示血小板活化时肌动蛋白和血影蛋白骨架调节的一般途径。质膜磷脂产生 PI(4,5)P$_2$ 和 IP3 可以调节血小板细胞骨架的以下几个方面:①从内部储存释放钙;②减弱血影蛋白与质膜的结合,促进其重组;③激活 Rho 家族小 GTP 酶并将其募集至质膜;④通过募集和激活肌动蛋白结合和调节蛋白

组可能由于许多不同的因素导致。首先,血小板活化时发生的磷脂酰肌醇的变化可能减弱血影蛋白与质膜的结合并促进血影蛋白重组。血小板形变时肌动蛋白骨架变化可能能够很好地促进血影蛋白重组(参考"微管骨架的变化"部分)。其次,α-内收蛋白磷酸化模式发生变化;其 Thr^{446} 位点被 ROCK 磷酸化时,α-内收蛋白更倾向于与肌动蛋白和血影蛋白骨架结合[56]。然而,当血小板活化时,α-内收蛋白 Ser^{726} 位点被蛋白激酶 C(protein kinase C,PKC)磷酸化,此时 α-内收蛋白不再与纤丝状肌动蛋白和血影蛋白结合,从而促进膜骨架的解体[54-56]。第三,有证据表明血小板激活期间血影蛋白和 α-内收蛋白都被钙蛋白酶(calpain)切割,尽管人们对 α-内收蛋白被切割提出疑问[54,55,107]。有趣的是,α-或 γ-内收蛋白敲除小鼠血小板表型正常,可能有其他蛋白质补偿了内收蛋白的缺陷[267,268]。无论具体机制如何,显然铺展血小板膜形状的改变需要膜骨架发生重组。

微管骨架的变化

如上所述,血小板微管骨架是维持静息血小板的盘状形状的主要因素。因此,血小板由盘状向球形转变时,微管的分布或组织需要在血小板激活时改变。

最初认为微管圈在血小板活化时迅速解聚。然而,通过电子显微镜观察活化血小板中的微管显示,在铺展血小板中心周围存在紧密微管圈。此外,这些研究还表明,用紫杉醇稳定微管线圈防止微管解聚对血小板活化、聚集或铺展没有影响[269-271]。现在通常认为血小板活化期间,微管线圈在断裂和解聚之前被压缩到血小板中心[40]。然而,这被认为是由于微管圈的收缩。最近,通过用荧光微管蛋白跟踪染料标记的血小板的活细胞成像很好地证明了在血小板活化时,微管线圈在形成中心线圈之前先发生了扩张[42,272]。在静息血小板中,微管线圈受驱动蛋白(kinesin)和动力蛋白(dynein)的影响,这两种蛋白起拮抗作用使微管相对于彼此没有相互移动。激活后,细胞溶质游离[Ca^{2+}]的增加增强了动力蛋白活性并降低了驱动蛋白活性,这意味着线圈中的微管相互移动导致微管延伸[42]。由于血小板内的空间有限,延伸的微管折叠并卷入活化血小板的中心,从而使血小板呈球形(图 3.11 和 3.13)。该过程已在悬浮和表面激活的血小板中得到证实,需要完整的肌动球蛋白骨架,可能是为了锚定动力蛋白以允许滑动[42,273]并且该过程依赖于 ROCK 信号传导[274]。在铺展的后期阶段,动态微管发生聚合,这些动态微管可能从血小板的中心辐射出来并且可能从 γ-微管蛋白或通过切断现有的微管成核[40]。尽管这些微管可能有助于提高血小板对抗剪切的机械抗性,但它们在铺展血小板中的确切功能仍不清楚。并且已证明微管重组有助于血小板活化时的颗粒分泌(第 19 章)。

重组微管线圈的能力似乎与 α-微管蛋白的翻译后修饰有关,包括乙酰化(Lys40)和酪氨酸化(在 C 末端酪氨酸)。稳定的微管是乙酰化的并且是去酪氨酸化的,而动态变化的微管是酪氨酸化和去乙酰化的[275,276],而且微管运动活性可以通过微管的乙酰化状态来调节[277]。静息血小板含有乙酰化和酪氨酸化微管的混合物[40],当血小板活化时,HDAC6 介导微管去乙酰化。对 HDAC6 敲除血小板的研究表明,去乙酰化对于血小板铺展不是必需的,但确实改变了血小板动态变化过程[278,279]。

因此,微管的翻译后修饰可能有助于调节血小板活化时的微管动态变化。最后,最近证明缺乏微管末端结合蛋白 CLASP2 的血小板在流动时不能黏附于胶原蛋白[45];但是这是由于该蛋白在血小板活化中起作用还是由于血小板的产生障碍尚不清楚。表 3.1 是调节微管组织和动态变化的蛋白列表。

肌动蛋白骨架的变化

初始形变

除了上述膜骨架和微管线圈的重组之外,在血小板活化时看到的从盘状到球体的变化的主要原因是血小板肌动蛋白骨架的重组。这种重组是通过激活凝溶胶蛋白引发的[77,131]。凝溶胶蛋白是血小板中丰富的肌动蛋白结合蛋白,最初被发现是由于凝溶胶蛋白能够引起胞质钙依赖的从凝胶向溶胶的转变[78]。在没有钙的情况下,该蛋白呈现闭合构象,此时不与肌动蛋白结合。在钙与凝溶胶蛋白结合后,该分子呈现能够与纤丝状肌动蛋白结合的开放的活性构象;这一过程分为两步:肌动蛋白结合区先沿着肌动蛋白丝方向与刺端结合,随后嵌入细丝。这种结合的作用是使凝溶胶蛋白切断肌动蛋白丝并保持与新形成的刺端结合,从而阻止肌动蛋白单体的添加或去除[76],有研究表明这种相互作用是可逆的[280],说明一些新形成的肌动蛋白丝刺端可发生多聚化。据估计,凝溶胶蛋白介导的静息血小板细胞骨架的切断可使肌动蛋白丝和刺端增加 5~10 倍。结合上述,微管线圈的变化以及纤丝状肌动蛋白网络(与膜骨架紧密相连)的切断使得血小板在活化时从盘状变为球形[77]。

肌动蛋白单体的螯合

肌动蛋白单体通常不在细胞中单独存在。它们通常与许多单体螯合蛋白中的一种结合;在血小板中,发挥这种作用的两种主要蛋白质是 β4-胸腺素(β4-thymosin)和前纤维蛋白[90,281]。β4-胸腺素对肌动蛋白单体的亲和力比纤丝状肌动蛋白尖端高,但是比刺端低,因此它可以有效地将肌动蛋白单体添加到暴露的肌动蛋白丝刺端[282]。前纤维蛋白也能够结合肌动蛋白单体,亲和力介于与刺端和尖端的亲和力之间[283,284];然而,与倾向于 ATP 结合的肌动蛋白的 β4-胸腺素不同[282],前纤维蛋白可以结合 ADP 和 ATP 结合的肌动蛋白,促进 ADP 对 ATP 的交换,有效地重置肌动蛋白单体以添加到肌动蛋白丝刺端[285]。还有证据表明前纤维蛋白和 β4-胸腺素可以相互作用以维持与两种螯合蛋白结合的肌动蛋白库[286],但这在血小板中尚未得到证实。

在静息血小板中,大量 ATP-肌动蛋白单体与 β4-胸腺素和前纤维蛋白结合,由于 β4-胸腺素表达丰度高,因此 β4-胸腺素-肌动蛋白单体在血小板中是最多的。当血小板被激活时,这种肌动蛋白单体对于肌动蛋白的快速多聚化是重要的;与静息血小板相比,活化血小板的纤丝状肌动蛋白含量增加一倍。这种多聚化的发生是由于通过去帽或从头合成使可用的肌动蛋白丝刺端增加[57,58,131,287],这两者都发生在活化的血小板中。最近对前纤维蛋白缺乏的血小板的研究发现,血小板激活时纤丝状肌动蛋白的多聚化减少,但只是轻微的减少[86]。然而,这些血小板中前纤维蛋白缺乏主要影响微管稳定性,这表明前纤维蛋白除了调节肌动蛋白多聚化外,还间接影响肌动蛋白和微管骨架之间的相互作用。使用双解丝蛋白(twinfilin)敲除小鼠证实了双解丝蛋白作为保守的肌动蛋白单体结合蛋白的作用[87]。双解丝蛋白敲除导致静息和活化血小板的体积均轻微增大以及纤丝状肌动蛋白含量增加，与双解丝蛋白能够调节血小板皮质肌动蛋白单体库一致[94]。

肌动蛋白丝刺端的去帽

在静息血小板中，大部分凝溶胶蛋白不与肌动蛋白结合[76,280]，表明其他蛋白质负责肌动蛋白丝刺端的加帽。如上所述，肌动蛋白丝被 CapZ 或内收蛋白加帽。在盘状到球状的转换中，由于凝溶胶蛋白介导的细丝切割被激活，尽管其中大部分仍然被凝溶胶蛋白加帽，但刺端的数量明显增加。因此，血小板形变后随即发生的是，虽然血小板具有显著增加的刺端数量，但是其中许多仍被 CapZ、内收蛋白或凝溶胶蛋白加帽。

凝溶胶蛋白。 结合到肌动蛋白丝的刺端的凝溶胶蛋白（Gelsolin）可以通过与 PI(4,5)P_2 结合而被释放[258]。由于血小板中磷脂酰肌醇的变化，大部分结合的凝溶胶蛋白分子从肌动蛋白丝中释放出来，产生大量可用于聚合的游离刺端。解离的时间与活化血小板中最大肌动蛋白丝伸长的时间相关。

加帽蛋白 Z。 血小板活化时，加帽蛋白 Z（CapZ）在调节血小板肌动蛋白丝刺端可用性方面的作用并非简单的从刺端解离。最初，由于 PI(4,5)P_2 的结合，CapZ 很快从一些肌动蛋白丝中释放出来[256,288]。然而，之后与肌动蛋白丝刺端结合的 CapZ 的量实际上是增加的[62]。这些观察结果可以通过以下事实来解释：CapZ 可以在新形成的肌动蛋白丝刺端加帽，这些新形成的肌动蛋白丝刺端来源于凝溶胶蛋白的解离或从头合成产生。实际上，已经计算出活化血小板中的肌动蛋白丝形成速度可以产生出足够的细丝，这些增加的肌动蛋白丝能够解释 CapZ 与细胞骨架结合的增加[62]。因此，CapZ 的作用可能实际上是限制肌动蛋白丝生长，而非简单的促进其生长。

内收蛋白。 如上文对膜骨架重组所述，在血小板活化时，内收蛋白（Adducin）Ser^{726} 位点可被 PKC 快速磷酸化。随后内收蛋白从肌动蛋白丝刺端解离从而为细丝的延伸提供刺端。因此内收蛋白和凝溶胶蛋白解离似乎在起始肌动蛋白丝伸长过程中起主要作用，驱动血小板丝状伪足的形成和铺展。

血管扩张刺激磷蛋白。 血管扩张刺激磷蛋白（vasodilator stimulated phosphoprotein，VASP）是肌动蛋白结合蛋白的 Ena/VASP 家族的成员，在血小板中表达，并且在肌动蛋白动态变化的调节中起重要作用。尽管 VASP 功能复杂，但是它通常被描述为一种抗加帽和抗分支蛋白，可以与肌动蛋白丝的刺端结合，使其免于被加帽蛋白封闭，同时仍然允许聚合[289,290]。在静息血小板中 VASP 可被蛋白激酶 A（protein kinase A，PKA）和蛋白激酶 G（protein kinase G，PKG）磷酸化，活性降低[96,291]。最近已经证明，RhoA 下游的 PKD1 的磷酸化激活 VASP[292]，但这是否发生在血小板中尚不清楚。无论如何，在血小板活化时，PKA 和 PKG 信号的丧失允许 VASP 活化。VASP 敲除小鼠显示出血小板活化的增强和体内血小板黏附的增强，这与 VASP 在静息血小板中的负调节作用一致[95,97]。

肌动蛋白丝的生成

尽管现有肌动蛋白丝的切断和脱帽可以提供初始阶段的肌动蛋白聚合以驱动早期血小板铺展，但是新肌动蛋白丝的产生是铺展所必需的。实际上，二者是相互联系的，并且从头聚

合需要凝溶胶蛋白介导的切断和脱帽活性[58]。肌动蛋白丝的从头生成还为血小板提供空间和时间调控，以根据正常细胞功能的需要合成和组织肌动蛋白丝。在能量上是不利于从肌动蛋白单体开始形成肌动蛋白丝；然而，一旦形成肌动蛋白核（三聚体），聚合即可快速进行。细胞具有几种可以模仿肌动蛋白核并将肌动蛋白单体聚集在一起以促进聚合进行的蛋白质。血小板中主要的肌动蛋白成核蛋白是 Arp2/3 复合物和形成蛋白（formin）家族成员。

Arp2/3 复合物。 Arp2/3 复合物是一种由七个蛋白组成的复合物，含有两种肌动蛋白相关蛋白：Arp2 和 Arp3[293]。当被激活时，这两种蛋白质模仿肌动蛋白二聚体的形状，并与成核促进因子（含有 WCA 结构域的蛋白质，例如 WASP 和 WAVE）相互作用，这导致 Arp2/3 复合物的构象变化并使肌动蛋白单体与 ARP2/3 二聚体紧密结合[294]。因此，形成肌动蛋白核，其允许随后新形成的肌动蛋白丝的快速伸长，并且 ARP2/3 复合物保持与末端结合，保护其免于解聚。已知 Arp2/3 复合物催化肌动蛋白分支网络的形成。这背后的机制曾备受争议，但现在很清楚，Arp2/3 复合物沿着现有肌动蛋白丝的侧面结合，并在与原丝约 70° 处形成 Y 形分支[130,294]。除了它们将肌动蛋白单体带入复合物中的作用之外，含有 WCA 结构域的蛋白质对于 Arp2/3 复合物的活化和定位也是重要的。非活性 WASP 的 C 末端 VCA 结构域与氨基末端结合，呈闭合构象。WASP 还含有 Cdc42 结合的 CRIB 结构域和 PH 结构域。Cdc42 和 PI(4,5)P2 与这些结构域的结合激活 WASP，在需要[101]肌动蛋白聚合的区域将其定位于质膜并与 Arp2/3 复合物结合。

Arp2/3 复合物在血小板中高表达，在静息血小板中约 30% 的 Arp2/3 复合物与肌动蛋白细胞骨架相连，在活化血小板中增加至超过 80%。此外，在铺展血小板中 Arp2/3 复合物重新分布到细胞周围，即肌动蛋白聚合增加的区域[57]。另外，使用破膜剂处理过的血小板和 Arp2 抗体的研究证明，在血小板活化时肌动蛋白的快速聚合需要 Arp2/3 复合物[295]。这些最初的研究最近已通过对小鼠和人血小板的研究得到完善。缺乏 Arp2 蛋白的小鼠血小板，表达约 5% 的正常 Arp2/3 复合物，在激活时表现出铺展缺陷[60]。在人类中，已经鉴定出了一些缺乏 Arp2/3 的造血特异性 ArpC1B 亚基表达的家族，ArpC1B 缺乏导致其血小板中几乎完全缺乏功能性 Arp2/3 复合物，并且在激活时铺展减弱[59]。然而，在所描述的小鼠和人类模型中，血小板仍然能够被激活，并且在小鼠模型中，Arp2 蛋白缺乏并未对止血产生不利影响。

尽管 WASP 和 WAVE 都是 Arp2/3 复合物的有效激活剂[296]，WASP 和 WAVE-1 和-2 均在血小板中表达[297-299]，但这些蛋白在血小板铺展和肌动蛋白聚合中的作用尚不清楚。从其他类型细胞来看，人们认为位于 Cdc42 下游的 WASP 负责血小板丝状伪足的形成，位于 Rac1 下游的 WAVE 则负责片状伪足的形成[300]。然而，据广泛报道，WASP 缺陷型血小板可产生丝状伪足，并且可相对正常地铺展，而且肌动蛋白聚合几乎没有减少[57,301,302]。有趣的是，缺乏 WASP 相互作用蛋白（WIP）的血小板也失去了 WASP 的表达，使其成为 WASP/WIP 双敲除血小板。然而，虽然这些血小板被 GPⅥ激动剂激活时肌动蛋白聚合减少（与 WASP 敲除血小板相比），但当被凝血酶激活时肌动蛋白聚合正常[103]。最近 Poulter 等人[247]发现 WASP

依赖的肌动蛋白聚合,特别是肌动蛋白结节,可能对血小板聚集体的稳定性很重要,Kim 等人[303]研究了 WASP 在血小板分泌中的作用。同样地,尽管缺乏 WAVE 的血小板确实在某些激动剂(例如,GP Ⅵ)下游形成片状伪足的能力降低,但当被其他激动剂激活时,这些血小板仍然能够正常铺展[304,305]。总之,这些研究表明 WASP 和 WAVE 依赖的肌动蛋白聚合在活化的血小板细胞骨架的功能,比简单的快速引起肌动蛋白聚合起着更微妙的作用。对皮质蛋白和 HS1 的研究也观察到了类似的现象。皮质蛋白和 HS1 是肌动蛋白结合蛋白,二者相互作用并调节 WASP 和 Arp2/3 复合物。在血小板活化时两种蛋白质都可被磷酸化并转移至细胞骨架[66,67,79,306]。然而,单独敲除或同时敲除 HS1 和皮质蛋白,血小板铺展和肌动蛋白聚合均正常[68,80],尽管已经证明 HDAC6 介导的皮质蛋白乙酰化在人巨核细胞中的肌动蛋白重组和前血小板形成中起作用[307]。

形成蛋白　脊椎动物形成蛋白(Formin)是由 15 种蛋白质组成的家族,是肌动蛋白丝的成核复合物和延伸因子。形成蛋白的核心成分是 FH1 和 FH2 结构域;两个 FH2 结构域形成环结构,可以高亲和力结合肌动蛋白丝的刺端,而 FH1 结构域可以结合前纤维蛋白-肌动蛋白复合物[72,73]。形成蛋白有效地使多个前纤维蛋白结合的肌动蛋白单体相互靠近以形成三聚体,并保持在新形成的刺端结合。另外,形成蛋白 FH2 结构域可以帮助稳定自发形成的肌动蛋白二聚体和三聚体以促进肌动蛋白聚合。该过程可以通过成核促进因子的作用来增强,成核促进因子有助于形成蛋白与肌动蛋白单体的相互作用[308]。此外,形成蛋白通过其加帽功能驱动这些肌动蛋白丝的快速伸长[73],这使单体添加到刺端,同时被形成蛋白"加帽"。虽然形成蛋白可能与 Arp2/3 复合物共同介导丝状伪足和片状伪足的形成,但与 Arp2/3 复合物不同,形成蛋白成核的是线性而非分枝的肌动蛋白丝,并与丝状伪足和应力纤维的形成有关[73]。此外,形成蛋白还具有微管结合功能,显示了它们在肌动蛋白和微管细胞骨架交互中的作用。

由于形成蛋白 N-和 C-末端 DID 和 DAD 结构域之间的相互作用,它们以自身抑制状态存在。与 Arp2/3 复合物不同,已显示形成蛋白被 Rho 家族 GTP 酶和磷酸化直接激活,并不一定需要额外的成核促进因子[73,309,310]。血小板中形成蛋白的作用不如 Arp2/3 复合物明确,并且由于血小板表达多种形成蛋白(mDia1,Daam1,Fhod1,加上小鼠中的 Inf2)而变得复杂[75,311]。已显示 Fhod1 在活化的血小板中以 Rho 激酶依赖性方式强烈磷酸化,最大磷酸化与最大肌动蛋白聚合的时间一致[75]。另外,从血小板裂解物中分离的 mDia1 和 Daam1 都能够以 Rho 依赖性方式驱动肌动蛋白聚合,其中 mDia1 比 Daam1 更为有效[311]。然而,缺乏 mDia1 表达的血小板铺展或肌动蛋白重组并没有减少[75],可能由于其他形成蛋白成员的功能补偿。最近报道人 mDia1 的功能获得性突变可引起巨血小板减少症,并且在活化的血小板中铺展和肌动蛋白重组轻微减少[74]。此外,这种突变也改变了血小板微管的稳定性,再次强调了肌动蛋白和微管蛋白细胞骨架之间的相互作用依赖于前纤维蛋白和 mDia1 之间的相互作用。然而,在血小板激活和铺展期间,形成蛋白在肌动蛋白聚合中的作用仍未完全弄清。

肌动蛋白丝的更新
肌动蛋白动力学的一个重要组成部分是能够更新现有的

肌动蛋白丝并回收肌动蛋白单体。该功能可以通过切断肌动蛋白丝(例如,通过凝溶胶蛋白的作用)和从旧丝中除去 ADP 结合的肌动蛋白单体来进行。后一种功能通过 ADF/丝切蛋白(Cofilin)实现[65]。丝切蛋白可以与 ADP-纤丝状肌动蛋白结合并诱导细丝的切断和肌动蛋白单体从细丝的解离,引起肌动蛋白丝解聚[65,312]。丝切蛋白的活性可被磷酸化和与 PIP2 及其他蛋白质的结合调节[65];丝切蛋白 Ser3 位点磷酸化时无活性。研究表明,在静息血小板中,大部分丝切蛋白处于磷酸化状态,并在血小板活化后迅速去磷酸化,因此表明丝切蛋白在血小板铺展时肌动蛋白丝更新中的作用[64]。使用 ADF、丝切蛋白单敲除和 ADF/丝切蛋白双敲除小鼠更详细地剖析了这些蛋白质的作用。ADF 敲除血小板能够正常铺展,而丝切蛋白敲除血小板尽管肌动蛋白组织看起来正常,但是铺展反应延迟,并且纤丝状肌动蛋白聚合减少[63]。令人惊讶的是,ADF/丝切蛋白双敲除严重影响了血小板,血小板活化后纤丝状肌动蛋白含量不再增加[63]。这些结果突出了肌动蛋白丝更新在血小板铺展中的关键作用。

表 3.2 列出了调节血影蛋白和肌动蛋白组织和动力学的蛋白质,图 3.16 为血小板激活时细胞骨架变化示意图。

血小板血栓收缩

在原发性和继发性止血(初始血小板活化,凝血级联效应开始,凝血酶和纤维蛋白产生以及血栓形成)后发生血栓收缩。血栓收缩是止血的重要阶段,有助于防止进一步的血液流失,恢复血流流过潜在的闭塞性血栓,促进伤口修复;这是一个复杂的过程,涉及血小板、纤维蛋白原、凝血酶、纤维蛋白和因子 Ⅻa,它们共同作用以收缩凝块并减少其体积[313]。肌动蛋白细胞骨架是血小板力产生系统的重要组成部分。激活后,GP Ⅱb-Ⅲa 通过许多不同的蛋白质组分与肌动蛋白丝连接。这些包括踝蛋白(talin)、Kindler 综合征蛋白(kindlin)、细丝蛋白(filamin)、桩蛋白(paxillin)、斑联蛋白(zyxin)、α-辅肌动蛋白(α-actinin)、张力蛋白(tensin)白、膜突蛋白(moesin)和纽蛋白(vinculin)[88,314,315],这些由一系列信号传导通路所调节(第 12 章)。除此之外,最近的数据显示,肌动蛋白结节——动态纤丝状肌动蛋白的结构,存在于铺展的血小板中,这可能对感知和抵抗流动血液中的剪切力是重要的[247]。总之,整合素的活化以及与肌动蛋白细胞骨架连接的结果是,由肌球蛋白马达产生的力可以驱动凝块收缩和血小板聚集体的抗剪切能力。

血小板中表达的肌球蛋白(myosin)的主要形式是非肌肉肌球蛋白 ⅡA(nonmuscle myosin ⅡA)(肌球蛋白 Ⅱ),在人血小板中也表达了较少量的非肌肉肌球蛋白 ⅡB。肌球蛋白 Ⅱ 能够自发聚集形成包含多个肌球蛋白分子的双极阵列细丝[316]。肌球蛋白能够通过与肌动蛋白丝相互作用产生前伸力和收缩力[317]。肌球蛋白 Ⅱ 活性通过轻链 Thr^{18} 和 Ser^{19} 残基磷酸化而上调,这可以通过钙依赖性和非依赖性途径实现;通过 Ca^{2+}/钙调蛋白下游的肌球蛋白轻链激酶(myosin light chain kinase,MLCK)和通过 Rho GTP 酶活化下游的 Rho 相关激酶(Rho associated kinase,ROCK)磷酸化肌球蛋白 Ⅱ 轻链[84]。除了促进肌球蛋白的磷酸化外,这些通路还使肌球蛋白轻链磷酸酶失活,从而防止肌球蛋白分子失活[318]。在血小板活化后,肌球蛋白迅速活化并与肌动蛋白细胞骨架结合[82,319]。与微管线圈重组

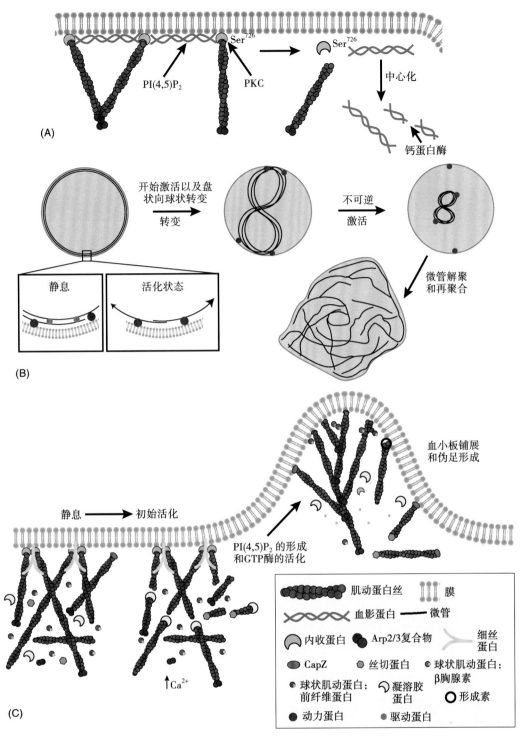

图 3.16 血小板活化后发生的细胞骨架变化。示意图显示了血小板活化后血影蛋白、微管和肌动蛋白细胞骨架中发生的一般变化。(A)血小板活化后,PI(4,5)P$_2$的产生减弱了血影蛋白与质膜的结合。随后内收蛋白 Ser^{726} 的磷酸化使其与血影蛋白和肌动蛋白解离,导致膜骨架解体。随后血影蛋白到血小板中央并被钙蛋白酶酶切。(B)在静息血小板中,微管线圈通过驱动蛋白(红色)和动力蛋白(蓝色)马达蛋白的拮抗作用来平衡。随着血小板活化,驱动蛋白活性通过细胞溶质[Ca^{2+}]的增加而降低,从而使微管彼此移动,驱动血小板扩展和形状从盘状到球形的变化。随着微管线圈继续扩展,它自行盘绕并最终解聚并形成在铺展血小板中观察到的微管网络。血小板活化后微管的脱乙酰化可能有助于调节这一过程[198];(C)静息血小板含有大量短纤丝状肌动蛋白丝,有助于为循环中的血小板提供结构支持。血小板激活后,细胞内游离[Ca^{2+}]的增加激活凝溶胶蛋白,并允许切断和封端该纤丝状肌动蛋白网络。丝切蛋白也被激活,以增强来自这些肌动蛋白丝的 G-肌动蛋白的周转。随后细胞内游离[Ca^{2+}]减少,PI(4,5)P$_2$的产生和 Rho 家族小 GTP 酶的激活驱动从肌动蛋白丝刺端去除凝溶胶蛋白和 CapZ,促进了肌动蛋白的聚合能力。细胞质中与 β-胸腺肽或前纤维蛋白结合的肌动蛋白单体,优先添加到正在生长的肌动蛋白丝的刺端。此外,Arp2/3 和形成蛋白的活化可以产生新的肌动蛋白丝,为丝状伪足、片状伪足和伪足形成提供前伸力。肌动蛋白丝也可以加帽以防止聚合,而且旧的肌动蛋白丝可以解聚和回收,以形成新的肌动蛋白丝。因此实现了对肌动蛋白聚合的严格的空间和时间控制。此外,肌动蛋白结合蛋白帮助纤丝状肌动蛋白组织成树突阵列或平行束以介导铺展、附着并提供对剪切应力的抵抗力

需要完整的肌动蛋白细胞骨架的观察结果一致[42]，目前已经证明钙依赖性和非依赖性肌球蛋白激活途径都是血小板正常形变所必需的[320,321]。

肌球蛋白和肌动蛋白在活化细胞中形成应力纤维，为细胞提供收缩力，并且已血小板中观察到这些现象。研究证明，肌动蛋白聚合和血小板铺展表面积不受 ROCK 或肌球蛋白 II 抑制的影响，因此肌球蛋白 II 的活化和收缩性是血小板铺展和聚集稳定性或完整性所必需的，而非铺展本身所需[83]。此外，肌动蛋白-肌球蛋白收缩在凝块收缩中也起重要作用[322,323]，也是血小板中细胞器分布[324]以及血小板颗粒的中心化和分泌所必需的[325]。最近有研究表明，前列环素和一氧化氮下游的 PKA 和 PKG 调节血小板应力纤维，这可能是限制血栓大小的重要体内调节途径[326-328]。

致谢

感谢伯明翰大学和英国心脏基金会（PG/15/114/31945）的支持。还要感谢 Natalie Poulter 博士对本文提供了重要的反馈意见，感谢 Zoltan Nagy 博士对蛋白质组学数据库的讨论，以及感谢 Abdullah Khan 先生为本文提供了 STORM 微管蛋白图像。特别感谢 Jim White 和 John Hartwig，他们是血小板领域的两位大师，他们为帮助我们了解和理解这些迷人的细胞做出了杰出贡献。他们的工作使我在撰写本章变得更加容易。特别是，我建议学生们回顾第 3 版中 Jim White 撰写的"血小板结构"一章，其中展示了 Jim 对该领域的贡献，以及令人惊叹的电镜照片，限于版面，这些电镜照片未在此版本中展示。

（闫荣 译，戴克胜 审）

扫描二维码访问参考文献

第 4 章　血小板糖生物学与血小板功能和寿命的调控

Silvia Giannini, Hervé Falet and Karin Hoffmeister

聚糖介绍

　　糖基化是蛋白质和脂质最常见的翻译后修饰之一。碳水化合物的结构参与了细胞-细胞相互作用和细胞黏附,宿主-病原体相互作用,免疫防御,固有和获得性免疫,以及募集中性粒细胞到组织损伤的部位。聚糖是凝集素的识别分子,与伴侣蛋白分子一起,在体内糖蛋白的折叠和跨细胞间隙的运输中发挥着重要的作用。糖胺聚糖,蛋白聚糖的寡糖链,参与细胞外基质的形成,由于生长因子高度特异性地结合细胞外基质,所以聚糖调节生长因子的活性[1]。最近的数据支持了聚糖在血小板功能和存活中的作用。本章节将重点介绍聚糖在血小板以

及血小板生成方面的功能。

N-和 O-连接聚糖

　　糖基序通过顺式-和反式-高尔基体依次添加到内质网(endoplasmic reticulum,ER),新合成的复合糖(糖蛋白,糖脂和蛋白聚糖)中(图 4.1)。本章我们将聚焦于聚糖在糖蛋白功能中的作用。修饰各种蛋白的糖链结构是由一套精确协调的等级系统完成的结果,这个系统由糖基转移酶(glycosyl-transferases,Glyco-T)、活化的糖供体和糖转运体组成,而糖转运体可以将糖供体跨膜运输到内质网和高尔基体的内腔。这个复杂的系统在糖蛋白中主要生成两类聚糖:N-和 O-连接聚糖。

　　N-聚糖影响了糖蛋白的许多性质,包括它们的构象、可溶性、抗原性、活性和对聚糖结合蛋白的识别。复合型 N-聚糖在生长因子信号传递、发育和肿瘤进展中起了关键作用。N-聚糖合成缺陷会导致各种各样的人类疾病[1],包括出血障碍和凝血疾病,下面将讨论。N-聚糖通过 N-糖苷键共价连接在有天冬酰胺(Asn)残基蛋白质上。所有真核生物的 N-聚糖起始于 N-乙酰氨基葡萄糖(N-acetylglucosamine,GlcNAc)β1-Asn,共享一个共同的核心序列,即五糖甘露糖(Mannose,Man)α1-3(Manα1-6)Manβ1-4GlcNAcβ1-4GlcNAcβ1-Asn-X-Ser/Thr。它们被分为三种类型:①寡甘露糖型,其中只有甘露糖残基延伸核心;②复合型,以 GlcNAc"天线"延伸核心;③混合型,其中 Man 延伸核心的 Manα1~6 分支,而一个或两个 GlcNAc 延伸 Manα1~3 分支。N-聚糖的成熟是由进一步的加糖完成的,其将杂合的和支链 N-聚糖的有限组成部分转化成一系列广泛成熟的复合 N-聚糖,其过程包括①向 N-聚糖核心加糖,②通过加糖延伸分支 GlcNAc 残基,③延伸的分支上"加帽"。

　　脊椎动物 N-聚糖的核心修饰是将 α1~6 岩藻糖(Fuc)添加到 N-聚糖核心中 Asn 连接的 GlcNAc 上。大多数复杂和杂合的 N-聚糖是通过在起始的 GlcNAc 添加半乳糖(galactose,Gal)来延伸分支,从而产生普遍存在的结构单元 Galβ1~4GlcNAc,称为 2 型 N-乙酰乳糖胺或"LacNAc"序列(图 4.1)。依次添加 LacNAc 二糖产生串联重复序列,被命名为多聚乳糖胺(poly-LacNAc)。在 β1,3 连接中添加 Gal 就产生 1 型 LacNAc。N-连接的分支通常通过向复合的 N-聚糖分支中添加唾液酸、Fuc、Gal、GlcNAc 和硫酸盐来"加帽"。加帽糖通常是 α-连接,因此突出于 β-连接的 LacNAc 和 poly-LacNAc 分支,从而促进末端糖向凝集素和抗体呈递。

　　O-聚糖是通过 N-乙酰氨基半乳糖(N-acetylgalactosamine,GalNAc)模块利用 O-糖苷键共价 α-连接到丝氨酸/苏氨酸(Ser/Thr)羟基上。第一个糖从 UDP-GalNAc 转移至蛋白质中的丝氨酸或苏氨酸,启动了所有 O-GalNAc 聚糖的生物合成。添加到蛋白质上的第一个糖(GalNAc)形成了 Tn 抗原(GalNAc-

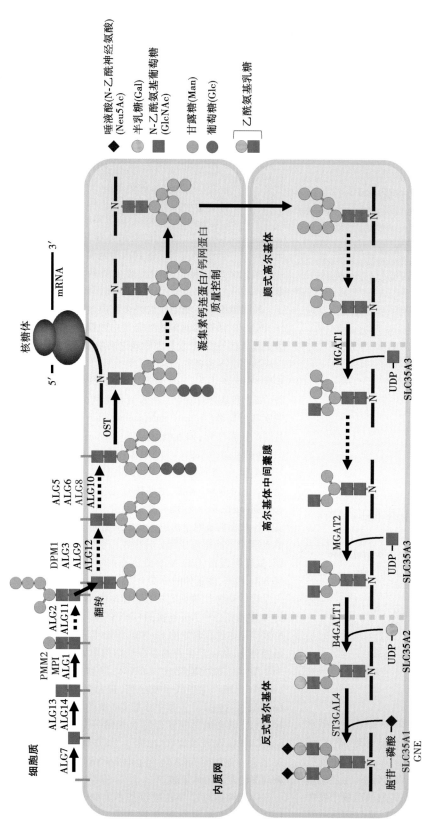

图 4.1 **多糖醇-P-P-GlcNAc2Man9Glc3 的合成及 N-聚糖的加工和成熟。**在内质网（ER）膜的细胞质面上，多萜醇磷酸盐（灰色条）从 UDP-GlcNAc 接收 GlcNAc-1-P 以产生 Dol-PP-GlcNAc（蓝色圆圈），在穿过膜翻转糖基（蓝色圆圈）。将成熟的 Dol-P-P-Glc3Man9GlcNAc2 聚糖转移至 Asn-X-Ser/Thr 序列，因为多糖的细胞质中合成并易位至 ER 中。转移后，ER 葡糖苷酶除去三个葡萄糖残基，ER 甘露糖苷酶除去一个甘露糖残基。这些反应与 ER 凝集素钙连蛋白（CANX）和钙网蛋白（CALR）辅助的糖蛋白折叠密切相关，决定糖蛋白是否继续到高尔基体或降解。对于大多数糖蛋白，在顺式高尔基体中除去甘露糖残基产生 Man5GlcNAc2Asn。GlcNAcT-Ⅰ（MGAT1）对高尔基体中间囊膜中 Man5GlcNAc2Asn 的作用启动了 N-聚糖的第一分支。α-甘露糖苷酶Ⅱ去除两个外部甘露糖残基，生成 GlcNAcT-Ⅱ（MGAT2）的底物。通过 UDP-半乳糖（SLC35A2）和 CMP-唾液酸（SLC35A1）转运体提供的半乳糖（黄色圆圈）和唾液酸（紫色菱形）的添加，在反式高尔基体中延伸得到的双天线 N-聚糖，以产生复杂的 N-聚糖。复杂的 N-聚糖可以含有比图中所示更多更的分支，包括附加在核心上的残基，附加的分支，用聚 N-乙酰氨基乳糖单元延伸的分支，以及不同的加帽结构。受先天性糖基化障碍而改变小鼠影响的反应用红色标出（Adapted from Varki et al. [1]）

Ser/Thr)。GalNAc 可以延伸出的糖包括 Gal、GlcNAc、Fuc 或唾液酸。共有四种常见的 O-GalNAc 聚糖核心结构,命名为核心 1 至核心 4 结构,而另外四种命名为核心 5 至核心 8 结构[1]。O-聚糖中最常见的结构是通过添加 α1,3 Gal 产生的核心 1,其可产生 T-抗原并且可以延长以产生更复杂的结构。黏蛋白型 O-聚糖可以是支链,而许多黏蛋白型 O-聚糖上的糖或糖的组合是抗原,包括血型抗原。

这些结构通常被称为黏蛋白型 O-聚糖。黏蛋白样糖蛋白高度 O-糖基化,普遍存在于细胞表面和体液的黏液分泌物中。由于高度糖基化模式和缺乏已知的达成一致的识别序列,O-聚糖残基通常难以预测,而它们在蛋白质结构中的识别位置仍然是一个挑战。表 4.1 列出了仅参与黏蛋白型 O-GalNAc 聚糖组装的 Glyco-T。参与 O-聚糖和 N-聚糖合成的酶以及它们在血小板生成、存活和功能方面的作用将在下面展开讨论。本章重点介绍末端糖基转移酶。

"聚糖糖帽"糖基转移酶

所有的聚糖残基都是由糖基转移酶(Glyco-T)催化添加的,这是一个构成 1%~2% 人类基因组的庞大的酶家族。Glyco-T,一个酶超家族,它们中的许多成员都位于细胞的高尔基体中,通过将单糖成分从活化的糖供体转移至受体分子来合成寡糖链,从而形成糖苷键。该家族以它们转移的糖成分命名,并根据供体和受体之间产生的连接进一步划分为亚家族。最近已有的数据表明,通过循环的糖基转移酶和血小板作为活化的糖核苷酸的特异性供体,可以在高尔基体外促进糖基化[2]。血小板的这种特殊功能(作为外源性糖基化的促进剂)将在下面进行讨论。

唾液酸转移酶以 α2,3-、α2,6-、或 α2,8-键添加唾液酸,促成聚糖结构的末端以及细胞表明糖脂和糖蛋白功能[3-5]。这些酶,最终的"加帽酶",利用核苷酸单磷酸糖 CMP-唾液酸作为供体。二十一种唾液酸转移酶已被鉴定,并且根据受体结构和它们形成的糖键类型加以区分。例如,一组唾液酸转移酶将唾液酸以 α-2,3 键连接到 Gal,而其他唾液酸转移酶以 α-2,6 键连接到 Gal 或 GalNAc。一种特殊类型的唾液酸转移酶将唾液酸以 α-2,8 键连接到其他唾液酸单元中,形成的结构称为多唾液酸[1]。

表 4.1　影响人和小鼠血小板生成和功能的糖基化代谢途径中主要酶和蛋白

蛋白/酶	基因	先天性糖基化异常	人	小鼠
细胞质				
磷酸甘露糖突变酶 2	PMM2	I a	血小板减少症	—
甘露糖-6 磷酸异构酶	MPI	I b	血栓形成	—
UDP-N-乙酰氨基葡萄糖 2-差向异构酶/N-乙酰甘露糖激酶	GNE	—	血小板减少症	—
内质网				
磷酸杜立醇甘露糖基转移酶亚基 1	DPM1	I e	血栓形成	—
杜立醇焦磷酸 Glc1Man9GlcNAc2α-1,3 葡萄糖基转移酶	ALG8	I h	血小板减少症	—
钙网蛋白(ERP60)	CALR	—	血小板增多症,骨髓纤维化	—
高尔基体				
保守的寡聚高尔基复合体亚基 4	COG4	II j	血小板减少症	—
保守的寡聚高尔基复合体亚基 7	COG7	II e	血小板减少症	—
α-1,6-甘露糖基糖蛋白 β-1,2-N-乙酰氨基葡萄糖基转移酶 2	MGAT2	II a	出血	—
CMP-唾液酸转运蛋白	SLC35A1	II f	血小板减少症	—
GDP-岩藻糖转运蛋白	SLC35C1	II c	P 选择素(CD62P)	—
核心 1 β-1,3-半乳糖转移酶 1	C1GALT1	—	—	血小板减少
核心 1β-1,3 半乳糖基转移酶 1-特异性伴侣 1	C1GALT1C1	—	—	血小板减少
核心 2 β-1,6-N-乙酰氨基葡萄糖转移酶	GCNT1	—	Wiskott-Aldrich 综合征	—
高尔基体和细胞外区域和/或分泌的				
β-1,4-半乳糖转移酶 1	B4GALT1	II d	出血	血小板减少
β-半乳糖苷 α-2,3-唾液酸转移酶 1	ST3GAL1	—	—	血小板减少
β-半乳糖苷 α-2,3-唾液酸转移酶 4	ST3GAL4	—	—	血小板减少
β-半乳糖苷 α-2,6-唾液酸转移酶 2	ST6GAL2	—	Wiskott-Aldrich 综合征	—

CDG,先天性糖基化障碍。

半乳糖转移酶亚家族已鉴定的有 β1~4-(β4Gal-T)、β1~3-(β3Gal-T)、β1~6-(β6Gal-T)、α1~3-(α3Gal-T)和 α1~4-(α4Gal-T)。它们都利用尿苷-二磷酸-α-D-半乳糖(uridine-diphosphate-α-D-galactose，UDP-α-d-Gal)作为糖供体，但分别产生 β1~4-、β1~3-、β1~6-、α1~3-和 α1~4-键。β4Gal-T 家族由至少七个成员组成，即 Gal-T1 到 Gal-T7[6]，序列同源性为 25%~55%。每个亚家族成员以组织特异性的方式表达，且在寡糖受体特异性上表现出差异[7]。一些 β4Gal-T 亚家族成员的活性缺乏或改变与多种疾病相关，在下面会讨论。UDP-Gal:N-乙酰氨基葡萄糖 β-1,4-半乳糖糖基转移酶(β-1,4-galactosyl-transferase，β4Gal-T)是已知的，唯一一种将 Gal 从 UDP-Gal 转移到 N-聚糖复合物上的 N-乙酰氨基葡萄糖(N-acetylglu-cosamine，GlcNAc)而形成 LacNAc 的酶。在 β4Gal-T 亚家族成员中，β4Gal-T1 可能是研究最广泛的酶。β4Gal-T1 合成 Lac-NAc，从而为生物学相关的聚糖结构提供前体分子，包括唾液酸化 Lewis X(sialyl Lewis X，sLex)和唾液酸化的 Lex，它们分别包含 NeuAcα2→3Galβ1→4[Fucα1→3]GlcNAc 和 Neu-Acα2→3Galβ1→3[Fucα1→4]GlcNAc，是介导白细胞与血管内皮细胞和血小板相互作用的经典选择素配体[1]。

GlcNAc 转移酶家族中研究得最多的酶是 β-1,4-N 乙酰氨基葡萄糖基转移酶Ⅲ(β1,4-N-acetylglucosaminyltransferase Ⅲ，GlcNAc-Ⅲ)或 MGAT3，它催化二等分的 GlcNAc 结构，其结构是杂合或复杂 N-聚糖独有的修饰。这种结构被认为可以抑制 N-连接聚糖的延伸(即抑制 LacNAc 的形成)，从而影响包括整合素在内的许多受体的功能[8]。其他 GnT(GnT-Ⅳ、GnTV、GnT-Ⅸ)催化 N-聚糖分支的形成，而癌细胞中的 N-聚糖经常分枝化改变[205]。

岩藻糖基转移酶催化岩藻糖残基添加到 N-和 O-连接聚糖。α1,6 岩藻糖基转移酶8(α1,6 fucosyltransferase 8，FuT8)将 Fuc 添加到 N-连接聚糖上，形成所谓的"核心岩藻糖基化"，这是一种在癌症和炎症中常见的修饰[9,10]。α1,3 岩藻糖转移酶在造血系统中尤为重要，因为它们参与选择素配体唾液酸化 Lex(sLex)的合成[11]。

血小板生成、聚糖和糖基转移酶

血小板生成始于骨髓多能造血干细胞(multipotent hemato-poietic stem cells，HSC)分化为巨核细胞祖细胞，进而分化成巨核细胞。如第 2 章所述，巨核细胞经有丝分裂后成为多倍体。巨核细胞通过产生分隔膜系统(demarcation membrane system，DMS)来重组其细胞质，该系统是用于产生细胞质延伸(前血小板)膜的来源，将血小板释放到骨髓窦中。关于聚糖在血小板生成中的作用信息有限，大部分认知都来源于罕见的先天性糖基化障碍(congenital disorders of glycosylation，CDG)的描述或现有的小鼠模型(表 4.1)。

虽然聚糖在运输造血干/祖细胞(人 HSPC)以维持高效造血中的作用已经确立，但是它们在 HSC 向巨核细胞系分化中的作用尚不清楚。CD44 的一种特殊糖型，称为造血细胞 E-和 L-选择素配体(hematopoietic cell E-and L-selectin ligand，HCELL)，已在 HSPC 上鉴定为骨髓内皮细胞 E-选择素的强配体，是关键的归巢分子[12]。血管内皮细胞表达的 P-和 E-选择素在移植后 HSPC 归巢到骨髓中起了关键作用[13,14]。内皮细胞和 HSPC 之间相互作用，部分依赖于 HCELL 表达的 P-和 E-选择素配体的岩藻糖基化，P-选择素糖蛋白受体 1(P-selectin glycoprotein receptor 1，PSGL-1)和 HSPC。这一观点得到了数据的支持，数据表明，离体强化的表面岩藻糖基化能促进移植后脐带血来源的 HSC 归巢[15-19]。

选择性外酶标记(selective exo-enzymatic labeling，SEEL)利用重组的糖基转移酶和核苷酸-糖类似物来标记唾液酸化的细胞表面的 N-连接的糖蛋白。SEEL 标记的未分化和分化的人红白血病(human erythroleukemia，HEL)细胞的蛋白组学分析结果表明，在 HEL 细胞分化为巨核细胞期间，唾液酸化的细胞黏附分子包括整合素 β3 在内，在该细胞表面表达升高[20]。在巨核细胞分化过程中，核心岩藻糖基转移酶 8(fucosyltransferase 8，FUT8)的表达也会增加[21,22]。这两个结果都表明，在巨核细胞分化和成熟的过程中，完全唾液酸和岩藻糖化"盖帽"的糖蛋白的表达增加，从而可能有助于血小板的生成。这一观点得到了事实的支持，即 β4Gal-T1，这一合成 LacNAc 结构的主要酶，是小鼠产生血小板所必须的[23]。

巨核细胞表达多种糖基转移酶，好似预先考虑到这种大细胞的多核性质。在较小的，可能较少分化的巨核细胞中，高尔基体标志物(GM130)定位于细胞核附近。一旦巨核细胞变成多倍体并形成前血小板，高尔基体被重新组织成一系列分散的、分离的结构(大概是高尔基体前哨)，最终转移到新生的血小板[24]。人们很容易做出这样的推测，通过高尔基体前哨动态地使蛋白和脂类糖基化，是前血小板和血小板释放的必要条件。高尔基体材料包装进血小板，允许高尔基体选择性地释放酶和糖核苷酸，包括激活的 CMP-SA，以促进外在的，即高尔基体非依赖的糖基化[2,25,26]。

O-连接聚糖在血小板生成中的作用更多地建立在巨核细胞的功能和血小板的产生上。在 N-乙基-N-亚硝基脲(N-ethyl-N-nitrosourea，ENU)诱导突变的小鼠模型中[27]，血小板减少与核心 1-β1,3-半乳糖基转移酶(core1-β1,3-galactosyltransferase，C1GalT1)编码基因的点突变相关，其导致 321 位的氨基酸 Asn 被 Tyr 替换。C1GalT1 合成核心 1 双糖 Galβ1~3 GalNAc(或 T 抗原)。携带此突变(导致 C1GalT1 表达降低)的小鼠骨髓中巨核细胞数量正常，倍性有轻微增加，而电子显微镜显示其超微结构正常。由于在这些小鼠中血小板寿命正常，所观察到的血小板减少可能由于巨核细胞释放血小板缺陷[28]。同样，骨髓细胞 C1GalT1 基因可诱导的条件敲除小鼠(Mx1 Cre)，尽管完全分化的骨髓巨核细胞数量正常，但表现为巨细胞性血小板减少症。巨核细胞缺乏 C1GalT1，具有重度的前血小板的产生缺陷和 GPⅠbα 的表达降低，因此缺乏这个酶导致小鼠出现 Bernard Soulier 样的表型。

所有细胞中的糖蛋白 O-聚糖，都通过关键的高尔基体糖基转移酶 T 合成酶(核心 1 β3 半乳糖基转移酶)延长，将半乳糖添加到 GalNAcα1-Ser/Thr(Tn 抗原)，来产生核心 1 O-聚糖，即 Galβ1~3GalNAcα1-Ser/Thr，也称为 T 抗原[29]。活化的 T-合成酶二聚体形式的独特之处在于，它需要被称为 Cosmc 的 C1GalT1C1[30]，ER 中由 X-连锁 Cosmc 基因编码的一种必需的和特异的分子伴侣[29,31]。在缺乏 Cosmc 的细胞中，不表达活化的 T 合成酶，Tn 抗原不能延伸，细胞只能表达不常见的 Tn 抗原[32,33]。Tn 综合征患者，携带获得性造血细胞 X-连锁 Cosmc 基因突变，在所有谱系的血细胞亚群中都表现出了 Tn 抗原的嵌合表达[29,30,34]，并且可以发展为与改变的血小板糖基化相关的血小板减少症和贫血[34]。内皮细胞和造血细胞缺少 Cosmc 的小鼠围产期死亡率高，这是由于出血和巨细胞性血小板减少症。巨核细胞中的 Cosmc 特异性缺失的小鼠，有严重的血小板减少症，而缺少 Cosmc 的血小板由于蛋白水解增加会减少 VWF 受体 GPⅠbα 的表达[35]。这些研究揭示了 O-连接糖基化在血小板产生中的主要作用，尤其是将 O-聚糖与血小板生成的晚期以及巨核细胞释放血小板相联系了起来。O-糖基化如何调节血小板生成的具体机制，以及除 GPⅠbα 之外，还有哪些携带必需的 O-连接聚糖的糖蛋白参与这一过程，仍有待确定。

先天性糖基化障碍（congenital disorders of glycosylation，CDG）是一组以蛋白质和脂质糖基化异常为特征的遗传性代谢疾病[1]。许多这类疾病通常伴有血小板减少症。血小板上缺乏 α2,3 唾液酸表达，会造成巨细胞性血小板减少症和巨核细胞异常，这种通过电子显微镜观察到的，患者血小板的开放小管系统（open canalicular system，OCS）的清晰的超微机构缺陷，表明血小板生成有缺陷[36]。Willig 等人在 2001 年首次描述了巨细胞性血小板减少症患者的白细胞中完全缺失唾液酸化 LewisX（sLex）[37]。后来发现这种分子缺陷与 SLC35A1 的突变（复合杂合）相关，SLC35A1 基因编码高尔基体胞苷-5′-单磷酸-N-乙酰神经氨酸转运体（CMP 唾液酸转运蛋白），它将 CMP-唾液酸从胞质转运至高尔基体腔中，作为供唾液酸转移酶使用的唾液酸供体[38]。突变巨核细胞的 DMS 异常，表明血小板释放的最终步骤失败。

半乳糖的缺陷也能引起血小板减少症。已报道了两例由于 β4GalT1 编码基因突变导致 CDG。常见的特征是畸形外貌、低张力、血小板减少、凝血因子和转氨酶异常[39,40]。已报道一位患者具有 UDP-半乳糖转运蛋白 SLC35A2 缺陷，其导致 N-连接聚糖的半乳糖基化缺陷，从而引起发育迟滞，肌张力减退，癫痫发作和血小板减少[41]。

虽然聚糖在血小板生成中的作用仍有待发现，但目前已有的数据表明，糖基化在这个过程中起了至关重要的作用。

聚糖在血小板功能和止血中的作用

表面唾液酸与血小板活化、炎症和免疫反应

表面唾液酸在血液循环中血小板存活中的作用已被充分了解。它在血小板活化中的作用也已被描述。该唾液酸结构能与唾液酸特异性的麦胚凝集素（wheat germ agglutinin，WGA）结合，而不是其琥珀酰化衍生物（sWGA），WGA 能在体外诱导血小板聚集和分泌[42]。已经证明，在血小板聚集仪观察到的 WGA 引起透光度的改变，是由于结合到血小板表面的 WGA 的凝集特性和由凝集素诱导的血小板活化。仅需要部分占据膜结合位点。由于天然 WGA 是血小板的强激活剂，而 sWGA 不能识别唾液酸而失去了所有的活性，这表明唾液蛋白在人血小板中扮演生物学受体的角色。这个观点得到以下观察的结果

支持，即用神经氨酸酶处理的血小板，结合 WGA 的能力下降，用天然凝集素激活时血小板表现为聚集和分泌的降低[43]。最近的研究表明，WGA 诱导磷脂酶 C（phospholipase C，PLC）γ2 的磷酸化/活化，随后增加了细胞内 Ca^{2+} 的浓度。通过它们的协同作用，Src/Syk 和磷酸肌醇 3-激酶（phosphoinositide 3-kinase，PI3K）/Bruton 酪氨酸激酶（Bruton's tyrosine kinase，Btk）途径，参与 WGA 引起的 PLCγ2 活化[44]。参与的受体仍有待鉴定。

聚糖和血小板受体在止血中的作用

整合素和 N-聚糖

聚糖调节血小板受体的功能，包括整合素。五种重要的血小板整合素即 αⅡbβ3、αⅤβ3、α2β1、α5β1 和 α6β1，在 N-糖基化位点的数量和分布上都表现出很大的差异（表 4.2），表明 N-聚糖差异化地调节整合素。通过定点突变和晶体结构导向分析，Cai 等人仔细分析了单个 N-聚糖位点在整合素活化中的作用，并表明整合素上的 N-聚糖通过潜在地稳定或破坏整合素结构域界面来影响大规模的构象重排，这一结论是基于在 β3 和 β1 整合素之间，甚至在 αⅡbβ3 和 αⅤβ3 之间，观察的差异得出的[45]。比如，β3-N320 N-聚糖位点正向调节 αⅡbβ3 活化，但不能使 αⅤβ3 活化，而 β3-N559 和 β3-N654 N-聚糖位点可以正向调节 αⅡbβ3 和 αⅤβ3 都活化。相反，β3-N371 和 β3-N452 N-聚糖位点负向调节 αⅡbβ3 和 αⅤβ3 的活化。一个独特的 β1 N 聚糖负向调节 α5β1 的活化。

血管性血友病因子受体复合物、GPⅠb-Ⅸ-Ⅴ

VWF 受体复合物由糖蛋白（glycoprotein，GP）Ⅰbα、GPⅠbβ、GPⅨ和 GPⅤ组成，它们在血小板和巨核细胞表面大量且专一性地表达（见第 10 章）。主要的 GPⅠbα 亚基包含 VWF 的结合位点，还有许多配体或对位受体，包括巨噬细胞 αMβ2 整合素（Mac-1）。GPⅠbα 胞外区由一个准-稳定的机械能感应区（mechanosensory domain，MSD），一个含多个非结构性重复序列的高度 O-糖基化的黏蛋白样区和一个 N-聚糖修饰的 N-末端配体结合区（ligand-binding domain，LBD）组成。GPⅠbβ 和 GPⅨ的胞外区也被 N-聚糖修饰。据估计，缺失 GPⅠb-Ⅸ-Ⅴ 复合物，可能导致血小板单位表面积的唾液酸含量降低约 80%[46]。GPⅠbα 上的聚糖通过含有凝集素结构域的受体，在介导血小板清除中发挥关键作用，受体有 Kupffer 细胞（肝巨噬细胞）αMβ2 整合素和肝 Ashwell-Morell 受体（Ashwell-Morell receptor，AMR）[47-52]。它们还影响 GPⅠbα 在表面的表达以及与 VWF 的结合。这将在下文进行更详细的讨论。

瑞斯托霉素和博托霉素诱导血浆 VWF 和血小板 GPⅠbα 自发结合。通过 N-糖苷酶对血小板和纯化的 GPⅠbα 的 N-去糖基化和通过神经氨酸酶切割唾液酸，对瑞斯托霉素和博托霉素诱导的血小板凝集几乎没有影响[53]。然而，O-去糖基化降低了大约 50% 的反应，并且完全去糖基化（所有三种糖苷酶的联合）完全消除了对瑞斯托霉素的反应，这表明去糖基化对 GPⅠb 具有重要的结构影响，严重削弱了血小板-VWF 的相互作用。

表4.2 主要血小板糖蛋白和受体

糖蛋白/受体	基因	功能	配体	拷贝数	N-连接 人	N-连接 小鼠	O-连接 人	O-连接 小鼠
整合素								
β3（GPⅢa，CD61）	ITGB3			64 200	6	5	3	?
αⅡb（GPⅡb，CD41）	ITGA2B	聚集	纤维蛋白原	83 300	5	5	2	?
αV（CD51）	ITGAV	黏附	玻连蛋白	1 400	13	12	—	?
β1（GPⅡa，CD29）	ITGB1			10 600	14	14	4	?
α2（GPⅠa，CD49b）	ITGA2	黏附	胶原	4 600	10	9	1	?
α5（GPⅠc，CD49e）	ITGA5	黏附	纤维连接蛋白	1 900	15	17	2	?
α6（GPⅠc'，CD49f）	ITGA6	黏附	层粘连蛋白	11 500	9	8	—	?
富含亮氨酸糖蛋白								
GPⅠbα（CD42b）	GP1BA	黏附	VWF，αMβ2	18 900	2	—	7	?
GPⅠbβ（CD42c）	GP1BB			49 000	1	1	3	?
GPⅨ（CD42a）	GP9			32 400	1	1	1	?
GPⅤ（CD42d）	GP5			30 200	8	7	1	?
涎蛋白（leukosialin，CD43）	SPN	?	Siglec-1	1 100	1	1	25	?
免疫受体								
GPⅥ	GP6	活化	胶原	9 600	1	2	2	?
CLEC-2	CLEC1B	活化	平足蛋白	3 700	3	4	—	—
FcγRⅡA（CD32A）	FCGR2A	活化	IgG（Fc）	1 000	2	N/A	—	N/A
PECAM-1（CD31）	PECAM1	抑制	PECAM-1	9 400	9	7	—	—
G蛋白偶联受体								
PAR1	F2R	活化	凝血酶	?	5	N/A	—	N/A
PAR4	F2RL3	活化	凝血酶	1 100	1	1	—	—
P2X1	P2RX1	活化	ADP	1 400	4	4	—	—
P2Y1	P2RY1	活化	ADP	?	4	4	—	—
P2Y12	P2RY12	活化	ADP	?	2	2	—	—
TP	TBXA2R	活化	TXA2	?	2	2	—	—
四跨膜								
CD9	CD9	?	?	8 000	2	1	—	—
CD63	CD63	?	?	2 200	3	4	—	—
其他								
GPⅣ（CD36）	CD36	活化	LDL（氧化的）	16 700	10	8	1	?
P-选择素（CD62P）	SELP	黏附	PSGL-1	8 900	12	5	4	?
Mpl（CD110）	MPL	活化	血小板生成素	1 600	4	1	1	?

N/A，不适用（不在小鼠血小板中表达）。

每个血小板的蛋白质拷贝数来自 Burkhart JM，et al. The first comprehensive and quantitative analysis of human platelet protein composition allows the comparative analysis of structural and functional pathways. *Blood* 2012；120：e73-82. N-连接糖基化位点的数量来自 UniProt。确定的 O-连接糖基化位点的数目来自 King SL，et al. Numbers of determined O-linked glycosylation sites derive from King SL，et al. Characterizing the O-glycosylation landscape of human plasma，platelets，and endothelial cells. *Blood Adv* 2017；1：429-42 with the exception of sialophorin（UniProt）.

在转染 GP I b-IX 的中国仓鼠卵巢癌细胞中进行的脉冲追踪代谢研究和细胞内处理的详细分析表明,早期的与亚基相连的 N-连接聚糖,在高尔基体内被修剪和唾液酸化后,GP I bα 还经历了广泛的 O-糖基化[54]。只有处理完全的 GP I b-IX 复合物才能到达细胞表面。衣霉素处理结果表明,对于 GP I bα 的 O-糖基化和复合物在表面表达来说,并不需要早期的 N-糖基化。

GP I bα 第七个富含亮氨酸重复序列中 Leu179 缺失,导致 Bernard-Soulier 综合征(Nancy I)。在转染的中国仓鼠卵巢癌细胞中表达缺少 Leu179 的 GP I bα,结果导致 GP I bα 在细胞表面表达下降且功能完全缺失,博托霉素存在时与 VWF 也不结合,静态条件下不能黏附于包被有 VWF 的表面[55]。生物化学研究揭示了,突变的 GP I bα 的主要糖基化缺失,导致分子量下降 40%,表明 GP I bα 的富含亮氨酸区域的完整性对于 GP I b-IX 复合物的正常加工和功能是必需的。突变体复合物正常组装,但表现出 N-连接糖加工缺陷和 GP I bα 异常的 O-糖基化[54]。共聚焦免疫荧光显微镜分析显示,突变体复合物可以到达细胞表面但在细胞内也有堆积,因为使用空间特异性标志物显示,在 ER 和 ER-高尔基体中间隔室中有很强的共定位,且对顺式-高尔基体仅轻微标记,这表明从 ER 转移到高尔基体,是控制正常 GP I b-IX-V 复合物翻译后加工和表面表达的一个重要步骤。

血小板 GP I bα 上唾液酸缺乏不会改变 ST3Gal-IV 唾液酸转移酶缺陷小鼠中其与 VWF 结合[52]。然而,存在而不是没有博托霉素的情况下,小鼠血浆中去唾液酸化的 VWF 与 GP I bα 的结合增加,表明一旦 VWF 被激活,VWF 的去唾液酸化能增强与 GP I bα 的结合。缺乏 ST3Gal-IV 的小鼠出现常染色体隐性血小板减少症和与常染色体显性血浆 VWF 减少相关的出血素质[56]。虽然 ST3Gal-IV 和 ST6Gal-I 唾液酸转移酶均掩盖了作为去唾液酸蛋白受体配体的半乳糖键,但只有 ST3Gal-IV 缺乏会促进去唾液酸蛋白清除机制,表现为血浆 VWF 水平和血小板数量降低。

与 WT 小鼠相比,用神经氨酸酶处理后的小鼠由于缺乏 GP I bα 而导致血小板的清除减慢[57]。因此,GP I bα 聚糖对于快速启动 AMR 依赖性清除是必需的,但是其他血小板糖蛋白上暴露 Gal 残基也可能与 AMR 结合而导致血小板的清除。考虑到关于 GP I bα 糖基化的这些有趣的观察结果,需要进一步的工作来完全解释血小板表面去唾液酸化对其清除的贡献。下面将描述 GP I bα 和聚糖在血小板清除中的作用。

胶原受体 GPVI

血小板特异性胶原受体 GPVI(第 11 章)在两个胞外免疫球蛋白(immunoglobulin,Ig)结构域中含有一个 N-糖基化位点,黏蛋白样的茎部富含 O-糖基化位点其包含一个远离细胞表面的 Ig 结构域[58]。已经评估了 N-连接糖基化对于 GPVI 表面表达及其与配体人 I 型胶原、胶原相关肽(collagen-related peptide,CRP)和蛇毒 C 型凝集素 convulxin(C-type lectin convulxin,CVX)结合的作用[59]。在瞬时转染 GPVI 的 COS-7 细胞中,N-连接聚糖特异性肽-N-糖苷酶 F 或衣霉素诱导的去糖基化,均降低了 GPVI 与 CPR 和 CVXD 的结合。此外,在稳定转染的 Dami 细胞中,通过定点突变替换 N-糖基化位点,导致对 CVX、

CRP 和 I 型胶原黏附性的降低,但不影响 GPVI 的表面表达。研究结果表明,人 GPVI 中的 N-连接糖基化不是其表面表达所必需的,但有助于最大限度地黏附于 I 型胶原、CRP 和 CVX。另外,GPVI 在 C1galt1c1−/− 血小板中部分蛋白水解,其血小板缺少核心 β-1,3-半乳糖基转移酶 1-特异性伴侣 1[35],表明 GPVI 的正常表达和功能发挥需要延伸的 O-聚糖。

血小板内皮细胞黏附分子-1

血小板内皮细胞黏附分子-1(PECAM-1,即 CD31)是一种表达于造血细胞和血小板上的极其丰富的细胞表面糖蛋白,起着信号受体的作用。PECAM-1 也在内皮细胞上高度表达,其中由其 N-末端 Ig 同源结构域 1 介导的其同类分子间的相互作用,有助于维持血管通透性屏障及其在炎症或血栓性损伤后的重建。PECAM-1 高度糖基化,其碳水化合物含量占其分子量的 20%~40%[60]。

人 PECAM-1 Ig 同源结构域 1 的晶体结构,揭示了从 Asn25 产生的 N-聚糖位于反式同类分子间的结合界面内,表明它在 PECAM-1 同型相互作用中起作用[61]。为了支持这种可能性,非偏倚分子对接研究表明,带负电荷的 2,3 唾液酸成分紧密结合 PECAM-1 同类分子间的界面内的凹槽,其方向有利于和有带正电荷的 Lys89 形成静电桥,先前已经证明其突变可以破坏 PECAM-1 介导的同类分子间结合。虽然通常集中在细胞-细胞连接处的 PECAM1 此位置的 N25Q 的突变没有糖基化,但其支持被凝血酶破坏的通透性屏障重建的能力明显受到损害,表明延伸自 Asn25 的含唾液酸的 N-聚糖,通过稳定 PECAM-1 同质结合界面,加强动态内皮细胞-细胞间的相互作用[62]。

G 蛋白偶联受体

血小板表达数种 G 蛋白偶联受体:蛋白酶激活受体(proteinase activated receptors,PARS)(第 13 章)、嘌呤能受体 P2Y1 和 P2Y12(第 14 章)和血栓素受体(thromboxane receptor,TP)。人血小板对凝血酶的反应是由 PAR1 和 PAR4 介导的。

PAR1 有 5 个推测的 N-糖基化位点,3 个在 N 末端,2 个在细胞外环 2[63]。在 Kirsten 小鼠肉瘤病毒转化的大鼠肾上皮胞中表达的,缺少 N-糖基化位点的 PAR1 突变体,所有这些突变体都不同程度地导致 PAR1 表面表达降低和细胞内滞留[64]。位于人 PAR1 的 N 末端的 N-连接聚糖,与栓系配体结合后,调节受体对胰蛋白酶、热溶素、弹性蛋白酶和蛋白酶 3 响应的受体信号,但不包括组织蛋白酶 G[64]。此外,已证明细胞外环 2 中的聚糖可以调节 G 蛋白信号转导偏好。正常糖基化的 PAR1,在 HeLa 细胞中倾向于 G12/13 依赖的 RhoA 激活和形成应激的纤维,而在细胞外环 2 缺乏糖基化的 PAR1 突变体偏好于刺激 Gq 介导的磷脂酰肌醇信号传递,导致成纤维细胞增殖增加[65]。PAR1 N-糖基化在血小板中的作用仍不清楚。

在由角质形成细胞衍生的 NCTC-2544 细胞中表达的野生型人 PAR4,具有基于 Arg 的 ER 保留序列,被高度保留在细胞内。被丙氨酸取代的 Arg183 残基的 PAR4 突变体,失去 ER 保留并在表面上表达。当野生型 PAR2 和 PAR4 共表达时,PAR4 能够离开 ER,经历 N-糖基化并转移至细胞膜[66]。

在三名心脏病患者中,鉴定出编码 PAR4 的 F2RL3 基因的罕见变异体,其 157 位酪氨酸替换为半胱氨酸,会降低血小板

对 PAR4 活化肽和凝血酶的反应。当该变异体在 HEK293 细胞中表达时，PAR4 保留在 ER 中，并显示出与缺陷的 N-糖基化一致的表达模式，表明 PAR4 变体的异常折叠导致从 ER 向外转运失败，因而减少 N-糖基化并损害细胞表面表达[67]。

嘌呤能受体 P2Y$_{12}$ 与抑制腺苷酸环化酶的信号的 Gi 介导的通路偶联（见第 14 章），表现为有两个推定的 N-糖基化位点。去除两个糖基化位点并在哺乳动物细胞系 COS-7 中表达突变 P2Y$_{12}$ 的诱导研究表明，两个推定的糖基化位点都携带 N-连接聚糖，去除它们不影响 P2Y$_{12}$ 表面表达和结合配体。然而，非糖基化的 P2Y$_{12}$ 受体在抑制腺苷酸环化酶方面是有缺陷的[68]。

血小板表达的血栓素 A$_2$ 受体 TPα（见第 18 章）有两个推定的 N 糖基化位点（Asn4 和 Asn16）。已证明，两个糖基化位点都携带 N-聚糖，表面表达需要至少一个位点的糖基化，而完全非糖基化的 TPα 几乎完全保留在 ER 内。TPα 的 N-连接糖基化对于结合配体和有效地偶联 G 蛋白是重要的[69,70]。

血小板生成素受体 Mpl

血小板生成素（thrombopoietin，TPO）及其同源受体 Mpl，是巨核细胞生成和血小板产生的主要分子调节因子（第 2 章和第 61 章）。利用高特异性的抗人 Mpl 的小鼠单克隆抗体，在各种类型的巨核细胞中证明了全长和截短的 Mpl 的存在[71]。所有形式的人 MPL 都经过广泛的 N-连接糖基化修饰，但又有不同程度的唾液酸化和 O-连接糖基化。值得注意的是，在红巨核细胞白血病细胞系和来自健康人供体的血小板中表达的全长 Mpl 的不同变异体，呈现差异性的糖基化。

CALR 编码的 ER 伴侣钙网蛋白与错误折叠的糖蛋白结合，并阻止它们从 ER 输出到高尔基体。以外显子 9 的缺失和插入为代表的突变导致 CALR−1/+2 移码，是 BCR-ABL1 阴性的骨髓增生性肿瘤（myeloproliferative neoplasms，MPN）、原发性血小板增多症（essential thrombocythemia，ET）和骨髓纤维化（myelofibrosis，MF）的发病机制中的表型驱动因素[72,73]。机制研究表明，突变的钙网蛋白结合并活化 Mpl[74-76]。钙网蛋白的凝集素依赖性功能是结合 Mpl 所必需的，而其伴侣蛋白和多肽结合功能是可有可无的[77]。

凝集素（糖链结合蛋白、受体）

已经在血小板和巨核细胞中鉴定了几种凝集素（聚糖结合蛋白），即 P-选择蛋白、半乳糖凝集素和 CLEC-2。它们的聚糖特异性及其在血小板功能、寿命和产生中的作用总结如下。

P-选择素

在血小板中，P-选择素储存在 α-颗粒中，在血小板活化和颗粒分泌后暴露在细胞表面（第 16 章）。一旦暴露在血小板表面，P-选择素就通过唾液酸化和岩藻糖化的聚糖，如白细胞上的 sLeX，与其对应受体，即 P-选择素糖蛋白 1（P-selectin glycoprotein 1，PSGL-1）结合（见第 9 章和第 16 章）[11,78-81]。PSGL-1 上聚糖附近的三个酪氨酸残基被硫酸化，形成带负电荷的表面，使 P-选择素结合的亲和力增加 1 000 倍[82-84]。P-选择素−/− 小鼠血小板数量和血小板寿命正常，表明 P-选择素对血小板功能、产生和清除的贡献不大[85-87]。

Ⅳ 型和 Ⅶ 型 α（1,3）-岩藻糖基转移酶（分别为 FUT4 和 FUT7），是合成功能性选择素型白细胞黏附分子配体所必需的。缺乏 FUT4 和 FUT7 的小鼠，在受损的颈动脉中闭塞血栓形成的时间更短，并且由胶原/肾上腺素诱导的肺血栓栓塞的死亡率更高。这些数据表明，FUT4 和 FUT7 活性以 P-选择素和 PSGL-1 非依赖的方式调节血栓形成[87]。

半乳凝素

半乳糖凝集素是聚糖结合蛋白家族，对聚-N-乙酰乳糖胺的复合糖具有高亲和力。它们在许多基本的生物学过程中发挥作用，包括细胞黏附、增殖、分化、凋亡、细胞周期控制和发育[88,89]。到目前为止，已在哺乳动物中鉴定出 15 种半乳糖凝集素，其中 12 种半乳糖凝集素家族成员在人类表达。虽然半乳糖凝集素-1 和-8 与血小板结合，可能通过 αⅡb 和 VWF 受体复合物 GP Ⅰ b-Ⅸ-Ⅴ 诱导血小板活化和聚集[90,91]，但血小板自身表达半乳糖凝集素-1，半乳糖凝集素-3 和半乳糖凝集素-8[90-93]。半乳糖凝集素-1 敲除小鼠，尽管血小板计数正常但尾部出血时间增加，半乳糖凝集素-1 缺陷型血小板损害了血块回缩和血小板在纤维蛋白原上铺展，表明半乳糖凝集素-1 在调节整合素 αⅡbβ3"外向内"信号中发挥作用[94]。在巨核细胞中，半乳糖凝集素-8 以一种聚糖依赖的方式介导血小板摄取因子 V[95]，提示半乳糖凝集素在巨核细胞和血小板功能中具有多种作用。

C 型凝集素受体 2

非经典的 C 型凝集素受体 2（CLEC-2）在血小板和巨核细胞表面表达，并首次被鉴定为蛇毒蛋白 rhodocytin 的血小板受体[96]（见第 11 章）。CLEC-2 含有 N-糖基化位点，在血小板中检测到 32-和 40-kDa 的形式，可能是由于糖基化差异。然而，非糖基化的细菌表达的重组 CLEC-2 正常地与 rhodocytin 结合，表明 CLEC-2 碳水化合物不太可能在 rhodocytin 结合中发挥作用。

随后的研究已经确定平足蛋白，一种包含大量 O-糖苷链的唾液黏蛋白型的糖蛋白，是血小板 CLEC-2 的内源性配体。平足蛋白在淋巴性的内皮细胞表面，但血管内皮细胞表面不表达，在肿瘤细胞表面表达，促进肿瘤转移。平足蛋白缺失小鼠的淋巴管成型有缺陷[97,98]，而 CLEC-2 缺失小鼠在胚胎/新生期死亡，与组织紊乱和充满血液的淋巴管和严重的水肿相关[99]，表明平足蛋白激活的血小板在血管/淋巴管分离中起关键作用。

CLEC-2 的 C 型凝集素样域（C-type lectin-like domain，CLTD）缺乏，经典的 C 型凝集素特征性的，结合碳水化合物和钙所需的一致序列。因此，CLEC-2 和平足蛋白之间的联系依赖于 CLEC-2 CLTD 的立体结构和平足蛋白 O-聚糖上的唾液酸残基[100]。有趣的是，内皮细胞 O-聚糖缺乏，也会导致血液/淋巴连接错误[101]，表明平足蛋白聚糖对于其功能和识别 CLEC-2 是必不可少的。使用 C-末端缺失突变体的研究表明，CLEC-2 的胞外区仅缺少一小部分 CLTD，就失去了与平足蛋白结合的能力。

血小板介导的外源性聚糖重构

虽然认为糖基化发生在高尔基体，有越来越多的证据支持聚糖在细胞外空间重构,称为外源性糖基化。血液中循环有一系列糖基转移酶(Sialyl-T、Gal-T 和 Fuc-T)。由于缺乏细胞外核苷酸供体以实现外在糖基化,细胞外的循环的糖基转移酶的作用未能充分发挥。Hoffmeister 和 Wandall 提供了第一个证据表明,血小板是核苷酸糖供体的主要来源,其在活化后释放,使得相邻血小板发生外源糖基化[24]。数据清楚地表明,血小板是糖基转移酶(GalNAc-T、Gal-T 和 Sialyl-T Glyco-T)和活化糖供体(UDP-GalNAc、UDP-Gal、UDP-Glc、UDP-GlcNAc 和 CMP-SA)的储存库。凝血酶激活的血小板提供足够的 CMP-SA,以便细胞外 ST6Gal1 介导靶细胞表面唾液酸化[204]。综上所述,这些数据表明血小板通过提供足够浓度的 CMP-SA 来支持细胞外糖基化,特别是唾液酸化。在有核细胞中,CMP-SA 在细胞核中合成[1]。无核血小板如何获得足够的 CMP-SA 来分析靶分子仍需要研究。

与血浆相比,小鼠血清含有明显更高浓度的 ST3Gal1 和半乳糖基转移酶,这支持了血小板分泌糖基转移酶的观点。ST3Gal1 特异性地唾液酸化黏蛋白型核心 1(T-抗原)结构。在巨核细胞-血小板谱系中缺乏 ST3Gal1 的条件性基因敲除小鼠,血清 ST3Gal1 水平显著降低,表明大量的循环 ST3Gal1 来自血小板[102]。人和小鼠血浆酶活性之间存在很大的差异。人血浆具有高浓度的 α3- 和 α6-Sialyl-T,这两种酶在小鼠血浆中不存在,以及显著的更高水平的 Gal-T 活性[102]。在 FeCl3 肠系膜动脉血栓形成模型中,血栓形成过程中的血小板活化诱导外源性唾液酸化[25]。外源性唾液酸化的主要目标是循环免疫球蛋白 G(immunoglobulins G,IgG),其在每条重链中带有一个 N-连接的聚糖。IgG N-聚糖表现出可变形式的成熟,即通过 GlcNAc、Gal 和岩藻糖基化和唾液酸化加帽。唾液酸化的 N-聚糖 IgG 糖型具有抗炎作用,其对静脉内免疫球蛋白(intravenous immuno-globulins,IVIG)具有影响,静脉内免疫球蛋白是自身免疫疾病的常见治疗方法[103,104]。IgG 唾液酸化似乎是独立于 B 细胞进行管理的,而肝脏分泌的可被 ST6Gal1 唾液酸化的 IgG,至少部分是由血小板分泌的 CMP-SA 实现[105]。Pagan 等人通过糖工程使糖基转移酶 β4GalT1 和 ST6Gal1 可溶[2]。给患有自身免疫性疾病(类风湿性关节炎)的小鼠使用这两种酶,导致循环 IgG 的半乳糖基化和唾液酸化增加,从而显著减轻疾病。这两种酶的体内活性,取决于存在由活化的血小板在炎症部位释放的糖供体[2],进一步指出血小板是这一过程中的关键角色总之,新的数据提供了体内相关的,外在糖基化的治疗潜力。

聚糖和血小板的寿命

人类每天产生和清除 10^{11} 个血小板。衰老或受损的血小板同样地不断被检测到,并被从循环中移除。血小板也会在不同的血管损伤部位被清除,在那里它们会附着并被激活以防止出血。在血管系统中这种局部去除的机制还不是很清楚。

从血液中去除老化的血小板需要一个系统,该系统检测血小板表面积累的变化,并在变化达到临界水平时,通过结合和去除血小板作出反应。表面变化要么是增加清除配体,要么是识别抗清除信号,比如 CD47。发出去除信号的血小板表面的变化包括:膜糖蛋白的聚糖变化,特别是 VWF 受体中的 GP Ⅰ bα 亚基,由 GP Ⅰ bα、GP Ⅰ bβ、GP Ⅸ 和 GP Ⅴ 亚基组成的受体

(关于 VWF 受体的更多细节见第 10 章),抗体结合,以及凋亡机制的激活。加速清除的疾病通常取决于它们对血小板表面的影响。血小板清除的两个主要概念已被详细阐明:①通过聚糖降解和凋亡机制诱导的衰老信号,以及②抗体和补体介导的血小板去除。血小板衰老通过内部的蛋白水解生物钟和发生在细胞表面聚糖的外部的变化共同驱动,这将在下面详细讲解。

检测血小板寿命的方法

人类血小板寿命最初是使用放射性同位素测量的,这种方法至今仍在临床试验中使用,通常使用 ^{51}Cr 或 ^{111}In 在体外标记血小板,然后回输[106]。更常见的是,运用评估血小板周转率的间接方法。一个例子是,测量血浆糖萼素水平,即血小板糖蛋白 Ⅰ bα 的脱落细胞外结构域,因为其在血浆中升高的水平与血小板破坏相关[107-109]。另一种方法是测定含 RNA 的"网状"血小板的数量和比例(第 32 和 35 章)。新生产的血小板含有 RNA,随着它们的在血液中循环,逐渐丢失 RNA,对这些年轻的血小板群体的分析,可以帮助区分清除缺陷和产生缺陷[110,111]。RNA 结合荧光染料噻唑橙通常用于实验分析[112-114],而自动血液分析仪如 Sysmex XN-1000 使用类似的 RNA 染色荧光染料确定幼稚血小板(immature platelet fraction,IPF)[115-117](第 32 章)。IPF 具有高于阈值的 RNA,经常以血小板的百分比形式被报道,但也可以表示为 IPF 绝对值,其是每单位体积的未成熟血小板的实际数量(% IPF×血小板计数)[112,113,115-117]。与 IPF 百分比增加相关的血小板减少症是消耗性或恢复性血小板减少症。相反,在血小板减少的情况下可以看到低 IPF 百分比[112,115,117,118]。在动物模型中,确定血小板寿命的方法涉及用非放射性化合物,例如生物素和荧光染料或 Ig 衍生物,体外或直接体内标记[49,119-124]。

唾液酸和血小板寿命

唾液酸是细胞表面糖蛋白和糖脂的绝大多数 N-和 O-连接的聚糖上的末端糖成分。血小板聚糖的唾液酸缺陷(去唾液酸化)是第一个公认的血小板清除机制。1975 年,Greenberg 等人表明,使用神经氨酸酶体外去唾液酸化的血小板(和红细胞),回输后被快速去除[125]。随后,发现在体外血小板储存期间[126]和血小板在体内衰老时,唾液酸会丢失[47]。一些清除唾液酸耗尽的血小板的机制已经被鉴定。

血小板衰老和唾液酸

40 多年前,最初被称为肝脏去唾液酸糖蛋白受体的 Ash-well Morell 受体(Ashwell Morell receptor,AMR),是第一个被鉴定和分离的细胞受体,也是哺乳动物中第一个被检测到的凝集素。肝 AMR 是跨膜异寡聚糖蛋白复合物,由 ASGPR1(CLEC4H1,肝脏凝集素-1)和 ASGPR2(CLEC4H2,肝脏凝集素-2)两个亚基组成的。它是 C 型家族中参与识别、结合和清除去唾液酸糖蛋白的多种凝集素之一。这种高度保守的受体在很大程度上被认为是内吞受体[127],自从 40 年前发现以来,肝脏 AMR 的调节作用基本上还不清楚。具体地说,缺乏 ASGPR1 或 ASGPR2 的小鼠,不会明显积累减少唾液酸的血浆蛋白或脂质(碱性磷酸酶 ALP 除外),这是预测的消除一种 AMR 亚基的

结果。

最近的全基因组关联研究(genome wide association studies,GWAS),发现了 ASGR1 第 4 内含子中罕见的非编码 12 碱基对(bp)缺失(Del12)和使 AMR 失活的功能缺失的 ASGR1 变异体(p. W158X)。两种变异型的杂合子携带者的非高密度脂蛋白胆固醇水平低于非携带者,并且冠状动脉疾病的风险较低(降低 34%)。值得注意的是,这些变异体也与 ALP 的增加(约50%)和寿命的延长(1.5 年)有关[128]。类似的,缺乏 ASGR1和 ASGR2 的小鼠 ALP 水平升高,表明 AMR 在人类和小鼠中具有相似的功能。

值得注意的是,肝脏肝细胞通过它们的 AMR,清除在体内伴随着的 α2,3-连接的唾液酸较少的(去唾液酸化)衰老的血小板[129,130]。由于冷藏(体外老化)、脓毒症或编码小鼠 ST3GalⅣ基因的遗传消融,导致的 α2,3-连接的唾液酸减少的血小板,也被肝内吞 AMR 清除[51,52,57,131]。

AMR 在血小板清除中的特定功能已通过以下证据证明:①HepG2 细胞在体外结合并摄取去唾液酸化的血小板;②缺乏功能性 AMR(Asgr2⁻/⁻)的小鼠具有较高血小板计数(比 Asgr2⁺/⁺增加 40%),因为它们的血小板在血液循环中具有更长的寿命。Asgr2⁻/⁻动物的血小板循环寿命延长了 35%。来自 Asgr2⁻/⁻小鼠的血小板的凝集素分析显示它们具有更高数量的末端 β-gal。因此,Asgr2⁻/⁻小鼠的血小板寿命延长是由于去除系统的丧失引起的,而不是因为循环中的血小板表面逃脱了去唾液酸化。如果 AMR 常规去除去唾液酸化的血小板,这一发现

是可以预期的,因为随着衰老的血小板继续循环,去唾液酸化的量将增加。

α2,3-连接的唾液酸的缺失已被确定为去除衰老的循环血小板的决定因素[47]。唾液酸丢失可能是由血小板表面的上调的唾液酸酶 Neu1 和 Neu3 介导的,它们在血小板在颗粒成分中表达,或者可能通过是循环中的唾液酸酶介导的[126]。血小板 Neu1 和 Neu3 优先选择在 VWF 受体复合物 GPⅠbα 亚基聚糖上发现的唾液酸连接,暴露潜在的 Gal 残基,启动储存期间金属蛋白酶介导的 GPⅠbα 降解。然而,需要更多数据来确定血小板唾液酸丢失的机制。

肝脏和骨髓之间的相互反馈

肝细胞-血小板相互作用的重要性不仅仅是简单的清除血小板,因为 AMR 识别和摄取血小板会在肝细胞中产生细胞质信号,诱导细胞因子的形成和分泌,促进骨髓和巨核细胞的生长和成熟。去除衰老的、去唾液酸的血小板,通过 JAK2 和STAT3,在体内和体外驱动肝 TPO mRNA 表达,以增加巨核细胞数量和血小板从头产生[47]。唾液酸缺失决定血小板寿命的观点并不新鲜[51,52,131-135]。然而,最近的研究表明,老化的、去唾液酸化的血小板通过 AMR,在体内调节肝脏 TPO mRNA 的产生[47]。该反馈机制表明,AMR-去唾液酸化血小板对是 TPO 稳态的重要控制点,并表明肝细胞中的 TPO 表达是受调节的而不是完全组成型表达(图 4.2)。因此,肝细胞-血小板相互作用,直接反馈到骨髓中的巨核细胞和可能的造

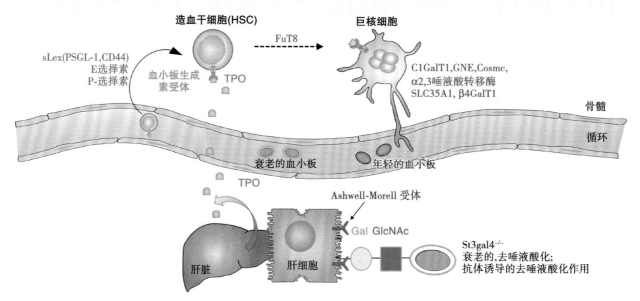

图 4.2　血小板更新的糖生物学。造血干细胞(HSC)通过血流在骨髓和外周器官之间不断流动。HSC 通过肝窦重新进入骨髓,这一过程称为"归巢",部分由凝集素和聚糖介导:内皮细胞表达的 E-选择素和 P-选择素与 sLeX 结合,修饰 HSC中的 PSGL-1 和 CD44(HCELL)。一旦 HSC 进入骨髓,血小板生成素与其受体 Mpl 的结合将启动 HSC 向巨核细胞的分化。这一过程与巨核细胞中 FuT8 活性的升高和唾液酸化的增加有关。成熟巨核细胞与血管内皮细胞相互作用,产生细胞质跨内皮细胞延伸(前血小板),血小板从这里释放到血液中。血小板产生的最后一步是由依赖于几种糖基转移酶的聚糖合成调节的,这些糖基转移酶包括 C1GalT1 和伴侣 Cosmc、GNE、α2,3 唾液酸转移酶,CMP-唾液酸转运蛋白 SLC35A1 和β4GalT1。年轻的唾液酸化血小板(紫色环形)被释放到血液循环中,随着年龄的增长(橙色环形)变得去唾液酸化,并被肝细胞表达的 Ashwell Morell 受体(AMR)识别。AMR 摄取去唾液酸化的血小板在肝细胞中触发 JAK2-STAT3 信号传导,导致血小板生成素释放到血浆中,从而促进血小板生成

血干细胞,以刺激血小板生成。JAK1/2 抑制剂 AZD1480、TG101348 和 BMS911543 干扰 AMR-去唾液酸化的血小板信号,反向影响小鼠体内的肝细胞和体外的人 HepG2 细胞中 TPO mRNA 的表达和分泌[47]。血小板减少症是 JAK1/2 抑制剂治疗的常见不良事件,临床上用于 MPNs[136,137]。JAK1/2 抑制剂靶向 JAK2-V617F 突变型及野生型 JAK2 的造血干细胞和前体细胞,JAK2 的激活对于红细胞和血小板生成至关重要[138,139]。该研究表明,抑制肝 AMR-JAK2 信号级联下游的 TPO 产生,可能另外导致与 JAK1/2 治疗相关的血小板减少症。临床研究尚未研究这一观点,特别是用 JAK1/2 抑制剂治疗的 MPN 患者是否具有低循环 TPO 水平仍然不清楚。

AMR 信号级联与 IL-6 具有相似性,因为它涉及 JAK2 和 STAT3 酪氨酸磷酸化和 STAT3 向细胞核的易位(图 4.2)[47,140]。IL-6 与其肝脏受体 IL-6R/gp80 结合,吸引信号转导亚基 gp130,导致 STAT3 酪氨酸磷酸化并被 gp130 相关的 JAK1 激活,并在较小程度上被 JAK2 激活。因此,去唾液酸化的血小板和 IL-6,分别导致 AMR-JAK2 和 IL-6R-JAK1 信号转导通路下游 STAT3 介导的肝脏 TPO mRNA 表达。这些途径是否交叉沟通,如果是,在哪些条件下,还需要进一步研究。

替代的 GP I b-IX 信号和聚糖在血小板清除中的作用

最近提出了 GP I b-IX 激活的替代模型,即触发模型[141]。该模型基于最近发现的膜近端机械能感应区(mechanosensory domain,MSD)建立,MSD 位于 GP I bα 的巨型糖肽区和跨膜区之间[142]。在生理性剪切力作用下,可溶性 VWF 与配体结合域(ligand-binding domain,LBD)的结合,在 GP I bα 上产生拉力并诱导 MSD 在血小板表面展开,暴露其中的膜近端触发序列,随后血小板信号传导,包括去唾液酸化。这种 GP I b-IX 激活模型,考虑到了剪切力的需求,以及对相关抗体诱导的信号传导的观察[141]。

血小板体外老化与唾液酸

血小板减少症可由多种因素引起,包括骨髓疾病,抗肿瘤化疗或造血干细胞移植,通常在没有真正出血的情况下,通过血小板输注进行预防性治疗。与任何治疗一样,血小板输注可能是有益的,但也可能伴随不良反应,如脓毒血症、强直和罕见的危及生命的急性肺损伤[143],约 0.3% 的输注血小板的患者会发生这种情况[144](第 64 章)。

用于输血的人血小板目前通常储存在室温下,这可能潜在地促进了细菌生长,从而导致脓毒血症和其他与输血相关的并发症。用于输血的血小板的体外储存(体外诱导衰老)也与表面聚糖组成的变化有关[126]。血小板在储存过程中失去唾液酸。因此,人们很容易推测,输注陈旧的、长期储存的血小板,虽然功能不佳,但可能有刺激肝脏产生 TPO 的好处[47]。Karpatkin 等人的研究支持这个观点,他们证明了注射神经氨酸酶去唾液酸化的血小板会影响兔子的血小板生成[145]。Karpatkin 的早期研究得出结论,去唾液酸的血小板刺激血小板从头合成。这些研究表明,血小板生成的基础刺激可能通过去唾液酸的"陈旧的"血小板来调节,推测是通过刺激肝脏 TPO 分泌来实现的。

血小板与红细胞不同,不能耐受低温,输血后迅速从血液循环中清除,这一事实导致了目前强制的室温储存。目前正在研究冷藏血小板对急性出血患者的疗效[146,147]。如果冷藏血小板证明功能有效,则用于输血的血小板可以冷藏储存。冷储存血小板清除的潜在细胞和分子机制,揭开了几个"非经典"血小板聚糖-凝集素相互作用。冷藏血小板依次失去唾液酸和 Gal,这一过程分别导致潜在的 β-gal 和 GlcNAc 暴露(图 4.2)。冷却的血小板促进血小板表面 VWF 受体的成簇,该过程可以增加 GP I bα 亚基上具有末端 β-gal 和 βGlcNAc 的 N-连接聚糖的密度。冷藏血小板表面 β-半乳糖苷酶表达和活性增加。

冷藏诱导的 β-gal 和 βGlcNAc 密度升高,分别会增加肝脏 AMR 和巨噬细胞(Kupffer 细胞)αMβ2 整合素[也称为补体受体 3(CR3)、巨噬细胞-1 抗原(Mac-1)或分化分子簇 11B(CD11B)],对其清除(图 4.2)[48,51]。αMβ2 是由两个亚基组成的异二聚体,即整合素 αM 亚基和整合素 β2 亚基,称为 CD18。αMβ2 表达于参与先天性免疫应答的白细胞表面。αM 结构域包含阳离子依赖配体结合 I 结构域,其结合多个配体,包括失活的补体成分 3b(inactivated complement component 3b,iC3b)和血小板 GP I bα。因此,αM 结构域可以调节白细胞黏附和迁移,从而促进吞噬、细胞介导的细胞毒性、趋化和细胞活化,并且可以作为 iC3b 补体片段的吞噬受体[148-150]。αM 结构域-GP I bα 相互作用也提供了破坏白细胞-血小板复合物的分子靶点,这些复合物促进血栓形成中的和动脉粥样硬化中的血管炎症的发生[151]。

αM 结构域还包含一个非阳离子依赖的凝集素位点[149,152],它识别并结合冷藏的血小板上的 GlcNAc[49,50,153] 和微生物表面多糖和 β-葡聚糖[154]。结合碳水化合物的整合素 αM,选择性识别,短期(几小时)冷却后血小板成簇的 VWF 受体 GP I bα 亚基上的 GlcNAc,导致以非 iC3 依赖的方式吞噬和清除血小板[49,50,153]。虽然利用尿嘧啶核苷 5'-二磷酸半乳糖(uridine 5'-diphosphogalactose,UDP-Gal)对血小板 GlcNAc 残基的半乳糖化作用,能使短期冷冻的分离的小鼠血小板的存活正常化[49],在阶段 1 可行性研究中,这种处理未能阻止在 4℃ 下保存 48 小时的自体单采血小板输注后被清除[155]。与人血小板研究一致,在 4℃ 下储存 48 小时的小鼠血小板,经 UDP-Gal 处理也不能阻止它们快速清除,表明短期和长期冷藏血小板存在不同的清除机制[155]。没有随后的唾液酸化,输注的半乳糖基化血小板可能被肝 AMR 清除。额外的唾液酸化是否是抑制冷却血小板清除的可行途径,还有待研究。

用 O-唾液酸糖蛋白内肽酶(O-sialoglycoprotein endopeptidase,OGE)处理小鼠血小板,其在冷藏前切除 GP I bα 的 LBD,显著改善了这些血小板在小鼠中的恢复和存活[51,156]。由于小鼠 GP I bα 不具有 N-糖基化序列基序,因此 GP I bα N-末端结构域不太可能在小鼠体内直接参与 AMR 的结合[157]。冷藏促进 VWF 与 GP I bα 的结合。由于 VWF 因子是高度糖基化的,因此可能是结合 VWF 的 GP I bα,通过 AMR 诱导冷冻血小板的清除。OGE 处理可能排除了 VWF-GP I b 相互作用和随后在冷藏血小板中聚集 GP I b,从而抑制冷冻血小板清除。在 VWF⁻/⁻ 小鼠中获得的数据进一步支持了这一观点。与 WT 血小板相比,冷藏的 VWF⁻/⁻ 血小板,或与抑制 GP I bα 与 VWF 相互作用的肽孵育的冷冻 WT 血小板,具有显著更高的输血后恢复率[158]。

数据清楚地表明,缺乏 VWF 可促进储存和冷藏血小板的存活,并支持触发模型,该模型提出,剪切处理冷藏 WT 血小板而不是 *VWF*−/− 血小板,诱导 MSD 展开、血小板去唾液酸化和磷脂酰丝氨酸暴露[158]。因此,VWF 结合、GP I b 成簇、血小板去唾液酸化和 PS 暴露是导致冷冻血小板清除的关键事件。

基因消融,唾液酸缺失,凝集素介导的血小板清除

存在于细胞表面的具有 α2,3-连接的唾液酸聚糖,通常作为病毒的受体,例如流感病毒,并且是唾液酸结合性免疫球蛋白样凝集素(sialic acid-binding immunoglobulin-like lectin, Siglec)的靶分子,Siglec 含有一个免疫球蛋白结构域,具有能捕获唾液酸的凝集素活性,使得它们可以作为免疫调节受体。到目前为止,已在哺乳动物基因组中鉴定出 6 种 α2,3-唾液酸转移酶:ST3GAL1～6。数种缺乏特异性的糖基转移酶的小鼠模型表现出血小板减少症,包括唾液酸转移酶(*St3gal4* 和 *St3gal1*)、β-半乳糖基转移酶、O-聚糖酶核心 1β1,3-半乳糖基转移酶(C1GALT1,T-合成酶)和编码一种必需的伴侣蛋白的 X-连锁的 Cosmc。

GNE 肌病由编码 UDP-N-乙酰氨基葡萄糖胺 2-异构酶的基因的两个复合杂合突变引起,该酶参与唾液酸合成,已有报道称会引起巨细胞性血小板减少症[159]。目前,还不清楚突变血小板是否会被迅速从循环中清除。

ST3GAL4 将唾液酸转移到 β1,4-半乳糖上。缺乏 ST3Gal IV 的小鼠(*St3Gal4*−/− 小鼠)产生血小板减少症,是由于通过肝脏 AMR 增加血小板清除[52,131]。缺乏 St3gal4 的血小板被 AMR 特异性地靶向清除,似乎没有其他凝集素在清除这些血小板中发挥作用,证据来自 St3gal4/Asgr2 双敲动物[47]。从 *St3gal4*−/− 小鼠中获得的血小板,具有高水平的末端 β14-半乳糖,能够强烈地结合 RCA I 和 ECL 凝集素。这证明了 AMR 在识别和清除去唾液酸的血小板,更具体地说,清除缺乏 α2,3 连接唾液酸的血小板中的核心作用。

ST3GAL1 对 Ⅲ 型聚糖具有严格的受体特异性(Galβ1→3GalNAc)。ST3GAL1 主要将唾液酸添加到核心 1 O-聚糖,Galβ1→3GalNAc→Ser/Thr,这是黏蛋白型 O-聚糖的主要核心结构。*St3gal1*−/− 小鼠出现血小板减少症,然而,这些动物中血小板减少的原因尚不清楚,还有待研究[160]。

C1GALT1 基因编码 Core1β1,3-半乳糖基转移酶,这是合成延伸的 Core1 黏蛋白型 O-聚糖所必需的酶。产生了三种缺乏功能酶的小鼠模型:①plt1/plt1 小鼠具有严重的但部分的 C1GalT1 功能丧失突变,表现为血小板计数低,血小板半衰期正常[28]。②使用干扰素诱导的 Mx1-Cre 转基因产生的 Mx1-C1 小鼠具有严重的巨细胞性血小板减少症,该转基因可有条件地消融造血细胞中的 *C1galt1* 等位基因。使用这两种小鼠模型产生的数据得出结论认为,血小板减少症是由于内在巨核细胞不能产生血小板,而不是血小板半衰期缩短[27](见血小板生成相关部分)。③ 具有造血细胞特异性 O-聚糖缺失的 HC *C1galt1*−/− 也表现出较低的血小板计数[161]。与之前的研究相比,本研究得出的结论是血小板寿命缩短,并且肝脏 AMR 通过其 C 型凝集素受体 CLEC4F,促进 Kupffer 细胞优先黏附和吞噬

去唾液酸的和/或 HC *C1galt1*−/− 血小板[161]。

Wiskott-Aldrich 综合征中血小板的加速清除

WASP,一种在 X 染色体上编码并在血细胞表达的蛋白质,其基因发生突变、截短和/或缺失,会导致严重的淋巴细胞功能障碍,因而严重损害免疫系统。严重的血小板减少症也是 Wiskott-Aldrich 综合征(Wiskott-Aldrich syndrome, WAS)的显著特征;WAS 患者的血小板体积小,表面结合的抗体增加,并且循环寿命缩短。然而,同源血小板在 WAS 患者体内循环的半衰期正常,表明清除机制复杂,还涉及除 Fc 受体之外的受体[162]。

有趣的是,从 WAS 患者分离的 B 细胞、T 细胞和血小板中,Core2GlcNAc-T 和 ST6Gal2 这两种糖基转移酶活性增加,它们最初被认为是导致淋巴细胞功能异常的原因。新数据显示,*WASp*−/− 血小板增加了 α2,6 连接的唾液酸,由凝集素结合决定(Falet,未发表资料)。该唾液酸的载体似乎是表面结合的 Ig 和其 Fc 端唾液酸化的 N-连接聚糖。衍生唾液酸化的不同抗体,是否将 Fc 结构域的识别靶点从巨噬细胞转移到其他清除系统,还有待确定。

免疫性血小板减少症和唾液酸

免疫性血小板减少症(Immune Thrombocytopenia, ITP)是一种常见的出血性疾病,主要由血小板自身抗体引起,这些抗体加速血小板破坏,改变血小板功能,和/或抑制血小板的产生[163]。这些自身抗体主要针对两个最丰富的血小板 GP 复合物,GP Ⅱ b Ⅲ a(整合素 αⅡb β3)和 GP I b-Ⅸ(参见第 39 章)。主流模型假定抗体介导的血小板破坏发生在脾脏中,其中血小板相关免疫球蛋白 G 抗体的 Fc 段与巨噬细胞上的 Fcγ 受体(FcγR)之间的相互作用引发吞噬作用。然而,与抗 αⅡb β3 介导的 ITP 相比,抗 GP I bα 介导的 ITP,通常对靶向 FcγR 途径或脾切除的治疗无效。

最近的研究结果表明,某些抗 GP I bα 抗体可能引发血小板去唾液酸化,这是一种将血小板清除从脾巨噬细胞 Fc 受体偏向肝脏 AMR 的过程,表明 ITP 中存在 FcγR 非依赖性血小板清除机制[164,165]。为了支持聚糖在清除抗体诱导的血小板减少症中发挥作用的观点,研究表明,在诱导抗体诱导的血小板减少症之前,给豚鼠预先注射 GlcNAc,可部分地防止血小板的消耗[166]。抗 GP I bα 抗体结合如何导致去唾液酸化的机制仍有待确定。血小板可能在抗体结合和/或血小板活化后分泌活性 Neu1。多个已发表的病例报告指出,在用于治疗流感的奥司他韦给药后,血小板减少症包括 ITP 得到改善[126,167-169]。基于回顾性观察性研究的最新数据还显示,当治疗后 30 天和 100 天血小板计数水平,比治疗第一天的水平显著增加[170]。该数据支持这样的观点:抑制唾液酸酶,即抑制唾液酸丧失,对于某些 ITP 患者和可能由其他原因造成的血小板减少症患者的血小板计数具有积极作用。有趣的是,血小板与唾液酸酶抑制剂 2-脱氧-2,3-脱氢-N-乙酰神经氨酸(2-deoxy-2,3-dehydro-N-acetylneuraminic acid, DANA)的孵育,增强了在 4℃ 保存的小鼠血小板的恢复和存活[126]。需要临床研究来确定,通过用 DANA 和/或磷酸奥司他韦治疗,抑制血小板唾液酸的丢失,来预防血小板去唾液酸化,是否改善输注血小板的恢复和存活。

脓毒血症、细菌和病毒引起的唾液酸缺失

血小板主要被认为是具有血栓-出血活性的参与者。最近，已证明血小板可调节宿主对感染的免疫反应，如疟疾、流感和其他病原体介导的感染（另见第 29 章）。脓毒血症和其他致病性感染通常伴有严重的血小板减少症。最近的研究表明，在脓毒血症患者中，血小板减少症与血小板去唾液酸化增加有关。脓毒症患者服用奥塞米韦可显著提高血小板反应率，缩短血小板恢复时间，减少血小板输注[171]。小鼠模型支持了这样的观点，即由含有特定形式的唾液酸酶的细菌（链球菌肺炎）引起的脓毒血症，引起因为通过 AMR 清除而导致的血小板唾液酸缺失和血小板减少症[131]。

寄生虫：来自克氏锥虫（*Trypanosoma cruzi*）的反式唾液酸酶，通过降低血小板唾液酸含量，在急性 Chagas 病期间诱发血小板减少症[172]。在感染了伯氏疟原虫（*Plasmodium berghei*）的大鼠和感染恶性疟原虫和三日疟原虫的人中，报道了血小板存活和总血小板唾液酸浓度降低[173-175]。因此，疟疾来源的神经

氨酸酶可能使血小板去唾液酸化，从而促进其清除。

病毒：血小板减少症可伴随或继发于各种病毒性疾病的发作。这些包括感染邻-和副黏病毒，如流感、麻疹或风疹和其他病毒，如水痘、登革热和巨细胞病毒[176,177]。一些病毒表达酶，其可以调节血小板聚糖。例如，流感病毒具有神经氨酸酶（唾液酸酶），其水解自宿主细胞受体的末端唾液酸残基，通过靶向血小板可能到肝脏和也许到脾脏，进行快速清除，从而缩短血小板的寿命。支原体神经氨酸酶也被证明通过在血小板膜上切割唾液酸来缩短血小板寿命[178]。除了对血小板存活时间的影响外，神经氨酸酶还会进一步改变巨核细胞倍性以及血小板的形态和大小[179]。

导致肺炎球菌溶血性尿毒综合征（*pneumococcal hemolytic-uremic syndrome*，pHUS）发展的宿主和细菌因素仍然知之甚少。普遍认为，肺炎球菌暴露在宿主表面的 Thomsen-Friedenreich 抗原（T-抗原），是 pHUS 发病机制中的关键事件。由肺炎球菌编码的两种酶活性决定了 T-抗原暴露的水平。神经氨酸酶水解末端唾液酸以暴露 T-抗原，其随后被 O-糖苷酶切割。然而，最

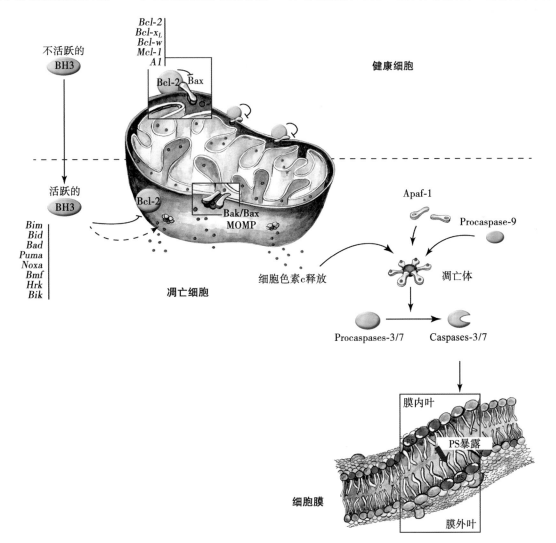

图 4.3　内源性凋亡途径。Bcl-2 促存活蛋白（Bcl-2、Bcl-x$_L$、Bcl-w、Mcl-1 和 A1）抑制健康细胞中的促死亡蛋白 Bak 和 Bax。只有 BH3 蛋白感知并传递死亡前信号给 Bak 和 Bax 以响应应激。当 Bak 和 Bax 被激活时，会引起线粒体外膜通透化（MOMP），导致细胞色素 c 释放，形成凋亡小体，并激活效应性半胱天冬酶 3/7（caspace-3/7）。磷脂酰丝氨酸（PS）从细胞膜的内部小叶移动到另一个小叶（Illustration by Marion Lebois.）

近的一项研究,没有发现血液孵育后神经氨酸酶和 O-糖苷酶转录水平与疾病状态之间显著相关。对六种 pHUS 分离株的基因组测序,未发现任何可能导致溶血性尿毒症综合征的遗传因素。因此,作者得出结论,尽管暴露 T 抗原可能是疾病发病机制中的重要步骤,但宿主因素可能在决定哪些个体在肺炎球菌侵袭性疾病后发生溶血性尿毒症综合征中起了重要作用[180]。

血小板寿命调节的其他机制

细胞凋亡是 1972 年发现的一种细胞程序性死亡,是调节细胞寿命的主要机制[181]。细胞凋亡包括两种途径,细胞外源性和细胞内源性,这两种途径都以半胱天冬酶(降解细胞成分的蛋白酶)的激活而达到顶峰[182]。

外源性途径由与死亡受体结合的配体启动,死亡受体是肿瘤坏死因子(tumor necrosis factor, TNF)家族成员,例如 Fas(CD95)。这种相互作用导致死亡诱导信号复合物的形成和启动子半胱天冬酶(caspase-8)的激活[183-185],其激活效应半胱天冬酶(caspase-3 和 7),导致 I 型细胞(如淋巴细胞)中的细胞死亡[186,187]。在 II 型细胞(如肝细胞)中,caspase-8 必须首先激活内源性凋亡途径以诱导有效的细胞死亡[188-190]。

内源性或线粒体途径(图 4.3)可由细胞应激触发,如细胞因子剥夺,DNA 损伤,未折叠蛋白质的积累和缺氧,并受 Bcl-2 家族蛋白的调节,其中包括促生存蛋白 Bcl-2、Bcl-x_L、Mcl-1、A1 和 Bcl-w 以及促死蛋白 Bak 和 Bax。在正常条件下,促生存蛋白通过抑制促死蛋白 Bak 和 Bax 维持细胞活力。促存活信号的减少,使得 Bak 和 Bax 激活,并触发线粒体外膜通透,随后细胞色素 c 和其他致凋亡因子释放到细胞质中,激活启动子半胱天冬酶(caspase-9),然后激活效应半胱天冬酶(caspase-3 和 7)[182,191-194]。另一类 Bcl-2 蛋白质,称为仅含 Bcl-2 同源结构域 3(Bcl-2 homology domains 3 only,BH3-only),将促凋亡信号传递给 Bak 和 Bax,通过尚未完全明确的机制导致其激活[195]。

血小板表达半胱天冬酶和 Bcl-2 家族成员[196,197],并且它们的存活依赖于内源途径的这些促存活和促凋亡蛋白之间的平衡。促生存蛋白 Bcl-x_L 是血小板存活的主要介质,这一结论是基于在缺乏 Bcl-x_L 或用 Bcl-x_L 抑制剂 ABT-737 处理的小鼠中,检测到血小板半衰期缩短和血小板减少症。另一方面,在缺乏促凋亡蛋白 Bak 的小鼠,血小板存活时间延长,程度略低于缺乏 Bax 小鼠,并且 Bak 的基因缺失逆转了 Bcl-x_L 拮抗的作用,表明 Bak 是介导血小板死亡的主要促凋亡效应因子[198-200]。触发血小板凋亡的确切机制尚不清楚。血小板表达 caspase-8[201-203],但到目前为止,还没有在蛋白质水平上鉴定出死亡受体[203]。有研究表明,随着血小板老化,细胞内源性分子钟将导致 Bcl-x_L 水平降低,导致缺乏对 Bak 和 Bax 的抑制。然而,似乎 Bcl-x_L 水平并不随血小板老化而降低[200]。因此,其他机制一定在启动血小板凋亡中发挥作用。血小板表面唾液酸含量是否影响 Bcl-2 家族成员,以及这两种机制是否在血小板生存期间有交集,仍有待确定。需要更多的数据来确定体内的聚糖降解(即唾液酸丢失)是否触发血小板中内源性凋亡机制,将聚糖降解与调节血小板存活的清除机制中的内源性凋亡机制联系起来。

(马珍妮 译,戴克胜 审)

扫描二维码访问参考文献

第 5 章　血小板基因组学

Alexander P. Reiner and Andrew D. Johnson

引言

数十年来，血小板领域的科学家和临床医生一直在研究血小板数量和功能遗传性疾病的遗传基础（第 46~48 章）。几十年来的共识认为，在普通人群中，包括平均血小板体积（mean platelet volume，MPV）、血小板计数（platelet count，PLT）和血小板功能（最典型的测量方法是通过光比浊法聚集试验（light transmission aggregometry，LTA）测定血小板聚集试验）在内的血小板性状是最具有遗传性的血液定量性状之一[1-3]。这些性状和状态在基因图谱中的早期手段有：定向桑格测序，通过靶向分子分析，如分子印迹，对少量变异直接基因分型，限制性片段长度多态性，其他基于聚合酶链反应（polymerase chain reaction，PCR）的检测，以及通过定位克隆和连锁分析定位方法，包括使用高度多态性标记，例如微卫星。

在过去的二十年里，人类基因科学经历了一场革命。人类基因组计划的完成为这场革命播下了种子，该计划包括常染色体和性染色体，提供了一幅约 32 亿人类 DNA 碱基序列的粗略图谱。这些最初的图谱是一个实用的框架，尽管由于序列间隔而不太完整，以及对人群遗传变异的调查非常有限，仍可以作为其他分析和测序实验的基础。后续的项目调查全球人口的人类遗传变异，包括人类基因组单体型图谱计划[4]、千人基因组计划和 NHLBI 外显子组测序和 TOPMed 全基因组测序项目[5]，将我们过去对成千上万的人类遗传变异的认识扩展到了 >5 亿的遗传变异数据，从超罕见、个体变异频谱到人口/地理特异变异再到几乎全球范围内观察的常见变异。这些主要由单核苷酸多态性（single nucleotide polymorphisms，SNP）组成的遗传图谱，以及 DNA 微阵列技术的进步，促进切实可行的商业化基因分型阵列得以发展，最初可以对数万到数十万个突变异进行基因分型。在此基础上，这促使了全基因组关联分析（genome-wide association studies，GWAS）的兴起[6]。现在，科学家们可以通过 GWAS 分析，以一种客观的方式，分析整个基因组中性状和疾病的遗传决定因素。然而，统计学家指出，为了应对遗传变异多次检测的大幅增加的要求，需要用更严格的 P 值校正阈值以避免假阳性[7]。同时，这也开始促使基因科学家更广泛地合作，以重复他们的发现。这些 GWAS 的数据表明新研究成果在增加，并且研究结果的重复率高于先前的候选基因研究[8]。

在过去的几年里，商业基因分型阵列的价格稳步下降，使更多的科学家可以使用它们，并对更大的群体进行研究，增加了研究成果的统计效力。阵列的密度从现在的数十万个变异增加到数百万个变异。还开发了定制内容和阵列，例如靶向基因组的外显子（"外显子组"）部分。精确利用基因分型标记和群体参考图归因未基因分型的突变的手段和软件也在不断发展，以提高发现率。越来越多的更大的基因研究和更多的变异内容产生了成千上万人类 GWAS 研究的发表，这些研究的样本量和协同合作不断增长，测绘结果的公共可用性也在不断提高，以用于进一步的科学用途[9-11]。遗传学革命在几个重要的平行战线上继续着：

（1）SNP 阵列人群研究不断增长，包括大型生物资料库和卫生系统。

（2）DNA 测序成本迅速下降使研究正转变为全基因组测序，尽管研究对象的数量仍然少于阵列研究。

（3）包括 CRISPr-Cas9 在内的基因编辑工具的进展使得人们能在已发现的位点上对变异功能的影响进行更有效的实验。

血小板遗传学已经远远超出了过去的教科书，过去更侧重于候选基因研究、血小板细胞表面受体和同种抗原多态性。虽然这些早期研究的一些发现在 GWAS 时代得到了支持，但其中许多发现并没有得到支持，我们现在认为这些发现为假阳性或作用太弱，与人口水平无关[2]。在本修订版中，我们主要通过

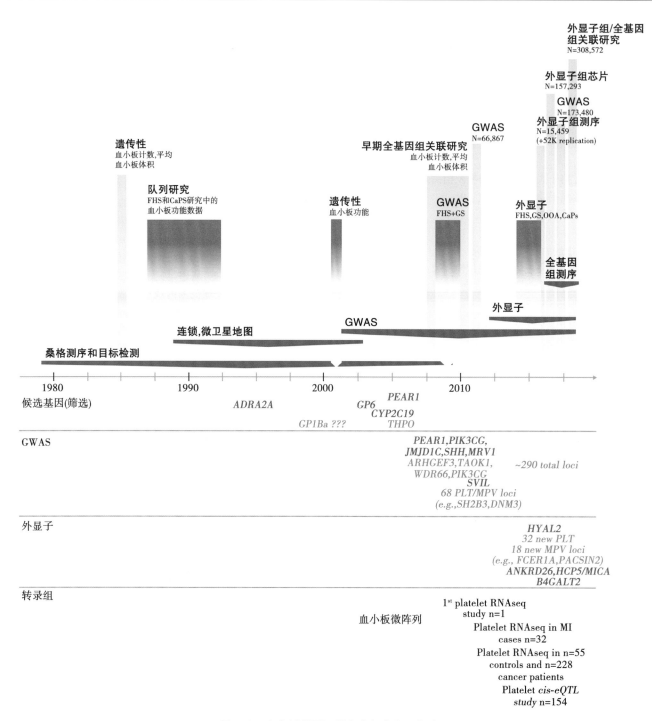

图 5.1   血小板基因组学大事年表和里程碑

血小板、平均血小板体积和血小板聚集性状的人群变异的遗传学研究,重点介绍基因组学方法的进展以及如何得出血小板生物学的新发现、新见解。图 5.1 着重介绍了从候选基因、GWAS、外显子组到其他组学的重要发现(淡蓝色表示血小板或平均血小板体积的研究与发现,棕色表示与血小板功能有关的研究和发现)。在该章节中,基因变异由 refSNP 标识符(ref-SNP identifiers,rsID)描述,它能对基因组数据集、数据库和基因组浏览器进行快速查询和交叉引用。这里我们着重于讨论普通人群中的发现,而血小板临床疾病相关内容在本书的第四部分进行讨论(第 38~49 章)。

血小板表型应用于人群遗传学研究及相关问题

研究血小板遗传变异来源有多方面动机。GWAS 后时代的其中一项发现表示,GWAS 中探索的基因在已批准的药物靶标中明显较丰富,这表明 GWAS 样绘图法可能有助于识别新的药物靶标,或在药物开发的早期提示潜在的药物再使用或不良毒副反应[12]。鉴于抗血小板治疗广泛应用于全球临床环境中,也预防性应用于普通人群,了解血小板功能和反应的遗传基础可能产生更好的定制治疗并降低风险,*CYP2C19* 变异和氯吡格雷治疗即证明了这一点[13-16]。血小板是输血医学的重要组成部分(第 64 章),在制造接近临床级的干细胞源血小板并且其数量足以可能进行输血方面做出了重大努力和进展(第 66 章)。与血小板计数变异和功能相关的遗传学研究或可提供新的基因,这些工程或基因分型可避免同种异体免疫反应,也有助于实现血小板生产以应用于临床。最后,血小板在血栓形成和止血中的重要作用意味着新发现的基因变异可能对发病机制和血栓事件或出血的机制产生深刻的理解。即使发现的基因变异在人群中很常见,且影响轻微,这些基因本身也可能是疾病病因学或罕见综合征未来表征的关键线索。总的来说,通过基因风险评分等方法和孟德尔随机化(Mendelian randomization)等正式的因果推理,将常见和罕见的变异组合起来,可以深入了解致病基因、其机制和临床推论[17,18]。那么,在人群规模上可以进行有效研究的血小板主要表型有哪些? 有哪些限制?

血小板计数和平均血小板体积

血小板计数方法(第 32 章)多种多样,通常由世界各地的医院和研究型实验室的自动化血液学分析仪进行可靠检测。由于这些参数的普遍性、血容量要求低以及测量获取成本低,对这些参数进行非常大规模的遗传研究是可行的。在任何基因型-表型研究中,研究人员应该仔细提防检测对有效性的影响,包括获取表型和基因型的技术问题,遗传学人群分层或其他混杂因素,在影响表型的疾病、生理或治疗状态的基础上加以调整或排除,适当的统计处理(例如,如有异常则进行数据转换)、校正和保守解释结果。关于血小板细胞指数的遗传决定因素描绘中,许多精心设计的研究都试图排除具有细胞计数潜在混杂因素的受试者,包括已知妊娠、急性感染、手术或创伤、血液肿瘤或癌症治疗、骨髓移植、艾滋病毒感染、脾切除术、肝硬化或可能预示技术人为原因的极端情况。

血小板比容、血小板分布宽度、大血小板比率、标志物或促凝血小板数量、网状或未成熟血小板分数等血小板指标在遗传群体研究中尚未得到广泛研究。这些可能代表着未来探索的方向,但这些表型中的大多数通常也无法在大规模人群研究或生物数据库中获得,这可能限制了它们的潜力。血小板计数在人群中相对正态分布,在女性以及随着年龄增长,血小板计数的平均值略高[19-21]。大多数人群血小板计数不必进行统计转化分析,但年龄和性别需要适当调整。平均血小板体积与血小板计数呈强烈负相关,指示许多相同的遗传信息[22]。然而,平均血小板体积在人群中的分布更为异常。平均血小板体积的测量也更容易受到分析前和技术因素的影响[23]。不同仪器和种群的比较分析表明,平均血小板体积可能比血小板计数明显表现出更多技术上和生物学变异[22,24]。因此,在综合来自多个实验室和研究的平均血小板体积数据时可能需要更加谨慎[25-27]。由于这些原因,大多数遗传学研究在结合跨研究荟萃分析数据之前,已将平均血小板体积表型标准化。同样值得注意的是,在大多数大型遗传学研究中平均血小板体积的样本量明显小于血小板计数的样本量。这可能反映出,在过去的几十年里平均血小板体积并不总是全血细胞计数(complete blood count,CBC)的计算参数,而血小板计数是一个更加标准的成分。

人群体的血小板功能检测

有多种评估血小板功能个体间变异性的方法,包括:
- 传统的光比浊法或阻抗聚集法进行血小板聚集;
- 血小板吸光度分析[28];
- 流式细胞术;
- 通过定制设计的剪切应力激活系统,或像 PFA-100/200 和 T-TAS 这样的平台;
- 血小板铺展分析;
- 使用血小板成分(如 TEG 和 ROTEM)测定血栓块形成;
- 监护时间点的血小板功能检测如 VerifyNow;
- 血管舒张剂刺激磷蛋白(vasodilator-stimulated phosphoprotein,VASP)的磷酸化分析;
- 血小板释放或颗粒标志物,包括通过光聚集仪和流式细胞术获得的标志物(第 33~35 章)。

在几乎所有这些系统中都使用血小板激动剂或激活剂,通常在 37℃ 的反应中将血小板与其孵育。有些检测可以使用全血、洗涤血小板或富含血小板的血浆,而另一些检测则不在全血中进行。实验中几个关键因素包括激动剂的选择和来源,激动剂的剂量,动力学参数(即剪切率、搅拌速率)、采用的采血管种类以及其他分析变量因素。因此,横跨人口遗传学和流行病学研究的可比性可能面临重大挑战。在所有提到的方法中,迄今只有很少的方法应用于大规模人口研究。从 20 世纪 80 年代到 90 年代初,包括 Framingham 心脏研究(Framingham Heart Study,FHS)、Northwick Park 心脏研究(Northwick Park Heart Study)、Caerphilly 男性研究(Caerphilly Study in Men,CaPS)和 GeneSTAR 研究(GS)在内的几项大型人群队列研究开始获取血小板功能测量数据。在这些人群研究中使用的选择方法主要是通过 LTA 检测血小板聚集,尽管在不同的研究中激动剂、剂量、设备和分析变量并不一致。人群中血小板功能的研究受到许多因素的限制:①大多数检测必须在同一天使用新鲜血液,并经常进行数小时的静脉切开术;②较全面的检测板需要较大的血容量,③低至中等的检测吞吐量;④对检测标准化的担忧;⑤成本更高(例如相对于 CBC);⑥所需的专业设备和专业知识。历史上著名的队列研究中 LTA 表型数据与 GWAS、外显子组和全基因组测序(whole genome sequence,WGS)的遗传数据,已成为近十年来血小板功能人群遗传学研究的主要来源。具有 GWAS 数据和血小板表型的其他小型、最近的队列研究包括:有流式细胞术检测数据的血液组学队列研究[29],有剪切应力和 LTA 检测的血小板基因和生理学(Platelet Genes and Physiology,PGAP)研究[30],有 LTA 检测的 Old Order Amish(OOA)队列研究和抗血小板治疗的药物基因组学(Pharmacogenomics of Anti-Platelet Intervention,PAPI)研究[31]。值得注意的是,除了 GS 和 PGAP 研究中较小的非洲裔美国人亚组和较小的 FHS 全方位队列中的西班牙裔、非裔和亚裔样本外,其他研究主要以欧洲血统为主。因此,在不同的血统群体样本中,关于血小板功能的遗传学信息仍然非常有限,群体特有的遗传影响可能还有待发现。

其他研究随访了血小板功能 GWAS 调查结果,并对其他血小板功能测量、抗血小板治疗和临床结果进行了有针对性的研究。总的来说,血小板功能和遗传学数据的 GWAS 和随访研究比血小板计数的遗传学研究规模要小约 200 倍。这意味着对血小板功能的研究供发掘的统计效力较小,而通过扩大这些研究的基因分型和表型的深度以及样本量,可能仍会有重大发现。

遗传学研究的功能和分子研究方法

利用现代分子生物学工具,可对血小板的潜在功能、血小板计数和平均血小板体积相关基因分子机制进行研究。然而,由于血小板的无核状态以及难以在大量个体中获得或大规模培养新鲜巨核细胞,在人群中实现这一目标存在重大挑战。相反,研究人员主要依赖于较小规模的群体样本,以及 CD34⁺来源的巨核细胞祖细胞样和巨核细胞样细胞,并借助慢病毒载体转染、siRNA 和反义 RNA 转染等方法。血小板和巨核细胞miRNA、mRNA 和蛋白质组学分析已为我们提供了重要的功能信息,但这些研究通常只在相对较小的人群样本中进行。小鼠和其他血小板功能和生源论的机体模型提供了另一个有价值的工具,但与人类血小板有一些分歧,还有其他限制如血容量的可获得性(见第 1 章)。最近,研究者开始探索巨核细胞表观遗传学在人类血小板变异中的作用。以下几节描述了基因组学方法发现的一些简洁的基因功能研究。

血小板 CBC 指数的基因组学研究

血小板和平均血小板体积的遗传性

血小板计数和平均血小板体积在健康人群中差异很大。以家庭为基础的传统研究表明了遗传性的有力证据(通常在约0.5~0.8),通常平均血小板体积的遗传性估计值略大于血小板计数[2,32]。这些遗传性研究大多数在欧洲血统的个体中进行。在未发表的数据中,来自 Framingham 心脏研究(FHS)的欧洲裔美国人和来自 Jackson 心脏研究的非裔美国人对血小板计数和平均血小板体积的遗传性估计值相近。尽管传统上遗传性通过双胞胎或系谱数据来估计,而基于 SNP 的遗传性(由一组给定的 SNP 解释特质变异的比例)可以直接从全基因组基因型数据来估算未选择的大样本中成对个体之间的遗传关系(亲缘关系)[33]。使用这种基于 SNP 的方法,亲属效应约占血小板计数变异的 30% 左右[34]。这些基于 SNP 的估算可能代表一个"下限",因为它们未包括罕见的变异或非累加性遗传效应所发挥的作用。

GWAS 时代与常见变异

在人类基因组时代之前,基因因素对血小板计数的作用在早期研究中仅限于使用微卫星标记进行家系连锁检查,进行在家族内标记与表型的共分离[35]。这些早期研究尝试找出作用于血小板计数的基因因素,常受到样本量小、全基因组标记覆盖有限以及独立数据集缺乏重复性等问题的困扰。在 2000 年代中期引入全基因组基因分型阵列之后,研究人员开始对明显健康的个体的更大队列样本进行全基因组关联分析(GWAS),以量化血液性状,如血小板计数和平均血小板体积。与血小板功能测定相比,由于血液样本采集和表型测量相对容易,血小

板计数和平均血小板体积可以获得更大的 GWAS 样本量。这些 GWAS 包括跨越基因组中成千上万个单核苷酸多态性(single nucleotide polymorphisms,SNP)的基因分型,设计标记常见基因变异[如最小等位基因频率(minor allele frequency,MAF)>5%],据推测对表型有中度影响。为了进一步增加基因组的覆盖率,除了直接包含在基因分型阵列上的标记外,GWAS 经常利用公开人类基因组变异资源(如 HapMap)的 SNP 估算(使用外源参考品对未测基因型进行统计推断)来增加基因组的覆盖率。随着时间推移,这些成就包括:样本量日益增多,基因分型技术和估算参考品越来越密集,或下一代测序。

血小板计数或平均血小板体积的首个 GWAS 发表于 2009年,使用 Affymetrix 500K 基因分型阵列和 1 200~1 600 名健康个体的单队列探索样本,约 8 000 名其他个体进行复制[36,37]。4 个基因组位点(WDR66、ARHGEF3、TAOK1、PIK3CG)与平均血小板体积相关,占平均血小板体积表型方差的 4%~5%。所有四个平均血小板体积相关位点的前哨 SNP 都位于基因组的非编码(内含子或基因间)区域。哨兵 SNP rs342293 映射到染色体 7q22.3 上 CCDC71L 基因和 PIK3CG 之间的一个区域,位于巨核细胞开放的染色质区域,并显示等位基因特异性地结合到转录因子 EVI1[38]。rs342293 的变异型等位基因,与血小板PIK3CG mRNA 高表达以及 Annexin V 与胶原激活的血小板结合减少有关。PIK3CG 编码磷酸肌醇激酶的一个亚基,负责合成磷脂酰肌醇-3,4,5-三磷酸,这是一种重要的血小板细胞内信号分子[39]。

为了增加样本量和统计说服力来检测作用更小的常见变异,Soranzo 等人建立了 HaemGen Consortium 方法[40]。他们对来自 6 个欧洲血统队列的 13 943 个欧洲个体(4 627 个发现和9 316 个复制样本)的平均血小板体积和血小板进行了两阶段GWAS 荟萃分析。这三个发现队列的分析包括约 200 万个基因型或 HapMap 估算的常染色体 SNP。12 个新的基因组位点与血小板和/或平均血小板体积相关(8 个平均血小板体积相关位点,4 个血小板计数相关位点),血小板计数和/或平均血小板体积的方差比分别增加至 8.6% 和 0.5%。在 Soranzo 等人新鉴定的基因位点中,有几个在巨核系造血或血小板生物学中起已知或疑似作用的基因(SIRPA、CD226、DNM3、BAK1、SH2B3),在下文中进一步陈述。

平均血小板体积相关的 SIRPA 位点编码 CD47 细胞内受体,即信号调节蛋白-α(signal regulatory protein-α,SIRPα)。SIRPα 和 CD47 参与细胞凋亡,吞噬、清除小鼠和人类免疫介导的血小板减少症模型中的血小板[41,42]。另一个新发现的平均血小板体积位点包括 CD226,编码血小板/巨核细胞膜蛋白,介导血小板和巨核细胞与血管内皮的黏附,并在巨核细胞多倍体化中发挥作用[43,44]。相对于其他血细胞,DNM3 在巨核细胞中高表达,并参与前血小板形成[45,46]。平均血小板体积相关的DNM3 位点的前哨 SNP 作为巨核细胞特异性替代启动子,通过改变 MEIS1 在一个区域内的转录因子结合位点而影响剪接异构体的产生[47]。血小板计数相关的位点之一映射到 BAK1,它编码一种具有强烈促凋亡作用的蛋白,调控血小板的寿命[48-50]。

另一个与血小板计数升高有关的位点,环绕染色体12q24.12 扩展连锁不平衡的 1.6MB 基因富含区,包括 ATXN2、PTPN11、SH2B3 和 BRAP 在内的 15 个基因[40]。这个衍生的欧

洲单倍体包含一个共同的 SH2B3 Arg262Trp 非同义突变异,不仅与血小板计数升高有关,也与嗜酸性粒细胞计数增多以及对各种慢性疾病包括高血压、冠心病(CHD)、风湿性关节炎、1 型糖尿病和乳糜泻有关[51-55]。进一步的分析表明,由于积极的进化选择,该染色体 12q24.12 的长期衍生单倍体在欧洲种群中已升至较高频率[40]。SH2B3 编码造血和内皮细胞接头蛋白 LNK,抑制 JAK2-STAT 调节造血细胞因子受体信号和细胞增殖[56]。此外,LNK 缺失或变异的动物模型显示 LNK 在肾和血管炎症、干扰素-γ 的产生和高血压中发挥作用[57]。由于常见 SH2B3 Arg262Trp 变异标记的单倍体对多种动脉粥样硬化和血栓的中间表型有多效性作用[58],血小板数升高对心肌梗死/冠心病易感性的确切作用仍有待确定。

2011 年末,Gieger 等人应用 HaemGen consortium 报道了一项血小板性状的 GWAS 扩展荟萃分析[59]。他们的欧洲血统样本量超过 66 867 个,并报告了 52 个与血小板数和/或平均血小板体积相关的新位点。样本量的增加使已知血小板数相关基因位点总数增加到 43 个(表型方差 4.8%),平均血小板体积相关基因位点总数增加到 25 个(表型方差 9.9%)。或许最为重要的是,Gieger 等人的报告包含了对每个血小板数或平均血小板体积相关位点的广泛生物学和功能评估。68 个血小板数/平均血小板体积基因位点中,有几个已知在患有遗传性血小板或凝血障碍(GP1BA、VWF、ITGA2B、THPO 和 TUBB1)、高免疫球蛋白 E 综合征(DOCK8)或努南综合征(PTPN11)的患者和系谱中存在病原突变异基因。在 15 个位点上,前哨 SNP 要么编码,要么与非同义编码突变异处于高度连锁不平衡。这些包括与人类血小板抗原(human platelet alloantigen,HPA)系统相关的两种常见的错义变异[编码 GP1bα 的 Thr145Met(HPA-2)多态性的 GP1BA rs6065 和编码 GPⅡb/Ⅲa 的 Ile843Ser(HPA-3)多态性的 ITGA2B rs5911 的标记 SNP]。GP1BA rs6065 变异与血小板数增多和可溶性 GPⅠb(糖萼蛋白)水平更高有关,这证实最近观察到的血小板 GPⅠbα 介导促血小板生成素(thrombopoietin,TPO)生成机制[60]。在另外 11 个位点,前哨 SNP 可以与单核细胞或类原始淋巴细胞系中与邻近基因(cis-eQTL)表达水平相关的 SNP 匹配,或者处于高 LD 状态。最后,在斑马鱼和黑腹果蝇中利用基因沉默,为 11 个基因作为新的巨核生成或血栓生成调控因子提供了其他证据,包括几个编码转录调控因子的基因(ZFPM2、JMJD1C、COPZ1 和 BRF1)。在斑马鱼中 Rho 鸟苷酸交换因子 ARHGEF3 同源物的沉默导致血小板形成、红细胞生成和转铁蛋白摄取的消融。随后对基本的人类造血亚群 mRNA 表达的分析表明,ARHGEF3 位点的前哨 SNP 与巨核细胞脱氧核糖核酸酶超敏位点重叠,并与人血小板中 ARHGEF3 表达水平的差异有关。此外,推断的致病 SNP 主要位于巨核细胞表达的 ARHGEF3 亚型启动子中,并在巨核细胞成熟过程中上调[61,62]。

种族多样性和 GWAS

血小板数和平均血小板体积在不同种族间存在差异[20]。然而,大多数评估基因对这些表型的作用的遗传学研究都是在欧洲血统样本中进行的。研究祖先多样化人群中的血小板性状有许多潜在的优势和需要注意的地方。跨种族分析也许能揭示群体间血小板性状遗传结构的相似性和差异性,从而有助于我们理解与心血管和其他疾病相关的健康差异的基础[63]。与非洲人相比,由于连锁不平衡导致的基因组区域内遗传变异的局部相关结构在欧洲人身上更为广泛,这往往限制了从 GWAS 或只包括欧洲人的测序研究中确定真正的致病变异。跨种族定位精准,由于非裔人群的 LD 有限,有时可以确定包含非洲和欧洲人群共有相关变异的较窄区域[63]。血液性状的遗传基础研究的挑战之一是非欧洲人群在 GWAS 中美国少数族裔人口的历史代表性不足(非裔美国人和西班牙裔或拉美裔)[64]。对此,人们已经开始建立多民族人口基因组协会,如 NHGRI 使用联合基因组学和流行病学(Population Architecture using Genomics and Epidemiology,PAGE)调查人口结构,以及 NHLBI 外显子组测序项目(Exome Sequencing Project,ESP)和精密医学跨组学项目(Trans-Omics for Precision Medicine,TOPMed),也更加重视定制化多民族基因分型阵列的商业化生产,这些基因分型阵列优化了对不同祖先群体的全基因组分析。跨种族研究的另一个限制是由于人口分层、混合或隐秘的亲缘关系而可能造成混淆。新开发的统计方法(如线性混合模型)可用一种计算效率高的方式处理基因异质性非常大的样本的全基因组关联分析[65-67]。

最近一些血小板性状 GWAS 发现,欧洲血统人群和非欧洲血统人群之间存在大量重叠(关联信号>50%)或血小板计数和平均血小板体积位点的泛化(高度一致的效应大小和效应方向)[59,68-70]。其他 GWAS 专注于初步探索非洲、西班牙或亚洲祖先样本中新的血小板计数或平均血小板体积相关性。在日本生物库进行的迄今为止规模最大的此类研究中(N = 108 208),有 19 个新的基因位点确定与血小板计数有关[71]。曾有人做过非裔美国人或西班牙裔/拉美裔人的较小的 GWAS 研究。这些非欧洲裔 GWAS 确认的一些新变异在欧洲裔 GWAS 中未曾出现,因为这种变异等位基因在非洲(CD36、MPL)、美洲土著居民(ACTN1、MEF2C)或亚洲(FRYL、SPATA18-USP46)血统的人群中更为常见。在多达 16 388 名非裔美国人的 GWAS 中,Qayyum 等人确定了 6 个血小板计数相关基因位点,这些基因位点在之前的欧洲 GWAS 中未被认为与血小板相关(TPM4、LRRC16A、CD36、JMJD1C、BAD 和 SLMO2)[69]。一项包含 12 491 名西班牙裔/拉丁美洲人的 GWAS 识别和复制了五个新近发现具有相关性的位点,包括三个基因组区域(ACTN1 rs117672662、GABBR1-MOG rs75140056 和 ETV7 rs9470264),这些区域先前未被认为与血小板计数无关,两个相关信号(BAK1 rs62405954 和 MEF2C rs144261491)在之前被认为在相同基因组区域中,但此研究发现并不在相同区域内[70]。5 个血小板关联信号中有 4 个(ACTN1、ETV7、MEF2C 和 ZBTB9-BAK1)在欧洲、非洲和美洲印第安人血统的人群中高度分化。事实上,西班牙裔/拉丁裔 GWAS 中观察到 ACTN1 前哨变异 rs117672662(在西班牙裔中等位基因频率为 4%)与血小板计数关联最强。此外,体外研究将这种内含子 ACTN1 变异局限为一种公认的巨核细胞特异性增强子[70]。西班牙裔的 ACTN1 内含子变异与血小板计数较低(和平均血小板体积较高)有关。这些发现与最近的研究结果互补,最近研究表明先天性血小板减少症患者由于肌动蛋白细胞骨架破坏和巨核细胞促血小板生成受损而产生 ACTN1 错义变异[72-74]。

全外显子组测序研究和低频编码变异检测

2010 年代初至中期,GWAS 已成功确定与复杂性状如血小板计数和平均血小板体积相关的具有中等效应的许多常见遗传变异。尽管如此,大多数疾病和表型定量中只有一小部分预测遗传性得以阐明。"遗传性缺失"可能的解释有,GWAS 平台未能检测到效应较小的常见等位基因(需要更大样本检测),效应更大的罕见变异(旧基因分型平台和/或设计采集常见变异的基因型推断策略未覆盖),其他类型的 DNA 序列变异如拷贝数变异(copy number variants,CNV)和 GWAS 平台未测出的大的结构变异(structural variants,SV)。下一代大规模并行测序技术和全外显子组测序(whole exome sequencing,WES)的进步促进对遗传性血小板和其他罕见血液病的几种因果遗传变异的鉴定,WES 研究提供了一种评估低频(MAF 在 1%~5%)和罕见变异(MAF<1%)中编码变异作用的方法,范围涉及中等到较大效应的复杂血液性状(如血小板计数和平均血小板体积)[75-77]。与非编码变异相比,那些位于编码序列的变异更有可能与更大的表型效应有关,并能通过破坏蛋白质的功能等影响生物学机制,因此可能具有更大的临床或药物意义。

NHLBI 外显子组测序项目(NHLBI Exome Sequencing Project)率先将 WES 应用于大量不相关个体样本的复杂性状。Auer 等人使用高覆盖率的 761 个非裔美国人 WES 样本归与一个更大的超过 13 000 个非洲裔美国人 GWAS 样本后,发现几个与血小板和其他血液性状有关的中频(0.1%<MAF<5%)编码变异,这些在传统全基因组基因序列中并未涉及[78]。一种非洲血统特有的 MPL Lys39Asn 错义(血小板生成素受体基因)变异与血小板计数较高有关,这一发现证实先前研究中采用候选基因测序发现的非裔美国人血小板增多症中存在 MPL Lys39Asn,并发现 MPL Lys39Asn 变异在非裔美国人中相当常见(等位基因频率约为 4%)。其他几个较低频的编码变异提示与血小板计数有关,包括 MPL Tyr252His、CD36 Tyr325* 和 Asn53Lysfs*4 的两个编码变异以及 ITGB3 Pro186Leu;后者曾在血小板无力症中被发现[79]。第二项基于 WES 的研究对大约 15 000 名个体进行了研究,随后 52 000 多名参与者进行了硅片复制,发现并复制了与血小板数降低相关的两种编码变异:①一种常见的 CPS1 Thr1412Asn 变异;②一种罕见的 GFI1B 同义变异(等位基因频率约 0.5%),对血小板数有中等程度的影响[血小板数降低(25~30)×10^9/L][80]。CPS1 编码磷酸氨甲酰磷酸合成酶 1,催化尿素循环的第一步;CPS1 缺乏症是一种罕见的常染色体隐性代谢紊乱,可导致高氨血症[81]。CPS1 的 Thr1412Asn 变异前的功能特征是影响尿素循环中间体的下游有效性,如一氧化氮(NO)前体 L-精氨酸[82]。虽然 NO 对血小板功能的重要性众所周知,但也有报道称 NO 在血小板生成中发挥作用[83]。GFI1B 编码一种转录因子,该转录因子参与红细胞生成和巨核生成;在常染色体显性的血小板减少症(如灰色血小板综合征)家族中,已发现罕见的 GFI1B 功能缺失变异[84,85]。有趣的是,在欧美人群中,与血小板数较低相关的 GFI1B 前哨 rs150813342 变异是同义变异(Phe192),位于可变剪接外显子 5 中,并改变了一个预测外显子剪接增强子。随后基因组编辑和靶向敲除实验证实了一个机制,即与 GFI1B rs150813342 变异等位基因相关的可变剪接抑制谱系特异巨核细胞分化需要的 GFI1B 长亚型形成[80]。

基于外显子的基因分型阵列

虽然 WES 识别了几个新的较低频编码序列变异,这些变异在以前的 GWAS 未被发现,但 WES 的成本仍然很大程度上限制了它广泛应用于大规模群体样本或基因组学协会的复杂性状研究。商业基因分型阵列为此而开展了含有丰富的低频非同义、无义和剪接位点变异(如 Illumina Infinium Human Exome BeadChip,Affymetrix Axiom)的丰富内容,使得大量个体的罕见编码变异基因分型成本变得相对较低[86]。另一项新近发展是建立了非常大的电子健康记录(electronic health record,EHR)生物库阵列,该库能够利用以前收集的非常大的临床基础样本中的血细胞计数测定。这些基于外显子组的基因分型平台的发展,以及估算参考品(1 000 Genomes Project,Haplotype Reference Consortium)和方法的改进[87],让甚至更大的协会(人群和诊断样本组成)更合力通过研究成千上万的个体来研究低频、罕见的血小板计数、平均血小板体积编码变异的作用。

最近的四份报告拓展了基因位点的数量和较低频变异对血小板性状的影响:

(1)利用 Illumina 外显子芯片对 31 340 名明显健康的个体进行了单一队列和 EHR 联合调查,发现 TUBB1 和 SH2B3 中存在错义或剪接位点变异,以及与血小板计数相关的罕见体细胞 JAK2 Val617Phe 变异[88]。

(2)Eicher 等对使用 Illumina 外显子芯片的 26 个北美和欧洲的发现和复制队列中 157 293 名患者的血小板和 57 617 名患者的平均血小板体积基因分型进行荟萃分析,发现 32 例血小板和 18 例平均血小板体积新关联基因[22]。

(3)Astle 等利用定制的 Affymetrix Axiom Biobank 基因分型阵列,对来自英国 Biobank 的 173 480 名英国人和具有完整血细胞计数表型数据的 INTERVAL 研究进行基因分型,计算得到 2 950 万个遗传变异[89]。与之前的 GWAS 相比,Astle 等人的样本量更大,并且使用密集的 WGS 计算板,更加重视生物表型调整和技术变量,使之能够检测到 674 个与血小板、平均血小板体积、血小板分布宽度和/或血小板质量(血小板容积比)有关的位点。加上先前已知的基因座,新发现的变异分别解释了 18% 的血小板和 30% 的平均血小板体积变异。

(4)Mousas 等人进行了一项荟萃分析,研究了 137 086 个罕见(最小等位基因频率<1%)编码或剪切位点变异,与先前两个研究有所重叠[22,89],该研究有 308 572 名以上参与者,确定了 12 个新的独立、有关的变异,除了其中一个通过 GWAS 排除的映射到先前血小板计数、平均血小板体积的有关位点[90]。

这些研究使用逐步条件多元回归分析,以确定一个遗传变异的精简子集,解释每个基因组范围内的重要信号。在多数情况下,同一基因或区域既包含相对较大效应的罕见编码变异,也包含较温和效应的常见变异。例如,低频 TUBB1 错义变异(rs41303899 Gly109Glu,MAF = 0.16%)与血小板数低于 33×10^9/L 有关,与共同的 TUBB1 错义变异(rs6070697 Arg307His,MAF = 18%)相互独立,之前认为 TUBB1 错义变异与平均血小板体积有关[88]。研究认为更罕见的 TUBB1 变异(编码一种巨核细胞特异的 β-微管蛋白,参与前血小板的生成)与家庭中常染色体显性遗传的巨血小板减少症有关[91,92]。另一个报道鉴定了几种平均血小板体积相关的低频、罕见的 IQGAP2[22]的错义变异,在对凝血酶的反应中发挥血小板细胞骨架动力学功能[93]。Eicher 等人在 FCER1A 中发现了一种非常罕见的变异(MAF=0.002%),即 Leu114Val,与血小板数降低密切相关(每个等位基因效应约 $175×10^9/L$)[22]。该变异位于 IgE 关键结合域[94-97]。我们已知血小板和过敏之间有一些联系[98,99]。IgE 综合征及抗体与血小板减少和血小板输注的临床病例有关[100-103]。这些结果提示 FCER1A 变异和血小板定向 IgE 抗体可能导致血小板减少和输血不良结果。有趣的是,最近的功能实验表明 FCER1A 可作为一种 PEAR1 配体,影响血小板功能的,该作用能被 IgE 抑制[104]。

罕见的 JAK2 Val617Phe 功能获得体细胞变异是骨髓增生性肿瘤(myeloproliferative neoplasms,MPN)的主要原因,利用基于外显子组阵列的基因分型或测序平台发现,明显健康的个体中,MPN 还与血小板数较高有关[88]。通过基因分型或 DNA 测序检测得其他健康个体血液中的克隆造血变异(如 DNMT3A、TET2 和 ASXL1)是一种与年龄相关的现象,具有潜在的临床意义,例如增加对血液肿瘤、心血管疾病和死亡率的易感性[105]。在 MPN 患者中,SH2B3(编码接头蛋白 LNK,抑制 JAK2-STAT 调节造血细胞因子受体信号)的体细胞和胚系变异均有报道[56]。除常见的 SH2B2 错义变异 Trp262Arg 外,两种罕见的 SH2B3 错义变异与明显健康个体血小板数较高具有独立相关性:rs148636776(Glu395Lys)和 rs72650673(Glu400Lys)[88]。这两种错义变异位于与 JAK2 相互作用的 SH2 功能域中。

在这些外显子组阵列研究中还发现了一些新的常见变异。例如,一种常见的 ARFGAP3 的错义变异与血小板计数降低和平均血小板体积升高有关,它也是 ARFGAP3 和邻近基因 PACSIN2 的表达数量性状位点,在血小板生成过程中,PACSIN2 在巨核细胞分界膜系统中发挥作用[106]。血小板计数在女性中往往高于男性[19,107]。尽管巨核细胞含有性激素受体,但其作用机制尚未完全阐明[108]。转录调节因子 JMJD1C 和 ZMIZ2 调节雄激素受体介导的转录,血小板数与转录调节因子 JMJD1C 和 ZMIZ2 的常见编码变异之间的关系[109,110]表明这些遗传因素可能参与了激素介导的血小板的性别差异。

这四个“外显子阵列”研究扩展了我们对血小板性状等位结构的理解。例如,当根据等位基因频率有所摈弃后,Astle 等人发现了 251 个常见、32 个低频和 11 个罕见变异,与平均血小板体积条件性独立相关,以及 255 个常见、21 个低频和 11 个罕见变异与血小板条件性独立相关[89]。据预测,出现严重功能结局的变异将在稀有和低频变异范围中有所增加。研究确认几个较低频率的变异和对血小板表型有强烈影响的罕见错义、移码或无义变异,有 FCER1A、MPL、JAK2、SH2B3、TUBB1、ITGA2B、PLEK、MAP1A 和 IQGAP2,并证实等位基因频率与效应大小呈负相关。这些新发现的变异中,有许多通过 GWAS 或遗传性血小板、出血或血栓性疾病对关于血小板生成或生物学基因的既往研究而得以充实。与血小板/平均血小板体积相关的罕见蛋白变异也在许多以前未被 GWAS 识别的基因区域中被发现,如 CKAP2L、PLG、KALRN、SDPR 和 TNFRSF13B。

血小板与其他表型、疾病之间多效性和遗传的相互关系

随着 GWAS 技术的扩展,人们越来越多地观察到更多的个体、遍及多个复杂的性状,在同一基因位点与多个表型的遗传关联或多效性。在与血小板、平均血小板体积均相关的基因位点中,绝大多数具有相反的作用方向,这与血小板、平均血小板体积因血小板质量守恒而具有的负相关关系一致[111]。除了血小板、平均血小板体积和血小板功能的基因位点有相当大的重叠外,许多血小板性状位点与其他血液学性状也有重叠,提示造血过程中存在共同的基因调控途径。例如血小板相关位点 MAP1A、TMPRSS6 和 ZMIZ2 与红细胞表型位点的重叠;以及与白细胞表型位点重叠的 PEAR1、ZMIZ2 和 LY75[22]。Astle 等人表明 6 个位点的常见变异(ZFP36L2/THADA、SH2B3、HBS1L、PRTFDC1 和 GCKR)与红系、髓系、淋巴系和血小板系相关[89]。而且,TNFRSF13B 的一种导致先天性免疫缺陷综合征的罕见错义变异[112]与血小板、骨髓和淋巴指标相关。

人们观察到与脂质性状相关的许多血小板变异,包括 GCKR、FADS1、FADS2、MAP1A、TMEM50A、APOH 和 JMJD1C 等变异具有共有的基因结构[22]。这些共有的基因关联可能是由于直接遗传多效性或是间接关系,但尽管如此,还是为胆固醇代谢与血小板生成的联系提供了其他的证据[113-115]。在某些情况下,这种共有的基因调控可能对动脉粥样硬化形成或血栓形成有影响。例如,rs1801689 错义变异型 APOH Cys325Gly 与血小板较高有关,此前研究发现与较高的低密度脂蛋白(low-density lipoprotein,LDL)胆固醇相关[116]。载脂蛋白 H(Apolipoprotein H,ApoH;也称为 β2 糖蛋白 Ⅰ 或 β2-GP Ⅰ)是抗磷脂抗体综合征的一种自身抗原,这与动脉和静脉血栓形成、血小板减少有关[117]。ApoH/β2-GP Ⅰ 是低密度脂蛋白胆固醇的一种,β2-GP Ⅰ/抗磷脂抗体复合物与 LRP8 结合,LRP8 是存在于血小板和内皮细胞的 LDL 受体,可能参与血栓形成[118,119]。其他血小板位点与凝血和纤溶蛋白相关基因或位点的重叠,包括纤维蛋白原(PLEC、JMJD1C、CPS1、PDIA5)[120]、纤溶酶原(PLG)[90]和 ZFPM2。ZFPM2 编码转录因子 FOG2,与包括 PAI-1[121]在内的多种血浆蛋白以及静脉血栓栓塞疾病风险相关[122]。

在观察性研究中,平均血小板体积较高已被确定是心血管事件的独立危险因素,尤其是心肌梗死后的不良结局。然而,目前仍不确定这些是否反映了血小板的病原学作用或疾病的后果(互为因果)。孟德尔随机化(Mendelian randomization,MR)使用个体遗传变异或由多个遗传变异组成的多基因风险评分来判断因果关系,从而减少混淆的可能性[123,124]。研究人员使用 EHR 对个体 SNP 或多基因风险评分进行跨性状或全表型关联研究(phenome-wide association study,PheWAS),以检查所有测量表型中血小板/平均血小板体积相关 SNP 之间的关系[125]。一项来自 eMERGE 协会的 PheWAS 单个 SNP 分析,对 13 688 名欧洲裔美国人进行分析,结果表明,几种血小板计数或平均血小板体积变异可能与心肌梗死、自身免疫性疾病和血液疾病有多效性关联[126]。英国生物银行利用血小板计数或平均血小板体积的多基因风险评分进行的一项更大的 MR 分析表明,平均血小板体积升高与冠心病风险之间只有微弱的保护性联系,而这些血小板性状与糖尿病、自身免疫性疾病、神经精神疾病或肾脏疾病之间没有独立的因果关系[89]。如前所述,染色体 12q24.12 上一个 1.6Mb 基因丰富的延伸连锁不平衡区域是基因组中最具多效性的区域之一。与血小板计数升高相

关的常见 *SH2B3* Arg262Trp 非同义变异也与血压升高和心肌梗死风险相关。可以想象，心肌梗死易感性可能部分由该变异对血小板功能的影响介导。

全基因组测序：罕见的非编码变异及其他

全基因组测序（whole genome sequencing，WGS）可以通过基因组的所有编码、非编码和基因间区域查询整个等位基因频谱（常见到罕见），因此解决了使用基因分型阵列不完全确定序列变异的问题。第一个基于人群的 WGS 项目是 UK10K 项目，该项目对来自英国双胞胎组织和 Avon 亲子纵向队列研究（ALSPAC）的 3 781 名个体进行了低覆盖率（7×深度）的 WGS。一项初步的 WGS 相关分析显示，在许多心脏代谢定量性状中缺乏具有较大表型效应的低频等位基因[127]。UK10K 的 WGS 还提供了一个更新、更密集的基因型填充参考面板，提高了低频和罕见变异的填充质量[128]。Iotchkova 等人使用 UK10K 和 1 000 基因组单倍体参考面板，在包含 18 项与 20 个定量心脏代谢和血液性状相关的研究、超过 35 981 个欧洲血统个体的发现样本中，评估 1 700 万个变异序列，并使用另外的来自 7 项研究的约 102 000 例个体进行验证。统计功效卓越，能够检测出任何 MAF≥0.5% 并具有足够的测序质量的大效应变异[129]。使用这种方法，9 种新的血小板计数相关变异被识别并复制，其中大部分是非编码变异。在这 9 种血小板计数相关变异中，6 种是罕见的（MAF<1%）或低频的（1%<MAF<5%），7 种是新的位点（*GFI1B*、*FABP6 APOH*、*S1PR3*、*RASSF3*、*TP53BP*、*TRABD-MOV10L1*），2 种呈现出次要、独立的更低频相关信号，位于已知常见变异 GWAS 位点（*THPO*、*GCSAML*）。

Iotchkova 等人将各种功能标记（组织表达、表观基因组）和统计精细定位法整合到新的血小板计数位点，能够优先考虑具有高概率因果关系的变异，以便进一步进行功能和细胞随访，并提供这些相关变异的潜在机制。这些分析涉及几个在巨核细胞中表达的基因，如 *TRABD* 和 *CCNJL*[129]，在过去人们并不知道这些基因参与血小板调控。另一个新的血小板相关信号位于 *S1PR3* 上游约 100kb 的巨核细胞 DHS 位点附近，可编码 1-磷酸鞘氨醇受体（sphingosine 1-phosphate，S1P）。该 *S1PR3* 区域内的其他变异与红细胞和白细胞性状有关[89]。与 S1P 代谢和信号转导有关的其他基因（*S1PK*、*S1PR1*、*S1PR2*、*S1PR4*、*MFSD2B*）的错义变异与红细胞、中性粒细胞、单核细胞和嗜酸性粒细胞计数有关[89,90]。血小板和红细胞均储存大量的 S1P，S1P 对淋巴细胞游走和血管内皮屏障功能具有重要作用[130]。多种血细胞谱系性状与 S1P 代谢和受体基因的相关性表明，S1P 通路可能对造血或血液循环中的血细胞存活有多向作用。最后，新的低频 *THPO* 3'UTR 变异 rs78565404 与血小板升高有关，和既往发现的与血小板升高有关的一个常见 3' UTR 变异（*THPO* rs6141）相互独立。这些发现与其他罕见的非编码剪接、5' UTR 或在家族性血小板增多症患者中描述的内含子功能获得性 *THPO* 变异一致[131-133]。

人们仍有机会继续寻找与血小板、平均血小板体积有关的其他遗传因素和与临床性状、疾病之间的关系，因为 WGS 技术提高、其成本降低，国家注册中心或医疗体系为基础的队列研究、生物银行通过项目而扩大，如英国基因组学、美国国立卫生研究院的精密医学倡议、弗吉尼亚州的百万退伍军人项目。基于 WGS 发现罕见和非编码中等效应大小的变异可能会由更加重视表型质量保证程序而进一步加强，通过利用多个可用的表型测量如 EHR 为基础或纵向的队列研究、使用新统计方法来进一步改进表型精度，如集合罕见变异测试和整合同一个人的其他多组学数据（表观基因体学，转录组学，蛋白质组学，代谢组学）。例如，通过由 NHLBI 主办的精密医学跨组学（Trans-Omics for Precision Medicine，TOPMed）建立了 30× 覆盖率的 WGS，有超过约 100 000 个多种族个体的 6.54 亿个变异，为了研究各种各样的心、肺、血液表型使用集中、严格的排序方法和变量调用。目前识别与复杂性状相关的等位基因全谱变异的一个重要限制是缺乏关于复杂结构（结构贬义）和拷贝数变异（如大量缺失、重复和倒置）的可用信息。例如，非洲常见的 3.7kb 的珠蛋白区域缺失是美国少数民族人群红细胞表型的重要因素。将 3.7kb 拷贝数变异的基因型合并到红细胞性状的关联分析中，可以深入了解非裔个体的等位基因异质性和珠蛋白区域[134,135]。为了对血小板表型的基因结构、巨核生成的基因调控以及精确医学和血小板生物学方面的新发现有更深入的了解，未来对血小板性状的遗传研究需要纳入对结构变异的全基因组评估，以及更大的种族多样性。

GWAS 外推功能分析

虽然 GWAS 和基于测序的研究已经发现了数百个包含数千种血小板计数和平均血小板体积推算出的因果变异基因位点，但这些血小板表型关联背后的遗传和分子机制并未完全阐明。通常有几个因素限制了从功能上解释相关基因和/或基因变异调控血小板计数或平均血小板体积的机制。其中一个障碍是人类基因组中广泛的局部连锁不平衡或变异的相关结构，特别是常见变异。因此，一个特定基因组区域内的最重要的或最显著相关的 SNP 不一定是功能或因果变异，但可能是真实因果变异的 LD 替代品。人们已经开发了各种统计方法来改进高 LD 区域内的更多相关信号，包括条件回归分析和贝叶斯精细作图法，这些方法将关联区域缩小到具有独立影响的最可能的性状相关变异组[136,137]。某些血小板或平均血小板体积位点可能含有两个或两个以上独立相关的变异，前几节描述了这种"等位基因异质性"的几个例子。另一个限制基因变异功能评估和相关基因位点内靶基因识别的主要障碍是，大多数 GWAS 信号位于基因组的非编码区域，这表明对基因转录、mRNA 剪接、mRNA 稳定性或非编码基因有更微妙的调控作用[138]。

最近，来源于造血细胞系或系特异性主要血细胞数据的 ENCODE、Roadmap、FANTOM5 和 Blueprint 项目[139-142]的研究使用转录组（基因表达）和/或表观遗传组学[DNA 酶 I 敏感位点，染色质免疫共沉淀测序（ChIP-Seq）染色质状态或组蛋白酶修饰的峰来定义增强子区域或特定转录因子]注释和编目基因组的非编码区域，并有所进展。特异性表观遗传组蛋白修饰可标记转录活性（H3K4me3，H3K36me3），顺式元件和远端增强子区（H3K4me1，H3K27Ac），或抑制基因（H3K27me3，H3K9me2/3）。血小板特征相关信号在巨核细胞类型特异性增强子区域富集[143]。在具有这些调控特性的 LD 区域内对候选因果序列变异进行共定位时，可以优先考虑变异，以便进一步进行功能随访[144]。此外，血小板或巨核细胞中基因表达水平的评估和表达数量性状位点（expression quantitative trait loci，eQTL）定位也可用于帮助识别一组目标基因[22,36,38,145,146]。

选择性剪接以细胞特异性的方式影响造血祖细胞的转录多样性。有几个例子表明，一个特定的 GWAS 变异影响血小板生成的机制似乎涉及选择性剪接。通过结合血小板 eQTL 和高通量测序数据，我们发现血小板相关的线粒体融合蛋白 2（mitofusin 2，MFN2）内含子变异 rs1474868 与血小板中优先表达的 MFN2 起始位点重叠；rs1474868 的变异等位基因与血小板升高和血小板中 MFN2 表达水平升高有关[147]。在 DNM3 位点的前哨变异 rs10914144 与 rs2038479 位于 LD 中，该位点位于巨核细胞特异性开放染色质区域，该区域包含一个 MEIS1 转录因子结合位点，与另一个 DNM3 启动子重叠。该变异等位基因与巨核细胞特异性短 DNM3 亚型的表达减少有关，从而导致体外前血小板形成减少[47]。同样地，在血小板计数相关的 GFI1B 位点上，前哨同义变异 rs150813342 导致外显子跳过，并降低了 GFI1B 长亚型的表达，该亚型优先促进巨核细胞分化和血小板生成[80]。GFI1B 的长亚型和短亚型在造血不同阶段有不同表达，因此在血小板和红细胞的生成中似乎有不同作用，红细胞生成则需要短亚型[145,148,149]。

由于基因组的高阶结构中包含染色质环之间的增强子和启动子序列，增强子可以与位于更远距离的基因启动子相互作用[150]。这些所谓的局部相关结构域（topically associated domains，TAD）含有共调控基因和顺式作用元件，通常具有细胞类型特异性，可位于 >1Mb 距离。使用染色质构象捕获（chromatin conformation capture，3C）和相关技术（4C、5C、Hi-C 和 ChIA-PET）分析细胞类型特异的远端启动子和染色质的交互作用，能为指定目标基因变异提供帮助。Capture-C 和 Capture-HiC 等方法使全基因组 SNP 的高通量作业成为可能[151-154]。Peterson 等人利用血细胞谱系特异性启动子和巨核细胞（megakaryocyte，MK）启动子捕获蓝图中的长期相互作用，在 UKBB GWAS 的 173 480 个个体中，对 565 个（75%）与血小板特性相关的非编码变异中的 423 个进行了潜在的调控功能检测[143]。这些变异中近一半被分配到远端基因或该区域的多个基因。例如，与血小板计数相关的 SNP rs385893 位于 DHS 位点，与其靶基因 JAK2 发生物理作用，JAK2 在血小板形成中有重要作用[155]。此外，rs1801689 是 APOH 一种错义变异，APOH 能与邻近的 PRKCA（protein kinase C alpha；即蛋白激酶 Cα）发生物理作用，可能在巨核生成中起作用[22]。最后，一个前哨 GWAS 变异 rs2363877 位于一个巨核细胞特异性超增强子中，可与两个基因启动子相互作用，这两个基因分别是编码凝血白血管性血友病因子的 VWF 和编码已知参与巨核细胞生成的四跨膜蛋白 CD9[143]。

验证基因或变异影响血小板表型的机制最终需要使用细胞或动物模型进行实验验证[156,157]。缺乏高通量、可扩展的实验方法来定义与血小板和平均血小板体积相关的常见和罕见的遗传非编码变异的功能等位基因或调控机制，一直是功能和临床转化的主要障碍之一。一些例子已使用荧光素酶报告系统和电泳迁移率变动分析（electrophoretic mobility shift assays，EMSA；又称凝胶阻滞分析）在体外证明等位基因变异是否改变转录活性或破坏转录因子结合[38,70,147]。大规模平行报告实验（massively parallel reporter assays，MPRA）可以增加高通量，并将这种方法扩展到成千上万种增强子活性的变异上，这些增强

子活性具有特定阶段、受系谱限制的基因表达效应[158-160]。体外凝胶转移实验可以证实与特定蛋白的相互作用。

基因操控技术如 CRISPR/Cas9 和基因敲除果蝇、斑马鱼生物模型或老鼠和/或细胞模型的候选基因已经应用于一些实例，包括 PEAR1、NFE2、PIK3CG、JMJD1C，为这些基因在血小板生成、维系和清除中的作用提供了其他证据[161]。透明斑马鱼胚胎的体内成像可用于追踪造血的发育阶段，包括血小板的形成（相当于鱼类的巨核细胞）。Gieger 等人对果蝇和斑马鱼中的 11 个同源基因进行了评估，发现沉默 6 个基因（ak3、arh-gef3、ehd3、jmjd1c、rnf145 和 tpma）可以消除血栓形成（在某些情况下还可以消除红细胞生成）[59]。在斑马鱼中，ARHGEF3 同源的反义吗啉代低聚核苷酸定向沉默导致红细胞生成和血小板形成的消融，并在调控铁摄取和红细胞成熟方面发挥新的作用。利用反义吗啉代低聚核苷酸对斑马鱼的 24 个同源基因进行了其他遗传筛查，结果表明 BRD3A 同源基因参与巨核细胞分化和血栓形成，RCOR1 参与泛系造血[162]。

通过进行 CRISPR/Cas9 基因编辑同基因的造血细胞系 K562 和跟踪人类原代造血干细胞和祖细胞靶敲除实验，Polfus 等人发现 GFI1B rs150813342 变异抑制 GFI1B 同型形成的可变剪接机制，优先促进巨核细胞分化和血小板生成[80]。除了原代骨髓细胞，目前已有实验方案可将诱导多能干细胞（induced pluripotent stem cells，iPSC）扩增和分化为包括巨核细胞在内的造血祖细胞[163,164]。基因编辑基因型筛选供者的 iPSC 以及使用生物反应器模拟体内环境在体外生成人类血小板，为研究巨核细胞分化、成熟和血小板生成提供其他实验模型系统[143,165]。

血小板功能的基因组学研究

血小板功能性状的遗传性

Framingham 心脏研究（Framingham Heart Study，FHS）通过 LTA 测得二磷酸腺苷（ADP）、肾上腺素和胶原诱导富血小板血浆中的血小板聚集，对成千上万欧洲裔兄弟姐妹的原始研究表明欧洲血统的这些特征是适度遗传的，估计遗传接近但略低于血小板计数，平均血小板体积[2,3]。之后，不同的家庭研究（包含欧洲或者非洲血统超过 1 000 人）也支持这一观点：ADP、肾上腺素、胶原血小板聚集值具有遗传性。他们还建议将遗传性扩展到花生四烯酸诱导的聚集，PFA-100 闭合时间到肾上腺素，全血诱导的血小板反应性，以及调整预处理阿司匹林变量后的血小板功能[166,167]。遗传性的判断很难精确校准，但结果表明血小板功能性状具有约 30%~50% 的遗传。这与心血管疾病传统危险因素包括血压和血脂水平在相同范围或超出范围，暗示在人群中可能会有共同的较大效应的多个基因，许多小到温和效应基因，或两者方案的某种组合在发挥作用。了解可遗传的血小板功能特征的特定决定因素，任务犹在。

GWAS 时代的候选基因研究和变异

前几年的候选基因方法表明，许多黏附性血小板糖蛋白受体具有多态性，这些多态性本身可能是血小板功能变异的因素，或者与尚未描述的功能变异存在连锁失衡。有关这些血小

板糖蛋白受体基因和单核苷酸多态性的文献已在教科书旧版以及其他综述论文中进行了论述[168-170]。Johnson 等人在GWAS 光透射聚集研究中检测了许多候选基因和变异的潜在关联,超过 4 600 个人的 ADP 反应活性,超过 4 400 个人的肾上腺素反应和超过 4 200 个人的胶原蛋白活性,发现那些基因位点的支持性证据较少,除了下文提到的。少数具有临界暗示性支持的候选基因位点包括对应 ADP 反应活性的 P2RY12(rs16863323,$P<8.2E-06$)和对应胶原延搁时间的 FCER1G(rs2501865,$P<1.6E-05$)。其他应用 GWAS 方法的研究,对血小板功能表型使用严格的统计显著性阈值,也在很大程度上未能为先前候选基因位点的强相关性提供支持依据[30,31,171,172]。这些研究中可能没有发现较弱的边缘关联(与先前候选基因文献一致)。然而,总体而言,这表明许多先前的候选 SNP 和位点均为假阳性,或者它们的影响太弱而不具有关联性的一致。也有可能由于基因标记覆盖范围的差异,潜在的治疗-遗传相互作用掩盖了一些研究的联系,或血小板功能测量的表型差异,导致他们在现代研究中未能获得强烈差异。例如,到目前为止,还没有关于剪切应力激活或扩散、凝血酶诱导的反应活性、瑞斯托霉素、花生四烯酸或直接血栓素受体激动作用(如U44619 刺激)的大型报道。治疗期间血小板反应性的 GWAS和外显体研究的样本量也小于无抗血小板治疗的研究[15,31,173]。因此,如果变异依赖于抗血小板治疗与基因型的相互作用,那么迄今为止在 GWAS 研究中出现这些变异的可能性较小。

在对 ADP、肾上腺素和胶原刺激血小板聚集表型的大型GWAS 荟萃分析中,两个候选基因 ADRA2A 和 GP6 强烈反复出现。血小板胶原蛋白受体基因 GP6——rs1671152(His322Asn)中编码 SNP 的最小等位基因 T 与胶原蛋白延搁时间的增加密切相关($P<8.4E-14$)。该关联在欧洲和非洲的祖先样本中一致[174]。该关联也与一项早期欧洲人群样本研究相一致,该研究发现,通过几种不同的方法测量血小板功能,包括编码 SNP在内的微小单倍体 GP6 与胶原反应降低有关[175]。在 GWAS研究之后不久,一项独立研究证实 GP6 最小等位基因(rs1613662、Ser219Pro,与 rs1671152 处于高度连锁不平衡状态)与胶原蛋白减少有关,在一个多种族(主要是欧洲)人群中引起反应活性降低[176]。据推测,GP6 中的蛋白质编码变异会影响胶原诱导的血小板信号传导,而不是对蛋白质表达产生影响[177]。

离血小板 α-肾上腺素受体亚基 ADRA2A 最近最小等位基因的峰遗传变异(rs4311994 C>T 和 rs869244 G>A)和血小板聚集在肾上腺素降低密切相关。这一信号在欧洲和非洲血统人口样本中也一致($P<3.2E-12$)[174]。早前观察表明,无内含子ADRA2A 的非编码区域的多态性导致肾上腺素诱导的血小板聚集的差异,这些变异可能是高血压的风险等位基因[178]。然而,后续研究发现,不同的结果与血压特征有关。一项研究重新测序了直接基因和基因区域,并提出调控变异影响受体水平,但未发现明确的功能变异[179]。后来关于血压、药物反应和精神特征的研究主要继续集中在基因区域的少数候选多态性上。一项关于 641 位服用氯吡格雷的急性冠脉综合征患者的研究中,检测两个编码基因变异 Arg16Gly、Gln27Glu 和传统的候选变异 3' UTR rs553668,并检测了 10μmol/L ADP 和 VASP 血小板反应。这项研究的结果在很大程度上对这些变异并无价值[180]。利用 GWAS 数据对 ADRA2A 变异进行的大型研究并不支持该变异对人群血压有强烈影响[181]。总的来说,这些发现表明,虽然 ADRA2A 受体在人类中呈现多态,至少影响肾上腺素诱导的血小板聚集,但致病变异仍有待确定,可能位于直接基因区域之外。因此,值得注意的是,血小板聚集 GWAS 表明在 ADRA2A 约 60kb 3' 的保守区域内有变异。虽然具体的原因机制仍无法解释,但这表明先前对 ADRA2A 的候选 SNP 研究可能忽略了长期调控因素中的变异。这个例子是许多其他例子中的一个,它强调了较少偏倚的全基因组扫描的潜在优势,可以在意外的基因位点或在以前未探索过的已知位点区域中发现变异。

源于 GWAS 的新型血小板功能位点

血小板聚集 GWAS 中 FHS 和 GS 队列的联合样本在全基因组显著性多重检验阈值($P<5E-8$)下确定了另外五个位点:

(1)PEAR1:内含子 rs12566888 的最小等位基因 T,与ADP($P<3.8E-16$)和肾上腺素($P<4.9E-19$)诱导的反应活性降低有关;

(2)MRVI1:rs1874445 的最小等位基因 T,与 ADP 诱导的聚集增加相关($P<2.0E-08$);

(3)SHH 区:rs2363910 的最小等位基因 T,与 ADP 诱导的聚集增加相关($P<4.5E-08$);

(4)PIK3CG 区域:rs342286 的最小等位基因 G,与肾上腺素诱导的聚集减少相关($P<3.1E-09$);

(5)JMJD1C:rs10761741 的最小等位基因 T,与肾上腺素诱导的聚集增加有关($P<1.6E-08$)。

PEAR1 的发现有助于完善该区域可能的变异,并将在下面的小节中详细讨论。值得注意的是,在 GWAS 研究中同样的PIK3CG 变异与平均血小板体积的降低有关[37]。MRVI1 位点值得注意,因为它与已知的血小板聚集抑制剂一氧化氮信号通路有关。此外,小鼠研究将 Mrvi1 与血小板聚集和血栓形成的NO-依赖性抑制联系起来[182]。这个例子强调了全基因组定位研究如何能与先前的功能和模式生物研究相结合,从而对一个地区的基因和机制解释带来信心。

JMJD1C 和 SHH 中关联信号的解释并不明确。一些研究表明音猬因子基因,或含音猬因子的微颗粒可能影响巨核生成,但其机制仍有待充分说明[183,184]。在后来的 Caerphilly 前瞻性男性独立研究(Caerphilly Prospective Study in Men,CaPS)中,SHH 和 JMJD1C 位点均表现为参与调节血小板反应活性[185]。一项 GWAS 对西班牙裔儿童血小板功能特征的小样本研究发现,JMJD1C(rs7923609)中一个非常相关的 SNP 与 ADP 诱导的聚集、分泌以及肾上腺素诱导的聚集具有相似的作用方向[186]。CaPS 研究将 rs10761741 的 JMJD1C T 等位基因与阻抗聚集术(CaPS 中没有测量肾上腺素反应活性)增强全血 ADP 血小板活化联系起来,支持 JMJD1C 等位基因影响多个血小板活化通路的观点[185]。在最初的血小板聚集 GWAS 发现前不久,人们发现 JMJD1C 位点与平均血小板体积增加有关,但有不同的变异[40]。随后平均血小板体积的大型 GWAS 发现 rs10761741 T与平均血小板体积增加有强相关性($P<5E-287$),提示该基因对巨核细胞的发育有强烈影响[22,89]。其他含有家族成员的 Jumanji 结构域与巨核细胞的增殖有关[187]。该区域在 GWAS 中也与包括脂质在内的其他性状有关,这表明该基因及其变异可能具有多种功能作用,但这些机制仍有待阐明。

Johnson 等人的 GWAS 分析中还应用了另外两种策略来寻找没有达到全基因组显著性但能够代表真实信号的变异。首先,对欧洲样本中的暗示性变异($P<1E-04$)进行检测,以获得非洲样本中一致的 SNP 证据。其次,研究了与 ADP 和肾上腺素诱导的聚集方向相同但没有达到全基因组意义的暗示性 SNP。总的来说,这些方法支持约 30 个其他与血小板功能相关的潜在遗传关联。那些在或接近 RAPGEF2(ADP)、RGS18(ADP,肾上腺素)、ST3GAL4(肾上腺素)、RAP1B(胶原蛋白)和 SVIL(ADP,肾上腺素)的值得注意。

RGS18 是血小板中表达最丰富的 RNA 和蛋白质之一,除了其他几个 GTP 信号相关的蛋白质以外[146,188-190]。血小板中 RGS 蛋白的磷酸化是血小板活化的重要组成部分[191]。Eicher 等人在独立 CaPS 研究中进一步证明 RGS18 SNP 与血小板活化有关[185]。随后对小鼠和人类的研究表明,RGS18 是连接血小板抑制和活化的重要介质[192-195]。小鼠敲除实验证实了这些作用,并提示 RGS18 也可能影响血小板生成[196]和出血[197]。值得注意的是,Johnson 等人在 RAPGEF2 和 RAP1B 附近观察到的信号可能与血小板中 G 蛋白偶联信号的其他成分有关。RAPGEF2 参与活化 RAP1[198,199]。功能研究表明,Rap1b 参与胶原介导的血小板活化,这与 Johnson 和同事在人类身上观察到的关联一致[200]。ST3GAL4 与血小板活化显著相关,因为 St3gal4−/− 由于改变去唾液酸血小板的清除而导致血小板减少[201],也改变了败血症模型中弥散性血管内凝血的发生和生存率[202]。曾有研究显示,在冠心病患者和对照组之间,血小板唾液酸可能存在差异,并导致血小板活化的差异[203]。血小板去唾液酸化的改变可能在血小板单位储存、输血医学和血小板疾病方面具有临床意义[204-207]。

除了 Johnson 等人最初和最大的血小板功能 GWAS 外,还有许多其他 GWAS 研究,以及外显子组和大规模候选基因研究。与 Johnson 等人的 GWAS 显著交叉的是 Edelstein 等人的血小板剪切应力活化 GWAS。这项研究对未接受抗血小板治疗的非糖尿病患者在 ADP 和胶原蛋白包被的暗盒中以约 1 500s−1 的剪切速率进行了 PFA-100 活化值的 GWAS 检测[30]。尽管样本量不大,由 116 个非洲裔和 125 个欧洲裔组成,研究观察到非裔美国人样本中 rs7070678 对 PFA-100 的反应($P<3.6\text{ e-08}$)具有强大的关联信号,而欧洲裔样本有边缘关联。根据 SVIL 基因的表达亚型,该 SNP 是同义变异或内含子变异。研究检测了人类和小鼠血小板中 SVIL RNA 和蛋白水平,以及巨核细胞的 Meg-01 细胞系中 SVIL RNA 和蛋白的水平。SVIL 血小板 RNA 水平的边缘趋势为闭合时间越长,胶原诱导的聚集越低,平均血小板体积越低($N=29$),说明 SVIL 可以正常发挥抑制血小板活化的作用。Edelstein 等人进一步证明,Svil−/− 小鼠的血小板以 1 200−1 的剪切速率,在胶原包被的腔室中显示出扩散增加和血栓形成增加。SVIL 编码的超绒毛蛋白是凝溶胶蛋白超家族的成员,参与肌动蛋白细胞骨架动力学,这是血小板活化的一个重要组成部分。总之,Johnson 等和 Edelstein 等人的 GWAS 结果和功能研究表明,SVIL 可能在血小板活化中发挥重要作用。

除了表型差异,血小板功能 GWAS 研究的主要差异之一是研究的基因型标志物的数量。Johnson 等人是唯一进行全基因组 SNP 推算的研究,分析了每个血小板功能性状约 233 万个 SNP[174]。Edelstein 等人分析了欧洲血统样本中的 620 901 个基因型标记和非洲裔美国人样本中的 1 070 000 个标记[30]。其他研究仅包括基因型 SNP:Postula 等($N=200\ 251$ SNP)[171]、Guerrero 等($N=320\ 610$ SNP)[186]、Lewis 等和 Shuldiner 等(均为 $N=400\ 230$ SNP)[15,31]、Qayyum 等($N=802\ 221$ SNP)[172]。因此,不同研究的基因覆盖范围差别很大。考虑到 SNP 推算参考品的显著改进,未来的研究可能更多会在分析中加入基因推算[208]。

Guerrero 等人对 70 名无疾病和治疗的儿童进行了 62 项实验室检测,并进行了 GWAS 研究[186]。这些检测包括花生四烯酸、ADP、肾上腺素和胶原诱导的 LTA、血小板分泌、出血时间、血小板、血小板 5-羟色胺、ATP/ADP 释放。平均年龄为 8.5 岁,这是遗传变异对影响儿童血小板功能的唯一研究。Guerrero 等人对初始结果进行了随访,并对另外 285 名儿童进行了有针对性的基因分型复制。他们的结果证实了先前报道的位点,包括 JAK2 和 JMJD1C。而且,也验证了 COMMD7 和 LRRFIP1,这曾在血小板 RNA-血小板功能筛查中被报道过[209]。包括 PEAR1 和 GP6 在内的许多其他研究中常见的位点未能得到证实,这引起了人们的关注,即由于 SNP 的覆盖范围或研究中的统计功效有限,这些位点可能存在假阴性。他们确实发现并提供复制验证了两个新型的血小板功能关联:①rs4366150——LPAR1 内含子间的 G 等位基因,1mmol/L 花生四烯酸、肾上腺素(10μmol/L)的聚合增强,并增加肾上腺素和胶原蛋白(1μg/ml)分泌;②rs1787566——MYO5B 内含子间的 G 等位基因,1mmol/L 花生四烯酸和胶原蛋白(2μg/ml)聚集增加。该研究中的复制证据仅具有微弱的显著性,而且这些关联不符合传统的全基因组显著性阈值。然而值得注意的是,LPAR-1 是一种 G 蛋白偶联受体,LPAR-1 拮抗剂已被证明可抑制溶血磷脂酸诱导的血小板聚集[352],MYO5B 编码一种肌球蛋白,这一家族已知在血小板功能中具有重要作用。

Qayyum 等人在 GS 研究中对 825 名非洲裔个体进行了 GWAS 研究,寻找与血小板聚集相关的等位基因[172]。研究对象无冠心病或严重疾病,未接受抗血小板治疗,也没有血小板或白细胞的极端计数。他们证实了 PEAR1 rs12041331 与 ADP、肾上腺素和胶原诱导的血小板聚集有关。他们进一步确定了一些与 ADP 诱导反应活性推定有关的新关联信号。然而,在非裔美国人 PGAP($N=119$)和欧洲裔 GS 个体($N=1\ 221$)的一小群复制队列中,他们只能为 BMPR1A 基因区域的 SNP 提供复制证据。rs11202221 的 G 等位基因与 ADP 诱导的血小板聚集降低有关。另一项研究值得注意的是 Jones 等人并未使用 GWAS 的方法,而是针对大规模候选位点的方法,通过流式细胞术检测 500 名健康欧洲血统个体在 ADP 和胶原相关肽(collagen-related peptide,CRP)刺激之后的血小板功能,分析 97 个候选基因里的 1 327 个 SNP 对血小板功能的影响[29]。研究发现了一些重要的关联,其中最强的是 GP6 和 PEAR1,这在其他研究中也观察到了。他们发现的其他关联不那么显著,也不符合全基因组的显著阈值。Johnson 等人支持 FCER1G 与 P2RY12 的关联。在其他研究中,其他的关联已经有了独立复制的微弱证据,这意味着 Jones 等人最初报告的作用可能是假阳性或影响相对较弱。

抗血小板治疗后血小板功能的 GWAS

有几项研究使用 GWAS 方法来研究在抗血小板治疗中可能导致个体血小板功能遗传变异的位点。最早这样做的研究是 Shuldiner 等人,他们在 PAPI 研究中研究了 429 个旧秩序阿米什教会人员,这些人员基本上不需要治疗[15]。测量 20μmol/L ADP 诱导的血小板聚集基线后,这些人第一天接受 300mg 的氯吡格雷负荷剂量,后 6 天的剂量为 75mg/d。在最后给予氯吡格雷后大约 1 小时,重新评估血小板聚集,以测量其对 ADP 抑制的影响和变异来源。作者推算基线 ADP 反应性 33% 可遗传,而治疗时对氯吡格雷的反应性 73% 可遗传。年龄、体重指数、血脂水平等因素综合作用小于 10%,说明遗传性很大一部分具有基因成分。在对 400 230 个 SNP 的 GWAS 分析中,他们发现一个强信号映射到 CYP2C19 基因区域,有一个峰值 SNP 变异 rs12777823,与氯吡格雷反应相关(P<1.5E-13)。这一变异在强 LD 中被证明具有已知的功能 CYP2C19 * 2 基因型,这些基因型之前被证明可以调节氯吡格雷的药代动力学和药效学[210,211]以及心血管结果[212,213]。在单剂量阿司匹林治疗和重复血小板功能后,CYP2C19 变异的影响仍然持续存在,表明它们在双抗血小板治疗环境中的相关性。没有观察到氯吡格雷反应的其他重要位点,包括先前的候选基因如 ABCB1。之后 Lewis 等人报道的一项研究了同一人群利用对胶原蛋白(5μg/ml)基线聚集数据和氯吡格雷和 324mg 单剂量阿司匹林后对胶原蛋白(5μg/ml)基线聚集数据[31]。他们发现,PEAR1 SNP 与治疗后的胶原反应活性有关。

2013 年,Postula 等人开展了一项研究,寻找 2 型糖尿病患者血小板功能的决定因素,这些患者为了预防原发性或继发性心血管疾病而服用乙酰水杨酸(阿司匹林)至少 3 个月[171]。采用血清血栓素 A2 ELISA 检测患者的治疗依从性。血小板功能评估采用 PFA-100 剪切应力胶原蛋白和肾上腺素包被的暗盒(collagen-and epinephrine-coated cartridges,CEPI-CT),闭合时间 cutoff 值<193 秒定义为治疗期间高血小板反应活性。共有 87 名糖尿病患者被定义为具有治疗期间高反应性,而 202 名患者没有。Postula 等人采用了 DNA 池策略,将 DNA 样本混合以节省成本,并比较反应者和无反应者的平均 SNP 频率。在每个 DNA 样本中,通过直接 SNP 基因分型验证最相关变异。观察到 RGS7 中 rs2502448[OR 3.45(CI:1.82~6.53)表示高 ASA 反应活性]关联最强,但没有达到全基因组显著性,在调整了 PFA-100 系统中潜在的混杂因子血管性血友病因子水平后,这种关联仍然显著。考虑到小 GTP 酶在血小板信号传导中的作用,RGS7 中 SNP 的关联是有意义的。并且,值得注意的是,RGS7 中不同的 SNP rs670659 以前被认为与欧洲[214]和非洲[215]祖先群体的静脉血栓栓塞有关。后来,在另一项研究中,Postula 等人进一步报道了 RGS7 中 rs12744536 与大血管缺血性卒中的关系[216]。最近,Malik 等人在一项大型 GWAS 研究中发现,RGS7 中有一种变异 rs146390073,其等位基因频率约为 2%,仅在欧洲祖先个体中与心脏栓塞性卒中亚型特异性相关(OR 1.95,CI:1.54~2.46)[217]。总的来说,这些研究表明 RGS7 的变异可能通过血小板机制影响多种心血管疾病。

PEAR1:血小板生物学中整合组学发现和改进的实例

围绕 PEAR1 功能和血小板生物学的发现为实例,说明了多种基因组学方法以及传统的实验方法如何结合起来发现和表征一个影响血小板功能的新受体,如图 5.2 所示。PEAR1 于 2005 年首次被鉴定为使用会聚两种基因组学的发现方法:①细胞类型特异性血小板 RNA 基因表达研究,以识别膜表达蛋白;②蛋白质组学筛选,以柱状法捕获酪氨酸磷酸化蛋白,然后进行蛋白质测序[218]。这种方法发现了已知的血小板信号蛋白,也显示了两种方法与新的蛋白的会聚结果:CD84、SLAM 家族蛋白和 PEAR1。血小板与血小板的接触足以促进 PEAR 的磷酸化。血小板活化通过凝血酶、TRAP 和胶原蛋白,也诱导 PEAR 磷酸化,表明其可能参与信号转导相关的多个血小板刺激机制。2008 年,GS 研究采用候选基因基因分型方法研究在 PEAR110 和附近间隔距离的 10 个标记 SNP,检测 927 名欧洲血统个人和 559 名非裔美国人服用阿司匹林前、服用阿司匹林 2 周后(81mg/d)的血小板聚集,分析可能的多态性。结果表明,在黑人和白人中,无论服用阿司匹林前后,PEAR1 区域 SNP 与 PRP 胶原蛋白和肾上腺素诱导的聚集不同有关[219]。

第二年,一项候选位点研究对 500 名健康的欧洲血统个体进行了评估,通过流式细胞术检测胶原蛋白或 ADP 刺激后血小板纤维蛋白原结合或 P-选择素的表达。采用 48 个其他样本的测序设计改良的靶基因分型组,最终在 PEAR1 区域进行 14 个 SNP 的基因分型。结果证明了 PEAR1 SNP 与胶原诱导的聚集相关,与 ADP 诱导的聚集相关程度较低,尽管相关的 SNP 并不相同[29]。这些最初的遗传学研究提供了样本间的证据,表明人类群体中常见的 PEAR1 变异可能影响血小板功能,但它们没有全面覆盖整个基因区域的变异,不同人群的等位基因频率各不相同。Johnson 等人在第一个大血小板功能 GWAS 研究中证明,在全基因组范围内,PEAR1、rs12566888 和 rs12041331 中两个相关的内含子变异与 ADP 和肾上腺素有关的血小板聚集具有显著相关性,该研究具有更强的统计功效和遗传变异的覆盖[174]。例如,rs12041331 的最小等位基因 A 在两个欧洲血统群体和非裔美国人群体中与肾上腺素诱导的反应活性下降(P<4.9E-19)和 ADP 诱导的反应活性下降(P<3.8E-16)密切相关。PEAR1 最小等位基因在非洲裔美国人(35.8%)中比欧洲血统的人(约 10.0%)更常见。有趣的是,PEAR1 SNP 与胶原蛋白延搁时间并没有很强的相关性。然而,在更大的 FHS 队列中,胶原蛋白的最大聚集结果并不可靠,考虑到 GP6 SNP 相关性在不同队列中观察到的差异,胶原蛋白激动剂的差异可能影响结果。

自从这些初步报道以来,更多的研究已经在欧洲、亚洲和非洲的其他血统样本中检测了 PEAR1 等位基因对血小板功能的影响,无论是否服用抗血小板药物。这些研究包括靶向重测序研究、外显子组测序研究、外显子组芯片研究和靶向 SNP 基因型研究。主要在 FHS 和 GS 中进行的重测序和外显子研究未能提供与血小板聚集特性相关的编码或罕见或 PEAR1 邻近变异的令人信服的证据,并已根据现有数据得出结论,rs12041331 是最有可能的功能变异[220-223]。这些研究在很大程度上发现,PEAR1 等位基因效应存在于刚开始抗血小板治疗的

PEAR1与血小板

治疗后的血小板功能
• 2009年Jones等人，500例，流式细胞术检测纤维蛋白原与ADP结合改变 • 2015年Eicher等人，约1 300名男性，rs1256888 T 与ADP、凝血酶刺激的血小板聚集减少有关 • 2015年Qayyum等人，119例，其他再生性障碍贫血：rs12041331A与胶原、肾上腺素刺激的血小板聚集减少有关

治疗中的血小板功能
• 2013年Xiang等人，36例，接受普拉格雷处理的健康者，rs12041331 A 与降低有关 • 2014年Wurtz等人，985例，服用阿司匹林+氯吡格雷的稳定型冠心病患者，rs12041331 A 与血栓弹力图检测的血小板高反应性/低反应性有关 • 2016年Yao等人，405例，阿司匹林+氯吡格雷治疗，SNP与血栓弹力图有关 • 2018年Nie等人，191例，阿司匹林+氯吡格雷治疗，SNP与血栓弹力图有关 • 2018年Zhang等人，290例，阿司匹林+氯吡格雷治疗，SNP与血栓弹力图检测的血小板高反应性有关 • 2017年Li等人，193例，健康，仅服用替卡格雷，rs12041331 A与ADP刺激的血小板基线聚集减少、磷酸蛋白以及显著抑制有关 • Backman等人，67例，健康人服用阿司匹林逐渐扩大剂量，rs12041331 A 与ADP基线降低以及阿司匹林治疗后胶原、肾上腺素刺激的聚集减少有关 • 2016年Peng等人，283例，服用阿司匹林的脑卒中患者，花生四烯酸与高剂量ADP刺激的聚集减少（的关系），无显著差异 • Lewis等人，565例，阿司匹林治疗后胶原诱导的血小板聚集结果，rs12041331 A 与双抗血小板治疗反应下降有关 • Lewis等，227例，接受经皮冠状动脉介入治疗，血小板聚集仪，rs12041331 A，阿司匹林反应较低 • 2018年Stimpfle等人，583例，治疗的稳定型冠心病/急性冠脉综合征患者，全血电阻法测定ADP、花生四烯酸、胶原、TRAP诱导的聚集，仅TRAP显示反应降低

二次测序和外显子组研究
• 2018年Kerimati 等人，1 709例，EA和AA测序(GS)；rs12041331 A 表明或许有因果关系 • 2017年Chen等人，约4 000例，外显子芯片检测EA，rs1256888 T表明无PEAR1后方基因变异信号 • 2017年Eicher等人，外显子组测序、血小板聚集(FHS)检测EA，PEAR1中无罕见基因变异信号

临床研究
• 2013年Lewis等人，227例，接受经皮冠状动脉介入治疗，随访1年，心血管事件增加 • 2013年Lewis等人，361例，心肌梗死/脑卒中/死亡率与639例匹配的对照；rs12041331 A 增加了死亡/阿司匹林治疗的高加索人的非死亡心肌梗死 • 2018年Nie等人，阿司匹林+氯吡格雷治疗，191例，缺血性脑卒中1年后，8 SNP • 2018年Yao等人，647例接受经皮冠状动脉介入治疗的心肌梗死患者，阿司匹林+氯吡格雷治疗，6个SNP与血管重建增加有关(rs56260937) • 2018年Stimpfle等人，583例行冠状动脉成型术的稳定型冠心病或急性冠脉综合征患者；3SNP，1年后心肌梗死/死亡率上升 • 2018年Sokol等人，84例具有DVT病史的黏性血小板患者与101例健康配对患者；rs12041331 ASPS/DVT风险↓ • 2017年Yang等人，整体人群1 938例，随访15.3年，181例MACE，无显著差异 • 2015年Martinez等人，118例，脑卒中患者，266例出血，611例对照，无显著差异 • 2011年Voora等人，3 449例 CATHGEN，随访3.5年，648例死亡/心肌梗死/脑卒中，无显著差异

风险因素与亚临床相关因素
• 2015年Fisch等人，641例，rs12041331A血流介导的扩张增加，内皮细胞迁移增加 • 2015年Olivil等人，1 973例，随机人群，9种SNP与血压或高血压无关 • 2013年Lewis等人，无风险因素

PEAR1功能机制
• 2011年Faraday，rs12041331 A，血小板蛋白质表达减少，报告基因表达减少 • 2018年Izzi，rs12041331 G促使CpG甲基化，蛋白质结合和表达增加

PEAR1研究	PEAR1 SNP研究	GWAS研究
• Nanda等，2005 • 蛋白质组和RNA证据汇总 • 血小板-血小板接触的磷酸化	• Herrera-Galeano等，2008 • 基因测序中检测10个SNP标签 • rs2768759与胶原和肾上腺素诱导的血小板聚集减少有关	• Johnson等，2010 • 约4 650例 • rs12041331与胶原和肾上腺素诱导的血小板聚集减少有关

*仅对检测rs12041331或rs1256888(r2=0.85,d'=1)的研究加粗表示。检测其他SNP的研究未加粗

图 5.2 PEAR1：血小板生物学中整合组学发现和改进的一个实例

个体中，并在治疗中持续存在[31,224-232]。此外，一些较大的研究已经确切扩展了 PEAR1 基因型与凝血酶活性和胶原蛋白活性的类似影响的关联[185,229]。一项针对阿司匹林单药治疗个体的大型研究表明，常见的 PEAR1 等位基因并不特别影响 COX-1 活性[229]。这些研究提出了一个有趣的问题：PEAR1 如何通过几种血小板激动剂影响血小板活化，更具体地说，如何通过功能等位基因发挥作用。

Faraday 等人证明，rs12041331 等位基因与血小板中 PEAR1 蛋白表达水平降低有关，并在报告基因检测中表达降低[222]。通过包括 Pear1−/− 小鼠、斑马鱼胚胎、人类血小板和巨核细胞在内的一系列实验，Hoylaerts 团队展示了关于 Pear1 功能的一系列重要发现。首先，他们发现静息血小板 PEAR1 细胞质结构域与 c-Src 和 Fyn 结合，但当血小板 PEAR1 配体结合磷酸化的 PEAR1 时，即招募 p85 PIK3，导致 PI3K 和 Akt 的持续激活。这能放大增强 αⅡbβ3 和稳定血小板聚集。SFK 或 PI3K 的特异性抑制剂可中断这个过程[233]。斑马鱼敲除实验证明 Pear1 结合 Akt/PI3K/PTEN 的信号效应可扩展到巨核生成。后来，他们证明了 PEAR1 是血小板硫酸右旋糖酐活化的主要介质，尽管小鼠的 Pear1 具有活化的某些特征，但它对血小板功能的作用似乎不如人类，而且对小鼠的出血时间或血栓形成没有强烈影响[234,235]。通过蛋白质组学筛选方法，发现血小板表达的 IgE 受体 FCER1A 是一种与 PEAR1 相互作用的

配体,可激活血小板[236]。如果人类的 rs12041331 单核苷酸多态性是功能性的,那么它如何从内含子位置对血小板发挥作用呢?Izzi 等人注意到,在 ENCODE 项目中,巨核细胞 K526 和内皮细胞研究中,SNP 与组蛋白标记和 DNA 酶 I 超敏标记有重叠[237]。巨核细胞 CHRF 细胞的染色质免疫沉淀实验表明,SNP 区域存在一种活性增强子。巨核细胞分化研究表明,PEAR1 在分化早期至中期表达。通过健康供体的等位基因特异性实验,他们证实了蛋白质结合位点的改变。此外,G 等位基因(在人群中最常见)引入了 CpG 甲基化位点,该位点完全甲基化,并在报告基因检测中增强了蛋白结合和表达,这与 Faraday 等人的结果一致,即 A 等位基因与 PEAR1 表达和功能的降低有关[222,237]。

PEAR1 SNP 是否具有有意义的临床影响或机制?迄今为止一些研究显示,PEAR1 SNP 与包括高血压在内的传统心血管疾病风险因素无关。一项研究表明,血小板功能下降的等位基因似乎增加了血流介导的扩张和内皮细胞迁移[238]。许多研究已获得积极结果,表明 PEAR1 等位基因与心血管事件的增加有关,包括心肌梗死、卒中、血管重建手术和死亡率[31,226,228,239,240]。另一方面,1 938 名个体的人口研究随访了大约 15.3 年,有 181 名没有显示出任何预测 PEAR1 SNP 的能力[241]。在 CATHGEN 研究中对 3 449 例导管实验室病例进行了一项大型研究,随访了 3.5 年,其中有 648 例死亡、心肌梗死或卒中,但没有发现 PEAR1 与之相关[242]。对 118 例脑卒中患者、266 例脑出血患者和 611 例对照组的回顾性研究发现,与 PEAR1 SNP 无相关性[243]。解决这些研究之间的差异具有挑战性。许多研究选择了一个或几个 SNP 进行研究,而一些研究没有选择 rs12041331 基因型,而是依赖于早期发现的 SNP,如 rs2768759,这些 SNP 与血小板功能的关系与后来的研究有微弱的联系[242,243]。大多数有阳性结果的研究随访时间较短。这可能表明,PEAR1 SNP 在急性血栓形成环境中具有最大的临床相关性,而在普通人群中的预测能力较差。还需要对 PEAR1 进行进一步的研究,以确定是否存在其他功能常见或罕见的等位基因,具体的功能遗传机制是什么,以及 PEAR1 变异是否会影响人类健康,以及在什么情况下会影响人类健康。

血小板功能外显子组研究

与 GWAS 研究并行进步的测序技术使得基于人群的外显子组测序研究成为可能。如上所述,这些外显子组研究有助于改进在基因组蛋白编码区域具有潜在功能影响的常见和罕见变异的图谱,并增加了诸如外显子磁珠阵列(exome bead array)等商业化基因分型阵列上的 SNP 含量。基于外显子的研究也越来越多地用于诊断和鉴定遗传性血小板和出血性疾病。然而,相对较少的研究采用外显子映射方法来研究血小板功能特征。2016 年,Scott 等报道了双重抗血小板治疗冠心病患者的外显子组测序,这些患者经 ADP 诱导的 LTA 和血小板功能分析法评估处于抗血小板反应的极端,CYP2C19 基因型为野生型[173]。636 个冠心病患者接受了血小板功能测试,他们筛选了 4 名治疗性血小板反应性高的患者,并与 4 名治疗性血小板反应性低的患者进行了比较。在这 8 个个体的 48 919 个基因型外显子变异中,筛选方法使全种群的基因型数目减少到 17 个 SNP。经多次测试校正后的峰值 SNP 为 rs1061781,是

B4GALT2 的同义变异 SNP(c.909C>T;Ile303),通过 VerifyNow PRU 和 LTA 检测,最小等位基因与双重抗血小板治疗中 ADP 血小板反应性降低显著相关。在 300mg 氯吡格雷负荷剂量后至少 4 小时,VerifyNow PRU 评估了 160 例 PCI 患者的样本,进一步证实了这一发现[173]。Scott 等发现 CYP2C19 基因型是治疗血小板反应性升高的显著预测因子,但 B4GALT2 在证明 CYP2C19 基因型的模型中仍有显著影响。在另一个复制研究中,Pallet 等人对 174 名 CAD 法国患者、神经血管及外周动脉疾病进行基因分型,48 例 75mg/d 氯吡格雷单一疗法,126 例双重抗血小板治疗(阿司匹林 75mg/d+氯吡格雷 75mg/d)[244],VASP P2Y12、ADP LTA(10μmol/L,20μmol/L)和 AA(2mmol/L)测定血小板反应性。有趣的是,B4GALT2 SNP rs1061781 再次与治疗时 ADP 反应活性降低有关,但仅在接受双重抗血小板治疗的个体中以及仅在血小板聚集测定中,而非 VASP 检测中。经 CYP2C19 基因型分析,作用显著。这些结果提示 B4GALT2 可能在 ADP 受体和血栓素信号水平上对血小板功能具有协同作用。B4GALT2 从尿苷二磷酸半乳糖(UDP-半乳糖)转移半乳糖,可能影响血小板的翻译后蛋白加工。然而,一项中国的研究尝试重复 Scott 的结果,使用 VASP P2Y12 测定双重抗血小板治疗的 241 例 CAD 患者,结果证明 Scott 和同事发现的 17 个变异基因分型中有一个不同的变异:rs12115090 CRISPLD1[245]。这项研究未能发现氯吡格雷治疗中 VASP P2Y12 测定的 B4GALT2 和 rs1061781 的显著相关性。鉴于 VerifyNow PRU、VASP P2Y12 和 ADP LTA 的不完全一致性,这些不一致的发现也许并不令人惊讶[246,247]。这表明在解释结果时考虑不同研究中血小板功能检测的可比较性具有挑战性、重要性。总之,研究结果表明 B4GALT2 可能是血小板功能的一个重要因素,具有潜在的临床意义但仍未得到充分研究。还有一种可能的解释,因为 ST3GAL3 基因位于 B4GALT2 基因组附近。STGAL3 参与了唾液酸从 CMP-唾液酸转移到半乳糖底物的过程。如本章其他部分所述,ST3GAL4 在小鼠和人类中与血小板清除和血小板功能的影响有关。由于上述研究并没有尝试对 B4GALT2 外的邻近 SNP 进行靶向基因分型,可能遗漏了部分 LD 中 ST3GAL3 的功能变异与 B4GALT2 中 SNP 的功能变异。因此,还需要对该位点进行更详细的遗传和功能研究。

在先前的 GWAS 研究基础上[31,172,174],Chen 等人试图应用 SNP 外显子芯片分析来发现新的常见、罕见的变异,这些变异有助于 ADP、肾上腺素和胶原蛋白聚集特性,而这些特性可能在之前的 GWAS 研究中被忽略了。本研究综合了来自 FHS、GS 和 OOA 的样本,荟萃分析中包括近 4 000 名未接受显著抗血小板治疗且具有血小板聚集表型和外显子芯片基因型的受试者;首先,对队列中通过 QC 的 129 094 个单核苷酸变异进行单变异关联测试。这些分析证实了 PEAR1、JMJD1C、PIK3CG、ADRA2A 和 GP6 中常见的变异关联,但没有表明这些影响血小板聚集特性的基因中可能存在新的功能或罕见的变异。单变异分析提示两个新的相关信号:①在 HCP5 中的最小等位基因 rs2263316(MAF 约 35%),在全外显子组与血小板对低剂量 ADP 聚集降低(P<3.5 E-07)显著相关;②TRIM24 的最小等位基因 rs1874326(MAF 约 15%)与血小板对高剂量肾上腺素聚集(P<1.3 E-07)增加有关。TRIM24 的相关性并没有在 GS 中 607 例非裔美国人样本中被复制,尽管他们的等位基因频率与

欧洲祖先的样本相似。*HCP5* rs2263316 与 ADP 反应降低的相关性明显在 GS 研究非裔美国人样本和一个威尔士 CaPS 研究新获得的与 ADP 反应（0.725μmol/L）的 GWAS 推算样本中得以复制。HCP5 蛋白编码于染色体 6p21.33 人类 MHC 区域内。Chen 等人注意到，HCP5 基因在骨髓、全血和脾脏中表达高，但之前没有发现与血小板功能相关。在 BLUEPRINT Consortium 的数据中，相关的 SNP 也与巨核细胞表观遗传学特征重叠。有趣的是，另一个与 rs2263316 等位基因频率相似的 SNP（rs9469012）位于三个核苷酸之外，据报道是主要组织相容性复合体-Ⅰ类相关链 A 抗原（MICA 蛋白）邻近的强顺式血浆蛋白水平数量性状位点[248]。人们已证明血小板包被肿瘤细胞或暴露于血小板释放物中，会影响肿瘤细胞上 MICA 和 MICB 的表达，并调节自然杀伤细胞的细胞毒性[249,250]。抗 MICA 抗体也与儿童脐带血移植血小板恢复降低有关[251]。在登革热感染者的血小板中进行的蛋白质组学研究表明，该病毒可引起Ⅰ类抗原在血小板表面表达[252]。疟疾模型显示血小板上Ⅰ类抗原的出现激活幼稚 T 细胞[253]。Chen 等人以及其他人的研究结果表明 MHC 区域基因型可能影响血小板功能，在炎症、血液移植和传染病等多种疾病病因中具有潜在影响。

Chen 等人采用的第二种方法是将基因内的罕见变异组合起来[31,172,174]，对 15 478 个基因进行基于基因的检测，以检测影响血小板聚集特性的罕见变异的负荷，包括只有 MAF<1% 的错义、无意义和剪接位点变异。通过这种方式，*ANKRD26* 和 *AB-CG1* 两个基因的罕见变异被确定可影响 ADP 诱导的血小板聚集。*ABCG1* 中罕见的变异在 GS 非裔美国人中并不存在，CaPS 研究中也没有可靠的推测，因此没有进行复制。*ANKRD26* 中的 12 种罕见变异（MAF 均<0.3%）与血小板与低剂量 ADP 聚集增加有关（$P<7.1E-07$）。所有的变异都改变了 ANKRD26 蛋白序列。这些变异是在 FHS 和 GS 欧洲血统样本中发现的，并没有在家族中聚集。一种非同义变异 rs191015656（Thr181Ile）的三个携带者，在 CaPS 复制样品中血小板与 0.725μmol/L ADP 聚集增加。已知 *ANKRD26* 在家族性常染色体显性血小板减少症中存在变异，许多研究报道这与 5' UTR 重复变异有关，该变异可阻止 RUNX1/FLI1 结合并抑制前血小板形成。然而，少数尝试在这些罕见的变异病例中评估血小板反应性的研究并无定论[254,255]。考虑到巨核合成晚期 RUNX1/FLI1 结合抑制 ANKRD26，阻断 TPO/cMPL 介导的信号传导，促进前血小板形成，这和观察到的 ANKRD26 蛋白编码区域的功能缺失变异可能促进反应性血小板形成相互一致[256]。值得注意的是，在约 157 000 人的外显子组血小板计数、平均血小板体积的芯片分析中，与血小板聚集的差异有关的 *ANKRD26* 中罕见的编码变异并非与血小板计数、平均血小板体积有相关性，证明这些罕见的调控变异具有不同的功能[22,220]。

外显子组测序为从头发现影响性状的新外显子变异提供了机会，并对外显子芯片研究有关的外显子组中一个独特但互补的部分进行了研究。Eicher 等人利用 1 211 名具有血小板聚集表型的 FHS 患者的外显子组测序，试图发现影响血小板功能的新的常见、罕见的外显子组目录[221]。采用了与 Chen 等人类似的分析方法[220]，对 QC 437 129 个单变异进行测序和基因型鉴定，并分别进行 21 301 个基于基因的测试。常见单变异检测显示只有几个新的暗示性位点，包括 *ANPEP*、*HIVEP3*、*DISP1* 和

NEXN。一种错义变异 rs1166698（Gly245Arg），与胶原蛋白延搁时间有关。*NEXN* 在血管和心房等心血管组织中表达，不同的 *NEXN* 变异与扩张型心肌病和心力衰竭有关[257]。*NEXN* 中的一个内含子 SNP 也与冠心病风险有关，并在中国的一项病例对照研究中得到了复制[258]。外显子组研究主要关注集合不常见、罕见变异的基于基因的检测。作为研究的一部分，Eicher 等人检测了之前与 GWAS 有关的 12 个基因位点[30,172,174]和 14 个遗传性血小板疾病位点[76]，以确定约 1 200 名个体中与血小板聚集相关的变异负荷。包括 *PIK3CG*、*JMJD1C* 和 *MRVI1* 在内的几个先前的 GWAS 基因位点都通过负荷试验得到证实，这些基因位点具有罕见到常见等位基因频率范围内的变异。唯一由罕见变异关联驱动的基因证实是 *ITGA2*，总共有 25 个变异，总等位基因频率为 3.6%，均与胶原蛋白延搁时间有关。值得注意的是 ITGA2 HPA-5 抗原与新生儿同种免疫性血小板减少症之间的联系[259,260]，以及编码血小板 Gp1a 受体亚单位的该基因的常见变异与胶原相关血小板功能之间的联系[261,262]。血小板 *ITGA2* 基因表达水平越高，心肌梗死患者胶原诱导的血小板反应活性越高[263]。此外，有几项研究一致将 *ITGA2* SNP 与心脏手术后出血结局[264,265]、VWD 家族的和出血评分严重程度联系在一起[266]。在大多数这些 GWAS 观测到的信号相对缺乏罕见变异，血小板疾病基因并不是决定因素，因为从普通人群选择约 1 200 个样本（且并不出于临床原因），在这样相当少的基因中想要获得许多功能性罕见变异积累的相对预期是较小的。

Eicher 等人检测 21 301 个基因的外显子组变异负荷，发现了两个新的全外显子组重要的关联：①*HYAL2*：在 3μmol/L ADP 反应性增加，$P<1.0E-07$；在 1μmol/L 肾上腺素反应性增加，$P<2.6E-05$。②*GSTZ1*：在 5μmol/L ADP 反应性增加，$P<1.8E-05$；在 3μmol/L 肾上腺素反应性增加，$P<1.6E-06$。他们还发现了两个没有达到外显子范围意义的暗示性关联：①*AR*：在 3μmol/L ADP 反应性降低，$P<7.4E-06$；②*MAPRE1*：ADP 反应在剂量（EC50）时增加，$P<7.3E-06$。人们尝试在 WGS 数据中对当时可用的 GS 研究 EA 样本（N<160）和 AA 样本（N<130）复制这些发现——除了 AR，因为 X 染色体变异不可用。由于与 FHS 相比，这些基因的样本量要小得多，因此在 GS 研究中几乎没有观察到这些基因的编码区域存在罕见的变异，这对复制尝试提出了挑战。对于 *MAPRE1* 和 *GSTZ1*（仅在 GS AA 中），人们提供了混合但较弱的复制证据。目前还没有功能数据表明 GSTZ1 与血小板生物学有直接联系。MAPRE1，也被称为 EB-1，在微管稳定和组装中起作用，在血小板活化中起关键作用。与 MAPRE/EB-1 结合的抗体显示，它在静息血小板中定位于边缘带，但在整个激活的血小板中其定位有所增加，大多数在血小板扩展的板状伪足和丝状伪足[267]。X-连锁雄激素受体（AR）编码区异常变异与血小板聚集降低之间的关系[221]颇为有趣，因为此前有报道称，AR 的重复变异与男性血小板反应活性降低有关[268]。巨核细胞和血小板表达 AR[108]。高水平的睾酮和双氢睾酮与男性、女性血小板反应活性降低均有关[269,270]。这些作用可能通过内皮细胞分泌一氧化氮介导[271]，但也可能受到巨核细胞和血小板直接影响[269,272]。

外显子组测序研究中最重要的新发现是 *HYAL2* 罕见的变异与血小板对低、中剂量 ADP 和肾上腺素的反应活性增加约

20%~30%有关。五个驱动这种关联的重要罕见变异包括一个无义变异,从蛋白质中移除一个 GPI 锚定序列(Gln406Ter,MAF=0.04%),和一个错义变异,破坏了一个可能影响酶功能的保守 N-糖基化位点(Asn357Ser,MAF=0.04%)[273]。HYAL2 是降解血浆透明质酸(hyaluronan,HA)的主要酶,透明质酸是一种黏多糖(糖胺聚糖),是细胞外基质的关键成分。最近研究表明,由于缺乏 HYAL2 对细胞质 HA 的解聚作用,Hyal2-/-小鼠巨核细胞界膜系统存在缺陷,前血小板形成环异常,这可以解释小鼠血小板减少[274]。然而,这项研究只检测了巨核细胞中 HYAL2 的功能,而没有检测血小板。在 Hyal2-/-小鼠上的其他实验表明,这种酶同时影响红细胞和血小板功能[275,276]。此外,与其他体细胞不同的是,人类和小鼠血小板表达 HYAL2 而非 HYAL1,是相当独特的细胞[277]。在一个不同族群中,HYAL2 存在于血小板 α 颗粒中并在血小板活化后易位,降解血浆和内皮细胞表达的 HA[277,278]。这表明血小板和免疫系统之间的进一步相互作用机制,在炎症性肠病中 HA 在炎症组织积累可能具有临床意义[278]。HYAL2 在血液中是一种关键的透明质酸酶,在对损伤和伤口愈合的反应中起着重要作用,现在越来越多的证据表明血小板可能是这一活动的关键参与者。有趣的是,透明质酸酶在减少血栓形成相关损伤方面的潜在临床应用在 60 年前首次提出[279]。多种动物模型证实透明质酸酶能够降低梗死面积、改善间质水肿和改善死亡结局[279-283]。较大比例 Hyal2-/-小鼠也被报道有严重的心肺功能缺陷,原因是心房心肌细胞中 HA 的积累和严重的肺纤维化[284]。早期人类研究表明,透明质酸酶或纯化制备的 GL 酶在心脏病患者中具有显著的治疗效果或趋势,与一些动物模型的发现相一致[279,285-289]。然而,1 488 例患者使用 GL 酶 2 周或 6 个月的大型试验均未发现死亡率改善[290],透明质酸酶目前未用于心脏治疗。关于 HYAL2、血小板生物学[221,274,276-278]和心肺疾病[284,291]的研究结果表明,透明质酸酶在适当的细胞、临床和组织环境下,在 HA 中达到理想平衡时也许具有未来的临床应用价值[292,293]。

虽然外显子组方法对人群血小板功能作用增加了新的、已知的基因位点证据,但基于 WGS 的研究尚未报道。这是一个预期的未来方向,因为 WGS 应该提高基因组重要调控空间中等位基因的覆盖率。大规模的 WGS 项目,如 NHLBI TOPMed 项目,包括 FHS、GS 和 OOA 小组,最近使这类研究成为可能。

血小板生物学基因组研究的临床意义

血小板遗传学和基因组学的研究建立在细胞类型在疾病发病机制中的重要性的基础上,也立基于更好地理解血小板生物发生或功能的基因驱动将导致对疾病深入了解和改善治疗的假设上。这些假设有效性如何?依赖一组中间集血小板特征是一种有用的策略吗?以此类推,我们可以问,研究脂质生物发生和代谢的基因驱动因素是否有用?早期对家族性高胆固醇血症的研究使人们认识到 LDLR 变异的重要性及其对动脉疾病的影响。对中间脂质性状的其他遗传学和基因组研究支持或发现了 HMGCR 的作用,HMGCR 是他汀类药物的靶点,较新的治疗候选靶点包括 PCSK9、APOC3 和 ANGPTL3[294]。血小板性状,如血小板计数、平均血小板体积和血小板功能测定,

是否代表疾病的中间生物标志物?人们认识到血小板可能在癌症、免疫学、传染病和神经系统疾病等疾病中发挥作用。然而,血小板生物标志物最明显的潜在影响是血栓性疾病(即动脉粥样硬化、心肌梗死、卒中和静脉栓塞)和出血性疾病。血小板在预测心血管疾病方面的作用是混合的,在大型研究中许多为阴性结果[21,295-299]。最近在大量人群中进行的一些研究表明,血小板数降低或血小板数升高与死亡风险增加之间存在 U 形关系[300-303]。平均血小板体积较被认为与心血管疾病风险增加有关,但与血小板一样,结果有所矛盾[296,304]。此外,孟德尔随机分析结合那些与血小板和平均血小板体积相关的 SNP,并不支持与冠状动脉疾病的因果关系,尽管没有调查卒中和静脉血栓性疾病[89]。事实上,基因相关的平均血小板体积等位基因越高,患冠心病的风险就越低,这与我们的直觉有些相反。可能是血小板和平均血小板体积的任何一个极端都可能带来一些疾病或死亡的负担增加,但在人群中具有适度影响大小的基因等位基因不足以改变这些分量,从而未对大多数个人的公共卫生产生重大影响。血小板数极低(血小板减少症)与无端和诱发性出血及临床并发症明显有关,尽管这种联系的外显率在其基因表现度上是可变的。血小板数升高(血小板增多症)可能与血栓形成和出血的风险增加有关,但两者之间的关系和相关标准仍不清楚[305]。少数主要通过现代基因组学方法发现的血小板数/平均血小板体积基因位点与血栓或出血结果有单独相关性。自本书上一版出版以来,这一列表已经增长,现在包括 APOH[116-119]、SH2B3[40]、SMG6[22,306]和 ZFPM2[59,122],虽然它们没有完全脱离,但血小板数、平均血小板体积与人群水平上的一些血小板功能测量值有一定的关系。血小板异常、平均血小板体积异常和血小板形态异常可影响血小板功能,但并非总是如此。同样,血小板功能紊乱(如受体变异)并不强烈影响血小板的生物发生或形态。

血小板反应状态的增加与血栓结局之间的直观联系更加清晰。这由不同人口和临床环境单一、双重抗血小板治疗对预防血栓形成的功效,以及本教科书描述的基础科学和动物模型强烈支持(包括第 20、26、37、50~60 章)。血小板功能的特异性检测或生物标志物测量之间的联系则不那么直接。基于血小板功能检测以修改治疗策略的临床试验并没有始终显示出积极的结果。然而,这些实验的设计可能在血小板功能测试的阴性结果中发挥了重要作用[307]。用 VerifyNow P2Y12 试验重新分析了反应性测定:PRU cutoff 值<208 而不是<230 时在血栓形成和安全性(Gauging Responsiveness with a VerifyNow P2Y12 assay:Impact on Thrombosis and Safety,GRAVITAS)试验中显示出良好影响,而那些血小板反应性较小的则血栓形成明显减少[308]。最近,双重抗血小板治疗的评估药物洗脱支架(Assessment of Dual AntiPlatelet Therapy with Drug-Eluting Stents,ADAPT-DES)试验发现,双重抗血小板治疗中 ADP 高反应性(PRU>208)与 2 年的随访中支架血栓形成、心肌梗死和全因死亡率增加有关,而阿司匹林治疗高反应单位(ARU>550)则无关[309]。治疗中高 ADP 反应活性(PRU>208)也与随访 2 年里缺血性卒中风险增加有关[310]。最近流行病学研究的证据表明,在弗雷明汉心脏研究的参与者中,不接受抗血小板治疗的平均基线时间为 20.1 年,低剂量 ADP 聚集预示着未来心肌梗死或卒中的风险增加约 88%[311]。重要的是,在考虑了传统的

心血管危险因素后,这种相关性仍然显著,这表明血小板反应性差异(部分源于遗传)独立于其他危险因素,有助于疾病的病因学。

许多人假设,了解血小板功能的遗传差异或抗血小板抑制反应可能导向临床事件的遗传原因。如果未能建立这些联系,可能会有各种各样的解释,包括基因效应是真实的但无法在人群规模上对疾病产生强烈影响。此外,一些最大的基因研究迄今为止对心血管的结果,尽管对常见基因变异的影响具有良好的统计效力,可能以一些表型异质性增加为代价,不仅包括心肌梗死(冠状动脉血栓形成),还有稳定或非血栓冠心病(例如,经受冠状血管再生的个体)。它们检测罕见变异效应的能力虽然优于早期研究,但仍然有限。这些研究代表国际联盟对子样本进行荟萃分析,而不是共享个体水平的数据,临床应用的定义可能更具包容性,以最大限度地扩大样本量,纳入/排除标准和事件判定可应用于不同的子样本中。如果一种具有血小板功能等中间特征的基因变异对小范围的急性冠状动脉血栓形成患者的临床子集有影响,那么在许多定义更宽泛的临床病例中,这种影响可能在"平均"中消失。虽然严格的质量控制程序和分析计划通常应用于遗传数据,但这些研究也在一定程度上依赖于遗传范围及其子研究的适当方法应用。因此,由于这些或其他原因,中间生物标志物相关基因变异与临床相关基因变异的交叉可能导致假阴性结论。除了每次检查每个基因和变异之外,其他方法还包括应用多个基因位点的遗传风险评分(genetic risk scores,GRS)来评估风险等位基因对疾病风险的累积作用,或通过孟德尔随机化方法进行正式的因果推理分析。然而,与血小板数和平均血小板体积不同的是,复制的血小板功能位点相对较少;因此,分析主要局限于评估每个 SNP 或与疾病结果独立的位点。

在候选基因研究的初步基础上,这些与血小板功能相关的基因中有几个具有临床关联,包括胶原蛋白血小板糖蛋白受体 GP6 和细胞色素 P450 酶 CYP2C19 的抗血小板作用,如上所述。虽然 FDA 对氯吡格雷和 CYP2C19 不良代谢产物的标识以及复制研究的积累尚未得出基因型引导治疗的明确共识[312],但用于 ADP 抑制剂治疗的个性化药物方法仍然是一个需要继续研究和评估的重要课题[313]。基因组学研究、中等规模的基因图谱和靶向 SNP 后续复制研究也引起诸如 PEAR1[129,174,218,219] 和 VAMP8[314] 等候选基因的发现。PEAR1 已在上文提及。endo-brevin/VAMP8 SNP rs1010 位于 3′UTR,一项从 11 647 个候选 SNP 基因分型开始的三阶段病例对照研究和复制研究中发现与早发性心肌梗死相关[314]。VAMP8 SNP 是所有三个阶段的两个重要 SNP 之一。VAMP8 在血小板囊泡分泌中起重要作用[315]。在 Vamp8−/− 小鼠中的延伸研究表明血小板分泌存在缺陷[316],而在激光诱导的损伤模型中血栓形成受损[317]。一项人类研究也表明 VAMP8 mRNA 在高反应性血小板和低反应性血小板个体中表达不同,而 rs1010 基因型与反应性差异有关[318]。尝试复制 rs1010 与血栓形成相关的研究结果中,既有阳性研究,也有阴性研究。一项对 5 411 名高危服用他汀类药物的老年人以及 2 145 名家族性高胆固醇血症患者进行的研究结果为阴性[319]。其他两项研究为积极的结果,其中一项研究的对象为 9 129 名中年人[320],另一项研究的对象为 103 例早发(<55 岁)心肌梗死患者和 68 例晚发心肌梗死患者[321]。后来

的大规模 GWAS 研究证明了 VAMP8-GGCX 区基因变异与冠状动脉疾病的关系[322,323]。VAMP8 等位基因可能与早期血栓形成有特定的联系,而这项或其他研究中的变异可能解释了不同的观察结果。

在血小板聚集 GWAS 研究方法中发现的这些位点似乎越来越多,现已与临床结果相关联。如上所述,RGS7 中的 SNP 在几项研究中已经与静脉血栓栓塞[214,215]和大血管[216]以及心源性栓塞卒中的结果相关联[217]。在几项亚临床动脉粥样硬化负荷[324,325]和心血管风险[326]的研究中,发现平均血小板体积的 PIK3CG 位点与 GWAS 中的血小板聚集有关。研究也表明,PIK3CG 单核苷酸多态性可能与氯吡格雷治疗的冠心病患者疗效较差有关[327],而抑制小鼠 Pik3cg 可预防糖尿病性心肌病[328]。最近,一个大型 GWAS 表明与血小板聚集、血小板数和平均血小板体积相关的 JMJD1C 位点与房颤相关,其邻近基因标记为 REEP3[329]。Johnson 等人还将 MRVI1 与血小板功能联系起来,这与 NO 介导效应以及小鼠研究一致。随后的研究已经发现 MRVI1 基因变异与冠心病有关[330],与烟雾病有关[331],以及与缺血性卒中和偏头痛有关[332]。

最后,血小板功能、计数和形态学的遗传驱动因素与心血管和其他疾病的遗传驱动因素发现之间可能有很好的协同作用。然而,这需要血小板生物学家关注临床基因探索工作的新发现,并将它们整合到自己的研究实践中。同样,这要求疾病位点基因猎手在寻找大量新位点时考虑血小板功能生物学家的工作及其潜在影响。效率可能并不总是那么天衣无缝。最近对 4 831 例冠状动脉疾病患者和 115 455 例对照者约 9 百万个 DNA 变异的分析发现了 15 个新的位点[333]。图中列出了新的基因位点和以前已知的基因位点,描述了它们可能的生物学机制,这些机制与特定的通路有关,主要集中于脂质、炎症、血管和内皮功能。超过 50 个基因位点列在一个未知机制标题下,只有两个列在血栓形成类别下(PROCR、PARP12-TBXAS1)。尽管 MRVI1、PLG、ABO、SH2B3、SMG6、7q22(PIK3CG)和一个新发现的 RHOA 位点等许多与血小板功能或生物发生或凝血密切相关的位点之间存在密切联系,但没有任何一个位点被提到血小板或凝血的特定作用。RHOA 蛋白和 Rho GTP 酶通常对巨核细胞和血小板的发育和功能至关重要[334-338]。

结论与血小板基因组学发展前景

随着成本的下降,测量遗传和其他基因组学变量的技术不断发展。因此,血小板基因组学的新发现前景一片光明。我们仅仅接近起始阶段,该阶段我们可以预期更细致映射的 DNA 结构变体(如拷贝数变异)领域有新的发现,以及增加遗传变异覆盖率来提高我们对血小板的遗传因素生物起源、形态、功能、对治疗的反应和在疾病发病机制中的作用的理解。基因组测序方法在确定血小板和红细胞抗原[339]、筛查血库中的病毒污染物方面[340]也有一些未来的临床应用。未来研究增长的一个主要领域是改善表型和群体样本量的广度以及其他血小板组学测量的多样性。在基因表达和表达数量性状位点领域,通常对全血细胞混合物进行较大的研究[341]。研究证明在研究和临床应用中检测巨核细胞和血小板 RNA 是有用的[146,147,342-345]。我们有需要持续扩大这些利用现代 RNA 测序、翻译组学评估

活跃翻译的血小板 mRNA，在更大、多样的样本量使用不同的图书馆制备方法可提高统计效力和可替代的转录异构体、非编码和其他功能的 RNA 等的覆盖[346,347]。第 6 章详细讨论了血小板微小 RNA，第 7 章讨论了 mRNA 和血小板转录组。

尽管近年来血浆数量性状位点研究的规模有所改善，为血液血小板数量性状位点创造了资源，目前仍缺乏全面的巨核细胞或血小板蛋白数量性状位点研究[121,248]。目前仍有机会研究群体中巨核细胞和血小板蛋白组，包括血小板膜系统、特定巨核细胞和血小板亚细胞腔室中的总体表达水平以及翻译后修饰。血小板蛋白质组学研究将在第 8 章中详细描述。

已有研究证明巨核细胞的表观遗传特征可用于解释血小板和止血相关的遗传信号[143,348]。一项小型研究表明，巨核细胞成熟过程中，人 DNA 甲基化组发生了变化[349]。然而，通过组蛋白抗体、脱氧核酸酶超敏性和其他方法映射巨核细胞表观基因组，仍局限于相对较少的个体样本，在未来可改善方法论上，以及扩展到更多的人类、生物和感兴趣的临床样本。血小板生物学的发展前景还包括其他类型组学，如血液代谢组学和组织微生物组学，这些尚未被广泛发现与血小板特性有关。在过去的几年里，一些研究已经使用基于质谱的方法来绘制小鼠和人类的血小板脂质体图谱，发现了数百种脂类，其中有一小部分脂类随血小板活化而变化，这些脂类随治疗或人群之间而变化[350,351]。这为了解个体之间无论是由遗传、环境还是临床决定的差异提供了其他机会，还为脂质代谢、动脉粥样硬化、血栓形成和心血管疾病之间的相互关系提供了机会。

2016 年和 2017 年规模最大的血小板遗传学研究样本量分别为 15.7 万~17.4 万[22,89]和 30.8 万[90]，这些研究呈现出快速上升的趋势。利用基于群体的研究、病例对照和临床样本，以及包括英国生物样本库、日本生物样本库和百万退伍军人项目在内的大规模 EHR 和生物样本库研究，预计 2019 年 GWAS 将可对 100 万样本进行血小板的分析。该前景有几个重要意义，最明显的是包括研究的统计强效力和有效性，增加常见和罕见的变异影响，理解在人口水平上血小板减少症和血小板增多以及在样本量正在平行增长的并行特征和疾病研究中血小板计数、平均血小板体积相关遗传变异的重要性。此外，这意味着血小板生物学家可以参考的基因位点列表将会越来越多，尽管其中许多基因位点的效应大小预计会逐渐减小。在血小板功能领域，长期以来可能会有更多的新发现和更大的效应大小，这主要是因为缺乏表型的广度和复杂性以及大规模人群研究。这些研究可能将继续应对跨研究比较表型问题和统计能力更有限的问题。新的人群研究正在进行中，包括以前未检测血小板功能的 FHS 第三代队列和波士顿地区波多黎各健康研究，这些研究将扩大表型宽度、样本大小、遗传研究的多样性。其他方法也可能有助于促进对血小板功能遗传学的发现，包括表型极端个体的取样、新的高通量血小板功能检测或转录组学、蛋白质组学和其他基因组学与遗传学研究的系统生物学集成。考虑到血小板计数、平均血小板体积和主要血小板功能位点与疾病风险位点之间的交叉点越来越多，这些努力或许可提供具有潜在临床影响的重要观点。

（何林燕 译，戴克胜 审）

扫描二维码访问参考文献

第 6 章　血小板微 RNA

Patrick Provost

人类细胞微 RNA 的调控途径

微 RNA 调控的 RNA 沉默通路，或微 RNA 通路，是一个以微 RNA 为中心的基因调控过程（图 6.1）[2,3]。作为基因表达的关键调控因子，微 RNA 在包括人类在内的绝大多数真核生物中均有表达。微 RNA 是长度约为 19~24 个核苷酸组成的内源性单链 RNA，其在序列和表达模式上丰富多样，并在进化上广泛存在，还可参与基因特异性序列表达的转录后调控[4-6]。微 RNA 是经过核糖核酸酶（ribonucleases，RNases；RNA 酶）Ⅲ Drosha 和 Dicer 连续处理加工微 RNA 前体分子的过程中产生的（图 6.2）。微 RNA 可调控约 60% 的人类基因[2,7,8]，基本上难以找到不受微 RNA 所调控影响的生物功能和细胞过程。

微 RNA 的合成与功能

图 6.1 总结了目前所研究的人体中微 RNA 的生物合成和功能。微 RNA 编码于有核细胞的基因组内或基因间，主要经过 RNA 聚合酶Ⅱ[9]修饰形成高度结构化的、有时是多顺反子的初级微 RNA（primary microRNAs）。这些初级微 RNA 进一步形成发夹环结构，被核微处理器复合物切割成约 70nt 的前体微 RNA（pre-microRNAs）。核微处理器复合物由 RNase Ⅲ Drosha[10]及以血红素作为其辅助因子的伴侣蛋白 DiGeorge 综合征关键区域基因 8（DiGeorge syndrome Critical Region gene 8，DGCR8）[11-13]组成（图 6.1）。核微处理器严格且高度保真地加工初级微 RNA，而血红素能够将 DGCR8 二聚体转化为能够识别初级微 RNA 末端环的活性构象[14]。

前体微 RNA 产物在细胞核中积聚，通过输出蛋白 5（Exportin-5）[15,16]输出到细胞质，从而被细胞质中 RNase Ⅲ Dicer 所识别[17-19]。Dicer 可处理茎环并去除前体微 RNA 底物的环以产生微 RNA：微 RNA 双链体。在这一过程中，Dicer 由 TAR RNA 结合蛋白 2（TAR RNA-binding protein 2，TRBP2）辅助[20]，TRBP2 是一种完整的辅因子，可确保在 RNA 拥挤的环境中进行高效的 Dicer 结合和前体微 RNA 的加工[21]。

随着 Argonaute 2（Ago2）蛋白的募集[20]，基于双链末端的相对热力学稳定性的微 RNA 链选择和分离步骤导致了含微 RNA 的核糖核蛋白（micro RNA-containing ribonucleoprotein，miRNP）复合物的形成。在其相关的微 RNA 组分的指导下，这种 miRNP 以特定序列识别和调控特定的 mRNA 翻译[2]。随后，靶标 mRNA 可能需要通过磷酸化 Ago2 丝氨酸 798 号位点转移到 P 体上[22]，从而在此被切割降解[23]。另外，mRNA 靶标可被"再循环"并返回到翻译过程中，以便在特定细胞信号下表达[24,25]。

人类微 RNA 概况

图 6.2 展示了由 RNA 酶Ⅲ Drosha 和 Dicer 产生的不同种类微 RNA 的命名和详细结构。需要特别注意的是微 RNA：微 RNA * 双链体的两条链均可能被整合到效应 miRNP 复合物中并发挥 mRNA 调节作用[26,27]，有时对某些相关基因，酶或信号传导途径发挥作用。

miRBase 数据库（Release 22；http://www.mirbase.org）是已发表的微 RNA 序列和注释的主要可搜索在线数据库[28-30]，迄今为止该数据库已报道了多达 2 654 种不同的人类微 RNA 序列，这些序列由 1 917 种前体微 RNA 产生。尽管与编码蛋白质的 mRNA 相比，这个数字似乎相对较小，但是①每个微 RNA 可以平均识别约 200~300 个不同的 mRNA；②每个 mRNA 可被数十种不同的微 RNA 识别；③微 RNA 的相互协同作用，使微 RNA 能够调节人类中约 60% 的基因[2,7,8]。

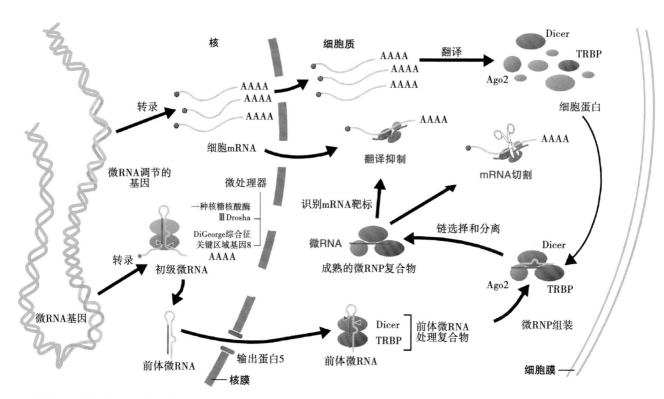

图 6.1 人类微 RNA 指导的 RNA 沉默途径。微 RNA 可调节特定 mRNA 的翻译 (Adapted from Ouellet et al. ,[1] with permission from Hindawi)

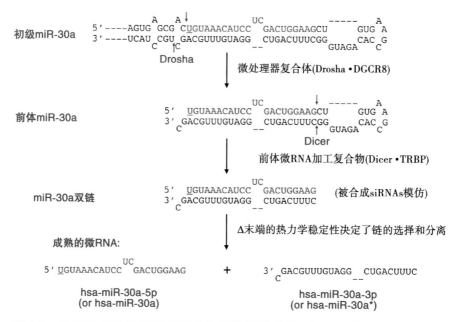

图 6.2 微 RNA 指导的 RNA 沉默途径的微 RNA 种类。Drosha 和 Dicer 对前体微 RNA 的连续处理决定了微 RNA 的生物合成

微 RNA 的作用

微 RNA 赋予 miRNP 复合物通过特异性结合位点[一般位于 3' 非编码区(untranslated region,UTR)],从而识别细胞 mRNA 的能力[2]。如图 6.3 所示,典型的微 RNA:mRNA 相互作用的主要决定因素如下:

(1) 微 RNA 种子区域(5'末端的 2~8 个核苷酸)的完美碱基配对。

(2) 中心错配区域,其阻止 Ago2 介导的 mRNA 切割并实现翻译抑制控制。

(3) 3'端区域的互补碱基配对,进一步稳定了微 RNA:mRNA 的相互作用。

连续的微 RNA 结合位点可以允许 mRNA 相关的 miRNP 复合物(图 6.3 中未显示)之间的协作,用于增强 mRNA 翻译的协同控制作用。

miRNP 复合物通过微 RNA 种子区域与 mRNA 靶标结合,从而产生四种不同的反应途径:靶标切割,瞬时结合,稳定结合,以及 Argonaute 卸载[31]。靶标切割需要广泛的序列互补性并且大大加速 miRNP 再循环以进一步切割靶标。只有通过种子匹配,miRNA 的稳定结合才能有效建立,这可以解释微 RNA 靶标选择的种子匹配规则。

尽管已知微 RNA 主要作为基因表达的阻遏物,但是当它们在非分裂、细胞周期停滞或静止细胞中,在含脆性 X 染色体智力低下综合征相关蛋白 1a(Fragile X mental retardation syndrome-related protein 1a,FXR1a)的 miRNP 复合物中起作用时,它们也显示出增强 mRNA 的翻译[32,33]。微 RNA 在转录水平上的基因调控作用超出了本章的范围,这里将不再讨论。

微 RNA 调控 mRNA

微 RNA 识别 mRNA 靶标是通过不完美的碱基配对介导的,这使得 mRNA 靶标难以预测。然而,网上有几种微 RNA 靶预测工具,例如:

(1) miRBase 中特定微 RNA 目的预测靶区段(http://www.mirbase.org)[28-30];

(2) miRDB(http://mirdb.org)[34];

(3) RNA22(https://cm.jefferson.edu/rna22)[7];

(4) TargetScan(http://www.targetscan.org/vert_71)[35];

(5) miRTar(http://mirtar.mbc.nctu.edu.tw);

(6) miRWalk,预测和验证微 RNA-靶点相互作用的综合图谱(http://zmf.umm.uni-heidelberg.de/apps/zmf/mirwalk2)[36];

(7) miRTarBase,实验验证的微 RNA-靶点相互作用数据库(http://mirtarbase.mbc.nctu.edu.tw/php/index.php)[37]。

DIANA 工具(http://diana.imis.athena-innovation.gr/Diana-Tools/index.php)提供一种靶标预测算法,称为 microT-CDS(http://www.microrna.gr/microT-CDS)[38]。DIANA 工具还提供了一个由实验支持的微 RNA mRNA 靶标数据库(TarBase v8;http://carolina.imis.athena-innovation.gr/diana_tools/web/index.php?r=tarbasev8/index)[39]。

所有这些计算工具均基于从经过实验验证的微 RNA:mRNA 靶标相互作用的不同方面和特征阐述的一般规则,并提供可能受目标微 RNA 调节的潜在 mRNA 靶标的相当详尽的列表,反之亦然(即,可能的感兴趣的 mRNA 的调节微 RNA)。因此,这些预测工具非常有助于指导研究人员对微 RNA:mRNA 进行优先排序和实验验证[40]。

微 RNA 在健康和疾病中的作用

考虑到微 RNA 在调节人类基因表达中的作用和重要性,推测微 RNA 在健康和疾病中发挥重要作用,如先前在糖尿病、神经系统疾病和病毒感染的综述中所述[3,41-46]。如图 6.4 所示,①正常的微 RNA 途径是严格调节细胞蛋白质表达所必需的,这是维持细胞/组织稳态和保持健康所必需的;②参与微调基因表达的微 RNA 合成发生障碍(如当微 RNA 途径的核心蛋白组分的功能被删除、突变或错误表达时)和/或③微 RNA 功能发生改变(如微 RNA 的缺失、突变或错误表达)可能使其失去对基因表达的调控,损害细胞/组织的稳态并导致人类遗传疾病。后一种情况也可发生在相应的微 RNA 结合位点受单核苷酸多态性(single nucleotide polymorphisms,SNP)影响时[47]。相同的概念和原理对于心血管系统和相关疾病背景下的血小

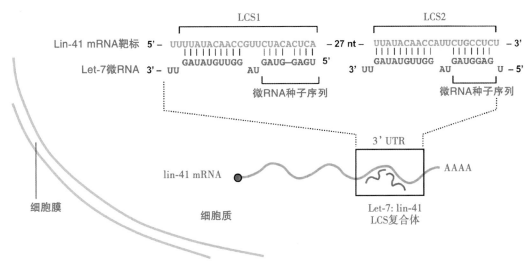

图 6.3　微 RNA 对特定 mRNA 的识别。微 RNA:mRNA 相互作用的决定因素——微 RNA 种子区域的重要性和连续微 RNA 结合位点的协同性(Adapted from Ouellet et al.,[1] with permission from Hindawi)

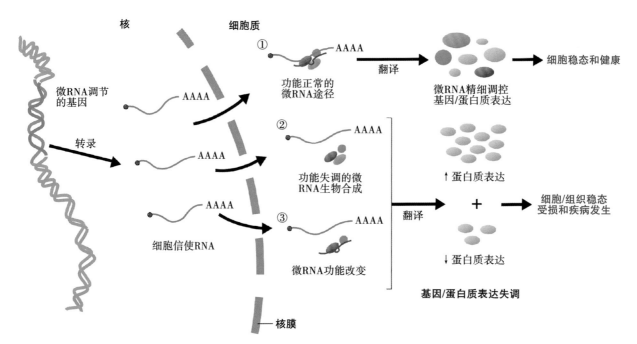

图 6.4　微 RNA 和人类疾病。微 RNA 生物合成和/或功能的失调可能导致人类遗传疾病。①功能正常的微 RNA 途径是基因/蛋白质表达的精细调节所必需的,这是维持细胞/组织稳态和保持健康所必需的。②微 RNA 生物合成发生障碍和/或③微 RNA 功能改变引起的基因表达失调可能损害细胞/组织稳态并导致人类疾病

板也同样适用[48]。

血小板

正如本书所述,血小板发挥着无数的作用,远远超出了参与卒中及急性冠状动脉综合征的血栓形成和血管闭塞的作用。介导血小板大部分功能的蛋白质或直接来自其前体细胞巨核细胞的蛋白库,或由来自巨核细胞的 mRNA 在血小板中重新合成。

血小板蛋白质组

尽管缺乏基因组 DNA,不能将核基因转录成 mRNA,但血小板含有粗面内质网和核糖体[49],它们可以使用 mRNA 作为蛋白质合成的模板[50-52]。确实,在 Newman 等人[53]报道了使用聚合酶链反应(polymerase chain reaction,PCR)扩增血小板特异性信使 RNA 之后,Roth 等人[54]的研究随后证实,循环中的人血小板从其巨核细胞前体细胞中保留了少量的 poly(A)+RNA;这些对血小板的研究结果与血小板的蛋白质生物合成能力相符[50]。后来,Weyrich 等人[55]表明由凝血酶激活而非静息的血小板沿着可被 mRNA 翻译抑制剂阻断的过程合成 Bcl-3。这些研究人员还证明,血小板在结合纤维蛋白原(通过 αⅡb/β3 整合素的作用介导外向内信号传导)后可合成多种蛋白质[55]。同样,Evangelista 等人[56]报道在凝血酶和纤维蛋白原刺激下血小板可合成环氧合酶-1。最近研究表明,人血小板活化后细胞因子白细胞介素-18(interleukin-18,IL-18)从头合成,这与 IL-18 结合蛋白相反,IL-18 结合蛋白以预合成形式存在于人血小板中[57]。另外,在人血小板中也存在着特定蛋白质的组成型合成,例如环氧合酶2(cyclooxygenase 2,COX2)[58]。

Mills 等人使用 RNA-Seq 和原代人血小板的核糖体谱分析[59],证实血小板 mRNA 转录本被核糖体广泛占据,并且由于 mRNA 监视和核糖体拯救因子 Pelota 的自然缺失,血小板 mRNA 的降解减慢。

总之,这些研究表明,血小板 mRNA 可以通过适当的刺激诱导和调节的过程,翻译成蛋白质并有助于血小板蛋白组学。正如第 7 章进一步讨论的那样,血小板蛋白组学比以前认为的更具动态性。

血小板转录组

正是 RNA-Seq 等大多数先进技术的出现,揭示了人类无核血小板转录领域的复杂性[60,61]。以前的基因表达系列分析(serial analysis of gene expression,SAGE)和微阵列分析研究估计人血小板中蛋白质编码转录本的数量约为 6 000[62-67],RNA-Seq 分析使该数目达到 9 500[60,61]。转录本丰度和蛋白质表达之间的强相关性[66-68]的建立进一步支持这些转录本在血小板中的功能。值得注意的是,血小板因子 4(platelet factor 4,PF4)、CCL5(RANTES)、微管蛋白 β-1(Tubulin beta-1,TUBB-1)、糖蛋白 Ⅰb(Glycoprotein Ⅰb,GP Ⅰb;GP1BB)、ITGA2b(GP Ⅱb)和 ITGB3(GP Ⅲa)属于人血小板中检测到的含量最多的转录本[67]。血小板基因组学将在第 5 章中详细讨论。

也许最令人惊讶的观察之一是人类血小板中存在 mRNA 剪接[69],这是在有核细胞中常见的过程。响应于表面受体激活,血小板从 IL-1β 前体 mRNA 剪切内含子,产生成熟的 mRNA,被翻译成蛋白质。提示血小板 mRNA 翻译的调节比以前认为的更复杂,这些发现支持在人类血小板中存在基因表达的转录后控制。

血小板 mRNA 3'非编码区

mRNA 的 3'非编码区参与了基因表达的转录后调控,其调

控元件在 mRNA 翻译的调控中起着重要的作用。有趣的是，SAGE 分析揭示血小板 mRNA 的 3'非编码区（1 047nt）明显长于有核细胞（492nt），而血小板 mRNA 5'非编码区的平均长度与有核细胞没有显著差异（血小板 151nt；有核细胞 120nt）。实际上，血小板 mRNA 的 3'非编码区值得特别考虑。例如，P2RY1 的注释 3'非编码区接近 1kb，而血小板中的实际 3'非编码区相当长[70]。根据微 RNA 靶标预测算法，这另外的 2.5kb 含有额外的微 RNA 结合位点。这表明实际的转录本数据，而不是预测的注释数据，应该用于血小板中的微 RNA 靶位点预测[70]。

还需要注意的是，已经发现血小板转录本中还富含调节元件 Brd 盒（Brdbox）[72]，其调节可能涉及在某些微 RNA 的 5'末端发现的互补序列[71]。可以推测，通过携带更长的 3'非编码区，血小板 mRNA 可能比其有核细胞对应物包含更多的调节元件，包括特定微 RNA 的结合位点。一个有吸引力的解释是失去转录调节能力的系统（如血小板）可通过增强其 mRNA 翻译控制能力（如微 RNA 对翻译的控制）来补偿这种缺陷。

血小板微 RNA 的调控途径

血小板微 RNA

研究真性红细胞增多症患者[73]外周血细胞的异常微 RNA 表达谱以及造血细胞谱系中微 RNA 的差异表达[74]，Bruchova 及其同事首次提出血小板中存在微 RNA。然而，作者分离血小板的方案简单，仅基于富含血小板的血浆的低速离心，并且没有检测血小板的纯度，可能易于被其他血细胞（例如白细胞）污染。Atreya 及其同事随后报道了使用含有约 0.01%（或 1/10 000）污染性白细胞的血小板浓缩物的膜阵列的微 RNA 差异分析[75]，但由于白细胞含有比血小板多达 12 500 倍的 RNA，所以该方案并不能完全确定血小板中的微 RNA 的情况。

随着使用更严格的血小板纯化方案，即每 3 百万个血小板中混有<1 个污染的白细胞，并且白细胞 RNA 污染水平估计<0.4%，Landry 等人[76]阐明了在人无核血小板中存在缺乏常规核起始步骤的功能性微 RNA 途径（图 6.5）。人血小板具有丰富多样的微 RNA，这些微 RNA 在人有核细胞中是 mRNA 翻译的关键调节因子。血小板微 RNA 谱与人嗜中性粒细胞明显不同，进一步支持血小板表达微 RNA 并不是由于受到白细胞影响[76]。

人类血小板中最丰富的微 RNA 家族之一是 let-7[76]，参与细胞分化过程[77-79]。由于 let-7 表达约占血小板微 RNA 含量的 48%[80]，猜测其可能在终末分化的血小板中存在。令人惊讶的是血小板微 RNA 含量的多样性和相对丰度使得血小板成为迄今为止报道的人类微 RNA 最丰富的来源之一[76,80]。

血小板微 RNA 的检测

已经开发和/或使用了几种实验方法来检测微 RNA，例如 RNA 印迹[76]、RNA 酶保护测定（RNase protection assay，RPA）[81]、逆转录和定量实时 PCR（quantitative real-time PCR，qRT-PCR）[82]、微阵列分析[76]和高通量序列（也称为下一代 RNA 序列，或 RNA-seq）[60,80]。

前三种基于杂交的方法旨在检测特定的已知的单个微 RNA 序列，而后两种方法是大规模的方法，旨在量化所有已知的微 RNA（微阵列）或任何在研究范围内的 RNA 序列。

Osman 和 Fälker 基于 qPCR 进行的一项研究允许检测 281 条微 RNA 序列，其中 6 条 microRNA（miR-15a、miR-339-3p、miR-365、miR-495、miR-98 和 miR-361-3p）在凝血酶激活的人血小板中上调或下调[82]。这项工作肯定微 RNA 在人血小板中的广泛存在并揭示凝血酶刺激后特定微 RNA 水平的改变，表明微 RNA 调节基因表达与血小板响应特定条件和/或刺激的能力之间的潜在联系。

借助适当的生物信息学工具和分析，下一代 RNA-seq 代表了一种非常强大的基因发现工具，正如其在发现导致灰色血小板综合征的 NBEAL 基因突变中具有非常重要的作用[83]（第 48 章）。

血小板微 RNA 的生物合成

人类血小板不仅含有微 RNA，而且还含有微 RNA 途径的主要细胞质蛋白成分，包括 Dicer[76]、TRBP2[76]、FMRP[84]和 Ago2[76]。与预期一致，在血小板中无法检测到核组分 Drosha 和 DGCR8[76]，这与它们的无核性质一致（图 6.5）。

Dicer·TRBP2 不仅介导有核细胞的微 RNA 生物合成，同时也可能负责血小板微 RNA 的形成。事实上，这两种蛋白质都可以被共免疫沉淀，支持 Dicer·TRBP2 复合物的存在，而且由人血小板制备的 Dicer 或 TRBP2 免疫沉淀物均可以将前微 RNA 底物转化成成熟的微 RNA[76]。在人血小板中检测到前体微 RNA[76]表明前体微 RNA 可作为血小板微 RNA 合成的模板[76]。然而，它们的相对丰度并不支持血小板内微 RNA 从头合成是主要方式，而是表明循环血小板中检测到的大多数成熟微 RNA 可能来自巨核细胞。

血小板微 RNA 序列概况

完整的血小板微 RNA 序列库远远超出 miRBase 中注释的微 RNA。RNA-Seq 分析显示，与有核细胞一样，血小板微 RNA 具有转录后修饰的迹象，主要是末端腺苷酸化和尿苷酸化[80]。已经证明通过 3'末端尿苷酰转移酶（terminal uridylyl transferase，TUTase）4（TUT4）[85]对前体微 RNA 进行多尿苷化可阻断 Dicer 加工并降低微 RNA 水平，而 TUT4 和 TUT7 对成熟微 RNA 的单尿苷酸化具有普遍性和生理学意义，破坏了靶标 mRNA 的抑制而不引起微 RNA 的稳态水平的变化[86,87]。有趣的是，降低的尿苷酸化水平与无须模板的腺苷酸添加（腺苷化）的增加相关，反而稳定了功能性微 RNA 的水平。体外酶促测定证明了人血小板尿苷化微 RNA 的能力，其与尿苷酰转移酶 TUT4 的存在相关[80]，表明血小板本身可调节其微 RNA 的水平和功能。

然而，导致人类细胞中微 RNA 调节基因表达的复杂性的最重要因素是 RNA-Seq 揭示的微 RNA 序列的极高多样性。该方法揭示了每个初级微 RNA 或前体微 RNA 底物可以产生许多不同长度和核苷酸组成的微 RNA 序列[80]。这些微 RNA 异构体被称为 isomiR，并且由不精确的 Drosha 或 Dicer 处理产生。在某些情况下，isomiR 甚至比 miRBase 中注释的参考微 RNA 序列更丰富，如人血小板中 miR-140-3p 所示（图 6.6）[80]。值

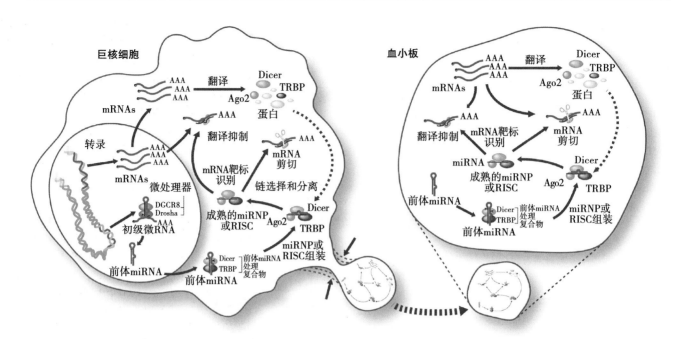

图6.5　血小板遗传巨核细胞前体细胞功能性微 RNA 途径的模式图。人们认为包含了完整微 RNA 途径的巨核细胞可将微 RNA 途径中的胞质组分传递至形成的血小板,血小板因而遗传了除常规核起始步骤外的功能性微 RNA 调控途径(From Landry et al. ,[76] with permission from the Nature Publishing Group)

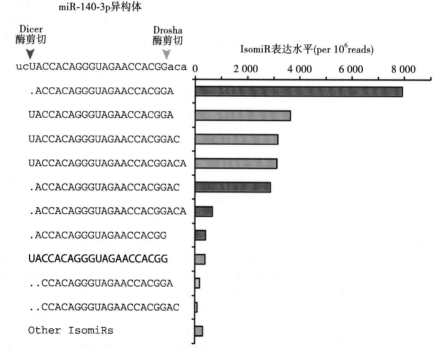

图6.6　人血小板中的多种微 RNA 异构体的检测。如左图所示,大多数 miR-140-3p 异构体可能是由 Drosha 和/或 Dicer 的不精确加工产生。miRBase 中注释的 miR-140-3p 微 RNA 序列以粗体突出显示。两种主要的 miR-140-3p 异构体群体共存于血小板中,这取决于 Dicer 的 5' 切割发生在标准位置(蓝色条)还是具有 1nt 的切割位移(红色条)[From Plé et al.[80] (open-access article)]

得注意的是,这些变体包括了 5' 移位的 isomiR,由于微 RNA 种子区域的移位具有重定向的 mRNA 靶向能力(图6.7)[80]。

　　总之,这些微 RNA 异构体显著扩大了置于微 RNA 控制下的 mRNA 靶标库,并突出了微 RNA 调节人类细胞和血小板中基因表达的复杂性。

微 RNA 在血小板中的作用

　　血小板中微 RNA 的丰富性和多样性[80] 提出了它们的功能、生物学作用和意义的问题。已知微 RNA 参与造血细胞分化和巨核细胞生成[88,89],为什么它们不会继续在最终由该过

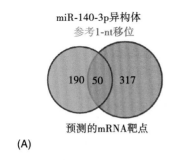

miR-140-3p异构体
参考1-nt移位

190　50　317

预测的mRNA靶点

(A)

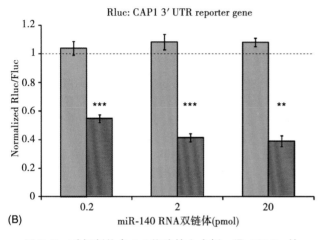

miR-140-3p异构体:　▨ 参考　　■ 移位

```
参考               3' GGCACCAAGAUGGGACACCAU 5'
                     || || ||        : ||||||||x
CAP1 3'UTR 5'...CAUUUCC-UG--A--GGCCUGUGGAAAUA...3'
                     || || ||        : |||||||
移位               3' AGGCACCAAGAUGGGACACCA 5'
```

Rluc: CAP1 3' UTR reporter gene

图中纵轴为 Normalized Rluc/Fluc，横轴为 miR-140 RNA双链体(pmol)：0.2、2、20

(B)

图 6.7　5'切割位点 1nt 位移的血小板 miR-140-3p 的靶标重定向。（A）使用 TargetScan 对成熟 miR-140-3p 参考序列和具有 1-nt 5'位移的 miR-140-3p 异构体的 mRNA 进行靶标预测。（B）与参考 miR-140-3p 序列相反，具有 1-nt 5'位移的异构体特异性地下调了腺苷酸环化酶相关蛋白 1（CAP1）3'UTR 控制下的 mRNA 翻译[From Plé et al. [80]（open-access article）]

程产生的血小板中发挥作用？为了在基因调控中起作用，需要将微 RNA 掺入含有 Ago 蛋白家族成员的复合物中，例如 Ago2[90]。人血小板确实含有最小的 miRNP 效应复合物，由 Ago2 及其相关的微 RNA（例如，miR-223）形成，表现出 miR-223 指导的 RNA 切割活性[76]。因此，血小板微 RNA 的主要功能之一可能与有核细胞中微 RNA 的功能相似，即控制 mRNA 翻译。

微 RNA 作为血小板 mRNA 翻译的可能调节因子

支持这种可能性的最初证据来自在 Ago2 免疫沉淀物中检测到内源性血小板 mRNA，即编码嘌呤受体 $P2Y_{12}$ 的血小板 mRNA[76]。借助报告基因活性测定法对存在于血小板 mRNA 3'TR 中的微 RNA 结合位点的功能验证，如对 $P2Y_{12}$ mRNA 的 3'UTR 中的 miR-223 的功能验证[76]，免疫共沉淀被认为是鉴定微 RNA 靶标 mRNA 的金标准[91-93]。该策略还解决了使用原代人血小板的主要限制，即它们对转染的相对耐受性。

已经证明了的可为蛋白质合成提供模板的血小板 mRNA，

包括 SERPINE1（编码纤溶酶原激活物抑制剂-1；PAI-1）、ITGB3（GPⅢa）、ITGA2B（GPⅡb）、SVCT2（钠依赖性维生素 C 转运蛋白 2）、TLN1（Talin-1）、PTGS1（前列腺素 G/H 合酶 1；也称为环氧合酶 1，COX-1）和 CYTB（细胞色素 B），均与 Ago2 复合物有关，因此这些蛋白的合成可能也受微 RNA 的调控[94]。研究发现在有利于从头合成 PAI-1 蛋白的条件下，血小板中编码基因 SERPINE1 mRNA 与 Ago2 蛋白复合物以及与翻译阻遏蛋白 T 细胞限制性细胞内抗原-1（T-cell-restricted intracellular antigen-1，TIA-1）快速解离[94]。解除 Ago2 和 TIA-1 蛋白复合物的抑制作用，包括蛋白质·mRNA 复合物的重排而非 Ago2·微 RNA 复合物的解体，可在血小板发生活化时使 SERPINE1 mRNA 翻译成 PAI-1。

Cimmino 等人[95]报道了激活期间血小板微 RNA 谱的显著重编程，从而使超过 700 个蛋白质中近一半的蛋白质发生了定量的显著变化。血小板转录组基本上不受影响，表明成熟微 RNA 表达的变化似乎是观察到转录组和蛋白质组变化之间差异的主要驱动因素[95]。

微 RNA 在血小板中的功能

一些证据表明血小板微 RNA 对血小板的产生[96]和功能非常重要[97-99]。

Elgheznawy 等人[100]报道，糖尿病小鼠和患者的血小板中 Dicer 水平发生了改变，这种变化可归因于钙蛋白酶对 Dicer 的切割，导致其功能丧失和血小板 miR-142、miR-143、miR-155 和 miR-223 水平降低。与野生型同窝小鼠相比，小鼠中 miR-223 的缺失轻度增强血小板聚集、形成大血栓并且延迟凝块回缩[100]。在糖尿病患者的血小板中检测到类似的失调。来自 miR-223 基因敲除小鼠的血小板的蛋白质组学分析揭示了几种蛋白质的水平增加，包括 miR-223 靶标凝血因子ⅩⅢ，其在糖尿病血小板中也有改变[100]。用钙蛋白酶抑制剂治疗糖尿病小鼠可防止血小板 Dicer 的丢失以及糖尿病诱导的血小板微 RNA 水平降低和 miR-223 靶蛋白的上调[100]。

为确定微 RNA 对血小板功能的作用，Rowley 等人[101]建立了 Dicer1 的巨核细胞特异性敲除小鼠，Dicer1 缺失降低了血小板中大多数微 RNA 的水平并改变了血小板 mRNA 表达谱。纤维蛋白原受体整合素 αⅡb 和 β3 mRNA 是差异表达的转录本之一，在微 RNA 耗尽的血小板中增加，并且其翻译可以通过微 RNAmiR-326、miR-128、miR-331 和 miR-500 调节[101]。与这些分子变化一致，Dicer1 的缺失导致整合素 αⅡb 和 β3 的表面表达增加，并且在体内和体外增强血小板与纤维蛋白原的结合[101]。这些发现表明依赖于 Dicer1 的成熟微 RNA 的产生调节靶标 mRNA 的表达，对血小板的止血和凝血功能有重要作用[101]。

这些结果表明，微 RNA 对 mRNA 翻译的精细调控是血小板对刺激和疾病状况的病理生理反应中的关键事件。

血小板微 RNA 在其他细胞类型中的作用

丰富的微 RNA 可以解释血小板中观察到的非常低的蛋白质合成速率现象，而且微 RNA 可通过脂质囊泡被释放到血小板外，因此微 RNA 在血小板外也可能发挥作用。之前已经发现一种称为外泌体的脂质囊泡内含有 mRNA 以及微

RNA[102,103]，表明微 RNA 可以在不同细胞类型之间包装并转移。血小板也不例外，因为它们在活化时释放的含有微 RNA 的微粒，可以在血小板和心血管系统的其他细胞（例如内皮细胞[104,105]和巨噬细胞[106]）之间转移信号传导和基因调节分子，并且具有功能[106,107]和临床意义[108]。血小板源外泌体在第 22 章中有更详细的讨论，血小板、白细胞和内皮细胞之间的相互作用见第 16 章。

血小板微 RNA 数据：鼠与人的比较

已经开发了许多旨在研究血小板功能或血栓形成的小鼠模型，由于这些研究的数据可能同样适用于人类，因此这些模型在血小板研究中非常有用。然而，虽然 mRNA 和微 RNA 序列通常是很保守的，但是一些序列在小鼠和人类之间也有不同[60]。已经知道微 RNA 功能通常会随着单个核苷酸的变化时而发生变化（如在 SNP 中发生的那样），所以在将血小板微 RNA 数据从小鼠转移到人类之前必须谨慎，反之亦然。

血小板微 RNA 作为生物学标志物

由于可能参与微调那些掌控血小板活性的特定基因产物的表达，一个基于微 RNA 的调控系统如果失调，会导致血小板基因表达和功能失调，从而导致严重的血小板相关心血管疾病，包括动脉粥样硬化血栓形成[109]。设想并推测最终使用血小板微 RNA 作为特定血小板疾病的生物标志物是可行的，其中血小板微 RNA 分析将指示潜在的疾病，并且对医生具有预测、诊断和/或治疗价值（图 6.8），如在癌症[110-113]和心血管疾病[114]领域，预测血栓[115]或急性心肌梗死[116]的发生。

从这个角度来看，有趣的是从不同地理环境的健康志愿者（例如，加拿大魁北克市与美国费城）分离的人血小板的微 RNA 谱之间，观察到相对强的相关性[97]，表明血小板微 RNA 表达谱分析在医学应用中的适用性。

血小板微 RNA 与血小板反应性

Paul F. Bray 实验室是研究微 RNA 与血小板反应性之间关系的第一个实验室，以确定血栓形成风险的潜在生物标志

物[97,117,118]。他们的其中一项研究集中在 VAMP8 基因，该基因编码参与血小板颗粒胞吐作用的必需蛋白 SNARE 蛋白，并且在其 3'UTR 中具有与冠状动脉疾病相关的单核苷酸多态性。Kondkar 等[117]已经报道过 miR-96 可以下调 VAMP8 mRNA，而且在对肾上腺素诱导的聚集反应性不同的血小板中二者都存在差异表达，其方式与 miR-96 对 VAMP8 表达的作用一致。该团队还证明了使用差异表达的 mRNA-微 RNA 对来鉴定功能性微 RNA，如通过感兴趣的微 RNA 靶向和下调细胞培养系统中的靶标 mRNA 水平实现这一目的[118]。这些研究还提示，一些报道的血小板反应性异质性可能与感兴趣的特定微 RNA-mRNA 对的个体间变异有关。验证这一观点将证明微 RNA 通过调节特定 mRNA 来控制血小板反应性的作用。

一些研究表明，监测血小板来源的微 RNA 可能有助于了解血小板对药理学药物/抑制的反应，如血小板[119]或血浆[120] miR-223 水平的降低可能表明对氯吡格雷的药理学反应较差（第 36 章）。

血小板微 RNA 与肿瘤

在与免疫细胞、癌细胞和内皮细胞相互作用的研究领域中，人们越来越认为血小板对于癌症的发病机制有着重要的影响（第 30 章）。例如，出现血行转移的肺癌患者血小板数目也增加，但潜在的机制仍然未知[121]。

人们已经研究了 BCR-ABL-阴性骨髓增生性肿瘤（myeloproliferative neoplasms，MPN）中血小板微 RNA 的可能作用[122]。MPN 包括真性红细胞增多症[73]，这是一种克隆性造血干细胞疾病，其中在超过 95% 的患者中观察到了 JAK2 V617F 突变。Bruchova 等人研究报道[73]真性红细胞增多症中血小板微 RNA 的差异表达，包括与对照相比 miR-26b 的上调。特异性微 RNA 也可能与 JAK2 V617F 频率相关。

Girardot 等人[122]研究 JAK2 信号级联的上游组件，发现血小板生成素受体（thrombopoietin receptor，TpoR）（MPL）在某些 MPN 患者中下调。他们在研究 MPL 表达的负调节因子中发现了 miR-28。他们发现 miR-28 在一部分 MPN 患者的血小板中呈现过表达，而在健康受试者的血小板中以恒定的低水平表达[122]。这些一发现使作者得出结论，异常微 RNA 表达可能是 MPN 发病机制的基础[122]。

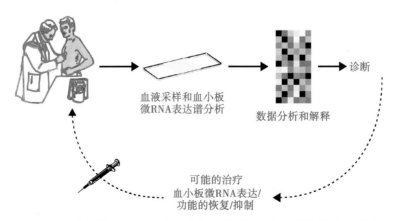

血液采样和血小板微RNA表达谱分析

数据分析和解释

诊断

可能的治疗
血小板微RNA表达/功能的恢复/抑制

图 6.8　血小板微 RNA 在临床实践中应用前景。血小板微 RNA 的诊断和治疗应用——患者的个性化诊断和治疗（From Perron et al.，[44] with permission from Springer）

另外,根据在睾丸生殖细胞肿瘤中发现:①通过靶向肿瘤抑制因子 EPB41L3 促进肺癌细胞的侵袭性[121];②通过调节 FBXW7 促进细胞生长和抑制细胞凋亡,提出了血小板微 RNA miR-223 的致癌作用[123]。

为了阐明微 RNA 在特定血小板表型中的作用和可能的影响,需要进一步进行临床研究,这将有望加速理论知识向临床应用的转化。

血小板微 RNA 与糖尿病

在 2 型糖尿病(type 2 diabetes mellitus,DM2)中,高血糖降低了血小板 miR-223[124]、miR-26b、miR-126 和 miR-140 水平,从而导致嘌呤受体 P2Y12(P2RY12)和 P-选择素(SELP)mRNA 的上调,这种现象可能会导致有害的血小板功能[125]。miR-103 与分泌型卷曲相关蛋白 4(secreted frizzled-related protein 4,SFRP4)mRNA 和蛋白水平之间的负相关性也支持 miR-103 调节前期 DM2 受试者血小板中 SFRP4 的表达[126]。一年后,同一研究组证明血小板 miR-30c 可调节纤溶酶原激活物抑制剂(plasminogen activator inhibitor,PAI-1)的表达[127]。

血小板微 RNA 与慢性肾病

慢性肾病(chronic kidney disease,CKD)是一种使循环血小板暴露于极端条件的疾病。据报道,血小板暴露于尿毒症毒素并在透析过程中与人造表面接触会诱导血小板异常,并改变血小板蛋白质组。血小板 mRNA 和微 RNA 表达谱在 CKD 患者中发生改变,并且似乎通过透析可以得到纠正[128]。尿毒症患者血小板中 WD 重复蛋白(WD-repeat containing protein)受 miR-19b 调节,表达减低,miR-19b 在尿毒症患者的血小板中增加并与血小板活性有关[128]。这些结果表明,基于微 RNA 的 mRNA 调节机制的改变可能是血小板对尿毒症的反应的基础,并且导致 CKD 中血小板相关并发症的发展[128]。

血小板微 RNA 的临床监测

使用血小板微 RNA 作为生物标志物意味着在 RNA 提取和 qPCR 检测/监测之前收集血液并分离血小板,这是一系列相对繁琐的操作,可能不容易适应临床环境中的高通量筛选。由于血浆是临床容易获得的生物体液,因此基于检测血浆中血小板微 RNA 的生物标志物测定法更加简易可行,如 thrombiR™ 试剂盒[129]。

治疗应用

人血小板中功能性微 RNA 机制的存在开启了使用治疗性 RNA 调节血小板基因表达的可能性。实际上,合成的、模拟微 RNA 双链体的小干扰 RNA(siRNA)可以掺入 Ago2 效应复合物中,并通过特异性 mRNA 的识别,切割和降解介导有效的基因调节作用(图 6.9)。

还可以开发和利用合成的单链微 RNA 以恢复有缺陷的血小板微 RNA 的水平(和功能)(图 6.8)。或者合成的 2'OMe 反义寡核苷酸(antisense oligonucleotides,AS)可用于调节,即抑制特定微 RNA 的功能(图 6.8)。

基于治疗性 RNA 的这些方法可能代表了用于治疗由基因失调或微 RNA 缺陷引起的血小板相关疾病的有希望的方法,并且可能证明在实现理想的治疗效果方面是有效的。鉴于血小板对转染的相对不应性,可能限制治疗性 RNA 对血小板生物学的适用性。然而,Hong 等人的报道[130]表明这个障碍可能是可克服的,作者通过使用 Lipofectamine 作为脂质载体将 siRNA 引入洗涤的人血小板中时,尽管转染效率相对较低(约 8%),GAPDH mRNA 敲低的程度适中(约 26%),但未来的技术改进可能有助于实现操纵血小板中基因表达。

最近,转染合成的单链微 RNA(agomiR 和 antagomir)调节

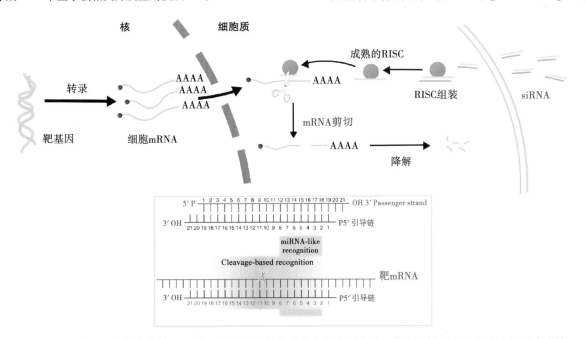

图 6.9 可能使用小的治疗性 RNA 通过 RNA 干扰调节血小板基因表达。 将小干扰 RNA(siRNA)组装成成熟的 RNA 诱导沉默复合物(RISC)并指导特异性 mRNA 靶标切割

血小板中的 miR-326 水平,表明 miR-326 可通过调节 Bcl-xL 而影响血小板凋亡,但不影响血小板活化[131]。同年,Zhou 等人[132] 报道了一系列有趣的现象,miR-148a 的反义抑制上调了血小板 T 细胞泛素配体-2(T-cell ubiquitin ligand-2)的 mRNA 表达,减少了血小板 FcλR Ⅱa 信号传导并降低了小鼠体内血栓形成。这些数据表明调节 miR-148a 表达是血栓形成的潜在治疗方法[108]。

结论和展望

我们还需要进一步研究以提高对血小板微 RNA 途径的认识,并确定微 RNA 在调节健康和疾病血小板蛋白质组和功能的生物学作用和重要性[62]。正如微 RNA 在神经系统疾病[3]和感染性疾病[41]中的应用,血小板微 RNA 领域的研究进展不仅可能为血小板相关疾病(血栓形成或出血)的病因学提供新的视角,而且可能是确保开发有效治疗工具和策略的关键。通过保护、恢复或中和有心血管和血小板相关疾病风险的患者血小板中的所有或特定微 RNA 功能实现调节血小板功能[112]。

致谢

感谢 Provost 实验室前任和现任成员的贡献和富有成果的讨论,其中包括 M. Jonathan Laugier 和 CHUQ 研究中心计算机图形部门的插图。这项工作得到了 CBS/Canadian Institutes of Health Research Partnership-Blood Utilization and Conservation Initiative 的支持。

（闫荣 译,戴克胜 审）

扫描二维码访问参考文献

第7章 健康与疾病状态下的血小板转录组

Jesse W. Rowley，Andrew S. Weyrich，and Paul F. Bray

引言

血小板是参与止血的主要效应细胞，还参与血管生成、伤口愈合、免疫防御以及其他相关生物学和病理过程。这些广泛存在而功能丰富的血小板由大约 2 000 万个蛋白质分子控制，这些蛋白质分子在血小板的细胞膜、颗粒和其他细胞间室中表达[1]。血小板中大多数蛋白质是由血小板的母体细胞-巨核细胞中 mRNA 翻译而来。巨核细胞的 mRNA 和蛋白质是在巨核细胞胞质脱落形成血小板时被转移到血小板。

在所有的真核细胞中，mRNA 的含量在比较大的程度上决定细胞中蛋白质的表达水平（即 mRNA 表达水平通常反映蛋白质表达丰度）。包括 mRNA 在内的 RNA 称为转录产物，所有这些 RNA 一起构成细胞转录组。尽管血小板是非转录细胞（即它们不从核 DNA 中产生 RNA），但血小板的转录组比许多其他

类型的细胞被认知得更多。这主要是由于血小板的丰富性和易获得，并且血小板所携带的编码和非编码 RNA 相对稳定且易于检测。

对血小板 RNA 和转录组超过 70 年的研究使人们对血小板所表达的 RNA 的类型、RNA 来源、与蛋白质的关系以及它们如何根据遗传、环境和疾病而变化产生了深刻的见解。这些发现有助于积累有关血小板复杂多样生理作用、血小板功能的遗传学机制以及血小板如何在健康和疾病中发挥作用的新知识。在本章，我们回顾了血液学研究中血小板 RNA 的研究历史和作用，主要分为三个部分，包括：①回顾 RNA 的研究历史有助于我们理解血小板转录组；②构成巨核细胞和血小板 RNA 起源和性质的基因表达基础；③通过健康和疾病中的血小板转录组研究获得新的认知。

回顾 RNA 研究的历史有助于我们理解血小板转录组

挖掘血小板 RNA 相关的研究和 RNA 生物学领域的研究具有同等重要的科学意义。本节将讨论 RNA 技术的进步如何应用于血小板相关研究中。

血小板中 RNA 和 mRNA 的发现

1946 年，Richard Wagner 发现了血小板 RNA，并证明血小板含有核糖核酸[2]。此后不久，Greene 从血小板中分离出核糖核蛋白（ribonucleoprotein，RNP），并指出它是"血小板的主要物质"[3]。这两项研究都使用了简洁的化学方法来证明无核血小板含有 RNA。尽管如此，当时他们并没有考虑到血小板 RNA 包含蛋白质编码信息的可能性，因为直到 20 世纪 60 年代初，编码蛋白质的 RNA——信使 mRNA 才被发现并定义[4,5]。Warshaw 和同事[6]提供了血小板含有蛋白质编码 mRNA 的初步线索。他们发现蛋白合成抑制剂嘌呤霉素能减少血小板中蛋白片段的 C[14] 标记亮氨酸氨基酸的结合。1967 年，他们进一步证实并发现，转录抑制剂放线菌素并没有减少血小板中蛋白质的合成[7]。因为血小板可以在不产生新的 RNA 的情况下合成蛋白质，Warshaw 认为"血小板合成蛋白质的能力意味着，来自有核前体巨核细胞的 mRNA 在血小板中持续稳定存在"。Warshaw 推测血小板中蛋白质合成产生了很多对血小板功能至关重要的蛋白质。Booyse 和同事证实 Warshaw 的推测是正确的[8]，他们指出血小板组成性地合成了收缩复合体"thom-bosthenin"（肌动蛋白），新合成的收缩蛋白被定位在细胞表面附近的正常蛋白质池中，这表明血小板中蛋白质合成是被血小板用来维持关键蛋白表达水平的一种"功能替代"机制[9]。此外，在不能转录的血小板中合成收缩蛋白需要在 37℃ 条件下至少 72 小时，这提示一些血小板 mRNA 在较长时间内仍保持该

功能[8]。这些早期的发现被认为可能是因为白细胞污染而引发争论。尽管如此,越来越多的研究已经令人信服地证实血小板具有合成蛋白质的能力。

确定血小板中单个 mRNA 的早期研究

人们用 RNA 印迹(Northern blot)杂交和聚合酶链反应(polymerase chain reaction,PCR)首次检测到血小板单个 mRNA。Northern 分析是确定高水平表达的转录产物的大小、相对表达量和转录亚型的经典方法。图 7.1A 提供了一个示例,利用 Northern 分析检测 ITGB3(整合素 β3 或 GPⅢa)和 ACTB(β-actin)的全长转录基因[10],结果也显示无法检测到血小板无力症患者的 ITGB3 mRNA。

多年来,许多实验室已经使用更容易的 PCR 技术替代复杂的 Northern blot。PCR 技术加速了血小板中 RNA 的鉴定速度,也为低丰度转录产物的序列特异性扩增提供了平台。该技术也被很多研究小组用来鉴定、克隆和表征单个血小板 mRNA,例如被用来从人红细胞白血病细胞(human erythroleukemic,HEL)、K562 和其他细胞系中克隆"血小板特异性"转录产物,1988 年,Newman 和同事利用 PCR 技术直接从血小板中扩增和克隆了 ITGB3 基因[12]。PCR 技术也使得鉴定血小板中的单核苷酸多态性(single nucleotide polymorphisms,SNP)[12]和可变剪切转录产物成为可能。图 7.1B 描述了用 PCR 分析血小板中 ITGA2B(整合素 αⅡb)及其替代亚型基因的表达[11]。

1989 年,用寡聚(dT)纤维素提取法从血小板中分离出多聚腺苷酸化 RNA[13]。由于 poly-A 末端是多数已翻译 RNA 的关键特征,因此 poly-A RNA 分离或基于 poly-A 的逆转录(使用寡聚-dT 引物)的方法仍然是获得具有编码潜力转录产物的常用策略。这些新技术加速了上千种血小板特异性 mRNA 的发现,并且被用来分析血小板作为关键因素的疾病中某个转录产物的表达水平(见"通过健康和疾病状态下的血小板转录组研

究获得新的认知"一节)。

血小板中 RNA 含量

Fantl 是第一个估计血小板中 RNA 含量的人[14]。利用血小板标准制剂校正白细胞的污染,Fantl 计算出每个血小板含有 2.8fg 脱氧核糖核酸(即总 RNA)。最近对每 500 万血小板中白细胞少于 1 个的血小板的估计结果显示,每一个血小板含 2.2fg 的总 RNA[15]。图 7.2 显示,就单个细胞而言,血小板的总 RNA 含量略高于红细胞,但白细胞的总 RNA 含量是血小板或红细胞的 1 000 倍。然而循环血小板的数量比白细胞要高出几个数量级。因此,血小板对血液中总 RNA 质量的贡献是相当高的。

在变性琼脂糖凝胶(结果未展示)或 Agilent 2100 生物分析仪(图 7.3A)上分离的总 RNA 表明血小板含有核糖体 RNA(ribosomal RNA,rRNA),由大(28S)和小(18S)核糖体亚基构成[15]。血小板中 28S∶18S rRNA 比值约为 1∶2(图 7.3A),这与有核细胞中的 28S∶18S 比值通常为 2∶1 形成明显对比。图 7.3A 中的电泳图还显示血小板含有丰富的小 RNA 和复杂的长 RNA。

cDNA 阵列、微阵列芯片和基因表达(serial analysis of gene expression,SAGE)技术的序列分析[17]是首先进行全面分析血小板转录产物的方法。微阵列分析检测到 1 500~5 900[18-21]个不同的转录产物。在同一时期,SAGE 技术在血小板中识别出约 2 300 个转录产物,并显示出对线粒体转录产物分析的优势[19,22]。

新一代 RNA 测序技术(RNA-seq[23])为血小板 RNA 的深入研究提供了技术支持。RNA-seq 结果显示血小板含有约 9 500 个蛋白质编码基因,以及丰富的非蛋白编码小 RNA、核糖体 RNA、假基因、lncRNA、未标记的内含子和基因间 RNA 以及大量的重复序列[24,25](见图 7.3B)。血小板中的高丰度 RNA

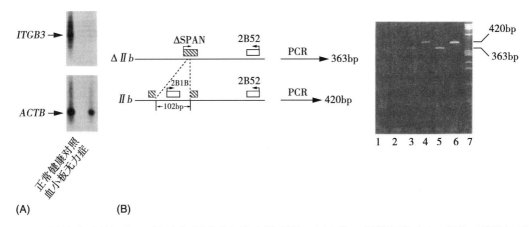

图 7.1 RNA 印迹(Northern blot)和 PCR 分析血小板 RNA。(A)利用 ITGB3(整合素 β3)和 ACTB(β 肌动蛋白)cDNA 探针进行血小板总 RNA 的 Northern blots 检测[10]。凝胶电泳通过分子大小分离 RNA 转录产物,并随后将 RNA 转移到膜上。使用与转录序列互补的放射标记 cDNA 探针检测特定转录产物。(B)RT-PCR 鉴定总血小板和巨核细胞 RNA 中 ITGA2B(整合素 αⅡb)基因的一个可变剪接体。RNA 经逆转录反应成 cDNA,然后使用互补引物进行 PCR 扩增。左图中引物 2B18 扩增外显子区,引物 DSPAN 扩增外显子外区,当与引物 2B52 一起使用时,分别得到 420bp 和 363bp 的扩增片段。右侧为聚丙烯酰胺电泳结果,其中 1 和 2 泳道为无模板对照,3 和 4 泳道为血小板 cDNA,5 和 6 泳道为巨核细胞 cDNA,1、3、5 泳道为 DSPAN 引物扩增,2、4、6 泳道为 2B18 引物扩增,所有 PCR 反应均使用 2B52 作为反向引物;7 泳道为标准标志物[11]

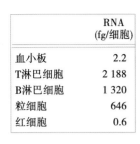

	RNA (fg/细胞)
血小板	2.2
T淋巴细胞	2 188
B淋巴细胞	1 320
粒细胞	646
红细胞	0.6

(A)

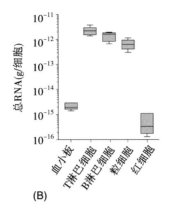

(B)

图 7.2　人血液样本中总 RNA 含量。 表（A）和图（B）显示了来自不同血细胞类型的每个细胞总 RNA 的平均产量（Adapted from Teruel-Montoya et al.[15]）

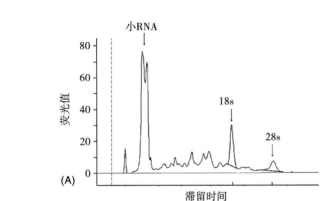

(A)

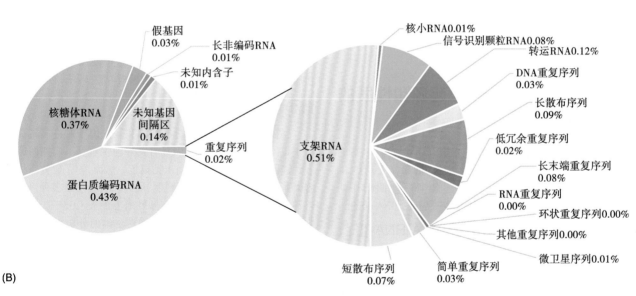

(B)

图 7.3　血小板含有多种 RNA。（A）使用真核 RNA 芯片对血小板 RNA 进行 RNA 完整性分析（Agilent 2100 Bioanalyzer）。（B）图中表示 10 名健康受试者血小板 RNA 序列的平均百分比值，该百分比表示不同类型 RNA 的基因组位置（Adapted from Londin et al.[16]）

表达相当广泛，并遵循对数正态分布。最丰富的转录产物通常为所有个体所共有，并且占有相当大的比例（>35%）[24]。而低丰度转录产物在个体间存在差异表达。来自 5 名白人和 5 名黑人的血小板 RNA-seq 结果显示，这 10 个个体中有 5 592 个共同转录产物的表达[16]。这表明大多数血小板转录产物的表达在不同个体之间是保守的，但也说明许多低丰度的转录产物，在具有不同遗传背景的人类血小板或暴露在不同的环境压力下出现个体差异表达。

血小板的分离和纯化

如前一节所述，血小板中的总 RNA 水平比白细胞低 1 000 多倍（mRNA 可能更低）。因此，白细胞的残留可以严重影响血小板转录组的分析。早期的研究[14,21]已经认识到了这种现象，并且需要获得高纯度的血小板用于 RNA 的研究。当将白细胞剔除的血小板制剂（每 100 000 个血小板中含 1 个白细胞）的转录组与用磁珠分离去除 CD15+ 和 CD45+ 细胞纯化的血小板制剂(未检测到白细胞)的转录组进行比较分析时,发现血小板转录组发生了明显的变化[21],检测到两倍以上的转录,甚至受其影响出现更丰富的转录表达。

有人评估了血小板纯化过程中白细胞转录污染的情况,例如,在白细胞分别过滤1、2和3轮后,通过50个循环的PCR检测到的CD45 RNA逐渐减少[18]。另一项研究中,在过滤后以及过滤后加以三抗体(CD45、CD14、CD15)免疫清除后,通过real-time PCR检测CD14 RNA的表达明显降低[26]。这说明进行精确转录组分析需要严格控制血小板的纯度。

尽管如此,在血小板RNA研究中,血小板制备方法和纯度还没有公认的标准[27],并且用于纯化血小板和测量纯度的方法也是各式各样。纯化血小板的方法主要包括多重离心法,白细胞过滤法,单标记或多标记联合磁珠(白细胞标记CD45、CD14、CD15,红细胞标记血型糖蛋白A)分离法[21,26]。另外可使用流式细胞仪[28]或差速离心[29]来富集具有不同RNA图谱的血小板亚群。血小板的纯度通常通过PCR扩增白细胞标志物来评估,而且血小板纯度的PCR评估结果常因为PCR程序循环数、使用的引物不同而造成与血小板标志物或参比基因结果不同。此外PCR分析中所使用的白细胞标记并不能绝对排除所有可能的细胞交叉污染。进一步分析,CD45在晚期巨核细胞中表达量很高,这也暗示我们认为的白细胞污染也可能是巨核细胞分化为血小板时所转移的表达产物[30]。有报道称白细胞也可以转移RNA至血小板中[28,31-34]。血小板中的RNA(可能来自白细胞、巨核细胞和其他细胞)的来源可通过流式细胞术、原位杂交技术[20],尤其是单细胞RNA-seq技术[35]检测。随着RNA检测技术越来越精准,是时候考虑制定分离纯化血小板和评估污染的行业标准。

巨核细胞和血小板RNA起源和性质的基因表达基础

血小板是唯一一种没有细胞核或核DNA但含有丰富的RNA的哺乳动物细胞。揭示血小板中mRNA的起源是RNA生物学领域的全新内容。本节将回顾有核细胞(如巨核细胞)中如何生成和调节血小板的RNA,以及血小板中已知的RNA功能。

巨核细胞到血小板,被分隔的DNA-RNA-蛋白质的中心法则

分子生物学的中心法则是以DNA为模板进行RNA合成(转录),然后利用RNA合成蛋白质(翻译)。除了线粒体RNA,转录过程均发生在细胞核,而血小板没有细胞核。血小板的无核状态起源于大约2亿年前哺乳动物和其他物种的系统发育分裂[36](见第1章)。具体来说,鱼类和鸟类具有有核凝血细胞,具有止血和免疫双重功能;凝血细胞很容易将DNA转录为mRNA[37],并翻译为蛋白质,包括功能保守的纤维蛋白原结合受体整合素αIIb和β3[38]。而哺乳动物却分别进化出了无核细胞(血小板)和有核细胞(白细胞),分别作用于止血和免疫。因为血小板缺乏细胞核,不能进行转录,它们仅能依赖于来自前体巨核细胞的mRNA和蛋白质的转移。

巨核细胞是造血细胞中最大的细胞,富含核酸,核内有丰富的染色体,平均为16N,最高可达64N[39]。令人惊讶的是,虽然巨核细胞在储存和包装核DNA上消耗了大量的能量,它们也不会将DNA转移至无核子代(血小板)。相反,巨核细胞将其所有的DNA携带到造血部位,使其子代不具备DNA转录的条件(线粒体RNA转录除外)。这种由最大的细胞产生的血小板数量少的现象似乎是自相矛盾的。然而,几十年来积累的证据表明,巨核细胞不会在没有核酸转移的情况下离开子细胞。在它们的发育过程中,巨核细胞也储存了大量多样的非编码RNA、编码RNA和蛋白质[40]。巨核细胞在血小板形成过程中将这些遗传物质转移到血小板上,使血小板在相对较短的生命周期(人类为7~10天)内发挥重要和多样化的生物学功能[41]。

以下各节详细介绍了血小板RNA的典型寿命(有关概述参见图7.4),包括我们对其他细胞中RNA过程的一般知识总结,以及这部分知识在血小板中的应用。由于血小板mRNA起源于巨核细胞的细胞核,这些部分首先回顾这一基本的转录过程。

转录调控概述

与其他真核细胞mRNA一样,血小板的mRNA是从有核细胞(巨核细胞)的DNA通过聚合酶Ⅱ转录而来。聚合酶Ⅱ的转录受染色质结构、表观遗传标记、模板DNA序列和特异性蛋白转录因子等调节。DNA通过组蛋白包装到染色质中。组蛋白和DNA的遗传共价修饰将染色质从固缩(异染色质)和转录静止构象重塑为可转录的松弛状态(常染色质)[42]。转录因子与相应目标基因的启动子DNA序列结合,并与增强子或抑制子结合,调节远离目标基因的上游或下游。启动子和调控元件之间与转录因子的结合,是通过DNA三维拓扑结构域(topologically associated domains,TAD)来实现[43]。这些调控因子间的相互作用启动RNA聚合酶Ⅱ,从而进行模板DNA转录和延伸[44]。

血小板RNA的转录

巨核细胞转录启动的遗传修饰和转录因子对许多转移至血小板的mRNA的模板基因具有良好的优选性。成熟的原代人骨髓巨核细胞的转录组尚未见报道。然而,为了研究巨核细胞谱系和血小板形成的分子机制,研究人员使用了多种途径获得转录组,包括人脐带血[45]和体外培养的人CD34+造血干细胞[40,46-48]。对人类和小鼠巨核细胞转录组的分析也有助于确定表观遗传学和转录因子在巨核细胞定型、分化和血小板形成中的作用[35,49-54]。有研究表明,巨核细胞可以有选择地对转移至血小板的mRNA和蛋白质进行分类[55]。即便如此,巨核细胞转录的残余物仍在缺乏核转录功能的血小板中被发现,血小板含有少量的核DNA,却含有大量的染色质TAD组成蛋白(粘连蛋白和CTCF)[1,56]。血小板也含有组蛋白和组蛋白mRNA,以及编码转录因子的mRNA和相关蛋白质[1,56,57]。研究表明血小板有一些发生改变的转录因子[58]来行使胞质非基因功能,如PPARγ[59,60]、NFKB[61,62]、BCL3[63]和视黄酸受体α[64]等。从现实的角度来看,血小板捕获的核内容物可作为难以触及巨核细胞的一个可接近的替代物,以识别在血小板生成过程中发生的转录过程。

血小板mRNA的加工

在转录开始后的几秒钟内,mRNA前体的5'-末端被修饰

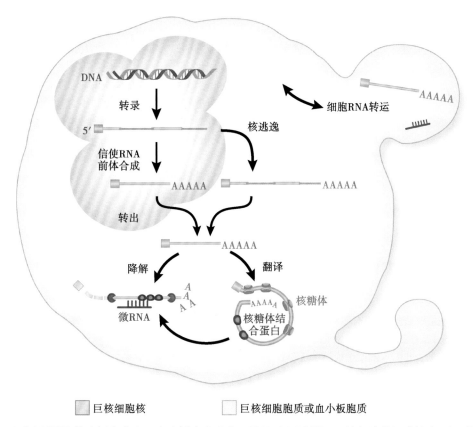

图 7.4　**血小板 RNA 的来源和寿命。**血小板中发现的 mRNA 主要来源于巨核细胞的细胞核中,在巨核细胞细胞核中被加工成包含一个 5'帽端的 poly-A 尾,内含子被移除或者被拼接而成。也有一些 mRNA 处理发生在血小板中,如血小板活化时的内含子切除,但大多数发生在巨核细胞的细胞核中。从细胞核输出的成熟的 mRNA,或从细胞核输出的未加工过的 mRNA 前体,被转移到新生血小板中。巨核细胞和血小板的细胞质中都存在蛋白质翻译和 mRNA 降解。mRNA 的合成和降解由 RNA 和蛋白质(包括核糖体)等协同调节,这些蛋白质结合到mRNA(微 RNA),特别是在非翻译区(UTR)。除了直接从巨核细胞转移到血小板的 mRNA 和蛋白质外,一些血小板蛋白质和 RNA 也由血浆转移到血小板,包括肿瘤和白细胞在内的其他细胞与血小板之间也会发生该现象

的 7-甲基鸟苷核苷酸残基覆盖,以保护延长的 RNA 不被降解。在新生成的 mRNA 前体中,蛋白质编码部分(外显子)最初是通过内含子内的插入序列来切割的,该序列在转录过程中和转录后立即被称为剪接体的剪接蛋白切除。在聚合酶通过内含子剪接信号的 3'-末端后,内含子通常最早在 24 碱基对[65]之前被移除。终止后,将转录产物的 3'-末端剪切,并添加 poly-A 尾部。在完成所有的处理步骤和成熟的 mRNA 从细胞核输出之前,mRNA 仍与基因组定位在一起[65]。

由于血小板是无核细胞,用于血小板的转录产物的 mRNA 前体处理主要发生在巨核细胞中,成熟的 mRNA 被转移到血小板中。大多数血小板 mRNA 是含有一个 7-甲基鸟苷帽[23]的聚腺苷酸化结构,正如"确定血小板中单个 mRNA 的早期研究"一节所讨论的。

血小板 mRNA 是不含内含子的。然而一些未经加工的内含子含有 mRNA 前体,而且已经被证明能逃逸细胞核并转移到从巨核细胞产生的血小板中[67]。正常情况下,不完全的剪接或异常的处理会改变加载到 mRNA 上的蛋白质成分,从而阻止其从细胞核中输出,并导致未成熟的 RNA 被降解。作为一种额外的保护措施,当未经剪切的 mRNA 逃离细胞核时,它通常被细胞质中的无义介导的 mRNA 衰变(nonsense-mediated decay,NMD)过程所降解。血小板 mRNA 前体如何在未经处理的情况下逃逸细

胞核,并避免巨核细胞、血小板和血小板的细胞质降解过程尚不清楚。然而,血小板中保持内含子 RNA 的能力有利于基因研究。灰色血小板综合征患者正是因为含有剪切位点的突变导致未剪接的 NBEAL2 RNA 的体内累积,这也是该病的遗传原因[68]。

血小板有些内含子一直保持到它们在细胞质中进行活化诱导的剪接。血小板具有功能性胞质剪接机制,能够剪接内含子。白细胞介素 1β[67]和组织因子[69]的信号依赖性剪接已被证实,而将前体 mRNA(pre-mRNA)胞质剪接成成熟的 mRNA可启动相应蛋白质的从头合成。RNA-seq 分析最近被用来评估血小板中内含子的保留和剪接情况[70],利用这些测序分析的结果表明血小板携带有许多内含子信息。该研究小组还将蛋白质组学数据纳入他们的结果分析中,发现在血小板活化后,前体 mRNA 剪接与血小板蛋白质组的"重塑"有关。

转录速度、剪接因子丰度和剪接信号强度的不同,会导致同一基因座产生不同的亚型。可变剪接模式包括内含子保留插入或外显子跳跃,以至于外显子连接下游外显子而不是相邻外显子。可变剪接显著地使转录组多样化:人类基因组编码约20 000 个基因,但出现了超过 10 倍数量的不同转录亚型[71]。正是此原因,血小板中出现了不同的可变剪接事件(见图7.1B)[23]。可变剪接的亚型使血小板蛋白质组出现多样化,包括血小板活化后外显子跳跃等[72]。RNA-seq 研究已经确定了

一些疾病中发生的血小板的可变剪接模式,例如在一项研究中,与健康对照组(n=263)相比,小细胞肺癌患者血小板中可变剪接转录产物发生了明显改变[73],结果显示癌症组和健康对照组共有 27 个外显子具有统计学差异。

血小板 mRNA 的稳定性与降解

有核细胞中 mRNA 的平均寿命为 7.6~9 小时[74],在转录过程中差异很大,一些仅 20 分钟,而有的则持续数天[75]。而血小板在体内释放之时起,就无法追踪血小板 mRNA。因此,研究血小板中 mRNA 降解比较依赖于体外培养系统、血小板清除研究以及稳定环状 RNA 的比较研究。体外实验表明,血小板 mRNA 的半衰期因转录和培养条件而异。温度[76]、储存液[77]和病原体控制[78]对储存血小板的 mRNA 寿命影响均不同。当储存 4℃时,血小板 mRNA 在较长时间内是相对稳定的。在血小板输注时的储存温度(22℃)下,总 RNA 在 5 天内减少了三分之二[76,79],且 18S 和 28S 核糖体 RNA 峰值在 RNA 图谱中消失,而其他小 RNA 峰仍保持稳定。大多数 mRNA 在储存期间会明显降解(高达 77 倍)[80],而有些基因,例如 ITGB3(整合素 β3)的 mRNa 则可储存长达 10 天相对稳定[81]。正如"回顾 RNA 的研究历史有助于我们理解血小板转录组"这一节所述,血小板在 37℃下保留肌动蛋白 mRNA 并合成肌动蛋白的能力至少可达 72 小时[8]。然而,最近的研究表明,当血小板在体外 37℃储存时,血小板中 RNA 会迅速降解。该研究使用了一种标记细胞核苷酸的染色剂——噻唑橙(thiazole orange,TO)标记血小板,以评估血小板中的总 RNA(包括小 RNA)的变化[82,83]。人或小鼠血小板在 37℃储存 24 小时后,TO 阳性血小板消失,这也反映出核糖体 RNA 和包括肌动蛋白在内的管家基因转录产物的降解[84,85]。

在血小板减少症小鼠进行血小板输注 24 小时内,血小板恢复期间,用 TO 染色法测定的血小板中 RNA 结果显示 RNA 在体内迅速减少[85]。血小板减少症小鼠回输获得的每个血小板含有 20~40fg 的 RNA,而机体循环中每个血小板只含有 0.6~0.9fg RNA。这也表明,新释放的血小板含有较丰富的 RNA。

最新研究利用环状 RNA(circRNA)研究血小板中 RNA 稳定性获得的新数据为我们提供了更多的新见解[86]。环状 RNA 是由 RNA 的非正常剪接产生,当血小板在 37℃下孵育 4 天时,可获得丰富的环状 RNA:管家基因线性 mRNA 减少了 6 到 64 倍,这一降解比率远高于环状 RNA。因此,线性 RNA 与环状 RNA 的比值被提议用作监测血小板中 RNA 降解的参照。与有核细胞相比,新鲜分离的血小板中的环状 RNA 比线性 mRNA 在数量上平均增加了 12.7 倍。然而该数值也因转录本而异。常规情况下环状 RNA 比线性 mRNA 更为丰富,其中一些样本中二者比值超过 3 000。另一方面,许多转录基因几乎没有检测到环状 RNA(例如 ITGA2B)。

血小板 mRNA 稳定性的调控

血小板释放前转录终止,在没有替代物的情况下,mRNA 会减少,导致 mRNA 产生和破坏之间的平衡完全被破坏。血小板中存在保护和降解 mRNA 的调控机制。典型的降解途径起始于 poly-A 尾端的缩短,然后是转录产物的去折叠和外切消化。如上所述,血小板 RNA 包含帽状和 poly-A 尾端,但 poly-A

尾端的长度未知。血小板中存在大量的调控 RNA 稳定性和降解的结合蛋白(HuR,XRN1,PAN3,PARN,CCR4-NOT 蛋白复合体,胞质 poly-A 聚合酶,AGO2,APP-1),但这些蛋白对血小板稳定性的影响尚未完全确定[1,56,87,88]。血小板表达的转录产物的非翻译区(untranslated regions,UTR)的平均长度和热力学稳定性明显大于其他组织细胞中,但原因不明[22]。非翻译区和二级结构中的序列通过改变对 RNA 结合蛋白和 RNA(如长非编码 RNA、miRNA 等)的相互作用来调节降解过程。

与 3'-UTR 序列互补的 miRNA 促进 AGO2 及其他可通过 poly-A 尾端缩短来催化 RNA 降解的蛋白质的募集。为了验证 miRNA 的调控作用,小鼠巨核细胞和血小板中 miRNA 的减少确实会导致血小板中互补 mRNA 水平的增加[89]。

在进行翻译时,真核起始因子 4E(eukaryotic initiation factor 4E,eIF4E)与 5'-帽端结合,阻止 mRNA 的脱落,并且在翻译核糖体存在下能有效保护它不被降解。核糖体循环蛋白 PELO 和 ABCE1 与血小板 mRNA 的寿命有关[90,91]。这些蛋白的含量在巨核细胞产板过程中急剧下降,在血小板中含量也较低。在血小板中发现核糖体倾向于在转录产物的 3'-UTR 处募集。巨核细胞来源的血小板样颗粒(platelet-like particles,PLP)中 PELO 的过度表达能显著加速转录产物 RNA 的降解[90]。正如下一节所讨论的,PELO 也可以发挥相反的作用,它可以重新利用核糖体,启动额外的翻译来促进某些蛋白质的合成。

血小板中蛋白质的合成

mRNA 作为 DNA 和蛋白质之间的中间信使,将 DNA 序列的一个拷贝序列携带至核糖体,再翻译成蛋白质。根据定义,所有编码 mRNA 都包含一个三核苷酸序列的密码子,每个密码子编码对应一个氨基酸。密码子信息由细胞质中的核糖体读取,mRNA、核糖体 RNA、核糖体蛋白或特定的翻译因子在翻译成为蛋白质过程中缺一不可。血小板内包含蛋白质合成的所有成分:核糖体 RNA 和蛋白质、翻译因子和 mRNA。

翻译起始时,eIF4E 将 40S 核糖体与甲硫氨酸修饰 tRNA 复合体招募到 mRNA 的 5'帽端。40S 核糖体识别 5'-UTR 为起始序列。然后 60S 亚基参与,开放阅读框(open reading frame,ORF)的翻译将氨基酸从 tRNA 逐步转移到多肽链上。正如"血小板中 RNA 和 mRNA 的发现"一节中所讨论,放射性标记的氨基酸参与整合素 αⅡb 和 β3[81]、GP Ⅰ b[92]和其他血小板蛋白的合成。以整合素 β3 为例,放射性标记氨基酸伴随着蛋白质合成在 22℃下 10 天中增加 4 倍。

血小板中有一些转录产物可参与调节蛋白的合成。如凝血酶或脂多糖刺激、纤维蛋白原结合、吸烟、异物吞噬、胆固醇或脂肪酸以及全反式视黄酸等都可以诱导血小板中蛋白质的合成[93,94]。这些物质诱导特定蛋白质的合成,包括细胞质前体 mRNA 剪接后翻译的蛋白质等[95-99]。

在某些情况下,特定的 RNA 结合蛋白参与翻译的调节过程。例如 PAI-1 由 SERPINE1 基因编码翻译而来[100],凝血酶刺激后,翻译抑制因子 Ago2 和 TIA-1 蛋白质与 SERPINE1 分离,从而促进 PAI-1 的合成[101]。

有些情况下,参与调控翻译起始的途径会参与控制整个翻译过程。在哺乳动物细胞中,翻译起始的调节围绕着两个关键蛋白:帽结合蛋白 eIF4E 和结合启动 tRNA 的翻译起始因子

eIF2α[102]。血小板含有 eIF4E[103]，在静息状态下，eIF4E 与 mRNA 未结合。血小板中整合素的参与使 eIF4E 转移到富含 mRNA 的细胞骨架核心，eIF4E 与特异性转录产物的帽端识别[104]。这种重定位与蛋白质合成同时发生，该过程能够被肌动蛋白细胞骨架的抑制剂所阻断。血小板也含有 eIF2α[105]。一些研究表明，内质网应激能导致血小板或巨核细胞中 eIF2α 的磷酸化[106-109]。eIF2α 磷酸化与巨核细胞产板受损、血小板形成和血小板数量有关[108,109]。eIF2α 的磷酸化是否参与调节血小板中翻译过程尚未见报道。

用雷帕霉素（西罗莫司）处理血小板能够通过作用于哺乳动物雷帕霉素靶蛋白（mTOR）[110]来抑制血小板中蛋白质的合成[103]。雷帕霉素的一个靶点是 Bcl-3。静息血小板中不存在 Bcl-3，但在纤维蛋白原结合产生刺激信号后能以 mTOR 依赖途径合成[111]。虽然 Bcl-3 是一种典型的核转录因子，但研究人员发现在细胞系和敲除小鼠中 Bcl-3 能够调节血凝块收缩[63]。

最近对核糖体的研究为血小板的翻译提供了一个精确观点。通过对核糖体保护的 mRNA 片段的测序来确定每个翻译核糖体在 mRNA 上的确切位置，利用这项核糖体谱技术，Mills 等人[90]发现血小板中超过 6 000 个 mRNA 被核糖体占据，这也表明组成性翻译在血小板的某一特定水平上发生。结合先前的研究说明血小板具有信号依赖性翻译情况一致，在凝血酶刺激后，核糖体对 mRNA 的占有率显著增加。出乎意料的是，核糖体在转录产物的 3'-UTR 上也有积累。用巨核细胞系衍生的血小板进行的实验，发现血小板中依赖 PELO 和 ABCE1 的核糖体循环效率低下（另见"血小板中的蛋白质合成"一节）[90,91]。

利用翻译抑制剂的研究证实蛋白质翻译与血小板体外功能具有相关性，包括对代谢[6,99]、聚集[105,112]和凝块收缩的影响[63]。然而血小板中蛋白质合成的体内相关性并不完全清楚。虽然血小板合成的蛋白（如整合素 αⅡb、Bcl-3、IL-1β 等）与体内生理学和病理学有关，但在体内对健康血小板生理学的影响程度尚不清楚；对疾病的作用了解甚至更少。在不影响巨核细胞翻译的情况下，缺乏或直接阻断参与血小板翻译的蛋白，对解决这一问题也十分具有挑战性。无论一种蛋白质是在血小板还是巨核细胞或两种细胞中合成，血小板中的 mRNA 检测已被有效地用于预测影响血小板在健康和疾病中功能的蛋白质的表达，如下一节所述。

通过健康和疾病状态下的血小板转录组研究获得新的认知

血小板转录组研究的目标已从整体研究转移到对相对较少受试样本进行的特定基因研究。这也用于判断人类血小板和小鼠血小板之间的转录产物是否保守；以及相关疾病中转录产物的表达是否差异。图 7.5 总结了从血小板 RNA 对比研究

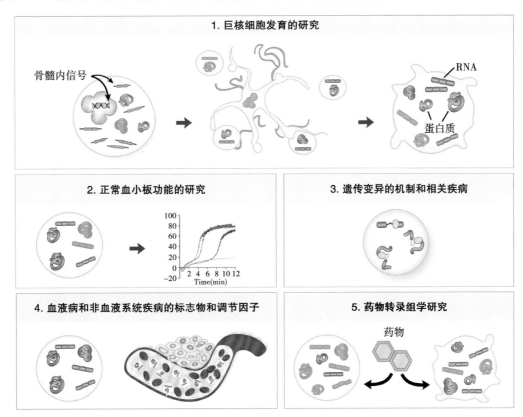

图 7.5 从健康和疾病状态下的血小板 RNA 中获得认知。1. 巨核细胞生成过程中产生的 RNA 和蛋白质类型和表达水平由巨核细胞造血龛中的遗传因子和调控信号决定。因为血小板从其母体细胞获得 RNA，所以它们的 RNA 反映了巨核细胞发育过程中发生的生物学事件。2. 血小板中的 mRNA 被用来预测和鉴定参与调控小鼠和人类血小板生理学功能的蛋白质。3. 遗传变异，包括疾病引起的基因突变，直接或间接地改变 RNA 的表达和序列，这也为解释血小板功能性疾病提供了遗传学认知。4. 我们发现疾病改变了血小板中 mRNA 的序列。mRNA 的差异表达被认为是疾病的潜在标志物和功能性调控因子。5. 血小板的 mRNA 差异表达与药物治疗的有效性差异密切相关

中获得的结果。由于血小板 RNA 研究是十分繁冗的,因此有目的选择性研究将从血小板中 RNA 和蛋白质合成之间的关系着手深入。

血小板 RNA 与蛋白质组的相关性研究

哺乳动物细胞中用蛋白质和 RNA 水平的定量比较[113]可以来评估超过一半的转录蛋白质水平[114]。因此,检测血小板中 mRNA 表达水平可以反映对应蛋白的表达丰度。

McRedmond 最先对血小板蛋白水平和对应 mRNA 丰度之间的相关性进行了描述(Spearman 相关系数为 0.36)[20]。利用血小板 RNA-seq 和定量蛋白质组[1]数据之间的精细比较估算出一些实验中[Spearman 相关系数为 0.39(总 RNA)和 0.37(核糖体 RNA)]相似的相关性(Spearman 相关系数为 0.4,Pearson 相关系数为 0.48),但有些研究中(Spearman 相关系数低于 0.3)的数值显示比较低[1,115,116],包括使用总 RNA 而不是 poly-A RNA 的数值也相对较低(Spearman 相关系数为 0.31)[16]。小鼠血小板 RNA-seq 和蛋白质组数据的比较与人类血小板结果比较相似(Spearman 相关系数为 0.44)[24,117]。以上描述的蛋白质/RNA 相关系数值高于脑样本中的数值(后者 Pearson 相关系数为 0.26)[118],但低于处于分裂生长期的 NIH3T3 小鼠成纤维细胞中的数值[113](Pearson 相关系数为 0.61)或 Hela 细胞的数值(Pearson 相关系数为 0.6)[119]。

血小板中超过 87% 的已知蛋白的 mRNA 已被检测[16,116]。但是血小板中检测到的转录产物中只有 32% 能够与相应蛋白质表达情况对应。这种不完全对应可能反映了评估手段和样本等方面的局限性。此外,mRNA 和蛋白质在体内稳定性不同,而且转移至血小板内或血小板释放分泌等均造成含量的动态变化。总之,这些数据表明血小板中 mRNA 和蛋白质的表达水平是具有一定相关性的,而对于大多数已知的血小板蛋白质来说,编码该蛋白的 mRNA 在血小板中均能被检测到。

血小板中的蛋白质/RNA 相关性分析可以作为分析小鼠和人类血小板之间表达差异的一个手段(见下节"小鼠血小板的转录组")。它还可以用来鉴定血小板中的新功能蛋白[120]。正如下一节所述,mRNA 表达可以用于分析遗传性或获得性血小板表型的蛋白质表达差异。

小鼠血小板的转录组

利用 RNA-seq 技术已鉴定了小鼠血小板的大约 6 500 个转录产物,其中大部分(约 75%)在人血小板中已被鉴定[24]。也就是说,血小板中同一蛋白分子有时在小鼠和人类中功能并不相同。例如,敲除小鼠的 F2R[蛋白酶激活受体(PAR)1]基因并不会影响血小板表型[121]。我们知道凝血酶通过 PAR1/PAR4 受体激活人血小板,而通过 PAR3/PAR4 受体激活小鼠血小板[122]。对 mRNA 比较分析也发现,人血小板和小鼠血小板在 PAR1 和 PAR4 mRNA 水平上的表达存在差异[24]。这也可以对选择基因敲除模型提供一定的指导。除了上述描述的现象,有研究也证实了人类和小鼠血小板中 mRNA 表达存在的一些其他差异。例如血小板活化因子受体 PTAFR 和 FC 受体 FCGR2A 转录产物在人血小板中表达丰富但在小鼠血小板中表达很低或缺失表达。而凝血因子 FV 和乙酰胆碱酯酶 AChE 的表达情况恰恰相反[123,124]。小鼠血小板中某些基因的缺失表

达也促使研究人员对该基因进行转入研究,例如构建 FCGR2A 转基因小鼠[125]。

遗传学相关研究

遗传关联研究通常被用来鉴定与疾病发病机制和表型(生理学)有关的候选基因,以及用来建立新的诊断方法。迄今为止,大多数血小板遗传相关性研究都使用了 DNA 突变体,并鉴定了蛋白质编码基因以外的基因位点[126]。血小板和巨核细胞 RNA 关联性研究受到细胞制剂纯度低和巨核细胞不易获得方面的挑战,但也存在一些优势:

(1) 可以针对感兴趣组织中的特定转录产物。

(2) 可以提供 RNA 的表达水平,这对解释结果是有一定价值的。

(3) 可以用来评估可变剪接的亚型。

(4) 可以反映疾病和健康之间的差异。

血小板转录组关联性研究受到与 DNA 关联性研究中类似问题的影响:样本量小、候选基因有偏差、缺乏考虑混淆变量。在任何关联研究中,我们都不能过分强调精确表型的重要性[127]。人口统计学变量,如种族、年龄、性别和药物对血小板转录组影响[56,128,129],在任何相关研究的分析中必须被考虑。另外环境因素对细胞基因表达也有很大的影响,例如多达一半的白细胞转录产物受到环境的影响,一个人生活的区域也造成高达四分之一的转录产物的变异[130]。

与血小板生理功能相关的 RNA

对血小板转录组的研究使我们对健康和疾病下巨核细胞/血小板基因表达差异有了更全面的了解,还使我们对血小板遗传疾病的分子机制的认识更深入。有些疾病中,DNA 突变或变异能够通过 RNA 表达水平和/或序列的变化来反映,如血小板无力症[131]。因此,正如 Kahr 等人所证实,转录组分析可能是确定血小板相关疾病遗传基础的一种有价值的筛选方法。在确定利用转录组研究引起灰色血小板综合征的基因时[68],对血小板变异的新遗传机制进行了描述。RNA 表达谱也能够用来鉴定基因突变的下游分子,例如对携带 ETV6 突变的患者进行分析,ETV6 突变会导致血小板减少并使患者易患白血病[132]。

利用健康受试者中血小板的对照表型有助于获得疾病和药物相关的差异基因。对 PEAR1 基因的初步鉴定就是通过对微阵列的血小板 RNA 表达研究,随后结合生物信息学分析,鉴定该基因是一种参与血小板活化的新型血小板膜蛋白[120]。当对健康受试者按两种常见 GP6 单倍体的纯合子比较分析时,发现了 52 个不同表达的转录产物[133]。Kondkar 等人在 29 名被分为高反应性血小板和低反应性血小板的受试者中发现了明显不同的 mRNA 表达谱[134]。其中 VAMP8/Endobrevin mRNA(一种参与血小板颗粒分泌的关键性 v-SNARE)表达水平升高与血小板高反应性相关。与成人相比,新生儿血小板功能低反应性的转录组存在差异[135]。Goodall 等人通过 ADP 和/或 CRP 处理鉴别出 63 个表达差异的血小板 mRNA 转录产物[136],其中 COMMD7 和 LRRFIP1 基因与早发心肌梗死(MI)相关。Macaulay 等人通过对斑马鱼 G 蛋白偶联琥珀酸受体[48]研究,鉴定了血小板中一种新的激活信号通路,确定 bambi 和

lrrc32 基因在促进血栓形成中的作用,以及 *dcbld2* 和 *esam* 基因在抑制血栓形成中的作用[137]。基因组和转录组的结合分析确定了血小板数量与线粒体融合蛋白 2(mitofusin-2,MFN2)的新转录变异体之间存在一定的关联,在这项研究中,提供 MFN2 GWAS 变异体与其相关表型之间的作用机制[138]。

一项对 154 名健康受试者的血小板 RNA 关联性研究确定出许多与 PAR4 反应相关的差异 mRNA,其中包括磷脂酰胆碱转移蛋白(phosphatidylcholine transfer protein,PCTP)[128]。来自黑人的血小板比白人表达较高水平的 PCTP 蛋白。PCTP 抑制通过 PAR4 而不是 PAR1 抑制血小板聚集,巨核细胞系中 PCTP 的缺失降低了通过 PAR4 而非 PAR1 激活介导的钙流。这些结果表明,PCTP 作为一种调节 PAR4 介导的血小板活化基因,在不同的种族间表达存在差异。

与血液病相关的血小板 RNA

研究血小板转录组对揭示由血小板功能紊乱引起的出血性疾病(疾病相关基因未知)的分子机制具有很大价值。Tenedini 等人通过与健康受试者比较分析,发现原发性血小板增多症(essential thrombocythemia,ET)患者骨髓 CD34 来源巨核细胞的 RNA 表达谱中凋亡基因表达水平发生改变[47]。血小板表达谱芯片结果显示血小板减少和聚集功能减弱的患者 *MYL9* 表达减少 77 倍,这与肌球蛋白轻链磷酸化减少有关[139]。正如之前所述,血小板 RNA-seq 分析技术就能够检测出导致灰色血小板综合征的 *NBEAL2* 基因突变[68]。

除了阐明疾病的遗传机制外,血小板 RNA 表达谱分析也是开发更好诊断血小板疾病的技术基础。对于 *JAK2*、*CALR* 或 *MPL* 等基因的 DNA 突变患者,基本和血小板增多症(ET)的诊断是直接关联的[140]。然而,在 10%~30% 的没有这种突变的患者中,不明原因的血小板增多的诊断仍是一个挑战。Bahou 实验室利用芯片分析血小板 RNA 表达来区分 ET 与健康受试者[141],并利用 4 个转录产物的检测结果将 *JAK2 V617F* 阴性 ET 患者加以区分开来[142]。也有数据表明,血小板 RNA 表达分析可能比粒细胞 DNA 技术更能精准鉴定 *JAK2*、*CALR* 或 *MPL* 基因突变[143]。到目前为止,这些新的诊断方法在骨髓增生性肿瘤患者中的潜力仍未得到验证。

为了尽量减少传染源在血库储存的血小板中的传播,一些抗病原体的技术手段会降解血小板核酸。Provost 和同事们研究了人为手段使病原体减少后血小板转录组的变化,发现利用阿莫托沙伦加紫外线-A 的处理使超过 800 个 mRNA 的表达受到影响,特别是使几个抗凋亡分子的 mRNA 表达降低[78,144]。尽管阿莫托沙伦加紫外线-A 的处理会抑制血小板功能和存活率[145],但该方法因为能够有效抑制病原体繁殖而被 40 多个国家所使用[146]。

与非血液病相关的血小板 RNA

一些研究使用血小板全基因组 RNA 表达分析鉴定与急性冠状动脉疾病(coronary artery disease,CAD)相关的基因。Healy 等人用芯片分析急性 ST 段升高心肌梗死(STEMI;n=16)和稳定型冠心病(n=44)患者的血小板 mRNA[147]。在 54 个差异表达的转录产物中,*S100A9*[髓系相关蛋白-14,(MRP-14)]基因在 STEMI 患者中表达明显较高。这一现象随后在女性健康研究(Women's Health Study)和 PROVE IT-TIMI 22 两项临床研究中得到验证[148]。另一项类似的芯片研究,显示稳定型(n=14)和不稳定型心绞痛(n=15)患者的血小板转录产物存在差异表达,包括 GP Ⅰ bα[149]。Eicher 等人利用 RNA-seq 对急性 MI 患者的血小板转录产物进行分析,包括 16 例 STEMI 患者和 16 例非 STEMI 患者,虽然 18 个转录产物的表达显示出与其中一种 MI 具有相关性,但在对多个测试进行校正之后,没有得到具有统计学意义的结果[27]。同样,少数转录产物表达与 ADP、胶原或 PAR1 激活肽体外诱导的血小板聚集存在较弱的相关性,且无统计学意义,研究者并没有对 *S100A9* 的结果进行讨论。

越来越多的关于血小板转录产物和疾病相关性研究被报道。目前认为患有以下疾病的患者中血小板转录组也发生了改变:

(1)慢性肾脏疾病和部分血液透析改善患者[150]。血小板 PCTP 基因在尿毒症患者中表达较低,并由一个 microRNA 所调控。

(2)稳定的镰状细胞患者,多种参与精氨酸代谢和氧化还原稳态的基因[151]。

(3)系统性红斑狼疮[152]。

(4)神经退行性疾病[153]。

最后,考虑到炎症对血小板生物学的重要影响[154],血小板中的炎症转录产物与体重指数[155]相关,并且干扰素调节蛋白 PRKRA、IFITM1 和 CD69 在系统性红斑狼疮患者血小板中表达显著上调[152]。

肿瘤教育的血小板

通过对肿瘤中的血小板 RNA 进行研究,认为血小板 RNA 可能用于肿瘤的诊断。对 55 名健康人和 228 名非血液癌症患者的血小板 RNA 进行分析,发现有超过 2 000 个转录产物的表达发生显著改变,这也提示血小板因肿瘤而发生改变("被教育")[96]。利用分类统计算法,在癌症中差异表达的血小板 RNA 能够对癌症和癌症类型进行高灵敏度、特异性和准确性的预测。在另一项研究中,Best 等人[73]从 402 个 NSCLC 患者和 377 个非癌症患者中选取了一个由血小板 RNA 表达的转录产物作为标记。对癌症的预测诊断准确率达到 91%,早期和晚期癌症的诊断准确率分别为 81% 和 88%。重要的是,这些研究使用了非纯化血小板制剂(见"血小板的分离和纯化"一节),未来对转录产物来源等问题仍值得探讨。

有些 RNA 通常不存在健康受试者的血小板中表达,但在癌症患者的血小板中可以检测到表达,这也是鉴定和分析癌症的理论基础。某些癌症患者的血小板检测到突变的 *KRAS*[96] RNA 表达和 EML4-ALK[156] 基因的重排,它们可能是因肿瘤而表达。EML4-ALK 重排在 NSLC 是常见的,在血小板中检测的灵敏度比血浆高很多,与匹配肿瘤组织的表达相比有 100% 的特异性。此外,环唑替尼治疗的 NSCLC 患者血小板中 EML4-ALK 重排的存在与无进展生存率呈负相关。

血小板的药物转录组学

精确医学的一个主要目的就是确定患者从某特定药物或药物毒性反应中受益。抗血小板治疗被用于冠状动脉、大脑和外周动脉闭塞的一级或二级预防治疗。目前使用的抗血小板药物主要包括环氧合酶抑制剂(见第50章)、P2Y$_{12}$拮抗剂(见第51章)、整合素αⅡbβ3(GPⅡb~GPⅢa)拮抗剂(见第52章)、磷酸二酯酶抑制剂(见第54章)和PAR1抑制剂(见第53章)。与其他所有口服药物一样,对这些药物的反应是根据患者依从性、吸收、代谢和排泄,所有这些都可能受到并发症、环境和遗传因素的影响。

在抗血小板药物的临床和体外研究中,用药个体间差异包含遗传学差异[157-159]。迄今为止,血小板药物遗传学领域一直由DNA单核苷酸多态性SNP相关性研究所主导[160]。特别是,强有力的数据表明 CYP2C19* 2(681G>A;rs4244285)突变对P2Y$_{12}$抑制剂氯吡格雷抗血小板作用的影响(详见第51章),这种突变导致异常的mRNA剪接和酶活性缺失的截短蛋白的合成。血小板RNA谱显示与P2Y$_{12}$抑制剂药物作用无关联。由于新型P2Y$_{12}$抑制剂(如替卡格雷和普拉格雷)的使用逐步增加,且这些药物不受 CYP2C19* 2 突变的影响,因此基因组分析指导治疗在新P2Y$_{12}$抑制剂使用上并无必要。

有数百项阿司匹林抵抗的研究,这些研究受到许多不同的阿司匹林抵抗原因的限制。大多数专家认为患者依从性差是阿司匹林抵抗最常见的原因(详见第50章)。最高质量的研究证明了该推论,一些研究使用基因和血小板转录组学相关性分析来试图确定诊断标准或确定调控阿司匹林反应性的基因。其中一项研究确定阿司匹林是多药耐药蛋白4(multidrug resistance protein 4,MRP4)的底物,这可能是由于在MRP4表达上调时存在良好的相关性[161]。此外,阿司匹林以依赖PPARγ的方式刺激内源性巨核细胞MRP4的mRNA和蛋白表达[129]。Voora等人对接受阿司匹林治疗的受试者进行了全血RNA芯片分析,确定了一组在健康受试者的同样表达的62个共表达基因[162]。这些基因中的一组可能是血小板来源的,如 ITGA2B,且这62个基因的表达与冠状动脉疾病患者的死亡或心肌梗死症状有关。随后一项冠状动脉造影患者的前瞻性研究中,12个月时血液中 ITGA2B 转录水平与死亡、心肌梗死、卒中和短暂性脑缺血发作有关[163]。然而,几乎没有证据表明 ITGA2B 和阿司匹林不良事件有关联。这些血小板药物转录组学研究似乎有助于寻找有关调控阿司匹林反应性的基因,但这需要进一步的工作来评估对阿司匹林抵抗是否有预测价值和解释作用机制。

总结与展望

血小板RNA领域的深入研究对阐明血小板在健康和疾病中的作用有重要的价值。研究人员使用RNA表达分析来实现:

(1)鉴定疾病的生物标志物;

(2)鉴定参与血小板功能调控的新因子;

(3)阐明从RNA翻译到蛋白质合成的信号调控;

(4)提高对血小板生成过程调控机制的认识;

(5)从不同种族、性别、年龄或病因不明的疾病中寻找影响血小板分子表型和功能的靶基因;

(6)鉴别输血用血小板的质量;

(7)分析人血小板与小鼠血小板的异同。

新一代RNA-seq技术为检测人类和小鼠血小板的完整RNA图谱提供了一个新工具,血小板RNA图谱在疾病情况下的变化越来越清晰。血小板RNA分析是预测和阐明巨核细胞在正常和病理条件下功能的有力工具。将大量RNA-seq技术应用于健康和疾病中的巨核细胞和血小板分析,将进一步了解血小板功能的分子基础及其在疾病中的作用。例如,单细胞RNA-seq可能揭示疾病下的巨核细胞和血小板中新功能亚群。RNA在血小板和其他细胞之间的传递方式也得到了越来越清楚的阐明[28,31-34]。这也将有助于了解血小板与白细胞、其他细胞和/或血流中的微颗粒和外体直接相互作用时RNA的功能。

毋庸置疑的是,以RNA为基础的血小板研究已经彻底改变了这一领域,并将在未来继续深入研究,将进一步揭示血小板在关节炎、癌症、狼疮、急性感染综合征和其他疾病中的新作用。也将揭示血小板因年龄、种族、性别和遗传学而出现的差异。目前超过150个化学修饰的RNA(称为外转录体)已经被报道过[164],今后血小板中RNA的新功能、类型和新修饰将不断地被揭示。

虽然我们不清楚我们的前人是否了解他们在20世纪中期对该领域研究的影响,以及无核血小板具有功能性RNA的这一发现如何成为21世纪血栓形成和止血研究的一个革命性领域。当我们进一步深入研究RNA如何影响巨核细胞和血小板在健康和疾病中的功能时,这个领域在未来几年乃至几十年中的演变将是非常意义的。

(戴克胜、刘春亮 译,张晓辉 审)

扫描二维码访问参考文献

第 8 章　血小板蛋白质组学

Kathleen Freson

血小板蛋白质组学简介

对总蛋白质(即蛋白质组)的研究是血小板研究的主要焦点,因为血小板缺乏细胞核,因此表达非常低的 mRNA 水平(比白细胞低 12 500 倍)[1]。血小板不能通过线粒体外转录 mRNA 以补充巨核细胞剩余的 mRNA。尽管大多数血小板蛋白是在巨核生成过程中产生的并驻留在血小板中,但血小板拥有可以将 mRNA 翻译成蛋白质的全部机制(这在第 7 章中有更详细的讨论)[2]。2012 年确定了最全面和定量的人血小板蛋白质组,鉴定了 4 000 种独特的蛋白质,其中 85% 显示在四个健康供体之间无差异,这使得蛋白质组学成为进行血小板病理学研究的一项有吸引力的技术,通过使用 100μg 蛋白质(约 4×10^7 血小板)和更先进的非凝胶蛋白质组液相色谱-质谱(liquid chromatography-mass spectrometry,LC-MS)技术来分析[3]。基于该技术存在未检测到的缺失蛋白,所以预计血小板将含有至少 5 000 种独特的蛋白质。这种血小板蛋白质组是高度动态的,因为血小板在激活后会释放蛋白质。即使在比较静息血小板蛋白质组时,它们也会因为供体年龄,输血储存的目的,和疾病状态的不同而有所改变[4,5,6],蛋白质组预计比转录组的信息更有用,因为据估计人类中的 20 000 个蛋白质编码基因将通过

可变剪接产生超过 80 000 个转录本,这将转化为 25 万甚至 100 万个不同的蛋白质,主要是由于翻译后修饰(post-translational modifications,PTM)[7]。此外,在使用不同细胞系统的许多研究中,mRNA 和蛋白质的表达水平之间的全基因组相关性很低,只有大约 40%[8]。在血小板研究中,尽管是在相对较小的样本组中进行的,但同样也发现了其 mRNA 和蛋白质之间相关性差的证据[3,9]。因此需要更多地研究血小板的转录组学和蛋白质组学数据之间的相关性。然而,除了技术问题会导致差异外,细胞应对不同的刺激而通过泛素化发生 mRNA 和蛋白质的快速降解也将导致差异。同时我们也应该认识到,疾病状态可能是由蛋白质转移到特定细胞区室或通过改变蛋白质翻译后修饰而不是通过改变表达水平引起的,因此,蛋白质组学将增加额外水平的信息。综上所述,蛋白质是细胞功能的主要影响因素,而蛋白质组学是一种极好的工具,可以深入了解调节血小板功能和血小板相关疾病的分子机制。蛋白质组学定义为在特定的时空内对存在的蛋白质的大规模研究[10]。蛋白质组学技术的不断进步还使得可以对血小板蛋白质组或特定细胞结构或细胞器(称为亚蛋白质组)及其相关的翻译后修饰进行全面分析。本综述将讨论其中的一些技术,重点是那些已应用于血小板研究的、用于了解静息和活化血小板以及检测血小板特定亚细胞结构(如膜、颗粒和微粒)中蛋白质的技术。随着我们从构建蛋白质数据库向蛋白质组学的转化,我们还将重点关注这些蛋白质组学技术在血小板相关疾病中的应用。

血小板的蛋白质组组成

血小板蛋白质组主要由巨核细胞产生的蛋白质构成。血小板可以通过血浆中的蛋白质内吞作用、自身的活性蛋白合成能力、对蛋白质的翻译后修饰以及蛋白质的降解过程来改变巨核细胞来源的蛋白质含量。现在将更详细地讨论这些过程,如图 8.1 所示。从这些研究中可以明显看出,血小板蛋白质组具有极强的动态性和高度复杂性。

巨核细胞的蛋白质合成与摄取

巨核细胞长到一定大小,然后开始调整其细胞质和细胞膜,并衍生出血小板。这种扩大是通过核内有丝分裂介导的,染色体复制而不需要将额外的能量投入到细胞分裂的其他方面,从而产生 100μm 的多倍体状态的前血小板形成巨核细胞。这些大型巨核细胞含有高浓度的核糖体,可增加其代谢产物,从而产生大量血小板蛋白[11]。与血小板相关的特定蛋白,如血管性血友病因子(von Willebrand factor,VWF)和纤维蛋白原受体,合成后转运到巨核细胞表面,而其他蛋白则从 α-颗粒(如 P-选择素)或致密颗粒(如 CD63 或 LAMP2)转运至细胞

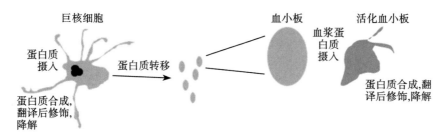

图 8.1　巨核细胞来源的血小板蛋白可以活化蛋白质合成或通过胞吞作用摄取蛋白质。 翻译后修饰(PTM)可以改变蛋白质的生化特性,并且通过溶酶体降解过程去除受损蛋白。血小板可通过血浆蛋白的活性内吞作用进一步改变其蛋白质含量。活化的血小板可通过活化合成和改变 PTM 来改变其蛋白质含量

膜,或被包装成分泌 α-颗粒(如 VWF)[12,13]。还有其他蛋白质,如纤维蛋白原和 V 因子,通过巨核细胞的内吞作用从血浆中收集,然后选择性地转运到血小板特异性颗粒中[14,15]。预计巨核细胞不仅可以从血浆(骨髓环境)中摄取蛋白质,还可以从其他细胞中摄取蛋白质。虽然从不同的干细胞资源中培养人类巨核细胞相对简单,但巨核细胞的蛋白质组尚未被蛋白质组学策略所阐明。相比之下,研究人员研究了源自胚胎和胎肝干细胞中的小鼠巨核细胞的蛋白质组学特征,研究显示基于某些转录因子和膜蛋白的表达不同并且它们有较低倍性[16],胚胎来源的巨核细胞的成熟度降低。有趣的是,这项研究同时还进行了体外巨核细胞的转录组学研究,尽管转录本和蛋白质之间的有效相关性研究不是本研究的一部分,但发现其成熟标志物的基因表达与其蛋白质表达相似。

血小板的蛋白质合成和摄取

血小板没有活跃的转录,但仍然可以合成蛋白质。1966 年发表的一项研究第一次为血小板中活性蛋白质合成提供了证据,其中显示在血小板中掺入 ^{14}C 亮氨酸,凝血酶激活氧化葡萄糖时,这个过程可被蛋白质合成阻断剂嘌呤霉素所抑制[17]。尽管几项后来的研究认为,血小板可以合成蛋白质(Weyrich 等人综述[2]),但是血小板活化过程的生理学意义多年来仍然不明确。在 1988 年,聚合酶链反应(polymerase chain reaction, PCR)显示血小板确实表达 mRNA,提供蛋白质合成的必需模板,大约 10 年后,发现活化的血小板可以将 B 细胞淋巴瘤 3(Bcl-3)mRNA 翻译为蛋白质,Bcl-3 能与 Fyn 的 SH3 结构域结合,从而调节血小板依赖性的凝块回缩[18,19]。其他研究成功地说明了活化血小板合成血小板蛋白的生理作用[2]。强有力的证据表明,血小板能够合成 P-选择素、GPⅡb~Ⅲa 和肌动蛋白等蛋白质[20,21,22]。与上面描述的巨核细胞相似,血小板可以将血浆中的蛋白质内化[15]。这些蛋白质大多储存在 α-颗粒中[23]。但尚不清楚有多少蛋白质来自外部,是否这些蛋白质主要来自血浆。Banerjee 和 Whiteheart 最近的一篇综述概述了血小板调控胞吞作用和吞噬作用的网格蛋白依赖性以及网格蛋白非依赖性的分子机制;然而不足的是,该综述并未论述有关运载蛋白质本身的知识[24]。

巨核细胞和血小板中的蛋白质翻译后修饰

现已知有多达 300 种蛋白质翻译后修饰,可以调控许多生理过程,研究它们的多样性对于理解细胞调控机制至关重

要[25]。质谱(mass spectrometry, MS)技术对于检测常见 PTM 是不可少的,本章我们将只关注已用于血小板的蛋白质组学 PTM 研究。我们将在后续章节讨论血小板的磷酸化蛋白质组和糖蛋白质组,并将描述泛素化、半胱氨酸氧化和其他翻译后修饰尚未被揭示时,第一个针对血小板蛋白棕榈酰化和乙酰化的蛋白组学研究。

很明显,翻译后修饰蛋白的汇总将有助于我们理解血小板功能。蛋白质磷酸化是血小板功能反应中调节多种信号转导途径的重要机制(第 18 章)。血小板功能被磷酸化酪氨酸残基的蛋白酪氨酸激酶(如 Src 家族激酶)[26]以及磷酸化丝氨酸或苏氨酸残基的蛋白丝氨酸/苏氨酸激酶(如 AKT)所修饰[27]所有这些蛋白中的磷酸化残基都可以用特定的蛋白质组学方法来研究。据报道,膜蛋白 O-连接糖基化[28]和 N-连接糖基化[29]的变化会改变血小板功能(第 4 章),血小板的糖基化模式信息可反映输注血小板的产品质量[30]。

巨核细胞和血小板中的蛋白质降解机制

蛋白质水平不仅取决于它们的合成,还取决于降解速率,因为它们的半衰期可能相差很大,从几分钟到几天不等。因此,蛋白质降解速率的差异是细胞功能的一个重要方面。已知调控降解的两种主要途径:泛素-蛋白酶体系统和自噬溶酶体[31]。蛋白酶体是一种复杂的蛋白酶复合物,由两个亚复合物组成:催化核心颗粒(20S 蛋白酶体)和调节颗粒(19S 蛋白酶体)。它与泛素协同作用,泛素聚合形成调控蛋白水解的标志物。1991 年,人们第一次将蛋白酶体从血小板细胞质中纯化出来[32]。体外研究表明,用于治疗多发性骨髓瘤的蛋白酶体抑制剂硼替佐米抑制血小板聚集和分泌,但其潜在机制尚未阐明[33]。后来的研究表明,体外用蛋白酶体抑制剂预处理的血小板表现出凋亡细胞死亡增加和血小板存活率下降,而在体内给小鼠用药会导致血小板减少症,这种副作用在硼替佐米治疗的患者中也有描述[34]。后来的一项研究表明硼替佐米对血小板生成有影响,这表明蛋白酶体在巨核生成中发挥作用[35]。最近发现,血小板功能对泛素化敏感,一些特定的去泛素酶(USP14 和 UCHL5)可促进激动剂刺激的信号转导和血小板反应性[36]。虽然目前尚不清楚哪些血小板蛋白通过泛素-蛋白酶体系统降解,但可以确定一些基本的靶点;如 filamin、talin 和 Syk[37,38]。尽管最近的一项研究表明细胞自噬可以调节巨核细胞[39]以及血小板功能[40],但是目前还没有证据证明自噬溶酶体在血小板中蛋白质降解的作用。后期的研究者假设,自噬介

导的底物降解是有效止血所必需的,但他们指出,这很难用经典的自噬流实验来研究,而需要通过使用长时间的脉冲追踪标记蛋白质的降解率。这种测定难以在血小板中进行,因为追踪时间可能超过血小板完全发挥功能的时间。通过对蛋白酶体和自噬均缺陷血小板的提取物和释放物进行蛋白质组学分析,可以找出哪些蛋白质被降解。

用于血小板研究的蛋白质组学方法

使用 PubMed 搜索已经用于血小板的蛋白质组学研究,搜索参数为:platelet*[Title]AND proteom*[Title]OR"mass[Title]AND spectrometry"[Title],结果显示,截至 2017 年底发表了 190 篇论文(图 8.2A)。20 世纪 70 年代,二维凝胶电泳(2-DE)被引入,随后引入"蛋白质组学"这个术语,2000 年后,随着非凝胶分析方法的发展,各种蛋白质组技术被用于研究健康和疾病状态的血小板。我们将重点介绍血小板研究中使用的最重要的技术,并介绍它们的优缺点(图 8.2B 左)。

基于凝胶的蛋白质组学

基于凝胶的方法包括传统的 2-DE 和 DIGE 与 MS 结合分

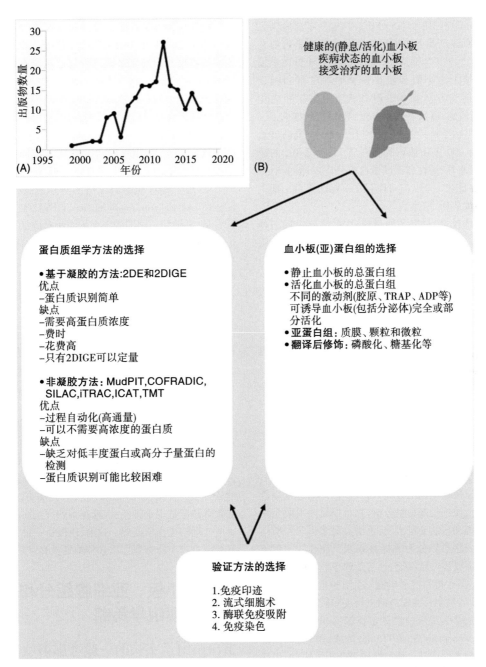

图 8.2 已用于研究血小板的蛋白质组学方法的示意图。(A)PubMed 检索的结果,表明已经使用蛋白质组学进行血小板研究的出版物的数量。(B)通过不同的蛋白质组学策略分析了在不同条件下的静息和活化的血小板,如本概述中所示。然后应用验证研究以确认通过蛋白质组学方法检测的蛋白质鉴定或改变

析,这已经广泛应用到血小板的研究中。2-DE 是通过 SDS-PAGE 技术,使用聚丙烯酰胺凝胶根据复杂蛋白质分子量和等电点的不同将其分离[41]。蛋白质通过凝胶内染色显示,在凝胶上分辨率高达 10 000 个样点,可以对蛋白质进行定量,并且可以切割感兴趣的蛋白质然后进行 MS 鉴定。与非凝胶法相比,完整的蛋白质被鉴定出来,因此这种方法提供了关于每个蛋白质的分子质量和等电点的信息。同时也可以提供关于蛋白质表达水平、异构体以及 PTM 的信息。考马斯亮蓝染色是最普遍的方法,因为它适合 MS。该方法便宜,同时有利于检测高丰度蛋白质。银染可以提高灵敏度,但是工作量大,并且与 MS 的兼容性有限。荧光染料(例如 SYPRO Ruby)是最新出现的方法,其敏感斑点识别可用于 MS 分析。与这些电泳后染色方法不同,DIGE 的原理是基于等电聚焦前荧光基团蛋白的共价衍生作用(见下文)。1979 年,2-DE 第一次用于分析血小板蛋白质组,分析了整个血小板和血小板膜的蛋白质和糖蛋白[42]。后来,用同样的方法研究了静息状态下[43-46]和活化的[47]血小板的蛋白质点,以及不同的亚蛋白质组(磷酸化[45]、胞质溶胶/微体体[48]和微粒[49,50])。大约有 2 000 个蛋白质点被鉴定出来,其中有 400 多种独特的蛋白质[43,46]。2-DE 的缺点主要是载量低,疏水性、酸性和碱性蛋白质分离差,凝胶对差异的再现性有限,并且在一个点内可以存在不同的蛋白。低丰度蛋白质通常不会被 2-DE 检测到。

DIGE 是 2-DE 的改进,只需一种凝胶,在电泳前使用三种不同的荧光染料(CyDye-2,CyDye-3 和 CyDye-5)来进行蛋白质标记,每个荧光染料都具有特定的激发/发射波长,从而检测两种蛋白质样品和一种内标之间的差异[51]。这样,DIGE 避免了两种不同的 2D 凝胶之间存在的再现性问题。内标具有大量的数据以便所有的样品均能适用,有助于在凝胶上进行精确的点匹配,从而最大限度地减少凝胶间的变异。与 2-DE 相比,DIGE 具有更高的灵敏度和准确度,需要更少的凝胶,更快的周转时间,并且更具成本效益。然而,它仍具有 2-DE 的一些局限性,例如不能分析难以进入凝胶的蛋白质样品(非常小或大和非常酸性/碱性或疏水性的蛋白质)。DIGE 已经广泛应用于分析静息[4,52,53]和活化的[4,54]血小板。

非凝胶蛋白质组学

在鸟枪蛋白质组学(自下而上策略)中,蛋白质水解消化后产生的复杂肽段可以使用不同的分离策略进行分解,这可以进行细胞或细胞器蛋白质组的高通量分析,并可以反映主要蛋白质成分。在数据处理和多肽鉴定之前,色谱分离多用于与质谱联用分析。非凝胶方法可以分为无标签和基于标签的定量方法。无标签策略不需要蛋白质标记,通常依赖于色谱和光谱计数(spectral count,SpC)中的总离子电流。全离子量化具有较高的精度,而基于 SpC 的量化具有较高的灵敏度和较宽的动态范围。目前前沿的方法是多维蛋白质鉴定技术(multidimensional protein identification technology,MudPIT),它在 MS/MS 分析之前结合正交多肽分离技术。这是一种定性质谱分析方法,可以使用标签或无标签方法对蛋白质进行相对定量[55]。MudPIT 技术被用于对静息状态的[56]和激活状态的[57]血小板蛋白质组进行分析。指数修饰蛋白丰度指数(exponentially modified protein abundance index,emPAI)是根据捕捉到的多肽的谱图计数,

来统计理论上肽的总数。因此,高含量的蛋白(高 emPAI 值)产生更多的光谱,更有可能被质谱鉴定。这一原理通过文献中所述观察到的血小板膜受体 emPAI 蛋白的定量研究得到了证实[58]。这种方法用于研究胶原蛋白刺激后血小板胶原受体相关的蛋白网络[59]。联合分数对角色谱(combined fractional diagonal chromatography,COFRADIC)通过(亚)蛋白质组的酶促消化并结合不同的液相色谱(liquid chromatography,LC)技术分离该复合肽混合物[60]。对反相液相色谱法收集的不同组分进行化学修饰,再用相同的液相色谱法进行实验。修饰后的肽段将呈现不同的保留时间,以供质谱分析选择。COFRADIC 已被应用到血小板蛋白质组的研究[58,61]。

标签定量方法的原理是通过代谢途径(SILAC)或化学反应(iTRAC、ICAT 和 TMT)掺入稳定同位素(^{2}H,^{13}C,^{15}N,^{18}O)。在对细胞培养中的氨基酸进行稳定同位素标记(stable isotope labeling by amino acids in cell culture,SILAC)时,向细胞培养基中补充有标记的必需氨基酸如赖氨酸或精氨酸[62]。由于这种方法依赖在培养过程中添加标记氨基酸,因此不是用于血小板研究的最适方法。一项研究对小鼠给予含有 ^{13}C 标记的赖氨酸的饮食,并繁衍四代,研究显示 ^{13}C 标记的赖氨酸在不同的血细胞和器官中均有掺入,并且还可以进行血小板的 SILAC 分析[63]。用于相对和绝对定量的等压标记法(isobaric tags for relative and absolute quantification,iTRAC)使用 MS/MS 光谱进行定量,并使用不同同位素变体的胺反应试剂在其主要胺上标记肽[64]。该方法用于分析静息[3,64]和活化的[65,66]血小板蛋白质组。同位素编码亲和标签(isotope-coded affinity tag,ICAT)技术采用一种新的化学试剂,该试剂由硫反应基团(标记半胱氨酸)、同位素连接区(重链标记为 9×^{13}C 残基)和生物素部分(用于亲和纯化)组成[67]。ICAT 联合 iTRAC 和 DIGE 已被用于研究输血血小板储存过程中蛋白质水平的变化[68]。最后,与 iTRAC 类似的串联质量标签使用胺反应性化学物质来标记肽段,并可使用多达 10 种不同的等压线[69]。TMT 技术用于研究个体对阿司匹林治疗敏感或耐药时血小板蛋白的变化[70]。

由于在非凝胶法中蛋白质被消化为多肽,因此非凝胶法在很大程度上解决了蛋白质在凝胶法中溶解的问题。然而,这些方法也有不足之处,因为低丰度蛋白质通常无法被检测到,而且也不可能识别所有肽段。非凝胶方法应该被认为是对基于凝胶方法的补充,而不是替代[71]。两类方法都可以反映蛋白质数百甚至数千个特性,因此在不同方法之间的选择通常取决于所处理的生物学问题。目前,还没有一种方法能够同时提供复杂混合物中所有蛋白质成分的定性和定量信息。

破译血小板、亚细胞组分和翻译后修饰的蛋白质组学策略

蛋白质组学实验的一般考虑事项

血小板在血液中相对丰富,并易于获取,使用 5ml 血液(10^8 血小板或 1mg 蛋白质)便可以进行蛋白质组学研究[3]。建议采血后立即分离血小板,对新鲜血小板样本进行蛋白质组学分析,或在分析前将分离的蛋白保存在 -80℃,以提高蛋白稳

定性并降低蛋白改变的风险[72]。其他一些因素已被证明可以改变血小板蛋白质组,如饮食[73]、药物使用[70]和吸烟[74]。在制备分离的血小板时,必须特别注意避免其他血细胞或血浆污染,因为这会导致数据错误。了解人体血液主要成分的蛋白质组图谱,对比较分析具有重要的参考价值[75]。在这一蛋白质组学研究中,除了使用 2-DE 联用 MS 外,还使用鸟枪方法对血小板、T 细胞、单核细胞、中性粒细胞、红细胞和血浆进行了蛋白组学分析。在血小板中存在的 677 种蛋白质中,发现有 111 种是特异性的。事实上,可以使用流式细胞术、免疫印迹分析或 PCR 对血小板分离物进行特异性测试。在血小板蛋白质组中发现的血浆蛋白的起源仍然是一个争论的问题,它们可以是方法学污染物,也可以位于血小板内,因为它们的表面连接有开放小管系统并且与血浆成分持续交换。TRAP 刺激血小板后,用鸟枪蛋白质组学分析细胞质、微粒和分泌部分,其结果支持血小板蛋白质组中一些血浆蛋白的血小板起源[76],但这一课题还需要进一步的研究。影响蛋白质组学结果的其他因素是样品制备的方法和处理程序。从比较研究中可以知道,当由不同的实验室进行时,2-DE 数据可以广泛变化[77]。自动和手动匹配后每个匹配点的变异系数在 5%～60%。蛋白质浓缩技术也被证明会影响蛋白质组学结果。当用乙醇或三氯乙酸沉淀血小板蛋白时,将获得相似的蛋白质产量,但组成略有不同[78]。此外,分离蛋白质的质量和数量也取决于用于血小板裂解的方法[79]。用于血液采集的抗凝血剂(EDTA、酸性柠檬酸盐右旋糖、肝素)的类型影响蛋白质组,因为这些物质会干扰特定的血小板蛋白。最后,在进行比较蛋白质组学研究时,必须使用年龄匹配的[4,53]和性别匹配的[80,81]组。研究者分析 4 例健康供体血小板蛋白组,测定了受试者之间和体内的变异,发现供体之间的变异约为 15%[3]。这项研究指出,除了技术上的重复外,还应在实验中加入生物样本重复,以平衡样本之间的内在差异。蛋白质组类型的选择(图 8.2B,右侧和下一部分)和方法通常遵循生物学问题。

静息血小板的蛋白质组学

广泛的蛋白质组学研究为研究人员提供了健康供体的"标准静息血小板蛋白质组"的数据。自 1979 年第一次进行了血小板蛋白质组学研究,鉴定了主要蛋白质和受体[42]以来,人们采用改进的和更灵敏的技术进行了更多的研究,来更全面地鉴定静息血小板中存在的蛋白质总数。通过将凝胶与其他二维凝胶电泳参考图谱、免疫印迹和 N 末端测序的方法相匹配,确定了在血小板细胞质和膜组分中的 25 个独特蛋白质点[44]。首次将二维凝胶电泳与质谱方法相结合,鉴定出血小板细胞质中 200 多种独特蛋白质[45]。O'Neill 等人使用了相同的方法,但在等电聚焦步骤中使用了宽范围和窄范围的 pH 梯度,得到了具有大约 2 300 个蛋白质特征的高分辨率蛋白质组图谱。从在等电点为 4～5 的范围内检测到的 536 个蛋白质点,通过来自 123 个不同开放阅读框的电喷雾离子飞行时间串联质谱法鉴定了 284 个特征蛋白,其中一些从未显示在血小板中表达。后续研究使用了相同的蛋白质组,但分析集中在等电点为 5～11 的区域,鉴定了 760 个蛋白质点,对应于 311 个不同的基因,主要参与细胞内信号传导和细胞骨架的调节。对角线色谱技术(combined fractional diagonal chromatography, COFRADIC)是第一个应用于静息血小板蛋白质组的非凝胶技术,它的应用使得鉴定疏水蛋白成为可能。通过 COFRADIC 分析细胞胞质和膜骨架的蛋白质组,检测到 920 个光谱,对应于 305 种不同的乙酰化肽,从中鉴定出 264 种独特的人类蛋白质[82]。其中包括许多低丰度蛋白质,包括蛋白激酶和疏水性跨膜蛋白。另一种鸟枪蛋白质组学方法有助于将多维蛋白质鉴定技术和二维凝胶电泳结合起来编译血小板静息蛋白组,通过质谱分析可以鉴定出 100 种独特的蛋白质[56]。通过 iTRAC 和 TiO2 富集,得到了最全面的蛋白质组图谱,其中鉴定了 4 000 多种独特的磷酸化蛋白[3]。最丰富的蛋白是细胞骨架蛋白,其中一些是信号蛋白(表 8.1)。

表 8.1　来自 iTRAC3 最全面数据库的静息血小板中存在的最丰富的 25 种蛋白质

25 种最丰富的蛋白质	蛋白质编号	基因名称
肌动蛋白,胞质 1	P60709	ACTB
肌动蛋白,胞质 2	P63261	ACTG1
肌动蛋白,主动脉平滑肌	P62736	ACTA2
血小板因子 4	P02776	PF4
前纤维蛋白 1	P07737	PFN1
血小板碱性蛋白	P02775	PPBP
胸腺素 β4	P62328	TMSB4X
丝切蛋白 1	P23528	CFL1
肌球蛋白轻链 6	P60660	MYL6
肌动蛋白 2	Q562R1	ACTBL2
微管蛋白 α4A 链	P68366	TBA4A
14-3-3 蛋白 ζ/δ	P63104	YWHAZ
微管蛋白 αC 链	Q9BQE3	TUBA1C
Ras 相关蛋白 Rap1B	P61224	RAP1B
微管蛋白 β1 链	Q9H4B7	TUBB1
转凝蛋白 2	P37802	TAGLN2
微管蛋白 α8 链	Q9NY65	TUBA8
微管蛋白样蛋白 α4B	Q9H853	TUBA4B
Ras 相关蛋白 Rap1A	P62834	RAP1A
14-3-3 蛋白 β/α	P31946	YWHAB
14-3-3 蛋白 ε	P62258	YWHAE
Fermitin 家族同源基因 3	Q86UX7	FERMT3
踝蛋白	Q9Y490	TLN1
微管蛋白 β 链	P07437	TUBB
14-3-3 蛋白 θ	P27348	YWHAQ

活化血小板蛋白组和分泌蛋白质组

血小板激活后,可以从其细胞内颗粒中分泌许多物质(所谓的分泌蛋白组或释放物)。血小板致密颗粒成分如 ADP 和多磷酸盐,α 颗粒成分如促炎和抗炎因子、细胞因子和其他生物活性分子,在原发性止血和凝血、炎症、血管生成等其他过程中都是必不可少的[83]。其蛋白质组可以是用特异性激动剂激活后的蛋白质,也可以是从微泡中消耗的分泌蛋白质组。人们使用不同的蛋白质组学方法分析了多种激动剂(和组合)(表8.2)。2-DE 与 MS 和 MudPIT 的组合鉴定了凝血酶激活后血小板释放的 300 多种蛋白质[57]。这些蛋白质中约有 37% 是已知的;其他的是新出现的,如分泌粒蛋白Ⅲ、亲环蛋白 A 和内质网网腔钙结合蛋白,它们在血小板激活后从血小板中释放出来。后续的研究将三个实验中存在的 82 种分泌蛋白进行三次重复 MudPIT 分析,并与相同血小板的转录组分析结果相比较,结果显示 69% 的蛋白质在 mRNA 水平上是可检测的[84]。用 DIGE 分析比较凝血酶诱导活化和非活化血小板分泌蛋白质组,显示在凝血酶激活的血小板释放中有 36 种差异表达的蛋白。转铁蛋白、谷胱甘肽转移酶、WD 重复蛋白、ER-60 和血小板反应蛋白最丰富,而且第一次检测到核纤层蛋白 A。使用 DIGE 比较分别用胶原蛋白与凝血酶激活后的血小板分泌组,显示有 37 种差异表达的蛋白质[54]。其中许多差异与翻译后修饰有关,主要是凝血酶引起的蛋白水解。使用 2-DE 法分析凝血酶受体激活肽(thrombin receptor activating peptide,TRAP)激活后的血小板蛋白组,与未激活的血小板相比,有 31 个差异表达蛋白,

其中有 8 个是以前没有报道过的,包括酪氨酸激酶 2 下游的调控蛋白,这在其他研究中得到了验证[47]。采用 LC-MS/MS 一维凝胶电泳法研究 TRAP 活化血小板的分泌体,从三个供体中鉴定出 225 个蛋白,其中约 40% 与凝血酶诱导的分泌体不同[86]。使用复杂的鸟枪方法可以量化 PAR1 依赖性和 PAR4 依赖性激活血小板的释放,并与静息血小板的释放进行比较,但它用的是激活后的血小板裂解物(称为反向释放物,其中蛋白质损失的量化将告知哪些蛋白已经分泌)[87]。在用 PAR1 和 PAR4 刺激后的裂解产物中显示 93 种蛋白质含量降低,进一步的研究表明在用 PAR1 或 PAR4 刺激后,丰富的 α-颗粒蛋白以相似的量释放。后续使用相同的方法来研究凝血酶和胶原蛋白活化的血小板,其中显示在 4 500 个已被鉴定的蛋白质中,有 124 个蛋白质在激活时释放[88]。表 8.3 中列出了最丰富的分泌蛋白组蛋白,包括 VWF、PF4 和 TSP1 等蛋白质。将总血小板组分和外周膜分别用胶原相关肽(collagen-related peptide,CRP)刺激 GPⅥ受体,然后用 emPAI 分析,共鉴定了 663 种蛋白质,包括已知的 GPⅥ相互作用体(如 SRC、CD9、VAV)和约 50% 的新蛋白。使用 2-DE 和 MS 联合的方法,用花生四烯酸、胶原蛋白和凝血酶激活的血小板的蛋白质组与静息血小板蛋白质组比较,4 组分别跑 10 个凝胶,发现 155 种不同的蛋白质[89]。该研究中使用冷丙酮来沉淀血小板中总蛋白以及活化血小板释放的蛋白。从所有这些研究中可以清楚地看到,虽然蛋白质组学对于血小板活化的研究具有很高的信息量,但这些数据对不同的技术方面都非常敏感,这一点在最近对血小板分泌组的综述中得到了详细说明[90]。

表 8.2 不同刺激激动剂和蛋白组学方法下的活化血小板蛋白组和分泌体成果

受体激动剂	蛋白质组类型	蛋白质组学方法	主要发现	参考文献
凝血酶 0.5U/ml	分泌蛋白质组(无微泡)	2-DE、MS、MudPIT	释放 300 种蛋白	57
凝血酶 0.5U/ml	分泌蛋白质组(无微泡)	MudPIT	释放 82 种蛋白,其中 69% 在血小板 mRNA 水平表达	84
凝血酶 0.5U/ml	分泌蛋白质组(无微泡)	DIGE、MS	凝血酶与非受刺激血小板之间的蛋白质组学比较,21 个蛋白表达上调,15 个蛋白表达下调	85
凝血酶(0.75U/ml)与胶原蛋白(30μg/ml)	分泌蛋白质组(包括微泡)	DIGE、MS	比较蛋白质组学发现 37 种差异表达蛋白,其中 57% 来自微囊泡	54
TRAP(5μmol/L)	血小板蛋白质组	2-DE、MS	31 种活化血小板与静止血小板间差异表达蛋白	43
TRAP(5μmol/L)	分泌蛋白质组(包括微泡)	1D、LC-MS/MS	释放 225 种蛋白质,其中 40% 在其他分泌物中未见报道	86
PAR1(SFLLRN;625μmol/L)和 PAR4(AYPGKF;4mmol/L)	逆向蛋白质组	用 SCX 和 LC-MS/MS 标记同位素去甲基化	经 PAR1 和 PAR4 激活的血小板中有 93 个蛋白被显著释放	87
凝血酶(1U/ml)和胶原蛋白(5μg/ml)	逆向蛋白质组	SCX 和 LC-MS/MS 标记同位素去甲基化	从 4 500 个鉴定的蛋白质中,124 个在活化后被释放	88
CRP(5μg/ml)	血小板和膜蛋白体	emPAI	663 种活化血小板与静止血小板间差异表达蛋白	59
花生四烯酸(0.1mg/ml),胶原蛋白(38μg/ml)或凝血酶(0.1U/ml)	血小板蛋白质组包括释放蛋白	2-DE、MS	144 种不同活化蛋白体与静止血小板间的差异表达蛋白	89

表 8.3　在 LC-MS/MS 鉴定的最全面的数据库中，血小板分泌体中含量最高的 25 种蛋白[88]

25 种最丰富的蛋白质	蛋白质编号	基因名称
血小板反应蛋白 1	P07996	THBS1
血小板碱性蛋白	P02775	PPBP
血小板因子 4	P02776	PF4
人血白蛋白	P02768	ALB
纤维蛋白原 γ 链	P02679	FGG
纤维蛋白原 β 链	P02675	FGB
血红蛋白 β 亚基	P68871	HBB
纤维蛋白原 α 链	P02671	FGA
血红蛋白亚基 δ	P02042	HBD
细丝蛋白 C	Q14315	FLNC
多聚蛋白 1	Q13201	MMRN1
血红蛋白亚基 α	P69905	HBA1
潜伏转化生长因子-结合蛋白 1	Q14766	LTBP1
血管性血友病因子	P04275	VWF
富含半胱氨酸的酸性分泌蛋白	P09486	SPARC
凝血因子 V	P12259	F5
Ig γ-1 链 C 区域	P01857	IGHG1
转铁蛋白	P02787	TF
纤连蛋白	P02751	FN1
补体 C3	P01024	C3
Ig γ-2 链 C 区域	P01859	IGHG2
聚集素	P10909	CLU
Ig γ-3 链 C 区域	P01860	IGHG3
巢蛋白	P14543	NID1
重组人网腔钙结合蛋白	O43852	CALU

血小板膜蛋白质组

膜蛋白与磷脂双分子层相关或嵌入脂双层中，作为细胞外信息的第一中间体，它是信号转导途径引导生物功能所必需的。然而，由于膜蛋白的丰度低、疏水性差、跨膜结构域对胰蛋白酶的可接近性较差，大多数凝胶蛋白组学研究，也包括质谱技术，无法检测到膜蛋白。最近的综述描述了一些特殊的技术改进提高了质膜蛋白的鉴定[91,92]。第一个质膜蛋白组研究是通过山梨糖醇梯度的预分离去除高丰度的细胞骨架蛋白，然后将分离出的膜成分进行 LC-MS/MS 分析[93]。该研究鉴定了 83 种质膜蛋白和 48 种膜蛋白，这些蛋白定位于其他细胞区室，如线粒体，内质网和囊泡。另一项研究采用凝集素亲和层析、生

物素-神经曲霉素亲和层析和自由流动电泳三种方法对蛋白进行 LC-MS/MS 分析[94]。共鉴定出 136 种膜蛋白，其中 36 种为新型膜蛋白，包括免疫球蛋白超家族蛋白 G6b。通过用生物素标签标记表面蛋白，使用 NeutrAvidin 亲和层析分离，然后再用液相 IEF 和 SDS-PAGE 的方法来进行静息和凝血酶活化的血小板膜蛋白质组学的比较。随后，用 MS 的方法鉴定了 88 种差异表达的蛋白质[95]。科学家们利用两相色谱-质谱（LC-MS/MS）分区系统进行蛋白质富集、用 1D 联用 LC-MS/MS、MudPIT 和 COFRADIC 三种鉴定策略，对 1 282 种蛋白（约 50% 为膜源）进行了鉴定，这是目前对血小板膜蛋白组学最全面的研究[58]。表 8.4 报告了 25 种最丰富的血小板膜蛋白。在蛋白质组学分析之前，还可以使用不同的去污剂（Brij35、Lubrol WX 和 Triton X100）从血小板膜中分离脂筏组分[96]。

表 8.4　来自 COFRADIC 鉴定的最全面数据库的血小板膜中含量最高的 25 种蛋白质[58]

25 种最丰富的蛋白质	蛋白质编号	基因名称
整合素 α-Ⅱb	P08514	ITGA2B
整合素 β3	P05106	ITGB3
纤维蛋白原 β 链	P02675	FGB
血小板糖蛋白 Ⅸ	P14770	GP9
CD9 抗原	P21926	CD9
蛋白质 G6b	O95866	G6B
血小板糖蛋白 4	P16671	CD36
纤维蛋白原 γ 链	P02679	FGG
血小板糖蛋白 Ⅰb 链	P13224	GP1BB
PRA1 家族蛋白 3	O75915	ARL6IP5
血小板碱性蛋白	P02775	PPBP
纤维蛋白原 α 链	P02671	FGA
NADH-细胞色素 b5 还原酶 3	P00387	CYB5R3
血小板糖蛋白 Ⅰbα 链	P07359	GP1BA
c 型凝集素域家族 1 成员 B	Q9P126	CLEC1B
浆膜蛋白 4	Q9NQC3	RTN4
紧密连接蛋白 5	O00501	CLDN5
血小板内皮细胞黏附分子	P16284	PECAM1
连接黏附分子 A	Q9Y624	F11R
整合素 β1	P05556	ITGB1
蛋白脂质蛋白 2	Q04941	PLP2
整合素 α6	P23229	ITGA6
趋化因子样 MARVEL 跨膜蛋白 6	Q9NX76	CMTM6
肽基脯氨酸顺式反式异构酶 A	P62937	PPIA
血小板糖蛋白 V	P40197	GP5

血小板颗粒蛋白质组

血小板含有三种类型的颗粒:溶酶体、α 颗粒和致密颗粒。在经过密度梯度离心、免疫沉淀或自由流动电泳后,可以对血小板颗粒进行蛋白质组学研究[79]。可以通过免疫印迹分析、电子显微镜或酶的方法,使用特异性标记来评估分离的细胞器的纯度。用一维凝胶法和 LC-MS/MS 法测定了用蔗糖富集的 α 颗粒蛋白质组[97]。鉴定了总共 219 种蛋白质,其中包括 36 种已知的 α 颗粒蛋白质、50 种血小板释放的蛋白质[57]和 44 种潜在的新蛋白质。利用 MALDI-TOF-MS 和 LC-M/MS 联用 2-DE 技术分析致密颗粒蛋白质组,得到 40 个蛋白,其中包括与肌动蛋白相关的蛋白和糖酵解酶,以及一些意想不到的调控蛋白[98]。最完整的颗粒蛋白质组分析采用亚细胞分离,然后进行 LC-MS/MS 分析,鉴定了 827 个未定量的蛋白[99]。功能通路分析揭示了几种预期的颗粒相关通路,以及由 I 类主要组织相容性复合体参与的抗原提呈过程的蛋白。

血小板微颗粒蛋白质组

血小板微颗粒(在第 22 章中广泛讨论)是血小板激活时释放的小膜泡,已被证明与止血、细胞间通信和免疫反应具有生物学上的相关性。蛋白质组学已被应用于鉴定血小板源性微颗粒中存在的蛋白质。首次进行蛋白质组学分析中,利用 LC-MS/MS 分析方法对活化血小板产生的微颗粒进行一维凝胶分离,鉴定出 578 种蛋白质[49]。其中约 65% 未在其他血小板蛋白质组学研究中被检测到,表明这些小泡具有独特的蛋白组成。采用凝胶过滤层析法(100~500nm)分离用凝血酶和胶原蛋白活化血小板的微颗粒,然后用 LC-MS/MS 进行 2-DE 分析[100]。这些粒径级的微颗粒在质膜受体、黏附分子、趋化因子、生长因子和蛋白酶抑制剂的含量上存在显著差异。有趣的是,线粒体蛋白主要存在于最大的囊泡中,而 α 颗粒蛋白富集在最小的囊泡中。利用 2-DE 和 LC-MS/MS 分析比较凝血酶激活或高剪切作用的血小板微颗粒的蛋白质组,鉴定出 26 种差异表达蛋白,其中大部分为信号分子[50]。鸟枪蛋白质组学使用 nanoHPLC 分离用 ADP 刺激的血小板中的微颗粒,然后进行 MS 分析,检测出 603 种蛋白质[101]。用 iTRAC 比较分别用 ADP、凝血酶、胶原蛋白和胶原蛋白凝血酶共同作用 4 个方法活化的血小板微颗粒[102]。共鉴定出 3 383 种蛋白,其中 428 种膜蛋白和 131 种可溶性蛋白在至少一种活化条件下具有特异性。

血小板磷酸化蛋白质组和糖蛋白质组

磷酸化对多种细胞生物学功能至关重要,而血小板磷酸化蛋白组学揭示了驱动这些功能的复杂信号转导通路的新见解。^{32}P 放射性标记的血小板用凝血酶刺激后,用 2-DE 和 MS 分析鉴定磷酸化蛋白。检测了肌球蛋白的不同亚型和磷酸化状态[103]。用 2-DE 法分离凝血酶活化血小板的磷酸酪氨酸蛋白免疫沉淀物,并用 MS 鉴定[104]。静息和凝血酶活化的血小板差异表达分析显示,67 种蛋白质发生了改变,包括不同的激酶。血小板蛋白用 ^{32}P 处理并用 2-DE 分离后,通过放射自显影,消化,和 LC-M/MS 分析检测磷酸化,来研究静息和凝血酶激活的血小板之间的变化,并检测到 55 种磷酸化蛋白(50% 是

新发现的)[105]。将 IMAC 的磷酸肽富集和 SCX 色谱与 LC-MS/MS 技术结合[106],使用先进的鸟枪蛋白质组学来确定静息血小板的完整磷酸化蛋白质组。在 270 多种蛋白质中测定了总共 564 个磷酸化位点,包括许多未知的 PKA 和 PKG 磷酸化位点。采用蛋白质组学(1D 联用 LC-MS/MS)和磷酸化蛋白质组学(消化、IMAC 分离、LC-MS/MS)对 10 个供体的静息血小板进行分离实验研究[107]。获得 190 个膜相关蛋白和 262 个磷酸化蛋白的信息。血小板进行 ADP 诱导的激活后,使用不同含 SH2 结构域的探针进行蛋白质下拉,然后测定磷酸化蛋白,再进行 LC-MS/MS 分析,鉴定出 9 种蛋白质[108]。磷酸化蛋白质组学是用 C 反应蛋白刺激血小板胶原蛋白受体激活的血小板,使用酪氨酸同型标记磷酸肽的免疫沉淀物,再进行质谱分析。28 个位点被鉴定为胶原活化后修饰[109]位点。为了研究与血小板抑制过程相关的磷酸化变化,用前列腺素类似物伊洛前列素来处理供体血小板,抑制 cAMP/KPA 信号传导然后用 iTRAC 标记,TiO2 富集,并进行 LC-MS/MS 分析[110]。共有 299 种蛋白在接受伊洛前列素刺激后发生磷酸化变化。同一研究小组最近的一项研究使用类似的方法,但使用更敏感的纳米 LC-MS/MS 技术,模拟不同时间点 ADP 刺激血小板中磷蛋白的变化,同时模拟前列环素对 ADP 信号传导的拮抗作用[65]。发现 302 种蛋白在 ADP 刺激下发生差异磷酸化,受调控最多的磷酸化位点在刺激 10s 后出现早期反应,资料分析显示 ADP 和伊洛前列素的调控相反。

血小板含有 200 多种糖基转移酶和一些底物[111]。越来越多的研究表明,聚糖在止血系统中起着重要作用,蛋白质组学揭示了哪些血小板蛋白质是 N-或 O-糖基化的。最早的糖蛋白组学的研究使用凝集素亲和层析(伴刀豆球蛋白 A)来富集糖肽,并用结合蛋白结合寡糖的化学捕获(用酰肼珠捕获),然后通过 LC-MS/MS 分析,鉴定出 41 种蛋白质上之前未知的 70 种 N-糖基化位点[112]。同一研究小组进行了的后续研究,水性两相色谱法进行膜富集,然后用胰蛋白酶消化,先进行 SCX 色谱分析,再进行 MS 分析,在 79 种蛋白质上鉴定出 148 个 N-糖基化位点。关于 O-糖基化的蛋白质组学是近期的研究,是将血小板、血浆和内皮细胞用神经氨酸酶处理,然后凝集素亲和层析和 LC-MS/MS 结合的方法[114]。这项研究鉴定了最大的 O-糖蛋白组,共有 649 种糖蛋白和 1 123 种 O-糖苷。

其他翻译后修饰的蛋白质组学

对血小板中其他翻译后修饰的蛋白质组的分析仍然有限。蛋白质棕榈酰化是长链脂肪酸与半胱氨酸的共价连接,对于血小板活化很重要,并且已经利用蛋白质组学方法进行了研究[115]。使用酰基-生物素交换化学方法从静息血小板分离的膜中富集棕榈酰化蛋白,并用 LC-MS/MS 进行分析,鉴定出 215 种棕榈酰化蛋白。乙酰赖氨酸是蛋白赖氨酸 ε-氨基的乙酰化基团,可调节多种细胞功能。进行蛋白质组学研究可以鉴定赖氨酸乙酰化修饰的血小板蛋白[116]。用胰蛋白酶和乙酰赖氨酸肽富集处理血小板,然后进行 MS 分析,鉴定了 273 种蛋白中 552 个乙酰赖氨酸修饰,涉及肌动蛋白骨架调控、代谢、蛋白翻译、内质网稳态等细胞功能。

蛋白质组学研究在疾病中的应用

前面章节中描述的大多数蛋白质组学研究都是针对静息

或活化条件下的健康供体血小板进行的,这些数据共同产生了全面的蛋白质列表。然而,这些技术也被广泛用于研究血小板在多种人类疾病中的作用(主要是心血管疾病和败血症,以及神经病,如阿尔茨海默病和帕金森病),以深入了解抗血小板药物的作用机制,或者用于找到新的药物靶标,详见其他地方的详细评论[6,117,118]。对于这篇综述,我们重点研究了应用于已知或未知的罕见血小板基因缺陷疾病的蛋白质组学研究(表8.5)。血小板疾病具有高度异质性,可由血小板数量、形态或功能异常引起,目前已经发现了 60 多个致病基因。然而,近一半的患者仍未接受基因诊断[125]。此外,对于一些已被发现的基因,它们在血小板中的确切功能仍然未知,很明显,对于所有这些开放性问题,蛋白质组学可以提供重要的信息。在发现NBEAL2 基因缺陷是导致灰色血小板综合征(GPS)的原因之前[126],就应用蛋白质组学,通过 1D 和 LC-MS/MS 来研究具有典型大血小板减少症和灰色血小板的 GPS 患者的 α 颗粒变化[119]。数据显示,在 GPS 患者血小板中,生物合成 α 颗粒蛋白明显减少或未被检测到,而可溶性内吞颗粒蛋白仅受到轻微影响,膜结合颗粒蛋白保持不变。这支持了 NBEAL2 缺陷导致巨核细胞蛋白合成中 α 颗粒结合缺陷的观点。同样,人们发现PLAU(尿激酶纤溶酶原激活因子的基因)复制是魁北克综合征的原因[127]。采用 LC-MS/MS 技术对 4 例魁北克综合征患者和 2 例健康供者的血小板总裂解物进行蛋白质组学研究[120]。在魁北克综合征的病例中,α 颗粒蛋白多聚体、纤维蛋白原和血小板反应蛋白 1 水平的降低被推测是由于血小板来源的尿激

酶纤溶酶原激活因子的降解。血小板贮存池病(storage pool disease, SPD)相关基因尚不清楚,因此对 8 例 SPD 患者和 9 例健康对照组的活化血小板分泌体进行了蛋白质组学比较分析[121]。分析显示 44 个差异表达的蛋白主要属于细胞骨架相关蛋白类,这通过免疫印迹分析、免疫染色、mRNA 研究得到证实。采用 2-DE 和 MS 分析方法对 8 例无遗传诊断的大血小板减少症和 9 例健康供体进行了相似的比较研究[122]。研究人员发现,肌动蛋白结合蛋白水平的改变暗示了维持血小板结构完整性所必需的细胞骨架变化。虽然这些病例没有测序,但我们知道,大血小板减少通常是由对细胞骨架重要的分子缺陷导致的,如 ACTN1、DIAPH1、TUBB1 等[125]。ANO6 缺陷(anoctamin 6)可导致罕见的出血障碍 Scott 综合征,预计血小板促凝反应会出现缺陷,最近使用一种敏感的鸟枪蛋白组学方法对其进行了研究[123]。使用 iTRAQ 和纳米 LC-MS/MS 技术,将 Scott 综合征患者血小板与健康供者的血小板在静息和活化状态下进行全蛋白质组、活化磷酸化蛋白质组和蛋白水解事件的比较。使用这种敏感而广泛的技术发现了许多差异(表 8.2),这些差异归因于钙蛋白酶诱导的细胞骨架裂解和信号蛋白的减少,以及 Scott 综合征患者血小板磷酸化状态的增加。最近的一项研究是针对格兰茨曼血小板功能不全(Glanzmann thrombasthenia, GT)患者和杂合子携带者,使用总血小板裂解物、非标记和 iTRAC 方法并结合 LC-MS/MS 进行的,鉴定已知和以前未知的蛋白质,以及掌握区分 GT 杂合子和纯合子血小板的新能力[124]。

表 8.5　血小板疾病患者的血小板(亚)蛋白组和分泌蛋白组

血小板疾病基因	蛋白质组的类型	血小板蛋白质组学方法	主要发现	参考文献
灰色血小板综合征(GPS) *NBEAL2*	α 颗粒蛋白质组	α 颗粒蔗糖梯度分离、1D 和 LC-MS/MS	GPS 患者与健康对照,血小板中 586 个蛋白是新合成的(而非内吞)	119
魁北克综合征 *PLAU*	血小板溶解产物	1D 和 LC-MS/MS	在魁北克病例中检测到 184 种蛋白质,对照组中 9 种蛋白质增加,43 种蛋白质减少	120
贮存池疾病(SPD) 基因未知	用 TRAP 和 A23187 激活后的分泌体	DIGE、MS	44 例 SPD 患者表达差异蛋白	121
巨血小板减少症 基因未知	血小板溶解产物	2-DE、MS	7 个蛋白表达上调	122
Scott 综合征 *ANO6*	1. 血小板溶解产物 2. phphoproteome(凝血酶/惊厥素或离子霉素后) 3. 静止和活化血小板之间的蛋白水解事件	iTRAC nano-LC-MS/MS	1. 在斯科特血小板中发现 70 个下调蛋白和 64 个上调蛋白 2. 激活后的 1 566 个差异磷酸肽 3. 180 个钙蛋白酶调控的和 23 个 caspase 调控的 n 端肽	123
格兰茨曼血小板功能不全 *ITGA2B*	血小板溶解产物	无标签和 iTRAC 与 LC-MS/MS	XIIIB 因子、纤溶酶原、羧肽酶 2b 蛋白质水平下降,FcγRⅡA 上调	124

结论与未来方向

在过去的 10 年里,蛋白质组学为血小板生物学家提供了一个高分辨率的蛋白质图谱,包括静止和活化血小板、翻译后修饰、蛋白质相互作用和亚细胞定位的信息。蛋白质组学技术、基于凝胶和非凝胶的技术以及蛋白质富集方法的进展,以及血小板容易获得的特性,促进了这一研究领域的日益成功。这样的创新促进了成千上万种蛋白质的鉴定,其中许多蛋白质还不确定是否由血小板表达,它们仍然需要在细胞中进行功能表征检测。尽管这一领域在血小板研究上进展迅速,但值得注意的是,血小板祖细胞巨核细胞的研究尚需发展。巨核细胞在培养中很容易生长,但是否能真正代表骨髓中的巨核细胞还有待确定。这也许可以通过灵敏的蛋白质组学研究来回答。在获得广泛(但远不完整)的健康血小板的知识后,这些知识可以促进我们获取病理条件下的信息。这一领域目前正在探索,并有望协助诊断和理解那些不明原因但标准实验室检测血小板功能正常的出血疾病。病变血小板的蛋白质组学研究有望揭示可用于治疗出血或血栓形成的新的疾病生物标志物和药物靶点。

（刘俊岭、张琳 译,戴克胜 审）

扫描二维码访问参考文献

第9章　血小板受体

Kenneth J. Clemetson and Jeannine M. Clemetson

引言

血小板受体介导血小板与外部环境的接触,从而决定血小板对多种激动剂和黏附蛋白的反应性。血小板表面受体与血小板颗粒共同决定其细胞学特性。血小板的其他生物学机制与其他细胞共通,包括细胞质酶和信号转导分子,细胞骨架成分和管家酶类。与绝大多数细胞不同,血小板缺乏细胞核,无法通过自身的蛋白质合成来适应不同的状况,只有来自巨核细胞的信使RNA(mRNA)的某些残留蛋白质合成[1-3]。因此,血小板需要有大量已经合成的分子,随时准备执行各种生理功能和应对病理事件。血小板通过改变其"表型"以适应不同情况的媒介是不同种类的血小板受体,这些受体在血小板颗粒膜上贮存,仅在血小板被激活后在血小板表面表达(例如P-选择素,见第16章)。此外,由于血小板的体积相对较小,因此与其他细胞相比,它们的膜和膜蛋白质占细胞总体质量的比重更大。在过去几年中,随着生物技术的不断改进,越来越多的血小板受体被发现参与了血小板的生理功能。蛋白质组学技术也表明血小板中还存在大量的其他受体,但功能仍未确定[4-6]。由于膜蛋白具有疏水性,在技术上难以用蛋白质组学方法检测到,即使使用霰弹枪(shotgun)方法也无法实现,因此仍有其他受体有待被发现。

血小板的主要功能是止血,所以血小板上的主要受体也直接参与此过程,无论是激活血小板还是作为黏附受体与受损细胞壁或其他血小板相互作用以促成血栓形成。大量不同受体以正反馈和负反馈的方式参与血栓形成过程,这也反映出它们在血小板功能和血小板对不同情况的适应中的重要性。生理性止血和病理性血栓形成之间在起始生理过程上的差异非常小,因此持续有效的调节机制对于保持这种差异是至关重要的。此外,人们越来越认识到血小板不仅参与止血,而且还有其他尚未被了解的功能,例如在炎症(见第28章)、抗菌宿主防御(见第29章)、肿瘤生长和转移(见第30章)和血管生成(见第24章)中的作用。血小板表达的很多受体在止血中没有明显的直接作用,但是可能参与其他事件,例如参与对病毒、细菌、真菌和寄生虫以及其他病原体的免疫防御(见第29章)。正常人血小板数量约为250×10⁹/L,而事实上只要约10×10⁹/L的血小板就足以预防出血(见第64章),这也说明血小板可能具有其他额外的功能。许多低拷贝数受体,其本身在血小板活化中没有主要的直接作用,但可以与主要激动剂协同作用,也可以在调节血小板总体反应性中起关键作用,因此它们在生理学上同样是重要的。这些受体包括Gas6、瘦素和胰岛素受体,未来无疑还会有其他受体被归于此类。一类新的血小板受体通过整合素αⅡbβ3增强血小板-血小板接触的下游通路,包括PEAR1[7]、FcλRⅡa[8],和Eph/ephrin系统[9],从而影响血栓的稳定性。

涉及血小板受体的第一种疾病被报道至今已有100年[10],第二种疾病的首次报道距今也已有70年[11]。在20世纪70年代中期和80年代初,通过对这些患者血小板的详细分析,研究者发现了有缺陷的受体,并为其功能提供了相应的证据[12-17]。此后关于血小板受体及其功能的认知稳速上升。已知受体的数量急剧增加,并且在主要受体的鉴定和功能监测方面取得了突破,例如对胶原蛋白[18,19]、平足蛋白(podopla-

nin)[20],腺苷二磷酸(ADP)和三磷酸腺苷(ATP)的检测[21-23]。血小板的大部分受体与其他类型细胞共有,尽管一些受体仅在血小板上表达及仅与少数其他细胞共有。毫无疑问,其他新的血小板受体及其功能仍有待探究。

本章系统总结了血小板受体及其结构和功能。不同受体根据其在血小板功能中的大致重要程度和结构分类进行了排列。许多主要的血小板受体本身已成为研究学科,将在以下章节中详细讨论:糖蛋白(GP)Ⅰb-Ⅸ-Ⅴ复合物(第10章),整合素αⅡbβ3(第12章),GPⅥ和CLEC-2(第11章),凝血酶受体(第13章),P2受体(第14章),血小板抑制受体(第15章),P-选择素(第16章)和凝血因子受体(第21章)。血小板受体多态性在第5章中讨论。

整合素

整合素(integrins)是存在于很多类型细胞中的主要黏附和信号分子[24]。它们由α和β亚基以非共价结合形成异二聚体,并且通常参与黏附分子与细胞骨架的连接。整合素通常以低亲和力和高亲和力两种状态存在,通过细胞质信号传导和细胞质结构域的磷酸化在两种状态间相互转变。血小板具有三个整合素家族(β1、β2和β3;CD29、CD18和CD61)的成员、总共六种不同的整合素:α2β1(CD49b/CD29),α5β1(CD49e/CD29),α6β1(CD49f/CD29),αLβ2(CD11a/CD18),αⅡbβ3(CD41/CD61)和αvβ3(CD51/CD41)。

β3家族

αⅡbβ3

(CD41/CD61)αⅡbβ3(GPⅡb-Ⅲa复合物)是唯一特异性表达于血小板表面的整合素。αⅡbβ3是血小板主要的整合素(和受体),每个血小板具有50,000~80,000个拷贝。其缺失或缺乏导致血小板无力症,这是由血小板受体缺陷引起的最常见的出血性疾病(见第48章)。整合素αⅡbβ3在血小板聚集过程中至关重要,这部分内容将在第12章中详细讨论。

αvβ3

(CD51/CD61)整合素αvβ3在血小板中的拷贝数比较少(每个血小板只有数百个拷贝),而且其功能仍不清楚。在其他细胞上,αvβ3是玻连蛋白受体[25]。由于血小板无力症既可由αⅡb,亦可由β3基因的缺陷引起,因此αvβ3可表达也可不表达。当β3表达受影响时,αvβ3和αⅡbβ3都不表达。尽管具有这种类型缺损的血小板无力症患者的病情似乎并没有比αⅡb缺陷、完整表达(通常更高表达)αvβ3的患者更严重,但是可以在体外观察到玻连蛋白转运的差异[26]。在体外实验中,αvβ3介导骨桥蛋白和玻连蛋白的黏附[27]。kindlin-2与β3胞质端的相互作用选择性地促进αvβ3的外向内信号传导,引起体内相应的生物学过程[28]。

β1家族

α2β1

(CD49b/CD29)α2β1是继αⅡbβ3之后第二重要的血小

板整合素,在血小板上也称为 GP I a- II a,在淋巴细胞上称为 VLA2[29]。每个血小板约有 4 000 个拷贝。α2β1 是血小板和其他各种细胞上主要的胶原黏附受体。在血小板中它不属于层粘连蛋白受体。其表达水平由启动子中的沉默多态性控制,并且与心血管疾病的发病率有关(见第 5 章)。

由于 αvβ3 细胞外结构域的晶体结构已经被确定[30],因此,通过计算机对其他整合素的建模可用于结构/功能关系的评估(图 9.1)。在整合素的所有 α-亚基中,N-末端含有 7 个串联重复序列,该序列具有内部同源性,可折叠成七叶片的 β-螺旋桨结构[31]。这一 β-螺旋结构也具有三个或四个 Ca^{2+} 配位点。一些 α-亚基,包括 α2,在第二和第三重复之间含有约 200 个氨基酸的插入(或 I-)结构域,后者在螺旋结构的上表面形成突起(图 9.1)。I-结构域折叠成五个平行的 β-链和一个反向平行的 β-链,其被包括金属配位位点在内的七个 α-螺旋包围。α2 亚基上的 I-结构域明显优选该位点中的 Mg^{2+}/Mn^{2+}。

精确描绘 α2 的胶原蛋白结合 I-结构域及其与胶原相关肽形成的复合物[32,33]的 X 射线晶体结构是一项重大突破。I-结构域复合的 Mg^{2+} 对于与胶原蛋白的相互作用是至关重要的,其与胶原上的谷氨酸残基形成了六个配位点(图 9.2)。用天冬氨酸残基替代谷氨酸的多肽不能与 I-结构域结合[34],这表明需要较长的侧链与金属离子接触并配位。

β 亚基上的 N-末端结构域与 MIDAS(金属离子依赖性黏附位点)和 I-结构域具有相似的序列,并且也可以折叠成相关的结构。β-亚基偏好的阳离子可能是 Ca^{2+}。大多数(如果不是全部)整合素通过构象变化来上调其与配体的结合。胶原蛋白与血小板相互作用的一种理论就是所谓的"两步,两位点"模型,血小板首先通过 α2β1 与胶原结合,然后通过第二种受体

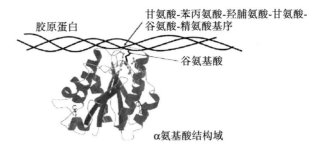

图 9.2　α2-亚基 I-结构域与含有甘氨酸-苯丙氨酸-羟脯氨酸-甘氨酸-谷氨酸-精氨酸基序的三螺旋胶原肽复合的模式图。I-结构域折叠成 Rossmann 型结构,在中心形成五条平行和一条反平行的 β-链,在外侧形成七个 α-螺旋。金属离子(Mg^{2+} 或 Mn^{2+})在八面体中心的 I-结构域顶部与来自 I-结构域的三个残基,两个水分子和来自胶原肽的谷氨酸侧链配位(Based on the results of Emsley et al.[32,33])

GP VI 被激活[35]。过去几年中,这一理论备受争议,因为每种受体在胶原蛋白反应的不同阶段作用不尽相同,但目前逐渐回归到最初的假设上。含有 GFOGER 序列的胶原蛋白相关肽(CRPs)可以直接与 I-结构域结合而不需要血小板活化,但血小板活化后 α2β1 与胶原蛋白的亲和力变化数据[36]说明在血小板黏附于胶原蛋白的过程中,血小板首先是通过胶原上特定位点和血小板表面 GP VI 之间的相互作用被激活的。在高剪切应力条件下,α2β1 和 GP VI 都不足以启动血小板黏附,此时血小板上的 GP I b 和血浆中的血管性血友病因子(VWF)都是血小板与胶原相互作用所必需的(见第 20 章)。在受损的血管壁上,血小板 GP I b 和 VWF-胶原之间的结合导致血小板在内皮下层滚动,直至它们牢固地黏附在血管壁上或是重新返回血液循环。血小板上负责黏附的整合素被激活后与相应配体牢固结合(α2β1 与胶原结合或者 α II b3 与纤维蛋白原/纤维蛋白结合)(参见第 12 章和第 20 章)。除此之外,α5β1 与纤连蛋白或 α6β1 与层粘连蛋白的相互作用亦可能与血小板黏附有关。由于血小板无力症患者的血小板仍可黏附于内皮层,因此可以推断 α II bβ3 既不是主要的也不是唯一参与黏附作用的整合素[37]。α2 或 β1 敲除小鼠[38,39]表型均相对正常,但仍存在血小板对胶原的反应缺陷。这些小鼠出血时间正常,血小板与胶原蛋白的黏附和聚集基本正常。一个明显的差异在于对"可溶性"胶原蛋白的反应,野生型血小板可产生明显的聚集反应,但 β1 敲除小鼠血小板并没有[40]。α2 敲除小鼠的血小板与野生型之间的差异则明显大于 β1 敲除小鼠[40]。

在人类中 α2 功能缺陷的数据仅来自于极少数患者。1995年,一名骨髓增生性疾病患者血小板 α2β1 特异性缺乏,并且缺乏对胶原蛋白的聚集和黏附反应[41]。该患者出血时间延长,伴有显著的血小板增多。早前有两名女性患者被诊断为轻度出血性疾病[42,43]。这些患者对胶原蛋白的反应相对于其他刺激剂有缺陷,表面标记和双向凝胶电泳研究均显示 α2β1 表达水平降低或不表达。其中一名患者的血小板反应蛋白 1 含量也存在明显缺陷,并且在最初的一组研究后不久,经历更年期后,该患者血小板对胶原的反应性恢复正常。另一名患者在开始检测时较年轻,但更年期后也出现了血小板功能的恢复。有研究利用灌流小室实验检测了该患者血液与兔血管内皮下层

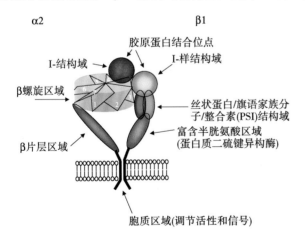

图 9.1　基于结构域和其他分子之间的序列相似性建立的 α2β1 整合素结构模型。α2 亚基上胶原蛋白结合位点外面的 I-结构域插入 7 个 β-螺旋结构的重复序列 2 和 3 之间,后者又与 β1 亚基中推定的 MIDAS(金属离子依赖性黏附位点)或 I-样结构域接触。β1 亚基的 N-末端折叠成一个 PSI 样结构域,存在于推定的 MIDAS 结构域下,附近没有已知序列相似性的结构域。β1 的 I-结构域也可参与胶原蛋白结合。β1 在膜上方的结构域富含二硫键,并且具有内源性蛋白质二硫键异构酶活性,负责调节胞质内结构域介导的信号传导引起的整合素构象变化。这些变化改变了 α2 亚基 I-结构域的构象及其对胶原蛋白的亲合力

的相互作用[42]。该实验中,正常人的血小板可在内皮表面黏附、变形并脱颗粒,而该患者的血小板则极少发生黏附,并且也不发生形状改变或脱颗粒。高倍电子显微镜显示黏附的血小板仅在几个接触点与内皮表面之间产生非常弱的相互作用,并且没有像正常血小板一样铺展。GPIb-VWF相互作用足以使血小板发生黏附,可能也需要少数整合素(α5β1,α6β1)的帮助,但是缺乏α2β1时血小板则不能牢固地黏附或活化。尽管假定GPVI存在并且与胶原相互作用,但血小板仍无法被激活。然而,不能排除这些血小板可能有其他缺陷。在搅拌的悬浮液中,当血小板被胶原蛋白激活时,尽管血小板表面存在GPVI、胶原上也存在GPVI结合位点,α2β1的拮抗剂(如抗体[44,45]或蛇毒蛋白[46,47])仍可抑制血小板聚集反应。利用特异性蛇毒金属蛋白酶剪切血小板表面的β1亚基也可以抑制胶原诱导的血小板信号传导[48]。因此有人提出,α2β1可能不仅参与血小板与胶原蛋白的黏附,还参与了血小板信号转导。一些蛇毒蛋白可以阻断α2β1[45,46],另一些蛇毒蛋白则结合α2并裂解β1[49,50]。还有些蛇毒蛋白可以阻断胶原上的α2β1结合位点[51]。长期以来由于缺乏合适的试剂,很难检测α2β1是否存在不同的活性状态。然而,Jung和Moroi[52]使用可溶性胶原蛋白片段检测发现,许多激动剂诱导血小板活化后能促进胶原与α2β1的结合。虽然低浓度刺激剂诱导释放的ADP起了主要作用,但这种作用在较高浓度刺激时则不明显,这提示了上述现象中存在直接信号通路的参与[36]。

各种胶原蛋白还含有能被不同活化状态的α2β1识别的结合位点[53,54]。众所周知,整合素可以跨膜进行双向信号转导,并与多种胞质蛋白相互作用[55]。整合素的胞质内结构域对细胞功能至关重要,例如可调节其亲和力状态。FcRγ链敲除小鼠的血小板功能实验也支持GPVI/FcRγ链复合物当中的FcRγ亚基,在血小板黏附到胶原之前激活整合素的作用(参见"GPVI"部分)。

来自锯鳞蝰(Echis multisquamatus)的C型凝集素EMS16可阻断胶原蛋白诱导的血小板和内皮功能,其与α2亚基I-结构域组成的复合物的晶体结构清楚显示,EMS16与α2I-结构域的结合可掩盖其胶原结合位点,从而阻断胶原蛋白的结合[56]。rhodocetin是一种来自马来亚红口蝮(Calloselasma rhodostoma)毒液的C型凝集素相关蛋白,其与整合素α2亚基的胶原结合A结构域特异性结合,引起显著的结构重组,从而阻断胶原诱导的血小板聚集[57]。

几个研究小组已经证明,内源性蛋白质二硫键异构酶(PDI)活性对整合素的活化至关重要[58-60]。整合素,特别是β-亚基,富含半胱氨酸残基并在EGF结构域内含有CGXC序列,此序列是PDI的典型特征。先前有研究证明,低剂量的巯基试剂如二硫苏糖醇可以激活整合素[61-63]。整合素的活化可被特异性PDI抑制剂杆菌肽所阻断[60,64]。α2β1整合素也具有这些特性[64],据报道,通过内源性PDI活性重排β1的EGF结构域可调节I-结构域对α2亚基的高亲和力状态[65],尽管这一观点仍存在争议。β3整合素PSI结构域的两个CXXC基序对维持其最佳PDI样活性是必要的。CXXC基序的半胱氨酸被替换(C13A和C26A)后,全长人重组β3亚基的PDI-样活性也可显著降低。与人和其他物种交叉反应的抗小鼠β3 PSI结构域单克隆抗体(mAb)可抑制αIIbβ3的PDI-样活性及其与纤维蛋白原的结合。因此,PSI结构域是整合素活化的潜在调节因子[66]。

基于人整合素α2I-结构域的分子建模和细胞筛选测定,现已开发出一类机械学上新型的磺酰胺衍生物。这些分子通过选择性抑制α2β1整合素介导的胶原蛋白结合发挥抗血小板活性,呈现胶原特异性抗血小板活性,并可在不影响一期止血的前提下调节体内血栓形成,其作用优于阿司匹林[67]。

正常人中α2β1的广泛表达与α2基因的沉默多态性有关[68,69]。各项研究表明这些多态性可能对心血管疾病的发病率产生影响(见第5章)[70-75]。α2β1的C807T多态性在血浆或血小板内VWF水平降低的患者中与出血倾向有关[76],在健康人中则与血小板的胶原蛋白黏附活性降低有关[77]。最近有研究利用代谢组学方法比较了两种交联多肽介导的血小板活化,即GPVI结合结构域和α2β1结合结构域,结果显示这两种受体涉及不同的脂质激活通路,这也解释了为什么难以解析α2β1介导的信号传导[78]。

α5β1

CD49e/CD29 α5β1在血小板上作为纤连蛋白受体起作用,并在损伤部位的血小板黏附中起辅助作用[79]。阻断α5β1整合素可减弱sCD40L介导的血小板活化[80]。纤维细胞纤连蛋白具有有效的促血小板聚集功能和促凝活性[81]。α5β1也参与血小板表面的纤连蛋白原纤维的形成[82]。

α6β1

CD49f/CD29 α6β1是血小板上的层粘连蛋白受体,并且在损伤部位对血小板黏附具有辅助作用[83]。质谱法测定发现每个血小板约有11 500个拷贝[84]。层粘连蛋白可通过α6β1依赖性途径激活GPVI,从而刺激血小板铺展[85]。血小板激活后释放层粘连蛋白-8,其通过与α6β1相互作用促进血小板黏附[86]。

β2家族

αLβ2

CD11a/CD18长期以来人们普遍认为血小板不表达β2整合素;然而,在活化的而非静息的人血小板表面可检测到αLβ2整合素,表明它在颗粒膜上表达[87]。小鼠研究表明,当刺激巨核系造血时,血小板β2表达减少,而β1或β3无此现象[88]。与野生型血小板不同,β2敲除小鼠的血小板寿命显著缩短,并且不会在局部炎症部位聚集[89]。β2敲除小鼠的caspase蛋白酶活性也有升高,表明该整合素可以调节caspase活性[90]。目前仍然不能排除的一个可能就是活化血小板上表达的αLβ2是从活化单核细胞的囊泡中转移至血小板上的,因为迄今为止尚未在蛋白质组学或转录组学研究中检测到αLβ2。

富含亮氨酸重复序列(LRR)家族

GPIb-IX-V复合物

血小板上的LRR家族成员主要以GPIb-IX-V复合物为代表,每个血小板约25 000~50 000个拷贝(Ibα:Ibβ:IX:V

比例约为1:2:1:1),是血小板上第二常见的受体(第一为整合素 α Ⅱ bβ3)[84]。该受体缺失或缺乏导致 Bernard-Soulier 综合征,这是与血小板受体相关的第二常见(但仍然非常罕见)的出血性疾病(见第 48 章)。低剂量凝血酶诱导的 PAR 依赖性细胞应答需要 GP Ⅰ b-Ⅸ信号通路的协同作用,相反,凝血酶诱导的 GP Ⅰ b-Ⅸ信号传导则需要 PAR 的协同作用。这种相互依赖的协同作用需要 GP Ⅰ b-Ⅸ特异性 14-3-3-Rac1-LIMK1 信号传导通路,而该通路的激活需要 PAR 信号转导。在 GP Ⅰ b-Ⅸ和 PAR 信号通路的协同作用下,低浓度的凝血酶即可刺激血小板活化,这对于体内血栓形成很重要[91]。在高剪切应力环境下血小板黏附所必需的 GP Ⅰ b-Ⅸ-Ⅴ复合物将在第 10 章详细讨论。

Toll 样受体

Toll 样受体(Toll-like receptors,TLR)是在血小板上检测到的第二类 LRR 蛋白,其拷贝数远小于 GP Ⅰ b-Ⅳ-Ⅴ复合物。TLR 中存在两种类型的 LRR 蛋白,分别具有紧密的 α-螺旋结构(与核糖核酸酶抑制剂相似)或开放的不太紧密的螺旋结构(如 GP Ⅰ b-Ⅸ-Ⅴ家族)。这有利于各种类型的交互作用。最近的几项研究为血小板上这类受体的存在和相关功能提供了证据。TLR 是 Ⅰ 型跨膜受体,包含细胞外结构域(含有多个 LRR)、跨膜结构域和细胞内 Toll/白介素(IL)-1 受体结构域(图 9.3)。在典型的免疫细胞中,配体对 TLR 的刺激(通常是与细菌、病毒或寄生虫细胞壁成分等固有免疫相关的配体)可激活信号级联反应,导致促炎细胞因子的产生和免疫应答。Shiraki 等人[92]通过逆转录酶-聚合酶链反应(RT-PCR)检测血小板和 Meg-01 细胞,以及通过流式细胞术检测 Meg-01 细胞,其中均可检测到有 TLR1 和 TLR6 的表达。Cognasse 等人[93]使用流式细胞技术检测了血小板上几种 TLR 的表达:血小板表面 TLR2、TLR4(约 60% 的血小板中阳性)和 TLR9 呈现弱表达,透化处理后则表现为相对高水平的表达(TLR2,约 50%;TLR4,约 80%;TLR9,约 35%)。血小板表面可表达非自我感染危险检测分子,特别是 TLR 家族。TLR 介导血小板与感染性介质结合,并为细胞因子和趋化因子的分泌提供不同的信号[93]。TLR4 广泛分布于各种细胞中,甚至其低水平表达也足以对脂多糖(LPS)或内毒素产生应答[94]。TLR4 需要另一种小分子 MD-2,后者属于脂蛋白结合蛋白的 ML 家族,并且在其 N-末端结构域附近与 TLR4 结合(图 9.3)。TRL4 敲除小鼠模型的建立有助于研究其在血小板中的作用[95]。流式细胞术检测发现野生型小鼠大约一半的 TLR4 阳性。[125]I-抗 TLR4 单克隆抗体结合检测证实了这一结果,该实验中野生型血小板呈现 TLR4 阳性,而 TLR4 敲除血小板呈现阴性。上述检测的一个重要标准是染色前需要固定,这提示了抗体结合后 TLR4 的表达下调,可能解释了早期研究中在血小板上很难检测到这种受体的现象。在该研究中,约 40% 的人血小板上表达 TLR4[96]。巨核细胞也表达 TLR4,且表达水平随着巨核细胞成熟而增加(成熟程度通过 CD41 水平评估)。LPS(TLR4 配体)处理可导致更多的野生型小鼠血小板黏附于纤维蛋白原,约为凝血酶诱导黏附的 50%。TLR4[-/-] 血小板对凝血酶有正常反应,但是 LPS 对 TLR4[-/-] 血小板的生理活动无影响。与凝血酶不同,LPS 不能诱导野生型小鼠血小板 P-选择素的表达,即使在体内注射 LPS 时,在肺中隔

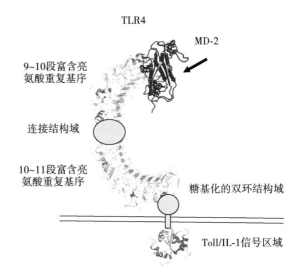

图 9.3　Toll 样受体 4/MD-2 复合物的模式图。由约 9~11 个富含亮氨酸的重复序列(LRR)形成的两个结构域由一个尚未明确界定的区域分开,该区域包含两个半胱氨酸,可能形成二硫键连接的环状结构,似乎是一个灵活的连接域。正如在大多数 LRR 分子(如 GP Ⅰ b-Ⅸ-Ⅴ)中发现的那样,LRR 和质膜之间的区域含有经典的双环结构域。与大多数 Toll 样受体一样,胞质内区域折叠成 Toll/白细胞介素-1 信号传导结构域。MD-2 亚基与 N-末端结构域相关联

离的血小板也未显示出 P-选择素表达增强。野生型血小板不会在 TLR4[-/-] 小鼠的肺中积聚,表明肺中 TLR4 的存在也是至关重要的。这被证明是一种依赖于中性粒细胞的现象。在肝脏炎症小鼠中,有研究发现 TLR4 和单核细胞-血小板复合物可以调节小胶质细胞的活性和疾病行为的进展[97]。

TLR4 的结构如图 9.3 所示(以其他含 LRR 的分子为模型,特别是 GP Ⅰ b 和 TLR3)。有大约 9~11 个 LRR 形成两个结构域。这两个结构域被一个尚未明确界定的区域隔开,该区域不太可能以这种方式折叠,内含两个可能形成二硫键的半胱氨酸,似乎是个灵活的连接域。LRR 和质膜之间的区域包含大多数 LRR 分子中都存在的经典双环结构域。与大多数 TLR 一样,其胞质区域折叠成 toll/IL-1 信号结构域。

TLR2 是一种功能性的炎症相关受体,在巨核细胞和血小板上表达,介导感染和免疫诱导的血小板活化;然而,这种受体在巨核细胞中的作用尚不清楚。通过 TLR2 介导的炎症反应可加快巨核细胞的成熟和调节巨核细胞的表型,从而参与炎症和止血之间的相互作用[98]。通过识别广泛的内源性脂质过氧化配体和激活血小板的固有免疫信号级联反应,TLR2 在血小板高反应性和高脂血症的高凝状态中起关键作用[99]。急性冠状动脉综合征(ACS)患者的血小板 TLR-2 和 TLR-4 平均表达水平高于稳定型心绞痛和冠状动脉正常的患者(分别为 29.5%、10.5%、3.0%,$P<0.001$;40.5%、11.5%、3.0%,$P<0.001$)。与冠状动脉正常的患者相比,稳定型心绞痛患者血小板上 TLR-2 和 TLR-4 的平均表达水平也更高($P<0.05$)[100]。人血小板表面或胞内可表达低水平的 TLR3 蛋白。凝血酶激活血小板后,可观察到总人群中血小板表面 TLR3 的表达率以及 TLR 高水平表达的比例的升高。与静息血小板相比,人血小板对 poly I:C

的反应包括：[Ca^{2+}]i 增加，表达 TLR4 和 CD62P 的细胞比例升高，以及 CXCL4 和 IL-1β 的释放。因此可以说，血小板可能通过识别病毒 dsRNA 来影响固有免疫反应[101]。

羧基（烷基吡咯）蛋白质加合物是 TLR9 新型非常规配体中的代表。它们通过 TLR9/MyD88 途径促进血小板（人和小鼠）活化、颗粒分泌、体外聚集以及体内血栓形成。通过 TLR9 配体激活血小板可诱导人白介素受体相关激酶（IRAK1）和 AKT 的磷酸化，该效应是 Src 激酶依赖性的。生理性血小板激动剂通过诱导血小板表面的 TLR9 表达与 TLR9 配体发挥协同作用[102]。

核苷酸结合寡聚化结构域 2（NOD2）

NOD2 是以胞壁酰二肽为配体的模式识别受体。识别结构域由 9 个富含亮氨酸的重复结构域形成。人和小鼠血小板均表达 NOD2，其激动剂胞壁酰二肽诱导 NOD2 活化，表现为受体的二聚体化。NOD2 活化增强了由低浓度凝血酶或胶原蛋白诱导的血小板聚集、分泌以及血凝块回缩。NOD2 缺陷型小鼠的血小板中则未观察到胞壁酰二肽的这些增强作用。NOD2 很可能在机体感染时参与血小板活化和动脉血栓形成[103]。

七次跨膜受体

七次跨膜受体家族通常是细胞中的主要激动剂受体家族，并且在血小板中非常具有代表性。这个家庭的成员仍然在识别和鉴定中。

凝血酶受体

凝血酶是一种关键的血小板激动剂，因此凝血酶受体成为血小板上七次跨膜受体家族的主要代表。第一个被鉴定和认知的受体是蛋白酶激活受体 1（PAR1）[104]。与七次跨膜家族的其他成员（后面讨论）不同，PAR 类受体具有独特的激活机制，其机制涉及特异性切割 N 端细胞外结构域，暴露一个新的 N-末端，后者经过重新折叠后作为配体发挥作用。被剪切的 N-末端多肽也可激活血小板，但其对应的受体尚未确定[105]。人血小板 PAR1 受体约有 2 500 个拷贝，可响应大约 1nmol/L 浓度的凝血酶。其他 PAR 类受体也已在血小板上被鉴定[106]。PAR2 受体可被胰蛋白酶和相关蛋白酶切割和激活，但不能被凝血酶激活。在小鼠（而非人类）当中，血小板表达 PAR3，其将凝血酶呈递给 PAR4 并增加后者的敏感性，而 PAR1 似乎并不重要。人和小鼠血小板都具有 PAR4[107]，其对凝血酶浓度的敏感性比 PAR1 高 10 倍，这可能是为了处理血小板暴露于高剂量凝血酶、同时 PAR1 下调的情况。低剂量凝血酶诱导的 PAR 依赖性细胞应答需要 GP I b-IX 信号传导的协同作用，另一方面，凝血酶诱导的 GP I b-IX 信号传导也需要 PAR 的协同作用。这种相互依赖的协同性需要 GP I b-IX 特异性 14-3-3-Rac1-LIMK1 信号传导通路，而该通路的激活也需要 PAR 信号传导。因此，GP I b-IX 信号传导和 PAR 信号传导之间的协同作用可在低凝血酶浓度下驱动血小板活化，这对于体内血栓形成很重要[91]。在第 13 章中将详细讨论血小板凝血酶受体。

二磷酸腺苷（ADP）受体

ADP 是一种主要的血小板激动剂，也是血小板致密颗粒分泌的关键自分泌因子。ADP 是最早被确认的血小板激动剂之一，但 ADP 受体则很晚才被发现[21,22,107-110]。血小板的 ADP 和 ATP 受体涉及三个独立的组分。P2Y$_1$ 和 P2Y$_{12}$ 是 ADP 受体，属于七次跨膜蛋白家族；P2X$_1$ 是 ATP 受体，是一种钙通道，属于另一种不同结构的蛋白家族[23]。ADP 和 ATP 受体将在第 14 章中详细讨论。

前列腺素家族受体

血栓素（TX）受体

血小板具有 A 型 TXA$_2$/前列腺素（PG）H$_2$ 受体[111]，其分子量为 57kDa，含有两个 N-糖基化位点。TXA$_2$/PGH2 受体可通过几种 G 蛋白（包括 Gq、Gi$_2$ 和 G$_{12/13}$）激活磷脂酶 A2 和磷脂酶 C，从而与信号转导过程相偶联。TXA$_2$ 受体激动剂诱导几种信号蛋白的酪氨酸磷酸化，其中包括 p72^{SYK}[112]。在胆固醇耗竭小鼠的血小板中，TXA$_2$ 类似物 U46619 和 IBOP 诱导的血小板聚集、αIIbβ3 整合素活化以及 P-选择素分泌几乎完全被抑制。脂筏的破坏还能抑制 TXA$_2$ 诱导的细胞质钙增加和核苷酸释放，排除了 P2Y$_{12}$ 受体的作用。大部分 TXA$_2$ 受体（40%）与脂筏共定位[113]。在血小板中，与脂筏相关联的 TXA$_2$ 受体的存在对于血小板对 TXA$_2$ 的功能性反应是非常重要的。A 型 TXA$_2$/PGH$_2$ 受体是一类伴随主要刺激剂扩大血小板活化的重要受体（见第 33 章）。

PGI$_2$ 受体

PGI$_2$（前列环素）受体[114,115]是血小板上主要的抑制性前列腺素受体，与内皮细胞释放的前列环素结合以维持血小板的静止状态。其可与 Gs 蛋白偶联激活腺苷酸环化酶。12-羟基二十碳三烯酸（12-脂氧合酶的二氢-γ-亚麻酸衍生代谢物）最近被证明可有效抑制血小板反应性和血栓形成，而不会延长模型鼠的出血时间，其机制部分是通过前列环素受体发挥作用[116]。PGI$_2$ 受体将在第 17 章详细介绍。

PGD$_2$ 受体

人们普遍认为血小板具有与血管受体相似，但与其他血小板前列腺素受体不同的 PGD$_2$ 受体[117]。多种靶向前列腺素 D$_2$ 受体的拮抗剂对富含血小板的人血浆中的 cAMP 积聚具有很好的抑制作用[118]。

PGE$_2$ 受体

PGE$_2$ 在低浓度下可增强血小板对 ADP 和胶原的反应，在较高浓度下则可抑制血小板聚集。激活小鼠 PGE$_2$ 受体 EP3 能抑制环磷酸腺苷（cAMP）的产生并促进血小板聚集[119]。从 HEL 细胞克隆的 α 型 PGE$_2$ 受体，当在细胞中表达时，可表现与血小板受体一样的配体结合特征[120]。在粥样硬化动脉中聚集的巨噬细胞可产生 PGE$_2$，这是一种主要的炎症介质；同时血小板表达这种前列腺素的抑制性受体（EP2、EP4）和刺激性受体（EP3）。然而，研究发现两种 EP3 拮抗剂既不能抑制动脉粥样硬化斑块诱导的血小板聚集、GP IIb/IIIa 暴露、致密颗粒和 α 颗粒分泌，也不能减少动脉血流下斑块诱导的血栓形成[121]。

一种阻断 EP$_3$ 的药物可显著减少小鼠动脉粥样硬化血栓形成，同时不会增加出血事件。PGE$_2$ 对人血小板的作用是有争议的。EP$_3$ 阻断药物 DG-041 抑制了 PGE$_2$ 在人类志愿者全血中的增强作用，同时没有延长出血时间[122]。

脂质受体

血小板活化因子（PAF）受体

PAF 是一种脂质(1-烷基-2-乙酰基-sn-甘油-3-磷酸胆碱)，在 10fmol/L 的低浓度水平下即可产生生物反应，并且是一种主要的炎症介质。人血小板有 300 个 PAF 受体，K$_d$ 约为 0.2nmol/L。目前已经从各种物种中克隆出 PAF 受体，表达的糖蛋白分子量约为 50~60kDa[123]。血小板受体与 Gq 和 Gi 蛋白偶联。在拮抗剂研究中，PAF 受体是一种重要的药理学靶标。完整的氧化低密度脂蛋白(oxLDL)颗粒通过 PAF 受体激活血小板，并且 PAF 受体对 oxLDL 中大量氧化磷脂都有反应[124]。

溶血磷脂酸受体

将溶血磷脂酸加入血小板悬液，可引起血小板形状改变、颗粒释放和血小板聚集。活化的血小板也可产生和分泌溶血磷脂酸作为自分泌型激动剂。血小板的溶血磷脂酸受体有七个跨膜结构域，分子量在 38~40kDa 范围内，且其糖基化水平可能较低[125]。

鞘氨醇-1-磷酸受体

虽然已知鞘氨醇-1-磷酸(S1P)影响血小板反应性，但是介导这些作用的受体及其机制却尚不清楚[126]。有研究通过蛋白质印迹实验发现人血小板表达 S1P$_2$ 受体。外源 S1P 刺激血小板可导致浓度依赖性的细胞内 Ca^{2+} 增加和血小板聚集。S1P 诱导的 Ca^{2+} 增加对 S1P$_2$ 受体拮抗剂 JTE-013 敏感，而对 S1P$_{1/3}$ 拮抗剂 VPC23019 不敏感。两种拮抗剂均以非叠加方式减少 S1P 刺激的血小板聚集。S1P 还可诱导 RhoA 易位到细胞膜，并且 S1P 受体拮抗剂可抑制 50% 的 RhoA 活性。2 型糖尿病患者血小板对 S1P 刺激的聚集反应性降低，全长 S1P2 蛋白的表达水平亦有降低[127]。鞘氨醇 1-磷酸受体 4(S1P$_4$)在人巨核细胞发育过程中特异性表达上调，并且在成熟的小鼠巨核细胞中也有表达。从 S1P$_4$ 缺陷小鼠的骨髓中产生的巨核细胞在体外表现出非典型的前血小板生成和生成数量的减少。S1P$_4$ 敲除小鼠经历实验性血小板减少症后，血小板数量恢复的速度显著降低。在人红白血病 HEL 细胞中表达和刺激 S1P$_4$ 促进了核内有丝分裂，胞质延伸的形成以及随后的血小板样颗粒释放。这些观察结果表明 S1P$_4$ 参与巨核细胞的终末分化[128]。选择性激动剂研究表明，S1P 通过 S1PR$_4$(而不是 S1PR$_1$)抑制胶原诱导的人血小板活化[129]。

胆碱转运蛋白

血小板含有胆碱转运蛋白 SLC44A1(CD92)，但尚不清楚血小板上这些蛋白是膜表面受体还是线粒体膜受体[130]。

趋化因子受体

趋化因子家族的第一批成员是在血小板中被发现的:血小板因子 4 和 β-血栓球蛋白。最近发现血小板还含有其他趋化因子，包括 ENA-78(上皮中性粒细胞激活肽)和 RANTES(活化调节的，正常 T 细胞表达的，并可能分泌的因子)。血小板趋化因子受体是否存在一直备受争议，但现在已有证据支持血小板受体 CXCR4(含有 Cys-X-Cys 基序的趋化因子的受体 4)和 CCR4(含有 Cys-Cys 基序的趋化因子的受体 4)的存在，CCR1 和 CCR3 表达水平较低，但也能发挥功能[131-134]。新近发现的一些趋化因子受体也正在血小板中进行检测(见下文)。CX-CR4 是基质细胞衍生因子 1 的特异性受体，存在于巨核细胞上。在巨核细胞生成过程中，CXCR4 可能在肝脏和骨髓之间的运输中起作用，还可能与血小板生成素一起参与巨核细胞的成熟(参见第 2 章和第 61 章)。通过 CXCR4 和 CXCR7 介导的 SDF-1α/CXCL12、CXCL11、MIF 能在血管和组织炎症、免疫防御和损伤修复的部位发挥调节作用[135]。生理性血流条件下，固定化的 CXCL16 促进血小板对人血管壁、内皮细胞和血管性血友病因子的 CXCR6 依赖性黏附。在低剪切应力条件下，固定的 CXCL16 可从流动的血液中捕获血小板。CX-CL16 还可诱导不可逆的血小板聚集和血小板内钙水平升高[136]。CXCL16 可通过 CXC 基序受体 6-依赖性磷脂酰肌醇 3-激酶/Akt 信号传导和旁分泌激活途径诱导血小板活化和黏附，这提示了 CXCL16 在血管炎症和血栓闭塞性疾病中的关键作用[137]。

关于 CCR4 的作用知之甚少，但由于它是巨噬细胞衍生趋化因子的受体，是由单核细胞产生的胸腺和活化调节趋化因子(thymus and activation-regulated chemokine，TARC)，因此可能参与血管损伤时常见的血小板-单核细胞相互作用。血小板 α-颗粒也含有 TARC，并可在血小板激活后分泌。CCR1 和 CCR3 都是 RANTES 的受体，在血小板活化期间释放，因此可以参与自分泌反馈机制或被其他产生 RANTES 的细胞激活。CX3CR1(分形趋化因子受体)也存在于血小板，参与动脉粥样硬化过程，其结构较为特殊，含有将其从血小板表面隔离出来的主干结构域[138]。最近发现 GP I b 亦可作为一种人趋化因子受体发挥作用[139]。

其他七次跨膜受体

V$_{1a}$ 血管加压素受体

血管加压素是一种诱导血小板快速活化的激动剂，但这种活化的程度取决于血浆中的腺苷水平，其作用通常是可逆的;但在茶碱存在时，该作用被大大加强，因为茶碱能拮抗腺苷受体[140]。血小板上的 V$_{1a}$ 受体与 Gq$_{11}$ 偶联。

A2$_a$-腺苷受体

腺苷在 1962 年首次被确定为血小板抑制剂[141]。在血小板上，它通过 Gs 蛋白偶联的 A2a-腺苷受体刺激腺苷酸环化酶。这种受体已被克隆[142]。血浆腺苷是抗血管加压素或 PAF 激活血小板的强抑制剂。

β2-肾上腺素受体

肾上腺素仅在其他激动剂存在下才可诱导血小板聚集，并且其受体 β2-肾上腺素受体被认为仅与 G 蛋白中的 Gs 类蛋白偶联[143]。肾上腺素可以非 Ca^{2+} 依赖性地增加 cAMP 水平来激活血小板一氧化氮合酶。

5-羟色胺受体

血小板上主要的血清素受体(5-羟色胺 5-HT)是 $5-HT_{2A}$。$5-HT_{2A}$ 受体对中枢神经系统和外周系统的生理功能至关重要。在血小板中,$5-HT_{2A}$ 与 G 蛋白偶联,其与血清素结合可诱发钙信号传导[144]。血清素是血小板致密颗粒的主要成分,在血小板活化时释放,因此被认为是另一种自分泌激动剂。$5-HT_{2A}$ 受体基因的 T102C 多态性导致信号传导的上调,并且与非致命性急性心肌梗死有关[145]。临床抑郁症是急性冠状动脉事件患者死亡率增加的独立危险因素。目前认为血小板活性增加是其中一种机制。许多研究表明,急性抑郁症患者血小板中 $5-HT_{2A}$ 表达增加[146],但这仍然是一个有争议的领域。新型 $5-HT_{2A}$ 受体拮抗剂,AR246686,可与稳定表达重组人和大鼠 $5-HT_{2A}$ 受体的 HEK 细胞膜高亲和力结合(Ki 分别为 0.2nmol/L 和 0.4nmol/L)。AR246686 还能抑制 5-HT 对 ADP 刺激的血小板聚集的增强效应($IC_{50} = 21$nmol/L)。在大鼠股动脉闭塞模型中,口服给药可产生抗血栓作用,该剂量对无创伤性出血时间无显著影响[147]。血小板能释放致病性 5-羟色胺,并在免疫复合物介导隔离后返回到血液循环中[148]。5-羟色胺再摄取受体不属于七次跨膜蛋白,将在"5-羟色胺再摄取受体"部分中讨论。

多巴胺受体

最近的研究为血小板上 D3 和 D5 多巴胺受体的存在提供了证据[149]。多巴胺受体具有糖蛋白特性,42kDa 糖蛋白很早就已被鉴定了。

α7-烟碱乙酰胆碱受体

根据 mRNA 和蛋白质表达分析,人血小板和巨核细胞的前体细胞表达 α7-烟碱乙酰胆碱受体(nAChRα7)亚基。nAChRα7 选择性激动剂 PNU-282987 能够诱导 Ca^{2+} 进入血小板,说明这些亚基可形成功能性的 Ca^{2+} 通道。PNU-282987 还增强了由经典血小板激动剂(血栓素 A_2 类似物 U46619 和 ADP)诱导的纤维蛋白原受体活化。激动剂诱导的血小板聚集可被 nAChRα7 选择性拮抗剂 α-银环蛇毒素和甲基乌头碱显著抑制。通过 nAChRα7 通道介导的 Ca^{2+} 内流是影响人血小板功能的新途径。血小板活化后释放储存的乙酰胆碱,激活 nAChRα7 通道,有助于维持细胞内 Ca^{2+} 水平以支持血小板的活化[150]。

大麻素受体

大麻素受体(cannabinoid receptors,CB)是 G 蛋白偶联受体,属于视紫红质样亚家族。早期有争议的 CB1 和 CB2 现在已经通过蛋白质印、ELISA、共聚焦显微镜和结合试验证明其可在人血小板中表达。CB1 和较低水平的 CB2 在高度纯化的人血小板中表达。两种受体亚型主要表达在细胞内,这也解释了它们之前在质膜中未被发现的原因[151]。同时,这一发现还可能解释了 δ-9-四氢大麻酚在人血小板中的促凝作用[152]。

免疫球蛋白超家族

GPⅥ

GPⅥ是血小板上存在的免疫球蛋白(Ig)超家族的重要成员之一,并且是除了 α2β1 之外另一个主要的胶原蛋白受体。虽然 GPⅥ血小板上更早被发现[16],但其功能仍不明确。对 GPⅥ缺失或缺乏患者的检测是发现该糖蛋白为关键胶原受体的重要依据。在首次鉴定出 GPⅥ的患者中,其血小板具有特异性的胶原应答缺陷[153]。有研究发现血小板激动剂蛇毒(convulxin)通过诱导 GPⅥ聚集发挥作用[154],GPⅥ随后在 1999 年被成功克隆[18]。缺乏 GPⅥ的血小板仍可对胶原产生较弱的反应,对 convulxin 则没有反应,这表明胶原蛋白与 α2β1 的交联足以在一定程度上激活血小板[155]。在过去几年中,研究者们发现其他分子,如层粘连蛋白、D-二聚体、纤维蛋白原和纤维蛋白(通过 D-结构域),也是 GPⅥ的重要配体[156-157]。GPⅥ将在第 11 章中详细介绍。

FcγRⅡa

人血小板上另一 Ig 家族主要成员是 FcγRⅡa(CD32),这是一种 IgG Fc 段的低亲和力受体。与 GPⅥ一样,FcγRⅡa 具有两个 C-2 样 Ig 环,但它直接通过其细胞内结构域转导信号,该结构域包含两个免疫受体酪氨酸激活基序(immunoreceptor tyrosine-based activatory motif,ITAM)。在还原和非还原条件下,该受体的分子量约为 40~42kDa。FcγRⅡa 在抵抗细菌、病毒和寄生虫等免疫防御方面发挥重要作用(见第 29 章)。FcγRⅡa 还涉及多种自身免疫和同种免疫疾病,在这些疾病中,抗原-抗体簇可引起 FcγRⅡa 聚集介导的血小板活化。因此,几乎所有针对血小板受体的多克隆抗体和许多单克隆抗体都通过诱导该受体聚集来激活血小板。有些单克隆抗体具有这种效果,而其他单克隆抗体却没有,其中原因尚未得到令人满意的解释,但可能与从结合表位呈递 IgG 的 Fc 段有关。FcγRⅡa 受体在肝素诱导的血小板减少症中的作用备受关注[158]。针对肝素和血小板 α-颗粒趋化因子(血小板因子 4)复合物产生的抗体,以及该复合物通过 FcγRⅡa 引起的血小板活化均可导致血小板减少症。肝素诱导的血小板减少症将在第 41 章中详细介绍。FcγRⅡa 在 131 位残基处具有 R/H 多态性,影响 Fc 结合的亲和力。有观点认为这可能与肝素诱导的血小板减少症的易感性有关,但似乎并非如此[159]。小鼠血小板不含 FcγRⅡa 受体,也不产生免疫性血小板减少症。后者可通过将人类转基因导入小鼠基因组来模拟,从而使其在血小板和其他血细胞上表达[160]。除了与 IgG 结合后的信号传导外,FcγRⅡa 与配体结合后也可与 GPⅡb-Ⅲa 协同作用,增强血小板的外向内信号传导[8,161]。与血小板活化的许多其他方面一样,脂筏可能在某些情况下参与 FcγRⅡa 信号传导[162]。

FcεRⅠ

IgE 可以激活血小板,表明血小板参与抵抗寄生虫和过敏反应中的防御机制。多篇研究指出血小板表达的 FcεRⅠ是 IgE 的高亲和力受体[163,164]。FcεRⅠ蛋白可通过流式细胞术,检测 mRNA 则可通过 PCR 检测进行。其在正常人群中的表达水平存在较大的异质性，而且仅有很小比例的血小板表现低亲和力受体 FcεR I（CD23）阳性。在巨核细胞中，只有胞质中可检测到 FcεR I。FcεR I 激活血小板后导致血小板释放血清素和 RANTES，这支持了血小板在过敏性炎症中的作用[164]。在曼氏血吸虫幼虫（*Schistosoma mansoni* larvae）中，FcεR I 的交联可引起对血小板的细胞毒性（见第 29 章）。最近的研究表明血小板通过 FcεR I 参与过敏性哮喘[165]。高亲和力免疫球蛋白 E（IgE）受体亚基 α（FcεR1α）被识别为 PEAR1 的配体。FcεR1α 和 PEAR1 通过其膜近端 Ig 样和第 13 表皮生长因子结构域直接相互作用，具有相对较强的亲和力（KD 约为 30nm）[166]。

血小板和 T 细胞抗原 1（PTA-1）（TLiSA1，DNAM-1，CD226）

T-谱系特异性活化抗原（TLiSA1）最初被认为参与人细胞毒性 T 细胞的分化。该抗原随后在血小板上被检测到并发现其参与血小板活化，因此被重命名为 PTA-1[167]。它是 Ig 超家族中不常见的成员，仅在细胞外区域具有两个 V-结构域。最近，该分子被归类为 CD226，并且制备了多种单克隆抗体[168]。该受体在血小板上有 2 800 个拷贝[84]。脊髓灰质炎病毒受体（CD155）和黏附连接蛋白 nectin-2（CD112）也证实是 CD226 的两个潜在配体[169]。有研究表明 CD226 介导血小板和巨核细胞与内皮细胞的黏附[170]。

连接黏附分子（JAM）

为了标准化人和小鼠的序列术语，此类受体被更名为 JAM-A、-B 和-C。

JAM-A（JAM-1，F11）

研究发现一种抗血小板的单克隆抗体可识别 32kDa 和 35kDa 的两种膜蛋白，并通过将这些分子与 FcγR II a 交联来激活血小板[171]。该分子（F11）属于 Ig 超家族，在细胞外有两个 Ig 结构域。随后发现 F11 与先前鉴定的 JAM-1 是同一分子，当在 CHO 细胞中表达时通过嗜同性相互作用定位于细胞-细胞接触区域[172]。虽然 JAM-1 在血小板中的功能尚不清楚，但已知其有助于在内皮细胞中形成紧密连接。因此，其中一个功能可能是将血栓边缘固封在周围的内皮细胞上。其稳定血小板-血小板聚集体的作用亦不能排除。JAM-A 缺失会导致血小板的功能增强，包括激活阈值降低以及促炎活性增加。上述变化导致斑块形成增加，特别是在疾病的早期阶段[173]。另外有研究显示 JAM-A 通过将 Csk 募集到整合素-c-Src 复合物来抑制血小板整合素 α II bβ3 的信号传导[174]。

JAM-C（JAM-3）

在血小板上 JAM-C 是分子量 43-kDa 的糖蛋白[175]。它是 I 型跨膜受体，含有两个 Ig 样结构域，是白细胞整合素 Mac-1 的反受体，介导白细胞-血小板相互作用。因此，它可能在炎性血管病变，例如动脉粥样硬化性血栓形成中起作用。血小板通过 Mac-1/JAM-C 相互作用募集人树突状细胞并在体外调节树突细胞的功能[176]。已有综述总结了 JAM-C 在血小板中的作用[177]。

细胞间黏附分子 2（ICAM-2）

ICAM-2（CD102）是血小板上唯一的 ICAM 亚家族成员，每个血小板约有 3 000 个拷贝[178]。在还原条件下，其分子量约为 59-kDa。它由两个 C2 Ig 结构域，一个跨膜区和一个细胞质尾组成。巨核细胞也特异性表达 ICAM-2。在血小板上，ICAM-2 是唯一已知的 β2 整合素配体，对血小板与中性粒细胞的黏附有重要作用[179]。

血小板内皮细胞黏附分子 1（PECAM-1）

PECAM-1 是一种 130kDa 的糖蛋白，由 6 个 C2 Ig 结构域，一个跨膜区和一个短的细胞质尾组成，其中含有两个免疫受体酪氨酸抑制基序（ITIM）[180,181]。PECAM-1 在血小板（每个血小板约有 9 400 个拷贝[84]）、内皮细胞和大多数白细胞亚群中广泛表达。PECAM-1 可抑制血小板对胶原蛋白的反应，该部分内容在第 15 章中与其他血小板抑制性受体一并进行了详细讨论。

G6B

G6B 为细胞表面受体，含有单个 Ig 样结构域，可在其细胞质尾部两个免疫受体酪氨酸抑制基序（ITIM）磷酸化后与 SHP-1 和 SHP-2 结合，因此被归类为抑制性受体家族的新成员[182,63]。通过实时聚合酶链式反应（PCR）和蛋白质印迹（Western blot）分析发现 G6B 在血小板上有表达。G6B 与多克隆抗血清的交联对激动剂[如 ADP 和胶原相关肽（collagen-related peptide，CRP）]诱导的血小板聚集和活化具有显著的非钙依赖性抑制作用。研究表明 G6b-B 可以抑制糖蛋白 VI 和 CLEC-2 介导的本构性激活和激动剂诱导的信号传导[183]（参见第 15 章）。

CD47

整合素相关蛋白（CD47）是血小板反应蛋白（thrombospondin，TSP）家族成员细胞结合结构域的受体，是跨膜信号蛋白质信号调节蛋白 α（transmembrane signaling protein signal-regulatory protein α）的配体，以及超分子复合物的成分，其中包含特定的整合素、异源三聚体 G 蛋白质和胆固醇的[184]。CD47 广泛表达于各种细胞中，包括血小板。它是 Ig 超家族的一个非经典成员，具有一个 V-样细胞外结构域，五个跨膜结构域和一个短的细胞质结构域[185]。在 TSP 的 C 末端结构域中含有 VVM 基序的多肽是 CD47 的激动剂，能够启动异源三聚体 Gi 蛋白信号通路，增强 β1、β2 和 β3 家族整合素的功能，从而调节一系列细胞活动，包括血小板活化，细胞运动和黏附，以及白细胞黏附、迁移和吞噬作用[184]。在血小板上，CD47 可与整合素 α II bβ3 相互作用调节其功能[186]，同时还能调节血小板胶原蛋白受体整合素 α2β1 的功能。来自细胞结合结构域的 CD47 激动剂多肽，4N1K（KRFYVVMWKK），在富含血小板的血浆中与可溶性胶原蛋白协同作用。4N1K 和完整的 TSP-1 还可以诱导洗涤血小板在未搅拌的情况下在固定胶原上的聚集，同时伴随着酪氨酸磷酸化的迅速增加。根据 CD47[-/-] 小鼠血小板的实验数据，TSP-1 和 4N1K 对血小板聚集的作用完全依赖于 CD47。PGE1

可以抑制 4N1K 依赖性的血小板在固定化胶原上的聚集,但不会抑制 4N1K 肽对 α2β1 依赖性血小板铺展的刺激作用[187]。在免疫性血小板减少症患者中,通过 CD14 衍生的树突状细胞上的 SIRPα 受体发挥作用的血小板 CD47 信号通路下调[188]。

内皮细胞选择性黏附分子(ESAM)

ESAM 是 Ig 超家族的成员,结构上类似于 JAM[189],具有一个细胞外结构域,后者包含两个 Ig 结构域(一个 C2 型和一个 V 型)。细胞质结构域含有一个 SH3 结合结构域和一个 C 末端 PDZ 靶结构域。ESAM 最初被发现在内皮细胞中表达[190],而后续研究发现 ESAM 也在血小板中表达[170]。它属于紧密连接黏附受体,并与内皮细胞中的其他该家族成员共定位。与上述发现一致,ESAM 定位在血小板-血小板接触部位并调节体内的血栓形成[191]。然而,ESAM 敲除小鼠并不存在出血倾向[192]。

TREM 样转录物 1(TLT-1)

TLT-1 与其他 TREM(骨髓细胞上表达的触发受体)家族受体一样,是具有单个 V 型细胞外结构域的 Ig 超家族成员,但与其他成员不同的是,它不与激活亚基 DAP12 相互作用。另外,与其他家族成员相比,TLT-1 具有更长的细胞质结构域,包含两个不同的剪接变体,长度分别为 199 个和 126 个氨基酸。较短的剪接变体含有经典的 C 末端 ITIM 结构域和膜近端非经典序列,后者与一个已知可募集 SHP-2 的序列相似。TLT-1 仅在巨核细胞和血小板 α-颗粒中检测到,在血小板激活后重分布到血小板表面[193,194]。TLT-1 的生理配体尚不清楚。令人惊讶的是,TLT-1 与 FcεR I 的交联将增加而非减少钙离子信号传导。可溶性 TLT-1 已被证明可调节血小板-内皮细胞相互作用以及肌动蛋白的聚合[195](另见第 15 章)。

CD148

CD148 是一种跨膜磷酸酶,对调节 GP VI/FcRγ 链的表达起着关键作用,同时还通过将血小板活化所必需的活性 Src 家族激酶(SFK)C 末端的抑制性酪氨酸直接去磷酸化来维持血小板中 SFK 的水平[196]。小鼠去除 C-末端 Src 激酶(Csk)和受体样蛋白酪氨酸磷酸酶 CD148 会导致血小板 SFK 活性急剧增加,表明这些蛋白是血小板反应性的重要调节子[197]。

C 型凝集素受体家族

P-选择素(CD62P)

选择素是存在于血小板(P-选择素)、内皮细胞(E-选择素和 P-选择素)和淋巴细胞(L-选择素)上的重要黏附受体。它们的主要功能是与在其他细胞上表达的碳水化合物配体产生多个瞬时的相对较弱的相互作用,从而允许通过其他配体和受体发挥更强,更稳定的结合。P-选择素将在第 16 章中详细讨论。

CD72

CD72 是 C 型凝集素家族(也称为 Lyb-2)的成员,是一种 45-kDa 的 II 型跨膜蛋白,通常以同源二聚体形式存在[198]。其细胞内结构域含有 ITIM 基序,被磷酸化时可募集 SHP-1 酪氨酸磷酸酶。人血小板表达 CD72,最近研究发现,它可能是 CD100 的受体之一。

CD93(C1q-Rp)

CD93,或称 C1q-Rp,是 120kDa 的 O-唾液酸糖蛋白(O-sialoglycoprotein),相当于小鼠中的 AA4 抗原,并被归类为 C1q 的防御性胶原蛋白受体。CD93 是 C 型凝集素家族的成员,N 末端具有 C 型凝集素样结构域(C-type lectin-like domain,CTLD)。此结构域的结构成分和组织方式与血栓调节蛋白非常相似[200]。它在血小板和巨核细胞(以及内皮细胞,自然杀伤细胞,NK 细胞和单核细胞)的细胞表面和胞质囊泡中均高度表达。C1q 诱导 P-选择素的快速上调,同时还调节胶原蛋白和胶原相关肽诱导的人血小板活化[201]。CD93 胞外域也能在血浆中检测到,但其细胞来源尚未明确。单核细胞,中性粒细胞和内皮细胞都是可能的来源,但血小板也不能除外[202]。

C 型凝集素样受体 2(CLEC-2)

CLEC-2 于 2006 年首次在血小板上检测到,并在由蛇 C 型凝集素(aggretin/rhodocytin)诱导的血小板活化中发挥作用[203]。它在血管/淋巴系统分化中具有重要的生理作用[204,205]。它主要的生理配体是平足蛋白(podoplanin)[20]。CLEC-2 将在第 11 章中详细描述。

其他 C 型凝集素受体

小 C 型凝集素受体广泛存在,特别是在免疫细胞中,通常被认为可识别碳水化合物结构。DC-SIGN 是一种 C 型凝集素受体,在人血小板和巨核细胞上均有表达,并且在血小板捕获 HIV-1 和慢病毒降解的过程中起作用[206,207]。由于血小板越来越被认为具有防御功能(见第 28 和 29 章),并且随着更多与先天免疫相关的受体(例如 TLR,详见"Toll 样受体"部分的讨论)在血小板上被发现,血小板上识别到的 NK 类小 C 型凝集素受体的多样性似乎也会增加。

四次跨膜蛋白超家族

四次跨膜蛋白(tetraspanins)是一组膜蛋白的总称,顾名思义,它含有四个跨膜结构域。它们在跨膜信号转导和选择脂筏组分与其他膜受体形成复合物过程中都具有重要的功能。血小板上存在几种此类家族成员(图 9.4),但其中一些成员的作用仍然知之甚少[208]。四次跨膜蛋白是已知的整合素调节因子,小鼠四次跨膜蛋白 CD151 或 TSSC6 缺失会引起整合素 αIIbβ3 外向内信号传导障碍,从而导出出血增加。相反,缺失 CD9 或 CD63 的小鼠则表现为整合素 αIIbβ3 活化增强和血小板超聚集。CD82 的缺失导致小鼠出血时间缩短,但不影响 ADP 或胶原蛋白诱导的血小板活化、脱颗粒或聚集。然而,CD82−/− 血小板的血块凝缩(clot retraction)动力学增强,而且血小板表面整合素 αIIbβ3 的表达、血小板在纤维蛋白原上的黏附以及酪氨酸激酶的信号传导也增强[209]。TSSC6 敲除小鼠合并使用氯吡格雷处理能协同地延迟血块凝缩时间、降低胶原诱导的血小板聚集和抑制血小板在纤维蛋白原上的铺展。体外

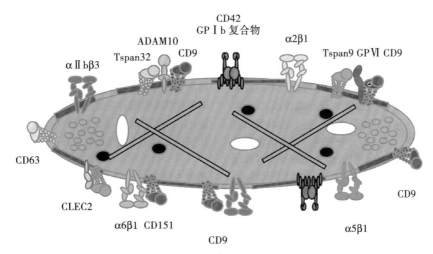

图 9.4　静息血小板上四次跨膜蛋白与血小板受体的联系以及四次跨膜相关微区域的示意图。 图示五种主要的四次跨膜蛋白-CD9、CD63、CD151、四次跨膜蛋白 Tspan9 和 Tspan32,以及它们在微区域中结合的一些主要受体[208-226]。在活化的血小板中,更多的血小板受体发生棕榈酰化,并且还与这些微区域或更大的膜脂质结构域(被称为脂筏)相关联。血小板含有较少量的四次跨膜蛋白家族其他成员,可通过次要的血小板受体"微调"微区域结合

流体小室实验显示,TSSC6 小鼠血小板与 P2Y$_{12}$ 阻断剂在胶原基质表面共同孵育后可形成较小的血栓。这些研究表明 TSSC6 和 P2Y$_{12}$ 受体在调节血小板整合素 αⅡbβ3"外向内"信号介导的血栓生长和稳定具有互补作用[210]。

关于 Fc 受体在四次跨膜蛋白功能中的作用仍存在一些争议,一些作者声称抗四次跨膜蛋白抗体激活血小板的作用不依赖于 Fc 受体[211],而其他人则支持四次跨膜蛋白调节 Fc 受体功能[212]。实验表明,GPⅥ侧向扩散在没有 Tspan9 的情况下减少了大约 50%[213]。最近确定了全长人四次跨膜蛋白 CD81 的晶体结构[214]。CD81 的跨膜区段包含两个大部分相互分离的螺旋对,并由大的细胞外环(EC2)覆盖在外膜小叶处。两个螺旋聚在内部小叶处会聚形成圆锥形,从而形成一个膜内袋,该袋内的电子密度对应于腔内结合的胆固醇分子。在另一种构象中,EC2 与跨膜结构域分离。胆固醇结合可以调节细胞内 CD81 活性,提示了四次跨膜蛋白功能调节的一种潜在机制。

通过蛋白质组/转录体方法、流式细胞术或基因敲除技术,Lewandrowski 等人[5] 根据四次跨膜蛋白在血小板上的相对表达丰度做了一个列表,包括 CD9(Tspan29)、Tspan9(NET-5)、Tspan33、CD151(Tspan24)、CD63(Tspan30)、Tspan14、Tspan32、Tspan15、Tspan2 和 Tspan18。除此以外还鉴定出了其他四次跨膜蛋白,包括 CD82、Tspan4、CD81 和 CD37,但是使用单克隆抗体流式细胞术不能检测到它们,原因可能是这些蛋白的表达水平低于流式细胞仪的检测阈值(每个血小板约 500 个拷贝),也有可能是其他血细胞的污染造成了假阳性。

CD9(Tspan29)

CD9 是血小板上主要的四次跨膜蛋白家族成员[215]。它是一种 24kDa 的蛋白质,具有单个 N-糖基化位点和四个跨膜结构域。每个血小板大约有 8 000 个拷贝[84]。目前很多研究揭示 CD9 可能参与血小板功能,特别是与整合素 αⅡbβ3 和 α6β1 有关,但是 CD9 的作用方式仍然不清楚。另外,CD9 对 αⅡbβ3

活化和血栓形成具有不太显著的负调节作用。

CD63(Tspan30)

CD63 最初作为血小板活化的标志物,在血小板颗粒释放后表达增加。随后发现它是一种 53kDa 的溶酶体膜蛋白,具有四个跨膜结构域和三个推测的 N-糖基化位点[216]。每个血小板约有 2 200 个拷贝[84]。CD63 与整合素相关[217],并被用作血小板活化的标记(参见第 35 章)。最近的研究显示 CD63 不影响血小板黏附,但可调节血小板在固定化纤维蛋白原上的铺展以及血小板的酪氨酸磷酸化[218]。实验表明,CD63 可与 PI4 激酶Ⅱ型的脂质激酶共沉淀。虽然体外实验中 CD63 对血小板聚集具有不太显著的负调节作用,但它对体内血栓形成没有影响。

CD82

CD82 也是血小板上的四次跨膜蛋白家族成员之一,但仍需进一步证实。它的分子量约为 52~53kDa,可在三个假定的 N-糖基化位点被糖基化[219]。

CD151(Tspan24,PETA-3)

CD151 在巨核细胞中高表达,而在血小板中表达水平相对较低。每个血小板约有 3 000 个拷贝[84]。CD151 是存在于血小板表面的四次跨膜蛋白家族成员,分子量约为 27kDa,具有单个 N-糖基化位点[220]。与该家族其他成员一样,其功能尚未确定。有证据表明 CD151 优先与 β1 整合素结合,并在信号转导中发挥作用[221]。最近的研究表明,它可能在活化蛋白激酶 C 与整合素的连接中发挥作用。CD151 敲除小鼠的血小板对各种激动剂刺激的 αⅡbβ3"外向内"信号转导受损,而内向外信号则正常。因此,CD151 的主要作用是作为 αⅡbβ3 信号传导以及体内血栓形成和血栓稳定性的正调节因子[223]。通过免疫沉淀/Western 印迹研究和流式细胞术揭示人血小板中

CD151 和 P2Y$_{12}$ 受体之间存在一种特异性和组成性的关联。其中最突出的是 CD151 与 P2Y$_{12}$ 寡聚体的关联,其次是其与 P2Y$_{12}$ 单体之间较小程度的关联。不同激动剂诱导的血小板聚集不会改变这种关联。另外,四次跨膜蛋白 CD151 还与 ADP 受体 P2Y$_{12}$(而不是 P2Y$_1$)形成一种独特的复合物[224]。

Tspan9(NET-5)

Tspan9 是一种新型的血小板四次跨膜蛋白,每个血小板约有 2 200 个拷贝[84],与胶原受体 GP Ⅵ 一起存在于四次跨膜蛋白的微区域内[225]。研究显示,Tspan9 调节血小板胶原受体 GP Ⅵ 的侧向扩散和活化[226]。

糖基磷脂酰肌醇(GPI)锚定蛋白

血小板至少含有五种 GPI 锚定的糖蛋白。GPI 锚定受体与脂筏和信号转导相关的作用目前研究尚少。血小板中已知的 GPI 锚定受体包括经典的 CD55(衰变加速因子[DAF])和 CD59,它们也存在于血细胞中,在补体被激活时起保护作用(例如,防御细菌时)[227]。此外,活化而非静息的血小板表达一种 170kDa 的糖蛋白,即 CD109(每个血细胞有 1 700 个拷贝[84]),它携带 Gov 同种异体抗原和 ABO 寡糖,目前还没有公认的功能,但是却经常被用作肿瘤标志物[228]。CD109 被克隆并归类为含有 α2-巨球蛋白/补体硫酯的基因家族成员[229,230]。它通过蛋白水解切割被激活,然后与碳水化合物或靶蛋白共价反应。一种高度糖基化的 500kDa 的 GPI 锚定糖蛋白尚未被定性[227]。在阵发性睡眠性血红蛋白尿症患者中,这些 GPI 锚定蛋白都会因为 GPI 的克隆缺失而受到影响[227]。

最近的研究发现正常朊病毒蛋白(PrP^C)存在于血小板表面,通过 GPI 锚定,分子量约 27~30kDa,并且在血小板被激活时或浓缩血小板制品储存过程中脱落。PrP^C 与血小板颗粒相关,在血小板活化时其表达量增加约两倍(从 1 800 到 4 300 个拷贝)[231]。血小板含有的 PrP^C 量占成人血液中存在量的 96% 以上,因此可能在新型克-雅病(Creuzfeld-Jakob disease)的发展过程中起作用。单核细胞和血小板上的 PrP^C 对蛋白酶 K 和磷脂酰肌醇特异性磷脂酶 C 敏感。通过免疫荧光共聚焦显微镜可在血小板表面相连微管系统和 CD63 阴性颗粒(可能是 α-颗粒)中检测到 PrP^C。而且在巨核细胞中,PrP^C 的阳性信号随着巨核细胞的倍体数增加而增加,最终均匀分布于整个细胞质中。因此,巨核细胞可能是血小板中 PrPC 的来源。

糖胺聚糖携带受体

除了 GPI 锚定的蛋白聚糖[参见"糖基磷脂酰肌醇(GPI)锚定蛋白质"部分]外,携带糖胺聚糖受体家族的其他成员也存在于血小板上,如黏结蛋白聚糖(syndecan)和 perlican。最近,有文献报道了人血小板上 syndecan 4 的表达和功能[232]。当抗凝血酶结合到 syndecan 4 时,ADP 和 ATP 依赖性的血小板活化降低,而且活化血小板上脱落的 syndecan 4 也被抑制。肝素和硫酸软骨素家族蛋白的糖胺聚糖可与血小板表面相互作用,可能参与肝素诱导的血小板减少症和血小板对趋化因子的反应[134]。

酪氨酸激酶受体

这些受体属于通过配体与细胞外结构域结合而被二聚化激活的蛋白家族,通过另一种蛋白的激酶活性导致各个蛋白质的酪氨酸磷酸化。

血小板生成素受体(c-mpl,CD110)

血小板上酪氨酸激酶受体家族的典型代表是血小板生成素受体:分子量 80~84kDa;每个血小板约有 56±17 个拷贝;高亲和力结合位点(K_d 为 163pmol/L±31pmol/L)。在血小板中加入血小板生成素后,80% 的结合位点在一小时内发生内化,并且不能被循环使用。尽管该受体的主要功能是在巨核细胞水平,但其在血小板上的存在对于调节细胞因子总量以及调节血小板生成是至关重要的。此外,它可能在调节血小板对其他激动剂的反应敏感性方面发挥作用。该受体及其配体将在第 61 章中详细讨论。

瘦素受体

瘦素(leptin)是 ob 基因编码的 167 个氨基酸蛋白质产物,在哺乳动物中通过脂肪调节能量储存。瘦素缺乏或突变会导致其功能障碍从而引起食欲过剩和肥胖,这种状况可以通过服用瘦素来改善[233]。高水平的瘦素通过降低食欲和增加新陈代谢,将营养状况与饮食和能量消耗联系起来,从而减轻体重。瘦素除了在脂肪细胞中表达外,还在一系列组织中表达,具有其他生理功能。瘦素受体[db(糖尿病)基因的产物]在血小板上的存在首次于 1999 年进行了描述,通过蛋白质印迹法(Western blotting)检测到瘦素受体为约 130kDa 的蛋白质[234]。该研究还发现,30~100μg/L 的瘦素与 ADP(阈值为 1μmol/L)协同作用增强血小板聚集反应,但单独使用瘦素时并没有此效果。然而,50μg/L 瘦素确实能增强血小板蛋白酪氨酸磷酸化。瘦素受体是 Ⅰ 类细胞因子受体,具有 4 个保守的半胱氨酸残基和 5 个氨基酸基序(WSXWS),缺乏自身的酪氨酸激酶活性,但可直接与 Janus 激酶和 STAT 蛋白偶联,通过形成同源或异源二聚体而被激活。JAK2 和磷脂酶 PLCγ2 和 A2 在瘦素信号转导和瘦素介导的人血小板活化中起重要作用[235]。

与野生型小鼠相比,瘦素敲除小鼠和瘦素受体敲除小鼠均有血栓闭塞延迟、血栓不稳定和更易形成血栓的倾向[236]。在瘦素敲除小鼠中,这一缺陷可以通过注射瘦素来纠正,受体敲除小鼠中则不能。由于肥胖者的瘦素水平通常较高,且对外源应用瘦素的反应性也较差,因此有人认为这种瘦素抵抗可能是受体对瘦素信号脱敏的结果[237]。也有人提出,通过可变剪接或细胞外结构域的剪切而产生的分泌型受体可能参与了瘦素活性的调节[238]。活化的血小板可能是这种可溶性瘦素受体的来源,但目前还不能证实。虽然研究者们已经提出了一些瘦素抵抗的机制,但到目前为止还没有确凿的证据[239]。通过一种特殊抗体阻断内源的循环瘦素可防止小鼠动脉和静脉血栓的形成[240]。血小板对瘦素的应答存在个体差异,大约有 40% 的血小板可响应应答而 60% 则不能。所有个体均表达受体的信号形式,但无应答者的表达水平较低,且亲和力也略低[241]。已有报道表明瘦素受体 N-糖基化的差异可能影响蛋白折叠,从而影响功能,但目前尚无实验证据。

Tie-1 受体

酪氨酸激酶与免疫球蛋白和表皮生长因子同源 1(tyrosine kinase with immunoglobulin and epidermal growth factor homology-1,Tie-1)主要在内皮细胞表达,对血管生成起重要作用。Tie-1 的分子量为 110kDa[242],也在血小板上表达,在血小板活化后,表达量会增加。Tie-2/Tek 则不存在于血小板上。最近研究发现,Tie-1 和 Tie-2 分别是血管生成素-1 和-2 的受体,但 Tie-1 在血小板上的功能尚未明确。

胰岛素受体

与许多其他细胞一样,血小板也表达低水平的胰岛素受体[243]。有一些证据表明血小板上的胰岛素受体是有功能的,在应答胰岛素时血小板会发生代谢变化。胰岛素与血小板的生理结合增加了细胞表面腺苷酸环化酶连接的前列环素受体数量,这说明与 GIα 的 ADP 核糖化直接相关[244]。血小板活化后从 α 颗粒中释放胰岛素样生长因子-1(insulin-like growth factor-1,IGF-1),通过 PI3-Kα 亚型调控血小板活化。IGF-1 不能单独地诱导血小板聚集,但 IGF-1 以一种浓度依赖的方式增强了 2-MeSADP 诱导的血小板聚集[245,246]。

血小板衍生生长因子(PDGF)受体

血小板衍生生长因子(platelet-derived growth factor receptor,PDGF)受体是血小板活化后从 α 颗粒中释放的二硫键连接的二聚体蛋白质。血小板上只有 PDGFα 受体[247]。该受体与 PDGF 结合后发生二聚化,从而启动一个基于酪氨酸磷酸化的信号级联反应。

Gas6 受体(Axl,Sky,Mer)

该组受体属于单跨膜酪氨酸激酶受体的 Tyro3 受体亚家族。它们具有相似的结构域,包括两个细胞外 N 端 Ig 样结构域、两个纤连蛋白Ⅲ样结构域,以及一个 C 端酪氨酸激酶结构域。通过流式细胞技术发现,这三种结构域在小鼠和人类血小板中均存在[248]。早期的一项研究使用 RT-PCR 只检测到了 Mer,但没有检测到 Axl[249]。在靶向敲除 Mer 基因的 Mer 缺乏小鼠中,体外可观察到低浓度胶原、U46619 和 PAR4 激动肽诱导的 Mer$^{-/-}$ 血小板聚集功能受损,体内急性动脉血栓的形成也被抑制;但是,对 ADP 的应答却是正常的。Sky 或 Mer 的阻断抗体对 ADP 或 TRAP 诱导的血小板聚集的抑制率达到 80%,而具有刺激性的抗 Axl 抗体可增加血小板对这些激动剂的反应。缺乏 Gas6 受体的小鼠,如 Gas6 缺陷小鼠,在模型系统中可以防止血栓形成,而在标准试验中没有显示出任何出血增加。Gas6 和 Tyro3、Axl 和 Mer(TAM)受体在人和小鼠血小板活化和血栓稳定中具有促进作用[250]。虽然 12-羟基二十碳三烯酸(12-HETrE)通过前列环素受体部分地抑制血小板活化,但也涉及 Gas 信号通路;然而,介导 12-HETrE 的抗血小板作用的 Gas 偶联受体尚未被证实[116]。

血小板内皮聚集受体 1(PEAR1)

人们在寻找血小板活化和聚集下游的酪氨酸磷酸化的血小板成分时发现了血小板内皮聚集受体 1(platelet-endothelial aggregation receptor-1,PEAR1)[251]。PEAR1 是 1 型膜蛋白,具有 15 个细胞外 EGF 型重复序列和大量的胞质区域酪氨酸,在血小板和内皮细胞中均有高表达。生理激动剂诱导的血小板聚集会导致 Y925、S953 和 S1029 位氨基酸残基发生磷酸化。抑制整合素 αⅡb3 可以阻止 Y925 的磷酸化。ShcB 接头蛋白在酪氨酸磷酸化后与 PEAR1 结合。血小板悬液离心后,沉淀中的血小板紧密结合,这也会导致 Y925 的磷酸化,这种磷酸化不会被 αⅡbβ3 的阻断所抑制。总体而言,PEAR1 的同源二聚体结合通过 αⅡbβ3 及其配体稳定血小板聚集后下游的血小板-血小板相互作用。一种血小板内皮聚集受体 1 基因的新型变体与血小板聚集能力的增强有关[252]。高亲和免疫球蛋白 E(IgE)受体亚基 α(FcεRⅠα)被确定为 PEAR1 的配体。FCεRⅠα 和 PEAR1 通过它们的膜近端 Ig 样结构域和第 13 个表皮生长因子结构域直接相互作用,具有相对较高的亲和力(KD 约 30nm)[163]。

肝配蛋白和 Eph 激酶

Eph 激酶属于受体酪氨酸激酶大家族,具有胞外配体结合结构域和胞质酪氨酸激酶结构域。据报道,两个 Eph 激酶——EphA4 和 EphB1,以及至少一个配体肝配蛋白(ephrin)B1 在人类血小板上表达[253]。在活化的血小板中,EphA4 与 src 激酶 Fyn 和 Lyn 结合。EphA4 也组成性地与整合素 αⅡbβ3 结合。实验证据支持该模型,即通过纤维蛋白原和 αⅡbβ3 诱导的血小板聚集(或可能持续的,关闭血小板间的接触)导致 Eph/ephrin 相互作用,从而通过 αⅡbβ3 介导的外向内信号传导促进血栓生长(见第 12 和 21 章)。

丝氨酸/苏氨酸激酶受体

转化生长因子 β(TGFβ)

转化生长因子 β(transforming growth factor-beta,TGF-β)是包括骨形态发生蛋白和激活素在内的生长分化因子超家族的第一个代表。TGF-β 通过两个相关的跨膜 ser/thr 激酶受体——Ⅰ型和Ⅱ型受体,配体与Ⅱ型受体结合后起始信号转导,随后Ⅰ型受体募集到异构体复合物中。启动信号转导。Ⅱ型受体转磷酸化和激活Ⅰ型受体激酶,该激酶靶向该通路的下游信号元件[254]。TGF-β1 通过调节细胞外基质的产生和组织肉芽的形成,在组织修复中发挥重要作用。血小板是血液循环系统中 TGF-β1 的主要来源之一。血小板上表达有功能的 TGF-β 受体和 Smad2 蛋白[255]。

其他血小板膜糖蛋白

CD36(GPⅣ,GPⅢb)

CD36 是一种分子的通称,这种分子在血小板中也被称为 GPⅣ或 GPⅢb。许多关于这种糖蛋白的早期研究是在血小板上进行的。正常血小板中约有 16 700 个拷贝/血小板[84]。研究人员对 CD36 的研究兴趣起源于发现小部分(4%~7%)健康捐赠者中缺失 CD36[256]。起初,认为这种缺陷患者仅限于日本,但后来发现在不同的东亚人群中发现了其他缺陷患者[257]。其他研究表明,CD36 缺失人群在非洲撒哈拉以南地区[258]的人口中也只占少数(7%~10%),在世界其他地区的人口中只占非常小的比例(约 0.3%)。CD36 是一种黏附受体吗?这一直是一个有争议的问题,甚至到现在还没有完全解决。两种主要的黏附蛋白——胶原蛋白[259]和 TSP[260],被认为是 CD36 的配体,但也有其他蛋白质与 CD36 结合,包括疟原虫感染的红细胞,其主要功能可能是作为氧化型脂蛋白的清道夫受体[261]或作为长链脂肪酸的转运体[262]。CD36 在由血小板反应蛋白或氧化低密度脂蛋白(OxLDL)诱导的血小板活化和血栓形成过程中传导信号[263]。CD36 缺失症的分子基础被认为是密码子 90 的多态性,如果表达,将导致 Pro→Ser 氨基酸移位[264]。OxLDL 与血小板表面的 CD36 相互作用,触发信号转导,涉及特定的 SFk、syk、MAPK c-jun N-末端激酶(JNK)、Vav 家族鸟嘌呤核苷酸交换因子和 PLCγ2,导致 NADPH 氧化酶的 NOX2 亚型激活和细胞内 ROS 的产生,包括超氧化物离子。这一途径直接引起血小板的活化和分泌,说明 ROS 还通过抑制 NO/cGMP/PKG 途径促进血小板活化,而 NO/cGMP/PKG 途径通常用于抑制血小板活化[265]。促动脉粥样硬化的条件,通过一种促进 MAPK ERK5 活化的机制增加超氧自由基阴离子和过氧化氢,严格调控血小板的 CD36 信号[266]。其他研究也表明氧化 LDL 通过 CD36/NOX2 介导抑制 cGMP/蛋白激酶 G 信号级联反应来激活血小板[267]。

C1q 受体

C1q 已被证明可以调节血小板与胶原蛋白和免疫复合物的相互作用,并存在于血管损伤和炎症部位以及动脉粥样硬化斑块中。C1qR/p33 是一种单链多配体结合蛋白,经十二烷基硫酸钠-聚丙烯酰胺凝胶电泳(SDS-PAGE)检测,其表观分子质量为 33kDa,在非解离条件下经凝胶过滤,其分子质量为 97.2kDa[268]。晶体学证据表明 C1qR 可能与形成环状三元复合体有关[269]。C1qR 在各种细胞中广泛表达,包括血小板和内皮细胞。在静息和活化血小板上,C1qR 表达较低,但在血小板黏附于固定的纤维蛋白原或纤连蛋白后,血小板表面 C1qR 的表达显著增强[270]。最近有研究表明,C1q 可诱导 P-选择素的快速上调,并调节由胶原蛋白和胶原蛋白相关肽触发的人血小板活化[271]。金黄色葡萄球菌与血小板相互作用的机制是金黄色葡萄球菌蛋白 A 可识别血小板上的 C1qR/p33[272]。C1q 与人类免疫缺陷病毒(HIV)的外包膜蛋白 gp120 在结构和功能上有许多相似之处。33kDa 蛋白的重组形式与 C1q(gC1q-R/p33)的球状"头"结合,抑制了不同 HIV-1 菌株在细胞培养中的生长[273]。另一类 C1q 受体 CD93(C1q-Rp),在"CD93(C1q-Rp)"一节中做了详细描述。

C3 特异性结合蛋白(膜辅因子蛋白,CD46)

通过亲和层析法,从 [125]I 表面标记的人血小板中分离到一种 C3 特异性结合蛋白[125],SDS-PAGE 电泳显示为 53kDa 和 64kDa 的两条带,与人白细胞 iC3 和 C3b 结合糖蛋白(CD46)相似。这种膜糖蛋白在结构和抗原上与人血小板膜上的一种补体调节蛋白 CD55(DAF)不同[详见"糖基磷脂酰肌醇(GPI)锚

定蛋白"一节]。DAF 和 CD46 具有互补的活性谱,因为 DAF 可以阻止 C3 转化酶的组装和解离,但不具有辅助因子活性,而 C3 特异性结合蛋白具有辅助因子活性,但不具有衰变加速活性。这两种蛋白共同作用,防止自体补体激活[274]。最近,人们发现 CD46 在分化 CMK 髓样细胞释放的血小板样小体中高度富集,并被认为在微粒功能中发挥作用[275]。

5-羟色胺再摄取受体

血小板中的 5-羟色胺(血清素)转运蛋白与其他细胞中的是一样的,比如神经元的突触前摄取机制。它是一种 74kDa 糖蛋白,具有两个 N-糖基化位点,在细胞膜的胞质侧有 12 个跨膜结构域,其中 N 和 C 端都位于细胞膜的胞质侧[276]。许多研究表明它的表达水平与各种疾病相关,包括抑郁症、酗酒等。已知血清素特异性再摄取抑制剂会影响心血管疾病的易感性,并在体外直接抑制血小板功能[277]。使用 5-HT2A 受体(5-HT2AR)拮抗剂或选择性 5-羟色胺再摄取抑制剂急性处理野生型血小板,实验结果显示功能性 5-HT2ARs,而非质膜羟色胺转运体,是 5-HT 和 ADP 协同激活 αIIbβ3 所必需的[278]。

溶酶体相关膜蛋白 1 和 2(LAMP-1,CD107a; LAMP-2,CD107b)

LAMP-1 和 LAMP-2 是在血小板溶酶体和致密颗粒中发现的膜相关蛋白[279,280]。它们被用作血小板活化的标志物(见第 35 章),但其功能仍然未知。

CD40 配体(CD40L,CD154)

CD154 是 CD40 的配体,存在于血小板颗粒中[281],是一种 39kDa 的 II 型膜糖蛋白。血小板在被刺激几分钟后就可以在其表面表达 CD154。血小板 CD154 可与内皮细胞上的 CD40 相互作用,引起炎症反应[281]。CD154 基因的突变与一种罕见的免疫缺陷状态有关,即 X 连锁高 IgM 综合征。血小板上 CD154 的缺失是这种疾病的诊断指标[282]。CD154 从血小板颗粒释放后的表达持续时间由血小板表面 CD40 的表达密切调控,这两种分子结合后将导致 CD154 的胞外结构域丢失,从而成为可溶性分子[283]。CD154/CD40 系统被认为在维持炎症反应和参与动脉粥样硬化方面具有重要作用[284]。图 9.5 所示是基于 CD154 胞外结构域晶体结构的三聚体结构模型。人们认为 CD154 的可溶形式也维持了这种三聚体结构,使其能够与表达 CD40 的细胞相互作用并激活细胞。第 28 章还讨论了 CD154(CD40L)。

P-选择素糖蛋白配体 1(PSGL-1,CD162)

自 1993 年以来,PSGL-1(在第 16 章中详细讨论)被认为是单核细胞、中性粒细胞和多种淋巴细胞上 P-选择素的受体[285]。PSGL-1 是一种高度 O-糖基化的 I 型跨膜蛋白,以二硫键连接二聚体的形式存在,其 N 端区域的硫酸酪氨酸是其结合位点的重要组成部分。血小板上也表达 PSGL-1,尤其是在年轻的血小板上。抗 PSGL-1 抗体可减少肠系膜小静脉内血小板的滚动,这表明 PSGL-1 参与血小板与血管的相互作用[286]。

P2X₁

P2X₁ 是 ATP 的受体,负责使 Ca²⁺ 快速进入血小板[287]。

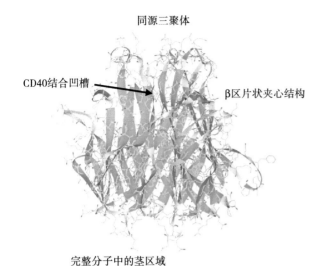

同源三聚体

CD40结合凹槽

β区片状夹心结构

完整分子中的茎区域

图 9.5　CD154（CD40L）三聚体复合物的模式图。CD154 是 Ⅱ 型膜糖蛋白,其通过与 CD40 的相互作用介导细胞活化。它折叠成组织坏死因子（TNF）同源球状结构域（如图所示）、长细胞外茎、短跨膜区和小细胞质结构域。TNF 样结构域的特征是 β-折叠夹心折叠。CD40 的结合位点与沿相邻单体（面向观察者）之间的界面的浅裂隙重合,包括来自两种单体的残基。表达 CD40 细胞中的信号被认为是通过 CD154 三聚体施加于 CD40 上的三聚体簇集所诱导,无论是存在于细胞表面还是作为可溶性的细胞外复合物

P2X₁ 属于 ADP 或 ATP 驱动的嘌呤受体钙通道家族,具有三个跨膜结构域,形成三聚体,在膜上形成钙通道[23]。有一名患者的血小板对 ADP 的反应存在杂合特异性缺陷,而且 P2X₁ 基因发生突变导致第二个跨膜区域的一系列 4 个亮氨酸中的单个缺失[288]。很明显,尽管另一个等位基因是正常的,但只要三聚体中存在一个有缺陷的分子就足以阻止该通道的正常运行。P2X₁ 将在第 14 章中详细讨论。

紧密连接受体

除了 JAM-A 和 JAM-C（在"连接黏附分子（JAM）"一节中讨论过）之外,在血小板中还发现了另外两个紧密连接受体,分别是闭合蛋白（occludin）和紧密连接蛋白 1（zonula occludens protein 1）。闭合蛋白的分子质量约为 65kDa,被认为是紧密连接链自身的第一个组成部分[289]。闭合蛋白是一种完整的膜蛋白,由四个跨膜结构域、一个长 COOH 端胞质结构域、一个短 NH₂ 端胞质结构域、两个胞外环和一个胞内转弯组成。紧密连接蛋白 1 是一种 220kDa 的外周膜蛋白,表达于上皮细胞和内皮细胞的紧密连接处[290]。闭合蛋白和紧密连接蛋白 1 在聚集的血小板之间呈紧密的连接样结构[291]。连接蛋白 E-钙黏蛋白也被报道存在于血小板中[292]。

肿瘤坏死因子（TNF）受体

肿瘤坏死因子（tumor necrosis factor, TNF）被认为是淋巴细胞和巨噬细胞的产物,可导致某些类型细胞的裂解,尤其是肿瘤细胞。TNF 和类似的分子形成 TNF 超家族。这些配体的受体也形成 TNF 受体（TNFR）超家族[293]。TNFR 类受体是一类跨膜蛋白,通过二硫键桥形成加长型结构。这些结构域包含 40 个氨基酸重复序列,由 6 个高度保守的半胱氨酸组成 3 个链内二硫化物,形成"富含半胱氨酸"的结构域。此类功能性受体是一种三聚体,这些加长型结构适合于配体三聚体的各个链之间的沟槽,形成一个 3∶3 复合体。TNFR 的胞质结构域较短,为两大类信号分子提供了对接位点。这些是 TNFR 相关因子（TRAF）和"死亡结构域"（"death domain"）分子。TNF 与 TNFR1 结合后,会招募 TNFR1 相关的死亡结构域蛋白,然后是其他几个信号分子（FAS 相关的死亡域蛋白、TRAF-2、死亡结构域激酶、受体相互作用蛋白）,通常导致半胱天冬酶（caspase）活化和凋亡的其他指标。血小板对生理剂量的 TNF-α（20~60pg/ml）没有直接反应,但此剂量会增强血小板对胶原的反应[294],而添加 TNFR 抑制剂后则可以阻断这种作用。然而,TNF-α 不能增强凝血酶或 ADP 诱导的血小板聚集。细胞流式分析表明,血小板上的 TNFR1 和 TNFR2 表达比例约为 2∶1。由于 TNF-α 表达量在心脏衰竭患者中呈上调趋势,且与其严重程度相关,所以在一些心血管疾病中观察到的血小板活性增加可能是 TNFR1 和 TNFR2 的作用[294]。

轴突导向分子 3A 受体：神经纤毛蛋白 1/丛状蛋白 A

轴突导向分子（semaphorin）3A 是一种分泌的二硫键连接二聚体,参与神经系统的生长锥塌陷和轴突生长排斥。近年来,人们利用重组轴突导向分子 3A 来研究其对血小板的影响。在血小板上检测到轴突导向分子 3A 受体,并观察到轴突导向分子 3A 存在剂量依赖性饱和结合[295]。内皮细胞产生的轴突导向分子 3A 能够抑制整合素的功能。在血小板上,轴突导向分子 3A 能抑制大多数受体激动剂引起的整合素 αⅡbβ3 活化和血小板在纤维蛋白原包被表面的黏附和铺展。轴突导向分子 3A 的受体是神经纤毛蛋白 1（Neuropilin 1）/丛状蛋白 A（Plexin A）复合物,前者提供结合位点,后者通过胞质区域传递信号。Rac1 是 Rho 家族的一种小 G 蛋白,被认为是 Plexin A 下游细胞骨架肌动蛋白的调节因子。

CD100（Sema4D）

CD100 是 Ⅳ 类轴突导向分子家族中的一个成员,分子量为 150kDa,包括一个信号结构域、一个 IgG 样结构域、一个富含赖氨酸的拉伸结构域、一个跨膜结构域和一个具有酪氨酸和丝氨酸磷酸化位点的胞质结构域。在细胞表面,CD100 形成一个 300kDa 二硫键连接的二聚体。胞外结构域包括二硫键膜侧的 N-糖基化位点和金属蛋白酶裂解位点。已知的 CD100 受体是 Plexin B1 和 CD72。最近,CD100 被报道存在于人和小鼠的血小板表面[199]。体内缺乏 Sema4D 的小鼠在血管损伤后,动脉堵塞时间延长,其血小板体外胶原反应受损。Sema4D 的阻断可减缓血脂异常时血小板的高敏感性,并可抵抗动脉粥样硬化的发生[296]。与 B 淋巴细胞一样,在静止的血小板中,CD72 与酪氨酸磷酸酶 SHP-1 蛋白有关。血小板活化或可溶性 Sema4D 的加入会导致复合物的解离。这提示 Sema4D 在血管损伤反应中具有双重作用。在血栓形成早期,血小板相关的 Sema4D 可与邻近血小板上的受体结合,促进血栓形成。随后,Sema4D 从血小板表面脱落,与内皮细胞、单核细胞以及血小板上的受体相

互作用[297]。金属蛋白酶 ADAM17 可以剪切血小板质膜上的 Sema4D,产生保留生物活性的 120kDa 胞外片段和与血小板膜相关的 24~28kDa 残余片段[298]。

过氧化物酶体增殖物激活受体 γ（PPARγ）：溶血磷脂酸的胞内受体

PPARγ 是一个调节能量代谢基因的转录因子。它是由几个脂质配体激活的,最近,生理上重要的溶血磷脂酸被证明可以激活 PPARγ[299]。凝血酶激活的血小板是血浆中溶血磷脂酸的主要来源。PPARβ/δ 和 PPARγ 表达于血小板,并激活溶血磷脂酸反应可能是一种额外的反馈机制。PPAR 激动剂能减弱血小板活化,抑制血小板促炎介质的释放,包括 CD40 配体（CD40L,CD154）,是阻止激活级联的关键。了解血小板 PPAR 的生物学重要性以及 PPAR 如何调节血小板可能有助于设计新的治疗策略[300]。

细胞外基质金属蛋白酶诱导因子（CD147）

CD147 是一种 1 型整合膜蛋白,通过细胞内信号传导机制调控细胞间黏附通路。它也被称为细胞外基质金属蛋白酶诱导剂（extracellular matrix metalloproteinase inducer,EMMPRIN）,由培养的肿瘤细胞表达,刺激成纤维细胞产生非常高水平的胶原酶活性,促进肿瘤转移。CD147 的另一个生理作用与它作为细胞外亲环素蛋白受体的活性有关。这些是细胞间趋化反应信息调节的介质,例如在细胞介导的免疫和炎症中,CD147 表达的调控可能是关键因素。CD147 及其配体亲环素 A 在泡沫细胞形成过程中调控 MT1-MMP、MMP-9 和 M-CSF[301,2]。CD147 是一种新的血小板受体,激活血小板,增强核因子 κB 依赖的单核细胞炎症[302]。CD147 也在体内循环的血小板上表达[303]。CD147 也是一种新的血小板 GPⅥ受体,通过 GPⅥ-CD147 相互作用介导血小板滚动[304]。CD147 在体内介导血小板与单核细胞的相互作用,并促进单核细胞向血管壁募集[305]。

谷氨酸盐受体

亲离子性谷氨酸盐受体与神经递质谷氨酸结合,形成四聚体。血小板活化时从颗粒中释放谷氨酸盐。已有几篇关于血小板谷氨酸受体能够激活信号通路的报道,AMPA 受体[306] 和钾盐镁矾（kainite）受体[307] 都与之有关。

肝 X 受体

肝 X 受体（Liver X Receptors,LXR）属于核受体超家族,其天然配体羟固醇类是胆固醇衍生物。视黄酸 X 受体（retinoid X receptor,RXR）在人血小板中通过结合和抑制 Gq 的非基因组作用信号表明,RXR 在调节血小板功能反应和血栓形成方面具有负调控作用,包括导致蛋白激酶 A 上调,蛋白激酶 A 是一种已知的负调节血小板功能的激酶。这一机制可以用来解释体内 RXR 配体治疗后的心脏保护作用[308]。法尼醇 X 受体（Farnesoid X receptor）及其配体抑制血小板功能[309]。血小板上表达 LXR-β,LXR 配体抑制体内血小板功能和血栓形成[310]。RXR 配体负调控血栓形成和止血[311]。LXR 配体 GW3965 和 T0901317 被证明可以调节一系列激动剂诱导的血小板聚集。GW3965 导致 LXR 与胶原受体下游的信号元件 GPⅥ结合,提示 LXR 作用于血小板降低血小板反应可能存在一种潜在的机制。当用 LXR 和 FXR 配体处理血小板时,伴随着磷脂酰丝氨酸暴露、血小板膨胀、膜完整性降低、线粒体膜去极化和微粒释放的增加,血小板转化为促凝状态,这也就解释了为什么会产生上述不同的结果。此外,血小板也显示一些与包被的血小板相关的特征,如 P-选择素暴露、纤维蛋白原结合、纤维蛋白生成（增加的丝氨酸蛋白酶活性支持此观点）和整合素 αⅡbβ3 的抑制。LXR 和 FXR 配体诱导的包被血小板的形成都依赖于活性氧和细胞内的钙动员,而对 FXR 配体来说,此过程依赖于亲环素 D[312]。

半乳凝素受体

半乳凝素（galectins,Gal）是一种具有聚糖亲和力的蛋白质,参与动脉粥样硬化过程。尽管在结构和序列上有相似之处,但不同的 Gals 对其靶细胞有不同的影响。Gal-1 被证明能激活血小板,提示 Gal 在血栓形成中起作用。Gal-8 在内皮细胞活化时表达,并参与炎症反应,因此也揭示了其对人血小板有作用。Gal-8 与血小板膜上的特定聚糖结合,并诱导血小板铺展、钙动员和与纤维蛋白原的结合,同时它还能促进血小板聚集、血栓素形成、P-选择素表达和颗粒分泌。GPⅠb 对 Gal-8 信号转导至关重要。Src、PLC2γ、ERK 和 PI3K/Akt 下游分子参与 Gal-8 信号通路[313]。血小板活化涉及 Gal-8 的 N 末端,在被凝血酶激活后,血小板也会暴露出 Gal-8。

（任丽洁 译,武艺 审）

扫描二维码访问参考文献

第 10 章　糖蛋白Ⅰb-Ⅸ-Ⅴ复合物

Renhao Li

引言

凝血过程中一个关键步骤是循环的血小板在流动剪切力的作用下与受损血管壁的特异性黏附, 这一步骤导致血小板活化和血栓形成。而其中起关键作用的是血小板表面的糖蛋白(glycoprotein, GP)Ⅰb-Ⅸ-Ⅴ复合物与血管性血友病因子(von Willebrand factor, VWF)的 A1 结构域的相互作用。随着 20 世纪 70 年代人们发现患 Bernard-Soulier 综合征(Bernard-Soulier syndrome, BSS; 一种先天出血综合征)患者缺失 GPⅠb-Ⅸ-Ⅴ复合物, 这个膜受体复合物在凝血中的重要性被揭示出来[1-3]。之后的几十年中, 人们从血小板中纯化了 GPⅠb-Ⅸ-Ⅴ蛋白[4]、克隆了 GPⅠb-Ⅸ-Ⅴ的各个亚单元、开发针对这些亚单元的单克隆抗体[5-9], 使得人类对 GPⅠb-Ⅸ-Ⅴ结构和功能的认识取得了重大进展。除了与血小板活化相关外, GPⅠb-Ⅸ-Ⅴ还与血小板生成或血栓形成、血小板清除, 以及血栓、炎症、血小板减少症和其他相关疾病有关。本章综合阐述了 GPⅠb-Ⅸ-Ⅴ的结构、功能和调控机制, 并重点介绍了其最新研究进展。

GPⅠb-Ⅸ-Ⅴ的结构

GPⅠb-Ⅸ-Ⅴ是血小板表面数量排榜眼的受体复合物, 每个血小板表面大约有 25 000~35 000 个拷贝[10-12]。GPⅠb-Ⅸ-Ⅴ的发现以及早期的表征已经在一篇综述中详细阐述[13]。GPⅠb-Ⅸ-Ⅴ包含四个亚单位: GPⅠbα、GPⅠbβ、GPⅨ以及 GP Ⅴ, 其摩尔比例为 1∶2∶1∶1(如图 10.1), 虽然 GP Ⅴ 的化学计量还未百分百确定[15,16]。由不同的基因所编码的每个亚单位, 都是Ⅰ型跨膜蛋白, 包含一个糖基化的胞外结构域、一个单跨膜结构域以及一个相对较短的胞质尾部。GPⅠbα、GPⅠbβ、GPⅨ以及 GP Ⅴ 的分子量分别约为 120~140、24、20 和 85kDa。GPⅠb 结构由一个 GPⅠbα 和两个 GPⅠbβ 以二硫键偶联构成[15-17](图 10.1)。GPⅠb 以非共价键形式与 GPⅨ和 GP Ⅴ 结合, GPⅠb 与 GPⅨ的结合比 GP Ⅴ 更紧密[10,14,18]。与此一致的是 GPⅠb 在细胞质膜中的高效表达始终依赖于 GPⅨ, 而不依赖于 GP Ⅴ。下面我们将详细描述 GPⅠb-Ⅸ、GP Ⅴ 复合物中各个结构域的结构和/或组装, 以及它们对 BSS 发病机制的影响。

GPⅠbα 的胞外结构域

人的 GPⅠbα 细胞外结构域包含一个 N-端配体结合域(ligand-binding domain, LBD)、一个阴离子硫酸化结合域、一个包括数量可变的 13 串联氨基酸重复序列(variable number of tandem repeat, VNTR)的糖基化黏蛋白或者叫多糖结构域、和一个机械力感应结构域(mechanosensory domain, MSD)。人的 GPⅠbα 其实是包含 1~4 个 VNTR 的多型态蛋白[19,20]。在大多数文献中使用的 GPⅠbα 构建体是 D 型(含有 1 个 VNTR), 本章中除非特殊注明, 否则默认采用该型。此外, 本章所有氨基酸数均指成熟蛋白中的氨基酸数, 不包括 N 端信号序列。

晶体结构表明, LBD(His1-Thr266)是一个富含亮氨酸重复序列(leucine-rich repeat, LRR)结构域。它包含一个带一对二硫键(Cys4-Cys17)的氮端帽区域, 一个含有七个 LRR 重复序列[LxxLxLxx(N/C)xL, 其中 x 可以是任何氨基酸, L 的位置也可以被缬氨酸、异亮氨酸、和苯丙氨酸替换]的中部平行 β-卷曲(coil)部位, 和一个带有两对二硫键(Cys209-Cys248 Cys211-Cys264)的碳端帽区域(图 10.1A)。平行 β-卷曲部位由三面的卷曲叠加层构成。卷曲的每一个面分别命名为连接段、鼓出段、和内凹段。两个连在一起的 N 端糖基化位点(N-linked glycosylation sites, NxS/T)位于 LBD 中, 分别位于精氨酸 21 和精氨酸 159。一个未配对的半胱氨酸(Cys65)位于平行 β-卷曲部位, 其侧链则作为组成 LRR 折叠特征的精氨酸"梯子"的一部分被包埋在这个区域内。GPⅠbα 的 LRR 结构域的一个特点是发卡形的"拇指"区域, 这个区域由碳端帽区域的精氨酸 226 至丝氨酸 241 残基形成, 与 LRR 折叠的内凹面相对。"拇指"区对于 GPⅠbα 和 VWF 之间的相互作用起至关重要的作用(见"VWF"一节)。紧跟着 LRR 的是包含三个硫酸化酪氨酸的阴离子序列[21], 这个序列参与 GPⅠbα 与 α-凝血酶之间的结合(见"凝血酶"一节)。

富含丝氨酸和苏氨酸的 GPⅠbα 的糖基化黏蛋白区域含有大量的 O-型糖修饰, 这些糖基贡献了至少 GPⅠbα30% 的分

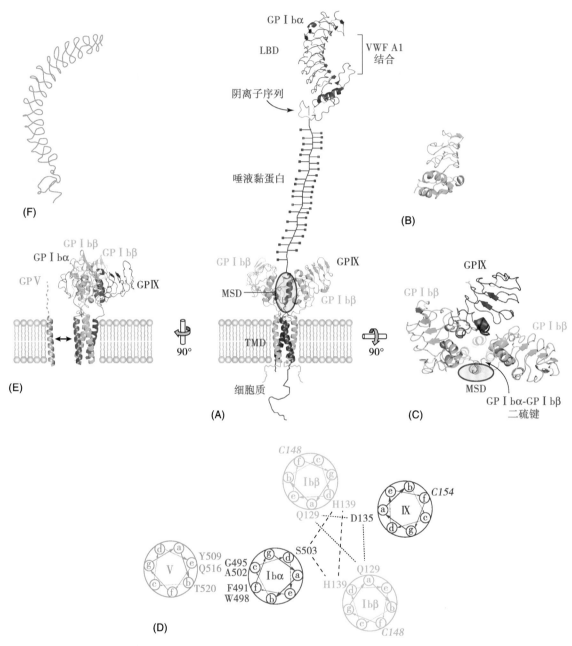

图 10.1 GP I b-IX-V 复合物的组织与结构。(A)GP I b-IX 复合物的示意图,由 GP I bα(深蓝色)、GP I bβ(绿色)和 GPIX(紫色)的元件构成。GP I bα 的各个部分均被标记,如配体结合域(LBD)和跨膜域(TMD)。机械力感应结构域(MSD)显示在灰色椭圆形状位置,表示没有结构信息。(B)带状图显示 GP I bβ 的富含亮氨酸的重复序列(leucine-rich repeat,LRR)。它上面是 N-端,右侧是内凹的 β-股(strands),左边是凸起的环(loop)结构。黄色表示二硫键,蓝色表示精氨酸的 N-糖基化侧链。(C)GP I b-IX 近膜部位的俯视图,包含 MSD、GP I bβ 和 GPIX 的细胞外结构域,以及 TMD 螺旋束的一部分。GP I bα 与 GP I bβ 之间的二硫键以红色标注。改编自以前的出版物[14]。(D)TMD 的螺旋轮图。有助于 GP I b-IX 装配的极性氨基酸(在 GP I bα、GP I bβ、GPIX、GP I b-IX 中),以及有利于 GP V 和 GP I b-IX 相互作用的氨基酸(在 GP V 和 GP I bα 中)均被标记出来。GP I bβ 和 GPIX TMD 胞内末端上的半胱氨酸,被乙酰化的位点以及和远离跨膜螺旋束的位点均被斜体标记。(E)GP V(橙色)与 GP I b-IX 通过跨膜结构域相互作用的侧面图。(F)GP V 细胞外 LRR 区域漫画图

子量。尽管这些 o-型糖基修饰的确切数量、位置和结构并不清楚，研究表明血小板总唾液酸含量的 70%~80% 来自 GPⅠbα 中的唾液酸[22]。两个 n-型糖基化位点位分别位于 Asn346 和 Asn382。用旋转-阴影电子显微镜获得的纯化的 GPⅠb-Ⅸ 复合物图像表明 GPⅠbα 的糖基化黏蛋白区域形成一个长而灵活的"茎"，将其 N-端配体结合域 LBD 与 GPⅠb-Ⅸ 的其余部分分开。根据 VNTR 数量的不同，该"茎"的长度约为 30~40nm[23]。长长的"茎"有助于 LBD 伸出血小板膜表面，促进其与血液循环中的各种配体和受体相互作用。

位于糖基化黏蛋白区域与 TM 结构域之间的 MSD 区域（Ile416-Phe483）是最近才通过 GPⅠb-Ⅸ 的单分子力测量发现的[24]。其结构尚不清楚，但 MSD 富含 Ser 和 Thr，表明 MSD 是被 o-型糖基化修饰，这可能会影响 MSD 的稳定性和结构。MSD 在 5~20pN 的拉力下去折叠展开，可拉伸至约 25nm[24]。

循环中的血小板不断从其胞膜表面释放 GPⅠbα 的可溶性细胞外片段，该过程主要通过 ADAM17 酶切实现，ADAM17 是去整合素和金属蛋白酶家族（a disintegrin and metalloprotein-ase, ADAM）的一员[25-29]。GPⅠbα 的细胞外片段脱落水平也能被其他一些刺激上调，例如金属蛋白酶活化剂、钙调蛋白抑制剂、线粒体毒素 CCCP（模拟血小板老化）或配体结合（如 VWF 或其他刺激物）等等[30-33]。GPⅠbα 可溶性细胞外片段在血液中的正常浓度约为 1~3μg/ml，在血小板破坏或疾病导致的血小板减少症环境下其浓度会升高[34]。多肽酶切实验表明 ADAM17 的酶切位点在 MSD 的 Gly464-Val465 处（图 10.2）[32]。与此一致，结合至 GPⅠbα 的 Lys461-Leu470 的单克隆抗体（MAb）5G6 能特异地抑制血小板上 GPⅠbα 的脱落[35]。

GPⅠbβ 和 GPⅨ的胞外结构域

GPⅠbβ 和 GPⅨ的胞外结构域都比 GPⅠbα 的小，只有一个含单 LRR 的结构域。在 GPⅠbβ 的 LRR 的晶体结构（1.25-Å 分辨率）中，氮端帽区域存在两个二硫键（Cys1-Cys7 和 Cys5-Cys14），在碳端帽区域有两个二硫键（Cys68-Cys93 和 Cys70-Cys116），Asn41 存在一个 n-型糖基化位点（图 10.1B）[36]。在 LRR 结构域鼓出段上许多螺旋之间的相互作用，以及 Trp21 与 Arg71 之间的 π-键，起到稳定作用[36]。尽管 GPⅨ的 LRR 与 GPⅠbβ 的 LRR 具有较高序列同源性，例如都有四个二硫键，但重组 GPⅨ的 LRR 可能由于不稳定而不能表达和分泌[37]。相比之下，由 GPⅠbβ/GPⅨ的 LRR 嵌合序列组成的 GPⅠbβ_{Eabc}——其结构中 GPⅠbβ 鼓出段的三个螺旋被 GPⅨ的相应位置取代——可以大量表达并正确折叠。在 GPⅠbβ_{Eabc} 晶体结构中，四个 GPⅠbβ_{Eabc} 形成一个同源四聚体结构[37]。在这个四聚体结构中，一个单体的 GPⅨ来源的螺旋能够与另一个单体中 GPⅠbβ 来源的碳端帽区域的氨基酸相互作用[36]。点突变的实验表明这些亚基间的接触界面也存在于全长的 GPⅨ和 GPⅠbβ 之间[36]。

把 GPⅠbβ_{Eabc} 的四聚体结构和由 GPⅠb-Ⅸ 跨膜域（trans-membrane, TM）螺旋组成的异源四聚体的结构联系在一起，就形成了一个 GPⅠb-Ⅸ 四聚体的空间模型（图 10.1C）[36-38]。在这个模型中，GPⅨ与 GPⅠbβ 有两个作用界面：一个是 GPⅨ的 LRR 与一个 GPⅠbβ 分子通过前面描述的 GPⅠbβ_{Eabc} 界面相互作用，另外一个是 GPⅨ的碳端帽结构与 GPⅠbβ 的凸环相互作用，但是这样的结构还有待进一步证实。在这个 GPⅠb-Ⅸ 复合物模型中 GPⅠbα 的 MSD 毗邻于 GPⅠbβ 的 LRR 区域（图 10.1C）。它们如何相互作用还不清楚。应该注意的是，GPⅠbβ 与 GPⅨ LRR 结构域的相互作用似乎相对较弱，因为这样的相互作用只有在 TM 结构域存在的前提下才较明确[37]。相一致的是 GPⅠbβ_{Eabc} 四聚体只存在于晶体中而不是在溶液中[36]。此外，GPⅠb-Ⅸ 结构域之间的接触面的突变分析表明，

GPⅠbα LBD C帽		207				264
	(h)	WLCNCEILYF	RRWLQDNAEN	VYVWKQGVDV	KAMTSNVASV	QCDNSDKFPV YKYPGKGC
	(d)	WSCDCEILYL	ARWLRDNSNN	VYLWKEGVEA	KATTPNVDSV	RCVNWKNVPV HTYQGKDC
	(m)	WYCDCEILYF	RHWLQENANN	VYLWKQGVDV	KDTTPNVASV	RCANLDNAPV YSYPGKGC

		265		294	
阴离子/硫 酸酪氨酸	(h)	PTLGDEGDTD	LYDYYPEEDT	EGDKVRATRT	
	(d)	PSPMDGGDMD	YDNYDDEDEK	LPGVEAPATR	
	(m)	PTSSGDTDYD	DYDDIPDVPA	TRTEVKFSTN	

		427			485
MSD	(h)	TSLITPKSTF	LTTTKPVSLL	ESTKKTIPEL DQPPKLRGVL	QGHLESSRND PFLHPDFCC
	(d)	LILSESNTFL	GIPELTSPCT	TSEYPIVPSL VHLPEAHEVA	RGTSDSSRNH RLFNPDLCC
	(m)	PIETILEQFF	TTELTLLPTL	ESTTTIIPEQ NSFLNLPEVA	LVSSDTSESS PFLNSDFCC

		577		610
细胞质的,C-term	(h)	VGPLVAGRRP	SALSQGRGQD	LLSTVSIRYS GHSL
	(d)	VGPLMAGRRP	SALSLGRGQD	LLGTVGVRYS SHSL
	(m)	VGPLVAGRRP	SALSQGRGQD	LLGTVGIRYS GHSL

		122			181
GPⅠbβ TMD细胞质的	(h)	CWGALAAQLA	LLGLGLLHAL	LLVLLLCRLR RLRARARARA	AARLSLTDPL VAERAGTDES
	(d)	CWGALGAQLL	LLGLGLLHAL	LLLLLLCRLR RLRARAAHPS	PLSAPLVGPG RSPEER
	(m)	CWGALVAQLA	LLVLGLLHAL	LLALLLGRLR RLRARARARS	IQEFSLTAPL VAESARGGAS

图 10.2　人（h）、狗（d）和鼠（m）的 GPⅠbα 和 GPⅠbβ 序列比对。显示的氨基酸残基数目依据成熟的人类序列。在人序列中，二硫键中的半胱氨酸为蓝色，硫酸化酪氨酸为橙色，触发序列为绿色，胞质丝氨酸磷酸化为红色（未显示 Ser559）。ADAM17 切割位点以蓝色箭头标示

GP I bβ 和 GPIX 的 LRR 区域可以经历结构变化[39]。

GP I b-IX的跨膜结构域

跨膜（transmembrane，TM）结构域是 GP I b-IX 中最保守的区域。GP I b-IX 的每个 TM 结构域大约包含 25 个氨基酸。他们结合在一起组成一个异源四聚体状螺旋束（图 10.1D）[38]。TM 结构域的氨端有两个二硫键，分别连接 GP I bα（Cys484/Cys485）和两个 GP I bβ（Cys122）[15,38]。这些二硫键的形成依赖于 TM 结构域之间的相互作用，因为 TM 结构域的突变可以破坏二硫键的形成并显著降低 GP I b-IX 在膜表面的表达[15,40,41]。在某些情况下（例如，GP I b 与 GPIX 相互作用被阻断），GP I bα 与 GP I bβ 之间形成了非正常二硫键和一个更大分子量的复合物，这种巨型 GP I b-IX 分子被用来检测在细胞系转染时的错配情况、并诊断致 BSS 症的突变所带来的影响[15,36,39-41]。突变分析已鉴定出在 TM-TM 结构域相互作用过程中重要的氨基酸。其中，极性氨基酸（GP I bα 中的 Ser503、GP I bβ 中的 Gln129 和 His139，以及 GPIX 中的 Asp135）似乎在 TM 结构域中两个不同深度上有相互作用（图 10.1D）[40,41]。这些单独分离开的 TM，与他们对应的胞外结构域不同，在变性条件下可以形成稳定的类天然复合物，表明 TM 结构域之间的相互作用足够强大到可以驱动 GP I b-IX 的组装。虽然 TM 结构域对 GP I b-IX 组装和结构方面的贡献已经清楚，但它们在调节 GP I b-IX 功能方面的作用仍有待研究。

GP I b-IX的胞质结构域

GP I b-IX 的胞质结构域不包含任何已知结构的结构域。在 GP I b-IX 三个亚基中，GP I bα 胞质结构域（Ser513-Leu610）是最长的。其结合的细丝蛋白 A（filamin A，FlnA），14-3-3ζ 和其他分子对 GP I b-IX 介导的信号有重要作用（见"在细胞膜和细胞质中的相互作用"一节）。在人血小板中，Ser609 被持续磷酸化，Ser559、Ser587 和 Ser590 是其他的磷酸化位点[42-44]。GP I bβ 胞质域（Cys148-Ser181）包含一个富含碱性氨基酸的近膜序列，可能与浆膜内部带负电荷的脂质相互作用。GP I bβ 胞质域也能与钙调素和肿瘤坏死因子受体因子 4 相互作用[45,46]。位于 TM 和胞质结构域交界处的 Cys148 是棕榈酰化的[47]。而位于膜远端区域的 Ser166 则被蛋白激酶 A（protein kinase A，PKA）动态地磷酸化着[48]。GP IX 胞质结构域（Cys154-Asp161）只有 8 个残基，目前还未发现它与细胞内任何蛋白结合。与 GP I bβ 类似，GPIX 的 Cys154 会发生十二烷基化[47]。应该注意的是，鼠 GP I bβ 和 GPIX 在胞质结构域没有半胱氨酸，因此不会发生脂化。

目前还没有证据表明 GP I b-IX 细胞质结构域之间存在直接的相互作用。所以 GP I bα 的胞质结构域突变或截断其中序列一般不影响 GP I b-IX 组装或显著降低其表达[49-52]。截断的 GP IX 胞质域或 GP I bβ 胞质域远端区域也不会有影响[40,53]。然而，剔除 GP I bβ 胞质域的近膜残基（Arg149-Arg154）会破坏 GP I b-IX 的组装并显著降低其在转染的 CHO 细胞表面的表达，这些残基可能在 GP I b-IX 转运到浆膜中有重要作用[53,54]。

Bernard-Soulier 综合征的分子发病机制

Bernard-Soulier 综合征（Bernard-Soulier Syndrome，BSS）最早报道于 1948 年[1]，是一种先天性出血疾病，同时伴有血小板减少和巨大血小板出现。在分子水平上，其特征是血小板中功能性 GP I b-IX-V 表达显著缺失或不足，从而导致瑞斯托霉素和凝血酶诱导的血小板聚集受损[55,56]。至今已经有几百例 BSS 病例被报道过[57]。BSS 患者的基因测序已经证实编码 GP I bα、GP I bβ、或 GPIX 的基因发生突变，但没有 GP V 基因突变。BSS 和 GP I b-IX 之间的联系进一步在 BSS-类似表型的敲除 GP I bα 或 GP I bβ 基因的小鼠身上得到证实[58-60]。而 GPIX 基因敲除小鼠还没有报道。相反，敲除 GP V 基因的小鼠没有自发出血的迹象和血小板减少症，其血小板大小正常[61,62]。综上所述，BSS 患者的症状和基因敲除小鼠的表型是一致的，即在转染细胞的质膜有效表达 GP I b-IX 需要 GP I bα、GP I bβ、和 GPIX，但不需要 GP V；而 GP V 的高效表达需要 GP I b-IX[63-65]。

脉冲标记研究表明，GP I b-IX-V 最初的组装发生在内质网（endoplasmic reticulum，ER），并伴有包括在高尔基体的唾液酸化等额外的糖基化修饰[66,67]。未组装的亚单位，特别是 GP I bα，被溶酶体降解[66]。最近的研究已经开始发掘促进 GP I b-IX-V 折叠和组装，或者识别和降解错误组装的 GP I b-IX-V 的细胞机制。例如，缺乏热休克蛋白 gp96/grp94——内质网中的一种分子伴侣和未折叠蛋白反应（unfolded protein response，UPR）的关键成分——的转基因小鼠其表型与 BSS 难以区分[68]。在缺少内皮/造血系统分子伴侣 COSMC 从而导致活性核心 1β-1,3-半乳糖基转移酶（T-合成酶）缺乏进而导致血小板上 o-型糖延长或分支的小鼠中，90%围产期死于出血[69]。少数幸存小鼠表现出 BSS 类似的表型，包括出血、血小板减少、血小板 GP I bα 表达明显减少[69]。

对患者血小板和转染细胞中 GP I b-IX 突变的分析表明，突变导致 GP I b-IX 的表达和/或功能严重降低并且导致 BSS 的机制有三种类型。1 型突变破坏了 GP I b-IX 亚单元之间的相互作用，并破坏了 GP I b-IX 的表达。1 型突变包括细胞外（包括信号序列）或 GP I b-IX 的 TM 结构域的所有移码或无义突变[57]，因为这些突变会破坏 TM 结构域之间的相互作用，从而阻止宿主亚单元组装成天然复合体[38]。许多 GP I bβ 或 GPIX 的胞外或 TM 结构域中的错义突变也属于 1 型，因为它们通过干扰 LRR 结构域的折叠破坏复合物组装，如 GP I bβ-C5Y 和 GP I bβ-R17C，或破坏已经折叠的 LRR 结构域之间的相互作用，如 GP I bβ-P74R 和 GP I bβ-A108P[36]。2 型突变，通常是位于 GP I bα 的 LBD 结构域的错义突变，损害 LBD 结构及其配体结合活性。由于 LBD 不直接参与复合物的组装，2 型突变可能维持 GP I b-IX 的天然表达水平，仅破坏 GP I bα 与 VWF 或其他配体的相互作用。然而，大多数 2 型突变，如 C65R、L129P 和 W207G[70-72]，破坏了 LBD 的折叠或稳定性，这可能会诱导 UPR 并显著降低 GP I bα 的表达水平。降低的程度可能因突变而不同。3 型突变不影响 GP I b-IX 的表达和组装，而是破坏其信号传导能力。迄今为止唯一报道的例子是 GP I bα 胞质结构域的 Gln545 的纯合无义突变[73]。一例携带此突变的 BSS 患者的血小板 GP I b-IX 水平正常，这与先前的研究一致，即 GP I bα 的胞质结构域既不参与复杂的组装，也不显著影响其在转染 CHO 细胞中的表达。然而，它对瑞斯托霉素或凝血酶的刺激反应不敏感，这可能是由于 GP I b-IX 不能传递信号,因为 Gln545 的截断破坏了它与 FlnA 和其他可能的信号分子的相互作用(见"细胞膜和细胞质中的相互作用"一节)[73]。

在大多数情况下,BSS 患者为常染色体隐性遗传,这可能是因为 GP I b-IX 的表达水平为正常水平的 50% 时已经足以维持血小板的生成和功能。然而,对于 GP I bα 上 LBD 中的几个错义突变,特别是 Bolzano 变异(A156V)和 GP I bβ 中的一些 1 型突变,BSS 为常染色体显性遗传[74-77]。这些患者许多表现为轻度的血小板减少,GP I b-IX-V 的表达水平显著降低但可检测到。同理,22q11.2 缺失综合征(22q11.2DS)患者在其同名染色体中缺失了 70 万~300 万碱基对,其中包括编码 GP I bβ 的 GP1BB 基因[78]。这些患者只有一个 GP1BB 基因的拷贝,有更高的血小板和较低的血小板数量,并且在修复性心脏手术后出血更严重[79]。

BSS 的讨论另见第 48 章。

GP V

GP V 的氮端含有一个 15 个 LRR 序列(Gln1-Gly458)的 LRR 结构域。其结构尚待确定,但预测在 LRR 结构域的氮端和碳端各有两个二硫键(图 10.1F)。GP V 的 LRR 结构域有一个不寻常的特征,它的第 12 个 LRR 序列与其他 LRR 基序不一致,其含有一个 Pro309 在精氨酸梯子部位。在 LRR 区域之后是一个由 >40 个残基组成的茎部区域,一个单一的 TM 螺旋,一个短的细胞质区域,其中包含一些碱性残基,但是没有已知的序列基序与信号分子相互作用。GP V 中有 8 个潜在的 n-型糖基化位点(NxS/T),其中 Asn181、Asn298 和 Asn385 最近得到了验证[80]。像 GP I bα 一样,GP V 也经历 ADAM17 介导的胞外结构域的脱落,从血小板表面释放 82kDa 片段[81,82]。GP V 脱落在血小板刺激时增加,能被金属蛋白酶抑制阻止[82,83]。推测的脱落切割位点位于茎区 Pro493-Val494 处[32]。GP V 也是一个 α 凝血酶的底物。凝血酶在 Arg460-Gly461 处裂解 GP V,产生约 70kDa 的细胞外片段[81,84]。

虽然血小板上的 GP I b-IX 已在非离子型洗涤剂例如 Triton X-100 中被纯化[4],但 GP I b-IX-V 并没有,部分原因是 triton X-100 消除了 GP V 与 GP I b-IX 的关联[10]。与 BSS 患者中 GP V 表达缺失一致[55,56],GP V 在转染的 CHO 细胞的血浆膜中的有效表达也依赖于 GP I b-IX,尤其是 GP I bα[64]。GP V 的 TM 结构域,特别是螺旋一侧的 Gln516 周围的残基,决定着 GP V 与 GP I b-IX 的有效共同表达,因为 TM 与 GP I bα 的 TM 有相互作用(图 10.1E)[16]。

严格地说,还没有研究直接涉及 GP V 与 GP I b-IX 在 GP I b-IX-V 复合物中的化学计量学。早期按抗体结合来估算血小板糖蛋白水平的方法得出的 GP V 拷贝数约为 GP I bα 的一半,因此给出一个 GP V 夹在两个 GP I bα 亚单位之间、化学计量比为 1:2 的关系[6,10]。然而,GP V 和 GP I bα 不断从血小板中脱落[32],给这种早期的依赖于其胞外结构域的测量结果带来了不确定性。最近通过现代质谱法对血小板中蛋白质的定量调查表明,GP V 的水平与 GP IX 和 GP I bα 相似或略低[11,12],表明这个化学计量比应该为 1:1。同样的,GP V 的 TM 结构域中的假定 GP I bα 结合界面被限制在 α 螺旋的一侧,这种界面面积太小、无法支持 GP V 与两个 GP I bα-TM 螺

旋同时结合(图 10.1D)。GP V 与 GP I b-IX 关联的结构细节有待进一步阐明。目前,不能排除血小板表面 GP I b-IX 并不与 GP V 相关、而与其他膜受体相互作用的可能性(见"GP VI-FcRγ 复合物"一节)。

GP I b-IX-V 的进化,物种多样性

几乎所有的 GP I b-IX-V 生化和结构研究都是在人的 GP I b-IX-V 及其衍生片段上进行的。在含有去核化血小板的哺乳动物中,TM 结构域和 LRR 结构域中关键残基的保守性表明 GP I b-IX-V 的整体结构和四级结构具有保守性。在有有核凝血细胞(nucleated thrombocytes)的脊椎动物如鸟和鱼中,一些关键性残基缺乏保守性,表明这些动物的 GP I b 复合物的四级结构可能存在差异,其程度仍有待研究。在哺乳动物中,许多功能上重要的残基,如与 VWF 和凝血酶的结合位点、MSD 以及膜表面脱落位点等,都不如结构上重要的残基那样保守(图 10.2)。这种序列差异可能反映了 GP I b-IX-V 作为一种机械性感受器在不同物种的循环系统中感知和响应不同生化和机械信号的差异演化。

GP I b-IX-V 的功能和调控

在凝血过程中,GP I b-IX-V 介导血小板与内皮下基质、内皮细胞、白细胞等的黏附,促进血小板促凝活性的建立,并通过细胞膜传递信号激活血小板。相应的,利用转基因动物模型和/或特定抑制剂进行的研究也表明了 GP I b-IX-V 在血栓形成、炎症、和其他血管病理生理学中的关键作用。此外,最近的研究表明 GP I b-IX-V 在血小板生成和清除过程中也发挥着关键作用,通常利用与参与止血和血栓形成相同的配体或对位受体。GP I b-IX-V 的功能主要通过与循环的或内皮细胞上的外配体相互作用,和与相关细胞中的对位受体以及血小板内的信号分子的相互作用来实现。许多涉及 GP I b-IX-V 的这些相互作用是错综复杂并相互调节的。

血小板的黏附和聚集

这一节是对参与血小板黏附和聚集的各种 GP I b-IX-V 的配体,通过他们的结合位点、功能和调控等方面进行叙述。

VWF

VWF 是存在于血浆和内皮下基质的多聚体糖蛋白。成熟的 VWF 包含了 D'D3 装配区,A1-A3 结构域,D4 装配区,VWC1~6 结构域以及 CK 结构域,共有 2 050 个残基和 275kDa[85]。D'D3 和 CK 各自构成了二硫键连接的同型二聚体,把 VWF 串联成为一个 20 000kDa 的超大多聚体。内皮细胞中韦伯小体包含了超大型的 VWF(ULVWF),它们受到刺激后会分泌出来并连接到内皮细胞表面。ULVWF 通过 ADAMST13(一种具有血小板反应蛋白模体的去整合素和金属蛋白酶,属于金属蛋白酶家族 13)的酶切作用会向血浆中释放小分子量的 VWF[86]。VWF 也会从活化血小板的 α 颗粒上分泌出来。当 VWF 在血小板活化时候被释放时,它会促进体内血小板聚集[87]。

剪应力在调节 VWF 与血小板 GP I b-IX-V 结合中起着重要作用。在低剪应力条件下,VWF 多聚体呈松散卷曲、凝聚

状,在生理浓度约 60nmol/L 时几乎不和 GP Ib-IX-V 结合。然而,在大于临界剪切速率或在流动状态下被锚定时,VWF 多聚物会感受张力并发生拉伸,这件事有两个相反的作用:一方面,张力诱导 VWF 的 A1 结构域周围产生结构变化,使其与 GP Ibα 和血小板的结合具有更高的亲和力,但张力诱导结构变化的分子机制尚待阐明[89-91],剪切作用下 VWF 与 GP Ibα 的连接激活 GP Ib-IX-V,导致血小板聚集或清除[33,92,93];另一方面,张力也可打开 A2 结构域,使其被 ADAMTS13 裂解,从而释放黏附的血小板[94,95]。将 VWF 切割成较短的多聚体会降低其对流动剪切的敏感性和反应[95]。因此,在正常情况下,VWF 多聚体的大小和反应力处于严格调节的平衡状态,这对止血过程至关重要。在许多情况下,这种平衡的破坏会导致出血或血栓形成。在血管性血友病(von Willebrand disease,VWD)中,VWF 功能障碍或缺乏可导致出血。VWF 的反应性增加或 ADAMTS13 对 VWF 的过度裂解会导致某些类型的 VWD 和一些装有左心室心脏辅助装置的患者出血(见"VWF:2B 型 VWD,PT VWD,血小板减少症"一节)。另一方面,例如在许多情况下,由于 ADAMTS13 缺陷导致的 ULVWF 水平的升高,会导致血栓形成,包括血栓性血小板减少性紫癜(thrombotic thrombocytopenic purpura,TTP)。

在没有高剪切力的情况下,血浆中 VWF 的自我抑制可防止 VWF 与循环血小板的 GP Ibα 不必要的结合。然而,在一些不受剪切流变化影响的条件下,VWF 可以突破自我抑制并与 GP Ibα 强力结合:ULVWF 能够自发结合 GP Ib-IX-V[96],具有 2B 型 VWD 突变的 VWF 也可以,该类突变位于 A1 结构域内或在 A1 两侧的翼序列中[98]。VWF 与血小板 GP Ib-IV-V 结合也可以由诸如瑞斯托霉素(一种细菌的糖基化多肽)或博托霉素(一种蛇毒)等外部调节剂诱导[99,100]。在血小板型(PT)VWD 中,一种 GP Ibα 的突变会抵消 VWF 的自身抑制,并诱导血浆 VWF 与循环血小板的 GP Ibα 的自发结合[101]。已经报道的五个 PT VWD 突变中有四个是 LBD 拇指区的错义突变[102]。这种突变导致 β-链局部但有可能是关键性的结构改变,而对 LBD 的整体改变很小[103-105]。此外,有一个 PT VWD 症状的患者在糖基化黏蛋白区和 MSD 交界处有 9 个残基(Pro420-Ser428)的缺失突变(图 10.2)[106]。目前尚不清楚这种突变是如何影响 GP Ibα-VWF 相互作用的。

数个晶体结构,包括 GP Ibα 的 LBD、VWF 的 A1 结构域及 LBD-A1 复合物,为 GP Ibα 与 VWF 相互作用机制提供了思路[103-105]。LBD 的氮端和碳端部分的残基与 A1 直接接触(图 10.3A)。尤其是作为 A1 延伸 β-折叠片的一部分的拇指区域呈现 β-片层(sheet)构象。在晶体结构中,LBD 的阴离子序列与 A1 之间没有接触。尽管在 LBD 的凹面处与 A1 的直接接触很小,但 LBD 中间的 60~128 残基在剪切力下对于 GP Ibα 依赖的 VWF 黏附过程至关重要[111]。残基 60~128 在 GP Ibα 上构成负电荷斑,与 A1 上的正电荷斑互补,这表明静电相互作用在流动条件下的相互作用可能产生重要影响[111]。另一个博托霉素-LBD-A1 三元配合物晶体结构揭示了类似的 LBD 和 A1 之间的相互作用界面(图 10.3B)[107]。博托霉素本身是一个二硫键连接的异型二聚体,起着稳定 LBD-A1 相互作用的作用。博托霉素与 LBD 的碳端区域结合,特别是其中的 α-螺旋,这与 LBD 中的 VWF 结合界面并不重叠。总结而言,LBD 和 LBD-A1 复

合物的结构存在着有限的局部构象差异。多种 GP Ibα-VWF 相互作用抑制剂已经开发出来,它们包括金精三羧酸[112]、重组 LBD[113]、针对 LBD 或 A1 的单克隆抗体或纳米体[114,115]、稳定拇指区域 α 螺旋替代构象的限制性 11-肽(图 10.3C)[108,116]、一种与 VWF 的 A1 结合从而阻断 GP Ibα 结合的核酸适配体[117,118],以及从蛇毒中获取的以 LBD 为靶点的 C 型凝集素蛋白[119]。

在高剪切力或病变剪切力条件下,作为必要条件的 GP Ibα-VWF 相互作用介导了血小板在锚定的 VWF 上的移位或滚动,并活化了 GP Ⅵ-胶原蛋白介导的血小板 αⅡbβ3 或其他整合素[87,88,93]。相反,活化的 αⅡbβ3 只在低于 900s⁻¹ 的剪切力下与纤维蛋白原直接牢固连接。拥有快速开/关速率常数的 GP Ibα-VWF 相互作用使得血小板通过快速形成和破坏与 VWF 的相互作用在 VWF 表面滚动[120]。近来的研究表明,使用上述抑制剂在血栓形成条件下的各种实验模型中提供了额外的证据支持 GP Ibα-VWF 的相互作用在介导血小板黏附、活化和血管闭塞中的作用[113,117,121-123]。值得注意的是,这些抑制剂中许多在不增加出血风险的情况下表现出抗血栓作用。在 VWF 缺失的小鼠进行的类似研究显示动脉血栓形成的部分阻断,说明了 GP Ibα 在 VWF 结合之外还有其他作用,这与在只表达人 GP Ibα 的转基因小鼠中观察到的作用一致,其大多数细胞外结构域被白介素-4 受体 α 亚单位(IL4R/GP Ibα-TG)所取代[124,125]。

最近用单分子力谱分析 GP Ibα-VWF 相互作用表明,LBD 与 A1 的相互作用受拉伸力调节。随着力的增加,LBD-A1 键的寿命增加到最佳水平,有效地表现为"捕捉键",当力继续增加

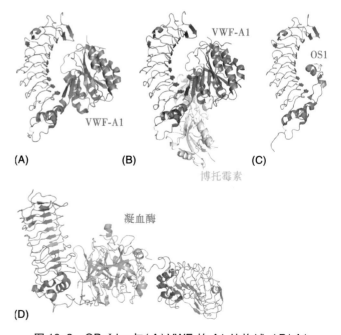

图 10.3　GP Ibα 与(A)VWF 的 A1 结构域、(B)A1 和博托霉素、(C)抑制肽 OS1 和(D)α-凝血酶复合物的结构。 结构如图所示,GP Ibα 序列为深蓝色。二硫键以黄色显示,阴离子顺序中硫酸化酪氨酸为氰色。使用的蛋白质数据库:(A)1M10[103],(B)1u0n[107],(C)3P72[108],(D)3PMH[109]。GP Ibα-凝血酶复合物的替代结构已被报道[110]

时,其减少为"滑动键"[126]。一定剪切速率范围内,VWF 表面血小板的滚动速度表现出相似的双相行为。这种捕获键现象和双相速度曲线在 2B 型 VWD 突变的 A1 与 LBD 的相互作用中并没有被观察到[126]。另一项研究使用了一种 LBD 和 A1 通过柔性连接体共价连接的体系,这种体系能够用单一分子有效地测受体和配体的结合与分离,用该体系人们发现了 LBD-A1 相互作用的两种力依赖性结合状态,称为柔性键[127]。这种两相相互作用的证据与支持 LBD 内剪切力依赖的构象变化的功能研究相呼应——LRR 序列 2~4 与 A1 的相互作用在静态条件下只有有限的接触,但随着剪切力的增加却对 GP Ⅰbα 依赖的黏附产生巨大影响[128]。A1 中的 2B 型 VWD 突变和 LBD 中 PT-VWD 突变可诱导从低剪切力时的一个结合状态转换到较高力时的第二个结合状态[129]。这些研究表明 GP Ⅰbα 与 VWF 的关联是动态的,并且对张力有反应,这有助于解释 VWF 或 GP Ⅰbα 突变如何使血小板功能错乱。

凝血酶

凝血酶可以通过酶解或非酶解机制来激活血小板。在缺乏 GP Ⅰb-Ⅸ-Ⅴ 的情况下,血小板对低剂量凝血酶的反应并不灵敏[130]。作为 α-凝血酶的高亲和力受体,GP Ⅰb-Ⅸ-Ⅴ 介导血小板对低剂量凝血酶的反应,但不对高剂量凝血酶有反应[131]。G 蛋白偶联的酶激活受体 PAR-1 和 PAR-4 是 α-凝血酶的低亲和力受体(第 13 章)。

凝血酶与 GP Ⅰbα 的晶体结构表明凝血酶与 LBD 和 GP Ⅰbα 的阴离子序列结合,特别是与硫酸化酪氨酸结合(图 10.3D)。在 GP Ⅰbα 片段(残基 1~290)与 Phe-Pro-Arg-氯甲基酮(PPACK)抑制的凝血酶的复合物中,这种结合主要涉及凝血酶的外位点 Ⅰ 与 GP Ⅰbα 残基 151~284 接触,尤其是硫酸化的 Try279,以及外位子 Ⅱ 与包含 Tyr276 在内的 GP Ⅰbα 残基[109,132]。在 GP Ⅰbα 片段(残基 1~279)与二异丙基氟磷酸(DFP)失活的凝血酶复合物中,这种结合主要是通过外位点 Ⅱ 与 GP Ⅰbα 的 274、275 和 277 残基[110]。尽管在不同的晶体结构中这种结合界面有所不同[110,132,133],这些研究表明,一种凝血酶可以通过其两个外位点同时与两个 GP Ⅰbα 分子相互作用,这可能对其活化血小板产生重要影响。

GP Ⅰb-Ⅸ-Ⅴ 可以通过多种途径介导凝血酶诱导的血小板活化。首先,GP Ⅰbα 与凝血酶结合促进凝血酶裂解 PAR-1,其作用类似于辅因子[134]。其次,凝血酶可能通过潜在的交联 GP Ⅰbα 直接诱导 GP Ⅰb-Ⅸ-Ⅴ 信号传导。就像前面描述的那样,凝血酶能酶切 GP V,但不能酶切 GP Ⅰbα。去除 GP V 基因可加速 GP Ⅰbα/凝血酶依赖的血小板活化[135,136]。DFP 灭活的凝血酶可诱导 GP V⁻/⁻ 小鼠血栓,而且其血管堵塞时间比野生型小鼠更快。因此,可以想象 GP V 可能对 GP Ⅰb-Ⅸ-Ⅴ 信号起到某种抑制作用,GP V 的凝血酶酶切功能缓解抑制作用,其与 GP Ⅰbα 的结合诱导激活信号活化血小板。最后,有研究发现凝血酶诱导的 GP Ⅰb-Ⅸ 信号可以与依赖于 PAR 的信号相结合来促进血小板活化[138]。

整合素 αMβ2(Mac-1)

白细胞整合素 αMβ2 被鉴定为 GP Ⅰb-Ⅸ-Ⅴ 的对位受体,为白细胞在血小板沉积和血管损伤部位的黏附和迁移提供机制[139]。αMβ2 Ⅰ区残基 Pro201-Lys217 对其与 GP Ⅰbα 的 LBD 之间的相互作用至关重要[140],而 LBD 的 αMβ2 结合位点仍有待确定。据报道,αMβ2 的 lectin 结构域识别冷冻血小板 GP Ⅰbα 上的 β-N-乙酰葡萄糖胺残基[141]。靶向 Pro201-Lys217 的抗体阻断 αMβ2 与 GP Ⅰbα 的结合,抑制白细胞在流动状态下与黏附血小板的牢固黏附,减少小鼠股动脉损伤后白细胞的聚集,为 αMβ2-GP Ⅰbα 相互作用在介导白细胞迁移和血管损伤炎症反应中的关键作用提供证据[142]。另一方面,αMβ2-GP Ⅰbα 相互作用对血栓形成也可能是重要的,因为在激光诱导的损伤模型中,表达突变 αM 亚单位的转基因小鼠血管与 GP Ⅰbα 相互作用的时间要长得多[143]。阻断 αMβ2-GP Ⅰbα 相互作用的抗体或葡萄糖胺也会增加野生型小鼠的相互作用的时间[143]。

激肽原,Ⅺ因子,Ⅻ因子

高分子量激肽原(high-molecular-weight kininogen,HK)通过与 GP Ⅰb-Ⅸ-Ⅴ 结合来抑制凝血酶与血小板的结合及其活化。激肽原结合血小板 GP Ⅰbα 所表现的锌依赖性可能是通过其结构域 3 体现的[145]。奇怪的是,抗 GP Ⅰbα 抗体(TM60 和 SZ2)和抗 GPⅨ抗体(AK1 和 FMC25)均抑制激肽原与血小板 GP Ⅰb-Ⅸ-Ⅴ 的结合[144]。GP Ⅰb-Ⅸ-Ⅴ 上的激肽原结合位点尚待确定。激肽原也可能促进 GP Ⅰbα 和 αMβ2 的相互作用来增强白细胞-血小板黏附[146]。Ⅺ因子与 HK 结合形成复合物存在于血液循环中[147]。Ⅺ因子与血小板的最佳结合需要Ⅺ因子中的 A3 结构域,特别是其中的 Ser248 和 Arg250,GP Ⅰbα 的 LBD、激肽原和锌[148-151]。Ⅺ因子与 LBD 的结合位点可能与凝血酶的结合位点重叠,因为 SZ2 抑制了两者的相互作用。此外,Ⅺ因子与另一种血小板受体载脂蛋白 E 受体 2′(ApoER2′)结合的亲和力很高,ApoER2′ 是 ApoER2 的截断变体。血小板与Ⅺ因子的结合可以被可溶性 ApoER2 阻断,而且 ApoER2⁻/⁻ 小鼠的血小板不和Ⅺ因子结合。因为 ApoER2′ 与 GP Ⅰbα 在血小板上共定位,所以看起来 GP Ⅰbα 和 ApoER2′ 共同介导了Ⅺ因子与血小板在流动剪切作用下的结合[152]。也有报道称,与 GP Ⅰbα 结合的活化因子Ⅻ(FⅫa)与激肽原结合竞争,抑制凝血酶诱导但非 SFLLRN 诱导的血小板聚集。所以,GP Ⅰb-Ⅸ-Ⅴ 在调节激肽原、Ⅺ因子、Ⅻ因子和凝血酶参与的血小板前胶原活性的组装和功能中起着重要作用,但其分子机制尚待进一步阐明。

β2GPⅠ

45kDa 的血浆蛋白 β2-糖蛋白 Ⅰ(β2GPⅠ)是抗磷脂综合征(antiphospholipid syndrome,APS)的主要抗原,APS 是一种以静脉或动脉血栓和/或妊娠发病为特征的自身免疫性疾病[155]。在一个小鼠 APS 血栓形成模型中,β2GPⅠ 与抗 β2GPⅠ 抗体形成的复合物优先结合血小板结促进血小板的活化[156]。在流动剪切力中的二聚化的 β2GPⅠ/抗 β2GPⅠ 复合物与血小板的结合需要 GP Ⅰbα 和 ApoER2′,因为游离的可溶性 GP Ⅰbα 细胞外结构域、重组的 ApoER2′ 可溶性片段、或受体相关蛋白 RAP,都可以抑制血小板黏附[153]。对于 GP Ⅰbα 以 14-3-3ζ 依赖的方式转移到细胞质,也会随着二聚化的 β2GPⅠ/抗 β2GPⅠ 刺激血小板而出现[157]。β2GPⅠ-GP Ⅰbα 相互作用的细节尚不清楚。

凝血酶敏感蛋白

凝血酶敏感蛋白 1（thrombospondin 1，TSP1）是血小板上 GP I bα 的一个配体，因为在高剪切速率下血小板与锚定的 TSP1 在缺失 VWF 的情况下的黏附在很大程度上被抗 LBD 的抗体 AP1 和 SZ2 阻断[158]。然而，TSP1 和 GP I bα 直接相互作用的生化证据还没找到。此外，在 FeCl₃ 血栓形成模型中，血小板黏附现象也在 *TSP1⁻/⁻VWF⁻/⁻* 和 *VWF⁻/⁻* 小鼠中观察到，说明 TSP1 可能不介导初始血小板黏附[159]。TSP1 可能在 VWF 的存在的前提下，通过抑制 ADAMTS13 切割 VWF，来调节血栓形成[159,160]。

胶原蛋白

胶原蛋白是迄今为止唯一与 GP I bα 以外的位点结合的 GP I b-IX-V 生理性配体。重组 GP V 细胞外结构域能结合胶原蛋白，并阻止胶原诱导的但不是 ADP 诱导的血小板聚集（见"GP V"一节）[136]。同样，胶原蛋白诱导的血小板聚集在 GP V 缺失的血小板中显著减少[136]。除了 GP V，GP I b-IX-V 通过与 VWF 的结合与胶原连接，VWF 通过其 A3 结构域与胶原结合。血小板上主要的胶原蛋白受体是 GP VI和整合素 α2β1，它们在血小板黏附和活化胶原的过程中以及在体内凝血时血斑形成的过程中起着重要作用（见第 11 章）。考虑到 GP VI与 GP I bα 在含有 Triton X-100 的血小板裂解液中共沉淀[161]，GP I b-IX-V 和 GP VI或许对胶原蛋白刺激的血小板活化起到物理和功能上的协同作用。

P-选择素

血小板 GP I bα 对 P-选择素的识别于 1999 年被报道[162]，该发现提供了血小板活化与活化的内皮细胞或表达 P-选择素的活化血小板黏附的机制。P-选择素结合 P-选择素糖蛋白配体 1（P-selectin glycoprotein ligand 1，PSGL-1）上的唾液酸路易斯四糖和硫酸化酪氨酸[163]。P-选择素与 GP I bα 的结合受到抗 GP I bα 抗体 AK2 和 SZ2 的抑制[162]；受 SZ2 抑制表明 GP I bα 的阴离子序列/硫酸化酪氨酸参与了反应，但具体结合位点尚待确定。P-选择素与 GP I bα 的相互作用在调节炎症中血小板与内皮细胞的相互作用的贡献（第 28 章）仍有待进一步研究。

血小板的清除

GP I b-IX 与体内血小板的迅速清除有关。但 GP V 的参与仍缺乏证据。最近的研究表明，当循环的血小板被激活后，GP I b-IX-V 会使血小板发出"清除我"的信号。随后，这个"清除我"的信号被网状内皮系统（主要是脾脏和肝脏）识别。同时，对某些病理情况下血小板清除机制的研究也有助于阐明激活 GP I b-IX 以及诱导其信号传导的关键要素。这一节主要描述了 GP I b-IX 在几种病理生理环境下介导血小板清除的功能。

VWF：2B 型 VWD，PT VWD，血小板减少症

加速的血小板清除，以及随之而来的血小板减少症，通常发生在可溶性血浆 VWF 与循环的血小板的 GP I bα 相结合的环境下。瑞斯托霉素已经被从临床应用中撤回，因为它会引起

血小板减少症和血管堵塞[164]。注射博托霉素也会引起动物急性血小板减少症[165,166]，尽管它与瑞斯托霉素诱导的 VWF 与 GP I bα 结合的机制不同（参见"VWF"部分）。血小板减少症常常出现在血栓性血小板减少性紫癜（TTP）和类似病症中，其中 VWF 或 ULVWF 与血小板生成复合物，也出现在许多接受左心室辅助装置植入的患者中[168]，这些装置会产生异常剪切流动，可能潜在地诱导 VWF 与 GP I bα 的结合（见第 42 章）。类似地，2B 型和 PT VWD 患者会出现皮肤黏膜出血和血小板减少症[102,169]。2B 型 VWD 或 PT VWD 转基因小鼠中观察到的血小板减少症或许由于肝脏和/或脾脏中清除的大量 VWF/血小板复合物而导致[170,171]。值得注意的是，2B 型 VWD 的血小板减少症的严重程度随着致病的突变不同而有很大差异[33,172,173]。例如，突变 P1266L，也称为 2B 纽约型，患者的血小板数会是正常的[174]。而另一方面，V1316M 突变则与严重的血小板减少症有关。

在生理剪切应力下，加入了博托霉素会使血小板 GP I bα 将与可溶性血浆 VWF 结合，这导致在生理剪切力环境下对 GP I bα 施加了拉力，从而将血小板表面上的 GP I bα 近膜 MSD 展开，诱导了 GP I b-IX 介导的信号传导以及相应的改变（图 10.4）[24,33]。这些变化包括细胞内钙浓度，P-选择素表达和质膜中磷脂酰丝氨酸暴露的适度增加，以及血小板表面上脱唾液酸化。2B 型 VWD 患者（V1316M）的血浆 VWF 与正常人血小板混合会产生相同的现象[33]。血小板的脱唾液酸化，以及可能产生的其他多糖修饰变化，可被肝细胞和/或巨噬细胞识别以介导血小板快速清除（第 4 章）。表达带去折叠 MSD 突变的 GP I b-IX 的 CHO 细胞，表现出自发性的 GP I b-IX 介导的信号传递特征，其可被抗 GP I bβ 的单抗 RAM.1 抑制[33,175]。这表明 MSD 的去折叠化导致触发序列（Ser473-Phe483）的延伸，其通过与 GP I bβ 和 GP IX 潜在的相互作用诱导 GP I b-IX 信号传导[33]。与这个触发模型一致（图 10.4）的是，在 IL4R/GP I bα 小鼠中（其 IL4R/GP I bα 嵌合体蛋白含有触发序列而不含 MSD 的其余部分），其血小板的数量明显低于野生型，部分原因是血小板清除速度加快[33,124]。触发模型也有助于解释冷冻诱导的 GP I bα-VWF 相互作用在加速冷冻的血小板体内快速清除这一现象中发挥的关键作用。

在 2B 型和 PT VWD 小鼠模型中，大多数血小板很快被清除，但是一小部分血小板逃避了清除、仍存在于血液循环中[170,171]。有趣的是，这些血小板对激动剂如凝血酶和 ADP 的刺激没有反应，并且其 α IIbβ3 的激活受到影响[170,177,178]。对 2B 型和 PT VWD 患者而言，显而易见的血小板减少可能是他们表现出来的出血症状的原因，但其潜在的机制尚不清楚。

抗 LBD 抗体：非 Fc 依赖的免疫血小板减少症

GP I b-IX 是免疫性血小板减少症中自身抗体的常见靶点（第 39 章）。值得注意的是，静脉注射免疫球蛋白 G（IVIG）或类固醇治疗的耐受性与靶向 GP I b-IX 的抗体，而不是靶向患者血清中另一种常见靶标——α IIbβ3——的抗体之间，存在相关性[179-181]。给动物注射针对 GP I bα 的 LBD 的单克隆抗体会导致几乎全部血小板被快速清除[121,182-184]。这些抗 LBD 的单克隆抗体可直接激活 GP I b-IX，诱导细胞内包括去糖基化的信号传导，并引起随后的血小板清除[185,186]。在整个过程中缺

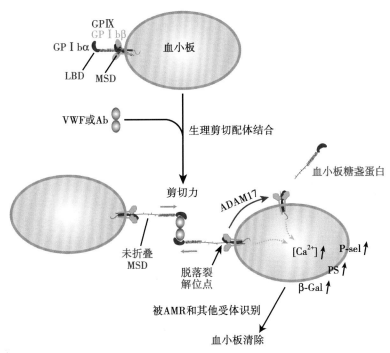

图 10.4　触发模型解释 GP I b-IX-V 介导的血小板清除。可溶性的多聚配体（如血浆 VWF 或抗 LBD 的抗体，可结合于 GP I bα 的 LBD 区域并交联血小板）在生理剪切力作用下，可对 GP I bα 产生拉力并诱导其中的 MSD 展开。如图所示，这种作用会诱导血小板信号传导，包括细胞内钙浓度的适度增加、P-选择素表达、磷脂酰丝氨酸（Phosphatidylserine，PS）暴露和脱唾液酸化（β-半乳糖的暴露），导致血小板的快速清除（Adapted from Deng et al.[33]）

乏免疫机制的参与恰好能证明这些抗体的非 Fc 依赖和抵制 IVIG 治疗的效果[187,188]。

对抗 GP I b-IX 单抗的表征结果有五个特点。第一，是 F（ab′）2 而不是 Fab 诱导血小板清除，这表明激活 GP I b-IX 的过程需要抗体形成二价体结构[121,187]。第二，许多抗体（如 6B4）可快速清除血小板，与其在 LBD 中的抗原表位无关[121,182-185]。第三，虽然大多数抗体不依赖 Fc 进行血小板清除，但一些抗体，如 VM16D 和 AK2，是存在依赖作用的。第四，与 VWF 类似，抗 LBD 的单抗诱导血小板中的 GP I b-IX 信号传导依赖于剪切力[188]。第五，许多针对 GP I b-IX 其他区域的单抗，包括 GP I bα 的 MSD，不会诱导非 Fc 依赖的血小板清除[175,182,190,191]。

一种 GP I bα"集束"模型被认为是 GP I b-IX 激活的可能机制[192,193]，并用于解释观察到的抗 LBD 单抗的作用。在该模型中，抗 LBD 单抗的一个 Fab 结合一个 GP I bα，从而诱导后者的二聚化或聚集，进而将信号传递到血小板中，最终导致血小板被快速清除[186]。VWF 作为多聚体配体同样可以聚集 GP I b-IX[192,193]。集束模型可以解释上述关于抗 LBD 单抗观察结果的第一点和第二点，但是无法解释其他三个观察结果。尤其是靶向血小板 GP I bα 的机械力感应结构域（MSD）的抗体，也结合两个 GP I bα 分子，但既不会引起血小板体外活化也不会诱导小鼠体内血小板减少[191]。此外，公认的 VWF 介导的 GP I b-IX 信号传导中需要剪切力，集束模型也无法解释。

一种"触发"模型最近被提出来解释抗 LBD 单抗引起的 GP I b-IX 的活化[189]。具有激活作用的抗 LBD 单抗利用其两

个 Fab 通过 GP I b-IX 把血小板交联起来，交联的血小板在生理剪切下产生牵拉作用拉伸 MSD 结构域并激活 GP I b-IX，这个过程基本上与多聚体 VWF 相同（图 10.4）[189]。这个触发模型解释了上述所有五个观察结果，尤其是信号传递中需要剪切力这一因素。在触发模型中，GP I b-IX 活化配体的决定性特征是其能结合 LBD 并维持足够的张力以诱导 MSD 去折叠的能力[33,189]。因此我们可以想象，具有相似结合亲和力和结合位点但机械力性质不同的配体，例如不同的抗 LBD 单抗或携带不同 2B 型突变的 VWF[173,189]，可以不同程度激活 GP I b-IX 并诱导血小板清除。

GP I bα 的胞外域脱落：血小板存储损伤

GP I bα 的胞外域脱落（参见"GP I bα 的胞外结构域"部分）与血小板的清除（特别是当血小板在室温长时间储存时）情况联系在一起[194,195]。在实验室中我们已经注意到 GP I bα 的脱落与血小板储存的病变程度密切相关。另外，在给小鼠输入过期或者线粒体损伤的血小板后，用广谱金属蛋白酶抑制剂 GM6001 能显著改善输入血小板的恢复和存活率[30]。在血小板存储过程中，基因剔除 ADAM17 或添加 ADAM17 活化抑制剂取得了类似的效果[197]。更确切的证据是，加入 5G6 单抗——一个特异性阻断 GP I bα 的胞外域脱落的抗体——可提高冻存血小板室温长期储存后的恢复和存活率[35,198]。

GP I bα 的 ADAM17 切割位点位于触发序列之前的 MSD 中（图 10.2）[32,33]。它似乎位于 MSD 表面，当 MSD 折叠时可以进行切割[199]，因为 GP I bα 脱落的现象在静态血小板膜表

面就可以发生。然而，受配体结合和牵引导致的 MSD 去折叠可进一步暴露 ADAM17 脱落切割位点，从而增加了 GP I bα 的脱落。另一方面，当 GP I bα 脱落后，MSD 的结构被破坏，其触发序列将不受保护（图 10.4）。因此，可以想象 GP I bα 的脱落可以实现 MSD 去折叠并诱导 GP I b-IX 信号传导。这与导致 MSD 去折叠和触发序列暴露的突变可以诱导 GP I b-IX 释放无配体的信号[33]，并且血小板表面上少量的 GP I bα 的脱落可能足以诱导血小板的快速清除等现象一致。

血小板生成

除血小板黏附、活化和清除外，GP I b-IX-V 还涉及介导血小板生成（见第 2 章）。对缺乏 GP I b-IX-V 的人类和小鼠巨核细胞和血小板的表征提供了支持证据。与 BSS 患者一样，缺乏 GP I b-IX-V 表达的小鼠会出现巨型血小板减少症和异常巨核细胞的生成[58,59]。虽然巨噬细胞祖细胞的分化和成熟在 BSS 小鼠中是正常的，但血小板中的分界膜系统发育不全，导致血小板形成障碍[200,201]。这些结果表明 GP I b-IX-V 在巨核细胞生成的晚期发挥作用，并与其表达相一致。

骨髓中成熟的巨核细胞将动态的血小板样突起延伸到微血管中，血液中存在的剪切力极大地促进了这些血小板样突起从巨核细胞中的释放，导致血液中出现原血小板[202]。与静态培养相比，通过提高剪切速率，巨核细胞中产生血小板前体以及血小板的成熟速度显著提高，这种促进作用已被应用于增强体外培养的造血干细胞产生血小板[203,204]。VWF 在剪切下与 GP I bα 结合有助于促进这一过程[203,205]。相应地，在体外培养巨核细胞期间通过抑制金属蛋白酶抑制剂抑制 GP I bα 的脱落可有效提高血小板的产量[206,207]。从 2B 型 VWD 患者获得的巨核细胞中可观察到无组织分界的膜系统以及异常的颗粒分布并存在延伸的伪足，这表明 GP I bα-VWF 相互作用的增强可以影响血小板形成[208]。剪切流下血小板前体以及成熟血小板的形成如何受 GP I b-IX-V 与 VWF 的相互作用的调节尚不清楚，或许可能需要 GP I bα 细胞质结构域与 FlnA 的结合[209]。此外，有证据表明 GP I bα 与其他胞质蛋白（包括 14-3-3ζ）的相互作用可能对巨核细胞成熟很重要。

GP I b-IX-V 的细胞内信号传导

在许多情况下，GP I b-IX-V 信号传导会导致血小板活化和聚集（例如在与锚定在损伤部位的 VWF 结合）和血小板清除（例如与循环中的可溶性 VWF 或抗 LBD 抗体结合）。这一信号也可能对血小板形成起到重要作用。而 GP I b-IX-V 信号传导是否针对不同的功能选择不同的途径，或作用于相同的途径但利用额外不同的信号分子发挥不同的作用，尚不清楚。GP I b-IX-V 不具有内置的酪氨酸激酶活性，不与 G 蛋白直接偶联，并且不含有可磷酸化的酪氨酸残基来募集信号分子。本节总结了 GP I b-IX-V 与膜受体和细胞质信号分子的相互作用，以及从 VWF 结合到 α II bβ3 活化的信号通路。

细胞膜和细胞质中的相互作用

14-3-3ζ

信号蛋白 14-3-3ζ 被鉴定为 GP I b-IX 结合蛋白是因为二者在免疫亲和层析纯化时共纯化[211]。14-3-3ζ 作为广泛表达的同型二聚体或异型二聚体，通过与含磷酸化丝氨酸的序列结合来调控细胞增殖和凋亡等多种细胞功能。14-3-3 蛋白家族的 7 个成员中有 6 个已经在人血小板中被检测到，其中 ζ 和 γ 亚型高水平表达[212]。14-3-3ζ 结合 GP I bβ 胞质结构域的 RLpSLTDP（残基 164~170），其中 Ser166 的磷酸化由 PKA 动态调控[48,213]。14-3-3ζ 也结合 GP I bα 的胞质内结构域的 557~561（RGpSLP）、580~590（LVAGRRPpSALpS）和 604~610（RYS-GHpSL）[43,44,213,214]。从 GP I bα 残基 602~610 中衍生的一个膜透性磷酸丝氨酸多肽 MPαC 可抑制 14-3-3ζ 与 GP I bα 结合、VWF 与血小板的结合和 VWF 介导的血小板黏附[215]。许多研究已经调查了 14-3-3ζ 与 GP I b-IX 的相互作用的在血小板激活和信号传导中的作用，这些研究通常利用突变来抵消转染细胞或转基因血小板中 GP I bα 或 GP I bβ 的单个结合序列。一些研究表明，GP I bα-14-3-3ζ 相互作用促进了 VWF 诱导的 α II bβ3 活化和细胞扩散，而另一些研究则认为 GP I bα-14-3-3ζ 相互作用具有负调节作用或几乎没有作用[43,210,216~221]。有人认为，14-3-3ζ 的结合可能调节 GP I b-IX-V 的配体结合活性，其机制可能涉及 GP I bα 和 GP I bβ 之间的结合转换[215,222]。然而，14-3-3ζ 与 GP I b-IX 的结合化学计量学尚不清楚，并且许多 14-3-3 亚型均可结合 GP I bα[212]，两者均使对 14-3-3ζ 结果的解释变得困难。此外，突变对 GP I bα-VWF 相互作用的影响仅在细胞环境中测量，而不是直接在纯化的突变 GP I b-IX 复合物上测量，从而提高了 14-3-3ζ 调节 GP I b-IX 介导的信号传导，从而间接影响 GP I bα/VWF 介导的血小板黏附的可能性。

14-3-3ζ 也可能与 GP I b-IX-V 以外的蛋白质相互作用以调节血小板功能。表达缺失突变的 GP I bα 的 CHO 细胞被用来分析 14-3-3ζ 与磷酸肌醇（phosphoinositide 3-kinase, PI3K）p85 亚基之间的关系。14-3-3ζ 和 p85 均与相邻的 GP I bα 残基 580~590 和 591~610 相互作用，删除这些序列可抑制 PI3K 底物 Akt 的 VWF 依赖性磷酸化，证明该区域包含一个功能性 PI3K 结合位点[220]。然而，这些及相关研究也表明 p85 与 GP I bα 的结合独立于 14-3-3ζ。14-3-3ζ 抑制多肽选择性地阻断 14-3-3ζ 但不阻断 p85 结合，并且对残基 580-610 中其他缺失突变的分析也表明，剔除 591~595 这段序列会破坏 14-3-3ζ 结合，但不影响 p85 的功能性结合[220,221]。值得注意的是，删除碳末端残基 606~610 会显著抑制两种蛋白的结合，这对于解释 p85 或 14-3-3ζ 结合到 GP I bα 的功能作用具有重要意义[210]。此外，据报道，血小板冷冻导致 GP I b-IX-V 在质膜中可能聚集后，14-3-3ζ 与 Bad 分离并与 GP I bα 结合，导致 Bad 活化、线粒体释放细胞色素 c、caspase 9 激活、PS 暴露，以及体外血小板吞噬作用增强[223]。冷冻介导的 14-3-3ζ-GP I bα 结合依赖于花生四烯酸，因为在冷冻过程中抑制它们的结合会抑制凋亡信号，提高了冷冻血小板输血后的恢复和存活率[224]。最后，最近在 14-3-3ζ 缺陷小鼠的分析表明，这些动物的血栓形成缺陷与 VWF/GP I bα 介导的黏附功能或血小板活化的改变无关，而是与血小板 PS 暴露和促凝剂减少有关[225]。14-3-3ζ 缺陷血小板中 PS 暴露的减少与代谢 ATP 水平的持续升高和线粒体呼吸储备的增加有关，与胞质钙流量的变化无关。

细丝蛋白 A

细丝蛋白 A（FlnA）是一种同型二聚体蛋白，与血小板细骨架中的肌动蛋白纤维相关,并将该结构与其他结构/信号蛋白(如 α-肌动蛋白)和膜受体(如 GPⅠb-Ⅸ-Ⅴ)相连。每个 FlnA 单体包含一个氮端肌动蛋白结合域和 24 个被两个柔性铰链打断的串联免疫球蛋白(Ig)样结构域。两个单体通过其碳端结构域二聚。GPⅠbα 胞质结构域中的 Leu560-Arg572 残基,特别是扩展 β 链象中的 Phe568 和 Trp570,与 FlnA 的第 17Ig 结构域结合[209,226]。FlnA 的 Cys1912 是参与于 GPⅠbα 结合的关键残基;这个半胱氨酸残基用 N-乙基马来酰亚胺进行烷基化将破坏 FlnA-GPⅠbα 的结合[4,209]。GPⅠbα-FlnA 相互作用对于将 GPⅠb-Ⅸ-Ⅴ 锚定到膜骨架、血小板在高剪切条件下黏附到 VWF,以及血小板活化的信号转导至关重要[50,227,228]。GPⅠbα-FlnA 的相互作用还对两种蛋白向细胞表面的有效转运也至关重要,调节血小板生成和血小板的大小[229]。然而,FlnA 对 VWF 与 GPⅠbα 结合的影响还不能确定;GPⅠbα 胞质结构域上破坏 FlnA 结合的截短、删除、或点突变结果表明 VWF 结合有时增加有时减少,可能取决于用于分析的实验系统和参数如剪切速率、表达水平和/或其他方法变量的差异[49-52]。尽管存在这些差异,FlnA 和细胞骨架的结合应该会影响 GPⅠb-Ⅸ-Ⅴ 的黏附功能,但其功能和病理生理相关性尚待证实。

磷酸肌醇 3-激酶

磷酸肌醇 3-激酶(PI3K)可与静止血小板裂解液中的 GPⅠb-Ⅸ-Ⅴ 共免疫沉淀[230]。其与 GPⅠb-Ⅸ-Ⅴ 的相互作用涉及调节性 p85 亚基,该亚基可直接与 GPⅠb-Ⅸ-Ⅴ 结合,而不是通过 14-3-3ζ 结合,因为这些蛋白的结合是独立发生的[220,221]。PI3K 抑制剂阻断了特定 GPⅠbα 激动剂诱导的 GPⅠbα/VWF 依赖的血小板聚集和信号传导,但不能排除 PI3K 也可能被其他 GPⅠb-Ⅸ-Ⅴ 下游的相关受体激活。最近的研究表明 PI3K p110 亚基调节整合素 αⅡbβ3 的结合亲和力和血小板血栓的稳定性,可能作为一个新的抗血栓靶点[231,232]。

GPⅥ-FcRγ 复合物

GPⅥ包含两个免疫球蛋白结构域,然后是黏蛋白样区、TM 结构域和细胞质尾部(第 11 章)。它通过 TM 区的极性残基与 FcRγ 结合。一小部分 GPⅥ可以与血小板裂解液中的 GPⅠbα 共免疫沉淀,而不依赖于完整的脂筏或 GPⅠb-Ⅸ-Ⅴ 与血小板骨架的附着[161]。用眼镜蛇毒金属蛋白酶 mocarhagin 进一步酶解去除 GPⅠbα 的 LBD 后不仅抑制了 VWF 与 GPⅠbα 的结合,而且抑制特定的 GPⅥ选择性激动剂——交联的胶原相关肽(collagen-related peptide,CRP)——诱导的血小板聚集[161]。FcRγ 也被报道过能与 GPⅠb-Ⅸ-Ⅴ 在 VWF/博托霉素激活后结合[233,234]。GPⅠb-Ⅸ-Ⅴ 和 GPⅥ-FcRγ 之间相对较弱的结合可能有助于解释两个受体复合物之间的功能联系,通常是在激动剂阈值浓度下[234-236]。GPⅠb-Ⅸ-Ⅴ 和 GPⅥ之间的相互作用也可能与 GPⅤ有关,与 GPⅥ一样,GPⅤ也是胶原蛋白的受体(见"GPⅤ"一节)[136]。

FcγRⅡa

FcγRⅡa 是一种在人血小板中表达的 Fc 受体,化学交联和荧光能量转移证实它与 GPⅠb-Ⅸ 的一部分相邻[237]。这或许可归因于它们在脂筏中的共同定位,这种相邻可能促进

GPⅠb-Ⅸ-Ⅴ 和 FcγRⅡa 之间功能的互动[192,238]。

载脂蛋白 E 受体 2′

载脂蛋白 E 受体 2′(ApoER2′)是唯一在血小板表面表达的低密度脂蛋白受体。它是 ApoER2,也被称为 LRP8 的一个剪接变体。目前还没有 ApoER2′ 与 GPⅠb-Ⅸ-Ⅴ 直接结合的相关报道。然而,ApoER2′ 与 GPⅠbα 在血小板表面上位置一致,并在流动条件下共同介导血小板与蛋白 C、ⅩⅠ因子和二聚 β2GPⅠ 的结合或黏附[152,153,239]。

钙调蛋白

据报道,钙调蛋白结合 GPⅠbβ 胞质结构域和 GPⅤ胞质结构域中的近膜带正电的序列[45]。这种相互作用的功能相关性仍然存在争议。由于钙调蛋白抑制剂可诱导 GPⅠbα 的胞外区脱落,因此提示钙调蛋白与 GPⅠbβ 胞质区结合可能调节 GPⅠbα 胞外区脱落[32]。然而,GPⅠbβ 中的 R152E/l153E 突变破坏了与 GPⅠbβ 结合的钙调蛋白,但对由钙调蛋白抑制剂 W7 诱导的转染 CHO 细胞 GPⅠbα 脱落影响不大,这表明除钙调蛋白外或许有未知蛋白介导 GPⅠbα 的脱落[240]。此外,钙调蛋白抑制剂可以结合并改变质膜表面的静电电势,这可能有助于解释它们诱导许多其他膜受体脱落或许是通过一种独立于 ADAM 活化的机制[241,242]。

肿瘤坏死因子受体相关因子 4(TRAF4)

活性氧随着血小板 GPⅠb-Ⅸ-Ⅴ 和 GPⅥ与配体结合而产生。肿瘤坏死因子受体相关因子 4(tumor necrosis factor receptor-associated factor 4,TRAF4)结合 GPⅠbβ 胞质残基 Arg152-Arg156 和 GPⅥ中的类似近膜序列,尽管其解离常数分别为 46μmol/L 和 35μmol/L[243]。因为 TRAF4 结合 NADPH 氧化酶复合物 p47phox,还参与了其他氧化还原相关信号蛋白如 Hic-5 和 Pyk2 的组装,这种相互作用可能提供氧化还原途径和早期血小板信号事件之间的联系[46]。

PECAM-1

血小板内皮细胞黏附分子 1(PECAM-1)又称 CD31,是 Ig 超家族一员。它含一个在胞质结构域内基于酪氨酸的免疫受体抑制基序,一旦激活,它就会磷酸化并招募酪氨酸磷酸酶下调信号(见第 15 章)。尽管没有证据表明 PECAM-1 与血小板上的 GPⅠb-Ⅸ-Ⅴ 有直接联系,但前者可以抑制由 αⅡbβ3 和血栓形成介导的 GPⅠb-Ⅸ-Ⅴ 依赖的人或小鼠血小板聚集[244,245]。这种抑制的程度与大多数其他形式的血小板抑制一样,与 PGI₂ 相比较弱[246]。

脂筏

在静息血小板中,GPⅠb-Ⅸ-Ⅴ 的一部分位于富含胆固醇的脂筏结构域。当 VWF 激活血小板时,在脂筏中发现更多的 GPⅠb-Ⅸ-Ⅴ,这可能是多价配体结合诱导的受体聚集所致[192,193]。用甲基-β-环糊精(methyl-β-cyclodextrin,MβCD)破坏脂筏可在静态或剪切力条件下损害 VWF 结合或 VWF 依赖的血小板聚集[192]。因此,脂筏结合可能增强 VWF 的结合和 GPⅠb-Ⅸ-Ⅴ 信号传导。FcγRⅡa 也在活化血小板中与脂筏结

合,这可能有助于其调节 GP I b-IX-V 信号[192]。人 GP I bβ 和 GP I X 上的氨基酸在 TM 和胞质结构域的结合处脂化[47],有助于脂筏定位。然而,小鼠 GP I bβ 和 GP I X 没有被脂化(见 "GP I b-IX 的胞质结构域"一节),小鼠血小板不表达 FcγR II a,但小鼠血小板对 VWF 刺激反应灵敏。还不清楚具有能力差异的诱导 GP I b-IX 信号传递的抗 LBD 抗体(见"抗 LBD 抗体:非 Fc 依赖的免疫血小板减少症"一节)是否对 GP I b-IX-V 与脂筏的结合有不同的影响。GP I b-IX-V 与 GP VI 的结合可能发生在脂筏外,不受 MβCD 的影响[161],但脂质筏结合可能通过其对 GP VI-FcRγ 信号的影响促进 GP I b-IX-V 信号的传递。脂筏在调节静止和活化血小板中的 GP I b-IX-V 空间构象及其功能有待进一步研究。

下游信号通路

虽然在临床和动物模型中观察到 GP I b-IX 配体的结合与血小板减少症相关,但配体结合与 GP I b-IX 介导的信号传导引起的加速血小板清除之间的联系只是最近才建立的。配体结合是在剪切作用下通过 MSD 的去折叠化激活 GP I b-IX[33,189]。血小板脱唾液酸化使得溶酶体神经氨酸酶 1 暴露在血小板表面是调节血小板清除的关键步骤[185]。GP I b-IX/VWF 诱导的血小板凋亡也可能是有所贡献[247]。然而,连接 GP I b-IX 与细胞凋亡、血小板脱唾液酸化的细胞内信号通路,或膜表面上其他潜在的"吃掉我"的特征分子仍有待确定。

在凝血过程中,GP I b-IX-V 与 VWF 结合的一个主要结果是 αII b β3 从低亲和力受体到高亲和力受体的激活,这是血小板稳定黏附和血栓形成所必需的。VWF/GP I b-IX-V 如何参与血小板活化仍有争议。在各类研究中多种实验模型被采用:①瑞斯西丁素或博托霉素诱导的凝集/聚集;②表达 GP I b-IX 和 αII b β3 的转染 CHO 细胞;③血小板在剪切作用下黏附并在 VWF 或胶原表面扩散[217,248,249]。GP I b-IX-V 下游的几种信号通路已经被识别。它们包括:Src 家族激酶;PLCγ2、PI3K-Akt 和 PKG 途径;丝裂原活化蛋白激酶途径;以及 LIM 激酶 1 途径[250-255]。另外,VWF 与 GP I b-IX-V 结合导致激动剂如二磷酸腺苷(ADP)和血栓素 A_2(TXA$_2$)的分泌,PKG 可能在其中发挥调节作用[256]。ADP 和 TXA$_2$ 可进一步刺激血小板 G 蛋白偶联受体(第 14 章)。

结论

大量证据表明,GP I b-IX-V 是血小板的主要机械力受体。GP I b-IX-V 与其多种配体、对应受体和共受体一起在血小板生理和病理生理的多个方面发挥着关键作用。随着从单分子力谱到表达突变 GP I b-IX-V 的转基因动物等多学科研究的深入,关于 GP I b-IX-V 的结构、功能和在血小板中的信号转导的新知识在过去的二十年里呈现爆发式增长。许多独特试剂和有用的能更详细地剖析 GP I b-IX-V 的工具已经或者正在被开发中,以回答关于这个受体复合物的许多开放性问题,这将有助于更好地理解它是如何形成的和调节的,以及它在止血、血栓形成、血小板清除、血管细胞黏附、炎症和其他新兴病理生理过程中的功能。

（邓巍 译,武艺 审）

扫描二维码访问参考文献

第 11 章　糖蛋白Ⅵ和 C 型凝集素样受体 2

Elizabeth J. Haining, *Phillip L. R. Nicolson*, *Marie-Blanche Onselaer*,
Natalie S. Poulter, *Julie Rayes*, *Mark R. Thomas and Steve P. Watson*

表 11.1　血小板受体 GPⅥ与 CLEC-2 的异同

	GPⅥ	CLEC2
超家族	免疫球蛋白	C 型凝集素样受体
信号基序	ITAM	（半）ITAM
信号通路	Src/Syk/PLCPL 依赖的	Src/Syk/PLCPL 依赖的
表达	巨核细胞和血小板	巨核细胞和血小板 树突状细胞 髓系细胞亚群
脱落	是	否
配体	脉管系统、内皮下组织	血管系统以外
基因敲除小鼠	可成活	致死
患者	杂合子/纯合子	未见描述

ITAM 的特征在于被 6~12 个氨基酸隔开的两个 YxxL/I 序列,能够通过多种免疫和 C 型凝集素或凝集素样受体(包括 T 细胞受体和 Dectin-1)启动信号传导。GPⅥ的交联会通过 Src 家族酪氨酸激酶引起相关 Fc 受体(Fc receptor,FcR)γ 链 ITAM 中的两个保守酪氨酸的磷酸化,随后结合和激活含有 SYK 酪氨酸激酶的串联 SH2 结构域,刺激信号级联,最终激活磷脂酶 Cγ2(phospholipase Cγ2,PLCγ2)。CLEC-2 下游的这种级联的启动是通过 CLEC-2 的半 ITAM 的单个 YxxL 中的单个保守酪氨酸的磷酸化来介导的。

本章将概述 GPⅥ和 CLEC-2 及它们在血小板功能中的作用,包括在止血、血栓形成和其他病理生理过程(如炎症、血栓炎症和血管发育过程中的血管完整性)中的功能。

引言

血小板表面的糖蛋白Ⅵ(glycoprotein Ⅵ,GPⅥ)受体和 C 型凝集素样受体 2(C type lectin-like receptor 2,CLEC-2)具有不同的结构、配体和生理作用(表 11.1),但两者在概念上通常是相互联系的,因此在本章中一起介绍。GPⅥ是最著名的胶原受体,最近已经被证明还可以被包括纤维蛋白在内的许多其他刺激物所激活。CLEC-2 可以被平足蛋白(podoplanin,PDPN)激活,而 PDPN 在脉管系统外广泛表达,包括上皮、基质细胞和淋巴管内皮细胞中。这两种重要的激活受体之间的关键共性是它们各自在与配体结合时所启动的信号转导级联反应。GPⅥ通过免疫受体酪氨酸激活基序(immunoreceptor tyrosine-based activation motif,ITAM),CLEC-2 则通过半 ITAM 的相关序列启动血小板的活化。

GPⅥ

GPⅥ简介

在 1987 年,首次报道的 GPⅥ缺乏病例为一名自身免疫性血小板减少性紫癜(autoimmune thrombocytopenic purpura,ITP)的患者[1]。该患者的血小板不能被胶原蛋白诱导聚集,其自身抗体所识别的 62kDa 蛋白后来被鉴定为 GPⅥ[1,2]。随后,对患者[3-5]和基因敲除小鼠模型[6-9]的进一步研究将 GPⅥ鉴定为血小板上胶原的主要受体。有趣的是,尽管血小板 GPⅥ缺乏可以保护动物免于实验性血栓形成[12-14],但这种缺乏不会引起严重出血[2,4,5,10,11]。因其在止血和血栓形成中的不同的作用以及仅限于巨核细胞和血小板的表达谱[15,16],GPⅥ在药物设计中是良好的新型抗血栓形成靶点[17]。故自 30 年前发现以来，由于其作为治疗靶点的潜力，该受体及其介导的血小板功能被广泛研究。然而，仍有新的重要功能有待发现，例如，最近发现纤维蛋白可作为 GP Ⅵ 配体，这为 GP Ⅵ 受体在止血和血栓形成中的潜在功能提供了新的背景和视野[18-21]。此外，这种相互作用提示血小板在其他产生纤维蛋白的生理过程中可能有未被发现的功能。

GP Ⅵ 结构

人和小鼠 GP Ⅵ 分别于 1999 年和 2000 年，首次从 cDNA 库中克隆出来[16,22,23]，均被鉴定为免疫球蛋白超家族蛋白，可通过带电的跨膜精氨酸残基与 Fc 受体 γ 链（FcRγ）结合。人和小鼠的 GP Ⅵ 的氨基酸序列相似（64% 的序列同源性），并且整体结构域组成相同[16]，参见图 11.1。

作为一种 Ⅰ 型跨膜蛋白，GP Ⅵ 的胞外结构域始于该蛋白的 N 端。胞外部分的主要特征是两个免疫球蛋白样（Ig 样）C2 结构域环，称为 D1 和 D2 环区。这两个区域通过富含同糖基化位点的刚性黏蛋白样茎段与血小板表面保持一定距离。除了茎部区域的糖基化，在人和小鼠 GP Ⅵ 中都发现了一个确定的 N-糖基化位点，位于 ASN[93]。据推测，小鼠 GP Ⅵ 在 ASN[244] 上还有另一个 N-糖基化位点[16,22,23]。茎环上除了丰富的糖基化位点，还有一个近膜切割位点（P[260] AR^QYY），去整合素金属蛋白酶家族（disintegrin and metalloproteinase，ADMA）成员可以作用于该切割位点，使 GP Ⅵ 胞外区从血小板表面脱落下来[24]。由 19 个氨基酸构成的跨膜区中的第 273 位带电荷的精氨酸可借盐桥与 FcRγ 链的第 11 位半胱氨酸结合[6,25-27]，从而介导两种蛋白质之间的基本联系。GP Ⅵ 较短的胞内区含有一个靠近质膜的钙调蛋白结合序列，其重要性尚未完全明确；以及一个通过 SH3 介导 Src 家族激酶（SFK）与受体结合的富含脯氨酸的结构域[28-30]。小鼠 GP Ⅵ 与人类 GP Ⅵ 最大的区别在于缺少胞内区最后 23 个氨基酸序列，但这对小鼠 GP Ⅵ 的功能有何影响（如果有的话）尚未可知[16]。

编码 GP Ⅵ 的 GP6 基因位于人类基因组中的 19q13.4 和小鼠中的 7qA1。该基因含有两个不同的等位基因：GP6a 和 GP6b，在人群中频率分别为 0.85 和 0.13[31,32]。该等位基因特征性地表现为包含七个单核苷酸多态性的单体型，其中五个可以引起茎部区域和胞内区中 GP Ⅵ 氨基酸序列的改变[32]。GP6b 等位基因的纯合子可导致 GP Ⅵ 表达水平的小幅降低[33]；但基因亚型并不会影响其与胶原、胶原相关肽、蛇毒蛋白 convulxin 等配体的结合[34]。数据表明：由于 SFK、Fyn 与胞质尾部蛋白质 Lyn 联系减少，与"a"等位基因相比，"b"等位基因产生的 GP Ⅵ 受体信号较弱[34]。除了这些常见的 GP Ⅵ 单倍型外，体外研究还报道了另外两种产生 GP Ⅵ-Ⅱ 和 GP Ⅵ-Ⅲ 蛋白的剪接变异体；然而，这些变异的表达还没有在人类或小鼠的原始组织中得到证实，因此这一发现的意义尚不明确[23]。

GP Ⅵ 配体和配体结合

通过在基因敲除小鼠和人类患者中的研究，GP Ⅵ 被鉴定为血小板表面的胶原受体而非其他可能的表面受体[2,3,8,10,13,28,35,36]。从那时起，越来越多的配体和分子被发现可以至少部分地通过 GP Ⅵ 信号通路引起血小板活化，已被确定的配体列在表 11.2 中。这些配体（包括最近发现的纤维蛋白）在血小板各种生理功能中的作用仍在研究中[18,19]。所以，从历史的角度来看，在止血和血栓形成方面，胶原仍被视为主要的 GP Ⅵ 配体。血管系统中共有 9 种胶原，但是只有 Ⅰ 型和 Ⅲ 型胶原才能形成大的纤维并以高亲和力结合 GP Ⅵ[37,38]。这种结合在胶原中由串联重复的甘氨酸-脯氨酸-羟脯氨酸（glycine-proline-hydroxyproline，GPO）片段所介导，GPO 也成为了人工合成 GP Ⅵ 配体即胶原相关肽（collagen related peptide，CRP）的设计基础[39,40]。

GP Ⅵ 的一级结构广为人知，但是未有配体与受体复合物相关的晶体学研究报道，故 GP Ⅵ 和胶原相互作用的细节还不可知。虽然胶原识别位点不同，但是针对其他 LRC 编码的胶原受体如 LAI-1 和 OSCAR 的研究提供了一些线索[41-43]。目前已发现 GP Ⅵ 上两种不同的胶原结合位点，其中一个位点位于 D1 免疫球蛋白结合域，通过诱变试验已被认定在胶原的结合中起到至关重要的作用[36,44,45]；另一个位点经晶体学鉴定，位于 D1D2 之间的铰链区，仅在 GP Ⅵ 形成"背对背"二聚体时产生。晶体结构中确定的 GP Ⅵ 的浅槽的间距和方向与胶原中的三个螺旋的间距和方向一致，这为 GP Ⅵ 二聚体对胶原蛋白具有高度

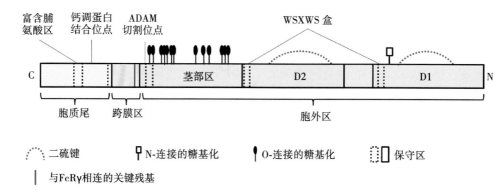

图 11.1　人和小鼠的 GP Ⅵ 蛋白结构概述。GP Ⅵ 二级结构比例图。GP Ⅵ 是一种 Ⅰ 型跨膜蛋白，属于免疫球蛋白超家族。GP Ⅵ 由以下结构组成:含有富含脯氨酸区和钙调蛋白结合位点的 C 端胞质尾（绿色），紧接着是含有精氨酸残基的跨膜区（红色），该关键残基通过盐桥与 FcRγ 相连。GP Ⅵ 胞外区（蓝色）是由含有 ADAM10 切割位点的茎部区，以及两个 IgG 样结构域 D1 和 D2 区组成的。糖基化位点、保守域和结构上重要的二硫键也在图中重点标记。小鼠 GP Ⅵ 蛋白比人 GP Ⅵ 短，缺少胞质尾的最后 23 个氨基酸，但其意义尚不清楚

亲和力（576nmol/L 对 Ⅰ 型牛胶原蛋白），而单体亲和力差、不能参与胶原诱导的血小板激活的现象提供了一种解释[46,47]。

与胶原不同，新发现的配体纤维蛋白则能识别 GPⅥ 的单体和二聚体[18-21,48]。GPⅥ 结合蛇毒蛋白 convulxin 也可被 GPⅥ 单体识别[49-51]，聚合纤维蛋白和蛇毒蛋白 convulxin 可与数个单体结合，启动信号转导传播以诱导 GPⅥ 聚集[18,21,49]。在纤维蛋白的情况下，GPⅥ 识别聚合蛋白的 D-二聚体区域的亲和力为 302nmol/L[21]。D-二聚体-GPⅥ 相互作用的结构基础尚未确定，然而 CRP 不能阻止血小板活化，提示其结合部位与胶原不同[18,19,21]。

GPⅥ诱导的信号转导

由于本身不包括信号基序，GPⅥ 与配体结合所引发的经典 ITAM 信号通路依赖于相关 FcRγ 链中的 ITAM[26,52,53]。FcRγ 链不仅对 GPⅥ 信号至关重要[54]，它也是血小板表面受体的表达必需的[6]。在最简单的层面上，GPⅥ 的二聚化主要通过 Lyn、Fyn 和 Src 酪氨酸激酶导致 ITAM（YxxLX$_{6-12}$YxxL）中酪氨酸残基的磷酸化[55]，这些磷酸化还为 SYK 的 SH2 域提供了对接位点，并通过自身磷酸化和 SFK 的进一步作用导致关键激酶的活化[53,56]。这些激酶的激活导致大量激酶、连接蛋白和效应蛋白通过激活 T 细胞活化连接蛋白（linker for activation of T-cells，LAT）的磷酸化被进一步招募到胞质膜。这些蛋白质协同募集形成 LAT 信号体，后者是磷酸化 ITAM 下游完整有效的信号传导的关键。许多信号体对 ITAM 信号传导的作用已经在基因敲除小鼠模型中的血小板相关试验中被详细研究[57-61]。尽管每个信号体都有不同的作用，但它们交融在一起导致该信号通路的主要效应蛋白，即磷脂酶 Cγ2（phospholipase C gamma 2，PLCγ2）的激活，后者可增加细胞内 Ca^{2+} 水平[52,53]。图 11.2 展示了 GPⅥ 信号通路的整体示意图，第 18 章将更详细地讨论这种信号通路及其关键组成部分和信号结果。

GPⅥ和 ITAM 信号转导的调节

为了防止不适当的活化和低反应性，血小板信号的启动需要严格控制。这种调节可以通过多种机制进行，包括细胞内在和外在的机制，其中许多在本书中有详细讨论。特别是第 15 章（血小板抑制性受体）和第 17 章（内皮细胞对血小板功能的抑制）都涉及血小板活化负调节的机制，第 19 章讨论了一旦血小板活化启动后，便会进一步促进血小板活化的血小板分泌系统。

除了通过上述章节中提到的机制调节其信号传导之外，GPⅥ 受体本身在细胞膜上以几种不同的方式进行调节。尽管这些机制似乎不及对下游信号转导蛋白的直接作用那样强效，但它们对血小板敏感性和信号转导的作用越来越受到关注。下面将简要介绍分析 GPⅥ 簇集及其对 ITAM 信号的影响，血小板膜微结构域对 GPⅥ 在细胞膜中分布和运动的调节，以及通过调节受体脱落实现的对血小板表面受体表达的控制。

GPⅥ的二聚体化和簇集

来自体外信号学研究和敲除小鼠模型血小板的体外分析的证据表明，GPⅥ 蛋白簇集依赖于配体的结合（从二聚体到高阶成簇），并且这种簇集的程度可直接影响信号强度和配体亲合力[49,62-65]。荧光显微镜技术的最新进展首次实现了活化血小板中 GPⅥ 的位置和簇集动力学的可视化[66]。这已经开始揭示 GPⅥ 可以根据刺激的胶原基质的不同形成不同的簇集模式[63]，而紧密簇集的 GPⅥ 蛋白也更富含磷酸化酪氨酸；这暗示了信号通路并且潜在排除了 ITAM 负向调节通路。这些新的可视化技术正在提供支持和扩展体外细胞系观察的数据，在这些细胞系中，随着配体结合 GPⅥ 受体的数量不同，所产生信号的强度和类型也相应变化。

GPⅥ在细胞膜上的分布

因为 GPⅥ 的聚合会影响其信号传递，受体空间分布的调节也会影响信号传导的结果[67]。GPⅥ 以二聚体方式识别胶原，已有研究尝试用几种方式测量静息血小板表面 GPⅥ 二聚体的水平。这项研究发现血小板表面的 GPⅥ 有 20% 是二聚体，表明血小板可能通过 GPⅥ 的活化而被激活[68-70]。这种基础二聚体的调节和受体在血小板细胞膜上的一般空间分布受到动态肌动蛋白[63]、四跨膜蛋白超家族蛋白[65,71]和脂质微结构域[72]的调节。通过药物治疗或基因敲除破坏其中任何一种调节因子，都会影响血小板对胶原和 CRP 的敏感性。将新型显微镜与生物化学方法相结合用于评估 GPⅥ 在细胞膜上的分布和扩散的方法可能有助于澄清有关脂质骨架等结构对 GPⅥ 信号传导的作用的一些相互矛盾的数据；这还可以帮助描绘血小板质膜中 GPⅥ 的空间组织如何促进血小板反应性和活化的综合印象。

GPⅥ脱落

当血小板活化时，人和小鼠 GPⅥ（P^{260}AR^QYY）茎部区域的 ADAM 金属蛋白酶裂解位点允许其细胞外区域从血小板表

表 11.2　通过 GPⅥ和 CLEC-2 激活血小板的生理配体和化合物

		GP Ⅵ	CLEC-2
内源性配体		胶原	平足蛋白
		纤维蛋白	其他配体？
		纤维蛋白原[a]	
		α5-层粘连蛋白	
		纤维连接蛋白	
		体外连接蛋白	
		基质金属蛋白酶诱导因子（CD147）	
		脂联素	
		淀粉样蛋白 Aβ40	
外源性配体		胶原相关肽（CRP）	蛇毒蛋白 rhodocytin
		蛇毒蛋白 convulxin	岩藻聚糖
		柴油机尾气微粒	柴油机尾气微粒
		硫酸化多糖	硫酸右旋糖酐[b]

[a] 可激活人血小板中的 GPⅥ，但对小鼠血小板无效。
[b] 可激活小鼠血小板中的 CLEC-2，但对人血小板无效。

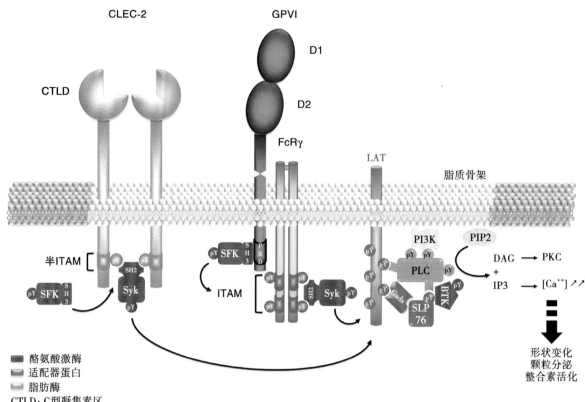

图 11.2 GP Ⅵ和 CLEC-2 通过(半)ITAM 酪氨酸磷酸化信号级联激活血小板。(半)ITAM 信号级联图。在配体结合和受体聚集过程中,在 GPⅥ-FcRγ 复合物中的 CLEC-2 的(半)ITAM 基序和 FCRγ ITAM 基序中的关键的酪氨酸通过 SRC 家族激酶的作用被磷酸化。这种磷酸化事件导致激酶 SYK 的招募和激活,从而启动(半)ITAM 信号级联效应。这种信号级联需要募集蛋白质来作为细胞膜的支架,适配器和效应器,形成围绕膜蛋白 LAT 的信号体。尽管两种信号途径中的近端事件略有不同,但 CLEC-2 和 GPⅥ下游的信号都交汇于 PLCγ2 的激活,从而导致细胞内钙水平增加和血小板活化

面脱落。在小鼠中已明确了 ADAM10 和 ADAM17 起主要作用,还有另一种未确定的蛋白酶也起到微小作用[73,74]。在人类,GPⅥ的脱落主要由 ADAM10 引起[24]。GPⅥ脱落的触发条件与血小板活化和细胞内 Ca²⁺ 水平有关,包括受体介导的血小板活化、高剪切力、凝血级联激活,以及 ADAM 金属蛋白酶的激活[75]。由于释放的 GPⅥ 55kDa 片段[称为可溶性 GPⅥ(soluble GPⅥ,sGPⅥ)]没有生物学功能,因此对这种靶向性受体脱落的生物学目的和生理后果仍不完全了解。此外,GPⅥ并不是血小板活化时脱落酶作用的唯一受体[76]。尽管如此,通过受体脱落来下调 GPⅥ仍是一个备受关注的话题,主要是因为在一些疾病状态下,血浆中检测到 sGPⅥ水平升高[77]。因此,sGPⅥ有潜力成为患者临床分层的预测性分子标志物,也有助于识别可能通过抑制 GPⅥ来治疗的疾病。

CLEC-2

CLEC-2 简介

C 型凝集素样受体 2(CLEC-2)是一种 C 型凝集素超家族受体,在血小板和巨核细胞以及树突状细胞中表达较高。它于 2000 年首次被筛选鉴定为 C 型凝集素受体家族的一个成员,但直到 2006 年才被确认为通过蛇毒蛋白 rhodocytin 激活血小板的受体[78,79]。唯一已知的内源性 CLEC-2 的配体平足蛋白(PDPN)在 2007 年被发现,这一发现十分有趣,因为它在血管系统外表达,并因此被认为在血小板的经典功能初期止血中不发挥作用[80]。事实上,尽管已通过不同方法进行了实验,但 CLEC-2 在止血和动脉血栓形成中的作用尚未明确[81-85]。相反,CLEC-2 在血小板许多新出现的非经典功能中起着重要作用,特别是在炎症期间的血管完整性[86,87]和血栓形成中[88],其 PDPN 经常显著上调并可进入血小板。

CLEC-2 结构

CLEC-2 是一种 Ⅱ 型跨膜蛋白,属于 C 型凝集素受体的 V 亚家族[78,89]。该受体的大多数关键特征在几个物种中都是保守的,人类和小鼠的 CLEC-2 共享 62% 的氨基酸序列[78]。定义 CLEC-2 的 C 型凝集素区(C-type lectin domain,CTLD)是其细胞外区的主要特征。与 V 亚家族其他 C 型凝集素受体一样,CLEC-2 的 CTLD 缺乏其他 C 型凝集素超家族中碳水化合物识别所需的关键 Ca²⁺ 结合残基[90]。然而,CTLD 的其他典型特征在 CLEC-2 中均得到保留,包括 WIGL 和 WXW 基序,以及三重

的二硫键，所有这些都是经典 CTLD 折叠结构的组成部分，正如 CLEC-2 胞外区的晶体结构所示[91,92]。除了这些结构特征外，CLEC-2 的 CTLD 还在两个保守的 ASN 残基（120 和 134 位）处进行糖基化修饰，这对细胞表面受体的表达很重要[93]。在 CLEC-2 蛋白质的 CTLD 和跨膜区之间是一个茎区，除了含有一个公认的 N-键糖基化位点和二硫键之外，还可以通过非共价键相互作用来稳定 CLEC-2 的二聚化[94]。CLEC-2 较短的胞质尾部含有不典型的信号基序 DEDGYxxL，在第 7 位处有关键的酪氨酸残基。由于其结构类似半个 ITAM，这个基序被称为半 ITAM[95]，是 CLEC-2 胞质尾部唯一有明确功能的区域。图 11.3 展示了 CLEC-2 的特性和分区。

令人困惑的是，编码 CLEC-2 的基因被称为 Clec1b，与 GP6 不同，在普通人群中还没有发现 Clec1b 的单倍型等位基因。这不一定是因为它们不存在，而可能是因为目前还没有任何关于 CLEC-2 的人类群体遗传学研究发表。但是有一项研究指出，两种小鼠 Clec1b 转录的剪接变异体可产生缺乏跨膜区的 CLEC-2 蛋白[96]。与 GPⅥ变体不同的是，RNA 印迹（Northern blot）分析证实了这些剪接转录物在原代小鼠组织中的表达；然而，由于对这些蛋白质的研究还没有深入，这一发现的意义尚不清楚。

CLEC-2 配体和配体结合

如前所述，CLEC-2 首先在血小板中被鉴定出来，因为它可与马来蛇毒蛋白 rhodocytin（也称为 aggretin）结合。蛇毒 C 型凝集素蛋白 rhodocytin 是 αβ 亚基的四聚体，能够在血小板表面诱导 CLEC-2 簇集，从而诱导其信号传导[92]。这个簇集诱导特征被认为是表 11.2 中列出的所有随后发现的配体的共有特征（包括柴油颗粒[97]）。

平足蛋白（podoplanin，PDPN）广泛表达于血管系统外的细胞，在炎症部位表达上调，在几种不同类型的肿瘤中亦有报道。因此，该蛋白自最初被发现以来采用了几个不同的名称，包括 aggrus、T1α、gp36、gp38、OTS-8、PA2.26、RANDAM-2、跨膜糖蛋白 E11 和 D2-40[98-101]。平足蛋白是一种单次跨膜蛋白，依赖配体结合调节自身信号传导[102]。因此，CLEC-2-平足蛋白结合对血小板和平足蛋白表达细胞的相互作用都有影响。另外，由于其与血管系统的空间分离，平足蛋白在经典的初期止血和动脉血栓形成中并不具有特殊作用，这使得 CLEC-2-PDPN 相互作用成为唯一一个不在血小板功能中起作用的受体-配体对之一。几个小组提出了一个假设，即 CLEC-2 有一种尚未发现的血源性配体，另一些研究已经为 CLEC-2 在邻近细胞上的同种性相互

作用提供了证据；然而，迄今为止还没有证实 CLEC-2 在这方面的作用。在所有情况下，研究继续发现 CLEC-2 的其他内源性配体，这些配体可能介导其在止血和动脉血栓形成中的功能，也可能介导脉管系统外的作用。通过将人 CLEC-2 胞外结构域与 rhodocytin 以及激活血小板的 PDPN 胞外结构域的一部分进行共结晶，CLEC-2 与 PDPN 和 rhodocytin 结合的结构基础已被确定[92]。有研究比较了有或无配体结合的 CLEC-2 晶体结构，发现两种配体的结合都不会引起 CLEC-2 的构象变化。这些研究还在 CLEC-2 上发现了一个重叠的和两个独立的 PDPN 或 rhodocytin 结合位点，这些位点都不属于经典 C 型凝集素受体的典型配体结合位点。

CLEC-2 诱导的信号转导

由于 CLEC-2 胞质尾部的半 ITAM 中只有一个酪氨酸，其受体的二聚体化对于受体信号的启动至关重要。这是因为核心激酶 SYK 的两个 SH2 结构域与磷酸化酪氨酸的结合是 SYK 活化的关键[103]。依赖于受体二聚化和基于 CLEC-2 磷酸酪氨酸的信号级联的许多其他特征与本章 GPⅥ的 ITAM 信号传导通路部分的描述共通。这些主要共通组件的示意图见图 11.2，第 18 章详细讨论了该信号通路。

尽管 GPⅥ和 CLEC-2 信号通路汇合于相同效应蛋白（最重要的是 PLCγ2）的激活，但值得注意的是两种受体的信号传导存在差异。这些差异包括：CLEC-2 信号对肌动蛋白细胞骨架重塑的依赖性更大，对通过二级活化剂 ADP 和血栓素 A2 的正反馈信号的依赖性更强[104]。这些差异的分子基础尚不清楚。一个可能因素是，虽然 SFK 和 Syk 激酶在 GPⅥ信号传导中有明确的上下游顺序，两者在 CLEC-2 信号传导中似乎更多地表现为协同作用，SYK 在半 ITAM 自身的磷酸化中发挥更显著的作用。

CLEC-2 簇集

除了血小板对二价和多价 CLEC-2 配体的活化反应可观察到差异外[64]，使用支持的脂质双分子层系统的研究也证实了 CLEC-2 的高阶簇集。该系统的优点在于它在脂质膜上呈现移动配体，其可以诱导与固定化受体配体不同的受体行为。结合活体细胞成像，这项工作成功地将血小板与平足蛋白接触的位点形成的 CLEC-2 小簇可视化，并将这些小簇聚集成了更大的中心簇。CLEC-2 和平足蛋白簇集的这种行为依赖于 Src 和 Syk，并在低剪切力条件下对血小板与淋巴管内皮细胞的黏附起必要的促进作用[105]。

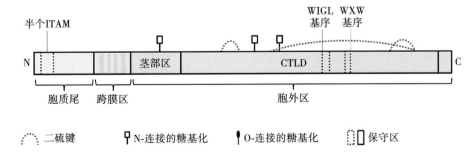

图 11.3　人和小鼠的 CLEC-2 蛋白结构概述。CLEC-2 二级结构比例图。CLEC-2 是一种 Ⅱ 型跨膜蛋白，属于 C 型凝集素受体的 V 亚家族。由一个 N 端胞内区组成（绿色），其包含一个半 ITAM，紧接着是跨膜区（红色）和细胞外 C 区（蓝色），包括一个茎区和 C 型凝集素区（CTLD）。糖基化位点、保守区和二硫键已在图中注明。人和小鼠 CLEC-2 具有相同的结构区和 62% 相同的氨基酸序列

关于 CLEC-2 调控的其他潜在机制,CLEC-2 在活化后不会从血小板表面脱落,健康或患病个体的血浆样本中也没有检测到 CLEC-2 胞外碎片。在脂质骨架被一种消耗胆固醇的药物破坏后,可观察到血小板对 rhodocytin 活化应答缺失,这提示脂质微结构域参与了 CLEC-2 信号转导[104]。脂质微结构域如何促进 CLEC-2 信号传导尚不清楚。一个简单的观点是,它们是细胞膜中关键活化蛋白和受体的聚集区域,或者恰好相反,是排除信号通路负调节因子的区域[67]。正如在 GP Ⅵ 部分提到的,先进的超分辨率显微镜技术与生物化学方法的结合将使进一步研究深入到以前认为是不可能的细节领域。

GP Ⅵ 在健康和疾病中的功能

GP Ⅵ 在止血和血栓形成中的功能

对血小板 GP Ⅵ 功能的理解历来集中在其作为主要血小板胶原受体的作用上。在这种情况下,GP Ⅵ 通常被描述为在初期止血中起关键作用,即血小板在内皮下层裸露部位黏附和滚动后启动血小板活化[106]。有趣的是,在血小板不表达 GP Ⅵ 的人类和小鼠中,GP Ⅵ 在止血中起着核心作用这一描述并无客观依据。由于 GP6 基因突变而缺失 GP Ⅵ 表达的人类患者表现出轻微的出血倾向[107,108],而血小板不表达 GP Ⅵ 的小鼠的尾部出血时间检测则没有明显异常[14]。血小板 GP Ⅵ 缺失的个体表现出显然接近正常的止血功能,这给我们关于 GP Ⅵ、胶原蛋白和其他配体在止血生理过程中的作用的讨论提出了一个重要的问题。

迄今为止,关于 GP Ⅵ 缺陷患者和家系全世界只有不到 20 例的报告,使之成为文献中非常罕见的血小板疾病。造成这种罕见性的原因可能是 GP Ⅵ 缺乏引起的出血症状过于轻微,导致诊断不足[107,108]。据报道,有一些 GP Ⅵ 缺陷患者的出血比其他大多数患者更为严重。重要的是,这些患者合并了其他疾病,如免疫性血小板减少症,后者也会导致止血能力下降[107]。

由于缺乏 GP Ⅵ 的患者太少,没有可靠的数据表明 GP Ⅵ 缺失状态如何影响他们对心血管事件的易感性。相反,对于 GP Ⅵ 在动脉血栓形成中的作用的研究集中在基因敲除小鼠模型上。目前说来,与止血不同的是,这项工作已经确定了 GP Ⅵ 在血栓形成中起着核心作用,不同 GP Ⅵ 基因的敲除在闭塞性动脉血栓形成小鼠模型中起保护作用[12-14,17]。有趣的是,有人指出血栓形成的启动并不受 GP Ⅵ 缺乏的影响,受到负性影响的是血栓的生长和稳定性[21]。这表明在这些血栓形成模型中,GP Ⅵ 的主要功能可能不仅仅在于含有胶原这一经典配体的受损血管壁,这些结论再次背离了 GP Ⅵ 是血栓形成过程中启动血小板活化的核心这种历史观点。晚期斑块和斑块破裂在人类当中是一类重要的动脉血栓事件,其在小鼠模型中的研究是有限的。晚期斑块的纤维帽的一个主要成分是胶原[109],因此很明显,在这种情况下 GP Ⅵ 应该作为血小板活化的启动因子发挥促血栓作用,这为靶向 GP Ⅵ 以治疗血栓性疾病的思路提供了进一步的证据。止血和血栓形成之间的差异如何导致了两种生理过程中血小板活化对 GP Ⅵ 介导的依赖性的差异,目前尚未完全探明。探索胶原蛋白以外的其他配体在这些过程中的作用或许能提供一些线索。

尽管将 GP Ⅵ 作为治疗靶点的许多工作已经在小鼠身上完成,在人类心血管疾病和事件中关于该受体的研究仍在进行。例如,在急性冠脉综合征患者中,GP Ⅵ 表达水平的增加与心血管预后恶化相关[110,111]。对人类 GP Ⅵ 最广泛的研究已经评估了正常对照组和各种患者血浆中是否存在脱落的可溶性 GP Ⅵ,包括心血管相关的疾病(心脏病发作、血栓性卒中、深静脉血栓形成和弥散性血管内凝血障碍)[110-114]和非心血管相关疾病(败血症、烧伤、免疫性血小板减少性紫癜、狼疮性肾炎、肝硬化和阿尔茨海默病)[115-118]。在几乎所有的病例中均发现 sGP Ⅵ 水平高于对照组,并且与损伤严重程度相关。一般来说,这被认为是血小板活化引起的,然而是否在所有情况下都是这样尚待确定。此外,脱落的起始因素,无论是局部刺激还是全身刺激,以及脱落 GP Ⅵ 对血小板功能的影响尚不确定。这些对人类的研究并没有进一步加深我们对 GP Ⅵ 在血栓形成和止血中的确切作用的理解,而是聚焦于使用 sGP Ⅵ 作为潜在的生物标志物,为患者分层和疾病进展的监测提供机会,以防在急性情况下可能难以鉴别。

靶向 GP Ⅵ 的抗血栓治疗

抗血栓药物的一个关键属性是减少血栓形成而不显著损害止血功能,因此 GP Ⅵ 对血栓形成的作用一经发现,它很快就成为血栓疾病的一个有吸引力的靶点。现已研制了针对 GP Ⅵ 的几种不同工具,目前最先进的是可溶性 GP Ⅵ-Fc 二聚体融合蛋白形式,称为 Revacept[119](第 55 章)。这种融合蛋白包含两个 GP Ⅵ 的重组胞外结构域,作为 GP Ⅵ 拮抗剂阻断血液中 GP Ⅵ 结合位点,从而防止 GP Ⅵ 引发的血栓事件[120-122]。本书出版时,Revacept 处于两项临床试验阶段,对象包括接受支架置入术的稳定型冠状动脉疾病患者以及有症状的颈动脉狭窄和短暂性脑缺血(如卒中)患者。

这种 GP Ⅵ 靶向方法在临床试验中的发展也鼓励了其他策略,包括 GP Ⅵ 阻断的人源化单克隆抗体的 Fab 片段[123,124]和抑制 GP Ⅵ 信号通路中的重要激酶的小分子抑制剂[62,125]的研究。后者无法利用 GP Ⅵ 在血小板中特异性表达的优势,因为作为药物靶点的激酶、包括伊布替尼(Btk)和达沙替尼(SFK)等在其他类型的细胞中也有表达,并且还参与了血小板中除 GP Ⅵ 以外的其他信号传导途径。

靶向 GP Ⅵ 抗血小板治疗的一个重要方面是在止血和血栓形成以外的一些病理生理过程,这可能对血小板功能产生意想不到的影响。这些过程都在血小板功能和免疫系统功能之间的交界面上,因此是复杂的、多因素的,(目前)还未被完全阐明。

GP Ⅵ 在炎症期间维持血管完整性的功能

血小板与局部炎症部位的血管完整性直接相关,因为在患者和实验模型中血小板减少症会导致这些部位出血[126,127]。在皮肤组织中 GP Ⅵ 对于该多因素过程起着至关重要的作用,但有趣的是它并不出现在其他部位的血管床[86,87,126,128]。与止血作用相似,GP Ⅵ 介导血小板与内皮下基质的相互作用,后者在炎症过程中性粒细胞迁移损伤血管系统时暴露于血液中[127,128]。然而与经典止血不同,这种结合不会导致血栓形成,而是导致单个血小板黏附,这可以防止血液漏入水肿组织[128]。进一步偏离经典初期止血的是，这个过程主要发生在毛细血管后微静脉，且不依赖于 α Ⅱ b β3 功能[86,87,129]。

目前尚不清楚为什么 GPⅥ在皮肤炎症过程中对维持血管完整性起到关键作用。除了其他与血小板功能相关的受体（如 CLEC-2，稍后将讨论）外，侵袭的性质和严重程度、炎症反应的类型以及血管床和周围组织的组成都可能参与其中。如果这种选择性能够反映人类的背景特征，则有可能在皮肤炎症性疾病中以 GPⅥ为靶点，进一步扩展其作为药物靶点的潜力。

GPⅥ在血栓炎症中的功能

除了在初期止血和炎症中保护血管系统外，已知血小板在血管损伤和内皮活化的部位也参与招募固有和适应性免疫细胞。这种复杂的细胞相互作用被称为血栓炎症，在动脉粥样硬化、缺血再灌注损伤和无菌性炎症等病理生理过程中是至关重要的。

已在几种血栓炎症动物模型中发现 GPⅥ的作用；然而，目前普遍不清楚它是如何调节其功能的。通常，血小板在这些病理生理过程中所起作用的多向性使研究变得复杂。在动脉粥样硬化和缺血-再灌注损伤的情况下，阻断、拮抗或敲除 GPⅥ具有保护作用，而不会影响止血。这些效应包括动脉粥样硬化斑块的缩小[122]、梗死面积的减小和微循环再灌注的改善，可作用于大脑[121,130]和心脏[131]，还包括免疫细胞浸润的整体减少。

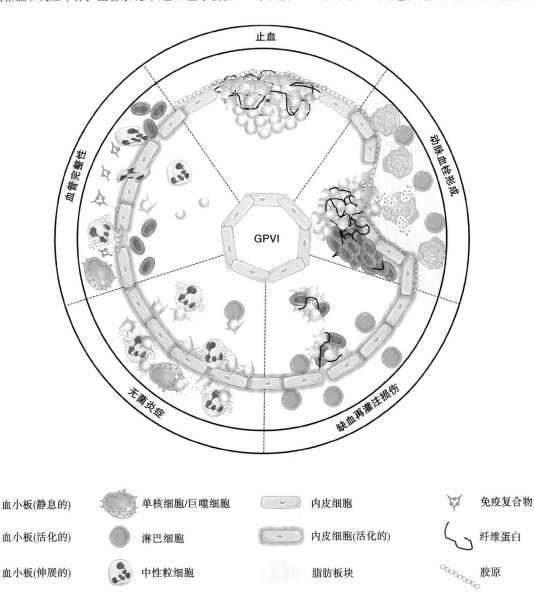

图 11.4　GPⅥ在健康和疾病中的作用概要。概述 GPⅥ主要已知功能的示意图。GPⅥ的经典功能是止血和动脉血栓形成，其配体存在于内皮下基质和动脉粥样硬化斑块（胶原）以及生长血栓（纤维蛋白）中。这些配体激活血小板在动脉血栓形成中起着至关重要的作用，在动脉血栓形成中，晚期动脉粥样硬化斑块破裂导致血栓形成。传统上，在止血期间 GPⅥ被认为是启动内皮脱落部位的血小板活化。在缺血再灌注损伤的实验模型中，GPⅥ促进免疫细胞募集和微聚集形成，从而导致微血管损伤和再灌注不良。在无菌炎症过程中，GPⅥ介导的血小板黏附于炎症组织可促进中性粒细胞募集和血小板分泌，微颗粒的释放可促进促炎细胞表型。在皮肤局部炎症过程中，GPⅥ通过封闭中性粒细胞流出血管部位的内皮来维持血管完整性

GP Ⅵ功能在急性和慢性小鼠无菌炎症模型中都有有害作用。其中包括直接作用，如调节血小板黏附于炎症肾小球[132]（增强中性粒细胞的募集）；以及间接通过 GP Ⅵ介导的血小板分泌和微颗粒的释放调节免疫细胞和成纤维细胞[133]（促进炎症细胞表型的获得和维持）的作用。

GP Ⅵ在感染和免疫中的功能

血小板对入侵的病原体而言是一个有吸引力的靶标，因为它们既能提供一个防御巡逻免疫细胞的屏障，又能促进病原体在整个身体内的传播。丙型肝炎病毒以这种方式靶向 GP Ⅵ，它直接与受体结合从而利用以上列举的这些优势[134]。另一方面，血小板和 GP Ⅵ也被认为有助于免疫系统发现并摧毁细菌和感染病毒的细胞。在血小板的这种积极功能中，GP Ⅵ的作用的一个例子是它可以促进肺炎克雷伯菌引起的肺部感染中的血小板-白细胞相互作用，从而改善感染小鼠的预后[135]。

图 11.4 总结了 GP Ⅵ在健康和疾病中的作用。

CLEC-2 在健康和疾病中的功能

CLEC-2 在止血和血栓形成中的功能

在发现 CLEC-2 时，没有已知的血管配体或是缺陷患者的情况下，没有迹象提示其在初期止血或血栓形成中的可能作用。由于基本的 CLEC-2 基因敲除小鼠出生后不久死亡[82,136]，对 CLEC-2 在初期止血和血栓形成过程中的功能的研究主要使用血小板特异性条件敲除小鼠（存活至成年）[136]，以及通过免疫缺失[83]或骨髓移植导致后天 CLEC-2 缺乏的小鼠[82,84]。出血时间和动脉血栓形成的小鼠模型研究没有确定 CLEC-2 对止血或血栓形成的主要作用[84]，尽管在一些模型中发现了微弱的作用，可导致出血倾向延长以及对闭塞性血栓形成的保护[82,83,85]。CLEC-2 对血栓稳定性的作用可能不需要来自受体的下游信号，其依据是半 ITAM 不能磷酸化的 CLEC-2 突变小鼠与野生型小鼠在止血功能和血栓形成反应方面无法区分[81]。

CLEC-2 已被发现对某些类型的静脉血栓形成的发展至关重要。静脉血栓形成由一组完全不同于动脉血栓形成的事件诱发，在炎症诱导的闭塞性血栓形成和深静脉血栓形成小鼠模型中，静脉血栓形成与血管周围局部区域的炎症有关。CLEC-2的配体平足蛋白在周围组织中表达，炎症时其表达上调[137]，可在血管内皮损伤后引发闭塞性血栓形成。这种血栓形成的例子可见于沙门菌感染的肝脏[88]和小鼠深静脉血栓形成狭窄模型[138]。沙门菌感染期间，TLR4-和 INFγ 依赖性炎症增强肝内巨噬细胞、库普弗（Kupffer）细胞和血管周围基质组织中平足蛋白的表达，这导致血管损伤部位的闭塞性血栓形成[88]。在深静脉血栓形成的狭窄小鼠模型中，血管壁内皮下出现平足蛋白表达，促使血小板被招募到血管壁[138]。

一些癌细胞和癌症相关成纤维细胞异位表达平足蛋白，导致癌症相关血栓形成和血小板减少[139,140]。除了引起血栓形成外，平足蛋白在癌细胞上的表达也被认为可以促进肿瘤的血液转移[141]。单个肿瘤细胞与血小板上的 CLEC-2 的相互作用可能促进其在肿瘤环境之外的生存，可能是由于保护了肿瘤细胞免受免疫系统监视。

CLEC-2 在炎症期间维持血管完整性的功能

正如在"GP Ⅵ在炎症期间维持血管完整性的功能"一节中所讨论的，血小板在预防局部炎症部位的出血中起着重要作用，而 CLEC-2 已被证明在皮肤中支持此功能，但在其他血管床中无此作用[86,87]。CLEC-2 在皮肤中的作用只在缺乏 GP Ⅵ的小鼠中被发现，这表明它的功能次于 GP Ⅵ，封闭通过内皮的中性粒细胞途径[87]。事实上，尽管局部炎症部位的平足蛋白表达上调，但其主要表达于位于内皮下基质之外的基质细胞（成纤维细胞和巨噬细胞），因此血小板仅在血管周围 GP Ⅵ-配体相互作用减弱时才会遇到平足蛋白。平足蛋白通过与 CLEC-2 的交联可促进炎症血管周围成纤维细胞的收缩，从而防止血液漏入组织。CLEC-2-平足蛋白结合对基质细胞收缩性的影响已在淋巴结中得到证实，并可防止流入淋巴结的高内皮微静脉的出血[142]。

CLEC-2 在血栓炎症中的功能

CLEC-2 被认为是血栓炎症中血小板上的关键受体。血小板 CLEC-2-平足蛋白信号轴在单核细胞和中性粒细胞的募集[143]和巨噬细胞表型的诱导中[144]的作用广受关注[144]。由于这些免疫细胞在不同的疾病中具有不同的作用，它们与血小板 CLEC-2 的相互作用亦可能在疾病中产生积极或消极的结果。然而到目前为止，血小板 CLEC-2 的作用均是保护作用，包括减少巨噬细胞驱动的中性粒细胞向肺部炎症部位的募集[143]，促进细菌截留和炎症消除巨噬细胞向感染细菌的腹膜的募集[144]。探索平足蛋白介导的炎症反应控制的其他研究亦已发表[145,146]。然而除了 CLEC-2 之外，还有其他分子可与平足蛋白结合，故不能假设血小板参与了这些过程。因此，了解每种情况下的血栓炎症是 CLEC-2 靶向治疗的关键。

CLEC-2 在血液和淋巴管发育中的功能

如前所述，在发育过程中，CLEC-2 组成缺陷的小鼠在出生后存活不超过 24 小时[82]。这是由于淋巴系统发育开始后不久，继发于异常血液流入的淋巴系统严重功能障碍[82]。平足蛋白或半 ITAM 信号级联的主要介质缺乏的小鼠也表现出这种"血液淋巴混合"表型，这表明平足蛋白介导的血小板 CLEC-2 活化对于防止这种缺陷的发生至关重要[81,147-149]（第 24章）。移植有 CLEC-2 缺陷造血干细胞的成年小鼠也会出现肠系膜和其他部位的血液淋巴混合，这表明血小板在发育完成后仍有助于保护淋巴管[81,82,84]。血小板阻止这种病理表型的作用机制被认为是在淋巴-静脉连接处形成血栓，阻止血液从主静脉回流到胸导管[150,151]。然而，在发育过程中，可以看到血液充满皮肤中尚未与淋巴树连接的淋巴管，这表明还存在可阻止这一过程的其他血小板功能[152]。血小板上的 CLEC-2 表达在胚胎大脑中对血管发育至关重要[136,153]。人们认为，神经上皮上表达的平足蛋白通过 CLEC-2 激活血小板，导致血小板聚集，从而防止血管系统出血，并通过血小板分泌因子募集外周细胞促进血管成熟[153]。图 11.5 总结了 CLEC-2 在健康和疾病中的作用。

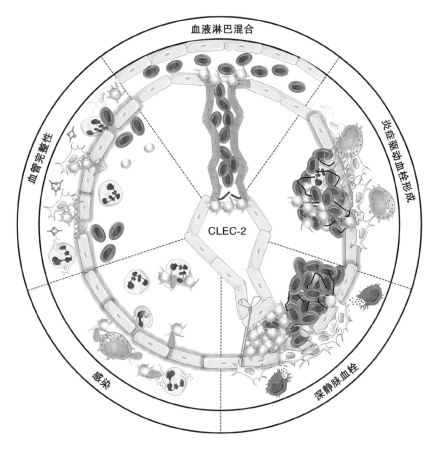

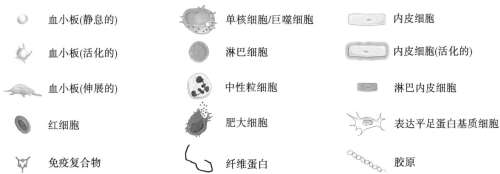

血小板(静息的)	单核细胞/巨噬细胞	内皮细胞
血小板(活化的)	淋巴细胞	内皮细胞(活化的)
血小板(伸展的)	中性粒细胞	淋巴内皮细胞
红细胞	肥大细胞	表达平足蛋白基质细胞
免疫复合物	纤维蛋白	胶原

图 11.5　CLEC-2 在健康和疾病中的作用概要。概述 CLEC-2 主要已知功能的卡通图。CLEC-2 的缺失小鼠导致血液淋巴混合表型,因为 CLEC-2-平足蛋白相互作用导致血小板聚集在淋巴静脉瓣(紫色线)处,并阻止血液回流到淋巴树中。当小鼠 CLEC-2 缺乏时,微循环中的淋巴静脉吻合也可能提供血液入口点。CLEC-2 在炎症性血栓形成中是必不可少的,在炎症性血栓形成中,感染和/或炎症驱动基质细胞表达平足蛋白,当其暴露于血管损伤部位时,通过 CLEC-2 介导的血小板激活驱动血栓形成。在深静脉血栓形成的狭窄模型中,CLEC-2 也促进血栓形成。通过缝合(浅蓝色)使静脉变窄,导致血管壁平足蛋白表达上调,CLEC-2 介导血小板募集和促进血栓形成。CLEC-2 减少巨噬细胞驱动的中性粒细胞募集到感染部位,促进细菌截留和炎症消退巨噬细胞募集。在皮肤局部炎症时,CLEC-2 激活血小板,支持血管完整性

结论

自从通过一个不典型的半 ITAM 发现 CLEC-2 信号后,这种受体已经与 GPⅥ进行了比较和分组。能够比较其信号通路并了解这两种受体如何激活血小板是很有帮助的,而它们在生理学和病理生理学中的功能和作用正表现出越来越多的差异。尽管在某些情况下它们的功能是相互交叉的,但直到我们能更充分地理解其作用背后的机制之前,独立地看待每个受体可能是有益的。尽管如此,本章还是对 GPⅥ和 CLEC-2 的发现和最近关于其在复杂病理生理过程中功能的发现进行了全面的概述。

致谢

　　伯明翰血小板小组得到了英国心脏基金会、医学研究委员会和威康信托的资助。作者还对 Servier 提供的图 11.4 和图 11.5 中使用的医学艺术素材表示感谢。

（赵益明、阮长耿　译,武艺　审）

扫描二维码访问参考文献

第12章　整合素αⅡbβ3

Kamila Bledzka , Jun Qin and Edward F. Plow

引言

血小板对止血的主要贡献在于其维持血管完整性和防止血管损伤后危及生命的失血的能力。虽然血小板在血栓形成中的作用是一种必不可少的防卫机制,但是过度的血栓形成会阻塞血流并导致急性心肌梗死、卒中或其他血栓性疾病[1-7]。因此血小板诱发的血栓形成不但是一种关键的生理性反应,而且也是发病和死亡的主要原因。血小板形成栓子的能力取决于其在损伤部位的黏附而后彼此相互聚集或与其他细胞形成偶联体的能力[8-10]。就分子水平而言,血小板聚集主要由血小板表面的一种特异性受体,即黏附受体整合素家族成员之一的αⅡbβ3[也被称为糖蛋白(glycoprotein,GP)Ⅱb-Ⅲa,并在细胞表面分子簇名称(cluster designation,CD)系统中被命名为CD41/61][11-13]。整合素 αⅡbβ3 功能的关键是发生作为内向外信号转导顶点的活化即对其胞外配体而言从低亲和力或静息状态向高亲和力或活化状态的转化。当血小板与许多激动剂¹中的任何一个相遇时,一系列汇聚于 αⅡbβ3 胞质端尾部(cytoplasmic tails,CT)的胞内信号转导事件被触发。此时 CT 内的变化被跨越跨膜区传递出去,并且使 αⅡbβ3 胞外结构域转为对其胞外配体高亲和力状态,以致 αⅡbβ3 此时可以结合具有桥连血小板以形成聚集体能力的二价的纤维蛋白原或多价的血管性血友病因子(von Willebrand factor,VWF)[14,15]。整合素的集簇化可增加其对包括纤维蛋白原和 VWF 的多价配体的亲合力,因而有助于确证配体结合到 αⅡbβ3 具有实效并支持血小板聚集[16,17]。αⅡbβ3 对其他配体尤其是玻连蛋白、纤连蛋白、血小板反应蛋白和 CD40L[18-27] 的识别可介导血小板对内皮下基质成分的黏附并调控血小板聚集。αⅡbβ3 在血小板聚集中的关键作用以及阻断此功能可抑制这种反应的结果展

示[28,29]确定了这种受体可作为抗血栓治疗的靶点。这个原理确实已见成效,用抗体、肽类以及非肽类 αⅡbβ3 配体结合拮抗剂¹来抑制血小板聚集在 21 世纪的首个十年中已被广泛用作抗血栓制剂,并继续在第二个十年中在经皮冠状动脉介入治疗时被用于治疗和预防血栓形成[13,30,31](参见第 52 章)。虽然αⅡbβ3 拮抗剂的广泛使用已被其他靶向血小板或抗凝剂的药物所取代,但是其仍在世界范围内被继续使用。例如,在1999—2011 年期间,估计有 800 万以上的患者被处以某种或其他类型 αⅡbβ3 抑制剂的治疗[13]。

血小板特异性整合素 αⅡbβ3 是本章的聚焦点,主要强调其结构和调控其活化的分子事件,而配体结合 αⅡbβ3 导致的外向内信号转导事件在第 18 章中讨论。

作为整合素和血小板蛋白的 αⅡbβ3

整合素是一个介导细胞-细胞及细胞-基质相互作用的黏附分子家族。整合素家族是极具多样性的细胞黏附受体:共有 18种不同的 α 亚基和 8 种不同的 β 亚基以非共价结合形成 24 种不同的整合素[32-35]。每个整合素可与数个不同的配体相互作用,因而导致进一步的多样性。如此,许多不同的配体通过一个或更多的整合素起作用并可诱导整合素依赖性的胞内信号转导,继而可调控多种细胞反应[36-38]。

虽然有 24 种不同的整合素,但是 β3 整合素仅有两种,即αⅡbβ3 和 αVβ3。这两种整合素具有一个相同的 β 亚基,甚至其 α 亚基也有 36% 的序列是相同的[39]。αⅡbβ3 和 αVβ3两者在血小板都有表达[40,41]。αⅡbβ3 的表达限于血小板、巨核细胞、肥大细胞、嗜碱性粒细胞和一些肿瘤[42-48],而 αVβ3的表达则更为广泛,包括内皮细胞、某些白细胞、平滑肌细胞、血小板以及许多肿瘤细胞[34,48-52]。

血小板中,αⅡbβ3 是主要的浆膜构成蛋白,在血小板总蛋白中占 3% 而在血小板膜蛋白中占 17%[53],αⅡbβ3 在每个血小板上总共有 80 000~100 000 个拷贝[54-56]。血小板的 α-颗粒膜也含有 αⅡbβ3,这个 αⅡbβ3 池在血小板被刺激时成为可用和有功能的[57,58]。

αⅡbβ3 的结构

和所有整合素一样,αⅡbβ3 是异二聚体,由 αⅡb 和 β3 亚基以非共价结合而成[59]。每个亚基是分别位于 17 号染色体q21~23 相邻区域的[60]的各自基因的产物,两个亚基均以单个糖基化多肽链的形式合成,而 αⅡb 则历经蛋白水解处理形成

---

¹ 译者注:此处原文为 agonist(激动剂),疑似笔误,应为 antagonist(拮抗剂)。

一个重链和一个轻链,仍由二硫键连接[61]。这样的加工也发生在另外一些整合素的 α 亚基(但不包括 αV 亚基)的形成中,而且蛋白水解加工对 αⅡb3 的黏附功能并不是必需的[62]。当表达于血小板表面时,αⅡb(GPⅡb)含有 1 008 个氨基酸[63],而成熟的 β3 亚基,也就是 GPⅢa,含有 762 个氨基酸[64,65]。每个亚基由一个大的胞外区、一个跨膜片段和一个短的 CT 组成[64-67],αⅡb 和 β3 亚基都以Ⅰ型定向及 N 端于胞外区而 C 端于胞质的形式在细胞表面表达。αⅡb 的轻链包含跨膜段和 CT,而整个重链位于胞外。

胞外结构域

首个整合素胞外结构域的晶体结构获自 αVβ3[66],时至今日已发表了结合或不结合配体 αⅡbβ3[67-71] 和 αVβ3[66,72,73] 不同的胞外结构域的晶体结构系列资料,αⅡbβ3 的冷冻电子显微镜图像也已被报道[68,74,75]。组成每种亚基的各个结构域已通过晶体结构予以区分并在图 12.1 中加以描述。β-桨叶结构域包含 αⅡb 亚基的 N 端,由分布于七个"叶片"中的一系列氨基酸重复片段组成[76,77],这些叶片中包含四个二价离子结合位[78]。结合的阳离子被由天冬氨酸和天冬酰胺残基提供的氧分子或骨架氧所包绕,从而为 β-桨叶和大腿(thigh)结构域间的界面提供刚性[76]。构成 αⅡb 亚基胞外结构域剩余部分的大腿、小腿(calf)-1 和小腿-2 结构域基本存在于一个 β-片层中。一个折弯点即"膝部"(genu),位于大腿和小腿-1 结构域之间[35,66,79],这个膝部呈高度酸性并可调节钙离子[80]。在小腿-1 和小腿-2 之间有一个跨越数百埃的大型疏水界面,为亚基的茎区域提供结构刚性。

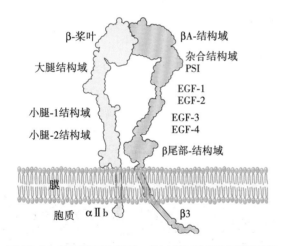

图 12.1 处于伸展构型的 αⅡb(蓝)和 β3(红)亚基的示意图

β 亚基的 N 端部分即 β3 A-结构域含有被八个 α-螺旋环绕的六个 β 片层。如图 12.2 所示,β3 A-结构域有 3 个金属位点[72]。金属离子-依赖性黏附位点(MIDAS)位于中央 β 串的顶端,由天冬氨酸 119、丝氨酸 121、丝氨酸 123、谷氨酸 220 和天冬氨酸 251 形成。相邻于 MIDAS 的 ADMIDAS 通过丝氨酸 123、天冬氨酸 126、天冬氨酸 127 和天冬氨酸 251 调节金属离子。配体-诱导金属结合位点[最初被称为 LIMBS81 而现被称为协同性金属离子结合位点(synergistic metal ion binding site, SyMBS)[68]]由天冬氨酸 158、天冬酰胺 215、天冬氨酸 217、脯

氨酸 219 和谷氨酸 220 形成。金属离子在配体结合、Ca²⁺ 占位 SyMBS 和 ADMIDAS 以及 Mg²⁺ 占位 MIDAS 中起重要作用[69]。β 亚基 A-结构域和杂合结构域相互之间有一些接触点,这些亚结构域之间的界面较大并由亲水和疏水两类残基组成,杂合结构域的结构类似 Ig 结构域[82],PSI 结构域连接杂合和 EGF-1 结构域。共有四个 EGF 结构域,其富含半胱氨酸并形成由二硫键连接的杆状结构[73,83]。β-尾部结构域靠近细胞膜并含有 4 股的 β 片层,β 亚基在杂合结构域、两个 EGF 结构域和 PSI 结构域之间也有一个膝部,在两个亚基都存在膝部使得受体可在弯曲和伸展的构型间转换,而这种转换对受体的活化是重要的[84,85](参见"胞质尾部的松解触发 αⅡbβ3 活化"部分)。

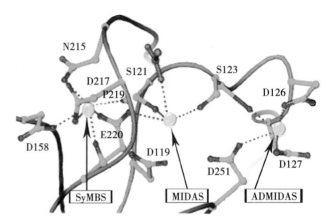

图 12.2 β3A-结构域金属结合位点。参与二价金属阳离子结合的氨基酸残基以单字母码标记,碳原子为绿色显示,氮原子为蓝色显示,氧原子为红色显示。从左至右,金属位点为 SyMBS、MIDAS 和 ADMIDAS,其结合的阳离子显示为黄色球形(经许可复制[81])

亚基间接触的主要区域涉及 α 亚基的 β-桨叶和 β 亚基的 A-结构域,β-桨叶/β 亚基 A-结构域的界面有一些疏水和离子键接触以维持大的相互作用表面[66,68,85,86]。α 和 β 亚基在 α 亚基的桨叶、大腿和小腿结构域与 β 亚基的数个 EGF 结构域间尚有额外的接触[67,87]。

电子显微镜和冷冻电子显微镜观察已揭示了 αⅡbβ3 胞外结构域的整体形状[68,74,75,88,89],由一个球状的"头"和两个突出的"茎"组成。α 亚基的 β-桨叶与 β3 亚基的 A-结构域和杂合结构域组成了"头"[66],α"茎"包含大腿和两个小腿结构域,而 β"茎"则包含 PSI 结构域、四个 EGF 结构域和 β-尾部结构域。除伸展构型以外,电子显微镜还揭示了胞外结构域更紧凑的构型组织[84],这将在"'内向外'信号转导和 αⅡbβ3 活化"部分讨论。

跨膜结构域

建模研究曾预测,αⅡb 和 β3 亚基的跨膜区会各自形成具有典型跨膜区特征的螺旋结构,并进一步预测两个亚基的螺旋结构会相互作用[74,90-92],突变分析和交联研究确实可以支持这种螺旋间相互作用的发生[93-95]。然而,Bennett 和 De Grado 团队的研究质疑了这类预测性分析,他们的结果提示,亚基间相互作用中占主导地位的是同单体模式而不是异二聚化的模式[96-101]。2009 年发表的两项核磁共振(nuclear magnetic resonance, NMR)结构确定亚基跨膜区基本上是螺旋结构,而αⅡb和β3亚基的这些跨膜区相互作用形成异二聚体,并且这些螺旋以25°~30°的角度互跨[102,103]。这两个报道中的跨膜结构极其相似,但有一个显著的不同。Lau及其同事解析的结构[103]可见αⅡb近膜区的GFFKR序列有一个倒转使这些残基嵌入了膜,而Yang及其同事[102]认为这些残基作为一个延伸过膜的连续螺旋的一部分基本位于胞质。一项建模研究也描述了在一个倒转中存在GFFKR序列[104],但是在含此序列的蛋白的大多数晶体结构中,这些残基是螺旋的一部分。虽然这个差别看起来不大,但至关重要的是多项研究都提示GFFKR序列具有整合素功能的多个调控因子的结合位点[105,106],而如果这个序列被隔离在膜中,上述相互作用则不可能发生。对于这个差别的一种可能的调和解释是当整合素活化而亚基分离时,这个序列可在两种构象间过渡。Kim和同事证明整合素β跨膜结构域失去一个残基(赖氨酸716)时可改变其膜嵌入方式,这种"通气管式"嵌入膜会改变跨膜角度而导致活化[107]。然而一项近期研究挑战了支持此种通气管模式的NMR数据解析[108],Ye和同事提出两个整合素的跨膜结构域尾端之间可能存在侧向相互作用,而且整合素之间的侧向相互作用可作为αⅡbβ3活化过程的关键部分[16]。

胞质结构域

αⅡb和β3亚基CT的结构由NMR确定[109-114]。αⅡb的CT包含20个氨基酸并在整合素α亚基中高度保守的带正电荷的近膜区中形成一个α螺旋(图12.3A)。这个肽在天冬酰胺-精氨酸-脯氨酸-脯氨酸(Asn-Arg-Pro-Pro,NRPP)序列处形成一个转角,使得带负电荷的C端环靠近可能与近膜区发生接触[109](图12.3B)。在N和C末端间经由盐桥发生的静电相互作用提供了结构的稳定性[110-113],在C端由精氨酸997、谷氨酸1001、天冬氨酸1003和天冬氨酸1004形成的一个钙结合位点也有助于稳定结构[115]。更近期的研究表明αⅡb的CT的一些部分涉及调控αⅡbβ3的活化[116,117]。细丝蛋白是一种骨架蛋白,可结合到αⅡb的CT和β3的CT的近膜区并以此稳定αⅡbβ3的非激活状态[116]。可能是通过对整合素激活剂结合的空间影响作用,αⅡb的CT的中部区域看来对αⅡbβ3的活化施加了抑制效果[118],此发现可以解释抗αⅡb的CT中段的抗体对αⅡbβ3活化的作用[119]。

β3尾部由47个氨基酸组成,形成一个由膜发出的长的α-螺旋结构,而被此长螺旋中的一个扭结所暂时打断(图12.3C)。代表β3745-β3748残基的天冬酰胺-脯氨酸-亮氨酸-酪氨酸(Asn-Pro-Leu-Tyr,NPLY)序列形成一个转角,此类NXXY转角被发现存在于许多跨膜蛋白[120-122]。β3的C末端的尽头处还有另一个NXXY基序即NITY,这个片段也能形成转角。但是亚基的这个区域在已报道的NMR结构中似乎是易变的,并且很大程度上是不形成结构的[109-112,114]。

αⅡb和β3的CT通过其近膜螺旋区相互作用[112,123],α-螺旋间的接触包括静电和疏水两种作用,疏水残基涉及缬氨酸、亮氨酸、异亮氨酸和苯丙氨酸,而通过盐桥达成的静电相互作用涉及精氨酸和天冬氨酸或谷氨酸。由这些相互作用维持的CT复合物的扰动对αⅡbβ3活化的机制很关键,将在"结合

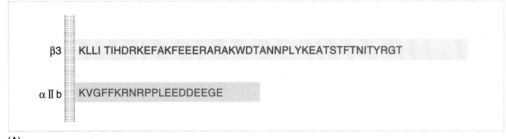

β3　KLLI TIHDRKEFAKFEEERARAKWDTANNPLYKEATSTFTNITYRGT

αⅡb　KVGFFKRNRPPLEEDDEEGE

(A)

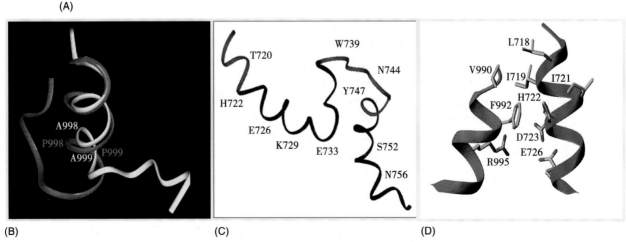

(B)　　　(C)　　　(D)

图12.3　单个αⅡb和β3胞外段及其复合物的氨基酸序列和结构。αⅡb和β3胞外段的氨基酸序列显示于图A。图B和C显示了DPC胶束中αⅡb和β3胞外段的结构(经许可复制[109,112])。PP/AA突变干扰了αⅡb尾部的C末端转折结构。水溶液中αⅡb和β3尾部的胞膜近螺旋之间形成的多个接触位点(图D;经许可复制[110])

胞质尾部的伙伴对整合素 αⅡbβ3 活化的调控"部分讨论。αCT 和 βCT 间的相互作用在整合素 αⅡbβ3 中较强,但在其他整合素中较弱,这一点已被结构和功能分析所证实[108,124]。

配体结合

αⅡbβ3 可结合多种配体,包括细胞外基质蛋白纤维蛋白原、纤连蛋白、玻连蛋白、血小板反应蛋白-1 和 VWF[19],αⅡbβ3 识别一个简单的肽序列精氨酸-甘氨酸-天冬氨酸(Arg-Gly-Asp,RGD),其也能被其他一些整合素所识别[125-127]。能支持血小板聚集的配体纤维蛋白原和 VWF 两者都含有该序列,而且其与受体的结合可被含 RGD 的小肽所抑制,其他整合素也通过结合其 RGD 序列识别纤维蛋白原[128-131]。不过这些观察并未表明 αⅡbβ3 可同时识别两种配体中的 RGD 序列,或者两种配体结合到 αⅡbβ3 的同一位点。实际上,RGD 序列并不是 αⅡbβ3 用以结合可溶性纤维蛋白原的主要位点,有一些研究认为纤维蛋白原和 VWF 与受体的不同位点相互作用[132-134]。何以产生看似相互矛盾说法的基础是,在纤维蛋白原中存在另一个 αⅡbβ3 的优势结合位点,纤维蛋白原在其 γ-链 C-末端含有一个赖氨酸-谷氨酰胺-丙氨酸-甘氨酸-天冬氨酸-缬氨酸(Lys-Gln-Ala-Gly-Asp-Val,KQAGDV)序列[135-137],该序列是相较于其 Aα-链中的两个 RGD 序列更为重要的 αⅡbβ3 结合位点[138-140]。但是 αVβ3 识别的却正是 Aα-链 C-末端的 RGD 序列,这就造成了 β3 整合素在识别特异性上的显著区别[129,141,142]。

基于多个晶体结构数据,配体相互作用的主要位点位于 αⅡb 亚基的七叶 β-桨叶和 β3 亚基的 A 样结构域之间[66,67],αVβ3 与 RGD 配体复合物的晶体结构[72]以及对不同拮抗剂结合 αⅡbβ3 的后续结构分析[67,70]支持这两个相同的结构域涉及作为配体的主要结合位点。纤维蛋白原和 VWF 对 β3 整合素的结合、大多数配体对整合素的结合以及血小板的聚集反应均需要金属离子[143-145],MIDAS 结合的阳离子参与协调结合配体的一个天冬氨酸,ADMIDAS 结合的阳离子在调控配体结合中起作用,而 LIMBS 或 SyMBS 结合的阳离子则有助于稳定配体-受体复合物[68,81,146]。

基于空置的、配体占位的以及限于静止态的受体在晶体结构上的差别,推测位于阳离子结合位点的残基在这些状态的转化中经历了大量的移动[85,147],这种移动包括整合素中配体和金属结合位点的位置改变[67,85]。βA-结构域和杂合结构域的移动由占位和空置的受体的晶体结构上的差别推理而出,其重塑了 αⅡb 的 β-桨叶和 β3 的 A 样结构域之间的界面,这类改变建立了导致后续与配体结合的外向内信号转导的构型变化的途径。

αⅡb 和 β3 亚基的膝部使得受体存在两个极端构型,即弯曲型和伸展型[84]。大部分的电子显微镜图显示,结合了纤维蛋白原的 αⅡbβ3 为伸展构型,配体结合在其头部[84,89],αVβ3 的晶体结构也显示为弯曲构型[66]。这些不同的表现导致产生了整合素的活化通过一个"折刀"动作而发生的假说,即头部以离开膜的方向移动而打开头部,使大的配体得以接近包含在头部中的结合位点[85,148-150]。βA-结构域中螺旋的复位促使杂合和 PSI 结构域离开 α 亚基,导致 α 和 β"茎部"的分离[67,150]。如果在 α 和 β 亚基的茎部之间人为引入二硫键,整合素的活化

会减弱,这为茎部的分离在活化过程中的重要性提供了证据[151,152]。伸展型和弯曲型两种极端状态,加之一种中间状态,各对应于 αⅡbβ3 不同的活化状态[84,147]。弯曲构型的 αⅡbβ3 处于低亲和力的静息状态,呈伸展构象但头部关闭的 αⅡbβ3 处于中间亲和力状态,而伸展型且头部打开的 αⅡbβ3 则处于对配体的高亲和力状态[67,84]。但是在对 αVβ3 胞外结构域与大型配体的复合物的电子显微镜研究中观察到,其仍处于弯曲而不是伸展构型[153]。受体的这些各异的状态很可能存在一种平衡状态,巨分子的配体展示出结合伸展型受体的较大偏向性,不过结合到未伸展型受体也是可能的,只是频率较低。

αⅡbβ3 头部结构域的向上指向被基于抗体的表位测绘所证实,并与先前报道的完整整合素 αⅡbβ3 的冷冻电子显微镜观察结果相符[74]。Xu 及其同事对包埋于纳米磷脂盘的全长 αⅡbβ3 进行了冷冻电子显微镜研究[75],发现即便结合了胞内和胞外配体,整合素仍以平衡的各种不同构象体的方式存在。这些构型从类似于胞外域晶体结构的紧凑结节型结构到一种完全直立构型以及两种可区分的中间状态。在系统中加入可激活整合素的踝蛋白(踝蛋白)头部(一种胞内配体)、RGD(胞外配体肽)和磷脂双层使构型平衡显著地向伸展、直立构型偏移。

概括而言,αⅡbβ3 各个结构域的结构已被解析,极大地加深了对其结构组织的了解。结构数据也提供了对 αⅡbβ3 和其他整合素在活化时所经历的构型转换的深入了解。尚待确定的信息包括整合素集簇化如何影响活化过程以及分离自未刺激细胞或重组方法的受体能否代表假定处于未刺激血小板中的整合素的基态。

"内向外"信号转导和 αⅡbβ3 活化

亲和力调变是指发生在 αⅡbβ3 胞外结构域的、可提高其对可溶性配体的亲和力的构型改变。亲和力调变有别于亲合力调变,后者是指可增高和稳定其与配体相互作用的整合素集簇化。亲和力调变和亲合力调变两者都促成 αⅡbβ3 活化[154-158],当血小板被一些激动剂中的任何一个刺激后即可启动这些调控事件。包括受体本身的亲和力/亲合力调变和始于激动剂刺激的细胞事件在内的整合素受体变化统称为内向外信号转导[159-163]。而一旦配体结合到 αⅡbβ3,外向内信号转导即被启动,这个过程由配体结合诱导的构型改变而触发[67,164,165],并转而使 CT 发生变化并以此获得与细胞骨架蛋白和信号转导蛋白相互作用的位点[161,162,166](图 12.4)。一些此类细胞骨架和信号转导事件的发生依赖于 αⅡbβ3 的集簇化[16]。

导致整合素活化的通路

内向外信号转导可被不同的血小板黏附和 G-蛋白偶联受体或诸如佛波酯或钙离子载体的模式激动剂的介入而启动,血管损伤后暴露于内皮下基质中的胶原和 VWF 已被明确是重要的 αⅡbβ3 活化始动因子。这些刺激剂促使 GPⅥ、CLEC2 和 GPⅠb-Ⅸ-Ⅴ复合物参与触发内向外信号转导。胶原能激活血小板并诱导变形、聚集和分泌[174],胶原聚合体结合血小板上的

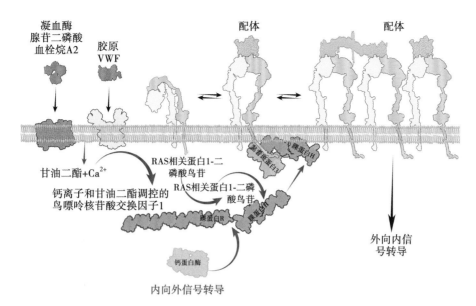

图 12.4　内向外信号转导和 αⅡbβ3 活化的扣紧/松解模型。 内向外信号转导可被不同激动剂启动汇聚于 αⅡbβ3 胞质尾部的不同通路加以诱导,踝蛋白-H 可直接结合到 β3CT 并松解 αⅡb 和 β3CT 的近膜复合体,这个松解触发了整合素胞外结构域的构型转换而导致其由静息状态转为能够结合可溶性配体的激活状态,Kindler 综合征蛋白 3(kindlin 3,即黏着斑蛋白 3)是整合素 αⅡbβ3 的共激活物。由配体结合启动的外向内信号转导进一步扩增和升高内向外信号转导。此图部分经许可改编[112,167],部分应用了蛋白质数据库编号(PDB ID) 1EI3168、5XQ1169、3IVF170、1XMN171、1DF0172 和 3HXO173 中的有关数据

GPⅥ并导致 GPⅥ集簇化和结合 Fc 受体 γ 链,然后再通过 Syk 激活磷脂酶 C(phospholipase C,PLCγ2)[175-181]。C-型植物凝集素样受体 2(C-type lectin-like receptor 2,CLEC-2)是一种表达于血小板表面的信号转导受体,其可诱导血小板聚集、CLEC-2 与 Src 和 Syk 激酶以及磷脂酶 Cγ2 协同诱发强力的血小板活化信号,方式与在第 11 章中详细讨论的胶原受体糖蛋白(glycoprotein,GP)Ⅵ/FcR 链复合物类似[182]。活化的 PLCγ 水解磷脂酰肌醇-4,5-二磷酸(PIP₂)以形成 IP₃ 和甘油二酯(diacylglycerol,DAG),IP3 最终可动员 Ca^{2+} 而甘油二酯激活可启动蛋白磷酸化事件的蛋白激酶 C(protein kinase C,PKC),两种介质都参与 αⅡbβ3 活化,胶原同时能结合整合素 α2β1 支持这一过程[183-185]。αⅡbβ3 活化也可被剪切力诱导的 VWF 结合到 GPⅠb-Ⅸ-Ⅴ复合物所启动[186-191],这一通路可在共转了 GPⅠb/αⅡbβ3 的中国仓鼠卵巢(Chinese hamster ovary,CHO)细胞中重建[189,190,192],这一系统的应用使得对内向外信号转导通路中的一些关键步骤的鉴定得以实施。

其他主要的激动剂如凝血酶、二磷酸腺苷(adenosine diphosphate,ADP)和血栓素 A₂(thromboxane A₂,TXA₂)在血管受损并产生血栓的微环境中快速生成。凝血酶主要通过蛋白酶-激活受体(protease-activated receptor,PAR)家族成员激活血小板(参见第 13 章),PAR1 和 PAR4 在人类血小板上表达[193,194],激活发生于凝血酶结合并切割 PAR,从而产生作为系留配体的新的 N-末端[195-197]。三种 ADP 受体即 P2Y₁、P2Y₁₂ 和 P2X₁ 已在血小板中被鉴定(参见第 14 章),ADP 对血小板的最优激活需要所有三者的参与[198-201]。其中 P2Y₁ 负责血小板变形和钙动员,而 P2Y₁₂ 是 αⅡbβ3 活化、腺苷酸环化酶抑制血小板聚集稳定化的关键参与者[202]。两个被命名为 TPα 和

TPβ 的 TXA2 受体剪接变异体已被鉴定[203](参见第 9 章)。所有识别这些激动剂的膜蛋白都是 G-蛋白偶联受体,它们的介入导致血小板中另一种 PLC 异构体 PLCβ 的激活。一旦被激活,PLCβ 将 PIP₂ 水解为 IP₃ 和 DAG,两者分别可升高胞内 Ca^{2+} 和激活 PKC(参见第 18 章)。

虽然上述鉴定的每一个刺激剂都能够启动内向外信号转导事件导致 αⅡbβ3 活化,但是它们在生理情况下似乎是协同作用的。许多刺激剂可协同性地激活 αⅡbβ3[204,205],以下在许多可能场景中仅举一例:内皮损伤会暴露胶原并导致剪切力的扰动,使胶原受体 GPⅥ、CLEC-2 得以介入,同时支持 VWF 结合到血小板上的 GPⅠb-Ⅸ-Ⅴ。经由这些受体诱导的信号转导导致 αⅡbβ3 活化并启动血栓形成,当血小板发生聚集时,会产生/释放包括 TXA2 和 ADP 在内的颗粒内容物,这些激动剂激活循环血小板上的 αⅡbβ3,导致其被募集到形成中的栓子中。这些事件均发生于血管损伤的微环境中,其间有组织因子的表达而启动内源性凝血通路而导致凝血酶的产生(参见第 21 章)。凝血酶激活更多的血小板及其 αⅡbβ3,可导致形成大的栓子。形成的栓子可呈相当的多样性,可能并不仅仅包含活化的血小板,而且还有未活化的血小板以及纤维蛋白[206]。

由上述各种激动剂诱导的共同事件是一个或更多 PLC 异构体的活化,因之升高胞内 Ca^{2+} 和激活 PKC,静止血小板中的胞内 Ca^{2+} 维持在约 100nmol/L,而在血小板活化时升高至超过 1μmol/L,血小板中达到 μmol/L 水平的 Ca^{2+} 调控包括 μ-钙蛋白酶激活在内的多个事件[5,207-211]。激活的 PKC 调控 αⅡbβ3 活化所需的丝氨酸/苏氨酸的磷酸化事件,在钙和 DAG 作用下,鸟嘌呤核苷酸交换因子 CalDAG-GEF1(钙离子和甘油二酯

调控的鸟嘌呤核苷酸交换因子1)激活RAS家族中的小三磷酸鸟苷酶Rap1(RAS相关蛋白1)[139,140,212,213]。小鼠基因剔除模型显示,CalDAG-GEF1或Rap1b缺失损害αⅡbβ3活化并导致血小板功能缺陷[214-216]。此外,PI3-激酶也涉及调控由Gi-依赖的Rap1b活化[217]而导致的αⅡbβ3活化[218],而这些信号如何被整合以激活αⅡbβ3的机制尚待充分解析。一种与Rap1相互作用的插头分子RIAM似乎并不涉及αⅡbβ3活化[219],但却可能涉及在其他种类的细胞中对特定的整合素功能的调控[220-222]。

胞质尾部的松解触发αⅡbβ3活化

上述内向外信号转导事件汇集于整合素的CT,而αⅡb和β3以及大多数整合素的CT与其他信号转导受体相比非常小并且缺乏内在的催化活性[161,223](图12.3A)。虽然在CT会发生丝氨酸/苏氨酸[224]和酪氨酸[225,226]的磷酸化事件,但这些翻译后修饰主要涉及外向内而不是内向外信号转导。因此αⅡbβ3活化有赖于其与特异性胞质组分相互作用诱导的空间结构改变[167,227],这些空间结构改变由调控因子与αⅡb和β3的CT复合物的相互作用诱导而来。这种非共价结合的复合物由CT部位的近膜螺旋间的疏水和静电接触而形成(图12.3D)。疏水接触有:αⅡb(V990)-β3(L718)、αⅡb(V990)-β3(I719)、αⅡb(F992)-β3(I721)和αⅡb(F992)-β3(H722),静电界面涉及下列配对的侧链:αⅡb(R995的胍基)-β3(H722的咪唑基)、αⅡb(R995的胍基)-β3(D723的羧基)和αⅡb(R995的胍基)-β3(E726羧基)。在这两个螺旋中可破坏特异性接触的点突变或任一CT的缺失能增高αⅡbβ3活化[160,228-230],介导CT间结合的残基在所有整合素α和β亚基中都高度保守[79],但是这种复合物的稳定性可能变化不定[108]。在应用NMR解析其结构前已有一些证据支持αⅡbβ3CT复合物的存在[109,112,115,231],最令人信服的观察出自一项研究,其结果展示了αⅡb(R995D)或β3(D723R)的任一突变都会导致整合素活化,而αⅡb(R995D)-β3(D723R)双突变却能维持静止状态[232]。这个极性反转策略是αⅡb(R995D)和β3(D723R)之间形成盐桥的强烈旁证,从而CT间"扣紧"维持整合素的静止态而自然激活物对CT的结合或突变诱导的"松解"是内向外信号转导的触发器这样的概念现已被普遍接受(图12.4)。可阻止CT复合物松解的突变以及荧光共振能量转移(fluorescence resonance energy transfer, FRET)实验对活化的抑制支持了这个模型,在FRET实验中,被置入CT的荧光探针在相互靠近时淬灭,而探针分离时则荧光信号增强。在静止态时,荧光大量淬灭,而可破坏CT复合物的突变可增强荧光[233]。同样,引入阻止α和β的CT分离的突变将整合素限制在静止状态[234]。

此时CT分离被传入跨膜区,跨膜螺旋中的突变会引起αⅡbβ3活化[94,95,102,235],同时这些突变还引起αⅡb和β3跨膜螺旋的分离。随着CT的分离,其疏水残基暴露于一个不利的水性环境,以至它们可能会快速移位到膜的更疏水的环境[110,112](图12.4)。这种插入可为破坏跨膜螺旋的结合提供能量,以使有松解启动的内向外信号得以传播。跨膜螺旋的解脱此时可能向胞外茎区继续,使该处也发生分离。由αⅡb-桨叶和β3A结构域形成的头部的形状改变[236]和从弯曲/螺旋

状向伸展构型的过渡可能随后达成αⅡbβ3的完全激活状态。需注意αⅡb和β3间的CT扣紧相对稳定,这种相互作用在其他整合素中可能明显较弱[108]。

结合胞质尾部的伙伴对整合素αⅡbβ3活化的调控

上述信号转导通路汇集于整合素的CT并使之松解,发生在CT的这些事件的部分而绝不是全部的分子细节已经被揭示。超过20个胞质分子被发现可与αⅡb或β3的CT相互作用(表12.1),所列包括细胞骨架和信号转导蛋白以及未确定功能的分子[79,105,227]。其中的许多结合伙伴在血小板的内向外信号转导中的作用尚未确定,不过许多已知相互作用依赖被占位整合素的集簇化,因而更可能影响外向内信号转导。

一个最为确定与αⅡbβ3活化相关联的相互作用分子是细胞骨架蛋白踝蛋白[237,238],踝蛋白1为广泛表达,踝蛋白2则是在心和脑中富集而在骨骼肌、肝和肺中呈低水平[239]。血小板和许多其他细胞的胞质中富含踝蛋白,其可直接通过其三个肌动蛋白结合位点或间接通过其与纽蛋白(vinculin)和α-辅肌动蛋白的相互作用将整合素连接到肌动蛋白细胞骨架[240-244]。踝蛋白缺陷的未分化细胞无法形成含纽蛋白或桩蛋白的黏着斑[245],而且在小鼠中灭活踝蛋白基因是胚胎致死性的[246]。踝蛋白由一个47kDa的头结构域(踝蛋白H)和一个190kDa的杆结构域(踝蛋白-R)组成,以逆平行方式形成同二聚体。踝蛋白的每一个结构域至少有一个β3CT的结合部位[237],踝蛋白H由一个包含F1、F2和F3三个亚结构域[247]的FERM(条带4.1、ezrin、radinxin和moesin)结构域[240]组成。踝蛋白-H含有一个与β3CT的NPLY基序相互作用的高亲和力位点[248-251],踝蛋白-H也和β3CT近膜区的第二个基序相互作用[110,252,253]。由F2-F3亚结构域组成的片段或F3亚结构域独自可结合到β3CT[250-254],β3CT的一个低亲和力结合位点位于杆结构域的C-端区域[248,252,255,256]。有研究提示踝蛋白H和踝蛋白R结构域协同结合到β3尾部[257],另外也有研究提示踝蛋白可与αⅡbCT结合[258]。

踝蛋白H而不是踝蛋白R结构域在转染的CHO细胞中诱导一些整合素αⅡbβ3的活化[249,251,259-261]。在完整的踝蛋白中踝蛋白H的β3CT结合位点被一个踝蛋白-R的C-端片段所遮盖,因此踝蛋白H需要一个暴露事件才能成为αⅡbβ3的激活物[262-264],而钙蛋白酶切割[257]、RAP1b或RIAM(Rap1-相互作用插头分子)结合[265]或磷酸肌醇结合[266]就是这类暴露事件。钙蛋白酶其自身被激活是激动剂刺激血小板时胞质Ca^{2+}的增加的后果,踝蛋白的切割能在活化血小板中被测到[267,268]。或者,踝蛋白的整合素结合位点也可由其结合磷酸肌醇PI4,5P$_2$引起的构型改变而被暴露[266]。RIAM结合确可调控踝蛋白的整合素激活功能[220,269],不过该机制在血小板中并不明显起效[219]。这些踝蛋白激活事件使得踝蛋白-H结构域能结合到β3尾部的NPLY747基序和近膜区域以诱导血小板活化[110,248,252]。NMR研究显示β3CT近膜区域中的踝蛋白H结合位点与其αⅡb结合位点有很大程度的重叠,有效地取代了与β3CT结合的αⅡbCT,这种对CT复合物的扰动启动了整合素活化[110,253](图12.4)。

表 12.1 胞质尾部结合蛋白

蛋白	结合到
细胞骨架蛋白	
踝蛋白（filamin）	αⅡb 和 β3
肌球蛋白（myosin）	β3
骨架蛋白（skelemin）	β3
细丝蛋白（细绒蛋白）（filamin）	αⅡbβ3
α-辅肌动蛋白（α-actinin）	β3
线性泛素链相关蛋白（sharpin）	αⅡb
整合素胞质结构域关联蛋白 1（icap-1）	β3
张力蛋白（tensin）	β3
kindler 综合征蛋白（kindlin）-2	β3
kindler 综合征蛋白（kindlin）-3	β3
插头和信号转导蛋白	
桩蛋白（paxillin）	β3
Src 与胶原同源插头蛋白（Shc）	β3
生长因子受体结合蛋白（Grb）2	β3
蛋白激酶和磷酸酶	
Rous 肉瘤原癌基因（Src）	β3
c-Src 激酶（Csk）	β3
脾脏酪氨酸激酶（Syk）	β3
整合素连接激酶（ILK）	β3
黏着斑激酶（FAK）	β3
蛋白磷酸酶 1c（PP1c）	αⅡb
其他	
免疫球蛋白结合蛋白（BiP）	αⅡbβ3
钙网蛋白（calreticulin）	A
钙整合素结合蛋白（CIB）	αⅡb
氯通道调控蛋白（ICln）	αⅡb
β3-内联蛋白（β3-endonexin）	β3
原始广泛存在蛋白（Aup）1	αⅡb
Disabled1（Dab1）	β3
Disabled3（Dab3）	β3
停靠蛋白 1（Dok1）	β3
分拣连接蛋白 17（SNX17）	β3
Rap1 结合蛋白（RapL）	αⅡb

虽然已有不少研究证明了踝蛋白在整合素活化中至关重要的作用[138,270]，但已出现一些证据指出踝蛋白并不足以造成对整合素的有效活化[230,260,271]。依据大量数据，现已确定在包括血小板中整合素 αⅡbβ3 活化在内的各种细胞中的整合素活化需要 Kindler 综合征蛋白（kindlin）家族成员的参与[272]。哺乳类中有各为 70~75kDa 的三种 kindlin。kindlin-1 主要在上皮细胞中发挥功能，其在人类和小鼠中的缺失造成皮肤和胃肠道缺陷[273,274]，即 Kindler 病。kindlin-2 为广泛分布，其在小鼠中的缺失导致胚胎致死[275,276]，即便是部分缺失的小鼠也可造成内皮细胞异常，表现为血管生成和血管通透性的缺陷[277,278]。kindlin-3 在造血细胞包括血小板中高表达[279]，并也见于内皮细胞[280]和特定肿瘤细胞[281]。在小鼠[282]和人类[272,283,284]中缺少 kindlin-3 造成一种与出血、骨异常和易感染相关联的综合征，这些表现是由不能激活整合素所致，因而被称为白细胞黏附病Ⅲ（LADⅢ）、LADⅠ变异或整合素活化缺陷症。kindlin-3 缺陷生物体中无法被激活的整合素是 αⅡbβ3，因此这些患者的出血症状源于血小板不能因应不同刺激剂而发生聚集，这与在缺少 αⅡbβ3 的血小板无力症患者中观察到的相似（参见第 48 章）。

和踝蛋白一样，kindlin 含有一个 FERM 结构域并利用其 F3 亚结构域结合到整合素 β 的 CT[260,275,285]，然而 kindlin 利用远膜的而不是近膜的 NXXY 基序结合到 αⅡbβ3 的 β3 亚基（见图 12.3），这种特异性的差距使得 kindlin 和踝蛋白可以提示结合到整合素[286]。kindlin 的一个区别性特征是，其 F2 亚结构域被一个含有一个磷脂结合位点的血小板-白细胞 C 激酶底物同源（PH）结构域所打断[287,288]，这样踝蛋白和 kindlin 两者都与膜以及与整合素 β 亚基和肌动蛋白相互作用[289,290]。过表达踝蛋白-H 的细胞引起可测范围的整合素活化信号，而过表达 kindlin 的细胞引起弱的或可忽略的整合素活化[260,285]，但是 kindlin-1 或 kindlin-2 与踝蛋白-H 共表达会导致强劲的整合素活化，这意味着 kindlins 和踝蛋白作为共激活物而发挥作用。在 kindlins 缺陷的小鼠和人类中获得的信息明确了 kindlins 作为整合素共激活物的基本作用[291,292]，Theodosiou 等人的研究[271]进一步强调了整合素活化需要踝蛋白和 kindlin 两者的参与，他们应用任一个或两个分子都缺陷的细胞显示了其在整合素活化中的双重角色。Bachir 等人在相关的研究[293]中同样显示，kindlin 先于踝蛋白被募集而形成黏着斑。Ye 等人[294]提供证据证明，kindlin 为整合素集簇化所必需，而踝蛋白则诱导整合素本身的构型改变，也即踝蛋白为亲和力调变所必需而 kindlins 支持亲合力调变。这些发现隐含如下观点，即在血小板 αⅡbβ3 的场合下，亲和力调变不足以支持功能反应，而亲合力调变也是需要的。确实，内向外和外向内信号转导间的严格界定已变得相当模糊。

表 12.1 列举了另外一些整合素尾部结合蛋白。细丝蛋白[295]和整合素胞质结构域关联蛋白 1（ICAP1）[296,297]已知涉及整合素活化，该两个蛋白都结合 β3CT，但与踝蛋白和 kindlin 形成对照的是其对整合素活化施加负调控作用。细丝蛋白与踝蛋白竞争并稳定 αⅡb 和 β3 胞质尾端之间的相互作用[116,295,298]，而 ICAP1 与踝蛋白和 kindlin 竞争结合胞质尾部[299]。另一些已被鉴定为 αⅡb 的 CT 的结合伙伴，它们包括钙整合素结合蛋白（calcium integrin-binding protein, CIB）[300-302]、一种氯通道调控蛋白（Icln）[303]、原始广泛存在蛋白 1（ancient ubiquitous protein 1, Aup1）[304]、蛋白磷酸酶 1（protein phosphatase 1, PP1）[305]和线性泛素链相关蛋白（sharpin）[306]。虽然这些蛋白中的多数都

存在于血小板并似乎结合到 αⅡb 的 CT 的近膜区,但其在 αⅡbβ3 活化中的作用尚未被清晰地解析为整合素活化的一个完整关联的模型。鉴于 αⅡb 和 β3 的 CT 较小,所有这些蛋白同时结合到整合素是难以置信的,这些伙伴结合到整合素的 CT 必定是受时序性调控的。不同于这些整合素 CT 的直接结合伙伴,migfilin 看来是以间接机制来影响整合素活化的[307-310],其结合 kindlin-2 并帮助整合素 β3 的 CT 募集此共激活物[307,308],同时 migfilin 激活细丝蛋白并将其从 CT 上置换下来,以此部分解除细丝蛋白对整合素活化的负面作用[309-312]。

除胞质蛋白以外,一些膜蛋白也可结合 αⅡbβ3,这些蛋白包括 CD47/IAP[313]、CD98[314]、CD36[315]、CD9[316]、CD63[317] 和 CD151[318]。CD47 是血小板反应蛋白 1 的受体并可能通过 G_i 通路调控 αⅡbβ3 活化[319-321]。CD98 在整合素活化中的重要性由对能逆转 $β_{1A}$ 的 CT 对 αⅡbβ3 活化的抑制作用的蛋白的表达-克隆筛选而展现[314,322],已知可结合非受体酪氨酸激酶 pp^{60Fyn}、$pp^{54/58Lyn}$ 和 pp^{62Yes} 的 CD36 与静止血小板表面的 αⅡbβ3 相互作用[315,323],抗 CD36 抗体可通过一种依赖 Fc 受体的机制激活 αⅡbβ3,提示 CD36、αⅡbβ3 和 Fc 受体在血小板活化时可形成三元复合物[324,325]。抗 CD9 抗体可激活血小板并诱导 CD9 和 αⅡbβ3 的结合[316],CD9-αⅡbβ3 复合物也能把 CD63 募集到活化血小板上的一种三分子复合物中[317]。虽然 CD151 具有与 αⅡbβ3 及其关联蛋白如 CD9 和 CD63 相互作用的能力,但对 CD151$^{-/-}$ 血小板的研究提示其可能涉及外向内而不是内向外信号转导[318,326]。

血小板膜本身可能通过调控 CT 与调控蛋白的接触而参与调控内向外信号转导[112],αⅡb 和 β3CT 靠近膜的五个氨基酸具疏水特征,而且其在膜中的定位存在变化[327],在整合素活化时这些近膜序列可能发生移动入膜。除了近膜区,β3CT 的远膜区也可能通过结合脂质和膜来为调控整合素活化提供一个额外的位点[114,123,167,230,328]。此外,踝蛋白和 kindlin 在整合素活化中的功能似乎依赖于其结合血小板膜[288,329-331],参与踝蛋白活化的 Rap1b 可通过其 C-端 CAAX 基序的一个半胱氨酸异戊烯化而插入膜中[332,333]。

αⅡbβ3 涉及感染

αⅡbβ3 可促成不同微生物的宿主相互作用。Cox 等人总结了细菌和病毒微生物与整合素相互作用的三种机制[334],其一,这类微生物运用适于宿主组织定殖的基质蛋白,许多这些相同的基质蛋白是 αⅡbβ3 的配体,能通过结合到 αⅡbβ3 把微生物募集到血小板。例如,金黄色葡萄球菌和表皮葡萄球菌在其表面表达纤维蛋白原和纤连蛋白结合蛋白[326,335-337],从而也能在血小板表面积累。在某些情况下,这种结合可诱导血小板聚集和信号转导反应[334]。其二,有些细菌能直接结合 αⅡbβ3,这为金黄色葡萄球菌结合到血小板提供了另类的机制[338]。其三,2017 年的一项研究证实血小板在体内可被募集到感染部位[339],这与早先的体外研究结果是一致的[340-342]。这种运动是 αⅡbβ3 依赖性的并可导致血小板依赖的病原体集束化和去除[339]。血小板在抗微生物宿主防御中的作用在第 29 章中更详尽地讨论。

结论

αⅡbβ3 对血小板的止血功能至关重要,作为一个典型的整合素,其由 α 和 β 亚基组成。通过提供整合素 αⅡbβ3 的高分辨率结构带来了颇多的进展,这些结构带来了对受体分子架构的和涉及其调用配体的精细接触的详细认识。由这些结构提供的图像资料使得解释如何调控 αⅡbβ3 和其他整合素的功能的详细假说得以构建,在我们的认知中的下一步应该是检验这些假说以及揭示控制受体功能性反应的动态变化。很明显,整合素的胞质尾端太小以至于不能容纳多个已鉴定的伙伴的结合,长时程的动态变化也需阐明。αⅡbβ3(GPⅡb-Ⅲa)拮抗剂已在临床使用并对预防急性血栓形成事件有效(第 52 章),但是更"温和"的血小板拮抗剂如阿司匹林(第 50 章)和氯吡格雷(第 51 章)作为姑息治疗药物则更为有效。靶向能导致 αⅡbβ3 活化的特异事件的药物可能提供比阿司匹林和氯吡格雷以及当前使用中的 αⅡbβ3 抑制剂更为特异和安全的优越性。由于血栓性疾病仍是西方世界的首要死亡原因,鉴定出新的和不同的方法来改变 αⅡbβ3 的功能代表了药物发展的主要目标,这有赖于对 αⅡbβ3 的活化通路和功能的更充分的了解。

(奚闻达、奚晓东 译,武艺 审)

扫描二维码访问参考文献

第 13 章　蛋白酶活化受体

Xu Han,*Emma G. Bouck*,*Elizabeth R. Zunica*,*Amal Arachiche and Marvin T. Nieman*

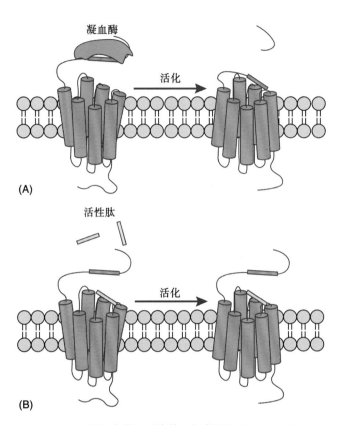

图 13.1　**蛋白酶激活受体的一般激活机制。**(A)生理过程中,激活蛋白酶后,PAR 被激活。新暴露的 N-端作为一个束缚配体,与受体相互作用,并引起整体结构的重新排列,引起 PAR 介导的下游信号。(B)PAR 也可以被合成的多肽激活,这些肽可以模仿束缚配体序列

蛋白酶活化受体的发现

　　凝血酶是最有效的血小板激动剂,因此它在止血和血栓形成中具有重要作用。20 世纪 80 年代末,有几个实验室集中精力解决凝血酶(一种丝氨酸蛋白酶)如何激活血小板的难题。最初发现,血小板上有两种凝血酶受体:糖蛋白Ⅰb(glycoprotein Ⅰb,GPⅠb)和糖蛋白Ⅴ(glycoprotein Ⅴ,GPⅤ)。然而,GPⅤ和 GPⅠb 都不能完全解释血小板对凝血酶的反应。首先,一些 Bernard-Soulier 综合征(Bernard-Soulier syndrome,BSS)患者的血小板,其 GPⅤ和 GPⅠb 都有缺陷,但仍然对凝血酶有反应,尽管反应程度较轻[1]。凝血酶裂解 GPⅤ与血小板活化之间也未发现存在关联[2]。相关研究一直持续到 Coughlin 和他的同事使用克隆表达方法鉴定了一种凝血酶受体,现在它被称为蛋白酶活化受体 1(protease-activated receptor 1,PAR1)[3]。PAR 家族的其他三个成员(PAR2~4)也随后被鉴定[4-7]。

　　PAR 作为 G-蛋白偶联受体(G-protein coupled receptors,GPCR),具有独特的激活机制,其 N-末端被蛋白酶裂解激活后生成束缚配体(图 13.1A)。新暴露的配体在分子内与受体结合,引起受体构象变化,从而启动 G 蛋白介导的信号转导[8]。

实验中,PAR 可以选择性地活化,其活化不依赖于凝血酶受体激活肽段(thrombin receptor activating peptides,TRAP;可与束缚配体结合)的水解(图 13.1B)。PAR 可以与多种 G 蛋白结合,根据细胞环境的不同参与各种不同的细胞内信号转导网络[9-11]。

　　在这一章中,我们将阐述 PAR1、PAR3 和 PAR4 的表达和被凝血酶激活的机制以及它们在血小板信号转导中的作用。PAR2 在血小板上不表达,因此不作讨论。

PAR 概况

PAR 的基因结构与进化

　　从硬骨鱼类到哺乳动物,PAR 的基因组结构和功能一直是保守的[12,13]。169 个不同种属 PAR 基因的系统进化树分析显

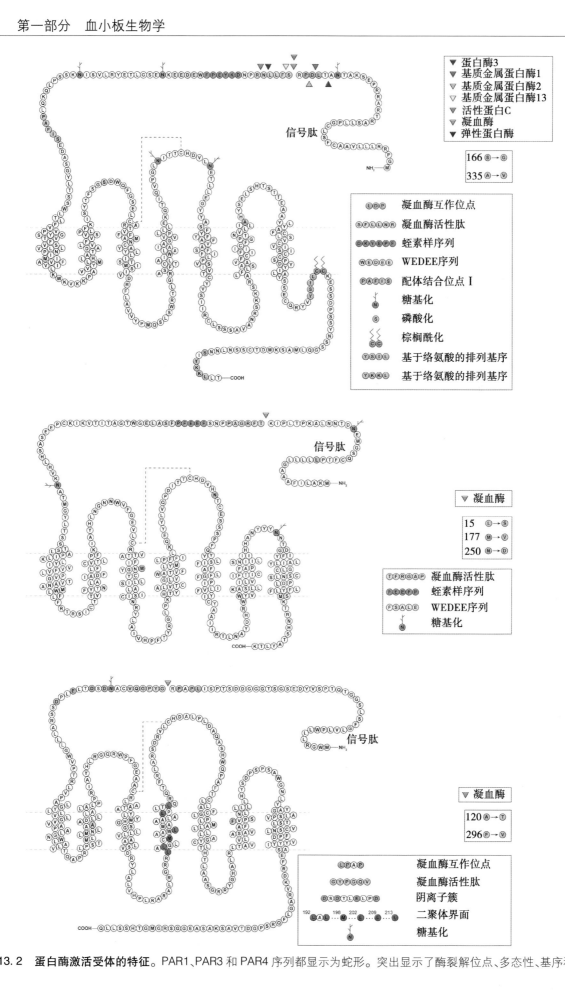

图 13.2 蛋白酶激活受体的特征。 PAR1、PAR3 和 PAR4 序列都显示为蛇形。突出显示了酶裂解位点、多态性、基序和残基

示,PAR 家族的四个成员分别从四个独立的祖先进化而来。在大多数种属中,编码 PAR1~3 的基因(分别为 *F2R*、*F2RL1* 和 *F2RL2*)聚集在同一条染色体上,而 PAR4 的基因(*F2RL3*)则位于一个单独位点[12,14-16]。人类 F2R 基因位于第 5 号染色体(5q13),该基因包含两个外显子,其间包含一个约 15kb 的内含子[14]。人类 F2RL2 与 F2R 在 5 号染色体上共定位,两者具有相似的基因结构:一个小外显子和一个大外显子。与 F2R 不同,F2RL2 的两个外显子被一个大约 4.5kb 的小内含子间隔开来[14]。人类 F2RL3 位于染色体 19p12,该基因也由两个外显子组成,但间隔这两个外显子的内含子很小(约 0.25kb)。

PAR1

PAR1 是第一个鉴定出的 PAR 家族成员,它于 1991 年被克隆[3]。PAR1 在多种组织中广泛表达,但它在血小板上的表达仅限于灵长类和其他几个物种(见"PAR 表达的种属特异性"一节)。人血小板表面约有 1 500~2 000 个 PAR1 拷贝[17]。PAR1 由 425 个氨基酸组成,包含一个 99 个氨基酸的 N-末端结构域和一个 51 个氨基酸的 C-末端尾部(图 13.2)[3]。N-末端有两个凝血酶识别区域,分别是包含有 41 位精氨酸剪切位点的(…LDPR^{41}/SFLLRN…)部分,和水蛭素样序列(K^{51}YEPF)部分[18,19]。合成肽 SFLLRN 可以模拟 PAR1 氨基末端暴露的六个氨基酸,该短肽可以激活 PAR1 并且其激活过程不依赖于 PAR1 的酶切(图 13.1B)[20]。SFLLRN 也可以激活 PAR2,因此在同时表达 PAR1 和 PAR2 的细胞,比如内皮细胞中需要使用 TFLLRN 肽来进行特异性地激活[21-23]。除凝血酶外的蛋白酶也会在其他位点切割 PAR1 产生一组束缚配体[11](参见"凝血酶以外的蛋白酶激活 PAR"一节)。

PAR3

PAR3 在 1997 年被克隆,成为发现的第二个凝血酶受体和第三个 PAR 家族成员[4]。PAR3 在一系列组织中有表达,但在不同种属的血小板上 PAR3 表达存在差异。PAR3 在人血小板上的表达水平很低(约 150~200 拷贝),而在小鼠血小板中则高表达[15]。PAR3 由 373 个氨基酸组成,与 PAR1 有 27% 的氨基酸序列同源(图 13.2)。与 PAR1 类似,PAR3 蛋白自 N 有两个凝血酶识别位点:38 位赖氨酸裂解位点(…LPIK^{38}/TFRGAP…)和一个水蛭素样序列(F^{48}EEFP)(图 13.2)[4,24,25]。值得注意的是,PAR3 的 C 末端明显短于 PAR1(分别为 13 个和 51 个氨基酸)[4]。较短的 C 末端可能会影响 PAR3 与细胞内信号转导分子的耦合。对凝血酶和 PAR3 激活肽 TFRGAP 的研究显示,在人血小板、小鼠血小板或转染人 PAR3 的 COS7 细胞中,并未发现 PAR3 有直接的信号转导作用[4,26,27]。PAR3 可能的作用是调节其他 PAR 的信号传递[9,28,29]。例如,在小鼠血小板中,PAR3 能调节低浓度和高浓度凝血酶作用下 PAR4 的敏感性[27,30]。与 PAR1 类似,除凝血酶外的蛋白酶也会在不同位点裂解 PAR3。

PAR4

PAR4 于 1998 年被发现并克隆,是 PAR 家族的第四个成员和第三个被找到的凝血酶受体[7,31]。PAR4 在血小板和许多其他人体组织(如肺、胰腺、甲状腺、睾丸和小肠)中表达,但在脑、肾脏、脊髓和外周血白细胞中不表达[7,32]。PAR4 含有 385 个氨基酸,与 PAR1 和 PAR3 分别有 27% 和 30% 的序列同源性[7]。凝血酶在 PAR4 的 N-末端 47 位精氨酸处(…LPAPR^{47}/GYPGQV…)裂解激活 PAR4(图 13.2)。与 PAR1 和 PAR3 相比,PAR4 没有水蛭素样位点,它与凝血酶的相互作用也与前两者不同[7],下文会对此具体描述。与 PAR4 氨基末端肽段的相对应的合成肽 GYPGQV 也能激活受体,但效力较低[33,34]。通过肽库筛选的结果显示短肽 AYPGKF 的激活效率更高,因此在实验中通常会使用 AYPGKF。

PARS 表达的种属特异性

动物模型在血小板功能研究中必不可少。通过相应的动物模型,揭示了在不同物种的动物体内凝血酶如何作用于血小板[35,36]。PAR 表达谱反映了不同种属血小板对凝血酶的反应差异(表 13.1)。由于小鼠的血小板表达 PAR3 和 PAR4,而不是 PAR1(表 13.1),因此将小鼠作为研究 PAR 拮抗剂的临床前模型存在局限性[37]。这促使研究人员尝试建立血小板表达"人源化"PAR 的小鼠模型;然而,迄今为止,这些努力都没有成功[38,39]。豚鼠血小板表达 PAR1 和 PAR4,因此被用作小鼠模型的替代品[40],然而它同时也表达 PAR3,这使凝血酶信号研究的解释变得复杂[41]。啮齿类动物模型的应用也存在局限性,对人类 PAR 有效的 PAR 拮抗剂通常不与啮齿类动物的 PAR 交叉反应,尽管两者之间存在高度的序列同源性。例如,在血小板聚集实验中,豚鼠血小板对人 TRAP(SFLLRN)的反应少于人血小板的十分之一;PAR1 抑制剂 RWJ-58259 在豚鼠体内血栓形成模型中也没有显示出显著的抗栓作用[41,42]。还有很多研究也发现了类似的现象,比如已被 FDA 批准的 PAR1 拮抗剂沃拉帕沙不能有效地抑制小鼠 PAR1[43];PAR4 拮抗剂 BMS-986120 不能有效拮抗小鼠、大鼠或豚鼠的 PAR4[44]。最近有团队把表达 PAR1 和 PAR4 的食蟹猴作为研究 PAR4 拮抗剂的动物模型,尽管这种模型动物昂贵且更难操作,但总算成功地避开了 PAR 种属特异性的问题。

表 13.1　PAR 在不同物种中血小板中的表达

物种	PAR 表达		
	PAR1	PAR3	PAR4
人类	X		X
小鼠		X	X
大鼠		X	X
兔		X	X
豚鼠	X	X	X
狒狒			X
猴子	X		X

凝血酶激活 PAR

除活性位点外,凝血酶还有两个次要结合位点,它们能改变活性位点的空间构象从而有助于提高底物识别和蛋白水解的效率[45,46]。例如,当底物与次要结合位点 I 结合时,活性位点呈现开放的"蛋白酶"构象。与大多数凝血酶底物一样,PAR 与凝血酶次要结合位点 I 和活性位点的结合共同存在。PAR 与凝血酶次要结合位点 I(或活性位点)或两者共同结合的程度决定了 PAR 蛋白 N-末端的水解率,而 N-末端水解并暴露束缚配体是信号转导的起始环节[47]。

PAR1 的凝血酶识别

PAR1 是一种非常好的凝血酶底物。有初步研究测定了凝血酶裂解 PAR1 或重组胞外区片段的动力学参数,结果分别为 K_m 10 ~ 28 μmol/L 和 k_{cat} 58 ~ 340s^{-1}[19,48,49]。这些参数是通过 PAR1 上的水蛭素样序列(D^{50}KYPEK)与凝血酶次要结合位点 I 之间的结合而得出的(图 13.3)[18,19,48]。水蛭素样序列中的突变可以使 K_m 值增加到 4 倍,而使 k_{cat} 值减少到 1/4[48]。在这里我们用 Schechter 的酶底物命名法,P1 是酶解位点,而 P2、P3 等是其后往 N-末端方向的每一个氨基酸[50]。凝血酶次要结合位点 I 的突变对动力学参数的影响与水蛭素样位点的突变类似[24,51]。相反,如果外结合位点 I 保持不变,则凝血酶裂解位点周围的氨基酸突变不会显著影响 PAR1 凝血酶裂解的 K_m 值。而当 P4 处的 Leu^{38} 突变为丙氨酸时,k_{cat} 值降低到 1/7;当 P2 处的 Pro^{40} 突变时,k_{cat} 值降低到 1/2(图 13.3)[49]。早先对 PAR1 的结构研究揭示了 PAR1 胞外区和凝血酶之间的相互作用,发现凝血酶的活性位点与 PAR1 的 P4-P1 段 L^{38}DPR 结合,凝

血酶次要结合位点 I 则与 PAR1 水蛭素样序列(K^{51}YEPF)结合[52],这些结果与 Mathews 等人用数据模型(PDB ID 码 1NRS 和 1NRN)获得的结果相一致。随后的结构研究进一步显示,单个 PAR1 分子与凝血酶的活性位点和次要结合位点 I 同时相互作用(图 13.3)[53,54]。Mathews 等人的结构研究还首次揭示了凝血酶活性位点与 PAR1 的 L^{38}DPR 序列相互作用的具体分子机制,正如 Bode 等人预测的那样[55],Leu^{38} 占据由凝血酶 Ile^{174} 和 Trp^{215} 形成的芳基结合口袋,PAR1 与凝血酶次要结合位点 I 的相互作用对于诱导凝血酶 Ala^{190}-Gly^{197} 区域的构象改变非常重要,两者的结合使凝血酶 Glu^{192} 侧链打开,从而影响 P3 处带负电的 Asp^{38},促使其与 PAR1 结合[52,56]。尽管带电荷的残基并不是凝血酶的理想底物,但它可以有效促进 PAR1 的翻转。

PAR4 的凝血酶识别

PAR4 曾被认为是一个冗余、低亲和力的凝血酶受体[57]。这是一个错误的说法,因为酶解动力学显示,凝血酶裂解 PAR4 的亲和力(K_m)为 56 ~ 61 μmol/L,这一数值仅比 PAR1 的 2 倍高一点儿[49,58]。两者的主要差异在于 k_{cat},根据研究结果,PAR4 的 k_{cat} 值大约为 17 ~ 18s^{-1},是 PAR1 的 1/(4 ~ 20)[58]。k_{cat} 的较大差异反映了由于 PAR4 缺乏水蛭素样序列,因而无法变构调节凝血酶活性位点(图 13.3)[7]。PAR4 主要通过 P5 Leu^{43}、P4 Pro^{44} 和 p2 Pro^{46} 与凝血酶活性位点相互作用[49,58,59]。

这些功能数据得到了结构研究和建模研究的支持。Ayala 等人通过肽的分子模拟表明,Leu^{43} 对凝血酶残基 Leu^{99}、Ile^{174} 以及 Trp^{215} 的相互作用非常重要[24]。但 Cleary 等人用核磁共振对 PAR4 肽进行了研究,发现该位点的亮氨酸具有柔性,它能与凝血酶以及 PAR4 的 Pro^{44} 或 Pro^{46} 相互作用以稳定凝血

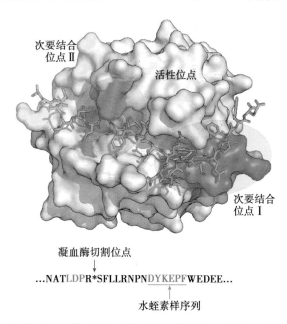
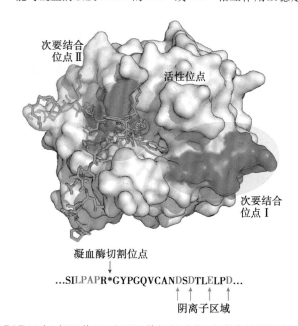

图 13.3   血栓-PAR1 相互作用。凝血酶与 PAR1(左)和 PAR4(右)相互作用,由不同的机制确定,由联合结晶研究与凝血酶和 PAR 肽结合。PAR1 包含一个类似于水蛭素样的序列,它与凝血酶的次要结合位点 I 相互作用,并将酶锁在它的循环构象中。因此,在亚纳米浓度下,PAR1 被凝血酶切割。PAR4 没有一个类似于水蛭素样的序列,它拥有效率较低的凝血酶底物活性,需要比 PAR1 多>10 倍的凝血酶。PAR4 的阴离子区域与凝血酶的自溶 Loop 相互作用。该结构的蛋白质数据库(PDB)引用为 3LU9(左)、2PV9(右)

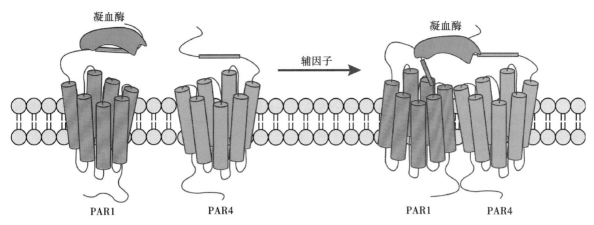

图 13.4　当 PAR1 和 PAR4 共表达于同一细胞（如血小板）中，PAR1 作为凝血酶介导的 PAR4 活化共分子存在。通过在 PAR1 上的水蛭素样序列，促进凝血酶的活化速率。而在小鼠血小板中，PAR3 作为 PAR4 激活的辅因子

酶剪切位点的二级结构[59]。虽然 PAR4 主要与凝血酶在剪切位点相互作用，但前面提及的这几个氨基酸位点，即 Leu[43]、Pro[44] 和 Pro[46] 的单个点突变不影响 PAR4 与凝血酶结合，即不影响 K_m 值[49]，但会出现 k_{cat} 值降低，这表明 PAR4 与凝血酶之间还存在额外的结合，因此剪切区域单个氨基酸的改变不至于影响太大[49]。这些额外的接触是由 PAR4 胞外区中的阴离子簇（Asp[57]，Asp[59]，Glu[62]，Asp[65]）介导的，因为这些残基的突变可使凝血酶裂解的 K_m 值增加 4 倍（从 $56\sim208\mu mol/L$），并且降低了细胞上 PAR4 的裂解速率[58,60]。结构研究表明，PAR4 的这个阴离子区域与凝血酶的 γ 袢环（自裂解）相互结合，而并非结合凝血酶的次要结合位点 I（图 13.3）。

当 PAR4 在细胞上单独表达时，它不是一种有效的凝血酶底物[58,60]。然而，当 PAR4 与 PAR1 在系统中共表达时，就像在人血小板上那样，PAR4 裂解的速率会提高 6 到 10 倍[40,58,60,61]。在 PAR1 存在的情况下，PAR4 裂解速率提高的机制与小鼠血小板上 PAR3 和 PAR4 之间相互作用的机制相似[27]。在剪切位点酶解底物后，凝血酶仍然依靠水蛭素样序列与 PAR1 或 PAR3 结合，从而增强了相邻的 PAR4 活化（图 13.4）。一个简单的解释是，PAR1 或 PAR3 水蛭素样序列上较高的亲和力结合位点会增加血小板表面凝血酶的局部浓度，从而促进了 PAR4 的活化。然而，根据与其他紧密的次要结合位点 I 结合剂的生化和结构数据，PAR 之间可能存在更复杂的合作。例如，PAR1 或 PAR3 的水蛭素样序列可能诱导凝血酶变

构为具有开放活性位点的蛋白酶构象，以促进 PAR4 的切割[46,62]。鼠凝血酶与来自 PAR3 和 PAR4 的合成肽结合的结构模型也支持上述假设[25]。

PAR 之间的物理性相互作用

G-蛋白偶联受体（GPCR）的同二聚体和异二聚体可能影响信号传导，可以认为它们是彼此的变构调节剂[63]。然而，质膜内的 GPCR 分子结构仍有争议[64]。有很强的证据表明 PAR 会形成有与生理作用相关的同型二聚体和异型二聚体，从而影响几种细胞的活化速率、下游信号转导和物质输送[10,28,29,65-67]。在血小板中，研究焦点是 PAR1 和 PAR4 间的作用（图 13.5）。研究二聚体特定功能的主要困难是怎样区分原代细胞内的单体和寡聚体（所产生的生理效应）。如上所述，当与 PAR1 共表达时，PAR4 的剪切速率提高了约 10 倍[40,60,61]。Leger 等人用 Forester 共振能量转移（FRET）和免疫共沉淀方法研究了 PAR1-PAR4 异二聚体后认为，这种协同效应来自两者的二聚化[40]。这一点后来通过生物发光共振能量转移（BRET）得到证实，并且将异二聚体的结合面定位到 PAR1 第 4 跨膜螺旋区（transmembrane helix 4，TM4）的 I231[4.54] 和 W227[4.50] 位点以及 PAR4 的 L192[4.41]、L194[4.43]、M198[4.47] 和 L202[4.51] 位点。氨基酸点位根据 Ballesteros 和 Weinstein 制定的规则命名，其中 TM 螺旋中最保守的残基被指定为"50"，N 端的残基该值减少，而 C 端

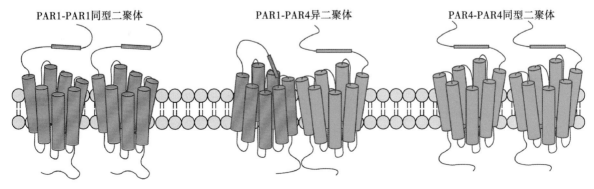

图 13.5　PAR 之间的物理交互。PAR 可以在家庭成员和其他血小板 GPCR 之间形成同源或异聚体。这些物理交互影响激活和受体信号的速度。PAR1-PAR4 异二聚体为 PAR1 所必需，作为一种辅因子，以提高凝血酶的切割率

残基则数值增加[68]。很有意思的是,当PAR1或PAR4的二聚体界面结合面发生突变时,PAR1增强PAR4裂解速率的能力就消失了,这直接导致了PAR1-PAR 4异二聚体的生理效应。

确定同二聚体的功能更加困难。使用BRET分析,研究人员将PAR4同二聚体结合界面定位于TM4区域中的亮氨酸拉链部位(L192[4.41],L194[4.43],M198[4.47],L202[4.51])[69]。破坏同源二聚体形成的突变也能导致胞内钙动员降低,这表明二聚体是PAR4的功能性信号转导单元[69]。Edelstein和其同事描述了具有不同反应性的序列突变体(参见下文的PAR基因多态性和序列变异)。即使存在高反应性等位基因的情况,带有296位氨基酸变异为缬氨酸杂合突变体的血小板对PAR4激动剂的反应也明显降低[70]。这些数据表明等位基因倾向于形成同型二聚体,而296 V等位基因通过显性负效应抑制PAR4反应。

PAR3和PAR4也会形成异二聚体,并且除了能增强PAR4的活化,PAR3也会影响PAR4的信号传导[30]。如前所述,PAR3本身并不产生信号[27]。但与野生型小鼠相比,PAR3缺乏小鼠的最大Ca[2+]动员增加了1.6倍,PKC活化也增加了,这表明PAR3是PAR4信号的负调节因子[30]。这可能与PAR4序列变异产生的显性负效应类似。

PAR4,而非PAR1,也与另一血小板GPCR,即ADP受体P2Y12,形成激动剂依赖性异二聚体[71-73]。P2Y12和PAR4之

间的相互作用增强了arrestin-2与PAR4的结合,并通过持续的Akt信号转导产生稳定的血小板血栓。PAR4-P2Y12异二聚体的相互作用界面已定位在PAR4的第4跨膜螺旋区[71]。异二聚体界面处PAR4的突变会破坏其与P2Y12的相互作用,并阻止restarin-2的募集和Akt的激活[71]。对于这些血小板GPCR如何协调它们之间的相互作用,从而调节体内血小板对多种激动剂的反应仍需要进一步的研究(图13.5)。

人血小板凝血酶信号传导

凝血酶通过人血小板中的PAR1和PAR4启动多个信号级联反应(例如钙动员、Rap1B和Rho)。在第18章中详细讨论了这些途径的激活及其在血小板黏附、颗粒分泌和聚集中的作用。在本章中,我们将重点介绍由PAR1和PAR4介导的信号转导的起始步骤。

血小板中G-蛋白信号传导的重要性已得到较为详尽的描述(图13.6)[74]。Gα_q刺激三磷酸肌醇(inositol triphosphate,IP3)和二酰基甘油(diacylglycerol,DAG)的形成,从而导致细胞内钙动员和蛋白激酶C(protein kinase C,PKC)激活[75,76]。Gα_{12/13}介导Rho鸟嘌呤核苷酸交换因子和RhoA活化,从而控

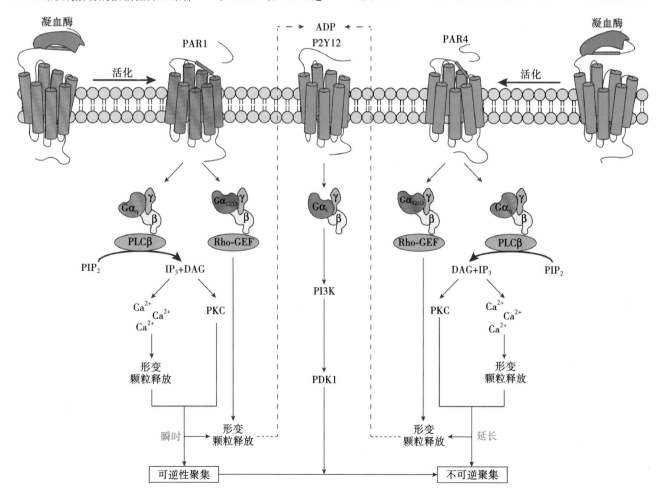

图13.6   信号级联由PAR活化介导。在凝血酶激活前,PAR1和PAR4招募G-蛋白,G_q和Gα_{12/13}。这些蛋白介导信号的启动都有助于血小板形状变化和分泌。由致密颗粒分泌的ADP增加局部ADP浓度,并进一步激活P2Y_{12},以促进G_i介导信号。这些信号级联的结合导致不可逆的血小板聚集和形成稳定的血栓

制血小板的形变,铺展和形成血栓的稳定性[77-79]。血小板中的 Gα_i 信号传导会抑制腺苷酸环化酶活性,并诱导血小板形变、颗粒分泌和钙离子动员。

PAR1 和 PAR4 直接耦合到 Gα_q 和 Gα_{12/13}。尽管 PAR1 直接与成纤维细胞中的 Gα_i 结合,并在 COS7 细胞中异位表达[75,80],但在血小板中这一机制仍存在争议。Voss 小组通过一些药理学研究方法得出的结论认为,与其他细胞类型一致,PAR1 可通过人血小板中的 Gα_i 传递信号[81]。而在其他研究中,PAR1 和 PAR4 并非直接通过 Gα_i 途径传递信号,而是由 ADP 的二次释放所介导,该释放作用来自于 Gα_i 偶联的 ADP 受体 P2Y_{12}[82-84]。

PAR1 和 PAR4 激活相同的信号通路,并且两种受体均可在体外介导完整的血小板反应。用 PAR1 或 PAR4 激动肽刺激血小板会导致颗粒分泌、整合素活化和血小板最终聚集[3,32,33]。更具体地说,PAR1 或 PAR4 激活后,同样会通过 RhoA 激活下游 G_{12/13} 和 G_q 诱导致密颗粒释放[85]。同样,质谱定量蛋白质组分析和酶联免疫吸附测定(enzyme-linked immunosorbent assay,ELISA)显示,在 PAR1 或 PAR4 激活后,也同样都会产生 α 颗粒的释放[86]。尽管早前有报道认为 PAR1 和 PAR4 会导致释放不同的 α 颗粒内容物,但最近的研究表明两者在释放上的差异主要在于动力学层面[87]。

PAR1 和 PAR4 的特异信号

尚不清楚血小板上出现双凝血酶受体系统在进化上有何意义。不过,最近的研究已经开始揭示 PAR1 和 PAR4 的不同作用。由于不同物种 PAR 表达的差异(比如小鼠血小板上不表达 PAR1;详见表 13.1),PAR 信号通路的差异研究只能在人血小板体外实验中进行,无法进行体内研究。这些研究依赖于每种受体激动剂或拮抗剂的效力和剂量。近年来 PAR 激动剂的研究进展,让我们对每种受体的功能有了深入的了解[44,88]。随着这些化合物在人类中的应用越来越多,我们对 PAR1 和 PAR4 各自的生理作用也会有更多的认识。

最早认识到的血小板 PAR1 和 PAR4 信号转导的显著区别是两者对于细胞内 Ca²⁺ 信号传导动力学和持续时间的差异(图 13.7)[89,90]。在认识 PAR4 之前,已经发现 PAR1 肽段可以部分激活人血小板[91]。这种肽段可以产生与凝血酶刺激后细胞内 Ca²⁺ 爆发相类似的现象,只是信号消失得很快[91]。与这种活性肽相比,凝血酶刺激产生血小板内钙信号的幅度更大、持续时间更长[92]。对 PAR4 的鉴定证明了这种钙信号来自 PAR4 的激活[89,93]。稳定的血凝块形成、和依赖于 p38 及 ERK1/2 信号途径的血小板在纤蛋白原上的铺展似乎都需要这种由 PAR4 激活产生的持续 Ca²⁺ 信号[94,95]。PAR4 的持续钙信号还影响血小板微颗粒释放,促凝物质和凝血酶的生成[96-98]。French 及其同事利用流动小室模型和抗 PAR4 特异性抗体研究了 PAR4 的激活,发现磷脂酰丝氨酸(phosphatidyl serine,PS)的暴露以及凝血酶的产生都与人血小板 PAR4 的激活相关[97]。他们还证明,由钙离子的急剧增加导致的初始血小板反应,例如整合素 αⅡbβ3 的活化和颗粒分泌与 PAR4 信号无关。而 PS 暴露的增加以及血小板促凝物质的产生与大血栓形成和纤维蛋白形成增加相关。这些结果与最近对新型 PAR4 拮抗剂(BMS 986120)的研究一致,该研究显示 BMS 986120 给药后降低了体外形成的血栓块中的纤维蛋白成分[99]。

持续的 PAR4 信号也影响 Gα_{12/13} 途径。例如,用激动剂肽 AYPGKF 刺激 PAR4,与用 SFLLRN 激活 PAR1 相比,因子 V 表达增加 1.6 倍,P-选择素表达增加 0.8 倍[96]。PAR4 激活也诱

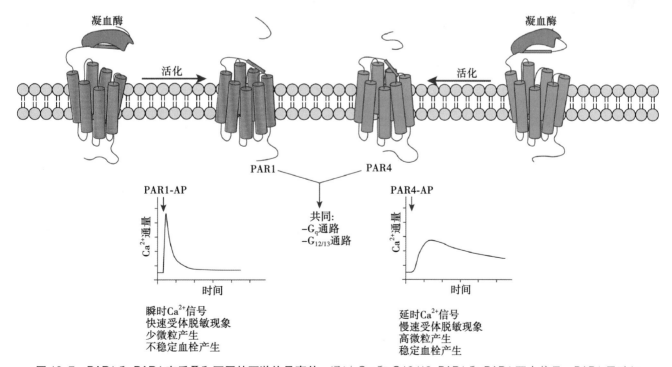

图 13.7　PAR1 和 PAR4 有重叠和不同的下游信号事件。通过 Gq 和 G12/13、PAR1 和 PAR4 两个信号。PAR1 导致细胞内钙释放迅速爆发,在没有 PAR4 激活的情况下迅速消散。相比之下,PAR4 的信号释放速度较慢,持续的信号有助于血栓的生长和稳定性

导血小板微颗粒的产生,其效果是 PAR1 激活的三倍。RhoA 途径抑制物 Y-27632 能将 PAR4 刺激产生的因子 V 胞内转运和微颗粒释放降低到 PAR1 刺激所产生的水平。这些数据表明 PAR4 通过 $G_{12/13}$-RhoA 信号通路介导了这些事件。

PAR4 的持续激活也影响血小板的脂质信号转导。例如,凝血酶刺激血栓素 A_2(thromboxane A_2,TXA_2)的生成,进而通过血栓素受体(thromboxane receptor,TP)激活血小板,并放大活化信号,导致血小板不可逆聚集。与 PAR1 相比,PAR4 刺激可显著增加 TXA_2 的生成[100]。此外,细胞质磷脂酶 $A2\alpha$(cytosolic phospholipase $A2\alpha$,$cPLA2\alpha$)的特异性抑制剂 giripladib 能选择性抑制 PAR4,但不抑制 PAR1 介导的血小板 P-选择素表达。然而,用溴烯醇内酯(BEL)特异性抑制细胞内膜非钙依赖性磷脂酶 $A2\gamma$(independent phospholipase $A2\gamma$,$iPLA2\gamma$)可以显著降低 PAR1 介导的人血小板 P 选择素表达,但不能降低 PAR4 介导的血小板激活[101]。

随着这些数据的积累,人们逐渐认可 PAR1 与 PAR4 可能反映了血小板在血液生理病理中的不同作用。PAR1 对低凝血酶浓度的反应使血小板能够有效监测并应对血管系统的损伤。如果后续没有更强烈的信号,这种瞬态信号不会导致血栓形成。相反,当内皮细胞受到更严重的损伤后产生高水平的凝血酶时,PAR4 会被激活。一旦 PAR4 被激活,持续的信号就会导致强烈的血小板活化和稳定的血栓形成。

PAR 信号的终止

由于 PAR 独特的活化机制,其活化是不可逆的。当 PAR 被酶裂解后,暴露的配体仍然与受体结合,因此 PAR 信号的终止不能简单地依靠酶的消散。而受体蛋白内化和降解是终止 PAR 信号的主要机制[102-104]。对 PAR 转运和去化的调控研究主要在内皮细胞内进行。在人血小板表面,凝血酶能有效地裂解大部分的 PAR,裂解活化的受体在血小板聚集过程中内化或脱落到血小板微颗粒中[105,106]。这使得血小板在聚集形成血栓的过程中只能对凝血酶反应一次。从进化的合理性角度来看,血小板在止血过程中具有短暂的半衰期和功能上不可逆的止血作用,这使得 PAR 信号的终止变得不那么重要。

凝血酶以外的蛋白酶激活 PAR

除凝血酶外,其他几种丝氨酸蛋白酶也能够激活 PAR,如因子 Xa、纤溶酶、金属基质蛋白酶(matrix metalloproteinase,MMP)1、2 和 13、弹性蛋白酶、活化蛋白 C(activated protein C,APC)、蛋白酶-3、颗粒酶、组织蛋白酶 G 和钙蛋白酶[11,107]。根据酶切位点的不同,PAR 可以被激活或者被这些蛋白酶灭活。此外,不同的酶切位点会产生不同的束缚配体,从而启动特定的信号通路。对于不同细胞内能激活 PAR 的蛋白酶谱已经获得了比较清楚的了解。在这里,我们主要关注与血小板功能相关的 PAR1 和 PAR4 的蛋白酶裂解。其他方面的内容可以参考最新的综述性文献[10,11,108,109]。

MMP-1 和 MMP-2 通过 PAR1 直接激活血小板[107,110-112]。MMP-1 在非常规位点 Asp^{39}($TLD^{39}PRSFLLRN$)切割 PAR1[112,113]。

在人血小板中,MMP-1 在 Asp^{39} 处裂解 PAR1 诱导活化了 G12/13-Rho,p38 MAPK 信号途径和血小板的形变。而对于细胞内钙流和血小板聚集作用,MMP-1 不如凝血酶强[112,113]。据报道,除了 Asp^{39} 以外,MMP-1 还可以在正常的凝血酶位点(Arg^{41})以及 Leu^{44} 位点裂解 PAR1[110,111],而 MMP-2 可以在非常规位点 Lys^{38} 位裂解 PAR1,进而暴露 tethered 配体($D^{39}PRSFLLRN$),导致血小板对多种激动剂的敏感性增强。

纤溶酶也可以裂解血小板 PAR1 和 PAR4,但产生的结果不同。PAR1 上有四个纤溶酶裂解位点(Arg^{41},Arg^{70},Lys^{76},和 Lys^{82})[114]。Kuliopulos 及其同事在相关研究中证明,尽管纤溶酶能在常规凝血酶位点切割 PAR1,但主要是通过在远端位点截断束缚配体而使 PAR1 失活。对于 PAR4,纤溶酶在常规凝血酶切割位点 Arg^{47}(…$LPAPR_{47}GYPGQV$…)处酶切,生成 PAR4 的束缚配体肽(GYPGQV)[115]。

组织蛋白酶 G 是在中性粒细胞的致密颗粒中发现的一种丝氨酸蛋白酶,在嗜中性粒细胞活化后被分泌,它也可以裂解人 PAR1 和 PAR4[116,117]。组织蛋白酶 G 在 Phe^{55} 处裂解 PAR1,使 PAR1 的束缚配体丢失从而对 PAR1 信号具有抑制作用[118]。相反,组织蛋白酶 G 能活化 PAR4 并诱导人血小板和成纤维细胞中的钙释放[117]。在小鼠中,组织蛋白酶 G 不激活 PAR4,但能裂解 PAR3 并阻止其充当 PAR4 的辅因子[119]。

阻断 PAR 信号传导的药理学

表面上看,人血小板凝血酶信号的双受体特征给开发 PAR 信号抑制剂带来了挑战,因为似乎必须针对两个受体靶点才能阻止血小板对凝血酶的反应。然而,PAR1 和 PAR4 独特的信号动力学提供了通过单独靶向 PAR1 或 PAR4 来微调凝血酶信号传导的可能[120]。目前开发 PAR 拮抗剂的主要障碍在于拮抗剂与束缚配体的竞争,以及 PAR 不可逆活化的机制(图 13.1)[88]。

PAR1 拮抗剂

第 53 章将从临床角度详细探讨 PAR1 拮抗剂。在本章,我们主要概念性地介绍关于 PAR1 结构与功能及其拮抗剂的作用。鉴于 PAR1 是最敏感的凝血酶受体,已经开发了多个以此为靶点的药物[88]。PAR1 拮抗剂(表 13.2)根据其作用机制可分为三类:①直接与束缚配体竞争的正构抑制剂;②调节下游信号的变构抑制剂;③以胞内信号转导通路为靶点的 PAR1 拮抗剂。正构抑制剂沃拉帕沙(Zontivity)于 2014 年获得 FDA 批准,成为首个 PAR1 拮抗剂[121-124]。沃拉帕沙主要针对有心肌病史的患者,通过降低心肌梗死(myocardial infarction,MI)、外周动脉疾病(peripheral artery disease,PAD)等心血管事件的发生来降低这类患者的死亡率[124]。该药禁用于有卒中、短暂性脑缺血发作、颅内出血等病史或体重小于 60kg 的患者,因为其导致的出血风险的增加超过了潜在的治疗效果[124]。沃拉帕沙对体外凝血酶诱导的血小板聚集(IC_{50} = 47nmol/L)和体外人 TRAP(SFLLRN)诱导的血小板聚集(IC_{50} = 25nmol/L)都有较强的抑制作用[132]。在食蟹猴体内,0.1mg/kg 的沃拉帕沙能有效抑制血小板聚集,其作用时间大于 24 小时[132]。

表 13.2　PAR1 和 PAR4 拮抗剂

名称	化学结构	反应机制	注释	引用
PAR1 拮抗剂				
沃拉帕沙		不可逆的正构拮抗剂，直接与内源性束缚配体竞争	FDA 批准（2014）	121-124
Parmodulin 1		变构调节	通过 $G_{12/13}$ 通路封闭 G_q，比正构抑制剂效果差	125，126
Parmodulin 2				
PZ-128		Lipidated 多肽，Pepducin	模拟 PAR1 ICL3 序列	127-129

续表

名称	化学结构	反应机制	注释	引用
PAR4 拮抗剂				
YD-3		竞争性拮抗	第一个非肽 PAR4 拮抗剂,IC$_{50}$=130nmol/L	130,131
ML354		变构调节	IC$_{50}$=140nmol/L	150
BMS-986120		可逆性竞争拮抗	I 期试验完成	44,99
BMS-986141	未公开	可逆性竞争拮抗	II 期实验完成	44

Flaumenhaft 及其团队从 16 320 个化合物库中通过高通量筛选出一系列 PAR1 的变构抑制剂[125]。从作用机制上讲,这些化合物与 PAR1 蛋白 C 端第 8 个螺旋结构域结合[125],该螺旋结构域通过棕榈酰半胱氨酸锚定在质膜上。parmodulin 与沃拉帕沙等正构抑制剂的主要区别在于对 PAR1 下游信号的选择性抑制。在血小板中,目前这一代的 parmodulin 在 $10\mu mol/L$ 浓度时可以选择性地抑制血小板聚集,但在该浓度下不妨碍血小板的形变[125]。这是由于 parmodulin 选择性地抑制 G_q 的活化和由此产生的钙信号转导,但不影响 G13 信号通路[125,126]。对于内皮细胞,parmodulin 抑制由凝血酶激活 PAR1 而产生的促栓和促炎信号,但不阻断由 APC 介导的 PAR1 激活导致的细胞保护作用[126]。目前已证实,parmodulin 的保护作用部分归因于通过 Gβγ 介导的 Akt 及其下游信号途径[133]。虽然这类化合物会影响血小板的活化,但好处在于其主要靶向内皮细胞上的 PAR1。

第三类 PAR1 抑制剂 pepducin,是一种 N-棕榈酰化肽,这类肽可以整合到细胞质膜,与 PAR 或其他靶向的 GPCR 相互作用[127-129]。作为负调控拮抗剂,P1pal-12 阻断 PAR1 的 ICL3 区域与对应 G 蛋白间的相互作用,从而抑制 PAR1 介导的信号转导。在 pepducin 类药物中,PZ-128 已经被应用于经皮冠状动脉介入术后的急性血栓预防,目前正在进行 Ⅱ 期阶段临床试验(NCT01806077)。PZ128 显示出良好的药代动力学、药效学和安全性耐受性[134]。pepducin 是可逆的拮抗剂,在完全恢复后对出、凝血或心电图没有影响[134]。PZ-128 在体外可完全阻断 SFLLRN 诱导的人血小板聚集,IC50 为 $0.5\mu mol/L$[135]。狒狒静脉注射 6mg/kg 剂量 PZ-128,在 1 小时和 2 小时能完全抑制 PAR1 依赖性的血小板聚集,但在 24 小时完全恢复[135]。人静脉注射 1~2mg/kg 剂量的 PZ-128,在给药后 30 分钟至 6 小时,可抑制由 PAR1 诱导的血小板活化达 80% 至 100%。

PAR4 拮抗剂

PAR4 作为一种治疗靶点正日益受到人们的关注[57,88,120]。如前面所描述的,PAR4 需要更高的凝血酶浓度才能被激活并促进持续的信号传导和激活。阻断 PAR4 不干扰 PAR1 对凝血酶的反应,从而减少出血并发症[120]。表 13.2 列出了一些已经发现的 PAR4 抑制剂,如 YD-3 和 ML354,这些化合物具有类似的吲哚唑核心结构,目前已在临床前研究中被用作探讨 PAR4 功能的工具[88,130,131,136],但低效价和低选择性限制了这些化合物的进一步发展。2017 年,百时美施贵宝(Bristol Myers Squibb)推出了一种可逆的 PAR4 拮抗剂——BMS986120,对 PAR4 的选择性高于 PAR1[44]。该化合物能够阻断 γ-凝血酶和 PAR4 激活肽(AYPGKF)诱导的富血小板血浆(platelet rich plasma,PRP)中的血小板活化(IC50<10nmol/L)[44]。在食蟹猴血栓模型中,BMS-986120 与氯吡格雷的直接比较表明,在相同剂量(1mg/kg,口服)下,BMS-986120 组的血栓重量减少了 80%,而氯吡格雷与 BMS-986120 相比出血量增加了八倍以上[44,99]。在非人灵长类动物模型中进行的临床前研究以及 BMS-986120 在人类中进行的前瞻性随机开放单盲(PROBE)Ⅰ 期临床试验(NCT02439190)表明,由于具有更低的出血风险和更广泛的治疗窗口,PAR4 拮抗剂比目前标准的抗血小板治疗(氯吡格雷,加或不加阿司匹林)似乎更有潜力[44,99]。从 BMS 化合物库中筛选出的另一个 PAR4 拮抗剂,BMS-986141,于 2017 年 3 月完成了 Ⅱ 期临床试验(NCT 02671461),但尚未报告结果。

PAR 的结构研究

高分辨率的晶体结构为了解蛋白质的功能以及某些情况下激动剂或拮抗剂间的分子作用提供了重要的依据。自 2000 年第一个结构被解析以来,随着技术进步,对于 GPCR 分子空间结构的了解也越来越详尽[137,138]。利用这一技术,PAR1 与拮抗剂沃拉帕沙结合的 2.2Å 高分辨率晶体结构分析于 2012 年完成[43](图 13.8),其总体结构与许多其他 GPCR 相似。

然而,当对比 PAR1 结构与其他 A 类 GPCR 时,PAR1 的第七跨膜螺旋在结构上类似于活化受体,这对于拮抗剂结合的受体来说是令人惊讶的。PAR1-沃拉帕沙复合物的结构还揭示了沃拉帕沙如何与 PAR1 紧密结合,并抑制束缚配体介导的受体激活。其他 GPCR 的配体结合位点往往在分子结构内部,但可以暴露在水性溶剂中;相反,沃拉帕沙的结合位点在 PAR1 表面,但位点的亲水性较低(图 13.8)。这些信息有助于进一步开发 PAR1 拮抗剂,但尚未获得有关天然配体如何与配体结合位点相互作用的结构信息。PAR 晶体结构在分析上是具有挑战性的,因为使用 GPCR 进行晶体学研究需要插入稳定的序列并截断 N 端和 C 端[138]。截断 PAR 的 N 端去除了束缚配体,而基于 PAR1 结构的分子模拟表明,配体与受体恰恰是在表面的束缚配体区域在而不是在跨膜区相互作用[43]。这些建模研究与较早前的研究一致,之前的研究已将配体结合位点定位到 PAR1 胞外区的数个氨基酸残基,包括 Leu[96]、Asp[256]、Glu[260] 和 Glu[347][20,43]。

结构研究也帮助提高了对 PAR 激活机制的理解。简单地说,当酶切后,暴露的束缚配体弯曲与受体相互作用,并与胞外的 Loop 2 区域结合从而激活 PAR 信号(图 13.1A)。然而 Seeley 等人利用核磁共振以及 PAR1 胞外区突变研究显示,束缚配体与受体结合后形成了促进受体进一步激活的二级结构[139]。Alsteeens 和他的同事研发了一种改进的原子力显微镜,通过该装置来研究 PAR1 分子表面的自由能态势并揭示配体结合位点的性质[140,141],在此基础上,他们提出了 PAR1 激活的两步模式,其中束缚配体首先以低亲和力模式与受体相互作用,然后过渡到高亲和力模式。束缚配体激活后发生的特殊结构重排,以及辅助因子和异二聚体如何影响受体结构变化仍然是尚待解决的问题,这些问题的解决可能需要替代技术如结构质谱和新兴的低温电子显微镜的应用[142,143]。最后,如上所述,PAR 家族成员间仅具有有限的序列同源性(34%~41%)(图 13.3),这使得每个成员都有可能具有独特的结构和属性。

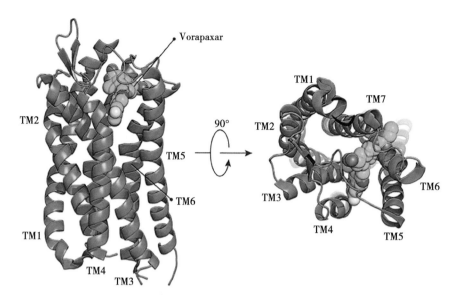

图 13.8　PAR1 结合沃拉帕沙的晶体结构。沃拉帕沙与 PAR1 的细胞外表面部分结合在一起。这与大多数 GPCR 激动剂形成对比，GPCR 激动剂通常在跨膜螺旋束中结合得更紧密。关于 PAR1 和沃拉帕沙之间分子接触的详细信息见 *Zhang et al. Nature 2012；492：387-92*。用于在 PyMol 中生成模型的 PDB 文件是 3VW7

基因多态性和序列变异

人们对于 PAR1 和 PAR4 的单核苷酸多态性（Single nucleotide polymorphisms，SNP）已经了解得比较清楚。这方面研究的挑战在于如何将单核苷酸多态性与受体表达或功能以及最终的生理功能之间联系起来。第一个被探讨的 SNP 是 PAR1 的一个内含子多态性，它可能影响 PAR1 在血小板上的密集程度并降低血小板对 PAR1 激动剂的反应[144]。然而，在最近一项对 660 名接受经皮冠状动脉介入治疗（percutaneous coronary intervention，PCI）的患者临床研究中，没有发现与该多态性相关的主要心血管不良事件（major adverse cardiovascular events，MACE）或出血风险增加的证据[145]。

血小板反应活性的遗传个体差异可能与 PAR4 直接相关[70,146-148]。"血小板 RNA 和表达 1（Platelet RNA And eXpression 1，PRAX1）研究"旨在检测 154 名黑人或白人健康个体中与血小板反应差异相关的信使 RNA（mRNA）和微 RNA（microRNA）。Edelstein 的研究报告显示[147]，在被研究人群中，黑人血小板对 PAR4 刺激的反应性更强，磷脂酰胆碱转移蛋白（phosphatidylcholine transfer protein，PC-TP）表达较高，miR-376c 较低，而白人则相反。对其他血小板激动剂，包括 PAR1，在两组人群之间没有差异。第二项研究发现了 PAR4 基因上另外两个多态性，这两个 SNP 导致 120 位（Ala/Thr）和 296 位（Phe/Val）的氨基酸改变[70]。120 位（Ala/Thr）的多态性较为常见，并且是种族分布差异。PAR4-120Ala 表现出较低的血小板反应性，其在 81% 的白人个体和 37% 的黑人个体中发现。相反，PAR4-120Thr 对激动剂有较高反应性，而 63% 的黑人以及 19% 的白人被发现对 PAR4 拮抗剂不敏感[70]。296 位 Val 在人群中

的频率较低，无论 120 位是 Ala 或 Thr，其反应性都较低，表明它是个显性失活受体。PAR4 变异体导致其影响血小板功能的具体机制尚不清楚。这些多态性可能改变 PAR4 与膜的相互作用，变构改变配体结合，或影响受体向活性状态的转变[149]。研究 PAR4 不同变异体之间的结构差异是理解其反应性差异的基础。

展望

虽然 PAR1 是在 25 多年前发现的，但最近开发了靶向 PAR1 和 PAR4 的治疗药物，成为 PAR 研究的一个令人兴奋的时刻。PAR1 拮抗剂沃拉帕沙于 2014 年获得 FDA 批准，新的 PAR4 拮抗剂也在临床前研究中显示出巨大的潜力。目前，尚不清楚这些新药对临床用药将产生怎样的影响。针对 PAR4 拮抗剂的大型临床试验必须确定用药目标患者人群，研究 PAR4 多态性是否会以及如何影响药物有效性，以及如何将这些新药与现有的抗血小板和抗凝疗法结合使用。在本章中，我们重点讨论了血小板 PAR 信号转导，但除了在血小板中表达以外，PAR 还在许多组织中表达。靶向治疗 PAR 的一个必须要考虑的因素是 PAR 在其他组织中的生理/病理作用以及干扰这些信号通路的影响。众所周知，当 APC 激活 PAR1 时，PAR1 对内皮细胞有保护作用。由于大多数 PAR 拮抗剂均与能够阻断所有受体活性的正性结合位点结合，因此需要在抑制潜在的保护性信号通路与抑制有害通路之间取得平衡。随着我们发现更多能够激活 PAR 的蛋白酶，局部环境和细胞辅因子可能通过 PAR1 和其他潜在 PAR 的偏置作用导致不同的细胞反应。近年来，低温电子显微镜（cryo-electron microscopy）和质谱技术的发展为研究小分子蛋白质复合物的结构提供了可

能。这些先进的研究技术将为 PAR 活化所需的分子复合物相关的动力学和化学计量学提供"窗口",并且有可能阐明血小板和其他细胞中偏置信号的分子基础。

最后,不管其临床发展前景如何,新的 PAR 拮抗剂将辅助研究人员进一步揭示 PAR1 和 PAR4 在人类血小板中的特殊作用。迄今为止,由于缺少适合的药理学研究工具,限制了人们对 PAR1 和 PAR4 单独作用的全面了解。对来自 PAR1 的瞬时信号转导和来自 PAR4 的延迟信号转导的具体机制研究可能会将血小板的正常生理止血作用与其在病理性血栓形成中的作用区分开来。这使我们更接近抗血小板药物的最终目标,即抗血小板药物在不影响血小板正常止血功能的同时限制病理

性的血栓形成。

（江淼 译,武艺 审）

扫描二维码访问参考文献

第 14 章　血小板 P2 受体

Marco Cattaneo

P2 受体

嘌呤和嘧啶核苷酸是细胞外信号分子,几乎调节体内每个细胞的功能。它们从受损细胞中释放或通过非裂解机制得以分泌,与细胞质膜上的特定受体相互作用。这些特定的质膜受体称为 P2 受体,根据其分子结构 P2 受体可分为两个亚家族:G 蛋白偶联受体或"代谢型",称为 P2Y,和配体门控离子通道或"亲离子型",称为 P2X[1]。与其密切相关的是腺苷的 G 蛋白偶联受体的四种亚型:A_1,A_{2A},A_{2B},A_3[1]。

P2Y 受体是糖基化后分子量为 41~53kDa 的七次跨膜蛋白,羧基末端结构域位于细胞质一侧,而氨基末端结构域暴露于细胞外环境。大多数七次跨膜受体具有共同的信号转导机制,包括磷脂酶 C 的激活和/或腺苷酸环化酶活性的调节。目前已鉴定出八种 P2Y 受体:$P2Y_1$,$P2Y_2$,$P2Y_4$,$P2Y_6$,$P2Y_{11}$,$P2Y_{12}$,$P2Y_{13}$,$P2Y_{14}$。跳过的数字代表从非哺乳动物克隆的物种直系同源物或与 P2Y 受体具有一定序列同源性的受体,但缺少对核苷酸反应的令人信服的证据。其他 P2Y 受体有望在现有的几个内源性配体的孤儿 G 蛋白偶联受体中被鉴定出来。

从药理学上讲,P2Y 受体可分为主要对二磷酸腺苷(ADP)和三磷酸腺苷(ATP)起反应($P2Y_1$、$P2Y_{11}$、$P2Y_{12}$、$P2Y_{13}$)的腺嘌呤核苷酸偏好受体,对尿苷三磷酸(UTP)或尿苷二磷酸(UDP)作出反应的尿嘧啶核苷酸偏好受体($P2Y_4$、$P2Y_6$),混合选择性受体($P2Y_2$ 和啮齿动物 $P2Y_{14}$)以及 UDP 和 UDP-葡萄糖受体[1]。从系统发育和结构的角度来看,已经鉴定出结构分化程度较高的两个不同 P2Y 受体亚群:第一亚群包括鸟嘌呤核苷酸结合蛋白 q 亚型(G_q)偶联亚型($P2Y_1$,$P2Y_2$,$P2Y_4$,$P2Y_6$,和 $P2Y_{11}$),第二亚群包括 G_i 偶联亚型($P2Y_{12}$,$P2Y_{13}$ 和 $P2Y_{14}$)[1]。

P2X 受体是配体门控的离子通道,介导单价和二价阳离子(包括 Na^+,K^+ 和 Ca^{2+})膜通透性的快速变化,这些离子通道使可兴奋细胞去极化并激活胞质酶。P2X 受体由 384 到 595 个不等数目氨基酸组成,具有两个跨膜结构域,由较大的胞外区分隔。与 P2Y 受体不同,P2X 受体的氨基和羧基末端结构域都在质膜的细胞质侧[1]。迄今为止已鉴定出 7 个 P2X 受体($P2X_1$-$P2X_7$)[1]。它们均以同源或异源寡聚物(三聚体或六聚体)形式存在,与可以结合不同核苷酸的 P2Y 受体不同,所有的 P2X 受体主要为 ATP 受体。

人类血小板至少表达与 ADP 或 ATP 相互作用的三种不同受体:$P2Y_1$、$P2Y_{12}$ 和 $P2X_1$。它们的表达量顺序如下:$P2Y_{12} \gg P2X_1 > P2Y_1$[2]。人类血小板也表达少量的 $P2Y_{14}$ mRNA[3] 和蛋白质[4],但尚未证明该受体对血小板数种功能的贡献[4]。另外人类血小板也表达两种腺苷受体亚型:A_{2A} 和 A_{2B}[1]。

$P2X_1$ 推定的 ATP 结合位点形成在两个亚基的界面上,其中一个亚基由 K68 残基发挥作用,另外一个亚基上则由 F291 和 K309 两个残基发挥作用(图 14.1)[5]。

研究人 $P2Y_1$ 受体与核苷酸拮抗剂 MRS2500 或变构非核苷酸调节剂 1-(2-(2-(叔丁基)苯氧基)吡啶-3-基)-3-(4(三氟甲氧基)苯基)复合尿素(BPTU)的复合物晶体(这两种物质均可以抑制由 ADP 诱导的血小板活化[6]),揭示了两个不同的配体结合位点。核苷酸拮抗剂 MRS2500 结合在七次跨膜束内,而 BPTU 结合到具有脂质双层的外部受体界面上的变构结合口袋(图 14.2)[6,9]。

拮抗剂-(AZD1283)结合[8,9] $P2Y_1$ 受体和激动剂-(2-甲硫基-ADP 或 2-甲硫基-ATP)结合[7,9] $P2Y_{12}$ 受体都已经被证明。

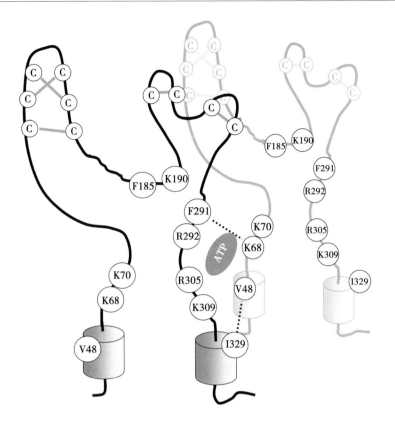

图 14.1 P2X₁ 中 ATP 结合位点定位示意图。基于二硫键交联方法的使用研究,有人认为 ATP 结合位点形成在相邻的两个 P2X₁ 亚基的界面上,相关残基来自不同的亚基(获授权使用[5])

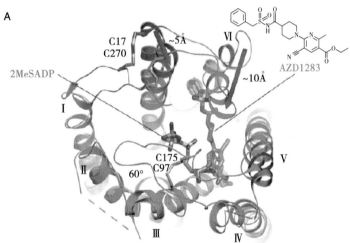

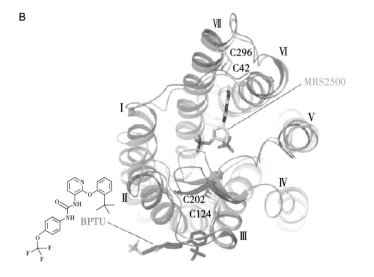

图 14.2 人 P2Y₁₂ 和 P2Y₁ 受体 X 线结构——与激动剂或拮抗剂复合物。(A)P2Y₁₂ 结构与拮抗剂 AZD1283(显示在绿色碳棒中,而受体显示在橙色色带中)和完全激动剂 2-甲基硫代 ADP(2-methylthio-ADP,2MeSADP)(显示在橙色碳棒中,而受体显示在青色色带中)形成复合物[7,8]。(B)P2Y₁ 结构与拮抗剂 MRS2500(显示为粉红色碳棒,而受体显示在青色带中)和 1-(2-(2-(叔丁基)苯氧基)吡啶-3-基)-3-(4(三氟甲氧基)苯基)尿素[1-(2-(2-(tert-butyl)phenoxy)pyridin-3-yl)-3-(4-(trifluoromethoxy)phenyl)urea,BPTU](显示在绿色碳棒中,而受体显示为橙色带)[6](获授权使用[9])

拮抗剂结合 P2Y$_{12}$ 受体的结合口袋很宽,由 7 个跨膜区域的两个亚结构域组成,而激动剂结合 P2Y$_{12}$ 受体的结合口袋要窄得多(图 14.2)。在激动剂结合结构中观察到 EL1 和 EL2 之间的两个预测的二硫键桥,而在拮抗剂结合结构中没有观察到这两个二硫键。

腺嘌呤核苷酸在血小板功能中的作用

ADP 是第一种已知的低分子量血小板聚集剂,是一种弱血小板激动剂。因此,它只诱导人血小板的形状改变和可逆聚集,而血小板致密颗粒成分的分泌和随后在 ADP 刺激正常富血小板血浆(PRP)后有时观察到的继发性聚集是由血栓素(TX)A$_2$ 触发的,TXA$_2$ 的合成是由血小板聚集刺激的[10]。当血浆中的 Ca^{2+} 浓度维持在生理水平时,仅可观察到少数正常个体的 PRP 解聚[11],但当血浆 Ca^{2+} 浓度人工降低到微摩尔水平时,可在大多数个体中观察到解聚,例如在柠檬酸抗凝的 PRP 中[11-14],虽然 ADP 本身是一种弱激动剂,但其在血小板功能中仍起关键作用,因为当它从血小板致密颗粒中的储存池中分泌时,它会放大由其他血小板激动剂[13,15]诱导的血小板反应并稳定血小板聚集[16-18]。由于 Ca^{2+} 内流和内部存储的动员,ADP 诱导信号的转导涉及腺苷酸环化酶的抑制和伴随的细胞质 Ca^{2+} 浓度的瞬时上升(见第 18 章)。

多年来,寻找血小板 ADP 受体的进程一直被各种难题所阻碍[19],比如:可用于结合实验的标记化合物种类有限并且它们会被血小板膜上的核苷酸酶分解。具有 ADP 结合位点的蛋白质诸如聚集素[20]和整合素 αⅡb[糖蛋白(GP)Ⅱb][21]等,曾被错误地认为是 ADP 的血小板受体[19]。早期使用[β^{32}P]-ADP 作为配体的研究阐明,血小板上 ADP 的结合位点约为每细胞 1 000 个[19]。目前这个数字已被证实。关于是否有一个或多个受体参与 ADP 激活血小板的问题一直存在争议[19,22,23]。然而,基于一些血小板在抑制剂如 p-氯汞苯磺酸(pCMBS)作用下对 ADP 反应的不同模式调节的观察,人们提出了两个受体参与的可能性:一个负责血小板形状改变和聚集,而一个负责抑制腺苷酸环化酶[24,25]。这些早期的建议后来被一系列的结论所证明:ADP 受体 P2Y$_1$ 在人血小板[26]中表达,且一些特定的拮抗剂如:腺苷-2',5'-二磷酸(A2P5P)或腺苷-3',5'-二磷酸(A3P5P),抑制血小板形状变化和聚集,但对 ADP 诱导的腺苷酸环化酶的抑制却没有影响[27-30],而其他抑制剂如噻氯匹定、氯吡格雷或 ATP 类似物 2-丙基硫代-β,γ-二氟亚甲基 ATP(AR-C66096MX)具有相反的效果[28-35]。另外的证据来自于人们观察到 P2Y$_1$ 受体在对 ADP 反应先天性受损的患者中是正常的[36],并且在 P2Y$_1$ 基因敲除的小鼠中,ADP 诱导血小板形状改变和聚集的能力消失,而抑制腺苷酸环化酶的能力仍在[37,38]。最终从人和大鼠血小板 cDNA 文库中克隆出第二个血小板 ADP 受体,并命名为 P2Y$_{12}$[39]。P2Y$_{12}$ 具有 G$_i$ 偶联 ADP 受体的药理学特征[39],在一例先天性血小板对 ADP 反应受损的患者中被证明是缺陷的[39],该受体是氯吡格雷的活性代谢物的靶点[40]。

现已确定血小板表达两个 ADP 受体:G$_q$ 偶联的 P2Y$_1$ 受体,其介导胞质 Ca^{2+} 的瞬时上升,血小板形状的改变和快速可逆的聚集;以及 G$_i$ 偶联的 P2Y$_{12}$ 受体,其介导腺苷酸环化酶的抑制并放大血小板聚集反应[15]。通过 ADP 同时激活 G$_q$ 和 G$_i$ 途径是诱导血小板正常聚集所必需的(图 14.3)[15,41]。使用肾上腺素(在 P2Y$_{12}$ 缺乏的血小板中与抑制性 G 蛋白 G$_z$ 偶联)和 5-羟色胺(在 P2Y$_1$ 敲除血小板中与 G$_q$ 偶联)恢复对 ADP 的正常聚集反应凸显了同时激活 G$_q$ 和 G$_i$ 途径对于完全血小板聚

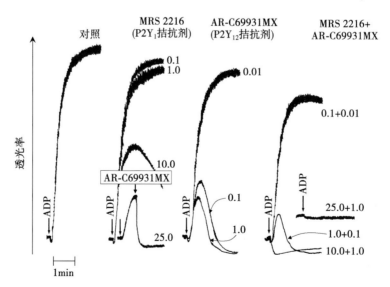

图 14.3　将 P2Y$_1$(MRS2216)和 P2Y$_{12}$(AR-C69931MX)的特异性拮抗剂单独或联合加入用凝血酶抑制剂 D-苯丙氨酰-L-脯氨酰基-L-精氨酸氯甲基酮二盐酸盐(PPACK,76μmol/L)抗凝的正常富血小板血浆(PRP)中,观察其对 5μmol/L ADP 诱导的血小板聚集的影响。每个示踪旁边的数字指的是拮抗剂浓度(μmol/L)。在 25μmol/L MRS2216 存在下,ADP 不能诱导血小板形状改变,表明拮抗剂完全消除了 P2Y$_1$ 的功能。然而,ADP 仍能诱导血小板聚集,AR-C69931MX(箭头)的加入很容易完全逆转这一作用,表明它是由 P2Y$_{12}$ 受体介导的。几个代表性实验

集的重要性[37,38]。

ATP 是 P2Y$_1$ 和 P2Y$_{12}$ 的拮抗剂,可抑制 ADP 对血小板的激活[42,43]。然而,通过与 P2X$_1$ 的相互作用,ATP 也可以通过诱导 Ca^{2+} 从细胞外介质快速流入细胞内而激活血小板,这与血小板瞬时形状改变有关[44]。ATP 激活血小板后,放大血小板对其他激动剂的反应,尤其是在以高剪应力为特征的流动条件下,则反应更为显著[45-48]。

在体内,ADP 和 ATP 通过 CD39——一种核苷三磷酸二磷酸水解酶(NTPDase-1)——和另一种胞外核苷酸酶(CD39L1/NTPDase-2)实现对血小板功能的调节[49-53]。NTPDase-1 主要由内皮细胞和血管平滑肌细胞表达,能水解三磷酸核苷酸和二磷酸核苷酸,抑制 ADP 诱导的血小板聚集。NTPDase-2 与血管外膜细胞相关,优先水解三磷核苷酸。CD39 在体内调节血小板功能和血栓形成中的重要作用已经在 CD39 基因敲除小鼠的实验中得到证实[50]。CD39 将在第 17 章中进行更详细的讨论。

P2Y$_1$

P2Y$_1$ 在血小板上的表达

人的 P2Y$_1$ 受体是包含 373 个氨基酸残基的 42kDa 大小的蛋白,具有经典的 G 蛋白偶联受体的七次跨膜结构域结构,并且几乎在人体的所有组织中均可表达[53-57]。人类 P2Y$_1$ 受体羧基末端区域的氨基酸残基 R333 和 R334 对偶联到 G$_q$ 至关重要[58]。P2Y$_1$ 基因定位于染色体 3q21-q25 处。Léon 等人在巨核细胞和血小板中检测到 P2Y$_1$ 信使 RNA(mRNA)表达,并表明 ADP 及其类似物是激动剂,而 ATP 及其类似物却是 Ca^{2+} 运动的拮抗剂[26]。在一些研究中观察到的 ATP 的部分激动剂行为是由于污染的 ADP 对受体的激活和 ATP 对受体的阻断所致[28,33,35]。

大约 40% 的 P2Y$_1$ 受体以二聚体状态存在;一旦接触到激动剂时,其二聚化状态便会可逆性增加到 85%~100%[1]。分子末端的 19 个氨基酸对于受体的二聚化和内化(见下文)是必需的,而末端所有的 39 个氨基酸对激活作用则是缺一不可的[1]。

使用 P2Y$_1$ 受体拮抗剂放射配体[^{33}P]MRS2179 的结合研究表明,洗涤后的人血小板每个血小板仅显示 134±8 个结合位点,亲和力(Kd)为 109nmol/L±18nmol/L[59]。使用另一种放射配基[^{3}H]MRS2279(一种特异性高亲和力的非核苷酸 P2Y$_1$ 受体拮抗剂)计算的 P2Y$_1$ 受体(5~35 个受体/血小板)较少,这可能不太准确,因为实验中使用的是过期的人血小板[60],P2Y$_1$ 受体可能已经发生内化了[61,62](稍后讨论)。总体而言,P2Y$_1$ 约占血小板表面 ADP 结合位点总数的 20%~30%[30,36]。针对 P2Y$_1$ 氨基末端结构域的单克隆抗体免疫胶体金标记法表明,P2Y$_1$ 存在于血小板表面,也在血小板内大量表达;尤其是存在于 α 颗粒的膜和开放小管系统的元件中[63]。给小鼠注射 Mpl 配体可上调巨核细胞 P2Y$_1$ 受体 mRNA;然而,从这些小鼠分离的血小板没有表现出更高的 P2Y$_1$ 受体密度或对 ADP 的反应性增强[64]。因此,Mpl 配体诱导的巨核细胞 P2Y$_1$ 受体表达的增加可能是其区别于血小板的一个重要特征[64]。

在体内损伤或应激条件下,血小板腺苷受体 A$_{2B}$ 表达上调,介导环磷酸腺苷(cAMP)增加,进而下调 P2Y$_1$ 受体的表达和功能。

P2Y$_1$ 在 ADP 诱导血小板活化中的作用

P2Y$_1$ 介导 ADP 诱导的血小板形状改变和瞬时、快速可逆聚集,是通过 P2Y$_{12}$ 特异性拮抗剂存在下的正常血小板实验(图 14.3),或先天性 P2Y$_{12}$ 缺乏患者或 P2Y$_{12}$ 基因敲除小鼠的血小板实验发现的[15,28-30,35,66-69]。ADP 刺激 P2Y$_1$ 也与经阿司匹林处理过的血小板 α 颗粒分泌有关[70]。转基因小鼠中 P2Y$_1$ 的过度表达与出血时间缩短和血小板对 ADP 或低浓度胶原的反应性增加有关,并且这一过度表达会使 ADP 诱导致密颗粒分泌[71];最后一种效应是直接与 P2Y$_1$ 表达水平升高有关还是继发于血小板聚集增加尚不清楚。储存在血小板致密颗粒中的二腺苷 5',5'''-P(1),P(4)-四磷酸(Ap(4)A)是 P2Y$_1$ 的拮抗剂[72]。

ADP 激活 P2Y$_1$ 受体导致 G$_q$ 介导的磷脂酶 C(PLC)的 β 异构体激活和 1,4,5-三磷酸肌醇(IP3)的形成。IP3 刺激释放钙存储,释放的 Ca^{2+} 导致 CalDAG-GEFI 依赖的 Ras 相关蛋白(Rap)1 快速激活为 GTP 结合形式,随后是 α$_{II}$bβ$_3$ 激活,黏附蛋白结合和血小板聚集(图 14.4)。该过程由 RASA3 调节,RASA3 是一种 GTPase 激活蛋白,可将血小板中的 Rap1-GTP 切换回 Rap-GDP,禁止信号的持续传递(图 14.4)[73]。P2Y$_1$ 特异性拮抗剂作用于正常血小板或 P2Y$_1$ 敲除小鼠的血小板,可

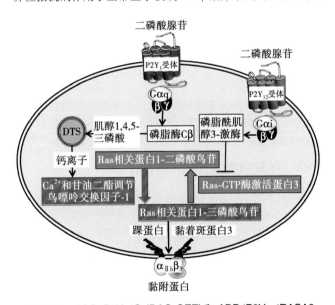

图 14.4　ADP/P2Y$_1$/CalDAG-GEFI 和 ADP/P2Y$_{12}$/RASA3 对 Rap1 激活的调节。ADP 与 Gq 偶联的 P2Y$_1$ 结合激活磷脂酶 C(PLC)-β 异构体形成 IP3,从致密小管系统(DTS)中释放 Ca^{2+}。Ca^{2+} 可引起 CalDAG-GEFI(Ca^{2+} 和甘油二酯调节鸟嘌呤交换因子-1)依赖的 Rap1 活化为 Rap1GTP,通过 Talin 和 Kindlin3 的协同作用,促进黏附蛋白与 α$_{II}$bβ$_3$ 的结合,使血小板聚集。该过程受 RASA3 调控,RASA3 将 Rap1-GTP 水解为失活的 Rap1-GDP。ADP 与 Gi 偶联的 P2Y$_{12}$ 结合使 RASA3 失活,允许持续的 Rap1 信号传导和完全的血小板聚集。α$_{II}$bβ$_3$:血小板整合素 α$_{II}$bβ$_3$;DTS:致密小管系统;Gαi:鸟嘌呤核苷酸结合蛋白 α 亚单位 i 亚型;Gαq:鸟嘌呤核苷酸结合蛋白 α 亚单位 q 亚型

使 ADP 不能诱导血小板形状变化,这与只有 G_q 途径介导血小板形状变化的假设相一致,ADP 刺激不能导致 G_q 敲除的血小板形状变化也提示 G_q 途径介导血小板形状变化[74,75]。然而,$P2Y_1$ 受体也可与 G_{12}/G_{13} 连接的 Rho 激酶激活偶联[76],介导血小板形状改变[76,77],使得 $P2Y_1$ 是通过偶联两个途径还是仅与 G_q 偶联导致血小板形状变化成为悬而未决的问题[75,76,78,79]。

研究为什么两个不同的分子 BPTU 和 MRS2500,结合到 $P2Y_1$ 的不同位点(见上文)都拮抗 ADP 诱导的血小板活化,有助于揭示 ADP 激活 $P2Y_1$ 的机制[80]。BPTU 稳定细胞外螺旋束导致脂质有序增加,而 MRS2500 通过占据配体结合位点阻断信号传导。这两种拮抗剂稳定受体内的阴离子锁,当受体被 ADP 打破时,形成一个连续的水通道,导致 $P2Y_1$ 激活[80]。

$P2Y_1$ 在血小板对 ADP 以外的激动剂反应中的作用

$P2Y_1$ 受体在介导激动剂诱导血小板活化释放 ADP,继而刺激血小板聚集中起重要作用。与野生型血小板相比,$P2Y_1$ 基因敲除小鼠的血小板表现出由胶原诱导的聚集的延迟和减少[37,38]。此外,血栓素 TXA_2 形成被阻止时,$P2Y_1$ 受体在胶原诱导的血小板形状变化中起关键作用[81]。$P2Y_1$ 在趋化因子与 CCR1、CCR3、CCR4 和 CXCR4 趋化因子受体相互作用诱导血小板活化的初始阶段也起关键作用,包括单核细胞趋化蛋白 1、巨噬细胞炎性肽 1α、RANTES(受激活调节,正常 T 细胞表达和分泌)、TARC(胸腺和激活调节趋化因子)、巨噬细胞衍生趋化因子和基质细胞衍生因子 1[82,83]。虽然凝血酶信号独立于释放的 ADP,但 ADP 与其两个 P2Y 受体相互作用在增强血小板对蛋白酶激活受体(PAR)PAR1 和 PAR4 的反应中扮演什么角色仍不清楚[84-86]。

当正常人的血小板暴露在非常高的剪切应力下时,会发生血管性血友病因子(VWF)和 GPIb 依赖性的血小板聚集,这种聚集通过释放的 ADP 与 $P2Y_1$ 和 $P2Y_{12}$ 受体相互作用而增强[79,87,88]。

$P2Y_1$ 在凝血酶生成中的作用

ADP 受体 $P2Y_1$ 和 $P2Y_{12}$ 都被发现与胶原诱导的全血中组织因子(tissue factor,TF)暴露[89]和血小板微粒形成[90]有关,并有助于血小板 P-选择素暴露介导的血小板和白细胞之间相互作用,从而导致白细胞表面的 TF 暴露[91]。然而,$P2Y_1$ 受体不参与胶原、凝血酶、PAR1 或组织因子诱导的血小板促凝活性[91-93]。体内研究表明,$P2Y_1$ 基因敲除小鼠静脉注射组织促凝血酶原激酶后产生的凝血酶低于野生型小鼠,表明 $P2Y_1$ 对于全血中正常凝血酶的产生确实很重要[94]。

$P2Y_1$ 在体外和体内血小板血栓形成中的作用

研究发现 $P2Y_1$ 受体在胶原涂层表面的体外血栓形成中起作用,特别是在以高剪切为特征的流动条件下[87,88]。

体内研究表明,$P2Y_1$ 基因敲除小鼠对输注胶原和肾上腺素的混合物[37,38]或组织因子[94]引起的全身血栓栓塞表现出抵抗力,从而降低了死亡率,减少了血小板消耗,并形成了凝血酶-抗凝血酶复合物。这些结果可以通过静脉注射选择性 $P2Y_1$ 拮抗剂 MRS2179[94]或更稳定有效的化合物 MRS2500[95,96]来重

现。$P2Y_1$ 受体在体内血栓形成中的重要作用后来通过实验得到了证实:用 MRS2179 或 MRS2500 处理 $P2Y_1$ 基因敲除小鼠或野生型小鼠,并用氯化铁或激光损伤构建小鼠肠系膜动脉损伤的实验性血栓形成模型[96-98]。MRS2179 对血栓形成的抑制作用被发现与氯吡格雷在最大有效剂量下治疗动物的效果相当,并且同时使用这两种抑制剂时其作用效果增强[97]。

在 $FeCl_3$ 诱导的下腔静脉血栓形成的小鼠模型中,$P2Y_1$ 缺失或 MRS2500 的抑制与血栓形成的减少有关,表明该受体在低剪切力下也可能在血栓形成中起致病作用[99]。

血小板 $P2Y_1$ 受体的其他功能

除了在血小板血栓形成中的作用,$P2Y_1$ 在 $P2Y_1^{-/-}$ 小鼠与 $ApoE^{-/-}$ 小鼠杂交的实验模型中已经被证明在动脉粥样硬化的发展中起作用[100]。尽管骨髓移植实验表明血小板 $P2Y_1$ 受体不参与这一过程,表明内皮细胞 $P2Y_1$ 可能参与了这一过程[100],但这一观察结果表明 $P2Y_1$ 是治疗动脉粥样硬化血栓形成的理想药理学靶点。同一研究团队还报道了,在局部注射肿瘤坏死因子和白细胞介素 1β 后,内皮细胞 $P2Y_1$ 在黏附分子依赖的白细胞募集中发挥作用[101]。此外,输注选择性 $P2Y_1$ 抑制剂 MRS2500[95]可导致发生股动脉炎症的载脂蛋白基因缺陷小鼠白细胞募集显著减少[101]。血小板 $P2Y_1$ 和 $P2Y_{12}$ 在动脉粥样硬化形成中的作用已经在氧化型 LDL 诱导的单核细胞外渗和泡沫细胞形成模型中得到证实[102]。

研究表明,在红细胞中培养的恶性疟原虫在体外被血小板通过依赖于 $P2Y_1$ 而非 $P2Y_{12}$ 的机制杀死[103]。

先天性 $P2Y_1$ 受体异常

Oury 等人在 1999 年[104]以摘要形式描述了一例患者,有手术后出血史,偶尔伴有微弱的 ADP 诱导的血小板聚集。该患者的 $P2Y_1$ DNA 编码区正常,但血小板 $P2Y_1$ mRNA 水平降低(正常的 75%),提示 $P2Y_1$ 基因的转录缺陷。在该患者的一位姐妹、儿子和孙子身上也发现血小板 $P2Y_1$ mRNA 水平较低,但在该家族的其他六名成员中未发现。与 $P2Y_1$ 缺乏相一致的是,ADP 不能诱导低 $P2Y_1$ mRNA 血小板水平的患者及其家庭成员的细胞内 Ca^{2+} 动员。然而,自从 1999 年这篇摘要以来,关于这个家族的更多细节没有在完整的文章中发表过[104]。

一种 $P2Y_1$ 基因二态性——1622AG 对血小板 ADP 反应有显著影响,G 等位基因携带者的反应更强(频率为 0.15)。在 GG 纯合子中,ADP 的所有测试浓度反应均高于 AA 纯合子,而在 0.1μmol/L ADP 时反应最高(平均高出 130%)[105]。然而,这些结果并未在大量氯吡格雷治疗冠心病患者中得到证实[106]。$P2Y_1$ 基因多态性 893C 与 PFA-100 凝血时间的缩短有关[107]。

$P2Y_{12}$

$P2Y_{12}$ 在血小板上的表达

2001 年,从人和大鼠血小板 cDNA 文库克隆了 $P2Y_{12}$ 受体,所采用的表达克隆策略是在非洲爪蟾卵母细胞中,通过与共转染的内向整流性 K^+ 通道的偶联[39]以及通过孤儿受体文库

的筛选[108]来检测 G_i 连接的受体。P2Y12 除了表达在静息血小板的质膜上,血小板还存在可诱导的 P2Y12 池,强激动剂激活血小板时,可使其暴露[109]。与 P2Y1 基因一样,P2Y12 定位于染色体 3q21-q25[110]。人 P2Y12 受体含有 342 个氨基酸残基,具有 G 蛋白偶联受体的经典结构,以及比 P2Y1[39] 更具选择性的组织分布[39],尽管 P2Y12 mRNA 已在包括血管平滑肌细胞[111,112]和小胶质细胞[113]在内的其他组织中检测到,在其中 P2Y12 受体介导了对局部中枢神经系统损伤[114]和其他组织的反应的早期阶段。P2Y12 在其细胞外氨基末端含有两个潜在的 N-连接糖基化位点,可能调节其活性。事实上,对衣霉素处理和定点诱变的研究都揭示了 N-连接聚糖在受体信号转导中的重要作用,但在表面表达或配体结合方面却没有作用[115]。对 P2Y12 功能失调患者的研究表明,TM6 和 EL3 高度保守的 H-X-X-R/K 基序的完整性对受体功能非常重要[116]。体外诱变研究也表明了该分子区域的重要性[117,118];R256,K280 和 F252 被认为是配体识别的"热点"残基[119]。P2Y12 在 17、27、175 和 270 位置处共有四个半胱氨酸残基。定点诱变研究表明 C97 和 C175 之间的二硫键对受体表达的重要作用,并表明 C17 和 C270 是硫醇试剂(如 pCMBS)的作用靶点,提示它们可能被用作噻吩吡啶的活性代谢物靶点[120]。然而,在随后对氯吡格雷[121]活性代谢物的研究表明,氯吡格雷通过与 C97 结合抑制 P2Y12 受体功能[122]。

P2Y12 在血小板功能[123]中发挥的核心作用在以下部分中详述并在图 14.5 中示出。

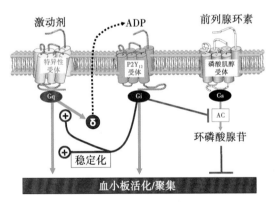

图 14.5　P2Y12 在血小板聚集中的关键作用。二磷酸腺苷(ADP)通过与 P2Y12(一种与抑制性 G 蛋白 Gi 偶联的七次跨膜受体)相互作用,诱导血小板聚集并放大由其他激动剂或 ADP 本身诱导的聚集反应,与另一血小板受体 P2Y1 相互作用。此外,P2Y12 稳定血小板聚集并放大由分泌诱导激动剂(与 G_q 偶联)刺激的血小板致密颗粒(δ)的分泌。虽然 P2Y12 通过偶联 Gi 抑制腺苷酸环化酶(AC),但这种功能似乎与 P2Y12 介导的血小板活化没有直接关系。然而,它可能在体内有重要的影响,其中血小板暴露于抑制性前列腺素 PGI2(前列环素),或其他通过激活 Gs 介导的 AC 而增加血小板环磷酸腺苷(cAMP)从而抑制血小板聚集的分子:P2Y12 抑制 AC 阻止 cAMP 的形成,从而有利于体内血小板聚集的形成。符号图例:绿色箭头,激活;截短红线,抑制;蓝线以⊕结尾,放大;黑色虚线,分泌(获授权使用[124])

P2Y12 在 ADP 诱导血小板活化中的作用

ADP 及其类似物,如 2-甲硫基-ADP 和(N)-甲基卡巴-2-甲硫基-ADP,刺激 P2Y12 介导的腺苷酸环化酶抑制,而 ATP 及其三磷酸类似物是 P2Y12 受体的拮抗剂,这得确保去除二磷酸盐污染物并防止细胞外核苷酸酶产生二磷酸核苷酸衍生物[122]。储存在血小板致密颗粒中的二腺苷 5′,5‴-P(1),P(4)-四磷酸既是 P2Y12[72]的激动剂又是拮抗剂。P2Y12 受体通过激活 G 蛋白亚型 $G_{\alpha i2}$ 实现与腺苷酸环化酶,并提供脂筏的关键需求:脂筏相关的 P2Y12 寡聚体代表受体的功能形式[122]。这种偶联实际上是在 P2Y12 受体的分子识别之前建立的[125]。对 $G_{\alpha i2}$ 缺陷小鼠的研究进一步表明 P2Y12 受体主要激活 $G_{\alpha i2}$,尽管它也可以与其他 $G_{\alpha i}$ 亚型偶联[126]。虽然 P2Y12 与 $G_{\alpha i2}$ 的结合最强,但与 $G_{\alpha i1}$ 和 $G_{\alpha i3}$ 也发生有效偶联,而 $G_{\alpha o}$ 或 $G_{\alpha q}$ 则很少甚至不发生偶联[127]。ADP 对 $G_{\alpha i2}$ 的激活对整合素 $\alpha_{II}b\beta_3$ 活化和血小板聚集至关重要[126];然而,必须注意的是,虽然通过 $G_{\alpha i2}$ 抑制腺苷酸环化酶是 ADP 激活血小板的关键特征,但它与血小板聚集没有因果关系[128,129]。因此,$G_{\alpha i2}$ 下游的其他信号事件是整合素 $\alpha_{II}b\beta_3$ 激活和随后的血小板聚集所必需的[130]。

一些研究表明磷酸酰肌醇-3-激酶(PI 3-K)在 ADP 依赖性 P2Y12 受体介导的血小板活化增强中起关键作用,这可能是由 G_i 的 γ、β 亚基引发的[18,131,132]。血小板表达四种 PI 3-K 同种型:PI 3-Kα,PI 3-Kβ,PI 3-Kδ 和 PI 3-Kγ。PI 3-Kγ 缺陷的血小板对 ADP 刺激的聚集和纤维蛋白原结合减少,表明该 PI 3-K 亚型是 ADP 诱导完全聚集[133]所必需的,尽管其他亚型可能在 G_i 的下游起作用[134]。此外,利用 P2Y1 敲除小鼠的血小板和经特异性 P2Y1 拮抗剂处理过的正常血小板进行的研究表明,用高于常规活化血小板的 ADP 浓度可诱导缓慢和持续的血小板聚集,而在这种聚集之前血小板不会发生形状变化(图 14.3)[37,38,135,136]。这种聚集不依赖于蛋白激酶 C,但依赖于 PI 3-K[136]。

PI-3-K 活化下游的两个潜在靶点是丝氨酸-苏氨酸蛋白激酶 B/Akt(PKB/Akt)和小 GTP 酶 Rap1。ADP 与 P2Y12 的相互作用导致正常血小板中 PKB/Akt 的磷酸化[133,137],但缺乏 PI 3-Kγ 或 PI 3-Kβ 的血小板中则不会发生这种磷酸化[133,138]。G 蛋白门控内整流钾(GIRK)通道已被证明在 PKB/Akt 磷酸化中发挥作用,并被认为是人血小板 P2Y12 受体重要的功能效应器[139]。Rap1 已被证明有助于维持整合素的激活[140],是 CalDAG-GEFI 介导的 Rap1b 和整合素的快速和可逆激活的补充[141]。P2Y12 允许 PI 3-K 依赖的持续 Rap1 信号和完全血小板聚集[142-144],这是由 GTPase 激活蛋白 RASA3 的失活介导的,RASA3 的功能是将活化的 Rap1-GTP 转换回 Rap-GDP(图 14.4)[145]。缺乏 PI3-Kγ 的小鼠对低浓度 ADP 的血小板聚集受损,免于发生血栓栓塞[133]。然而,PI 3-Kβ 已被证明是 PI 3-K 的主要同种型,在 ADP 刺激的血小板中,通过对 Rap1B 和/或 Akt 的催化来调节 G_i 依赖性整合素 $\alpha_{II}b\beta_3$ 的活化[146,147],并通过调节 ERK 磷酸化介导 ADP 诱导的 TXA2 生成[148]。ADP 介导 TXA2 的产生仍然存在争议。一些研究表明,P2Y12 受体的药理学阻断大幅降低血小板在刺激其 TP 受体后产生

TXA_2 和聚集的能力[149]。这些数据与先前的实验证据[14]以及观察到的血小板 TXA_2 的生成在 $P2Y_{12}$ 缺乏患者中正常，形成对比[67,150,151]。

$P2Y_{12}$ 可放大由 $P2Y_1$[67,152]和其他受体[93]介导的细胞质 Ca^{2+} 的动员，并调节二酰甘油介导的信号[153]。这种作用是否通过抑制腺苷酸环化酶、PI 3-K 或其他分子，目前尚不清楚。有趣的是，$G_{\alpha i2}$ 似乎对于所描述的 $P2Y_{12}$ 效应并不是必需的，因为未发现 $G_{\alpha i2}$ 敲除小鼠的血小板中 Ca^{2+} 对 ADP 的响应减弱[142]。也有研究表明，除了参与 $P2Y_1$ 诱导的血小板形状改变，$P2Y_{12}$ 还参与 ADP 诱导的血小板形状改变[154]；然而，$P2Y_{12}$ 的这种作用是通过使用浓度比完全抑制 $P2Y_{12}$ 功能所需的浓度高出两个数量级的 $P2Y_{12}$ 拮抗剂 AR-C69931MX（现在称为坎格雷洛）来阐明的，并且未在其他研究中得到证实[78,155]。

$P2Y_{12}$ 在血小板对 ADP 以外的激动剂反应中的作用

虽然 ADP 本身不能引起血小板致密颗粒的释放，但它可以显著地增强由激动剂如 TXA_2 和凝血酶受体激活肽诱导的血小板分泌[15,150,156]。这种可能由 PI 3-K 介导的作用[132,157]，在阿司匹林存在的情况下，无论细胞外钙离子浓度是生理浓度还是微摩尔浓度，均可以观察到，并且独立于大的血小板聚集体的形成，表明它是 $P2Y_{12}$ 的直接效应，而不是继发于 $P2Y_{12}$ 介导的聚集增强[15,150,156]。

$P2Y_{12}$ 在由 PI 3-K[18]介导的凝血酶[16-18]或 TXA2[158]诱导的血小板聚集稳定中起着至关重要的作用。有趣的是，虽然在许多情况下肾上腺素能够挽救 $P2Y_{12}$ 缺乏后的血小板功能，但其恢复血栓稳定的能力在人血小板[16]中微乎其微，或在 $P2Y_{12}$ 基因敲除小鼠[159]中可部分恢复。这些观察强调了 $P2Y_{12}$ 受体在稳定血小板聚集体中的独特作用。对先天缺乏 $P2Y_{12}$ 的人血小板和 $P2Y_{12}$ 敲除小鼠的血小板进行研究表明，一系列血小板激动剂（包括 TXA_2 类似 U46619、肾上腺素和低浓度胶原和凝血酶）诱导的血小板聚集和分泌受到损害[67,68,116,150,159,160]。通过使用特异性受体拮抗剂，证实了 $P2Y_{12}$ 在血小板中对其他激动剂应答中的核心作用[30,161-163]。$P2Y_{12}$ 在以下情况中被认为是血小板聚集和分泌的重要辅助因子：①FcγR Ⅱ a 受体与特异性抗体交联诱导血小板聚集和分泌时；②用从肝素诱导的血小板减少症患者中提取的血清诱导血小板聚集和分泌时[131,164-167]；③血小板通过 GP Ⅵ/酪氨酸激酶/PLCγ2 途径被胶原激活时[168]。$P2Y_{12}$ 受体也负责 ADP 在 $G_{\alpha q}$ 缺陷小鼠中恢复胶原诱导的聚集的能力[75]。此外，由其他激动剂诱导的 ADP 释放引起的血小板 $P2Y_{12}$ 受体刺激有助于抑制腺苷酸环化酶[84,169]、丝氨酸-苏氨酸激酶 Akt[137]、酪氨酸磷酸化[170,171]、细胞外信号调节激酶 2（ERK2）激活[172,173]、Rap1B 激活[85,144]、RAC 激活[147]和 Ca^{2+} 动员[93]。

早期研究证明，早在其分子识别之前，就已经发现 $P2Y_{12}$ 在剪切诱导的血小板聚集中发挥了重要作用。这些研究使用的血小板来自服用抗血栓药物噻氯匹定[174]的个体，或来自先天性血小板对 ADP 反应障碍的患者[175]。后来用特异性的、直接的 $P2Y_{12}$ 拮抗剂证实[87,88,176,177]，$P2Y_{12}$ 的这种作用依赖于 PI 3-K 的激活[178]。$P2Y_1$ 和 $P2Y_{12}$ 受体的拮抗作用比单独抑制任一受体更能抑制剪切力诱导的血小板聚集[87,88]。

$P2Y_{12}$ 在凝血酶生成中的作用

如上所述，$P2Y_1$ 和 $P2Y_{12}$ 在凝血酶生成中具有不同的作用。$P2Y_{12}$ 与 $P2Y_1$ 有助于胶原诱导全血中组织因子的暴露[89]和血小板微粒的形成[90]，并通过血小板表面 P-选择素的暴露介导血小板-白细胞结合物的形成，从而导致 TF 暴露于白细胞表面[91,179]。然而，只有 $P2Y_{12}$ 受体被发现参与凝血酶或其他血小板激动剂[91-93]诱导的磷脂酰丝氨酸暴露，也参与富血小板血浆（PRP）中组织因子诱导的凝血酶的形成[91]。$P2Y_{12}$ 依赖的 PI 3-Kβ 活增加血小板促凝活性[180]。

$P2Y_{12}$ 在腺苷酸环化酶抑制中的作用

如上所述，尽管通过 $G_{\alpha i2}$ 抑制腺苷酸环化酶是 ADP/$P2Y_{12}$ 激活血小板的一个关键特征，但它与血小板聚集没有因果关系，因为用不刺激 G_i 的替代性特异性试剂抑制腺苷酸环化酶不会诱导血小板聚集[128,129]。然而，ADP/$P2Y_{12}$ 抑制腺苷酸环化酶可能在体内血小板聚集中发挥非常重要作用，尽管是间接作用，因为它负调控前列环素的抗血小板作用以及其他在生理条件下增加血小板 cAMP 水平的血小板活化调节剂。（图 14.5）[181]。$P2Y_1$ 不具有这种效应[181]，这可能至少部分地解释了尽管 $P2Y_{12}$-KO 小鼠和 $P2Y_1$-KO 小鼠在体外表现出类似的血小板聚集障碍[181]，然而在体内出血时间上前者却比后者[37,38,68]更久的原因。此外，ADP/$P2Y_{12}$ 的这种功能可能会增加 $P2Y_{12}$ 抑制剂的抗血栓形成能力，并且可能会被高剂量阿司匹林的联合应用而减弱，阿司匹林会干扰内皮细胞产生前列环素[181,182]。在柏拉图（PLATO）试验中（见第 51 章），高剂量阿司匹林减弱了 $P2Y_{12}$ 抑制剂替卡雷罗的抗血栓作用的证明[183]与这一假设一致。

一组研究人员证实了 $P2Y_{12}$ 在前列环素对血小板抑制作用中起负调节作用[184]，并进一步观察到该受体对一氧化氮调节血小板活化起抑制作用，具体机制尚不明确[184,185]。

$P2Y_{12}$ 在体外和体内血小板血栓形成中的作用

一些研究报道了 $P2Y_{12}$ 受体在流动条件下，在胶原涂层表面或动脉粥样硬化斑块破裂的血小板血栓形成和稳定中的重要作用[87,88,176,177,186]。抑制 $P2Y_1$ 和 $P2Y_{12}$ 受体比单独抑制任一受体能更好地抑制血栓形成。

对 $P2Y_{12}$ 基因敲除小鼠和用 $P2Y_{12}$ 拮抗剂或抑制剂治疗的野生型动物进行研究，使用不同的实验性动脉和静脉血栓形成模型，已经清楚地证明了该受体在活体血栓形成中的重要作用[69,158,187-201]。$P2Y_{12}$ 基因敲除小鼠的实验证明血小板 $P2Y_{12}$ 在动脉损伤和血栓形成的血管壁反应中的作用，突出强调了动脉损伤后早期血栓反应和后期新内膜形成之间的关系[201]。此外，噻吩吡啶和氯吡格雷，这些血小板 $P2Y_{12}$ 受体的不可逆抑制剂，对冠状动脉、外周动脉或脑血管病患者是有效的抗血栓药物（第 51 章）。

在 $FeCl_3$ 诱导静脉血栓形成的小鼠模型中，$P2Y_{12}$ 缺失或替格瑞洛抑制与血栓形成减少相关，表明该受体也可以低剪切力下在血栓形成中发挥致病作用[202]。

血小板 P2Y₁₂ 受体的其他功能

血小板在炎症中的作用已广为人知（第 28 章）。血小板 P2Y₁₂ 在白三烯 E4（LTE4）诱导的气道炎症中起作用。在生物信息学数据中强调 P2Y₁₂ 作为候选 LTE4 受体[203]。随后的体外和体内研究证实了致敏小鼠中血小板 P2Y₁₂ 在 LTE4 诱导的肥大细胞活化、杯状细胞化生、嗜酸性粒细胞增多和白细胞介素 13 产生中发挥了作用[204,205]，虽然 LTE4 对体外 P2Y₁₂ 介导的血小板活化无直接作用[206]。Amison 等人报告了不同的结果，他们发现 P2Y₁ 而不是 P2Y₁₂ 控制过敏小鼠肺中白细胞的募集[207]。两项研究为人 P2Y₁₂ 在过敏性气道炎症中的作用提供依据。Bunyavanich 等人的观察性研究提供了 P2Y₁₂ 在儿童 LTE4 介导的气道炎症和哮喘中发挥作用的临床证据[208]。此外，在一项随机、安慰剂对照的交叉研究中，用噻吩吡啶 P2Y₁₂ 拮抗剂普拉格雷治疗过敏性哮喘患者 15 天，可降低支气管对甘露醇的高反应性[209]。普拉格雷的这种作用可能反映了气管炎症的减弱，因为甘露醇试验像其他形式的间接气道激发一样，能比直接激发（如偏胆碱试验）更准确地反映激活的气道炎症[209]。另一项以人为对象的研究表明，抑制 P2Y₁₂ 的药物，如替格瑞洛和氯吡格雷，可以减弱静脉注射大肠杆菌内毒素的炎症反应[210]。血小板 P2Y₁₂ 受体调节完全弗氏佐剂诱导的痛觉过敏和局部炎症反应[211]。

与报道的 P2Y₁₂ 在白三烯或大肠杆菌内毒素处理的小鼠或人中的促炎作用相反，在小鼠中的研究显示 P2Y₁₂ 减弱了对脂多糖注射引起的炎症反应[212]，而 P2Y₁ 没有明显的作用[213]。该作者后期又证明 P2Y₁₂ 基因敲除小鼠中脓毒血症诱导的肺损伤是很难治愈的[214]。

近年来，实验研究表明血小板 P2Y₁₂ 能促进肿瘤的生长和转移。P2Y₁₂ 缺乏可以减少注射了 Lewis 肺癌细胞或 B16 黑色素瘤细胞的小鼠肺转移的重量[215]。在小鼠卵巢癌模型中，显示 P2Y₁₂ 而非 P2Y₁，和血小板及癌细胞与血小板接触面处的 ADP 浓度会影响原发性卵巢癌肿瘤的生长[216]。在小鼠 B16F10 黑色素瘤静脉和脾内转移模型以及 4T1 乳腺癌模型中，使用 P2Y₁₂ 拮抗剂替格瑞洛治疗会减少肿瘤转移[217,218]。

先天性 P2Y₁₂ 受体异常

1992 年首次报道的先天性严重 P2Y₁₂ 缺乏症是一种常染色体隐性疾病[67]，其特征是终身出血过多，出血时间延长，对弱激动剂介导的血小板聚集反应可逆，以及对低浓度胶原或凝血酶介导的血小板聚集反应受损。最典型的特征是，即使 ADP 处在非常高的浓度（>10μmol/L）下，也不能诱导完全和不可逆的血小板聚集。血小板其他功能异常包括：①ADP 不抑制前列腺素（PG）E1 刺激的血小板腺苷酸环化酶，但肾上腺素正常抑制；②ADP 诱导正常形态改变和胞质 Ca^{2+} 的临界正常动员；和③存在大约 30% 的正常数量的 ADP 结合位点[219]。P2Y₁₂ 的严重缺乏通常与导致蛋白质移码和过早截断的编码基因突变有关[219]。P2Y₁₂ 的先天性功能异常与对信号转导的配体识别至关重要的分子结构域发生点突变有关，P2Y₁₂ 的先天性异常在第 48 章中有详细的描述[219]。

P2Y₁₂ 缺陷患者出现皮肤黏膜出血和术后或创伤后失血过多。出血的严重程度是可变的。他们出血时间延长的程度也是可变的，反映了他们临床出血评分的严重程度[220]。一个杂合子 P2Y₁₂ 缺乏症的年轻患者没有表现出自发性病理性出血；由于他的年龄很小，他可能还没有经历过激发止血系统的情况[150]。尽管 P2Y₁₂ 有轻微的缺少，他的出血时间却出现了延长（13 分钟）[150]。

P2Y₁₂ 基因的多态性

已鉴定 P2Y₁₂ 基因的四个多态性，均处于连锁不平衡状态。单倍型 H1 和 H2 的等位基因频率分别为 0.86 和 0.14。H2 单倍型是一种功能获得性单倍型，与 ADP 诱导的血小板聚集增加有关[221]。H2 单倍型在 184 例外周动脉疾病患者中的发生率高于 330 名年龄匹配的对照组（优势比 2.3；置信区间 1.4~3.9；P = 0.002，调整了糖尿病、吸烟、高血压、高胆固醇血症和其他选定的血小板受体基因多态性后）[222]。然而，在健康人[223]或慢性冠状动脉疾病患者的心血管事件中没有发现 H2 单倍型与患有心肌梗死、卒中或静脉血栓栓塞相关[224]。此外，P2Y₁₂ H2 单倍型似乎不影响冠状动脉疾病患者在支架置入前对 600mg 负荷剂量氯吡格雷的血小板反应[225]。

P2X₁

P2X₁ 在血小板上的表达

P2X₁ 是一种广泛分布的配体门控离子通道。其基因定位于染色体 17p13.2，包含 12 个外显子。1996 年，MacKenzie 等人获得了血小板上存在 P2X₁ 功能方面的依据，它负责腺嘌呤核苷酸诱发的 Ca^{2+} 通过阳离子通道进入的一个快速阶段[226]。随后几名研究人员在血小板中发现了 P2X₁ mRNA[2,227-230]。

P2X 在体外和体内血小板活化和血栓形成中的作用

一直以来，人们认为 P2X₁ 在血小板功能方面没有作用[29,31,227,231,232]。原因有三：①P2X₁ 曾被认为是 ADP 受体，因此它的功能研究主要在 ADP 诱导的血小板聚集上检测，而现在清楚的是 P2X₁ 只被 ATP 激活[233]；②在制备血小板悬液以研究血小板功能的过程中，P2X₁ 经历了快速脱敏[44]；③缺乏有效和选择性的 P2X₁ 受体拮抗剂阻碍了对其功能作用的研究。2001 年，Rolf 等人的开创性工作表明，当添加高浓度的腺苷三磷酸双磷酸酶（ATP-二磷酸水解酶 E.C.3.6.1.5）阻止 P2X₁ 受体脱敏时，选择性 P2X₁ 受体激动剂 α,β-亚甲基-ATP（α,β-MeATP）诱导与人血小板的瞬时形状变化相关 Ca^{2+} 快速内流[44]。由 α,β-MeATP 激活的血小板形成的丝状足比在 ADP 刺激的血小板中观察到的要短得多[234]；这种改变形状的血小板形态差异至少可以部分地解释在用 α,β-MeATP 刺激血小板后缺乏大聚集体形成的原因。P2X₁ 受体介导的血小板形状改变涉及肌球蛋白轻链激酶磷酸化而不是 Rho 激酶[235]，并且与分泌颗粒的集中有关，尽管尚未检测到致密颗粒释放[235,236]。人 P2X₁ 受体在转基因小鼠中的过表达不会导致针对 α,β-MeATP 反应的聚集或分泌，而 Ca²⁺ 内流和形状改变会增强[237]。最近的研究表明,储存在血小板致密颗粒中的二腺苷 5',5'''-P(1),P(4) 四磷酸是 P2X₁ 受体的拮抗剂[72]。调节 P2X₁ 受体的机制是该拮抗剂与脂筏结合,其破坏作用使受体功能降低>80%[238]。

尽管 P2X₁ 受体激活本身不能导致血小板聚集,但已证明该受体对低浓度胶原蛋白[47,235,239]作出反应时促进人血小板的聚集和分泌,并与肾上腺素、低浓度 TXA₂ 类似物 U46619 和血小板生成素协同诱导血小板聚集,该作用主要是通过加速血小板聚集的初始阶段,而不是增加其聚集程度完成的[240,241]。P2X₁ 在血小板应对胶原的反应中的贡献只能在低浓度的胶原中观察到,并且可能与 ERK2 丝裂原激活蛋白激酶(MAPK)有关,后者增强由胶原引发的血小板分泌[235,236]。P2X₁ 对介导 ATP 门控 Ca²⁺ 内流在早期胶原诱导的 Ca²⁺ 信号中的作用也被证明[242]。P2X₁ 还被证明与人血小板中阈值浓度下的凝血酶[243]或凝血酶受体激活肽(TRAP)-1 有协同作用[244]。

P2X₁ 受体与 ADP 诱导的 P2Y₁ 受体的 Ca²⁺ 反应协同作用已被报道[148,245]。由于 Rolf 等人没有检测到 P2X₁ 受体与 P2Y₁₂ 的这种协同作用,P2X1 受体与血小板 P2Y 受体在血小板聚集中协同作用的可能性仍有待确定[234]。研究表明,抑制 P2X₁ 受体可显著降低几种激动剂引起的人血小板 Ca²⁺ 升高:对胶原、TXA₂、凝血酶和 ADP 的最大影响分别降低到对照组的 18%、34%、52% 和 69%[246]。P2X₁ 对二次 Ca²⁺ 反应的直接贡献既大于共同释放的 ADP 激活的 P2Y 受体,又大于通过协同 P2X₁:P2Y 相互作用激活的 P2Y 受体[246]。低水平 GP Ⅵ 激动剂或 Toll 样受体 2/1 刺激的血小板内 Ca²⁺ 的增加不能被内皮衍生抑制剂(如前列环素、一氧化氮或外核苷酸酶)所抑制,这是由分泌的 ATP 引起的 P2X₁ 刺激的结果[247]。血栓素 A₂ 类似物 U46619 也表明 P2X₁ 通过阈值浓度下激动剂在血小板活化中起促进作用[248]。

P2X₁ 的抑制完全阻断了细胞内 Ca²⁺ 的增加,并部分抑制了 Toll 样受体激动剂 2/Toll 样受体激动剂 1 刺激的血小板聚集,表明 P2X₁ 可能在免疫反应中起作用[249]。

使用锥板黏度计实时监测剪切诱导的血小板聚集,Cattaneo 等人表明血小板颗粒释放的 ATP 刺激 P2X₁ 加速并放大由高剪切应力(108dynes/cm²)诱导的 VWF 介导的血小板聚集反应(图 14.6)[44,45]。在流动条件下,P2X₁ 对血小板聚集贡献的剪切依赖性也显示在胶原涂层表面的血栓形成实验中,这表明 P2X₁ 对血栓生长的相对贡献是剪切速率条件的函数[45,46]。Oury 等人[48]证实了 P2X₁ 在剪切诱导的血小板聚集中的重要作用。

P2X₁ 基因敲除的小鼠由于输精管收缩功能的丧失而表现出雄性不育,表明 P2X₁ 受体对于正常的雄性生殖功能是必不可少的[250]。与野生型相比,P2X₁ 敲除小鼠的出血时间略有延长。对 P2X₁ 基因敲除小鼠的研究进一步表明,P2X₁ 受体有助于体外胶原涂层表面上血栓的形成和小动脉血栓的形成,其中血流条件以高剪切为特征[239]。此外,这些小鼠表现出不会发生注射胶原蛋白和肾上腺素引起的全身血栓栓塞[239]。

P2X₁ 在血栓形成中剪切依赖性的功能使其成为抗血栓药物的潜在靶点,因为从理论上讲,其抑制作用可以影响具有非

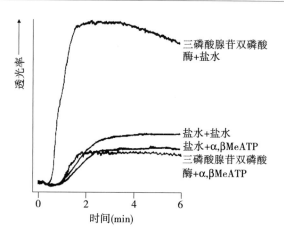

图 14.6　暴露于高剪切力(108dynes/cm²)的正常富血小板血浆(PRP)在锥板黏度计中的血小板聚集,可以实时监测剪切诱导的血小板聚集。为了维持血浆 Ca²⁺ 的生理浓度,PRP 用 PPACK(76μmol/L)抗凝。制备三磷酸腺苷双磷酸酶(1.5U/ml),并立即添加到 PRP 中以挽救 P2X₁(由于在制备 PRP 样品期间血小板暴露于血细胞释放的 ATP,从而造成 P2X₁ 脱敏),与对照(加入盐水,而不是三磷酸腺苷双磷酸酶)相比,缩短了滞后期,增加了剪切诱导的血小板聚集的程度。在剪切之前立即添加 α,β-亚甲基-三磷酸腺苷(α,β-MeATP)(10μmol/L)(一种不可水解的 P2X₁ 激动剂),可以抑制剪切诱导的三磷酸腺苷双磷酸酶-PRP 中血小板聚集,但不抑制剪切诱导的盐水-PRP 中血小板聚集。在存在 α,β-MeATP 的情况下,剪切诱导的三磷酸腺苷双磷酸酶-PRP 和盐水-PRP 的血小板聚集非常相似。可以通过 P2X₁ 拮抗剂 NF264(未显示)模拟 α,β-MeATP 在剪切诱导的血小板聚集中的作用。八个代表性的实验。说明:三磷酸腺苷双磷酸酶通过挽救血小板 P2X₁ 增强剪切诱导的血小板聚集,而 α,β-MeATP 预处理的 PRP 通过引起 P2X₁ 的快速脱敏来抑制剪切诱导的血小板聚集。该研究结果表明 P2X₁ 在剪切诱导的血小板聚集中起重要作用[45]

常高剪切力部位(例如由动脉粥样硬化引起的严重动脉狭窄部位)的血栓形成,但却不会显著影响止血血小板血栓的形成。虽然已经报道合成了几种 P2X₁ 受体拮抗剂,但与其他 P2 受体亚型相比,它们对 P2X₁ 受体没有表现出良好的亲和力和选择性。最近,有报道合成了一种新的有效的 P2X₁ 受体拮抗剂,NF449,它是苏拉明(suramin)的类似物。与 P2X₃、P2X₇ 和 P2Y₁ 以及 P2Y₂ 和 P2Y₁₁ 受体亚型相比,NF449 对 P2X₁ 受体表现出良好的选择性[251,252]。体内研究表明,在全身血栓栓塞模型中,静脉注射 10mg/kg NF449 可选择性抑制 P2X₁ 受体,减少血管内血小板聚集,但不延长出血时间;在较高剂量(50mg/kg)下,NF449 抑制三种血小板 P2 受体,从而导致血小板消耗的进一步减少[253]。NF449 还剂量依赖性地减少了激光诱导的肠系膜动脉损伤后形成的血栓的大小[253]。另一种苏拉明类似物,NF864,据报道是血小板 P2X₁ 受体的非常有效和选择性的拮抗剂[254],目前正在进一步评估中。

血小板 P2X₁ 受体的其他功能

已有研究表明,血小板和中性粒细胞上的 P2X₁ 受体调节血栓性炎症[255]。ATP 有助于中性粒细胞的活化,导致其在激

光诱导的内皮损伤部位黏附、纤维蛋白的产生以及随后的血小板依赖性血栓的形成[256]。P2X₁ 受体放大血小板 FcγR Ⅱ a 受体介导的血小板聚集反应，表明它促进血小板依赖性免疫反应的发生[257]。

先天性 P2X₁ 受体异常

Oury 等人描述了一名与先天发生显性失活的 P2X₁ 突变体相关的严重出血患者，发现其在第二跨膜结构域（氨基酸 351~354）的四个氨基酸残基的延伸中缺少一种亮氨酸[258]。然而，该患者还表现出 ADP 诱导的血小板聚集的严重缺陷，该缺陷不能仅仅由 P2X₁ 的缺失来解释，其本身也可以解释患者的出血现象。因此，Oury 等人描述的患者中基因型和表型之间的关系目前还不清楚。

迄今为止，没有一家进行血小板功能研究的机构能够在一百多名连续出血的患者中，通过 α，β-MeATP 筛查到有 P2X₁ 依赖性血小板激活缺陷，表明 P2X₁ 的缺陷要么非常罕见，要么与出血现象无关（Cattaneo M，未发表的观察结果）。

血小板 P2 受体之间的相互作用

如上所述，Gq 偶联的 P2Y₁ 和 Gi 偶联的 P2Y₁₂ 受体的共同激活对于正常 ADP 诱导的血小板聚集是必要的，因为任一受体的抑制作用都不足以抑制它（图 14.3）[41]。这种 ADP 诱导的血小板聚集机制可以通过偶联到 Gi 和 Gq 的两个非 ADP 受体的共同激活来模拟，这两种受体本身都不能引起血小板聚集。当 P2Y₁₂ 受体被选择性拮抗剂阻断时，通过同时激活与抑制型 Gz 偶联的 α2A 肾上腺素受体，可以恢复血小板对 ADP 的完全反应。相反，选择性拮抗剂对 P2Y₁ 受体介导的抑制反应可以通过用 5-羟色胺刺激 Gq 途径来避免[30,129]。

三种血小板 P2 受体之间的相互干扰存在于调节细胞质 Ca²⁺ 增加的机制水平上，这仍需进一步探究[147-149,242]。Tolhurst 等人表明 P2Y₁ 和 P2Y₁₂ 两种受体的直接刺激，是完全激活导致小鼠巨核细胞内 Ca²⁺ 和 Na⁺ 内流的非选择性阳离子通道所必需的，这是研究血小板中 P2 受体信号传导的真实模型[259]。再者，P2X₁ 受体参与 ADP 诱发的电流，并可加速 P2Y 受体电流[259]；通过 P2X₁ 受体的 Ca²⁺ 内流放大由 P2Y₁ 和其他 Gq 偶联受体的 Ca²⁺ 信号传导（Jones 等人 2014 年）。三个血小板 P2 受体之间的相互作用可能在血小板血栓的发病机制中非常重要，这一发现表明同时抑制这三个血小板 P2 受体可以完全消除剪切诱导的血小板聚集[45]。

三个血小板 P2 受体之间的主要信号和功能相互作用的总结示意图如图 14.7 所示。

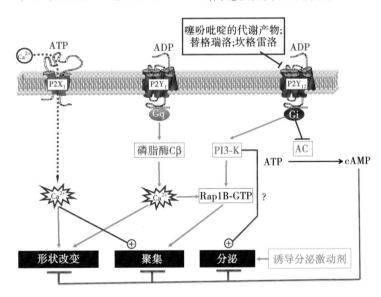

图 14.7 三磷酸腺苷（ATP）和二磷酸腺苷（ADP）与血小板 P2 受体（P2X₁，P2Y₁，P2Y₁₂）在血小板功能中相互作用的简化示意图。ATP 激活 P2X₁ 受体（配体门控的离子通道），该通道负责 Ca²⁺ 从外部介质的快速流入和血小板的形状改变，并放大由其他激动剂特别是在高剪切应力的流动条件下诱导的血小板聚集。ATP 还可以通过拮抗（未显示）ADP 对其 P2 受体 P2Y₁ 和 P2Y₁₂ 的影响来调节血小板功能。P2Y₁ 和 P2Y₁₂ 都是 ADP 的七次跨膜 G 蛋白偶联受体，对于正常血小板对 ADP 的反应是必不可少的。P2Y₁ 与 Gq 偶联，负责细胞内 Ca²⁺ 的动员、血小板形状的改变和聚集的启动。P2Y12 与 Gi 偶联，负责血小板聚集（特别是放大作用）；此外，它还促进由分泌诱导激动剂刺激的血小板致密颗粒的分泌。虽然 P2Y₁₂ 与腺苷酸环化酶（AC）的抑制相关，但这一功能与 P2Y₁₂ 介导的血小板活化没有因果关系。然而，当血小板暴露于抑制性前列腺素（PG）E1 或 I2 时，这可能在体内具有重要意义，因为前列腺素（PG）E1 或 I2 通过激活 AC 会增加血小板环磷酸腺苷（cAMP），而 cAMP 是血小板功能的重要抑制剂。Rap1B 以其活化形式 Rap1B-GTP 在血小板聚集中起关键作用。Rap1B 由 P2Y₁/磷脂酶 C-β（PLC-β）激活，并通过 P2Y₁₂/磷脂肌醇-3-激酶（PI3-K）维持其活化形式（更多细节参见图 14.4）。丝氨酸-苏氨酸蛋白激酶 B/Akt（PKB/Akt）磷酸化和 GIRK（G 蛋白门控，内向整流钾通道）也被证明在 P2Y₁₂ 受体介导的血小板活化中发挥作用（图中未显示；更多细节见正文）。许多 P2X₁、P2Y₁ 和 P2Y₁₂ 受体的抑制剂已经被开发出来了。这里仅展示了 P2Y₁₂ 受体抑制剂，因为它们已经在临床实践中作为抗血栓药物使用，比如噻吩吡啶（需要在体内转化为活性代谢物以使 P2Y₁₂ 失活）、坎格雷洛和替格瑞洛（详见第 51 章）。符号图例：绿色箭头，激活；截断的红线，抑制；蓝线以⊕结尾，放大

血小板 P2 受体的脱敏作用

与 GPCR 家族的其他成员一样,血小板 P2 受体容易经历快速激动剂诱导的脱敏。因此,人们很早便知道,接触 ADP 后,人类血小板对 ADP 的第二次刺激迅速失去响应[13]。关于两个血小板 P2Y 受体的脱敏程度和相关的潜在机制目前尚无共识。Baurand 等人最初证明,血小板对 ADP 脱敏与 $P2Y_{12}$ 位点数量无明显变化相关[61],但与[^{33}P]2MeSADP 的 $P2Y_1$ 血小板结合位点数量减少有关,这是由于 $P2Y_1$ 受体通过网格蛋白依赖性通路的内化引起的。同一研究团队后来表明,相当一部分 $P2Y_{12}$ 受体也通过一种不依赖于网格蛋白的途径迅速内化,但这种作用是非常短暂的[62]。与 Baurand 等人的发现相反,Hardy 等人报道了 $P2Y_{12}$ 和 $P2Y_1$ 都发生脱敏,并且 $P2Y_{12}$ 脱敏是由 G 蛋白偶联受体激酶(G protein-coupled receptor kinases,GRK)介导的,而 $P2Y_1$ 的脱敏在很大程度上依赖于蛋白激酶 C 的活性[260]。$P2Y_{12}$ 内化后,迅速再循环到血小板膜上[261],其机制涉及该受体 C 末端的四个氨基酸(ETPM),它是推测的突触后密度 95/盘大/带闭塞-1(PDZ)结合基序[262]。该分子的远端 C 末端,特别是残基 S352 和 T358 对于 ADP 诱导的 $P2Y_1$[263]的内化是必不可少的。

$P2X_1$ 受体在暴露于其激动剂 20ms 内发生非常快速的脱敏[44],这解释了在研究 $P2X_1$ 在血小板功能中的作用时遇到的困难,在"$P2X_1$ 在体外和体内血小板活化和血栓形成中的作用"一节中已经提到过。人血小板中 $P2X_1$ 受体电流在激动剂诱导的脱敏约 5min 后几乎完全恢复[238]。血浆中 $P2X_1$ 脱敏的恢复是由于内源性外核苷酸酶引起的[28]。

结论

多条证据表明,腺嘌呤核苷酸在止血血栓的形成和动脉血栓的发病机制中起关键作用:①它们以高浓度存在于血小板致密颗粒中,并在其他试剂如凝血酶或胶原刺激血小板时释放,从而调节血小板聚集;②抑制 ADP 诱导血小板聚集的药物是非常有效的抗血栓药物(第 51 章);③ADP 受体缺陷或血小板颗粒中腺嘌呤核苷酸缺乏的患者具有出血倾向。ADP 和 ATP 的 P2 受体已经在血小板上被鉴别和定性:$P2Y_1$ 和 $P2Y_{12}$ 结合 ADP,$P2X_1$ 结合 ATP。选择性 P2 受体激动剂和拮抗剂正在开发中,这将有助于进一步确定 P2 受体在止血和血栓形成的病理生理中的作用[1,199,200,264-268]。$P2Y_{12}$ 在人类的止血和血栓形成中肯定发挥着非常重要的作用,因为它在一些先天性出血患者中是有缺陷的,并且是抗血栓药物的既定靶标。其余两个受体的缺陷尚未与人类的疾病状态关联上。未来研究的重要途径之一将是测试 $P2Y_1$ 和/或 $P2X_1$ 是否代表新的抗血栓药物的临床靶点。最后,除了止血和血栓形成外,P2 受体在炎症和其他血小板功能中的作用现在已经确定,但未来的研究有必要更好地确定它们的临床相关性。

(马珍妮 译,武艺 审)

扫描二维码访问参考文献

第 15 章　血小板抑制性受体

Zoltan Nagy and Yotis A. Senis

引言

血小板活化是受抑制机制严格调控的,以限控血小板在血管损伤部位累积。本章涵盖了广泛认可的血小板抑制受体及其相关信号通路,包括:Gs 偶联前列环素[前列腺素(prostaglandin,PG)Ⅰ₂]受体,它通过环腺苷酸(cyclic adenosine monophosphate,cAMP)和蛋白激酶 A(protein kinase A,PKA)信号通路发挥作用;一氧化氮(nitric oxide,NO)受体可溶性鸟苷酸环化酶(soluble guanylate cyclase,sGC),它通过环磷酸鸟苷(cyclic GMP,cGMP)和蛋白激酶 G(protein kinase G,PKG)信号通路发挥作用;以及含免疫受体酪氨酸抑制基序(immunoreceptor tyrosine-based inhibition motif,ITIM)的受体,包括血小板内皮细胞黏附分子 1(PECAM-1)和 G6b-B,它们通过含有 Src 同源性结构域 2(Src Homology 2,SH2)的酪氨酸磷酸酶 Shp1 和 Shp2 的信号通路发挥作用。这些受体作用的核心是如何调控血小板活化关键靶标的磷酸化和去磷酸化。本章重点介绍后两种含 ITIM 的受体,即通常认为的含有免疫受体酪氨酸激活基序(tyrosine-based activation motif,ITAM)的受体,但也涉及调节整合素和 G 蛋白偶联受体(G protein-coupled receptor,GPCR)信号传导。还将讨论在 G6b-B 缺陷小鼠以及人类中发现的先天性巨核细胞血小板减少症和骨髓纤维化,说明 G6b-B 在调节血小板体内稳态中的关键作用。

背景

血小板已经进化到既能对血管损伤迅速作出反应以防止失血过多,同时又能限制血栓的形成。血小板的活化程度在它们参与的众多病理生理过程中具有重要意义,包括血管-淋巴管分离、感染和炎症、维持血管完整性以及伤口修复。在本章,我们仅讨论在血栓形成的情况下,抑制性受体如何调控血小板活化。在其他生理和疾病状态下的血小板反应,或出血部位巨核细胞(megakaryocyte,MK)的功能是否通过相同的受体调控仍有待确定。

血管损伤部位的血小板活化由一系列激动剂及相关受体触发,后者可大致分为酪氨酸激酶连接受体(tyrosine kinase-linked receptors,TKLR)和 GPCR。细胞外基质和血浆蛋白(包括 VWF、胶原蛋白、纤维蛋白原和层粘连蛋白及各自的 TKLR)的结合,导致配体介导的受体聚集和酪氨酸激酶的激活,磷酸化下游信号和细胞骨架蛋白,从而启动并传导活化信号[1]。这些初级激活信号通过多种正反馈机制得到增强,以确保在高剪切条件下发生快速而稳定的血小板反应。血小板活化的介质还包括血栓素 A₂(thromboxane A₂,TxA₂)、二磷酸腺苷(adenosine Diphosphate,ADP)和凝血酶,如其他章节所述,它们通过 GPCR 发出信号。这些介质还能发挥旁分泌作用,激活其他血小板,这些血小板在不断增长的血栓中积聚。然而,在健康的血管中,血栓形成仅局限于损伤部位,不会导致血管闭塞的致命性严重后果。血小板活化信号的强度和持续性受内皮来源和血管壁的外在因素以及血小板固有的内在机制调控。外在因素包括内皮细胞释放的直接作用于血小板的前列环素 I₂(prostaglandin I₂,PGI₂)和一氧化氮(nitric oxide,NO)、存在于内皮细胞表面的 ADP 清道夫 CD39,以及含有 ITIM 结构的血小板内皮细胞黏附分子受体 1(platelet endothelial cell adhesion-molecule 1,PECAM-1)。后者存在于内皮细胞和血小板的表面,并且具有反式同源性的相互作用,既可以作为内源因子,又可以作为外源因子。内在因素包括 PGI₂ 和 NO 的血小板受体,即 Gs-偶联 PGI₂ 受体和 sGC,以及其他含 ITIM 的受体,包括 G6b-B、癌胚抗原相关细胞黏附分子(carcinoembryonic antigen-related cell adhesion molecules,CEACAM)1 和 2 及其相关的信号通路(图 15.1)。其他影响因素包括血液流速、静脉与动脉、血管成分和血栓渗透性,血栓的核心与壳组分,也在血小板激活信号强度和持续时间方面起作用。(见第 20 章)。

血小板抑制信号是瞬时的,可被激活信号纠正,以确保快速反应,否则血小板将无法黏附到损伤部位并发生聚集。不可逆的血小板活化发生在血栓的核心中,其中血小板持续暴露于多种强效激动剂,它们共同活化血小板至不可逆转状态。相

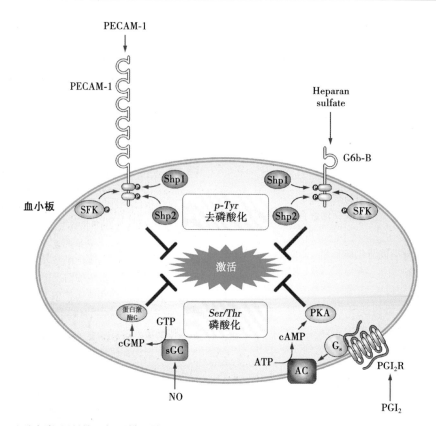

图 15.1   血小板抑制受体。抑制性受体可分为 G 蛋白偶联受体,细胞内可溶性鸟苷酸环化酶(sGC)和含有免疫受体酪氨酸抑制基序(ITIM)的受体。广泛认可的血小板抑制受体包括前列环素(PGI₂)受体(PGI2R)、sGC、PECAM-1 和 G6b-B。内皮 PGI₂ 与 PGI₂ 受体结合,激活 Gₛ,导致腺苷酸环化酶(AC)活化,环磷酸腺苷(cAMP)合成增加,蛋白激酶 A(PKA)激活和血小板被抑制,而硝酸氧化物(NO)通过血小板膜扩散,激活 sGC,导致环磷酸鸟苷(cGMP)的合成增加,蛋白激酶 G(PKG)的激活和血小板抑制。PKA 和 PKG 主要通过磷酸化底物中的丝氨酸和苏氨酸(Ser/Thr)残基发挥作用。PECAM-1 信号传导是通过与其他细胞上的 PECAM-1 分子的反式嗜同性相互作用引起的,导致蛋白质细胞质尾部中 Src 家族激酶(SFK)的 ITIM 和免疫受体酪氨酸的开关基序(ITSM)的磷酸化。G6b-B 信号传导由硫酸乙酰肝素结合到受体的胞外域引发,导致 SFK 对其 ITIM 和 ITSM 的磷酸化。PECAM-1 和 G6b-B 中的磷酸化 ITIM 和 ITSM 导致酪氨酸磷酸酶 Shp1 和 Shp2 的募集和活化,使活化途径中靶蛋白中的关键磷酸酪氨酸残基(p-Tyr)去磷酸化,导致血小板抑制(Professional illustration by Patrick Lane,ScEYEnce Studios.)

反,在血栓壳中发现有部分活化的血小板,或弱激动剂活化的血小板,它们可以恢复到静止状态。这是有益的,因为循环中存在的活化血小板可能导致灾难性后果,如凝血酶产生和弥散性血管内凝血。Mori 及其同事近期的研究结果表明,Src 家族激酶(Src family kinases,SFK)的关键调控因子的缺失,即抑制性的非跨膜酪氨酸激酶 C 末端 Src 激酶(C-terminal Src kinase,Csk)和受体样酪氨酸磷酸酶 CD148,会触发强烈的负反馈机制,导致血小板对血管损伤的反应性自相矛盾地降低[2]。随着活体显微镜的出现,负反馈通路可以在浅表血管损伤模型中观察到,随着抑制机制增强超过激活信号,血栓随时间消退。血管壁上残留的致密血栓,对血流的干扰有限。需要记住的另一个关键概念是抑制机制在不同的血管有所不同,在血栓内,血栓的大小取决于活化和抑制受体的净效应。

下面我们将进一步详细讨论两种广泛认可的抑制性血小板受体及其相关的作用机制,即 PGI₂ 受体和 sGC,以及含有

ITIM 的受体及其作用方式,主要集中在血小板稳态的关键调控因子,PECAM-1 和相对新的 G6b-B。

前列环素受体:广谱血小板活化抑制剂

前列环素(前列腺素 I₂,PGI₂)是健康内皮细胞释放的前列腺素类家族的脂质介质,是一种有效的血管扩张剂和血小板活化抑制剂[3]。PGI₂ 的生物学功能将在第 17 章中详细介绍。在此,我们简要讨论 PGI₂ 受体(IP 受体)对血小板的抑制作用,并关注该领域的新进展。

在体内,PGI₂ 信号传导与血小板抑制的相关性已从多方面得到验证,包括临床上发现 PGI₂ 受体突变患者和药物能抑制 PGI₂ 产生,以及各种基因敲除小鼠的血栓形成模型。动脉粥样硬化患者中,PGI₂ 受体突变而导致其信号缺乏者血栓形成风险增加,而低风险队列的患者中则不存在该风险[4]。这些

数据表明受体突变可导致心血管疾病加重,但在疾病始发过程作用微弱。此外,抑制环氧合酶-2(cyclooxygenase-2,COX-2)的药物,COX-2 是重要的 PGI_2 合成酶,可抑制患者的 PGI_2 水平,并导致心肌梗死和卒中的风险增加[5]。

这些发现也在 PGI_2 受体敲除小鼠中得到证实,$FeCl_3$ 诱导[6]及激光诱导的动脉血栓形成模型中,PGI_2 受体敲除小鼠表现出血栓形成增加[7]。同样,PGI_2 生成受损的 COX-2 敲除小鼠在光化学损伤以及激光损伤模型中也表现出血栓形成增加[7]。有趣的是,在血栓形成早期阶段 PGI_2 受体敲除小鼠并未出现异常,但在较晚阶段可观察到血小板解聚减少,从而导致血栓形成增强[7]。值得注意的是,PGI_2 受体敲除小鼠没有自发性血栓形成的迹象,尾部出血时间也是正常的[6]。这些结果与 PGI_2 受体在血管损伤或动脉粥样硬化时抑制血小板活化和血栓形成,但在健康未损伤的血管无预防自发性血栓形成的模型相符。

PGI_2 与血小板表面受体结合的结果是刺激性 G 蛋白 α 亚基($G_s\alpha$)的激活,其反过来激活膜相关腺苷酸环化酶(adenylyl cyclase,AC),从而产生环磷酸腺苷(cyclic adenosine monophosphate,cAMP)。细胞内 cAMP 水平升高,激活蛋白激酶 A(protein kinase A,PKA;一种广谱的丝氨酸/苏氨酸激酶),磷酸化参与血小板活化的多种底物蛋白(图 15.2)。PKA 底物包括异源三聚体的调节剂 G 蛋白、小 G 蛋白、钙和环核苷酸,以及肌动蛋白细胞骨架的调节剂[9]。基于质谱的磷酸蛋白质组学研究的最新数据显示,PGI_2 受体对血小板的抑制作用比以前预计的更为复杂,潜在的 PKA 底物数目众多(>100)[10]。PKA 磷酸

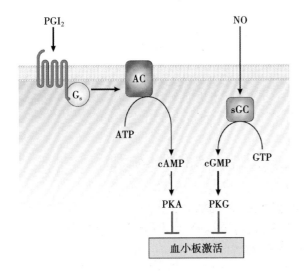

图 15.2　PGI_2 和 NO 对血小板活化的广谱抑制作用。 前列环素 I_2(PGI_2)和硝酸氧化物(NO)介导的细胞内环核苷酸水平的升高,激活 Ser/Thr 激酶 PKA 和 PKG,分别导致几种蛋白质磷酸化。PKA 和 PKG 底物蛋白参与血小板活化的各个方面,它们的磷酸化提供了血小板活化的广泛抑制[1]。AC,腺苷酸环化酶;ATP,三磷酸腺苷;cAMP,环磷酸腺苷;cGMP,环鸟苷一磷酸;Gs,鸟嘌呤核苷酸结合蛋白刺激;GTP,鸟苷三磷酸;PKA,蛋白激酶 A;PKG,蛋白激酶 G;sGC,可溶性鸟苷酸环化酶

化能经常改变底物和它们作用分子间的相互作用,导致几个关键信号节点的变异,使它们能够有效地抵消激活信号[11]。有趣的是,PGI_2 能通过多种作用机制抑制血小板对所有激动剂的反应,表明 PKA 底物调控是血小板活化途径中的关键节点。

除 PGI_2 受体外,其他 G_s 偶联抑制受体也在血小板中表达,包括腺苷 A_{2a}[12] 和 A_{2b} 受体[13],前列腺素 EP_2、EP_4 和 DP_1 受体[14,15],血管活性肠肽/垂体腺苷酸环化酶激活肽受体 1(vasoactive intestinal peptide/pituitary adenylate cyclase-activating peptide receptor 1,VPAC1)[16]。这些受体传递与 PGI_2 受体相似的抑制信号,以干扰血小板活化,包括 AC 刺激、cAMP 升高、PKA 活化和潜在类似的下游机制。然而,这些受体的相对份额或其配体在限制血栓形成中的作用尚不清楚。

可溶性鸟苷酸环化酶:广谱血小板活化抑制剂

NO 是剪切应力作用下内皮细胞中内皮 NO 合酶(endothelial NO synthase,eNOS)连续产生的小气体样信号分子。NO 对心血管系统至关重要,可导致平滑肌松弛和血管舒张[17],也是血小板聚集的有效抑制剂[18]。NO 的生物学作用将在第 17 章详述。在本章中,我们讨论血小板 NO 受体 sGC 在抑制血小板活化和血栓形成中的作用。

NO 途径在调节血小板活化和血栓形成中的作用已经在参与该调节网络的关键基因的遗传改变中得到证实[19]。一种导致功能丧失的 eNOS 变异会导致 NO 缺失,与缺血性心脏病的高风险相关[20,21]。类似的,影响 sGC 的变异与冠状动脉疾病[22]和心肌梗死的增加有关[23]。相反,eNOS 和 sGC 的功能获得性变异与 NO 水平升高或 cGMP 增加有关,可降低冠心病和卒中风险[24]。

虽然 NO 与心血管健康和疾病的相关性已得到很好的证实[17],但在遗传改变的小鼠模型中,eNOS(血管系统中主要的 NO 合成酶)对血栓形成的调节作用尚不明确。对 eNOS 敲除小鼠的研究得到了相互矛盾的结果,有的显示正常[25,26],也有的显示出血时间显著缩短[27]。体内血栓形成模型的结果也不一致,氯化铁模型研究结果既有血栓形成减少[25],也有不影响血栓形成的[26],光化学损伤模型研究显示血栓形成正常[28]。导致这些明显差异的原因尚不清楚。然而,氯化铁和光化学损伤诱导的血栓形成模型都是由过量的活性氧(reactive oxygen species,ROS)驱动的,这也会清除 NO。因此,NO 在这些模型中血栓形成中的作用可能被产生的 ROS 掩盖。

NO 通过血小板膜扩散并激活细胞内 sGC,也称为 NO 敏感性 GC(NO-sensitive GC,NO-GC),反过来又催化第二信使 cGMP 的合成(图 15.2)。在血小板中,sGC 是 NO 的主要受体,sGC 的突变可导致大多数 NO 效应的丧失[29]。GC 是由 α1 和 β1 亚基组成的异二聚体,其中任一亚基的缺失都会导致小鼠血小板中 GC 酶的完全缺失[30,31]。缺乏 sGC 的小鼠 NO 对血小板聚集的抑制作用降低[30-32],与 GC 酶功能丧失的患者的数据一致[23]。sGC 敲除小鼠和 β1 亚基点突变的小鼠对 NO 激活不

敏感,尾部出血时间缩短[32,33]。然而,这种效应在 Pf4-Cre 条件性 sGC 敲除小鼠中未出现[34]。

cGMP 通过调节蛋白激酶 GI(protein kinase G I,PKGI) 和磷酸二酯酶 PDE2A、PDE3A 及 PDE5A 传递其作用,调节血小板的 cAMP 和 cGMP 水平,并介导这些环核苷酸之间的交互和协同作用[9,35]。PKGI 是一种广谱由 PRKG1 基因编码的丝氨酸/苏氨酸激酶,其通过抑制细胞内 Ca^{2+} 水平,抑制 TXA$_2$ 合成、颗粒释放、整合素激活和细胞骨架重排,类似于 PKA[9,36,37]。对 Prkg1 敲除小鼠的研究明确了 PKGI 是 NO 和 cGMP 的主要下游靶标,它们在血小板中传递其抑制作用[38]。这些发现与 PKGI 表达降低患者的结果一致[39]。PKGI 在体内预防缺血后血小板黏附和聚集中起关键作用[38]。Prkg1 敲除小鼠表现出尾部出血时间延长[40],表明在这种类型的伤害中,PKGI 不介导 NO 的抑制作用[40]。大量研究表明,PKGI 与 PKA 共享几种底物并调节相同的信号传导节点[9,41]。

值得注意的是,血小板 NO 信号通路的某些方面仍然存在争议,例如血小板是否产生 NO 以及 NO-sGC-PKGI 信号通路是否也在血小板活化中起正调节作用[11,41-43]。

含有 ITIM 的受体

血小板中含有免疫受体酪氨酸抑制基序(ITIM)的受体属于免疫球蛋白超家族,并且在其胞质尾部含有串联共有 ITIM,或一个 ITIM 和一个 ITIM 样序列[基于免疫受体酪氨酸开关基序(immunoreceptor tyrosine-based switch motif,ITSM)]。ITIM 为含有酪氨酸(Y)的 6 个氨基酸的序列,其后是有一个 C 末端的 Y+3 位疏水残基,之后在 Y-2 位置是一个较不保守残基,其中含有共有序列 I/V/LxYxxL/V,其中 x 表示任意氨基酸[44]。

ITSM 由共有序列 TxYxxV/I 定义[45]。在这些基序中,酪氨酸残基的磷酸化能产生高亲和力对接位点,募集含有细胞溶质 SH2 结构域的磷酸酶,抵消活化信号[46]。典型的效应蛋白包括含有串联 SH2 结构域的胞质酪氨酸磷酸酶 Shp1 和 Shp2 和/或含有单个 SH2 结构域的脂质磷酸酶磷脂酰肌醇 5-磷酸酶 1(single SH2 domain-containing lipid phosphatases phosphatidylinositol 5-phosphatase-1,SHIP-1) 和 SHIP-2。磷酸化的 ITIM 不仅将这些磷酸酶定位于质膜,而且还有助于它们的活化,从而使磷酸酪氨酸残基激酶和衔接蛋白或脂质第二信使磷脂酰肌醇-3,4,5-三磷酸酯去磷酸化,如 SHIP 磷酸酶。抑制性 Fcγ 受体 II B (Fcγ receptor IIB,FcγRIIB) 作为 ITIM 信号传导的原型,最初认为其抑制 B 细胞活化依赖于含有 ITAM 的 B 细胞受体(B cell receptor,BCR)[47]。包含 ITIM 的受体抑制 ITAM 受体的信号传导的关键是配体介导的两种受体的共簇。在 FcγR II B 和 BCR,这是由抗原-抗体复合物介导。BCR 结合抗原,Fcγ-R II B 结合抗体的 Fc 部分抵抗抗原,使两种受体紧密接近,并允许 ITIM 相关的 SHIP1 使 PI3,4,5P3 去磷酸化为 PI3,4P2,并减弱 BCR 信号传导。除了结合含有 SH2 结构域的磷酸酶之外,ITSM 还可以结合称为 SLAM 相关蛋白(SLAM-associated proteins,SAP) 的含 SH2 结构域的小衔接子,促进而不是抑制细胞活化,从而赋予含有 ITSM 的受体活化和抑制功能。

在血小板中,含有 ITIM 的受体的主要功能之一是限制含有 ITAM 的胶原受体 GP VI-FcRγ 链复合物和含有半-ITAM 的平足蛋白(podoplanin) 受体 CLEC-2 的信号转导(图 15.3)。关于含有 ITIM 的受体在调节血小板的 FcγR II A 信号传导中的作用,研究相对较少。重要的是,ITIM 信号传导的作用不仅限于(半)ITAM 信号传导途径的调节,还包括通过尚未定义的机制调节整合素和 GPCR 介导的反应[8]。与 PGI$_2$ 和 NO 信号导致

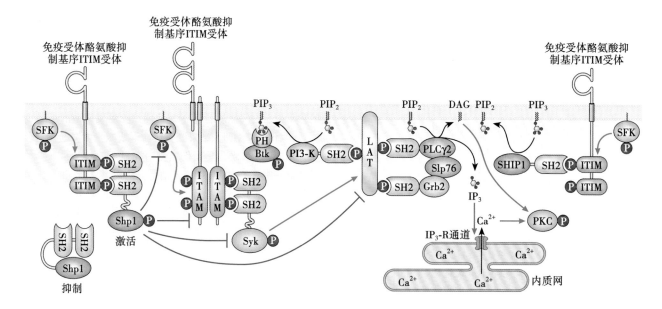

图 15.3　含有免疫受体酪氨酸抑制基序(ITIM) 的受体的经典抑制功能。 通过募集含有 Src 同源性 2(SH2) 结构域的蛋白质-酪氨酸磷酸酶 Shp1 和 Shp2,或含有 SH2 结构域的肌醇 5'-磷酸酶 1(SHIP1) 来抑制含有 ITAM 的受体信号传导。Btk,布鲁顿酪氨酸激酶;DAG,二酰基甘油;IP3-R,三磷酸肌醇受体;P,磷酸盐;PI3-K,磷酸肌醇 3-激酶;PIP2,二磷酸磷脂酰肌醇;PIP3,三磷酸磷脂酰肌醇;PKC,蛋白激酶 C;SFK,Src 家族激酶;SH2,Src 同源性结构域 2

的血小板无反应性和对大多数激活途径的影响相比，含有 ITIM 的受体的抑制导致仅在受体附近信号终止，这是含有 ITIM 受体的关键特征。

MK 家族表达几种含 ITIM 的受体，包括血小板内皮细胞黏附分子-1（platelet-endothelial cell adhesion molecule-1，PECAM-1 或 CD31）、G6b-B、TREM 样转录物-1（TREM-like transcript-1，TLT-1）、白细胞相关免疫球蛋白样受体 1（leukocyte-associated immunoglobulin-like receptor 1，LAIR-1）、CEACAM1（也称为 CD66a、BGP 和 C-CAM）、CEACAM2（仅存在于小鼠）和白细胞免疫球蛋白样受体 B2（leukocyte immunoglobulin-like receptor B2，LILRB2），也称为配对的免疫球蛋白样受体 B（paired immunoglobulin-like receptor，BPIR-B）[8]（图 15.4）。下文将进行详细讨论，依据表达谱将这些受体分为限制于 MK 谱系的受体和具有更广泛表达模式的受体。

这些受体调控广泛的 MK 和血小板反应，最好通过相应敲除小鼠的表型和 G6b-B 突变的患者来说明。该领域的一个新兴概念是，主要效应物 Shp1 和 Shp2 在 MK 分化期间不断表达[48]，LAIR-1 和 G6b-B 表达谱差异巨大，LAIR-1 既表达于造血干细胞，又表达于不成熟的 MK，而 G6b-B 仅在成熟的 MK 和血小板上表达[49,50]。尽管结构相似，但各种敲除小鼠的表型是不同的，表明各种含 ITIM 的受体在血小板中的作用都是不同的。编码这些抑制性受体的少数基因经历了快速的演化，从而导致人和小鼠受体之间存在如下文所述的显著差异。然而我们关注的是 PECAM-1 和 G6b-B，这些受体已被广泛研究，是血小板生成和发挥功能的关键调节因子。此外，我们也会讨论其他参与血小板功能调节的含有 ITIM 的受体。

PECAM-1：选择性的血小板活化抑制剂

PECAM-1 是首个在血小板中发现的含有 ITIM 的受体，它已经成为血小板中这类抑制性受体的典型代表[8]。PECAM-1 是 130kDa 的 Ⅰ 型跨膜受体蛋白，含有 6 个细胞外 Ig 同源结构域、1 个单跨膜区，在其胞质结构中含有 1 个 ITIM 和 ITSM[51]。PECAM-1 广泛表达于血管内皮细胞、血小板和各种白细胞亚群，包括单核细胞、中性粒细胞、树突状细胞、肥大细胞、自然杀伤细胞、B 细胞和 T 细胞[52]。PECAM-1 于 1990 年被克隆[53-55]，一直是广泛研究的焦点，它在血小板活化、血栓形成、血管通透性和白细胞运输的调节中起关键作用[56]。

根据蛋白质组学数据库，人类和小鼠血小板中分别有 9 400 和 5 566 份 PECAM-1 拷贝[57,58]，与使用 PECAM-1 抗体的 Scatchard 分析结果呈较好的相关性[59-62]。然而，PECAM-1 在人血小板上的表达在个体之间存在变异，PECAM-1 表达水平增高与血小板反应性降低有关[59,63]。人和小鼠血小板差异显著，前者主要表达 PECAM-1 的全长形式，后者表达高水平的 Δ15 的 PECAM-1 变异体，具有较短的细胞质尾部，缺乏丝氨酸（S）702 和 S707[64]。这些残基对于调控 PECAM-1 信号传导至关重要[65]，生理条件下 PECAM-1 胞质尾部嵌入质膜中，在磷

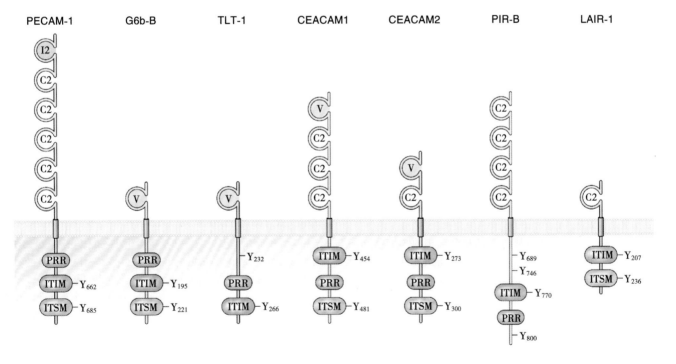

图 15.4　含有血小板 ITIM 的受体。主要的结构特征如图所示，包括细胞外 IgC2 样、IgV 样和 Igl2 样结构域和主要的细胞内信号基序，即基于免疫受体酪氨酸抑制基序（ITIM，共有序列 I/V/LxYxxL/V）、基于免疫受体酪氨酸开关基序（ITSM，共有序列 TxYxxV/I）和富含脯氨酸区域（PRR，共有序列 PxxP）以及非共有的 ITIM/ITSM 样酪氨酸残基。除白细胞相关免疫球蛋白样受体 1（LAIR-1）外，所有受体均已在血小板中描述，LAIR-1 仅在 MK 中发现。氨基酸序列依据切割信号肽后的成熟肽序列进行编号。CEACAM，癌胚抗原相关细胞黏附分子；PECAM，血小板内皮细胞黏附分子受体；PIR-B，免疫球蛋白样受体 B；TLT，TREM 样转录物

酸化后释放出来。PECAM-1 的胞外结构域高度糖基化[53,66]，可以与许多配体结合，最重要的是可以与其他细胞上的 PE-CAM-1 的胞外结构域结合。跨嗜同性相互作用由细胞外结构域的两个 N-末端 Ig 同源结构域 1 和 2 介导[67-70]。PECAM-1 的嗜异性结合伴侣包括整联蛋白 α V β3[70-72]、CD38[73]、和中性粒细胞特异性 CD177[74]；然而，目前尚不清楚这些相互作用与血小板的生理作用的相关性。

PECAM-1：功能

PECAM-1 的功能已经通过 Pecam1 敲除小鼠[75]，以及抗体和重组胞外域介导的交联选择性激活 PECAM-1 信号传导来阐明。很明显，PECAM-1 分子在相邻血小板上的反式嗜同性相互作用不会导致血小板聚集，Pecam1 敲除小鼠血小板对 ADP 和凝血酶诱导的聚集没有改变[75-78]。由于内皮细胞上受体表达水平较高，血小板和内皮细胞之间的跨嗜同性相互作用更为紧密。在胶原蛋白和 CRP 诱导下，Pecam1 敲除小鼠的血小板表现为聚集增强，致密颗粒释放增加，证明 PECAM-1 对含有 ITAM 的 GPⅥ-FcR γ 链的受体复合物具有抑制功能[76-78]。伴随 GPⅥ信号增强，Pecam1 敲除血小板还表现为在胶原蛋白和 CRP 表面上的黏附及铺展增强[76,77]。据报道，CLEC-2 激动剂 rhodocytin 的阈下浓度也有类似的血小板聚集增强作用，表明 PECAM-1 对 CLEC-2 受体信号传导有抑制功能[76]。这些研究结果提示，PECAM-1 主要作为 ITAM-和半 ITAM-偶联受体信号传导的抑制剂。然而，高浓度的（半）ITAM 激动剂也掩盖血小板聚集增强的效应，突显了 PECAM-1 在这些途径上的调控作用。

抗体介导的 PECAM-1 交联导致钙动员被抑制，一系列低剂量激动剂能触发致密颗粒释放和血小板聚集，这些激动剂包括胶原蛋白、GPⅥ特异性激动剂 CRP 和 convulxin、CLEC-2 特异性激动剂 rhodocytin 和凝血酶[76,79]。PECAM-1 抗体介导的聚集抑制机制涉及 PECAM-1 的 ITIM 和 ITSM 的磷酸化增加，以及激动剂诱导的几种参与血小板活化的蛋白质的酪氨酸磷酸化的相应减少[79]。类似地，重组二聚体人 PECAM-1 胞外域能模拟 PECAM-1 的反式嗜同性相互作用，选择性诱导下游信号传导，并且剂量依赖性地抑制低剂量的胶原蛋白和 CRP 诱导的血小板聚集[80]。

PECAM-1 还参与调节从内-外的整合素 αⅡbβ3 信号传导。早期研究表明，针对膜近端 Ig 同源结构域 6 的抗 PECAM-1 抗体可诱导 PECAM-1 酪氨酸磷酸化，并对 ADP 诱导的血小板聚集有增强作用[81]。随后有报道称 Pecam1 敲除小鼠血小板血块收缩延迟，细胞骨架重组不良和局部激酶酪氨酸磷酸化减少，提示由整合素 αⅡbβ3 和异常下游信号转导导致的纤维蛋白原缺陷[78]。然而，这些缺陷未在后期研究中报道，没有显示血栓收缩和血小板在纤维蛋白原上的轻度增强[76]。这些研究之间的差异很可能是由于方法学差异或可能出现的 Pecam1 敲除遗传漂变。需要进一步研究来明确 PECAM-1 在整合素介导的血小板反应中的作用。

PECAM-1 在血栓形成中的生理功能已得到很好的证实。在激光诱导的提睾肌小动脉血栓形成模型中，在 Pecam1 敲除

小鼠中观察到血栓明显增大，提示该受体在体内具有抑制血栓形成的作用[82]。由于 PECAM-1 在脉管系统中广泛表达，因此用骨髓嵌合小鼠进行实验可以明确内皮细胞与造血细胞 PE-CAM-1 对表型的作用。研究结果表明，血栓形成增加是血小板和白细胞 PECAM-1 的缺陷而导致[82]。然而，野生型和 Pecam1 敲除小鼠在氯化铁诱导的颈动脉血栓形成模型中的差异较小[82]。有趣的是，在 FITC-葡聚糖光化学损伤诱导的提睾肌小动脉和小静脉血栓形成模型中，Pecam1 敲除小鼠血栓形成是正常的[83]。损伤的性质可能是出现差异的原因，提示 PECAM-1 在血栓形成中的作用很大程度上取决于血管床和损伤的类型。此外，由于 PECAM-1 在不同的白细胞亚群中广泛表达，因此这些细胞上 PECAM-1 的缺失也可能参与观察到的表型。有趣的是，Pecam1 敲除小鼠出血时间延长，通过骨髓嵌合小鼠研究，发现这一表型是内皮细胞 PECAM-1 缺失而不是血小板 PE-CAM-1 缺失所致[84]。

正常情况下 Pecam1 敲除小鼠的血小板计数无异常[84]，但是抗体介导的血小板耗竭后这些小鼠血小板恢复速度延迟[85]。这归因于血小板生成受损，MK 与细胞外基质的黏附增加，以及针对基质衍生因子-1α 梯度缺乏 MK 极性，这由于 SDF-1α 受体 CXCR4 向 MK 前缘的缺陷分隔所致[85]。MK 迁移缺陷也可能导致这些小鼠的骨髓中 MK 空间分布异常[86]。

PECAM-1：信号传导

PECAM-1 的磷酸化最初是在凝血酶刺激的血小板中发现[87-89]，随后也见于其他几种血小板刺激剂作用的血小板。PECAM-1 信号转导的核心是 ITIM 和 ITSM 中的两个酪氨酸残基，它们在血小板刺激剂作用下进行磷酸化，这些刺激剂包括：凝血酶、凝血酶受体激活肽（TRAP）[90-94]、胶原蛋白、CRP、蛇毒蛋白 convulxin[80,90,95]、交联的抗 PECAM-1 抗体[91,94]，以及磷酸酶抑制剂过钒酸盐[87]。PECAM-1 磷酸化是否需要整合素 αⅡbβ3 信号还存在争议，大多数研究显示血小板聚集时 PECAM-1 磷酸化增强[80]。

PECAM-1 胞质区中酪氨酸（Tyr）663 和 Tyr686 的磷酸化由 Shp1 和 Shp2 通过它们的 SH2 结构域的结合而介导[91-93,96,97]。磷酸化的 ITIM 和 ITSM 与 Shp1 和 Shp2 的 SH2 结构域的结合亲和力在纳摩尔范围。结合涉及磷酸化-Tyr663 与 N-末端 SH2 结构域，以及磷酸化-Tyr686 与 Shp2 的 C-末端 SH2 结构域的高度特异性作用。

磷酸化 ITIM 和 ITSM 与 SH2 结构域的结合，不仅可以将 Shp1 和 Shp2 定位于质膜，还可以通过减轻分子内的相互作用抑制来增强磷酸酶的催化活性[91,92,96]。PECAM-1 在其 C 末端区域含有两个丝氨酸残基 Ser702 和 Ser707，可以通过诱导型或组成型方式磷酸化。S702 磷酸化的功能是破坏 C 末端区域的质膜相互作用，从而控制 ITSM 的可及性[65]。ITSM 和 ITIM 进行连续的磷酸化，首先是 Lyn 磷酸化 ITSM，为 Csk 提供对接位点，进而使 PECAM-1 的 ITIM 磷酸化[98]。脂质磷酸酶 SHIP-1 也被证明在体外可通过其 SH2 结构域与 PECAM-1 结合[99]，以及通过它们的 SH3 结构域与 SFK 结合；然而，这些相互作用与

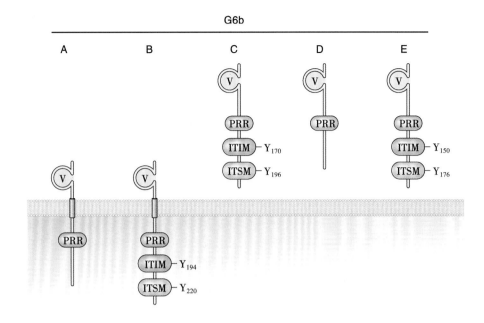

图 15.5　G6b-B 的剪接异构体。人类 G6b 的既定和推定的同种异构体。主要结构如图所示，包括 IgV 结构域、ITIM、ITSM 和 PRR。G6b-A 和-B 含有跨膜区，因此为膜受体。转录组分析发现 G6b 的异构体 G6b-C、D 和 E，但未检测到蛋白表达，它们缺乏跨膜结构域，提示为分泌蛋白。依据信号肽切割后的成熟氨基酸序列对残基进行编号

血小板功能的关系尚未明确。

G6b-B：血小板稳态的关键调控因子

　　G6b-B 是一种 I 型跨膜蛋白，在 MK 和血小板中高度特异性表达[49,100-104]。在结构上，G6b-B 由 1 个单个胞外 Ig 可变区样（IgV）结构域、1 个跨膜结构域和细胞质尾部组成，细胞质尾部由 1 个富含脯氨酸区域（proline-rich region，PRR）、1 个 ITIM 和 1 个 ITSM 组成。G6b（也称为 C6orf25 和 MPIG6B）位于 6 号染色体的主要组织相容性复合物Ⅲ类区域内，克隆自红白血病细胞系 K562 细胞。同时克隆的还有几种预测的可变剪接变体，包括 G6b-A、-C、-D 和-E，它们与 G6b-B 共享相同的胞外结构（图 15.5）[101,105]。G6b-A 与 G6b-B 具有相同的跨膜结构域和富含脯氨酸的近膜区域，其余四分之三的细胞质尾部的氨基酸组成，G6b-A 与 G6b-B 几乎没有相似之处。实际上，G6b-A 的细胞质尾部缺乏酪氨酸残基、ITIM 和 ITSM，但富含丝氨酸和苏氨酸残基。G6b-C、-D 和-E 缺乏跨膜结构域，可能是分泌形式。用同种属特异性抗体进行的 Western blotting 已经证实人血小板中表达 G6b-A，但其功能仍未明确。G6b-C、-D 和-E 的表达及功能作用尚不清楚。

　　G6b-B 在血小板中表达丰度很高[104]，每个人和小鼠血小板分别估计有 13 700 和 29 637 个拷贝数[57,58]。人 G6b-B 的胞外 IgV 结构域含有单个 N-连接的糖基化位点，而小鼠 G6b-B 含有两个[49,101,104]。因此，SDS-PAGE 电泳，人 G6b-B 显示为 28 至 32kDa 之间的双峰，而小鼠 G6b-B 为 45kDa 的条带，呈一个致密的双峰。人和小鼠 G6b-B 的上部条带代表糖基化的蛋白，下部条带为未经糖酸修饰的蛋白。

　　2005 年，de Vet 及其同事首次发现 G6b-B 与肝素结合[106]。随后 Senis 实验室证实，G6b-B 与细胞外基质基底膜蛋白聚糖的硫酸乙酰肝素侧链紧密结合[107]。表面等离子体共振显示重组 G6b-B 二聚体与肝素和硫酸乙酰肝素的结合亲和力处于低纳摩尔范围，而重组单体 G6b-B 的结合亲和力是低毫摩尔范围内。未检测到 G6b-B 与血管中的其他蛋白聚糖，包括 syndecan 和集聚蛋白，或细胞外基质蛋白，包括胶原蛋白、层粘连蛋白、纤维连接蛋白和纤维蛋白原的结合[107]。去除硫酸乙酰肝素侧链后，G6b-B 与基底膜蛋白聚糖的结合丧失，表明它不与核心蛋白结合。这些配体诱导 Shp1 和 Shp2 参与的特异性 G6b-B 磷酸化，强烈表明 G6b-B 是硫酸乙酰肝素/肝素受体。MK 可能在血管壁中遇到硫酸乙酰肝素和肝素，而血小板仅在血管壁破裂时或在肝素治疗期间与这些配体接触。需要进一步研究来阐明这些相互作用对 MK 和血小板的生物学和病理学意义。

G6b-B：功能

　　G6b-B 最初被认为是抑制性受体，依据是其细胞质尾部中存在 ITIM，以及它与磷酸酶抑制剂过钒酸盐处理的瞬时细胞表达的 Shp1 和 Shp2 的相互作用[101]。G6b-B 的磷酸化，与 Shp1 和 Shp2 的结合特性，在后续的人和小鼠静息和活化血小板的研究中得以证实[49,103,104,108]。G6b-B 具有抑制功能的首个证据来自抗体介导的交联研究，发现针对 G6b-B 胞外域的多克隆抗体能诱导其磷酸化，增强 G6b-B 与 Shp1 的结合，削弱 CRP-和 ADP-诱导的血小板聚集[103]。随后研究发现，G6b-B 能抑制瞬时转染 DT40 的鸡 B 细胞的 GP Ⅵ 和 CLEC-2 信号。如果 ITIM 及 G6b-B 的 ITSM 中的共有酪氨酸残基突变为苯丙氨酸，G6b-B 则不能与 Shp1 和 Shp2 结合，也失去对 GP Ⅵ 和 CLEC-2 信号的抑制作用。然而，在缺乏 Shp1、Shp2 和 SHIP1 表达的 DT40 细胞中也观察到 G6b-B 的抑制作用，提示这种模型和作用机制

还存在争议。

目前已知的 G6b-B 的生理功能大部分来自对小鼠模型的研究。小鼠中 G6b 特异性缺失会导致严重的巨核细胞血小板减少症、血小板异常功能、轻度至中度出血、造血部位的巨核细胞增多和 MK 集群周围的局灶性骨髓纤维化。G6b 敲除小鼠的血小板计数比正常值低 80%,血小板体积增加了 35%[49]。这种效应的主要原因是 G6b 敲除 MK 产生血小板的能力降低。血小板清除率的增加也是产生该表型的一个因素,可能是由于血小板处于预激活状态,在循环中能更快地被清除。G6b 敲除小鼠的血小板表面 IgM 和 IgG 水平增加,提示产生了针对血小板表面受体的自身抗体。血小板计数减少,导致这些小鼠的血清血小板生成素(TPO)水平增加,巨核细胞生成增加、骨髓纤维化和骨髓破坏增多。有趣的是,在 G6b 敲除小鼠骨髓来源的原代 MK 中 TPO 信号通路是完整的,它们在体外能正常发育[49]。然而,与对照 MK 相比,缺乏 G6b-B 的 MK 在纤维蛋白原、纤连蛋白和胶原蛋白涂层表面无法正常铺展,或在纤维蛋白原-或纤连蛋白表面形成前血小板能力低下。表明 G6b-B 在调节整合素介导的 MK 和血小板前体形成功能中起重要作用。纤维蛋白原黏附的 G6b 敲除 MK 中整联蛋白信号的减少也支持上述研究。然而,这些 MK 生成前血小板减少的原因仍有待进一步研究。

令人惊讶的是,G6b 敲除小鼠表现为血小板对胶原蛋白的反应受损,另一方面又表现出出血异常。失去对胶原的反应的原因是 GP Ⅵ-FcRγ 链表达显著下调,可能是在 G6b-B 缺失情况下的补偿调节。相反,在 G6b 敲除血小板中 CLEC-2 表达仅略微降低,故血小板对抗体介导的受体激活反应过度。其他观察到的血小板缺陷包括:凝血酶诱导的血小板聚集减弱,凝血酶处理的血小板在纤维蛋白原表面的铺展减少,以及血小板表面 GP Ⅰ bα 表达减少。总的来说,血小板计数的减少和血小板对各种激动剂反应性的降低导致这些小鼠的血栓形成减少和出血增加,突出了负反馈途径在 G6b-B 缺失时对预防血栓形成的关键作用[49]。

最近有研究报道,G6b-B 存在功能丧失突变体,其表型与 G6b-B 敲除小鼠惊人相似。G6b-B diY/苯丙氨酸(F)小鼠表达一种 G6b-B 的突变形式,其中 ITIM 和 ITSM 内的酪氨酸残基突变为苯丙氨酸,使 G6b-B 与 Shp1 和 Shp2 解偶联[109]。这些发现表明单独的 G6b-B 表达不足以实现其生物学功能,它必须能够通过 Shp1 和 Shp2 信号。该小鼠模型还证明 G6b 的其他同异构体很少或没有独特的生物学功能[109]。

对患者和人源化小鼠的研究表明 G6b-B 在人血小板稳态调控中具有重要作用。最近,来自 5 个不相关家庭的儿童被鉴定为先天性的常染色体隐性遗传,G6b 的功能丧失突变导致的伴有局灶性骨髓纤维化的巨血小板减少症[110,111]。迄今为止,通过连锁分析和整个外显子测序,确定了 G6b 中存在 4 个突变,分别为 p. Cys108*、p. 20fs 和 p. 49fs 和 p. Gly157Arg。这些患者的表型与 G6b 敲除及功能丧失小鼠的类似,包括轻度至中度出血、巨血小板减少症、非典型 MK 伴随骨髓独特的局灶性的周围巨核细胞纤维化[110]。有趣的是,患者表现出可变的白细胞增多和贫血,在上述小鼠模型中有时也能观察到。目前尚不清楚对其他造血谱系的影响是否是缺乏功能性 G6b-B 的直接后果,还是由低血小板计数、骨髓破坏或具有高 MK 输出的倾斜造血引起的继发效应。没有患者有体细胞 JAK2、MPL 或 CALR 突变,这些突变通常与成人 BCR-ABL 阴性骨髓增生性肿瘤中的原发性骨髓纤维化相关。这也使得 G6b-B 成为首个发现的、与人类先天性原发性骨髓纤维化相关的抑制性 ITIM 受体。人和小鼠 G6b-B 功能相似的进一步证据来自人源化小鼠的研究,发现重组人 G6b 可通过同源重组挽救 G6b 敲除小鼠的表型[110]。在人源化 G6b-B 小鼠中仅发现血小板计数和功能的轻度缺陷,主要是由于糖基化的差异导致小鼠血小板表达的人 G6b-B 表达量仅为小鼠的 75%。总之,这些研究结果明确了 G6b-B 是调控人和小鼠 MK 和血小板功能的关键受体,G6b-B 缺乏或功能障碍最终导致巨血小板减少症,MK 群集在骨髓纤维化和造血的部位。

G6b-B:信号传导

与其他含 ITIM 的血小板受体不同,G6b-B 是高度磷酸化的,与静息血小板中的 Shp1 和 Shp2 相关,表明 G6b-B 组成性地减弱血小板反应性,阻止其被预激活。ITIM 和 G6b-B 的 ITSM 中的保守酪氨酸残基能被 SFK 磷酸化,介导 Shp1 和 Shp2 中的串联 SH2 结构域的结合。最近发现,SFK 活性增高可导致血小板表面的含有 ITAM 的 GP Ⅵ-FcRγ 链复合物减少,同时伴随 G6b-B 水平增加、G6b-B 磷酸化、与 Shp1 和 Shp2 的结合增强,进一步证明 SFK 可同时触发 ITAM 和 ITIM 信号传导(图 15.6)[2]。目前,尚不清楚含有 ITAM 的活化和含有 ITIM 的抑制性受体的磷酸化如何在 SFK 活化后保持平衡,这需要进一步深入研究。关于 G6b-B 的其他相互作用配体,目前没有证据表明它通过其 ITSM 结合脂质磷酸酶 SHIP1 或 SAP 衔接蛋白。然而,有体外证据表明它可以结合 Fyn、Src 和 Syk,可能促进 Shp1 和 Shp2 的磷酸化和结合[108]。这些相互作用尚未在血小板中得到证实。也没有证据表明 G6b-B 中富含近端脯氨酸的区域介导 SFK 或任何其他含 SH3 结构域的信号蛋白的结合,还是 G6b-A 的细胞质尾部中的大量丝氨酸和苏氨酸残基在活化的血小板中被磷酸化并介导信号传导。

Shp1 和 Shp2 的参与对于 G6b-B 的生物学效应至关重要,正如 G6b-B diY/F 小鼠模型所证实的[109]。磷酸化的 G6b-B 可以结合 Shp1 和 Shp2,然而所有证据都表明它更易于与 Shp2 结合并发出信号。Shp2 与 G6b-B 的 ITIM 和 ITSM 的磷酸肽结合亲和力比 Shp1 高 100 倍。此外,小鼠血小板 Shp2 含量比 Shp1 高 6 倍,可以优先与 G6b-B 的结合,而且 Shp2 条件性敲除小鼠的表型更接近于 G6b-B 敲除小鼠。据推测,人血小板中也是如此,尽管人血小板 Shp1 水平比 Shp2 高 2.5 倍。G6b-B 与 Shp1 或 Shp2 结合后的下游效应可能是可以忽略的,因为这两种磷酸酶可能是可以互换的,它们靶向许多相同的底物。它们作用的特异性更多地来自表达模式和定位的不同,而不是底物的差异。现已知 Shp2 的下游靶标主要是 Syk,其在 G6b 和 Shp2 敲除小鼠血小板中过度磷酸化[48,49];然而,Shp2 去磷酸化作用的酪氨酸残基仍未明确。毫无疑问,Shp1 和 Shp2 能使血小板中的其他关键底物去磷酸化,但它们的身份仍然难以确定。人

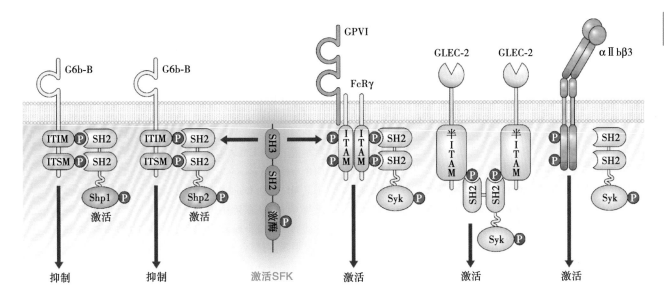

图 15.6　G6b-B 信号的启动。SFK 平行介导磷酸化活化和抑制途径。一旦达到 SFK 活动的阈值水平,就触发免疫受体酪氨酸抑制基序(ITAM)、半 ITAM、整合素和 ITIM 信号传导。活化的动力和顺序取决于激动剂和 SFK 活性水平。ITSM,免疫受体酪氨酸开关基序;P,磷酸盐;SFK,Src 家族激酶

G6b-B 可以补偿 G6b 敲除小鼠表型的事实表明:尽管人类与小鼠血小板中 Shp1 和 Shp2 表达的相对比例存在差异,但这两种受体在调节血小板生成和功能方面发挥直系同源功能[110]。人源化 G6b-B 小鼠出现的残存血小板缺陷最可能是由于小鼠血小板中人类 G6b-B 表达较低,而不是 G6b-B 信号或与其配体结合方面的物种差异导致。

用核磁共振分析 Shp2 的重组 SH2 结构域和 ITIM 的磷酸肽和 ITSM 的 G6b-B,显示 Shp2 的 N-SH2 优先与磷酸化的 ITIM 和 C-SH2 结合至磷酸化的 C 末端 ITSM[109]。该构象能使得相关 Shp2 得到最大延伸,从而使邻近的底物去磷酸化。G6b-B 的 ITIM 和 ITSM 的磷酸化,与 Shp1 和 Shp2 的结合,显著增强胶原蛋白和凝血酶刺激的效应,这可能与预期相反,但可能是抑制 GPⅥ、PAR1 和 PAR4 信号,阻止持续或不受控制的信号的一种方式[109]。

硫酸乙酰肝素和肝素的结合也诱导 G6b-B 的 ITIM 和 ITSM 的磷酸化,以及与 Shp1 和 Shp2 的结合,提示这将增加 G6b-B 的抑制作用。然而,这很大程度上取决于配体的浓度和复杂性[107]。事实上,这两种配体在中低浓度时都有增强血小板聚集的作用,使胶原蛋白和 ADP 的浓度降低,而在高浓度时均未观察到此现象。相反,抗血小板抗凝血剂(APAC)是一种更高级的结构,其中肝素的单链与牛血清白蛋白核心共价连接,使 G6b-B 高度磷酸化,与 Shp1 和 Shp2 结合增强,还对胶原诱导的血小板聚集有显著抑制作用,但对 ADP 诱导的血小板聚集有增强作用。有趣的是,基底膜聚糖对胶原蛋白或 ADP 介导的血小板聚集几乎没有影响,可能是由于其 N 末端硫酸乙酰肝素侧链作用于 G6b-B[107]、内啡肽、基底膜聚糖的 C 末端(该结构结合整合素 α2β1)[112]。值得注意的是,基底膜聚糖是一种非常大的蛋白多糖,能与许多其他细胞外蛋白结合[113],包括胶原蛋白和层粘连蛋白等可以改变血小板反应的蛋白。当血小板接种在基底膜聚糖涂层表面时,可观察到基底膜聚糖对血小板的抑制作用。如果用乙酰肝素酶处理基底膜聚糖,去除硫酸乙酰肝素侧链,就会失去这种效果[107]。该模型原理是硫酸乙酰肝素和肝素可以与自身或其他分子聚集或排斥 G6b-B,具体取决于浓度和配体的复杂性。

其他含 ITIM 的血小板受体

下面我们将概述目前已知的其他含 ITIM 的受体(图 15.4)在调节血小板和 MK 功能中的作用。应该注意的是,这些受体中的一些仅在巨核细胞生成期间表达,并且在人和小鼠血小板中不存在或以极低的水平表达。因此,它们在调节血小板的止血和促血栓形成中的作用甚微。然而 TLT-1 并非如此,它是在人和小鼠血小板中表达丰富的 ITIM 受体,还涉及调控血小板在炎症中的反应。

LAIR-1

LAIR-1 是一种 I 型跨膜糖蛋白,其细胞质尾部含有单个 Ig 恒定区 2 样结构域、1 个 ITIM 和 1 个 ITSM。小鼠 LAIR-1 与人蛋白质的总体序列同源性为 50%,并含有 1 个 ITIM 和非共有的 ITIM 样基序。LAIR-1 的生理配体是胶原蛋白[114]。LAIR-1 在多种白细胞中表达,包括 NK 细胞、T 细胞、B 细胞、单核细胞、树突细胞、嗜酸性粒细胞、嗜碱性粒细胞、肥大细胞[115]。LAIR-1 表达也见于造血祖细胞和未成熟的 MK,但不表达于成熟的 MK 或血小板[50,116]。*Lair1* 敲除小鼠血小板在低剂量胶原蛋白和 CRP 刺激后的聚集反应增强,作用类似于其他含血小板 ITIM 的受体。有趣的是,这些敲除小鼠表现出轻度的血小板增多症和血小板形成增加,表明 LAIR-1 在血小板形成中具有抑制作用[50]。这种抑制作用很可能是由酪氨酸激酶 Csk 介导的,后者被证明可以结合磷酸化的 LAIR-1[117]。

TLT-1

TREM 样转录物 1(TLT-1)是一种 I 型跨膜受体,具有单个 IgV 样结构域,一个 ITIM,在其细胞质尾部中含有非共有 ITIM 样基序[118],在人和小鼠 MK 和血小板中高度特异性表达[119]。用蛋白质组学的方法估算[57,58],每个人和小鼠血小板分别有 14 200 和 154 769 拷贝的 TLT-1,是最丰富的含血小板 ITIM 的受体。TLT-1 可被酪氨酸磷酸化,并能在瞬时转染的细胞和血小板中结合 Shp1 和 Shp2。然而,与负调节血小板活化的其他含有 ITIM 的血小板受体不同,TLT-1 是正调节剂,能促进血小板活化[120-122],这也使其成为非常规的 ITIM 受体。此外,它存在于 α-颗粒膜中,还存在可溶性 TLT-1 剪接体,它不表达于血小板表面,而是从活化血小板分泌。TLT-1 的胞外域也可以从活化的血小板脱落,共同组成血浆中的总可溶性 TLT-1。有趣的是,患有慢性炎症的脓毒症患者的可溶性 TLT-1 水平显著升高[122]。然而,可溶性 TLT-1 水平升高的生理功能和临床意义尚不清楚。TLT-1 能结合纤维蛋白原,但尚未知配体参与是否诱导下游信号传导。缺乏 TLT-1 的小鼠表现为轻度血小板减少症,在鼠尾出血时间轻度延长,凝血酶诱导的血小板聚集减弱。最有趣的是,脂多糖处理的 TLT-1 缺陷小鼠与对照组小鼠相比,产生更高水平的血浆组织坏死因子和 D-二聚体,提示这些敲除小鼠在危险因素作用下更易于发生疾病[122]。TLT-1 敲除小鼠也有出血倾向伴有局部炎症性病变。总之,这些发现表明 TLT-1 在对损伤导致的炎症反应调控中起保护作用[122]。

CEACAM1 和 CEACAM2

CEACAM1 和 CEACAM2 是免疫球蛋白超家族的相关成员。CEACAM1 在多种上皮细胞、内皮细胞和造血细胞中表达[123,124]。CEACAM1 有大量的可变剪接体,人类有 11 种同种型,小鼠中有 4 种同种型[125]。人受体由 N 末端 IgV 样结构域组成,其次是多达 3 个 Ig 恒定区 2 型结构域、1 个跨膜结构域和 1 个可变的细胞质尾巴,最长的剪接体含有 2 个 ITIM。小鼠 CEACAM1 包含 1 个 ITIM 和 1 个 ITSM。与 PECAM-1 相似,CEACAM1 的细胞外结构域高度糖基化,可介导嗜同性相互作用[125]。流式细胞仪检测到人和小鼠血小板低表达 CEACAM1[126],通过蛋白质组学估算,每个小鼠血小板含有 868 拷贝[58],这也得到了小鼠 MK 和血小板的基因表达数据的支持[100,127]。相反,用各种蛋白质组学的方法进行研究,在人血小板中未检测到 CEACAM1[57,104,128]。类似地,基因表达分析也未发现 CEACAM1 存在于人血小板上[127]。导致这种显著差异的原因尚不清楚,可能是人血小板中 CEACAM1 含量低。

目前尚未确定人和小鼠血小板中表达的 CEACAM1 的剪接亚型。然而,已有研究发现,CEACAM1 在凝血酶刺激的小鼠血小板表面表达上调[126]。Ceacam1 敲除小鼠的血小板对低于阈值浓度的胶原、CRP 和 rhodocytin 刺激,表现出聚集增强和致密颗粒释放增加,以及在胶原蛋白涂层表面上的黏附增加[126,129],表明 CEACAM1 减弱(半-)ITAM 受体介导的反应,可能是通过 Shp1 和 Shp2 的区室化和活化作用。在氯化钙诱导的 Ceacam1 敲除小鼠肠系膜小动脉损伤模型中,观察到血栓变

大,稳定性增强[126]。此外,还发现 CEACAM1 参与了整合素 α II bβ3 功能的正调控[130]。

CEACAM2 在其细胞质尾部含有 ITIM 和 ITSM,与血小板活化的调控相关。Ceacam2 存在于小鼠基因组中;然而,同源基因不存在于人类基因组中[131]。与 CEACAM1 相比,它表现出更有限的表达模式,仅在肾脏、子宫、睾丸、脑和选择的肠上皮细胞中表达[132-134]。由于质谱未检测到蛋白质[58],说明小鼠血小板上的 CEACAM2 表达可能较低[129],基因表达数据仅表明血小板中 Ceacam2 在转录水平较低水平的表达[127]。然而,小鼠 MK 表达 Ceacam2[100]。有趣的是,Ceacam2 敲除小鼠表现出与 Ceacam1 敲除小鼠相似的血小板表型,包括:亚阈值浓度激动剂导致血小板聚集和释放增加,血栓形成增加,(半)ITAM 信号增强,对整合素信号的正向调节[126,129,135]。仍有待解决的关键问题是,CEACAM1 和 CEACAM2 是否能够部分地相互补偿,以及血小板在敲除小鼠表型中的贡献。

PIR-B

人类白细胞免疫球蛋白样受体(leukocyte immunoglobulin-like receptor, LILR)家族含有 11 个基因,其中 5 个编码抑制性受体(LILRB1~5)。LILRB2 含有由四个 Ig 样结构域组成的细胞外结构域、1 个 ITIM、和其细胞质尾部中的两个非共有 ITIM 样基序。相反,在小鼠中,该家族中存在单一的抑制性受体,即配对的 Ig 样受体 B(PIR-B),具有 6 个 Ig 样结构域、1 个 ITIM 和 3 个非共有的 ITIM 样基序,即 LILRB2 的小鼠同源基序[136]。LILRB2 和 PIR-B 在造血干细胞、骨髓细胞、树突细胞、肥大细胞、B 细胞和血小板中表达[137-139]。值得注意的是,基于蛋白质组学方法,人或小鼠血小板中未检测到相关蛋白质,提示它们表达丰度低[57,58]。缺乏 PIR-B 细胞质尾部的转基因小鼠的血小板对低剂量 CRP 的过度反应,提示对 ITAM 信号有负调节作用,类似于 PECAM-1 和 CEACAM1/2 的报道[137]。这些小鼠表现出轻度血小板增多,MK 数量较多,表明 PIR-B 在 MK 发育或功能中有作用[137]。Pirb 转录物存在于小鼠 MK[100],一定比例的 MK 前体细胞中存在 PIR-B 蛋白,这些也支持上述推论[140]。

结论

血小板已经进化出多种抑制性受体和信号传导机制,以预防和调节血小板活化,防止病理性血栓形成。所有这些机制都是短暂的,并且是可逆的;否则,血小板无法对周围环境做出反应。血小板活化的广谱抑制剂,包括 PGI₂ 和 NO,通过增加细胞内 cAMP 和 cGMP 水平,激活 PKA 和 PKG 来维持血小板处于静息状态,使得关键受体、信号蛋白和衔接子的 Ser/Thr 磷酸化。含有 ITIM 的受体提供了更微妙和可选择的抑制血小板活化的方法,涉及受体-配体在血管腔或血管壁中的结合,介导脂质和酪氨酸磷酸酶的区室化和活化,从而使下游受体的关键信号去磷酸化并失活。PECAM-1 在限制血管损伤部位的血小板活化和血栓大小中起重要作用,而 G6b-B 在调节反应性以及循环中血小板数量方面发挥更广泛的作用。其他几种含有 ITIM 的受体,包括 CEACAM1 和 CEACAM2,与 PECAM-1 平行提供

额外的调控,而 LAIR-1、PIR-B 与作用于 MK 水平的 G6b-B 共同维持血小板稳态。这些系统的复杂性和互补性并不令人惊讶,因为它们必须合作以控制血小板对任何病理状况发生响应。目前还需进一步研究,以更好地了解这些不同系统是如何整合,以防止危害生命的血栓形成的。这种生理性的血小板抑制机制可作为预防或治疗血栓的新策略。

（谷夏冰、董宁征 译,武艺 审）

扫描二维码访问参考文献

第16章　血小板与白细胞、内皮之间的相互作用

Zhenyu Li and Susan S. Smyth

引言

　　虽然血小板的主要生理作用是止血，但它们也通过调节先天和适应性免疫反应促进炎症。血小板通过与不同种类的白细胞（包括中性粒细胞[1]、单核细胞[2]和淋巴细胞[3]）相互作用，释放多种免疫调节分子（图16.1），从而发挥不同的免疫相关功能[4]。血小板能感知血管的损伤，通过与免疫系统沟通并启动宿主防御反应。然而在病理环境下，这一过程可能产生负效应。例如在动脉粥样硬化斑块部位，血小板依赖性白细胞的聚集和活化可能恶化血管壁的炎症反应，从而加剧动脉粥样硬化过程，促进内膜增生，并破坏斑块的稳定性。血小板与白细胞的相互作用可能调节多种炎症疾病的病理反应，并导致组织损伤。此外，血小板通过与血管壁的直接和间接相互作用促进血管发育、完整性和重构反应。本章将综述这些相互作用的表型及其分子基础。

图16.1　示意图展示参与促进血小板和白细胞相互作用的部分相关分子，由这些相互作用产生的分子介质，以及它们可能发挥的病理作用。首先是血小板活化，释放影响白细胞和内皮细胞功能的趋化因子和细胞因子，以及活性分子的表达（如活化的整合素αⅡbβ3）或表面转移（如P选择素）。其次，释放的因子和活性分子通过配受体作用介导血小板和白细胞的相互作用，这些配受体中大部分也介导血小板与内皮细胞的相互作用。最后，由于相互作用，白细胞产生一系列分子介质从而调节多形核细胞、巨噬细胞和淋巴细胞在先天性免疫和获得性免疫中的作用。ENA-78，中性粒细胞活化肽78；Fg，纤维蛋白原；GP，糖蛋白；GROα，生长调节致癌基因α；ICAM-2：细胞间黏附分子2；IL-10，白介素10；IL-8，白介素8；JAM-3，连接附着分子3；MCP-1，单核细胞趋化蛋白1；MPO，髓过氧物酶；NAP-2，中性粒细胞趋化蛋白2；PF4，血小板因子4；PMN，多形核中性粒细胞；PSGL-1，P选择素糖蛋白配体1；TREM-1，髓系细胞表达触发受体1；TSP，血小板反应蛋白（Illustration by Matt Hazzard，University of Kentucky, Information Technology）

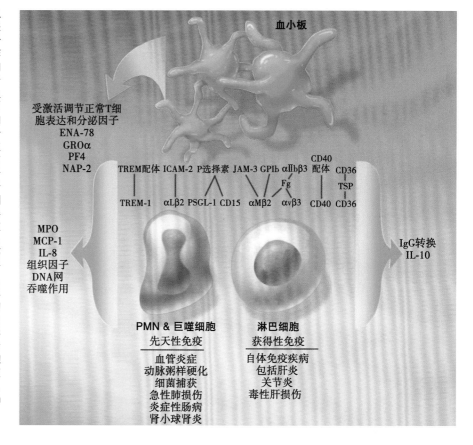

血小板与白细胞的相互作用

黏附受体

P-选择素又名 CD62P,旧称为 PADGEM 或 GMP-140[5,6],是一种 I 型膜蛋白,包含一个 N 端 C 型凝集素结构域、一个表皮生长因子(epidermal growth factor,EGF)样基序、一系列短重复序列、一个跨膜区和一个胞质结构域。P-选择素存在于血小板的 α 颗粒和内皮细胞的 Weibel-Palade(WP)小体,是一类整合型膜蛋白[7]。当细胞活化后,颗粒与外膜融合,P-选择素随即表达在细胞膜表面。选择素家族的三个成员的活化表达都很类似,不过 L-选择素表达在内皮细胞,E-选择素表达在白细胞。P-选择素通过末终端组件和钙依赖的方式结合聚糖,如 α2,3 唾液酸和 α1,3 岩藻糖[8,9]。基因敲除 α1,3-岩藻糖基转移酶(α1,3-linked fucosyl transferase,FucT)-Ⅶ和 Fuc-Ⅳ小鼠丧失选择素介导的白细胞的募集能力,说明 α1,3 岩藻糖是选择素配体的关键组分[10,11]。

P-选择素糖蛋白配体 1(P-selectin glycoprotein ligand-1,PSGL-1)[12,13]是一种二聚体黏蛋白,在丝氨酸和苏氨酸残基上含有多个 O-聚糖,对 P-选择素具有高亲和力(图 16.2)。PSGL-1 表达于中性粒细胞、单核细胞、树突状细胞和淋巴细胞亚群的表面。血小板也表达 PSGL-1,并通过其结合内皮细胞表达的 P 选择素[14]。研究表明,P-选择素通过识别特殊基序(包括硫酸酪氨酸残基、邻近肽决定因子,以及 O-聚糖的岩藻糖残基、半乳糖残基和唾液酸残基)与 PSGL-1 的氨基末端以构象特异的方式结

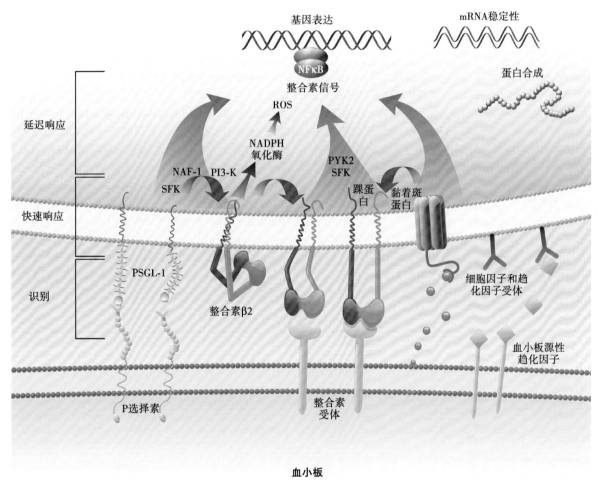

图 16.2　血小板-白细胞相互作用的分子信号通路。血小板-白细胞相互作用分为三步。首先是配受体的识别,这一过程包括 P-选择素与 PSGL-1 的结合;活化的整合素 β2 它的受体结合;活化血小板产生的 CC 和 CXC 趋化因子和它们的受体结合。其次是快速反应过程。配受体的结合启动瞬时胞内信号通路,进一步活化整合素蛋白。如趋化因子受体,是 G 蛋白偶联的七次跨膜蛋白,结合相应的趋化因子后,与它们结合的 G 蛋白活化,将信号传递至整合素的胞内段,促使整合素完全活化。最后是延迟响应的过程。由配受体结合产生的快速反应均可通过胞内信号的传递导致一系列的延迟反应,包括 ROS 的释放,蛋白合成,mRNA 的稳定性以及基因的表达。NAF-1,Nef 相关因子 1;NFκB,核因子 κB;PI3-K,磷脂酰肌醇 3 激酶;PSGL-1,P 选择素糖蛋白配体 1;PYK2,Protein tyrosine kinase 2,蛋白酪氨酸激酶;ROS,活性氧;SFK,Src 家族蛋白激酶(Illustration by Matt Hazzard,University of Kentucky,Information Technology)

合[15]。在血液流动条件下，P-选择素-PSGL-1 的快速结合率/解离率是白细胞在表达 P-选择素的细胞表面黏附和滚动的基础[13,16,17]。

P-选择素和 PSGL-1 是介导血小板和白细胞之间相互结合的主要配受体。这种结合使白细胞在血管损伤部位有效地聚集，并在循环血液中形成血小板-白细胞聚合体[18,19]。白细胞通过活化的血小板募集后，将在其表面释放含有 PSGL-1 和促凝组织因子的微粒，从而触发纤维蛋白的形成和血栓的生长[20-23]。

与 P-选择素结合后，PSGL-1 通过胞质结构域传递细胞内信号，将白细胞沿血小板表面的滚动转化为稳定黏附[24-28]。P-选择素与 PSGL-1 结合不需要细胞活化信号来调控滚动，而白细胞整合素 β2 调控的稳定黏附则需要活化信号。白细胞整合素 β1 和 β2 需要通过活化引起构象变化来识别他们的配体[29]。血小板 P-选择素结合中性粒细胞 PSGL-1 可促进 Mac-1（αMβ2）和 LFA-1（αLβ2）的活化[26,28,30]，结合单核细胞[31]或淋巴细胞的 PSGL-1 可促进整合素 β1 和 β2 的活化[32,33]。

在中性粒细胞中，PSGL-1 与 P-选择素结合后，其胞内区结合的 Nef 相关因子 1（Nef-associated factor 1, Naf-1）迅速磷酸化后通过 Src-family-kinase（SFK）依赖途径活化整合素 β2。同时，Naf-1 的磷酸化将募集 PI3K（phosphoinositide（PI）-3-OH kinase）调控 Mac-1 的活化，然而具体的信号机制仍有待确定[28]。Mac-1 的活化将促发 SFK 介导的由外向内（outside-in）的信号，进而活化 Pyk2（proline-rich tyrosine kinase-2），稳定整合素-配体的结合和加固中性粒细胞-血小板的黏附[26]。在 PSGL-1 胞质区缺失的小鼠中进行的研究表明，尽管白细胞滚动不需要该结构域，但是由 SyK（spleen tyrosine kinase）介导的 LFA-1 激活必须要该结构域的参与[30]。通过这些分子机制，白细胞从滚动转变稳定黏附，进而促进其迁移。

整合素 Mac-1（CD11b/CD18 或 αMβ2）和 LFA-1（CD11a/CD18 或 αLβ2）主要参与调控中性粒细胞，单核细胞和一些淋巴细胞亚群稳定黏附到活化的血小板。Mac-1 至少能识别三个血小板表面受体：纤维蛋白原结合的整合素 αⅡbβ3（GPⅡb/Ⅲa）[34]，GPⅠbα[5]和连接黏附分子 3（junctional adhesion molecule 3, JAM-3）[36]（详见第 9~12 章）。血小板表面可持续表达一类免疫球蛋白超家族细胞间黏附分子-2（intercellular adhesion molecule-2, ICAM-2）可能是 LFA-1 在血小板上的重要配体[37]。血小板表达的 C 型凝集素样受体-2（C-type lectin-like receptor-2, CLEC-2）是单核细胞亚表达的平足蛋白（podoplanin, PDPN）的受体，下文将对此进行更详细的描述。血小板 CLEC-2 与 PDPN 阳性的单核细胞（podoplanin-positive monocytes, PPM）的相互作用上调 IL-1b 和其他细胞因子的表达，可能促进淋巴管生成[38]，通过 PPM 升高加速感染相关血栓形成[39]，在败血症中下调某些炎症级联反应[40]。

可溶性介质

血小板含有三种类型的胞内颗粒：α-颗粒（α-granule）、致密颗粒和溶酶体，这些颗粒中储存着大量的生物活性分子（表 16.1）。血小板的止血和非止血功能很大程度取决于它们在活化时分泌颗粒物质的能力。尤其是 α-颗粒，含有大量的蛋白质，包括凝血因子、促有丝分裂和血管生成因子、炎症介质。血小板活化时，α-颗粒与质膜融合，颗粒内的炎症介质可以表达在血小板表面或释放到微环境中进入生理循环，从而进行可能局部或全身性的调控。α-颗粒内容物包括：CXC 趋化因子——血小板因子-4（platelet factor-4, PF4 或 CXCL4）；β-血小板球蛋白——被中性粒细胞组织蛋白酶 G、ENA-78（CXCL5）、GROα（CXCL1）转化为 CXC 趋化因子 NAP-2（CXCL7）；CC 趋化因子——受激活调节正常 T 细胞表达和分泌因子（regulated on activation, normal T cell expressed and secreted, RANTES 或 CCL5）、单核细胞趋化蛋白-1（monocyte chemotactic protein-1, MCP-1 或 CCL2）、巨噬细胞炎性蛋白-1α（macrophage inflammatory protein-1α, MIP-1α 或 CCL3）、TARC（CCL17）；非趋化因子——CD40L、髓系细胞表达触发受体 1（TREM-1）配体和转化生长因子-β1（transforming growth factor β1, TGF-β1）（参见第 7 章和第 19 章）。

表 16.1   血小板释放的主要白细胞介质

介质	功能	靶点
CXCL1（GROα）	趋化因子	中性粒细胞
CXCL4（PF4）	趋化因子	中性粒细胞
CXCL7（NAP2）	趋化因子	中性粒细胞
CCL2（MCP1）	趋化因子	单核细胞
CCL3（MIP1α）	趋化因子	嗜酸性粒细胞，嗜碱性粒细胞，单核细胞，自然杀伤细胞，树突状细胞
CCL5（RANTES）	趋化因子	嗜酸性粒细胞，嗜碱性粒细胞，单核细胞，自然杀伤细胞，树突状细胞
CCL7（MCP3）	趋化因子	单核细胞，嗜碱性粒细胞，自然杀伤细胞，树突状细胞
CCL17（TARC）	趋化因子	T 细胞
CD40L	共刺激分子	单核细胞，B 细胞，内皮细胞，树突状细胞
TREM1 配体	共刺激分子	单核细胞，中性粒细胞，树突状细胞
TGFβ1	生长因子	单核细胞，中性粒细胞，T 细胞，B 细胞
PDGF	生长因子	单核细胞，巨噬细胞，T 细胞

趋化因子是一种低分子量的蛋白质,因为其具备招募和激活白细胞的能力,在炎症反应中发挥着核心作用。趋化因子可分为两大类,CXC 趋化因子和 CC 趋化因子,但也有一些例外。CXC 和 CC 中的 C 代表半胱氨酸,X 代表其他氨基酸,结合后缀 L 或 R 分别用于表示某类趋化因子的配体或受体。一般来说,每个趋化因子特异地识别它的一个受体。然而,对于每个 CXC 或 CC 趋化因子家族成员,受体都不是唯一的,一个特定的受体可以识别多个趋化因子[4,41]。

CXCL4 和 CXCL7 在血小板 α-颗粒中含量非常丰富。有证据表明,CXCL4 诱导中性粒细胞激活,以及通过整合素 β2 介导的 outside-in 信号继而诱发多级激酶级联反应激活调节中性粒细胞在内皮细胞上的黏附[42,43]。目前还没有发现 CXCL4 的中性粒细胞受体。CXCL4 的氨基末端缺乏与 CXCR1 和 CXCR2 结合的 ELR 结构域[44]。CXCL4 可能识别中性粒细胞表面的硫酸软骨素蛋白多糖[45]。在单核细胞中,CXCL4 诱导吞噬和呼吸爆发[46]。据报道,CXCL4 通过 CXCR3 以百日咳毒素依赖的方式趋化人 T 淋巴细胞[47]。CXCL4 也可能通过与其他趋化因子形成异质寡聚体而促进中性粒细胞和单核细胞的活化。同质寡聚和异质寡聚是不同趋化因子活性的调节机制[48]。例如,CXCL4 和 RANTES 之间的异质寡聚促进单核细胞在内皮细胞上的阻滞[49]。

趋化因子 CXCL7 有几种分子变构体,均为在巨核细胞中存在的前血小板碱性蛋白(pro-PBP)通过级联蛋白水解而来[50,51]。蛋白水解变构体包括:血小板碱性蛋白(platelet basic protein,PBP)、结缔组织激活肽 Ⅲ(connective tissue activating peptide-Ⅲ,CTAP-Ⅲ)、β-血小板球蛋白(β-thromboglobulin,β-TG)和 NAP-2。NAP-2 可通过 CXCR1 和 CXCR2 对中性粒细胞产生强趋化性[52],也可能同时下调 CXCR2,以减少其他趋化因子对该受体的作用,减弱中性粒细胞的反应。

CXCL1 也在血小板中表达,识别两种不同的受体 CXCR1 和 CXCR2,并介导在血流状态下单核细胞向内皮层的募集[53]。动脉粥样硬化相关的研究表明,*Cxcl1*[-/-]/*Ldlr*[-/-] 双敲小鼠具有抗动脉粥样硬化的表型[54]。然而,由于 CXCL1 是由包括内皮在内的血管细胞产生,血小板来源的 CXCL1 的具体作用仍不明确。CXCL5(ENA-78)在结构和功能上均与 CXCL7 相关,迄今为止报道的主要生物学特性是趋化中性粒细胞的能力[55]。

CCL5(RANTES)是血小板分泌的重要因子[56]。它是嗜酸性粒细胞的有效趋化剂[57],通过作用于 CCR1、CCR3 和 CCR5,诱导单核细胞和 T 淋巴细胞的黏附和迁移[58,59]。几项小鼠模型的研究报道了血小板源性 CCL5 在动脉粥样硬化进展中发挥作用[60,61]。在体外灌注模型中,血小板的活化导致这种趋化因子呈 P 选择素依赖性地沉积在内皮细胞单层表面,进而介导单核细胞的募集[61]。此外,血小板来源的 CCL5 和 CXCL4 的沉积发生在动脉粥样硬化斑块的部位,既介导了单核细胞的募集,又加剧了动脉粥样硬化斑块的形成[49]。

CCL5 与 CXCL4 可形成异二聚体,能增强 CCL5 招募单核细胞的能力[49]。稳定肽可破坏这种异二聚体。给高脂血症小鼠注射稳定肽,能够减弱单核细胞的募集,并减少动脉粥样硬化病变的发生[62]。

CCL2(MCP-1)是单核细胞的主要趋化因子-1,在动物模型中被证实通过受体 CCR2 发挥作用,参与动脉粥样硬化[63-65]。

在动脉粥样硬化易感小鼠(*Ldlr*[-/-] 或 *Apoe*[-/-])中,基因缺失 CCL2 或其受体 CCR2 可显著减缓动脉粥样硬化病变的发展[66]。虽然 CCL2 不完全由血小板产生,但动物模型体内实验的证据支持血小板源性 CCL2 参与血管的损伤应答[67]。

巨噬细胞炎症蛋白 CCL3(macrophage inflammatory protein-1,MIP-1α)[56]和胸腺活化调节因子 CCL17(thymus activation regulated chemokine,TARC)[68]在血小板含量丰富,可能分别在动脉粥样硬化斑块不稳定和过敏性皮肤炎发挥作用。

CD40 配体[CD40L(CD154)]是一种肿瘤坏死因子 α(tumor necrosis factor α,TNFα)结构相关的跨膜三聚体,通过其同源受体 CD40 诱发炎症和凝血反应[69]。在内皮细胞中,CD40L 刺激黏附分子和趋化因子的表达,增强免疫细胞的归巢和促凝组织因子(tissue factor,TF)的产生[70]。CD40 也表达在单核细胞,刺激细胞因子和促凝组织因子的表达[71];表达在树突状细胞和 B 细胞,刺激多种炎症反应[72]。在动物模型中,CD40L 促进动脉粥样硬化的发生和发展[73]。血小板源性 CD40L 在获得性免疫中也发挥作用,如诱导树突状细胞成熟,促进 B 细胞分化和免疫球蛋白亚型转换,激活 CD8[+] T 细胞[33]。这些生理活动加强了宿主对病毒感染的防御。在病毒感染的动物模型中,将野生型血小板转输注到 CD40L 缺陷的小鼠体内,可增加病毒特异性 IgG 的产生,从而保护动物免受病毒感染[33]。

循环中的可溶性 CD40L 主要来源于血小板[74,75]。血浆 CD40L 水平通常作为血小板活化的系统标志物。在几个队列研究中,血浆 CD40L 用于预测心血管疾病的预后。镰状细胞病患者血浆中 CD40L 水平高,可能指示血小板的活化[76]。

髓系细胞表达触发受体 1(triggering receptor expressed on myeloid cells 1,TREM1)是 V 型免疫球蛋白超家族成员,组成型表达于中性粒细胞和单核细胞[77]。特异性抗体与 TREM1 的结合后,可与 Toll 样受体(toll-like receptor,TLR)的配体协同作用,诱导多种效应反应,包括呼吸暴发、吞噬和白细胞介素-8(interleuin-8,IL-8)的产生[78]。尽管在活化的血小板表面存在可溶性 TREM1 的特异性结合位点,但血小板 TREM1 的配体分子尚未被鉴定。在内毒素存在时,血小板-中性粒细胞相互作用过程中,不明血小板配体与中性粒细胞 TREM1 的结合可刺激中性粒细胞产生氧爆发和 IL-8[78]。

血小板颗粒贮存有大量免疫调节因子 TGFβ,血小板存储是维持循环中 TGFβ 水平的重要来源[79]。尽管有数据表明 TGFβ 可能在血小板-中性粒细胞细胞混合液中延长中性粒细胞的存活率,但 TGFβ 是否直接作用于血小板-中性粒细胞尚不明确[80]。

在细胞与细胞直接相互作用后,活化的血小板可以将趋化因子释放到炎性内皮细胞的表面。通过这种方式,被激活的血小板在血管壁上留下“信息”,这个“信息”可以被循环的单核细胞“读取”,并有助于它们在炎症或损伤部位的募集和激活[81]。此外,活化的血小板也释放微粒,这些微粒是完整的小泡,由细胞膜出芽形成。与整个血小板一样,这些微粒能与白细胞或其他炎症细胞相互作用,增强炎症反应[82]。

除了上述趋化因子外,血小板致密颗粒还会释放影响白细胞功能的小分子。特别是二磷酸腺苷(adenosine diphosphate,ADP)和三磷酸腺苷(adenosine triphosphate,ATP),它们可能通过白细胞嘌呤能受体调节中性粒细胞和单核细胞的活性[83]。例如,研究表明在中性粒细胞中,血小板源性腺苷核苷酸介导了血小板依赖性的氧呼吸爆发增强[84]。

血小板不仅能从细胞内颗粒中储存和释放预先合成的炎症介质,而且还具有蛋白质合成所必需的翻译元件。例如,IL-1β 的 mRNA 是由巨核细胞转录并转移到前血小板,在特定的信号下,血小板将启动合成 IL-1β 的蛋白[85]。因此,活化的血小板可以通过合成途径产生炎症分子,这一合成途径(可达数小时)比最初的止血反应(数分钟)要长得多[86]。这两种途径都是这些无核细胞参与免疫反应的分子基础。

血小板与白细胞的相互作用广泛,包括相互调节作用,例如血小板行为受白细胞衍生因子[包括一氧化氮(NO)、氧自由基和蛋白酶]的影响。据报道,中性粒细胞源性的 NO 抑制血小板活化[87]。相反,中性粒细胞源性的髓过氧化物酶、过氧化氢(H_2O_2)和超氧阴离子离子(O_2^-)可促进血小板活化[88,89]。除此之外,组织蛋白酶 G,一种中性丝氨酸蛋白酶,也可诱导血小板聚集、颗粒释放和血栓素 A_2(thromboxane A_2,TXA_2)的合成[90,91]。上述活化过程是通过生化途径完成的,主要是通过血小板内钙水平的增加,蛋白激酶 C(protein kinase C,PKC)和磷脂酶 A2(phospholipase A2,PLA2)的激活[92,93]。凝血酶受体之一的蛋白酶活化受体-4(protease activated receptor-4,PAR-4),被认为是介导组织蛋白酶 G 诱导的血小板活化的主要表面受体[94]。

在人血小板中,组织蛋白酶 G 也可水解另一个凝血酶受体 PAR-1(Phe55-Trp56),切割配体结构域,使血小板对凝血酶脱敏[95]。此外,中性粒细胞源性组织蛋白酶 G 可影响其他血小板表面糖蛋白:通过调节胞内信号增加 P 选择素和整合素 αⅡbβ3 的表达,纤维蛋白原的结合[95]。相似地,组织蛋白酶 G 可引发 GPⅠb/Ⅸ复合物中 GPⅠbα(Leu275-Tyr276)的广泛水解[96],然而其在血小板活化过程中的功能尚未明确。因为 GPⅠb 是血管性血友病因子(von Willebrand factor,VWF)的受体,而 VWF 存在于内皮层下基底膜,可以推测 GPⅠbα 的水解可以减少基底膜膜内血小板的反应性。

血浆中抗蛋白酶(antiproteinase)的大量出现,主要是抗胰蛋白酶 α1,能有效地抵消血浆蛋白酶。由于完整的蛋白水解活性对组织蛋白酶 G 诱导血小板活化至关重要,因此在血小板与中性粒细胞接触时形成的封闭微环境中,可能会通过抗蛋白酶作用的方式封闭酶的活性[90,97]。

活化的中性粒细胞激活血小板的实验结果表明,炎症和血栓形成可能存在关联。然而,大部分数据都是来源于体外建立的实验模型,其生理相关性仍在很大程度上是推测的结果。

表型

在白细胞和血小板黏附的微环境中,血小板衍生介质可以激活它们的受体,诱导免疫细胞即刻应答和/或延迟反应(图16.1)。与血小板的物理接触会触发中性粒细胞释放髓过氧化物酶等颗粒物质,从而导致更紧密黏附的表型,并增强中性粒细胞的吞噬作用。目前,已确定有几条胞内信号通路参与此过程。例如,P 选择素被结合后,中性粒细胞 PSGL-1 促进活化依赖的整合素 β2 构象变化,以及上述 SFK 依赖的紧密黏附[26,28,30](图16.2)。以类似的方式,血小板结合可触发单核

细胞中整合素 β1 和 β2 的活化[31],促进淋巴细胞在周围淋巴结的外围血管定居素(addressin)上的黏附,进而促进淋巴细胞向高内皮小静脉转移和获得性免疫中的淋巴细胞的归巢。

血小板也有助于白细胞滚动和外渗到局部炎症部位[98]。血小板附着在受损或活化的内皮细胞上,可作为"病灶(nidus)"招募白细胞(图16.2)。此外,黏附在发炎内皮细胞上的中性粒细胞"侦察"循环,"吸引"活化的血小板,血小板与中性粒细胞的结合有利于扩大炎症反应[99]。白细胞[32,100]与活化血小板表面的 P 选择素结合形成瞬时的松散连接,随后通过白细胞整合素 β2 的活化转变为稳定黏附。如 Mac-1,识别其血小板表面配体 GPⅠbα[101],也能与 GPⅠbα 的相关受体 JAM-3、ICAM-2、活化的整合素 αⅡbβ3、高分子量激肽原(high-molecular-weight kininogen,HMWK)相互作用[102]。在这个黏附过程中,信号传递同时存在于血小板和白细胞,导致额外分子的释放而影响炎症级联反应[103]。白细胞与血小板的相互作用会导致"即刻应答",包括黏附受体的激活、活性氧和凝血酶的产生;也会同时导致基因表达和蛋白质合成等"延迟应答"。血小板和白细胞参与花生四烯酸的细胞外代谢,产生任何单一的细胞类型都不能产生的新介质。组织因子的表达也受血小板与白细胞黏附事件的调控,活化的血小板促进凝血酶的生成[104]。在实验模型中证实,血小板趋化因子[105]和血小板衍生的微粒(后一部分将详细介绍)可以作为炎症蛋白和小分子的传递系统[106],促进炎症反应。

血小板-白细胞异型细胞聚集物可在血液循环中检测到,并可预测急性冠脉综合征(acute coronary syndrome,ACS)患者的转归和经皮冠状动脉介入治疗(percutaneous coronary intervention,PCI)的预后[107,108]。在 ACS 和接受 PCI 治疗患者中,血小板白细胞聚集与炎症标志物 C-反应蛋白(C-reactive protein,CRP)和心肌坏死的生物标志物(如肌钙蛋白)相关[109,110]。中性粒细胞在冠状动脉损伤部位的浸润是心血管疾病的预测因子。对111例经 PCI 治疗后的 ST 段抬高性心肌梗死(ST segment elevation myocardial infarction,STEMI)患者的血栓进行分析显示,中性粒细胞高度活化,并与血小板形成聚集物,促进斑块和血管损伤部位支架血栓的形成[111]。晚期支架血栓的前瞻性临床研究分析了253例支架血栓标本,其中79例早期支架血栓(<30 天)和174例晚期支架血栓(>30 天),发现白细胞浸润是早期和晚期支架血栓形成的共性,并且中性粒细胞的浸润最具代表性[112]。此外,P 选择素与 PSGL-1 结合释放可溶性 P 选择素,导致在许多情况下可检测其水平的升高,如心肌梗死(myocardial infarction,MI)[113],并且可以预测女性心血管事件的发生[114]。在急性冠脉综合征患者的随机临床试验(SELECT-ACS)试验,PCI 术后24小时单次给予 20mg/kg 的 P 选择素抗体(inclacumab)可减少心脏损伤($P=0.05$),其中血浆肌钙蛋白 I 水平起着决定性作用[115]。在 PCI 手术3小时前接受 inclacumab 的115例患者获益更大,心肌损伤显著减少($P=0.02$)[116]。

血小板活化后,细胞内颗粒释放出多种具有生物活性的物质,影响周围细胞的功能乃至全身发挥作用。血小板致密颗粒储存 ADP 和 ATP,它们在血栓形成、炎症、缺血再灌注损伤发挥重要作用,可能在急性肺损伤中也发挥作用[117]。血小板从致密颗粒释放的血清素调节有丝分裂和炎症反应,并与中性

粒细胞滚动及其与炎性内皮细胞的黏附有关[118]。综上，无机聚磷酸盐是血小板活化过程中致密颗粒释放的主要成分，对凝血和炎症的影响取决于聚磷酸盐聚合物的大小[119,120]。

聚磷酸盐在凝血和炎症中起着重要的作用。研究表明[121]，聚磷酸盐通过 NF-κB（nuclear factor kappa-B）引起胞内促炎因子的表达。由于聚磷酸盐能被血浆磷酸酶迅速降解，在外周血中的半衰期较短，因此在疾病活跃状态下，现有的调节机制可能出现功能障碍或功能紊乱，这将是未来研究的有趣领域。血小板 α 颗粒和致密颗粒含有黏附蛋白，凝血因子，促有丝分裂和促血管生成的相关因子，CXC 和 CC 趋化因子等。PF4 是 α 颗粒中最丰富的蛋白之一，可能会影响中性粒细胞和巨噬细胞，参与动脉粥样硬化和血管平滑肌细胞的损伤后反应。PF4 通过 Kruppel 样因子 4（Kruppel-like factor 4）的作用，调节平滑肌细胞的部分转录，减少其分化，促进炎症表型[122]。

炎症基因的表达

血小板 P 选择素对白细胞的栓连诱发整合素 β2 的短期快速激活，也引起晚期响应，其中包括基因表达和蛋白质合成（图 16.2）。晚期响应对白细胞获得炎症表型至关重要。晚期响应需要由黏附受体（主要是 PSGL-1 和整合素 β2 由外向内信号）和趋化因子或细胞因子受体的协同作用[67,123-125]。例如，P 选择素和 RANTES 协同作用诱导 NF-kB 的核易位、基因表达以及单核细胞中 MCP-1 和 IL-8 的合成[124]。单核细胞与活化血小板长期相互作用可诱导其环氧合酶-2（cyclooxygenase-2，COX-2）的表达。P 选择素结合 PSGL-1 触发 NF-κB 激活和 COX-2 基因的转录。血小板在与单核细胞相互作用的过程中合成 IL-1β 后，间接调节 COX-2 mRNA 的稳定和蛋白质的高效合成[125]。类似地，血小板和单核细胞之间的长时间相互作用会触发一个信号级联，包括磷脂酰肌醇-3 激酶（phosphoinositide-3 kinase，PI3K）和糖原合成酶激酶-3（glycogen synthase kinase-3，GSK-3），最终导致组织因子表达[126]。因此，血小板诱导的信号通过作用于转录和转录后检查点，很好地调控单核细胞中 COX-2 和组织因子的表达。由于 COX-2 衍生的类花生酸和单核细胞中的组织因子可能在炎症和血栓形成中起作用，因此，血小板-单核细胞相互作用可能导致炎症综合征和缺血性心脏病的潜在机制。

类花生酸的细胞外生物合成

血小板与白细胞的相互作用包括花生四烯酸（arachidonic acid，AA）代谢的协同作用，定义为"细胞外代谢"。AA 代谢是炎症发生和发展的基本过程之一。免疫炎症细胞被激活时，胞质磷脂酶 A2α 胞膜转移和释放 AA，随后被环氧合酶（cyclooxygenases，COX）和 5-脂氧合酶（5-lypooxigenase，5LO）酶解产生不同的产物发挥不同的作用。5LO 主要表达于天然免疫系统的细胞，包括中性粒细胞、单核细胞、巨噬细胞、嗜酸性粒细胞、嗜碱性粒细胞和肥大细胞，是一种胞质酶，在激动剂诱导细胞内钙离子升高时，转运到核周膜。5LO 活化蛋白（FLAP）是一类核膜整合蛋白，能通过与 5LO 结合促进其活性。5LO 首先将游离的 AA 氧化成 5-氢过氧十二酸，然后在第二次反应中将该中间体脱水生成白三烯 A4（LTA4）。然后 LTA4 被进一步代谢，要么通过细胞内 LTA4 水解酶的作用生成 LTB4，要么通过

LTC4 合酶生成 LTC4，后者是一种核包膜酶，将 LTA4 与谷胱甘肽结合。5LO 通路的最终产物 LTB4 和 LT 肽（LTC4、LTD4 和 LTE4）发挥着重要作用。LTB4 激活中性粒细胞，LT 肽具有引发平滑肌细胞收缩和水肿的能力。值得注意的是，中间化合物，主要是前列腺素 H2（prostaglandin H2，PGH2）和 LTA4，只被细胞部分代谢。大量的中间代谢物从细胞中释放出来进行非酶氧化，或被相邻的细胞吸收。

炎症发生时，大量不同类型的细胞迅速聚集在炎症部位，特别是一些重要的部位[127]。体外研究表明，不表达 5LO 的血小板和作为该通路主要效应因子的中性粒细胞以几种不同的方式协同合成白三烯。例如，活化的血小板给中性粒细胞提供游离的花生四烯酸，加大中性粒细胞 LTB4 的产量[128,129]。虽然血小板不表达 5LO，但它们可以获得由中性粒细胞 5LO 生成并释放到细胞外环境的 LTA4。在一定的实验条件下，血小板可以通过自身谷胱甘肽 S 转移酶的作用将中性粒细胞生成的 LTA4 转化为 LTC4[130]。P 选择素介导的膜间接触促进中性粒细胞和血小板之间的中间代谢物交换，促进促炎型类花生酸的协同合成[131]。

血小板白细胞的细胞外代谢产物也包括一类重要的抗炎介质，称为脂氧蛋白（lipoxins，LX）[132]。这些代谢物是中性粒细胞产生的 5LO 和血小板产生的 12/15LO 联合作用的产物。早期研究表明在钙离子存在下血小板和中性粒细胞共孵育，血小板 12-脂氧合酶代谢中性粒细胞来源的 LTA4，导致 LXA4 的产生[133,134]。

活性氧的生成和颗粒释放（多形核细胞）

中性粒细胞与活化血小板的共孵育也可产生活性氧（reactive oxygen species，ROS）。ROS 生成过程需要白细胞整合素 β2、血小板 P 选择素。P2Y12 拮抗剂可阻断这一过程，说明 ADP 发挥一定作用[135-138]。中性粒细胞产生的 ROS 反过来可以增强血小板活化，并诱导可溶性 CD40L 的释放[139]。单核细胞产生 ROS 也受到血小板的影响，血小板来源的 PF4/CXCL4 是单核细胞产生 ROS 的强诱导因子[46]。

纤维蛋白和微粒的形成

血小板-白细胞聚集物促凝血酶生成的作用比单独的血小板或白细胞更大。这可能与血小板能诱导白细胞产生的组织因子活性的能力有关，这一过程部分通过 P 选择素-PSGL-1 相互作用发生。组织因子活性的诱导包括蛋白水平的合成增加和组织因子的暴露（"去加密"）。因为组织因子贮存在白细胞微粒（microparticle，MP）中，"去加密"的过程就是通过 P 选择素介导的含有组织因子的白细胞微粒的释放。此外，血小板 P 选择素可将含有组织因子的白细胞微粒招募到富含血小板的血栓中。Palabrica 等人报道，在狒狒动静脉分流器中植入的涤纶移植物，P 选择素介导的血栓形成中的白细胞聚集促进了纤维蛋白沉积[20]。在体外，血小板来源的 CD40L 和 P 选择素可诱导促凝组织因子在单核细胞[140]和粒细胞[141]中的表达，并刺激促凝磷脂酰丝氨酸在单核细胞膜上的表达[142]。在小鼠中，高水平的可溶性 P 选择素刺激白细胞源性促凝微粒的产生，导致促凝态[21]。因此，血小板与白细胞的相互作用可能是独立于止血栓子快速形成的机制促进病理性血栓的形成。

血小板和中性粒细胞胞外诱捕网

如图 16.3 所示,血小板可以通过结合组蛋白触发中性粒细胞胞外诱捕网(neutrophil extracellular traps, NET) 的形成,并形成血小板-NET 复合物。组蛋白又通过 Toll 样受体(TLR) 依赖机制激活血小板,从而释放出聚磷酸盐[143],进而放大凝血级联反应。凝血酶活化的血小板诱导 NET 形成依赖于血小板 P 选择素和中性粒细胞 PSGL-1 之间的相互作用[144]。

血小板刺激中性粒细胞形成 NET,其由释放的 DNA 和蛋白水解活性组成,可捕获和杀死革兰氏阴性细菌。这一过程包括组蛋白被 PAD4(peptidylarginine deiminase-4, PAD4) 瓜氨酸化,染色质展开,核膜降解,细胞溶解[145,146]。

NET 释放同时发生在炎症和血栓状态,DNA-NET 存在于败血症中[147],也存在于非人类灵长类动物深静脉血栓(deep venous thrombosis, DVT) 模型中[148]。据报道,中性粒细胞和 NET 在动物模型中静脉血栓形成中起着关键作用[146,149,150]。NET 本身可以启动血小板活化和血栓形成。在 STEMI 患者中,动脉血栓中 NET 的占比与梗死面积直接相关,与 ST 段分辨率呈负相关[111]。核小体、双链 DNA、髓过氧化物酶(myeloperoxidase, MPO) 和髓系相关蛋白 8/14 在这些患者的血浆中升高。

欧洲的前瞻性临床研究(PRESTIGE) 在晚期支架血栓样本中确定了 23% 的 NET 占比[112]。在败血症中,包括 DNA、组蛋白和组织因子在内的 NET 相关分子促进凝血酶的生成[151]。可能由活化的血小板触发的 NET 参与实验性输血相关的急性肺损伤[152]。对抽吸获得的冠状动脉血栓进行分析,在新鲜血栓或溶栓后获得的样本中,鉴定出 NET、组蛋白 H1、MPO 和中性粒细胞弹性酶(neutrophil elastase, NE)[153]。系统性红斑狼疮患者体内也可能发生 NET 形成,可能是这些患者经常发生心血管疾病的原因[154]。综上所述,这些发现表明 NET 在免疫和血栓形成之间起着重要的联系,为 NET 成为预防和治疗血栓形成的新治疗靶点提供了依据。后续动物模型研究也表明,DNA 酶 1 治疗和 PAD4 缺陷显著地预防了静脉血栓形成[155]。

靶向血栓形成中的 NET、血小板或核酸的成功可能引领治疗血栓性疾病的新局面。初步证据表明,一种结合阳离子聚合物的治疗方法是可行的[156]。研究人员评估了七个候选试剂,它们均能结合核酸并减少 TLR 的激活:聚磷酰胺(polyphosphoramidate polymer, PPA-DPA),聚酰胺胺(polyamidoamine, PAM-AM) 树形分子,PAMAM-G3,多聚赖氨酸(poly-L-lysine, PLL),β-环糊精聚合物(β-cyclodextrincontaining polycation, CDP),海

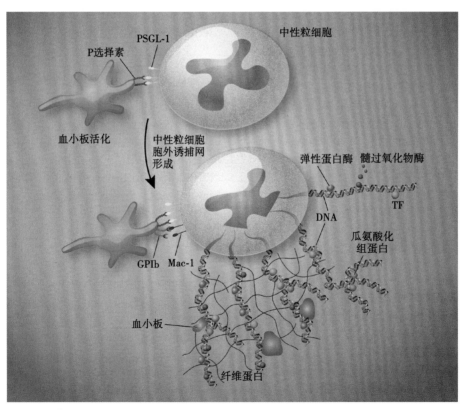

图 16.3 血小板参与中性粒细胞胞外诱捕网形成(NETOSIS)。中性粒细胞胞外诱捕网(NET) 含有染色质的瓜氨酸化组蛋白与抗菌蛋白酶(如弹性蛋白酶和髓过氧化物酶) 复合而成的,它们释放的过程称为中性粒细胞胞外诱捕网形成。活化的血小板通过血小板 P 选择素和中性粒细胞 PSGL-1 与中性粒细胞相互作用,通过一系列的二次黏附作用如血小板糖蛋白(GP) Ⅰ b 和白细胞 Mac-1(αMβ2) 的介导使相互作用稳定下来。这种相互作用可能有助于触发 NET 从而增强病原体的清除。NET 还通过与血小板和纤维蛋白形成网状物并积聚而促进凝块形成。Mac-1, 巨噬细胞 1 抗原;PSGL-1,P 选择素糖蛋白配体 1;TF,组织因子(Illustration by Matt Hazzard, University of Kentucky, Information Technology.)

美溴铵(hexadimethrine bromide,HDMBr),以及硫酸鱼精蛋白。除硫酸鱼精蛋白外,其余六个试剂能通过合成 dsRNA 和聚肌胞苷酸(polyinosinic-polycytidylic acid),减少 TNFα 和 IL-6 的产生以及 CD80 的表达,从而抑制 TLR3 激活。此外,CDP、HDMBr 和 PAMAM-G3 三种阳离子聚合物抑制了合成的 CpG DNA (CpG 1668),使得 TLR9 不能被激活。同样,这三种聚合物抑制了 ssRNA-脂质复合物(ssRNA40)激活 TLR7 的能力。这种阳离子聚合物对核酸介导的 TLR 活化具有特异性。进一步的研究证明,结合核酸的聚合物通过中和核酸细胞外炎症间接作用于 TLR,而不是直接抑制它们。

Ig 转换和适应性免疫反应简介

除了在组织损伤或炎症部位招募淋巴细胞外,血小板还可以调节获得性免疫细胞功能[157]。如上所述,血小板通过直接接触和释放介质影响 T 和 B 淋巴细胞。这种影响因细胞亚型和微环境而异。总的来说,血小板似乎增强了细胞毒性 T 细胞的功能,但通过释放 PF4 可能弱化调节和非调节 CD4+ T 细胞的作用[3]。血小板在流动相下,能刺激树突状细胞释放 IL-10,促进 T 细胞增殖。血小板主要通过 CD40L 支持 B 细胞同型类转换,这可能对快速体液反应很重要[3]。

血管重建

血管成形术和血管支架植入时,动脉损伤部位发生血小板与白细胞的相互作用。在食蟹猴的髂总动脉或腹主动脉放置支架后 60 分钟内,支架表面被附壁血小板血栓所覆盖,并有大量以中性粒细胞为主的白细胞附着[158]。同样,在动脉损伤的小动物模型中,血小板沉积后迅速引起炎症细胞的聚集,随后形成新内膜[18,159,160]。单层血小板足以支持白细胞的聚集和内皮细胞损伤后内膜增生的发生[18]。然而,缺乏 P 选择素的小鼠不会出现白细胞聚集和内膜增生的发展,而骨髓来源细胞上的 P 选择素则是新内膜形成所必需的[161]。鉴于血小板 P 选择素的主要作用是促进活化的血小板与白细胞间的相互作用,这些研究表明,血小板与白细胞的相互作用是血管损伤后内膜增生的发展所必需的。P 选择素是 RANTES 沿血管壁沉积所必需的,它有助于单核细胞的募集和内膜增生的发生[61]。除了 P 选择素的调控,整合素 αMβ2 也参与了白细胞的招募和内膜增生的发展[160]。在上述配体中,血小板 GP I b 似乎在白细胞整合素 αMβ2 调控内膜增生这个过程中必不可少[35]。整合素 αMβ2 的亚基 αM1 的 P201-K217 序列是它与 GP I bα 结合的特异序列,血小板研究者(Simon 和他的同事)针对该序列开发了一种抗体。用该抗体治疗小鼠可防止人白细胞和小鼠白细胞在层流条件下在黏附的血小板表面稳定黏附,减少小鼠股动脉导丝损伤后白细胞的沉积、细胞增殖和新生内膜增厚[101]。

血管钝化

随着时间的推移,受损的血管往往会失去招募血小板形成血栓的能力。这可以通过血管损伤后不同时间在循环中引入化学修饰或标记的血小板来验证。与最初在血管损伤部位聚集的标记血小板数量相比,在损伤后数小时或数天内,在损伤部位聚集的带标记的血小板相对较少。从时间上看,血管钝化与白细胞沿着血栓的积累是一致的,推测这两个事件可能因果相关。此外,血小板-中性粒细胞黏附可触发中性粒细胞对活化血小板的吞噬清除[162],这一过程似乎限制了活化血小板的促炎和促血栓形成潜能。

动脉粥样硬化血栓中血小板与白细胞的相互作用

在人类急性冠状动脉综合征中,循环血小板-白细胞聚集增加可能是缺血再灌注后导致心功能障碍的原因[163]。此外,在急性心肌梗死后死亡的患者中,病灶处的中性粒细胞浸润表明血小板-中性粒细胞相互作用发生在斑块破裂的部位[164]。此外,心肌梗死(MI)后急性动脉血栓中白细胞积累的程度可以预测心肌损伤的程度[165]。

许多动物模型研究表明,血小板与白细胞的相互作用在动脉粥样硬化的发展和进展中起着重要作用。在高胆固醇血症动物中,活化的血小板和血小板-白细胞聚集物黏附在斑块易感部位的内皮细胞上,并传递 RANTES 和 PF4。这些趋化因子反过来放大单核细胞的聚集,加速动脉粥样硬化[62]。在体外培养单核细胞来源的巨噬细胞,发现活化的血小板能提高其胆固醇酯的沉积速度,并诱导 CD34+ 髓样祖细胞分化为泡沫细胞[166]。在小鼠模型中,动脉粥样硬化是部分依赖于血小板 P 选择素的[167],在小鼠体内注射活化的血小板,血小板来源 P 选择素[60]和 CD40L[168]将加速斑块的形成。也有报道声明骨髓来源细胞的 CD40L 参与动脉粥样硬化的发生发展[169]。此外,GP I b[170]或 GP VI[171]的抗体拮抗剂可减少小鼠动脉粥样硬化的发生,血小板分泌缺陷也是如此[172]。相反的是,小鼠整合素 β3 缺乏却促进动脉粥样硬化的形成[173]。一项小型临床研究发现,7 例血小板无力症患者中 6 例出现早期动脉粥样硬化,并且这 6 例患者中有 5 例缺乏整合素 β3[174]。从实验性动脉粥样硬化动物模型获得的信息是否一般适用于人类疾病还不清楚。例如,尽管有报道称血小板 P2Y12 拮抗剂可阻断小鼠动脉粥样硬化的发展[175,176],但大型临床试验未能证明氯吡格雷对人类动脉粥样硬化并发症的并无益处[177]。

基于上述许多机制推测,血小板还可能通过与移植组织中的内皮细胞相互作用,促进白细胞的积累,促进移植动脉病变。在同种和异种移植模型中,血小板在急性排斥反应中的作用也有报道[178]。

综上所述,上述数据表明血小板通过白细胞的募集和活化促进炎症。该过程通过诱导整合素黏附和趋化,通过激发快速反应,如中性粒细胞释放 ROS、MPO 和蛋白酶,以及通过诱导细胞内信号导致单核细胞的炎症发生和促血栓蛋白基因高表达来实现的。基于这些共同的机制,血小板与白细胞的相互作用可能会加剧动脉粥样硬化血栓形成中的血管损伤和各种炎症性疾病中的组织损伤(图 16.4)。已有证据表明,在实验中(如动物模型)血小板与白细胞的相互作用促使病理的发生。表 16.2 总结了目前可获得的,在相应病理条件下,人类疾病相关的数据。更多的细节详见第 26 章和第 28 章。

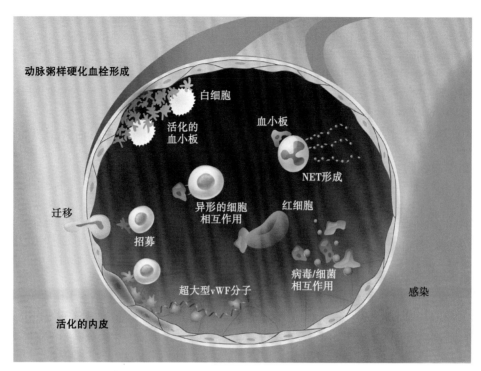

图16.4　血小板在炎症中的作用。 在受损或发炎的内皮细胞处,血小板通过各种相互作用发生黏附,例如暴露的内皮下基质层,活化的内皮细胞上表达的 P 选择素和释放的高分子量 VWF。同时,黏附的血小板募集白细胞,白细胞随后向内皮细胞下迁移。血小板可和白细胞或红细胞发生相互作用,促进全身性炎症的增加。活化的血小板可以引发中性粒细胞外诱捕网(NET)的释放,这有助于微生物清除和凝块形成。血小板还与病毒和细菌病原体相互作用而帮助它们的清除,以及与调节血小板功能的肠道微生物群发生反应(Illustration by Matt Hazzard,University of Kentucky,Information Technology)

表 16.2　涉及血小板-白细胞和/或内皮细胞相互作用的疾病发病机制

疾病	发病机制
动脉粥样硬化	炎性内皮细胞对单核细胞的募集和斑块的发展
动脉血栓和静脉血栓	单核细胞的募集 组织因子的生成 含有组织因子的微粒 DNA 和 NET
血管内损伤和内膜增生	中性粒细胞和单核细胞的募集 内皮祖细胞的募集
炎症性肺病 (慢性阻塞性肺疾病,哮喘,囊性纤维化)	中性粒细胞的募集 组织损伤
炎症性肠病	中性粒细胞的募集 组织损伤 微栓塞,动脉炎,微梗死
炎症性皮肤病 (接触性过敏,阿蒂斯现象)	中性粒细胞的募集 淋巴细胞的募集
炎症性肾病 (肾小球肾炎)	中性粒细胞的募集 淋巴细胞的募集
关节炎	血小板源性的微颗粒诱导细胞因子的产生
败血症	伴随血小板减少的内皮屏障功能障碍

血小板与血管内皮的相互作用，血管发育和血管完整性

静息的血小板表面有 GPⅠbα 和 PSGL-1 的基础表达，他们可以识别并结合在活化的内皮细胞 P 选择素，启动血小板在内皮表面的瞬态黏附和滚动。血小板在内皮细胞上的稳定黏附取决于血小板整合素 αⅡbβ3-纤维蛋白原与内皮细胞黏附受体 ICAM-1 和 αVβ3，或者血小板结合的纤连蛋白和 VWF[179-181]。炎性细胞因子，如 RANTES 和 CD40-CD40L 可增强内皮细胞对血小板的黏附。

高分子量 VWF 多聚体可与内皮细胞 P 选择素一起沿活化的静脉内皮释放[180]，促进血小板像串珠一样聚集在 VWF 上。VWF 是在组胺、白三烯 D4、血小板活化因子、血管通透性因子、补体末端成分、肾上腺素、流体力学力、Ⅷa 因子、凝血酶、纤维蛋白等一种或多种介质的刺激下，由血管内皮细胞和血小板分泌的。在正常情况下，凝血酶刺激出现的高分子量 VWF 多聚体不存在于血液循环中。只有在 WP 小体（包含 VWF）激活后迅速转移到细胞表面。整合素 αVβ3、GPⅠb 或 WP 小体本身的成分可能调解 VWF 与内皮细胞的关系。此外，在高剪切应力环境下，VWF 的展开和拉伸受到红细胞浓度的影响而增强[182]。VWF 被 ADAMTS13 蛋白水解后，血小板聚集减弱[183,184]。不过，在 ADAMTS13 缺失的情况下，血小板仍可以在完整的内皮表面形成血栓（不依赖于 VWF）。ADAMTS13 的改变是血栓性血小板减少性紫癜（thrombotic thrombocytopenic purpura，TTP）的主要原因，其特征是肾脏和神经异常，包括血栓性微血管病变引起的卒中[185]。

血管发育

血小板在血管和淋巴管的形成和维持中发挥必不可少的作用。在发育和炎症的环境中，血小板免疫受体酪氨酸激活基序（immunoreceptor tyrosine-based activation motif，ITAM）信号传导在血小板与其他细胞相互作用中占据关键地位[186]。在这些特定的环境下，ITAM 和半 ITAM 信号可以维持血管的完整性。血小板包含几个 ITAM 通路，包括：GPⅥ，共价结合 FcRγ；C 型凝集素样受体 2（C-type lectin-like receptor 2，CLEC-2），结合 FcRγⅡA。尽管 ITAM 调控的信号通路，与可溶性激动剂通过 GCPR 调控的信号通路不同，他们都是在止血和血栓形成过程中血小板响应血管损伤的重要机制。

血小板 CLEC-2 可直接活化血小板或通过下游信号，如 Syk 激酶-SLP76 信号级联，促进血小板聚集。平足蛋白（PDPN）是 CLEC-2 的主要配体之一，是一种高度糖基化的跨膜蛋白，表达于淋巴管内皮细胞、淋巴结成纤维细胞网状细胞、肾脏足细胞和神经上皮细胞表面[187-189]。血管内皮缺乏 PDPN，将阻断其与循环血小板上的 CLEC-2 结合。然而，在发育过程中或在特定的炎症环境中，PDPN 可能被表达，可能与血小板 CLEC-2 结合。在发育过程中，由于淋巴管内皮细胞从主静脉出"芽"形成原发性淋巴囊，PDPN 可促进 CLEC-2 介导的血小板黏附。这对血管-淋巴管分离所需的血小板聚集至关重要[190,191]，对于维持成人淋巴管-静脉连接也可能至关重要[192]。在小鼠中 PDPN-CLEC-2 相互作用的阻断将导致严重的淋巴缺陷。血小板

CLEC-2 除了分离血管和淋巴管外，与 PDPN 结合后启动的下游信号还会驱动淋巴结的晚期发育[188,193,194]，并稳定淋巴结内内皮小静脉的完整性[194]。CLEC-2 和 PDPN 在血管细胞上的作用类似，在神经-上皮细胞中，它们的相互作用对脑血管系统的正常成熟、完整性和防止出血也至关重要[195]。PDPN 在某些类型的肿瘤上也有表达，且通常表达在直接影响肿瘤迁移和侵袭的前缘[196]。肿瘤细胞 PDPN 与血小板 CLEC-2 的相互作用可触发血小板活化和聚集，促进肿瘤相关血栓形成，诱导肿瘤转移。CLEC-2 抑制在恶性肿瘤诱导的血栓形成中的潜在作用值得进一步评估[197]。合成硫代磷酸修饰的 CpG 寡脱氧核苷酸（oligodeoxynucleotides，ODN），由于其强大的免疫刺激特性，目前正在抗癌治疗的临床试验中使用。不过，它可能通过 ITAM 偶联受体和 GPⅥ激活人类血小板，并可能增加治疗后血栓形成的风险[198]。Syk 抑制剂福他替尼（fostamatinib）最近被批准用于因免疫性血小板减少性紫癜引起的成人血小板减少症。然而，福他替尼会产生严重的副作用，如发热性中性粒细胞减少、腹泻、肺炎和高血压危象。这些药物效应是否由于 Syk 在 CLEC 和 GPⅥ信号传导中的作用而导致血管完整性的改变所致，这一点尚不清楚[199]。

血小板与血管完整性

严重的血小板减少（通常<20×10^9/L）将破坏内皮屏障，导致血管壁变薄、穿孔和红细胞从血管渗漏到组织中，临床表现为瘀点或瘀斑[200,201]。血小板调节血管通透性的机制尚不完全清楚。如上所述，血小板是许多"滋养因子"的储藏库。例如屏障稳定细胞因子和生长因子，它们以一种依赖于血小板活化的方式被释放[200]。在血小板释放的滋养因子中，磷酸盐 S1P 对屏障功能至关重要[202-204]。不过血小板对循环 S1P 水平的贡献尚不清楚。血小板释放内皮细胞有丝分裂原，如 ADP 和血清素[201]，并有可能通过调节血管内皮生长因子（vascular endothelial growth factor，VEGF）或血小板反应蛋白来影响血管新生[205]。此外，血小板将骨髓来源的和循环的内皮祖细胞招募到血管中，并可能促进其成熟[206,207]。最后，血小板与内皮细胞发生物理作用—直接接触，血小板黏附到内皮内膜间隙可能保护血管完整性[208]。血小板还通过血小板表达的 CLEC-2 与淋巴管内皮细胞上的 PDPN 相互作用调节淋巴管生成[209]。

在血管系统中，特别是在炎症的环境中，血小板具有保护内皮屏障功能[210]，这一过程似乎需要 ITAM，不需要 GPCR 信号[211]。除了物理接触，血小板还通过释放生物活性介质维持血管的完整性。血小板以构成或刺激依赖的方式产生和释放多种内皮稳定因子，包括 S1P（屏障功能必需）、ADP、血清素、VEGF 和血小板反应蛋白。尽管血浆 S1P 存在冗余来源，在小鼠中，用免疫复合物或 PAF 诱导全身过敏反应，活化的血小板释放的 S1P 可防止血管高渗和小鼠死亡[212]。S1P 通过其受体 S1PR1 也控制血小板生成，前血小板形成和血小板计数[213,214]。血小板和血管内皮细胞之间的相互作用是连续的动态过程[179,215]。首先通过血小板与 PSGL-1 内皮 P 选择素或血小板 GPⅠbα 与内皮 P 选择素调控"滚动"，其次是血管壁通过整合蛋白和其他黏附分子介导的"稳定黏附"。在炎症或其他刺激下，P 选择素迅速地从储存颗粒 WP 小体的膜转移到质膜参与这些过程。

结语

本章阐述了血小板与白细胞、内皮细胞的相互作用在促进炎症反应和维持血管稳定性方面发挥的关键作用。这些相互作用可能是不同疾病病理条件的重要调节因子。在这些相互作用中，血小板触发免疫细胞的胞内信号，并以这种方式调节免疫炎症反应，最常见的是放大作用，但在某些情况下也发挥抑制作用。

血小板-白细胞相互作用的每一个分子都是新药物的潜在靶点。针对血小板-白细胞相互作用的有效策略的研究主要集中在 P 选择素的抑制剂上，P 选择素在缺血-再灌注损伤、动脉和静脉血栓形成几种动物疾病模型中显示出疗效。例如，针对 P 选择素或可溶性重组的 PSGL-1 的单克隆抗体取得初步成功，在治疗非人类灵长类动物的深静脉血栓形成与依诺肝素疗效相当。血小板来源的趋化因子促进血小板-单核细胞之间的"信息交流"，也可能是阻止动脉粥样硬化进展的靶点。Koenen 等人发现肽抑制剂选择性破坏 RANTES-PF4 异二聚体，可降低高脂血症小鼠单核细胞的聚集并降低动脉粥样硬化[62]。再者，针对 PSGL-1-β2-整合素的基因和药物打靶，证明它们在动脉损伤和炎症部位调控血小板依赖的粒细胞招募。在未来，SFK-和 PI（3）K-相关信号通路将成为药物阻断血小板-白细胞相互作用的新靶点。

致谢

作者感谢肯塔基大学信息技术学院的 Matt Hazzard 创作了插图。本工作得到了美国国立卫生研究院（NIH）、美国国立转化科学促进中心，以及 UL1TR0001998 和 TL1TR001997 基金的部分支持。作者文责自负，不代表 NIH 的官方观点。该工作的结果，在一定程度上得到了列克星敦 VA 医疗中心的资源和设施的支持。

（唐朝君 译，武艺 审）

扫描二维码访问参考文献

第17章 内皮细胞对血小板功能的抑制

Milka Koupenova and Jane E. Freedman

引言

　　在静息状态下，内皮细胞释放一系列分子，以防止血小板黏附并保持血管通畅。细胞间相互作用，环境因素和炎症因子/激素水平，在介导血管损伤后的止血和血栓形成过程中起重要作用。为了防止出血或血栓形成，必须在促血栓形成和抗血栓形成过程之间保持微妙的平衡。在损伤或破裂的部位，血小板黏附、活化和聚集，形成"栓子"，重新止血[1]。内皮细胞的反应是限制止血栓子或血栓的大小和生长，以及逆转血小板的反应活性。这些反应被称为内皮血栓调节[2]，需要内皮细胞和血小板之间的几种互补的通讯形式，包括控制一氧化氮（nitric oxide，NO）、前列环素（Prostaglandin I_2，PGI_2）、膜外二三磷酸核苷水解酶-1（ectonucleoside triphosphate diphosphohydrolase 1，NTDase 1 或 CD39）和趋化因子的通路[3,4]。最近通过转录组共享研究表明，血小板的大小以及它与血管细胞之间的相互作用都很重要[5]。

一氧化氮

一氧化氮的生物合成及内皮一氧化氮合酶的特性

　　一氧化氮（nitric oxide，NO）是目前公认的血小板抑制剂和血管扩张剂，1980 年由 Furchgott 和 Zawadzki 首次在内皮细胞中发现[6]。NO 以三种氧化还原相关的形式存在，它们介导 NO 在生物体内的转变：自由基 NO、亚硝基离子（NO+）和硝基阴离子（NO-）[7]。超氧化物使 NO 灭活[8]，但超氧化物歧化酶使 NO 稳定[9]。从 L-精氨酸合成 NO 是由一氧化氮合酶（nitric oxide synthase，NOS）家族催化完成。该家族由内皮一氧化氮合酶（endothelial NO synthase，eNOS）、诱导一氧化氮合酶（inducible NO synthase，iNOS）和神经元一氧化氮合酶（neuronal NO synthase，nNOS）三种亚型组成。在生理条件下，内皮细胞和血小板表达的主要亚型是 eNOS[10]，据报道它们释放 NO 的基础水平相似[11]。eNOS 由氨基端氧合酶结构域和碳端还原酶结构域组成（图 17.1）。氧合酶结构域包含血红素、四氢生物蝶呤（BH_4）和底物 L-精氨酸的结合位点，并通过钙调素识别位点与还原酶结构域连接。还原酶结构域有黄素腺嘌呤二核苷酸、黄素单核苷酸和还原型辅酶 II（triphosphopyridine nucleotide，TPN；或 NADPH）的结合位点[12]。该酶的二聚化界面包含 BH_4 和 Zn^{2+} 结合血红素的结合位点[13]，以保证二聚化正常进行。N 端钩状结构域[14]以及 L-精氨酸的存在，进一步稳定了二聚化过程[12]。eNOS 以 Ca^{2+} 依赖的方式催化 L-精氨酸与氧的多电子氧化反应，形成 L-瓜氨酸，释放 NO[15]。

　　eNOS 虽不是一种组成型酶，但它在转录、转录后和翻译后水平受到严格的调控。适当的膜靶向 eNOS 可增强其与功能底物结合从而调节酶的活性。eNOS 通过 N 端残基 Gly2 上不可逆的豆蔻酰化定位于细胞膜，以实现酶的最大活性。它的酶活也可通过其加氧酶结构域残基 Cys15 和 Cys26 棕榈酰化调控。eNOS 的活性还受其他几种机制的调控，例如：细胞内钙浓度的变化，各种酪氨酸、丝氨酸和苏氨酸残基磷酸化和去磷酸化，以及与 eNOS 相互作用蛋白的结合或解离[12,16,17]。机械刺激，例如血管中的流体剪切应力，可以通过 Akt 介导的 Ser1179 磷酸化激活 eNOS[18]，释放 NO 和使血管舒张。

　　相反，缺乏 L-精氨酸或 BH_4，或者存在 eNOS 抑制剂 N^G-单甲基-L-精氨酸（L-NMMA），eNOS 可以进行"eNOS 解偶联"的反应，从而产生超氧化物而不是 NO[19]。超氧化物可以与 NO 快速反应，形成强氧化剂过氧亚硝酸盐，极易使蛋白质残基和脂质分子发生修饰[20]。

内皮细胞和血小板一氧化氮对血小板反应活性的影响

　　NO 具有抗血栓形成和血管舒张作用。在健康的血管中，完整的内皮释放 NO 以抑制血小板在内皮上的黏附和聚集[21-25]（图 17.2）。此外，NO 的血管舒张作用使平滑肌松弛[26]。NO 以自由扩散的方式通过膜脂双层膜后，与含血红素的可溶性鸟苷酸环化酶（guanylyl cyclase，GC）结合而抑制血小板活性。NO 与 GC 的结合引发酶内构象的改变，从而增加其

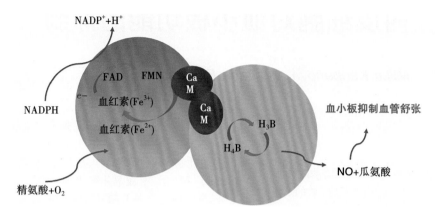

图 17.1 内皮一氧化氮合酶(eNOS)和一氧化氮(NO)的合成。 eNOS 在血红素结合时必须以同二聚体发挥作用,以便于其中一个单体中 NADPH 和黄素(FAD 和 FMN)之间传递的域间电子可以转移给另一个单体的血红素。细胞内 Ca^{2+} 上升导致钙调蛋白(CaM)亚基分别与 eNOS 的结合。在底物精氨酸和四氢生物蝶呤辅因子(BH₄)存在下,eNOS 同二聚体将铁(Fe^{3+})血红素还原成铁(Fe^{2+})血红素,同时将氧气(O_2)还原以合成 NO。图中蓝色代表 eNOS。BH4,四氢生物蝶呤辅因子;CaM,钙调蛋白;FAD,黄素腺嘌呤二核苷酸;FMN,黄素单核苷酸;ROS,活性氧

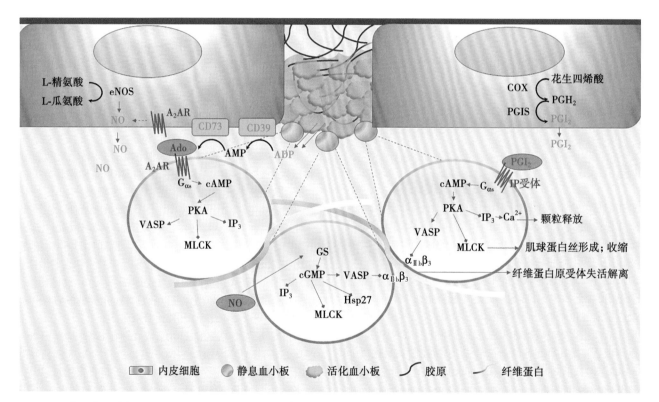

图 17.2 内皮介导的抑制血小板功能的分子机制。 调节血栓形成期间血小板活化的三种主要机制。一氧化氮(NO):NO 通过内皮一氧化氮合酶(eNOS)从内皮细胞外空间释放。活化的血小板也产生 NO。当其扩散穿过血小板时,质膜 NO 刺激鸟苷酸环化酶(GS)并导致环磷酸鸟苷(cGMP)上调。cGMP 激活蛋白激酶 G(PKG),导致各种途径磷酸化,抑制细胞骨架重排,颗粒分泌和聚集。前列环素(PGI₂):环氧合酶(COX)利用花生四烯酸(AA)产生 PGH₂,前列环素合酶(PGIS)催化 PGH₂ 形成 PGI₂。释放的 PGI₂ 结合血小板表面上的前列环素受体(IP 受体)并导致环磷酸腺苷(cAMP)的增加和蛋白激酶 A(PKA)的活化。与 PKG 类似,PKA 磷酸化并抑制与血小板活化和聚集相关的各种途径。CD39:当血小板在损伤部位激活并形成止血塞时,将释放致密颗粒中的二磷酸腺苷(ADP)并进一步激活更多血小板。CD39 通过将 ADP 转换为 AMP 来降低其水平。AMP 通过另一种酶(CD73)进一步转化为腺苷(Ado)。腺苷通过 A2(A2a 和 A2b)腺苷受体的信号传导增加胞内 cAMP 水平进一步抑制血小板功能。腺苷还可以激活内皮细胞上的 A2 腺苷受体(A2AR)促进内皮 NO 释放。Hsp27,热休克蛋白 27;IP₃,肌醇 1,4,5-三磷酸受体;MLCK,肌球蛋白轻链激酶;VASP,血管舒张刺激磷蛋白

催化活性[27]，导致细胞内环磷酸鸟苷(cyclic guanosinc monophosphate，cGMP)的生成。cGMP 可介导多种信号通路，包括 cGMP 依赖性受体蛋白，cGMP 调节的磷酸二酯酶(phosphodiesterases，PDE)和 cGMP 依赖性蛋白激酶(PKG)[28]。cGMP 水平的升高激活 PKG，PKG 反过来磷酸化和抑制肌醇 1,4,5-三磷酸受体(inositol 1,4,5-triphospate，IP_3)[29]。在血小板中，IP_3 介导胞质 Ca^{2+} 从致密的管状系统中释放出来[30]。由于来自细胞外环境的 Ca^{2+} 流入减少，Ca^{2+} 水平进一步降低[31]。Ca^{2+} 水平的降低抑制血小板 αⅡb3 整合素的活化[32]，减少血小板与纤维蛋白原的黏附[33]。该整合素也是纤维蛋白原的血小板表面受体，失活可能导致血小板团块解聚。cGMP 依赖性抑制磷酸肌醇 3-激酶活化(phosphoinositide 3-kinase，PI3K)[34]，以及 PKG 介导黏着斑血管舒张剂刺激磷蛋白(vasodilator-stimulated phosphoprotein，VASP)在 Ser157 的磷酸化均可降低 αⅡb3 与纤维蛋白原的亲和力[35]。VASP 与 F-肌动蛋白的结合减少肌动蛋白聚合和肌动蛋白丝结合[36]。在人血小板中，PKG 还通过 Hsp27 磷酸化介导肌动蛋白聚合，Hsp27 是一种小的热休克蛋白，可作为分子伴侣，促进部分蛋白质的正确折叠[29]。NO 通过 PKG 介导的肌球蛋白轻链激酶(myosin light kinase，MLCK)直接磷酸化也影响细胞骨架重组。MLCK 以 Ca^{2+} 依赖性方式促进肌球蛋白轻链磷酸化，在血小板形状改变过程中调控细胞骨架重组[37]。此外，PKG 的刺激抑制磷脂酶 A_2(phospholipase A_2，PLA_2)和磷脂酶 C(PLC)介导的反应[38]，例如抑制花生四烯酸(arachidonic acid，AA)释放和磷脂酶 C/G 蛋白/受体偶联[39]。血栓素 A_2(thromboxane A_2，TXA_2)受体被 cGMP 依赖性蛋白激酶磷酸化，不能介导血小板活化[40]。另一个阻止血小板黏附于内皮的 cGMP 依赖性机制为血小板 eNOS 通过抑制蛋白激酶 C(protein kinase C，PKC)下调 P 选择素的表达[41]。

NO 介导的血小板抑制也可以通过 cGMP 非依赖性途径发生[42]。这些途径包括通过半胱氨酸残基 S-亚硝基硫醇的 S-亚硝基化修饰细胞或血浆蛋白[43,44]。白蛋白硫醇或低分子量硫醇如谷胱甘肽可延长内皮 NO 的抗血小板作用[45]。为了保证 cGMP 依赖性的血小板活化的抑制，细胞外 NO 浓度须维持在纳摩尔(nM)范围内。此外，血浆成分可能在 S-亚硝基硫醇或过氧亚硝酸盐激活 cGMP 非依赖性信号传导中起重要作用[46]。

NO 不仅能抑制血小板聚集和黏附[25]，而且对调节血小板自身功能也有重要作用。血小板在静息[11]和聚集期间都释放[47-51]NO，并对血小板的反应性有着重要的自身调节功能。在静息状态下，血小板释放的 NO 的浓度在纳摩尔范围内[11]。一旦被激活，血小板 NO 的释放将大大增加(微摩尔(μM)范围)，以阻止血小板黏附和聚集，抑制血栓进一步增长[49,52]。蛋白酪氨酸磷酸酶 SHP-1 与静息血小板中的 eNOS 相关。激活后，SHP-1 使 eNOS 去磷酸化，将促使 NO 合成增加[53]。在体外，葡萄酒中的主要多酚成分白藜芦醇以 Akt 依赖性方式增加血小板中的 NO[54]。雌激素也可通过增加环腺苷酸(cAMP)和 cGMP 水平来调节血小板 NO 释放[55]。

NO 介导的作用是浓度依赖性的，纳摩尔浓度的 NO 具有细胞保护性以维持血管止血，而在微摩尔浓度的 NO 则具有促进血管病变的细胞毒性[56]。研究已显示过量的 NO 产生将抑制内皮细胞中的钙流，PGI_2 产生和 eNOS 表达[57]。因此，NO 的生物利用率至少以两种方式调节：与各种活性氧(ROS)的反应[25,58,59]和 NO/cGMP 系统的脱敏[60]。

一氧化氮介导的内皮-血小板相互作用与血栓性疾病

NO 通过抑制血栓形成、动脉粥样硬化和血管平滑肌细胞增殖，在血管止血中发挥重要的保护作用[61,62]。不同的动物和人体的在体研究(表 17.1 和 17.2)检测了 eNOS 活性和 NO 的产生，报道了 NO 生物利用率和 eNOS 功能在血栓性疾病状态下的水平，并研究了不同病理环境下 NO 供体或 NO 增强物质的作用[87,88]。在动脉粥样硬化和高脂血症中，eNOS 功能失调并产生超氧化物，这与内皮功能障碍和内皮依赖性舒张受损有关[89]。内皮功能障碍或 NO 生物利用率降低导致中性粒细胞与内皮细胞的粘连增加，并导致动脉粥样硬化和血栓形成[90-92]。在败血症期间，包括中性粒细胞，内皮细胞和血小板在内的细胞间相互作用增加。体外实验数据表明，eNOS 活性的增加可降低中性粒细胞的活化、血小板与内皮细胞的黏附和聚集[93]。

表 17.1　动物研究揭示 NO 在维持血小板-内皮动态半衡中的作用

物种	试剂和模型	效果	参考文献
小鼠	eNOS−/−	降低血管反应性；减少侧支循环；抑制血管生成；促高血压；增加纤维蛋白溶解(缺乏 NO 介导的对内皮细胞 tPA 释放的抑制)	63-65
小鼠	血小板 eNOS 敲除	减少稳态时血小板招募(缺乏血小板 NO)	52
小鼠	人 eNOS 过表达	减少心脏和肺功能障碍；提高在梗死性充血性心力衰竭模型中的存活；降低 IRI 后心肌梗死；未能(显著)预防 IRI 后 MI-收缩功能障碍	66,67
小鼠	牛 eNOS 过表达	抑制小鼠血管重塑模型中的病变形成	68
小鼠	ApoE−/−小鼠中牛 eNOS 过表达	促进动脉粥样硬化病变形成	69
小鼠	L-精氨酸处理 LDL−/−小鼠	预防黄瘤的发展和抑制动脉粥样硬化	70

续表

物种	试剂和模型	效果	参考文献
杂交犬	在冠状动脉狭窄模型中静脉注射硝酸甘油	抑制血小板血栓形成	71
大鼠	NO(吸入)	减少胶原诱导肺小血管血小板聚集	72
大鼠	ACE 抑制剂(依那普利、培哚普利、奎普利、雷米普利、曲多普利)	增加 eNOS 表达和 NO 循环水平	73
新西兰白兔	精氨酸与高胆固醇饮食	增加血管 NO 释放、超氧阴离子生成和内膜损伤	74

IRI,缺血/再灌注损伤;MI,心肌梗死;tPA,组织型纤溶酶原激活物;-/-,基因敲除。

表 17.2   临床研究概述药理学药剂和膳食补充剂对 eNOS 和 NO 生成的影响

化合物/来源	靶标	给药途径	效果	参考文献
L-精氨酸	eNOS 基质	口服	抑制 ADP 依赖的血小板聚集	75
L-NMMA	eNOS 抑制剂	静脉注射	减少前臂血流;缩短出血时间	76
L-精氨酸	eNOS 基质	静脉注射	逆转 L-NMMA 对冠状动脉的血管收缩作用	77
γ-维生素 E (核桃)	eNOS;NADPH 氧化酶	口服补充	增强血小板 eNOS 活性;减少 ADP 依赖的血小板聚集;改善和内皮依赖性血管舒张在高胆固醇血症	78
鱼肝油	eNOS	口服补充	促进 eNOS 基因表达;降低内皮细胞 NADPH 氧化酶的表达	79
EGb 761 (银杏提取物)	eNOS	口服补充	促进 eNOS 基因的表达和激活,同时降低血压和促进血管舒张;改善周围动脉闭塞症	80,81
叶酸 (维生素 B$_5$)	eNOS	口服补充	增加 eNOS 二聚体;改善冠心病患者的内皮功能	82
醋酸(醋)	eNOS	口服	增加 eNOS 在 HUVEC 中被 PKA 和 AMPK 磷酸化;促进 eNOS 绝经后妇女前臂血管舒张	83
FTY720 (S1P 类似物)	S1P 受体	口服	提高内皮细胞中 eNOS 水平;在淋巴器官中诱捕淋巴细胞,防止其迁移到炎症部位	84
非诺贝特	PPARγ 激动剂	口服	增加缺血组织中 AMPK 和 eNOS 的磷酸化;减少心血管事件,尤其是截肢的糖尿病患者	85,86

L-NMMA,甲基化 L-精氨酸。

患有血管性疾病和不稳定冠状动脉综合征的患者,其内皮细胞和血小板 NO 的释放均受损,血栓形成的风险会增加。血管系统中 NO 的生物利用率与各种疾病状态相关。动脉粥样硬化的危险因素,如高胆固醇,男性,家族史和年龄,也与冠状动脉的内皮依赖性血管舒张受损有关[94-96]。NO 缺陷与人类中越来越多的心脏和非心脏的血栓性疾病有关[97,98]。不稳定冠状动脉疾病患者血小板活化增加[99],与稳定冠状动脉疾病患者相比,这些血小板产生的 NO 明显减少[100,101]。此外,在人类动脉粥样硬化冠状动脉中,内皮细胞 NO 依赖性血管扩张受损[102]。内皮功能障碍也与肺动脉高压有关,最终导致肺血管肥大和血栓形成[103]。与健康对照相比,肺动脉高压患者肺血管组织中 eNOS 表达的测量值降低[104],并且 eNOS 的抑制导致血小板沉积增加[105]。由于血浆谷胱甘肽过氧化物酶缺乏导致的 NO 生物利用率受损是儿童血栓性卒中的原因[106]。

动物研究有助于阐明 NO 在血小板-内皮介导的维持体内平衡和保持血管通畅中的重要性。血小板和内皮细胞这两种细胞产生 NO 对于血管的生理调节,控制高血压和改善各种心血管疾病尤为重要(表 17.1)。在人体内研究中(表 17.2),药物制剂和膳食补充可以影响 NO 产生,通过改善内皮细胞和血小板功能对血压和心血管疾病产生有益的作用[62,107]。

前列环素

前列环素的生物合成及内皮细胞前列环素合酶的特性

前列腺素 PGI$_2$ 是花生四烯酸(AA,或 5,8,11,14-二十碳四烯酸)的衍生物[108]。PGI$_2$ 于 1976 年被发现,它被认为是一种抑制血小板分泌、血小板聚集和血管收缩的物质[109,110]。PGI_2 的半衰期约为 3 分钟，在生理条件下非常不稳定。PGI_2 的生物合成是 AA 代谢途径的一部分。AA 是一种 20 碳的不饱和脂肪酸，在膜磷脂中以共价结合在 sn-2 位点。它通过细胞内 Ca^{2+} 浓度的增加激活磷脂酶 A_2（PLA_2）后释放。AA 进一步代谢至少需要两种主要的酶复合物：①前列腺素内过氧化物 H（prostaglandin endoperoxide H，PGH）合酶，通常称为环氧合酶（cyclooxygenase，COX）；以及②5-脂氧合酶[111]。COX 是催化前列腺素合成中的限速酶。COX 是双功能酶，催化结构域中具有两个不同的活性位点。其中双加氧酶活性位点催化 AA 形成前列腺素 G_2（PGG_2）；氢过氧化物酶催化位点随后催化 PGG_2 形成 PGH_2[112]。在哺乳动物细胞中，COX 有两种亚型，COX1 广泛表达，COX2 高度可诱导。PGH_2 被几种特定的合成酶进一步转化为前列腺素类，如 PGE_2、PGD_2、$PGF_{2\alpha}$、PGI_2 或 TXA_2，具体取决于发生该反应的组织。在内皮细胞中，前列环素合酶（prostacyclin I_2 synthase，PGIS）催化 PGH_2 形成 PGI_2。

PGIS 分布广泛，主要存在于内皮细胞和平滑肌细胞中[113-118]，但不在血小板中表达。PGIS 是一种膜结合酶，具有一个 N 端膜锚定结构域和一个包含底物通道、血红素结合位点和两个 Couet 基序的大胞质结构域[119,120]。该酶主要定位于内质网（endoplasmic reticulum，ER）的膜中，而含血红素的结构域面向 ER 的细胞质位点。COX 的两种亚型也位于 ER 膜中，活性位点位于 ER 内侧[121]。此外，已经证明 PGIS 存在于人内皮细胞膜的细胞质膜微囊中，并且它可以与细胞质膜微囊蛋白-1 结合而不会对酶活性产生影响[122]。

以往的研究表明，PGIS 在体内受到多层次的调控。一种机制推测是"自杀"灭活，PGIS 通过其底物 PGH_2 进行催化失活[123]。另一种机制可能由于内皮细胞产生 NO 和超氧化物，PGIS 暴露于微摩尔过氧亚硝酸盐浓度中，其 Tyr430 的活性位点通过酪氨酸硝化被选择性灭活[124]。在基因表达的调控方面，研究已经确定 PGIS 基因序列的突变可以影响酶活性。

血小板前列环素受体的生物化学、结构和功能

PGI_2 是一种二十碳脂质分子，来自类花生酸家族，是一种有效的血管扩张剂、抗血栓和抗血小板药物。PGI_2 通过 PGI_2 受体（也称为 IP 受体）介导其作用。该受体属于前列腺素或前列腺素受体家族，它们是七次跨膜 G 蛋白偶联受体（G protein-coupled receptors，GPCR）。IP 受体在整个血管系统的内皮细胞和平滑肌细胞，以及循环的血小板等细胞上表达。主动脉是心血管系统中 IP 受体表达最丰富的部位[125]。IP 受体也在心房和心室表达，表明 PGI_2 可能在心脏组织中发挥作用[126]，然而在静脉中没有发现 IP 受体的表达[127]。人 IP 受体的分子量为 41~83kDa，包含 7 个跨膜结构域，其中包括较短的胞外 N 端和较长的胞内 C 端[126]，其跨膜区域 VI 和 VII 与 PGI_2 的侧链相连。跨膜结构域 I 和 II 具有更广泛的结合功能，包括识别作用和与 PGI_2 的环戊烷环相互作用。跨膜结构域 I 还包含一个二聚化基序，该基序与 TXA_2 受体的同型二聚化或异型二聚化有关[126]。

前列腺素的受体并不具备特异性。IP 受体的结合口袋以不同亲和力结合 PGI_2、PGE_1 和 PGE_2 的环戊烷环[126]。合成的 PGI_2 类似物，如伊洛前列素和西卡前列素，可以与受体结合，具

有与 PGI_2 相同的亲和力。克隆的人 IP 受体的激动剂亲和力大小的顺序为：PGI_2>伊洛前列素＝西卡前列素>PGE_1>碳环霉素≫PGE_2>PGD_2，PGF_2。IP 受体的配体与其他几个前列腺素受体（如 PGE_2 受体）也存在已知的交叉反应[126]。由于缺乏有效的、选择性的 IP 受体拮抗剂和高选择性激动剂，进一步阐明底物对 IP 受体的特异性以及评价内源性 PGI_2 的作用一直受到阻碍[126,128,129]。

血小板前列环素受体通过不同位点的不同修饰，或与不同 G 蛋白亚基偶联调控下游信号。血小板质膜胆固醇含量的增加降低了 IP 受体的表达，而磷脂含量的增加却增加了这些受体的数量并提高其与 PGI_2 的结合[130]。炎性刺激也可上调 IP 受体在其前体细胞（巨核细胞）中的表达，进而增加其在血小板中的表达[131]。

前列环素信号机制与血小板抑制

PGI_2 是一种强效的血小板聚集的内源性抑制剂，也是一种强血管扩张剂，并能抑制血管平滑肌细胞的生长（图 17.2）[109,113,115,132-137]。它抑制由各种刺激剂诱导的血小板活化，例如凝血酶、胶原、ADP、TXA_2 或钙离子载体 A23187[129]。然而，PGI_2 对上述 TXA_2 等刺激剂启动的血小板活化的抑制具有选择性，其抑制能力由高到低为：TXA_2≫A23187>凝血酶>ADP[138]。除了抑制血小板活化和限制血栓大小[113]，PGI_2 还可以防止血小板[139]和白细胞黏附到内皮细胞上。

PGI_2 从血管壁释放后，通过血小板表面表达的跨膜 G 蛋白偶联的 IP 受体介导其抑制作用。在血小板中，IP 受体通过其偶联的 $G_{\alpha s}$ 发出信号并激活腺苷酸环化酶，从而增加细胞内 cAMP 的水平。IP 受体与 $G_{\alpha q}$ 的偶联尽管在其他细胞中有可能发生，但尚未在血小板中得到验证[29,140]。

cAMP 的增加激活 PKA[141]，而 PKA 反过来磷酸化并抑制参与调节血小板聚集不同通路中的几个关键蛋白[142,143]。与 PKG 类似，PKA 通过直接磷酸化和抑制肌醇 1,4,5-三磷酸受体来降低细胞内 Ca^{2+}。如"内皮细胞和血小板一氧化氮对血小板反应活性的影响"部分所讨论的，细胞内 Ca^{2+} 的减少降低了钙调蛋白依赖性 MLCK 和 Ca^{2+} 依赖性小 GTP 酶 Rap1b，以及 PKC 和 PLA2 的活性[29]。此外，PKA 还直接磷酸化和降低 MLCK 活性[144]；cAMP-PKA 介导的信号通过磷酸化 VASP 抑制整合素激活和黏附以及细胞骨架重组[36]。PKA 介导的 VASP157 位 Ser 磷酸化也与抑制血小板活化的整合素 $\alpha IIb\beta3$ 密切相关[35]。通过降低细胞内 Ca^{2+} 水平，PKA 也影响颗粒分泌，具体机制尚不清楚。有报道指出 Ca^{2+} 水平下降可能导致 PKC 活化所必需的 DAG 水平下降，从而导致血小板 PKC 调节的颗粒分泌减少[29]。总的来说，血小板中 cAMP 的增加导致血小板收缩活性降低，颗粒分泌减少[145]。通过这些机制，PGI_2 抑制血小板活化并解聚已有的血小板聚集体[146]。

PGI_2 信号传递是一个动态过程，受到多个层次的调控。PGI_2 与其受体的结合以及随后通过其偶联的 G_α 蛋白激活腺苷酸环化酶是浓度依赖性过程。与其他 GPCR 类似，IP 受体也可以通过多种 G 蛋白发出信号[126]。在配体浓度较高时，IP 受体可以激活磷脂酶 C，引起钙的动员[147]。目前尚不清楚细胞内钙离子增加是由 IP 受体与 $G_{\alpha q}$[148] 受体偶联或是通过调节电

压门控钙离子通道激活的 $G_{\beta\gamma}$ 亚基传递信号[149]。

IP 受体脱敏、内化和隔离是介导血小板中 PGI_2 反应性的其他调节机制。在人类血管疾病中,PGI_2 水平的升高伴随着与 IP 受体结合的减少和反应性的降低,例如心肌梗死[150,151]和子痫前期[152],以及给药期间的 IP 受体及其类似物[126,153]。脱敏过程涉及受体与 G 蛋白的解偶联,腺苷酸环化酶活性的抑制和随后的受体内化,是由于长时间暴露于激动剂或高浓度的激动剂而导致的反应性降低[154,155]。目前已在培养的血小板[147]以及体内血小板[156]中观察到人 IP 受体的脱敏和内化。PKC 介导的人 IP 受体磷酸化是激动剂诱导脱敏的一个关键决定因素[155],而 IP 受体隔离与 PKC 途径无关,部分是通过网格蛋白包被的囊泡的内吞途径进行[147]。在血小板中凝血酶存在时,脱敏反应增强血小板内皮细胞的黏附,从而增强血栓的形成[150,157]。血小板 IP 受体的短期脱敏是一种可逆现象,即受体不降解,而是在 IP 受体分离后作为功能活性形式再循环利用[158]。

IP 受体信号传导也通过与其他前列腺素类受体的同源或异源二聚化来调节[140,159]。二聚化可能影响配体识别,受体激活和信号传导以及转运。已显示 IP 受体以不依赖于激动剂的方式进行同源二聚化甚至寡聚化[160]。同源二聚化的破坏导致受体表达降低及其向细胞表面的转运[160]。IP 受体也可以与 $TXA_2\alpha$ 受体($TP\alpha$)发生异二聚体化[159]。TXA_2 由血小板[161]合成并在血小板活化后释放,是一种血小板激动剂和血管收缩剂,促进血小板活化和聚集。已证明 IP 受体和 $TP\alpha$ 之间形成异二聚体可调节 TXA_2 促血栓形成的作用[159]。IP 和 $TP\alpha$ 异二聚化使 $TP\alpha$ 产生 cAMP,导致受体反而具备抗血栓形成的作用[159]。通过增加血小板 cAMP 水平,PGI_2 还能阻止花生四烯酸形成[162],从而阻止人血小板[163,164]合成促血栓前列腺素和血栓素,从而进一步抑制血小板活化[165]。TXA_2 诱导的血小板活化和血管收缩可以被 PGI_2 抑制,因此,PGI_2 的作用抵消了 TXA_2 的作用[132,166]。维持 PGI_2 和 TXA_2 之间的平衡似乎关系到维持血管完整性[167],血小板与内皮细胞之间相互作用[115,168]和其他心血管生理病理过程[129,169]。

血小板介导的内皮细胞 PGI_2 合成是 IP 受体信号传导的另一种调节形式。激活的血小板释放某些化合物,这些化合物可被内皮细胞用于产生 PGI_2。其中一种化合物是血小板内过氧化物酶 TXA_2。除内源性前体外,内过氧化物酶甚至在阿司匹林存在下也可导致 PGI_2 合成。血小板活化后,释放的胆汁盐依赖性脂肪酶可与人脐静脉内皮细胞(human umbilical vein endothelial cells,HUVEC)结合,促进 PGI_2 的合成[170]。如上所述,血小板释放其他抗血栓形成物质,例如 NO。事实上,虽然低剂量的 NO 和 PGI_2 不能抑制血小板黏附到内皮细胞,但是在抗聚集效应上发挥协同作用[139,171,172]。所有的这些调节检查点都说明了内皮调节血小板促血栓形成功能的重要性。

前列环素在体内的相关性

PGI_2 作为抗血小板和抗血栓介质在心血管疾病的发生中起重要作用。不正常的 PGI_2 活性涉及各种心血管疾病的发展,包括血栓形成、心肌梗死、卒中、动脉粥样硬化和高血压[127]。与健康受试者相比,急性心肌梗死患者的血小板 cAMP 合成量,以及 PGI_2 的亲和力均降低[151]。由于 PGIS 可被各种细胞因子上调,据报道在动脉粥样硬化和血小板活化的存在下 PGI_2 生物合成增加[173]。一些研究者报道,PGI_2 异常合成或代谢可能是心肌梗死和脑梗死的危险因素[174,175]。缺乏 PGIS 或 IP 受体的小鼠模型显示了 PGI_2 信号在体内的重要性(表 17.3)。然而,尽管在动物模型中 PGI_2 可以减少脑梗死[182,183],在脑缺血背景下进行的几项 PGI_2 治疗试验均未显示明显的临床效果[184-186]。前列环素产生的减少与严重肺动脉高压的发病机制有关[187],但与人类原发性高血压无关。然而,在妊娠诱导的高血压中,PGI_2 的降低早于临床表现[188]。

PGI_2 和 TXA_2 对血小板和血管壁的拮抗作用及其在损伤部位的浓度水平被认为是血栓形成[110]和包括冠心病在内的各种闭塞性血管疾病发生的关键[189]。在心脏缺血/再灌注期间,PGI_2 和 TXA_2 的合成显著增加。

临床研究表明,IP 受体的缺失可能导致慢性脊髓损伤患者动脉粥样硬化形成[190]。据报道,在自发性心绞痛[191]、严重动脉粥样硬化[192]和急性心肌梗死期间[193],PGI_2 结合能力和 IP 受体数量均有下降,但在其他经血管造影证实的冠心病和稳定型心绞痛患者中并无下降[151,194]。已有研究表明,在心肌梗死和不稳定型心绞痛患者中,PGI_2 的生物合成显著增加[99,193],这可能导致激动剂诱导的受体变化,例如 PGI_2 结合位点的脱敏[194]。由于具有抗血小板和血管舒张特性,PGI_2 类似物通常用于治疗与血流受损,炎症和血栓形成相关的各种病症(表 17.4)。

表 17.3　动物实验阐明了前列环素在血小板内皮稳态中的作用

物种	试剂和模型	效果	文献
小鼠	PGIS$^{-/-}$	高血压;发生血管病变,血管壁增厚和肠纤维化(尤其是肾脏)	176
大鼠	PGIS 转基因	防止平滑肌细胞的增殖和迁移;球囊损伤后再内皮化和抑制新内膜的形成	177,178
小鼠	PTGIR$^{-/-}$	促进血栓形成但减少炎症性肿胀,减少疼痛反应,抗高血压	179
小鼠	PTGIR$^{-/-}$ 颈动脉损伤	增加损伤后的增生(内膜中膜比);增加管腔狭窄	180
小鼠	PTGIR$^{-/-}$LDLR$^{-/-}$ 卵巢摘除	丧失雌激素的动脉粥样硬化保护作用(雌激素-雌激素受体通过 COX2 上调前列环素合成)	181

PTGIR,前列环素受体/前列腺素 I_2 受体。

表 17.4　使用 PGI$_2$(前列环素)类似物治疗血管病变的临床研究

化合物/来源	靶标	效果	文献
伊洛前列素	PGI$_2$ 类似物 *	用于治疗 PAH,联合其他药物可改善肺动脉压力和血流动力学,特别是在心脏移植期间;有效预防系统性硬化症患者高血压;与阿司匹林联用可减轻外周动脉炎症和氧化应激	195,196
依前列醇	PGI$_2$ 类似物	限制血小板聚集,但诱导深层血管舒张;对肺栓塞患者无效;PAH 患者的生存率和改善肺功能;由于颅外动脉周围感觉传入物的敏化,会增加健康患者的头痛和偏头痛患者的偏头痛样事件	197,198
贝前列环素	PGI$_2$ 类似物	与血管紧张素阻滞剂联合使用可改善肺动脉压力;通过降低肾性贫血、内皮素-1 水平和改善生活质量来改善 PAD;在慢性腹膜转移的 I 型患者中,减少血栓形成和内皮损伤	199-201
曲前列环素	PGI$_2$ 类似物(更持久)	用于治疗 PAH;改善肺血管舒张、运动能力、血流动力学和生存率	202-206

*依洛前列素选择性较差,可部分作为前列腺素 E$_1$ 受体激动剂。
PAD,外周动脉疾病;PAH,肺动脉高血压。

　　阿司匹林(乙酰水杨酸)能选择性抑制血小板中的 COX,使内皮 COX 催化活性位点乙酰化[208],因此具有抗血栓形成作用[207](见第 50 章)。据报道,阿司匹林还能增加中性粒细胞[209,210]和动脉壁 NO 的产生[211]。COX-1 参与血小板 TXA$_2$ 的合成,COX-2 参与内皮细胞 PGI$_2$ 的合成[111]。低剂量的阿司匹林使血小板中的 COX-1 乙酰化,因此在循环中不可逆地阻断 TXA$_2$ 合成。在相同的低剂量下,阿司匹林对 PGI$_2$ 的合成几乎没有影响。因此,低剂量阿司匹林的总体效果是降低血栓形成的风险[111]。

CD39(NTPDase-1)

内皮细胞 CD39 的生物化学、结构和功能

　　CD39 是一种膜外二三磷酸核苷水解酶(NTPDase),并且与 CD73 同属于在真核细胞中广泛表达的膜外核苷酸酶家族。CD39(NTPDase1)是具有外切酶能力的膜锚定糖蛋白[212]。内皮细胞 CD39 通过水解 ADP 和 ATP 到 AMP,在降低血小板活化中起着关键作用(图 17.2)。因此,CD39 的激活终止了核苷酸介导的血小板形态改变和聚集。CD39 产生的 AMP 通过另一种外核苷酸酶 CD73(5′-核苷酸外切酶,即 NT5ase)进一步转化为腺苷[213]。腺苷反过来可以作用于其 P1 嘌呤受体 A2a 和 A2b 以抑制血小板功能[214]。CD39 在多种血管细胞中均有表达。该酶在 HUVEC 上高表达,也在自然杀伤细胞[215]、T 细胞亚群[216]、活化的 B 细胞[217]、EB 病毒转化的 B 细胞[212]、巨核细胞和血小板上发现有表达[218]。

　　CD39 的结构分析显示蛋白质在其 N 末端和 C 末端被膜锚定,而每个末端由一个跨膜结构域和短的胞内区组成[217]。蛋白质的中间形成一个大的细胞外环,包含一个中心疏水区域[219,220](图 17.3)。这个大的细胞外结构域又包含潜在催化活性位点的五个腺苷三磷酸双磷酸酶保守区(apyrase conserved regions,ACR)[221,222]。四个 ACR 在植物和动物中高度保守,说明它们在 CD39 的生物学功能中具有重要意义。第五个 ACR(称为 ACR-5)邻近 C 末端结构域的细胞外区域[223]。推测 ACR-4 含有 γ-磷酸结合基序并参与 ATP 水解[222]。ACR-1 与

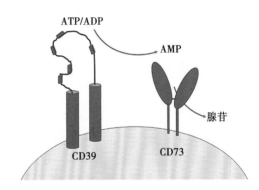

图 17.3　CD39 结构及功能。CD39(NTPDase1)是具有 5 个外切酶-腺苷三磷酸双磷酸酶结构域的膜锚定糖蛋白。CD39 是在其 N-和 C-末端锚定的膜蛋白。每个末端由一个跨膜结构域和一个短的胞质尾部组成。蛋白质的中间形成一个大的细胞外环,含有一个中心疏水区。该细胞外结构域含有五个腺苷三磷酸双磷酸酶保守区(apyrase conserved regions,ACR),催化活性位点可能位于其中。CD39 与 CD73 消耗胞外促血栓形成的二磷酸腺苷(ADP)和三磷酸腺苷(ATP),并将其转化为抗血栓形成的一磷酸腺苷(AMP)

相同超家族类似,具有 β-磷酸结合结构域,并且在 ADP 水解中起作用[222]。ADP 酶(非 ATP 酶)的活性取决于二价阳离子的存在,Ca^{2+} 影响大于 Mg^{2+}[224]。两种 CD39 跨膜结构域之间的异源相互作用导致了该酶在质膜中的四聚体化,使其活性高于单体形式[225]。

　　人 CD39 具有六个潜在的 N-连接糖基化位点。内皮细胞、血小板和白细胞的糖基化程度不同[218]。据报道,CD39 在适当折叠并定位于膜表面后,酶活性基本不会受到去糖基化的影响[226]。CD39 还有几个可能被外蛋白激酶修饰的位点[227,228],一些潜在的细胞内 PKC 磷酸化位点,以及 N 末端棕榈酰化位点[229]。氧化修饰和蛋白水解切割也可以影响和调节 CD39 的酶活性[230]。

　　CD39 优先定位于 HUVEC 和 COS-7 细胞的胞膜小窝(caveolae)上,这一过程由胞质内 N 端 13 位的 Cys 残基的 S-棕

桐酰化介导[229]。CD39 的活性是胆固醇依赖性的,因此膜胆固醇的消耗或螯合导致酶活性的抑制[231]。小窝结构和小窝蛋白(caveolin-1)的缺失并不影响 CD39 的细胞膜转运及其酶活性。

内皮细胞 CD39 对血小板反应活性的影响

核苷酸作为细胞内的能量来源,也是细胞外的信号分子。核苷酸可在细胞活化、损伤、感染或炎症时释放,并通过特定受体诱导生物反应[232]。细胞外空间中不受控制的、过量核苷酸的存在可能产生病理作用。血管系统中的一个例子是活化的血小板和促进血栓形成的损伤组织释放 ADP[233]。

内皮细胞 CD39 不直接作用于血小板,而是清除从活化的血小板或受损血管释放到细胞外的 ADP[234]。CD39 通过将 ADP 水解为 AMP,阻止血栓形成前血小板活化的进程。因此,通过从细胞外空间清除 ADP,CD39 将血小板恢复到静止状态[235]。内皮 CD39 具有抑制血小板活化的能力[236]。可溶性 CD39(solCD39)强烈抑制由胶原蛋白、ADP、AA 和凝血酶受体激动剂肽(thrombin receptor agonist peptide,TRAP)诱导的人血小板的聚集[237,238]。

CD39 对血小板活化的抑制作用不仅可以通过去除 ADP 来实现,还可以通过其他 NTPDases 产生腺苷来实现。内源性 CD39 和 CD73 大量聚集在内皮脂筏上[231],以保证内皮细胞的抗血小板活化的生理功能。血小板释放的 ADP 迅速水解成 AMP,其通过内皮 CD73 进一步分解为腺苷[236,239](图 17.2 和图 17.3)。腺苷是一种抗血栓和抗炎介质[240],在血小板中,它与腺苷受体 A2aAR 和 A2bAR 结合,抑制血小板活化。A2AR 是 G 蛋白偶联受体,在血小板中与 Gas 偶联,提高细胞内 cAMP 的量[241,242]。然后腺苷信号传导阻断 ADP 诱导的血小板功能[243]。cAMP 介导的抑制功能已在“前列环素信号机制与血小板抑制”部分中详细叙述。在主动脉内皮细胞中,腺苷通过 A2AR 也可以增加 NO 的产生,并进一步抑制血小板活化[244,245]。

值得一提的是,ADP 和 ATP 也是嘌呤 2 型受体的底物(P2)(见第 14 章)。血小板嘌呤 2 型受体(P2 受体)介导血小板形态变化($P2Y_1$)和血小板聚集($P2Y_{12}$)。ATP 或 ADP 激活内皮细胞 P2R 可增加 eNOS 活性[246]。CD39 可能调节 P2Y 受体的功能性表达。CD39 和各种 P2 受体在内皮细胞和血小板中的共同表达已得到证实[218]。最近的一项研究观察到 $P2Y_1$ 和 CD39 共定位于内皮细胞的细胞质膜小窝[247]。

用阿司匹林和血红蛋白分别阻断内皮细胞产生的 PGI_2 和 NO,实验证实内皮细胞膜存在 CD39,抑制血小板活化和聚集[248]。因此 CD39 具有较强的血栓调节潜能,并能独立于 NO 和 PGI_2 发挥作用;当然,其他血栓调节分子的存在也可增强 CD39 的活性[213]。

有趣的是,通过促炎细胞因子激活内皮细胞如肿瘤坏死因子 α(TNFα),或暴露于氧化应激,可导致 CD39 的酶活性丧失[230],且不局限于细胞表面表达的 CD39[249]。含有 CD39 的细胞膜胆固醇的缺失导致血小板聚集的抑制功能显著延迟,以及血小板聚集体的解离显著减少[231]。尽管内皮细胞 CD39 的功能与 ADP/ATP 水解抑制血小板活化和聚集有关[236,250],但血小板和巨核细胞上表达的 CD39 功能尚未确定。男性剧烈运动导致血小板 CD39 表达减少,但 B 淋巴细胞 CD39 表达增加[251]。最后,需要指出的是,各种寄生虫或细菌都含有类似 CD39 的三磷酸腺苷双磷酸酶活性,从而降低血小板聚集,确保有效的血液摄入或细菌入侵。血小板聚集是蜱虫(*Ornithodoros savignyi*)在摄食过程中遇到的主要障碍之一[252]。例如,蜱虫通过蜱虫分泌来源的三磷酸腺苷双磷酸酶来确保吸食血液,该酶能够分解血小板,即使血小板已经发生了二次聚集和脱颗粒也能够被分解。嗜肺军团菌是引起肺炎的细菌,其细胞内侵袭和毒性是由 CD39 样细菌外三磷酸二磷酸水解酶保证[253]。其他几种原生动物寄生虫也表现出腺苷三磷酸双磷酸酶活性,包括弓形虫、阴道毛滴虫和克氏锥虫(*Trypanosoma cruzi*)[253]。另一方面,像 HIV1 这样的病毒导致患者 CD39 活性增加[254]。这表明通过核苷酸调节血小板功能不仅是维持内皮屏障的重要机制,而且也是微生物毒性或寄生虫摄食的重要机制。

体内 CD39 的研究

CD39 的临床相关性主要是通过动物实验确定。重组 solCD39 或外源 CD39,可长时间保持活跃,能够抑制血小板聚集[255]。在再灌注损伤后[256]或在血管炎症期间暴露于氧化应激后[249],内皮 CD39 的酶活性和抗血栓形成特性迅速丧失。局部给药可溶性腺苷三磷酸双磷酸酶(一种与 CD39 功能相同的酶),发现在抑制移植器官血管内的血小板反应活性方面有作用[257]。因此,稳定和激活 CD39 的靶向表达可能是干预血管炎症[220]和移植相关疾病的有效治疗手段[258]。在大鼠卒中模型中,在动脉闭塞前或动脉闭塞后 3 小时给予 solCD39,可改善神经功能评分并减少梗死面积[259]。因此,SolCD39 可能具有治疗人类局部缺血性卒中的潜力[259]。在豚鼠交感神经末梢,神经元 ATP 增强去甲肾上腺素胞外分泌。用 solCD39 治疗显著减少去甲肾上腺素释放[260],表明 CD39 可通过减少 ATP 介导的去甲肾上腺素释放来提供心脏保护作用。在血小板过量招募驱动的小鼠卒中模型中,solCD39 降低卒中程度而没有增加脑内出血[260]。

野生型小鼠的血小板不表达 CD39[261],而据报道人类血小板表达低水平的 CD39[218]。$CD39^{-/-}$ 小鼠对缺血-再灌注损伤也非常敏感,因为它们不能在局部内皮血管壁层产生腺苷。然而,用腺苷三磷酸双磷酸酶治疗会逆转这种效应并保护小鼠[261]。培养 $CD39^{-/-}$ 小鼠的内皮细胞,显示 ADP 酶和 ATP 酶活性均降低[261]。这表明,与内皮细胞相关的其他核苷酸酶对胞外腺嘌呤核苷酸的水解作用很小。此外,野生型内皮细胞完全抑制血小板对 ADP 的反应,而 $CD39^{-/-}$ 小鼠内皮细胞在 ADP 刺激后不能充分抑制血小板聚集[261]。

通过 CD39 转基因小鼠模型,已有研究报道了该基因在出血、血小板功能和心血管疾病发展中的作用[262],其中一些结果见表 17.5。CD39 在造血细胞(如单核细胞)上的表达增加可降低体内动脉血栓形成的水平[268]。血管损伤后,人 CD39 在小鼠体内的表达已确定该酶是闭塞性血栓形成的关键因素[269]。此外,人 CD39 在小鼠和猪中的表达可保护心肌免受损伤[270,271],而心肌特异性过表达可减少心肌梗死面积的大小[272]。综上所述,CD39 的缺失使小鼠对血管损伤更敏感。体细胞基因过表达或给予可溶性 CD39,在移植、炎症和动脉粥样硬化模型中能发挥作用,并可预防心肌梗死。

表 17.5　动物研究阐明 CD39 在血小板内皮稳态中的作用

物种	试剂和模型	效果	文献
小鼠	hCD39(基线水平)	无自发性出血倾向;受损的血小板聚集;延长出血时间;对全身血栓栓塞的抵抗力	213
小鼠	通过腺病毒将 hCD39 转入小鼠体内	减少大鼠主动脉新生内膜的形成;减少血管平滑肌细胞增殖	263
小鼠	CD39$^{-/-}$	正常的出血时间;增加了脑梗死体积和减少灌注后血管再通。solCD39 治疗可恢复脑缺血后血管再通,使小鼠免于脑损伤;不同的 CD39$^{-/-}$小鼠具有显著的出血时间延长和血小板栓塞形成时间延长,对凝血参数的影响较小;减少血小板与体内受损血管系统之间的相互作用	261,264
小鼠	给予 solCD39	在导丝诱导的股动脉损伤的小鼠模型中减少血小板黏附、白细胞聚集和新生内膜增生	265
小鼠	CD39$^{-/-}$血小板	ADP、胶原蛋白和低剂量凝血酶刺激后无聚集。血小板功能障碍可逆,与嘌呤能受体 P2Y$_1$脱敏有关,提示 CD39 在止血和血栓反应中具有双重作用	261
小鼠	CD39$^{-/-}$小鼠肠缺血再灌注损伤	与野生型小鼠相比,80% 由于缺血再灌注损伤而死亡;给予 Apyrase 可保护所有野生型小鼠免受肠缺血相关的死亡,但不能完全保护 CD39$^{-/}$小鼠;腺苷治疗未能提高存活率;但可减少野生型小鼠毛细血管后小静脉血小板黏附;保护血管完整性	70
	CD39$^{-/-}$ ApoE$^{-/-}$双敲鼠	加速动脉粥样硬化病变发展;给予 solCD39 可逆转这一过程;solCD39 的补充减缓 CD39$^{+/+}$/ApoE$^{-/-}$小鼠的动脉粥样硬化	266
兔	动脉球囊损伤	降低天然 CD39 活性,可通过腺病毒介导的 CD39 转基因逆转;血小板沉积没有改变	267

solCD39,可溶性 CD39;+/+,野生型;−/−,基因敲除。

新兴概念：血小板大小调节血小板功能

在止血和血栓形成过程中,内皮细胞通过本章描述的机制调控血小板活化。血小板与内皮细胞的相互作用是严密调控的,复杂的,以保持适当的止血功能。然而,血小板不是均匀的。在人血液中,大血小板(5μm 及以上)具有高度止血活性,而小血小板(约 2μm)可介导免疫功能[273-275]。健康个体中人血小板的主要大小通常在 2~5μm。针对不同大小血小板的测序研究揭示了这些群体之间基因转录水平的总体差异,这种差异可能与不同大小血小板的功能以及活化强度的内在调节有关[214,273]。大血小板多包含与血小板活化聚集、止血和伤口愈合相关基因的 mRNA,而小血小板包含与免疫和凋亡相关基因的 mRNA[273]。

有趣的是,大小血小板显示出嘌呤受体表达的明显特征,这可能影响它们与血管壁的相互作用。血小板 P2 嘌呤受体——P2X$_1$、P2Y$_1$ 和 P2Y$_{12}$,介导形状改变和维持聚集,而 P1 嘌呤受体 A2aAR 和 A2bAR 抑制 P2 功能(第 14 章)[214]。大血小板仅包含 P2Y$_{12}$ 和 P2X$_1$ 的转录本,不含任何抑制性 P1 受体,但具有高效的 IP 受体表达[214,273]。此外,PKG 转录本在血小板亚群中完全缺失。假设血小板蛋白和 mRNA 的表达是相关的,这些观察表明,在受体水平上,大血小板功能是通过 IP 受体抑制的,而不是通过 CD39 腺苷或 NO-PKG 通路的作用。反过来,小血小板只包含激活血小板的 P2X$_1$ 受体的转录本,该受体负责形状变化,但不负责聚集,并抑制 A2aAR[214,273]。这些观察结果表明,小血小板可能利用其分子含量的变化来减少止血或血栓形成过程中自身形状的变化,以维持其与免疫系统的相互作用。研究通过电子显微镜观察到炎症刺激与凝血因子刺激的血小板活化的明显差异[5,277](图 17.4)。重要的是,所有血小板群体都表达与激活和抑制功能相关成分的转录本[278]。血小板活化受体和抑制受体的差异表达可能在内皮细胞调控血小板功能中发挥作用。

血小板与内皮细胞可能通过其他分子途径相互作用。血小板可以向内皮细胞和其他循环细胞传递,和/或从这些细胞提取转录物[273,279]。这种 mRNA 转录本的双向转移是一种新的调节机制,可能阐释血小板在止血和血栓形成乃至在全身对感染和炎症反应期间如何介导血管稳态[5,273]。在功能上,血小板和内皮细胞之间的转录物的双向转移可能与血小板蛋白质谱、血管通讯的控制相关,或可作为一种清除碎片的机制,从而实现血小板-内皮细胞交互作用的调控[273]。在将来,还需要大量的研究来证实这些新发现及推论。

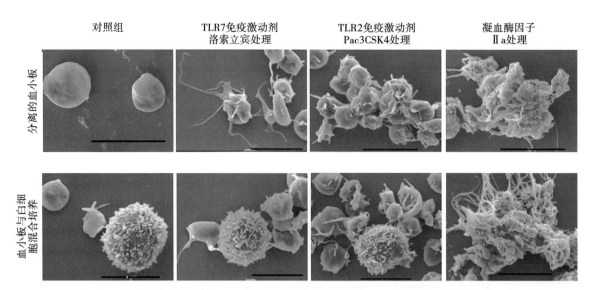

图 17.4   根据炎症与凝血信号，对比血小板活化和血小板黏附的差异。当用免疫激动剂［Toll 样受体 7（TLR7）激动剂洛索立宾；Toll 样受体 2（TLR2）激动剂 Pac3CSK4］或促血栓形成的血小板激动剂（凝血酶因子 Ⅱa）处理时，分离的人血小板显示出不同的活化水平。与白细胞混合的血小板也显示出不同的活化水平。在用免疫激动剂和血小板激动剂激活过程中，血小板保持其各自的形态。值得注意的是，对照组（静息态）血小板大小不同。标尺为 4μm

结语

综上所述，内皮血栓调节需要血小板和内皮细胞之间的多种通讯来调节血栓的形成，同时不影响伤口愈合和免疫过程进行。三个主要的信号通路 NO、PGI$_2$ 和外核苷酸酶 CD39 在功能上相对独立。内皮细胞利用这些途径来调节和防止异常的血小板活化、聚集和黏附到血管壁。此外，血小板本身具有多种保护和反馈调节机制，刺激内皮细胞抗血栓因子以平衡其自身的促血栓形成。基于双向的遗传物质的转移和基于血小板大小的血小板活化/抑制受体的差异分布等新方法理论的出现体现了血小板-内皮之间的复杂调控基质。为了发挥多种生理功能，我们逐步认识到体内的血栓调节机制更加精细、复杂和细胞之间的关联度更高。血栓调节平衡的失调不仅可能导致血管血栓形成的病理生理过程，还可能导致出血等其他不良后果。虽然目前三大通路 NO、类花生酸和 CD39 通路已有广泛的研究，但通过血小板亚群或转录本阐释如何在不引起出血的情况下靶向控制血小板功能，将是血管疾病有效疗法发展的新篇章。

致谢

作者感谢 Lea Beaulieu 和 Sybille Rex 对撰写本章既往版本的贡献，并感谢 Heather Corkrey 在编辑方面的帮助。

（唐朝君、闫坤敏 译，武艺 审）

扫描二维码访问参考文献

第18章　血小板信号转导

Robert H. Lee, Lucia Stefanini and Wolfgang Bergmeier

引言

血小板在维持机械创伤部位血管完整性中起关键作用（止血）。血小板会通过一种独特的细胞表面受体，糖蛋白 I b-IX-V 复合物（GP I b-IX-V）（见第 10 章）与受损的血管壁接触。血小板通过膜表面的 GP I bα 亚基与沉积在细胞外基质（ECM）中的血管性假血友病因子（von Willebrand factor, VWF）的相互作用促进短暂的相互作用（栓系），从而减缓静息血小板的流速。这一事件一旦发生后，血小板会感知暴露的细胞外基质组分（如胶原）和附近产生的可溶性刺激剂（如凝血酶），并对其作出反应。胶原通过与血小板膜表面 GP VI-Fc 受体 γ（FcRγ）链复合物作用来触发血小板活化信号通路，FcRγ 链复合物细胞质段尾部含有一段免疫受体酪氨酸激活基序（ITAM）[YxxI/Lx(6-12) YxxI/L, 其中 x 可以是任何氨基酸]共有序列。凝血酶则通过切割蛋白酶激活受体（protease-activated receptors, PARS；见"G 蛋白偶联受体"一节）和激活 G 蛋白异源三聚体的方式来触发血小板活化。ITAM 和 GPCR 信号都会导致磷脂酶 C（phospholipase C, PLC）的激活和第二信使钙离子（Ca²⁺）、甘油二酯（diacylglycerol, DAG）的产生（图 18.1）。然后，激酶和小 GTP 酶将整合以上信号，触发主要的血小板活化反应，包括颗粒释放、脂质介质产生和释放，以及细胞表面整合素黏附受体激活。活化的整合素，尤其是主要整合素 α II bβ3，与暴露于细胞外基质中的固定配体或多价血浆配体（如纤维蛋白原）的相互作用，是血小板栓塞形成的关键步骤。因此，整合素激活的动力学或持续时间的改变会导致出血或血小板增多/血栓形成。在本章中，我们将讨论止血栓子形成过程中最关键的信号反应。

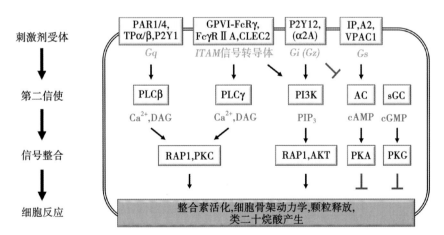

图 18.1　**血小板信号机制**。控制血小板活化主要信号节点概述。血小板的主要激动剂受体（绿色框）从左往右依次为凝血酶的 G_q 蛋白偶联受体[包括蛋白酶激活受体 1 和 4（PAR1/4）]、血栓素 A₂（TPα/β）、二磷酸腺苷受体（P2Y₁）、胶原 ITAM 序列受体[包括 GP VI-Fc 受体 γ（FcRγ）链复合物（GP VI-FcRγ）]、IgG 免疫复合物（包括 FcγR II A 和 CD32A）和肾小球足突细胞膜黏蛋白（CLEC2）、结合二磷酸腺苷的 G_i 蛋白偶联受体（P2Y12）、肾上腺素受体（alpha-2A 肾上腺素受体，α2A）、结合前列腺素 I₂ 的 Gs 蛋白偶联受体（IP）、腺苷受体（A2）、垂体 AC 激活和血管活性肠肽（VPAC1），以及细胞内一氧化氮受体[可溶性鸟苷酸环化酶（sGC）]。这些受体将激活（黑色箭头）或抑制（红色阻塞标识）第二信使的产生（蓝色字）。磷脂酶 C（包括 PLCβ 和 PLCγ）会促进钙离子动员和甘油二酯（DAG）产生。磷脂酰肌醇 3-激酶（PI3K）产生 3,4,5-三磷酸磷脂酰肌醇（PIP₃），腺苷酸环化酶产生环状单磷酸腺苷（cAMP），而环状单嘌呤鸟苷（cGMP）则直接由胞内受体 sGG 合成。信号整合分子（黄色框）如小 GTP 酶 RAP1、激酶蛋白激酶 C（PKC）、蛋白激酶 B（PKB、AKT）、蛋白激酶 A（PKA）、蛋白激酶 G（PKG）将这些信号转变为血小板活化的细胞反应（红色框）

从表面上看,血小板信号转导机制与其他类型的细胞相似。不过,由于其受独特的环境影响,血小板进化出了对血管变化并非常敏感和迅速反应的信号通路。同时,血小板强大的负性调节器能够确保:①血小板在循环过程中保持静息状态;②血栓形成过程的自我限制。以下各节将综述在止血栓子形成过程中有效血小板整合素激活和黏附所需的主要正向和负向参与者(包括蛋白质、脂质、离子)。其他重要的细胞反应所需的信号机制,如颗粒分泌和细胞骨架重排,将会在其他章节中详细讨论(例如第3章、第10~15章、第19章)。在本章中,我们将重点介绍G蛋白偶联受体(G protein-coupled receptors,GPCR)、第二信使 Ca^{2+}、DAG 和磷脂酰肌醇-3,4,5-三磷酸[PI(3,4,5)P_3]、激酶和小 GTP 酶 RAP1,因为我们认为这些分子对血小板适应其独特的环境以及在流动条件下形成三维止血栓子至关重要。在本章的介绍范围之外,还有许多卓越的论述,介绍了血小板如何在其他情况下帮助确保血管完整性,如在炎症部位,迁移的炎症细胞在内皮细胞层产生许多的小孔,需要单个血小板修补。众所周知,在炎症和发育过程中的血管完整性强烈依赖于血小板 ITAM,而不是 GPCR 信号。而对血小板在炎症过程中如何保护血管完整性和维持内皮屏障功能的细胞反应知之甚少。更多详细信息,请参阅第11章、第16章和第28章。

血小板膜表面的主要激活型受体和抑制型受体

血小板表面含有多种糖蛋白,这些糖蛋白能介导一系列细胞活动,包括细胞与细胞、细胞与基质之间的黏附,影响血小板与凝血系统的相互作用及血小板的活化。第9章概述了血小板表面重要的激动剂和黏附受体。第10~15章总结了对血小板表面主要激活性受体和抑制性受体的最新认识。第11、13和14章分别深入讨论了血小板膜表面受体:(半)ITAM、PAR和P2受体。第10章和12章讨论了血小板表面两个主要黏附分子受体:GP I b-IX-V复合物和整合素 αⅡb β3 的信号通路。第15章主要讨论了血小板的抑制性信号通路。在本章我们将概述血小板膜表面两个主要激活性和抑制性受体 GPCR、ITAM/ITIM 的表达和近端信号传导的重要信息。

G 蛋白偶联受体

G蛋白偶联受体(GPCR)是一种七跨膜受体,通过与α、β、γ亚基组成的异源三聚体G蛋白结合,调节细胞活化。G_α 亚基家族($G_{q/11}$、$G_{12/13}$、G_i、G_s)根据结构和下游效应分子分为:腺苷酸环化酶(adenylyl cyclase,AC)激活型G蛋白 G_s、腺苷酸环化酶抑制性G蛋白 G_i[1]、磷脂酶C结合G蛋白 G_q[2,3]、激活交换因子G蛋白 $G_{12/13}$[4](图18.2)。细胞未受到刺激时,结合GDP的 G_α 与 $G_{\beta\gamma}$ 复合物以异源三聚体形式结合在细胞质膜上[5],可防止GTP与 G_α 自发结合而活化 G_α[6]和 $G_{\beta\gamma}$,$G_{\beta\gamma}$ 已不断被认为是G蛋白偶联受体信号通路的重要组分[7]。细胞受到刺激时,G蛋白将作为鸟苷酸交换因子(GEF)诱导 G_α 与GDP解离并结合GTP[8],解离的 G_α 和 $G_{\beta\gamma}$ 将与其下游效应分子结合(图18.2)。该系统的失活需要GTP酶活化蛋白(GTPase-activating proteins,GAP),且GAP能够加快GTP γ位

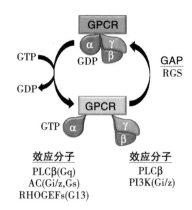

图 18.2　G 蛋白循环。G 蛋白偶联受体(GPCR)是与异源三聚体G蛋白结合的七跨膜蛋白,G蛋白通过结合三磷酸鸟苷(GTP)发挥分子开关作用。在未激活状态下(红色),受体与无活性的异源三聚体结合,这个三聚体包括富含二磷酸鸟苷(GDP)的 G_α 亚基,结合到 G_β 亚基、G_γ 亚基。当G蛋白偶联受体受到胞外刺激活化时(绿色),其将作为异源三聚体G蛋白鸟苷酸交换因子(GEF)使 G_α 亚基释放GDP并被细胞内含量更多的GTP替代。复合物解离形成的结合GTP的 G_α、$G_{\beta\gamma}$ 亚基将激活或抑制多种效应分子。图中列举了在血小板中重要的效应器,括号中列出了控制它们的特定G蛋白。G蛋白信号调节蛋白(RGS)蛋白功能的调节因子如GTP酶激活蛋白(GAPS)增强 G_α 亚基的GTP酶固有活性,而这是结束GPCR信号的终止反应

磷酸根水解,促进信号的终止。G蛋白的原型GAP是G蛋白信号调节蛋白(RGS),血小板表达RGS家族的多个成员,包括RGS2、8和18[9]。

在止血栓子形成过程中,主要刺激剂凝血酶、次级刺激剂二磷酸腺苷(adenosine diphosphate,ADP)和血栓素 A_2(TxA_2)分别活化PAR、ADP受体($P2Y_1$ 和 $P2Y_{12}$)和 TxA_2 受体(TPα和TPβ)[10-12]。G蛋白偶联受体,包括5-羟色胺受体 $5-HT_{2A}$、肾上腺素受体 α_{2A} 和多种趋化因子受体,对血栓形成的贡献较小(见第9章)。血小板也表达抑制细胞活化的G蛋白偶联受体,如前列环素受体IP。此外,人PAR1、小鼠和人PAR4与 G_q[13-15]和 $G_{12/13}$ 蛋白偶联,分别诱导PLC和RHO-GEF/RHOA活化[16]。TxA_2 也会与 G_q 和 $G_{12/13}$ 结合[17,18]。相反,$P2Y_1$ 则特异性地偶联 G_q,$P2Y_{12}$ 特异性地激活 G_i[19]。虽然有报道提出PAR1和 G_i 之间也有联系[20],但还需要进一步证实。

Gq介导的磷脂酶C活化对第二信使 Ca^{2+} 和DAG的产生十分重要,同时对剪切力条件下血小板黏附所需的近乎即时的整合素受体激活也是至关重要(见"磷脂酶C"部分)。凝血酶通过剪切PAR1诱导快速且可逆的PLC活化,并通过剪切PAR4维持PLC的持续活化状态。虽然TPα/β和 $P2Y_1$ 受体功能并不强,但可为激活PLCβ提供重要的反馈。$P2Y_{12}$ 激活 G_i 导致 $G_{i\alpha}$ 介导的AC抑制和 $G_{\beta\gamma}$ 介导的磷脂酰肌醇3激酶(phosphoinositide 3-kinase,PI3K)激活。抑制AC会保证低水平环腺苷酸(cyclic adenosine monophosphate,cAMP),从而使通过蛋白激酶A(protein kinase A,PKA)信号介导的血小板活化处于最低的负反馈状态(参见"环状核苷酸信号"和"蛋白激酶A/蛋白激酶G"部分)。PI3K信号可抑制RAP1-GAP、RASA3[21],并活化AKT。PAR1、PAR4、TP与 $G_{12/13}$ 的偶联对肌

球蛋白轻链(myosin light chain,MLC)依赖性的细胞骨架重排和血小板形状改变至关重要[16](图 18.3)。在人和小鼠血小板中,$G_{13\alpha}$ 是主要亚型[22-24]。一旦激活,$G_{13\alpha}$ 与 p115RHO-GEF 结合[25]激活 RHOA 和 Rho 相关激酶(Rho-associated kinase,ROCK),然后,ROCK 磷酸化并抑制 MLC 磷酸酶,增加 MLC 的磷酸化和活性[16]。尽管 RHOA 和 ROCK 作为凝血酶和 TxA_2 受体下游分子对细胞骨架改变至关重要,但 ADP 不能直接引发这些反应。相反,ADP 能通过触发 $P2Y_1$ 受体信号增加细胞质 Ca^{2+} 水平,导致 MLC 激酶(MLC kinase,MLCK)的活化和 MLC 磷酸化[26]。值得注意的是,在血小板铺展过程中,整合素也可介导由 $G_{13\alpha}$ 到 RHOA 的信号传导(由外向内)[27-29]。

内皮细胞在防止血小板过度活化中起着重要作用(见 17 章)。正常的内皮细胞会释放一氧化氮(nitric oxide,NO)和前列环素[前列腺素 I_2(prostaglandin I 2,PGI_2)][30],两者分别活化可溶性 NO 敏感型环化酶(soluble NO-sensitive guanylyl cyclase,sGC)和 AC。NO 具有膜渗透性,但 PGI_2 要与 G_s 偶联的 GPCR 受体 IP 结合来诱导 AC 活化。cGMP 和 cAMP 水平的升高导致血小板中 PKG 和 PKA 的活化,这两种蛋白激酶在血小板中具有抑制活性[31],其通过磷酸化而使参与 G 蛋白激活、Ca^{2+} 动员和肌动蛋白细胞骨架重塑的多种底物失活。磷酸二酯酶通过降解 cGMP 和 cAMP,限制 PKG/A 信号的强度[31]。

(半)ITAM 和 ITIM 受体

有些血小板受体包含免疫受体酪氨酸激活基序(immunoreceptor tyrosine-based activation motifs,ITAM)或免疫受体酪氨酸抑制基序(immunoreceptor tyrosine-based inhibitory motifs,ITIM),这些保守序列以其在免疫细胞信号转导中的作用而闻名。血小板表达三种(半)ITAM 偶联受体:①含有 ITAM 的 Fc 受体 γ 链(FcRγ):FcRγ 与 GPⅥ结合,GPⅥ是胶原蛋白、层粘连蛋白和纤维蛋白在受损血管壁中的受体;②含 ITAM 序列的 FcγRⅡA:它是免疫复合物的受体;③CLEC-2:ClEC-2 是含(半)ITAM 的 podoplanin 的受体,podoplanin 表达在特异细胞上,如足细胞、淋巴内皮细胞和Ⅰ型肺泡细胞[32-33]。胞质 YxxL 基序是(半)ITAM 受体信号传导的关键,当被磷酸化后,该基序充当含有 SH2 结构域的信号分子的停泊位点[34,35]。

FcRγ 链和 FcγRⅡA 都含有一对被 6~12 个残基分离的胞质 YxxL 基序,促进了非受体型酪氨酸激酶和脾酪氨酸激酶(spleen tyrosine kinase,SYK)的结合[33,36]。CLEC-2 在胞质尾中只有一个 YxxL 基序,因此在细胞表面以同源二聚体的形式存在,使得 SYK 能与两个磷酸化的半 ITAM 基序结合[37]。SYK 对于信号小体(signalosome)的形成至关重要,信号小体由各种接头蛋白和效应蛋白组成,包括 T 细胞活化连接蛋白(linker for activation of T cells,LAT)[38,39]、生长因子受体结合蛋白 2(growth factor receptor-bound protein-2,GRB2)、SHC 下游生长因子受体结合蛋白 2 适配体(growth factor receptor-bound protein-2 adaptor downstream of SHC,GAD)和含 76KD 白细胞蛋白的 Src 同源蛋白 2(SH2 containing leukocyte protein of 76kDa,SLP-76)[40]。LAT 和 SLP-76 都有助于磷脂酶 C γ2(PLCγ2)的募集[41],PLCγ2 是产生第二信使 Ca^{2+} 和 DAG 所需的酶。在小鼠中,上述任何一种蛋白质的基因缺失都会导致血小板内 ITAM 信号的严重受损。

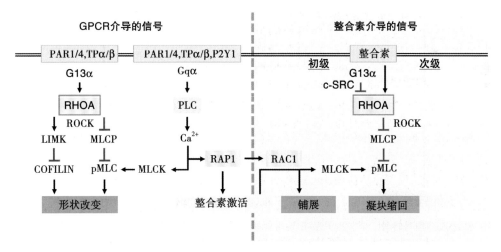

图 18.3　G13 信号。最近研究表明 $G_{13\alpha}$ 能够在血小板活化不同阶段偶联 GPCR 和整合素。(左部)GPCR 介导的信号传导。作为凝血酶受体、PAR1/4 和血栓素 A2 受体(TPα/β)的下游分子,$G_{13\alpha}$ 通过促进小 GTP 酶 RHO 和 RHO 下游效应分子 Rho 相关激酶(ROCK)活性使细胞形状发生变化。ROCK 可通过活化 LIM 激酶(LIMK),阻断肌动蛋白解聚因子(COFILIN),也可通过抑制肌球蛋白轻链磷酸酶(MLCP),增加肌球蛋白轻链磷酸化(pMLC),来增加肌动球蛋白收缩。在足够高的激动剂浓度下,$G_{q\alpha}$ 偶联受体(PAR1/4,TPα/β,$P2Y_1$),可以通过促进钙(Ca^{2+})依赖性的肌钙蛋白轻链激酶(MLCK)活化、肌球蛋白轻链磷酸化(pMLC)和肌动球蛋白收缩,诱导 $G_{13\alpha}$ 信号非依赖性的形状变化。(右端)整合素介导的信号传导。在外向内信号传导的早期阶段,整联蛋白与 $G_{13\alpha}$ 结合,$G_{13\alpha}$ 刺激由 c-SRC 介导的 RHOA 抑制,可保障血小板的 RAC1 依赖性铺展。在外向内信号传导的晚期,$G_{13\alpha}$ 与整合素尾分离,从而实现与 RAC1/MLCK 信号传导协同作用所需的 RHOA/ROCK 依赖性肌动球蛋白收缩,这是 RAC1/MLCK 信号协同凝块缩回所必需的

除了这组核心蛋白质,其他接头蛋白和效应蛋白也有助于(半)ITAM 信号的活化,包括信号转导和转录激活因子 3(signal transducer and activator of transcription,STAT3)[42]、小 GTP 酶 RAC1[43,44] 及其交换因子人原癌基因 Vav 表达蛋白 1(VAV1)和 VAV3[45-47]、酪氨酸激酶 BTK(Bruton's tyrosine kinase)[48]、TEC[49] 或者不同磷脂酰肌醇-3(PI3)激酶亚型[50]。PLCγ2 下游的信号事件将在本章后面讨论。ITAM 受体通过诱导第二波介质 TXA 2 和 ADP 释放,间接参与信号传导,导致细胞骨架重排和形变、或腺苷酸环化酶的抑制。

通过用转基因小鼠和信号小体各个组分特异性抑制剂的方法,已经明确了血小板(半)ITAM 信号通路对血栓形成和止血的作用(见第 11 章)[33]。总之,这些研究表明,与血小板 GPCR 相比,ITAM 信号对血小板在血管损伤部位的黏附作用较小。然而,最近很多研究证明(半)ITAM 受体在免疫复合物介导的血小板减少和血栓形成、炎症部位的血管完整性和血管发育方面有着关键作用[32]。

血小板内皮细胞黏附分子 1(platelet endothelial cell adhesion molecule 1,PECAM-1;又称 CD 31)是一种关键的血小板表面受体,它的胞质尾含有两个 ITIM 序列。PECAM-1 的抑制信号需要两个 ITIM 序列(S/I/V/LxYxI/V/L)丝氨酸和酪氨酸顺序磷酸化。一旦磷酸化,PECAM-1/SHP-2 复合物就会将 PI3K 的 P85 调节亚基从 ITAM 信号体中分离出来[51]。与这种抑制活性一致的是,PECAM-1 功能丧失会使血小板在体外和体内对 ITAM 偶联激动剂受体的刺激反应更强[52-54]。

G6B 是血小板表面另一个重要的 ITIM 受体。和 PECAM 一样,G6B 包含一对 ITIM 结构域,其在细胞活化时被磷酸化。有趣的是,G6B 基因敲除小鼠表现出巨血小板减少症、血小板功能受损、和出血倾向增加[55]。血小板减少症的部分原因是血小板周转增加,验证了 G6B 是血小板功能的抑制剂。G6B-/- 小鼠的巨核细胞展现出一些缺陷,包括血小板释放受损和细胞表面受体(如 GPVI 和 GPIb)脱落增加,也验证了 G6B 是巨核细胞功能的抑制剂。受体脱落增加是血小板功能受损的一个重要原因,而且这些细胞的胞内信号传导也有缺陷。但目前这些胞内信号传导下调的原因尚不清楚。PECAM-1 和 G6B 的抑制作用在第 15 章会详细讨论。

第二信使

磷脂酶 C

磷脂酶(PLC)是膜结合的酶,可催化磷脂酰肌醇 4,5-二磷酸[PI(4,5)P$_2$]水解形成肌醇 1,4,5-三磷酸(IP$_3$)和 DAG(图 18.4)。IP$_3$ 可以自由扩散,并结合到 IP$_3$ 介导的钙通道,导致 Ca^{2+} 从细胞内储存器释放到胞质中。DAG 留在细胞膜上,激活多种蛋白,其中最重要的是蛋白激酶 C(protein kinase C,PKC)。PLC 是血小板活化的重要信号节点,因为它们能被大多数刺激

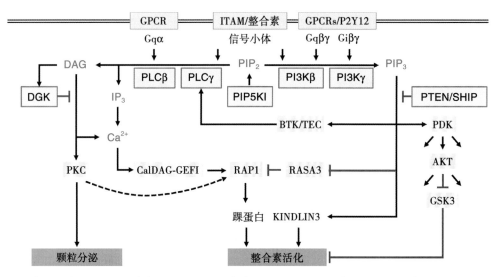

图 18.4　磷酸肌醇信号转导。磷脂酰肌醇-4,5-二磷酸(PIP$_2$)是由 I 型磷脂酰肌醇-4-磷酸-5-激酶(PIP5KI)所合成,PIP$_2$ 也是磷脂酶 C(PLC)和磷酸肌醇 3-的底物。G$_q$ 偶联受体刺激 PLCβ 和 PI3Kβ。二磷酸腺苷 Gi 偶联受体(P2Y$_{12}$)刺激 PI3Kβ 和 PI3Kγ。ITAM-偶联受体和整合素刺激 PLCγ 和 PI3Kβ。PLC 催化 PIP$_2$ 水解成肌醇-1,4,5-三磷酸(IP$_3$)和甘油二酯(DAG)。IP3 可自由扩散,结合到 IP$_3$ 控制的钙通道,导致胞质钙离子(Ca^{2+})浓度增加,介导很多细胞反应,包括刺激 CalDAG-GEFI 介导的 RAP1 激活和随后的整合素激活。DAG 与膜结合并且激活 PKC(protein kinase C),这对颗粒分泌至关重要,可能也会通过一个未知的途径直接促进 RAP1 的持续激活。DAG 也活化甘油二酯激酶(DGK),从而为自身的信号转导提供负反馈。在细胞膜上,PI3K 磷酸化 PIP$_2$ 生成磷脂酰肌醇-3,4,5-三磷酸(PIP$_3$)。PIP$_3$ 的浓度可被脂质磷酸酶(PTEN;磷酸酶与张力素同源物;SHIP,含 SH2 结构域的肌醇 5'-磷酸酶)降低。在 ITAM-偶联受体和整合素的下游,PIP$_3$ 招募 PLCγ 和蛋白酪氨酸激酶 BTK、TEC,通过磷酸化激活 PLCγ。在 P2Y$_{12}$ 下游,PIP$_3$ 抑制 RAP 1 GTPase 激活蛋白 RASA3,从而促进整合素的持续激活。PIP$_3$ 主要在 GPCR 下游通过 PDK 依赖的 AKT 活化和抑制已形成的血小板抑制剂 GSK3 来激活血小板。此外,PIP$_3$ 可能通过结合整合素激活复合物 KINDLIN3 的组分而促进整合素介导的黏附

剂受体下游激活,影响三个第二信使:Ca²⁺、DAG 和磷酸肌醇的水平。血小板表达两个主要的 PLC 亚家族:PLCβ 和 PLCγ,它们在血小板生物学中具有互补功能。PLCβ 亚型,尤其 PLCβ2 和 PLCβ3[56],可以被 Gq-偶联的 GPCR 激活。而 PLCγ2[57-59] 和 PLCγ1[59] 则是被(半)ITAM-偶联的和整合素受体介导的下游酪氨酸激酶级联信号途径激活。表达谱分析和功能研究表明 PLCγ2 是血小板中主要的 PLCγ 亚型[59,60]。PLCβ 受到刺激,会引起胞质中 Ca²⁺ 浓度大幅度上升,又很快降低;然而 PLCγ2 会引起更缓慢但更持久的 Ca²⁺ 动员[61]。在血管损伤部位,PLCβ 和 PLCγ 对血小板黏附的相对重要性取决于损伤的类型和严重程度。在动脉血栓形成和经典止血模型中,Gq/PLCβ 信号模块是促进血栓形成的关键[56,62],而 PLCγ2 在很大程度上是非必需的[62]。与之相同,PLCβ2 表达的部分减少足以导致患者长期出血[63]。然而,(半)ITAM/PLCγ2 信号,而不是 GPCR/PLCβ 信号,是保持炎症部位[64]或淋巴管发育时期[65]保持血管完整性所必需,在这种情况下,需要单个血小板的黏附来防止血液从血管很小的破损处流出[66]。

钙信号

血小板中的很多反应是受钙调控的,这就是为什么胞质游离 Ca²⁺(钙的生理活性形式)的浓度必须受到严格控制。静息状态下,血小板胞质 Ca²⁺ 浓度很低(约 50nmol/L)[67]。大量游离 Ca²⁺ 储存在膜结构的细胞器内,最主要的是致密小管系统(dense tubular system,DTS)和酸性储存器[68],如溶酶体和致密颗粒(图 18.5)。最主要的胞内 Ca²⁺ 储存器是 DTS,它相当于肌细胞中的肌质网或者是其他细胞的内质网。DTS 中 Ca²⁺ 浓度约为 250μmol/L[69]。血浆 Ca²⁺ 浓度在 1.3~1.5mmol/L。为了维持胞质、胞内存储器、胞外极大的 Ca²⁺ 浓度差,Ca²⁺ 会被主动地泵过质膜进入存储器。

Ca²⁺ 跨细胞膜外流是通过两种能量驱动泵介导的,质膜 Ca²⁺-ATP 酶(plasma membrane Ca²⁺-ATPase,PMCA)和钠钙交换体(Na⁺/Ca²⁺ exchanger,NCX)。这两者都与维持血小板静息状态下低钙浓度有关,也与调节激动剂刺激的血小板局部再摄取钙形成亚细胞微区有关,在该微区 Ca²⁺ 效应器被选择性激活[70,71]。cAMP(在静息血小板中浓度高,见“环核苷酸信号”部分)和 Ca²⁺/钙调素复合物(血小板受刺激时增加)都能使 PMCA 活性上调。FAK 依赖的酪氨酸磷酸化和发生在血小板活化后期钙蛋白酶依赖的蛋白水解则会抑制 PMCA 活性[70]。因此,药物抑制 PMCA 或敲除 Pmca4(血小板中主要表达亚型)基因,会增加静息状态下细胞质中 Ca²⁺ 浓度、抑制激动剂诱导的血小板聚集和颗粒释放,但却增加血块回缩和铺展[71]。同样,在血小板中主要表达的 Na⁺/Ca²⁺ 泵 NCX3 也参与了静息和凝血酶刺激状态下血小板 Ca²⁺ 外排[72]。Ca²⁺ 泵入细胞内存储器中,是通过肌质网 Ca²⁺/ATP 酶(sarco-endoplasmic reticulum Ca²⁺ATPases,SERCA)介导的[73,74]。此外,药理学研究表明,酸性 Ca²⁺ 储存器上有 H⁺/Ca²⁺ 泵,与液泡 H⁺-ATP 酶偶联[69]。抑止 SERCA 泵和 H⁺/Ca²⁺ 泵显著增加了激动剂引起的胞质中 Ca²⁺ 浓度的升高,但是它们有着不同的动力学模型[69],这表明两种泵有着不同的功能。因为 Ca²⁺ 动态平衡的复杂性,也有研究表明,细胞内游离 Ca²⁺ 的浓度也受到缓冲蛋白的调节[75],这

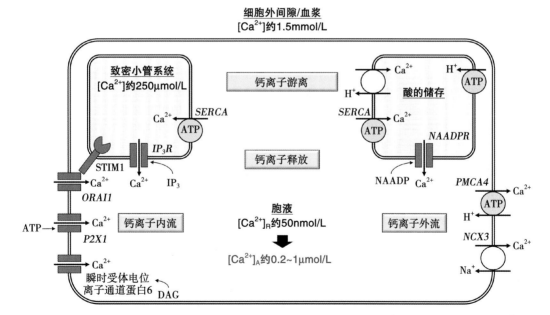

图 18.5　钙信号转导。 有几种机制(蓝色框所示)可以控制静息状态([Ca²⁺]R)和活化状态([Ca²⁺]A)血小板胞质 Ca²⁺ 浓度:①细胞内存储器:Ca²⁺ 通过肌质网 Ca²⁺/ATP 酶(SERCA)泵入细胞内存储器,Ca²⁺ 只能通过偶联液泡 H⁺-ATP 酶的 H⁺/Ca²⁺ 交换器泵入酸性储存器。②Ca²⁺ 从致密小管系统(DTS)和酸性储存器中释放:Ca²⁺ 从 DTS 释放是由 IP₃ 受体(IP₃R)介导的;Ca²⁺ 从酸性储存器释放是通过第二信使烟酸腺嘌呤二核苷酸磷酸(NAADP)调控。③Ca²⁺ 外流:Ca²⁺ 穿过细胞膜外流通过质膜 Ca²⁺-ATP 酶(PMCA)和钠钙交换体(NCX)介导。④Ca²⁺ 内流:Ca²⁺ 从胞外间隙内流的主要机制是存储器操控的 Ca²⁺ 内流(SOCE),当由 ORAI1 亚基组成的细胞膜 Ca²⁺ 通道,被 Ca²⁺ 感受器即基质相互作用分子 1(STIM1)活化时,Ca²⁺ 穿过 Ca²⁺ 通道流入细胞内。除此之外,胞外 Ca²⁺ 还可通过 ATP 操控的 Ca²⁺ 通道 P2X1 以及 DAG 刺激的瞬时受体电位离子通道蛋白 6(TRPC6)流入细胞内

对抑制 Ca^{2+} 的毒性积累和调控 Ca^{2+} 信号时间和空间的动态变化可能很重要。然而，尽管在血小板蛋白质组中已经发现了许多潜在的缓冲蛋白[22]，但它们对血小板正常功能的重要性仍知之甚少。

一旦血小板受到刺激，胞质中 Ca^{2+} 浓度迅速增加至少一个数量级（约 $0.2\sim1\mu mol/L$），这主要通过两种机制：①胞内存储器 Ca^{2+} 的释放；②胞外 Ca^{2+} 穿过细胞膜流入胞内（图 18.5）。Ca^{2+} 从胞内存储器释放到胞质中是通过 IP_3 受体（IP_3R）实现的，当 IP_3 结合时，IP_3R 就充当 Ca^{2+} 通道的功能。激动剂诱导的 PLC 激活后，胞质中 IP_3 浓度会急剧上升几倍，在加入激动剂 $2\sim30$ 秒后达到顶峰[76-78]。刺激 IP_3R 可引起胞质 Ca^{2+} 浓度的迅速升高，这与 IP_3 的浓度一致。IP_3 介导的 Ca^{2+} 流快速且短暂，因为 IP_3 会在激动剂刺激后 $30\sim60$ 秒内被磷酸酶降解[79]。此外，还有其他机制可以调节 Ca^{2+} 流的持续时间和幅度。细胞受到刺激时，在第二信使 NAADP 的作用下，也会有较少的 Ca^{2+} 从酸性储存器中释放出来[80,81]。然而，所涉及的 Ca^{2+} 通道和 Ca^{2+} 流在血小板中的生理作用尚不清楚。

胞质 Ca^{2+} 浓度的持续升高，很大程度上依赖于 Ca^{2+} 穿过细胞膜进入细胞内。Ca^{2+} 从胞外内流的主要机制是存储器操控的 Ca^{2+} 内流（store-operated Ca^{2+}-entry，SOCE），当胞内存储器 Ca^{2+} 耗竭就会引发该机制[82]。SOCE 的发生机制是通过细胞膜上的 Ca^{2+} 通道实现的，该通道由 ORAI1 亚基组成，被 Ca^{2+} 感受器基质相互作用分子 1（stromal interaction molecule 1，STIM1）激活。与之密切关联的 STIM2、ORAI2 和 ORAI3，没有被血小板蛋白质组学分析检测到[22]，$Stim2^{-/-}$ 血小板中 Ca^{2+} 应答也没有改变[83]。STIM1 是单次跨膜蛋白，通过单功能 EF 结构域感受 DTS 腔内 Ca^{2+} 浓度。一旦激动剂诱导储存器释放 Ca^{2+}，Ca^{2+} 和 EF 结构域分离，引起 STIM1 构象改变，使得 STIM1 和 ORAI1 在 DTS-质膜连接处发生相互作用，引起 ORAI1 通道的开放。

Stim1 和 *Orai1* 突变引起的一些疾病影响血小板的活性、功能，证明了 SOCE 在血小板生理学上的重要性[84]。在小鼠中，*Stim1* 突变，Ca^{2+} 不能与之结合，会导致 Ca^{2+} 基础浓度增高，循环血小板过早激活、过早清除[85]。另一方面，缺失 *Stim1* 或 *Orai1* 基因，或者血小板中表达功能缺失的 Orai1 突变体（Orai1^{R93W}，用骨髓嵌合体规避生殖系突变小鼠围产期死亡），对于血小板所有的激动剂，SOCE 几乎完全不发生[83,86,87]。有趣的是，来自 *Stim1*$^{-/-}$ 嵌合体的血小板胞内存储器 Ca^{2+} 的动员也存在缺陷，表明 STIM1 对存储器内钙离子的再填充也很重要。

在研究整合素激活和分泌时，*Stim1* 和 *Orai1* 突变的血小板在 GPCR 刺激下仅表现出轻度功能缺陷。与 PLCβ 相比，发现 ITAM 依赖的血小板活化更加依赖于 SOCE 途径，这与 PLCγ2 下游较弱的 Ca^{2+} 储存释放的事实相一致，并且凝血酶能够引起与 SOCE 无关的 Ca^{2+} 流入的替代途径[83]。Ca^{2+} 内流使血小板胞质长时间维持 Ca^{2+} 高浓度，是血小板促凝的一个必要条件，如活化血小板在细胞表面表达磷脂酰丝氨酸（phosphatidyl-serine，PS）的能力。在静态和流动状态下，*Stim1* 和 *Orai1* 突变的血小板具有明显的 PS 暴露缺陷[83,88]。在体内，SOCE 受损可部分阻止动脉血栓形成和缺血性中风，中度延长尾部出血时间[87]。

受体和第二信使驱动的 Ca^{2+} 通道代表了血小板外 Ca^{2+} 进入细胞内的其他重要的机制。P2X$_1$ 是人血小板上表达的唯一一个受体驱动的 Ca^{2+} 通道[89]，它是 ATP 刺激的嘌呤能受体，ATP 是由活化的血小板或受损的红细胞和内皮细胞释放的一种短时的旁分泌激动剂。P2X$_1$ 受体在体内和体外对低剂量激动剂作用下 Ca^{2+} 信号的扩大以及血小板在高剪切力条件下的黏附起着重要作用[90]。此外，血小板表达由低水平第二信使驱动的通道瞬时受体电位离子通道蛋白（transient receptor potential canonical，TRPC）亚家族[91]。利用 *TRPC6* 基因敲除小鼠的研究表明，TRPC6 是 PLC 催化 DAG 形成后介导 Ca^{2+} 流入胞内的主要受体[92]，表明这两个第二信使之间存在重要的交流。

甘油二酯信号

PLC 催化产生 DAG 的同时也释放了 IP_3（图 18.4）。其信号功能取决于其结合和激活含有 C1 结构域蛋白的能力。DAG 最成熟的效应器是蛋白激酶 C 家族的 Ser/Thr 激酶，它们会把这个信号转化为各种底物的磷酸化（见"蛋白激酶 C"一节）。人血小板表达几种不同的甘油二酯激酶（diacylglycerol kinases，DGK）[93]，DGK 是终止 DAG 信号的酶。遗传学证据表明，*Dgke*（二酰甘油激酶 ε，diacylglycerol kinase ε）的缺失可能与非典型溶血性尿毒症患者的血栓形成状态有关[94]。药物抑制 DGK 减弱了 SOCE 非依赖性的 Ca^{2+} 流入，从而证实了 DAG 调控第二信使驱动的 Ca^{2+} 通道的作用[95]。

磷酸肌醇 3 激酶和 3-磷酸肌醇信号

磷脂酰肌醇（phosphatidylinositol，PI）的磷酸化形式称为磷酸肌醇（phosphoinositides）。磷酸肌醇是血小板胞内信号转导机制的重要组成部分，尽管他们只占了细胞膜磷脂的 $10\%\sim15\%$。由于其信号传导功能，PI 优先定位于细胞膜的胞质小叶。细胞膜中最丰富的 PI 是磷脂酰肌醇-4,5-二磷酸 $[PI(4,5)P_2]$，以磷脂酰肌醇-4-磷酸为主要原料，由磷脂酰肌醇-4-磷酸-5-激酶 I 型（PIP5KI）合成[96]。$PI(4,5)P_2$ 在血小板信号转导中有两种关键功能：它是磷脂酶 C（PLC）和磷酸肌醇 3 激酶（PI3K）的底物，催化产生第二信使；它是整合素活化和膜-细胞骨架互作相关蛋白质（如 TALIN）的阴离子对接位点[97,98]（图 18.4）。有趣的是，研究缺乏特异性 PIP5KI 亚型的小鼠表明，血小板膜中存在单独的 $PI(4,5)P_2$ 池；PIP5KI-γ 产生的 $PI(4,5)P_2$ 对于将膜锚定在底层的细胞骨架上是非常重要的[99]，而 PIP5KI-α 和 PIP5KI-β 合成的 $PI(4,5)P_2$ 是第二信使产生的底物[100]。

PI3K 是脂类激酶的一大类，它使磷脂酰肌醇环的 3'-OH 位置发生磷酸化，产生第二信使 3-磷酸化的 PI[101]。所有 3 磷酸化的 PI 发挥功能，通过招募含有与 PI 结合结构域的信号蛋白（如 PX、FYVE）或者普列克底物蛋白（pleckstrin）同源结构域到细胞膜。这个家族最具特征的成员是 I 类 PI3K，细胞受刺激时，磷酸化 $PI(4,5)P_2$ 在浆膜上生成磷脂酰肌醇 3,4,5-三磷酸 $[PI(3,4,5)P_3]$（图 18.4）。IA 类 PI3K 是异源二聚体蛋白，根据其亚单位组成进一步分类。由一个催化亚基（p110α、p110β 或 p110δ）和含 SH2 的调节亚基（五种不同亚基中 p85α 最丰富）组成，与 YxxM 基序中的磷酸化酪氨酸残基结合（x 是任何氨基酸）。这类 Y(P)xxM 基序是典型的受体酪氨酸激酶，在血小板中，接头分子 LAT 上发现有整合素或（半）ITAM 偶联受体。此外，p110β 也被 GPCR 下游的 $G_{\beta\gamma}$ 亚基激活[102,103]。

IB 类 PI3K（PI3Kγ）由调控亚基 p84 和催化亚基 p110γ 组成，GPCR 激活后，通过与 G$_{βγ}$ 亚基结合而激活。

血小板中表达最高的 PI3K 是 PI3Kβ（p110β/p85α）和 PI3Kγ（p110γ/p84）。利用 p110β 基因敲除或激酶死亡小鼠，以及使用高选择性抑制剂 TGX-221 的研究，都证明 PI3Kβ 是 GPCR、ITAM 偶联受体和整合素下游激活的主要血小板 PI3K。PI3Kβ 的催化活性对于：①ITAM 偶联和整合素受体下游 PLCγ2 的有效激活[104,105]；②ADP 受体 P2Y$_{12}$ 下游整合素 αⅡbβ3 亲和力的持续上调[104,106]；③整合素 αⅡbβ3 亲和力的增强及其与底层细胞骨架的联系[107]至关重要。体内研究表明，PI3Kβ 信号通路的关键功能是促进不可逆的整合素活化和血栓稳定[106]。因此，PI3Kβ 被认为是未来抗血栓治疗的潜在靶点。PI3Kγ 被 ADP 受体 P2Y$_{12}$ 的 G$_{βγ}$ 亚基激活，它主要与 PI3Kβ 一起，通过对 RAP1 调节因子 RASA 3 的作用[21]，参与介导 P2Y$_{12}$ 依赖的整合素 αⅡbβ3 持续激活[108-110]。PI3Kα（p110δ/p85α）的表达少得多，但其与 PI3Kβ 在 GPⅥ 近端信号传导中起同样的作用[105,111]。此外，PI3Kα 单独介导胰岛素样生长因子 1（insulin like growth factor 1, IGF-1）对小剂量其他激动剂诱导的血小板聚集的增强作用[112]。然而，PI3Kα 并不参与整合素亲和力的持续调节。PI3Kδ（p 110δ/P85α）的表达非常低，它的缺失对血小板功能的影响很小[113]。

Ⅰ类 PI3K 介导的血小板反应主要是 PH（pleckstrin homology）结构域与 PI（3,4,5）P$_3$ 的结合所致。为了实现最佳的（半）ITAM 和整合素信号转导，募集到 PI（3,4,5）P$_3$-微区的含 PH 结构域的主要蛋白质是 PLCγ2、蛋白酪氨酸激酶 BTK 和 TEC，通过磷酸化激活 PLCγ2[114]。P2Y$_{12}$、PI3Kβ 和 PI3Kγ 下游主要通过抑制 RAP 1-GAP、RASA 3（见"RAP 1 调节因子"一节）介导整合素的持续激活。PI（3,4,5）P$_3$ 的另一个效应器是丝氨酸/苏氨酸激酶 AKT/PKB。事实上，AKT 磷酸化是血小板中 PI3K 依赖的 PI（3,4,5）P$_3$ 产生最普遍的读出信号，然而，AKT 在整合素信号转导中的作用尚不清楚。目前也不清楚 PI3K 是如何影响整合素亲和力的，以及高亲和力整合素与收缩细胞骨架之间的联系。值得注意的是，KINDLIN3 被认为是控制亲和力的整合素激活复合物的组成部分，它有一个非典型的 FERM 结构域，包含一个 PH 结构域，对 PI（3,4,5）P$_3$[115] 有着很高的亲和力，这对 KINDLIN 协同 TALIN 激活整合素至关重要[116,117]。最近的一项研究采用质谱技术鉴定了血小板中附加的 PI（3,4,5）P$_3$-结合蛋白[118]，包括细胞骨架和小 GTP 酶信号转导的几个调控因子。未来的研究仍需要阐明这些新的 PI（3,4,5）P$_3$ 的结合蛋白是如何对 PI（3,4,5）P$_3$ 信号小体和血小板功能起作用的。

重要的是，血小板也表达脂质磷酸酶（PTEN、SHIP1、SHIP2），通过降低 PI（3,4,5）P$_3$ 的浓度，下调 PI3K 依赖的血小板活化。PTEN 是血小板中微弱表达但普遍存在的 PI（3,4,5）P$_3$3-磷酸酶。然而，其在小鼠血小板中的缺乏导致出血时间明显缩短，并增加了胶原对血小板的诱导活化、聚集敏感性[119]。SHIP1 是造血细胞中高度表达的 5-磷酸酶[120,121]，与之密切相关的酶 SHIP 2 则是普遍存在。对小鼠血小板的研究表明，是 SHIP 1 而不是 SHIP 2，在控制 PI（3,4,5）P$_3$ 总体浓度方面起主要作用，响应凝血酶或胶原活化[122]。然而，这些结果可能需要重新审视，因为在这些研究中，为了规避 SHIP2 缺失导致的围

产期死亡，只检测了杂合子的 SHIP2 小鼠[123]。有趣的是，SHIP1 缺乏并不影响整合素的内外激活[124]，这表明其他磷酸酶可能通过调节 PI（3,4,5）P$_3$ 的特异性池来调控 RASA3 功能和 RAP 1 的激活。人们普遍认为 SHIP1 是整合素外信号传递的重要调节因子，但目前尚不清楚，因为有一项研究报告称，SHIP1 能促进体外血小板的扩散和黏附[125]，而另一项研究报告表明，SHIP1 减弱了凝块的收缩、血栓生长和止血[124]。这一相互矛盾的结论可能是由于 SHIP 1 缺乏导致 PI（3,4,5）P$_3$ 浓度大幅度增加，同时 PI（3,4）P$_2$ 浓度减少[122,125]，PI（3,4）P$_2$ 是另一种脂质，通常整合素作用后在血小板中大量产生[126,127]。

血小板也表达Ⅱ类 PI3Kα 和 β 以及Ⅲ类 PI3K，它不以 PI（4,5）P$_2$ 为底物，但是合成磷脂酰肌醇-3-磷酸（PI（3）P）和磷脂酰肌醇-3,4-二磷酸（PI（3,4）P$_2$）（仅Ⅱ类）。然而，对这些酶在血小板中作用的研究还很有限。两个独立的研究小组，使用不同的小鼠模型[128,129]，显示Ⅱ类 PI3KC2α 对控制血小板膜的结构和弹性是重要的，其中一个小组观察到该酶可以维持 PI（3）P 的基础浓度，而非激动剂诱导的浓度[129]。相反，VPS34（唯一的Ⅲ类磷酸肌苷 3-激酶）最近被证明提高了血小板中的激动剂诱导的 PI（3）P 的浓度，而不是基础浓度。基因或药物阻断血小板 VPS 34，增加了血小板分泌的强度和时间，但在动脉壁剪切速率下，减弱了血栓的生长[130]。此外，抑制剂研究表明该酶在调节自噬上有作用[131]。这些有趣的发现强调了除了 PI（4,5）P$_2$ 和 PI（3,4,5）P$_3$ 以外的磷酸肌醇在血小板信号传递中的重要性，需要进一步的研究来解释它们与目前已知通路之间复杂的关系。

环核苷酸信号

环核苷酸是血小板另一种重要的第二信使，其通常在静息的血小板中水平升高，而在血小板激活及黏附前降低。事实上，在大多数细胞中，环腺苷 3′,5′-单磷酸腺苷（cAMP）对细胞功能有正调控效应，而在血小板中，它负调控血小板活化。与之相类似的是，环鸟苷 3′,5′磷酸（cGMP）通常会与 cAMP 信号协同作用抑制血小板反应性，尽管对于其在低剂量激动剂作用下放大血小板活化的能力存在一些争议（参见"蛋白激酶 A/蛋白激酶 G（PKA/G）"一节）。前列腺素 I$_2$（prostaglandin I2, PGI$_2$）和一氧化氮（NO）是诱导环核苷酸产生的主要信号通路，它们是由完整且健康的内皮细胞释放的短寿命血小板拮抗剂，能够维持血流中血小板处于静息状态（第 17 章和图 18.6）。PGI$_2$ 通过与血小板膜上的 G 蛋白偶联受体 IP 结合[132]，增加细胞内 cAMP 水平，激活腺苷酸环化酶（AC）活性。NO 是一种中性氧化物，可以自由扩散到胞质中，激活可溶性鸟苷酸环化酶（sGC），将 GTP 转化为环化 GMP（cGMP）[133]。其他通过 Gs 介导的 AC 刺激而增加 cAMP 水平的受体包括 A2A、A2B 腺苷受体[134]，内皮细胞胞外表面 CD39 和 CD73 依次水解 ADP 的产物，以及垂体 AC 激活的 VPAC1 受体及血管活性肠肽[135]。

当发生损伤时，内皮介导的抑制机制必须迅速逆转，以确保止血栓子的形成。PGI$_2$ 和 NO 的半衰期非常短，因此其浓度在受损内皮的近处下降。同时，激动剂刺激的血小板通过两种协同策略抵消环核苷酸信号，降低血小板活化阈值[136]。受体激动剂，如 ADP 和肾上腺素分别激活 G$_{i/z}$ 偶联受体 P2Y$_{12}$ 和 α2 肾上腺素受体来抑制 AC 介导的 cAMP 合成。同时，血小板

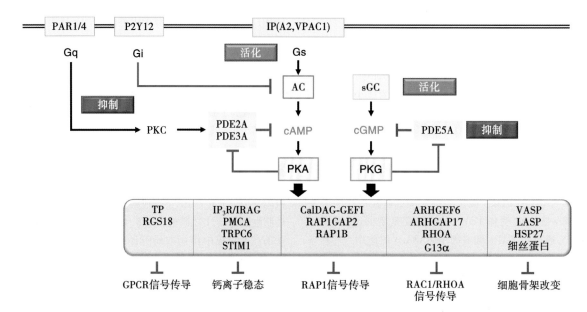

图 18.6　环核苷酸信号传导。 前列腺素 Ⅰ₂(IP)、腺苷(A2)、垂体腺苷酸环化酶(AC)激活和血管活性肠肽(VPAC1)的 Gs 偶联受体通过激活 AC 刺激 cAMP 合成。而胞内可溶性鸟苷酸环化酶(sGC)与一氧化氮(NO)结合产生 cGMP。血管性假血友病因子(VWF)、凝血酶和胶原蛋白也可能激活 sGC，但激活程度远低于 NO。ADP 的 Gᵢ 偶联受体 P2Y₁₂ 通过抑制 AC 介导的 cAMP 合成。磷酸二酯酶(PDE2A，PDE3A，PDE5A)将 cAMP 和 cGMP 水解为活性 5′-AMP 和 5′-GMP。cAMP 和 cGMP 的主要效应因子分别为 cAMP 依赖蛋白激酶(PKA)和 cGMP 依赖蛋白激酶(PKG)。PKA 和 PKG 磷酸化的常见底物，按照功能(灰框)进行分组。底物磷酸化可抑制 G 蛋白偶联受体(GPCR)信号转导，如 Ca²⁺ 动员、RAP1 信号、RAC1/RHOA 信号和细胞骨架动力学。PKA 和 PKG 也磷酸化 PDE3A 和 PDE5A，从而对环核苷酸水平提供负反馈。TP,血栓素 A₂ 受体;RGS18,G 蛋白信号调节蛋白 18;IP3R,肌醇 1,4,5-三磷酸受体;IRAG,肌醇三磷酸受体相关的 cGMP 激酶底物;PMCA,质膜 Ca²⁺-ATP 泵;STIM1,基质相互作用分子 1;CalDAG-GEFI,钙和甘油二酯调节鸟嘌呤核苷酸交换因子 Ⅰ;RAP1GAP2,小 GTP 酶 RAP1 激活蛋白 2;ARHGEF6,RAC/CDC42 鸟嘌呤核苷酸交换因子 6;ARHGAP17,RHO GTPase 激活蛋白 17;TRPC6,瞬时受体电位通道 6;VASP,血管扩张剂刺激磷蛋白;LASP,Lim 和 SH3 结构域蛋白;HSP27,热休克蛋白 27

表达数个磷酸二酯酶(PDE2A、PDE3A 和 PDE5A)，通过催化 cAMP 和 cGMP 水解成无活性的 5′-AMP 和 5′-GMP，终止它们的信号转导。PDE2A 和 PDE3A 主要调控血小板中的 cAMP[137,138]，而 PDE5A 特异性降解 cGMP。PDE2A 的药理抑制作用导致 cAMP 增加[138]。PDE3A 缺乏会导致静息和 PGI₂ 刺激下的血小板 cAMP 水平升高，并保护胶原或肾上腺素诱导的肺血栓形成和死亡[139]。在凝血酶刺激的血小板中，PDE3A 被 PKC 介导的磷酸化，也可能是被 AKT 介导的磷酸化所激活。此外，PDE3A 和 PDE5A 被 PKA 或 PKG 介导的磷酸化激活，从而负反馈调控环核苷酸水平。PKA 介导的 PDE3A 第 321 位 Ser 上的磷酸化受 ADP 和 PGI₂ 的反向调控[140]。

cAMP 和 cGMP 引起的下游信号负调控血小板活化的各个方面，从 Ca²⁺ 动员到 G 蛋白活化和细胞骨架重构(图 18.6)。cAMP 和 cGMP 在血小板中的主要效应因子分别为蛋白激酶 A(PKA)和蛋白激酶 G(PKG)。这两种激酶都通过磷酸化多种底物介导血小板抑制(参见"蛋白激酶 A/蛋白激酶 G"一节)。与此一致，用遗传和药理方法改变环核苷酸代谢可影响血小板功能。IP-R 敲除小鼠血栓倾向增加[141]。在人和老鼠中，Gₛ信号损失导致血小板高反应性[142,143]。相反，Gₛα 的功能获得性突变导致出血易感性增加[144];能诱导 cAMP 或 cGMP 增加的试剂，如内皮 PDE 抑制剂[145]或前列环素模拟物，已作为血小板抑制剂显示临床效益。

有趣的是，也有证据表明，一些激动剂可以诱导 sGC 依赖性 cGMP 水平的适度增加[146,147]。血小板特异性 sGC 缺乏可降低弱刺激时血小板的活化[148]。然而，全身 sGC 缺乏可大大减少小鼠的出血时间[149]，并且，血小板 sGC 功能缺陷已见于缺血性心脏病、心力衰竭和糖尿病等血栓易发患者[150]。因此，血小板活化过程中这种轻度 NO 非依赖性 cGMP 升高的生理作用仍有待阐明。

信号整合因子

激酶

蛋白激酶 C

蛋白激酶 C(PKC)家族成员是第二信使钙离子和甘油二酯的重要效应因子，分为常规的、新的和非典型的 PKC[151]。传统的 PKC(cPKC)同种型包含甘油二酯敏感的 C1 结构域和钙离子敏感的 C2 结构域。新型 PKC(nPKC)同种型虽然含有甘油二酯敏感性 C1 结构域，但在 C2 样结构域中缺乏钙离子反应性。非典型 PKC(aPKC)同种型缺乏钙离子和甘油二酯反应性，并且依赖于膜转运和激活的替代途径[152]。血小板表达 cPKC 同种型有 PKCα 和 PKCβ;nPKC 同种型有 PKCδ、PKCθ、

PKCη 和 PKCε（仅在小鼠血小板中表达）；aPKC 同种型有 PKCι/λ 和 PKCζ。虽然研究者们使用遗传和药理学方法在小鼠和人血小板中研究了单个 PKC 同种型的特定功能，但是，关于血小板 PKC 信号传导的现有文献的解读和整合仍然存在挑战，因为与一些报道的结果相矛盾，所谓异构体特异性 PKC 抑制剂具有脱靶效应[153,154]。尽管存在这些问题，关于血小板 PKC 信号传导的一些通路已被揭示（图 18.7）。

cPKC：虽然人血小板 PKCα 和 β 的表达水平相似，但小鼠血小板主要表达 PKCα，β 同种型的表达最少[24]。PKCα 无疑在血小板颗粒释放中发挥正向调节作用[155-158]。小鼠 PKCα 的遗传缺失会损害 α 和 δ 颗粒释放和 δ 颗粒产生，这些缺陷会对 αⅡbβ3 内向外活化产生负面影响[156]。令人惊讶的是，PKCα 的缺失部分得到 PKCβ 或其他 PKC 同种型的低水平表达的补偿，PKCα 缺乏后，尽管在体外流动实验和体内提睾肌小动脉中均观察到血小板黏附减少，但小鼠尾部出血试验止血时间不受影响[156]。PKCβ 在血小板整合素外向内信号传导中也具有特异性作用[159]。整合素配体结合后，PKCβ 与整合素 β3 尾结合，介导血小板在纤维蛋白原上的铺展[159]。PKCα 和 PKCβ 的不同功能部分归因于依赖于不同的调节因子，如活化的 C 激酶-1 受体（activated C kinase-1，RACK1），它显示对 PKCβ 异构体的特异性作用[160]。在人血小板中，据报道 cPKC 的抑制剂优先抑制 GPⅥ/ITAM 介导的 δ 颗粒释放[161]，但后来研究人员发现有效的抑制剂 Go6976 不是 cPKC 特异性的，因为它也损害了 PKC 上游的 SYK/PLCγ2 信号传导[162]。此外，PKCα−/− 血小板对胶原相关肽（CRP）和凝血酶的反应也同样受损。因此，确定人血小板中 cPKC 同种型的实际作用将取决于可靠的同种型特异性抑制剂的开发。

nPKC：与 cPKC 在血小板聚集中的显著积极作用相反，nPKC 同种型可以正或负调节血小板功能，尽管文献中存在一些差异。人和小鼠血小板均表达 PKCδ、PKCθ 和 PKCη，但 PKCε 仅在小鼠血小板中表达[163]。缺乏 PKCδ 的血小板表现出 GPⅥ 诱导的聚集增加和胶原诱导的血栓体积增大[155,164,165]。PKCδ 也抑制丝状伪足的形成，这取决于其与血管扩张剂刺激磷蛋白（vasodilator-stimulated phosphoprotein，VASP）直接相互作用，提示了 PKCδ 限制血栓在胶原上延伸的机制[166]。PKCδ 也被证明是对 GPⅥ 刺激引起的致密颗粒释放和 TxA2 形成的负调节因子[164]。与胶原蛋白信号传导相反，PKCδ 似乎正调节凝血酶信号传导[164]。然而，在 PKCδ−/− 小鼠中没有观察到 FeCl3 诱导的血栓形成的变化[164]。为了研究人血小板中 PKCδ 的功能，许多实验室使用了 δ 同种型特异性抑制剂粗糠柴毒素（rottlerin）。尽管他们用粗糠柴毒素处理的人血小板中模拟 PKCδ−/− 小鼠血小板[155,161]，但这种抑制剂的特异性仍然受到了质疑[153]。

PKCθ 在血小板对胶原蛋白的反应中也具有关键的负调节作用[155,166-168]。PKCθ−/− 血小板在流动条件下表现出增强的 GPⅥ 诱导的血小板分泌[166-168] 和胶原上血栓扩增[155,166]。在没有 PKCθ 的情况下通过 GPⅥ，钙离子激活血小板，钙离子流入也得到增强和持续；因此，PKCθ 用于抑制磷脂酰丝氨酸（phosphatidylserine，PS）暴露和促进血小板转换为促凝血表型[155,168]。有趣的是，PKCθ 也被观察到正向调节 GPⅥ 介导的血小板活化[169,170]，尽管只应答高浓度的 GPⅥ 激动剂 CRP[167]。与对胶原蛋白的反应相反，PKCθ 对增强凝血酶信号传导很重要，这可以解释尾部出血时间增加和 FeCl3 诱导的血栓形成减少[171]。

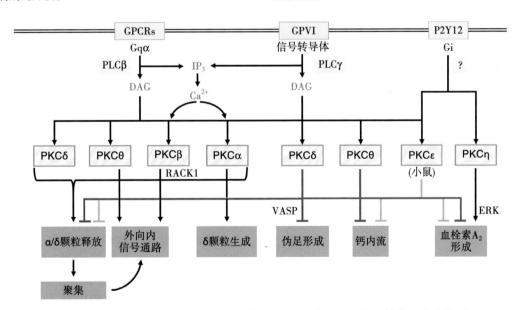

图 18.7 PKC 信号通路。 蛋白激酶 C（PKC）是控制各种血小板反应的关键信号整合器（红框）。在 GPCR/PLCβ 或 GPⅥ/PLCγ 的下游，经典 PKC（PKCα，PKCβ）被钙离子（Ca²⁺）和甘油二酯（DAG）激活，并且在血小板活化中具有积极作用，主要在于颗粒分泌的调节。新型 PKC，例如 PKCδ 和 PKCθ，仅由 DAG 活化，并且在 Gq 偶联受体下游具有正向作用（黑色箭头），在胶原受体 GPⅥ 下游具有负作用（阻断符号）。在小鼠中但不是人血小板中表达的 PKCα 与 ADP 依赖性血小板活化的负调节有关。PKCη 似乎与 ADP 诱导 TxA₂ 形成有关。RACK1，活化蛋白 C 激酶 1 受体；VASP，血管扩张剂刺激磷蛋白；ERK，细胞外信号调节激酶

PKCε 在血小板功能中起着轻微的剂量依赖性作用。PKCε 缺陷的小鼠血小板的特征是响应低剂量和中剂量的 GPⅥ激动剂时聚集和分泌受损，与高剂量激动剂刺激下的正常反应[166,372]截然不同，PKCε 负调节（ADP）诱导的分泌，钙离子流入和血栓素 A_2 形成[172,173]。然而，在 PKCε$^{-/-}$血小板中没有观察到在流体力学条件下胶原上粘连和血栓形成的缺陷[163,172]。虽然有一组报告尾部出血试验中止血时间缩短，$FeCl_3$ 诱导血栓形成更快[173]，另有在尾部出血测定中观察到失血量没有差异的报道[172]。虽然最近研究中对血小板中 PKCη 功能的了解很少，但是用异构体特异性 RACK 肽抑制 PKCη 能抑制人血小板中 ADP 诱导的血栓素 A2 形成[174]。

aPKC：有关血小板功能中 aPKC 同种型的数据有限。在巨核细胞谱系中缺乏 PKCι/λ 的小鼠中，未观察到体外血小板功能或止血/血栓形成的缺陷[175]。PKCζ 缺陷小鼠中的血小板功能尚未知。

蛋白激酶 A/蛋白激酶 G

第二信使环磷酸腺苷（cAMP）和环磷酸鸟苷（cGMP）通过其效应分子蛋白激酶 A（PKA）和蛋白激酶 G（PKG）起作用，以抑制循环中不适当的血小板活化（图 18.6）。与 PKC 一样，PKA 和 PKG 是较大的 AGC 蛋白激酶组的成员。血小板中环状核苷酸的产生由内皮细胞中的可溶性介质前列环素（PGI2）和一氧化氮（NO）诱导。在依靠环磷酸腺苷和环磷酸鸟苷激活后，PKA 和 PKG 在血小板活化水平上磷酸化许多靶蛋白，一些蛋白是 PKA 和 PKG 二者都能激活的，而一些则有选择性。PKA 和 PKG 也分别激活 PDE3A 和 PDE5A，从而通过限制环核苷酸水平为其自身激活提供负反馈。

在受体水平，PKA 使 TxA_2 受体（TPα）磷酸化，导致受体脱敏[176,177]，并通过 GPCR 调节因子 RGS18[178]，更有效的抑制 G_i 和 G_q 信号传导。在第二信使水平，PKA 和 PKG 均阻止胞质钙离子浓度的增加[179]。早期研究表明，PKA 介导的磷酸化增加 PMCA 的活性[180]，PMCA 负责将钙离子从胞质内转运到细胞外。同时，PKA 和 PKG 磷酸化 IP3R 以阻断细胞内储存的钙离子释放[181,182]。PKG 还可以通过 IP3R 结合蛋白 IRAG 的磷酸化来抑制 IP3R 活化[183]。此外，最近用伊洛前列素（PGI_2 的合成类似物）处理的血小板磷酸化蛋白质组学分析，鉴定了 TRPC6、STIM1 和 ORAI1[176]改变了的磷酸化模式，调节血小板钙离子内流。在小 GTP 酶水平，PKA 通过 CalDAG-GEFI 的磷酸化抑制 RAP1 信号传导[176,184,185]。RAP1B 也被 PKA 磷酸化[186,187]，虽然在血小板中这似乎不影响 GTP 负荷[187]。在其他细胞类型中，RAP1B PKA 的磷酸化实际上通过与 B-RAF 的长期相互作用维持向 ERK 的信号传导[188]。PKG 也可以抑制 RAP1B 的激活[189]，尽管 PKG 对 CalDAG-GEFI/RAP1B 的直接磷酸化尚未得到证实。此外，PKA 和 PKG 磷酸化 RAP-GAP、RAP1GAP2[190]，但生理相关性仍然需要进一步证实。

与 RAP1 类似，PKA 和 PKG 同时抑制 ARHGEF6 并刺激 ARHGAP17，导致 RAC1 活化减弱[191]。此外，RHOA 信号被 PKA 诱导的 Gα13[192]磷酸化间接抑制，并被 RHOA 磷酸化直

接抑制，这降低了其与下游效应因子的关联[193,194]。PKA 和 PKG 不仅通过控制小 GTP 酶活化而且通过直接磷酸化肌动蛋白结合蛋白（例如血管扩张剂刺激的磷蛋白（VASP））来抑制细胞骨架动力学。VASP 的磷酸化抑制血小板整合素的激活和聚集，但不影响钙离子内流或颗粒分泌[195,196]。在临床应用方面，VASP 磷酸化被 $P2Y_{12}$ 的激活所抵消，而 VASP 的磷酸化状态被用作接受 $P2Y_{12}$ 抑制剂的患者治疗时血小板反应性的标志（第 36 章）[197]。其他作为 PKA 磷酸化靶点的肌动蛋白调节蛋白包括热休克蛋白 27（HSP27）、Lim 和 SH3 结构域蛋白（LASP）和细丝蛋白-A[198-200]。磷酸化 HSP27 损伤肌动蛋白聚合，LASP 磷酸化降低 LASP 与 F-肌动蛋白的结合，并且细丝蛋白-A 的磷酸化保护其免受钙蛋白酶介导的降解。然而，这些磷酸化事件在阻碍血小板活化中的重要性尚不完全清楚。

PKA 还在血小板细胞凋亡和寿命的调节中起重要作用。通过 GPⅠbβ 的磷酸化评估，患有免疫性血小板减少性紫癜（immune thrombocytopenia purpura，ITP），败血症和糖尿病的患者血小板的基础 PKA 活性下调[201]。缺乏 PKA 的小鼠血小板减少，血小板寿命减少，表明 PKA 对血小板存活率至关重要。相反，抗癌药物 ABT-737 和胸腺嘧啶酮（TQ）已知都会引起血小板减少症，它们可以激活 PKA 并诱导血小板凋亡，而与环核苷酸水平或 VASP 磷酸化的变化无关[202]。PKA 因此可以通过多种机制调节血小板凋亡途径。NO 介导的 sGC/PKG 活性抑制双激动剂诱导的血小板促凝血反应（PS 暴露，线粒体膜去极化）[203]，但对血小板寿命的影响尚未确定。

丝裂原活化蛋白激酶

丝裂原活化蛋白激酶（mitogen-activated protein kinases，MAPK）是 Ser/Thr 激酶在真核细胞中的增殖、迁移、分化和凋亡中起重要作用。该家族可分为几个亚家族：细胞外信号调节激酶 1 和 2（ERK1/2）、p38 MAP 激酶、JNK、ERK5 和非典型 MAPK——ERK3 和 ERK7[204]。MAPK 的活性受 RAS 和 RHO GTP 酶触发的其他 Ser/Thr 激酶的顺序激活调节。血小板表达 MAPK 家族的几个成员，包括 ERK1/2、p38α、JNK1 和 ERK5[205,206]。已有研究充分证明 ERK，p38 和 JNK MAPK 在血小板被刺激剂如凝血酶、胶原蛋白、二磷酸腺苷和血栓素 A_2 刺激后激活。我们对 MAPK 如何影响血小板功能的理解在很大程度上取决于使用抑制剂的实验，其中许多抑制剂已被证明具有脱靶效应。因此，我们必须谨慎解释现有文献。在不考虑这种限制的情况下，MAPK 似乎对膜质磷脂酶 A_2（$cPLA_2$）的激活非常重要[207]，这是一种对产生次级反应介质血栓素 A2 至关重要的酶。此时，尚不完全清楚 MAPK 是直接还是间接（通过血栓素 A_2 产生）影响其他功能，例如通过影响整联蛋白激活和颗粒分泌。我们不会更详细地讨论 MAPK，因为本章主要关注调节整合素激活的信号事件。请读者参考 Bryckaert 及其同事撰写的关于该主题的优秀综述[205]。

RAP GTP 酶信号和血小板整合素激活

αⅡbβ3 整合素快速的内向外活化对于血小板黏附到受损

血管壁以及血小板-血小板凝聚是至关重要的。该过程的关键是在 β3 亚基的胞质尾部组装整合素活化复合物,其由小 GTP 酶 RAP1 和衔接蛋白 TALIN 和 KINDLIN3 组成。TALIN1 通过其 FERM 结构域("头部"结构域)结合整合素 β-亚基胞质浆段尾部,破坏 α 和 β 整合素尾部的紧密结合并触发构象变化以增加配体亲和力;与 TALIN 头部高度同源的 KINDLIN 头部结构域也以结合 β-亚基尾部的方式起作用,以促进整合素的活化[208]。缺乏 α Ⅱ bβ3 整合素,不论使用何种激动剂,TALIN1 或 KINDLIN3 的小鼠血小板不响应刺激聚集[209-212]。在格兰茨曼血小板功能不全(Glanzmann's thrombasthenia GT)或白细胞黏附缺陷 3 型(leukocyte adhesion deficiency type 3, LAD Ⅲ)患者中观察到类似的血小板表型,其中 α Ⅱ bβ3 整合素和 KINDLIN3 分别具有突变[213]。TALIN1 突变患者到目前为止尚未确认。

RAP GTP 酶

RAP1 对血小板内整合素内向外激活的贡献一直是过去三十年深入研究的焦点。早期研究发现小三磷酸鸟苷酶(Ras-related protein 1, RAP1;即 Ras 相关蛋白 1,以前称为 KREV-1/SMG21)是人血小板中高度表达的蛋白质[187,214,215]。RAP1 作为快速分子开关起作用,在二磷酸鸟苷(GDP)结合的"关闭"状态和三磷酸鸟苷(GTP)绑定的"开启"状态之间循环。这种循环是由相反的调节剂介导。血小板通过促进 GTP 的 GDP 交换使 RAP1"开启",而 GAP 通过推动 GTP 水解使 RAP1"关闭"[216]。人体血小板的功能研究进一步证明 RAP1 在细胞刺激后几秒内被激活[217]。RAP1 的第一阶段激活依赖于胞质钙离子的增加但不依赖于血小板聚集。刺激也导致持续的 RAP1 激活,由 PKC 信号通路介导[218]。这种 RAP1 激活的晚期依赖于通过 P2Y$_{12}$ 的 ADP 信号传导、G$_i$ 异三聚体蛋白的 βγ 亚基、PI3K 及其脂质产物 PI(3,4,5)P$_3$[109,110,219,220]。人类血小板的这些生化研究表明整合素激活和 RAP1-GTP 形成之间存在强烈的时间相关性,后者涉及钙离子动员和 PKC/P2Y$_{12}$/PI3K 信号传导的协同信号通路控制(图 18.8)。

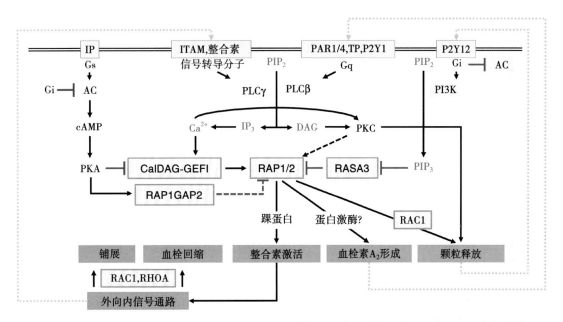

图 18.8　RAP GTP 酶信号传导。RAP GTP 酶是调节血小板活化的关键信号转导整合子。血小板中的 RAP1 活化受钙敏感性鸟嘌呤核苷酸交换因子 CalDAG-GEFI(钙和二酰甘油调节的鸟嘌呤核苷酸交换因子 Ⅰ)与 GTP 酶活化蛋白 RASA3(RAS P21 蛋白激酶剂 3)之间的拮抗平衡严格控制。在静止血小板中,活性 RASA3 通过抑制不需要的 RAP 信号传导来确保血小板稳态。另外,Gs 偶联的前列腺素 I2 受体(IP)的信号传导确保 cAMP/PKA 介导的 CalDAG-GEFI 抑制和 RAP1 GTP 酶活化蛋白 2(RAP1GAP2)的激活,RAP-GAP 在血小板中以低拷贝数表达。在血管损伤部位,通过 ITAM 偶联和 G 蛋白偶联受体的血小板刺激分别导致 PLCγ 和 PLCβ 的激活。PLC 将 PIP2 转换为 DAG 和 IP3。IP3 刺激胞质 Ca^{2+} 浓度快速上升,从而快速引发 CalDAG-GEFI 依赖性 RAP1 激活。DAG 通过尚未知晓的途径(黑色虚线)导致 PKC 活化,其促进颗粒分泌和 RAP 的活化。CalDAG-GEFI 信号传导最终消退,并且通过 Gi 偶联受体 ADP,P2Y$_{12}$ 的信号传导是确保持续 RAP 活化所必需的。P2Y$_{12}$ 通过磷酸肌醇 3-激酶(PI3K)及其脂质产物 PIP3 发出信号,使 RASA3 失活。另外,P2Y$_{12}$ 抑制 cAMP/PKA 信号传导。RAP GTP 酶通过激活多种血小板反应(包括 TALIN 介导的整合素激活,血栓素 A$_2$ 生成,可能通过丝裂原活化蛋白激酶(MAPK)信号传导和小 GTP 酶 RAC1 调节的颗粒分泌)来驱动血管损伤部位的血小板活化。与整联蛋白结合的配体诱导外向内的信号传导途径,并通过小 GTP 酶 RAC1 和 RHOA 促进铺展和血凝块回缩。整合素刺激 PLCγ 和由活化血小板释放的自分泌激动剂介导的信号传导,引起正反馈环路(灰色虚线),进一步支持 RAP 的持续活化

血小板表达 RAP1 同种型——RAP1A 和 RAP1B,其氨基酸序列中显示约 90% 的同源性[221]。RAP1B 分别占人和小鼠血小板中 RAP1 蛋白约 60% 和 90%[22,24]。第一个遗传证据对于 RAP1 在 αⅡbβ3 亲和力调节中的作用来自转染的鼠巨核细胞的研究。纤维蛋白原结合通过组成型活性 RAP1B(Ⅴ12)变体的表达而增强,并且被 RAP1GAP 的表达抑制[222]。小鼠中 Rap1b 的种系缺失导致高胚胎/围产期致死率,这可能由内皮细胞功能障碍引起[223]。存活的小鼠表现出中度血小板聚集缺陷和攻击后出血时间延长。缺乏 Rap1a 的小鼠在一些骨髓细胞中表现出功能缺陷,但在血小板上没有表现[224]。为了确定 RAP1A 和 RAP1B 在血小板功能中的特定作用,我们敲除了巨核细胞谱系中的这两种同种型[225]。研究表明,在内向外激活 β1 和 β3 整合素的过程中,RAP1A 和 RAP1B 之间有可替代性。相反,RAP1B 是 RAC1 依赖性颗粒分泌的主要驱动因素。RAP1A 和 RAP1B 缺陷的小鼠的特征是止血明显受损,并且对颈动脉血栓形成具有强烈保护作用,这种表型与缺乏 TALIN 的小鼠类似[25]。因此,RAP1 信号传导对血小板功能至关重要,两种 RAP1 亚型均参与。

血小板还低水平表达所有三种 RAP2 同种型——RAP2A、RAP2B 和 RAP2C,三者具有约 90% 的氨基酸相似性[221]。RAP1B 分别占人血小板和小鼠血小板 RAP1 蛋白的约 60% 和 90%[22,24]。RAP1 在 αⅡbβ3 亲和力调节中的作用的第一个遗传学证据来自转导的鼠巨核细胞的研究。纤维蛋白原结合通过组成型活性 RAP1B(Ⅴ12)变异体的表达而增强,并且被 RAP1GAP 的表达抑制[222]。小鼠中 Rap1b 的缺失导致高胚胎/围产期致死率,可能由内皮细胞功能障碍引起[223]。存活的小鼠表现出中度血小板聚集缺陷和受伤后出血时间延长。缺乏 Rap1a 的小鼠在一些骨髓细胞中表现出功能缺陷,但在血小板上没有表现[224]。为了确定 RAP1A 和 RAP1B 在血小板功能中的特定作用,我们敲除了巨核细胞谱系中的两种同种型[225]。这些研究表明 RAP1A 和 RAP1B 在内向外激活信号中 β1 和 β3 整合素的冗余。相反,RAP1B 是 RAC1 依赖性颗粒分泌的主要驱动因素。RAP1A 和 RAP1B 缺陷小鼠的特征是止血功能明显受损,并且对颈动脉血栓形成具有强烈保护作用,这种表型与缺乏 TALIN 的小鼠类似[225]。因此,RAP1 信号传导对血小板功能至关重要,两种同种型均提供显著的贡献。

血小板还表达低水平的所有三种 RAP2 同种型——RAP2A、RAP2B 和 RAP2C[22,24],其与 RAP1 具有约 60% 的序列同源性[226]。在血小板以外的细胞类型中,RAP1 和 RAP2 蛋白通过连接独特的下游效应分子来控制不同的细胞反应[226]。目前我们对 RAP2 对血小板功能的贡献知之甚少。在激动剂治疗后,RAP2 在血小板中经历核苷酸交换[227],由 CalDAG-GEFI 和 P2Y$_{12}$ 信号传导调节[44,227]。可能是由于 RAP2 对 GAP 活性的敏感性较低,基础 RAP2-GTP 水平远高于 RAP1-GTP[228]。重要的是,在受刺激的血小板中,即使在没有 RAP1 的情况下,RAP2-GTP 产生和 αⅡbβ3 整合素激活的动力学关系不大,强烈提示 RAP2 对于血小板的细胞功能重要,但对整合素亲和力的调节并非重要。

RAP1 调节因子

遗传学研究还有助于确定血小板中 RAP1 的主要调节因子。Eto 等人使用胚胎干细胞衍生的巨核细胞证明了钙和二酰基甘油调节的鸟嘌呤核苷酸交换因子 Ⅰ(calcium and diacylglycerol-regulated guanine nucleotide exchange factor Ⅰ,CalDAG-GEFI;由基因 RASGRP2 编码)在 RAP1 介导的 αⅡbβ3 整合素内向外活化中的重要作用[229]。与这一发现一致,学者发现 Caldaggef1 的缺失导致血小板中 RAP1 信号传导受损严重,小鼠止血功能受损[230]。Caldaggef1$^{-/-}$ 血小板对各种激动剂(包括血栓素 A2、胶原和凝血酶)的聚集反应部分受损。当用 ADP 或钙离子载体刺激血小板时聚集完全受损,但是对佛波酯刺激的反应是正常的[230]。重要的是在离体和体内实验中 Caldaggef1$^{-/-}$ 血小板的聚集发生延迟,导致在流动条件下粘连和血栓形成减少。Caldaggef1$^{-/-}$ 小鼠免受实验性血栓形成,但在止血方面也有明显缺陷[230,231]。Caldaggef1$^{-/-}$ 血小板的延迟聚集是由 PKC/P2Y$_{12}$/PI3K 通路介导[231,232]。因此 CalDAG-GEFI 对受刺激的血小板中 RAP1 的快速钙离子依赖性激活至关重要。

蛋白质组学研究证实 CalDAG-GEFI 是人和小鼠血小板中表达的主要 RAP-GEF[22,24]。事实上 CalDAG-GEFI 是血小板中有高拷贝数表达的唯一已知 RAP-GEF(每个细胞中约 10 000~30 000 个拷贝)。CalDAG-GEFI 是一种多结构域蛋白,由 N 端催化和 C 端调节结构域组成。后者包含一对 EF 指针和一个类似 C1 的结构域。EF 手以非常高的亲和力(KD<100nmol/L)结合钙离子,与其在钙离子依赖性 RAP1 激活中的作用一致[233,234]。最近的生物化学和生物物理学研究表明钙离子与 EF 手的结合是 CalDAG-GEFI 释放自动抑制所必需的[235]。目前尚未研究 C1 样结构域对 CalDAG-GEFI 功能的贡献。

最近有学者在有血小板功能障碍的各种患者中发现了 RASGRP2 的突变。这些患者患有中度至重度出血倾向,患者血小板表现出与 Caldaggef1$^{-/-}$ 小鼠血小板相似的功能缺陷[236-242]。有趣的是,报告的出血严重程度因患者而异,表明存在一些突变比其他的更有害。与此结论一致,即使血小板功能受到严重损害,低水平表达 CalDAG-GEFI 的小鼠也出血很少[243]。此外,这些小鼠豁免实验性血栓形成,这表明 CalDAG-GEFI 可作为抗血小板治疗新靶点。

蛋白质组学和转录组学研究发现 RAS P2 蛋白激活因子 3(RAS P21 Protein Activator 3,RASA3;也称为 GAP1-IP$_4$BP)是人和小鼠血小板中表达最高的 RAP1-GAP[22,24],与先前的生化工作一致,证明了 RASA3 在人血小板膜上的高表达[244]。然而,关于 RASA3 在血小板生物学中的作用的功能性研究存在困难,因为 Rasa3 的全身性敲除或巨核细胞/血小板特异性缺失会导致胚胎/围产期致死,其原因是血管混合[21,245]。Rasa3 也被鉴定为血小板减少小鼠中的致病基因,在来自正向基因筛选改变血细胞计数的血小板减少小鼠[H794L,hlb(小鼠"心、肺、血液和睡眠"异常中心,Jackson 实验室]中,Rasa3 也被鉴定为血小板减少小鼠中的致病基因。Rasa3$^{hlb/hlb}$ 和 Rasa3 基因敲除小鼠表现为严重的巨细胞型血小板减少症,其外周血小板计数小于对照小鼠的 5%。来自 *Rasa3*^{hlb/hlb} 小鼠的血小板表现出增加的基础 RAP1-GTP 水平，并且在 ADP 激活后增强 RAP1 活化。活化的 α Ⅱ bβ3 整合素在循环血小板上的表达增加，以及血小板快速更换。*Caldaggef1* 的联合缺失导致 RASA3 突变小鼠血小板存活率提升和外周血小板计数的恢复。因此，RASA3 是循环血小板中 Ca²⁺/CalDAG-GEFI 信号传导的重要拮抗剂。

然而，RASA3 的负反馈调节可能不利于血管损伤部位血小板黏附和止血栓塞形成。为了克服这个问题，RASA3 活性作为 PKC/P2Y₁₂/PI3K 信号传导的一部分被下调，RASA3 的丢失类似于固有 P2Y₁₂/RAP1 信号传导。这些发现具有重要的临床意义，因为 P2Y₁₂ 抑制剂主要是通过对 RASA3 失活和持续 RAP1 活化的抑制作用，而影响止血和血栓栓塞形成。RASA3 依赖于独特的 PH/BTK 结构域进行膜定位。PI3K 信号可能通过改变膜微环境影响 RASA3 活性，但目前尚不清楚 RASA3 活性调节的确切分子机制。总的来说，这些研究已经确定 RAP1 是调节流动下血小板黏附状态的主要分子开关；RASA3 需要抑制 RAP1 激活并使血小板保持静止状态，而 CalDAG-GEFI 介导止血栓形成所需的快速反应。

血小板还低水平表达其他 RAP1-GEF 和-GAP 包括 C3G、Epac1、PDZ-GEFI 和 RAP1GAP2[22,24]。在转基因模型中研究 C3G 的作用，由过表达的野生型或者携带 PF4 启动子驱动的 GEF 结构域缺陷的 C3G 型小鼠[246]。与对照小鼠相比，C3G-Tg 过表达小鼠表现出增强的血小板活化和缩短的尾部出血时间。然而，这些研究没有解决低水平的内源性血小板 C3G 是否以及如何影响 RAP1 活化和整联蛋白介导的血小板聚集的问题。*Epac1* 缺陷小鼠的出血表型至少有部分是由血小板功能缺陷引起的[247]。但是，所描述的表型不包括 RAP1 激活缺陷，因此不

支持这种交换因子在血小板 RAP1 信号传导中具有重要作用的论断。RAP1GAP2 可以在人血小板的蛋白质水平上检测到[190,248]。RAP1GAP2 的磷酸化状态受血小板中激活和抑制信号传导的影响，表明它有助于血小板发挥功能。需要进一步的研究来确定是否 RAP1-GEF 和-GAP 比 CalDAG-GEFI 和 RASA3 对血小板功能更重要。

总结

血小板已经进化出一种强大但自我限制的信号系统，促进剪切应力条件下的血小板黏附。该系统的关键方面可恰当地描述为 1-2 打孔反应，其中需要两个独立的信号传导机制来启动和维持整合素介导的血小板黏附。1-2 打孔反应的核心是 G 蛋白偶联受体和小 G 蛋白，这些蛋白质由简单的"开关"机制调节（图 18.9）。G 蛋白偶联受体是对可溶性激动剂如凝血酶和 ADP 有反应的细胞表面受体。它们偶联到异三聚体 G 蛋白，因此可以在二磷酸鸟苷（GDP）所结合的"关闭"和三磷酸鸟苷（GTP）结合的"开启"状态之间快速循环。它们是止血栓子形成的关键，原因如下：①可溶性激动剂可以渗透到生长中血栓的外层，即细胞外基质成分够不到的区域；②它们在血流条件促进血小板黏附所需的快速响应的细胞内信号途径的激活；以及③因为关键的激动剂触发多个 G 蛋白偶联受体的激活，所以它们提供了一个卓越的系统来微调激活反应的强度和持续时间。例如，人血小板中对凝血酶的初始反应由 PAR1 介导，PAR1 是对激动剂刺激高度敏感并且诱导快速但可逆反应的 G 蛋白偶联受体。为了维持信号和介导牢固的黏附，血小板还表达 PAR4，一种对凝血酶具有较低亲和力的 G 蛋白偶联受体，介导较慢但更持久的反应[249]。ADP 还通过两种表面受体

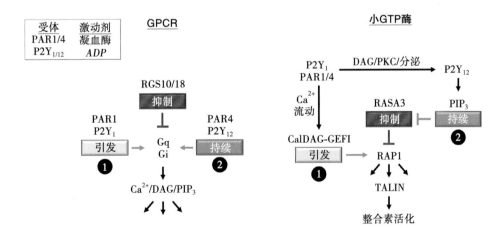

图 18.9　**G 蛋白在血小板活化中的关键作用**。（左图）G 蛋白偶联受体 GPCR。凝血酶受体（PAR）或二磷酸腺苷（P2Y 受体）的 G 蛋白偶联受体（GPCR）促进损伤部位的血小板活化。①PAR1 和 P2Y₁ 是引发反应的高亲和力受体。②PAR4 和 P2Y₁₂ 对持续反应至关重要。G 蛋白信号调节剂（RGS）蛋白通过促进 GTP 水解来抑制 G 蛋白偶联受体信号传导。（右图）小 GTP 酶。小 GTP 酶 RAP1 是一种关键信号整合元件，可导致整合素内向外激活。①RAP1 信号传导由钙（Ca²⁺）与 CalDAG-GEFI 的结合引发，并被 GTP 酶活化蛋白 RASA3 抑制。②在血小板 ADP 受体 P2Y₁₂ 下游抑制 RASA3 需要持续的 Rap1 信号传导。DAG，甘油二酯；PIP₃，磷脂酰肌醇-3,4,5-三磷酸；PKC，蛋白激酶 C

P2Y$_1$ 和 P2Y$_{12}$ 激活血小板。P2Y$_1$ 对于快速启动反应至关重要[250]，而 P2Y$_{12}$ 则用于维持信号[110]。G 蛋白偶联受体信号被 RGS 蛋白拮抗，RGS 蛋白通过增加异源三聚体 G 蛋白中 GTP 水解的速率，限制血小板在循环和血管损伤部位的活化。小 GTP 酶 RAP1 是另一种细胞内开关，其在 PLC 的下游和紧邻整合素受体的上游发挥作用。其主要激活剂 CalDAG-GEFI 响应胞质钙离子浓度的微小增加，从而介导整合素受体的快速但可逆的激活。抵消这种激活的是 RAP-GAP，RASA3。持续的 RAP1 信号传导需要 RASA3 的失活，由 P2Y$_{12}$ 下游的磷酸肌醇 3-激酶（PI3K）/PIP$_3$[3,4,5]信号介导。与其在止血/血栓栓塞形成中的关键作用相一致，G 蛋白偶联受体是各种抗血小板治疗的靶点[251]，并且出血是蛋白偶联受体或 CalDAG-GEFI 突变患者的常见并发症[242,252,253]。

（李青、朱力 译，武艺 审）

扫描二维码访问参考文献

第 19 章 　 血小板分泌

Robert Flaumenhaft and Anish Sharda

引言：血小板颗粒

19 世纪后期，人们应用染色的方法首次观察到了血小板颗粒。20 世纪初，J. H. Wright 利用血小板颗粒染色证明了血小板来自骨髓巨核细胞[1]。然而，电子显微镜出现后，血小板生物学家才开始意识到血小板颗粒的多样性。1966 年，致密体被证明可以储存含有 5-羟色胺的颗粒，并且在形态和生物化学上与 α-颗粒[2]不同。一年后，和典型的溶酶体[3]颗粒相比，α-颗粒明显不同。但是 α-颗粒和溶酶体之间的区别仍有些争议，在 20 世纪 80 年代早期，利用电子显微镜与细胞化学来明确区分这两种颗粒类型[4]。

α-颗粒是血小板特有的最丰富的血小板颗粒。每个血小板约有 50~80 个 α-颗粒，大小为 200~500nm（表 19.1）[5]。

它们占血小板体积的 10% 左右，比致密颗粒大 10 倍。每个血小板的 α-颗粒膜表面积为 $14\mu m^2$，几乎等同于开放小管系统（open canicular system，OCS）和 $19\mu m^2$ 质膜[5]。当血小板分泌或扩散时，OCS 和 α 颗粒能够使血小板的表面积增加 2~3 倍。可以通过流式细胞术探究 α-颗粒分泌，比如 α-颗粒膜蛋白 P-选择素[6]的表面表达或者通过检测颗粒物质如血小板因子 4（CXCL4）或 VWF 的表达来测量 α-颗粒释。

形态学上，α-颗粒通常被描述成一个球形细胞器，它含有外周限制膜，富含趋化因子和蛋白多糖的致密核，邻近类核富含纤维蛋白原的较少电子致密区域以及 VWF 的外围电子透射区[7]。这种描述可能过于简单化。在血小板三维重建的电子断层扫描过程中，我们观察到几种形态上不同的 α-颗粒亚群是显著不同的，特别是大部分缺乏 VWF 的小管 α-颗粒[8]。然而，最近使用透射电子显微镜和冷冻替代脱水观察到静息血小板中 α-颗粒为卵圆形，具有总体均匀的基质，并且被激活后 α-颗粒形成小管[9]。因此，α-颗粒之间是否存在显著的结构异质性仍有待完全解决。另外，我们用免疫荧光显微镜鉴定了 α-颗粒，其颗粒成分如 P-选择素、VWF 和/或 CXCL4 或其他已建立的标志物也可以通过该技术的染色来鉴定。

致密颗粒是溶酶体相关细胞器（lysosome-related organelle，LRO）的一种亚型，它仅在血小板中被发现[10]。血小板含有 3~8 个致密颗粒，其直径约为 150nm（表 19.1）。这些不寻常的颗粒含有极高浓度的阳离子、多磷酸盐、腺嘌呤核苷酸和生物活性胺，例如血清素和组胺。致密颗粒由于其电子密度矩阵在透射电镜下呈高度的嗜渗性，可以用整体电子显微镜进行检测[11]。我们可以利用基于荧光素酶的发光技术评估 ADP/ATP 释放或通过评估[3H]血清素负载的血小板中[3H]血清素的释放来研究致密的颗粒分泌。此外，致密颗粒含有膜蛋白，可以通过流式细胞术监测活化诱导的 CD63 或 LAMP-2 的表达来达到检测致密颗粒分泌的目的。

尽管其他血小板颗粒已经被阐述，但是这些血小板特异性功能尚不清楚。每个血小板含有约 1~3 个溶酶体，通过释放的溶酶体酶如 β 氨基己糖苷酶或 CD63、LAMP2 的膜表达来评估（表 19.1）。如过氧化氢酶染色所示，血小板中还含有过氧化物酶体[12]，然而，这种细胞器在血小板功能中的重要性尚未确定。同时还描述了由 Toll 样受体 9（Toll-like receptor 9，TLR9）和 T 颗粒蛋白质二硫化物异构酶（protein disulfide isomerase，PDI）存在所定义的电子致密颗粒，但也可能表述为致密的小管系统[13-15]。

表 19.1　血小板颗粒的特征

	数/血小板	直径(nm)	表面积(μm²)/血小板	常用标记	一般功能
α-颗粒	50~80	200~500	14	VWF CXCL4/PF4 P-选择素	止血/血栓形成 炎症 血管生成 宿主防御 有丝分裂
致密的颗粒	3~8	150	<1	CD63 血清素	止血/血栓形成 炎症
溶酶体	≤3	200~250	<1	酸性磷酸酶	胞内体消化

血小板颗粒的形成

血小板颗粒形成始于巨核细胞,但在循环血小板中继续成熟。在血小板颗粒细胞生成的研究中含有丰富的信息,可以用来评估血小板颗粒缺乏的人和小鼠,在 1959 年,Hermansky 和 Pudlak[16]对两名出血性疾病和白化病患者以及 Hermansky-Pudlak 综合征(Hermansky-Pudlak syndrome,HPS)中致密颗粒缺乏进行了鉴定[17,18]。1971 年,Raccuglia 确诊了一名出血疾病和 α-颗粒细胞缺乏症的患者,他称之为灰色血小板综合征[19]。在 1976 年发表了几篇关于 Chediak-Hagashi 综合征[20,21]、米色小鼠出血疾病和血小板致密颗粒缺损的独立报告[22]。在 20 世纪 80 年代和 90 年代,15 种不同的具有毛色缺陷的小鼠品系被鉴定为致密的颗粒缺陷[23]。这些颗粒物质的缺乏揭示了血小板颗粒形成所需的关键蛋白质[12,47](表 19.2)观察到致密颗粒在 α-颗粒缺乏的状态下并没有下降,反之亦然,这表明两种颗粒类型在导致颗粒生物发生的途径上存在差异[57]。最近发现许多由于转录因子如 RUNX1、GATA1、FLl1、GFI1b 和 ETV6 缺陷导致的遗传性疾病,巨核细胞生成受到影响并且损害了血小板的生成和成熟[40,42,58-61]。这些疾病在伴有骨髓增生异常和骨髓衰竭的同时,也伴有一种或多种颗粒缺乏的问题,表明这些基因在血小板颗粒产生中的作用。

表 19.2　血小板颗粒形成涉及的基因

基因	种类	蛋白质/复合物	血小板表型	参考文献
CNO	小鼠	BLOC-1	致密颗粒缺乏	24
HPS1	小鼠和人	BLOC-3	致密颗粒缺乏	25
HPS2/AP3B1	小鼠和人	AP-3	致密颗粒缺乏	26
HPS3	小鼠和人	BLOC-2	致密颗粒缺乏	27
HPS4	小鼠和人	BLOC-3	致密颗粒缺乏	28
HPS5	小鼠和人	BLOC-2	致密颗粒缺乏	29
HPS6	小鼠和人	BLOC-2	致密颗粒缺乏	29
HPS7/DTNBP1	小鼠和人	Dysbindin/BLOC-1	致密颗粒缺乏	30
HPS8/BLOC1S3	人	BLOC-1	致密颗粒缺乏	31
HPS9/PLDN	人	Pallidin/BLOC-1	致密颗粒缺乏	32
HPS10/AP3D	小鼠和人	AP3D1	致密颗粒缺乏	33,34
LYST	小鼠和人	包含 BEACH 域	致密颗粒缺乏	35
MUTED	小鼠	BLOC-1	致密颗粒缺乏	36
RAB27A	小鼠和人	Rab27a	致密颗粒缺乏	37
RAB27B	小鼠	Rab27b	致密颗粒缺乏	37
Slc35d3	小鼠	核苷酸糖转运蛋白	致密颗粒缺乏	38
VPS33A	小鼠	Sec1/Munc18 系列	致密颗粒缺乏	39
ETV6	人	转录因子	α-颗粒缺乏	40
FLI1	人	转录因子	α-颗粒缺乏	41
GATA-1	小鼠和人	转录因子	α-颗粒缺乏	42
GFI1b	人	转录因子	α-颗粒缺乏	43
Hzf	小鼠	RNA 结合蛋白	α-颗粒缺乏	44

基因	种类	蛋白质/复合物	血小板表型	参考文献
NBEAL2	小鼠和人	包含 BEACH 域	α-颗粒缺乏	45-48
VPS16B	小鼠	VPS16B	α-颗粒缺乏	49
VPS33B	人	Sec1/Munc18 系列	α-颗粒缺乏	50
NF-E2	小鼠	转录因子	致密和 α-颗粒联合缺乏	51
RABGGTA	小鼠	RabGGTase	致密和 α-颗粒联合缺乏	52
RUNX1	小鼠和人	转录因子	致密颗粒、α-颗粒和溶酶体联合缺乏	53-55
VPS34	小鼠	Class Ⅲ PI3K	致密和 α-颗粒联合缺乏	56

α-颗粒的形成

合成途径

α-颗粒来自合成和内吞途径。合成途径可能是通过反式高尔基体网络(trans-Golgi network, TGN)的途径,从内质网运输蛋白质,通过内体区室[62,64,65]后成熟(图 19.1)。内吞途径中,它来源于巨核细胞内吞血浆蛋白(图 19.1),并且在成熟血小板中持续存在[66]。多种蛋白质和蛋白质复合物参与这些途径,包括外壳蛋白,如网格蛋白,衔接蛋白 AP1 和 AP2,以及囊泡运输所需的蛋白质,包括可溶性 N-乙基马来酰亚胺敏感因子(N-ethylmaleimide sensitive factor, NSF)附着蛋白受体

(soluble NSF attachment protein receptors, SNARE)蛋白、SNARE 调节剂特别是 Sec1/Munc18 蛋白,以及单体 GTP 酶 Rab。第一步是募集到膜上的可溶性网格蛋白分子自组装成晶格结构并与特定的 AP 相互作用以形成网格蛋白包被的凹坑。血小板中含有网格蛋白相关的衔接蛋白 AP1、AP2 和 AP3[67],AP2 仅定位于其在内吞途径中起作用的质膜[68,69]。AP3 对溶酶体和 LRO 运输至关重要,其缺乏导致致密颗粒缺乏。在 HPS 的 2 号亚型[70]中,AP2 被认为在 α-颗粒合成途径中发挥作用。其他被膜蛋白在这一过程中的作用仍然未知。携带 α-颗粒货物的囊泡可能从 TGN 或质膜上出芽,随后通过早期内体向多泡体(multivesicular bodies, MVB)迁移[62,63](图 19.1)。

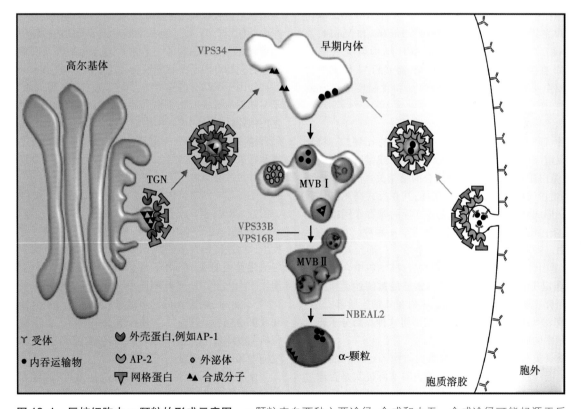

图 19.1 巨核细胞中 α-颗粒的形成示意图。α-颗粒来自两种主要途径:合成和内吞。合成途径可能起源于反式高尔基体网络(TGN)。招募到 TGN 的网格蛋白分子自组装成晶格结构并与衔接蛋白(AP)(假定为 AP1)相互作用,形成网格蛋白包被的凹坑。这些凹陷内陷于早期膜结合囊泡的萌芽,这些囊泡被导向早期内体。类似地,内吞囊泡起源于使用衔接蛋白 2(AP2)的质膜并合并到早期内涵体中。α-颗粒来源于早期内涵体,这一过程需要在 VPS3456、VPS33B[63]、VPS16B49 和 NBEAL2[48]的多泡体[62](MVB)中成熟。

MVB 是瞬时晚期内体结构,它有由内体限制膜向内出芽形成的内部囊泡[71]。最初假设其仅指导在溶酶体中降解的蛋白质,现在已经了解到这些结构具有其他多种功能,包括在各种细胞类型中颗粒运输。MVB 存在于巨核细胞中粒细胞生成的中间阶段,来自合成和内吞途径的 α-颗粒可以在 MVB 中鉴定[62]。巨核细胞的动力学研究表明,内吞蛋白的转运是从内涵体到未成熟的 MVB(MVB Ⅰ,仅在内部囊泡)到成熟 MVB(MVB Ⅱ,内部囊泡和电子致密基质)到 α-颗粒。在 MVB 中的 α-颗粒包含 30~70nm 囊泡,称为外泌体[62]。一些外泌体在成熟的 α-颗粒中持续存在并且在血小板激活后分泌[72]。

α-颗粒和致密颗粒在 MVB 中成熟,但每种颗粒类型均采用单独的蛋白质机制[62]。例如,VPS33B 和 NBEAL2 中的缺陷会导致 α-颗粒缺乏,但不会导致致密颗粒的缺陷。VPS33B 是一种 Sec1/Munc18 蛋白缺乏而导致的关节病-肾功能不全-胆汁淤积(arthrogryposis-renal dysfunction-cholestasis, ARC)综合征[50]。它参与 MVB 的成熟,其缺乏会导致巨核细胞中 MVB Ⅱ 减少[63]。VPS16B 是 VPS33B 的结合伴侣,它对于 α-颗粒而非致密颗粒的形成也是至关重要的[49]。

2011 年,NBEAL2 被确定是导致灰色血小板综合征的原因[45-47]。随后发现,Nbeal2 敲除小鼠具有类似于灰色血小板综合征患者的表型,包括大血小板减少症、α-颗粒减少、致密颗粒正常、脾大和骨髓纤维化等特征[48]。NBEAL2 是含有 9 个 BEACH(Beige 和 Chediak-Higashi)结构域的蛋白质家族,这个家族中存在裂变和膜融合的特征[73]。然而,NBEAL2 确切分子功能知之甚少。它可以结合 Dock7、Sec16a 和 Vac14,并且其与 Dock7[74] 的相互作用会受 BEACH 结构域突变的干扰,NBEAL2 直接受 GATA1 的转录控制,而 GATA1 的突变会导致与灰质血小板综合征类似的综合征和骨髓增生异常的发生[75]。

蛋白质分选

有几种机制可以将蛋白质包装成发育中的 α-颗粒。特异性信号或保留序列指导蛋白质插入内质网膜或保留在内质网腔中,其他蛋白质可以通过特异性结合的膜相关蛋白而掺入颗粒中,或者蛋白质可以形成大的聚集体,其在反式高尔基体网络处被分选形成分泌颗粒。由于受体介导的胞吞作用或液相胞饮作用,蛋白质也可通过内吞囊泡递送至 α-颗粒。

膜蛋白。颗粒缺乏时膜蛋白仍然存在[76],而反过来时没有,表明膜蛋白分选较早。众所周知,在巨核细胞中合成的一些 α-颗粒蛋白质的运输,例如 P-选择素已经被阐述。异源细胞的初步研究表明,P-选择素的分选序列在其细胞质部[77-80]。随后的研究表明,P-选择素的细胞质尾部将这种黏附分子靶向在内皮细胞中的储存颗粒,而非血小板[78,81]。

蛋白质聚集。将较大的可溶性蛋白质掺入 α-颗粒的一种机制是通过蛋白质单体聚集[82]。尽管没有实际证实是否通过聚集来进行分类,但是像多聚物这样的大型自组装蛋白质已经被提出可以将未成熟的囊泡作为同型聚集物进行排序[83]。VWF 可以组装成大的多价结构,并在 α-颗粒内包装成离散的小管结构[84,85]。VWF 的异源表达可以促使具有调控分泌途径的细胞系(例如 AtT-20、HEK293 或 RIN5F 细胞)中颗粒的形成,但在缺乏该途径的细胞系(CHO、COS 或 3T3 细胞)中则无此作用[86,87]。

分选序列。分选序列有助于将较小的可溶性蛋白质运输至 α-颗粒。对 CXCL4 靶向 α-颗粒的研究中证明其存在分选趋化因子的信号序列[88,89]。这些实验表明将 CXCL4 导入 α-颗粒中需要暴露亲水环内的四个氨基酸序列[89]。在血小板趋化因子 RANTES 和 NAP-2[89] 中鉴定出类似的序列。然而,尚未确定小的可溶性趋化因子被分选至 α-颗粒的机制。但是,缺乏显性血小板糖胺聚糖、血清蛋白的小鼠不能在其 α-颗粒中储存含有基本带电区域的可溶性蛋白质,如 CXCL4、PDGF 或 NAP-2[90],该观察结果表明,糖胺聚糖可充当具有暴露阳离子区域趋化因子的保留机制。

胞吞作用

对于某些携带 α-颗粒的载体如纤维蛋白原、免疫球蛋白、凝血因子 V 和血管内皮生长因子(VEGF)等生长因子来说血小板内吞作用很重要[66,91-94]。几种不同的内吞作用机制已经被描述(图 19.1 和 19.2)[95]。受体介导的内吞作用可以是网格蛋白依赖的或独立的。通过 AP2 与网格蛋白的骨架相互作用,分子结合受体(例如,α Ⅱ bβ3-纤维蛋白原复合物)在网格蛋白包被坑中积累[96,97]。随后,动力蛋白(一种机械化学 GTP 酶)促进了在网格蛋白包被的小窝处形成网格蛋白包被,并促进囊泡的分裂[98]。人血小板含有所有三种动力蛋白亚型以及动力蛋白相关蛋白[99],其中动力蛋白 2 可能是内吞作用中最重要的异构体。动力蛋白 $2^{-/-}$ 巨核细胞表现出异常的内吞运输,其突变与 Charcot-Marie-Tooth 病中的血小板减少症有关[100]。参与网格蛋白包被囊泡形成的衔接蛋白 Disabled-2 也与纤维蛋白原内吞作用有关[101]。巨核细胞对因子 V 的内吞作用是网格蛋白依赖性内吞作用的另一个例子,这个过程涉及两种受体。因子 V 首先结合因子 V 特异性受体半乳凝素 8(galectin-8),这是一种与因子 V 结合的聚糖结合蛋白,K_d 值为 30nmol/L[102]。因子 V 随后与低密度脂蛋白受体相关蛋白-1(LRP-1)结合,网格蛋白依赖性介导的内吞作用随之发生[93]。因子 V 完全缺乏的患者输注正常血浆后,可通过巨核细胞内吞作用使得血小板获得和释放因子 V,这样释放的因子 V 生存期大于血浆游离的因子 V 并可改善凝血[103]。

不依赖于网格蛋白的内吞作用可以是动力蛋白依赖性的(通过小窝蛋白和/或 RhoA 途径)或独立的[通过腺苷 5′-二磷酸-核糖基化因子(Arf6)或 Cdc42 途径][104]。缺乏在血小板中发生这些途径的直接证据。RhoA 缺乏与血小板减少症和血小板活化受损有关,但尚不清楚其在整合素信号传导中的作用[105,106]。已知在 ADF 刺激后,Arf6 会参与 P2Y$_{12}$ 受体内在化[107]。此外,缺乏 Arf6 的小鼠显示纤维蛋白原内吞作用受损和 α Ⅱ bβ3 转运受损[108]。通过胞饮作用掺入血小板的蛋白质包括免疫球蛋白、白蛋白,以及血管生成调节因子,如 VEGF、内皮抑素和成纤维细胞生长因子[66,94]。

血小板含有活性内体区室,包括 Rab4 阳性早期内体,Rab11 阳性再循环内体以及 MVB[62,109](图 19.2)。然而,血小板中单个内吞运输途径的重要性仍然未知。已经观察到早期和再循环内体之间的纤维蛋白原的运输[108]。此外,内吞的纤维蛋白原似乎在穿过 MVB 到达 α 颗粒的途中[62]。涉及血小板内吞运输的 SNARE 机制正在被评估。囊泡相关膜蛋白 3(vesicle-associated membrane protein 3, VAMP-3)是一种

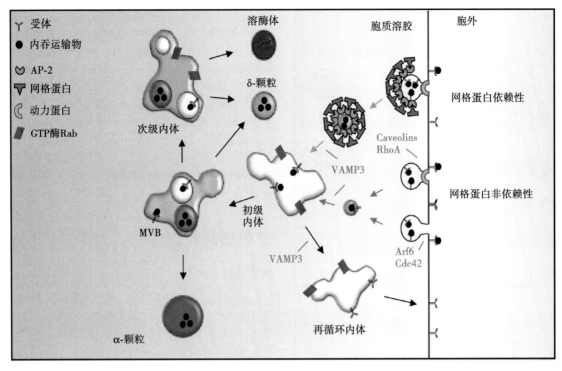

图 19.2 血小板内吞作用示意图。 血小板通过两种不同的途径内吞血浆蛋白:网格蛋白依赖性和网格蛋白非依赖性[66]。网格蛋白依赖性内吞作用(例如 αⅡbβ3 介导的纤维蛋白原内吞作用)需要 GTP 酶动力蛋白用于裂解在网格蛋白包被的凹坑处形成的囊泡。网格蛋白非依赖性内吞作用可以是动力蛋白依赖性(小窝蛋白和/或 RhoA 途径)或不依赖动力蛋白(Arf6 或 Cdc42 途径),仅具有血小板中 Arf6 依赖性途径的直接证据(例如, P2Y₁₂ 内化)。内化囊泡合并到 Rab4 阳性早期内体中,在那里它们可以分选到多泡体(MVB)到 α-颗粒的途径,或分配到 Rab11-阳性再循环内体以返回到质膜。来自早期内体的运输物也可以直接分选到 Rab-7 阳性晚期内体,或通过 MVB 转运至溶酶体进行降解[66]。密集(δ)颗粒运输物也按 MVB 排序,但不需要内吞运输

v-SNARE,能够调节血小板内吞作用[109]。VAMP-3⁻/⁻ 血小板显示 αⅡbβ3 介导的纤维蛋白原摄取受损[109]。VAMP-3 的丢失也似乎会损害 Rab4(早期内体)和 Rab11 阳性(再循环内体)区室之间的内吞和分子运输[109]。VPS33B 是一种属于 Sec/Munc 家族的 SNARE 调节因子,直接与整合素 β 亚基结合并调节 αⅡbβ3 介导的纤维蛋白原内吞作用[110]。

α-颗粒异质性

α 颗粒生物学领域的一个持续挑战是确定 α-颗粒是否均质(即任何单个 α-颗粒与其他颗粒无法区分)或异质性,亚种群包含不同的分子并在某些生理环境下选择性分泌而不是其他方式。这一探究一般采取两种形式:①评估形态和分子的异质性;②评估 α-颗粒内容物是否是目的性分泌。使用电子断层扫描的超微结构研究表明结构异质的 α 颗粒群体,具有管状延伸,结晶交叉条纹或管腔囊泡,以及经典的球形颗粒的特点[8]。相比之下,通过冷冻替代脱水制备的血小板的扫描透射电子显微镜以保留原生的状态,这表明形态均质且通常为卵形的 α 颗粒种群具有很小的变异性。纤维蛋白原相对于 VWF[111] 的 α 颗粒染色以及血管生成与抗血管生成因子的染色表明,不同分子定位于不同的 α 颗粒亚群[112,113]。此外,在成熟的巨核细胞中沿着前血小板微管径运动的单个颗粒对于运输物而言是异质的[112]。随后使用超分辨率显微镜对血小板运输物进行评估,研究表明运输物随机分布,并且将运输物分隔在颗粒中,以

解决颗粒之间分离的现象[114]。然而,在血小板扩散时,表达 VAMP-7 的 α-颗粒向外周移动,而表达 VAMP-8 或 VAMP-3 的颗粒则集中在颗粒中,这意味着一些扩散血小板中 SNARE 分布水平的异质性水平[115,116]。

即使血小板运输物在物理和目的上(例如,血管生成与抗血管生成)分离成不同的颗粒,但仍然存在关于它们是否以目的的方式释放的问题。该问题首次在一项研究中得出,该研究表明 PAR1 刺激从血小板释放 VEGF,而 PAR4 暴露释放内皮抑素[117]。随后的研究证实了这一结果,并将其扩展到其他血管生成与抗血管生成化合物中[112,113]。相反,使用多种激动剂(包括 PAR1 和 PAR4 激动剂)并同时使用免疫测定和蛋白质组学来广泛表征释放的运输物的研究未能显示出任何运输物释放的目的模式。相反,这项研究表明,α-颗粒含量以动力学异质方式释放[118]。总体而言,α-颗粒异质性问题仍未得到解决,并且是一个积极研究的领域。

致密颗粒的形成

致密颗粒是血小板特异性溶酶体相关细胞器[10]。与传统的分泌颗粒不同,这些细胞器来自内体系统,而不是直接来自 TGN(图 19.3)。它们与溶酶体具有一些共同特征,因为它们颗粒内 pH 为酸性,并且它们具有溶酶体驻留蛋白,例如 LAMP 和 CD63。然而,这些膜蛋白,例如 CD63,不限于血小板致密颗粒。缺乏其他可以对合成进行追踪的特定蛋白质,致使对致密颗粒

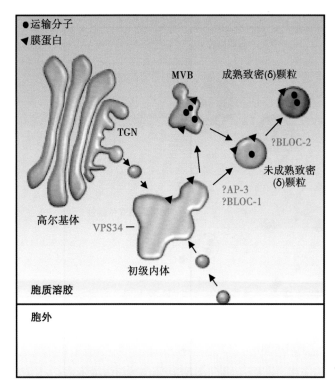

● 运输分子
▲ 膜蛋白

MVB　成熟致密(δ)颗粒

TGN

?BLOC-2

未成熟致密(δ)颗粒

?AP-3
?BLOC-1

高尔基体

VPS34

初级内体

胞质溶胶

胞外

图 19.3　巨核细胞中致密颗粒的形成示意图。 巨核细胞中致密颗粒形成的工作模型。目前对致密(δ)颗粒形成的理解是高度推测的。致密颗粒来自内体区室。早期内涵体为发育中的致密颗粒提供输入,这一过程需要 VPS34,并且在 MVB 中成熟。可能需要 BLOC1 用于从内体中携带运输物的小管结构的出口[119],然后可以通过 BLOC2[120] 将其引导至发育中的致密颗粒。或者可以通过 AP3 依赖性途径将运输物导向形成致密颗粒,可能需要也可能不需要 BLOC2[121]

生物发生的评估产生挑战性。有证据表明,早期内体有助于致密的颗粒生物发生[122]。此外,尽管唯一的直接证据是 CD63 和 5-羟色胺在巨核细胞 MVB 中的积累,在 MVB 中像 α 颗粒一样,致密颗粒被认为可以分选。在巨核细胞生成过程中,致密颗粒的出现与 α 颗粒的形成同时发生。

HPS 和相关疾病以及它们在鼠类的相应疾病已成为了解 LRO 生物发生的重要来源。共有至少 10 种不同的 HPS 基因编码四种大蛋白复合物的亚基:衔接蛋白-3(adaptor protein-3,AP3)和溶酶体相关细胞器复合物(biogenesis of lysosome-related organelles complex,BLOC)1、2 和 3[124-127] 的生物发生,这些复合物主要定位于内体区室和 LRO,对于 LRO 的生物发生至关重要。这些蛋白质的缺乏或改变会导致两种共同的表现:由于异常的黑素生成导致的白化病,以及由于致密的颗粒缺乏导致多变的出血性疾病[124]。人们已经越来越多地认识到许多 HPS 和相关蛋白质的确切分子功能。已知 HPS9 或 Pallidin 是 BLOC1 的一个组成部分,与突触蛋白 13 相互作用,突触蛋白 13 是一种参与运输过程中囊泡膜融合的 SNARE 蛋白[128]。BLOC2 成分 HPS3 和 HPS6 已被证明分别与网格蛋白和动力蛋白激活蛋白 p150Glued 结合[129-130]。BLOC3 充当黑素细胞中细胞类型特异性 GTP 酶 Rab(例如 Rab32 和 Rab38)的鸟嘌呤核苷酸交换因子[131,132],在巨核细胞的致密颗粒生物发生中也已证明了其直接作用[132,133]。UNX1 突变会导致致密颗粒而非 α

颗粒缺乏,这是由于 Pallidin(HPS9)转录失调所致[134]。

通过特定的隔膜泵将致密颗粒内容物(例如生物活性胺和腺嘌呤核苷酸)转到成熟的致密颗粒中。有人提出囊泡核苷酸转运蛋白[135]是致密颗粒中 ADP 和 ATP 积累的载体,而多药耐药蛋白(multidrug-associated resistant protein,MRP)4 已被证明可将 cAMP 吸收到致密颗粒中[136]。以前认为其对于所有腺嘌呤核苷酸有药泵的作用,最近显示 *MRP4*−/− 血小板在致密颗粒中仅缺乏"可分泌的"cAMP,而不是 ADP 或 ATP[137]。约克血小板综合征(York platelet syndrome)的特征在于血小板减少和明显的巨型不透明细胞器,它是由钙选择性释放-活化钙(calcium-selective release-activated calcium,CRAC)通道病引起的,其会导致钙储存不良[138]。

血小板颗粒成分

α-颗粒

α-颗粒含有在血小板表面上表达的膜结合蛋白和释放到细胞外空间的可溶性蛋白。大多数 α-颗粒膜结合蛋白也存在于静息血小板质膜上[139]。这些蛋白包括整联蛋白(例如 αⅡb、α6、β3),免疫球蛋白家族受体(例如 GPⅥ、Fc 受体、PECAM),富含亮氨酸的重复序列家族受体(例如 GPⅠb-Ⅸ-Ⅴ 复合物)四跨膜蛋白(例如 CD9)和其他受体(CD36、Glut-3)[140,141]。质膜的内吞作用可能导致 α-颗粒中黏附分子的存在[139]。但是,并非所有与膜相关的 α-颗粒蛋白都存在于静止的质膜上(例如整合膜蛋白纤维酶 L、CD109、P-选择素)[140]。血小板活化后,这些蛋白会在血小板表面上表达。

表 19.3　α-颗粒的成分

类型	示例
整合膜蛋白	αⅡbβ3,GPⅠbα-Ⅸ-Ⅴ,GPⅥ,TLT-1,P-选择素
凝固剂,抗凝血剂和纤维蛋白溶解蛋白	第 V 因子,第 Ⅸ 因子,第 ⅩⅢ 因子,抗凝血酶,蛋白 S,组织因子途径抑制剂,纤溶酶原,纤溶酶原激活物抑制剂 1,α2-巨球蛋白
黏附蛋白	纤维蛋白原,血管性血友病因子,血小板反应蛋白
趋化因子	CXCL1(GRO-α),CXCL4(PF4),CXCL5(ENA-78),CXCL7(PBP,β-TG,CTAP-Ⅲ,NAP-2),CXCL8(IL-8),CXCL12(SDF-1α),CCL2(MCP-1),CCL3(MIP-1α),and CCL5(RANTES)
生长因子	血管内皮生长因子,血小板衍生生长因子,成纤维细胞生长因子,表皮生长因子,肝细胞生长因子和胰岛素样生长因子,转化生长因子 β
抗菌蛋白	胸腺素-β4,血栓素 1 和 2(来自 NAP-2)
免疫因子	补体 C3 前体,补体 C4 前体,β1H 球蛋白,因子 D,因子 H,C1 抑制剂,IgG

蛋白质组学研究表明,α-颗粒释放出超过 300 种可溶性蛋白质[142,143]。考虑到血小板释放中发现的蛋白质可能来源于其他血小板颗粒,表面蛋白质切割或外泌体。尽管如此,评估血小板释放和分离的血小板 α-颗粒的蛋白质组学研究已经确定了数百种新的 α-颗粒蛋白候选物[140,143](见第 8 章)。在 α-颗粒中发现的许多蛋白质存在于血浆中。该研究提出血浆蛋白的 α-颗粒对应物在结构或功能上是否不同的问题。血小板颗粒运输物在功能方面多种多样(表 19.3),包括参与血液凝固,细胞黏附,炎症,细胞生长和宿主防御。虽然已经描述了许多这些蛋白质的功能,但是除了 P-选择素、蛋白酶连接蛋白 2(nexin-2)、VWF 和血小板因子 V 之外的 α-颗粒其生理学意义鲜为人知[103,144-146]。

致密颗粒

血小板致密颗粒含有几种高浓度的成分(表 19.4)。腺嘌呤核苷酸浓度为 653mmol/L ADP 和 436mmol/L ATP[147]。致密颗粒还含有尿嘧啶和鸟嘌呤核苷酸。在血小板致密颗粒中发现了毫摩尔水平的多磷酸盐(以 Pi 残留物计)[148]。虽然致密颗粒多磷酸盐的合成途径尚未明确,但肌醇六磷酸酯的遗传缺失降低血小板多磷酸盐水平并延长了出血时间[149]。血小板致密颗粒还含有生物活性胺,如血清素和组胺[150]。主动转运机制被认为可以提高这些高浓度的成分。囊泡的 H^+-ATP 酶质子泵将致密的颗粒腔保持在 pH 约 5.4[151]。囊泡单胺转运蛋白 2(vesicular monoamine transporter 2, VMAT2)介导 5-羟色胺从血小板细胞溶质摄取到致密颗粒中。跨质膜的电化学质子梯度驱动运输 VMAT2 似乎也可介导组胺转运成致密颗粒[152]。致密颗粒膜蛋白包括那些通常分类为 LRO 的蛋白,如 CD63(粒细胞生长因子)和 LAMP-2。在致密颗粒膜中也已鉴定出几种血小板质膜,包括 GPⅠb 和 αⅡbβ3[153]。

溶酶体

血小板溶酶体,如其他细胞类型的溶酶体,含有参与蛋白质、碳水化合物和脂质降解的酶(表 19.5),最丰富的是酸水解

表 19.4　致密颗粒成分

类型	示例
阳离子	Ca^{2+}, Mg^{2+}, K^+
磷酸盐	多磷酸盐,焦磷酸盐
生物活性胺	血清素,组胺
核苷酸	ADP,ATP,cAMP,UTP,GTP

表 19.5　溶酶体的成分

类型	示例
蛋白质降解酶	组织蛋白酶,弹性蛋白酶,胶原酶,羧肽酶,脯氨酸羧肽酶
碳水化合物降解酶	葡萄糖苷酶,岩藻糖苷酶,半乳糖苷酶,葡糖醛酸酶,甘露糖苷酶,氨基己糖苷酶,阿拉伯呋喃糖苷酶
磷酸酯裂解	酸性磷酸酶

酶。溶酶体膜含有 LAMP-1、LAMP-2 和 CD63。这些蛋白被高度糖基化,修饰溶酶体表面,并参与溶酶体膜的保护功能。

血小板颗粒分泌机制

血小板释放反应

在有核细胞中,当停靠在质膜上的一部分囊泡与膜融合并将其内含物释放到细胞外环境中时,通常会发生受调节的颗粒胞吐作用。然而,在血小板中,超微结构研究已经证明了血小板颗粒释放的几种非典型特征。在静息状态下,血小板 α-颗粒和致密颗粒分布在整个血小板中,并且 α-颗粒与 OCS 的相互作用最小,OCS 是血小板特有的隧道内陷系统[9,154,155]。激动剂刺激后,血小板颗粒运输物通过几种不同的途径释放到细胞外环境中。血小板颗粒可以与 OCS[9,154,155]融合,这使得它们能够扩散到细胞外环境中。也已描述通过直接与质膜融合而引起的颗粒胞吐作用[156]。在低激动剂浓度下,可以发生单个 α-颗粒与血小板膜的融合。然而,在较高浓度下,α-颗粒在与表面相关的膜融合之前会彼此融合形成大的多颗粒隔室[157]。SNARE 以定位于血小板膜上的方式支持颗粒与 OCS,质膜以及其他颗粒的融合[158]。

血小板颗粒膜的融合

膜融合是血小板颗粒分泌的重要组成部分。两种脂质膜在水性环境中的融合需要足够的能量来克服两种膜之间的静电排斥和水合力。必须严格控制这种融合事件,以防止血栓形成和炎症物质的无差别释放。几种不同的机制有助于颗粒分泌的调节。在膜内,特定的脂质和磷脂有助于血小板中颗粒分泌所需的膜融合。SNARE 为脂质双层融合提供了驱动力[159,160]。SNARE 的膜融合活性又由一组伴侣蛋白控制,这些伴侣蛋白结合并调节 SNARE 核心的活性。这些调节水平的考虑将概述我们目前对血小板膜融合分子机制的理解。

脂质成分

根据膜融合模型,分泌细胞内容物的释放通过融合孔发生(图 19.4)。融合孔的形成遵循 SNARE 介导的对接,并且至少部分地由动力蛋白相关蛋白 1 介导[99]。形成后,融合孔随后膨胀,挤出颗粒内容物并使颗粒膜能够结合到质膜中。这个概念已经在许多细胞模型中得到验证[161]。融合孔是短暂的,需要毫秒级时间分辨率的技术,比如说单细胞安培法来测量血小板中的融合孔中间体(图 19.4)[162]。

血小板膜的几种脂质成分会影响其融合能力。使用单细胞安培法研究融合孔的形成,表明胆固醇浓度影响血小板中的融合孔动力学和颗粒释放[162,163]。胆固醇的内在负曲率可以稳定孔形成和扩张所需的中间膜结构[164]。此外,SNARE 定位于激活富含胆固醇的脂质微区[165]。磷脂酸(phosphatidic acid, PA)合成与颗粒分泌相关,抑制 PA 合成抑制颗粒分泌[166]。PA 在增强膜融合中的作用尚未确定。然而改变膜曲率,作为蛋白质附着位点和信号传导是 PA 在膜融合中的功能[167,168]。磷脂酰肌醇 4,5-二磷酸(phosphatidylinositol 4,5-bisphosphate, PIP2)在血小板中以活化依赖性方式由Ⅰ型和Ⅱ型 PIPK[169,170]

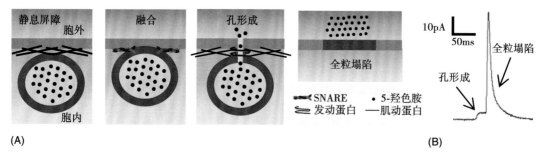

图 19.4　通过形成融合孔的血小板胞吐模型。(A) 将单个颗粒对接到质膜(左图)。颗粒货物包括小的可溶性肽和多聚体蛋白质(在 α-颗粒中)或可溶性小分子和致密核心(在致密颗粒中)。SNARE 介导对接并与动力蛋白家族蛋白一起形成融合孔,其最初允许小的可溶性分子逃逸(中图)。当致密核心溶解时,随着颗粒塌陷,融合孔迅速膨胀并排出其所有内容物(右图)。(B) 用安培计示踪显示这种从致密颗粒中释放 5-羟色胺的足迹过程,图示初始孔形成,随后是尖锐的尖峰,表明完全颗粒塌陷

合成。PIP2 在血小板颗粒分泌中的作用已得到证实[170,171]。尽管 PIP2 在颗粒释放中的确切作用尚不清楚,但若干 SNARE 调节蛋白和细胞骨架蛋白含有 PIP2 结合结构域,可能被募集到 PIP2 中。PIP2[172] 的颗粒胞吐作用中,PIP2 也可作为二酰基甘油和 IP3 的前体,它们是刺激蛋白激酶 C(protein kinase C PKC)同种型和 Ca^{2+} 通量的必需的第二信使。Vps34 的抑制或缺乏诱导异常的颗粒胞吐作用,表明该 PI3K 在颗粒分泌和颗粒形成中起作用[56]。尽管脂质复合物在膜融合中很重要,但是单独的脂质组成变化也不足以调节血小板颗粒的分泌,这需要基于蛋白质的融合机制。

SNARE

SNARE 构成了融合机制的核心[173]。它们是与细胞质相关的膜相关蛋白(图 19.5)。与颗粒相关的 SNARE 被称为囊泡 SNARE(v-SNARE),而主要与靶膜相关的那些(例如 OCS 和质膜)则被称为 t-SNARE。每个 v-SNARE 或 t-SNARE 含有 SNARE 基序,其大约是 60 个氨基酸的 α-螺旋。SNARE 基序组装成螺旋束,涉及七肽重复的卷曲螺旋相互作用[174]。这些相互作用以平行方式发生,可以形成四螺旋束,囊泡相关膜蛋白(vesicle-associated membrane protein,VAMP)亚型和突触融合蛋

白亚型分别贡献一个基序和可溶性 NSF-附着蛋白-23(SNAP-23)形成两个基序(图 19.5)。SNARE 的紧密结合使粒状和质膜紧密并置,并可能产生膜融合所需的能量[175]。已知的血小板 v-SNARE 包括 VAMP-2、-3、-4、-5、-7 和-8;而已知的血小板 t-SNARE 包括衔接蛋白-2、-4、-6、-7、-8、-11、-12、-16、-17 以及 SNAP-23、-25 和29[95,176-184]。VAMP-8 是参与颗粒释放的主要的 v-SNARE。小鼠体内 VAMP-8 的缺失导致密集和 α-颗粒胞吐作用缺陷,以及体内血小板血栓的形成,而没有过多的出血[185]。VAMP-7 起次要作用,其在小鼠体内的缺失会导致血小板扩散缺陷,在不影响血小板血栓形成或出血的情况下,密集体 α-颗粒胞吐作用不会影响血小板血栓形成或出血[115]。VAMP-3 在 α 颗粒生物发生的内吞途径中起重要作用,在血小板胞吐作用中具有最小的功能[109,186]。衔接蛋白 11 和 SNAP23 是唯一的 t-SNARE 中发现与血小板颗粒胞吐作用至关重要[178,181,184,187]。与家族性噬血细胞性淋巴组织细胞增生症 4 型(familial hemophagocytic lymphohistiocytosis type 4,FHL-4)相关的衔接蛋白 11 缺失[188] 与所有三种主要血小板颗粒异常胞吐作用相关[189]。衔接蛋白 8 的缺失已显示在致密颗粒胞吐作用中引起轻微缺陷[190]。小鼠血小板中 SNAP29 的缺失与 α-颗粒胞吐作用的轻微缺陷有关,但显著增加了体内栓塞率[191]。

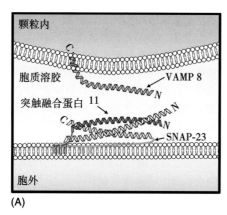

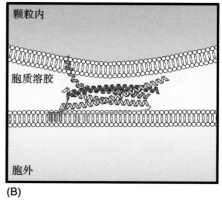

图 19.5　SNARE 在 α-颗粒膜融合中的作用。(A) VAMP-8/syntaxin-11/SNAP-23 的 SNARE 复合物是血小板中主要的胞吐核心复合物。VAMP 8(蓝色)是在颗粒上发现的跨膜蛋白,其 N-末端与细胞溶质一起取向。syntaxin 11(红色)和 SNAP-23(白色)也朝向胞质溶胶取向。这两种 t-SNARE 都通过其膜结合结构域中的酰化部分与膜结合。VAMP 和 syntaxin 同种型各自为四螺旋束贡献一个卷曲螺旋结构域,而 SNAP-23 贡献两个。仅显示参与四螺旋束的 syntaxin 部分。(B) SNARE 最初在其 N-末端缔合并通过卷曲螺旋结构域相互作用,使相对的颗粒膜和靶膜紧密并置。v-SNARE 和 t-SNARE 的结合产生膜融合所需的能量。SNAP-23,可溶性 NSF-附着蛋白-23;VAMP 8,囊泡相关膜蛋白 8

SNARE 经历了一些被认为影响其活性的翻译后修饰。蛋白质棕榈酰化是血小板颗粒释放[192]所必需，并且几种 SNARE 是棕榈酰化的，包括 VAMP-3、-4、-5 和 7，衔接蛋白-2、-8、-11 和 -12，以及 SNAP-23[176]。syntaxin 11 和 SNAP-23 都缺乏跨膜结构域，其酰化作用的抑制以剂量和时间依赖性方式影响血小板功能[165]。SNAP-23 被 IκB 激酶以激活依赖性方式磷酸化[193]。

SNARE 的调控

必须严格控制 SNARE 在血小板颗粒分泌中的作用。已有研究描述了许多结合并指导 SNARE 功能的伴侣蛋白，并且其中一些伴侣蛋白在血小板中发现。NSF 是一种 Mg²⁺ 依赖性六聚体 ATP 酶，对于大多数形式的膜运输是必需的，包括调节的血小板颗粒分泌[194]。NSF 的主要作用是分解存在于同一膜上的 SNARE 复合物（顺式构象），因此它们是可用于与相对膜上的同源 SNARE 相互作用（反式构象）。NSF 的抑制性肽和抗体均已被证实可干扰血小板释放 α 颗粒[160,167]。一氧化氮可以抑制 NSF 对 α-颗粒释放的调节[195]。α-SNAP 结合并激活血小板的 NSF[196]。野生型 α-SNAP 增强颗粒分泌，而显性失活的 α-SNAP 突变体（α-SNAPL294A）和针对 α-SNAP 的抗体抑制颗粒分泌。

（Sec1/Munc）SM 蛋白是血小板颗粒分泌的重要调节剂，并且被认为用作调节 SNARE 功能。这些蛋白质也可以在颗粒对接中与 Rab 蛋白结合并起到作用，这是融合过程中必需的预备步骤（图 19.6）。血小板中发现的 SM 蛋白亚型包括 Munc18a、b 和 c，以及 Munc13-4。Munc18b 是血小板中最重要的衔接伴侣蛋白。其缺陷导致衔接蛋白 11 水平降低，这与涉及所有三种主要血小板颗粒胞吐作用明显缺陷相关[199]。家族性噬血细胞性淋巴组织细胞增生症 5 型（FHL-5）患者缺乏

Munc18b 并且表现出显著受损的致密和 α-颗粒。Munc18a 和 Munc18c 的血小板与 syntaxin-4 结合的特异性作用尚不清楚[202]。Munc13-4 的遗传缺陷导致家族性噬血细胞性淋巴组织细胞增生症 3 型（FHL-3）[203]。来自 Jinx 的血小板缺乏 Munc13-4 的小鼠表现出几乎不存在致密颗粒释放，而 α-颗粒和溶酶体释放受损[204]，但是可以通过补充 ADP（一种致密颗粒组分）来克服[205]。Munc 13-4 是 Rab27b 效应物蛋白质[197]，并在致密颗粒和血浆/OCS 膜之间形成钙依赖性桥，促进膜融合[206,207]。激活可能会导致 Munc13-4 与 Rab27b 结合，随后出现 Munc13-4 的动态变化，使膜对接，如分泌溶酶体所示（图 19.6）[208]，但是，这个想法尚未在血小板中得到直接证明。

突触融合蛋白结合蛋白 5（Syntaxin-binding protein 5, STXBP5）通过在其 C 末端存在 v-SNARE 样结构域而与细胞骨架和 t-SNARE 异二聚体（syntaxin 11 和 SNAP-23）结合（图 19.6）。其缺导致颗粒胞吐作用缺陷，缺乏 STXBP5 的小鼠表现出过度出血[198]。相比之下，STXBP5 负调节内皮 VWF 胞吐作用[209]。

Rab 蛋白是 GTP 酶 Ras 超家族中最大的分支，并且作为细胞内膜运输和胞吐途径的复杂网络的主要调节因子[210]。Rab 通过结合效应蛋白在其 GTP 结合中发挥其调控功能[211]。这些 Rab 效应器中的一些是 SNARE 调节器，例如 NSF、Munc13-4 和 Vps34。已知多个 Rab 在血小板活化时被磷酸化，包括 Rab3b、6c 和 8，并且它们的抑制减少血小板胞吐作用[212]。其中，Rab4 对于 α-颗粒胞吐作用至关重要，而 Rab27b 是致密颗粒生物发生的关键调节因子[37,21]。Rab GDP 解离抑制剂（Rab GDP dissociation inhibitor，RabGDI）是一种 GTP 酶 Rab 的一般抑制剂，抑制 α-颗粒但不抑制致密颗粒释放[213]。此外，His 标记的 Rab4S22N（但不是突变体 His-Rab3BT36N）的显性失活突变体抑制 α-颗粒分泌但不影响致密颗粒释放。这些数据表明

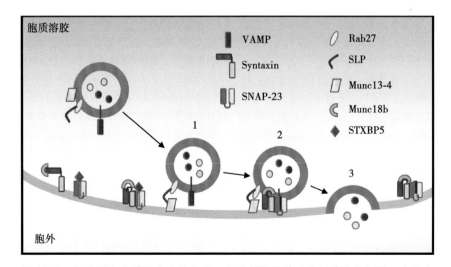

图 19.6　调节蛋白在膜融合中的作用。血小板颗粒胞吐作用的途径包括三个基本步骤：①颗粒对接，②引发，以及③膜融合和货物释放。颗粒对接需要 Rab27b 及其效应子合成蛋白样蛋白（SLP）和存在于囊泡膜上的 Munc13-4[197]。血小板活化促进突触蛋白的构象变化，其在休眠状态下被 Munc18b 隔离。这种激活导致"引发"，随后形成由 VAMP（红色）提供的一个 v-SNARE 和由 syntaxin 和 SNAP-23（绿色）提供的三个 t-SNARE 组成的四螺旋束。突触融合蛋白结合蛋白 5（STXBP5）通过将 syntaxin-SNAP-23 异二聚体与质膜结合来调节 t-SNARE 功能[198]。SNARE 的紧密结合使囊泡膜和质膜紧密并置，并提供膜融合所需的能量。SLP，合成蛋白样蛋白；STXBP5，突触融合蛋白结合蛋白 5

Rab4 是 α-颗粒所需而不是致密颗粒分泌所需。相比之下，Rab27b 定位于溶酶体相关的细胞器，并在致密颗粒释放中起作用[37,214]。Rab27b 在 NF-E2 的转录控制下，在致密颗粒生物发生和分泌中发挥作用[37,215]。gunmetal 小鼠 Rab 香叶甲酰复合物的 α 亚基中携带的突变阻止了香叶甲酰与 Rab 蛋白的黏附[52]。来自这些小鼠的血小板表明，α-颗粒和致密颗粒合成以及分泌有缺陷。胞外复合物，一种已知在致密颗粒胞吐作用中起作用的大复合物[216]，通过 Ral 靶向质膜，Ral 是一种 Ras 样 GTP 酶，其在血小板中表达并在血小板刺激后被激活。阻断 Ral-GTP 与胞外复合物的结合后会损害致密颗粒胞吐作用。

颗粒分泌物中的钙通量和蛋白质磷酸化

Ca²⁺结合蛋白

细胞内 Ca^{2+} 的升高基本上维持着所有细胞中的颗粒分泌。$[Ca^{2+}]_i$ 的上升伴随着大多数生理激动剂诱导的血小板颗粒分泌，并且通过提高 $[Ca^{2+}]_i$[217] 可以在渗透进入血小板中触发分泌。该领域当前问题是鉴定介导其影响的结合蛋白。参与分泌的 Ca^{2+} 结合蛋白分为两大类：C2 结构域蛋白和 EF 受体蛋白[218]。Munc13-4，它是血小板颗粒分泌所必需的[204]，可作为血小板分泌的钙传感器[206]。它有两个钙结合域——C2A 和 C2B：C2A 介导 Ca^{2+} 刺激与 SNARE 的相互作用，C2B 介导 Ca^{2+} 依赖性膜结合[206]。Munc13-4 是第一个显示促进 Ca^{2+} 依赖性 SNARE 复合物形成的 SNARE 调节剂。突触结合蛋白样蛋白（synaptotamin-like proteins，Slp）是另一个 Ca^{2+}/磷脂结合特性家族，其含有 Ca^{2+} 感应 C2 结构域和突触结合蛋白样蛋白同源结构域，被认为是 Rab27 的特异效应结构域。在血小板中，Slp1 充当夹钳以防止致密颗粒分泌[219]。Slp1 与 Rab27 形成复合物（图 19.6）并且还结合 Rap1GAP2。然而，关于 Ca^{2+} 如何影响 Slp1-Rab27-Rap1GAP2 复合物的知识相对较少。血小板还含有 Slp4，通过与 Rab8 相互作用可增强致密颗粒的胞吐作用，但这些相互作用的机制仍不清楚[220]。

已经在分泌中引发并且在血小板中发现的 EF 受体蛋白的实例包括钙调蛋白和钙环蛋白[221,222]。钙调蛋白结合血小板 α-颗粒，药理学证据表明肌球蛋白轻链的 Ca^{2+}/钙调蛋白依赖性磷酸化有助于血小板颗粒分泌[223]。Ca^{2+}/钙调蛋白诱导的肌球蛋白轻链磷酸化介导分泌机制最初被认为是通过肌球蛋白轻链的激活，随后肌动蛋白收缩。在有核细胞中，钙调蛋白特异性结合 VAMP[224] 并介导颗粒分泌[174]。因此，钙调蛋白可能更直接地影响血小板融合机制。

细胞骨架与颗粒分泌

肌动蛋白细胞骨架是一种动态结构，其在颗粒分泌中起到屏障和促进功能的作用。使用细胞松弛素[225]、微丝解聚素（latrunculin）A[226] 或 F-肌动蛋白充当切断蛋白质的研究[227] 显示，利用抑制肌动蛋白聚合或 F-肌动蛋白的裂解的抑制剂，会增加致密颗粒的释放。对肌动蛋白聚合的抑制也增加了 α-颗粒动力学释放的程度[226]。这些结果证明肌动蛋白损害颗粒的释放和 F-肌动蛋白的解体对于正常颗粒的分泌是必需的。F-肌动蛋白包被可以纯化血小板 α-颗粒[226]。然而，尚不清楚限制颗粒释放的肌动蛋白屏障是否与颗粒、细胞质、OCS 或质膜

的膜相关。

与细胞骨架在静止状态下发挥的屏障功能相反，在血小板活化期间从头肌动蛋白聚合有助于颗粒释放。高浓度肌动蛋白聚合抑制剂会阻断 α-颗粒释放[226]。在其他分泌细胞中观察到低浓度和高浓度肌动蛋白破坏剂之间的差异[228]。在无细胞血小板颗粒分泌系统中，抑制 F-肌动蛋白形成会阻止 α-颗粒内容物的释放，而肌动蛋白聚合则会刺激 α-颗粒释放[229]。血小板 SNARE 可直接与肌动蛋白或肌动蛋白结合蛋白结合[115,116,229]。VAMP-7 与 VARP 和 Arp2/3 结合，从而表达 VAMP-7 颗粒并向血小板的外围扩散，而表达 VAMP-8 或 VAMP-3 的那些则在细胞中累积[115,116]。肌动蛋白聚合也可能通过促进颗粒的转运或排出，或通过扭曲和破坏脂质双分子层来引发膜融合[230]。这些观察结果表明了肌动蛋白和血小板颗粒之间的复杂关系，其中在静息状态下，肌动蛋白细胞骨架充当分泌的屏障，而随着活化，会促进其定向胞吐作用[231]、颗粒分选[115,116]，并促进膜的融合。

血小板颗粒分泌功能

止血和血栓形成

α-颗粒在止血和血栓形成中的作用

尽管 α-颗粒在止血中的直接作用尚未得到证实，但有几个证据表明这种作用。灰色血小板综合征患者的出血与其血小板减少症不成比例，暗示 α-颗粒在止血中的作用。Nbeal2⁻/⁻ 小鼠表现出血时间延长和血栓形成受损[48,232]。α-颗粒含有许多凝血介质（表 19.3），如 VWF，纤维蛋白原，因子 V、Ⅺ 和 ⅩⅢ。α-颗粒 VWF 占总 VWF 蛋白的 20%，富含高分子量形式[87,233]。将正常骨髓移植到严重血管性血友病的猪中的研究表明，血小板 VWF 可部分补偿血浆 VWF[144] 的缺乏。因子 V、Ⅺ 和 ⅩⅢ 各自定位于 α-颗粒并在血小板活化时分泌[234]。与魁北克血小板疾病相关的血小板因子 V 缺乏与出血表型相关。此外，先天性血浆因子 V 缺乏症患者血小板因子 V 的残余分泌促进了凝血酶的产生，使出血表型变得更加温和[235]。血小板 α-颗粒含有凝血酶的无活性前体，凝血酶原和高分子量激肽原的储存，其能显著增加内源性凝血级联反应[140,234]。纤溶酶原激活物抑制剂-1（plasminogen activator inhibitor-1，PAI-1）和 α2-抗纤溶酶、限制纤溶酶介导的纤维蛋白溶解的蛋白酶抑制剂都会从血小板 α-颗粒中被释放出来[234]。最近，血小板反应蛋白（TSP1），一种最常见的大量的 α-颗粒蛋白被证明与血栓稳定有关[236]。在全血灌注模型中，血栓在 TSP1⁻/⁻ 小鼠中达到正常大小，但崩解得更快。在 TSP1 血小板受体 CD36⁻/⁻ 小鼠中观察到类似的表型。

α-颗粒还可通过释放限制凝血进展的许多蛋白质来促进止血平衡。α-颗粒储存抗凝血酶，其在内在和外在途径中切割活化的凝血因子和 C1 抑制剂，其降解血浆激肽释放酶，因子 Ⅺa 和因子 Ⅻa。血小板分泌蛋白 S[237]、组织因子途径抑制剂（tissue factor pathway inhibitor，TFPI）[238] 和蛋白酶 nexin-2（淀粉样蛋白 β-A4 蛋白），抑制因子 Ⅺa 和 Ⅸa[239]。血小板衍生蛋白酶 nexin-2 的抗凝血特性已被证实在转基因小鼠模型

中,血小板中蛋白酶 nexin-2 的特异性和适度过表达均降低体内脑血栓形成并增加脑内出血[146]。α-颗粒储存纤维蛋白、溶解蛋白酶、纤溶酶及其无活性前体纤溶酶原[240]。无论是促凝血剂还是抗凝血剂的存储和发布尚未详细评估。

致密颗粒在止血和血栓形成中的作用

致密颗粒在止血和血栓形成中发挥作用。HPS 或 Chediak-Hagashi 综合征患者的出血倾向以及致密颗粒缺陷小鼠的出血时间均匀增加,证明了它们在止血中的作用[241],体外已证实致密颗粒胞吐作用于血栓的形成[242]。从血小板致密颗粒释放的小分子,特别是 ADP,为循环血小板提供正反馈,完全用于血小板活化[243]。缺乏血小板致密颗粒的 HPS6−/− 小鼠在血小板活化和体内血栓形成缺陷方面具有显著缺陷[13,57]。这些小鼠的血小板活化由外源性 ADP 控制。在缺乏 Munc13-4 的 Jinx 小鼠中观察到相似的表型。由致密颗粒分泌的血清素似乎也有助于止血和血栓形成期间的血小板聚集。在 III 期研究中,5-HT$_{2A}$ 血清素受体抑制剂沙格雷酯(sarpogrelate)与阿司匹林相比,抑制了血小板聚集和对脑梗死的保护,降低了出血发生率[244]。致密颗粒 5-羟色胺也被认为可以影响血管张力[245]。从致密颗粒释放的多磷酸盐也可能有助于止血和血栓形成。通过 HPS 血小板合成多磷酸盐挽救有缺陷的血浆凝固[246],多磷酸盐合成缺陷的六磷酸盐缺乏小鼠表现出出血时间增加[149]。此外,多磷酸盐的药理学抑制可防止血栓形成而不改变止血[247]。

止血和血栓形成的分泌机制

分泌机制中的缺陷也与止血和血栓形成的异常有关。家族性噬血细胞性淋巴组织细胞增生症 4 型和 5 型患者,继发于 syntaxin 11 和 Munc18-2 的缺乏,具有出血倾向但没有血小板颗粒的任何形态学变化[189,248]。另外,体内血栓形成在 VAMP-8−/− 小鼠中表现出延迟和减少[185]。血栓形成缺陷可归因于致密颗粒释放受损。mRNA 分析研究发现 VAMP-8 是与高反应性血小板最密切相关的转录本[249],全基因组关联研究将 VAMP-8 鉴定为与早发性心肌梗死相关的两个基因之一[250,251]。这些观察结果强调了 SNARE 功能和血小板的重要性和颗粒在止血和血栓形成中的释放。

炎症

炎症中的 α-颗粒

越来越多的证据表明,血小板有助于炎症过程的开始和扩展(第 28 章)。血小板 α-颗粒通过表达促进血小板与其他血管细胞黏附的受体和释放多种趋化因子而在炎症中起作用。黏附相互作用通常导致相互激活和每个细胞的炎性表型的增殖。P-选择素参与血小板与内皮细胞、单核细胞、中性粒细胞和淋巴细胞的相互作用[252,253]。血小板 P-选择素与免疫细胞上的 PSGL-1 结合,介导它们向炎症部位募集,促进跨内皮迁移[145,254,255]。血小板 α-颗粒蛋白纤维蛋白原,纤维连接蛋白,玻连蛋白和 VWF,通过在血小板 GP IIb-IIIa 和内皮 αVβ3 整合素或 ICAM-1[256,257] 之间形成交叉桥,有助于坚固的血小板-内皮细胞黏附。但是血小板,内皮细胞尚未建立这些黏附蛋白的血浆来源库。

血小板 α-颗粒还通过分泌高浓度的促炎和免疫调节因子来影响炎症。这些介质诱导其他血管和血液细胞的募集,激活趋化因子分泌和分化[258]。在某些情况下,这些趋化因子反馈刺激血小板表面的趋化因子受体,从而引起血小板活化和分泌和炎症循环的持续。α-颗粒含有多种趋化因子(表 19.3)。其中,CXCL1、CXCL4 和 CXCL7 是最丰富的[259]。例如,血小板含有 20μg 的 CXCL4 细胞,并且在凝血酶刺激后,CXCL4 的血清浓度上升至 5~10μg/ml,大约是正常血浆的 1 000 倍[260]。已显示 CXCL4 诱导中性粒细胞黏附和脱颗粒,单核细胞活化,单核细胞分化为巨噬细胞和泡沫细胞[261]。与 CCL5 协同,CXCL4 也能诱导单核细胞与内皮细胞黏附[257,262]。CXCL7 可以被蛋白水解切割形成四种不同的趋化因子-PBP、CTAP-III、β-TG 和 NAP-2[259]。然而,只有 NAP-2 被认为具有显著的趋化活性[263]。NAP-2 诱导中性粒细胞趋化性和对内皮细胞的黏附[259,264] 并指导白细胞通过其受体 CXCR1/2 通过血小板血栓迁移。

炎症中的致密颗粒

致密颗粒中存在的高浓度多磷酸盐可能导致缓激肽的产生,导致血管通透性增加和体内水肿[246]。此外,从活化的血小板释放的血清素将免疫细胞募集到发炎的内皮细胞中[265]。

动脉粥样硬化

α 脉颗粒

动脉粥样硬化是血小板 α-颗粒功能在血管炎症中作用的重要实例。血小板通过黏附活化的内皮细胞并在内皮表面沉积趋化介质来影响动脉粥样硬化的形成。血小板还与白细胞直接相互作用,促进它们迁移到动脉壁[257]。在动脉粥样硬化斑块中检测到 CCL5 和血小板 α-颗粒中发现的其他趋化因子,包括 CCL2、CCL3、CXCL4 和 CXCL12。在小鼠模型中,这些趋化因子和/或其受体的药理学抑制或基因突变会损害动脉粥样硬化的进展[258,266]。急性冠状动脉综合征患者的血小板 CXCL12/SDF-1α 水平较高[267],可诱导单核细胞在体外形成泡沫细胞[268]。

致密颗粒

已有学者证实了在致密颗粒缺陷小鼠中致密颗粒在动脉粥样硬化中的作用。对动脉粥样硬化饮食的 5 种不同致密颗粒缺陷小鼠的评估表明,在一些颗粒中保护免受动脉粥样硬化的影响,但在其他颗粒中没有[269]。与 ApoE−/− 小鼠相比[270],ApoE−/− HPS3−/− 小鼠对 FeCl$_3$ 诱导的动脉闭塞和新内膜增生具有抗性。在致密颗粒缺乏症中,致密颗粒的存在可以防止动脉粥样硬化和新内膜增生。然而,特定致密颗粒成分是否特别有助于这些过程,或这些差异是否与致密颗粒在增强血小板积聚中的重要性有关是不确定的。

宿主抗菌防御

虽然曾经有人认为血小板通过促进微生物黏附到血管壁来促进感染,但现在可以理解血小板在宿主防御病原微生物方面发挥重要作用(第29章)[271-273]。血小板α-颗粒具有直接杀微生物特性的一组蛋白质,统称为血小板杀菌蛋白[257]。活化血小板分泌的许多趋化因子,包括CXCL4、胸腺素-β4、CXCL7的衍生物(PBP、CTAP-Ⅲ、NAP-2)和CCL5(RANTES)[257]。在其C末端截切CTAP-Ⅲ和NAP-2产生另外两种肽,即血栓素-1和-2(TC-1、TC-2),它们在体外具有杀菌作用[274]。通过Toll样受体(TLR)利用病原体相关分子模式激活血小板导致细胞因子的释放。此外,血小板对各种细菌种类的反应可能不同[275]。血小板已被证明对疟原虫寄生虫具有天然免疫力,而CXCL4具有直接的抗血管生成的活性[276-278]。

有丝分裂

血管生成

血小板α-颗粒含有多种促血管生成蛋白和抗血管生成蛋白(表19.3)[234]。这些血管生成激活剂会共同促进血管壁通透性和内皮细胞及成纤维细胞的募集、生长和增殖。尽管这些生长因子是由多种炎症细胞分泌的,但血小板在血管损伤部位积聚的速度使它们成为促有丝分裂介质的相关来源。α-颗粒含有其他促血管生成介质,包括血管生成素、CXCL12(SDF-1α)和基质金属蛋白酶(MMP-1、2和9)。据报道,血小板衍生的CXCL12在体内诱导CD34⁺祖细胞募集至动脉血栓并促进培养的CD34⁺细胞向内皮祖细胞的分化[279,280]。

α-颗粒还含有确定的血管生成抑制剂。血小板反应蛋白-1(TSP-1)是α-颗粒的主要成分,可作为内皮细胞增殖的有效抑制剂刺激内皮细胞凋亡[281]。体内研究表明TSP-1在后肢缺血模型中抑制血运重建。而TSP-1缺陷小鼠显示可以加速血运重建。CXCL4还具有抗血管生成的特性,可能通过阻止VEGF与其细胞受体结合并干扰FGF的促有丝分裂作用[282,283]。血小板α-颗粒含有其他抗血管生成蛋白,包括血管抑制素,内皮抑素和金属蛋白酶组织抑制剂。血小板还可以储存和释放TNF-α相关的凋亡调节因子,如CD95,以及促进血管生成的抗细胞凋亡分子[284]。研究表明,抗血管生成蛋白可能比促血管生成蛋白更多地在α-颗粒亚群中发现[112,113,117]。但是这个问题仍然需要持续调查。

恶性肿瘤

血小板与肿瘤的稳定、生长和转移有关(第30章)。急性血小板减少症导致肿瘤快速不稳定和肿瘤内出血。这一观察结果表明在维持肿瘤稳定性方面血小板是必要的。输注静息但未脱颗粒的血小板可预防血小板减少症引起的肿瘤出血,提示血小板颗粒有助于肿瘤稳定性[285]。用肝素、低分子量肝素或细胞因子2抗凝可降低肿瘤细胞介导的血小板血管生成因子的释放[286]。

血小板可以通过掩盖肿瘤细胞免受免疫监视并帮助它们从循环中流出来促进肿瘤转移[287,288]。在α-颗粒中发现的黏附蛋白介导肿瘤和血小板之间的直接相互作用。P-选择素可通过与肿瘤表面黏蛋白结合介导初始相互作用[289]。血小板释放中的玻连蛋白和纤维连接蛋白在αVβ3依赖性方式的剪切作用下增强肿瘤细胞与培养内皮细胞的黏附[290]。此外,血小板释放可诱导肿瘤蛋白酶的表达,增强侵袭性[291]。致密颗粒也可能在癌症转移中发挥作用,而完全没有致密颗粒Munc13-4ʲⁱⁿˣ的小鼠显示肺转移减少[292]。

伤口愈合

富含α-颗粒蛋白的分离出血小板上清液足以支持伤口愈合。体外研究表明,血小板释放增加了成骨细胞的增殖和迁移[293]。血小板释放还刺激培养中人肌腱细胞的增殖,促进VEGF和HGF的显著合成[294]。研究表明狗的胶原海绵中血小板释放会促进牙周组织的再生[295]。糖尿病大鼠血小板释放也促进了皮肤伤口愈合[296]。"血小板衍生伤口愈合因子"是FDA监管的用于治疗慢性伤口的洗涤凝血酶刺激血小板上清液的制剂[297]。

血小板颗粒疾病

血小板颗粒缺陷分为α-颗粒减少的α-储存缺乏、致密颗粒减少的δ-储存缺乏和两种颗粒类型均减少的αδ-储存缺乏。这些颗粒缺陷已知的分子遗传学内容,将在下文进行讨论。

α-颗粒缺乏症

灰色血小板综合征是遗传性α-颗粒形成障碍中最为人所知的疾病(图19.7)。灰色血小板综合征的临床特征包括进行性大血小板减少症,骨髓纤维化和脾肿大。出血程度被定义为轻度至中度。几乎仅在月经过多的女性中观察到严重出血[298]。在这些患者中也观察到维生素B12水平升高。灰色血小板综合征的遗传缺陷发生在NBEAL中[45-47]。NBEAL2编码neurobeachin 2,neurobeachin 2是含有Beige和Chediak Higashi(BEACH)结构域的蛋白质家族的成员。这些结构域最初在LYST中鉴定,LYST是在Chediak-Higashi综合征中突变的蛋白质。缺乏NBEAL2直向同源物的斑马鱼表明血小板发育被完全消除了[47]。NBEAL2相互作用组的评估确定了Dock7、Sec16a和Vac14作为结合配偶体,表明颗粒运输具有功能(图19.1)[74]。

参与囊泡运输的另一种蛋白VPS33B的突变导致ARC综合征,其与α颗粒显著减少或缺失相关(图19.7)[50,299]。突变的VPS33B患者具有α-颗粒缺陷的血小板,并且其血小板检测不到CXCL4、VWF、纤维蛋白原,也没有P-选择素[50]。这一观察结果表明,VPS33B的缺失会影响内源和内存蛋白以及可溶性和膜结合蛋白α-颗粒的掺入[50]。VPS33B缺陷型血小板中的致密颗粒适度增加,表明VPS33B功能对于致密颗粒形成并不重要。

在Quebec血小板疾病中,纤溶酶对α-颗粒蛋白的降解继发于巨核细胞α-颗粒中尿激酶纤溶酶原激活物的上调[300]。巨核细胞尿激酶纤溶酶原激活物的增加继发于PLAU的重复,PLAU是编码该蛋白酶的基因[301],这种缺陷与出血素质有关[302]。

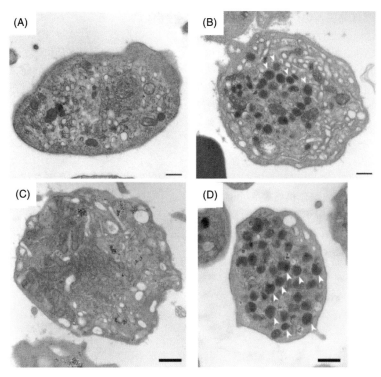

图 19.7　α-颗粒缺乏。来自 VPS33B 中具有突变的胎儿的血小板（A）和来自未受影响的胎儿的血小板（B）的薄切片透射电子显微照片。在具有突变体 VSP33B 的血小板中缺乏对照血小板中用白色箭头指示的丰富的 α-颗粒。（C）来自成人的血小板具有灰色血小板综合征和（D）正常对照（Parts A and B：Adapted from Lo et al.，Blood 106：4159-66. Part C：Adapted from Kahr et al.，*Nat Genet* 43：738-40.）

转录因子中的几个突变也与 α-颗粒缺乏有关。常染色体显性遗传形式的灰色血小板综合征与生长因子非依赖性 1B（growth factor independent 1B，GFI1B）中的无义突变相关，其以显性阴性方式抑制野生型 GFI1B。在血小板减少症患者中已经描述了 GATA1 突变并且显著减少或者不存在 α-颗粒[23,42]。随后发现 NBEAL2 受 GATA1 的直接转录控制，转录因子 RUNX1 中的突变导致 α-颗粒运输物异常，包括 CXCL4 缺陷，其在 RUNX1 的转录控制下[303]。RUNX1 可调节 Pallidin 的转录，解释了与这些突变相关的致密颗粒异常现象，在以 α-颗粒缺乏为特征的 Paris-Trousseau 血小板减少症观察到转录因子 FLI1 的突变[41,304]。

致密颗粒缺乏症

HPS 与血小板致密颗粒的显著缺乏有关，是最常见的遗传性颗粒缺乏。患者有黏膜皮肤出血和明显的术后出血。除了出血外，患者还患有眼皮肤白化病，导致视力受损，炎症性肠病和进行性肺纤维化。已经描述了十种不同的 HPS 变体[32,34]。肺纤维化是 HPS 的常见死亡原因，在 HPS-1 和 HPS-4 中最常见。在所有变体中都发生出血的情况，但在 HPS-3 中似乎较少[305]。HPS 基因编码形成 LRO 所需的 BLOC 和 AP-3 复合物的组分（图 19.3）。

Chediak-Higashi 综合征是由 LYST 基因突变引起的常染色体隐性遗传病[35,306]。患者患有免疫缺陷，白化病和神经系统疾病，许多患者死于淋巴增殖综合征，Chediak-Hagashi 综合征

患者的出血通常为轻度至中度。

在其他综合征中已经描述了致密的颗粒缺乏症。Ⅱ 型 Griscelli 综合征的患者 Rab27a 存在缺陷，并且可能伴有致密颗粒缺乏而出血。然而，血小板也表达 Rab27b，这在很大程度上弥补了 Rab27a 的缺陷[215]。患有血小板减少症但没有半径（TAR）综合征的患者可以通过致密颗粒的减少，染色体带 1q21.1 处缺失的 200kb 区域进行诊断[307]。Wiskott-Aldrich 综合征还与致密颗粒减少和 WASp 突变有关，WASp 调节肌动蛋白丝组织与肌动蛋白结合和成核蛋白的复合物[308]。

颗粒释放缺陷

家族性噬血细胞性淋巴组织细胞增生症（FHL）是一种遗传性疾病，其最初的特征是免疫缺陷。FHL 与出血素质有关。存在几种 FHL 变体，并且已经鉴定了致病遗传缺陷。FHL-3 来自 Munc13-4 突变[203]。FHL-4 来自突触结合突变[11,309] 和 FHL-5 由 Munc18b 突变引起[248]。FHL-5 患者血小板中有血小板致密和 α-颗粒分泌严重缺陷[201]。

结论

血小板颗粒可以直接或间接地参与血小板的各项功能，并且可以对血小板在健康和疾病中多种生理和病理过程起到促进作用。在过去的几十年中，血小板颗粒研究已经从不同血小

板颗粒类型的初始表征,到载体和促分泌素的描述,再到分泌机制的鉴定以及膜介导颗粒形成的膜运输途径的描绘。每个领域都存在重要的未解决问题。历史上,我们利用显微镜技术的进步同步对血小板颗粒形态和含量进行研究,特别是 α-颗粒的形态和含量,并且最近使用超分辨率显微镜和断层电子显微镜继续观察这种趋势。然而,血小板 α-颗粒内的载体组织仍然是争论的主题。尽管如此,我们对 SNARE 调节剂如何组织成血小板内的复合物以及这些复合物如何对激动剂诱导的信号通路作出反应的了解相对较少。在使用下一代测序评估个体患者和大群体中的血小板缺陷中,我们已经了解到关于血小板颗粒形成中涉及的基因的重要信息。然而,了解基因产物如何组织成膜运输途径以产生完全功能的颗粒仍然是一个挑战。血小板颗粒研究的潜在影响是深远的,从新的抗血栓药物开发到新的抗肿瘤和抗炎疗法、设计血小板的创造,再到创新诊断的设计,对血小板颗粒生物学独特应用的理解和血小板功能的基础知识都很重要。

致谢

这项工作得到美国国立卫生研究院 R01HL125275、R35HL135775 和 R01HL112809 的支持。作者要感谢血小板颗粒分泌领域学者们的许多重要贡献,由于空间限制而未在本章中引用。

(刘春亮、戴克胜 译,武艺 审)

扫描二维码访问参考文献

第 20 章　血流中止血性血栓的形成

Lawrence F. Brass, *Maurizio Tomaiuolo*, *John Welsh*, *Izmarie Poventud-Fuentes*, *Li Zhu*, *Scott L. Diamond and Timothy J. Stalker*

引言

对于对止血与血栓过程中的血小板生物学感兴趣的科学家和临床工作者来说,这是一个令人兴奋的时代。人们对启动和支持血小板活化的信号通路已经有大量的了解,而先进的显微镜成像技术可以帮助人们在动物实验中实时观察血小板。蛋白质组学和基因操作方法的发展使我们更好地了解人血小板的作用,新的基因编辑方法使我们可以更快、更容易、更廉价地在基因编辑小鼠中检验我们的实验假说。更先进的硬件和软件设备使得我们可以通过信息技术设计新的实验假说,并通过体内实验进行检验。在本章中,我们将讨论止血过程中的血栓形成,这意味着我们不仅要考虑血流的因素,还要考虑血小板和纤维蛋白(fibrin)积聚时导致的局部环境改变,该环境与试管、聚集管、标准的流动小室、流式细胞仪、血栓弹力图、甚至标准的微流体装置的实验环境都有显著的不同。

按照简化论的方法,过去很多年人们在血小板研究领域中都重点关注单个受体和单个信号通路,该方法在过去是非常有效的,无疑在未来人们也将继续用该方法进行研究。然而,我们希望向读者展示利用系统的方法研究止血与血栓形成,因为只有考虑多个细胞和通路以及局部环境的因素,才能有效地解析止血与血栓形成中复杂的细胞和分子相互作用。在本章,我

们将介绍利用活体荧光和双光子显微镜、扫描电镜、微流体装置,以及计算机辅助技术,研究止血过程中血栓形成的成果。血小板研究领域权威学者 J. Fraser Mustard、Jan Sixma 和 Jim White 发表止血性血栓结构的前瞻性工作的时候[1-8],这些方法尚未问世,他们当时的结论虽然不能诠释止血性血栓的结构,但还是站得住脚的。新的研究策略多依赖于新的方法,本章虽然不是专门介绍方法的章节,但我们仍将尽量详细叙述研究中使用的方法,并提供相关文献,以获得更多的相关信息。

血栓不是止血失控。请注意,在本章我们主要关注止血性血栓(或称为止血栓子)而不是病理性血栓的形成。虽然我们通常会将止血与血栓放在一起讨论,但它们是在不同的条件下发生的,导致的后果不同,其结构也不同。血栓通常是局部或全身病变造成的不幸后果,导致疾病和死亡。而止血是一种防止血液从封闭的压力环路中流出的反应。止血性栓子在健康或者病变的血管壁上都有可能形成,与病理性血栓不同,血管的健康状况虽然会影响止血过程,但不是止血性血栓形成的主要因素。血管壁损伤和止血反应的早期,动脉或静脉发生缺口导致血管压力迅速下降,造成血液流出,而血液流出面发生止血反应。病理性动脉和静脉血栓的发生原因可能有所不同,但都不是因为血管出现缺口和血压下降。止血性血栓和病理性血栓的结构和组成,就像两者导致的后果一样,差异较大。止血性栓子可以阻止血液流失,而病理性血栓却可以在完整血管中阻断血流,其血小板、纤维蛋白和红细胞的组成与止血性血栓不同[9-12]。止血性栓子主要是尽量短时间内堵住漏洞以减少血液流失,需要血小板堆积和纤维蛋白生成,形成一种有序的而不是随机结构。同时,也需要可溶性刺激剂以高于导致血小板活化的浓度在局部聚集,而且这个过程要在血液持续在管腔中流动、并从损伤处的血管破洞处流出的情况下进行。最后,止血反应必须是有限度的,即当止血栓子足够大的时候,止血过程需要停止。这并不是说止血总是好的,血栓总是坏的,只是在大部分临床实践中是这样。也不是说止血与血栓的分子机制完全不同。病理性血栓的产生原因与止血不同,即使二者包含几个共同的参与因素,也不能误认为血栓是止血失控了。

在本章大部分内容,我们讨论的止血过程是在穿刺性损伤导致动脉或者静脉出现破损的情况下产生的。在这种情况下,血管出现破洞,周围血压下降,血液流失直到止血栓子形成堵住破洞(图 20.1)。但是,止血过程在血管被截断的情况下,比如外伤或者手术刀切断时,对阻止失血也非常关键。在这种情况下,失血是由于心跳导致的,除非心跳停止、伤口被包扎或者止血性栓子产生,否则会持续出血。机械性的方法,如血管外的按压、扎止血带或者烧灼可以帮助降低血流,直到止血栓子产生,这时血流停止,血细胞在栓子上游聚集[5]。因此,虽然我们所讨论的大部分原则对截断伤口的栓子还是适用的,但止血栓子的结构还是会有所不同。

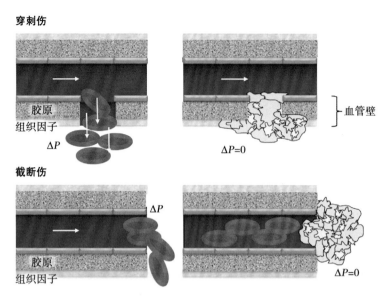

穿刺伤

胶原
组织因子

ΔP

$\Delta P = 0$

血管壁

截断伤

ΔP

胶原
组织因子

$\Delta P = 0$

图 20.1　诱发止血反应的血管损伤:包括损伤血管壁的穿刺伤和截断血管的切割伤。穿刺伤在破洞周围形成压力差,当血小板/纤维蛋白组成的栓子填满破洞,压力差消失,如果破洞很小,可能不需要机械干预就能修复。截断伤口,特别是在微循环以外,可能需要外界压力如止血带、烧灼等促进止血

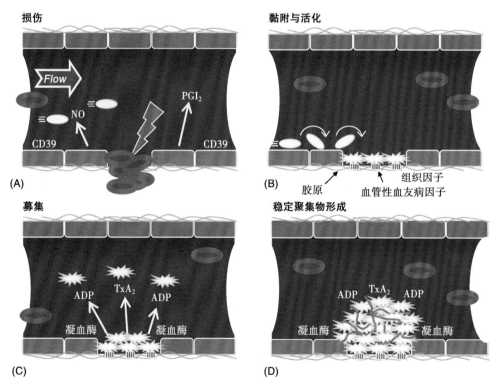

损伤

Flow

NO

PGI$_2$

CD39

CD39

(A)

黏附与活化

胶原

组织因子
血管性血友病因子

(B)

募集

ADP　　TxA$_2$　　ADP

凝血酶　　　　凝血酶

(C)

稳定聚集物形成

ADP　TxA$_2$　ADP

凝血酶　　　　凝血酶

(D)

图 20.2　血小板止血栓子形成的阶段。(A)没有血管损伤时,内皮细胞来源的抑制因子抑制血小板的活化,这些抑制因子包括:前列腺素 PGI$_2$(前列环素)、一氧化氮(NO)和 CD39,CD39 是内皮细胞表面的 ATP 酶,能够水解可能导致血小板活化的极微量的 ADP。(B)启动:血小板栓子的形成由凝血酶和胶原-VWF 复合物(橙色)启动,它们能够捕捉并活化移动的血小板,血小板黏附、铺展,形成一个单层。(C)延伸:活化的血小板通过分泌或释放血栓素 A$_2$(TxA$_2$)、ADP 及其他血小板刺激剂,主要是血小板表面 G-蛋白偶联受体的配体,活化更多的血小板,使栓子扩展。纤维蛋白原、纤维蛋白或VVF 与活化 α$_{IIb}$β$_3$ 的结合形成桥梁,将活化的血小板黏附在一起。(D)稳定:最后,成长的止血栓子中血小板之间的紧密连接、纤维蛋白网织结构(红色),帮助保持和稳定血小板栓子。注意这里我们指的是①所有进入到止血栓子的血小板完全活化,②纤维蛋白多聚体完全分布在血小板团块中的情况下。根据本章的总结,这二者在实际止血栓子形成中都不会发生(Adapted from Michelson, *Platelets*(3rd edition), Chapter 19, Fig. 19-1.)

止血反应的一个传统观点见图 20.2（来自本书的前一版）。本图中将穿刺伤口造成血小板栓子形成分为起始、延伸和稳定三个阶段。起始阶段指流动的血小板被牵拉至暴露的 VWF/胶原复合物，滞留足够长的时间以被胶原激活，产生一个血小板的单层来支持接下来活化血小板的黏附。延伸阶段是指新的血小板黏附在起始血小板单层上，并被活化的阶段。凝血酶、血小板分泌 ADP 和血小板释放的血栓素 A_2（TxA_2）在本阶段发挥重要作用，它们可以通过细胞表面的 G 蛋白偶联受体活化血小板。接下来，细胞内信号活化血小板表面的整合素 $\alpha_{IIb}\beta_3$，为血小板之间的连接提供分子基础。活化的血小板通过纤维蛋白原、纤维蛋白或 VWF 与活化的 $\alpha_{IIb}\beta_3$ 链接的桥梁，使血小板彼此黏附在一起。稳定阶段是指随后血小板栓子形成时，发生的加固血小板栓子，防止其提前崩解的事件，本阶段通过放大血小板内的信号而实现，例如通过整合素的外向内信号，以及通过受体与相邻血小板上的配体介导的接触依赖信号。最终结果是形成一种活化血小板被包裹在交联的纤维蛋白网络中的止血性栓子，该结构能够抵抗动脉血流造成的冲力。

上述对止血的阐述是将大部分在体外观察到的血小板黏附和活化的机制整合到了一起，但问题是该阐述未考虑堵住血管破洞的特殊挑战，并且描述的止血栓子结构与实际情况不完全相同[1,2,6,7]。考虑到这些因素，本章将重点讨论以下几个问题：止血性栓子的真实结构到底是怎样的？为什么会是这样？血小板内的信号通路是怎么影响止血栓子结构的？止血栓子的结构如何影响血小板内部信号通路？血小板之间的间隙发生了什么？血小板之间的间隙大小对止血反应有何影响？最后血小板的促凝血活性有多大的贡献？本章最后，我们会介绍几种微流体装置和计算机辅助止血研究方法。作为一个热门研究领域，大量学者在我们总结的工作中做出贡献，如果我们未将所有学者的贡献一一介绍，我们提前为我们的不周道歉。

止血性栓子的真实结构到底是怎样的，为什么会是这样的？

穿刺性伤口通过局部血小板刺激剂聚集触发血小板活化，

有些刺激剂如胶原是位置固定的，其他刺激剂如凝血酶、ADP、TxA_2 是可移动的。在健康的血管中，当血液接触到血管外膜的组织因子（tissue factor，TF）时，外源性凝血通路开始产生凝血酶。就像本章后面会讨论到的，血液迅速从血管壁破洞中流出，使血液与组织因子接触，但也限制了凝血酶回流到血管内，前一个问题已经被探讨研究了几十年，但后者鲜少研究。

血小板活化通常是以刺激剂为中心的方法进行研究的，该方法漏掉了在血小板和纤维蛋白聚集过程中迅速发生变化的局部环境的影响。最近的证据表明止血性栓子的形成过程中，为血小板刺激剂提供了一个局部聚集的环境，开始促进血小板的活化，而后限制血小板的活化[13]。因此，血小板的活化和栓子结构存在相互作用的关系。由于这种相互作用关系是在血小板堆积的过程中出现的，有必要研究它是怎么发生的，最好的方法是通过实时活体成像技术。由 Furie 实验室[14-16]及其他几个实验室[17-23]最早进行的活体成像技术目前已经可以用于观察小鼠微循环的止血反应。这些研究表明在此过程中血小板的活化的分布是非均一的，但不是随机的（图 20.3），虽然一些血小板会发生形变，释放颗粒内容物，促进凝血，但另一些只出现最低程度的外部活化信号。可观察到血小板活化的梯度，即"核"区域是完全活化的血小板，外面覆盖着由活化程度较低的血小板组成的"壳"（图 20.4 左）[22]。

活体研究的常规方法是用荧光标记的 CD41（整合素 α_{IIb} 亚基）抗体标记所有血小板，用荧光标记的 P-选择素抗体标记活化的血小板。P-选择素是 α-颗粒成员，在静息血小板表面不表达，但在 α-颗粒发生胞吐时出现。这也就是说我们是通过是否发生 α-颗粒胞吐作用来区分"核"（core）和"壳"（shell）（图 20.3 和图 20.4 左）。对颈静脉止血栓子进行扫描电镜观察显示，在"壳"的上层区域的血小板大部分已经伸出了丝状伪足[24,25]。我们没有微循环中的扫描电镜结果，但通过 Ca^{2+} 感应蛋白 GCaMP3 高表达的小鼠的研究表明，"壳"区域的血小板存在细胞内 Ca^{2+} 瞬间升高。这些观察结果都表明"壳"区域的血小板也是部分活化的，所以它们可以停留在原位，不被冲走。但"壳"区域不如"核"区域稳定，经常能观察到有小的血小板团块从伤口处冲到下游，团块内的血小板为 P-选择素阴性的，因此可以判断它们来自"壳"区域，并处于不完全活化状态[22]。

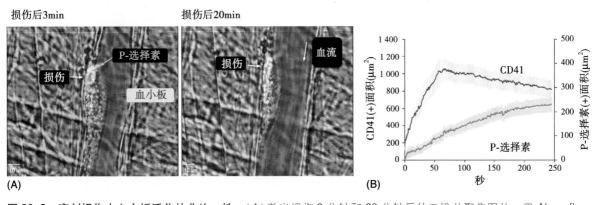

图 20.3　穿刺损伤中血小板活化的非均一性。（A）激光损伤 3 分钟和 20 分钟后的二维共聚焦图片。用 Alexa-fluor 568 抗 CD-41 F（ab）2 段标记所有血小板（红色），用 Alexa-fluor 647-抗-P-选择素抗体标记脱颗粒的血小板（绿色），黄色为红色和绿色叠加的信号。注意，在 20 分钟时，仍然有 P-选择素阴性的血小板，损伤长达 60 分钟后仍有类似现象（结果未显示）。（B）该图显示提睾肌动脉损伤后总血小板聚集（红线）和 P-选择素表达（绿线）（共 6 只小鼠的 21 个损伤，结果以平均面积+标准误表示）（Adapted from Stalker et al.[22]）

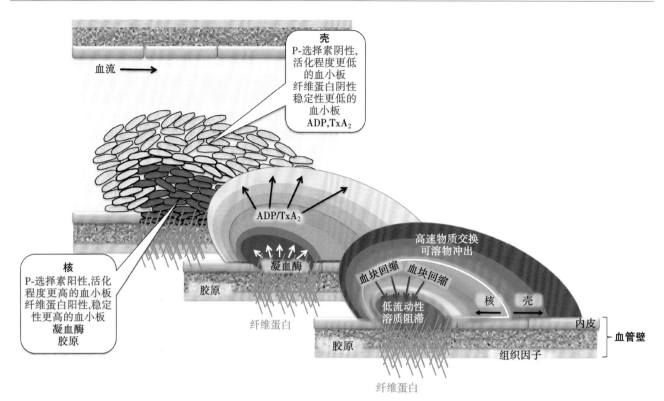

图20.4　穿刺损伤的止血反应。小鼠实验显示,用激光或Stiletto针造成微循环穿刺损伤,所形成的止血栓子具有血小板积聚的特征性结构,局部环境发生改变。(A)图示止血栓子的结构,在"核"区域是高度活化、紧密堆积的血小板,而核外面覆盖的是活化程度较低、堆积松散的血小板,组成"壳"结构。(B)图示可溶性血小板刺激剂如凝血酶、ADP和TxA₂以损伤部位为核心向外辐射,形成浓度梯度。(C)刺激剂的分布部分是由于血小板之间逐渐变小的间隙中物质转运速度的差异造成的,随着血块回缩,血小板之间的空隙会越来越小

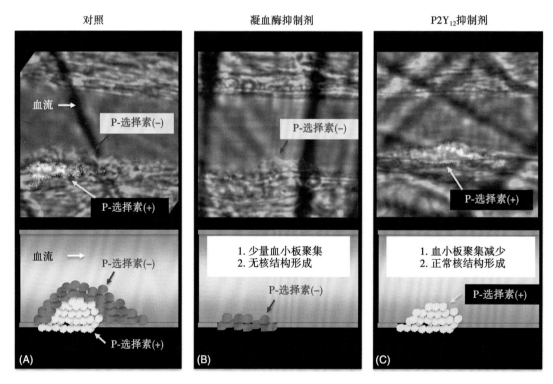

图20.5　血小板刺激剂对止血栓子结构的影响。每张图的上半部分是在激光损伤提睾肌微循环时形成的止血血栓中明场和荧光图像的叠加,下半部分是示意图。(A)小鼠提睾肌微循环中止血栓子的典型结构包括P-选择素阳性的血小板组成的"核"区域和外面覆盖的P-选择素阴性血小板组成的"壳"区域。(B)在凝血酶抑制剂水蛭素存在时,血小板聚集显著下降,无P-选择素阳性的血小板黏附。(C)相反,P2Y₁₂抑制剂抑制"壳"区域血小板的聚集,但对"核"区域完全活化的血小板的聚集无影响。通过阿司匹林或者敲除TxA₂抑制TxA₂的活性与抑制P2Y₁₂有类似的作用[28](The data shown are from Stalker et al.[22])

如图 20.4(左)所示,血小板活化的梯度,与血小板刺激剂的梯度类似,都是从损伤部位向外辐射(图 20.4 中)。利用凝血酶活性生物感受器对提睾肌微循环止血栓子形成的研究表明,凝血酶的活性主要集中在"核"区域,与纤维蛋白的分布吻合,纤维蛋白的检测是利用了识别纤维蛋白,但不识别纤维蛋白原的标记抗体,进行实时观察证实的[27]。这里的凝血酶活性感受器,是指一个与 CD41 单抗偶联的、可以被凝血酶切割的荧光标记多肽,该多肽被切割后,荧光强度增加。在损伤前注射凝血酶活性抑制剂如水蛭素(hirudin),可以减少纤维蛋白的分布,并大大减少血小板的聚集和活化(图 20.5)。

如果说凝血酶是促进血小板在止血性栓子的"核"区域活化聚集的主要因素,那 ADP 和 TxA$_2$ 就是促进血小板在"壳"区域聚集的主要因素。虽然观察不到 ADP 和 TxA$_2$ 从释放它们的血小板向外扩散,但几个间接的证据可以支持这一结论。给

予小鼠阿司匹林、敲除血小板 TxA$_2$ 受体,或者注射 ADP P2Y$_{12}$ 受体抑制剂坎格雷洛大大降低"壳"的体积,抑制致密颗粒释放也有同样的作用(图 20.5 和 20.6)[22,28,29]。阿司匹林和坎格雷洛对"核"的面积几乎没有影响,表明在"核"区域,凝血酶的局部浓度足够抵消二级刺激剂的作用,至少在微血管的微小损伤中观察到了这些现象。

为什么凝血酶没有从止血栓子产生的区域继续向外扩散呢? 部分原因可能是内源性抗凝血因子如抗凝血酶和纤维蛋白的存在,或者是凝血酶的浓度被持续的血流稀释。不过,止血栓子的结构也构成了另一个阻碍。"核"和"壳"的一个重要不同是组装密度,核区域组装密度高,血小板相互接触也使组装密度增加(图 20.4)[22,30]。血小板之间的间隙可以在体内用荧光标记的葡聚糖和白蛋白测量,它们不会被血小板吸收,根据其流体力学半径的大致比率,它们也不能从血小板间隙中挤

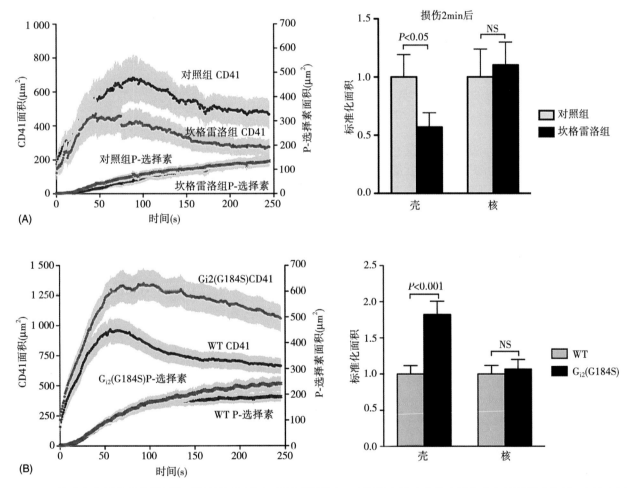

图 20.6 扰乱血小板信号传导网络对"核"和"壳"产生不同的影响。小鼠提睾肌动脉激光损伤止血栓子形成分析。(A)左图:WT 小鼠(蓝色)和 P2Y$_{12}$ 拮抗剂坎格雷洛处理后(红色)总血小板和 P-选择素阳性血小板随时间的积聚。结果是共四只小鼠对照组 15 个损伤、处理组 24 个损伤的统计图,结果以平均值+标准误表示。右图:两组小鼠在损伤 2min 后"壳"区域和"核"区域的比较图。将对照组的平均面积设为标准值 1,数值以平均值+标准误表示。(B)左图:WT 小鼠(蓝色)和含有一个抑制 RGS 结合突变的 G$_{i2\alpha}$(G184S)小鼠(红色)总血小板和 P-选择素阳性血小板随时间的聚集图。结果是共 6 只 WT 小鼠 47 个损伤、5 只 G$_{i2\alpha}$(G184S)小鼠 48 个损伤的统计图,结果以平均值+标准误表示。右图:两组小鼠在损伤 2min 后"壳"区域和"核"区域的比较图。将对照组的平均面积设为标准值 1,数值以平均值+标准误表示。统计分析采用双向 ANOVA 分析,Bonferroni 事后检验(Bonferroni post hoc test)。P2Y$_{12}$ 信号缺失降低并封闭了 RGS10 和 RGS18 的调节作用,增加了"壳"区域的面积。二者都不影响止血栓子"核"区域的大小(Adapted from Stalker et al.[22])

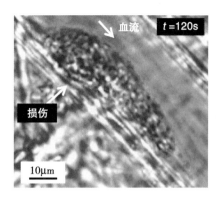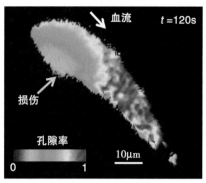

图 20.7　栓子局部孔隙。左图:Alexa Fluor 488-标记的白蛋白注射到损伤后的小鼠体内。(A)损伤后 120s 的血小板(蓝色)代表图。右图:根据平均荧光强度,为同一个血栓加伪色处理,不同颜色代表其孔隙率的不同,根据标尺,蓝色代表孔隙率较低,红色代表孔隙率较高。结果显示从损伤部位向外,孔隙梯度增加(Adapted from Welsh et al.[31])

出[22]。直径较小的葡聚糖可以填满空隙,因此可以计算栓子不同位置的孔隙大小。直径较大的葡聚糖分子不能进入小的空隙。将葡聚糖分布结果与荧光标记的 CD41 和 P-选择素抗体结合,让我们更清晰地观察止血栓子在体内形成的结构,绘制出血小板活化程度不同的区域,及组装密度不同的区域(图 20.7)。

除了测量孔隙,还可以通过交联笼状荧光素到一个载体如白蛋白上,注射到小鼠体内的方法,观察分子在血小板空隙中的运动[32]。405nm 波长的光束能够释放白蛋白上荧光素的活性,随着新产生的荧光标记白蛋白分子从空隙中离开,被不发荧光的白蛋白代替,止血栓子相关的荧光下降。这些研究结果显示致密的组装减缓了血小板空隙间的分子运动[30,33],随着栓子回缩,血小板空隙减小。在 $\alpha_{IIb}\beta_3$ 细胞内段两个酪氨酸替代苯丙氨酸抑制栓子回缩,可减小血小板组装密度,增加平均空隙大小[30]。像本章后面会讨论到的,止血栓子中的分子运动也可以用计算机辅助分析研究。随着组装密度增加,分子的运动主要靠扩散而不是对流(convection),这就更大程度地降低了分子的运动[30,31,33]。

止血栓子内局部组装密度的不同也影响血小板激动剂的分布,它们呈浓度梯度分布,同时其分布也受其物理性质、与其他分子结合的影响。于是,血小板暴露在多种激动剂的环境中,这些激动剂的浓度会随时间发生变化(图 20.4),血小板的活化状态反映了这一点。次最大剂量的多种血小板激动剂可能有加成甚至协同作用[34]。如前文所述,凝血酶是"核"区域血小板活化的主要诱导剂,而 TxA$_2$ 和 ADP 主要作用于止血栓子的"壳"区域[22,27]。组装密度对激动剂浓度的影响可以通过上文提到的 $\alpha_{IIb}\beta_3$ 突变实验证实,该突变抑制血块回缩,也抑制凝血酶活性和血小板活化[30,35]。计算机辅助分析可以拓展这些观察结果,并提出新的实验假说,然后通过体内和体外实验验证[33,36,37]。最后,在评价上述总结的实验结果时,我们需要注意,虽然大部分研究是在激光造成的穿刺损伤中进行的,但在用尖锐探针刺破产生损伤时,也会观察到同样的"核"和"壳"的血小板梯度活化的现象[22]。

为什么要探究血小板之间的间隙?

血小板之间的间隙是止血栓子结构中一个有趣但经常被忽视的区域[8],活化的血小板通过多个受体与 $\alpha_{IIb}\beta_3$ 结合彼此紧密连接在一起,随着血小板接触,他们可以加固止血栓子,使血小板更紧密连接在一起。这使得血小板之间本来就狭窄的缝隙更加狭窄,给直接血小板-血小板相互作用提供了更多的机会(图 20.8)[38]。不过,血小板之间的空隙也为血浆中可溶性分子渗透到止血栓子内提供通路,也让损伤处产生的分子和血小板分泌的分子可以分泌出去。随着血小板之间挤压得越来越近,组装密度增加,平均空隙的大小下降,导致较大的分子更难在其中移动。在紧密组装的"核"区域和不那么紧密组装的"壳"区域便出现了差异。例如,P-选择素的 IgG 抗体能够穿过"壳"区域,但不能通过"核"区域[22],转移从可以通过对流变成只能通过扩散(diffusion)[13,33]。增加的组装密度产生的一个有趣的结果是,它能增加可溶性刺激剂如凝血酶的浓度。

前期研究表明物质转运与止血过程密切相关[30,31,33]。例如,体外数据提示,血小板之间的空隙中凝血因子运动受阻[39,40],类似的,在体内也观察到在血块回缩时血浆渗漏下降[32]。总而言之,这些观察结果都表明血小板回缩限制血浆组分如凝血因子和纤维蛋白原的流入[41],通过限制流出增加局部凝血酶和血小板分泌产物的浓度。因此,回缩过程也可以代表一种机体进化出来、用来限制止血栓子增大和稳定其结构的机制。

为验证该假说,我们可以利用在体内止血实验中测量的参数进行计算机三维模拟。我们可以模拟止血栓子结构内不同孔径间隙内的血流和物质转运[13],结果显示,随着空隙减小,凝血酶由于滞留增加,局部浓度增高。这些研究表明止血栓子内部空隙狭小,孔隙极低,甚至比我们以前预想的还要狭窄[22,42]。这些特征为使用纯物理的方法调控内部的化学反应提供了基础,在所有实验中,血小板聚集表面的孔径大小分布呈负指数分布,平均孔径 80nm,像正常的内皮一样发挥屏障功能[43]。如果体内止血栓子内血小板孔径分布确实如此,就能解释为什么血小板致密组装能够通过减少可溶物质交换,和提升局部刺激剂的浓度来调节止血栓子的生长了[33,41]。

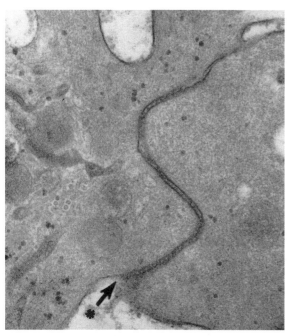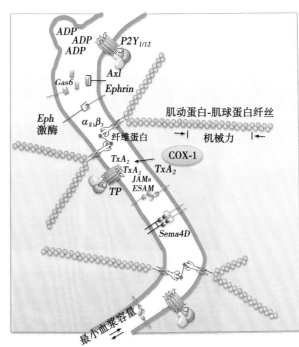

图 20.8　血小板之间的空隙。 左图：被 ADP 活化后聚集的人血小板的透射电镜图，将两个活化的血小板之间的间隙放大。右图：损伤诱导的止血反应将血小板之间距离拉近，相邻表面的分子可直接发生相互作用，例如 ephrinB1、Sema4D 和他们的受体。细胞黏附分子包括 $\alpha_{IIb}\beta_3$、CTX 家族（ESAM、JAMA、JAM-C 和 CD226）PECAM-1 和 CEACAM1 等。除整合素 $\alpha_{IIb}\beta_3$ 可以与黏附分子如纤维蛋白原结合，大部分黏附分子的作用不需要中间分子。血小板之间的间隙也为可溶性激动剂（ADP、TxA_2 等）、α-颗粒释放的蛋白（包括 Gas-6）、血小板表面被水解的蛋白如 Sema4D 提供一个可供积聚的环境（From White JG, Krumwiede M, Escolar G. EDTA induced changes in platelet structure and function：influence on particle uptake. *Platelets* 1999；10：327-37.）

这些结果提示，血小板之间血浆流速很慢，并不太受止血栓子大小、结构、平均孔径、组装密度、外部血流速度或在止血栓子内的特定位置的影响。也提示血浆流速缓慢使得物质交换以扩散为主，很可能是止血的必要条件，局部被保护的环境增加个体分子的停留时间，保证其生物活性的发挥。这些结果为血小板体积回缩如何提高局部凝血酶浓度，以及"核"结构如何截留凝血酶提供了一定的解释。这些发现与体内观察一致，表明凝血酶活性主要集中在止血栓子的"核"结构区域[27]。

血小板促凝血活性对止血的作用

限制血小板间隙间的物质转运是血小板促进局部凝血酶聚集的一个原因，传统认为，血小板通过其表面磷脂酰丝氨酸（phosphatidylserine，PS）外翻，随后促进 X 因子和凝血酶原复合物的产生[44,45]，从而加速凝血酶生成。与组装密度的作用不同，前者需要血小板的聚集和回缩，PS 外翻是在被高浓度胶原和凝血酶充分活化的情况下在血小板个体发生的。PS 外翻促进血小板促凝血活性的证据包括 Scott 综合征患者易出血。最早由 Weiss 等报道，Scott 夫人有月经过多和牙科、外科手术后出血的病史[46,47]，她血小板功能正常、前臂出血时间正常，不过血小板 3 因子（platelet factor 3，PF3）活性显著下降、体外凝血酶原消耗时间下降[47]、血小板与 X a 因子结合降低[48]。随后

Scott 综合征患者被证实存在钙离子活化的磷脂促翻转酶（scramblase）-TMEM16F 突变[49-51]。但目前为止，还不清楚血小板的促凝血酶活性在止血反应中的作用占多大比例，特别是在微循环中的小损伤。Ivanciu 等发现标记的 V a 和 X a 主要与内皮细胞，而不是血小板结合[52]。不过，这不能排除血小板促凝血活性在大损伤和/或大血管中的明显贡献。TMEM16F 突变的作用可能更微妙，Fujiii 等报道血小板特异性 TMEM16F 敲除小鼠血小板聚集正常，但激光损伤后止血栓子的体积更大[49]。在他们的模型中，实际的损伤是由激光刺激血卟啉造成的，并不清楚血管壁是否确实被刺穿。Baig 等人研究了类似的小鼠，发现它们的剪尾出血时间延长，在 $FeCl_3$ 诱导的颈动脉血栓中存在缺陷，但在脑梗死模型中没有保护作用。考虑到这些，TMEM16F（以及血小板促凝血活性）在止血中的作用仍有待充分研究。Scott 夫人显然有其他还不能解释的出血原因。不过，如前所述，她的出血时间是正常的。

将微循环中的止血事件扩大到大血管

图 20.4 总结的研究多在小鼠微血管中进行，使用激光或者尖锐探针造成微动脉或者微静脉小洞。那在动脉和静脉中是怎样的情况呢？由于血管壁厚度、高分辨率荧光成像等技术原因，小鼠止血研究主要是在微血管，特别是提睾肌或者肠系

膜血管。大血管与微循环的差异主要是血管壁结构[53-59]和局部血流动力学[60-62]。已知这些差异在不同的血管床可以影响血小板活化的分子机制及血栓形成[63-66]。

最近我们可以将实时成像观察的方法应用到股动脉和静脉[67]。结果显示,大循环和微循环中穿刺伤口的止血过程具有很大的相似性,同时也有很大不同。在小静脉和小动脉中观察到的"核"和"壳"结构在股动脉和静脉中同样存在(图20.9和20.10),损伤后栓子形成的相对速度是类似的,都有一个快速的起始阶段,不管局部血流如何,血小板最快可以在损伤后60秒内聚集。抑制ADP P2Y$_{12}$受体降低"壳"的稳定性、减缓栓子形成速度,但对"核"区域的形成无明显影响,与我们在提睾肌小动脉和小静脉中观察到的类似[32]。

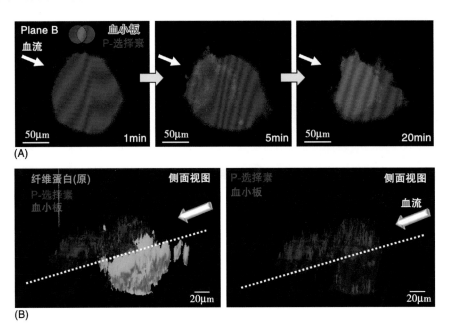

图20.9　小鼠股动脉中的止血反应。(A)上图表示激光穿刺损伤1、5、20min后血小板聚集(蓝色)和P-选择素的暴露(红色)。(B)损伤后20min血栓的三维透视图,分别旋转到从纤维蛋白侧(原)(绿色)观察和从P-选择素(红色)、血小板(蓝色)侧观察(Adapted from Welsh et al.[68])

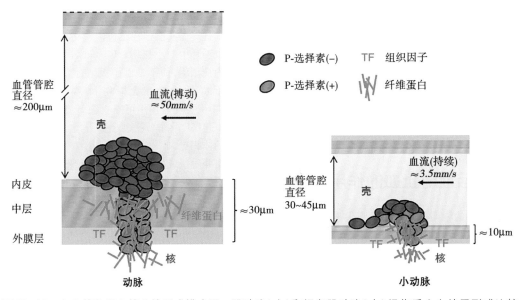

图20.10　大血管和微血管血栓形成模式图。股动脉(左)和提睾肌动脉(右)损伤后止血栓子形成比较,二者在血小板活化方面均是非均一性的,"壳"区域是P-选择素阴性的活化血小板,"核"区域是P-选择素阳性的活化血小板。在股动脉中,"核"区域主要在血管壁内损伤痕迹处,与纤维蛋白一道伸入到血管外膜层膜,甚至超出外膜,为达到止血目的,股动脉形成的栓子比小动脉要大,但是P-选择素阳性的"核"区域的比例较小,延伸到血管腔内的部分占管腔的直径较小。大动脉和小动脉栓子各参数分别来自Hong等[61]和Stalker等[30]的研究(Adapted from Welsh et al.[68])

不过,股动脉的情况与小动脉的情况并不完全相同。除了栓子体积更大,我们还观察到血小板聚集和活化的动力学不同,以及P-选择素阳性血小板分布的不同。例如,虽然在大循环和微循环中栓子达到最大的时间差不多,股动脉的栓子体积要大得多,这表示在单位时间内黏附到栓子上的血小板数量更多。二者在栓子的形态上也有不同,在微循环中,血流更慢,血管壁较薄,止血栓子通常朝向血管内。而在股动脉形成的止血栓子往往比较扁平,P-选择素阳性的血小板主要是在损伤部位的血管壁内,纤维蛋白也主要在该部位。这说明凝血酶主要是在血管壁内产生的,在离表达组织因子的血管外膜最近的血栓区域中产生。需要注意的是,Getz等通过反复损伤隐静脉造成出血的模型中发现,在组织因子表达下降的小鼠中,单次激光损伤造成的止血作用并不受影响[65],这也提示凝血酶的作用是有限的。在肠系膜动脉,凝血酶的活性与损伤程度有关[69-71],小的损伤主要靠凝血酶和胶原共同止血,严重的损伤止血主要是凝血酶依赖的[70]。随着血管壁逐渐增厚,组织因子离血管内壁越来越远,而且产生的凝血酶在狭窄的血小板缝隙间也很难扩散(图20.11)。这样的环境促进凝血酶的产生,但限制了它的扩散[30,31,33]。

对于比股动脉更粗的血管,目前的技术还达不到对其进行高分辨率的实时观察。不过,人们也开发了一些其他方法来研究大血管的止血反应。在最近的研究中,我们麻醉小鼠,并暴露颈静脉和颈动脉,用针头造成穿刺损伤,然后取下损伤部位,进行多光子荧光显微镜和扫描电镜检测[24,25]。图20.12是扫描电镜的一个代表结果,图片视角是从颈静脉腔内看向止血栓子,图片显示这一层面全是血小板,血小板的形态提示它们都是轻度活化的。血栓的血管外部分(未显示)主要是由紧密组装的、高度活化的、血小板来源的微颗粒和纤维蛋白组成。除非栓子中出现裂缝能让外部物质进入,在血管腔面基本没有纤维蛋白,提示凝血酶的作用主要是在栓子的血管外壁部分发挥作用。因此,就像微循环一样,在血管壁中存在血小板的梯度活化,活化程度最高的血小板分布在血管外壁侧。值得注意的是,虽然颈动脉和颈静脉的血流速度不同,从损伤到血止血的时间其实差不多。

总而言之,在大循环和微循环中,穿刺损伤造成的止血性栓子有着惊人的相似性。主要特征包括血小板活化的梯度分布、血小板的紧密组装、还有纤维蛋白主要分布在栓子的血管外壁侧。虽然只能在微循环中观察到凝血酶的活性,纤维蛋白在血管外壁侧的分布提示,流出的血液最开始与组织因子的结合是产生足够阻止血液流失的凝血酶的关键。这也提示凝血酶基本上很少回流到血管中。

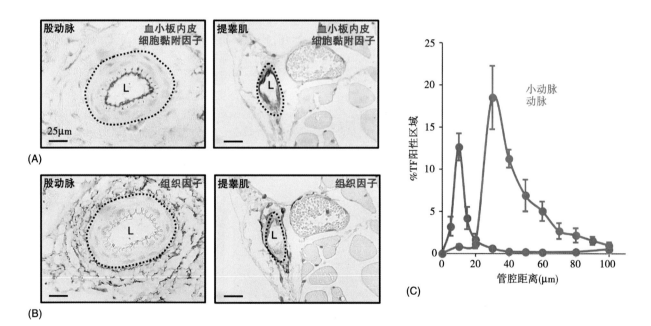

图20.11　**在大循环和微循环中组织因子的分布**。小鼠股动脉和提睾肌动脉内皮(棕色)和管腔(L)PECAM-1(A)和组织因子(B)染色代表图。虚线是中层和外膜层大概的分界线。(C)统计股动脉(蓝色)和提睾肌动脉(红色)从管腔向外组织因子阳性区域的百分比(平均值+标准误,每组5个样品)(Adapted from Welsh et al.[68])

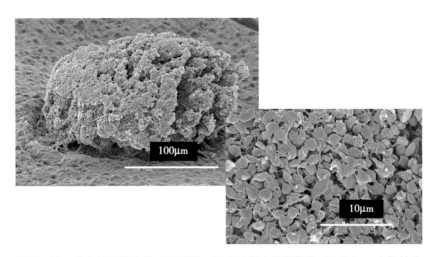

图 20.12   止血栓子的血管内面观图。手术暴露小鼠颈静脉,用 300μm 直径针造成穿刺损伤,术后 5min,取下颈静脉,固定,然后扫描电镜检测。左图是从栓子的管腔侧观察,看到栓子和周围的内皮。右图是左图栓子表面的放大图,可以看到栓子表面是由血小板组成的,根据这些血小板的形态可以判断是轻度活化的血小板(Adapted from Tomaiuolo et al. [25])

止血性血栓与病理性血栓

本章主要讨论止血反应,但我们可以用图 20.12 与类似的病理性血栓进行简单的比较,特别是那些动脉循环中形成的血栓。1966 年 Friedman 和 van Den Bovenkamp[9] 的研究将冠状动脉的一系列血栓原位保存、切片,并用光学显微镜观察。血栓的中心主要是血小板,主要是分布在斑块上方或旁边,而血栓的两边主要是红细胞和纤维蛋白,可能是在栓塞后聚集在此的。John Weisel 及同事们发表了冠状动脉血栓切片的扫描电镜图,发现在血栓中存在不同的区域,有的富含血小板,有的是

红细胞和纤维蛋白居多[12]。限于这些样品的获取方式,我们无法确定血栓的方向。我们初步观察了卒中发生 24 小时内的脑血栓样本切片,结果如图 20.13 所示,中间的图像是左侧的放大图,显示血栓的表面主要是粗大束状的纤维蛋白,以及被陷入的红细胞和部分血小板。最右侧是另一个血栓样品的内部切面,主要是红细胞、血小板和部分纤维蛋白。脑动脉血栓可能是从心脏产生,在静脉系统中产生栓塞(如果卵圆孔未闭),也可能是脑动脉粥样硬化产生的。在图 20.13 中显示的两个血栓外观看上去是心脏来源的。这两种脑动脉血栓的影像和 Silvain 等做的冠状动脉血栓的影像,与图 20.12 中所示的止血性栓子的均不相同。

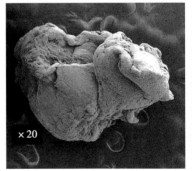
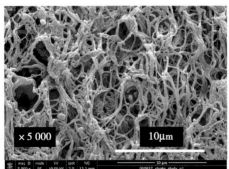
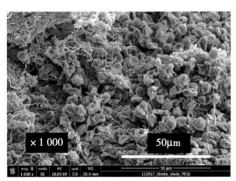

图 20.13   卒中患者脑血管血栓的结构。左图:样品的整体图。中图:左侧表面放大图,可以看到血栓表面是由致密纤维蛋白网络及其镶嵌的血小板和红细胞组成。右图:另一个样本的内部图,切面显示血栓内部有大量红细胞、血小板和纤维蛋白(Tomaiuolo and Stalker,unpublished observation.)

血小板内信号网络如何影响止血栓子结构

血小板活化的关键信号通路在第 18 章有介绍,所以,本章我们将聚焦在影响止血栓子结构形成的血小板信号通路,仅在此目的内讨论血小板信号通路。本章前些部分的内容表明在生长的止血栓子内血小板暴露于各种激动剂,其中任何一种都可能在低于合适浓度下。这些刺激剂的综合作用决定了在止血栓子的不同部位血小板活化的程度[34]。

血小板激动剂的受体是不同的,每个激动剂都有一套独特的受体系统,以不同方式介导血小板信号网络(图 20.14)[72]。例如,凝血酶可以活化人血小板表面蛋白酶活化受体家族的两个成员——PAR1 和 PAR4,并通过下游的 G 蛋白 G_q、G_{12},直接或间接地与 G_{12} 结合,介导下游信号。PAR1 产生迅速的信号,而 PAR4 介导的信号更持久。在小鼠中不存在 PAR1 分子,意味着 PAR4 发挥两种作用。在血栓"核"区域,凝血酶介导过程主要依赖于 PAR4[73]。ADP 活化 $P2Y_1$ 和 $P2Y_{12}$,后者与 G_{12} 结合,而前者与 G_q 结合。G_q 介导的信号活化磷脂酶 $C\beta$,导致细胞质内 Ca^{2+} 浓度增加、Rap1b 活化,最后导致 $\alpha_{IIb}\beta_3$ 的活化[74,75]。G_{12} 抑制 cAMP 形成,活化 AKT,并通过抑制 Rap1b 促进整合素的活化[76]。一旦 $\alpha_{IIb}\beta_3$ 被活化,整合素依赖的信号促进血块回缩,增加血小

板组装密度、减慢溶质转移。通过阿司匹林抑制 TxA_2 形成、利用坎格雷拉封闭 $P2Y_{12}$ 受体,以及模拟人类 Hermansky-Pudlak 综合征的小鼠致密颗粒分泌异常可以显著降低栓子的"壳"区域,而对血小板充分活化的"核"区域面积无明显影响[29]。抑制血块回缩可以降低血小板组装密度,进而减少凝血酶的积聚[30,33]。

血小板信号传导网络使得血小板对激动剂的反应可以被计量了,部分原因是信号网络中存在信号通路汇聚的一些反馈回路和节点。例如异源三聚体 G 蛋白,G_q 和 G_{12},还有单体 G 蛋白、Rap1b(图 20.14)。这些 G 蛋白的活性状态取决于他们是和 GTP 还是 GDP 结合,GDP 结合状态是无活性状态。在发挥作用时,这是一个开关,鸟嘌呤核苷酸交换因子(GEF)可以促进 GDP 被 GTP 替代。对于 G_q 和 G_{12},一个激动剂占据的受体充当 GEF,而对 Rap1b,是由 CalDAG-GEF1 充当 GEF。GTP 酶活化蛋白(GTPase activating protein,GAP)催化 G 蛋白回到非活性状态,对于 G_q 和 G_{12},催化其失活的 GAP 主要是 RGS10 和 RGS18[77-79],对于 Rap1b,主要的 GAP 是 Rasa3[76,80]。信号网络的整合部分表现在对 GEF 和 GAP 活性的平衡上。RGS10 和 RGS18 的活性受 spinophilin(SPL)和 14-3-3γ 的调控,在静息的血小板能够被 spinophilin 捕捉,在活化的血小板 RGS 蛋白可以和 14-3-3γ 结合[78,81]。当血小板被凝血酶或 TxA_2 活化时,SPL/RGS 复合物的解离可以作为负反馈调控[78]。作为信号通路汇聚的例子,当内皮细胞来源的 PGI_2 通过升高 cAMP 的水

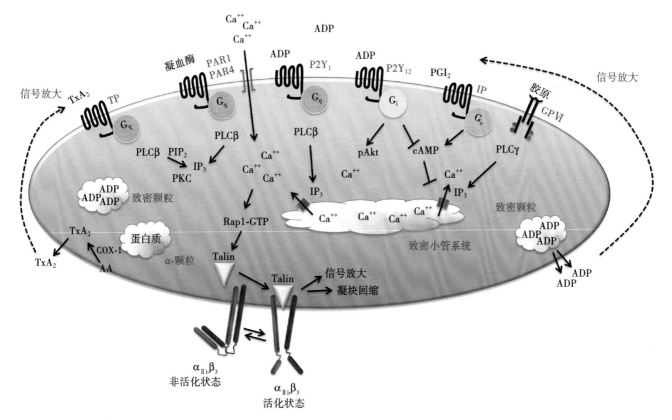

图 20.14 血小板活化过程中的一些重要信号通路总览。AA,花生四烯酸;GP,糖蛋白;IP_3,肌醇-1,4,5-三磷酸;PAR 蛋白酶活化受体;PGI_2,前列腺素 I_2;PKC,蛋白激酶 C;PLC,磷脂酶 C;TxA_2,血栓素 A_2(Adapted from Michelson, *Platelets*(3rd edition),Chapter 19,Fig. 19-3.)

平抑制血小板活化时,也会发生 SPL/RGS 复合物的解离(图 20.11)[82]。对 Rap1b 的调控是通过 Rasa3 的水平调控的,Rasa3 的 GAP 活性可以被 G$_{i2}$ 下游信号所抑制[76,83]。Rap1b[84] 和 CalDAG-GEF1[85,86],就像 spinophilin,也受 cAMP 信号的调控。

如果这种调节对止血和栓子的结构有影响的话,会有什么影响? 敲除 G$_{i2}$α[87,88] 或者 G$_q$α[89] 导致功能缺失的表型,敲除 spinophilin 或者在该基因中引入一个错义突变模拟 cAMP 依赖的磷酸化也有这样的作用。而敲除 RGS18[77,90] 或 RGS10[91,92],或者在 G$_{i2}$α 中引入突变使其抵抗 RGS 蛋白[22,93] 诱导功能获得。这些作用的程度不同:敲除 G$_q$ 导致自发出血和围产期死亡;敲除 G$_{i2}$ 无类似作用[87-89]。RGS10、RGS18 敲除和 RGS 抵抗的 G$_{i2}$α 突变都不会导致自发血栓。但 RGS 不敏感的 G$_{i2}$ 突变和 RGS10 敲除导致止血栓子的"壳"体积增加,但不影响"核"的体积(图 20.6B)[22,91]。

总结来说,最近的研究表明血小板具备完整的信号通路网络,并不是只有几条信号通路调节,这些信号通路之间的相互作用影响栓子的结构。组装密度和物质转运速度影响激动剂的分布和浓度。信号网络各个节点的活性决定止血栓子的体积及"核"和"壳"的相对比例。

计算机辅助方法研究止血

因为本书的大部分读者可能对计算机辅助方法不是很熟悉,我们在这部分将简要地介绍常用的用于止血研究的计算机辅助方法。我们将选取模拟凝血、血小板沉积和物质转运的方法,我们还会考虑那些能很好地将实验室研究和计算机辅助方法结合起来进行止血研究的方法。读者可以根据我们提供的参考文献了解这些方法的详细内容[37,94-98]。

凝血建模

止血研究中最早进行数学建模的部分是凝血通路,一部分原因是为了更好地理解凝血酶生成测定(thrombin generation assay,TGA)数据。TGA 实验是在试管中加入少量贫血小板血浆或富血小板血浆,忽略流体和空间的因素,只将时间作为各种凝血因子浓度变化的指标。这种模型可以用常微分方程(ordinary differential equations,ODE)模拟。这种方法中,每个方程式表示某个单一生化因素的浓度随时间变化的速率,当有多于一个生化因素存在时,可以用耦合微分方程拟合。这种情况下输入变量包括每一种因子的初始浓度、结合参数、解离参数、每个反应的催化速率,输出是每一种因子随时间变化的浓度。这种模型通常价格低廉,可以在个人计算机上完成。Hockin 等最早进行凝血通路的常微分方程模拟[99],他们的研究也是最出名的。他们的模型成功地计算了 TFPI 和抗凝血酶依赖的凝血酶产生的最低浓度,并预测外源性液化酶是启动凝血酶产生的关键因素,而内源性液化酶控制凝血酶的持续产生,他们的研究启发了后续的其他模型[100-105]。

物质转移建模

物质转移建模的目的是更好地理解在损伤部位,分子在血小板空隙间的运动对止血反应的影响(图 20.15)。损伤部位的血流为血栓的形成提供了产生凝血酶的原料,同时也提供了凝血抑制剂,稀释了凝血产物,包括凝血酶。如本章前些部分提到的,这些因素在特定时间和位置哪个占上风部分取决于与血小板的相互作用,以及血小板之间的紧密间隙。为了模拟在此复杂环境中的发生的事件,应该建立液流和物质转运之间的关系公式,人们为此开发了多个计算机模拟方法。

在我们的一项研究中,我们用在提睾肌微循环中产生的实际止血栓子的内部结构和重建体积进行模拟[42],其中用到的 3D 信息从活体成像共聚焦显微镜拍摄的荧光图像中获得。液体流动按照格子波尔兹曼(Lattice Boltzmann)法模拟;物质转运用拉格朗日标量(Lagrangian Scalar)跟踪方法模拟。后者会使用到被动的追踪剂(如不会发生相互作用的颗粒)。结果显示,对于 100μm 长的止血血栓,蛋白样的可溶物大概需要 10 秒穿透血小板,说明内部结构确实会阻碍可溶物的转运。

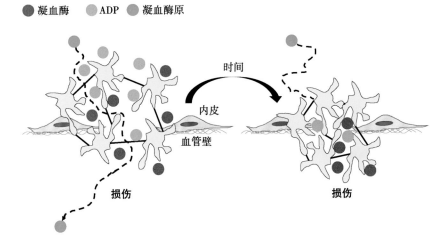

图 20.15　血小板依赖的止血栓子回缩阻碍分子运动。损伤部位沉积的血小板通过纤维蛋白原-αⅡbβ3 作为桥梁连接在一起,随着血小板活化增加,它们之间的间隙变小,阻碍可溶性分子在止血栓子内的运动

在后续的研究中,我们检测了血小板缝隙间的血浆流速和物质转运(图 20.16)。在该模型中,我们保持血小板数随时间不变,这个假设在止血栓子形成后的一定时间内是符合事实的。我们研究栓子的大小、内部结构[33]和血小板结合的牢固程度[13]的影响(图 20.17)。用离散的粒子方法模拟重建止血栓子结构;用有限元法解纳维-斯托克斯方程(Navier-Stokes equation)和水平对流-扩散反应方程(advection-diffusionreaction equation)模拟液流和物质转运。结果显示,止血栓子的内部结构中基本没有了对流反应,物质以在血小板之间扩散为主;同时还显示血小板之间的紧密组装是留住可溶性分子的物理屏障。

Kim 等用一系列实验和模拟方法研究了栓子生长过程中的蛋白质转运调节[106]。用一个同质性的多孔介质模拟止血栓子的异质性内部结构,并提供有效的转运常数(例如渗透率、孔隙率、扩散率)。流速用斯托克斯方程拟和,斯托克斯方程是改良的纳维-斯托克斯方程,可以用于“慢流速模式”,用水平对流-扩散反应方程拟合物质转运。拟合结果显示体外实验中检测到的纤维蛋白网络的渗透率和扩散率会阻止蛋白在止血栓子中的进入(或转出)。

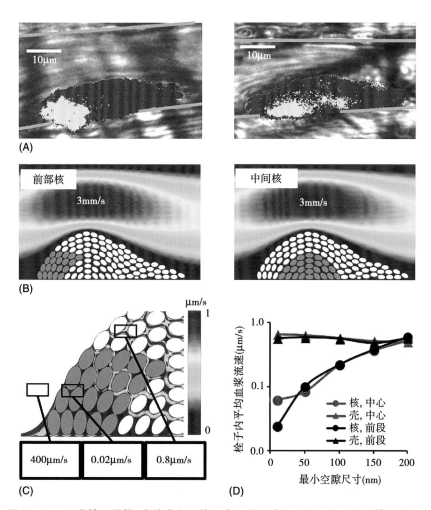

图 20.16　研究栓子结构、空隙大小和栓子内物质运动速度相互关系的计算机辅助分析。(A)提睾肌小动脉血栓的两张代表图片,用这两张图片进行建模。红色为 CD41,黄色为 P-选择素。(B)根据(A)图模拟的简化栓子结构模型,血小板组装更紧密的“核”结构置于栓子的前部或者中部。白色和灰色血小板之间最小间距分别是 200nm 和 10nm。物质运动的入口速度用压力驱动的抛物线剖面设置,最大流速为 2mm/s。用颜色表示流速最大区域 3mm/s(红色),血小板间隙间流速较慢(深蓝色)。(C)分别计算标记的长方形内血小板间隙间血浆的流速,在本例中“核”区域模拟在血小板栓子的前方。(D)在“壳”区域血小板间隙固定的情况下,用栓子内平均血浆流速来预测“核”区域的平均血小板间隙。随着血小板间隙下降,“核”区域血浆流速下降,导致“核”和“壳”区域的流速差距增加。除在间隙最小的时候,“核”区域位于前段或中心对结果没有影响。需要注意在管腔内(3mm/s)和“核”区域(0.02μm/s),流速相差 5 个数量级(Adapted from Tomaiuolo et al.[33])

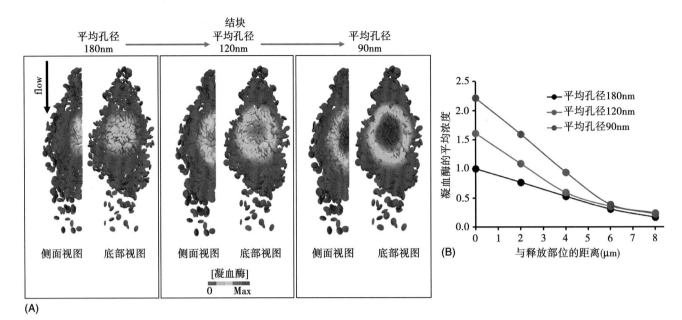

(A)

图 20.17　随着血小板间隙下降,凝血酶浓度增加。 从一小组排列在血小板凝块底部的促凝血血小板处持续释放凝血酶的模拟。(A)图为视觉表现图,(B)图为定量分析,图中可以看出,随着血小板之间孔径变小,止血栓子内的凝血酶浓度增加(Adapted from Mirramezani et al.[13])

最后,Leiderman 和 Fogelson 研究了物质转运受阻对流体状态下止血栓子生长的影响[107]。在他们的研究中,他们还考虑了血小板沉积和凝血的因素,使模型更复杂。

血流条件下模拟血小板积聚

在止血反应中,损伤部位的血小板黏附到胶原或其他血小板上,发生形变,响应和释放化学介质,募集其他血小板,促进凝血酶和纤维蛋白的产生。这些过程相互作用,在时间和空间上跨越多个数量级,因此,要模拟这些过程难度很大。研究者们应用了几种方法,比较经典的是,每一个过程单独分析,最后再将各个过程整合到一起。例如,特定止血栓子形状的液流可以用计算液流动力学方法模拟,通过解纳维-斯托克斯偏微分方程(partial differential equations,PDE)或者通过格子波尔兹曼法解离散波尔兹曼方程。局部血流场影响血小板在生长的栓子上的黏附和流出,导致各个互相直接或间接作用的因素间形成了一个循环,这些在模拟过程中都要考虑进去,比如当止血栓子的形状影响局部血流场,就要重新计算血流场。凝血因子和可溶性物质的运动受血流场的影响,但也通过影响血小板和纤维蛋白的聚集影响血流场。这些事件的模拟要在离散的时间段里,每一个时间段结束时,每个变量都要更新一下,并将各个事件的相互作用考虑进去。

Fogelson 和 Leiderman 的工作是一个很好的例子,他们利用偏微分方程将流体动力学、血小板分布和凝血反应用一个单一的数学模型联系在一起,以检测血流条件下血小板和凝血反应的相互作用[107-109]。在他们的研究中,利用偏微分方程拟合某个因素包括血小板的浓度,计算对多个变量的导数(例如时间和空间)。

Alber 和同事采用了不同的方法研究静脉血栓形成,他们用离散随机细胞玻滋模型(cellular Potts submodel,CPM)模型

模拟血小板动力学和活化,用微分方程拟合液流和凝血反应[110-113]。在 CPM 模型中,每个血小板/细胞都表示为在计算网格上共享相同 ID 的位点的集合,按一定的规则计算血小板之间及血小板和液流及系统中其他成分的相互作用。

Flamm 等报道了另一种方法[36],用来预测血流条件下特定患者的血小板功能。用晶格动力学 Monte Carlo 法模拟血小板的运动,并使用输入与 ADP 和 TxA₂ 的接触时间的神经网络工具模拟血小板的活化状态。采用格子波尔兹曼法解决液流问题,有限单元法解水平对流-扩散反应方程模拟 ADP 和 TxA₂ 的运动(图 20.18)。这部分介绍的方法都需要具有高深的数学和编码知识,并且计算成本很高。

总而言之,止血的计算机辅助研究为我们理解在止血反应中各个生化、物理和生物学过程中的相互作用提供了新的研究视角。人们开发了新的观察体内止血反应的成像模型和技术,也开发了新的计算机辅助计算和模拟方法来解决复杂的数学问题。这些新技术为我们通过实验和模拟的方法解决止血过程中的难题提供了机会。

使用微流体装置研究止血

当血管被切断或者穿孔时会发生出血,这个过程可以用微流体装置模拟。用于模拟止血过程的微流体装置有各种配置和尺寸,通常会包被胶原、组织因子、VWF 和内皮细胞来模拟类似生理条件诱发凝血酶产生和血小板聚集。微流体装置有很多优点,其中一点是可以做一些不能在小鼠体内进行的实验:如研究流体条件下人的血液。其中许多更接近血栓形成的模型,而不是止血的模型,产生血小板和纤维蛋白的堆积,而不是体内观察到的复合物结构。在这里我们尽量介绍一些设计来模拟止血反应的装置。

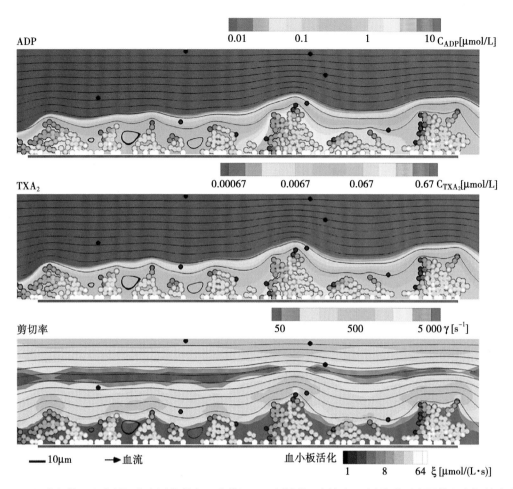

图 20.18 血流条件下血小板沉积和活化的多尺度模拟。 一例模拟示例如何预测黏附到表面的血小板的密度、血小板活化状态、ADP 和 TxA$_2$ 释放的时空动力学、生长的栓子的形态和固液交界处的剪切力分布。血小板在 500s 时活化（用小点表示：黑色表示未活化，白色表示完全活化）和沉积（流入血管壁剪切率，200/s）。液流：从左往右（流线；黑线）；表面胶原（250μm 长）：红线。释放的 ADP（上图）和 TxA$_2$（中图）。血小板沉积物附近的剪切率从不到 50/s 到超过 1 000/s（下图）。血小板活化程度以细胞内 Ca^{2+} 浓度反映，按照右下方的灰色标尺显示。释放的 ADP 和 TxA$_2$ 在血小板沉积物外围形成厚达 10μm 的一层分界，这层刺激剂可以募集血管壁周围血小板，在这层分界处，可以观察到 10μmol/L ADP 和 0.1μmol/L TxA$_2$。与胶原结合的血小板是活化程度最高的，因为胶原信号能够持续动员钙离子，而只受到 ADP 和 TxA$_2$ 刺激的血小板细胞内钙离子只是瞬时增加（Adapted from Flamm et al. [36]）

止血的血流动力学

在本章大部分内容，我们研究的都是穿刺血管损伤，而不是截断血管。我们已经介绍过，穿孔的血管壁周围的压力梯度影响止血反应。除非血管完全降压，血管内壁和血管外空间的压力差保持相对较高，可以被视为常数。这与被截断的动脉和静脉的血流动力学有些不同，还会受到血流脉动性、迅速降压和血管收缩的影响。这就意味着在截断的血管中，止血栓子必须抵抗住动脉血流的压力，而在穿孔的血管中的止血栓子必须同时抵抗栓子内外的压力差（血管内外壁的压力差）和血管中血流对栓子的剪切力（图 20.1）。微流体装置对两种情况都可以模拟。

考虑压力下降的因素

微流体装置最初是开发来研究血栓性刺激范畴的凝血反应[114-117]，一般都是表面包被了胶原、组织因子和/或 VWF 的直线通道、单通道流体装置。在这些装置中产生的血栓一般是富含血小板、红细胞很少、纤维蛋白的水平是血浆纤维蛋白原的 5～10 倍[118-122]。这些装置一般是用人全血进行灌注，对于血液中缺少凝血因子比较敏感，例如，血友病患者的血样血栓形成和稳定性很差[123]。微流体装置可以以多种形式用于止血研究，除了可以用直线通道，人们还开发了其他几何形状的通道，试图将影响栓子形成的剪切力因素考虑进去，另外还可以引入压力梯度。图 20.19 的"侧臂"小室设计就是一个例子[124]。血流可以以固定的剪切率（shear rate）流过"损伤"侧的侧臂，这个侧臂是由纤维状胶原构成的多孔塞，可以用脂化组织因子修饰。血栓内外的压差（$\Delta P = P_{内壁} - P_{外壁}$）可以控制在 0～30mmHg，而不受一直存在的血流对栓子的剪切力的影响。作用在栓子上的剪切力和血栓内外的压差都可以在 10～20 秒的反应时间内迅速改变。

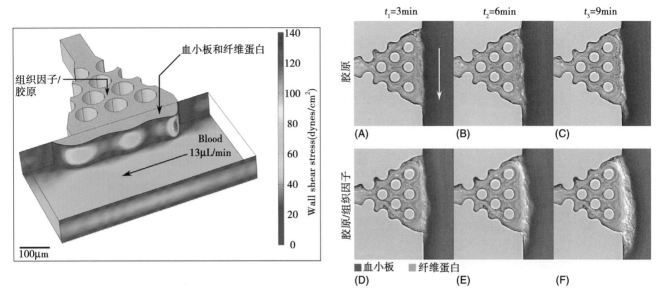

图 20.19　模拟压力差的微流体装置。左图:侧臂微流体装置的几何结构及凝块边界剪切力的计算。右图:在流体对管壁剪切力 =34dyne/cm² 、栓子前后压差 ΔP=23.4mmHg(底部)时,有胶原(A-C)或同时有胶原和组织因子(D-F)存在时血栓的形成。血液流过胶原/组织因子可见核-壳结构形成。血液用 40μg/ml 蛋白酶抑制剂处理封闭XIIa 因子活性。(摘自 Muthard and Diamond 等的研究[124])

与在直线型流动装置中观察到的结果不同,在侧臂装置(side-arm microfluidic device)中观察到人全血形成的"止血栓子"有着典型的"核""壳"结构,核结构 P-选择素阳性、高表达凝血酶、富含纤维蛋白,与在小鼠体内观察到的结果一致(图 20.19)。将血栓内外的压差从 0 增加到 23.4mmHg,会降低血栓内凝血酶浓度,因为流入到间隙的液体增加[27,124]。同时"核"区域的厚度也从 20μm 下降到 10μm。相较于单用胶原,加入组织因子导致凝块增厚(10min 时达到 40μm)。引入一个荧光染料如得克萨斯红可以在不调整血流的情况下计算凝块的渗透率(k),这里 k 用达西定律(Darcy's law)计算:v=$-(k/\mu)[\Delta P/L]$,L 为凝块厚度,μ 为黏度,v=表面速度。在流动条件下,紧密组装的血小板-纤维蛋白沉积物形成的栓子的渗透率为 $2.71\times 10^{-14}cm^2$,大概是无纤维蛋白血小板聚集物的一半,提示与体内观察到的一致,血小板的分层排列是止血的关键[40]。对比止血,在无血流情况下形成的纤维蛋白凝胶和血液凝块的孔隙率大概是 $10^{-12}\sim 10^{-10}cm^2$,比在血流情况下形成的凝块可穿透性强 100 倍[125]。

侧臂微流体装置还可以用来测量血小板介导的血块回缩。在血块的上游边缘,血块回缩的速度大概是 0.5μm/min,而在血块的下游边缘,血块回缩的速度大概是 1.5μm/min,可能是由于可溶性刺激剂向下游转移。有意思的是,血流突然停止可以诱导血块回缩速度达到 6μm/min,原因是没有血流将 ADP 和 TxA_2 冲走,说明血块的持续存在需要血流动力学的支持[40]。当血流停止,ADP 和 TxA_2 集聚,诱导血小板钙离子动员和随后的血小板回缩。

进一步的研究利用侧臂装置研究不同血栓内外压差时胶原和组织因子诱导的全血凝块,结果表明 P-选择素阳性的凝块"核"区域厚度和凝血酶的浓度高度相关[126]。用 5mmol/L 甘氨酸-脯氨酸-精氨酸-脯氨酸(GPRP)多肽抑制纤维蛋白聚合,导致

血块体积增大,"核"厚度增加,可能是因为 γ'肽纤维蛋白能够捕捉血栓内的凝血酶,同样,γ'维纤蛋白的抗体也能在静脉血流中增加凝块体积。利用微流体装置检测凝血酶原片段 1.2 和凝血酶-抗凝血酶复合物的流出显示,大部分血栓凝块内部的凝血酶被 γ'凝纤蛋白捕捉,不能逃出凝块[120,127]。这些研究提示纤维蛋白是止血栓子生长的调节剂,也表明精心设计的微流体装置能够用于止血的研究,并得出与体内实验类似的结论。

其他微流体装置

侧臂装置只是最近开发的用于止血研究的微流体装置之一,在另一个有意思的例子中,Schoeman 等将一个高压的通道和一个低压的通道相连,中间是一个狭窄的"止血通道",上面包被胶原±组织因子(图 20.20A 和 B)[128]。当止血通道堵塞,在高压小室和低压小室血流停止,留出了一段通道关闭的时间。在本装置中,壁侧的剪切率很高(10 000s⁻¹),有可能会通过诱导血浆 VWF 结构改变促进止血过程。抗VIII因子的抗体能在 20 分钟的实验时间内阻止通道关闭,模拟血友病 A。类似的,$P2Y_{12}$ 抑制剂也能延长通道关闭的时间。

Zilberman-Rudenko 等(图 20.20C 和 D)建立了一种类似的微流体装置,他们设计了一个"梯子",血流从一侧轨道流入,通过梯子上的不同通道,从另一侧轨道流出[129]。梯子上的不同通道包被有胶原和/或组织因子。当梯子上一个通道堵塞,液流转移到其他通道,寻找阻力最小的通道。在一个有五个通道的梯子装置中,在固定流入速度的情况下,第一个凝块在 0.2×入口流量时产生,第五个凝块在 1×入口流量时产生。当五个通道都堵塞时,用注射器将凝块推出来。某种意义上来说,这两种新方法与 Colace 等介绍的"压力-释放"模式类似,他们使 EDTA-抗凝全血在通道中形成血栓凝块,然后对凝块施加一个稳定的 ΔP。

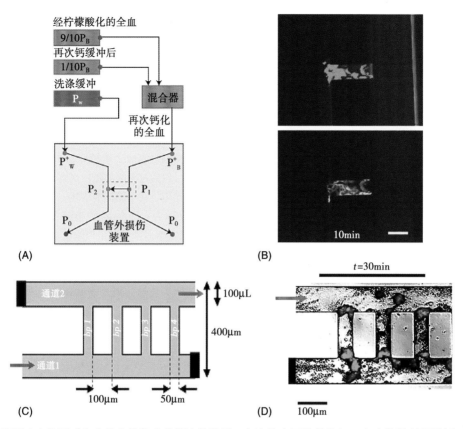

图 20.20　检测止血块形成和分流血液能力的微流体装置。 血流从高压通道流经一个小的通道漏到低压通道(A)，在这个小的通道中血小板结块(B 上图)，纤维蛋白聚集(B 下图)，最终堵塞通道。另一个设计中，他们设计了五个梯子结构，血液可能流经通道 1，通过各个梯子，流出通道 2。在每个梯子中形成血栓，液流会分流到未堵塞的通道中 (Adapted with permission from Schoeman et al. [128] and Zilberman-Rudenko et al. [129])

内皮细胞的影响

作为止血研究的工具，正常的血液通过完整、无损伤的内皮应该是无害的，不会产生血栓和血管渗漏。精心设计的装置能够重现某些患者体内发生的栓塞，如 Tsai 等利用镰刀状红细胞贫血患者或者溶血性尿毒综合征患者的血液[130]进行的研究。他们的结果还表明，内皮和血液中 TNF-α 活化在装置中创造了促血栓形成环境。Zheng 等开发了另一种内皮化的微流控通道，能够截留荧光染料，并在血流灌注时，保持 250s 不产生血栓，在用佛波酯刺激后可产生血栓[131]。最近，Sakurai 等介绍了一种微流体装置，其中放入完整内皮，并用一个灵活的微型阀制造吸力诱导形变机械破坏内皮[132]，在该装置中，在 2 500s⁻¹ 剪切率下，VVF 依赖的血小板-纤维蛋白凝块在 1 000s 内产生。纤维蛋白和止血反应的发生需要内源性液化酶活性。在该模拟内皮损伤的装置中没有外源加入组织因子，最早诱导 Xa 因子产生的因素还不清楚。

微流体装置的临床应用

总而言之，最近的研究表明通过改变通道的几何构造及增加压力差的因素，微流体装置能更好地模拟在损伤时的止血反应及内皮细胞的血流扰动。微流体装置也有潜力用于评估患者出血的风险，及止血剂、抗血小板药物和抗凝药作用的临床前研究。严重血友病血液在胶原表面(不管是否含组织因子)

浸润，表明了内源性液化酶对凝血酶的形成十分关键，凝血酶有助于纤维蛋白的聚集[123]，而外源性液化酶不能单独诱导纤维蛋白的产生。类似的，VWF 或者血小板缺乏也可以用微流体装置检测[133]。抗血小板药物如阿司匹林、非甾体抗炎药、P2Y₁₂ 抑制剂及激酶抑制剂等的功能均可用微流体装置检测[134,135]。虽然人们在努力将血栓弹力图(thromboelastography)和血栓弹性检测(thromboelastometry)应用到临床，大部分微流体方法才刚刚开始从实验室向临床转化。

致谢

本工作受美国国家心脏、肺和血液研究所的支持 (P01 HL40387, P01 HL120846, R01 HL103419)。

(卢穹宇 译, 朱力 审)

扫描二维码访问参考文献

第 21 章 血小板和凝血系统的相互作用

Stephanie A. Smith and James H. Morrissey

凝血概述

凝血系统由一系列惰性酶原底物转化为活性丝氨酸蛋白酶的酶促级联反应组成,其中惰性酶原底物通常称为因子(F),并用罗马数字表示(如因子Ⅶ或FⅦ)(本章中使用的缩略词列于表 21.1 中)。当酶原底物转化为活性酶后,在其名称上添加一个小写的"a"(例如因子Ⅶa 或 FⅦa)。这种酶级联激活事件的最终结果是血小板活化和纤维蛋白凝块的形成。凝血级联反应中的许多步骤需要因子与相应的调节蛋白结合(称为蛋白辅助因子),并通过各种因子的适当共定位而被极大地促进。一些步骤需要在含阴离子脂质的膜表面(活化的血小板或内皮细胞)形成钙依赖的因子复合物,而有的步骤则需要凝血蛋白共同定位于阴离子聚合物等催化表面[1]。凝血反应的另一个关键调节方式是通过血浆蛋白来抑制或灭活各种因子(凝血抑制物)。

在正常止血中,凝血级联反应(图 21.1)通过组织因子(TF)途径启动。当流动血液中的 FⅦ和 FⅦa 暴露于血管损伤后细胞表面的膜整合蛋白 TF 时,就会触发该反应。因此,TF 是 FⅦ(a)的受体,TF-FⅦa 复合物形成后通过有限的蛋白水解作用,将 FX 激活变成 FXa。TF 凝血途径又称为外源性凝血

途径,TF-FⅦa 复合物可激活 FX,称为外源性因子 X 酶。该起始步骤受到组织因子途径抑制物(TFPI)的抑制。TF-FⅦa 复合物还可以通过有限的蛋白水解作用将 FIX 激活为 FIXa,FIXa 的相应作用将在下面详细描述。一旦产生 FXa,它就与其蛋白辅助因子 FVa 结合,在磷脂膜表面形成 FXa-FVa 复合物。FXa-FVa 将凝血酶原蛋白水解为凝血酶,凝血酶是凝血级联反应的中心酶。因此,FXa-FVa 通常称为凝血酶原酶复合物,或简称为凝血酶原酶。

新产生的凝血酶可激活血小板或蛋白水解激活辅因子 FV 和 FⅧ,分别形成其活化形式 FVa 和 FⅧa。凝血酶还可将蛋白 C 水解形成活化蛋白 C(APC),与辅助因子蛋白 S 一起,水解 FⅧa 和 FVa 使其失活,APC 是一种有效的抗凝血酶[2]。

这些早期步骤中产生的凝血酶也可以反馈激活 FXI 形成 FXIa,从而激活更多 FIX 生成 FIXa。一旦 FXIa 或 TF-FⅦa 活化 FIX 生成 FIXa 后,FIXa 与 FⅧa 一起在活化的血小板膜表面形成复合物。FIXa-FⅧa 复合物将更多的 FX 切割成 FXa,该复合物被称为内源性因子 X 酶复合物。新生成的 FXa 与其辅助因子 FVa 结合,产生更多的凝血酶[2]。

表 21.1 缩略词

缩写	全称	名词
APC	Activated protein C	活化蛋白 C
F	Factor	因子
FpA, FpB	Fibrinopeptides	纤维蛋白肽
$FXIII\text{-}A_2B_2$	Plasma FXIII	血浆因子 XIII
GLA	Gamma-carboxy glutamic acid	γ 羧基谷氨酸
HK	High molecular weight kinninogen	高分子量激肽原
PE	Phosphatidylethanolamine	磷脂酰乙醇胺
PN2	Protease nexin-2	蛋白酶 nexin-2
PolyP	Polyphosphate	多聚磷酸盐
PS	Phosphatidylserine	磷脂酰丝氨酸
TF	Tissue factor	组织因子
TFPI	Tissue factor pathway inhibitor	组织因子途径抑制物

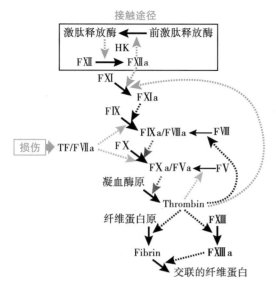

图 21.1　**凝血级联**。每一个蛋白水解激活步骤用箭头表示。其中橙色箭头代表发生在受损部位细胞表面的反应,红色箭头代表发生在活化血小板表面的反应,蓝绿色箭头代表被多聚磷酸盐促进的反应。在正常止血过程中,凝血级联反应起始于血管损伤后组织因子(TF)与血液中的因子Ⅶa(FⅦa)接触形成 TF/FⅦa 复合物,从而激活因子Ⅸ(FⅨ)和因子Ⅹ(FⅩ)。新生成的因子Ⅹa(FⅩa)和因子Ⅸa(FⅨa)可扩散到活化的血小板表面。FⅨa 和因子Ⅷ(FⅧ)结合,可激活更多的 FⅩ。FⅩa 与因子Ⅴa(FⅤa)结合形成凝血酶原酶复合物,活化凝血酶原形成凝血酶。凝血酶进一步反馈激活 FⅧ和 FⅤ,从而加速凝血级联反应。凝血酶在多聚磷酸盐存在时可活化因子Ⅺ(FⅪ)形成因子Ⅺa(FⅪa),FⅪa 可生成额外的 FⅨa 以继续维持凝血酶生成。一旦凝血酶爆发式形成,使纤维蛋白原转变为纤维蛋白,从而自发地聚合形成纤维蛋白凝块。凝血酶也可活化因子ⅩⅢ(FⅩⅢ)形成因子ⅩⅢa(FⅩⅢa),FⅩⅢa 是一种谷氨酰胺转移酶,使纤维蛋白共价交联从而增强血块稳定性。激活凝血反应的另一条途径是接触系统活化,凝血因子Ⅻ(FⅫ)在阴离子表面自我活化,随后在高分子量激肽原(HK)的存在下,FⅫ与前激肽释放酶相互活化。因子Ⅻa(FⅫa)进一步激活 FⅪ,从而放大凝血反应。在这个简化版的凝血级联示意图中没有显示限制凝血反应的抗凝血蛋白

　　一旦生成大量的凝血酶,该酶去除纤维蛋白原中两个小的抑制性肽,产生可溶性纤维蛋白。这些纤维蛋白肽的去除暴露了纤维蛋白单体的互补结合位点。一旦产生足够的凝血酶将纤维蛋白原转化为可溶性纤维蛋白,就会发生自发的纤维蛋白聚合,形成大的不溶性纤维蛋白聚合物,导致纤维蛋白凝块形成。凝血酶还可将 FⅩⅢ活化为 FⅩⅢa,这是一种血浆谷氨酰胺转移酶,可改变纤维蛋白聚合物的结构,导致聚合物之间的共价交联,从而形成更牢固的凝块[2]。

　　启动 FⅪa 产生的凝血反应的另一条途径是接触途径(又称为内源性凝血途径)。当FⅫ接触阴离子聚合物或阴离子表面后自我活化形成 FⅫa,内源性凝血途径即被激活。随后

FⅫa 将血浆前激肽释放酶转化为血浆激肽释放酶,血浆激肽释放酶进一步活化 FⅫ,形成一个正反馈。在经典的血凝瀑布模型中,大量产生的 FⅫa 活化 FⅪ 形成 FⅪa,从而激活凝血级联反应[3]。当血液暴露于人工表面时,通过接触途径对凝血反应的活化非常显著。然而,FⅫa 激活 FⅪ 与正常止血无关,因为严重的 FⅫ 缺乏不会导致出血倾向(尽管严重的 FⅪ 缺陷与出血有关[4])。相反,现在认为凝血酶激活 FⅪ 组成的反馈环可能是 FⅪ 参与正常止血的主要途径[5]。有趣的是,最近的证据表明接触途径激活可能与某些血栓形成中发生的凝血异常有关[6]。FⅪ 在血液循环中与高分子量激肽原结合,使后者可被血浆激肽释放酶裂解,释放出血管活性肽即缓激肽,是一种重要的炎症介质。FⅫa、血浆激肽释放酶和 FⅪa 的活性主要受 C1 抑制物的抑制,C1 抑制物还可抑制补体系统各组分的活性。

血小板膜表面对凝血的调节

　　静息血小板通常具有抗凝表面。这是因为许多凝血蛋白与带阴离子的磷脂即磷脂酰丝氨酸(PS)结合。然而细胞将氨基磷脂,磷脂酰丝氨酸和磷脂酰乙醇胺(PE)主动隔离到质膜内侧,仅留下磷脂酰胆碱和鞘磷脂作为质膜外侧面的主要磷脂。磷脂转运蛋白积极维持这种膜不对称性[7]。磷脂酰胆碱和鞘磷脂都不具有净电荷,因此它们与凝血因子不会有明显的亲和力结合。这意味着几种重要的凝固反应(包括内源性因子Ⅹ酶和凝血酶原酶)不能在这样的表面上组装。然而,当细胞裂解或损坏时,这种膜不对称性丧失,使带阴离子的 PS 与 PE 一起暴露于质膜外膜。

　　血小板活化改变磷脂转运蛋白的功能,从而扰乱膜不对称性使 PS 和 PE 暴露于质膜外膜,这提供了高度促凝的表面。几种因子(包括 FⅤ、FⅦ、FⅧ、FⅨ、FⅩ 和凝血酶原)可逆地结合到含有 PS 的质膜上。因此,FⅦ、FⅨ、FⅩ 和凝血酶原通过其GLA 结构域与 PS 结合,而 FⅤ 和 FⅧ 通过其盘状型 C2 型结构域与 PS 结合[8]。最近的研究表明,PS 和 PE 共同为这些因子提供膜结合位点[9]。

　　一旦 PS 和 PE 暴露在质膜外侧面,TF-FⅦa 复合物可高效激活 FⅨ 和 FⅩ,内源性因子Ⅹ酶和凝血酶原酶复合物可以组装并发挥作用,促进凝血反应进行。因此,在细胞表面控制 PS 和 PE 的暴露是控制凝血级联反应是否进行的关键调节步骤,可以限制促凝反应仅发生于损伤部位和血小板活化部位。Scott 综合征是一种罕见的先天性出血性疾病,患者的磷脂易位酶活性缺乏,血小板在激活后不会暴露出 PS 或 PE[10]。因此 PS 和 PE 的暴露调节血液凝固反应的重要性得到进一步证实,Scott 综合征在第 48 章中有更详细的讨论。

血小板表面的凝血反应

　　活化血小板的表面(其质膜外侧面上表达 PS 和 PE)完全能够支持所有膜相关凝血复合物的组装和功能,TF-FⅦa 可能除外。

TF-FⅦa 激活 FX 或 FIX

TF 是膜整合蛋白,因此 TF-FⅦa 复合物的组装需要 TF 在细胞表面表达。通常认为循环静息血小板不表达 TF[11-13],尽管一些研究者提出静息血小板表达无活性的 TF[14],含有 TF mRNA[15,16]并且可以合成 TF[17]。激活的血小板表面是否含有 TF 一直存有争议。虽然有研究表明分离的活化血小板表达 TF[15,16,18,19],但是其他研究证实在活化血小板上不能检测到 TF 表达,并且提出以前检测到 TF 是由于检测方法学问题所致[11-13,20]。一些研究表明在未患病个体的血液中未能检测出循环 TF[21,22]。另有研究表明,巨核细胞表达 TF 并将其转移至它们脱落的部分血小板中[23]。各种体外止血模型均不支持在生理条件下循环血小板中存在大量 TF 的观点[21,24-27]。有研究报道,血小板 TF 来源于其他类型细胞(如单核细胞)携带的 TF 微粒的转移[28-30]。有学者认为血小板可以将 TF 转移到单核细胞中[31,32]。也有学者认为,在病理条件下,血小板募集表达 TF 的微粒进入正在形成的血栓中[28,30,33]。此外,活化的血小板能够通过高浓度的 FⅦa 为非 TF 依赖的 FX 激活提供合适的膜表面[34](关于重组 FⅦa 药理学用途的详细讨论请见第 63 章)。

FXI 的激活

有报道称 FXI 可以通过高亲和力(每个活化血小板上有 1 500 个结合位点)直接与血小板表面结合[35],但是尚不清楚这种相互作用是否能够以及如何促成 FXI 活化。在活化血小板存在的情况下,凝血酶有效激活 FXI 形成 FXIa[36]。最近研究表明,活化血小板分泌的多聚磷酸盐(polyP)使凝血酶对 FXI 的活化率提高 3 000 倍[37]。因此,血小板 polyP 可能是生理条件下促进该反馈以显著速率发生的辅因子。

FXIa 激活 FIX

FXIa 首先使 FIX 在 145 位精氨酸位点裂解产生中间体 FIXα,然后在 FIXα 的 180 位精氨酸位点(Arg180)继续裂解以形成 FIXαβ。虽然 FXIa 对 FIX 的激活需要钙,但它是一种不依赖磷脂的反应,因此不需要活化的血小板膜表面[38,39]。底物 FIX 通过其 GLA 结构域与活化的血小板上富含 PS 区域结合[40],并通过蛋白质-蛋白质的相互作用,与 FXIa 的苹果 3 结构域结合[41]。FXIa 与活化血小板表达的高亲和力受体结合[42],但 FXIa 在血小板存在下如何激活 FIX 的生化细节尚不清楚。

内源性因子X酶(FIXa-FⅧa)激活 FX

内源性因子 X 酶复合物由血浆丝氨酸蛋白酶 FIXa 与其辅助因子 FⅧa 共同结合组成。血友病 A(FⅧ缺乏)或 B(FIX 缺乏)的临床表现强调了内源性因子 X 酶在血小板表面生成 FXa 的重要性。FIXa-FⅧa 复合物通过在带负电荷膜表面有限蛋白水解作用,将底物 FX 激活形成 FXa,与 FⅧa 形成复合物,可将 FIXa 对 FX 的催化效率提高 4 个数量级以上[43]。

FIX 可被 TF-FⅦa 或 FXIa 激活,从而将单链酶原 FIX 转化为双链丝氨酸蛋白酶 FIXa。与其他维生素 K 依赖性凝血蛋白酶一样,FIXa 的 GLA 结构域在 Ca^{2+} 存在下,与带负电荷的磷脂结合。然而,似乎是蛋白质-蛋白质间的相互作用而不是蛋白质-膜的相互作用主导了内源性因子 X 酶复合物的组装。现已鉴定 FIXa 与 FⅧa 的相互作用位点位于 FIXa 的催化结构域和 EGF1 结构域[44]。

FIXa 与血小板相互作用明显优于酶原 FIX,尽管两种结合均为 Ca^{2+} 依赖性[40,45]。在 FⅧa 和 FX 存在时,FIXa 可逆地特异性与血小板上约 350 个高亲和力结合位点结合,Kd 值为 50nmol/L。损伤部位处 FIXa 和 FⅧa 在活化血小板上的组装是 FX 活化所必需的。

FX 与凝血酶激活的血小板上约 16 000 个位点结合,Kd 值为 320nmol/L[46]。较弱激动剂激活的血小板则不能有效结合 FX。FX 和凝血酶原与活化血小板表面的结合使用相同的位点。FX 和凝血酶原在阴离子磷脂如 PS 和 Ca^{2+} 存在下,通过 GLA 结构域与血小板共有结合位点相结合[46]。据报道 FⅧ可通过与整合素 αⅡbβ3 相互作用的微小的纤维蛋白原突变体,与凝血酶激活的血小板表面结合[47]。

凝血酶原酶复合物(FXa-FVa)激活凝血酶原

血小板参与凝血酶原激活性调节及 FVa 和 FXa 的组装,其在血小板表面上形成化学计量为 1:1 的复合物[48]。但是,FVa 和 FXa 结合活化血小板上离散的位点,其表达是作为活化血小板浓度的凝血酶的功能而独立调节。FXa 与凝血酶激活的血小板表面上 6 000 个位点结合,Kd 值为 1nmol/L[48],而 FVa 结合位点的数量约为 FXa 的一半。在体外实验中,约 1nmol/L 的凝血酶浓度便可导致 FVa 的最大结合,而 FXa 则需要比前者高 50 倍的浓度才可实现最大结合。有趣的是,不是所有激活的血小板都一样,血小板存在不同的亚群:有些不促进凝血酶原酶活性,有些只能结合 FVa,有些则能够很好地促进凝血酶原酶活性[49]。

凝血酶原不会影响凝血酶原酶复合物的组装[48],但活化的血小板会表达约 20 000 个凝血酶原结合位点,Kd 值为 470nmol/L,在凝血酶原血浆浓度范围内[46]。凝血酶原在钙离子参与下,通过其 GLA 结构域与阴离子脂质相互作用。凝血酶原可以与整合素 αⅡbβ3[50,51]结合,但可以被更高亲和力的配体纤维蛋白原置换。与整合素的结合可能影响凝血酶原酶活性[51]。

凝血酶原酶复合物通过在两个精氨酸残基处切割,将凝血酶原转化为 α-凝血酶。271 位精氨酸的初始切割导致片段 1.2 的释放和非酶促中间体-凝血酶原-2 的产生。随后在 320 位精氨酸处的切割将前凝血酶-2 转化为 α-凝血酶[52]。如果首先在 320 位精氨酸位点发生切割,则产生具有酶活性的中间凝血酶[53]。当凝血酶原酶复合物在合成脂质表面上组装时,中间凝血酶形成途径占优势[53,54]。凝血酶原酶组装在活化血小板表面上活化凝血酶原产生前凝血酶-2[55],如同在没有辅因子 FVa 的情况下 FXa 对凝血酶原的裂解一样[52,53]。

血小板产物参与凝血

血小板含有三种类型的细胞内颗粒:α 颗粒、致密颗粒和溶酶体(有关血小板颗粒内容物胞吐作用的更多信息,请参见

第 19 章)。血小板在被激动剂活化后,释放出颗粒内容物,使得它们能够参与凝血。

锌

锌离子聚集在血小板 α-颗粒和细胞质中,浓度高达血浆浓度的 30 倍,大部分锌位于胞质当中[56]。当血小板被激活并释放出颗粒内含物时,游离锌离子浓度可达到 10μmol/L[57]。锌离子是接触途径中激活 FXII 的关键辅因子[58,59]。锌增强了高分子量激肽原与聚阴离子表面的结合,有助于将 FXI 定位于血小板表面[35]。锌与纤维蛋白和纤维蛋白原结合,并通过增加纤维蛋白原纤维的横向结合,影响纤维蛋白凝块结构[60,61]。锌也是 FXIIIa 交联活性的抑制剂[62]。

纤维蛋白原

纤维蛋白原是分子量为 340kDa 的可溶性二聚体,由三对二硫键连接的多肽结构域组成。它是血浆中含量最丰富的凝血蛋白,同时在血小板 α-颗粒总蛋白中占比约 10%[63]。在血小板活化时,纤维蛋白原从 α-颗粒中释放出来[64]。血小板中的纤维蛋白原来源于血小板和巨核细胞对血浆的内吞作用。这种内吞作用可能由整合素 αIIbβ3 介导[65]。纤维蛋白原除了作为纤维蛋白前体外,还参与血小板聚集过程中整合素 αIIbβ3 介导的血小板间的相互作用(αIIbβ3 的详细介绍参见第 12 章)。

纤维蛋白原含有两个凝血酶切割位点,释放两个纤维蛋白肽(FpA 和 FpB)。首先除去 FpA,产生可溶性纤维蛋白单体,然后自发地组装成不溶性二聚体。发生这种聚合是因为 FpA 的去除暴露了纤维蛋白上的结合位点("A 钮"),其与另一对应纤维蛋白分子上的互补位点("a 孔")结合。初始聚合形成具有半交错结构的二聚体,二聚体继续缔合形成更长的两条纤维蛋白分子,称为原纤维。

随后通过凝血酶去除 FpB,使 B 钮与 b 孔相互作用形成原纤维的横向聚集。这导致原纤维的宽度增加。原纤维通过相同的 A-a 和 B-b 钮-孔相互作用得到稳定,从而使初始二聚体缔合。原纤维继续生长,在多个纤维蛋白单体横向相互作用的地方发展更多的分支点,从而形成网状的纤维蛋白聚合物。

凝血酶介导的纤维蛋白肽从纤维蛋白原释放的过程,既不是钙依赖性的也不是膜依赖性的。然而,纤维蛋白原含有数个钙结合位点,钙既可以影响纤维蛋白的装配,又可以提高原纤维结合的速度和程度。因此,钙影响纤维蛋白凝块的结构。随着纤维蛋白网络的形成,一些凝血酶通过钙和纤维蛋白上的特异性结合位点,结合到发展中的纤维蛋白网状结构。纤维蛋白的结合在 FXIII 的活化中起重要作用,并且凝血酶还充当加速纤维蛋白装配的辅助因子。

FXIII

血浆 FXIII(FXIII-A$_2$B$_2$)是分子量为 320kDa 的异四聚体蛋白。A 亚基含有活性位点,而 B 亚基含有抑制活性位点。血浆 FXIII 在钙存在下被凝血酶裂解,释放 B 亚基,产生活性酶(FXIIIa)[66]。纤维蛋白聚合物充当辅助因子,显著增加 FXIIIa 的生成速度。FXIIIa 是谷氨酰胺转移酶,其已知的主要功能是纤维蛋白原纤维的共价交联剂。FXIIIa 还将纤连蛋白与纤维蛋白和胶原交联,从而影响凝块锚定到血管壁。此外,FXIIIa 还在细胞黏附,血管生成和组织修复中发挥作用[66]。

虽然血浆中含有一些 FXIII,但血小板中的局部浓度比血浆高 150 倍,单个血小板含有约 60fg FXIII[67]。血小板 α 颗粒中含有少量 FXIII-A$_2$B$_2$[64](来源于血小板从血浆吞饮的 FXIII),但血小板的分泌蛋白质组中检测不到 FXIII[68]。大多数细胞源性的 FXIII 是同型二聚体(FXIII-A),存储在细胞质中[64,69]。当血小板活化且胞内钙水平升高时,FXIII-A 以非蛋白水解形式激活[70]。有趣的是,当血小板活化时,胞质 FXIIIa 会外化到胞膜上[68]。暴露的 FXIII-A 完全活化,并可能转移到聚集血小板附近的纤维蛋白网络中。血小板 FXIII-A 通过纤维蛋白交联介导凝块的稳定,并且还将 α$_2$-抗纤溶酶与纤维蛋白交联,从而抑制纤维蛋白溶解(关于血小板和纤维蛋白溶解之间的相互作用详见第 23 章)。

FV

FV 以 330kDa 糖蛋白的形式在血浆中参与循环。转录后修饰对形成有正常功能的 FV 蛋白很重要,分子伴侣助其完成细胞转运。FV 主要被凝血酶切割活化成 FVa,FXIa 和 FXa 也可以激活 FV。他们对 FV 的两个位点进行切割,释放出一个大的活化肽并生成一个分子量约 160kDa 的双链辅因子,从而活化 FV 形成 FVa[71]。PolyP 可激活三种酶,从而增强 FV 生成 FVa 的能力[71,72]。FXa 激活 FV 的效率低于凝血酶[71]。

FVa 是 FXa 的关键辅助因子。在 Ca^{2+} 的参与下,FXa 和 FVa 在含有磷脂酰丝氨酸的膜表面聚集在一起,形成凝血酶原酶复合物。

血液中大约 20% 的 FV 位于血小板内,每个细胞多达 14 000 个分子[73]。FV 与多聚体蛋白[74]以复合物形式储存在血小板中,限制了血小板依赖性的凝血酶生成[75]。血小板中的 FV 在血小板脱颗粒过程中,与多聚体蛋白分离后释放[74]。血小板源性 FV 与血浆源性 FV 似乎在多个方面不同。一方面,血小板源性 FV 多为部分激活,由蛋白水解切割的多肽混合物组成,大小从 40kDa 到未切割的 FV(330kDa)不等[76],而血浆源性 FV 在被凝血酶切割之前基本上没有辅因子活性[77]。另一方面,相比于血浆源性 FV,血小板源性 FV 对 APC 蛋白水解失活的敏感性降低为 1/3~1/2,且含有较少的磷酸丝氨酸[78]。此外血小板源性 FV 在 Thr^{402} 位点会发生特异性糖基化。这些差异特别有意思,因为血小板源性 FV 是巨核细胞通过内吞作用从血浆中获得的[79]。

FXI

FXI 是一种由肝脏合成的 160kDa 的蛋白。由两条相同的多肽链经二硫键连接形成二聚体,这在凝血蛋白酶中是独特的。FXI 与 HK 在血液循环中以复合物形式存在,这有助于 FXI 与带负电荷的表面结合。凝血酶原可取代 HK 作为 FXI 与血小板表面结合的辅助因子。

FXI 可由 FXIIa、FXIa 和凝血酶激活。切割产生相应的重链和含有两个活性位点的轻链,重链与轻链通过两个二硫键连接。因为 FXII 缺乏不导致出血倾向,而 FXI 缺乏症(血友病 C 型)通常具有出血倾向,因此提示凝血酶(而不是 FXIIa)很可能是 FXI 在生理止血中的激活剂。血小板产生的 PolyP 促进凝血酶对 FXI 的激活,使其活性增加约 3 000 倍[37,80]。FXIa 的底物包括 FXI(FXI 的自我活化)和 FIX,但 FIX 是首选底物。

组织因子途径抑制物

组织因子途径抑制物(TFPI)是外源性凝血途径的关键调节因子。TFPI 由内皮细胞产生并表达于细胞表面,是一种 *Kunitz*-型抑制物。可变剪接产生 α 和 β 两种形式。TFPIα 是分子量约为 43kDa 的可溶性蛋白。它包含 3 个 Kunitz 结构域和一个含有阴离子结合位点的 C 末端。大部分(80%~85%)TFPIα 附着于内皮细胞表面,仅少量(10%)TFPIα 存在于血液循环,比如血小板中[81],但确切的部位仍不清楚[82]。这些 TFPI 可能来源于巨核细胞合成而不是从血浆中胞饮而来。TFPI 在高度活化的血小板表面表达,但不表达于低活化的血小板[82]。TFPIβ 缺乏第三个 Kunitz-型结构域,由糖磷脂酰肌醇(glycosylphosphatidylinositol, GPI)替代,将 TFPIβ 锚定于细胞膜。

TFPIα 通过与 FV 相互作用来抑制 TF-FVIIa、FXa 和凝血酶原酶复合物活性。在没有 FXa 的情况下,TFPIα 对 TF-FVIIa 仅有较弱的抑制作用。当 FXa 产生时,TFPIα 的第二个 Kunitz-型结构域与其结合并抑制 FXa 活性,形成的 FXa-TFPIα 复合物高效抑制 TF-FVIIa 活性。如果 FXa 组装形成凝血酶原酶复合物(FXa-FVa),特别是当底物凝血酶原也结合时,则使 FXa 免受 TFPIα 的抑制[83]。TFPIα 也可通过其 C 端结构域与 FV 的 B 结构域中的基本区域之间的高亲和力相互作用,来抑制凝血酶原酶活性。由凝血酶切割 FV 形成的 FVa,因其与 TFPIα 结合的靶区域被切除,因此不受 TFPIα 的抑制。但是,由 FXa 和血小板源性 FV 产生的 FVa 都包含该结合区域,因此易受 TFPIα 的抑制[84]。蛋白 S 作为 TFPIα 的辅助因子,可增强其抑制功能[85,86]。

蛋白 S

蛋白 S 是分子量为 69kDa 的维生素 K 依赖蛋白,具有与膜相互作用的 GLA 结构域。蛋白 S 的主要功能是作为 APC 的膜结合辅因子,促进 APC 介导的 FVa 或 FVIIIa 的切割。当蛋白 S 与锌结合后,不依赖于 TFPI 而直接抑制 FXa 和 TF-FVIIa[87]。为完全灭活 FVa,APC 分别在 FVa 的三个 Arg 位点切割肽键[88]。蛋白 S 显著增强 APC 对 FVa 在 Arg^{306} 位点的切割,但仅略微增强其在 Arg^{506} 位点的切割作用[89]。当 FVa 与凝血酶原酶复合物组装时,则使 Arg^{506} 位点免于被切割。大约 2% 的蛋白 S 存在于血小板 α 颗粒中,当血小板活化后被分泌出来[90],直接抑制活化血小板和微粒的促凝活性[91]。与活化血小板结合的蛋白 S 进一步被钙依赖性膜蛋白酶切割并灭活[92]。

蛋白酶 nexin-2

蛋白酶 nexin-2(PN2)是淀粉样 β 蛋白前体的可溶性截短形式。它是一种有效但可逆的 FXIa 抑制物[93]。虽然 HK 可保护 FXIa 免受 PN2 对它的抑制,但当锌存在时却增强 PN2 对 FXIa 的抑制[93]。血浆中 PN2 的浓度仅为皮摩尔级,它存在于血小板 α 颗粒中,在血小板激活时分泌至血浆,使血浆 PN2 浓度达到纳摩尔级水平[93-95]。

钙

血小板致密颗粒中钙浓度为 2.2mol/L,约占血小板中钙总含量的 70%[96]。致密颗粒中的钙似乎不参与血小板活化,主要通过质膜储存的钙释放和质膜的钙流在血小板活化中发挥作用[97]。(详见第 18 章、第 19 章中关于血小板活化中钙运输的描述)

在血小板血栓形成过程中,细胞外钙的浓度可能低于维持凝血反应所需的钙浓度[98]。这可能是由于凝血级联反应中许多蛋白质复合物在膜表面上的组装均需要钙的存在,而血小板释放的钙恰恰参与这些反应。血小板致密颗粒中的钙可能与颗粒中其他物质形成复合物。最近有报道称这些钙与血小板活化时释放的纳米颗粒中 polyP 结合,从而有效活化接触系统[99]。

焦磷酸盐

无机焦磷酸盐(inorganic pyrophosphate, PPi)在血小板中的含量为 $1.9±0.22nmol/10^8$ 个血小板[100]。致密颗粒中焦磷酸盐的计算浓度为 326mmol/L[96],随着年龄的增长其含量有所增加[101]。来源于血小板的焦磷酸盐的确切作用尚属未知,但近来有报道焦磷酸盐可以抑制 polyP 掺入纤维蛋白凝块[102]。

多聚磷酸盐

无机多聚磷酸盐(polyP)是高能磷酸键连接的带负电荷的磷酸盐聚合物。polyP 具有广泛的生物分布,包括细菌,真菌,植物和动物[103]。在原核生物和单细胞生物中,大量的 polyP 存储于一种酸性细胞器即酸性钙体中,人们对其生物学功能进行了广泛的研究。人血小板的致密颗粒与低等生物的酸性钙体非常类似[104],同样含有丰富的 polyP[105]。血小板致密颗粒中的 polyP 聚合度很低,链长约 60~100 磷酸盐单位[105,106],仅有一项研究报道在血小板膜表面上存在聚合度更高,链更长的 polyP[99]。每 10^8 个血小板中约含有 $0.74±0.08nmol$ polyP[105]。血小板中 polyP 的浓度约为 1.1mmol/L,致密颗粒内浓度约为 130mmol/L[105]。血小板活化后,致密颗粒中的短链 polyP 与其他颗粒内容物一起释放出来[105,106]。血小板致密颗粒缺陷患者,其血小板中的 polyP 水平降低[107]。

由致密颗粒分泌的 polyP 在凝血级联反应中的多个步骤影响凝血酶的产生速率:它促进 FV 转化为 FVa[71,72,102],大大促进 FXI 活化,并强烈拮抗 TFPI 的抗凝血活性[84,102]。因此,polyP 对凝血反应的重要作用在于加快凝血酶的产生速度,缩短凝血酶的生成时间[72]。细菌和其他生物体中更长的 polyP 分子,是有效的接触系统活化剂[102],而与致密颗粒 polyP 相应长度的 polyP 只能弱激活接触系统[102,108]。虽然有研究报道血小板膜表面结合的长链 polyP 可激活接触系统,但该活性可能是由于 polyP 纯化过程中二氧化硅微粒的污染所致[108,109]。

已知凝血酶可正反馈激活 FXI[110,111],从而促进凝血酶的大量产生。该机制可能解释 FXII 和 FXI缺陷小鼠之间的出血表型差异。然而,由于该反应的动力学很低,所以人们最初认为该反应在体内似乎并不重要[112,113]。最近,人们发现血小板来源的 polyP 是凝血酶的高效辅助因子,可增强其激活 FXI 的速度约 3 000 倍[37,80]。polyP 也可显著加速 FXI 的自我活化[37]。血小板 polyP 可能是人们一直寻找的"缺失的"辅因子,解释了 FXI 在止血方面令人困惑的部分。

在体外凝血试验中,polyP 完全阻断 TFPI 的抗凝血功能[72],而血小板分泌的 polyP 则强烈抑制 TFPI 功能[72,106]。polyP 提高 FVa 的生成速率可能会保护新生成的 FXa 免受 TFPI 抑制,这部分解释了 TFPI 抑制作用消除的现象。

（阳艾珍　译,朱力　审）

扫描二维码访问参考文献

第 22 章　血小板衍生的细胞外囊泡

Aleksandra Gasecka , Rienk Nieuwland and Pia R. -M. Siljande

引言

血小板衍生的细胞外囊泡(extracellular vesicles,EV)是一类小的含有丰富分子组分的膜封闭抑制性囊泡群体的统称。由于 EV 参与细胞间信号传导且是疾病的潜在生物标志物,导致其在生物医学和临床中的应用和价值呈指数增长。过去五年的研究使我们能够对先前关于血小板 EV 的概念进行批判性评价。同时,分离和检测方法的改进也改变了我们对血小板 EV 的存在、组成和功能的认识。

本章将详述目前关于血小板 EV 领域的最新进展,如何阐释早期研究结果,如何从新见解产生新结论,以及该领域的发展趋势。值得强调的是,虽然关于(血小板)EV 的研究呈指数级增长,但是这个领域仍然非常年轻,正处于起步阶段,而且大多数结论都是基于离体和体外研究,动物研究的结论较少。由于知识和观点仍在不断变化,因此本章内容将不作为血小板 EV 成熟的知识体系,仅作为对当前该领域研究进展的概述。

命名

1946 年,研究者发现无细胞血浆中含有一种可以促进血液凝固的亚细胞组分[1]。1967 年,该组分被定义为血小板衍生的囊泡,并命名为“血小板粉尘”[2],随后更名为血小板微颗粒。1999 年,有报道称血小板释放微颗粒和外泌体[3],这是不同亚细胞来源的两种囊泡类型。国际细胞外囊泡学会于 2011年引入涵盖所有类型的“细胞外囊泡(extracellular vesicles,EV)”概念[5],外泌体、微颗粒(也称为囊泡或核外壳粒)和凋亡小体都隶属于 EV。然而,不同类型的囊泡在生物物理和生物化学组成中彼此重叠[4,6,7],目前并没有能够准确区分囊泡类型的标准。相反,直到最近分离和检测方法的改进,揭示了包括血小板 EV 在内的“EV 群体”具有显著异质性[6-8]。EV 的类型,包括人血液中的血小板 EV 及其他组分,将在“血液中血小板 EV 的潜在类型”部分中进行讨论。

分离和检测方法的改进

EV 分离以及检测方法的改进促使血小板 EV 研究快速发展,这促使我们不断更新血小板 EV 对健康和疾病影响的认识(图 22.1A)。表 22.1 和图 22.2 对过去 5 年血小板 EV 领域主要进展进行总结。过去十年中,该领域的研究呈指数增长[71],血小板 EV 相关文章的数量也成倍增长(图 22.1B)。目前比较明确的是,其他真核细胞和原核生物同样释放 EV,且 EV 参与许多人体至关重要的生理功能[72]。

长期以来,流式细胞仪仅仅检测“较大的”EV、“微颗粒”。虽然“较大的”EV 只是“冰山一角”,但冰山实际大小,即生物体中存在的 EV 总数和大小分布尚未可知[73]。Brisson 等通过冷冻电子显微镜(cryo-electron microscopy,EM)计算出人类血浆中所有 EV 的大小分布[8]。EV 大小分布连续(30nm 至5μm),并且大多数球状 EV 直径小于 300nm[8]。血小板体外活化产生的 EV 具有类似的大小分布[4,10]。此外,借助冷冻电子显微镜可知正常血浆中 EV 的 30% 来自血小板。虽然血小板 EV 占血浆总 EV 比值低于先前预测值(70%~90%),但是近年来,在正常人以及几类疾病患者(图 22.3B)血浆中,检测出的血小板 EV 浓度上升[11,14,69]。增加部分是由于临床检测 EV 的主要仪器流式细胞仪的灵敏度提高。因此,在应用于临床检测之前,必须有先进的、EV 专用的流式检测方法,检测出绝大部分循环 EV,对 EV 进行完整可靠的分析[74]。方法学的进一步发展使更多的 EV 得以测量:建立“群体检测”,确定 EV 折射率,建立判定流式细胞仪的检测局限性的模型,及改进标记方法。近期发展如何影响(血小板)EV 检测的更多细节请参阅“血小板 EV 的分离和检测”部分。

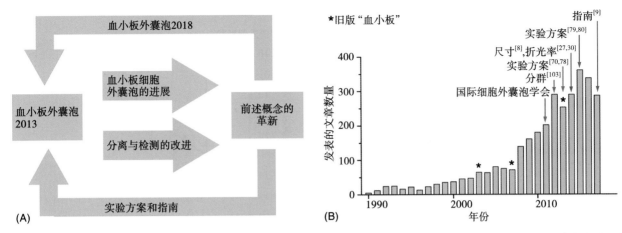

图 22.1　**本章所提及的血小板胞外囊泡研究进展。**（A）改进的分离检测技术以及方法和指南能够对血小板胞外囊泡特征和生物学功能的概念进行重新评估。（B）自前三版《血小板》（2003 年、2007 年和 2013 年，以星号标记）出版以来，血小板 EV 的研究进展。2018 年 10 月 1 日在 PubMed 数据库，使用关键词"血小板微颗粒"（platelet microparticles）、"血小板微囊泡"（platelet microvesicles）、"血小板细胞外囊泡"（platelet extracellular vesicles）检索 1990 年至 2017 年发表的文献

表 22.1　与 2013 年（第 3 版）相比，2019 年（第 4 版）中血小板 EV 的主要进展

属性	2013	2019
命名法	微颗粒，外泌体[3,4]	细胞外囊泡[5,9]
形态学	球形，直径 50~1 000nm[3,4]	球形直径 50 ~ 1 000nm，管状直径 1 000 ~ 5 000nm[8,10] 多数为球形 EV
浓度/ml	1×10^5 [11-13]	1×10^{7-9} [14-16]
分离	离心[17]	尺寸排阻色谱[18] 超滤[19]，沉淀[20]，免疫捕获测定[21]
检测	电子显微镜[22-25]，常规流式细胞术[26,27]，酶联免疫吸附试验[28]	冷冻电子显微镜[8,10]，EV 专用流式细胞仪[105]，纳米粒子跟踪分析[27,30]，可调电阻脉冲传感[31]
流式细胞仪检测限	600nm[32]	150nm[32]
血浆来源	血小板，巨核细胞[33,34]	血小板，可能是巨核细胞
生化成分	蛋白质，脂质[35]	蛋白质[6]，脂质[36]，代谢物[37]，核酸[38-40]
组成	细胞内钙，PS 暴露[41]，$\alpha_{\parallel}b\beta_3$[42]	细胞内钙，PS 暴露[43]
清除	10min~6h[45]	可能数分钟（用于 PS 暴露血小板 EV）[45]
功能	凝血[46]，炎症[47-50]，血管生成[51,52]，癌变[53-56]，废物管理[57]	凝血，炎症[58,59]，血管生成[60]，癌变[61]，废物管理[62]，伤口愈合[63,161]

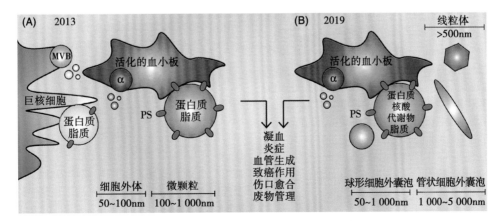

图 22.2　**第 3 版《血小板》（2013 年，A）和第 4 版《血小板》（2019 年，B）中的血小板细胞外囊泡。**几年前常规流式细胞仪仅检测到大于 600nm 的细胞外囊泡（EV），而现在使用的 EV 专用流式细胞仪可以检测到大于 150nm 的 EV。值得注意的是，60% 的血浆 EV 小于 300nm[8]（请参见图 22.3 和 22.6）

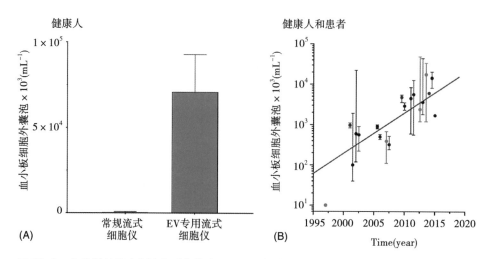

图22.3   方法学的进步(A)和时代的发展(B)使得检测到的血小板细胞外囊泡血浆浓度增加。 常规流式细胞仪(左侧柱;n=15)和 EV 专用流式细胞仪(右侧柱;n=20)测量健康人血浆中血小板细胞外囊泡(EV)的浓度。(B)常规流式细胞术检测急性冠状动脉综合征(绿色)[12,13,15,65]、糖尿病(红色)[66-68]、自身免疫性疾病(蓝色)[11,14,69],和健康人血小板 EV 浓度(黑色)[11-15,65-69]。结果以对数刻度与时间展示。数据表示为均值标准偏差或中位数(区间)。红线表明患者血浆和健康人每 10 年血小板 EV 浓度增加 10 倍

血源 EV 收集与分析的新方法

研究血小板 EV 的主要干扰因素是血液采集和处理。采血针直径,止血带的使用,真空系统和抗凝剂的选择等因素,都可能导致血小板和其他细胞活化和/或破裂,并因此影响(血小板)EV 浓度测定和分子性质[75,76]。重要的是,采血以及离心之间的时间间隔,制备贫血小板血浆的方法,也极大影响 EV 浓度和内容物[77,78]。例如,反复冻融和长期储存会影响血浆和血清样品中 EV 相关的微 RNA(miRNA)浓度[77]。在 2013 年才首次发表研究 EV 的血样采集和制备血浆方法[70,78]。值得注意的是,在临床常规制备"贫血小板血浆"的方法中,通过单次离心步骤后,每微升仍然含有 3 000~4 000 个血小板,所以新准则中推荐双离心法去除血小板[9,70,79,80]。

单次离心或低效离心后血浆中仍残留血小板,如果以此血浆作为研究血小板 EV 的样本,很难排除血小板的干扰,而得出纯化的血小板 EV 生化组成或功能的结论,导致对研究结果产生许多错误的解释。因此,在以 EV 为特异性目标的研究中,应当完全去除血小板的干扰,并提供不含血小板的证据。此外,血浆在冻融之后,由于血小板活化或破碎,导致血小板质膜外翻,磷脂酰丝氨酸(phosphatidylserine,PS)暴露,从而造成"血小板 EV"暴露增加的假象[77,79,81]。而事实上,在新鲜和非处理血浆中,检测到的总 EV 中至少有一半不会暴露 PS[8,81-83]。

PS 的暴露如何影响血小板 EV 的清除和凝血,将在"血小板 EV 的形成和清除以及血小板 EV 的功能"中进行讨论。最后,不同的分离方法使得 EV 同质性和纯度发生改变[20,84],这进一步干扰对血小板 EV 生化组成结果的解释。详细信息请参阅"形成和清除"部分。

血液中血小板 EV 的潜在类型

通常,人们认为细胞释放三种类型的 EV:①凋亡细胞分泌的凋亡小体;②从质膜释放的微颗粒,也称微泡或核外颗粒体;③外泌体,它是存储在多泡体(multivesicular bodies,MVB)中的管腔内囊泡,并且当 MVB 与质膜融合后释放。关于 EV 的综述,读者可参阅文献 73、85。

虽然血小板是巨核细胞核碎片,但血小板含有凋亡机制的分子成分,并且可以表达凋亡细胞的标志,如半胱天冬酶和 B 细胞淋巴瘤 2(B-cell lymphoma 2,BCL2)家族蛋白[86]。因此,在药物诱导细胞凋亡过程中[43],凋亡血小板很可能释放囊泡[87]。但是,这些囊泡可能与有核细胞产生的凋亡小体不同。在最近一项体外血栓形成的研究中发现,黏附于胶原蛋白或纤维蛋白的血小板聚集后会同时发生膜起泡[22,24]和膨胀[23]的形态变化,最终导致质膜囊泡的形成,释放血小板 EV[88]。血小板响应生理刺激或细胞凋亡产生的形态变化如何与血小板 EV 之间产生联系尚不清楚。相比之下,使用电子和共聚焦显微镜等仪器充分描述了活化血小板微颗粒(微泡)的释放[24,25,88-90]。此外,活化的血小板能释放类似于外泌体的 EV[3]和 α-颗粒,以及在血小板成熟期间形成的 MVB 样结构,也含有表达 CD63 的小 EV[91]。CD63 是一种常见,但不是唯一的外泌体蛋白,这一结果支持血小板释放外泌体样 EV 的早期发现。尽管血小板可能在体内释放外泌体,但目前尚未得到证实,因为 CD63 也存在于血小板微颗粒中[4,6,8,10],并且目前还无法将微颗粒和外泌体进行物理分离[4,10]。

然而,即使是血小板释放三种 EV 这种说法同样过于简单化:血浆中血小板 EV 通过形态、大小[8,10]和生化内含物[6,7,44,92]而形成异质化群体,统称为细胞外囊泡组(所有 EV 及其内容物)。在未受刺激的健康人血浆样品中,95%的 EV 为球形,并且直径在 30nm 到 1μm 之间(65%低于 300nm),而剩余 5%的 EV 为管状且长度在 1μm 到 5μm 之间[8]。在使用不同激动剂刺激的富血小板血浆中,再次观察到球状和管状 EV,但是管状 EV 的长达 10μm,数量呈激动剂依赖性[10,44]。血小

板 EV 异质性详见图 22.2、22.4 和 22.5 中。

管状 EV 是长达 250μm 血小板膜延伸的分离片段,称为流动诱导的突起,它产生于生理血液流动条件下黏附的活化血小板[93],高剪切力作用下的拴系血小板[94],以及膜分泌过程中活化血小板形成的伪足[44]。除 EV 之外,活化的血小板还可以释放细胞器,如线粒体或细胞质液泡[44,95]。因为线粒体处于EV(约 500nm)的大小范围内,所以线粒体以游离形式或在血小板膜内封装进一步增加血小板 EV 的异质性。

血小板 EV 的分离和检测

目前,没有可将所有 EV 从生物样本中单独分离的方法,也没有足够灵敏的检测技术可检测单个 EV[9]。因此,了解分离方法的优缺点有助于正确解释已有的和正在进行的关于血浆和血小板 EV 的研究结果。不同分离方法提取 EV 的量和纯度不同[20,84],并且不同检测技术针对总 EV 群体的不同部分进行分析[32],因此将不同的研究结果进行比较极具挑战性。目前,研究者推出公共在线平台 EV-TRACK 来协调 EV 研究的方法(www. evtrack. org)[96]。在本段中,我们将详细描述分离和检测方法的研究进展,并且基于最近的见解提出更多的建议。

分离

如图 22.5 所示,人血含有 EV 和其他纳米颗粒。由于存在血小板、线粒体和其他大小类似的如脂蛋白等非 EV 颗粒(图22.4A 和 22.5),以及血浆和血清的黏度和密度相似,所以从血浆或血清中分离 EV 是一项挑战。但是,对于大多数例如组学分析等分析方法而言,EV 的分离是提供足够数量研究材料的先决条件。

迄今为止,在流式细胞术测量标记的 EV 之前,大多数研究中血浆 EV 都是通过标记和离心实现分离。离心洗涤除去过量未结合的抗体和血浆蛋白,浓缩 EV 以便于检测。我们已经重点关注了一些通过超速离心分离血浆 EV 且使用常规流式细胞仪检测的结果。如图 22.4B 所示,尽管红细胞 EV 在离心过程中不聚集[79],但血小板 EV 却极易形成聚集体[79,97]。常规流式细胞仪将血小板 EV 聚集体误判为单个 EV,而单个红细胞EV 低于流式细胞仪检测限而无法被检测到。与红细胞 EV 检测结果相比,血小板 EV 结果偏高。相反,通过标记 EV,使用更灵敏且 EV 专用流式细胞仪直接在血浆中检测 EV 时,单个血小板 EV 和红细胞 EV 均可被检测到[79]。因此,研究中所用的分离方法和仪器在很大程度上决定了 EV 的检测和量化。超速离心实际是一种浓缩法,导致非 EV 组分(如蛋白聚集体和脂蛋白)共分离[98],可能导致 EV 破坏[20,84],并且只有 2% ~ 80%的可变回收率[17,20,98],只有针对大体积样本进行离心分离时,研究者才会考虑是否采用该方法。

2014 年,作为从血浆中分离 EV 的方法,尺寸排阻色谱法(size-exclusion chromatography,SEC)得到重新认识。在尺寸排阻色谱最纯 EV 级洗脱液中,通过大小将直径大于 60nm 的 EV从大量可溶性蛋白和高密度脂蛋白中分离[18]。丢弃与大量可溶性蛋白质以及脂蛋白共洗脱的小于 60nm 的 EV[18]。得到的EV 组分也含有大小相似的非 EV 颗粒,例如乳糜微颗粒和低密度脂蛋白等[98]。通过采集禁食一夜的受试者血液可以去除乳糜微颗粒的污染,但是仍然难以排除其他颗粒,因此 SEC 常结合密度分离来获得纯化的 EV[20,99]。SEC 的回收率高达90%[19],且不会导致聚集[17],同时保持 EV 完整[19]。但需要注意,SEC 分离所有血浆 EV 以及其他颗粒,包括例如来自白细胞、肿瘤细胞和残留血小板 EV,这也许影响下游分析。

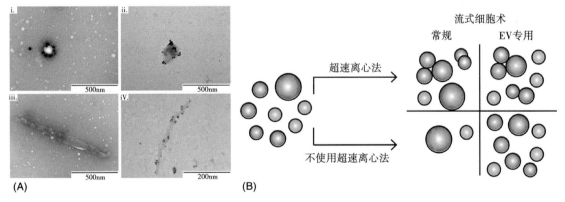

图 22.4　造成流式细胞仪检测血小板细胞外囊泡巨大差异性的因素。主要因素为(A)血小板细胞外囊泡(EV)群异质性和(B)与分离和检测相关方法学的缺陷。(A)免疫电子显微镜显示正常人血浆中静息和活化血小板 EV 的异质形态和大小,并用 40nm(i),20nm(ii)和 5nm(iii,iv)的免疫金纳米颗粒标记。(i)在未刺激的富血小板血浆中暴露 CD61 的典型球形血小板 EV。(ii)用凝血酶和胶原刺激的富血小板血浆中球形血小板 EV 暴露 P-选择素。(iii,iv)用凝血酶和胶原刺激富血小板血浆中管状血小板 EV(CD61⁺)。因为活化的血小板释放其膜的片段从而减少血小板大小,所以通过常规流式细胞仪检测的"血小板 EV"可能是活化血小板的残余物。使用常规流式细胞仪检测的血小板 EV 的一部分可能是管状 EV(iii,iv),长度可达 10μm[8,10,44]。(Image courtesy of Chi M. Hau,Vesicle Observation Centre,Academic Medical Centre,University of Amsterdam,the Netherlands.)(B)从血浆中分离和检测 EV。超速离心导致血小板 EV(红色球体)的部分聚集,而红细胞 EV(绿色球体)不易聚集。常规流式细胞仪检测离心诱导的血小板 EV 聚集体(顶部)仍然为单个血小板 EV,而单个红细胞 EV 未检测到,因为红细胞 EV 很小并低于检测限。当使用直接从血浆(底部)分析的专用流式细胞仪分析 EV 时,均可检测血小板和红细胞单个 EV。显然,血小板活化的形态、状态、血小板激活方式,应用的分离程序和检测方法极大地影响血小板 EV 测量的最终结果

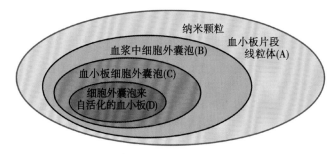

图 22.5   人血浆中细胞外囊泡和其他微小囊泡。在血液里所有微小颗粒（A）的浓度，例如脂蛋白（大于 10^{12}/ml）浓度高于细胞外囊泡（EV；$10^{7} \sim 10^{9}$/ml）（B）[8-10]。此外，血小板碎片，活化血小板残留物和线粒体等可能会因大小和/或暴露的标记重叠而使 EV 检测不准确。虽然大多数情况下暴露血小板标志物（C）的 EV 仅构成血浆总 EV 的 30%，但目前还不清楚暴露标志物的 EV 哪一部分来源于体内活化血小板（D）。A、B、C 和 D 可以通过流式细胞术彼此区分，但无法通过例如微颗粒跟踪分析和可调电阻脉冲传感等常规方法对 EV 量化分析

基于所选择的抗体，也可设计免疫捕获方法特异性分离血小板 EV[21]。然而，和所有基于抗体的分离方法一样，免疫捕获由于存在抗体交叉反应性而具有非特异性结合[21]，另外，血浆含有其他配体干扰而使得抗体无法特异性结合[101]，且难以洗脱。由于目前仍未找到 EV 共同标志物，无法基于此方法分离全部 EV。当然，存在其他基于亲和力的（商业）捕获技术[20]，但它们遇到同样的亚群捕获以及难以洗脱等问题。

检测

完美的检测技术应该灵敏到可以检测所有单个 EV，并且可以特异性区分源自不同细胞类型的 EV 而得到分群的结果。此外，这应是标准化技术，确保基于实验室和时间的不同使结果具有可重复性和可比性，从而使临床测量 EV 成为可能。

迄今为止，流式细胞术一直是大多数血浆 EV 研究中最常用的（血小板）EV 检测方法。常规流式细胞仪低检测限约为 600nm[32]，所以检测到的 EV 占血浆总 EV 低于 1%。因此在使用常规流式细胞仪的研究中，应谨慎解释 EV 浓度。图 22.6 展示了使用灵敏流式细胞仪检测健康人血液中血小板 EV 大小分布和表达整联蛋白 β3 的差异（GP Ⅲ a，CD61）。在"贫血小板血浆"中测量血小板 EV[70,79]，在全血中直接测量血小板。检测下限为 150nm 的 EV 专用流式细胞仪可检测到血小板 EV 显著一部分（图 22.6）[32]。然而血浆中还含有小于 150nm 的 EV[6,8,10]，所以仍未检测到所有（血小板）EV。还请注意，在"贫血小板血浆"中检测到的"血小板 EV"与直接检测到的"血小板"区域部分重叠（图 22.6，x 轴上方的红线约为 1 000 ~ 2 500nm），较大的"血小板 EV"中的一小部分可能是残留的血小板或其片段。

除了流式细胞仪，纳米颗粒跟踪分析（nanoparticle tracking analysis，NTA）和可调电阻脉冲传感（tunable resistive pulse sensing，TRPS）皆可检测悬浮液中单个 EV。NTA 和 TRPS 都可确定样品中所有大于 70nm 粒子的大小和浓度[32]，因此，NTA 和 TRPS 为"冰山"真实"大小"提供了重要证据。例如，通过 NTA 和 TRPS 表明，大多数单个血小板和红细胞 EV 大小在 100nm

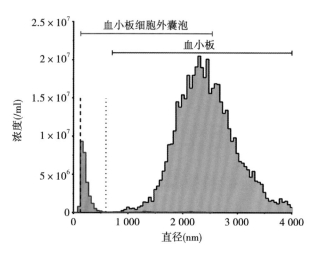

图 22.6   健康人血小板经过凝血酶受体激活肽段（SFFL-RN）激活之后流式细胞仪分析 CD61 阳性的血小板细胞外囊泡（红线）和血小板（黑线）的颗粒大小分布（浓度比直径）。流式细胞术侧向散射信号检测粒度大小分布，分辨率为 50nm。侧向散射信号与 Rosetta（Exometry，荷兰）直径校准假设有关，假设血小板和血小板细胞外囊泡（EV）是球形颗粒，具有均匀的折射率，折射率为 1.395[27,30]。根据推荐的方案，直接在全血中测量血小板，在贫血小板血浆中检测血小板 EV。常规流式细胞仪检测 EV（蓝色虚线）时只具有 600nm 较低检测限，因此检测到的 EV 占血浆中总 EV 低于 1%。EV 专用流式细胞仪检测 EV（蓝色虚线）时具有 150nm 的检测下限，并且可以检测更多 EV，但由于血浆中小 EV 数量呈指数增长[32]，因此仍然无法检测到血浆中所有 EV。请注意，在"贫血小板血浆"中检测为"血小板 EV"的结果中与"血小板"有少量重叠（红线恰好在 x 轴上方约 1 000 ~ 2 500nm），从而影响血小板 EV 的浓度检测

和 200nm 之间[79]。但是，NTA 和 TRPS 都不适合用于研究血浆中血小板 EV，因为两种方法都无法辨别大小类似的非 EV 颗粒，或 EV 之间的亚型[31]。

鉴于目前检测方法的缺点，需要新方法来研究血浆中 EV 亚型。目前，EV 专用流式细胞仪已克服传统流式细胞仪和 NTA/TRPS 的一些局限性，能够检测大于 150nm 的单个 EV，并确立其（血小板）来源。此外，优化抗体浓度和延长 EV 与抗体孵育时间，可显著增加检测到的 EV 浓度，也提高人们对血液中 EV 组成的认识[9]，此外，分析方法的改进将有助于揭示 EV 群体的复杂性和动态变化[92]。最后，对人工"群体检测"模型的认识可以确定 EV 的折射率和流式细胞仪检测限，为流式细胞仪分析 EV 提供新的方法[102]。

"群体检测"是由多个（血小板）EV 同时被激光束照射所引起。这些 EV 形成高于常规流式细胞仪检测阈值的单个"较大事件"[103]。实际上，"群体检测"是由细胞流动池容积与 EV 大小/体积之间不匹配所导致。开发流动池容积是用于测量单个细胞（2~30μm）。因为 EV 显著小于细胞，并且生物流体中 EV 浓度高，所以在流动池中存在多个 EV[103]。如果在仪器足够灵敏的情况下，测量 EV 之前稀释样品可防止"群体检测"以及导致的 EV 测量结果偏高的发生。

直到 2014 年，EV 领域才意识到包括 EV 在内的纳米颗粒，散射光量取决于粒子直径和折射率。之前，国际血栓与止血学

会在进行标准化研究时,使用大小在 500nm 和 900nm 之间的聚苯乙烯微球在流式细胞仪上设置门的大小,并且假设 EV 测量范围为 500~900nm[26,104]。2014 年,两个实验室研究表明,EV 的折射率远低于聚苯乙烯微球的折射率,EV 的散射量比同等尺寸的聚苯乙烯微球至少低 10 倍[27,30]。这表明在 500~900nm 的聚苯乙烯微球门内记录的"EV"是血小板、血小板 EV 聚集体或它们的组合,而不是单个 EV[105]。因此,检测 EV 需要设置绝对尺寸,并且有必要使用中空二氧化硅微球[106]等与 EV 具有类似折射率的材料。

为了解决流式细胞仪灵敏度不同的问题,研究者已开发出新的数学/物理模型来解释 EV 和微球之间折射率和仪器光学配置的差异,这两者影响灵敏度,并因此影响检测限[105]。总之,将来 EV 专用流式细胞仪可能成为研究血浆单个 EV 包括血小板 EV 的参考方法,有望(在已知检测限内)能够分析生物流体中真实的 EV 浓度。

血液中血小板 EV 的起源

在血液中,具有血小板表面标志物的循环 EV 可能源自巨核细胞或血小板,血小板可以是静息态的,但也可以是暴露于高剪切力中经不同途径老化或活化。2009 年,有研究表明,体外来自巨核细胞的 EV 以及人血浆 EV 表达整合素 αII b(糖蛋白,GPII b,CD41)和 GPI b(CD42b),并且含有全长细丝蛋白 A,而来自离体活化血小板的 EV 表达颗粒相关分子(P-选择素;CD62P 和 LAMP-3;CD63)和细胞骨架降解(切割的细丝蛋白 A)标志物[33]。由于血浆"血小板 EV"与活化血小板 EV 相比,更像来自巨核细胞 EV,因此总结为:血浆"血小板"EV 起源于巨核细胞(图 22.2A)。支撑这一结论的研究指出,在接受全身照射的患者中,巨核细胞发生不可逆转破坏,表达整合素 β3 的循环 EV 比表达血小板活化分子(P-选择素,CD63)的 EV 消失得更快,这表明至少有一部分血浆 EV 可能来自巨核细胞[34]。然而,这些研究均使用常规流式细胞仪分析 EV,因此检测到的 EV 占总(血小板)EV 不到 1%。而源自血小板和巨核细胞的 EV 之间比例可能取决于病理生理状态。例如,在涉及血小板活化的类风湿性关节炎患者中(请参见"血小板 EV 的功能"部分),至少部分循环 EV 可能源自活化的血小板[107]。尽管如此,现有证据还不足以得出表达整合素 αIIbβ3 而非 CD62p 或 CD63 的血浆 EV 有多少是源自巨核细胞和/或血小板这一结论,并且这个问题有待用冷冻电子显微镜或 EV 专用流式细胞仪等灵敏的检测方法重新检测。

在一些研究中,在未刺激的血小板中观察到血小板 EV 的释放[108,109]。这种在体内从静息血小板通过代谢等途径连续释放的 EV 可能参与血小板稳态,例如废物处理(请参见"血小板 EV 的功能"部分)。然而,因为体外未受刺激的血液/血浆也含有一小部分活化血小板,所以无法得知存在于未刺激血液中的 EV 是否的确来自静息和/或活化血小板。在储存期间血小板 EV 浓度伴随血小板浓度增加而增加,这表明血小板老化("储存损伤")与 EV 凋亡释放有关[109]。钙离子细胞溶质浓度增加,线粒体电位丧失和血小板凋亡途径组分激活等 EV 释放机制,在血小板衰老和激动剂活化的血小板中并不相同[110]。

血液中来自活化血小板的 EV 真正起源尚不清楚。EV 在体外可以从黏附血小板或者悬浮液活化血小板[44,88]中释放,这里所说黏附血小板是指附着于血管壁组分的血小板,例如胶原[22-25]。每个血小板形成的 EV 形态、亚型、生化组成和数量都取决于激动剂[6,22,108]。例如,用胶原蛋白和凝血酶刺激黏附[22-25]或悬浮[44,88]血小板,血小板形成囊泡并转化成 PS 暴露的球状结构,这一现象无法经由任意一种激动剂单独刺激后得以重复。这些球状结构与血栓主体分离[108],并且血小板可释放膜碎片作为 EV[22-25,44,108]。最后,"血小板 EV 组"可能会随时间变化[111]。无论黏附血小板和悬浮液中的血小板是否释放不同类型的 EV 和/或形成不同的 EV,将来都需要进行仔细比对。并且,"血小板 EV 组"分子和形态组成很大程度也取决于激活信号[6,112,113]。此外,很明显,诸如血小板存在时间(年轻与衰老)、血管状态(剪切、内皮完整性、血栓位置)或激活信号产生(高糖、细菌脂多糖、暴露修饰的脂蛋白)前的状态等因素,可以对血小板产生负面或正面刺激,从而诱导 EV 微调[111]。

关于 EV 作为生物标志物的潜在应用,已有文献表明血小板 EV 的浓度在例如血栓性疾病[12,13,15,16,65,114,115]、糖尿病[66-68]和自身免疫疾病[11,14,69]中升高,并且在血小板 EV 浓度和疾病活性之间发现正相关性[11,16,114]。然而,目前还不清楚血小板 EV 的增加在多大程度上反映疾病中血小板的活化。例如,成人呼吸窘迫综合征患者和心肺体外循环的患者体内,血小板 EV 的浓度与血小板活化的程度并不相关[29]。将来,当我们能将血小板活化与血小板 EV 形成进行关联时,血小板 EV 将作为具有吸引力的生物标志物而在临床研究中得到验证。

生化成分

分离步骤会影响 EV 的成分[20,84]。基于差速离心的分离方法容易导致血小板碎片污染,血小板 EV 聚集,EV 破坏和非 EV 组分共沉淀,常规流式细胞仪或免疫捕获仅检测到总 EV 中小部分,因此,血小板 EV 的生化组成目前仍未得到充分的表征。为了提高透明度并将 EV 生化成分进行比较,蛋白质、脂质、代谢物和核酸,特别是组学数据都被收集到开放的存取数据库中,例如 Vespediapedia(www. microvesicles. org)[116]、EVpedia(www. evpedia. info)[117] 和 ExoCarta(www. exocarta. org)[118]。图 22.7 中列举了血小板 EV 中一些关键分子和分子类别以及他们在健康和疾病中潜在功能之间的关系,并在接下来的章节中讨论。一般而言,为了能够评估血小板 EV 含量或功能的结果,我们建议读者在研究中注意分析前步骤(尤其是去除血小板和/血浆成分的组学等相关研究中)和分析检测技术的局限性。

蛋白质

血小板 EV 含有来自血小板膜、胞质溶胶和细胞器的蛋白质,包括黏附受体、凝血因子(图 22.7)、转录因子、生长因子、活化酶、细胞因子和趋化因子及它们的受体[6,35,36,119,120]。某些蛋白质在血小板 EV 中富集取决于血小板活化机制[6,44,92,120],因此 EV 亚型中动态内容物含量和变化可能取决于激动剂和刺激时间。例如,体外用二磷酸腺苷(ADP)激活的血小板 EV 与用胶原蛋白或胶原蛋白和凝血酶[120]激活的血小板 EV 相比含有不同的蛋白质,说明这些 EV 具有不同的功能。调节化合物分配到血小板 EV 中的机制尚不清楚,但可能与血小板 EV 亚型的异质性有关[35]。

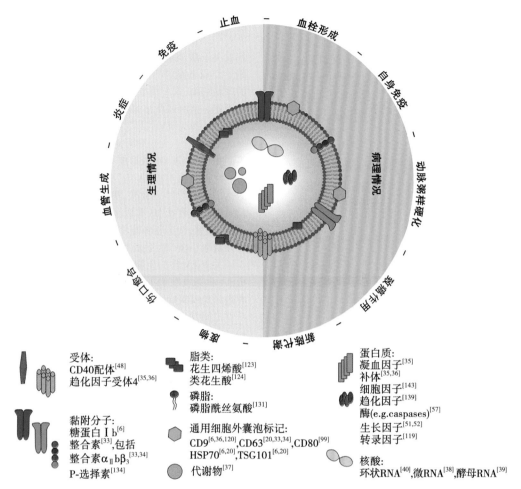

受体:
CD40配体[48]
趋化因子受体4[35,36]

黏附分子:
糖蛋白Ⅰb[6]
整合素[33],包括
整合素$\alpha_{II}b\beta_3$[33,34]
P-选择素[134]

脂类:
花生四烯酸[123]
类花生酸[124]

磷脂:
磷脂酰丝氨酸[131]

通用细胞外囊泡标记:
CD9[6,36,120],CD63[20,33,34],CD80[99]
HSP70[6,20],TSG101[6,20]

代谢物[37]

蛋白质:
凝血因子[35]
补体[35,36]
细胞因子[143]
趋化因子[139]
酶(e.g.caspases)[57]
生长因子[51,52]
转录因子[119]

核酸:
环状RNA[40],微RNA[38],酵母RNA[39]

图22.7　已报道的血小板细胞外囊泡(EV)生化成分和血小板细胞外囊泡在健康和疾病中潜在功能的实例。本汇总并非详尽无遗,也未评估所引用文献的方法。有关血小板EV的生化组成和功能的综合摘要,请参阅参考文献4、112、113。HSP,热休克蛋白;TSG,肿瘤易感基因

脂质和代谢物

　　血小板EV膜富含游离胆固醇和磷脂。当血小板EV经过密度离心时,血小板EV具有不同的密度组分。这些EV组分的游离胆固醇和磷脂比例不同,关于膜组成,一些EV类似于细胞内膜,一些类似于细胞质膜,表明血小板EV起源于不同的亚细胞组分[36]。迄今为止,PS一直是EV脂质研究中主要研究对象,它决定了EV(特别是微颗粒)形成[41]、清除[121]和功能[122],因此,在血小板EV暴露的脂质中,PS的存在和缺失是关注点。血小板EV存在的脂质中,花生四烯酸及其代谢物是最先确定的促进血小板EV参与炎症的脂质物质(详见下文)[123]。此外,有研究确认12(S)-羟基二十碳四烯酸是血小板EV产生的主要类花生酸,负责中性粒细胞对血小板EV的内化[124]。因为(血小板)EV的脂质成分不仅对EV功能至关重要,而且对将(血小板)EV作为药物递送系统也至关重要,对决定EV稳定性和功能性的特定脂质的认识可用于开发新的基于EV的治疗手段[125]。

　　最近,通过靶向代谢组学在分离的血小板EV和血小板中鉴定出超过50种代谢物,与血小板相比,血小板EV富含一些代谢物(例如D-核糖5-磷酸酯超过20 000倍),并且在血小板

EV中检测到一些独特的代谢物[37]。由于血小板EV和尿液的EV代谢特征重叠,因此某些代谢产物可能在所有EV中普遍存在[37]。尽管EV代谢产物的生物学相关性需要进一步研究,但已经证明在例如癌症中,EV包裹的代谢物可以被受体细胞代谢直接利用[37]。最后,血小板EV脂质和代谢物的浓度以及种类可能也取决于EV内部持续的酶活性[37,124]。

核酸

　　EV中RNA的生物相关性仍然存在争议。血浆(非细胞)RNA例如miRNA,环状RNA和YRNA在EV(包括血小板EV)[38-40]中转运的概念受到挑战,有研究表明大多数血浆miRNA不存在于血浆EV中或与血浆EV无关[126],因为通过超速离心分离的血浆EV中含有其他miRNA载体包括Argonaute蛋白和脂蛋白[28,127]。然而,越来越多的证据表明血浆EV[128]包括血小板EV[129]中存在miRNA,这也逐渐揭示了EV在健康和疾病中的新功能,以及它们的临床应用[128,129]。

　　虽然血小板缺乏细胞核以及核DNA,但血小板含有线粒体以及线粒体DNA。最近,有研究表明活化的血小板通过游离形式或将线粒体包裹在EV中来释放线粒体[44,95]。由于线粒体的大小因素(约500nm),含线粒体的EV是血小板EV群中独

立的一群。然而,由于血小板 EV 和线粒体在大小上部分重叠,它们可能在离心过程中共沉淀,使得难以单独研究两个群体。血小板分泌的 EV 和线粒体的存在可能导致输血相关的不良反应,如过敏和发热[130]。

形成和清除

磷脂酰丝氨酸在形成和清除中的作用

在静息血小板中,PS 通过 ATP 依赖的翻转酶(把分子的脂端从外膜侧翻转到内膜侧)以及氨基磷脂转位酶从质膜的外部转运到内部小叶[131]。在血小板活化后,细胞质钙浓度的增加抑制氨基磷脂转位酶并激活翻转酶(把分子的脂端从内膜侧翻转到外膜侧)和爬行酶转运蛋白(促使膜磷脂发生无规则的翻转运动),导致 PS 和其他内部小叶的脂质易位至外部小叶[41,131]。同时,钙蛋白酶和其他钙依赖性蛋白酶降解细胞骨架蛋白,从而促进血小板外膜出芽和 EV 释放[132]。尽管有明确的生化证据表明,PS 暴露是血小板 EV 形成过程中关键事件之一,但约 50% 的血小板 EV[8,81-83]缺乏 PS,表明存在与 PS 分子重排的其他机制。例如,血小板 EV 可以在与胞吞作用相反的过程中直接从质膜脱落[10]。最近在系统性红斑狼疮患者中表明 PS 阴性(血小板)EV 与系统性红斑狼疮存在相关性,与对照相比,患者 PS 阴性而非 PS 阳性 EV 浓度增加[83]。另一种可能是,所有血小板 EV 都暴露 PS,但是使用膜联蛋白 V 或乳黏素标记后,每个 EV 暴露 PS 的量低于流式细胞仪的检测限。

PS 是促进细胞以及包括血小板 EV 在内的 EV 清除的"吞噬"信号之一,并且 EV 暴露 PS 后被脾巨噬细胞识别并吞噬[121]。由于体外操作极易造成 PS 的暴露,因此可能需要重新评估关于 EV 尤其是不暴露 PS 的 EV 清除率和半衰期的早期研究结果。

血小板 EV 的功能

由于 EV 能够转运蛋白质、脂质、代谢物和核酸,因此血小板 EV 可能影响各种生理和病理功能。在这里,我们重点关注一些由血小板 EV 所产生的功能。有关全面介绍血小板 EV 功能的综述,请读者参阅具体文献[4,72,112,113]。

凝血

由于早期发现血小板 EV 是作为"促进血液凝固的亚细胞因子"[1,46],血小板 EV 主要功能之一是凝血。通过测量 PS 暴露[122]和/或组织因子(TF)[100]来研究(血小板)EV 的促凝活性。然而,例如健康人血浆中 PS 暴露的 EV 在没有 TF 的情况下促进但不会引发凝血[46]。如图 22.8 所示,新鲜且含有 PS 暴露的 EV 的贫血小板血浆在复钙(重新加入钙离子)后长达 1 小时不会形成凝块。当添加外部来源的 TF 暴露的 EV 时(例如人唾液),血浆开始凝结[133]。借助过量的乳黏素封闭 PS 或使用抗人凝血因子Ⅶa 抗体抑制 TF 活性时,可以阻止凝血(图 22.8),这说明 PS 和 TF 同时存在才能导致血浆凝固。总之,通过提供凝结表面,血浆 EV(包括血小板 EV)具有促凝活性,但是血浆 EV 不是凝结剂,因为它们本身不会在生理条件下引发凝血。

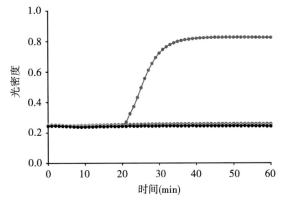

图 22.8　通过提供磷脂酰丝氨酸和组织因子、细胞外囊泡引发并促进人血浆凝固。在血小板清除后,仅含有血小板细胞外囊泡(EV)的血浆中进行纤维蛋白生成实验。这些 EV 中有一部分暴露磷脂酰丝氨酸(PS;数据未显示)。在 $t=0$ 时重新使血浆复钙。当血浆凝结时,光密度增加。含有 PS 的 EV 血浆不会凝结(红色)。然而,一旦将含有组织因子(TF)的 EV(例如来自唾液)添加到该血浆中时[133],通过纤维蛋白生成测量可知凝血激活(蓝色)。用过量的乳黏素封闭 PS 暴露的 EV,或用抗因子Ⅶa 抗体抑制 TF 引发的外源性凝血均可抑制血浆凝固(分别为黑色和绿色)。该实验表明,血浆中含有 PS 的 EV 对于凝血的放大过程必不可少,但是在没有 TF 的情况下它们本身不是促凝剂。PS 和 TF 都是必不可少,两者都可由 EV 提供

血小板 EV 也可间接促进凝血。来自活化血小板的 EV 表达 P-选择素,它可与单核细胞上的配体 P-选择素糖蛋白配体-1(P-selectin glycoprotein ligand-1,PSGL-1)结合,导致单核细胞活化和 TF 产生[134]。最后,在病理条件或创伤下,外周血可能含有源自脑或肿瘤[100,135]的含有 TF 的促凝型 EV,联合血小板或其他血浆 EV 提供的 PS,进一步诱发和促进凝血导致高凝。最近有研究表明,乳粘素封闭 PS 促进 EV 的清除,从而在小鼠创伤性脑损伤模型中阻止高凝并提高生存率[136]。

血小板 EV 在凝血和抗凝血中的作用,例如活化蛋白 C 的形成,取决于 EV 暴露的分子[137]。血浆 EV 可能也参与纤维蛋白溶解[138]。来自内皮细胞和白细胞的 EV 由于分别含有组织型纤溶酶原激活物(tissue-type plasminogen activator,t-PA)或尿激酶型纤溶酶原激活物(urokinase-type plasminogen activator,u-PA)具有纤维蛋白溶解活性,而来自血小板和红细胞的 EV 似乎缺乏纤维蛋白溶解活性[138]。

免疫反应和炎症

血小板 EV 含有多种分子组分,从黏附分子到细胞因子及其受体,从而参与免疫和炎症。血小板 EV 影响免疫细胞,例如调节性 T 细胞[47],B 细胞[48],中性粒细胞[49]和单核细胞-巨噬细胞[50,58]。血小板 EV 与 T 细胞共同影响 B 细胞成熟,并且血小板 EV 可运输 CD40 配体(CD154),以刺激 B 细胞产生抗原特异性免疫球蛋白 G[48]。有趣的是,血小板 EV 通过 12-脂氧合酶和分泌的磷脂酶 A2-ⅡA 酶进入中性粒细胞[124]。作为新型介质,血小板 EV 将转录因子和 miRNA 运输至中性粒细胞[124]。血小板 EV 与中性粒细胞的相互作用促进中性粒细胞聚集、吞噬活性和细胞因子分泌[49]。此外,血小板 EV 刺激单

核细胞成熟,形成巨噬细胞[87]并且将巨噬细胞基因表达重编程,使巨噬细胞更趋向于树突细胞[50]或吞噬的表型分化[58]。

血小板 EV 还影响血管壁细胞,可能促进动脉粥样硬化的发生和进程。例如,血小板 EV 将花生四烯酸运输至邻近的血小板和内皮细胞,引发促血栓形成/促炎性级联血栓素 A_2/前列环素产生和环氧合酶 2 表达[123]。血小板 EV 含有例如 RANTES 等细胞因子,它们沉积在活化的内皮以促进白细胞募集[139]。此外,血小板 EV 促进平滑肌细胞增殖[59]并增加单核细胞向受损内皮细胞黏附[58],促进动脉粥样硬化。关于血小板 EV 涉及动脉粥样硬化血栓包括内皮功能障碍,促炎症和促凝血活性的启动以及进程的更多细节可以在最近的综述中查询[140,141]。

在小鼠淋巴液和炎症性关节炎患者滑膜液中同样发现血小板 EV 的存在[142]。虽然淋巴液中血小板 EV 功能有待进一步研究[143],风湿性关节炎患者滑膜液中血小板 EV 将白细胞介素-1β(IL-1β)转移至滑膜成纤维细胞,从而引发促炎反应[143],这意味血小板 EV 在关节破坏中发挥潜在作用。有趣的是,血小板 EV 通过在血小板、血管、免疫细胞之间转移促炎以及抗炎转录因子而在炎症中具有双重作用,例如核因子 κβ(nuclear factor kappa β,NF-κβ)和过氧化物酶体增殖物激活受体 γ(peroxisome proliferator activated receptor γ,PPARγ)[119]。此外,血小板 EV 通过调节性 T 细胞抑制白细胞介素-17 和干扰素-γ 的产生来抑制炎症[47],这为血小板 EV 在炎症过程中发挥不同作用提供额外证据。

虽然血小板 EV 的研究充满希望,但是迄今大多数功能研究仅仅或大多数是在体外和/或在动物模型中进行。尚不清楚观察到的效应是否仅归因于血小板 EV,或者(也)是源于其他可溶效应分子,即 EV 与这些效应分子不完全分离所致[47-50,58,59,139-141]。此外,在血小板 EV 内部和/或与血小板 EV 一起释放的线粒体可以调节炎症和凝血[95],这可能进一步混淆血小板 EV 的真实功能。

血管生成和伤口愈合

由于含有生长因子,血小板 EV 被认为可以促进血管生成,含有的生长因子包括血小板源性生长因子(platelet-derived growth factor,PDGF)、血管内皮生长因子(vascular endothelial growth factor,VEGF)、胰岛素样生长因子 1(insulin-like growth factor 1,IGF1)和转化生长因子-β(transforming growth factor-β,TGF-β)等[51]。血小板 EV 通过促进人脐静脉内皮细胞增殖、存活、迁移和成管能力来介导血管生成[51,52]。在小鼠模型中,血小板 EV 在内皮细胞受到损伤后增强内皮恢复完整性的潜力,包括增强它们的募集、迁移、分化和促血管生成因子的释放[60]。最近,在大鼠糖尿病模型中发现血小板 EV 促进慢性皮肤伤口再上皮化[63],并且在大鼠股骨头坏死模型中阻止细胞凋亡[64]。

致癌作用

尽管血小板 EV 对癌症发病机制的直接贡献尚未得到阐明,但一些研究表明血小板 EV 与癌症之间存在功能联系。在体外,血小板 EV 可通过运输生长因子[53,54]和生长因子受体例如 VEGF 受体 Flt1 促进肿瘤血管生成和癌细胞生长[55]。血小板 EV 还刺激前列腺癌细胞中基质金属蛋白酶分泌,从而促进癌细胞侵袭能力[56]。另一方面,在体外和动物模型中,血小板 EV 将 miRNA-24 输送至肿瘤细胞来抑制肿瘤生长[61]。

废物处理

储存的血小板经历类似细胞凋亡的过程,包括释放含有执行细胞凋亡的活性胱天蛋白酶-3 的 EV[57]。去除包裹在血小板中的半胱天冬酶-3 可以减轻血小板的"内部压力",同时保护内环境免受危险废物的影响,通过 PS 介导的脾脏摄取清除[62]。类似地,血小板 EV 从血小板表面补体级联组装中逃脱,保护血小板免受"外部应激"[144]。因此,血小板 EV 可以用作处理危险物的载体,有助于细胞稳态。

在健康和疾病中的作用

为了支持体外或动物模型中发现的血小板 EV 功能,已有报道表明在许多疾病中血小板 EV 浓度增加主要与血小板活化和/或炎症有关。在研究的大多数病理疾病中,仅通过流式细胞术将血小板 EV 浓度变化与疾病严重性或进程产生相关性,并且很少通过额外的实验证实功能机制(表 22.2)。在许多病理状态下,例如 Scott 综合征、Wiskott-Aldrich 综合征和其他血液病,研究人员认为血小板 EV 的形成和功能受损与疾病的病理生理学有关[145-150]。仅在一些疾病中,血小板 EV 浓度升高[29,151-158],但血小板 EV 作用机制尚不清楚。尽管在本书前面章节中指出 EV 与临床疾病有关,但在一些使用传统流式细胞仪检测的研究中,可能将残留血小板或其片段也被认定为"血小板 EV",因此难以将血小板活化与 EV 的作用进行区分。

表 22.2　流式细胞术检测血小板细胞外囊泡浓度与病理状态之间关联的实例

病理状态	浓度	表型	体内实验参与的功能	体外实验确定的功能	参考文献
血液疾病					
Castaman 综合征	↓	CD41,CD61	出血	凝血	145
肝素诱导的血小板减少症	↑	CD41	血栓	ND	146
免疫性血小板减少性紫癜	↑	CD61	血栓	ND	147
阵发性睡眠性血红蛋白尿症	↑	CD42b	血栓	凝血	148
Scott 综合征	↓	CD41,CD61,CD42b	出血	凝血	149

病理状态	浓度	表型	体内实验参与的功能	体外实验确定的功能	参考文献
Wiskott-Aldrich 综合征	↑	CD41	出血	ND	150
动脉粥样硬化血栓形成性疾病					
急性冠状动脉综合征	↑	CD41,CD42b,CD61/CD62P	血栓	ND	12,13,15,65
急性肺栓塞	↑	CD42b	栓塞	ND	114
冠状动脉疾病	↑	CD41	动脉粥样硬化	ND	65
深静脉血栓疾病	↑	CD61	血栓	ND	115
缺血性卒中	↑	CD61	血栓	ND	16
外周动脉疾病	↑	CD61 CD62p	动脉粥样硬化	ND	12
自身免疫性疾病					
银屑病	↑	CD31/CD41	动脉粥样硬化	ND	14
类风湿关节炎	↑	CD61	动脉粥样硬化/自身免疫性疾病	ND	11
系统性红斑狼疮	↑	CD61	血栓	ND	69
感染性疾病					
人类免疫缺陷病毒	↑	CD31/CD42b	动脉粥样硬化	ND	151
脓毒症	↑	CD61,CD62p ND	止血 血压正常	凝血,血管反应性[a]	152,153
癌症					
乳腺癌	↑	CD61	转移	ND	154
结肠直肠癌	↑	CD61	进展	ND	155
胃癌	↑	CD41	转移	ND	156
肺癌	↑	CD31/CD42b	ND	ND	157
口腔癌	↑	CD31/CD41	进展	ND	158

本表囊括了 EV 体外功能的补充分析。有关血小板 EV 浓度与疾病的相关综述,请参阅参考文献 4、112、113。

[a] 小鼠主动脉环的收缩性。

ND,未定义。

血小板 EV 不同表型(表 22.2)和缺乏标准化的前分析方案可能导致已报告中血小板 EV 浓度存在系统差异。在出血性疾病中,血小板 EV 释放受到影响,例如 Scott 综合征或 Castaman 综合征,也存在血小板功能失调或血小板数目较低的问题,使得难以确定疾病的哪些方面是由于缺乏血小板 EV 所造成。最后,即使血小板 EV 数量在某些病理状态下上升,例如动脉血栓的患者,仍需要使用改进的分析技术进行补充研究来确定血小板 EV 是否是该疾病的"主动因素"或"被动指标"。作为"被动指标",血小板 EV 可作为该疾病的生物标志物。例如,由于血小板 EV 在血小板聚集体形成后释放(纤维蛋白原与活化的整合素 α Ⅱ bβ3 结合),这是动脉血栓形成的最后一步,因此假设该疾病早期阶段血小板 EV 是诊断冠状动脉血栓的候选生物标志物[42]。以微创方式通过液体活检对血小板 EV 分析也许可以进行预测,诊断和监测疾病病理状态如血栓

形成等[71],但这需要①确定血小板 EV 与疾病病理之间的明确联系,②标准化分析前因素,以及③改进检测技术。

最后,虽然很大程度上潜在机制仍未可知,但是血小板 EV 在富血小板血浆治疗中发挥作用,之前也曾成功治疗过肌肉骨骼损伤或牙齿病变[160]。阐明和控制血小板 EV 治疗潜力可以为伤口愈合[63,64]等提供创新工具。然而,在血小板 EV 进入临床应用时代之前,必须将研究血小板 EV 的方法进一步改进以及标准化,并且必须在多中心临床研究中被验证血小板 EV 可以作为生物标志物/药物递送系统。

未来发展

本章总结了新近关于(血小板)EV 的发现,并强调了自上一版《血小板》出版以来 EV 研究取得的巨大进步。研究复杂

体液中极小颗粒并不容易,但由于分离和检测方法的改进,有利于大力推进研究 EV 的真实存在性和临床相关性,并且解析它们的潜在分子机制。鉴于 EV 科学和临床价值急速增长,血小板 EV 在健康和疾病中的存在和功能的复杂性将在未来新版本《血小板》中得到不断更新与成熟。

致谢

我们对在图 22.6 中测定粒子大小分布的 Edwin van der Pol(阿姆斯特丹大学学术医学中心生物医学工程与物理系)

表示感谢。

(武艺 译,朱力 审)

扫描二维码访问参考文献

第 23 章　血小板对纤维蛋白溶解的调节作用

Nicola J. Mutch

引言

血小板在止血的各个阶段都发挥作用,包括纤溶系统调节纤维蛋白降解的后期阶段。越来越多的证据表明,血小板对纤维蛋白溶解的几个关键阶段起重要调节作用,可以增加或限制纤维蛋白降解。在本章,我们将深入探讨血小板与纤溶系统之间相互作用的各种机制。在讨论血小板在该系统中的关键影响之前,我们将首先阐释控制纤维蛋白溶解及促进纤维蛋白降解和血管系统凝块清除因素的主要蛋白酶和抑制物。

纤维蛋白溶解的一个重要特征是表面介导的纤溶酶原激活的增强。纤维蛋白一直被认为是调节纤溶酶原激活的主要表面,然而,现在已经确定细胞表面在纤溶酶原的定位和增强活化中也起着关键作用。血小板含有大量受体,这些受体将一些关键蛋白质锚定在其表面,从而保护这些蛋白酶免于失活。血小板还含有大量的关键蛋白和纤溶介质,这些蛋白和介质在血小板活化过程中被分泌到血管中。血小板具有促进凝血酶生成和纤维蛋白形成的能力,但是如下章节将描述这些动态细胞如何影响纤维蛋白的稳定性和降解。

纤维蛋白溶解的关键因素及其功能

纤维蛋白溶解的主要步骤是通过中心蛋白酶-纤溶酶降解纤维蛋白。纤溶酶是由纤溶酶原激活物作用于纤溶酶原而产生,其中研究最多的是组织型纤溶酶原激活物(tissue type plasminogen activator,tPA)和尿激酶型纤溶酶原激活物(urokinase type plasminogen activator,uPA)(图 23.1)。这些丝氨酸蛋白酶以酶原的单链形式存在,在单个肽键被切割后才具有活性。纤溶系统中的蛋白酶,如凝血级联反应中的蛋白酶,在精氨酸和/或赖氨酸键处裂解,从简单的胰蛋白酶样原始蛋白酶进化而来[1,2]。活性酶通常以双链形式存在,其通过一个或两个二硫键连接。然而,这些蛋白酶具有一定程度的酶原性,其中一些酶如 tPA 以单链形式表现出活性,而另一些酶如纤溶酶原,则在蛋白质水解成双链形式之后具有活性[3]。纤溶酶主要在赖

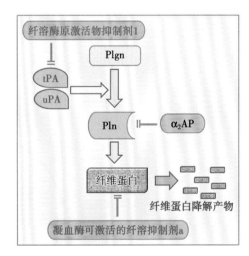

图 23.1　纤溶系统。纤溶系统由一系列反应组成,这些反应通过纤溶酶原激活物——组织型纤溶酶原激活物(tPA)和尿激酶型纤溶酶原激活物(uPA)的作用从循环中的非活性前体纤溶酶原(Plgn)产生活性酶纤溶酶(Pln)。该系统受几种抑制物的调节:α₂ 抗纤溶酶(α₂AP);纤溶酶原激活物抑制物 1(PAI-1);纤溶酶原激活物抑制物 2(PAI-2,未显示)。这些抑制物属于丝氨酸蛋白酶抑制物超家族,并分别与其靶蛋白、纤溶酶和 tPA/uPA 形成直接的一对一复合物。凝血酶激活的纤溶抑制物(TAFI)是一种羧肽酶,可被凝血酶/血栓调节蛋白复合物和纤溶酶激活形成 TAFIa。它从纤维蛋白中去除赖氨酸残基,而赖氨酸残基是刺激 tPA 介导的纤溶酶原激活所必需的。纤溶酶通过裂解精氨酸和赖氨酸残基来降解纤维蛋白,产生可从循环中清除的纤维蛋白降解产物(FDP)

氨酰和精氨酰键处切割纤维蛋白,产生一系列容易进一步被蛋白水解降解的中间片段(可参阅参考文献[4])。最终,纤溶酶产生纤维蛋白降解产物(fibrin degradation products,FDP),这些产物可以从血液循环中清除,但有能力彼此重新结合或与凝块本身重新结合[5]。接下来将进一步详细描述各个丝氨酸蛋白酶和调节其功能的抑制物。

纤溶酶(原)

纤溶酶原是纤溶酶的酶原形式,是 92kDa 的单链糖蛋白,由 791 个氨基酸和约 2%碳水化合物组成。纤溶酶原主要由肝脏产生,但也在远端部位的肝外合成的报道[6]。纤溶酶原的血浆浓度相对稳定,约为 200mg/L 或 2μmol/L,但在急性期反应会增加[7]。纤溶酶原由 N 末端激活肽(77 个残基),5 个环状结构域(Kringles)和一个含有催化三联体 His[603]、Asp[646] 和 Ser[741] 的蛋白酶结构域组成[8]。环状结构域是长度约为 80 个残基的环结构,其特征是通过保守的 Cys 残基具有独特的二硫键结合模式。由于它们对赖氨酸残基的特异性亲和力,环状结构域赋予了纤溶酶原高度的结合特异性。

纤溶酶原通过纤溶酶原激活物的作用,在 Arg[561]-Val[562] 位点裂解成纤溶酶,形成由两个二硫键连接的双链蛋白酶。天然纤溶酶原在其 N-末端具有一个谷氨酸残基(glu-纤溶酶原)。酶活性产物 lys-纤溶酶除了在 Arg[561]-Val[562] 位点裂解外,还在 N 末端裂解(图 23.2)。这两种异构体在其活化和与纤维蛋白的结合方面存在差异,并且通常用闭合(glu-纤溶酶原)和开放(lys-纤溶酶原)构象来描述。lys-纤溶酶原血浆半衰期较短(0.8 天与 2.2 天相比)。glu-纤溶酶原对 lys-纤溶酶的激活是通过不同的中间步骤进行的,这取决于反应是在液相中还是在纤维蛋白或细胞的表面上发生(图 23.2)[9]。

纤溶酶原也存在于人血小板的 α-颗粒内,但其相对丰度和摄取机制尚不清楚[10]。因为在培养的巨核细胞中未检测到其合成,体内转运或受体介导的内吞作用(如其他蛋白质[11-13])似乎是 α-颗粒中纤溶酶原存在的可靠解释[10]。

纤溶酶原激活物

人纤溶酶原激活物是根据其分离来源 tPA(组织型)和 uPA(尿激酶型)命名的。几种细菌纤溶酶原激活物和从吸血蝙蝠分离的激活物也能将纤溶酶原转化为纤溶酶,在这里着重介绍人纤溶酶原激活物。

组织型纤溶酶原激活物

tPA(68kDa)由内皮细胞合成和分泌[14],在血浆中的浓度约为 5μg/L(70pmol/L)。在基础条件下,tPA 由内皮细胞释放[15]。额外的 tPA 库则储存在内皮细胞、神经内分泌细胞和肾上腺嗜铬细胞的储存载体中,并且响应细胞外刺激而释放[16-19]。血管活性物质如凝血酶、组胺[20,21]、类固醇激素[22,23]和类维生素 A 刺激 tPA 的合成和释放(见参考文献 24)。已知在压力和运动期间,由于肾上腺素的增加,循环水平的 tPA 会增加[25-27]。

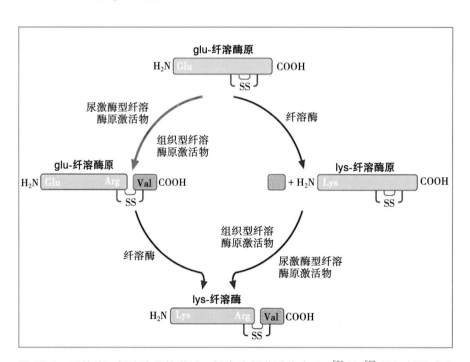

图 23.2　天然 Glu-纤溶酶原的激活。纤溶酶原激活物在 Arg[561]-Val[562] 处切割形成 B(轻链,蛋白酶或有催化活性的)和 A(重链,环状结构域)链。glu-纤溶酶原和 glu-纤溶酶都含有氨基末端活化肽(Gln[1] 至 Lys[76])。纤溶酶具有切割 glu-纤溶酶原该活化肽的能力,产生 lys-纤溶酶原(右侧),这是一种更容易与纤维蛋白相互作用的中间形式,并且可被纤溶酶原激活物(tPA 和 uPA)更有效地切割。纤溶酶还可以切割 glu-纤溶酶活化肽,产生 lys-纤溶酶(左侧)

tPA 由 A 链和 B 链组成：A 链含有一个自状结构，一个 EGF 结构域和两个环状结构域，而 B 链含有蛋白酶或催化结构域。它以单链形式（single-chain form, sctPA）分泌，随后通过纤溶酶在 Arg^{275}-Ile^{276} 处切割将其转化为双链形式（two-chain form, tctPA）。当 sctPA 与其辅因子纤维蛋白结合时，其表现出与 tctPA 类似的酶活性，这在丝氨酸蛋白酶家族中是不常见的[28]。研究表明，tPA 缺乏特异性酶原三联体 Asp^{194}、His^{40}、Ser^{32}（胰凝乳蛋白酶编号），在其他丝氨酸蛋白酶中大多为保守形式，从而导致了与单链形式相关的高度活性[3,29]。tPA 的主要底物是纤溶酶原，但为了有效产生纤溶酶，还需要变构调节物——纤维蛋白[30]。这是个有趣的现象，纤维蛋白促进了 tPA 介导的纤溶酶产生的同时还充当纤溶酶的主要底物，即纤维蛋白加速了其自身的破坏。在纤溶酶原存在的情况下，tPA 与纤维蛋白结合的解离常数 K_d 为 20nmol/L，大约是无纤溶酶原存在时的 20 倍，这表明 tPA、纤溶酶原和纤维蛋白之间存在三元复合物[31]。在纤维蛋白原转化为纤维蛋白后，tPA 和纤溶酶原特定的结合位点就会暴露出来[32]。当与纤维蛋白组成复合物时，纤溶酶原会变为开放构象，更容易被 tPA 激活。

尿激酶型纤溶酶原激活物

uPA（54kDa）在尿液中的含量约为 40~80μg/L，且由大量具有成纤维细胞形态的细胞以及上皮细胞[33]、单核细胞和巨噬细胞[34,35]合成（参见参考文献 24）。与 tPA 相同，uPA 在 Arg^{561}-Val^{562} 位点切割纤溶酶原，但它不结合也不需要纤维蛋白作为辅因子。它是含有三个结构域的单链蛋白：表皮生长因子结构域，环状结构域和蛋白酶结构域。蛋白酶结构域含有催化三联体 His^{204}、Asp^{255} 和 Ser^{356}，与 tPA 约有 40% 的序列一致性[36]。单链 uPA（single chain uPA, scuPA，也称为前 UK）通过纤溶酶因子[38,39]、FXIIa 和激肽释放酶[40]在 Lys^{158}-Ile^{159} 位点裂解而被激活为（uPA, UK）。凝血酶在 scuPA 的 Arg^{156}-Phe^{157} 处切割[40-42]，并且非活性产物通过组织蛋白酶 C 去除 N 末端二肽将其活化，也可以通过纤溶酶缓慢地将其活化[37,43]。scuPA 约有 0.5% 的 uPA 活性，并且大约位于酶原谱的一半，位于具有高内在活性的 sctPA 和真正的酶原纤溶酶原之间。

纤维蛋白溶解的接触激活

传统认为接触途径是凝血级联反应的一部分，但现在人们普遍认为该系统在炎症中也起着重要作用，并且与纤维蛋白溶解有关。该系统由四种蛋白质组成（如图 23.3）：凝血因子 XII、前激肽释放酶、凝血因子 XI 和高分子量激肽原（high molecular weight kininogen, HK）。凝血因子 XII 和前激肽释放酶在带负电的表面上相互结合并相互激活，分别产生它们的活性形式凝血因子 XIIa 和激肽释放酶。凝血因子 XIIa 随后将下游凝血因子 XI 切割成其活化形式凝血因子 XIa，该活化形式能进入凝血途径。该途径的非酶成分 HK 与前激肽释放酶和凝血因子 XI 在循环中形成复合物，增强了这些蛋白质与活化表面的结合。锌离子诱导凝血因子 XII[44-47]和 HK[48,49]的构象变化，增强这些蛋白质与阴离子表面的相互作用。现已知许多不同的人造表面可以激活接触途径，包括高岭土、鞣花酸、硫苷脂和硫酸葡聚糖[50-55]。高岭土（硅酸盐）的活化是活化部分凝血酶原时间（activated partial thromboplastin time, aPTT）诊断试验的基础。

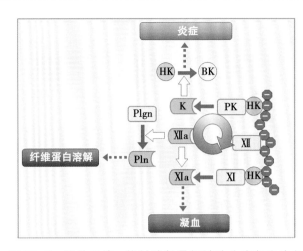

图 23.3　接触系统。接触途径最初被认为在凝血中起作用。现在已知它也在诸如炎症（通过缓激肽的作用）和纤溶等其他过程发挥作用。此图概述了不同的激活机制和该系统进入这些途径的方式。紫色六边形表示表面带负电。HK，高分子量激肽原；BK，K，激肽释放酶；PK，前激肽释放酶；Plgn，纤溶酶原；Pln，纤溶酶；XIa，活化凝血因子 XI；XIIa，活化凝血因子 XII

能够引发接触活化的天然表面尚不清楚，但在过去的十年中，已经证明几种分子能够激活凝血因子 XII 和/或前激肽释放酶，这几种分子包括血小板多聚磷酸盐（polyphosphate, polyP）[56,57]、RNA[58]，错误折叠的蛋白[59]和胶原蛋白[60]。当前激肽释放酶通过 HK 与内皮细胞表面结合时，也会发生不依赖凝血因子 XIIa 的活化[61]。值得注意的一点是，凝血因子 XII 的激活通常是用强人工阴离子表面进行研究，这使我们对这种级联反应的激活和调控的解释有些偏离。这些天然活化表面的发现显示出系统中的细微差别，例如与某些表面复合时，形成 FXII 单链活性中间体[62,63]以及 FXIIa 靶向特定底物的活性。

凝血因子 XII 传统上被归类为凝血蛋白，但其结构上与 tPA、uPA 和纤溶酶原相关[64,65]。因此，凝血因子 XII 在单链形式中具有活性，并且当与其辅因子结合时可以切割生理靶点也许并不奇怪。它的"辅助因子"与 tPA 和纤维蛋白的情况类似。凝血因子 XIIa 通过多种机制参与纤维蛋白溶解。它通过激肽释放酶介导的单链 uPA（single-chain uPA, scuPA）活化引发纤维蛋白溶解[40,66]；血浆激肽释放酶切割 HK 产生血管活性肽缓激肽，从而诱导内皮细胞释放 tPA[67]。FXIIa 可直接激活纤溶酶原，这是一个由阴离子表面和锌[68-70]增强的过程，可能在体内具有潜在的相关性[71]。事实上，我们最近研究发现，在血小板中大小相同的多磷酸盐可作为凝血因子 XIIa 介导的纤溶酶原激活物的辅助因子。在进化过程中，纤溶系统出现冗余，因为小鼠 tPA 或 uPA 的缺乏仅导致轻度异常，而双敲除表现出更严重的表型[72]。在某些环境或条件下，FXIIa 促进纤溶酶的产生，以补充或补偿 tPA 和 uPA。有趣的是，纤溶酶也可以激活凝血因子 XII[73]，溶栓剂诱导接触激活进一步证明了这个发现[74]。目前，我们对这些通路之间错综复杂的关系了解还尚肤浅，需要进一步研究以确定基本机制。

纤维蛋白溶解的抑制物

纤溶系统由许多不同的抑制物和调节物控制，这些抑制物和调节物在级联反应的不同位点调节蛋白酶的功能,并下调纤溶酶介导的纤维蛋白降解(图 23.1)。血小板可以储存和分泌许多这样的抑制物,包括纤溶酶原激活物抑制物 1(PAI-1)、α_2 抗纤溶酶(α_2AP)和凝血酶激活的纤溶抑制物(TAFI),现在将对其进行详细讨论。

α_2 抗纤溶酶

α_2AP(70kDa)属于丝氨酸蛋白酶抑制物超家族,并且是纤溶酶的主要速效抑制物。它在血浆中的浓度为 70μg/L(1μmol/L),大约相当于纤溶酶原摩尔浓度的一半。α_2AP 合成的主要部位是肝脏,所以获得性 α_2AP 缺乏症是严重肝病患者的临床特征[75]。血浆中存在两种 N 末端被切割的 α_2AP 形式,分别是 Met-α_2AP 和 Asn-α_2AP。Asn-α_2AP 是抗纤溶酶切割酶从 Met-α_2AP 的 N-末端切割 12 个残基片段而产生的[76]。该抑制物的这种 N-末端加工特性与 Asn-α_2AP 形式中的 Gln2 的作用有关,Gln2 通过转谷氨酰胺酶——凝血因子ⅩⅢa 直接与纤维蛋白(原)的 Aα 链中的 Lys303 交联[77]。α_2AP 与正在形成的纤维蛋白凝块的交联,使其对纤维蛋白溶解的抵抗力大大增强[78,79]。相对于其他丝氨酸蛋白酶抑制物,α_2AP 的 C 末端延伸约 50 个残基[80]。这两种切割形式在血浆中约以 65∶35 的比例存在,但是目前尚未鉴定出负责切割的酶。天然全长形式的 α_2AP 能结合纤溶酶原,而切割形式则不能结合[81]。在 C 末端还含有介导 α_2AP 与内皮细胞结合的 RGD 序列[82]。

在循环流动的血小板中存在分散的 α_2AP 库,其在体积水平上仅相当于血液的 0.05%左右[83]。血小板 α_2AP 储存在 α 颗粒内[84]并且在凝血酶刺激后释放[83]。这部分 α_2AP 的量与血浆浓度相比是微不足道的,但其仍然具有生理作用,因为它由作用于局部的血小板分泌,并且可通过凝血因子ⅩⅢa 与纤维蛋白交联进入纤维蛋白网络。

纤溶酶原激活物抑制物 1

PAI-1 也是丝氨酸蛋白酶抑制蛋白超家族的成员。PAI-1 是一种不寻常的丝氨酸蛋白酶抑制物,因为它通过将活性中心环插入分子体内而自发失去活性,从而产生额外的 β-折叠 A 链。PAI-1 在体外变性后重新折叠而恢复活性[85]。这使该失活形式成为潜在的 PAI-1[85]。PAI-1 的血浆浓度相对较低(20ng/ml),激活的丝氨酸蛋白酶抑制物通过与基质蛋白——玻连蛋白结合而具有稳定性[86]。它可由大多数培养细胞合成,并且以较高浓度储存在血小板 α 颗粒中。一般认为脂肪细胞是基础 PAI-1 水平的合成来源[87],而肝细胞在急性期反应中使其水平升高[88]。它的抗原水平在正常受试者中存在很大的差异(1~40ng/ml),并且在不同的疾病状态和条件下(如肥胖)差别很大。与其他丝氨酸蛋白酶抑制物相比,PAI-1 在血浆中的半衰期极短($t_{1/2}$ 为 10 分钟)(例如 α_2AP $t_{1/2}$ 为 3 天)。尽管来自血小板的 PAI-1 活性低于血浆 PAI-1,但血小板仍是循环 PAI-1 的主要来源。在血栓中有高浓度的 PAI-1 积聚,动脉血栓含有比静脉血栓多 2 至 3 倍的 PAI-1[89,90]。血栓中含有的 PAI-1 浓度与其溶解能力有直接联系[91]。

血小板 PAI-1 储存在 α-颗粒内,并在各种激动剂激活后释放[92-96]。巨核细胞含有 PAI-1 mRNA,新合成的蛋白质在血小板生成过程中包装进入 α-颗粒。最初的认识是血小板来源的

PAI-1 只有 5%~10%以抑制 tPA 的活性构象形式存在[92,97],而现在有报道称多达 50%的血小板 PAI-1 以活性构象形式存在[98]。血小板还保留具有翻译活性的 PAI-1 mRNA,并负责 PAI-1 的从头合成[99]。直接由血小板合成的 PAI-1 似乎大多呈活性构象,并在凝血酶的刺激下分泌[99]。受到刺激后从血小板释放的高浓度活性 PAI-1 最有可能使动脉血栓产生对纤溶降解的生理和药理学抗性。

在人类中,PAI-1 的遗传性缺乏是非常罕见的,但血管创伤部位的止血栓过早溶解则会导致终身出血性疾病[100-103]。口服抗纤溶药物如氨甲环酸可有效地使止血活性恢复正常[101,103]。缺乏 PAI-1 的小鼠能正常发育,但在动脉血栓形成时出现血栓进展迟缓或闭塞性血栓数量减少[104,105]。相比之下,过表达内皮细胞特异性人 PAI-1 的小鼠会发生年龄依赖性的动脉血栓形成[106]。在人体中,循环 PAI-1 水平升高与心血管疾病有关[107,108],但当有其他混杂因素时,如肥胖、糖尿病和甘油三酯升高等时,高水平的 PAI-1 并不能单独预测疾病的发生[109]。

凝血酶激活的纤溶抑制物

TAFI 是一种羧肽酶,在血浆中以约 75nmol/L 的浓度循环,但在正常人群中差别很大(50~250nmol/L)[110,111]。它在肝脏中以单链糖蛋白的形式合成,表观分子量为 58kDa。通过去除 N-末端激活肽的 92 个氨基酸来激活 TAFI,从而产生具有活性的锌离子依赖性羧肽酶 B 样酶 TAFIa[112]。在糖胺聚糖催化的反应中,它可以被凝血酶/血栓调节蛋白复合物[113]和纤溶酶[114]激活。TAFIa 通过催化从部分降解的纤维蛋白中去除 C-末端赖氨酸残基来调节纤维蛋白溶解[115]。这些赖氨酸残基是纤溶酶原与纤维蛋白结合及其纤维蛋白溶解增强的正反馈机制的基础。目前在体内没有已知的 TAFIa 抑制物,它的调节归因于其极短的半衰期(在 37℃下为 10 分钟)[116]。

TAFI 存在于血小板中,在凝血酶、二磷酸腺苷(ADP)和胶原蛋白的刺激下释放[117]。血小板来源的 TAFI 约占全血循环总量的 0.1%[117]。目前已经在巨核细胞系中观察到了 TAFI mRNA[117,118],这表明该羧肽酶被合成并包装到血小板前体的 α-颗粒[118],而不是从血浆中分离出来。血浆和血小板来源的 TAFI 在功能上没有差异,两者都能使溶解作用减弱到相似的程度[118]。体外模型显示,来自血小板的 TAFI 和血浆 TAFI 对纤维蛋白溶解有累加的效应[118]。血小板在损伤部位的密集定位意味着血小板衍生蛋白将集中在这些区域[119]。据估计,血小板内部由凝血酶刺激后分泌的 TAFI 浓度的为 40nmol/L,约为循环血浆浓度的一半[113,115]。这些数据表明血小板来源的 TAFI 很可能在减弱血栓核心内的局部纤维蛋白溶解中起作用,血浆中的蛋白质很难通过溶质运输方式运送到血栓核心[120-123]。

其他抑制物

蛋白酶连结素-1

蛋白酶连结素-1(protease nexin-1,PN-1)是一种能抑制凝血酶、纤溶酶和纤溶酶原激活物的丝氨酸蛋白酶抑制物。虽然 PN-1 在血浆中几乎检测不到[124],但是其由多种细胞类型产生[125],并存储在血小板的 α 颗粒[126]。活化过程中血小板释放的 PN-1 可下调纤溶酶的产生以及纤溶酶在纤维蛋白表面的

活性[127]。血小板 PN-1 具有抑制外源性和内源性 tPA 介导的纤维蛋白溶解的能力，并且还通过抑制凝血酶下调纤维蛋白形成和血小板活化的能力[126]。这些数据表明，血小板 PN-1 在调节生理和药理溶栓中的潜在作用。

富含组氨酸糖蛋白

富含组氨酸的糖蛋白（histidine-rich glycoprotein，HRG）是肝脏合成的一种糖蛋白，分子量为 75kDa，可被血小板和巨核细胞吸收，并在凝血酶刺激下释放[128]。HRG 作为纤溶酶原的竞争性抑制物，通过与赖氨酸结合位点 1（K_d 为 1μmol/L）相互作用，下调纤溶酶原与纤维蛋白表面的结合[129]。HRG 还可以将纤溶酶原束缚在细胞表面，增强其迁移能力[130]。缺乏 HRG 的小鼠不仅血浆凝血酶原的水平下降，而且血栓溶解速度加快[131]。与野生型小鼠相比，*Hrg* 敲除小鼠尾巴出血时间更短，这表明除了基于血浆的凝血作用外，HRG 还能抑制血小板活化[131]。在 Zn^{2+} 的存在下[132]，HRG 抑制血小板血栓反应蛋白的功能[133]，维持血小板活化反应。

C1 抑制物

C1 抑制物（105kDa）以相对高的浓度（1.7μmol/L）存在于血浆中。C1 抑制物是一种广谱丝氨酸蛋白酶抑制物，可抑制补体途径中几个成员（C1r 和 C1s），接触系统（FXIIa、FXIa 和激肽释放酶）以及纤溶蛋白酶（纤溶酶，tPA 和 uPA 的）的活化。当 tPA 的血浆浓度超过 PAI-1 时，就可以检测到 tPA-C1 抑制物复合物[25,134,135]。血小板在 α-颗粒中贮存有 C1 抑制物，其在凝血酶和胶原蛋白活化后分泌[136]。血小板来源的 C1 抑制物占巨核细胞合成的总循环池的 0.08%[136]。与其他血小板来源的蛋白质一样，血小板来源的 C1 抑制物浓度相对较低，但是并不妨碍其在调节蛋白溶解中的作用，因为其在血栓内的局部浓度可能很高，而来自血浆的 C1 抑制物可能无法渗透到血栓核内部。有趣的是，与活化的血小板膜直接结合的 C1 抑制物并不存在于 α-颗粒中，而是来自血浆[136]。

凝血因子XIII

凝血酶激活凝血因子XIII，形成有活性的谷氨酰胺转氨酶，即凝血因子XIIIa。凝血因子XIIIa 促进纤维蛋白和纤维蛋白链间的交联。它还能使纤维蛋白溶解抑制物，特别是 $α_2AP$[137]、TAFI[138] 和 PAI-2[139] 与纤维蛋白交联。在全血模型血栓形成过程中，谷氨酰胺转氨酶抑制物的存在显著降低血栓的稳定性[140]；这些结果与因缺乏凝血因子XIII的患者血栓稳定性降低，以及遗传和获得性凝血因子XIII缺乏的临床表现有关。在血栓形成中，凝血因子XIII对纤维蛋白溶解速率的影响依赖于 $α_2AP$ 与纤维蛋白的交联[78]。血浆和血小板都有凝血因子XIII库（见参考文献141）。血小板凝血因子XIII是 A 亚基（FXIII-A）的同型二聚体，缺乏血浆凝血因子XIII具有的稳定性/抑制性 B 亚基，因此可以通过适度增加细胞内 Ca^{2+} 的浓度，而使其以非蛋白水解形式激活[142]。FXIII-A 由巨核细胞合成，其蛋白质和 mRNA 均在血小板的细胞质中[143-145]。血浆凝血因子XIII的量可忽略不计，血小板可以吸收异二聚体 A_2B_2 到 α 颗粒中[146]。早期的研究认为，血小板 FXIII-A 不参与止血，因为它不属于血小板分泌体[147]。然而，最近来自我实验室的结果表明，FXIII-A 从细胞质

转移到活化血小板的表面，并被有效地保留[148]。这一发现清楚地体现了 FXIII-A 在血小板活化过程中被外部化，其通过 $α_2AP$ 与纤维蛋白的交联来增加血栓的稳定性[148]。血浆 FXIII A_2B_2 与血小板来源 FXIII-A 对血栓稳定性的相对贡献需要进一步明确，但它们在整个血栓中的作用很可能是不一致的，在止血栓子富含血小板的区域，来自血浆凝血因子XIII的输送较低，借助 FXIII-A 趋于平衡。

多聚磷酸盐

多聚磷酸盐是一种带负电荷的聚合物，由许多通过磷酸酐键连接的正磷酸盐重复单元组成，例如 ADP/ATP 中的磷酸酐键[149]。血小板致密颗粒中含有长度为 70~80 个残基的多聚磷酸盐，在激动剂如凝血酶、ADP 和胶原刺激后分泌出来[56,150]。血小板多聚磷酸盐在止血过程中发挥多重作用，其中一些与纤维蛋白溶解直接相关。首先，多聚磷酸盐可以结合纤维蛋白（原），并持续地融合到血栓中[151]。这改变了纤维蛋白的结构，产生了一种更能抵抗 tPA 介导的纤维蛋白溶解的血凝块[151]。其次，多聚磷酸盐通过刺激凝血因子 V 活化[57,152] 和凝血酶介导的凝血因子 XI 裂解[153]，增加凝血酶的生成。凝血酶生成的变化加速了 TAFI 的下游活化，从而使血栓对抗纤维蛋白溶解降解而加以稳定[57]。血小板多聚磷酸盐可作为凝血因子XII活化的表面[56,57]，因此在富含血小板的区域中能增强由局部接触而驱动的纤溶作用。最近的研究表明，多聚磷酸盐保留在活化的血小板表面，它可能影响许多止血过程[154,155]，包括增加血小板结合凝血因子XII的纤溶酶原激活能力。

血小板相关的纤维蛋白溶解活性

纤溶蛋白与细胞表面的结合是确定纤维蛋白溶解活性的基础。纤溶酶原与细胞表面的结合降低了反应的 K_m 至约 1/（11~60），从而增强其活化能力[156-161]。纤溶酶原受体具有亲和力低，密度高和分布广泛的特点。事实上，除红细胞外，所有血细胞均结合纤溶酶原[162]。血小板的纤溶酶原结合能力非常高，每个细胞可结合 40 000 个纤溶酶原分子[160]。凝血酶的刺激，使血小板结合纤溶酶原的能力提高了 3~9 倍[163]，这是由于细胞表面上纤溶蛋白的形成，产生了额外的纤溶酶原的结合位点[163,164]（图 23.4）。

赖氨酸结合位点位于纤溶酶原的环状结构域中，介导其与细胞的相互作用。结合常常涉及 C 末端的赖氨酸残基[160,165]，添加赖氨酸类似物例如 εACA 可以阻断纤溶酶原的结合[9]。纤溶酶原与细胞表面的高密度结合无法通过单一的分子或受体来解释。然而，羧肽酶 B 抑制了细胞表面介导的纤溶酶原激活，表明了 C 末端赖氨酸残基的相关蛋白质在与细胞表面结合中起主要作用[157]。以前的数据显示，纤溶酶原通过整合素 αIIbβ3 与血小板结合[163,166]。我们的研究结果与此结果一致，即阻断 αIIbβ3 可减弱纤溶酶原的结合[164]。Andronicos 等人[167] 第一次鉴定出由分化诱导的整合膜纤溶酶原受体，命名为 Plg-R$_{KT}$，其暴露出 C-末端赖氨酸，并调节细胞表面介导的纤溶酶原激活。在炎症反应中，Plg-R$_{KT}$ 在依赖纤溶酶原的巨噬细胞侵袭，迁移和募集的调节中起至关重要的作用[168]，最新研究发现在泌乳过程中 Plg-R$_{KT}$ 通过调节纤维蛋白溶解来保持乳腺和乳管通畅[169]。

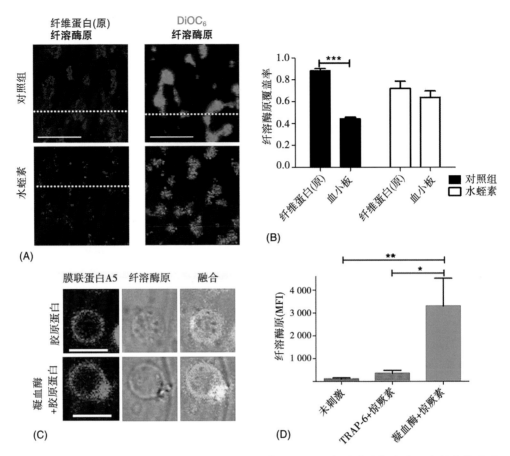

图 23.4　纤溶酶原在血小板和血栓中的定位。全血灌注(1 000s⁻¹)在有水蛭素或无水蛭素的胶原蛋白/TF 涂层表面形成血栓。用 DiOC₆ 或纤维蛋白原-488 标记血小板。用纤溶酶原-633 灌注形成的血栓。(A)蓝色代表纤溶酶原、红色代表纤维蛋白(原)、绿色代表血小板。(B)图 A 虚线处的纤溶酶原和纤维蛋白原荧光强度(AU)的定量,表示为平均值±标准误(n=4~5,P<0.05)。(C)用凝血酶+惊厥素或 TRAP-6+惊厥素刺激血小板(2×10⁸/ml)。刺激 40 分钟后,先加入纤溶酶原-633,然后再加入含有 CaCl₂ 的膜联蛋白 A5-FITC。图显示纤溶酶原-633 结合的平均标准误,定量为 MFI* P<0.05** P<0.01,n=3。(D)将血小板(0.5×10⁸/ml)黏附在添加或未添加血酶的胶原上。孵育 40 分钟后,加入纤溶酶原 633 孵育 5 分钟。在成像前立即加入膜联蛋白 A5-FITC 和 CaCl₂。比例尺代表 5μm。重复试验 3 次的代表性图片(Figure adapted from Whyte et al.[164])

大多数与纤溶酶原结合的细胞具有结合 tPA、uPA 和 scuPA 的能力。已知血小板与 scuPA[170,171] 和 tPA[172,173] 结合,但我们对参与该过程的受体的了解非常有限。纤溶酶原及其激活物在细胞表面上的共存增强了反应物的局部浓度,与观察到的反应 K_m 的降低一致。tPA 与纤溶酶原(包括 Plg-R$_{KT}$)在很大程度上共享结合位点,并表现出对细胞羧肽酶 B 预处理的敏感性,这与其与 C 端赖氨酸残基的结合一致[174]。这些反应物在体内的相对浓度表明纤溶酶原主要占据了这些受体,但具有足够的能力结合 tPA 来催化反应。

尿激酶型纤溶酶原激活物受体(urokinase type plasminogen activator receptor,uPAR)是一种 uPA 和 scuPA 特异性的 GPI 细胞受体。uPA 将纤溶酶原裂解为纤溶酶,从而激活 scuPA。这种正反馈被细胞表面的(sc)uPA 和纤溶酶的浓度放大。uPAR 在细胞外基质蛋白水解、重塑、侵袭和细胞信号传导中的作用已被证实[175]。uPAR 由许多不同的细胞类型表达,但在血小板中未发现[176,177]。已有研究表明,来源于人微血管内皮细胞

系(human microvascular endothelial cell line-1,HMEC-1)的单核细胞和微粒能够以剂量依赖的饱和方式激活血小板结合的纤溶酶原,这种激活方式取决于 uPA 的存在[178]。同样,携带 uPA 的细胞能够激活纤维蛋白结合的纤溶酶原[179]。含有 tPA 或缺乏蛋白酶活性的重组 uPA 细胞无法概括这些效应,说明其活性依赖于功能性 uPA。不同表面的纤溶组分之间的这种相互作用可能对凝块的生理和药理学分解具有重要意义。实际上,单核细胞可以渗透到血栓中,在人[179]和动物模型[180]中,单核细胞与血栓的溶解有关。

一部分 scuPA 血浆(约 20%)被血小板吸收,而这种血小板缺乏结合 uPA 或 tPA 的独特受体[181]。有趣的是,尽管血小板对 tPA 和 uPA 的纤溶降解具有抵抗力,但它们可以通过 scuPA 加速凝块溶解[38]。这种现象归因于与血小板结合的血浆前激肽释放酶[182]对 scuPA 的激活,以及组织蛋白酶 C 对凝血酶切割的 scuPA 的重新激活[43,183]。然而,我们实验室的数据显示,纤溶酶原缺陷小鼠的血小板不能激发这种反应,这表明它是由

于血小板结合的纤溶酶（原）对 scuPA 的相互激活所致[38]。

已知接触途径的蛋白质聚集在细胞表面，例如人脐静脉内皮细胞（human umbilical vein endothelial cells，HUVEC）和血小板[61,182]。HK 以锌依赖的方式与未受刺激的血小板结合，每个细胞约有 3 300 个结合位点，K_d 值为 9. 9nmol/L[184]。凝血酶刺激后，结合位点的数量增加，但 K_d 值仍保持不变。HK 与血小板表面的结合可避免其与血浆激肽释放酶的相互作用，从而减缓缓激肽刺激血管内皮细胞释放 tPA[185]。HK 与血小板表面的结合也是纤维蛋白原结合的非竞争性抑制物[184]，并且可以通过与糖蛋白（GP）Ⅰ b-Ⅸ-Ⅴ复合物相互作用来调节凝血酶与血小板表面的结合（第 10 章）[186]。前激肽释放酶和 HK 以复合物形式在血浆中以相对高浓度循环[187]，因此，可以预见的是，血小板上也可以检测到前激肽酶[181]。前激肽释放酶和 scuPA 在血小板表面的共定位是一种可行的机制，通过这种机制血小板可以在血栓形成部位介导接触途径驱动的纤维蛋白溶解。来自血小板的多聚磷酸盐产生ⅩⅡ凝血因子活性[56,57]可以提供初始刺激，以催化血小板膜上激肽释放酶的形成，随后将 scuPA 裂解为 uPA。最近，我们发现多聚磷酸盐具有驱动纤溶酶原激活物ⅩⅡ凝血因子的能力，两者均位于活化的血小板表面。接触途径的激活和针对不同下游靶点的方向似乎受不同表面（包括血小板膜）的影响，但我们对这些基本机制及其在体内的相关性的了解仍处于初级阶段。

细胞表面产生的纤溶酶可通过其主要抑制物 $\alpha_2 AP$ 防止其失活[158,188,189]，而游离的纤溶酶在体内由于高浓度的循环抑制物而迅速失活。而游离纤溶酶由于体内高浓度的循环抑制物而在体内迅速失活。广谱抑制物 α_2 巨球蛋白也可适度保护细胞结合的纤溶酶不受其抑制[188]。纤溶酶从受体解离的速度相对较慢，但一旦进入溶液就迅速失活[188]。相反，uPA 及其细胞受体 uPAR 的复合物容易被 PAI-1 和 PAI-2 灭活[190]。这些证据表明，尽管有高浓度的抑制物，但纤溶酶与细胞表面的结合仍允许酶活性的表达，这可能在促进血管系统的内源性纤溶中起关键作用。

血小板 αⅡbβ3 的相互作用

血小板、纤维蛋白和内皮表面之间存在着复杂的关系，这些成分之间的相互作用是纤溶过程的基础。当血管壁损伤时，内皮下基质暴露在循环中，导致血小板黏附。血小板特异性糖蛋白主要为异质二聚体分子，能够识别基质蛋白。血小板蛋白与内皮下基质的相互作用在第 16 章和第 20 章有进一步的描述。

整合素蛋白 αⅡb3（GPⅡb-Ⅲa，第 12 章）以高密度（70 000~90 000 拷贝/血小板）仅存在于血小板和巨核细胞[191]。它是由 αⅡb 和 β3 亚基组成的二价阳离子依赖性异二聚体。纤维蛋白原与受体胞外重链的相互作用是血小板聚集和血块凝缩的关键机制。纤维蛋白原通过三个不同位点与 αⅡbβ3 缔合：位于 Aα 链中的两个 Arg-Gly-Asp（RGD）位点和 γ 链中含有一个 12 个残基的羧基末端 AGDV 序列[192]。AGDV 序列对于黏附和聚集非常重要，但对于血块凝缩不是必需的[193-196]。这三个位点的突变并不会阻止纤维蛋白原与血小板之间的相互作用，这是由于纤维蛋白原转化为纤维蛋白时暴露

出一个隐蔽的位点所致[197]。然而，最近的研究表明，糖蛋白Ⅵ（见第 11 章）也可以作为纤维蛋白（原）受体发挥作用，促进血小板黏附和扩散，促进血栓形成[198,199]。

有人认为整合素蛋白 αⅡbβ3 也与纤溶酶原相互作用[160,166]。针对 αⅡbβ3 上的纤维蛋白原结合位点的抗体以及赖氨酸类似物 εACA 阻断了 αⅡbβ3 与纤维蛋白原和纤溶酶原的相互作用[166]。尽管纤溶酶原缺乏 RGD 序列，但是 RGD 类似物 GRGDS 仍能减弱纤维蛋白原和纤溶酶原与血小板的相互作用[166]。我们的研究表明，在活化的血小板表面上有两个明显的纤溶酶原库（如图 23.4），一种主要与血小板相关的纤维蛋白共定位，并通过水蛭素来抑制凝血酶的产生和随后的纤维蛋白形成，或者通过直接阻断 αⅡbβ3 来减弱[164]。在非纤维蛋白依赖的相互作用中，发现第二个库与血小板表面直接相关[164]。有趣的是，这表明 αⅡbβ3 在血栓形成中具有双重作用：首先，αⅡbβ3 通过与纤维蛋白原结合促进血小板聚集和血栓形成；随后，纤溶酶原通过纤维蛋白（原）与 αⅡbβ3 间接结合，以及与血小板膜直接结合，将纤溶酶原集中在主要位置以促进凝块溶解[163,164,166]。

血小板对纤维蛋白结构的影响

纤维蛋白的结构和纤溶速率之间有直接的关联，有许多不同的因素影响形成网络的形成，结构和稳定性[200]。在血栓中形成的血小板聚集对凝块结构有直接影响，并影响凝块的溶解的速度。纤维蛋白纤维来自凝块内的血小板聚集，形成致密的纤维蛋白网络，更不易被 tPA 溶解[201]。紧挨着血小板周围的网状结构本质上是紧密的，由较细的纤维组成[202-204]，这可能是由于活化的血小板膜上产生了较高的局部凝血酶浓度所致。与缺乏血小板的区域相比，富含血小板的血浆凝块结合 tPA 的能力降低，并且富含血小板的区域裂解前沿的进展受到阻碍；与血小板相关的纤维蛋白最后被溶解[164]。指状的再通模式是可视化的，类似于冠状动脉血栓形成的动物模型和压力驱动渗透溶解的全血凝块中所描述的模型[205-207]。阻断 αⅡbβ3 和纤维蛋白（原）的相互作用可显著增强凝块溶解，导致富含血小板区域和乏血小板区域的溶解程度相当[201]。

通过对急性心肌梗死患者冠状动脉取栓情况的分析，发现血栓中血小板和纤维蛋白的含量与缺血时间直接相关[208]。随着时间的推移，纤维蛋白变得更加丰富，而血小板含量却在减少[208]。这些结果证明掌握溶栓治疗的最佳过程和时机，对最大限度地提高血栓在体内的溶解来说具有重要意义。

血小板介导的血块凝缩是一个重要的生物学过程，通过该过程将完全形成的凝块压实，以防止血管堵塞和伤口渗漏。尽管如此，我们对血块凝缩的了解尚浅，然而最近的研究表明，血块凝缩由三个不同的阶段组成，这三个阶段由血小板和纤维蛋白力学以及混杂因素（例如红细胞的干扰）控制[209]。血小板通过双向 αⅡbβ3 信号传导，操控收缩机械卷绕周围的纤维蛋白网络[210]。整合素 αⅡbβ3 作为细胞外纤维蛋白原与细胞内肌动蛋白细胞骨架之间的分子桥梁，通过 β3 亚基尾部与接头蛋白踝蛋白和黏着斑蛋白相互作用[211]。在血块凝缩过程中，纤维蛋白与 αⅡbβ3 结合，触发外向内的信号传导[212]，导致肌动蛋白细胞骨架收缩。最近的研究表明，血小板丝状伪足的反

复延伸和收缩是通过缩短和弯曲单个纤维蛋白纤维来驱动血块凝缩，从而形成与血小板聚集体相邻的纤维蛋白凝聚体[213]。这些变化使血小板迁移到更大的继发簇中，并改变凝块的大小和生物物理性质[213]。在凝块形成过程中加入抑制物，如细胞松弛素 D，会阻碍血块凝缩过程，形成疏松的纤维蛋白基质[214]，对 tPA 介导的降解具有更高的敏感性[215]。血小板介导的血块凝缩的两个互补效应增强了凝块的溶解阻力：首先，在血小板聚集体周围产生了局部纤维蛋白致密区[201]。其次，在凝缩过程中，含有游离纤溶酶原和纤溶酶原激活物的液体从凝块中渗出，降低了其局部浓度和有效性[216,217]。体外研究表明，血小板周围纤维蛋白密度的变化是这些血栓溶解性的限制因素[192,201]。关于纤溶蛋白对闭塞性血栓的适用性以及靶向溶栓药物的最佳方法，这是一个需要在体内考虑的重要现象。

纤溶酶介导的血小板活化

血小板活化是止血和血栓形成的关键事件。当血管壁受到损伤时，血小板放大最初的刺激并聚集形成血小板栓塞，血栓的纤维蛋白成分由此形成。许多激动剂可以刺激血小板活化（详见第 18 章）。矛盾的是，尽管纤溶酶的主要作用是清除血液中的血栓，但它也能使血小板活化，潜在地刺激血栓形成[218,219]。参与凝血酶刺激血小板活化的主要受体属于 G 蛋白偶联的蛋白酶激活受体（protease-activated receptor，PAR）家族。当特异性蛋白酶切割其 N 末端时，PAR 就会被激活，产生一种新的栓系配体，从而启动细胞内信号反应（详见第 13 章）[220,221]。在所描述的 4 个 PAR 中，有 3 个被凝血酶激活（PAR-1、PAR-3 和 PAR-4），其中只有 2 个存在于人血小板上（PAR-1 和 PAR-4）。PAR-4 对凝血酶的亲和力相对较低[222]，但也可被纤溶酶切割，尽管速率较慢[223]。纤溶酶介导的血小板活化不太可能在正常止血中发挥重要作用，但在药物溶栓过程中，血浆中的纤溶酶活性可高达 1U/ml[224]。因此，在这种情况下，纤溶酶可以通过 PAR-4 介导的相互作用刺激血小板，从而影响治疗效果和血管通畅性。

血小板疾病和纤维蛋白溶解

许多遗传性疾病会影响血小板的功能，导致不同程度的出血综合征（详见第 48 章）。其中一些疾病提供了对血小板的机制和功能的独特见解。血小板受体功能异常会抑制胶原蛋白（α2β1、GPⅥ）、ADP（P2Y$_{12}$，P2Y$_1$）或血栓素 A$_2$（TPα）对血小板的活化，并影响后续血小板的聚集，也可能间接改变血小板对纤溶的作用。也有一些信号异常导致聚集缺陷，并可能影响纤溶，例如 GATA-1，Gs 和血栓素合成酶的突变。在这里，描述了两种与纤溶直接相关的血小板存储缺陷疾病。

魁北克血小板病

魁北克血小板病（Quebec platelet disorder，QPD；另见第 48 章）是一种常染色体显性遗传病，纤溶功能异常[225,226]。QPD 的特点是出血延迟和血小板 uPA 的表达和储存增加。这种疾病与全身纤溶系统无关，血浆[225]和尿液[226]中 uPA 的水平保持不变。uPA 以活性构象存在于 QPD 血小板内或与 PAI-1 形成复合物[227]。QPD 血小板中活性 uPA 的存在被认为是由于 scuPA 和纤溶酶原在 α 颗粒内的共定位引起的[10]。scuPA 向 uPA 的激活需要暴露于微量的纤溶酶中，与此一致，QPD 血小板也显示出异常高水平的纤溶酶-α$_2$ 抗纤溶酶复合物[228]。胞内纤溶酶的产生导致巨核细胞来源（如血小板反应蛋白-1、血管性血友病因子）和血浆来源（如纤维蛋白原和 F V）的 α-颗粒蛋白降解。QPD 与染色体 10q24 上的 uPA 基因 PLAU 连锁[229]，在该基因中已发现串联重复[230]。

灰色血小板综合征

灰色血小板综合征（gray platelet syndrome，GPS；另见第 48 章）是一种常染色体隐性遗传病，其特征是 α-颗粒及其内容物减少或完全丧失[231,232]。临床表现广泛而多样，通常会引起过度瘀伤和轻至中度出血并发症，并伴有血小板减少和脾大。通常不存在由巨核细胞合成的货物，而胞内蛋白（如纤维蛋白原和白蛋白）在很大程度上不受影响[233]。这表明 GPS 是由于血小板生物生成和早熟颗粒形成过程中的包装缺陷所致[231]。三个独立的研究小组发现 NBEAL2 基因突变是 GPS 的遗传基础[234-236]。GPS 血小板在分泌依赖性血小板聚集中表现出缺陷，特别是使用低浓度的凝血酶或胶原蛋白刺激时[237]。即使在具有共同突变的个体中，GPS 的外显率也是可变的[231,232]，这表明额外的环境或遗传修饰因子可能会影响疾病的严重程度。这些个体中缺乏强表型，导致人们推测血小板衍生蛋白对止血的生理作用，并表明血浆和血小板之间存在一定程度的冗余。

获得性血小板缺乏症

在接受体外循环手术和冠状动脉旁路移植术的患者中经常可以观察到因纤溶增强而导致的血小板功能异常（详见第 49 章）。这些出血并发症的基本机制尚不清楚，但可能与这些患者注射的高浓度肝素有关[238,239]。在其他血管外科手术（如腹主动脉阻断手术）中也可观察到异常的纤溶活性，这归因于血小板、纤维蛋白原和/或 tPA 浓度的降低[240,241]。弥散性血管内凝血（disseminated intravascular coagulation，DIC）的特征是凝血的系统激活，从而引起血管内纤维蛋白形成和血管闭塞，同时消耗凝血因子和血小板[242]。DIC 患者可能表现出纤溶功能受损或增强，这取决于疾病的亚类。其机制很复杂，但 DIC 中纤溶抑制与高水平的 PAI-1 有关，PAI-1 可能来自内皮细胞或血小板[243,244]。

接受溶栓治疗的患者也表现出血小板和纤维溶解之间的平衡紊乱[245]。纤溶酶是一种混杂的蛋白酶，当以不受调节的方式产生时，会产生有害影响。如前所述，高浓度的血浆纤溶酶与血小板活化有关[223]，但也可导致膜糖蛋白的裂解[161,246-248]、血小板的解聚[249]和血栓素 A$_2$ 的抑制[250]。事实上，在接受溶栓治疗的患者的尿液中发现了高浓度的血栓素 A$_2$ 代谢物，这表明体内血小板活化[251]。破坏纤溶酶介导的纤维蛋白原与 αⅡbβ3 的结合，将损害血小板与纤维蛋白网络的相互作用[224]。这会改变凝块的结构和组成，从而影响纤维蛋白的平衡和纤溶的速率。

净效应

　　血小板是止血过程中不可或缺的一部分,并通过多种方式在调节纤溶活性方面发挥着独特的作用。在这些众多的影响中,最关键的是:①在血小板活化过程中分泌一些调节纤溶的关键蛋白和分子。其中报道最多的 PAI-1 与体内外血栓的溶解性直接相关。②通过纤溶酶原、纤溶酶原激活物和接触途径的蛋白的结合,提供动态支持纤溶酶生成的表面和保护纤溶酶原以防止其被抑制。③在血块退缩过程中,紧邻纤维蛋白聚集和凝聚的纤维蛋白结构发生显著改变。这阻碍了纤溶前沿通过富含血小板区域的迁移。

　　这些不同反应的净效应难以评估,而且很可能受到许多因素的调控,包括血栓内血小板的异质性、与纤维蛋白和内皮细胞的亲和性以及蛋白的表达和与活化的血小板膜的结合。事实上,已经证明纤溶酶原对血小板的占位、血小板数量与纤溶程度之间存在相关性[166,252]。血小板调节纤溶的能力是多方面的,既有促纤溶反应又有抗纤溶反应,并且与它们在凝血、补体和激肽途径中的作用密不可分。这些反应的平衡完全有可能受到时间和局部反应物浓度的复杂调节。疾病状态打乱了这些系统的微妙平衡,从而扰乱了正常的生理功能和破坏了血小板在纤溶过程中的作用。

(武艺　译,朱力　审)

扫描二维码访问参考文献

第 24 章 血小板在血管生成中的作用

Elisabeth M. Battinelli

血管生成

血管生成是从已存在的血管结构形成新的毛细血管的过程,是铺衬于血管壁内层的血管内皮细胞与细胞外基质环境(包括血管壁内部结构中的细胞)之间复杂且动态相互作用的结果。正常情况下,血管生成主要发生在发育早期阶段,因个体生长需要快速形成新的血管。而在成人机体中,仅有非正常情况下才会发生血管生成。血管生成中的关键步骤是内皮细胞的调控,包括其增殖、分化、迁移,以便支持新血管的生长[1]。新生毛细血管通过出芽式血管生成过程而形成,新血管在现有的血管结构上发育而来[2]。分为启动和稳定两步,并由血管内皮生长因子(vascular endothelial growth factor, VEGF)和基质金属蛋白酶(matrix metalloproteinases, MMP)调控[3-4]。在启动阶段,血管壁的基底膜和基质发生崩解,然后内皮细胞发生迁移、分裂增殖,最后形成一个管腔结构。第二阶段从内皮细胞停止增殖开始,基底膜发生重组,毛细血管外部被周细胞包被,新形成的血管即被加固稳定。这一阶段依赖于促血管生成素(angiopoietin-1)和血小板源生长因子(platelet-derived growth factor, PDGF),二者都被证明支持血管成熟[5]。为防止血管生成失控,在上述过程发生的同时,组织金属蛋白酶抑制剂(tissue inhibitors of metalloproteinases, TIMP)负责阻止或修正发生失调的血管,机制是通过阻止失调血管的基底膜和胞外基质形成[6]。

血管生成包括生理性和病理性的血管发育。在成人中,血管生成的主要功用是孕期胎盘生长、损伤后的创伤修复、缺血性损伤后血管重建,或者月经周期中卵巢的更新[7-10]。而过度或失衡的血管生成则构成许多病理过程的发病机制,包括炎症性疾病、肿瘤、血管性视网膜病变、类风湿关节炎、缺血反应等[11-17]。

由于血小板和内皮距离很近,两种细胞有很多机会彼此接触或互相影响。比如,新生成的血管经常发育不完全,因此更容易发生"渗漏"。暴露的胶原区域可以作为血小板的集结地,吸引血小板向内皮细胞方向移动,并以更快的速度黏附在这些正在发育的血管上[18]。一旦血小板黏附在新生血管的内皮上即可发挥稳定血管,支持血管生成的作用。本章将讨论这些小的无核细胞如何在血管生长中发挥作用。

血小板含有大量促血管生成的因子

有人估计血小板含有超过 300 种生物活性因子。从活化的血小板释放的细胞因子可影响支持血管生成、血管生长或肿瘤生长的局部微环境[19]。由于血小板仅含有少量的 mRNA,这些因子并非主要由血小板自身产生,而是从巨核细胞延续过来或通过胞吞作用获得。Klement 等证实由肿瘤细胞释放的促血管生成调节因子可以被血小板直接获取[20]。另外,恶性肿瘤的存在也可影响巨核细胞的内容物,继而引起其子代血小板中细胞因子的含量升高[21]。

促血管生成因子在内皮层的很多部位存在,包括内皮细胞、支持性的基质细胞。另外,血管系统内的细胞也可将促血管生成因子递送到血管生成部位。血小板在其分泌泡内含有丰富的促血管生成因子。我们和其他研究者都发现血小板在它们的 α 颗粒中包裹的血管生成因子有差异[22-27]。迄今为止,在血小板 α 颗粒中已发现至少 28 种血管生成相关因子(表24.1),但关于它们在 α 颗粒中的定位位置,彼此意见不一。我们的团队清楚地显示血小板内的不同 α 颗粒不但含有彼此不同的内容物、源自彼此不同的包装途径,而且其释放也彼此不同[26]。比如 VEGF 和血管抑素(endostatin)就分别储存于彼此

表 24.1 血小板 α-颗粒中发现的促血管生成或抗血管生成的因子

促血管生成因子	抗血管生成因子
血管生成素-1	α2 抗纤维蛋白溶酶
碱性成纤维细胞生长因子	血管抑素
表皮生长因子	β 血小板球蛋白
纤维蛋白原	内皮抑素
纤连蛋白	肝细胞生长因子片段
肝素酶	血小板第 4 因子
肝细胞生长因子	丝氨酸蛋白酶抑制剂蛋白酶
胰岛素样生长因子	转化生长因子 β-1
血小板衍生生长因子	血小板反应蛋白
A 型血管表皮生长因子	组织金属蛋白酶抑制剂
C 型血管内皮生长因子	
玻连蛋白	

不同的颗粒中,并以彼此不同的模式被释放出来。血栓反应蛋白 1(thrombospondin-1,TSP-1)与碱性成纤维细胞生长因子(bF-GF)也是类似。但其他研究者则相信看似不同的包装方式并非发生在两个不同的颗粒亚群中,而是发生在同一个颗粒中不同的空间位置。Kamykowski 等运用高分辨率免疫荧光显微镜,展示了 α 颗粒中不同空间区带中的因子[23]。Van Nispen 等进一步展示了某些 α 颗粒亚群的管状结构[28]。Jonnalagadda 等认为蛋白从 α 颗粒中释放出来的不同方式,不取决于它们当初如何被包装,而是取决于调控这些颗粒释放的因素的空间特性[29]。

无论这些因子如何被包装进颗粒,非常确定的一点是,当血小板面对不同刺激剂时,其释放的因子谱系之间有区别。Ma 等最早报道蛋白酶激活受体 1(protease-activated receptor 1,PAR1)刺激的血小板释放 VEGF,而 PAR4 刺激的血小板则主要释放血管抑素[26]。我们也观察到不同刺激剂调节血小板释

放不同的血管生成因子:ADP 刺激血小板释放 VEGF、增强促血管生成功能,而 TXA$_2$ 则刺激血小板释放血管抑素、增强抑制血管生成功能[30]。除了对直接的刺激剂的差异反应外,肿瘤细胞引起的血小板活化也有差异性。我们团队曾发现血小板在一系列乳腺癌细胞系(包括 MCF-7 和 MDA-231)刺激下选择性释放 VEGF 而非血管抑素[30,31]。关于血小板在病理性血管生成中的作用的讨论请见下文。

血小板与血管生成

血小板在血管生成中发挥作用的最早证据始于 1980 年代。当时 Knighton 和同事们在一个家兔角膜新生相关模型中证明凝血酶活化的血小板可以支持血管生长[10]。稍后,Wallace 等人在大鼠胃损伤模型中发现,若大鼠被人为诱导出血小

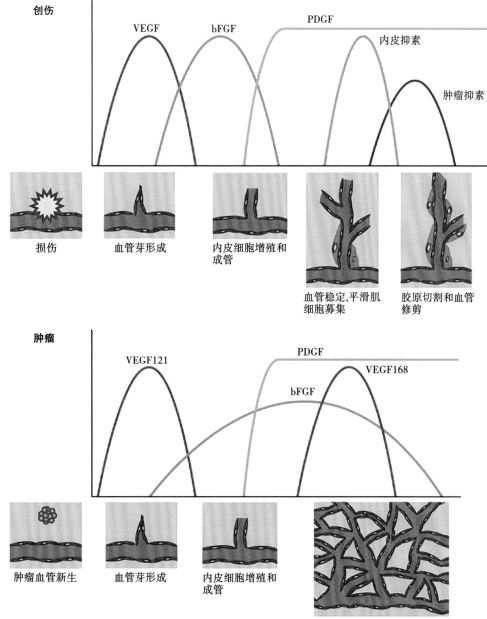

图 24.1　在创伤(上图)和肿瘤(下图)状态下血小板释放血管生成调控因子的示意图。创伤发生时,由于组织蛋白酶的作用,血小板顺次释放一系列蛋白。在损伤早期,凝血酶的量很少,高亲和力的凝血酶受体 PAR1 发挥主要作用,诱导血小板释放那些可以刺激血管生成的分子。各种 VEGF 异构体(分子量及与硫酸肝素亲和力均不同,如 VEGF$_{121}$,VEGF$_{168}$)则持续性释放。在创伤愈合的晚期,有大量瘢痕组织和凝血酶沉积,血小板膜上低亲和力受体 PAR4 被激活,血小板则主要释放血管生成的抑制因子,促进新形成的血管成熟和稳定。愈合晚期及瘢痕重构期大量释放的血管抑素和肿瘤抑素,是不同类型基质胶原的切割产物,也是多种内源性血管生成抑制剂的代表,对抑制局部血管生成十分重要。在肿瘤环境下,肿瘤基质和炎性细胞持续地分泌血管新生刺激因子,并使肿瘤边缘向外扩张;此时形成的血管并不成熟,高度不稳定,适合作为抗血管生成治疗方案的靶点。bFGF,碱性成纤维细胞生长因子;PDGF,血小板源生长因子;VEGF,血管内皮生长因子(Adapted from *Curr Proteomics* 2011;8(3).)

板减少症,其胃部伤口的肉芽肿组织中血管生成比血小板正常的对照大鼠模型中显著减少[32,33]。应用 ADP 受体 P2Y$_{12}$ 的抑制剂抑制血小板的功能,也同样减弱胃溃疡的创面修复,进一步证实血小板在胃溃疡时血管生成介导的愈合过程中发挥作用[34],且证明血小板的数量并且同时具备正常功能对支持血管生成至关重要。

总体来讲,血小板释放的荷载在血管生成方面主要发挥促血管生成作用,可支持血管内皮细胞迁移和毛细血管形成,且血管生成可能需要血小板与内皮细胞的直接接触[35]。Brill 将掺有血小板的基质胶注射给动物,发现血小板可以增强血管生成[36]。将凝血酶活化的血小板产生的微颗粒输注给发生慢性缺血的动物,不但促进血管内皮细胞的增殖和存活,而且促进内皮细胞形成管状结构,最终表现为毛细血管生成增加。这一过程可能通过包括 PI3K 激酶通路的激活,后者在血管损伤部位无论对血小板活化还是血管内皮细胞生长都是必要因素[36,37]。

血小板对内皮细胞分化也很重要。血小板可以募集祖细胞并指导它们分化为成熟的、具有功能的内皮细胞[38-41],这一过程则依赖于 SDF-1/CXCR4 轴[39]。

血小板刺激内皮细胞增殖和管状结构形成依赖于血小板通过多种黏附分子与内皮细胞的黏附(图 24.1)[35,42]。Wagner 和同事们应用小鼠角膜囊袋模型和基质胶模型证实血小板促进血管生成,而血小板缺乏的小鼠其血管生成能力受损,且血小板的促血管生成活性依赖于其黏附功能[43]。活化血小板通过其表面的 CD154 与内皮细胞上的 CD40 相互作用,后者则可由组织因子诱导表达[44]。CD40 被结合后可刺激内皮细胞表达 E-选择素、血管细胞黏附因子-1(vascular cell adhesion molecule-1,VCAM-1)、细胞黏附分子-1(intercellular adhesion molecule-1,ICAM-1),从而刺激炎症细胞与内皮细胞的黏附[45]。这些过程反过来又刺激血小板活化和分泌一系列促血管生成或抗血管生成的因子,募集循环中的骨髓衍生细胞(bone marrow-derived cells,BMDC)[20,46,47]。

血小板自身的磷脂膜也参与血管生成,其中的磷脂酸(*phosphatidic acid*)、脂酰基、S1P 等都是内皮细胞的强力趋化因子,可以协助血管生成[48]。血小板膜上的这些蛋白可与内皮细胞上的与 G-蛋白偶联的分化基因受体作用[49]。现已证实,S1P 可以刺激内皮细胞增殖、迁移、成管,并调控内皮细胞的通透性[48,50-52]。但在 FGF 缺乏的情况下,S1P 的作用则十分微弱,说明 S1P 需要与 FGF 协同作用以调控血管生成[48]。

血小板内参与血管生成的介质分子

促血管生成因子

血小板释放的参与血管生成的诸多因子(表 24.1)中,主要的驱动因子之一是存在于肿瘤微环境中的 VEGF[53,54]。其中 VEGF-A 通过内皮细胞表面的 VEGFR-2 促进血管生成[55]。而血小板释放的其他因子如 bFGF、EGF、PDGF 等则可募集周

细胞到未成熟的管腔周围、协助血管生成[56];VEGF-C 促进淋巴管生成,bFGF 也可刺激内皮细胞迁移、增殖和分化,EGF 可上调 VEGF mRNA 表达,血小板源内皮细胞生长因子(platelet-derived endothelial cell growth factor,PD-ECGF)则是内皮细胞的趋化因子。PDGF 也刺激内皮细胞产生 VEGF 并募集周细胞。尽管已知 VEGF 是血管生成的关键调节因子之一,但其在血小板介导的血管生成中的作用仍存在争议。比如有研究表明,若在暴露于活化血小板的释放物之前阻断内皮细胞上 VEGF 受体,对血管生成的影响并不大,抑制率仅为 15%[22]。当然,这可能是因为血小板中储存的其他相关因子发挥了代偿作用。

抗血管生成因子

在血小板所含的抗血管生成因子(表 24.1)中,最受关注的是内皮抑素(endostatin)。其他的蛋白,比如 PF-4,则可阻断血管内皮上与肝素作用相关的受体,从而干扰促血管生成因子(如 EGF、VEGF)的作用[57]。另外一个抗血管生成因子是 TSP-1,虽然可以刺激内皮细胞黏附和扩展、从而对血管新生发挥正调控作用,但同时也可以抑制 bFGF 作用,从而干扰整合素的信号通路,破坏内皮细胞运动[58]。相应地,TSP-1 缺陷小鼠表现为血管生成能力增加、组织重新血管化加速[13,59]。还有一个因子即促血管生成素 1(angiopoietin-1),可以抑制血管内皮通透性和 IL-8 合成[60,61]。另一个蛋白即血管抑制素(angiostatin),也在血小板中存在并被证实可以抑制血管生成[62,63]。

血小板来源的微颗粒与血管生成

活化的血小板可向血液中释放微颗粒,这些微颗粒也可在血管出芽部位找到[64]。氧化应激、组织缺氧和血凝时血小板活化,都可引起血小板释放微颗粒[65,66]。血小板来源的微颗粒(详见第 22 章)是血液中微泡的最主要来源,占所有微颗粒的 70%~90%[67,68]。令人感兴趣的是,实体瘤患者和恶性血液病患者血液中,血小板来源的微颗粒数量都增加[37,69]。现已知,血小板微颗粒不但刺激肿瘤细胞生长和转移,也是血管生成的必要介质。同完整的血小板一样,这些微泡可刺激血管出芽、增强血管通透性[36,70],其功能多样性和作用模式也类似完整血小板。这些微颗粒在血管环境内刺激内皮细胞表达黏附分子而增强血管功能[10,71]。血小板微颗粒还促进细胞内皮细胞存活和增殖,并刺激毛细血管网络形成[30,72]。这些微颗粒来源于血小板膜,因此还携带大量血小板膜上受体[73,74]。血小板来源的微颗粒刺激血管壁内层内皮细胞主导的血管生成[75]。血小板微颗粒刺激磷酸化,提高 I 型膜金属蛋白酶(MT1-MMP)的表达,降解细胞外基质[65]。在肿瘤微环境中,这些微颗粒还可作为递送系统向血管内皮细胞转移蛋白,使细胞重编程促进血管生成。也发现血小板微颗粒向内皮细胞和支持细胞转运 DNA、RNA[76-78](第 6 章),也能转运血小板细胞膜上的功能性受体给其他细胞,包括肿瘤细胞和血管细胞,通过召集和协助造血干细胞移植物支持血管生成[65,79]。

血小板对生理性血管生成的支持

血小板与创伤修复

荷载有大量生长因子的血小板,其实是创伤愈合的基石之一。通过释放 α 颗粒和致密颗粒中的负载,血小板及其释放的各种因子可以募集炎症细胞、内皮细胞、成纤维细胞,这些都是创伤愈合和组织再生所必需的[80,81]。这些因子的功能如此强大,所以临床上可以利用富血小板血浆产品作为敷料用药治疗糖尿病伤口、骨科处理、角膜修复,或者口腔及皮肤操作[82-84]。血小板参与创伤愈合四步骤中的每一步,即止血、免疫反应、增殖和重构。但需要指出的是,这一理论和工作还比较粗糙,尚需要精细控制的大规模研究进行验证。初始血小板栓子导致纤维蛋白基质形成,提供基质形成的平台,促进支持细胞的迁移和细胞增殖。由活化血小板释放、在创伤修复中发挥关键作用的重要分子包括 PDGF、SDF-1α、VEGF、TGFβ[85-88]。血小板释放的上述因子以及其他因子与中性粒细胞、巨噬细胞协同,通过血管生成和胶原沉积而稳定和重构最初的血小板血栓[89]。血小板募集平滑肌细胞向血管创伤处迁移并驱动平滑肌细胞增殖,其中 PDGF 发挥重要作用[90]。另一个重要介质是 SDF-1α,募集 CD34+ 的骨髓衍生细胞(BMDC)到损伤部位并驱使它们分化为内皮祖细胞[91-94]。同时,SDF-1α 还作为血管生成的强力介质,通过 CXCR4 而刺激内皮细胞增殖、分化,最后通过出芽形成血管[95,96]。在缺血部位,血小板也刺激新生血管的生长。TPO 或其受体 MPL 缺陷导致血小板缺乏,该小鼠循环血小板水平降低,对急性后肢缺血模型的血管生成反应明显受损[97]。

淋巴管生成

血管生成在胚胎发育中必不可,但一个迥然不同的独立淋巴系统的形成是同样重要的。就像在建立血管系统过程中发挥作用一样,血小板在淋巴管生成中同样发挥功能,或者说血小板通过保持血管系统与淋巴管系统的各自独立,而建立了一个淋巴系统。血小板利用其表面 CLEC-2 受体结合平足蛋白(podoplanin),后者为只在淋巴内皮细胞表达而在血管内皮细胞缺乏的跨膜黏蛋白分子[98-101](详见第 11 章),二者的结合引起血小板活化和后续的信号,导致 Syk 活化[102]。研究表明,Syk 缺陷的小鼠的淋巴管内被血液充满,CLEC-2 缺失的小鼠也表现出相同的表型[103]。平足蛋白刺激血小板 CLEC-2 引起 CLEC-2 上的 ITAM(hemi-immunoreceptor tyrosine-based activation motif)发生磷酸化,后者则进一步诱导 Syk、LAT、SLP-76 和 PLCγ2 的磷酸化,引起胞质钙离子上升,最终导致血小板活化[104,105]。然而,关于调控 CLEC-2 的机制尚有分歧,因为最近证实 CLEC-2 通过非 ITAM 依赖的途径介导止血过程[106]。平足蛋白缺陷同样导致淋巴管发育受损,平足蛋白缺陷小鼠表现出脉管结构"不分离"的表型;即血管和淋巴管混合了。利用平足蛋白缺陷模型,确定了血小板在其中的作用保持淋巴囊和主静脉的发育,并从根本上分开两类脉管[98]。类似的表型在

CLEC-2 受体敲除的小鼠见到,该小鼠发生严重的胚胎死亡,带有淋巴管发育受损。血小板如何使两种脉管分离直到最近才被认知。

当平足蛋白被鉴定为 CLEC-2 在血小板上的配体时,血小板在建立不同的淋巴和循环系统中的重要性成为焦点。给小鼠服用阿司匹林可发生血液充盈淋巴管的现象,提示血小板是小鼠淋巴管发育所必需的。另外,巨核细胞发育过程中重要的转录因子 Meis1 缺陷小鼠同样表现出血液充满淋巴管的现象[107]。后续研究发现,特异性在巨核细胞中或全身敲除 CLEC-2、Syk、SLP-76(Syk 的信号伙伴)都可造成类似现象[99,103]。若将 CLEC-2 或 Syk 缺陷的骨髓细胞移植给辐照过的嵌合小鼠,也可产生血液和淋巴混杂的后果[103,108,109]。Osada 和同事们揭示活化血小板可分泌 TGF-β 和骨形成蛋白 9(bone morphogenetic protein-9,BMP-9),都可作为淋巴管生成的负调控因子[110]。虽然血小板在淋巴发育中的作用尚未完全阐明,但上述研究均提示血小板是调节胚胎期血管和淋巴管发育的重要通路。当 LEC 从主静脉内皮中迁移出时,淋巴内皮细胞表达平足蛋白,可以激活血小板上的 CLEC-2,启动依赖 Syk 的信号通路,引起血小板活化,以及接下来的颗粒释放和聚集[100,111];随着血小板聚集更多,相互作用就加强,更多的血小板进入聚集体,形成的栓子阻止血液进入淋巴管,从而形成了各自独立的血管和淋巴管系统[98];除此之外,继发性血小板活化通过凝血酶活化、后续纤维蛋白沉积等机制可稳定血小板栓子。

血小板对病理性血管生成的支持

血小板、血管生成与肿瘤生长

肿瘤生长离不开微环境的支持。而肿瘤中的血管生成不但依赖于肿瘤细胞来源的因子,也需要肿瘤微环境中其他细胞的驱动,包括血小板和血管内皮层(图 24.1、24.2)。关于血小板在肿瘤相关的血管生成中发挥作用的最早证据是在肉瘤患者中发现血小板在肿瘤组织中聚集和活化[112-114]。在很多肿瘤中,包括乳腺癌、肺癌、肾脏肿瘤、胰腺肿瘤和肠癌,血小板都处于活化状态,而非基线的静息状态。正常情况下,只有在血管损伤后血小板才被激活。然而,肿瘤被描述为"永远不会愈合的伤口",用以反映肿瘤是一个刺激血小板的内皮细胞的重要来源[22,55,115]。在肿瘤组织中,已经发现活化的血小板。并且,肿瘤组织所含的新生的血管常常不是正常的血管,由于血管内皮细胞间保留一些间隙,使得血管通透率较高[43]。

肿瘤细胞本身可以释放若干直接活化血小板的因子,包括凝血酶、组织蛋白酶 B、MMP-2、MMP-14、组织因子等[116-120]。比如胶质母细胞瘤、胰腺癌细胞系释放凝血酶,肿瘤细胞诱导的血小板聚集(tumor cell-induced platelet aggregation,TCIPA),而 MCF-7 乳腺癌细胞系则通过 MMP-2 和 ADP 诱导 TCIPA。此外,肿瘤细胞与血小板间直接的接触也可活化血小板,其中的机制也包括上述的平足蛋白和 CLEC-2,以及黏蛋白与 P-选择素[101,108,121]。

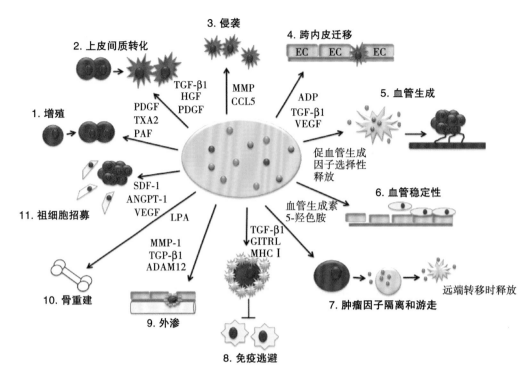

图24.2　**血小板促进癌症的机制**。血小板利用多种策略促进肿瘤进展和转移,包括直接作用于肿瘤细胞的增殖、侵袭和上皮间质转化。血小板-肿瘤细胞的交互作用还通过调控血管生成、血管稳定性、协助肿瘤细胞的跨管壁内迁或外迁而支持肿瘤血管构建。血小板还携带趋化因子和生长因子并在原发肿瘤、继发性肿瘤和骨髓之间传递。图中强调了血小板介导的支持肿瘤生长和转移的机制

血小板被肿瘤细胞激活后,常常和肿瘤细胞在肿瘤部位或血液循环内通过TCIPA效应聚在一起。这一现象是由起初肿瘤细胞介导的血小板活化所致,血小板活化释放ADP,后者反过来募集更多血小板,正如发生血管损伤时一样[122-124]。同在生理性状态中类似,凝血系统也被启动,纤维蛋白原活化为纤维蛋白,在血小板和肿瘤间形成交联。这种交联进一步被GPⅡbⅢa和纤维蛋白原的互作加强[125]。这些现象不但在体外实验体系中用肿瘤细胞系得到证实[126-129],在临床上也显示出其相关性与意义。在1970年代就在肿瘤患者外周血中发现这类聚集体[130,131]1。已经证明激活血小板、形成聚集的肿瘤细胞系包括乳腺癌、结肠癌、前列腺癌、肺癌、胰腺癌细胞。最直接的证据之一是在肿瘤患者中常见静脉栓塞,栓子中可见肿瘤细胞与血小板的聚集体[132-134]。进一步的证据包括肿瘤细胞可分泌G-CSF,后者可刺激循环中的中性粒细胞释放其DNA至胞外,形成可活化血小板的DNA捕获网(即NET)[135,136]。

血小板被肿瘤细胞激活后,释放一系列可以在局部或远处支持肿瘤生长的生物活性趋化因子。体外实验证实肿瘤细胞刺激血小板释放PDGF、TXA2、PAF,而这些因子都被证实可以支持肿瘤细胞增殖。但这些因素是否对局部肿瘤的生长有直接的支持作用仍有争议。目前认为,这些因子可加强肿瘤细胞的

侵袭性从而调节肿瘤转移[137-140]。血小板在肿瘤生长、转移、免疫逃逸中的作用将在第30章详细讨论。

结论

现在我们已知,血小板是血管生成的关键调节者,在生理性或病理性血管发育中都发挥作用。在组织和血管发生损伤时,血小板将含有的大量血管生成性因子或生长因子在损伤局部释放出来,支持新生血管过程,机制包括调控内皮细胞增殖、分化和迁移。需要进一步回答的问题是,是否能够应用抗血小板药物操控血小板的功能,从而治疗性地阻止病理性血管生成。

（王宜强 译,朱力 审）

扫描二维码访问参考文献

1译者注:其实这种现象更早时就已被发现,详见第30章。

第 25 章　新生儿血小板功能

Viola Lorenz，*Francisca Ferrer-Marin*，*Sara J. Israels*，*Martha Sola-Visner*

引言

足月儿脐血（cord blood，CB）的血浆中含有丰富的血小板，人们首次通过对 CB 血小板聚集实验的研究发现新生儿和成人血小板发育的差异。这些初步研究表明，来自 CB 的血小板对二磷酸腺苷（ADP）、肾上腺素、胶原蛋白、凝血酶和血栓素类似物等激动剂的反应性低于成人血小板，进而导致新生儿血小板不成熟的理论[1]。这些早期研究由于需要大量的血液样本进行血小板功能研究而受到阻碍，因此在很大程度上依赖于在分娩时收集的脐带血。随着通过较小血容量研究血小板功能技术的出现，以及在全血背景下的研究，使人们对新生儿血小板功能和初期止血的理解增加，并且认识到新生儿血小板可能不是不成熟，而是独特又均衡的新生儿止血系统的一部分。这些技术还可以阐明孕龄（出生时周数）、出生后年龄、疾病和药物对新生儿血小板功能的影响，尤其是可以阐述早产儿颅内出血发生率高的重要原因。本章回顾性分析新生儿血小板与年龄较大的儿童和成人血小板之间的生理性差异。第 48 章讨论遗传性血小板功能障碍，第 44 章讨论新生儿血小板减少症。

血小板数量和大小

受孕 5 周的人类胎儿中首次出现血小板，而且在胎儿期数量逐渐增加，直至妊娠前 3 个月末达到平均值 $150×10^9/L$，在妊娠 22 周时达到成人正常范围内的值。因为 22 周是新生儿可能存活的最低孕龄，即使是新生儿重症监护病房（neonatal intensive care units，NICU）中最小的婴儿，血小板计数也在 $(150～450)×10^9/L$ 范围。由于这些原因，新生儿的血小板减少症与成人一样，传统意义上定义为血小板计数小于 $150×10^9/L$。

最近的一项大规模人口调查研究对这一定义提出了挑战，该研究涉及在多个医院系统中治疗的 47 291 名新生儿[2]。在这项研究中，平均血小板计数随着孕龄的增加而增加，平均每周增加 $2×10^9/L$（图 25.1A）。通过排除血小板总数上下第 5 百分位数的方法，也可以确定不同孕期和出生后年龄血小板计数的参考范围[2]。通过这种方法，32 周出生的新生儿血小板最低为 $104×10^9/L$（第 5 百分位数），而大于 32 周的新生儿为 $123×10^9/L$（图 25.1A），提示血小板减少症在不同的孕龄应该有不同的定义。本研究并不排除患病的新生儿，因此这些数值适用于新生儿重症监护病房流行病意义上的参考范围，而不是代表不同孕龄的新生儿生理情况下的血小板数值。所有孕龄的新生儿的平均血小板体积相似，并且在成人范围内（图 25.1B）。

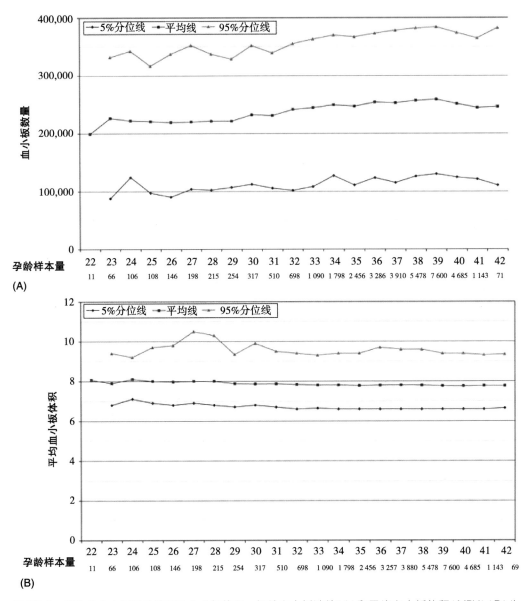

图 25.1 新生儿血小板计数和平均血小板体积。 初始血小板计数（A）和平均血小板体积（MPV）（B）为 22~42 周出生的新生儿生后第三天测定的数值。平均值用红线表示，第 5 和第 95 百分位用绿线和蓝线表示（Reproduced from Ref. 2 with permission.）

血小板产生

血小板产生的复杂过程，可以简单概况为四步：①产生血小板生成因子［主要是血小板生成素（TPO）］；②巨核细胞（megakaryocyte，MK）祖细胞的增殖；③巨核细胞通过独特的核内有丝分裂和胞质变化进行分化和成熟；④血小板产生和释放到循环中。

虽然在新生儿和成人中这四个步骤是相同的，但胎儿或新生儿血小板生成的生物学特性与成人不同（表 25.1）。关于血小板生成性刺激，健康新生儿 TPO 浓度高于健康成人，其中大多数研究显示足月儿和早产儿血浆中 TPO 浓度类似，但是有两项研究发现新生儿 TPO 浓度与孕龄相关[3,4]。而在新生儿血小板减少症中，TPO 浓度降低，其形成机制与成人血小板减少症相似[5]。

表 25.1 新生儿和成人之间巨核细胞生成的主要差异

	新生儿	成人
TPO 浓度	健康的新生儿高于健康的成人	健康的成人低于健康的新生儿
巨核细胞祖细胞	循环中数量多	循环中零星可见
	在培养中产生大量的集落和巨核细胞	在培养中产生少量的集落和巨核细胞
	对 TPO 更敏感	对 TPO 不敏感
巨核细胞	小	大
	低多倍体	高多倍体
	细胞膜表面 CD42b 高表达	细胞膜表面 CD42b 低表达

TPO，促血小板生成素。

与成人巨核细胞祖细胞比较,来源于足月儿和早产儿脐血、妊娠 18~22 周胎儿血液或胎儿骨髓中培养的 MK 祖细胞,其增殖能力更强。检测 MK 祖细胞发现,胎儿祖细胞能产生更多的 MK 集落,含有更多的 MK[6,7]。液体培养体系中,源自脐血的 CD34+细胞,其产生 MK 的能力是成人 CD34 细胞产生 MK 的 10 倍[8,9]。与其他造血祖细胞相似,新生儿循环系统中有更多的 MK 祖细胞,且随着孕龄的增加而降低[10-12]。这一现象可能反映了造血祖细胞从肝脏向骨髓逐渐转移的过程。

然而,体内和体外的研究均显示胎儿和新生儿祖细胞所产生的 MK 比成人 MK 的体积小并表现为低多倍体性[8,13-15],因此,这种现象很可能使新生儿 MK 细胞产生的血小板数量较成人来源的 MK 细胞产生的血小板数量少[16]。基于这些观察,普遍认为新生儿的 MK 较成人的 MK 相对不成熟。但这种观点也受到了挑战,刘等人报道了新生儿 MK 的倍体数虽然低于成人 MK,但是依据不同的标志物没有发现其处于不成熟状态[8]。具体而言,2 倍体和 4 倍体脐血衍生的 MK 高表达 CD42b 糖蛋白(glycoprotein,GPIb,成熟 MK 的标志物),而且其超微结构比成人血液中的 MK 更成熟[8]。这些结果表明胎儿或新生儿巨核细

胞生成具有独特的发育模式,快速增殖取决于完整的细胞质成熟而不取决于多倍体化,这种模式最终产生大量的细胞质高度成熟、低倍体 MK。从个体发育的角度看,这可能是胎儿和新生儿在快速生长期填充扩张的骨髓腔,并维持正常数量血小板的方式。

最近的研究逐渐阐明导致这些差异的分子机制,到目前为止已经揭示了促进 MK 增殖和细胞质成熟的方式涉及发育调节途径和转录因子的复杂网络。Klusmann 等人发现小鼠胎儿 MK 祖细胞(不是成熟祖细胞)的增殖高度依赖胰岛素样生长因子(insulin-like growth factor,IGF)信号的传导,并且上调 IGF/IGF1 受体或靶向哺乳动物雷帕霉素靶蛋白(mammalian Target of Rapamycin,mTOR)通路,会激活 E2F 靶基因的转录而促进增殖[17]。刘等人发现人脐血中的 MK 对 TPO 的反应比 PB 来源的 MK 更敏感,因为它们 TPO 受体的下游信号分子[包括 JAK 激酶(JAK2)和 mTOR 下游两个分子]对 TPO 刺激具有更强的磷酸化反应[8]。最近 Goldfarb 等人发现了新生儿特异表达的癌胚 RNA 结合蛋白 IGF2BP3,这是决定新生儿 MK 表型和分子特征的关键机制。靶向 IGF2BP3 的药物或使该基因功能失活,能够使成人来源的 MK 细胞转变成为新生儿 MK[18]。

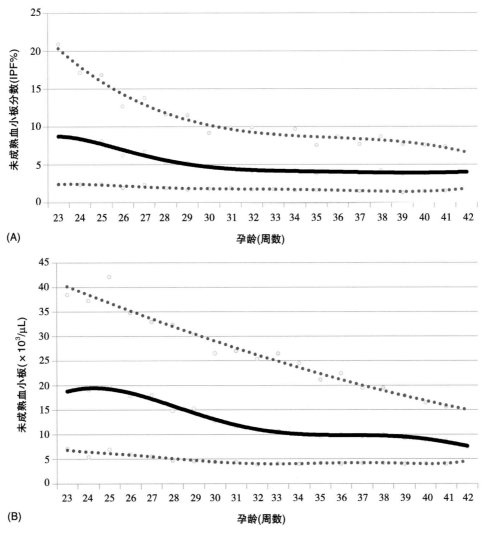

图 25.2　出生当天根据胎龄计算的未成熟血小板分数(IPF)。在两个图表中,下虚线和上虚线表示第 5 和第 95 百分位参考区间,实黑线表示中位数。圆点是对应每天实际的 5 分位数、中位数和 95% 分位数。通过平滑圆圈中的值生成虚线和实线。(A)未成熟的血小板分数。(B)未成熟血小板计数(IPF%×血小板计数)(Reproduced from Ref. 33 with permission.)

通过测定循环体系中网织血小板来评估血小板的产生。网织血小板是新合成的血小板，较成熟血小板比较，含有较多的 RNA。这些血小板可以用荧光核酸染料噻唑橙染色鉴定，也可通过流式细胞术定量（第 35 章）[19-25]。虽然这属于一种有效的研究方法，但在实际应用中由于方法标准化困难和缺乏重复性而受到了限制。

最近，在 Sysmex XE 和 XN 系列分析仪中，可以检测到一种临床等效的网织血小板，称为未成熟血小板分数（immature platelet fraction，IPF）[26,27]。IPF% 反映了循环中新释放（网织）血小板的百分比。一些研究发现该技术可用于区分血小板生成障碍（低 IPF%）和血小板消耗增加（高 IPF%）[26-30]。在用 TPO 类似物罗米司亭处理的新生鼠和成年小鼠的研究中，未成熟血小板计数（immature platelet count，IPC；以 IPF% × 血小板计数计算）准确地反映了罗米司亭处理的动物与安慰剂处理动物的 MK 数量[31]。

有研究显示足月儿脐血的 IPF% 为 3.0% ~ 3.8%，与健康成人相似[32]。最近，MacQueen 及其合作者发表了在一群不同孕龄新生儿出生第一天的 IPF%（未成熟血小板分数）和 IPC（未成熟血小板计数）范围[33]。迄今为止发表的研究中，IPF 和 IPC 值均随着孕龄的增加而下降（图 25.2），这与 Saxonhouse 等先前对网织血小板的研究结论一致[34]。重要的是，MacQueen 等人还发现 IPF% 和 IPC 可以区分低增生性和消耗性的新生儿血小板减少症，与 Cremer 等人之前的小规模研究一致[28]。总之，这些研究表明在新生儿中 IPF 是评估血小板减少症的有效指标。这一发现对新生儿人群非常重要，因为从幼小婴儿中获得骨髓样品的技术十分困难。

血小板结构

人们普遍认为新生儿血小板结构与成人血小板非常相似。在之前的两项研究中发现新生儿和成人血小板之间没有形态学差异[35,36]。另一项研究中发现新生儿调控血小板发育的微管组件不足，但 α-颗粒较多，可能是由于样品采集和处理导致的[37]。

近年来，有两篇论文报道了脐血来源的新生儿血小板的结构。在第一篇中，Urban 等人发现了少量的致密颗粒，这些颗粒难以被常规薄切片电子显微镜检测。作者还发现在使用电子显微镜后，虽然 α-颗粒数量在不同年龄段具有可比性，但胎儿和新生儿血小板中的平均致密颗粒计数显著低于儿童（2 ~ 8 岁）或成人，相邻两个年龄组之间没有差异。事实上，大多数新生儿血小板没有致密颗粒，但在儿童和成人中只有小部分血小板缺乏致密颗粒[38]。由于致密颗粒中含有钙、ADP、三磷酸腺苷（ATP）、5-羟色胺和其他小分子及离子，这些发现解释了新生儿血小板中低 5-羟色胺浓度[39]，以及非代谢核苷酸（ATP 和 ADP）贮存池异常的原因[39-41]，而在其他组别中并没有发现[42,43]。最近另一篇文章中，Caparrós-Perez 等人通过形态学研究和生物信息学分析，发现在新生儿和成人血小板中血小板面积、最大血小板直径或静息状态下的总颗粒数没有明显差异（图 25.3）[44]。

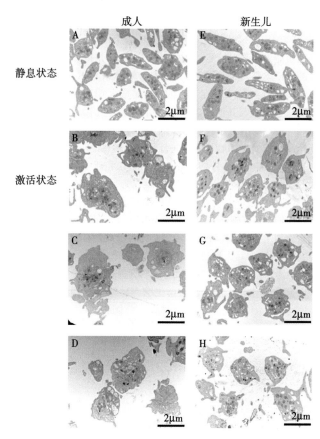

成人　　　　　　新生儿

静息状态

激活状态

图 25.3　静息和活化的新生儿及成人血小板的超微结构。 将基础和活化状态的新生儿和成人血小板（与 TRAP 孵育，10μmol/L）固定并处理后用透射电子显微镜检查。图中显示了通过数码相机与电子显微镜连接在 80kV 和 9 700 倍的放大倍数下获得代表性图像。黑条表示 2μm（Reproduced from Ref. 44 with permission.）

黏附受体，包括 GP Ⅰ b-Ⅸ-Ⅴ 复合物［为血管性血友病因子（VWF）受体；见第 10 章］、整合素 α Ⅱ bβ3（即 GP Ⅱ b-Ⅲ a 复合物，为纤维蛋白原、纤连蛋白和 VWF 的受体；见第 12 章）和 α2β1（即 GP Ⅰ a-Ⅱ b 复合物，为胶原蛋白受体；见第 9 章），都存在于胎儿和 CB 血小板上[45-47]。流式细胞术分析发现，新生儿血小板中 α Ⅱ bβ3 的表达较大龄儿童和成人血小板少 5% ~ 20%，而 GP Ⅰ b-Ⅸ-Ⅴ[48] 和 GP Ⅰ a-Ⅱ b[45] 的表达水平在这三组中相似[49-52]。最近定量流式细胞术分析发现了类似的结果，通过校准的珠子标准曲线确定每个血小板的 GP Ⅲ a、GP Ⅰ b 和 GP Ⅰ a 的抗原分子数量（血小板糖蛋白筛选，BiocytexR）[53]。一项研究发现用免疫印迹法评估的 GP Ⅰ bα 的总表达在 CB 血小板中比在成人中更高[54]。因为 VWF 受体（GP Ⅰ bα）的高表达，所以新生儿血浆中存在的更大更粘的多聚体 VWF 是改善血小板与受损血管壁黏附的原因之一。最近的一项研究与该假设一致，与足月新生儿相比，早产新生儿的血小板表面 GP Ⅰ bα 表达量高（通过定量流式细胞仪测量），与 VWF 相互作用的血小板数量增加，且两者呈正相关[55]。

像其他所有细胞膜一样，血小板的质膜由脂质和蛋白质组成。通过质谱法测量，血小板的磷脂（磷脂酰胆碱、磷脂酰乙醇胺和磷脂酰丝氨酸）含量在成人和 CB 中非常相似[56]，且由磷脂酰丝氨酸组成的脂肪酸没有差异。

通过测定 CB 中富含血小板的血浆凝块的等长收缩,间接研究新生儿血小板中的细胞骨架。这些凝块的收缩取决于纤维蛋白原与血小板的结合和与肌动蛋白-肌球蛋白细胞骨架的组装。由于成人和 CB 中的结果类似,因此,推测在新生儿血小板中存在功能性收缩细胞骨架[57]。

与细胞骨架肌动蛋白一起,β1-微管蛋白是血小板和 MK 微管中的主要微管蛋白,并且是血小板边缘带的主要成分。β1-微管蛋白在血小板生成、形变、铺展和颗粒的细胞内运输中起关键作用。最近研究表明,新生儿与成人血小板相比,β1-微管 mRNA(TUBB1)(约 40%)和蛋白质表达水平较低[44]。尽管如此,新生儿血小板(免疫荧光测定)存在类似于成人血小板的微管环[44]。这一发现可能解释了在新生儿血小板中另外两种微管蛋白异构体(TUBB2A 和 TUBB)的高表达,进而弥补了 TUBB1 缺乏症。这些数据与之前的研究一致,一半正常量的 β1-微管蛋白可能足以维持其特征性的圆盘状[58,59]。

血小板的激活和信号转导

新生儿血小板和成人血小板对血小板激动剂的反应不同。早期用富含血小板血浆和后来采用全血进行的血小板聚集研究,以及使用流式细胞术研究,均表明对于大多数激动剂来讲,CB 和新生儿外周血中的血小板反应性低于成人血小板[1,48]。重要的是,对于不同的激动剂,血小板的低反应程度也不同,新生儿血小板对肾上腺素或胶原的反应性低于对血栓素 A₂(TXA₂)或凝血酶(图 25.4)。这些差异背后的分子机制很复杂,尚不完全清楚。

血小板内的信号始于可溶性激动剂(例如 ADP、肾上腺素、TXA₂ 或凝血酶)或细胞外基质蛋白(例如胶原蛋白)对血小板表面受体的激活(第 18 章)。除胶原外,每一个信号都通过 G 蛋白偶联受体(G-protein coupled receptors,GPCR)家族的一个或多个成员。G 蛋白是 αβγ 异源三聚体,α-亚基决定三聚体的异源性。总之,新生儿血小板对生理激动剂的低反应性似乎是由受体表达水平和/或受体下游信号传导途径的差异引起的。

新生儿血小板对凝血酶、TXA₂ 模拟物 U46619 和 ADP 的反应性较低。尽管用免疫印迹法在 CB 血小板裂解液中证实了蛋白酶活化的凝血酶受体 PAR1 和 PAR4(第 13 章)表达降低[54],但在新生儿和成人血小板中血栓素受体的数量或结合力没有发现差异[60]。新生儿血小板中 ADP 受体的表达水平尚无研究。凝血酶、TXA₂ 和 ADP 诱导的血小板聚集需要与 Gαq-蛋白偶联的受体信号一起传导。具体而言,TXA2 受体、P2Y1(两种 ADP 受体中的一个)和 PAR1 和 PAR4(凝血酶受体)通过 Gαq 与磷脂酶 Cβ 偶联[61]。用 U46619 激活后,新生儿血小板受损[62,63]是因为磷脂酶 Cβ 下游信号活化,包括磷酸肌醇代谢[45,62]、细胞内钙动员[62,63]和蛋白激酶 C 活化[45]。这似乎是因为新生儿血小板膜中 GTP 酶的 α 亚基 Gq 活性降低[62]。这也是新生儿血小板对 TXA₂ 反应差的原因[60,64,65],因为新生儿和成人 5-羟色胺受体的数量和亲和力相当,进而导致新生儿血小板对 ADP 和凝血酶的反应也差。对于绕过表面受体介导激活的激动剂,例如钙离子载体或佛波醇酯,新生儿和成人血小板具有相同的活性[45]。

由于受体表达降低,新生儿血小板对肾上腺素也是低反应性的。使用 α-肾上腺素能拮抗剂双氢麦角环肽的配体结合研究发现,新生儿血小板上 α-肾上腺素受体的数量约为成人血小板数量的一半[66],这一现象持续到生后 2 个月[67]。这似乎是因为 ADRA2A mRNA 表达水平降低 50% 所致[68]。然而,肾上腺素诱导的活化在新生儿血小板中特别差(图 25.4)。在这方面,与成人血小板相比,肾上腺素受体与 Gαz 偶联,脐血中 Gαz mRNA(GNAZ)和蛋白质表达水平降低[68]。总之,ADRA2A 受体及其介质(Gαz)的低表达水平解释了新生儿血小板对肾上腺素反应差的原因。

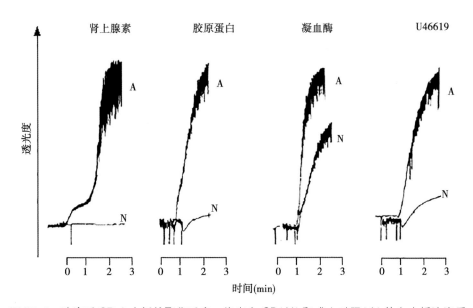

图 25.4　洗涤后 CB 血小板的聚集反应。将来自 CB(N)和成人对照(A)的血小板洗涤后重悬于生理缓冲液中,然后用肾上腺素(5μmol/L)、1 型胶原蛋白(2μg/ml)、凝血酶(0.5U/ml)或血栓素 A₂ 类似物 U46619(1μmol/L)刺激

胶原蛋白可与整合素 α2β1 结合,后者起黏附作用。由于在新生儿和成人血小板之间不存在 α2β1 表达差异[45],因此对胶原蛋白反应的降低长期以来被认为是由于 Ca^{2+} 动员的减少导致的[63]。然而,胶原蛋白还与 GPⅥ-Fc 受体 γ 链(GPⅥ-Fc receptor γ-chain,FcRγ)复合物结合,在血小板中该受体与另一个半抗原受体酪氨酸激活基序(半 ITAM)受体,即 C 型凝集素受体 2(C-type lectin-like receptor 2,CLEC-2),通过相同的信号途径传导[69]。最近的研究表明,足月新生儿 CB 中血小板 GPⅥ和 CLEC-2 的表达轻度降低[53]。类似的减少在成年鼠血小板与胎儿鼠和新生小鼠中也有发现[53]。重要的是,与 G 蛋白偶联受体不同,GPⅥ通过 ITAM 受体启动血小板活化。通过交联胶原活化 Src 和 Syk 酪氨酸激酶,最终激活 PLCγ2 和动员 Ca^{2+}[69]。最近的两项独立研究发现,在新生儿生命期间,人血小板对激活 GPⅥ的胶原相关肽(collagen-related peptide,CRP)和激活 CLEC-2 的蛇毒素的反应降低[53,70]。在胚胎和新生小鼠血小板中也有类似发现[53]。在这两个物种中,血小板功能对 CRP 和蛇毒素的反应比对 GPCR 激动剂的反应明显受损,表明在 GPⅥ和 CLEC-2 信号传导的第一步中就存在缺陷[53]。事实上,人新生儿血小板中 CRP 和蛇毒素诱导的 PLCγ2 和 Syk 磷酸化降低了[53]。

血小板活化的另一个关键点是通过腺苷酸环化酶(adenylyl cyclase,AC)抑制环磷酸腺苷(cyclic adenosine monophosphate,cAMP)合成。除其他因素外,细胞内 cAMP 浓度受内皮细胞产生的前列腺素(prostaglandin,PG)I_2 的作用调节,其受体(IP)与另一个 G 蛋白家族成员 Gαs 偶联。CB 血小板的 Gαs mRNA 和蛋白质表达水平高于成人血小板[71]。但高表达的 Gαs 在新生儿血小板中是否能转化为更多的 cAMP 尚不清楚。

新生儿和成人血小板之间的功能差异不仅存在于 G 蛋白介导的反应,ITAM 受体和细胞内钙动员,还在涉及 TXA_2 合成的信号传导。TXA_2 是由花生四烯酸(arachidonic acid,AA)通过环氧化酶-1 途径,由过氧化物 PGG_2 和 PGH_2 产生,TXA_2 是有效的内源性血小板活化剂。需要胶原蛋白和低浓度凝血酶等激动剂的参与才能产生最大化的血小板活化。而从膜磷脂释放出 AA 的量对激动剂有依赖性。虽然已经发现新生儿血小板膜相对不稳定,但高浓度的凝血酶刺激新生儿血小板释放的 AA 比成人血小板多很多[45,72,73],具体原因尚不清楚[72,74]。相反,对于较弱的激动剂如胶原蛋白和肾上腺素,从新生儿血小板释放的 AA 较少[45,73]。因此,与成人血小板相比,新生儿血小板中转化为 TXA_2 的 AA 比例较低。而这种差异可通过添加 AA 的底物在体外克服[60,73]。

尽管对体内新生儿血小板的活化知之甚少,但已在不同环境中观察到这一点。在患病新生儿中插入中心静脉导管(central venous line,CVL)可诱导血小板活化标志物的表达增加,以及 VWF 与血小板的结合增加[75]。在插入导管后内皮损伤,血小板活化持续到手术后 7 天,这可能显著提高新生儿 CVL 相关血栓形成。一项研究发现,在体外循环期间,年幼婴儿(<10 日龄)的血小板与大龄儿童的血小板一样被激活[76],尽管这一发现与之前的研究相矛盾[77]。低温程度的差异导致不同的观察结果。

血小板黏附和聚集

正常的止血始于血小板与血管内皮的黏附、需要存在剪切力、血小板糖蛋白的完整性和正常量的多聚体 VWF。涉及血小板黏附和聚集主要的糖蛋白是整合素 α2β1(胶原)、GPⅠb-Ⅸ-Ⅴ(VWF)和 αⅡbβ3(纤维蛋白原、纤连蛋白、VWF),它们都存在于胎儿和新生儿(脐血)血小板上[45,46]。

在静息状态下,洗涤的新生儿血小板将延迟在聚-L-赖氨酸表面的黏附和铺展,这与它们在颗粒胞吐作用中的缺陷一致(参见"血小板分泌"部分)[44]。然而,在全血中测定时,在静态以及在模拟静脉和动脉剪切率的流动条件下,新生儿和成人血小板在胶原或固定的 VWF 表面有类似的黏附和聚集[70]。在高剪切条件下,使用锥板分析仪对全血血小板的细胞外基质蛋白进行沉积和聚集的研究,证明与成人血小板相比,脐血可增强黏附性和形成类似聚合体[47]。与成人相比,这些结果与足月新生儿的出血时间和 PFA-100 闭合时间(closure times,CT)一致[47]。因为新生儿血浆中存在更多、黏性更强的 VWF 多聚体,所以新生儿血小板被认为在全血中的黏附更强[78,79]。这种假设被认可是因为在较低浓度的瑞斯托霉素(0.6~0.7mg/ml)作用下,脐血血浆比成人血浆更能促进成人或新生儿血小板的凝集能力[47,80]。

脐带血浆中的高分子量 VWF 多聚体的大小与内皮细胞的 Weibel-Palade 小体(棒杆状小体)、血小板 α-颗粒中的多聚体相似。在剪切力或瑞斯托霉素作用下,这些大的新生儿 VWF 多聚体可有效结合新生儿和成人血小板[81]。它们在新生儿血浆中的存在可能是几种因素平衡的结果,而这些因素决定了血浆中 VWF 多聚体的大小和浓度。这些因素包括内皮细胞产生和分泌的增强,以及随后剪切力诱导的 VWF 分子伸展促进的锌金属蛋白酶 ADAMTS-13 的剪切[82,83]。有报道新生儿血浆中 ADAMTS-13 浓度存在差异,波动在成人值的 50% 至 100% 不等[84-86]。这些差异可能与测定方法有关,但无论是 VWF 的血浆浓度,还是大型多聚体的百分比与蛋白酶活性水平无关[86]。然而很明显,与年龄较大的儿童和成人相比,在健康足月新生儿中,这些大型多聚体的黏附活性增加是出血时间和闭合时间(PFA-100 检测)变短的主要原因[87-90]。

在一项研究中,Ferrer-Marin 等人做交叉实验,即将从足月儿脐血中所分离的血小板重悬在成人血液中和从成人血液中分离的血小板重悬在足月儿的脐血中,通过测量全血血小板聚集和闭合时间(PFA-100 检测)的功能,剖析内在血小板功能对血小板活化和聚集的作用。与成人血小板相比,不管是否在全血环境下,CB 来源的血小板对各种激动剂的聚集作用均降低(图 25.5)[91]。与足月新生儿相比,早产儿的出血时间和闭合时间(PFA-100 检测)延长是因为体内血小板功能下降。Linder 等人证实了这一点,在 VWF 水平和活性相当,早产儿与足月婴儿相比,锥板分析仪分析发现血液中的血小板在细胞外基包板的沉积减少[92,93]。在患有呼吸窘迫综合征或脓毒血症的新生儿中同样发现血小板的黏附减少[92,94],进一步说明黏附受体介导的信号转导途径在优化黏附过程中的作用。

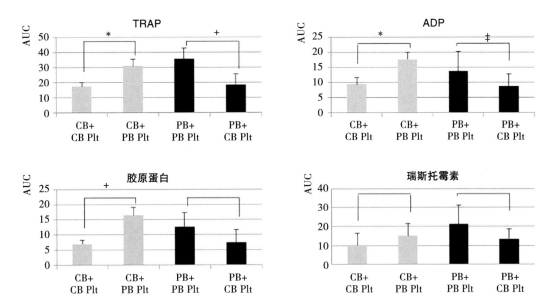

图 25.5　血小板减少性脐带血(CB)样本(灰色条)和成人外周血(PB)样本(黑色条)与新生儿(CB)或成人(PB)血小板体外输注的平均血小板聚集(±标准差)结果。在凝血酶受体激活肽(TRAP)、ADP 和胶原蛋白的作用下,无论输注的血液是什么,成人血小板的聚集比新生儿更好。在瑞斯托霉素的反应中观察到相同的趋势,但差异不显著。* $P<0.001$,† $P<0.01$,‡ $P<0.05$。AUC,曲线下面积;Plt:platelets,血小板(Reproduced from Ref. 91 with permission.)

血小板分泌

从血小板致密颗粒释放的介质如 ADP 和 5-羟色胺,以及从 α-颗粒释放的黏附蛋白如 VWF 和纤维蛋白原,都可增强募集血小板参与血小板栓塞和止血。激活诱导的分泌可以通过测量由致密颗粒分泌的 ATP[95]、[14C]-5-羟色胺[41,60]或苦参碱[43],或颗粒表面特异性标志物如 P-选择素和 CD63 的表达来评估[49,64,65]。

与成人血小板相比,在足月和早产新生儿中激动剂诱导的血小板颗粒分泌减少。直到最近在新生儿血小板中发现少量的致密颗粒[38],进而假定某些未成熟的信号转导途径可能介导了新生儿血小板颗粒胞吐作用缺陷[43,64,65]。然而,最丰富的 α-颗粒(比致密颗粒多 10 倍)并不缺乏[35,36,38,41,42,44]。

Caparros-Perez 等人为了研究损伤的胞吐作用的潜在机制,他们在超微结构水平上比较新生儿和成人血小板,在静止和激活状态下血小板中颗粒的数量和组织[44]。刺激后,成人血小板表现出显著的形状和脱颗粒的改变,每个血小板的颗粒总数减少 40%。相反,新生儿血小板中形状变化较小,而且它们的颗粒在整个细胞质中清晰可见(每个血小板的颗粒数量没有变化),并且不能集中或融合(图 25.3)。通过测量颗粒与每个血小板中心的距离,作者发现静息和受刺激的成人血小板之间存在明显差异,而新生儿血小板在静息和受刺激的情况下没有明显差异,同时,静息状态下,成人和新生儿血小板之间也没有明显差异。由于颗粒的集中化是一个依赖于微管边缘带收缩的过程,因此作者提出,CB 血小板中 β1-微管蛋白低表达可能与其他因素一起促使活化后颗粒向中心聚集的功能受损。此外,他们评估了胞吐作用中介导囊泡和质膜之间融合(第 19 章)的 SNARE 蛋白[可溶性 N-乙基马来酰亚胺敏感因子(N-ethylma-leimide-sensitive-factor,NSF)附着蛋白受体:VAMP8、SNAP23 和突触融合蛋白(syntaxin-11)]的表达水平。新生儿血小板显示 Stx11 及其调节因子 Munc18b 表达水平显著降低,两种蛋白质的表达水平之间存在显著的相关性[44]。重要的是,通过免疫印迹测量,发现 P-选择素含量在 CB 来源的血小板和成人血来源的血小板没有差异。因此,新生儿血小板中 syntaxin-11-Munc18b 复合物和 β1-微管蛋白的减少,为激动剂激活新生儿血小板后血小板表面表达的 P-选择素降低提供了新的解释机制。

血小板促凝血活性

血小板在止血中起重要作用:形成促凝血表面。磷脂酰丝氨酸(phosphatidylserine,PS)和其他带负电荷的磷脂被隔离在静息血小板的胞质内小叶。一旦血小板活化,PS 被转位到外小叶,提供催化表面,组装凝血级联的两个基本步骤,即 X a 因子和凝血酶的形成。凝血蛋白酶、酶原(V、IX、X、凝血酶原)和辅助活化因子(V a 和Ⅷa)与活化血小板上的特异性高亲和力受体结合,促进"X 因子酶"复合物和"凝血酶原酶"复合物的形成(第 21 章)。此外,活化的血小板表面释放表达 PS 的微粒,可促进凝血活性(第 22 章)。

血小板膜的 PS(通过质谱法测量)含量在成人和脐血来源的血小板中非常相似,而且 A23187 或凝血酶刺激脐血来源的血小板,其促凝血活性(通过测量暴露的 PS)与成人血小板相同[56]。在早产儿脐血中,A23187 或钙诱导的 V 或 V a 因子与血小板及微粒的结合减少,但可以通过增加 V 因子来改善[96]。这表明新生儿血小板在激活后可以在表面产生促凝血 PS,但是低浓度的循环 V 因子限制了血小板的促凝血潜能[96]。血小板促凝血活性也取决于刺激。当被胶原刺激时,CB 来源的血小板比成人血小板的促凝血活性低,这可能是该激动剂导致新生儿血小板活化受损的结果[97]。

Michelson 等人发现在钙离子载体 A23187 或凝血酶刺激下,足月儿和早产儿 CB 中的血小板比成人血小板产生更多的微粒[96]。此外,尽管 PS 含量相似,但从脐血中分离的微粒比从成人血浆中分离的微粒更具有促凝血活性[98]。这种增强的活性的机制仍有待确定。

血小板转录组

尽管血小板是无核的,但含有丰富的巨核细胞来源的 mRNA 库(第 6 章)。转录组分析技术是深入了解血小板生物学调控机制的有用工具。最近,通过测定 CB 和成人血液中血小板 mRNA 表达阵列来评估血小板的转录组[68]。

与血小板的生物学功能一致,成人和新生儿转录组学均显示有较多的由 mRNA 编码与免疫反应(HLA-A,HLA-B,HLA-C,HLA-E)和血小板功能相关(聚集、脱颗粒、激活和胞吐作用)的蛋白质。在新生儿和成人血小板中总共发现 201 个基因表达存在差异。其中,在 CB 来源的血小板中 162 个基因上调,39 个基因下调。此外,新生儿血小板中高表达的 mRNA 大多参与蛋白质的合成和降解,例如核糖核蛋白(RPL5,RPL24)或泛素蛋白酶复合系统(ZFAND5)。重要的是,新生儿血小板中第二个高表达的基因(是成人血小板的 22 倍)是 PRDX2,一种与血小板反应性相关的抗氧化酶[68]。然而,与血小板低功能的表型一致,新生儿血小板中下调的基因主要是参与钙转运或代谢(MCUR1)、肌动蛋白细胞骨架重组(FAM101B)和细胞信号传导(GNAZ,PANX1)。总之,该研究指出血小板转录组的变异可能是新生儿血小板的表型功能低下的原因,并为血小板在细胞免疫应答中的作用提供了进一步的解释。

人与鼠新生儿血小板之间的差异

在过去的一个世纪中,由于小鼠与人类的遗传和生理相似性,它们一直是主要的哺乳动物模型研究系统。然而,为了了解小鼠研究结果的准确性,种属间的差异性需要被认识和考虑到。

人们普遍认为,人新生儿血小板的大小和超微结构方面与成人血小板没有区别[44]。相反,小鼠血小板在出生后第 1 天明显大于成人血小板,尽管它们的大小在一周后迅速降低至成人正常值[99]。与成人血小板计数相比,出生时鼠血小板计数也大约降低了 50%,但在第二周迅速增加[99,100]。出生时人血小板计数在成人的正常范围内,但早产儿的平均血小板计数较低。

新生儿血小板的功能得到广泛研究,最近其在小鼠幼崽中的作用也进行了广泛研究。多项体外研究报道,新生儿的血小板对多种激动剂具有低反应性,尽管介导这些低反应的途径因激动剂不同而有差异(参见“血小板活化和信号转导”部分)。最近在一项新生儿和新生鼠的平行研究中进行血小板的功能研究,发现与成人(鼠)血小板相比,新生儿和新生鼠血小板对胶原蛋白或蛇毒素刺激反应都显著降低[53]。这种低反应性是因为两种物种中 GPⅥ和 CLEC-2 表达水平的轻度降低,以及人

类新生儿细胞中下游传导信号的损伤导致[53]。人新生儿血小板对凝血酶也是低反应性的,虽然程度低于其他激动剂。而在小鼠研究中,发现血小板在胎儿发育期间对凝血酶也显示低反应性[100],但在新生鼠接受凝血酶刺激后,血小板表现出接近正常的 GPⅡb-Ⅲa 的活化[99,101]。

P-选择蛋白在物种间存在重要的差异。多个关于人和(最近)小鼠研究表明,与成人(鼠)血小板相比,两种物种中的新生血小板在活化后表面 P-选择蛋白的表达量会降低[44,53,70,79]。静息状态的人新生儿血小板与成人血小板有相似的 P-选择蛋白表达水平(通过蛋白质印迹验证)[44],并且活化后血小板表面的 P-选择蛋白表达的降低与脱颗粒缺陷有关,可以通过激动剂刺激,血小板内仍清晰可见的颗粒得以证明(参见血小板分泌部分)[44]。形成鲜明对比的是,胚胎和新生小鼠血小板中 P-选择素表达水平显著降低,并且在 3 周龄时接近成年鼠水平的 60%[100,102]。这表明小鼠发育过程中 P-选择蛋白表达受到严格调控,但在人类的发育过程中并非如此[101,102],该研究提供了鼠和人血小板中存在相似表型但机制不同的案例。

血小板功能测定

因为一些标准方法在新生儿应用时受到技术限制,新生儿血小板功能的研究一直具有挑战性。大多数体外研究是在分娩时从脐带采集的血液(而不是新生儿)进行的,因为这样可以提供足够的标本进行研究。更多的新技术已帮助解决了其中的一些问题。

出血时间

出血时间是血小板和血管壁之间相互作用的体内筛选试验。用于测量成人和年龄较大儿童出血时间的装置并不适用于小婴儿。Andrew 等人使用改良的装置和技术造成了较小的皮肤切口(Surgicutt Newborn,International Technidyn Co.,Edison,NJ),证明足月新生儿的出血时间短于成人的出血时间[103,104]。血小板低反应性(参见“血小板活化和信号转导”)一节中这一自相矛盾的发现,可通过存在于健康新生儿血液中的多种因子解释,这些因子可增强血小板与血管壁相互作用,包括循环中高浓度的 VWF,具有增强黏附活性[78,79,105,106],血细胞比容和 MCV 的作用[107]。这些因素有效地抵消了血小板的低反应性,与成人相比,新生儿出血时间更短。出血时间与胎龄和血细胞比容呈负相关[108]。在出生体重极低婴儿中,血细胞比例低于 28% 时出血时间较长,红细胞输注后有所改善[109]。在足月和早产儿中,出血时间在出生后的前 10 天缩短,之后几乎没有进一步缩短[108]。

血小板功能分析仪-100

血小板功能分析仪-100(PFA-100,Dade Behring,Deerfield,IL)提供了对柠檬酸化全血中初期止血的体外评估[110]。该仪器测量对肾上腺素(epinephrine,Epi)或 ADP 反应的时间是指血小板栓塞在涂有纤维状Ⅰ型胶原的膜中封闭孔径(100μm)所需的时间(称为闭合时间,即 CT)。当血液通过膜孔吸入时,暴露于激动剂和高剪切力,从而激活血小板。一系列研究表明,来自足月新生儿的 CB 样本比来自大龄儿童和成人的样本

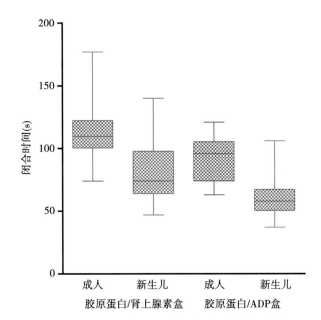

图 25.6 PFA-100 闭合时间。箱形图分别比较了 PFA-100 的闭合时间，包括胶原蛋白/肾上腺素（collagen/epinephrine，C/EPI）或胶原/ADP（collagen/ADP，C/ADP）盒在正常成人（n=21）和足月新生儿脐带血样本（n=31）中的情况。脐带血的平均闭合时间明显短于成人样本的平均闭合时间（P<0.001）（Reproduced from Ref. 88 with permission.）

的血小板黏附性低于足月儿 CB，但聚集体形成没有差别[93]。总体而言，该仪器在利用小血容量评估全血中血小板功能方面具有潜力，但到目前为止，其应用仅限于研究环境。

血小板聚集

光透射聚集测定法（light transmission aggregometry，LTA，第 34 章）揭示了新生儿和成人之间的显著差异（图 25.4）。在使用多种激动剂[包括 ADP、肾上腺素、胶原蛋白、凝血酶和血栓素类似物（例如 U46619）]的研究中，与成人血小板相比，新生儿血小板的聚集能力减弱[35,45,116-119]，并且这些差异在早产儿的血小板中更明显[60]。

与其他激动剂相比，瑞斯托霉素诱导新生儿中富含血小板的血浆的凝集能力增强，即在较低浓度的瑞斯托霉素下，新生儿富含血小板的血浆仍可形成聚集体[35,47,80]，且高于成人来源的血小板。通过添加新生儿血浆，瑞斯托霉素诱导的成人血小板凝集也得到增强[47,80,120]。这是因为瑞斯托霉素对血小板的凝集依赖于血浆 VWF 及其血小板受体 GP I b-IX-V。总之，这些研究证明了增加的 VWF 水平和超大 VWF 多聚体可增强新生儿血浆中的活性[78,79,105,106,121]。

全血血小板聚集测定法为利用较少的血容量测量血小板聚集打开了大门。使用全血血小板聚集测定法的研究证实了与使用 LTA 报道的 CB 血小板相似的低反应性，并且显示血小板聚集不受诸如血细胞比容等因素的影响[54,91]。多电极聚集仪系统（Dynabyte Medical，Munich）测量发现由于血小板聚集引起电极之间的阻抗增加。多电极微型测量池检测专为低容量样品而设计。因此，这可能是测量新生儿血小板功能的有效方法。

流式细胞术

全血流式细胞仪（第 35 章）解决了许多早期研究中新生儿血小板活化的问题，这主要是因为它只需要极小的血容量和在分析前对样本进行最低限度的处理。利用这种技术，可以检查脐血以及随后几天从新生儿抽取的血液中的血小板反应，从而监测出生后血小板反应的变化[49,122,123]。使用针对血小板活化标志物的单克隆抗体，流式细胞术研究证实，与成人血小板相比，来自 CB 或新生儿出生后第一天的血小板具有低反应性。Rajasekhar 等人证实在用凝血酶、ADP/肾上腺素和 U46619 刺激后，足月和早产（<30 周妊娠）婴儿的血小板活化标志物表达减少。与成人相比，对于这些激动剂，新生儿血小板表面的 P-选择素（脱粒标记）和纤维蛋白原结合位点的整合素 αⅡbβ3 的表达均较低[64,65]。

在少数已有的研究中发现新生儿血小板低反应性的持续时间不一致。至少有两项研究表明，到生后第 10 天，新生儿血小板的体外反应与成人对照类似，这表明血小板低反应性可能在健康足月新生儿中是短暂的[48,123]。即使在极低出生体重的新生儿中，在出生后的前 10～14 天，血小板对各种激动剂的活化反应也有显著改善[124]。相比之下，Hezard 等人发现尽管新生儿和 1 个月以上婴儿之间的血小板反应具有最显著差异，但在儿童前 15 年血小板的反应性是逐渐增加[51]。

血栓弹力图

血栓弹力图（thromboelastography，TEG；见第 33 章）提供了

的 CT 更短（图 25.6）[87-89,111]，与其较短的出血时间一致。较短的 CT 与较高的血细胞比容、增加的 VWF 浓度以及 CB 中超大 VWF 多聚体的存在相关[87-89]。而 CT-ADP 与胎龄呈负相关[112]。一项研究表明，在出生后最初 48 小时或 7 天内收集的新生儿外周血样本中测量的 CT 值明显比脐血的 CT 值长，这可能反映了出生后的变化，如血细胞比容的减少或药物的暴露，虽然在所有的孕龄中，它们仍然低于或接近成人 CT 值[112]。Deschmann 等人评估了血小板减少症新生儿的 PFA-100 CT，发现 CT-Epi 与血小板计数无相关性。相反，CT-ADP 在一些（但不是全部）新生儿血小板计数<90×10⁹/L 样本中延长，与血小板计数呈中度负相关[113]。在随后的一项研究中，同一研究者证实 CT-ADP 与<27 周的血小板减少性早产新生儿重度出血之间存在很强的相关性，而血小板计数和出血之间没有显著相关性[114]。这表明 PFA-100 中 CT-ADP 可能是比血小板计数更好的预测该人群中出血风险标志物，并且可用于指导血小板的输注。

锥板分析仪

椎板分析仪[Cone and Plate（let）Analyzer]是一种通过使用改进的锥板黏度计在高剪切条件下测量血小板黏附和聚集能力的装置[115]。该分析仪仅需要少量柠檬酸盐抗凝全血，可通过细胞外基质包被或未包被的聚苯乙烯板（黏附）和血小板聚集体评估血小板的表面覆盖率。来自健康新生儿的脐带血和外周静脉血液的研究表明，与成人对照相比，细胞外基质包被板上的血小板黏附增加但聚集体形成相似，这与新生儿中血浆浓度高和 VWF 的功能活性相关。这些结果与新生儿出血时间和 PFA-100 CT 研究结果一致。黏附力与胎龄相关，早产儿 CB

对全血止血、血小板功能、凝块形成、凝块的拉伸强度和随后溶解的快速整体评估。它最初是在 20 世纪 60 年代开发的,但最近又重新流行起来,特别是用于监测手术环境中的止血[125]。对新生儿的初步小型研究中未发现纤维蛋白凝块形成、凝块强度或纤维蛋白溶解速率的缺陷[126,127],但是最近的研究表明,与成人对照相比,CB 凝块强度和凝块动力学的测量值存在一些差异。这些可变结果可能与每项研究中使用的 TEG 测定的差异有关[128,129]。Cvirn 等人更改了该方法,以测定血小板对凝块的拉伸强度,发现 CB 和成人血小板之间没有差异[129]。一项评估早产儿和足月儿 TEG 的研究中发现,与足月新生儿相比,早产儿的最大凝块硬度(Maximal clot firmness,MCF)值明显降低[130]。然而,无论是这项研究还是之后的研究均未发现任何 TEG 参数与早产儿出生后并发症(包括脑室内出血)之间存在任何关联[131]。

产妇、新生儿疾病以及治疗对新生儿血小板功能的作用

1988 年,Suarez 及其合作者的一项研究发现,在 CB 中血栓素 B_2、β-血栓球蛋白和血小板因子 4 水平的升高,CB 血小板的低反应性可能是由于血小板活化和分娩过程中的脱颗粒引起,尽管在此过程中没有观察到血小板超微结构脱粒的变化[36]。随后通过使用流式细胞术测定血小板活化标志物发现,无论分娩模式如何,胎儿或新生儿中循环脱颗粒血小板的数量均未增加[64,65,122,123,132-134]。在无合并症的分娩后,血小板微粒在 CB 血浆中也未升高[98]。总之,这些研究得出的结论是,新生儿血小板的低反应性并不是由于在简单的分娩和分娩过程中引发的血小板活化和脱颗粒的导致。

然而,妊娠或分娩并发症可能会导致新生儿血小板活化。在妊娠期 CB 中检测到体内血小板活化增加,并伴有胎盘功能不全和脐动脉多普勒异常[135]。新生儿窒息与血小板减少症和血小板功能障碍有关。后者在围产期缺氧或复氧的新生猪模型中得到证实,其表现为血栓素的释放、基质金属蛋白酶-9 活性的增加和血小板活化后超微结构的变化[136]。窒息和复苏二者联合可以引起体内血小板活化,从而增加了血栓和出血即已知的两种窒息新生儿并发症的风险。

尽管有一些关于糖尿病母亲和妊娠高血压母亲所生的新生儿的血小板功能的研究,但关于母体疾病对胎儿止血影响的信息仍有限。糖尿病母亲婴儿的 CB 血小板中前列腺素合成和聚集反应增加[137]。来自这些婴儿的血小板在出生当天比对照组新生儿的血小板产生更多的血栓素,尽管这些差异在第一周得到解决[138]。这些发现与成人糖尿病患者的血小板合成和血小板高反应性增加一致,并且可能与其他因素(例如红细胞增多症)一起,对其母亲是糖尿病的婴儿增加血栓的发生率[139]。

与健康新生儿相比,来自患有严重妊娠高血压和/或胎盘功能不全的母亲婴儿的血小板对凝血酶引起的血小板活化减少[49,135]。使用锥板分析仪的研究发现,与妊娠年龄匹配的对照组相比,患有糖尿病或高血压的母亲所生婴儿的血小板黏附性降低[140]。然而,这些差异很难确定是否与母体药物或原发疾病的影响有关。

一些研究评估了病理因素对新生儿血小板功能的影响。使用锥板分析仪,患有脓毒血症的早产儿比健康早产儿血小板的黏附性低,这可能导致该群体有出血倾向的原因[94]。相比之下,最近的一项研究发现,与健康新生儿的血小板相比,来自脓毒症新生儿的血小板在多种激动剂作用下可增加其聚集和分泌(通过光学聚集测定法和荧光测定法测量)[141]。然而,在该研究中,脓毒血症的新生儿平均年龄为 6.8 天,而对照组年龄为 1.2 天。鉴于血小板功能在出生后的前 10 天内会显著改善,那么在脓毒血症组中发现血小板的聚集增加,可能是由于它们的年龄较大而不是疾病过程。

给孕妇服用的药物也会影响新生儿血小板功能。通过在体外研究抗血小板作用的药物发现,新生儿血小板(通过聚集测量)对阿司匹林和抗组胺药的敏感性增加[117,142]。在分娩前 5 天内摄入母体的阿司匹林会增加新生儿黏膜皮肤出血的风险[143,144]。与孕龄相匹配的非治疗对照组相比,给早产儿的母亲使用的吲哚美辛也会增加婴儿脑室内出血风险[145]。这些环氧酶-1 抑制剂能够穿过胎盘并阻断胎儿、新生儿以及母体中血栓素合成。使用低剂量阿司匹林(≤100mg/d)治疗妊娠高血压与临床出血较少有关,因为它可以抑制超过 60% 的胎儿和新生儿血栓素的生成[146-148]。由于在血小板的循环中不受影响,新生儿血小板可在接触低剂量阿司匹林 2~3 天后合成血栓素[148]。与未暴露对照组相比,足月出生的新生儿在母体使用选择性 5-羟色胺再摄取抑制剂(selective serotonin reuptake inhibitors,SSRI)后,对新生儿血小板的黏附或聚集体形成无明显差异[149]。

新生儿重症监护病房使用的药物和治疗也会影响新生儿血小板功能。用于治疗早产新生儿动脉导管未闭(patent ductus arteriosus,PDA)的吲哚美辛与出血时间和临床出血的延长有关[150]。但治疗 PDA 的另一选择药—布洛芬,对出血时间和 PFA-100 CT 的影响极小[151]。

氨苄西林是最常用于治疗疑似早发性脓毒血症新生儿的抗生素,3~4 次给药后也可延长新生儿的出血时间,但对新生儿 PFA-100 CT 没有显著影响[152]。在极低出生体重婴儿(<1 500g)中,长期使用氨苄西林(>5 天)可延长出血时间,在出生后第一周平均延长 2 分钟[153]。然而,这些发现的临床意义尚不清楚。

吸入一氧化氮(NO)用于治疗新生儿的持续性肺动脉高压。在体外,NO 通过增加细胞内环磷鸟苷的水平抑制血小板聚集和黏附,随后抑制其活化途径[154]。由于 NO 的半衰期非常短,体外研究聚集实验变得尤为复杂,因此,有关其对新生儿血小板聚集的正负作用皆有报道;这些差异可能是实验方法不同导致[155-157]。与未暴露的对照组相比,通过对 NO 供体 SIN-1 存在下血小板活化(通过 PAC-1 与活化的 αⅡbβ3 结合测量)的体外研究发现激动剂诱导的活化被抑制了 70%[158]。其他 NO 供体或底物对体外抑制作用有不同程度的影响[159]。婴儿持续吸入 NO 会导致出血时间延长,如同在成人中一样,但在停止吸入 NO 24 小时后可恢复到基线[156]。最近一项使用 TEG 评估 NO 治疗的新生儿血小板功能和止血研究中发现,与健康足月儿相比,NO 治疗前和治疗期间肺动脉高压患儿的最大强度(依赖于血小板功能)较低[160]。这表明在体外肺动脉高压和 NO 均可能对血小板功能产生副作用。虽然这些研究引起了对患病新生儿出血风险的重视,但在 NO 治疗的中,颅内出血发生率增加的情况尚未见报道[154,156,161]。

在过去十年中,低温治疗已成为围产期中、重度窒息患儿

的护理标准。在体内和体外研究了该疗法对新生儿血小板功能的影响。在体内，低温治疗延长了治疗新生儿的出血时间和 PFA-100 CT（与预冷前相比），但这两项指标在复温后迅速恢复正常[162]。与 37℃ 相比，在体外温度为 33℃（在治疗性低温期间使用）时，血小板黏附和聚集作用明显受到抑制[163]。最近的一项研究通过使用各种止血参数的多变量回归模型，发现血小板减少症（血小板计数 < 100×10^9/L）与窒息新生儿（大多数接受低温治疗）出血的相关风险度很高（调整后 2.59），这可能与治疗后血小板功能紊乱有关[164]。

总结和未来方向

表 25.2 总结了新生儿 CB 血小板与更大周龄儿童血小板功能的主要差异。在体外，由于受体表达和/或受体介导的信号转导发育的差异，同时伴有一种与分泌机制中某些成分的缺乏有关的脱颗粒缺陷，新生儿血小板对大多数生理激动剂的反应表现为活化受损。然而，这些发育上的"缺陷"似乎完全被新生儿血液中增强凝血的因素补偿，包括 VWF 介导的血小板黏附增加和高血细胞比容，从而导致基于出血时间、PFA-100 和 TEG 参数评估具有足够的初期止血。因此，新生儿血小板的低反应性可能不应被视为发育缺陷，而应视为均衡、发育独特的新生儿初期止血系统的组成部分。这样一个系统对胎儿的益处尚不清楚，但推测血小板反应性降低可能保护胎儿或新生儿免受在分娩和分娩期间发生与循环血小板活化剂增加相关的血栓形成的风险，同时升高的 VWF 活性确保稳定和充分的止血[164]。

越来越多的证据证明出生后年龄、疾病、药物和治疗对新生儿血小板功能的影响，而这些证据是通过利用少量血做新型全血测试取得的。该领域还需要做更多的工作。在过去的十年中，血小板具有重要的非止血功能也更加确信。未来需要对新生儿和成人血小板之间可能存在的发育差异进行研究，这些差异涉及重要的非止血功能，包括血管生成、免疫调节、炎症和宿主防御[165]。

（陆芹、胡绍燕　译，朱力　审）

表 25.2　脐血血小板和成熟血小板之间的功能差异

- α_2-肾上腺素能和蛋白酶激活受体的表达减少
- GPⅥ和 CLEC-2 的表达轻度减少
- 对激动剂的聚集反应降低，包括肾上腺素、胶原蛋白、ADP、TRAP 和血栓素 A_2 类似物。对胶原相关肽和蛇毒素的活化反应明显降低
- 激动剂诱导的纤维蛋白原与整合素 αⅡbβ3 结合位点的暴露减少
- 激动剂诱导的颗粒分泌减少
- 激动剂诱导的钙动员减少
- 激动剂诱导的微粒形成增加
- 血管性血友病因子介导的血小板黏附和凝集增加
- 出血时间和 PFA-100 闭合时间缩短

扫描二维码访问参考文献

第 26 章　血小板在动脉粥样硬化血栓形成中的作用

Meinrad Gawaz and Oliver Borst

血小板与血管炎症

小鼠动脉粥样硬化和血管损伤模型的发展,为研究动脉粥样硬化早期事件提供了宝贵的数据和理论。在体外研究中,可以明显观察到血小板黏附于培养的单层内皮细胞。血小板与内皮的黏附诱导内皮细胞的活化,改变其黏附和促炎潜能[1]。在血小板与内皮黏附处,血小板分泌促炎细胞因子[例如白细胞介素(interleukin,IL)-1β、CD40 配体(CD40 ligand,CD40L)]和趋化因子(例如 CXCL4、CXCL12、CXCL16),促进内皮炎症[2-4]。具体来说,在动脉粥样硬化的易发部位(颈动脉分叉处),即使在没有内皮细胞剥落的情况下,受到扰动流控制的血小板也可黏附在动脉壁上,从而引起动脉粥样硬化性炎症病变和脂质沉积[5]。在生理条件下,完整的、未活化的(静息)内皮通常可以防止血小板黏附和积聚到内皮下(细胞外基质)(见第 17 章)。然而,在炎性条件下,血小板可以黏附到完整但活化的单层内皮上[1]。进一步活化的血小板也可黏附到静息内皮,并增强血管壁的黏附性。在动脉高剪切力的条件下,在体内血小板可与完整内皮的黏附,这个过程包括血小板的栓系、滚动和随后的牢固黏附等相互协调的多个步骤。这些步骤依赖受体相互作用,包括选择素、整合素和免疫球蛋白样受体等。这些过程在血小板和相应的黏附细胞(如内皮细胞、单核细胞或树突状细胞)中产生受体特异性激活信号。循环血小板和血管内皮之间的初始"松散"接触("血小板在内皮上滚动")由存在于内皮细胞和血小板上的选择素介导[6-8](见第 16 章),这是启动血小板黏附内皮的关键。P-选择素,最初被称为"血小板选择素",对内皮功能也很重要。在炎症过程中,P-选择素通过从 Weibel-Palade 小体膜移位到细胞质膜,在内皮细胞表面表达迅速增加。此外,研究表明内皮选择素(endothelial selectin,E-选择素)可在体外和体内介导小动脉和小静脉急性炎症过程中的血小板滚动[9]。P-选择素由 *selp* 基因编码,对 P-选择素缺乏的血小板的研究表明,血小板与炎症内皮结合需要血小板上的 P-选择素与内皮细胞上的配体结合[7,8]。E-选择素和 P-选择素双敲小鼠进一步证实这两种蛋

白的作用,同时缺失两种选择素在疾病的早期和晚期阶段具有更明显的保护作用[10]。移植活化的野生型小鼠血小板,而不是 P-选择素敲除(*Selp*[-/-])小鼠的血小板,可增加载脂蛋白 E 敲除(*ApoE*[-/-])小鼠动脉粥样硬化病变表面单核细胞的积聚和动脉粥样硬化斑块的大小[11]。P-选择素不仅是血小板活化的标志物,而且是重要的信号分子和细胞-细胞相互作用的介质,这似乎对血小板介导的炎症和随后的动脉粥样硬化形成非常重要。在将不同小鼠的骨髓移植到动脉粥样硬化小鼠的实验中,接受 *Selp*[-/-]血小板(缺乏 P-选择素)的小鼠比接受野生型小鼠的血小板所产生的病变更小,就说明了这一点[12]。在 *Selp*[-/-]和 *ApoE*[-/-]双基因敲除小鼠上进行金属丝诱导动脉损伤时,这一结果更为明显[13]。自从整合素被发现和深入了解,这些黏附分子已经在各种生理和疾病模型中被研究[14-17]。在血小板中,GP Ⅱb-Ⅲa(αⅡbβ3)是主要的整合素之一,它不仅在血小板聚集中起关键作用,而且也介导血小板在活化内皮细胞上的黏附[18](见第 12 章)。在可溶性纤维蛋白原存在时,GP Ⅱb-Ⅲa 介导血小板与血小板的相互作用,也介导血小板与其他表达 αvβ3 的细胞(包括内皮细胞和肿瘤细胞)的黏附作用[18-20]。血小板通过 GP Ⅱb-Ⅲa 牢固地黏附在活化的内皮细胞上,β3-整合素拮抗剂可以阻断它们的结合[18]。在体内,抗 αⅡbβ3 单克隆抗体可抑制血小板与内皮细胞的牢固黏附,缺乏 αⅡbβ3 的血小板不能牢固地黏附于活化的内皮细胞[21]。在一个小鼠脑卒中模型中,人们发现 GP Ⅱb-Ⅲa 与动脉粥样硬化相关脑损伤具有相关性[22]。为了观察 GP Ⅱb 在动脉粥样硬化发展中的作用,作者测定了 *GP Ⅱb*[+/+]*apoE*[-/-]和 *GP Ⅱb*[-/-]*apoE*[-/-]小鼠颈动脉和主动脉弓中动脉粥样硬化病变的产生和发展过程,观察到 GP Ⅱb 敲除后这两个血管部位的病变均减轻[22]。这些数据表明血小板通过 GP Ⅱb 对动脉粥样硬化的重要贡献[22]。在内皮细胞血管腔侧表达的整合素中,玻连蛋白(vitronectin)受体(αVβ3)在促进血小板黏附中起着至关重要的作用。内皮细胞受 IL-1β 或凝血酶等刺激活化后,玻连蛋白受体上调。因此,抑制 αvβ3 可减弱血小板与内皮细胞的相互作用。

除了这些整合素,GP Ⅰb 是血小板与血管壁接触的重要黏附分子(见第 10 章)。GP Ⅰb[24]对血小板介导的血管炎症的重要性可通过以下事实证明:用 GP Ⅰb 的阻断性单克隆抗体抑制血小板黏附后减少了体内动脉粥样硬化的发生[5]。而且,GP Ⅰb 通过与 β2 整联蛋白 Mac-1 的相互作用介导白细胞募集[25-27]。此外,血小板胶原受体 GP Ⅵ 已被证明与纤维连接蛋白和活化内皮细胞上的玻连蛋白结合[28]。抑制 GP Ⅵ 对小鼠和家兔动脉粥样硬化进程均有抑制作用[28,29]。此外,应用可溶性 GP Ⅵ 可减少小鼠颈动脉结扎术后新生内膜的形成[29]。

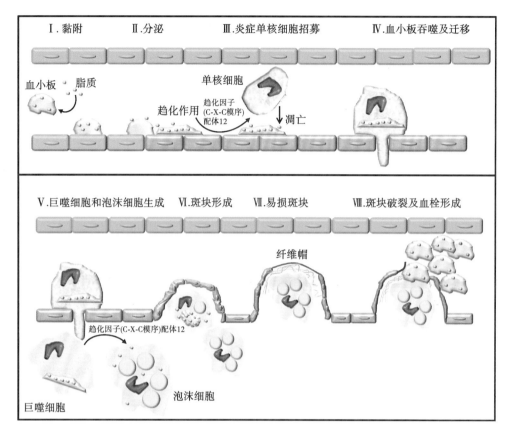

图26.1　血小板诱导的动脉粥样硬化和动脉粥样硬化血栓形成示意图。在动脉粥样硬化形成过程中,血小板与血脂相互作用,并"吞噬"大量的促动脉粥样硬化脂质。血小板/脂质相互作用导致血小板的高反应性,并促进血小板黏附至内皮(Ⅰ)。血小板黏附促进血小板分泌促炎和趋化介质(例如,CXCL12)(Ⅱ)。在血小板黏附部位,循环单核细胞被募集到动脉壁的炎性"热点"(趋化作用)(Ⅲ)。单核细胞与活化的血小板相互作用并吞噬富含脂质的凋亡血小板(磷脂酰丝氨酸暴露 = "吃我"信号),并开始通过内皮单层的间隙转移(渗透)(Ⅳ)。在内皮下,由血小板源性趋化因子驱动单核细胞分化为巨噬细胞和泡沫细胞,并掺入血小板脂质(血小板为"脂质载体")(Ⅴ)。血管炎症部位巨噬细胞/泡沫细胞的积累导致斑块形成(Ⅵ)和易损区域(纤维帽)的发展(Ⅶ)。易损斑块容易发生斑块破裂,导致急性血小板依赖性血栓形成和血管闭塞(Ⅷ)

综上所述,血小板-内皮细胞相互作用是一个多步骤的过程,其中选择素、整合素和免疫球蛋白样黏附受体起着主导作用。这些受体依赖性血小板-内皮细胞相互作用,通过可溶性介质介导细胞间信号传导,诱导内皮细胞和随后募集的其他细胞处于炎症状态,从而导致血管炎症和动脉粥样硬化的发生(图26.1)。

血小板源性炎症介质

促炎作用是动脉粥样硬化的重要发病机制,其中涉及多种细胞类型和信号通路。除了与内皮的黏附外,血小板引发炎症反应的第二种主要机制是血小板活化诱导的活性物质分泌[2,3,30-34]。黏附或介质诱导的血小板活化导致血小板释放高活性物质,如细胞因子(如IL-1β、CD40L)、趋化因子(如CXCL4、CXCL12、CXCL16)或损伤相关模式分子(如HMGB1、亲环素A)[3,35,36]。在不同的血小板衍生介质之间存在着复杂的功能关系,这为协同作用提供了一个机制框架,并使人们能够洞察血小板促动脉粥样硬化、促炎或促血栓形成作用的原理。

血小板源性细胞因子

血小板释放的最主要促炎物质是IL-1β。IL-1β具有特殊的意义,因为它是血小板自身主动产生的蛋白质之一[37],已成为冠心病的主要治疗靶点[38]。IL-1β的生成受复杂机制的逐步调控。在静息血小板上表达的IL-1β前体mRNA需要被剪接,该剪接依赖于血小板的活化和GPⅡb-Ⅲa的参与[39]。血小板活化导致的改变,如血小板活化诱导的内皮单核细胞趋化蛋白1(monocyte chemoattractant protein 1,MCP-1)分泌,能够激活核因子κB(nuclear factor κB,NF-κB)依赖的转录机制,此过程可能诱导血小板源性IL-1β的产生[40]。此外,血小板瞬时黏附到内皮引发NF-κB的降解,并活化内皮细胞的NF-κB,从而诱导NF-κB依赖的趋化因子基因转录[41,42]。

血清中细胞因子CD40L(CD154)水平的升高是血栓缺血事件急性风险的重要标志[43]。CD40L在血小板中大量储存并在体外血小板活化后数秒内释放,血小板源性CD40L的释放可诱导内皮炎症反应[44]。活化血小板表面表达的CD40L与内皮细胞上 CD40 结合,增加 IL-8 和 MCP-1 的释放,IL-8 和 MCP-1 是中性粒细胞和单核细胞的主要刺激剂[44]。在 ADP 或凝血酶受体激活肽 1(thrombin receptor-activating peptide 1,TRAP-1)的作用下,血小板表达肿瘤坏死因子超家族的成员 LIGHT(TNFSF 14),LIGHT 可诱导与 CD40L 相当的促炎和促血栓作用[45,46]。血小板表达的 LIGHT 影响血小板与内皮的黏附,而可溶性 LIGHT 可诱导血管内皮细胞处于促炎状态,因此该分子成为动脉粥样硬化的潜在治疗或诊断靶标[46]。由于心肌梗死患者可溶性 LIGHT 水平升高,该分子可能对冠状动脉疾病的发病机制具有重要的临床意义[46]。与这些发现一致,已证明通过抗体抑制或基因敲除 CD40L 能够减少小鼠动脉粥样硬化病变的形成和进展[47,48]。与 IL-1β 类似,在血小板上表达的 CD40L 诱导黏附分子的释放,从而募集白细胞。内皮细胞、平滑肌细胞和巨噬细胞上 CD40 的结合促进基质降解酶(基质金属蛋白酶)的表达和释放,而基质金属蛋白酶(matrix metallo-proteinases,MMP)对炎症组织的破坏和重塑起重要作用。活化血小板在聚集过程中释放 MMP-2[49]。此外,在培养的内皮上,活化的血小板与内皮细胞的黏附导致 MMP-9 和蛋白酶受体尿激酶型纤溶酶原激活物受体(urokinase-type plasminogen activator receptor,uPAR)的产生和分泌[50]。内皮 MMP-9 的释放依赖于纤维蛋白原受体 GP Ⅱb-Ⅲa 和 CD40L,因为抑制这两种分子均会降低血小板诱导的内皮细胞基质降解活性。此外,GP Ⅱb-Ⅲa 结合可导致血小板在没有任何其他激动剂的情况下大量释放 CD40L[50],所以,血小板源性促炎介质如 CD40L 的释放依赖于 GP Ⅱb-Ⅲa 介导的黏附。

血小板源性趋化因子

CC(如 CCL-5、RANTES)和 CXC[如 CXCL4(PF4)、CXCL5(ENA-78)、CXCL7(βTG)、CXCL12(SDF-1)、CXCL16]均是动脉粥样硬化背景下研究最多的血小板源性趋化因子。血小板源性趋化因子与初始刺激剂协同作用,增强血小板聚集和黏附,并可诱导单核细胞的募集和血管炎症[4]。

CCL-5

CC-趋化因子 RANTES 可固定在活化的微血管或主动脉内皮细胞表面上[3,34]。血小板-单核细胞相互作用可导致血小板源性趋化因子 RANTES 沉积在单核细胞和早期动脉粥样硬化内皮细胞上[3,34],这似乎在流动条件下特别有效,能够支持血小板的滚动,并且随后引发促炎细胞包括单核细胞和 T 细胞的募集[3,34]。抑制动脉粥样硬化易发小鼠 Met-RANTES 可以改善动脉硬化病变,证实 RANTES 确实参与动脉粥样硬化[3,34]。由此可见,RANTES 的沉积是活化的血小板可以促进和维持动脉粥样硬化的单核细胞募集的主要机制。

CXCL4

血小板因子 4(platelet factor 4,PF4、CXCL4)是血小板 α 颗粒大量释放出的 CXC 趋化因子。CXCL4 作为单核细胞的趋化剂,促进其分化为巨噬细胞[51]。此外,CXCL4 可能通过抑制 LDL 分解代谢而直接促进动脉粥样硬化,其部分机制可能是,CXCL4 可竞争性与 LDL 受体结合,促进与细胞上硫酸软骨素的相互作用,以及破坏 LDL/LDL-R 复合物的正常细胞内转

运[52]。而且,CXCL4 可显著增强巨噬细胞对氧化 LDL 的酯化和摄取[53]。在动脉粥样硬化病变中表达的多种趋化因子中,CXCL4 的表达与血管病变的严重程度和动脉粥样硬化症状相关;这表明持续的血小板活化可能促进血管病变的发展。由于 CXCL4 和氧化 LDL 在动脉粥样硬化病变的巨噬细胞源性泡沫细胞中共定位,表明其可能促进血管脂质沉积[54]。

CX3CL1

血小板除了定位在内皮炎症的效应器表面上,它们本身也可以被趋化因子激活。内皮细胞结合的 CX3CL1(fractalkine)在动脉粥样硬化病变位置和血管损伤中高表达,有助于血小板活化和黏附[55]。研究已经表明,CX3CL1 诱导的白细胞黏附需要血小板的存在,相应地,特异性抑制血小板在炎症内皮细胞上的黏附,可显著减少白细胞向动脉粥样硬化病变部位的迁移[56]。

CXCL12

CXCL12(SDF-1)储存于血小板 α-颗粒中[57],并在激活后表达和释放[58,59]。血小板 CXCL12 在急性冠状动脉综合征(acute coronary syndrome,ACS)中表达升高,并且其含量与循环中内皮祖细胞和血小板/祖细胞聚合物的数量相关[60-64]。CXCL12 是心肌和血管损伤再生的重要调控分子,调节再生祖细胞向血管和组织部位归巢和转运[4]。在小鼠心肌和后肢缺血模型中,CXCL12 通过向缺血部位募集 CXCR4+ 细胞来增强血管新生[65,66]。血小板的 CXCL12 可以与 CXCR4+ 细胞,包括祖细胞和单核细胞相互作用[4]。在 ApoE−/− 小鼠中,全身给药 CXCL12 可促进血管损伤部位平滑肌祖细胞的动员和积累,从而增加斑块稳定性[67]。此外,重组 SDF1-GP Ⅵ能够促进 CXCR4+ 细胞的趋化、保持细胞活性、促进骨髓来源细胞的内皮分化、并具有促血管生成作用。在小鼠心肌梗死模型中,重组 SDF1-GP Ⅵ蛋白可以增强 CXCR4+ 细胞的募集、增加毛细血管密度、减少梗死面积、并保护心脏功能[65]。

CXCL16

CXCL16(PS-OX)是一种功能多样的趋化因子。膜相关 CXCL16 是氧化型低密度脂蛋白(oxidized low-density lipoproteins,oxLDL)清道夫受体,它促使 oxLDL 以可溶性形式与活化的血小板结合,并刺激血小板依赖性血栓形成和炎症[68]。心肌梗死患者血小板表面 CXCL16 的表达较稳定型冠心病患者进一步增加,并与血浆 C 反应蛋白和心肌坏死标志物呈正相关[69]。最近挪威的一项基于人群的队列研究表明,可溶性 CXCL16 的升高与健康受试者患心肌梗死的风险相关[70]。在复杂颈动脉内膜切除术患者的颈动脉粥样硬化斑块中检测到 CXCL16 的表达,CXCL16 在 CXC 族趋化因子受体(CXCR)6 参与下从循环血小板中进入斑块并促进血管性血友病因子(von Willebrand factor,VWF)介导的血小板黏附[71]。此外,在富含血管性血友病因子和血小板 GP Ⅰbα 的附壁血栓附近内皮中观察到 CXCL16 高表达[71]。体内注射 CXCL16 还促进血小板在受损颈动脉上的黏附[68]。血小板在 TRAP 激活 PAR-1 后也释放 CXCL16,可能有助于提高血浆中 CXCL16 的水平[69]。此外,由于活化的血小板释放 CXCL16[69],它们可能是心肌梗死患者

循环中 CXCL16 的来源，并作为外周生物标志物。*Cxcl16*^{-/-} 小鼠表现出胆固醇外排减少并减弱动脉粥样硬化发展[72]。

MIF

巨噬细胞迁移抑制因子（macrophage migration inhibitory factor MIF，MIF）是一种具有和趋化因子类似功能的炎症介质，大量储存在血小板中，在动脉粥样硬化中起重要作用[73,74]。该炎症介质的表达增加，与动脉粥样硬化进程密切相关。*ApoE*^{-/-} 小鼠外周血中 MIF 的消耗可减缓动脉粥样硬化的进展，表明 MIF 是动脉粥样硬化的治疗靶点[74]。MIF 是一种主要的血小板趋化因子，由不依赖内质网-高尔基体网络的非经典分泌途径以延迟动力学方式分泌，在凝血酶和 GP Ⅵ 刺激后，可释放占 MIF 储备总量的 60%[75,76]。MIF 在细胞内呈扩散颗粒的分布模式，但不与其他 α-颗粒成分如 CXCL4 或 CXCL12 共定位[57,75]。活化的血小板上清液的趋化能力主要与 MIF 相关，提示其具有致动脉粥样硬化的细胞招募功能[75,76]。MIF 的中和抗体能显著降低凝血酶激活的血小板上清液的趋化潜力，而且来自 *Mif*^{-/-} 小鼠的活化血小板上清液的趋化潜力显著降低[76]。此外，将富含 MIF 的凝血酶刺激血小板上清液与单层内皮共同孵育后，明显增强单核细胞的黏附，这也说明 MIF 可能是血小板源性促炎介质[76]。MIF 可与几种趋化因子受体，包括 CXCR-2、CXCR-4 和 CXCR-7 结合[75-78]。血浆 MIF 水平在 ACS 中增加并且与炎症反应相关[79-81]。MIF 与 DAN-蛋白质 gremlin-1 结合，并且与 gremlin-1 形成复合物抑制其趋化活性并降低 *ApoE*^{-/-} 小鼠的动脉粥样硬化进展[80]。血浆 MIF 和 gremlin-1 水平与冠状动脉疾病的严重程度有关，MIF/gremlin-1 比值可能决定人动脉粥样硬化斑块稳定性的分级[81]。

损伤相关分子模式

损伤相关分子模式（damage-associated molecular pattern，DAMP）是一类异质性的细胞核或胞质宿主蛋白，可以启动和延续非传染性炎症反应。组织损伤后，DAMP 在细胞表面释放或暴露[82]。血小板上有助于调节血小板炎症事件的两个 DAMP 是亲环素 A（cyclophilin A，CypA）[36,83-85]和高迁移率族

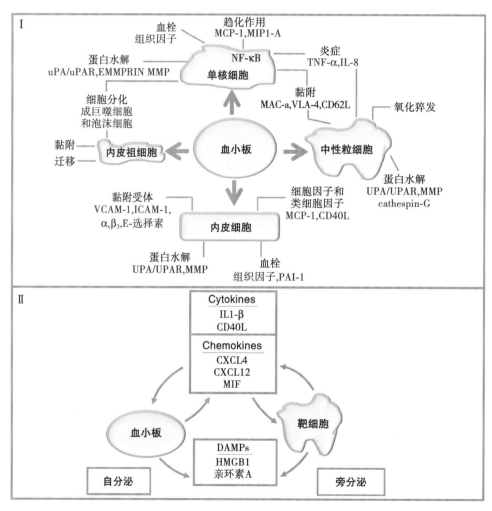

图 26.2 **血小板源性炎症介质和血栓性炎症**。血小板与多种骨髓来源细胞和内皮细胞相互作用（Ⅰ）。血小板激活后释放大量炎症介质，包括细胞因子、趋化因子和损伤相关分子模式（DAMP）。这些介质改变靶细胞的炎症和致动脉粥样化功能（Ⅱ）。EMMPRIN，细胞外基质金属蛋白酶诱导因子；ICAM-1，细胞间黏附分子-1；mcp-1，单核细胞趋化蛋白-1；MIP1-A，巨噬细胞炎症蛋白 1α；MIF，巨噬细胞迁移抑制因子；MMP，基质金属蛋白酶；PAI-1，纤溶酶原激活剂抑制剂-1；TNF-α，肿瘤坏死因子 α；uPA/uPAR，尿激酶型 PA/尿激酶型 PA 受体；VCAM-1，血管细胞黏附分子-1；VLA-4，迟现抗原-4

蛋白 B1(high-mobility group box 1,HMGB1)[86-90]。血小板结合的 CypA 在稳定的 CAD 患者中增加,并且 CypA 的血小板表面表达与高血压和高胆固醇血症相关[84]。在急性心肌梗死患者中血小板结合 CypA 显著下降[84,91]。CypA 促进血管平滑肌细胞增殖和迁移,促进内皮细胞黏附分子的表达,促进炎症细胞趋化[84]。与 ApoE$^{-/-}$/CypA$^{-/-}$ 小鼠相比,ApoE$^{-/-}$ 小鼠动脉粥样硬化程度更严重[92]。循环中 HMGB1 水平在多种炎症疾病中升高[93],血小板最近也被认为是 HMGB1 的来源[86-90]。血小板表达的 HMGB1,在血小板活化后向表面迁移,然后释放[86-90]。在动脉粥样硬化病变中,巨噬细胞和平滑肌细胞中 HMGB1 的表达增加,并与斑块的进展有关[93]。在动脉粥样硬化进展过程中血小板源性的 HMGB1 对炎症细胞浸润的贡献仍有待研究。活化的血小板通过 HMGB1/TLR-4 介导的肝细胞生长因子受体 MET 的下调,影响间充质干细胞向凋亡心肌细胞的募集[88]。最近,利用血小板特异性 PF4-cre-HMGB1$^{-/-}$ 转基因小鼠发现血小板源性的 HMGB1 是体内炎症和血栓形成的重要介质[89,90]。HMGB1 调节微血管内皮炎症[94]和白细胞募集[95]。血小板源性 HMGB1 诱导中性粒细胞外诱捕网(neutrophil extracellular trap,NET)形成[96]和血栓形成[89,90],提示血小板源性 HMGB1 在动脉粥样硬化进展和动脉粥样硬化血栓形成中可能具有致炎作用。HMGB1 在血小板丰富的人冠状动脉血栓中高表达,提示 HMGB1 在动脉粥样硬化血栓形成中起核心作用。血小板源性 HMGB1 可能会导致斑块细胞组成异常,使斑块易破裂,加上其促血栓倾向,是动脉粥样硬化血栓形成和随后的缺血事件的主动帮凶。

总之,血小板衍生介质可以作为相互和双向的效应物,受到正负反馈通路的调节,在调节失常的情况下,可能导致动脉粥样硬化疾病的发展(图 26.2)。

血栓性炎症

足够的实验数据表明,血小板是动脉粥样硬化的重要促进因素。有几种有力观点认为血小板会引发动脉粥样硬化病变、促进动脉粥样硬化的进展、并且是导致急性冠状动脉或脑血管事件的动脉血栓形成的关键[97]。许多临床数据表明,全身血小板活化和高反应性与临床预后不良和冠状动脉疾病的进展有关。血小板反应性受各种临床危险因素,包括糖尿病、体重指数增加、左心室射血分数、肾衰竭、ACS、高龄和充血性心力衰竭的影响[98]。人们开发了一种简单的临床风险评分方式冠状动脉内支架置入术后残留血小板聚集(residual platelet aggregation after deployment of intracoronary stent,PREDICT)用来确定由于血小板反应性增加导致冠状动脉疾病高风险的患者[98,99]。该评分包括不同的变量,如 ACS、老龄、糖尿病、肾和左心室功能损害。在多因素分析中,根据这些变量的影响大小对这些变量进行加权后,评分范围为 0~9 分,较高的评分水平与血小板反应性和心血管结局显著相关。因此,伴随疾病对血小板高反应性有重要影响。临床研究表明,循环中活化血小板的增加与冠状动脉疾病的严重程度和动脉粥样硬化的进展有

关[100]。心脏断层扫描评估结果表明,血小板反应性与冠状动脉斑块负荷和钙化相关[101]。此外,全身血小板活化与糖尿病患者颈动脉疾病的进展[102]及一年内心脏移植血管病变相关[103]。最近,ADAPT-DES 研究显示,在冠状动脉疾病患者中,血小板反应性与动脉粥样硬化斑块负荷和不稳定斑块形态有关[104]。Trip 和同事在一项开创性的临床研究中表明,体外自发血小板聚集是预测心肌梗死幸存者冠状动脉事件和死亡率的有效生物标志物[105]。最近一项综述和荟萃分析,报道了与血小板反应性主要不良心脏事件(major adverse cardiac events,MACE)结果(急性冠脉综合征、缺血性卒中和血管性死亡)的相关性,及其与心血管风险水平的关系的个体患者数据[106]。因此,心血管危险因素的水平似乎决定血小板反应性和疾病进展。

由于抗血小板治疗不仅降低了血栓缺血的风险,而且减少了血小板诱导的全身炎症,所以,延长强化的抗血小板治疗可能会延缓动脉粥样硬化的进展。最近的大型临床研究(PEGASUS、TRA2P、DAPT、OPTIDUAL、COMPASS)(见第 56 章)表明,延长和强化抗血小板治疗可以延缓冠状动脉疾病的进展,缺血事件的减少证明了这一点,但是出血率却很高。因此,靶向血栓炎症的分子机制可能是心血管疾病控制的一种新策略。

血小板/脂质相互作用

脂蛋白是动脉粥样硬化形成中的基本“参与者”,因为它们改变了参与动脉粥样硬化和血栓形成的不同细胞的特性。血脂异常是冠状动脉疾病的主要危险因素,并与预后相关[107,108]。在血液中,循环血小板持续暴露于脂质(如 LDL 和 HDL)。此外,在内皮损伤或富含脂质的斑块破裂时,黏附的血小板也可与易损斑块内的氧化脂质密切接触[109]。通过结合、摄取和转运修饰的脂蛋白,血小板可能对早期和晚期动脉粥样硬化血栓形成起作用,这一新概念引起了人们极大的兴趣(血小板作为“脂质载物”)。

在高胆固醇血症患者中,血小板组成和功能的异常表明血液中的循环脂蛋白影响血小板的特性[110,111]。低密度脂蛋白(LDL)、极低密度脂蛋白(very low-density lipoproteins,VLDL),尤其是氧化型低密度脂蛋白(oxLDL),均含有载脂蛋白 B-100,可导致动脉粥样硬化并增加血小板的活性,而高密度脂蛋白(high density lipoprotein,HDL)促进血小板的抗动脉粥样硬化作用。在患者中,高胆固醇血症与血小板活性增加如聚集活性增加有关,而应用降脂药物能降低血小板反应性[112,113]。这些反应活性的变化是血小板形成过程中血小板膜摄取胆固醇-磷脂,或与血浆脂蛋白直接相互作用的结果。与未经修饰的天然脂蛋白的相互作用可能导致血小板与脂蛋白之间的脂质交换,导致血小板脂类的丢失,以及脂质向其他细胞(如单核/巨噬细胞)的转移并进一步加工。虽然目前还不完全清楚是哪个受体负责与天然脂蛋白的结合,但一些数据表明 LDL 受体相关蛋白 8(LDL 受体家族成员)可能与 ApoB-100 结合,也可能介导 LDL

诱导的血小板敏感性增加[114]。该 LDL 受体在血小板上的结合和活化改变了血小板内的信号转导级联反应,提高了对血小板激动剂的敏感性[115]。除大多数已知的 LDL 经典细胞受体外,血小板还拥有许多其他受体,包括 CD 36、CLA-1、LOX-1 和 SR-PSOX/CXCL16[109]。

在 ACS 患者中,血小板与 oxLDL 结合增强,这与血小板的活化状态相关[116]。血小板结合的 oxLDL 与血小板活化程度和血浆 oxLDL 水平正相关。将分离的血小板与 oxLDL 而不是天然 LDL 预孵育,导致在体外高剪切力下血小板与胶原和活化的内皮细胞的黏附增强,在 *ApoE*⁻/⁻ 和野生型小鼠结扎后的颈动脉中情况类似[109]。OxLDL 与血小板上的清道夫受体(例如 CD36)[117,118]结合,促进 NOX-2 介导的活性氧(reactive oxygen species,ROS)产生,并促进血小板高反应性[119]。氧化脂质与血小板的相互作用可影响其活化、凋亡及与单核-巨噬细胞的炎症联系,而单核巨噬细胞受 CXCL 趋化因子的调控[120]。目前关于 oxLDL 加速动脉粥样硬化的假设是,经修饰的 LDL 优先通过完整的内皮单层(连接点)增强单核细胞的渗入,该过程优先发生在富含修饰 LDL 颗粒的区域[121]。单核细胞/巨噬细胞对修饰 LDL 颗粒的内化或吞噬作用导致泡沫细胞的形成和

促炎细胞因子、生长因子、组织因子和 MMP 的分泌[107,108]。

最近,我们和其他人都发现 LDL 和 oxLDL 都在血小板的"隔室"内被内化和加工,这是一种显著改变血小板功能的机制[122]。OxLDL 诱导血小板的活化和凋亡(磷脂酰丝氨酸的暴露)("吃我"的信号)。此后,载有脂质的血小板被单核/巨噬细胞吞噬并开始分化成泡沫细胞[122]。血小板的活化和脂质摄取显著改变血小板脂质组,这与急性心肌梗死患者的促血栓形成状态相关[122]。在晚期动脉粥样硬化血栓形成患者中,脂质的氧化和过氧化作用可显著改变循环血小板的脂质谱[122,123]。

CXCL12 调节血小板脂质组,它与同源受体 CXCR4 和 CX-CR7 相互作用。CXCL12 通过 CXCR4 和 CXCR7 增强 LDL 的血栓形成作用[120]。CXCL12 的表达增强与血小板 CXCR7 相关,CXCR7 是在脂肪组织中诱导胆固醇摄取的受体[124]。在体外,CXCL12 通过动态调控血小板表面 CXCR4 和 CXCR7 的表达[63,125]来增强脂质摄取和血小板功能[120]。此外,CXCL12 促进单核/巨噬细胞吞噬载脂的凋亡血小板,并分化成泡沫细胞,这一过程依赖 CXCR-CXCR7[120]。因此,血小板可以作为载体储存和转移大量 oxLDL 至动脉粥样硬化部位,这说明了血小板在动脉粥样硬化形成中的重要性(图 26.3)。

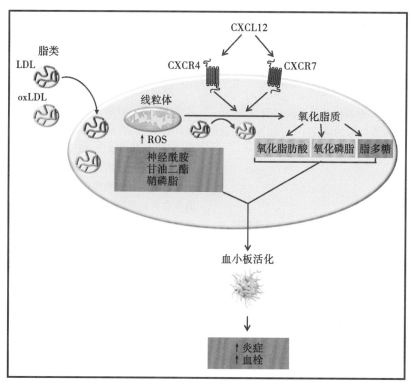

图 26.3   血小板-脂质相互作用。血小板与血浆脂质的相互作用是动脉粥样硬化和动脉粥样硬化血栓形成的主要特征。血脂脂质包括 LDL 和 oxLDL 与循环血小板相互作用,导致血小板高反应性。血脂被血小板主动内化,这一过程由趋化因子 CXCL12/CXCR4 ~ 7 轴调控。血小板部分通过线粒体依赖性活性氧(ROS)生成介导的氧化和过氧化作用处理脂质,对其进行整合,导致血小板脂质组改变。血小板脂质组的变化增强血小板的促血栓形成和促炎活性(Modified with permission from Ref. 126.)

结论

　　血小板通过参与高度动态的过程,参与动脉粥样硬化血栓形成的各个阶段。血小板通过介导动脉粥样硬化和动脉粥样硬化血栓形成过程中的早期和晚期机制,发挥不利作用。不过,它们还执行必需和有利的作用,例如诱导修复机制和预防出血。近年来,强化抗血栓治疗明显改善了动脉粥样硬化性疾病患者的临床疗效,但代价是出血并发症的增加。了解血小板与动脉粥样硬化和动脉粥样硬化血栓形成机制的相互作用,有可能促进开发新的治疗策略,以控制炎症和血栓形成,并对止血进行有限的干预,从而减少出血倾向(血栓调节)。

（李丰产、卢穹宇　译,任丽洁　审）

扫描二维码访问参考文献

第 27 章　血小板在糖尿病中的作用

Francesca Santilli, Paola Simeone and Rossella Liani

加速动脉粥样硬化血栓形成：流行病学和临床发现

糖尿病（diabetes mellitus，DM）是心血管疾病发病率和死亡率的强预测因子，与微血管和大血管并发症有关[1]。心血管疾病（cardiovascular disease，CVD）导致糖尿病患者死亡率高达 70%。因此，糖尿病的发病会伴随着和糖尿病相关的血管疾病。糖尿病患者的数量随着人口老龄化而增加，部分原因是肥胖和久坐的生活方式越来越普遍。

高血糖和胰岛素抵抗可能通过促进炎症和内皮功能障碍，这两个在血管壁中严格相互交织的过程，增加糖尿病的风险[2]。虽然自 20 世纪 90 年代以来，非糖尿病患者的冠状动脉疾病（coronary artery disease，CAD）死亡率有所下降，但 2 型糖尿病（type 2 diabetes，T2DM）患者的死亡率并未发生显著变化。此外，糖尿病还是心力衰竭的一个危险因素。心力衰竭与糖尿病性心肌病密切相关：心肌结构和功能的变化与 CAD 或高血压没有直接关系。糖尿病性心肌病的临床特征主要是左心室僵硬度和亚临床舒张功能障碍的增加，左心室收缩功能逐渐受损，收缩功能丧失，进而表现为明显的充血性心力衰竭。在 Framingham 研究和英国前瞻性糖尿病研究（UK Prospective Diabetes Study，UKPDS）等流行病学研究中，糖尿病在诊断为心力衰竭的患者中占比很高[3]。糖化血红蛋白（glycated hemoglobin，HbA$_{1c}$）增加 1% 与心力衰竭增加 8% 具有相关性[4]。老年糖尿病患者心力衰竭的患病率高达 30%[4]。

加速的动脉粥样硬化是导致糖尿病患者中动脉粥样硬化血栓形成的主要潜在因素。CAD、外周血管疾病、卒中和增加的内膜中层厚度是主要的大血管并发症。糖尿病受试者发生卒中的可能性是没有糖尿病的人的 2~4 倍[3]。CVD，特别是 CAD，是糖尿病患者发病率和死亡率的主要原因[5]。2 型糖尿病的患者患 CAD 的风险将增加 2~4 倍，并且患有糖尿病但没有先前心肌梗死（myocardial infarction，MI）的患者被认为与先前 MI 的非糖尿病患者之后形成急性冠状动脉具有相同的风险[6]，现在这种对比还尚未得到荟萃分析的支持[7]。此外，患有糖尿病的人在 MI 后的长期预后较差，有增加充血性心力衰竭和死亡的风险。糖尿病是多种心血管疾病短期和长期复发性缺血（包括死亡率）的强有力的独立预测因子[8,9]，包括急性冠状动脉综合征（acute coronary syndrome，ACS）、不稳定型心绞痛和非 ST 段抬高心肌梗死（non-ST-elevation MI，NSTEMI）[10]、药物治疗的 ST 段抬高心肌梗死（ST-elevation MI，STEMI）[11]，以及接受经皮冠状动脉介入治疗（percutaneous coronary intervention，PCI）的 ACS[12,13]。此外，糖尿病患者同时存在对 ACS 产生负面影响的心血管危险因素和合并症[14]。考虑到多达 80% 的糖尿病患者会死于心血管原因，因此降低糖尿病患者中 CVD 的发生至关重要。

"糖尿病血小板"

由于糖尿病的代谢状态改变会造成内皮细胞和血小板功能异常，这可能导致动脉粥样硬化，从而增加患心血管疾病的风险。加速动脉粥样硬化血栓形成[15]。动物研究表明，血小板和内皮损伤的改变可能在糖尿病的早期发生，在血管壁发生变化之前，多种激动剂引起的血小板聚集增强就已经发生了。事实上，血小板聚集的增强和血栓素（thromboxane，TX）A$_2$ 合成可在大鼠糖尿病患者使用链脲佐菌素的几天内检测到[16]。之前在糖尿病中描述了血小板活性的功能改变，一般而言，在糖尿病中血小板更频繁地响应亚阈值刺激，消耗更快，导致更多反应性血小板的血栓形成加速。因此，糖尿病患者的血小板由于几种信号传导途径的失调，导致血小板过度反应。包括血小板黏附、聚集和活化的增强[17,18]。因此，它们被认为是"糖尿病"血小板（图 27.1）。

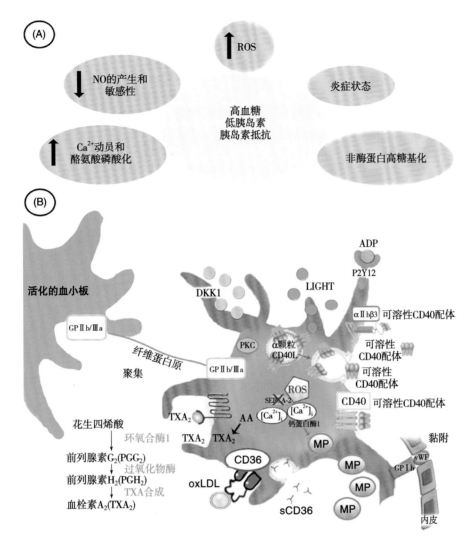

图 27.1 （A）糖尿病中促进"糖尿病血小板"形成的代谢和细胞异常。几种信号通路的失调导致体内血小板持续活化，由代谢和细胞异常引起，高血糖、胰岛素抵抗、炎症、氧化应激和内皮功能障碍等"糖尿病血小板"的特征。（B）在体内失调的信号传导途径持续激活"糖尿病血小板"。高血糖、低胰岛素和胰岛素抵抗会导致血小板黏附、聚集以及血小板活化增加。改变血糖控制可能有利于抑制钙动员和酪氨酸磷酸化、一氧化氮（NO）的产生减少、活性氧（ROS）的形成增加以及血小板膜糖蛋白（GP）的非酶糖化。细胞内钙（Ca^{2+}）浓度增加和蛋白激酶C（PKC）活化以及 NO 生物利用度降低可能是血小板对糖尿病激动剂敏感性升高的原因。ROS 促进血小板蛋白的硝基化，从而使肌肉内质网 Ca^{2+}-ATP 酶——SERCA-2 失活，导致 $[Ca^{2+}]$ 和钙蛋白酶激活增加。持续的钙蛋白酶过度活化是造成血小板形成、分泌、聚集和微颗粒形成的一系列蛋白质的蛋白水解的原因。此外，糖尿病血小板的特征在于花生四烯酸途径的过度活化，会导致血小板活化的体内指数——血栓素 A_2（TXA_2）的形成增加。炎症介质如 CD40 配体、CD36、Dickkopf-1（DKK1）和 LIGHT（TNFSF14；肿瘤坏死因子超家族中的细胞因子）的血小板活化释放代表炎症和动脉粥样硬化血栓形成之间的重要联系。MP，微颗粒

早在 1965 年就已确认糖尿病中血小板聚集增加[19]。之后从 1965 年开始，许多研究表明血小板脱颗粒和血栓素代谢物的合成介导进一步的血小板活化在糖尿病中增加[20,21]，而血小板介导的血管舒张受损[22]。此外，来自糖尿病患者的血小板对天然抗凝集剂，比如一氧化氮（nitric oxide，NO）和前列环素（前列腺素 I_2，即 PGI_2）的敏感性降低[23,24]。

流式细胞仪检测结果显示，临床上具有明显血管病变的糖尿病患者与健康对照组相比，P-选择素（CD62P）和 CD63 阳性血小板数量增加[25]。甚至新诊断的 1 型糖尿病（type 1 diabetes mellitus，T1DM）的受试者显示出循环活化的血小板水平增加，并且这种激活与通过强化胰岛素治疗改善血糖控制无关。此外，在 1 型糖尿病患者的代谢健康的一级亲属中可检测到 P-选择素阳性的血小板[25]。

血小板二磷酸腺苷（adenosine diphosphate，ADP）$P2Y_{12}$ 受

体信号通路在 2 型糖尿病糖尿病的血小板中上调[26]。具体而言,P2Y$_{12}$ 受体在 2 型糖尿病患者中被持续激活,表达会显著增高[27]。这将会降低 cAMP 浓度,并且除了降低对胰岛素的反应性外,还会导致血小板的黏附、聚集和促凝血活性增强[28]。此外,据报道在糖尿病中血小板表面糖蛋白(glycoprotein,GP)Ⅰb 和 GPⅡb/Ⅲa 的表达增加[29,30]。

2 型糖尿病中异常巨核细胞生成和血小板周转增加也被视为糖尿病的一个特征(图 27.2)。影响巨核细胞生成的机制尚不清楚。但据报道,糖尿病患者的血小板高活化状态会对亚阈值刺激产生反应,从而易于消耗,刺激血栓形成[31]。之前已经提出了此过程有细胞因子[32]和 NO[33]的参与。动物研究表明,胰岛素诱导巨核细胞将会产生更大的血小板[34]。巨核细胞在糖尿病条件下产生异常血小板,血小板形成能力增强,细胞表面糖蛋白受体表达增强,血小板在血液循环中活化[35]。同时,高血糖诱导的骨髓基质细胞和内皮细胞功能障碍可能与 2 型糖尿病血管并发症的发生有关[36,37]。

多倍体核是活性血小板生成的形态学标志物。在患有糖尿病的受试者的骨髓中可以观察到增加的巨核细胞倍性[38]。最近已经证明,不良的血糖控制将刺激中性粒细胞衍生的 S100 A8/A9 作用于库普弗(Kupffer)细胞并以白细胞介素(interleukin,IL)-6 依赖性方式刺激肝血小板生成素(thrombopoietin,

TPO),导致网状血小板数量增加。通过使用降糖剂达帕格列嗪或抑制 S100 A8/A9 的生物活性可以抑制血小板生成[39]。然而,出于对因研究目的的抽吸健康受试者或患者骨髓的伦理问题的考虑,从而缺乏对人类的可靠研究。

在糖尿病患者中观察到了更多的网状血小板的存在,这反映了血小板更新的加速[40]。循环网状细胞代表“年轻的”富含 mRNA 的血小板,具有较高的促聚集和止血潜力。因为血小板大小与较高的血小板反应活性相关,通过聚集和颗粒内容物的总释放来衡量,网状血小板较大且反应性更强[41],因此,这种增加的血小板聚集的可能性降低了它们的激活阈值,导致在这种情况下急性心血管疾病的发生率增加。此外,糖尿病患者中较大的血小板对抗血小板治疗的反应较低,包括阿司匹林和氯吡格雷[42,43]。

虽然之前计数测量网状血小板需要流式细胞术[44],但是现在普遍利用自动血液学分析仪测量的未成熟血小板分数(immature platelet fraction,IPF)用作血小板生成和活性的标记。糖尿病患者的 IPF 升高,并伴有血糖控制不良和心血管并发症[45]。

平均血小板体积(mean platelet volume,MPV)是可以部分反映体内血小板活性的另一个参数[46]。MPV 在糖尿病受试者中增加[47],并且 MPV 不管是在糖尿病患者[48]或者是在一般人群中[49]都是一个独立的血管事件预测因子。

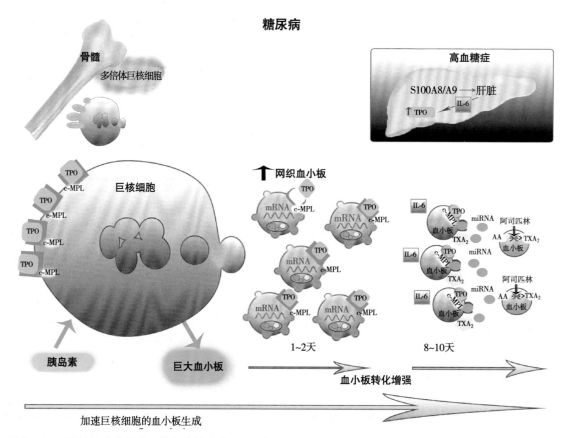

糖尿病

图 27.2   2 型糖尿病中异常巨核细胞的生成和血小板更新增加的假说:糖尿病患者中巨核细胞生长加速和血小板周转率增加可能导致对阿司匹林的不良反应。患有糖尿病的受试者似乎在骨髓中具有增加的巨核细胞多倍性,更多数量的网状血小板,富含 mRNA 的血小板以及具有增强的血栓素形成的异常血小板。已经证明,通过中性粒细胞衍生的 S100 A8/A9,通过不良的血糖控制以 IL-6 依赖性方式刺激肝血小板生成素(TPO)形成,产生更多数量的网状血小板。c-MPL,血小板生成素受体

关于 MPV 和葡萄糖的控制以及和糖尿病持续时间之间的相关性存在不一致的数据。在韩国糖尿病受试者的大样本中,MPV 与血糖控制的严格程度,例如血清葡萄糖水平密切相关,但与高脉搏波速度、颈动脉粥样硬化和颈动脉狭窄等动脉粥样硬化指标无关[50]。相反,在意大利样本中,短期血糖控制参数(包括血糖波动)和血小板指数之间没有关联,而长期血糖控制似乎在 1 型糖尿病中比在 2 型糖尿病中更相关。这表明在 2 型糖尿病中聚集的血糖外因子可能在调节血小板生成中具有更突出的作用[51]。最后,MPV 可以独立预测 2 型糖尿病中对低剂量阿司匹林的不良的药理学反应[40]。

糖尿病中血小板体积增加的机制现在尚不清楚,遗传和非遗传决定因素似乎有所牵连[52]。一种机制可能是由于一些葡萄糖代谢物水平升高,导致渗透性肿胀[53]。另外,MPV 升高可能反映了更高的血小板周转率,这是由于新释放的、过度活跃的血小板进一步增加。MPV 与 IPF 有很好的相关性,进一步支

持未成熟血小板在循环中的比例可能是 MPV 的主要决定因素的观点。MPV 与 IPF 密切相关[45],进一步支持了循环中大量未成熟血小板的比例可能是 MPV 的主要决定因素的观点[43]。

有人也提出血小板生成的动力学可以更好地反映血小板质量(PM=PLT×MPV)[51,54],因为血小板体积和计数之间的反比关系在巨核细胞生成的正常条件下保持恒定[55]。

导致体内血小板活化的机制

目前仍在讨论糖尿病中血小板活化增强是否是更常见的动脉粥样硬化病变的结果(与血栓形成并发斑块破裂的风险相关)还是反映伴随代谢紊乱对血小板生化和功能的影响[56]。事实上,在患有大血管疾病的糖尿病患者中,循环血小板的活化增强似乎很明显[57],而在其他研究中,血小板活化与糖尿病本身的存在相关,而与大血管疾病无关[58]。此外,血小板功能

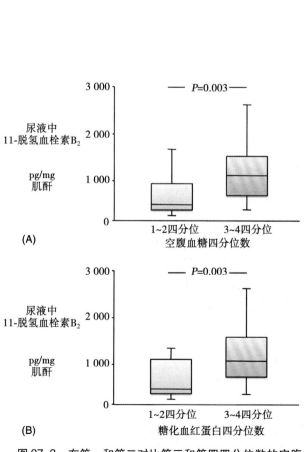

图 27.3 在第一和第二对比第三和第四四分位数的空腹血糖(FPG)(A)和 HbA1c(B)中,2 型糖尿病患者的 11-脱氢血栓素 B_2 的尿排泄数据[62]

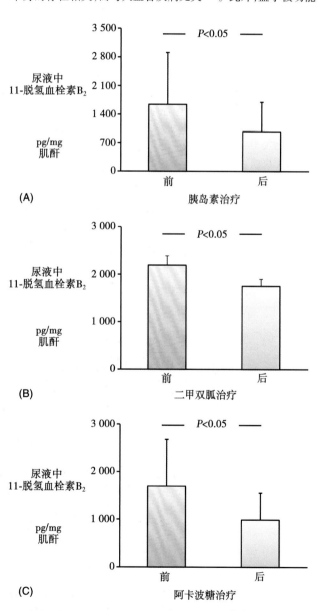

图 27.4 2 型糖尿病患者,在用胰岛素(A)[62]、二甲双胍(B)[64]或阿卡波糖(C)[65]改善代谢控制之前和之后尿中排泄 11-脱氢血栓素 B_2 的数据

的改变与糖尿病微血管病变的进展有关,虽然它们在预测微血管疾病中的作用尚未得到证实[58,59]。因此,仍然需要阐述的是,糖尿病中持续的血小板活化是否仅仅是更普遍的动脉粥样硬化病变的结果,还是反映了伴随代谢紊乱对血小板生物化学和功能的影响。此外,尽管有大量关于血小板对 2 型糖尿病多种体外刺激剂敏感性增强的文献[60],但尚不清楚这些异常是否是血小板固有的,或者是影响血小板功能的循环因素的结果,如胰岛素免疫复合物[60,61]。事实上,糖尿病中血小板功能的改变可能与几个因素有关,其中代谢改变、氧化应激和内皮功能障碍似乎起着关键作用。由代谢和细胞异常引发的多种机制在"糖尿病"血小板的功能中起作用的观点因此也被提出。

代谢改变

由胰岛素分泌缺陷、胰岛素作用不足或两者引起的高血糖可能是糖尿病患者的血小板高敏性的原因。因为葡萄糖进入血小板不依赖于胰岛素,血小板内葡萄糖浓度反映细胞外浓度[60]。慢性高血糖已被明确确定为体内血小板活化的致病因素(图 27.3)[20,56,62]。与非糖尿病患者相比,来自糖尿病患者血小板的血小板活化标志物(CD31、CD62P、CD63)和血小板表面受体(GP Ⅰ b 和 GP Ⅱ b/Ⅲ a)的表达更高[26,27,29,30]。这些参数与 HbA1c 水平显著相关,表明代谢控制的改善可能对血小板黏附和激活有益[63]。1990 年,我们的研究小组在 2 型糖尿病中证实了血栓素生物合成的增加,并为其血小板来源提供了证

据[21]。在这种情况下,严格的代谢控制导致血栓素代谢物水平降低(图 27.4,图 A)[21]。此外,代谢紊乱而不是随之而来的血管疾病似乎是造成持续性血栓素依赖性血小板活化的原因,例如其可以随着任何降糖干预持续降低(图 27.4)[56]。

有人提出高血糖峰值可能引发糖尿病的缺血性心血管并发症[66,67]。急性短期高血糖将会诱导体外和体内暴露于高剪切应力条件下的血小板的活化增加[68],由于钙稳态受损,蛋白激酶 C(PKC)激活,血小板衍生 NO 产生减少,以及超氧化物形成增加,对激动剂的敏感性增加[60,69,70]。因此,急性高血糖可能有助于在狭窄部位促进动脉血栓性闭塞(图 27.5)。这可能与接受手术的 2 型糖尿病患者或急性冠状动脉的早期或通常与急性高血糖相关的压力情况有关[71],所有情况都伴随着心血管疾病的发生率增加。此外,空腹血糖水平与接受冠状动脉成形术的 2 型糖尿病患者血小板表面 P-选择素表达有关[72]。最后,高剪切力引起的血小板活化对阿司匹林的抑制作用不敏感[73]。

高血糖导致 Ca^{2+} 稳态受损,细胞内储存池中 Ca^{2+} 动员增加,最终导致细胞内 Ca^{2+} 水平升高[74]。此外,高血糖导致血小板膜蛋白的非酶糖化,这可能导致蛋白质结构、构象和功能的改变,以及膜脂动力学的改变[75]。反过来,这些可能导致对血小板功能至关重要的受体表达增强,如 P-选择素(第 16 章)[76]和 GP Ⅱ b/Ⅲ a(第 12 章),从而使血小板对潜在的配体更敏感[77]。

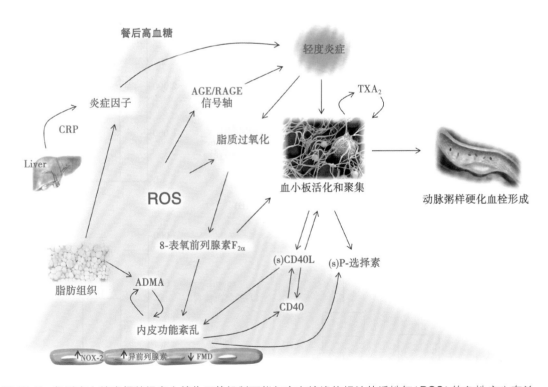

图 27.5　餐后高血糖发挥其损害血管作用的机制可能与高血糖峰值相关的活性氧(ROS)的急性产生有关,而这反过来又会促进内皮功能障碍、低度炎症、晚期糖基化终产物及其受体(AGE/RAGE)过度活化和脂质过氧化,产生生物活性的 F_2-异前列腺素(即 8-表氧前列腺素 $F_{2\alpha}$)。这些机制对血小板活化和随后动脉粥样硬化血栓形成起着关键作用。ADMA,非对称性二甲基精氨酸;CRP,C 反应蛋白;FMD,血流介导的血管扩张功能

血小板对聚集剂的敏感性增加也可以通过低密度脂蛋白(low-density lipoproteins,LDL)及其糖化作用来解释[78]。事实上,高血糖会诱导非酶糖化LDL(glycated LDL,glycLDL)的增加,这种LDL更易受氧化应激的影响[79,80]。此外,糖化LDL可能通过增加细胞内 Ca^{2+} 浓度和血小板NO产生,以及抑制血小板膜 Na^+/K^+-腺苷三磷酸酶活性而引起血小板功能障碍[81]。虽然对血小板内 Ca^{2+} 浓度的影响与对聚集剂的敏感性增强一致,但是较高NO产生会导致血小板功能的降低。因此,推测血小板 Ca^{2+} 的同期增加可能抵消NO效应[81]。

除糖化LDL外,在2型糖尿病的脂质谱上也可以发现其他异常,包括降低的高密度脂蛋白(high-density lipoprotein,HDL),甘油三酯升高和LDL浓度较低[82],所有这些都可能通过干扰膜流动性或直接影响细胞内系统来影响血小板功能[83,84]。小而密的LDL颗粒比正常尺寸的LDL更容易氧化,氧化LDL能够降低人血小板中一氧化氮合成酶(nitric oxide synthase,NOS)蛋白的表达[84]。

越来越多的证据表明,血小板活化也是糖尿病前期的一个特征。空腹血糖受损(impaired fasting glucose,IFG)即糖尿病前期是一般人群中常见的血糖紊乱。糖尿病患者和IFG患者的MPV显著高于对照组[85]。

餐后高血糖(经常在糖尿病的临床诊断之前的早期代谢异常和2型糖尿病中CVD的独立危险因素[86])特征在于餐后葡萄糖(postprandial glucose,PPG)恶化,空腹血糖水平受损之前[87]。因此,葡萄糖耐量降低(impaired glucose tolerance,IGT)反映了从正常血糖到2型糖尿病的发生。餐后葡萄糖波动发挥其有害作用的机制包括增强的氧化应激和内皮功能障碍[88,89],这都有助于血小板活化(图27.5)。对餐后高血糖峰值的回应的体内血栓素依赖性血小板活化和增强的脂质过氧化反应的持续已经证实早期2型糖尿病患者 HbA_{1c} 水平 <7%,并且没有可检测的微血管和大血管并发症[65]。此外,只有PPG(向上血糖峰值)预测血栓素生物合成,这与高血糖钳夹诱导的急性短期高血糖增强2型糖尿病中血栓素生物合成的发现一致[68]。我们小组进行了一项纵向研究,比较了基线和随时间推移的血栓素依赖性血小板活化程度,在IGT,糖尿病患者的诊断记录<12个月或>12个月。我们观察到,在研究进入时,尿液 11-脱氢 TXB_2 排泄所反映的血栓素生物合成在三组中相对增强,并且随着时间的推移重复测量,血栓素代谢物显示出有限的受试者内变异性[90]。研究结果表明,血栓素依赖性血小板活化甚至表现为糖尿病的临床前阶段,与其他病理生理学特征(包括血管胰岛素抵抗、氧化应激和炎症)同时发生,这些特征共同促进内皮血管舒张和纤维蛋白溶解功能障碍[91]。

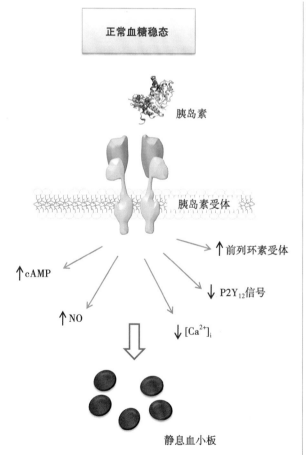

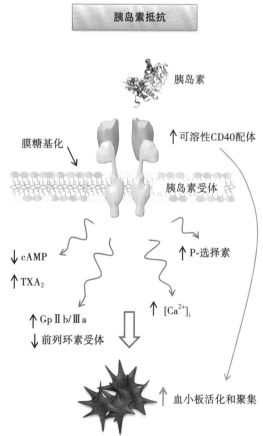

图27.6　胰岛素对血小板功能的生理影响包括:eNOS的激活,NO和血小板内环磷酸核苷(cAMP)的生物合成增加;减少许多激动剂的解聚作用,如ADP、胶原蛋白、凝血酶、肾上腺素和血小板活化因子;通过IP受体上调促进血小板对前列环素(PGI₂)聚集的抑制作用。已经提出胰岛素介导的信号传导途径中的几种异常有助于在糖尿病患者中观察到阻碍或消除血小板抑制作用。事实上,"胰岛素抵抗"血小板的特征在于膜流动性降低;TXA₂形成增加;钙动员增强;对抗聚集剂的反应受损,导致PGI₂和NO的抑制作用受损

2 型糖尿病通常与胰岛素抵抗相关,因此伴随着循环胰岛素水平的增加,尤其是在糖尿病的开始时,胰岛素作用的改变会导致血小板功能障碍[92]。血小板保留了能够和胰岛素结合和自身磷酸化的功能性胰岛素受体[93]。在与受体结合后,胰岛素抑制 P2Y$_{12}$ 信号传导,从而降低血小板反应性(图27.6)。因此,通常认为胰岛素可降低血小板对各种激动剂的反应[95]。血小板胰岛素受体数量和亲和力降低[96]可能是 2 型糖尿病中血小板活动过度的原因。然而,胰岛素也会增加 PGI$_2$ 受体的表达,从而通过维持血小板对 PGI 的敏感性来发挥抗血小板作用[60]。

胰岛素抵抗增加细胞内钙浓度,导致血小板脱颗粒和聚集增加[97]。此外,胰岛素抵抗降低血小板对 NO 和 PGI2 的敏感性,两者均由内皮释放,对血小板功能具有抑制作用[98]。在人类血小板具有参与血小板功能调节的胰岛素受体[93]的发现之后人们提出了这样的假设:在胰岛素敏感性降低临床环境中,血小板是胰岛素抵抗的潜在部位,而后者与胰岛素发生的生理性抗聚集作用受损相关[99]。在健康非肥胖受试者中,胰岛素虽然抑制血小板聚集,但是这种效应在肥胖个体中减弱[100]。因此,血小板可被认为是胰岛素抵抗的另一个目标(图27.6)。

低度炎症

糖尿病与全身性炎症相关,可能导致血小板反应活性增加,反过来,这在很大程度上有助于对疾病的发病机制和血管并发症的研究[101]。前瞻性研究显示 2 型糖尿病患者中的急性期蛋白,如 C 反应蛋白(C-reactive protein, CRP)以及细胞因子和趋化因子的循环水平会增加[101]。2 型糖尿病患者中大多数促炎因子增加是 IL-1 依赖性的,并且已证明阻断 IL-1 活性可降低其浓度[102]。在 2 型糖尿病中,循环 IL-1β 和 IL-6 以及急性期蛋白水平的增加可能反映了营养物浓度增加对天然免疫细胞的激活。然而,这些炎症标志物的水平可能不一定反映个体组织中的炎症程度,因为脂肪组织和肝脏对炎症标志物的循环水平的贡献不成比例。与此相一致的是,肥胖糖尿病前期者的炎症因子循环水平与明显的糖尿病患者的水平相似[101]。

因此,糖尿病与全身性炎症相关,这可能会导致糖尿病受试者的血小板反应活性增加。白细胞释放的血小板活化因子诱导血小板活化[103],反过来,来自血小板的炎症介质(如 CD40 配体)通过促进细胞因子和趋化因子的释放、细胞活化,以及细胞-细胞相互作用,将血小板从止血和血栓形成的参与者扩展到强大的炎症放大器(第 28 章)(图27.1)[104]。

HMGB1

核结合蛋白高迁移率族蛋白 1(high-mobility group box 1 protein, HMGB1;也称为两性蛋白)是一种类细胞因子样因子,可在坏死过程中和活化的免疫细胞释放到细胞外[105]。HMGB1 可通过与晚期糖基化终产物受体(receptor for advanced glycation endproducts, RAGE)、Toll 样受体(Toll-like receptor, TLR)-2 和 TLR-4 受体连接而促进内皮激活和促炎信号传导。最近,血小板已被确定为循环 HMGB1 的主要来源[106,107],HMGB1 存储在致密颗粒中[108,109],并且在血小板活化后,易位至血小板膜并释放[107-109]。HMGB1 也包含在血小板衍生的 MV 中,并在血小板激活期间释放[108,110]。血小板衍生的 HMGB1 在体外和体内诱导中性粒细胞胞外诱捕网(neutrophil extracellular traps, NET)生成[106,107,111]。实验模型也表明

HMGB1 在缺血再灌注(ischemia-reperfusion, IR)损伤期间促进炎症和器官损伤[112,113]。

HMGB1 已成为胰岛素抵抗期间血小板来源的血栓炎症介质。然而,目前还不清楚 HMGB1 的细胞内储存是否在静息或活化的糖尿病血小板中增加。已发现血清 HMGB1 水平与 HbA$_{1c}$、糖化白蛋白以及 2 型糖尿病患者的 CAD 严重程度相关[114,115],并且与 1 型糖尿病中全因死亡率以及致死和非致死性心血管事件的发生率的风险独立相关[116]。最近的研究结果表明血小板产生的 HMGB1 是由其祖细胞提供的,并且阿司匹林治疗可降低巨核细胞、血小板和血小板来源的微颗粒上的 HMGB1 表达,以及血浆中游离 HMGB1 的含量[117]。

CD40L

CD40L 是一种与肿瘤坏死因子 α(tumor necrosis factor-α, TNF-α)结构相关的 39kDa 跨膜糖蛋白,在未受刺激的血小板中是隐蔽的,并且可以在细胞表面迅速易位[118]。将其水解之后产生可溶性三聚体片段,可溶性 CD40 配体(soluble CD40L, sCD40L)[118]。CD40 是 CD40L 的受体,在血小板上构成性表达[119]。超过95%的循环 CD40L 来自血小板[120]。多种血小板激动剂,包括胶原蛋白、凝血酶和 ADP,能够诱导血小板 CD40L 的暴露[118]。CD40L 在血小板表面的易位需要几秒钟,类似于 P-选择素的表达,而分子要脱落到循环中则是一个较慢的过程,会持续 30~45 分钟,并受诱导激活的激动剂影响[121]。

CD40L 通过在细胞-细胞直接接触期间与组成型表达的 CD40 结合而激活静息血小板,从而引发促炎反应(图27.1)。用三聚体 CD40L 孵育血小板会导致颗粒释放并增强 P-选择素表达[122],这表明 CD40L 的生物活性可能取决于其在生物活性三聚体结构中的存在状态(如膜结合 CD40L 的情况)[123]。CD40L 的促血栓形成活性是由于其存在的 KGD 肽序列[120]。KGD 肽序列允许 CD40L 与 GP Ⅱ b/Ⅲ a 结合[120]。在体外,GP Ⅱ b/Ⅲ a 拮抗剂(如依替巴肽)能够剂量依赖性地抑制 CD40L 的释放[104],但 CD40L 从血小板储存到表面的转运不受影响[124]。总之,这些观察结果表明 CD40L 在血小板活化的起始和扩增中起到重要的作用。最后,CD40 信号传导诱导组织因子表达[125],促进血液凝固,也能够激活血小板。反过来,这进一步增加了 CD40L 脱落,随后扩增了炎症反应。此外,CD40L 通过激活 Akt 和 p38 MAP 激酶信号通路增加血小板活性氧(reactive oxygen species, ROS)的释放[126]。

之前已经在 1 型糖尿病和 2 型糖尿病中描述了 CD40L 的血浆水平增加[127-131]。此外,与非糖尿病血小板相比,CD40 和 CD40L 在糖尿病血小板上的共表达显著增加,两者之间存在显著相关性[132]。晚期糖基化终末产物(advanced glycation end-products, AGE)已被确定为糖尿病患者中 CD40L 表达和释放的潜在触发因素[133]。

在 1 型糖尿病中,通过血小板 P-选择素表达和可溶性 P-选择素水平评估[132],在患有[132]或没有患有[134]微血管和大血管并发症的糖尿病患者中检测到 CD40L 水平升高,并且 CD40L 水平升高与血小板过度活化有关。血浆 CD40L 水平与 TXB$_2$、11-脱氢 TXB$_2$ 的酶代谢物的尿排泄率(体内血小板活化指标)之间的高度相关性,证明在 2 型糖尿病中,CD40L 可能在 TXA$_2$ 依赖性血小板活化期间释放[135]。这种高度相关性证明 CD40L 在血小板活化期间迅速上调[118],并且血小板 CD40 本身也参与血小板的活化[122]。此外,2 型糖尿病患者在服用阿

司匹林 7 天后血浆 CD40L 显著降低。低剂量阿司匹林的饱和作用,和停用阿司匹林血浆 CD40L 水平的缓慢、时间依赖性恢复模式,与依赖于血小板环氧合酶 1(cyclooxygenase-1,COX-1)失活的作用一致。此外,严格的代谢控制导致 CD40L 和 11-脱氢 TXB$_2$ 的减少[135]。改善代谢控制和低剂量阿司匹林-两种独立的下调血小板活性的干预措施,明显降低血浆 CD40L 水平,对全身炎症没有任何显著影响(通过血浆 CRP 水平无显著变化反映),该观察结果巩固了血小板增强糖尿病中 CD40L 释放假设[135]。

LIGHT

据报道,炎症促进血管炎症形成并加速糖尿病的动脉粥样硬化形成,并且可以通过促进胰岛素抵抗和胰岛 β 细胞功能受损,参与 2 型糖尿病的发病机制[136]。在阐述 2 型糖尿病的胰岛素抵抗和胰岛 β 细胞功能障碍的假设机制中,营养过剩造成的氧化应激和内质网应激,都被认为可以诱发炎症反应或被炎症加剧或与炎症相关[101]。

细胞因子 TNF 超家族(TNF superfamily,TNFSF)成员 14(LIGHT/TNFSF14)[137],主要是在 T 细胞和树突状细胞上表达,通过 TNF 受体超家族成员 14(HVEM/TNFRSF14)和淋巴毒素 β 受体(lymphotoxin β receptor,LTβR)[137]发出信号。然而,在血小板[138]、单核细胞和粒细胞中也发现了 LIGHT,它们参与先天和获得性免疫以及细胞存活和增殖的调节[137]。LIGHT 也参与动脉粥样硬化和血管炎症的发病机制[139,140]。此外,LIGHT 与肥胖有关,可能是通过促进脂肪细胞中的炎症反应[141,142],以及糖尿病中免疫介导的 β 细胞破坏。血小板产生的 LIGHT 是内皮细胞中炎症反应的有效诱导剂[143]。研究表明,2 型糖尿病患者的血小板在循环中自发释放的 LIGHT 比健

康对照的血小板释放的更高[138]。循环 LIGHT 通过其受体 HVEM 和 LTβR 在内皮上发挥作用,引起血管炎症。同时,在用 IL-1β、TNF 和 IFN-γ 三种细胞因子混合物进行炎性刺激时,胰岛产生 LIGHT 及其受体。免疫荧光染色显示 LIGHT 在 α 和 β 细胞中共定位。高浓度葡萄糖刺激后,LIGHT 通过诱导胰岛细胞凋亡,减弱了胰岛素的释放,进一步导致高血糖症[138](图 27.7)。

CD36

CD36(见第 9 章),最初被描述为血小板糖蛋白Ⅳ,在血小板上组成性高表达,并通过配体依赖性触发特定 Src 家族激酶如 c-Jun N-末端激酶(c-Jun N-terminal kinase,JNK)家族、丝裂原活化蛋白激酶(mitogenactivated protein kinase,MAPK)[144]和 vav 家族鸟嘌呤核苷酸交换因子的信号通路来调节血小板功能[145]。CD36 多态性也与急性心肌梗死或卒中有关[146]。

CD36 结合和内化动脉壁中捕获的 LDL,在动脉粥样硬化病变的起始中发挥关键作用,促进充满脂质的巨噬细胞形成[147]。CD36 也被认为是巨噬细胞活化和炎症的标志物[148]。糖尿病患者通常也伴随高血糖症高脂血症。Podrez 等人表明,ApoE 缺失小鼠模型中,饮食诱导的高脂血症,诱导与氧化型 LDL(oxidized LDL,oxLDL)的产生以及 CD36 介导的血小板高敏性有关的促血栓形成状态[149]。此外,单核细胞 CD36 似乎在糖尿病和代谢综合征中上调[150]。血小板 CD36 也参与 ox-LDL 介导的血小板活化(图 27.1)。LDL 胆固醇可以通过 MPO-H$_2$O$_2$-NO$_2$ 系统被单核细胞氧化调节,以分选对 CD36(oxPCCD36)具有高亲和力的配体。oxPCCD36 与血小板 CD36 相互作用会导致体内血管损伤部位血小板活化增强以及血栓形成[151]。

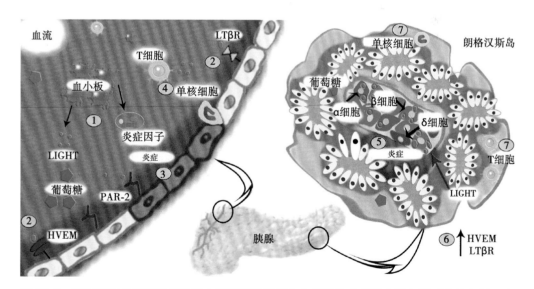

图 27.7　LIGHT 在 2 型糖尿病患者中葡萄糖代谢与血小板活化之间潜在双向联系中的作用。在血液循环中,血小板释放 LIGHT(1),通过其受体 HVEM 和淋巴毒素 β 受体(LTβR)在内皮上发挥作用(2),引起血管炎症(3)。高葡萄糖暴露和蛋白酶激活受体 2(PAR-2)表达的增强增加了 LIGHT 的效率。当激活时,内皮细胞募集 T 细胞和单核细胞/巨噬细胞释放大量 LIGHT(4)。在细胞因子混合物 IL-1β、TNF 和 IFN-γ 的炎症刺激下,胰岛产生 LIGHT(5)并伴有 HVEM 和 LTβR 的产生增加(6)。在高糖暴露期间,LIGHT 通过促进 LIGHT 诱导的胰岛细胞凋亡从而减少胰岛素释放,进一步导致高血糖症。招募的 T 细胞和单核细胞/巨噬细胞也有助于提升 LIGHT 水平(7)

oxLDL 介导的血小板活化需要特异性 CD36 依赖性信号通路[144]。OxLDL 结合血小板 CD36 会刺激 NOX2 的酪氨酸激酶和 PKC 依赖性激活，以及 ROS 的产生。oxLDL-以及高脂血症诱导的 ROS 介导血小板脱敏，抑制环磷酸鸟苷（cyclic guanosine monophosphate，cGMP）信号传导，促进血小板活化和血栓形成[152]。因此，oxLDL 可以使用氧化还原依赖性机制诱导 CD36 和环核苷酸信号通路之间的相互作用，这可能会促进不必要的血小板活化[152]。

此外，在高血糖条件下产生的 AGE 也可以特异性地与血小板上的 CD36 相互作用[153]。事实上，AGE-CD36 介导的血小板超敏性可能在糖尿病患者动脉血栓形成过程中发挥重要作用[154]。

可溶性 CD36（sCD36）可能是识别动脉粥样硬化血栓形成风险的糖尿病患者的早期标志物[155-158]。我们也在 2 型糖尿病[155]和糖尿病前期[156]检测到血浆 CD36 水平（即 sCD36）升高。升高的 sCD36 水平可能与慢性低度炎症状态（CRP 和 IL-6）、低胰岛素敏感性和更高的体重指数（body mass index，BMI）有关[157]。我们小组提供了体内的证据，证明糖尿病患者的 sCD36 水平升高与代谢控制不良和糖尿病持续时间有关[158]。此外，我们发现 sCD36 与 11-脱氢 TxB_2 的尿排泄率之间存在相关性，表明在 2 型糖尿病中 TxA_2 依赖性血小板活化期间可能发生 CD36 释放。有趣的是，之前已经描述了血浆 CD36 水平与 8-表氧前列腺素 $F_{2\alpha}$（8-表氧 $PGF_{2\alpha}$）的尿排泄率之间的直接相关性，而 8-表氧-$PGF_{2\alpha}$ 是体内持续脂质过氧化的标志物[159]，又与循环 oxLDL 水平相关[160]。

关于 sCD36 的具体成分研究还不一致，人们认为其可能是蛋白水解产物[161]，或 CD36 胞外域的产物[162,163]，或以循环微颗粒（microparticles，MP）——主要是血小板激活期间释放的血小板衍生的微颗粒形式存在的完整糖蛋白[164]。临床环境和方法的不同可能导致不同的发现。这里还需要进一步的研究来阐明导致 sCD36 在无细胞血浆中释放的机制，尽管部分物质可能在血小板衍生的 MP 中携带。但是无论机制如何，证据表明 sCD36，游离和/或在 MP 内，有一部分来自血小板并且在血小板活化时形成，这是非常引人注目的。

DKK-1

Dickkopf（DKK）-1 是 Wnt（Wingless 相关整合位点）信号通路的关键调节因子，可以调节炎症、内皮功能、血管平滑肌细胞增殖、血管生成和葡萄糖控制代谢[165,166]。Wnt 途径由多种拮抗剂或调节剂来调节，包括 DKK。经典 Wnt/β-连环蛋白途径的激活会诱导内皮细胞的增殖和存活，增强单核细胞黏附，并调节单核细胞的跨内皮迁移[167]。DKK-1 在血小板中表达，定位于 α-颗粒[168]，在 TRAP 或胶原蛋白激活血小板后释放，这与血清和血浆中发现的较高水平的 DKK-1 是一致的[169]。虽然无法检测到血小板内的 DKK-1 的 mRNA，但随后在 MK 中鉴定了经典 Wnt 信号通路的主要转录本，其中就包括 DKK-1，而 DKK-1 抑制了丙酸酯的形成[170]。这些发现表明血小板可能是循环水平 DKK-1 的主要来源（图 27.1）。

根据上述结果，我们质疑这样的假设，即 2 型糖尿病中 DKK-1 的血浆浓度增加可能至少部分来自 TX 依赖性血小板激活。在这种情况下，我们首先描述了 Wnt 拮抗剂 DKK-1 的循环水平增强与 11-脱氢 TXB_2、不对称二甲基精氨酸（asymmetric dimethylarginine，ADMA）和 CD40L 水平相关[171]。因此，糖尿病中的 DKK-1 水平可反映炎症、内皮功能障碍和血小板活化之间的相互作用[168]。相一致地是，DKK-1 增强血小板活化的内皮细胞中的炎性 NF-kB 途径，强调 DKK-1 在血小板和内皮之间的炎症相互作用中的作用[169]。此外，我们提供了体内证据，即在 2 型糖尿病患者中，血浆中 DKK-1 甚至在疾病的早期阶段也表达增加[171]，并且会由于血糖（例如阿卡波糖）控制的改善而下调。实现血糖控制后 DKK-1 的这种显著减少以及两个参数的变化的正相关性，证实了高血糖可能是可溶性 DKK-1 的驱动因素。此外，低剂量阿司匹林治疗患者与未治疗患者相比，血浆 DKK-1 表达下调，表明血小板是该蛋白可溶性形式的可能来源[172]。

RAGE

RAGE 通过识别和结合 AGE 来启动改变细胞功能的细胞内信号传导过程[173]。AGE 通过和细胞外基质的基底膜中的分子之间形成交联从而导致糖尿病的几种微血管和大血管并发症。在血液和组织中发现了可溶形式的 RAGE（soluble forms of RAGE，sRAGE），包括剪切变体内源性分泌 RAGE（endogenous secretory，esRAGE）[174]。RAGE 的配体结合导致 ROS 产生增加和 NF-kB 的激活[175]。sRAGE 是一种诱饵受体，作为 RAGE 的内源性竞争性抑制剂，阻止配体-RAGE[176]的激活，从而将高血糖与血管稳态联系起来[177]。我们发现，与非糖尿病受试者相比，患有 2 型糖尿病的受试者的血浆 sRAGE 较低，循环 sRAGE 和 HbA1c、胰岛素抵抗指数和 CRP 之间存在显著性负相关。此外，在糖尿病患者中，以 8-表氧-$PGF_{2\alpha}$ 和血浆 AD-MA 作为指标，可以分别反映出体内氧化应激和内皮功能障碍与低 sRAGE 相关[178]。研究结果表明，由不良代谢控制导致的配体-RAGE 过度活化，会增加体内 ROS 的产生，从而促进全身炎症、内皮功能障碍和血小板活化[18]。AGE 促进血小板激活、增加血小板膜表面的 RAGE 表达[179]。与糖尿病一样，高胆固醇血症患者的 sRAGE 水平也降低，与氧化应激和内皮功能障碍呈负相关[180]。无论潜在的代谢异常（家族性高脂血症或代谢综合征）如何，循环 esRAGE 也可识别患有非酒精性脂肪肝（nonalcoholic fatty liver disease，NAFLD）的患者，这提示 AGE/RAGE 途径的激活可能有助于研究肝脏和 CVD 的发生[181]。血小板是可溶性 RAGE 来源的这一假设是通过体内数据来间接提示的，这表明低 esRAGE 水平是几种临床环境中 11-脱氢 TXB_2 排泄率的重要预测因子[181]。但是，直到现在还没有明确的证据证明。

氧化应激

糖尿病与氧化应激有关，特别是与 ROS 和氮过量产生及血小板抗氧化剂水平降低有关[182,183]。在通过电子传递链的低效电子转移过程中，ROS 是线粒体内的副产物。线粒体中的电子传递链能够产生大量的超氧化物，超氧化物通过血小板中的超氧化物歧化酶迅速转化为过氧化氢[184]。氧化应激是由 ROS 产生和抗氧化防御能力（酶和非酶抗氧化剂）之间的不平衡引起的。因此，氧化应激是指细胞内 ROS 水平升高，导致脂质、蛋白质和 DNA 受损[185]。强氧化剂（如超氧阴离子和过氧化氢）的产生会增加血小板活化[186,187]。除慢性高血糖外，ROS 的增加也使 AGE 增加。这些糖化蛋白可能通过激活 RAGE 途径促进动脉粥样硬化并发症的形成[176,178]

高血糖通过自身氧化[188]或 AGE 的形成及其与受体结合而增加 ROS 的产生。ROS 可能反过来激活信号分子，如 PKC 和 NF-kB，从而诱导氧化还原敏感基因的转录[74,189]。此外，ROS 促进血小板蛋白的硝化，从而使肌肉内质网 Ca^{2+}-ATP 酶、SERCA-2 失活，导致 $[Ca^{2+}]$ 和钙蛋白酶激活增加。持续的钙蛋白酶过度活化，是造成血小板形成、分泌、聚集和微颗粒形成中所需的一系列蛋白质水解的原因（图 27.1）[64]。从这方面来讲，抑制同型特异性钙蛋白酶活性可能是抑制血小板持续活化的一个策略。

除了 ROS 产生增加外，糖尿病控制不佳的患者的血浆具有较低的抗氧化能力[190]，并且脂质氢过氧化物[191]和 F_2-异前列腺素，例如 8-表氧 $PGF_{2\alpha}$[62]也增加。改善血糖控制可部分逆转其表达。花生四烯酸在循环 LDL 中的非酶促氧化产物 8-表氧 $PGF_{2\alpha}$，被广泛认为是体外和体内脂质过氧化的有效标志物[192,193]。8-表氧 $PGF_{2\alpha}$ 可以诱导血管收缩，并可能改变血小板的功能，如对血小板的粘连反应和通过低浓度的其他激动剂激活血小板起作用[192-195]。这些性质可能与同时处在血小板活化和自由基形成增加的环境中有关，例如在糖尿病中即是如此[196]。8-表氧 $PGF_{2\alpha}$ 的形成与此环境中 TXA_2 生物合成的速率相关，这种发现支持 2 型糖尿病中增加的氧化应激可以诱导 8-表氧 $PGF_{2\alpha}$ 的产生，并且该化合物反过来有助于血小板活化的这一假设（图 27.8，A 组）[62]。此外，2 型糖尿病患者的代谢控制的改善和维生素 E 的补充，伴随着 8-表氧 $PGF_{2\alpha}$ 和 11-脱氢 TXB_2（TXB_2 的稳定代谢物）的尿排泄显著减少（图 27.8，B

组）[62,197]。因此，花生四烯酸过氧化速率的改变，生成有生物活性的异花生酸，如 8-表氧 $PGF_{2\alpha}$，可能代表 2 型糖尿病中血糖控制、氧化应激和血小板活化改变之间的重要一种生化联系[62]。

有趣的是，脂质过氧化的增强和血小板活化代表儿童和青少年 1 型糖尿病发展的早期阶段[198]。新诊断为糖尿病的患者尿液中 8-表氧 $PGF_{2\alpha}$ 和 11-脱氢 TXB_2 的排泄量显著增加，血浆中许多炎症标志物升高（图 27.9）。1 年后氧化应激和血小板活化减少，这与 IL-6 和 TNF-α 全身水平下降是同时发生的（图 27.9）。因此，氧化应激和血小板活化的生化反应可以在糖尿病发病的早期发现，并且它们的水平至少部分受 IL-6 产生和疾病持续时间影响[198]。该发现也与以下假设一致：在患有 1 型糖尿病的儿童中，氧化应激和血小板活化的早期增加可能与临床表现之前的炎症事件相关。之前已经证明过氧化氢通过激活 NF-kB 诱导 IL-6 启动子，氧化应激一旦发生，就可能会持续恶性循环[199]。

此外，2 型糖尿病患者的脂质和蛋白质氧化均显著升高[200]。氧化多不饱和脂肪酸形成 α，β-不饱和醛，可以攻击赖氨酰侧链，这有助于产生稳定的蛋白质羰基，这一事实表明了脂质和蛋白质氧化的一种潜在机制[201]。F_2-异前列烷形成过程与尿 11-脱氢 TXB_2 和血浆凝血酶原片段 F 1+2 的较强关联，表明脂质过氧化可影响血小板和凝血活化[200]。

氧化的脂质活化血小板的能力可能成为血栓形成触发剂。然而，氧化剂可以使血栓调节蛋白（thrombomodulin，TM）在内皮细胞表面的活性和/或表达降低[202]。TM 分子中 388 位甲硫氨酸的氧化几乎完全可以使内皮蛋白的抗凝血功能失活[203]。此外，存在于活化的血小板上的氧化脂质可以为凝血酶原复合物的组装和活化提供更好的表面。这可能引发恶性循环，与抗凝血途径的氧化相关抑制一起，导致 2 型糖尿病中的血栓前状态[200]。

循环蛋白的氧化修饰参与糖尿病患者血小板活性的增加。白蛋白的糖氧化作用与糖化白蛋白的产生，使白蛋白的非酯化脂肪酸固定能力变弱，从而使得花生四烯酸氧合作用增强，使其可以生产 TXA_2[204]。

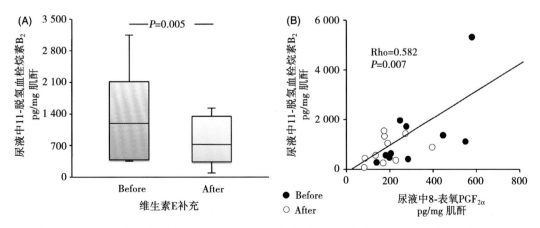

图 27.8　（A）维生素 E 补充前后 2 型糖尿病患者尿液中 11-脱氢 TXB_2 的排泄情况。（B）在患有 2 型糖尿病，补充维生素 E 之前（实心圆）和之后（空心圆）的患者尿液中 11-脱氢 TXB_2 和 8-表氧 $PGF_{2\alpha}$ 的相关性[62]

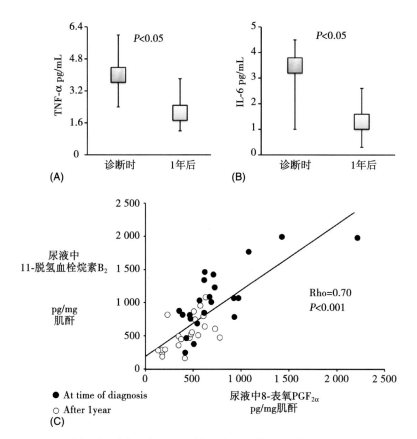

图 27.9 诊断时和诊断 1 年后 1 型糖尿病患者的血浆肿瘤坏死因子 α(TNF-α)和白细胞介素 6(IL-6)的水平(A 和 B)。1 型糖尿病患者在诊断时(实心圆)和 1 年后(空心圆)的尿中排泄 11-脱氢 TXB$_2$ 和 8-表氧 PGF$_{2\alpha}$ 的相关性(C)[190]

如上所述,引发氧化应激的机制之一是葡萄糖水平的快速变化[88]。在餐后阶段,葡萄糖变异比慢性高血糖更能诱导氧化应激(图 27.5)。通过测量连续峰和最低点之间的差异的算术平均值获得血糖波动的平均幅度(mean amplitude of glycemic excursions,MAGE)[205],这可用于评估白天葡萄糖波动是否可作为血糖不稳定性的标志物[206]。在患病时间小于 1 年的 2 型糖尿病患者样本中,MAGE 是基础尿液 8-表氧 PGF$_{2\alpha}$ 水平的唯一显著的预测因子。此外,在这些患者中,阿卡波糖,一种主要用于降低餐后血糖的 α-葡萄糖苷酶抑制剂,使得 8-表氧 PGF$_{2\alpha}$ 和 11-脱氢 TXB$_2$ 以及 MAGE 降低[65]。

最后,我们应该考虑一种可能的恶性循环,CD40L 上调的炎性刺激诱导脂质过氧化增加,随后血小板活化,导致进一步的氧化应激。事实上,可溶性 CD40L 增强、血栓素依赖性血小板活化和异前列烷水平之间存在正相关[135,207],与 CD40L 诱导内皮 ROS 产生增加的结果是一致的[208],这表明在 2 型糖尿病中,活化血小板中可溶性 CD40L 的释放可能导致氧化应激增加(图 27.5)。

内皮功能障碍

"内皮功能障碍"通常定义为内皮丧失维持血管内稳态的功能[209]。内皮细胞可以产生扩张因子(例如 NO、PGI$_2$)和收缩因子(内皮素、超氧阴离子、血管紧张素 II 和血栓素)。在糖尿病中,扩张和收缩物质之间的平衡发生变化并转向血管收缩[210]。NO 和 PGI$_2$ 的产生减少[211],氧化应激会损害内皮功能,这在糖尿病患者中很重要,因为他们的血小板对内皮细胞产生的血管扩张剂分子的作用敏感性降低[97,212]。特别是高血糖通过阻断 eNOS 活化和增加 ROS 产生来抑制 NO 的产生[213],反过来又激活转录因子 NF-kB 和激活蛋白-1(activator protein-1,AP-1),他们调节编码几种促炎介质包括 IL-1β 和 TNF-α 基因的表达[214]。促炎细胞因子和其他介质(包括黏附分子)的表达增强表明,炎症过程可能导致糖尿病内皮功能障碍[215,216]。

内皮功能的紊乱可能启动血小板活化、粘连,随后聚集,而内在血小板代谢的改变和血小板内信号通路的变化导致 2 型糖尿病中血小板敏感性增加[60]。因此,活化血小板在血管病变部位的积聚可能产生高浓度的血小板来源的物质,这反过来可能在动脉粥样硬化的早期阶段支持趋化性和单核细胞向内皮细胞的募集[215]。有人提出,将血小板黏附到内皮细胞可能有助于单核细胞附着到内皮层[217],并且由血小板释放的 RANTES,与炎症细胞因子激活的内皮表面结合,支持单核细胞在血流中停滞[217]。

此外,内皮细胞中的 CD40/CD40L 信号传导导致 ROS 产生,其拮抗内皮 NO 产生,从而促进内皮功能障碍。另外,这种信号传导导致间质胶原酶基质金属蛋白酶(matrix metalloproteinase,MMP)-1、MMP-8 和 MMP-13 的上调,进而损坏斑块稳定性和抑制内皮细胞迁移,从而防止侵蚀斑块的再内皮化[207]。然而,将 CD40L 与糖尿病中加速的动脉粥样硬化联系起来的分子机制尚不完全明确。通过在内皮细胞和循环单核细胞/巨噬细胞中引发一系列复杂的炎症反应来检验 CD40L 参与糖尿病加速的动脉粥样硬化形成的假设,我们证明了在人体中,升高的 CD40L 在 1 型糖尿病和 2 型糖尿病中直接导致内皮功能障碍和单核细胞活化,结果显示 CD40L、ICAM-1、VCAM-1、E-选择素和 MCP-1 在糖尿病患者中呈正相关[194,218]。

肥胖

肥胖是 2 型糖尿病患者的共同特征,本身与胰岛素抵抗相关,如前所述,胰岛素抵抗对血小板反应性具有一定意义。然而,肥胖患者的其他因素可能是血小板功能障碍的原因:

1. MPV 在肥胖患者中增加,与其他心血管危险因素无关[219],与 BMI 和 MPV 之间呈正相关,并且在体重减轻后同时会发生逆转[220]。MPV 对动脉粥样硬化血栓形成过程如卒中和 ACS 具有预后意义[221]。

2. 具有代谢综合征的受试者网状血小板具有较高的百分比,与 ADP 诱导的血小板表面 P-选择素表达增加有关[222]。

3. 血清瘦素浓度升高与血小板功能增加有关[223]。

4. 肥胖的受试者存在更高的细胞质钙浓度[224],提高血小板的反应性。

5. 在肥胖个体和肥胖的 2 型糖尿病中,胰岛素的抗聚集作用减弱(图 27.6)[100]。

6. 氧化应激和血栓素依赖性血小板活化是肥胖的常见特征。与非肥胖女性相比,肥胖女性尿液 8-表氧 $PGF_{2\alpha}$ 和 11-脱氢 TXB_2 水平较高[225]。

7. 在机械肥胖的情况下,血小板活化程度与胰岛素敏感性成反比[226]。

在一大群健康肥胖的女性中,8-表氧 $PGF_{2\alpha}$ 和 11-脱氢 TXB_2 的排泄率从 CRP 的第一个四分位数到第四个四分位数明显增加。体重减轻后胰岛素敏感性改善,同时伴随着尿液代谢物以及 CRP 和 CD40L 明显降低[225,226]。

因此,氧化应激和血小板活化之间的因果关系是通过 8-表氧 $PGF_{2\alpha}$ 和 11-脱氢 TXB_2 的排泄速率之间的线性关系,以及肥胖症体重减轻后这些代谢物的下调来证明的。此外,在内脏肥胖的受试者中,饮食诱导的体重减轻可恢复对 NO 和 PGI_2 的敏感性并减少血小板活化[227,228]。

这些结果表明,在腹部肥胖症中,血小板活化似乎是由低度炎症所驱动的,低度炎症可能引发血栓素依赖性血小板活化,至少部分是通过脂质过氧化作用增强所介导的。成功的减肥计划可能会减少这种恶性循环[159]。

可以想象,脂肪因子和其他炎症介质可以增强肥胖和/或胰岛素抵抗的促进作用,在糖尿病的早期或临床前阶段,不仅可以发生明显的糖尿病,还可以促进血小板的激活。在脂肪因子中,抵抗素已成为在这种情况下协调炎症、内皮功能障碍、氧化应激和血小板活化之间复杂相互作用的潜在参与者。抵抗素起源于白色脂肪细胞分解代谢过程中产生的富含半胱氨酸的分泌蛋白家族,并且已经证明其可诱导胰岛素抵抗和葡萄糖耐受不良[229]。它通过调节肝脏胰岛素作用和调节脂肪细胞脂

联素分泌,从而增强肝脏糖异生,在维持空腹血糖水平方面发挥重要作用[230]。抵抗素可以靶向人体中的几种细胞类型,从而增强炎症和自身免疫过程[231]。抵抗素与膜 TLR4 受体的结合激活促炎细胞因子基因的转录,导致内皮功能障碍[232]。

早期 2 型糖尿病人群,与对照组相比,在年龄和性别相同时的血清抵抗素水平显著升高[233]。此外,正如 HbA1c 所反映的,抵抗素水平与糖代谢控制无关,但与胰岛素抵抗的程度相适应,正如稳态模型评估(homeostatic model assessment,HOMA)所反映的,抵抗素上调是糖尿病中的早期事件,与疾病持续时间、肥胖程度和血糖控制无关,但可能与胰岛素抵抗有关。根据我们的研究结果和大多数其他报告表明[234-237],胰岛素抵抗似乎是抵抗素循环水平的主要已知促进因素,而抵抗素反过来又促进胰岛素抵抗,这部分是通过损害脂联素信号传导实现的[238]。抵抗素与 HOMA、11-脱氢 TXB_2、8-表氧 $PGF_{2\alpha}$、CD40L、ADMA 和 DKK-1 之间存在直接的相关性,这突出了抵抗素、增强的氧化应激、内皮功能障碍和血栓素依赖性血小板活化之间的关联,其中也包括血小板介导的炎症。HOMA 和 11-脱氢 TXB2 可以独立地预测抵抗素水平。一项实验试图挑战抵抗素与脂质过氧化指标、血栓素依赖性血小板活化和血小板介导的炎症之间相互作用的因果关系,并分析胰岛素抵抗与高血糖的相对贡献,在这些因素的相互作用中,我们进行了两次单独的小规模干预研究。有趣的是,我们通过罗格列酮干扰过氧化物酶体增殖物激活受体(peroxisome proliferator-activated receptor,PPAR)γ 激活和胰岛素敏感性,以及用阿卡波糖降低餐后高血糖,发现氧化应激和血栓素依赖性血小板活化明显降低[233]。

脂肪因子可能影响血小板的激活和功能以及相关的炎症信号仍未被阐述清楚。最近的研究结果揭示了特定的脂肪因子,包括抵抗素,通过降低胰岛素受体底物 1(insulin receptor substrate-1,IRS-1)的表达诱导巨核细胞的胰岛素抵抗,从而导致血小板脱落、IRS-1 含量降低[239]。因此,脂肪因子-血小板相互作用可能有助于解释血小板胰岛素抵抗和促凝集[99,233],并可以作为潜在药物靶标进行测试,以降低 2 型糖尿病早期和可能的临床前阶段的血栓形成。

糖尿病中血小板活化的新型生物标志物

微 RNA

已知环境和遗传因素有助于糖尿病的发展。越来越多的证据表明微 RNA(microRNA,miRNA;参见第 6 章)是一类在转录后水平修饰基因表达的小的非编码 RNA 分子,参与了糖尿病及其并发症的发病机制。miRNA 作为转录抑制因子的作用正在成为生物反应过程的重要调节因子[240]。

血小板携带信使 RNA(messenger RNA,mRNA),大量 miRNA 和参与 miRNA 加工的几种蛋白质(例如 Dicer、TRBP2、Ago2)来自巨核细胞(megakaryocytes,MK)[241]。与白细胞相比,血小板的 miRNA/总 RNA 比率相对较高,表明产生成熟 miRNA 的能力增强[242]。此外,miRNA-mRNA 共表达与血小板反应活性相关[243]。

miRNA 与靶信使 RNA 的 3' 非翻译区结合并且诱导降解或降低特定转录物的翻译效率[244](图 27.10)。

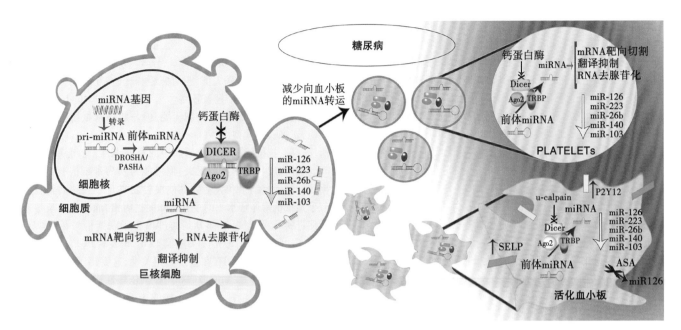

图 27.10　糖尿病中 miRNA 的形成和改变的 miRNA 谱。最近有学者提出了糖尿病中将微 RNA（miRNA）作为用于诊断和预后的新类别的生物标志物。miRNA 是长度约为 21~23 个核苷酸的小分子；第一阶段转录，导致 miRNA 的初级转录物（pri-miRNA）的形成。接下来，通过 pri-miRNA 的转录后修饰形成前体 miRNA。这些过程发生在细胞核中；随后，将前体 miRNA 转移至细胞质。在细胞质中，前体 miRNA 形成长度大约为 20nt 的成熟的功能性 miRNA 分子。尽管血小板是无核细胞碎片，但它们含有许多巨核细胞（MK）衍生的 mRNA，它们编码参与代谢、信号传导、炎症和免疫的几种蛋白质。血小板携带信使 RNA（mRNA）、大量 miRNA 和参与 miRNA 加工的几种蛋白质（例如 Dicer、TRBP2、Ago2），这些来源于 MK。一些研究报道了糖尿病患者血小板中 miRNA 水平的改变。一些 miRNA（miR-223、miR-26b、miR-126、mir103 和 miR-140）的水平在 2 型糖尿病患者的血小板和 MK 中均显著降低。这可能是由于钙蛋白酶的过度活化，其损害了 Dicer 的蛋白水解降解，导致几种富含 miRNA 的血小板的水平降低和前体 miRNA 的积累，并且改变了 MK 将 miRNA 及其前体递送到血小板中的能力。血小板的这种改变的 miRNA 谱导致血小板功能/活化增强，这是由于 miR-223 调节血小板 P2Y$_{12}$ 受体的表达，miR26b 和 miR-140 靶向编码 P-选择素的 SELP mRNA。活化的血小板将 miR-126 从血小板转移至血浆，这种作用受到低剂量阿司匹林的抑制[245-249]

与健康志愿者中的血小板 miRNA 表达不同，健康志愿者的血小板 miRNA 随着时间的推移保持稳定[250]，与临床环境中的健康对照组相比，糖尿病中表达显著改变[251]。在无核血小板中不存在转录调控的情况下，血小板活化增强环境中 miRNA 的差异归因于几种机制：微颗粒（microparticles，MP）的脱落[252]；从前体 miRNA 合成成熟 miRNA[251]；和转录后的修饰。

血小板 miRNA 不仅可以反映血小板功能，还可以影响血小板功能[253]。Bruneck 基于大样本人群数据的研究显示 2 型糖尿病中的 miRNA 丢失[254]，这种损失归因于钙蛋白酶的激活，进而影响 Dicer 的血小板水平（图 27.10）[255]，Dicer 是前体 miRNA 加工成成熟 miRNA 的关键内切核糖核酸酶[251,256]。钙蛋白酶对 Dicer 的蛋白水解降解导致血小板富含的几种 miRNA 的水平降低。在糖尿病中，钙蛋白酶切割 Dicer 决定血小板 miRNA 水平和功能[251,256]。miR-126 是内皮稳态和血管完整性的主要调节因子[257]，不过，除内皮外，miR-126 也是血小板中表达最丰富的 miRNA 之一[245]。miR-126 的血浆水平与可溶性 P-选择素的血浆水平显著相关，而 P-选择素是血小板活化的标志物[258]。此外，2 型糖尿病患者服用阿司匹林会导致血小板抑制，并伴随 miR-126 循环水平的降低[245]，表明循环 miR-126 主要来源于血小板。

miR-223 在血小板和 MK 中高度表达，其被认为可以调节血小板生成。在血小板和 MK 中，miR-223 调节 P2Y$_{12}$ 受体表达[259]，在 2 型糖尿病中对血小板高反应性具有功能性作用[26,260]。在同时患有缺血性卒中和糖尿病或只患有糖尿病的病例中，血小板和血浆中 miR-223 和 miR-126 的水平均显著下调，因此，在这种情况下，其中 miR-223 和 miR-146a 的低表达可被认为是缺血性卒中的危险因素[261]。

Fejes 等用体内和体外的方法证明，与肥胖和对照组相比，糖尿病患者的成熟和前体血小板中 miR-223、miR-26b、miR-126 和 miR-140 水平均下降[246]。其中一部分原因是 Dicer 功能受损以及 MK 的能力改变，以将足够数量的 miRNA 及其前体递送到血小板中。由于 miR-223 调节血小板 P2Y$_{12}$ 受体的表达，而 miR-26b 和 miR-140 靶向编码 P-选择素的 mRNA，所以这种血小板 miRNA 的改变导致血小板功能增强[246]。

miR-103 在调节 2 型糖尿病中葡萄糖稳态中起关键作用，它在饮食诱导的肥胖 ob/ob 小鼠和 2 型糖尿病患者的肝脏中高度表达，这突出了 miR-103 在胰岛素敏感性中的核心作用[262]。最近的研究表明，mir-103 是人血小板富含的 miRNA 之一[263]。血小板 miR-103b 负调节糖尿病前期中分泌型卷曲相关蛋白 4（secreted frizzled-related protein 4，SFRP4）mRNA/蛋白的表达[247]。SFRP4 在炎症过程中起作用，并且在 2 型糖尿病患者的胰岛中高度过表达。此外，具有高水平血浆 SFRP4 的非糖尿病患者在未来几年内发生糖尿病的可能性是低水平患者的 5 倍[264]。因此，血小板 miR-103 已被提议作为糖尿病前期的标志物[247]。

血小板被认为是血浆 miRNA 的主要贡献者[265]，循环 miR-NA 作为血管疾病进展的生物标志物也被提出和评估[253]。最初，正在进行的抗血小板治疗改变几种血浆 miRNA 水平被认为是他们作为生物标志物使用的障碍[258]。但是从不同的角度来看，抗血小板药物能够被视为鉴定循环 miRNA 的细胞起源的有用工具。实际上，开始抗血小板治疗后 miRNA 减少的程度应反映血小板与其他细胞类型的丰度。最后，可以推测出在疾病状态下，血小板 miRNA 改变可能影响对抗血小板药物的反应，或相反，只要它们影响药物靶标，抗血小板药物可能会不同程度地影响血小板 miRNA 的丰度。

血小板微颗粒

已发现糖尿病受试者中血小板 MP 的数量（第 22 章）增加[266]，MP 是在质膜胞吐出芽的过程从不同类型细胞释放的直径为 100~1 000nm 膜包被的囊泡（图 27.11）[268]。MP 一直存在于血流中[269]，其特征在于整合的质膜，表达它们起源的细胞的表型[270]。MP 可以暴露其来源细胞的膜蛋白（例如，内皮细胞的 CD144 和 CD146，内皮细胞和部分血小板的 CD31，血小板的 CD42 和 CD61，白细胞的 CD45），以及 MP 亚群可以暴露磷脂酰丝氨酸，可以通过和膜联蛋白 V 的结合来检测[271]。

自 Wolf 以来，已对 MP 进行了大量研究，在 1967 最初描述血小板源微颗粒（platelet-derived MP，PDMP）[272]作为血小板"粉尘"，血小板在黏附到血管壁后释放 MP，它们与内皮下基质结合，从而通过和 GP Ⅱ b/ Ⅲ a-纤维蛋白原结合提供进一步血小板黏附的底物[273]。MP 可以暴露带负电荷的磷脂，为活化的凝血因子提供结合位点[274]。此外，血小板源微颗粒可促进炎症细胞募集，通过内皮细胞和单核细胞中的细胞因子（RANTES）的上调诱导细胞黏附[266]。因此，循环 MP 可导致血管炎症、内皮功能障碍、白细胞黏附和募集，并且也可能导致糖尿病中的血管并发症。实际上，已经有报道阐述了在具有大血管并发症的糖尿病受试者中 PDMP 水平增加[275,276]。此外，血小板和单核细胞衍生的 MP 水平与糖尿病微血管病变（视网膜病变）的程度具有相关性[277]。在 2 型糖尿病患者中发现了携带 TF 的 MP 的增加[278]，事实上，血小板表达 TF 的前 mRNA，激活之后，它们将该内含子信息剪接成成熟 mRNA。在健康个体中，TF 合成受胰岛素抑制，但在 2 型糖尿病患者中，这种抑制作用受损[279]。事实上，来自 2 型糖尿病患者的血小板比来自对照组的血小板产生更多的 TF[279]。MP 在糖尿病[266]中的促凝血潜能[266]增加与血糖控制有关（图 27.11），PDMP 还参与动脉粥样硬化斑块的逐渐形成和动脉血栓形成，尤其是在糖尿病患者中[280]。

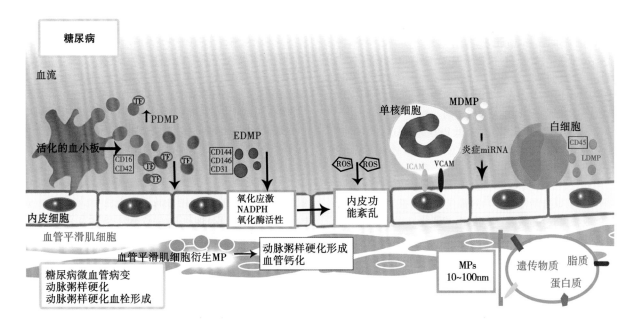

图 27.11　微颗粒。微颗粒（MP）代表来自几乎所有细胞类型（即内皮细胞、血小板、单核细胞）的小囊泡（直径为 100~1 000nm）的异质群体，在细胞生长、增殖、激活过程中，通过质膜出芽形成，并且在细胞中脱落释放。MP 由遗传物质核酸、mRNA、微 RNA（miRNA）、脂质（磷脂和生物活性介质）和蛋白质（细胞因子、趋化因子、膜受体、黏附分子、酶、生长因子和细胞骨架相关蛋白质）介导细胞间通讯。MP 可以暴露其母细胞的膜蛋白（例如：内皮细胞的 CD144 和 CD146，内皮细胞和部分血小板的 CD31，血小板的 CD42 和 CD61，白细胞的 CD45）。MP 可以促进内皮功能障碍、血管钙化、动脉粥样硬化、斑块不稳定和血栓形成。血小板是 MP 的主要来源，膜包被的囊泡通过凋亡时出芽而出现。血小板源微颗粒（PDMP）可促进炎症细胞募集，通过上调内皮细胞和单核细胞中的细胞因子诱导细胞黏附。内皮衍生微颗粒（EDMP）通过局部氧化应激或通过增加的 NADPH 氧化酶活性损害血管舒张。单核细胞衍生微颗粒（MDMP）将炎性 miRNA 转移到诱导血管炎症的内皮细胞中。血管平滑肌细胞衍生的 MP 充当血管钙化调节动脉粥样硬化形成的介质。糖尿病患者血小板和单核细胞来源 MP 水平升高，并伴有大血管并发症，且与糖尿病微血管病变程度相关。在 2 型糖尿病患者中发现，携带组织因子的 MP 水平增强[246,247,262,263,267]。LDMP，白细胞衍生微颗粒；TF，组织因子

用于心血管疾病预防或治疗的几种药物会调节 PDMP 的产生和表面分子的表达[281]，虽然可能会妨碍 MP 计数作为疾病的生物标志物，但也可能具有有益的临床意义，应该作为一种可以接受挑战的新的治疗靶点。但是关于药物对 PDMP 影响的研究数量有限，其结果还不明确[281]。

PDMP 在血小板、内皮细胞和单核细胞之间转移花生四烯酸（arachidonic acid，AA）（强血小板激动剂）并因此调节它们的功能[282,283]，MP 还将 AA 代谢为 TXA_2 并进一步代谢其稳定形式——TXB_2[283]。尽管如此，关于阿司匹林对 MP 囊泡作用的数据是有限的。在低剂量阿司匹林服用之前和之后[284,285]或用阿司匹林治疗或未治疗的糖尿病患者之间，1 型糖尿病或 2 型糖尿病患者中没有观察到 PDMP 的差异。在健康志愿者中也观察到了这种对血小板 MP 脱落的影响[284]，其中已服用 100mg 阿司匹林 7 天并且未检测到 PDMP 数量的差异。相比之下，没有血管疾病，低剂量阿司匹林治疗可减少糖尿病患者的红细胞、单核细胞和平滑肌细胞的 MP 脱落和活化[285]。PDMP 释放和表型是否可能与糖尿病患者对阿司匹林的不良反应有关，PDMP 是否可作为鉴别和监测抗血小板药物反应的标志物，这些领域都尚未开发。

抗糖尿病药物降低血小板活化/高敏性和心血管疾病的因素

由于高血糖和胰岛素抵抗是导致血小板活化的两个主要触发因素，抗糖尿病药物通过作用于促进血小板活化和动脉粥样硬化血栓形成过程的主要代谢异常来恢复血小板活化。除了它们的抗高血糖作用之外，已经认识到用于治疗糖尿病的不同药物可以用来解决与血小板活化相关的不同病理生理机制，并最终解决动脉粥样硬化血栓形成机制。

如前所述，用阿卡波糖（一种降低 PPG 和 MAGE 的 α-葡萄糖苷酶抑制剂）治疗早期 2 型糖尿病患者，可抑制体内脂质过氧化和血小板活化[65]。

二甲双胍是一种胰岛素增敏剂，是治疗 2 型糖尿病的药物，但通常需要联合治疗才能达到最佳的血糖控制[286]。二甲双胍可能改善血管功能和几种与胰岛素抵抗相关的生理异常，并且对 2 型糖尿病患者的副作用较少[287]。几个证据表明二甲双胍与糖尿病患者死亡率降低以及和糖尿病相关的心血管和脑血管疾病有关[287-289]。二甲双胍通过阻止活化血小板的膜损伤和线粒体功能障碍来抑制线粒体 DNA 的释放[290]。当血小板与二甲双胍预孵育时，产生较低水平的 ROS[290]。提出了几种可能的机制，用于解释二甲双胍诱导的活化血小板中 ROS 积累的减少，包括血小板 NADPH 氧化酶下调[290]。实际上，NADPH 氧化酶的抑制与预防小鼠血小板活化有关[291]。

之前在没有 CAD 的 2 型糖尿病患者中进行的研究表明，噻唑烷二酮（如曲格列酮）通过改善血糖控制来减少血小板依赖性血栓的形成[292]。在没有 2 型糖尿病的 CAD 患者中，罗格列酮已显示出显著降低循环血小板活性，而与胰岛素敏感性无关[293]。与这些研究结果一致，罗格列酮治疗 24 周与血栓素依赖性血小板活化和抵抗素水平降低有关[233]。PROfix 研究的结果表明，二甲双胍和吡格列酮治疗可改善 2 型糖尿病患者的血小板聚集标志物，但二甲双胍和格列美脲治疗的患者无此情

况[294]。在其他健康的胰岛素抵抗女性中，我们证明短期吡格列酮治疗可降低血栓素依赖性血小板活化，同时改善胰岛素敏感性，而不影响体重[225]。PPARγ 介导的氧化应激降低和可能发生的直接作用已被确定为两种可能的主要作用机制[295]。此外，由于罗格列酮降低 ADMA 水平（一种天然的 NO 合成酶抑制剂）[297]，因此假设 2 型糖尿病患者对 NO 水平的积极影响较低[296]。另外，PPARγ 与吡格列酮的作用机制有关，存在于血小板中，参与血小板活化后 CD40L 的减少过程[298]。其他途径，如 cNOS 和血栓调节蛋白，也可能参与吡格列酮的作用[299]，调节凝血酶生成的白细胞相关因子也可能参与吡格列酮的作用[300,301]。

在过去 10 年中，胰高血糖素样肽 1（glucagon like peptide-1，GLP-1）受体激动剂已被引入 2 型糖尿病的治疗选择中，因为它们能够以葡萄糖依赖性方式刺激胰岛素分泌和抑制胰高血糖素释放[302]。GLP-1 受体激动剂也具有许多胰腺外作用。最近利拉鲁肽在糖尿病中的影响和功能显示：心血管结果评估结果（liraglutide effect and action in diabetes：evaluation of cardiovascular outcome results，LEADER）研究证明，无论血糖控制如何改善，在血糖控制方面，使用 GLP-1 受体激动剂利拉鲁肽与高风险 T2D 患者心血管疾病风险降低相关[303]。用索马鲁肽（semaglutide）也获得了非常相似的结果[304]。但是，这些结果的机制尚不完全清晰。

除了对内皮功能障碍[305-308]和内脏脂肪[309]的有益作用之外，最近报道了利拉鲁肽在动物模型[310]和健康志愿者[311]中通过增加 NO 效应来抑制血小板活化。与这些结果一致，我们小组最近观察到生活方式干预和利拉鲁肽治疗在体重减轻后同样有效，减少尿液 11-脱氢 TXB_2 排泄率并同时降低 CRP 和尿 8-表氧 $PGF_{2\alpha}$（未发表的数据）。这些结果与其他抗高血糖药物（如胰岛素、阿卡波糖、吡格列酮和罗格列酮）的结果一致，其中血栓素依赖性血小板活化，炎症和脂质过氧化的逆转与体重的可变减少同时发生和/或改善代谢控制[21,65,135,171,225,226,233]。

最后，依帕列净心血管结果和 2 型糖尿病死亡率（EMPA-REG OUTCOME）[312]试验代表了该领域的一项重大突破，使用依帕列净[一种钠-葡萄糖协同转运蛋白 2（sodium-glucose cotransporter 2，SGLT2）抑制剂]导致糖尿，显示复合主要终点（包括心血管死亡、心肌梗死或卒中）的相对风险降低 14%，最近使用同一类别的另一种分子卡格列净（canagliflozin）获得了比较好的效果[313]。目前尚需研究 SGLT2 抑制剂机制，以阐明允许心血管改善超过血糖控制的机制，特别是对它们对血小板活化的影响的阐述。

糖尿病患者动脉粥样硬化血栓事件的一级和二级预防——抗血小板治疗

二级预防

糖尿病患者表现出持续的血栓素依赖性血小板活化（参见前面的部分）。根据这一靶点，低剂量阿司匹林成为了具有 CVD 史的糖尿病患者的二级预防策略首选抗血小板药物[287]。阿司匹林选择性乙酰化 COX-1 酶上 529 位丝氨酸残基的羟基，从而阻断血小板中 TXA_2 的形成（第 50 章）。这种作用是不可

逆的,因为血小板是无核的,因此不能再合成 COX-1。阿司匹林的最大抗血栓功效和最低的出血风险的参考计量为 75 ~ 100mg/d[314]。

在闭塞性血管疾病患者中,包括糖尿病患者,抗血小板药物可将严重血管事件(非致死性心肌梗死、非致死性卒中或因血管原因死亡)的风险降低约 20% ~ 25%[315]。尽管在糖尿病患者中血管事件的总体发生率要高得多,但无论糖尿病状况如何,抗血小板治疗都是有益处的[316]。

ATT 对 4 502 名处于稳定冠状动脉疾病状态下的糖尿病患者进行随机试验显示,使用阿司匹林与安慰剂相比,心血管事件绝对减少 3.8%,与非糖尿病患者的减少相似(事件绝对减少 3.6%)[317]

氯吡格雷作用于 P2Y$_{12}$ 血小板 ADP 受体,在接受 PCI 或保守治疗的稳定性 CAD 患者中进行了研究。在氯吡格雷对阿司匹林的缺血性事件风险(CAPRIE)试验中,CVD 患者随机分为氯吡格雷(75mg/d)组和阿司匹林(325mg/d)组[318]。

对 3 866 例糖尿病患者研究发现,使用氯吡格雷代替阿司匹林,每年每 1 000 名患者中可以预防 21 例不良事件(血管性死亡、MI、卒中、缺血性或出血性并发症),而非糖尿病患者中每年每 1 000 例患者中可以预防 9 例不良事件;而在接受胰岛素治疗的受试者亚组中可以预防 38 例的不良事件[319]。

一项缺血性事件风险试验[320]挑战了氯吡格雷在阿司匹林基础上的二级预防策略。双药抗血小板治疗(dual antiplatelet therapy,DAPT)中,糖尿病患者亚组与非糖尿病的患者相比,MACE 相对降低(12% 对 20%)和大出血风险更高(37% 对 17%)[321]。

在氯吡格雷减少观察期间事件(CREDO)试验中,研究者评估了选择性 PCI 患者在阿司匹林治疗的基础上加用氯吡格雷预处理的效果[322]。术前给予 300mg 氯吡格雷负荷,只有在干预前至少 6 小时给予负荷剂量时才具有临床效益,这一效益反映了氯吡格雷获得最佳血小板抑制的滞后时间[323]。

对糖尿病患者行药物涂层支架 PCI 手术,术后 DAPT 治疗的荟萃分析显示,术后予以 12 个月 DAPT 治疗与 6 个月 DAPT 治疗相比较,MACE 发生率没有降低[324]。

最近的一项试验——抗凝治疗对心血管患者的预后的作用(COMPASS),评估了利伐沙班(每日两次,每次 2.5mg)联合阿司匹林治疗或单独(每日两次,每次 5.0mg)抑制凝血酶的安全性和有效性[325]。在稳定冠状动脉或周围动脉粥样硬化疾病的患者中,因为利伐沙班加阿司匹林在 MACE,全因死亡和心血管源性死亡方面较单独使用利伐沙班有明显的优势,COMPASS 这个实验提前终止。在糖尿病患者(n=6 922)中,利伐沙班加阿司匹林组 MACE 发生率较低(HR 0.74,95% CI 0.61 ~ 0.90)和大出血发生率较高(HR 1.70,95% CI 1.25 ~ 2.31)。

因此,根据指导方针[326]建议糖尿病合并冠心病终身服用阿司匹林(75 ~ 100mg/d)作为一线单抗血小板治疗,不耐受阿司匹林的患者建议使用氯吡格雷(75mg/d)单抗血小板治疗;DAPT(阿司匹林加氯吡格雷)在 BMS 植入后至少使用 1 个月,在 DES 后至少使用 6 个月(仅在低出血风险和高冠状动脉风险的特定患者中进一步延长 DAPT 持续时间),在单纯使用药物控制的患者中应避免使用 DAPT[327]。

糖尿病与 ACS 患者复发性缺血性事件的高风险相关,是支架血栓形成的一个主要因素[328]。阿司匹林在 ACS 患者早期治疗中的益处已在几项试验中得到一致证实,包括评估糖尿病患者不稳定型心绞痛/抬高心肌梗死和急性心肌梗死的试验[329,330]。

减少复发事件的氯吡格雷和阿司匹林的最佳剂量——第 7 次评估缺血性综合征的策略(CURRENT-OASIS 7)[331]试验表明,高剂量阿司匹林(300 ~ 325mg/d 对 75 ~ 100mg/d)对糖尿病和非糖尿病的 ACS 治疗没有益处。

此外,与非糖尿病患者相比,糖尿病患者在治疗阶段和维持阶段对氯吡格雷的反应较低[332-334]。在糖尿病患者中,那些需要胰岛素治疗的患者在服用 DAPT 时血小板反应性最高[335]。

尽管使用了标准推荐的抗血小板治疗方案,但糖尿病患者对氯吡格雷的反应具有个体间变异性和血小板高反应活性的持久性,这引起了人们对确定能够优化这些高风险受试者血小板抑制效果的策略的兴趣。使用高氯吡格雷维持剂量(150mg/d)可显著改善血小板抑制,尽管仍有大量患者血小板反应性增强。评估新型和更有效的 P2Y$_{12}$ 受体抑制剂的临床试验已经产生了令人鼓舞的结果,这些抑制剂是高风险患者(例如糖尿病患者)的有吸引力的治疗方案。普拉格雷降低了糖尿病患者支架内血栓形成的风险,并且通过实现更高的血小板抑制获得了更大的临床益处[336,337]。在 TRITON-TIMI 38(心肌梗死溶栓)试验中[336],普拉格雷而不是氯吡格雷可以使得糖尿病患者在急性冠脉综合征 PCI 术后 15 个月时心血管死亡、卒中和心肌梗死的发生率比非糖尿病患者更低,普拉格雷没有增加大出血的发生率。替格瑞洛是一种有效的,可逆的 P2Y$_{12}$ 抑制剂,在 ACS 患者中比氯吡格雷具有更高的血小板聚集抑制作用。接受替格瑞洛治疗的糖尿病患者,主要复合终点、全因死亡率和支架内血栓形成率降低,大出血率没有增加,与整体数据一致,且没有显著的糖尿病治疗状态相互作用[338]。因此,在这种情况下,尤其是在没有高出血风险的患者中,DAPT 与阿司匹林联合普拉格雷/替格瑞洛应是一线抗血小板策略,最长可达 1 年[327]。

将 DAPT 延长至 1 年后的临床效益已在两项主要试验中得到评估[339]:DAPT 试验[339],包括接受过 PCI 治疗的冠心病综合征(阿司匹林加 P2Y$_{12}$ 抑制剂,氯吡格雷或普拉格雷)的患者(阿司匹林加 P2Y$_{12}$ 抑制剂,氯吡格雷或普拉格雷);以及 PEGASUSTIMI 54 试验[340],曾有 MI 病史(1 ~ 3 年)的患者(替格瑞洛联合阿司匹林或单独使用阿司匹林)。糖尿病患者氯吡格雷或普拉格雷治疗受益较低,而替格瑞洛在糖尿病患者和非糖尿病患者均降低 MACE。因此,DAPT 延长超过 1 年(阿司匹林加替格瑞洛 60mg,每日两次)适用于出血风险低和缺血风险高的患者。

另外两种药物,利伐沙班和沃拉帕沙,在 DAPT 的基础上作为三联疗法进行了测试。在急性冠状动脉综合征患者标准治疗中联合抗 Xa 因子治疗降低心血管事件——心肌梗死溶栓 46(ATLAS ACS-TIMI 46)试验[341],以及凝血酶受体拮抗剂在动脉粥样硬化血栓性缺血事件的二级预防中的应用——TIMI 50(TRA 2°P-TIMI 50)试验中[342],分别检测血小板蛋白酶激活受体 1(protease activated receptor 1,PAR-1)受体的拮抗剂沃拉帕沙和利伐沙班与安慰剂、阿司匹林联合氯吡格雷及 DAPT 的对比。ATLAS ACS-TIMI 46 显示糖尿病状态中使用利伐沙班对 MACE 预防、死亡率和出血没有影响[331]。TRA 2°P-TIMI 50 显示糖尿病患者在 MI 后使用沃拉帕沙的临床获益[342]。

然而，有几个因素限制了将这两项研究的结果应用于临床实践。主要是包括发生冠状动脉事件后 DAPT 治疗之上添加的抗凝血剂的延迟启动；缺乏对被测药物与最先进的替格瑞洛/普拉格雷的比较；以及与三重抗血栓治疗有关的出血风险。

初级预防

糖尿病是一个主要的心血管风险因素，尽管一项涉及 45 108 名患者的 13 项研究的大型数据分析显示[7]，同时使用抗糖尿病、降压、降脂等疾病治疗药物所带来的绝对风险降低，并不像之前所建议的那样[6]，然而，在没有明显 CVD 病史的糖尿病患者的 CVD 一级预防中，阿司匹林的净价值是不确定的，因为需要权衡闭塞事件的减少与主要出血的增加[329]。虽然阿司匹林的获益超过了大多数临床显性动脉疾病患者出血的风险，但在低风险人群中，风险-获益比很小，平均每年的风险小于 1%。

ETESDRS 是糖尿病患者中阿司匹林预防的最大单项研究（$n=3 711$；49%有 CVD 病史）（表 27.1）[351]。尽管该研究旨在检测抗血小板治疗的潜在影响。糖尿病视网膜病变的进展，它

也提供了评估长期服用阿司匹林对心血管并发症的影响的机会。经过 5 年的随访，观察到心肌梗死（MI）明显减少 28%，卒中增加 16%，血管事件明显减少 18%。

然而，初级预防项目报告称，低剂量阿司匹林对糖尿病患者的心血管保护作用低于非糖尿病患者[352]，对 6 项初级预防研究的个人参与者数据的荟萃分析表明，结果与这一发现一致。该研究共纳入 9.5 万多名参与者，其中近 4 000 人患有糖尿病[329]。总的来说，阿司匹林降低了 12% 的血管事件的风险[329]。最后，阿司匹林用于 CVD 预防的最大荟萃分析包括三个专门针对糖尿病患者的试验（JPAD、POPADAD 和 ETDRS）和六个其他试验，其中糖尿病患者构成阿司匹林预防更广泛试验（ATT 荟萃分析中包括的试验）中的亚组[353]。没有一项单独的试验能提供明确的结果。阿司匹林可降低 9% 的心血管事件风险（非致命性和致命性心肌梗死），这在统计学上并不显著（RR 0.91，95% CI 0.79~1.0）。即使是目前的证据也不是结论性的，因为在现有的试验中，准确估计阿司匹林效果的事件太少，而且这些发现依赖于大型试验中对亚组的分析，而这些亚组更有可能产生偏倚。这些潜在的偏倚来源包括阿司匹林剂量的异质性（ETDRS 650mg/d），事件发生率低使得每项研究校验效力不足，随访期间阿司匹林停药率高，以及缺乏对他汀类药物治疗普遍率的评估，他汀类药物治疗可在初级预防环境中将绝对血栓形成风险降低一半[329]。

表 27.1 阿司匹林对糖尿病的一级预防试验

研究（年份）	阿司匹林剂量	随访/年	糖尿病参与者人数	年龄	冠心病终点	终点事件发生率（与阿司匹林对照）	RR（95%置信区间）
英国医生（1988）[377]	500mg/d	5.6	101	>50	冠心病死亡+非致命性心肌梗死+猝死	18.8%比 18.8%	1.00（0.42~2.40）
医生健康研究（1989）[378]	325mg 隔日	5.0	533	>40	致命 MI+非致命 MI	10.5%比 6.2%	0.59（0.33~1.06）
ETDRS（1992）[351]	650mg/d	5.0	3711	>18	致命 MI+非致命 MI	15.3%比 13.0%	0.85（0.73~1.00）
预防血栓形成试验（1998）[379]	75mg/d	6.7	68	>45	冠心病死亡+非致命性心肌梗死+猝死	15.4%比 13.8%	0.90（0.28~2.89）
高血压最佳治疗试验（1998）[380]	75mg/d	3.8	1501	>50	冠心病死亡+非致命性心肌梗死+猝死	3.6%比 2.8%	0.77（0.44~1.36）
初级预防计划（2003）[352]	100mg/d	3.7	1 031	>50	致命 MI+非致命 MI	2.0%比 1.0%	0.49（0.17~1.43）
妇女健康研究（2005）[381]	100mg 隔日	10.1	1 027	≥45	致命 MI+非致命 MI	5.9%比 7.9%	1.34（0.85~2.12）
JPAD（2008）[382]	81~100mg/d	4.4	2539	>30	致命 MI+非致命 MI	1.1%比 1.0%	0.87（0.40~1.87）
POPADAD（2008）[383]	100mg/d	6.7	1 276	>40	冠心病死亡+非致命性心肌梗死	12.9%比 13.9%	1.09（0.82~1.44）
JPPP（2014）[384]	100mg/d	5.02	4 903	60-85	冠心病死亡+非致死性心肌梗死+非致死性卒中	2.96%比 2.72%	0.95（0.74~1.23）

ETDRS,糖尿病视网膜病变早期治疗研究;JPAD,日本阿司匹林预防糖尿病动脉粥样硬化研究;POPADAD,预防动脉疾病和糖尿病的进展研究;JPPP,日本初级预防项目;MI,心肌梗死。

最近，JPAD 试验的 10 年后期随访表明，低剂量阿司匹林的长期治疗与日本 2 型糖尿病患者在一级预防方面的心血管事件发生率降低无关。另一方面，低剂量阿司匹林治疗与胃肠道出血的发生率增加有关[354]。

对于糖尿病成人心血管疾病事件的一级预防，AHA/ADA 联合指南[327]建议 CVD 风险增加的患者(>10 年 CVD 事件风险超过 10%)使用低剂量阿司匹林，并建议对于处于中度风险(5%~10%)和出血风险不增加的人群使用低剂量阿司匹林作为"合理"策略。

最新的糖尿病医疗标准[286]对于糖尿病并发症的预防和管理，确认将阿司匹林治疗(75~162mg/d)作为心血管风险增加(10 年风险>10%)的糖尿病患者的一级预防策略。包括年龄为>50 岁的大多数男性或年龄>60 岁的女性，他们至少有一个额外的主要风险因素，且没有增加出血的风险。

一项糖尿病心血管事件的研究(ASCEND)，专为 1 型或 2 型糖尿病而且无血管疾病的患者设计，从 2005 年开始随机抽取 15 480 名参与者。在平均 7.4 年的随访中，阿司匹林组与安慰剂组相比，严重血管事件的发生率降低了 12%(比值比 0.88;95% CI 0.79~0.97;P=0.01)，大出血增加 29%(比值比 1.29;95% CI 1.09~1.52;P=0.003)，其中大部分为消化道出血和其他颅外出血。因此，ASCEND 试验为低剂量阿司匹林的疗效提供了高质量的证据，即使是在已经接受了最先进预防策略治疗的当代初级预防患者中也是如此(75% 的患者使用他汀类药物，平均糖化血红蛋白 7.2%)，尽管其出血风险增加。考虑收益/代价比例不确定，在权衡了益处和风险，并考虑到患者的偏好之后，阿司匹林可能应该根据个人情况来考虑[355,356]。

对阿司匹林的反应不及预期

由于动脉粥样硬化血栓形成具有多种因素，而阿司匹林则与任何其他抗血栓药物一样，患者可能会出现复发事件(治疗失败)。这种现象被不恰当地称为"阿司匹林抵抗"，临床定义进一步证实了血小板功能抑制低于预期的实验室证据[334]。在糖尿病中，这一概念后来更名为"个体间变异反应"，这一点被糖尿病中血小板高反应性/活化增强的病理生理学证据所支持，如临床试验的分析中所示，在这种情况下，对阿司匹林反应不佳(图 27.12)[357]。除了公认的限制临床试验的偏倚之外(见一级预防)，绝大多数研究表明在不同临床环境中包括糖尿病发生阿司匹林"耐药性"，使用经典光透射聚集或离体单次测量血小板功能，全血检测，都表现出不太理想的个体内部变异性和个体间差异性，并且对阿司匹林作用的敏感有限性，研究并未直接反映其作用机制[344]。血小板功能的研究也表明，通过血小板功能分析仪(PFA-100)或透光度评估 ADP 引起的聚合反应，阿司匹林的反应低于预期[355]。

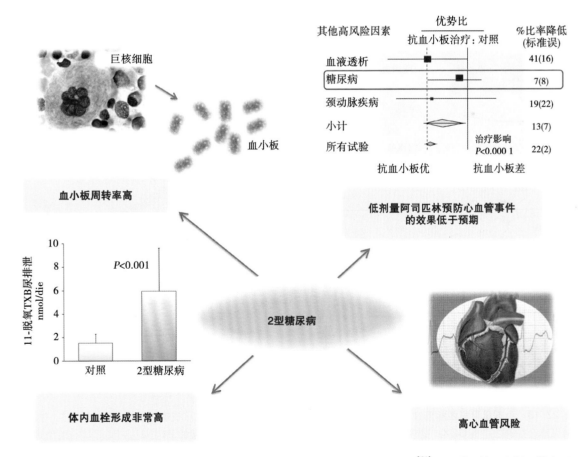

图 27.12　2 型糖尿病与体内血栓素生物合成增加有关，11-脱氢 TXB 的尿排泄[21]以及增强的血小板周转率反映了这一点。这些疾病特异性机制可能导致动脉粥样硬化血栓事件的高风险和低剂量阿司匹林预防糖尿病心血管疾病的疗效低于预期

此外,据报道,通过常规 LTA 评估的血小板高反应性与用双药抗血小板治疗冠状动脉支架术的 2 型糖尿病患者的血糖控制之间存在相关关系[358]。在这方面,阿司匹林诱导血小板效应(aspirin-induced platelet effect,ASPECT)研究的一项分析挑战了将阿司匹林日服用剂量增加到 325mg 以克服冠心病患者血小板高反应性表型的做法[359]。然而,在这些研究中,用于量化阿司匹林抗血小板作用的各种方法都不能很好地反映阿司匹林影响的生物化学路径,即血小板 COX-1 活性[360],并且可变地反映了血小板聚集的阿司匹林敏感的血栓素依赖性成分。目前还不清楚阿司匹林的非 COX-1 效应是否重要[360]。此外,不同的血小板功能测试之间相关性较差。此外,血栓素依赖和独立通路的相对贡献是否对任何给定的检测都是恒定的,这在很大程度上是未知的[361]。重复测量的受试者内部变异性是另一个问题,因为"耐药"和"应答者"状态之间的区别通常是基于对血小板功能的单一测定,并假定该测定代表稳定的表型[362]。事实上,阿司匹林的作用可通过功能测定来检测,而血小板 COX-1(由血清 TXB$_2$ 水平反映)被阿司匹林治疗一致且持续地抑制。实际上,只有血清 TXB$_2$ 提供了关于最大生物合成能力的可靠信息,离体循环血小板的 TXB$_2$ 是评估阿司匹林反应性的最可靠工具,而尿 11-脱氢 TXB$_2$ 是体内 TXA$_2$ 生物合成的实际速率的指数,反映残留的、阿司匹林不敏感的血栓素生物合成[357]。糖尿病患者尿 TXA$_2$ 的代谢物明显较高(图 27.12),在每天服用 100mg 阿司匹林 7 天后,代谢物受到大约 65% ~ 70% 的抑制[360]。然而,糖尿病患者使用阿司匹林后的 11-脱氢 TXB$_2$ 的绝对值与非治疗对照相当(平均 350 ~ 400pg/mg 肌酐)[21,363]。低剂量阿司匹林治疗,有残余 TXA$_2$ 生物合成已被证明是高风险心血管病的血管事件的前兆(图 27.12)[364]。

糖尿病患者对阿司匹林反应不佳的可能决定因素

对阿司匹林反应欠佳的最常见原因在任何疾病状态中都很常见,包括依从性差,与非甾体抗炎药(nonsteroidal anti-inflammatory drugs,NSAID)的药效学相互作用,药代动力学问题,因为服用肠溶包衣制剂(图 27.17)。通过减轻体重和/或避免肠溶包衣制剂可以恢复足够的生物利用度[365]。

与阿司匹林反应较低的糖尿病相关原因包括:①氧化应激;②COX-1 的抑制受损;③低度炎症,通过血小板或血小板外 COX-2,细胞 COX-1 和/或 COX-2 增加 TXA$_2$ 形成,或通过类花生酸增强血栓素受体激活;④血小板周转增强(图 27.13)。

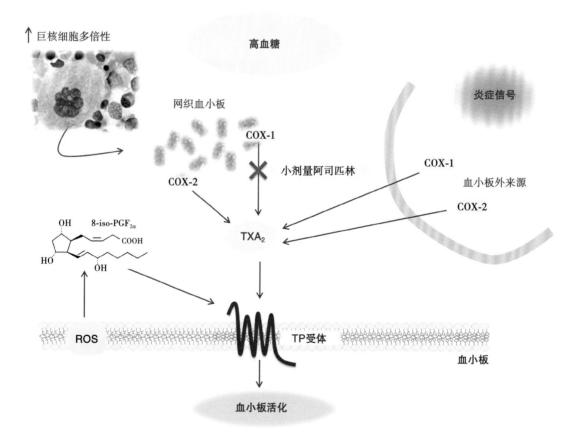

图 27.13   小剂量阿司匹林通过 COX-1 不可逆地阻断血小板 TXA$_2$ 的合成。在糖尿病患者中,加速血小板周转可能会加速血小板 COX-1 的恢复,从而使 TXA$_2$ 的合成成为可能。在通常的 24 小时给药间隔内,能够逃避阿司匹林抑制的生物合成。此外,新生成的(网织)血小板也可能通过对小剂量阿司匹林不敏感的 COX-2 产生 TXA$_2$。慢性低度炎症和氧化应激进一步通过非血小板来源,如单核/巨噬细胞和血管平滑肌细胞的 COX-1 和 COX-2 刺激 TXA$_2$ 的产生。最后,活性氧(ROS)诱导脂质过氧化,产生具有生物活性的 F2-异前列腺素,如 8-表氧 PGF$_{2\alpha}$。这些分子能够结合 TP 受体,调节由低水平的其他激动剂引起的血小板黏附和活化

氧化应激

有趣的是,氧化应激似乎是大多数上述机制的共同基础,都有利于血小板抵抗阿司匹林治疗,包括以下几点[366](图 27.14～27.16):

1. 影响内源性抗聚集剂作用的机制,即高糖介导的氧化应激降低了血小板对一氧化氮抗聚集作用的敏感性(图 27.15)。

2. 干扰血小板 COX 乙酰化的机制,如 COX-1 多态性[367]与脂质过氧化依赖的阿司匹林乙酰化作用受损(图 27.14 和 27.16)。

3. 有利于血小板启动(脂质过氧化氢)或活化(F2-异前列腺素,作为血栓素受体的部分激动剂)的机制,或醛糖还原酶途径介导的氧化应激,导致血小板 TXA_2 生物合成或血栓素受体激活(图 27.16)。

4. 阿司匹林引发血小板前列腺素形成而促进血小板聚集的机制[368](图 27.15)

COX-1 抑制受损

蛋白质糖化

血小板和凝血因子蛋白的广泛糖化已被证明会干扰它们的乙酰化[369],尽管糖化对前列腺素 H 合成酶 1(prostaglandin H synthase 1,PGHS-1)催化袋中关键残基乙酰化的影响从未得到证实,但是在血小板聚集方面,增强的血小板蛋白糖化和对阿司匹林的反应受损之间存在关联[369](图 27-15)。

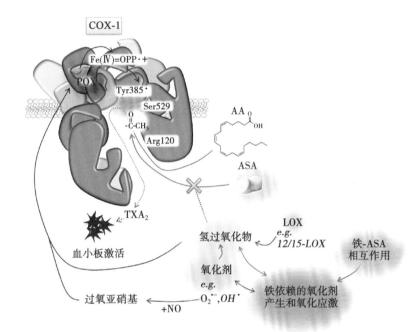

图 27.14　血小板前列腺素 H 合成酶 1(PGH-1),也称为环氧合酶 1(COX)-1,催化花生四烯酸转化为血栓素 A_2(TXA$_2$)的第一个关键步骤,血栓素 A2 是来自人血小板的主要促血栓形成前列腺素。阿司匹林在低剂量下的最佳表征的作用机制,在于血小板 PGH-1 的 COX 活性的永久失活。PGH 合酶具有双功能性,因为它的催化位点含有 COX 和含血红素的过氧化物酶(POX)。阿司匹林通过扩散通过细胞膜,进入 COX 通道,这是一个狭窄的疏水通道,将细胞膜连接到酶的催化袋中。阿司匹林首先与 Arg^{120} 残基结合,然后乙酰化位于通道最窄部分的丝氨酸残基(人 COX-1 中的 Ser^{529} 和 COX-2 中的 Ser^{516}),从而阻止花生四烯酸(arachidonic acid,AA)进入到酶的 COX 催化位点。特别是在糖尿病患者中,氧化应激相关机制可能通过阿司匹林削弱 COX-1(和 COX-2)乙酰化。在这点上,氢过氧化物与 PGH 合酶 POX 的相互作用,生成原卟啉自由基阳离子[Fe(Ⅳ)=OPP$^{·+}$],然后形成具有特殊氧化特性的酪氨酸 385 基团(Tyr$^{385·}$);因此,在 COX-1 的情况下,依赖氢过氧化物氧化的关键 COX 氨基酸残基,导致具有降低药物抗血小板活性的阿司匹林的乙酰化作用受损。脂质氢过氧化物可以通过脂氧合酶[例如 12/15 脂氧合酶(LOX)]的酶促反应形成,或者通过非酶促反应形成,因为氧化剂物通常有铁依赖性,能够诱导脂质过氧化;ASA 与铁的相互作会有利于氧化剂的产生,使铁依赖性脂质过氧化并有脂质氢过氧化物产生。此外,铁-乙酰水杨酸(ASA)相互作用可能改变 ASA 的代谢动力学和药效学特征,最终导致其治疗效果受损。值得注意的是,由超氧阴离子($O2^{·+}$)与一氧化氮(NO)反应生成的过氧亚硝酸盐也可作为 COX-1 和 COX-2 氧化酶的有效底物

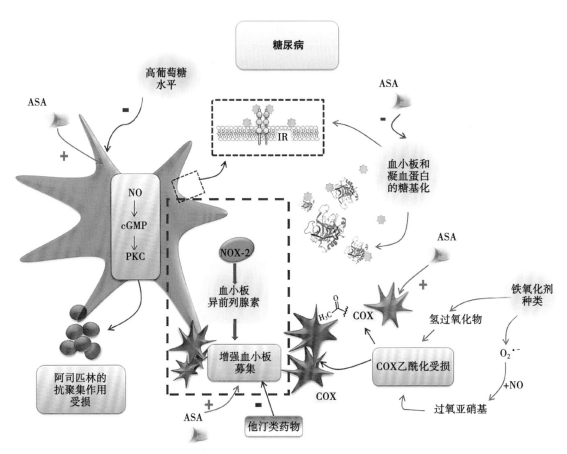

图 27.15　在多个层面上发挥作用的多种氧化应激相关机制,至少在一定程度上,使阿司匹林对糖尿病患者的反应低于预期。①离体实验证据表明,高葡萄糖通过抑制阿司匹林诱导的 NO/cGMP/PKC 途径的激活而急性降低阿司匹林的 COX 非依赖性,抗聚集作用,而不改变阿司匹林诱导的对血栓素合成的抑制作用。②糖化和乙酰化之间的相互作用已被证实,这表明血小板(和凝血因子)蛋白的广泛糖化可能会干扰阿司匹林的乙酰化能力,从而导致阿司匹林在糖尿病患者中的反应不足[3]。在糖尿病患者中,低剂量阿司匹林对 COX-1 的抑制作用可能与血小板中以增加氧化剂种类为介导的花生四烯酸转化为前列腺素的转变有关。这与 NOX-2 的激活和血小板募集的增强有关。增加的血小板异前列腺素的形成,将抵消 TXA$_2$ 的抑制,因此会阻碍了阿司匹林的抗血小板作用。阿托伐他汀的添加,能够通过下调血小板 NOX-2 活化和异前列烷形成,来抵消这种现象,同时还可以减少血小板活化

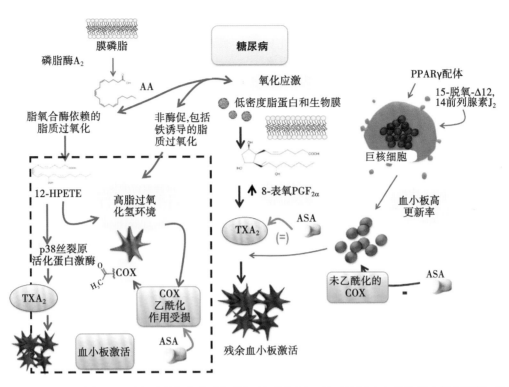

图 27.16　在多个层面上发挥作用的额外的氧化应激相关机制,使阿司匹林对糖尿病患者的反应低于预期:①在巨核细胞和循环血小板中,阿司匹林乙酰化 COX 过程受损,导致脂质氢过氧化物的生成增加,这可能是对阿司匹林的反应低于预期的一种相关机制,尤其是糖尿病患者。生理学相关浓度的花生四烯酸(AA)氢过氧化物如 12-HPETE,引发与非聚集浓度的 AA 共孵育的血小板聚集,这是一种由血小板 p38 MAPK 活化介导的机制,与此同时会增加 COX 代谢物,特别是 TXA_2 的形成。当 PGHS 过氧化物酶的脂质氢过氧化物底物的浓度低时,阿司匹林依赖性 COX 乙酰化最有效地发生,而高脂质过氧化氢浓度则抑制了阿司匹林的 COX 乙酰化,该浓度会导致原卟啉自由基阳离子与关键 COX 氨基酸残基的氧化形成。②F2-异前列腺素是化学性质稳定的化合物,其在其他激动剂处于阈值以下的浓度时,可以以不依赖 COX 的方式,部分激活血栓素(TP)受体。异前列腺素的形成不受阿司匹林的抑制,并且当内源性 TXA_2 水平低时,可能是 TP 的重要替代激活剂,例如在阿司匹林治疗的心血管疾病患者中。③天然 PPARγ 配体,15-脱氧-Δ12,14 前列腺素 J_2(15d-PGJ_2),增强巨核细胞的血小板生成,从而促进血小板生成。这种效应似乎被血红素氧合酶(HO-1)的抗氧化特性所抑制。在存在加速生成巨核细胞和血小板更新增强的情况下,如果每天给药一次,进入循环的新生成的血小板,可能没有充分接触阿司匹林的机会,因此这为对阿司匹林的不敏感性的 TXA_2 生物合成,提供了生物学合理的解释

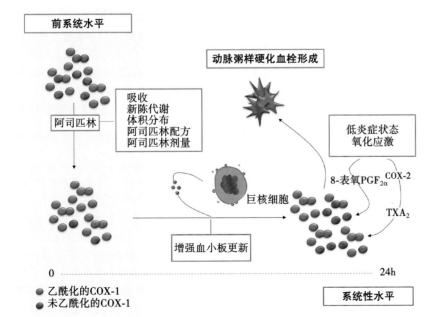

图 27.17　糖尿病受试者可以通过在全身前和全身水平起作用的机制对阿司匹林产生不良反应。阿司匹林的药代动力学可能受到脂肪过多导致的较大体积分布的影响。在这方面,阿司匹林制剂(即肠溶包衣)和用量可能是进一步影响阿司匹林生物利用度的关键问题。药效学变化可能是由于血小板更新加速,和低度炎症状态以及氧化应激,这可能有助于产生针对血栓素受体的,阿司匹林不敏感的激动剂(即 COX-2 产生的 TXA_2 和 8-表氧 $PGF_{2\alpha}$)

氢过氧化物

据报道 2 型糖尿病糖尿病[191,370]患者血浆脂质过氧化氢水平较高,胰岛素强化治疗可降低血浆脂质过氧化氢水平[371]。生理相关浓度的花生四烯酸(AA)氢过氧化物如 12-氢过氧二十碳四烯酸(12-hydroperoxyeicosatetraenoic acid,12-HPETE)引起血小板与非聚集浓度的 AA 共同孵育发生聚集,同时增加 COX 代谢物的形成,特别是 TXA_2[372]。实验数据表明,增强的环境中的脂质氢过氧化物尽管会引发血小板启动,但可能反过来还会导致阿司匹林达到其药理学靶标的效力降低。前列腺素内过氧化物或 PGHS(COX)具有双功能性,因为它在催化位点含有环氧合酶和含血红素的过氧化物酶[366]。所以,其通过分子内电子转移在酶蛋白中产生自由基种类。特别是,在 COX 催化袋中产生酪氨酸 385(Tyr385)自由基会导致从 AA 中提取氢,继而引发环氧合酶反应,形成前列腺素 G_2(prostaglandin G2,PGG_2)和再生酪氨酰基[373]。由于过氧化物酶活性产生的原卟啉自由基阳离子诱导 COX 催化通道的构象变化,而氧化除 Tyr^{385} 以外的残基,阻碍了阿司匹林与酶活性位点的相互作用和药物乙酰化的能力(图 27-14)。所以,过氧化物酶还原脂质氢过氧化物,导致阿司匹林氧化参与乙酰化酶的 COX 关键氨基酸残基。在循环血小板中,MK 和血管细胞中阿司匹林通过 COX 乙酰化受损,促进脂质氢过氧化物的形成,这可能是糖尿病患者对阿司匹林反应低于预期的相关机制。

过氧亚硝酸盐

虽然脂质氢过氧化物是病理生理学上 COX 活化剂,但是有实验证据表明,过氧亚硝酸盐(NO 和超氧阴离子的偶联产物)也是 COX-1 和 COX-2 过氧化物酶的有效底物。因此,过氧亚硝酸盐依赖性 COX 活化可以通过生化机制抵消特定阿司匹林对 COX 酶的特异性作用[374](图 27-14)。

由低度炎症引起的血小板外来源的血栓素生成

鉴于低剂量阿司匹林对血小板 COX-1 依赖的 TXA_2 的选择性抑制作用,体内残留 TXA_2 除了一种不完全的基于疾病的血小板抑制,可能产生自血小板以外的,细胞内 COX-1 和/或 COX-2(图 27-13)[343]。事实上,COX-2 对低剂量阿司匹林并不敏感,炎症细胞可以合成新的 COX-1 来取代阿司匹林永久失活的酶。单核细胞和巨噬细胞是 TXA_2 的第二大来源,并且能够通过其 COX-2 途径合成新的 TXA_2,其与血小板 COX-1 相比,对它的抑制需要更高的阿司匹林阈值[343]。

因此,由炎性刺激引起的血小板外有核细胞来源的 TXA_2 生物合成,与血小板 TXA_2 相比,每日一次给药方案和低剂量给药方案产生对它的影响更小,并且它可能是使阿司匹林对于给药反应低于预期的另一个原因(图 27-13)。

通过花生四烯酸氧化,非酶促反应产生的 F2-异前列腺素,可以反映体内持续的氧化应激,它可以独立于 COX 的方式部分激活 TP 受体[159]。因此,不适当的异前列烷的产生可以逃避阿司匹林的抑制。COX-2 衍生的 TXA_2 和 F2-异前列腺素均可作为血小板 TP 受体的阿司匹林不敏感激动剂(图 27-13)。

通过血小板受体阻断阿司匹林敏感和阿司匹林不敏感的激动剂之间的相互作用,理论上应该提供更有效的保护,以防止血小板活化的预期不利影响(图 27-13)[343,344]。

增加的血小板更新率

糖尿病糖尿病患者血小板更新率较高,可能通过增加年轻血小板的反应性,或增加 COX-2 表达或 COX-1 的不完全抑制来降低对阿司匹林的反应(图 27-12)。

COX-1 和 COX-2 的再生发生在增强血小板更新率的条件下,可以克服对阿司匹林的抑制反应[365]。在血小板快速生成的状态下(有较高数量的年轻的网状血小板可以说明),例如真性红细胞增多症(polycythemia vera,PV)[345]和原发性血小板增多症(essential thrombocythemia,ET)[346],以及更快的血小板再生——这些通过血清中 TXB_2 水平异常可以看出——伴随着未乙酰化的 COX-1 和 COX-2 在新形成的血小板中表达。在正常条件下,<10% 的正常血小板具有 COX-2。该酶存在于 MK 上并在年轻血小板中表达。在糖尿病中血小板 COX-2 上调[347]。因此,这种酶促途径可以形成稳定的血栓,且对阿司匹林相对不敏感(图 27-13)[42]。

新形成的血小板中的未乙酰化 COX-1 和 COX-2 可为阿司匹林不敏感的 TXA_2 生物合成提供生物学上合理的解释:由于骨髓能够加速血小板生成,甚至是基础率的 10 倍,因此每日一剂量的低剂量阿司匹林可能不足。由于阿司匹林在血浆中的半衰期相对较短,新发血小板中的 COX-1 活性不会被每日一次低剂量阿司匹林所抑制(图 27-17)。PV 和 ET 被认为是阿司匹林不敏感的 TXA_2 生物合成的范例,因为药物靶标的加速更新可以应用于以增强的血小板更新率为特征的其他临床病症,例如糖尿病。由于阿司匹林的半衰期为 20 分钟,在存在加速巨核细胞生成和血小板更新率增强的情况下,如果每天给药一次,进入循环的新生血小板可能不会充分暴露于阿司匹林。因此,具有不受抑制的 COX-1 活性的一定比例的循环血小板,可能负责 12~24 小时给药间隔中,血栓素产生的加速恢复。最近,包括我们在内的几个研究小组建议糖尿病糖尿病患者每日服用两次,即可解决这个问题(图 27-17)[40,348-350]。

此外,尽管成熟血小板是无核的,但血小板可以根据外部信号剪接内源性前 mRNA。因此,血小板可能具有将成熟 mRNA 转化为生物活性蛋白质的能力,从而从头再生 COX-1 以响应细胞活化[375]。在健康志愿者中,TXA_2 生物合成以时间依赖性方式恢复,并被翻译抑制剂消除,例如雷帕霉素(西罗莫司)[376]。

结论

糖尿病是心血管疾病发病率和死亡率的强预测因子,糖尿病对血小板(心血管疾病发病率和死亡率的主要参与者)的影响,有助于解释在这种情况下,动脉粥样硬化血栓形成的倾向。糖尿病中描述的几种信号通路失调和血小板活性的功能改变导致血小板过度反应,即所谓的"糖尿病血小板"。多种机制导致血小板功能障碍和糖尿病患者体内血小板活化,包括代谢变化,例如高血糖和胰岛素抵抗。低度炎症、氧化应激和内皮功能障碍可能表示血糖控制和血小板活化之间的联系,会形成一个恶性循环,引发糖尿病血栓形成前状态。

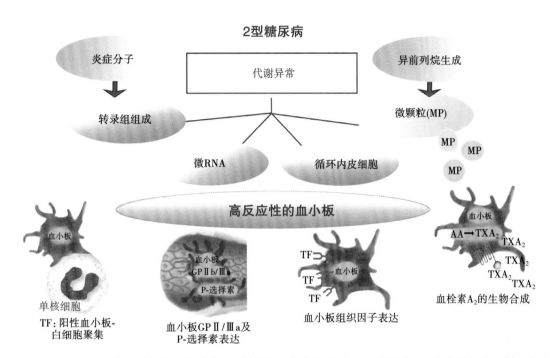

图 27.18　糖尿病中的代谢异常可能影响血小板转录组和小 RNA 组。 2 型糖尿病中的代谢异常可通过许多中间机制（即异前列腺素烷形成的氧化应激,炎性分子产生,具有循环内皮细胞的内皮功能障碍和微颗粒释放）影响血小板转录组和/或转录后调控。这些导致血小板高反应性,如血小板组织因子（TF）表达增强和 TF 阳性血小板-白细胞复合物的表达增强;活化依赖性黏附分子（例如 $\alpha\text{II}b\beta3$、P-选择素）的表达增加,反映了超聚集性和血栓素 A_2（TXA_2）生物合成的增强

持续的血栓素依赖性血小板活化是糖尿病患者的特征,伴有或不伴有大血管事件。因此,阿司匹林应该是首选的抗血小板药物。但是,在初级预防方面,目前没有确凿的数据。与非糖尿病受试者相比,高反应性血小板表型,可能导致抗血小板药物的反应不足的糖尿病患者比例更高。在所涉及的几种机制中,增强的血小板更新率似乎是对阿司匹林应答不佳的强有力的决定因素——至少在一小部分患者中是这样的。

近年来,通过理解与 2 型糖尿病相关的代谢异常可能通过中间介质影响血小板转录组和/或转录后调控,例如与异前列腺素形成有关的氧化应激,炎性分子产生,循环内皮细胞或微颗粒的释放引起的内皮功能障碍,"全景"已经扩大。以及通过细胞间过微颗粒循环进行 miRNA 交换的交流（图 27-18）。这些"分子重编程"的血小板具有加速动脉粥样硬化血栓形成的潜力并且可能逃避抗血小板药物的抑制。

抗血小板药物（例如阿司匹林）引起的血小板 miRNA 谱个体间变异的改变,可以在药物靶标反应中的个体间变异性中追踪,并且作为应答不佳的生物标志物。MP 通过潜在地调节受体细胞的 mRNA 谱和基因表达来引入细胞间信号传导的另一层复杂性。因此,未来应进一步努力去评估出,是否有 miRNA 或微颗粒可以作为生物标志物来鉴定和监测糖尿病患者对抗血小板药物的反应。在糖尿病患者中尝试降低阿司匹林的反应变异性应该探索缩短其给药间隔的生化和功能效应以及与这种有前景的策略相关的临床结果。

致谢

这项研究得到了意大利大学和研究部（PRIN no. 2010JS3PMZ to F. S.）和意大利卫生部（COD WF GR 2011-02350450）的资助。

（张琳、刘俊岭 译,朱力 审）

扫描二维码访问参考文献

第 28 章　血小板在炎症中的作用

Matthew T. Rondina and Guy A. Zimmerman

引言

正如本书中所详细描述的,血小板是一类特殊的血细胞,具有明显的特征和"经典的"生物学功能,在生理止血和病理性血栓形成中至关重要。血小板经典的止血功能因其临床重要性而被广泛研究,也最为医生和生物学家所熟知。然而,至少半个世纪前就开始有研究表明血小板具有炎症和免疫功能[1,2],这些功能在宿主防御和炎症疾病中被触发。大多数情况下,血小板参与炎症反应是由不同受体识别的分子信号所调控的,这些分子信号通过细胞内信号通路和级联传导,进一步介导细胞活化(图 28.1)。目前认为血小板是具有止血和炎症调控的多功能效应细胞,而且这些领域的研究正在逐步推进。尽管没有确凿的证据,但是有推论认为血小板可能是由具有伤口封闭和抗菌功能的古老的多功能宿主防御细胞进化而来的[5,6](详见第1章)。

止血和炎症密切相关,二者之间可相互诱导且增强彼此生物学效应[7,8]。目前已经产生了新术语来描述哺乳动物宿主防御系统中[9]这两种生物行为之间的相互作用,如"血栓性炎症"[10]和"免疫性血栓形成"[11]等。与先天性宿主防御一样[12],止血和炎症间的生物学联系被认为具有生理上的益处,例如杀伤捕获血管内病原体[13]。但二者之间如果调控失衡或不恰当地活化,也会引起机体的损伤[11]。新的证据表明血小板在止血和炎症的整体防御以及病理性血栓炎症疾病中是关键的效应细胞[14-16]。

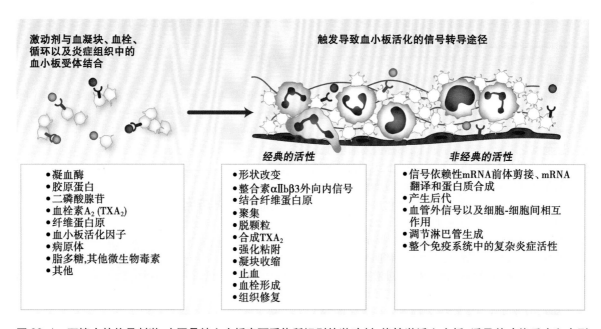

图 28.1　环境中的信号刺激,主要是被血小板表面受体所识别的激动剂,能够激活血小板,诱导其功能反应和表型改变。"经典的"激活反应(中间框)是生理止血和病理血栓形成的必要条件。此外,还发现了血小板许多的"非经典"激活途径(右框),从而扩大了这些细胞的已知功能范围,并表明了新发现的生物学功能。血小板参与免疫维持并介导复杂生理和病理炎症事件,构成了非经典血小板活化的重要组成部分[3]

炎症是宿主在遭受感染、组织损伤或其他对宿主有害的因素后,为恢复体内平衡而产生的一种适应性反应[12]。"炎症"一词可以被认为是"免疫后续反应"。在这一概念下,炎症和免疫的连续性从急性触发的先天性宿主防御延伸到慢性适应性反应,并介导从稳态到适应不良组织和器官损伤的生理学过程。血小板在生理、病理性炎症和免疫后续反应中都具有活性[14,16]。血小板直接参与炎症和免疫功能,以及更复杂的生物学事件,如白细胞和内皮细胞的信号转导(见表 28.1 和图 28.2),诱导更复杂的炎症反应。

本书之前的版本中,我们以全面的方式详细介绍了血小板参与炎症和免疫活动,包括早期报告中实验结果讨论部分和总结性文章,这些参考资料仍然具有重要的指导价值。之后发表的一些文章进一步丰富了该内容,并描述了后来的新发现[3,4,6,18-22]。在本章中,我们介绍了炎症和相关疾病,其中有证据表明血小板参与炎症。其他一些章节也描述过血小板参与炎症活动及其对炎症和免疫紊乱调控的相关知识(详见第8、9、16、18、19、26、27 和 29~31 章)。该章节进一步巩固和扩展血小板是炎症效应细胞的概念。还有一个推论是,巨核细胞与血小板一样,除了在血栓形成中有核心作用外,还可能具有重要的炎症或免疫活性,目前研究正在探索这种可能性[4,23]。

2

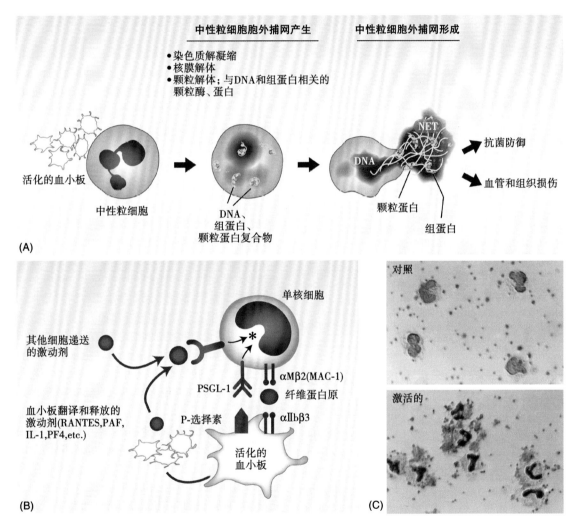

图 28.2　细胞间信号传导是血小板参与炎症和免疫的核心机制。例如,活化的血小板能够与中性粒细胞[多形核白细胞(PMN)相互作用,诱导其形成[中性粒细胞外诱捕网(NET)](A[15]),还可与单核细胞结合并传导信号,形成血小板-单核细胞聚集体,诱导新的基因表达和炎症因子合成(B[5])。通过受体介导的激动剂激活血小板(图 28.1)可诱导该反应(C[17])。(C)上部:培养分离的人体血小板和单核细胞;下部:当血小板被nmol/L 量级的凝血酶激活时,血小板-单核细胞聚集物的形成和核因子 kappa B(nuclear factor kappa B, NF-κB)出现核易位。所涉及的一些黏附和信号传导机制如(B)所示。血小板还具有很多其他炎症和免疫功能[5]。IL-1,白细胞介素 1;PAF,血小板活化因子;PF4,血小板因子 4;PSGL-1,P-选择素糖蛋白配体 1;RAN-TES,调节激活正常 T 细胞表达和分泌细胞因子

表28.1   血小板:作用于完整免疫系统的细胞学效应

- 连接血栓与炎症:"血栓炎症"与"免疫性血栓形成"的细胞介质
- 在基础生理条件下和炎症时影响内皮屏障功能和血管通透性;在炎症和免疫反应中可能影响淋巴管完整性和通透性
- 识别并对微生物和病原体作出响应(细菌、病毒、疟原虫、螺旋体)等
- 表达多种Toll样受体和其他炎症和免疫信号调节的受体
- 释放所储存的炎症因子和免疫调节剂(RANTES、CD40、PF4等)
- 合成活性氧和炎性脂质
- 通过复杂的转录组和蛋白质组进行生物循环,并在某些血栓炎症和感染综合征中动态改变,合成炎症多肽和蛋白质(例如IL-1β)
- 释放具有炎症功能和免疫活性的微颗粒(微泡)
- 与内皮细胞相互作用并传导信号,改变内皮炎症表型
- 与白细胞(多形核白细胞、嗜酸性细胞和其他粒细胞;单核细胞;淋巴细胞;树突状细胞;巨噬细胞)相互作用并传导信号
- 诱导中性粒细胞胞外诱捕网形成
- 协调复杂的固有和适应性炎症免疫反应

血小板是多功能效应细胞,除了执行"经典的"止血功能外,还在整个免疫系统中具有复杂的炎症活性。具体示例和细节可以在本文以及下面文献中找到。IL-1β,白细胞介素1β;PF4,血小板因子4;RANTES,调节激活正常T细胞表达和分泌细胞因子。

(Reprinted with permission of the American Thoracic Society. Copyright © 2019 American Thoracic Society. From Rondina MT, Schwertz H and Zimmerman GA. Amicus or adversary revisited: platelets in acute lung injury & acute respiratory distress syndrome. *Am J Respir Cell Mol Biol* 2018. The American Journal of Respiratory and Critical Care Medicine is an official journal of the American Thoracic Society.)

血小板在临床炎症性疾病和实验性炎症性疾病中的作用

越来越多的证据表明,血小板动态参与炎症和免疫疾病并影响宿主反应。在下面的章节中,将讨论一些疾病中血小板的作用。在老年人中许多此类疾病的发病率(如脓毒症、疾病并发症)显著增加。血小板可能与衰老相关的风险增加相关,尽管研究人员刚刚开始了解血小板在伴随衰老过程中而产生的分子和功能变化以及这些变化如何影响宿主反应[24-26]。

肺:血小板和巨核细胞在肺生物学和炎症性肺病中的作用

肺炎实验模型已经得到大量的实验结果,早期和近期的报道均表明血小板参与其中(见参考文献3,5),而临床相关研究还在逐步进行中,目前相关数据尚不充分。

血小板和巨核细胞与哺乳动物肺部相关功能有着密切而复杂的关系。血小板通过肺泡毛细血管和其他肺微血管,参与肺泡毛细血管膜和支气管循环的血管屏障完整性。在实验性肺部炎症模型中,血小板有助于改变肺泡毛细血管通透性,但相关机制尚不完全清楚[3,27]。

肺是巨核细胞的贮存器官,通过人体实验数据和多种实验动物的实验数据分析,表明肺能够生成血小板,尽管生成血小板比例和生物学意义一直存在争议[27](见第2章)。最近的研究通过对野生型小鼠肺巨核细胞和血小板的活体观察,证实了血管内巨核细胞产板和释放,这在以前没有直观观察过,肺巨核细胞和造血前体细胞亚群之间,与骨髓巨核细胞的关系和血小板生成的调节等存在令人惊奇的复杂性[28]。肺血栓形成的改变可能导致肺部乃至全身性的炎症综合征;除血小板外,肺巨核细胞还可能具有从未被发现的炎症调节功能[4]。然而,这些问题都需要在实验动物模型和人炎症性肺病中进一步研究。

有证据表明血小板可能有助于预防肺部炎症,但在炎症和免疫性肺损伤中,血小板也可能是炎症效应细胞,这取决于炎症"触发者"和实验条件等因素[3]。因此,和其他器官一样,肺可能受血小板生理病理功能的"阴-阳"调节。肺部炎症的实验模型也揭示了这个有趣的悖论。在机体防御方面,血小板具有抗菌功能,可以保护肺部免受病原体侵入,并有助于肺部感染后的病原体清除[29](见第29章)。最近研究进一步证实该现象,在对小鼠肺炎克雷伯杆菌感染研究中,与血小板数量正常的受感染鼠相比,重度血小板减少的小鼠在肺、血液、肝脏和脾脏中的细菌菌落数量显著增加,且小鼠死亡率更高;而血小板减少程度较轻的小鼠肺部和全身受感染程度相似,但症状较轻[30]。肺炎克雷伯氏杆菌感染并伴随重度血小板减少症的动物在肺部出现出血现象,这说明血小板在保持血管屏障完整性,防止炎症和感染中红细胞的非创伤性外渗中具有重要作用[3]。该研究小组的另一项研究发现,血小板减少与肺部、血液和脾脏的细菌负荷增加存在相关性,并降低感染肺炎链球菌小鼠的存活率[31]。在肺炎克雷伯杆菌[30]和肺炎链球菌[31]肺部感染模型中,血小板减少动物的血浆细胞因子水平与具有正常血小板计数的感染动物的血浆相比有明显改变。

在大肠杆菌感染性肺炎的小鼠模型中,清除血小板会减少支气管肺泡灌洗液(bronchoalveolar lavage,BAL)中的中性粒细胞数量,并形成血小板-中性粒细胞聚集体,降低存活率[32]。有证据表明血小板、中性粒细胞和内皮细胞之间存在复杂的信号传导,这有助于中性粒细胞在感染部位的蓄积。最近报道显示清除血小板会损害肺防御功能,促进铜绿假单胞菌体内扩散,并增加肺炎小鼠的死亡率[33]。总之,以上研究说明血小板在细菌性肺炎模型中具有复杂的防御和调节功能。

血小板在实验性肺感染中的作用取决于微生物和疾病状况,血小板除了对肺部感染起保护作用外,还可介导炎症性损伤。在近期一项研究中,利用整合素αⅡb β3基因缺陷动物感染甲型流感病毒,或用αⅡb β3拮抗剂或血小板活化抑制剂处理感染小鼠,均可降低急性肺损伤(acute lung injury,ALI)的标志物和死亡率,该结果说明血小板在这个实验模型中促进肺损伤[34]。另一研究显示,利用小鼠肺结核分枝杆菌感染模型以及对感染患者血浆和BAL样本分析,血小板可导致结核(tuberculosis,TB)感染的损伤性炎症和基质降解。体外实验表明,血小板释放的基质金属蛋酶 1 和白细胞趋化因子的单核细胞活化信号与 TB 感染所致的肺损伤有关[35]。有人认为肺炎球菌激活血小板促进肺炎的急性冠状动脉事件和其他心血管并发症[36]。因此临床研究和实验模型观察结果均发现血小板在肺部感染中可能同时参与局部或全身的并发反应。

除肺部感染外,血小板还与多种气道、肺泡、血管疾病等有关[3](见表 28.2)。血小板也可能参与表 28.2 中未列出的其他疾病。例如有证据表明,血小板是系统性硬化症和免疫性血管病变以及镰状细胞血管病变和血管闭塞的参与者[5,15],并且它们可能参与这些疾病中肺部病变过程(见下文描述);另外血小板可以促进原发性肺癌的发生发展[39]以及肿瘤的肺部转移[40](详见第 30 章)。

对于血小板的研究有助于揭示急性呼吸窘迫综合征(acute respiratory distress syndrome,ARDS)的病理生理学机制(见表 28.3),目前已经引起了广泛的关注。在动物模型中进行了许多关于血小板在该疾病中的研究[3-5]。ARDS 是急性呼吸衰竭的常见致死原因,常伴有多器官衰竭,目前尚无特殊的药物或基因疗法,该病的特征是急性肺泡炎症和组织损伤,肺泡毛细血管通透性增加,因而肺泡毛细血管对血浆成分的通透性增加,导致肺泡充盈性水肿,严重损害氧气和二氧化碳的交换[41]。自首例 ARDS 被确诊以来,50 多年的流行病学观察表明,最常见的原因是由细菌性或病毒性肺炎、非肺脓毒症、吸入和创伤及其后遗症(包括休克和输血)引起,随后转变为一种慢性呼吸窘迫综合征[4,41]。ARDS 的病理生理机制十分复杂,但临床和实验观察表明,肺泡内皮细胞和上皮细胞的屏障功能改变,多型核白细胞(polymorphonuclear leukocytes,PMN)和血小板的聚集和调节异常是常见病因[41]。由特殊原因(如疟疾感染)引起的急性呼吸窘迫综合征,可能会发生疾病的变异[4](见下文)。

表 28.2　血小板在呼吸道、肺泡和血管综合征以及其他肺部疾病中具有炎症效应细胞活性

- 哮喘和过敏性鼻炎
- 阿司匹林加重性呼吸系统疾病
- 慢性阻塞性肺疾病
- 肺囊性纤维化
- 细菌性肺炎
- 流感
- 肺结核
- 急性呼吸窘迫综合征
- 肺纤维化
- 肺移植术后原发性移植肺功能障碍
- 肺静脉血栓栓塞
- 慢性血栓栓塞性肺动脉高压
- 其他肺动脉高压疾病

临床或动物实验结果或二者均提示血小板参与了这些疾病。详见本章节内容和参考文献[3,5,27,37,38]。

表 28.3　通过血小板对小鼠急性肺损伤的影响类推人急性呼吸窘迫综合征或其并发症的特征

动物模型	检测的血小板活性;血小板影响到的因素;干预验证
LPS 诱导的急性肺损伤	肺部血小板和中性粒细胞聚集;血小板-中性粒细胞、血小板-单核细胞聚集形成;肺泡毛细血管屏障完整性和通透性;炎症性肺泡出血;阿司匹林(ASA)或 ASA 触发的脂氧素治疗
肝脏菌群诱导的急性肺损伤	肺及全身器官中的细菌感染;白细胞向肺中募集;血小板-中性粒细胞相互作用;NET 形成;血小板-内皮信号传导
流感病毒诱导的急性肺损伤	肺泡腔内血小板积聚;血小板-白细胞相互作用;ASA 治疗,整合素 αⅡbβ3 抑制剂治疗,其他抗血小板药物
盲肠结扎穿刺(CLP)致多种细菌感染性脓毒症	肺部中性粒细胞募集;肺泡毛细血管屏障完整性和通透性;肺泡炎症的组织学评分
酸诱导的急性肺损伤	肺部中性粒细胞募集;血小板-中性粒细胞聚集;肺泡毛细血管屏障完整性和通透性;肺内皮细胞的信号传导和活化;ASA 和其他抗血小板药物治疗
	肺部血小板聚集;血小板-中性粒细胞相互作用;NET 形成;肺泡毛细血管屏障完整性和通透性;肺泡出血;肺泡炎症的组织学评分;ASA 治疗
高潮气量肺损伤("呼吸机所致肺损伤")	肺部中性粒细胞募集;肺泡毛细血管屏障完整性和通透性;氧合作用

本表总结了多项对急性肺损伤小鼠模型血小板的研究结果。并不是每个研究中都进行了血小板活性、炎症指数和急性肺损伤指数或干预措施的分析,也并非所有研究变量和观察结果都包含在表中。例如,一些病例报告了血小板操纵对生存率的影响。在一些实验中,诱导的或遗传性血小板减少症或其他遗传模型被用来分析血小板的作用[4]。

有大量证据表明,血小板是实验性急性肺损伤形成的关键因素,这似乎与临床上的 ARDS 相似,包括与中性粒细胞和内

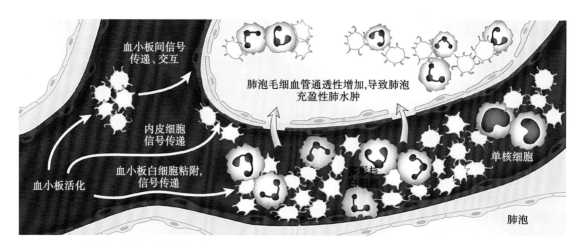

图 28.3　血小板介导的实验性急性肺损伤(ALI),血小板可能是临床急性呼吸窘迫综合征(ARDS)的关键因素。在替代人类 ARDS 的小鼠急性肺损伤模型中,血小板聚集,以及与多形核白细胞(PMN)(中性粒细胞)和单核细胞形成聚集体,能够介导肺泡毛细血管通透性增加和其他致病过程。在急性肺损伤小鼠的肺泡液中检测到血小板和血小板-中性粒细胞聚集体,表明活化的血小板可介导血管外和肺血管的炎症和损伤过程(见图28.1)。最近对 ARDS 患者服用阿司匹林临床试验表明,血小板与单核细胞的相互作用可能是该疾病早期急性肺泡毛细血管损伤的关键因素(Abdulnour R,et al.,Am J Resp Crit Care Med 2018,in press)[4,42]

皮细胞的细胞间相互作用[4](图 28.3)。这些实验数据大多基于近期小鼠模型的研究,这些模型旨在模拟临床综合征或其并发症的常见潜在"触发因素"。这些实验模拟包括由脂多糖引起的肺泡炎症、细菌或流感病毒引起的肺部感染、盲肠结扎和穿孔引起的脓毒症、吸入(盐酸)性肺损伤模型、高潮气量及免疫冲击急性肺损伤(见表 28.3)。总之,这些动物实验的研究结果均显示血小板是急性肺损伤的效应细胞。

对 ARDS 中血小板作用的研究目前仍具有挑战性,且研究数量很少,仍存在争议。已有的研究显示,研究人员利用 ARDS 患者的 BAL 样本检测到血小板在肺部的积聚和血小板活化标志物[43]。甲型 H1N1 流感肺部感染患者的血液中可检测到血小板活化现象和血小板-单核细胞聚集体,其中多数患者伴有ARDS[44]。如本章后面所述,脓毒症(ARDS 最常见的诱发因素之一)患者体内血小板活化状态发生了变化,尽管与临床肺损伤指数之间的关联不像与 ALI 中的关联性高(详见表 28.3)。最新研究发现人类基因 *LRRC16A* 的突变可能通过影响血小板计数(数量急剧下降)来影响 ARDS 的风险和死亡率,该突变在ARDS 危重患者中很常见[45-47]。后续研究结果也表明,循环血小板数量影响 ARDS 的预后,但与血小板功能的关系尚不清楚。

多个动物模型的研究(表 28.3)证明阿司匹林(乙酰水杨酸,ASA),其他血小板抑制剂和内源性阿司匹林诱导的脂氧素均可以抑制实验性急性肺损伤的发生[4,48]。此外,一些但不是全部的回顾性和观察性报告表明,ASA 或其他血小板抑制剂可能对临床 ARDS 和潜在的"触发"因素有益[4,48]。这一系列临床和实验研究为低剂量 ASA 作为有 ARDS 风险患者预防性干预的前瞻性试验提出建议[49],但随后进行了一项称为 LIPS-A的临床研究显示出阴性结果[50]。除了单纯缺乏 ASA 的剂量-效应或时间-效应外,还有许多潜在的原因导致这一阴性结果[4]。此外,最近有报道称 ASA 可减少 ARDS 患者的肺部炎症[51]。对 LIPS-A 临床试验数据的二次分析表明,ASA 有潜在

的预防价值,血小板与单核细胞的相互作用可能在早期 ARDS的发病机制中起重要作用(Abdulnour R,*et al*.,2018 出版中[1])。因此,将来有可能考虑单独或与其他抗血小板药物联合进行ASA 在 ARDS 中的临床研究[48]。

疟疾

疟疾仍然是全球公共卫生系统共同面对的难题,近年来已导致多达 2 亿例病例和 60 万人死亡[52]。共有五种疟原虫能够感染人类并引起疾病。恶性疟原虫(*Plasmodium falciparum*)和间日疟原虫(*Plasmodium vivax*)是大多数临床感染的原因,尽管间日疟原虫也会导致显著的感染率和死亡率,但恶性疟原虫能够导致大多数感染人群死亡[53]。疟原虫感染血液阶段是疟疾复杂生物学的一部分[52],这一步介导了疟疾综合征的临床表现和病理学。根据传播环境,儿童和成人之间存在不同的临床症状,从轻微的发热症状到危及生命的器官感染和多系统衰竭。由于寄生红细胞(parasitized red blood cells,PRBC)在器官和组织中循环和蓄积,严重的疟疾综合征是具有栓塞性和炎性为特征的血管疾病[5,15](图 28.4)。

研究发现血小板在疟疾感染中具有复杂的功能[5,19]。血小板减少症在临床疟疾感染时很常见,有些研究报告显示其与疟疾严重程度和死亡率密切相关[5],这表明血小板参与疟疾感染的病理生理学过程。我们都知道血小板转录组是动态变化的,在某些疾病如间日疟原虫感染状态下(未发表的研究)会发生变化[54](表 28.4,另见第 8 章)。在死于脑部疟疾感染的儿童脑组织中,发现了与白细胞和疟原虫色素血清素结合的血小板聚集[58],这是一种严重的疟原虫综合征,最常见于儿童恶性

---

[1]译注:现已出版。Abdulnour RE,Gunderson T,Barkas I,Timmons JY,Barnig C,Gong M,Kor DJ,Gajic O,Talmor D,Carter RE,Levy BD. Am J Respir Crit Care Med. 2018;197(12):1575-1585. doi:10. 1164/rccm. 201712-2530OC

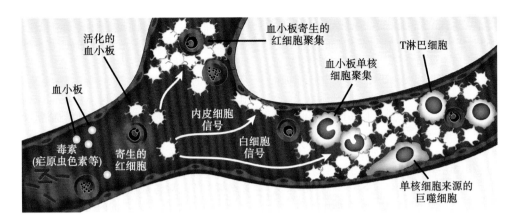

图 28.4　血小板可能是严重疟疾综合征的关键因素。 脑型疟疾、疟疾相关的 ARDS 和严重疟疾的其他综合征均属于炎症性血管病,表现为寄生红细胞(PRBC)、疟疾毒素血清素、血小板、纤维蛋白和单核细胞聚集在相关组织的血管中。实验性脑型疟疾小鼠脑血管系统的实时活体成像结果表明,单核细胞和 T 淋巴细胞之间存在动态相互作用,影响脑内白细胞的募集;其他器官也可能发生类似的事件。此外,有人认为严重疟疾的炎症血管内发生单核向巨噬细胞转化。活化的血小板可与单核细胞、淋巴细胞亚群、巨噬细胞和内皮细胞相互作用并发出刺激信号[5],因此血小板可能是严重疟疾炎症性血管病变的核心[15]。然而,血小板对复杂实验性疟疾和严重临床疟疾的具体作用仍有待确定。其他详细信息请参阅正文

表 28.4　病原体相关全身炎症综合征
患者中血小板转录组发生改变

疾病	血小板转录组是否改变	血小板蛋白组是否改变
细菌性脓毒症	是	是
流感	是	是
登革热	是	是
疟疾	是	?

本表基于与年龄、性别和种族匹配的健康供体(Rondina 等和 Zimmerman 等,尚未发表的研究)相比,这些综合征患者的新一代 RNA 测序结果数据。小鼠研究也表明,在实验性脓毒症中血小板转录组发生了改变[55]。临床感染患者血小板中的分析或蛋白质产物与健康受试者的血小板相比,已经证实了循环血小板蛋白组的改变[56,57](Rondina et al. , in preparation)。

疟原虫感染中,但也存在于成人或其他恶性疟原虫感染中。在相关研究的组织病理切片中,脑血管中检测到血小板-纤维蛋白凝块与 PRBC 和血管内单核细胞相互结合在一起[59]。在体外研究中发现人血小板能够与 PRBC 相互作用,导致血小板活化、血小板因子4(platelet factor 4,PF4)释放和血小板-PRBC 聚集体形成[5,19]。利用脑疟疾感染模型(见下文)研究单核细胞对血小板活化信号的反应,在严重的人类疟疾综合征中,血小板似乎会优先聚集在大脑和其他器官的微血管中[5]。在一些间日疟患者的血液中,血小板被激活并形成血小板-单核细胞聚集物(图 28.4)(未发表的研究)。

小鼠感染啮齿疟疾菌株的实验模型虽不能完全模拟人类疟疾,但仍具有极高的研究价值,该模型的研究能够支持血小板是脑疟疾血管病变的效应细胞的推断[60,61]。实验性脑疟疾模型研究中,受特定疟原虫感染的具有特定遗传背景的小鼠血小板在早期被激活[62,63]。然而在普通的小鼠疟疾模型中,血小

板活化的程度可能较小,且与脑疟疾模型中的不同[64]。常用伯氏疟原虫(*Plasmodium berghi* ANKA,*PbA*)感染建立脑疟疾模型的实验表明,血小板的早期清除或抑制血小板黏附可改善或预防脑损伤[62,65,66]。最近,将野生型小鼠血小板回输到 *PbA* 感染的 CD40 缺陷小鼠,小鼠对脑疟疾症状具有抵抗力,神经系统症状和死亡率部分恢复,这表明血小板是起关键作用的效应细胞[67]。PF4 是一种特殊的血小板趋化因子,可在脑疟疾患者的血液中检测到,在 *PbA* 模型中参与单核细胞活化、T 淋巴细胞脑募集和脑损伤过程[19,62,68]。在该脑型疟疾模型中,复杂的细胞-细胞相互作用控制单核细胞和 CD8⁺T 淋巴细胞向脑血管的募集[62,69]。尽管活化的血小板可直接黏附或向单核细胞和淋巴细胞传递信号[5,19](图 28.4),但血小板的具体作用尚不清楚。

矛盾的是,血小板也被认为在疟疾感染中具有免疫防御效应。恶性疟原虫的体外实验以及使用疟原虫菌株即夏氏疟原虫(*Plasmodium chabaudi*)进行的鼠类体内研究均提示血小板可以直接通过杀死 PRBC 中的寄生虫对机体提供先天保护[70,71]。另外体外 PF4 直接杀死恶性疟原虫的发现为研究提供了潜在的机制[71,72]。近期血小板直接杀死血源寄生虫并提供免疫防御的想法受到了许多脑疟疾小鼠模型体内外研究的挑战[67],一些相关但独立的研究中报道了其他机制,如急性期反应(acute phase response,APR)依赖于 *PbA* 感染小鼠的血小板,血小板活化时间和急性期反应的启动时间影响血小板的参与机体损伤与保护的作用[63]。同一小组还报告了血小板携带疟原虫抗原并在 *PbA* 感染中诱导 T 细胞反应[73]。尽管这一领域存在争议,但实验性脑疟疾中血小板所具有挑战性和复杂的作用,可能严重依赖于实验所选择的模型和观察时间。

疟疾相关的急性呼吸窘迫综合征(malaria-associated acute respiratory distress syndrome,MA-ARDS)表现为急性肺泡毛细血

管损伤和肺水肿,这也是严重疟疾的一种临床表现,可使用小鼠疟疾相关的急性肺损伤(malaria-associated acute lung injury, MA-ALI)实验模型进行研究。MA-ALI 中肺部和其他器官的感染程度因小鼠背景和疟原虫株而异[61]。与脑型疟疾一样,血小板与 MA-ARDS 有关,但临床或实验研究很少[4,61]。与脑疟疾一样,PbA 诱导的小鼠 MA-ALI 中血小板在肺部滞留[74],血小板 CD40 可能是 MA-ALI 肺泡毛细血管损伤的一个重要因子[75],就像实验性脑疟疾中一样[67]。然而,目前血小板参与 MA-ALI 和 MA-ARDS 在很大程度是未知的,仍需要大量研究。

许多临床脑型疟疾、MA-ARDS 和其他严重疟疾综合征患者也表现出细菌性感染,包括脓毒症和肺炎等[5,52]。此外,艾滋病毒感染也很常见,这是严重疟疾和复杂综合征死亡的一个主要危险因素[52]。目前尚不清楚疟原虫与其他病原体的共感染如何影响血小板活化和功能的。

脓毒症

脓毒症是一种全身性炎症临床综合征,该病的急性感染引发损害机体的全身性炎症。对病原体(包括细菌、病毒、寄生虫和真菌)以及病原体相关分子模式和微生物毒素的失调免疫和止血反应是脓毒症[76-78]发病机制的关键[79,80]。尽管经过几十年的研究,脓毒症的治疗进展仍然有限,而且脓毒症后常见的发病率和死亡率往往来自宿主的不适应反应。此外,流行病学研究发现,脓毒症幸存者在最初的脓毒症事件后心血管事件持续数年的风险增加[81]。内皮屏障功能破坏和血管通透性增加是脓毒症的主要致病特征[82]。宿主炎症因子的产生,包括凝血酶、血小板活化因子(platelet activating factor, PAF)和细胞因子,是脓毒症中免疫和止血失调、血管通透性改变、血栓形成和组织损伤的核心因素[76,77,83]。

血小板是脓毒症病理学中的效应靶细胞[15,77,80,84,85]。血小板在人脓毒症中被激活,并在一些情况下,可预测随后的临床结果[86,87]。脓毒症患者中的血小板的经典激活途径(图28.1)会发生改变[88-97],不同的脓毒症类型或特定病原体感染,以及血小板聚集和释放可能反映了感染后时间依赖性[77]。在髓细胞表达的触发受体(triggering receptor expressed on myeloid cells, TREM)样转录物 1(TREM-like transcript, TLT-1),存储在血小板 α 颗粒中(表 28.5),在脓毒症患者的血浆中发现其水平与弥散性血管内凝血(disseminated intravascular coagulation, DIC)相关[98]。在小鼠脓毒症模型中[包括 LPS 攻击或盲肠结扎穿刺(cecal ligation and puncture, CLP)],血小板数量和激活有变化[55,99-105]。近年来,血小板线粒体膜去极化已被证明与脓毒症患者的临床疾病严重程度相关[106]。

表 28.5　由激活的血小板释放和/或转移到炎症细胞的炎症、免疫调节和抗菌因子和介质

介质分类	相关因子	合成或储存	报道的免疫靶细胞
多效性炎症和免疫调节剂	组胺	储存	内皮细胞、单核细胞、多形核白细胞、自然杀伤细胞、T 和 B 淋巴细胞、嗜酸性粒细胞
	血清素(5-羟色胺)	储存	单核细胞、巨噬细胞、树突状细胞
炎症和免疫调节脂质	血栓素 A$_2$(TXA$_2$)	合成	血小板、T 细胞和巨噬细胞亚群
	血小板凝血因子(PAF)	合成	血小板、多形核白细胞、单核细胞、巨噬细胞和淋巴细胞亚群
具有免疫活性的生长因子	血小板衍生因子(PDGF)	储存	单核细胞、巨噬细胞、T 淋巴细胞
	转化生长因子 β(TGF-β)	储存	单核细胞、巨噬细胞、T 和 B 淋巴细胞
趋化因子	中性粒细胞活化蛋白 2(CXCL7)和相关 β-TG 突变体	储存前体	多形核白细胞
	血小板因子 4(CXCL4)	储存	多形核白细胞、单核细胞、巨噬细胞
	生长相关性癌基因-α(CXCL1)	储存	多形核白细胞
	上皮来源的中性粒细胞趋化蛋白 78(CXCL5)	储存	多形核白细胞
	基质细胞衍生因子 1(CXCL12)	储存	骨髓造血祖细胞
	调节激活正常 T 细胞表达和分泌细胞因子(CCL5)	储存	单核细胞、嗜酸性粒细胞、嗜碱性粒细胞、自然杀伤细胞、T 淋巴细胞和树突状细胞亚群

续表

介质分类	相关因子	合成或储存	报道的免疫靶细胞
细胞因子	巨噬细胞炎性蛋白 1α(CCL3)	储存	单核细胞、嗜酸性粒细胞、嗜碱性粒细胞、自然杀伤细胞、T 淋巴细胞和树突状细胞亚群
	单核细胞趋化因子-3(CCL7)	储存	单核细胞、嗜碱性粒细胞、自然杀伤细胞、淋巴细胞和树突状细胞亚群
	颗粒酶 A	储存,伴随年龄增加	单核细胞
	CD40L(CD154)	储存	内皮细胞、单核细胞、淋巴细胞和树突状细胞亚群
	白细胞介素 1β(IL-1β)	合成	单核细胞、树突状细胞和巨噬细胞亚群、T 细胞、内皮细胞、血管平滑肌细胞、滑膜细胞
	白细胞介素 1α(IL-1α)	储存	与 IL-1β 相同
	高迁移率族蛋白 B1(HMGB1)	储存	巨噬细胞、多形核白细胞、内皮细胞
	粒细胞-巨噬细胞集落刺激因子(GM-CSF)	储存	嗜酸性粒细胞
抗菌肽	血小板杀伤微生物蛋白	储存;有些情况下蛋白裂解	未发现人类靶细胞;对几种细菌和真菌有杀菌作用
血小板自分泌因子	髓细胞表达的触发受体样转录因子-1(TLT-1)	储存	血小板

　　该表根据参考文献 5、24 修改,这一列表并不全面,据报道超过 300 种蛋白质、肽、生物活性脂质和类花生酸被转移到血小板表面和/或从活化血小板释放。详见正文内容。

　　脓毒症是导致重症患者血小板减少的主要原因[77,85]。已建立和正在进行的研究表明血小板数量减少（相对或绝对）与临床结果恶化密切相关[45,107-109]。在革兰氏阴性菌感染脓毒症的小鼠模型中,血小板减少还会导致更严重的细菌感染和存活率降低[30]。脓毒症血小板减少症的病因是多因素的,至今仍不完全清楚。其机制包括 DIC 伴血小板消耗和破坏、血小板生成受损、血小板和血小板纤维蛋白血栓在微血管系统和器官中的形成(图 28.5) 以及吞噬细胞增多[77,110,111]。血小板聚集体也有助于微血管血栓形成[77,88,89,92]。中性粒细胞外诱捕网(neutrophil extracellular trap, NET) 的形成也可以由脓毒症中活化的血小板所引发,进一步导致血栓形成[100,112,113]。

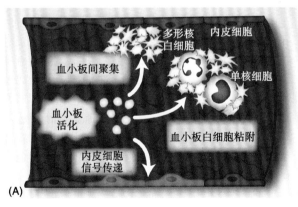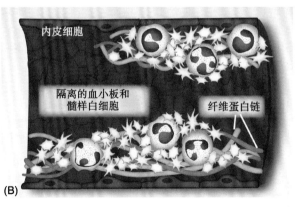

图 28.5　**血小板活化、血小板与内皮细胞或骨髓白细胞的相互作用以及微血管血栓中拴系的血小板是临床或实验性脓毒症的中心事件**。(A) 由 Toll 样受体(TLR) 识别的细菌或微生物毒素激活血小板或通过其他机制诱导血小板活化,可诱导血小板聚集、分泌、炎症介质合成、血小板-白细胞聚集体形成和内皮信号传导,以及出现脓毒症组织器官损伤。同样,宿主因子包括凝血酶和血小板活化因子(PAF) 等可以激活血小板。血小板活化可能在人类脓毒症综合征中普遍存在。(B) 微血管中栓系的血小板有可能介导白细胞在这些区域的局部信号传导,以及纤维蛋白沉积。纤维蛋白沉积在微血管中是脓毒症的主要致病机制,纤维蛋白原、纤维蛋白和纤维蛋白降解产物可改变血小板与髓系白细胞或内皮细胞的相互作用

血小板在实验和临床脓毒症研究中被作为潜在治疗靶标[114]。与未治疗的对照组相比，氯吡格雷抑制 P2Y$_{12}$ 受体可减少小鼠模型中腹腔内脓毒症引起的肺损伤[115]。P2Y$_{12}$ 是血小板表面的一种 G 蛋白偶联受体，它介导 P-选择素向血小板表面转运、血小板聚集和下游的血栓形成前反应（见第 14 和 18 章）。与野生型小鼠相比，P2Y$_{12}$ 敲除小鼠同样的脓毒症模型的也有类似的结果。在该模型中，药物阻断或基因敲除也能抑制血小板与白细胞的相互作用[115]。健康志愿者静脉注射大肠杆菌内毒素，可引起全身炎症，用替格瑞洛或氯吡格雷抑制 P2Y$_{12}$，可减少血小板-单核细胞聚集形成和促炎细胞因子 TNF-α、IL-6 和 MCP-1 的释放[116]。这些研究表明，P2Y$_{12}$ 受体可能在脓毒症期间介导（至少部分）宿主炎症反应。在脓毒症患者的临床研究中，目前抗血小板治疗与死亡率降低有关[117]。在一项观察性研究中，氯吡格雷抑制 P2Y$_{12}$ 也与脓毒症相关死亡率降低有关[17,118]。有趣的是，在血小板抑制和患者预后（PLATO）研究中，替格瑞洛与较低的感染相关死亡有关，该研究中对超过 18 000 名急性冠状动脉综合征患者进行了研究[119]。其他血小板受体，包括糖蛋白 GP Ⅵ 和 GP Ⅰ b-Ⅸ，在实验模型中也参与介导脓毒症的病理过程[120,121]。在住院的创伤患者中检测结果显示，可溶性 GP Ⅵ 可预测脓毒症的病情[122]。

然而并非所有的血小板活化在脓毒症中都对宿主有害。例如，在肺炎克雷伯菌诱发小鼠脓毒症模型中，血小板（或内皮细胞）P-选择素缺乏与细菌感染增加、促炎细胞因子（TNF-α、IL-1β 和 IL-6）和促凝蛋白（如 D-二聚体水平）水平升高有关[123]。最近的研究还发现，血小板上的其他配体参与脓毒症中介导全身炎症和器官损伤。一个有趣的例子是 CLEC-2，它包含一种血小板免疫受体酪氨酸激活基序（immunoreceptor tyrosine-based activation motif，ITAM）（参见第 11 章）。CLEC-2 的内源性配体是平足蛋白，在上皮细胞中广泛表达。在体内感染沙门氏菌引发炎症时，平足蛋白在内皮细胞上调表达，激活血小板，促进血栓形成[124]。使用转基因小鼠，其中 CLEC-2 在血小板中被特异性删除，以及药理阻断 CLEC-2，CLEC-2-平足蛋白轴也显示出在 LPS 或 CLP 诱导的脓毒症小鼠模型中具有很好的保护机体作用[125]。最近的发现也阐明了血小板参与其感染微环境、清除血管表面入侵病原体的新机制，并提示这种活性可能在脓毒症中失调[13]。

虽然血小板是无核细胞，但越来越多的证据表明血小板转录组和蛋白质组不是固定的。相反，人类和小鼠的血小板对感染性环境中的病原体、细菌毒素和其他激动剂有反应[55,56,126]（图 28.1，表 28.4，以及作者尚未发表的结果）。mRNA 表达谱改变的血小板通过颗粒酶 B 的上调介导脓毒症中淋巴细胞凋亡[55]，这可能是继发性全身免疫缺陷的机制之一。正在进行的研究将继续阐明脓毒症期间血小板分子特征的动态变化，包括对宿主炎症、血栓和免疫反应的功能影响。

登革热

正如本书上一版所强调的[5]，登革病毒是正义单链 RNA（positive sense single-stranded RNA，+ssRNA）基因组。登革病毒基因在宿主细胞质中的细胞器中复制、翻译和组装，并释放到血液中。每年感染登革病毒的约有 3.9 亿人，最常见的是通过蚊子传播病毒感染[127,128]。登革热临床表现虽各不相同，但基本症状都表现为血小板减少、出血、毛细血管渗漏、全身性灌注不足、全身性炎症和多器官衰竭等症状。有些感染患者无症状，而最严重的感染形式会（世界卫生组织估计每年约 50 万例）导致登革出血热（dengue hemorrhagic fever，DHF）和登革热休克综合征。

虽然内皮细胞和单核细胞是登革病毒的主要靶细胞，但登革病毒也会与血小板和巨核细胞相互作用，导致血小板减少以及骨髓中的巨核细胞生成减少[129]。血小板生成素（thrombopoietin，TPO）由肝脏产生，可以通过激活其受体 c-MPL 来调节血小板生成（第 61 章）。在患有继发性登革热感染和血小板减少症（一部分也有 DHF）的住院患者中，TPO 水平显著增加[130]。在这些患者中，血小板凋亡（通过 Annexin Ⅴ 和 caspase 3 活化水平检测）也有所增加。有趣的是，与没有 DHF 的患者相比，DHF 患者的血小板凋亡更多，而在恢复期则无变化或更低。体外研究显示凋亡血小板被 THP-1 巨噬细胞吞噬，表明清除机制可能是由识别磷脂酰丝氨酸的受体介导的。

已有报道证明登革病毒在造血前体细胞和骨髓基质细胞中存在并繁殖[131,132]。巨核细胞也可能是骨髓中最易感染的细胞之一[133]。登革热感染的人源化模型同样表明登革病毒会感染骨髓巨核细胞，抑制巨核细胞发育和血小板生成[134]。有趣的是，在最近的一项研究中，即使没有病毒复制，登革病毒的包膜蛋白结构域 Ⅲ 也足以抑制小鼠巨核细胞生成[135]。

最近的研究对这些早期的结果进行了补充，体外血小板通过表面的两个共同受体结合登革病毒（计算为每个血小板可结合约 800 个病毒），其机制是利用树突状细胞特异性细胞间黏附分子-3 结合非整合素蛋白（dendritic cell-specific intercellular adhesion molecule-3-grabbing nonintegrin，DC-SIGN）和硫酸肝素蛋白聚糖（heparin sulfate proteoglycan，HSP）[136]。有趣的是，凝血酶对血小板的刺激使登革病毒结合位点的数量增加了近一倍，在与输血前储存血小板相似温度条件下，7 天内血小板将登革热基因组复制多达四倍。NS1 是登革病毒感染活力所必需的蛋白，随着血小板上 NS1 抗原的产生，登革病毒基因组也在不断复制。对人血小板内登革病毒复制的研究[137]（图 28.6），不仅对登革热感染的发病机制（下文进一步描述）有重要意义，而且对输血中制备的血小板制剂中的病毒复制情况的研究有重要意义。

许多登革热感染患者可能没有表现出症状，因此对没有意识到自己受登革热感染患者来说，可能会将血液制品捐献给受体。由于目前尚未筛查捐赠血液制品中的登革病毒（第 64 章），因此可能会将这些受感染的血液制品输入患者体内。已报道通过输血传播登革病毒的病例[138-140]。在之后研究中，利用血库操作程序（如 7 天，20~24℃）下储存的来自供体的血小板进行检测，同样表明加入感染供体血液登革病毒的

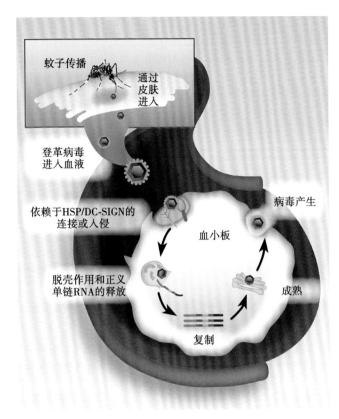

图 28.6　登革病毒（DENV）与血小板结合和繁殖。DENV 通过感染的雌性伊蚊传播给人类。当人类被感染的蚊子叮咬时，DENV 进入血液，通过硫酸肝素蛋白多糖（HSP）和树突状细胞特异性细胞间黏附分子-3-结合非整合素蛋白（dendritic cell-specific intercellular adhesion molecule-3-grabbing nonintegrin，DC-SIGN）与血小板结合[137]。然后血小板将 DENV 内化，病毒颗粒未被包衣（脱壳作用）。这种去包壳过程将（+）ssRNA 病毒基因组释放到胞质中，在胞质中（+）ssRNA 指导病毒蛋白质的合成，然后生成负链，该负链被转录成新的正链分子（复制）。随后核衣壳的装配和成熟，导致感染性病毒的不断产生。这个循环表明血小板内具有的蛋白质合成的"机器"[5]（Adapted from Refs. 136,137.）

血小板在储存期间仍然具有传染性[141]。然而，血小板中的登革病毒并不稳定，而且研究人员确定了储存期间的病毒指数衰减的时间。这些发现可以解释与全世界登革热感染的流行率相比，为什么已报道的经输血传播登革热的发病率相对较少。

　　除血小板（或巨核细胞）内的复制外，登革病毒还可激活血小板，诱导其形态改变和颗粒释放，P-选择素的暴露，PF4 释放和纤维蛋白原结合[142-144]。分别对从感染登革病毒的患者和在体外暴露于登革病毒的健康供体中分离血小板研究发现，血小板表面磷脂酰丝氨酸暴露增加，线粒体去极化以及 caspase-9 和 caspase-3 激活，表明细胞凋亡的内源性通路被激活。临床上，血小板减少症与登革病毒感染患者的血小板活化和凋亡有关[145]。有趣的是，登革病毒感染还导致血小板中有功能的富含亮氨酸重复序列蛋白的核苷酸结合域（nucleotide-binding do-

main leucine rich repeat containing protein，NLRP3）炎症小体的组装和 IL-1β 的释放[146]，这种机制需要线粒体活性氧（reactive oxygen species，ROS），并且可能有助于增加血管通透性，这通常在感染登革热的患者中观察到。在登革热感染期间产生了由血小板信号传导受体识别并引发活化的蛋白因子，包括 PAF 和凝血酶。血小板-单核细胞和血小板-中性粒细胞聚集体也在感染患者和感染登革病毒的非人灵长类动物的血液中形成[144,147,148]。来自登革热感染患者的血小板与来自健康供体的单核细胞共培养会引起炎症因子的分泌，包括 MCP-1、IL-8、IL-10 和 IL-1β。

　　由于信号依赖性剪接和血小板中的 mRNA 翻译以及单核细胞（包括 IL-1β、IL-8、TNFα 和 MCP-1）的血小板依赖性信号传导而合成的细胞因子在登革热患者的血浆中增加，并且在一项研究中，与严重血小板减少症有关[149,150]。有人认为，由登革热感染的单核细胞合成的 MCP-1 可在体外人内皮模型的基础上破坏内皮连接的稳定性并增加血管的通透性，并有助于增加血管的通透性[149]。体外观察结果表明，登革热感染可以改变血小板中的 L-精氨酸转运和一氧化氮的产生，导致在某些条件下聚集受损[151]。这些血小板止血活动以及内皮屏障功能受损改变可能会导致感染登革病毒的患者出现毛细血管出血的现象[152,153]，他们认为这种机制很可能是评估登革热靶向血小板，白细胞或内皮细胞的候选疗法所必需的[154]。

　　除了这些激活反应之外，最近的研究强调了在登革热感染期间，由于人血小板转录组和蛋白质组的改变，使得宿主抗病毒活性（表 28.4，Campbell 和 Rondina 等，尚未发表的数据）得以增强。与健康对照相比，利用液相色谱串联质谱法（liquid chromatography tandem mass spectrometry，LC-MS/MS）在来自登革热感染患者分离的血小板中发现了 252 种差异蛋白。有趣的是，鉴定的最高富集生物过程之一是"抗原加工和呈递"。该途径中的大多数蛋白质包括 HLA Ⅰ 类基因。多项研究表明，登革热感染可增加健康供者离体血小板中 HLA Ⅰ 类蛋白的表达，而这一过程需要蛋白酶体活性反应。HLA Ⅰ 类促进病原体衍生抗原的血小板呈递，随后激活 T 细胞[73]。活化 T 细胞后产生促炎细胞因子，并且在某些情况下，会破坏血小板状态[155-157]。因为全身性炎症和血小板减少症都很常见，在登革热感染期间，这些数据揭示了与登革热病理学相关的机制。

　　尽管尚未完全了解，但研究已经为 DHF 发展的机制提供了新的见解。当患者在存在反应性非中和性 IgG 的情况下感染登革病毒时，DHF 的风险也会增加。然而，即使存在这些反应性非中和性 IgG，大多数登革热感染患者也不会发展为 DHF。最近的证据表明，当登革热感染的患者产生对活化性 Fc 受体 ⅢA 具有增加的亲和力的 IgG 时，可能发生 DHF[158]。这种增加的亲和力是由于非岩藻糖化的 Fc 聚糖和抗体的 IgG$_1$ 亚类的存在，同时这也会导致血小板减少症的发生。这些发现可能有助于开发针对这些致病抗体的新治疗和预防工作。

风湿性疾病

风湿性疾病的特征是炎症,虽然通常是全身性的,但主要影响关节和肌肉。人们越来越意识到血小板在这些炎症性疾病中重要影响。

类风湿性关节炎

类风湿性关节炎是一种常见的炎症性关节病,其血小板数量和功能发生了多种变化,这也增加了患心血管疾病的风险[159]。血小板增多症在类风湿性关节炎患者中很常见,在本书的前一版中[5],我们强调了血小板数量与类风湿性关节炎疾病严重程度指数相关[160-162]。血小板和血小板释放产物可在发炎关节中检测到,并与滑膜炎相关。滑膜结构中也可检测到纤维蛋白沉积和血小板血栓。

类风湿关节炎患者的血液中可见血小板-单核细胞聚集物、血小板-中性粒细胞聚集物和血小板微颗粒的增加[163-166],并且微颗粒数量与疾病程度呈正相关[167]。血小板微颗粒(详见第 22 章)也可以在类风湿关节炎患者的膝关节滑液中检测到,但在骨关节炎患者中未检测到[168]。小鼠模型中的平行研究表明,通过被动转移 IgG 抗体以及 GP Ⅵ 与胶原结合激活血小板并促进微颗粒产生,从而产生炎症性关节炎需要血小板的参与[168]。

血小板与成纤维细胞样滑膜细胞(发炎的滑膜中存在的一种细胞类型)之间的相互作用促进血小板释放微颗粒。血小板微颗粒,包括从临床滑膜液样本中分离出的微颗粒,可以激活滑膜细胞,诱导趋化因子表达和释放。由于炎症引起滑膜毛细血管管壁通透性增加,血小板与胶原蛋白和/或滑膜细胞的接触可能发生在滑膜毛细血管张孔处[168](图 28.7)。血小板对趋化信号刺激做出反应,迁移到炎症和免疫损伤的血管外部位,这提供了血小板迁移到炎症关节间隙的潜在机制[170-172]。综上所述,本书前一版[5]中我们总结表明,炎症关节中的胶原和/或滑膜细胞激活血小板,刺激微颗粒释放,然后将 IL-1 传递给滑膜内靶细胞,促使滑膜细胞产生 IL-8,中性粒细胞积累,并产生额外的细胞因子,从而加剧关节炎症反应。完整的血小板与滑膜细胞相互作用过程产生免疫调节剂,血小板进入血管外滑膜腔可能触发滑膜巨噬细胞和树突状细胞的信号传导[173,174],这是导致急性和慢性炎症(见本章表 28.1 和第一节)的血小板免疫功能多样性以及血管外靶细胞免疫信号传导的另一个例子。

近年来,基于类风湿关节炎患者的研究和实验模型建立并扩展了这一结论。C 型凝集素样受体 CLEC-2 通过半免疫受体酪氨酸激活基序(hem-immunoreceptor tyrosine-based activation motif,hemITAM)激活血小板(见第 11 章)。血小板的 CLEC-2 在类风湿关节炎患者血浆 CD41+ 微颗粒上被检测到[175]。尽管类风湿关节炎患者的 CD41+ 微颗粒总数增加,但与对照组相比,CD41+ 微颗粒上 GP Ⅵ 表达减少。与对照组相比,类风湿关节炎患者血浆可溶性 GP Ⅵ 水平也降低,这是由于活化血小板产生的微颗粒丢失了 GP Ⅵ[175],这些发现证明血小板在类风湿性关节炎中是处于活化状态的。

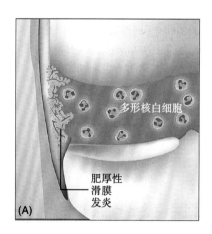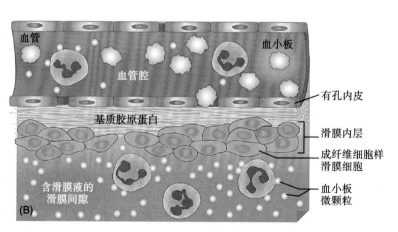

图 28.7   血小板微颗粒可能导致类风湿性关节炎的炎症反应[5]。(A)类风湿性关节炎的主要致病因素是滑膜复杂炎症反应和滑液内中性粒细胞积聚。(B)类风湿关节炎和其他炎症性关节病患者关节液样本中发现血小板微颗粒,但骨关节炎患者滑液中未发现[168]。平行的临床和实验性的观察研究表明,炎症关节中胶原或成纤维细胞样滑膜细胞局部激活血小板并触发含 IL-1 微颗粒的释放,从而进入关节间隙,并通过炎症细胞相互激活系统增强炎症。这会诱导 IL-8 和其他炎症介质的合成,并在滑膜腔中积累活化的中性粒细胞。血小板可在微血管内皮的开孔处接触滑膜胶原和/或滑膜细胞。迁移的中性粒细胞可能携带血小板微颗粒,这是微颗粒从血液转移到滑膜的一种发病机制。这表明血小板可能是风湿性关节炎的"纵火者",并介导炎症性损伤的周期[169]。类风湿性关节炎患者的滑膜液中也发现了完整的血小板,有证据表明在这种和其他胶原血管综合征中血小板的系统活化。有关其他详细信息和参考,请参阅正文(The figure is reproduced from Ref. 5 with permission.)

最近利用脂质组学分析发现,脂类 12S-羟花生酸[12S-hydroxyeicosatetranoic acid,12(S)-HETE]介导中性粒细胞对血小板微颗粒的内化作用[176]。类风湿性关节炎患者中性粒细胞胞质区存在血小板微颗粒。这些临床发现通过自身免疫性炎症性关节炎的体内模型得到证实。利用转基因小鼠进一步研究发现,分泌型磷脂酶 A2(secreted phospholipase A2,sPLA2-ⅡA,在炎症期间水平上调)和血小板型 12 脂氧合酶(12-lipoxygenase,12-LO,主要在血小板中发现)共同促进炎症性关节炎。此外,血小板来源的微颗粒通过上调基质金属蛋白酶 1(matrix metalloproteinase-1,MMP-1)的表达,促进类风湿关节炎成纤维细胞样滑膜细胞向细胞外基质的迁移、侵袭和黏附[177]。这些结果证明血小板微颗粒是通过严格控制的分子机制被内化,这可能有助于发现新的治疗靶点。

类风湿关节炎时血小板活化的刺激是多途径的,目前尚不完全清楚。抗瓜氨酸化蛋白自抗体(anticitrullinated protein antibodies,ACPA)对类风湿性关节炎具有高度特异性,可识别纤维蛋白原、Ⅱ型胶原和波形蛋白。在类风湿病患者病程早期(有时甚至在其临床发病前几年)采集的样本中也能检测到 ACPA。来自 ACPA 阳性类风湿性关节炎患者(而非 ACPA 阴性患者)的血浆中血小板 P-选择素表达增加[178]。ACPA 介导的血小板活化依赖于 FcγRⅡA,其胞内尾部含有 ITAM。随后的临床研究发现,血清阳性的类风湿性关节炎患者的可溶性 GPⅥ水平明显高于血清阴性的患者,可溶性 GPⅥ水平与 ACPA 检测滴度密切相关[179]。这些研究表明类风湿性关节炎产生的抗体可激活血小板,并进一步证明可溶性 GPⅥ是该病中血小板活化的一个特定标志物。

肉芽肿性血管炎

血小板还可能是其他风湿性疾病的关键效应细胞,如系统性硬化症[180,181]、肉芽肿性血管炎(granulomatosis with polyangiitis,GPA)[182]和其他炎症性血管病变[15]。在皮肤阿蒂斯反应(Arthus reaction)(包括血管炎综合征在内的免疫性疾病模型)中,出现血小板依赖性的关键白细胞亚群聚集和 P-选择素、PSGL-1 和细胞因子介导的白细胞-内皮相互作用增强[183]。血小板与中性粒细胞相互作用引起血管内 NET 的积累[112]为血小板介导血管炎在包括系统性红斑狼疮(systemic lupus erythematosus,SLE)在内的风湿性疾病提供了一个潜在机制[184-186]。

GPA 是一种病因不明的多系统性自身免疫疾病,最早被发现于 20 世纪 30 年代。它以肉芽肿性炎症和中小型血管血管炎为主要特征。越来越多的研究表明 GPA 患者发生血栓事件的风险显著增加[187-189]。GPA 的主要特征之一是血液循环中存在抗中性粒细胞胞质抗体(anti-neutrophil cytoplasmic antibodies,ANCA),这种抗体通常针对中性粒细胞分泌的蛋白酶 3(proteinase-3,PR-3)。

GPA 患者血液中血小板活化的标志物:血小板聚集、血小板-中性粒细胞聚集体和可溶性 P-选择素均显著增加[190,191]。血小板-中性粒细胞聚集体和可溶性 P-选择素均与 GPA 疾病症状呈正相关,这表明血小板活化标志物可能有助于监测 GPA 患者对治疗的反应情况。此外可溶性 P-选择素水平与循环 MPO-DNA 复合物(NET 形成标志物)呈正相关。

一项更大规模的研究也显示 GPA 患者体内可溶性 P-选择素水平增加[182]。GPA 患者血液循环中白细胞微颗粒也增加,当病情缓解时微颗粒水平下降,但当 GPA 复发时微颗粒水平又升高。在这些 GPA 患者中,白细胞微颗粒与 ADP 诱导的血小板聚集呈正相关,体外表现为内皮细胞激活(通过 ICAM-1 表达进行检测)和血小板整合素 αⅡb3 活化[191]。有趣的是,这些研究者还发现颈动脉内膜中层厚度与 GPA 复发次数而不是疾病持续时间更有相关性。这些数据表明,在 GPA 复发期间,全身炎症增加,炎症的累积可能导致血小板活化、血管性病变和血栓形成。

系统性红斑狼疮

血小板参与系统性红斑狼疮(systemic lupus erythematosus,SLE)的病变过程[192,193]。SLE 患者早期心血管疾病的风险显著增加,这种风险尤其在患有 SLE 的年轻女性身上,她们心肌梗死的相对风险可能增高 50 倍。在本书的前一版中[5],我们重点介绍了 SLE 中血小板减少的机制[194]、血小板活化[163,195]的机制以及血小板转录组的改变与细胞活化和血管病变指数的相关性[196,197]。

B 淋巴细胞产生过多的自身抗体可促进浆细胞样树突状细胞释放 Ⅰ 型干扰素 α(interferon-alpha,IFNα),然后 IFNα 促进树突状细胞和自体 B 细胞的炎症反应和成熟;这些细胞相互作用促进 SLE 的发病机制[184,198]。在这一系列生物学事件中,活化的血小板是效应器。例如,SLE 患者表现出血小板活化,通过 P-选择素表达、CD40L 释放(CD154)和形成血小板-单核细胞和血小板-浆细胞样树突状细胞聚集体来参与疾病过程[199]。CD40L 作为 SLE 的一个潜在治疗靶点已经被研究,FcγRⅡA 转基因小鼠实验表明,CD40L/抗 CD40L 免疫复合物通过与 Fc 受体结合而触发血小板活化可诱导血栓形成[200]。患者使用抗 CD40L 抗体治疗 SLE 是有益的,但血栓栓塞并发症的出现使其变得复杂[184]。

血小板活化在某些情况下参与循环免疫复合物与血小板 FcγRⅡA 的结合,这可能与 SLE 疾病活动相关[199]。体内研究表明这可能是 SLE 肾损伤的机制之一。在临床患者研究中,SLE 患者血小板转录组的改变包括 Ⅰ 型干扰素反应介导的基因的富集[197]。使用两个狼疮性肾炎小鼠模型(狼疮性肾炎是该病的常见并发症)和临床平行的研究表明,血小板清除或用 P2Y₁₂ 受体拮抗剂氯吡格雷治疗可改善肾功能不全和生存率[199]。血小板信号传导是 SLE 肾损伤的一个重要机制,SLE 患者的血小板可通过 CD40L-CD40 激活肾小球膜细胞,导致肾小球膜增生和促纤维化因子 TGF-β1 的分泌[201]。

内皮功能障碍也是 SLE 患者的特征之一,可能与患者的心血管疾病风险增加有关。最近的研究表明,来自 SLE 患者的血清能够激活健康供体的血小板,致使 P-选择素表达增加[202]。症状越严重的 SLE 患者血小板活化程度也越高。SLE 患者的血清能够促进血小板与人脐静脉内皮细胞(human umbilical vein endothelial cells,HUVEC)的黏附,当与健康供体的血小板共同培养时,IL-1β 途径介导的 HUVEC 中 IL-8、ICAM-1 和

NFκB 的表达增加。血小板与 HUVEC 黏附是由 IL-1β 介导,抑制 SLE 患者血清中的 IL-1β 作用能够将血小板与 HUVEC 黏附降低,使其达到健康供体血清中的水平。这些发现表明,SLE 中的血小板活化可能通过或至少部分依赖 IL-1β 机制导致内皮细胞功能失调。在一项卡那单抗(canakinumab)抗炎血栓形成结局研究(CANTOS)[203] 中,抗体抑制 IL-1β 降低了动脉粥样硬化患者的复发性心血管事件,这些数据支持靶向 IL-1β 治疗用于改善患者的血管问题。

(刘春亮、戴克胜 译,朱力 审)

扫描二维码访问参考文献

第29章 血小板在宿主抗菌防御中的作用

Michael R. Yeaman

引言

现已证实血小板在宿主抗菌防御中的作用。血小板除了具有止血和伤口愈合的基本功能外,还具有明确的免疫细胞结构和功能特征。血小板表达一系列的病原体模式识别和宿主信号受体,这些受体使血小板成为感知和应答与感染或组织炎症相关刺激剂的哨兵。激活后,血小板迅速从静止的盘状细胞转变为阿米巴样细胞,游走至感染部位。血小板通过多种机制与病原体直接或间接相互作用,脱颗粒可导致分泌多功能的宿主防御肽(host defense peptides,HDP),这些肽可作为直接的抗感染剂,并招募其他宿主防御。通过这些途径,血小板可作为先天免疫细胞发挥作用。然而血小板也介导抗原与 T 细胞和 B 细胞的相互作用,从而协调宿主的适应性抗

菌防御。越来越多的研究认为血小板数量或质量的临床缺陷与感染风险和严重程度有关。此外,某些病原体破坏血小板防御以获得毒力优势。因此,血小板作为连接宿主防御的关键效应细胞,为先天免疫和适应性免疫抵御炎症架起了一座桥梁[1-3]。

血小板是典型的宿主抗菌防御细胞

对于无脊椎动物,血细胞有多种不同的作用,包括防止组织损伤后的血淋巴损失,清除屏障破坏引入的微生物,以及启动伤口修复[4,5]。在高等生物中,血小板和白细胞分别被认为是止血和炎症的介质[6,7]。哺乳动物的血小板表现出进一步的特化。尽管血小板的一项主要功能无疑是维持止血,但哺乳动物的血小板保留了与宿主抗菌防御的多种功能相对应的特殊粒细胞特征。

血小板具有免疫细胞的结构

在本书第 1~3 章中提到,哺乳动物的血小板较小(2~4μm),是来自巨核系细胞的短暂细胞[8-12]。血小板无细胞核,但是新生的血小板可以通过稳定的巨核细胞 mRNA 模板进行翻译[13-15](见第 7 章)。血小板包含三种不同类型的胞质颗粒(图 29.1)(见第 19 章)。致密(δ)颗粒存储血管张力的介质,如二磷酸腺苷(adenosine diphosphate,ADP)、5-羟色胺、钙和磷酸盐[6,8,16-19]。α 颗粒包含的蛋白质可分为两类功能:止血和免疫。止血功能包括黏附(例如纤维蛋白原、血小板反应素、玻连蛋白、层粘连蛋白、血管性血友病因子),调节凝血过程(例如纤溶酶原、α_2 纤溶酶抑制剂),和内皮细胞修复[如血小板源性生长因子(platelet-derived growth factor,PDGF)、通透因子、转化生长因子 α 和 β(transforming growth factors α and β,TGF-α 和 TGF-β)][6,16-19]。血小板 α 颗粒还是包含一种抗菌蛋白质和 kinocidin 的兵工厂(见下文详细讨论)。溶酶体(λ)颗粒主要包含调节血栓溶解的酶。值得注意的是,不同的血小板颗粒被特异释放,取决于刺激剂的特异性和效力。例如,低浓度的凝血酶或 ADP 可诱导 δ、α 脱颗粒而不分泌 λ 颗粒,直至这些刺激剂达到更高浓度[17-20]。

血小板能够抵抗感染也得益于血小板的生成、结构和功能。例如,血小板与专门的吞噬细胞如中性粒细胞和单核细胞共享表面受体(图 29.2)。其中包括 40kDa FcγRⅡ受体[21]、IgE 受体 Fc_ε[22]、C 反应蛋白受体[23] 和血小板反应素受体 CD36(血小板 GPⅣ)[24]。血小板也表达补体 CR3 受体[25] 以及通过经典或替代途径补体结合产生的 C_{3a}、C_{5a} 受体。类似于白细胞,血小板也可对细胞因子如肿瘤坏死因子-α(tumor necrosis factor-α,TNF-α)、白细胞介素-1(interleukin-1,IL-1)和 IL-6 作

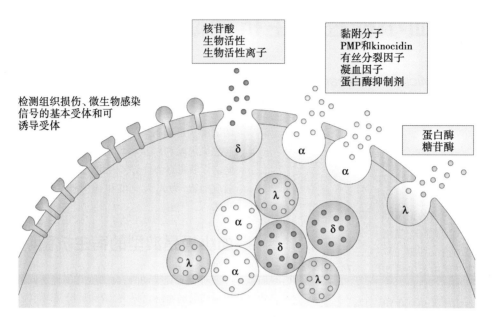

图 29.1　血小板是一种特殊的粒细胞。 血小板中包含颗粒，这些颗粒的内容物可以被迅速地动员进行细胞外脱颗粒。致密(δ)颗粒含有核苷酸(例如 ADP、ATP 和 GTP)，生物活性胺(例如组胺和 5-羟色胺)和生物活性离子(例如 Ca^{2+} 和 PO_3^-)。α颗粒包含黏附分子、血小板抗菌蛋白(PMP)和 kinocidin、有丝分裂因子、凝血因子和蛋白酶抑制剂。溶酶体(λ)颗粒含有蛋白酶和糖苷酶。(This figure is reprinted with permission from *Nature Reviews Microbiology*(2014).[1])

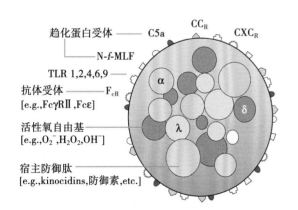

图 29.2　血小板具有宿主防御细胞的结构特征。 血小板表达一系列的受体和共同受体，这些受体介导了血小板感知和应对感染。这些基本的诱导传感器包括微生物成分的受体[例如细菌 N-f-甲硫酰-亮氨酸-苯丙基化蛋白(N-f-MLF)和 Toll 样受体(TLR)]、补体[如补体蛋白 5a(C5a)]和多种趋化因子受体(如 CC 和 CXC 家族趋化因子)。血小板也表达多种受体，调节与其他宿主防御分子相互作用，包括抗体[例如Ⅱ型 Fcγ受体(FcγRⅡ)和 Fc 受体 ε 链(Fcε)；与其他宿主细胞的相互作用将在下文讨论]。血小板结构也适合于产生和分隔储存抗菌分子，包括活性氧和宿主防御肽，这些可被诱导和/或释放以应答受体介导的血小板识别感染信号

出反应。同样地，血小板还表达 Toll 样受体(Toll-like receptors，TLR)，可发现致病微生物的关键结构模式(见下文)。Clemetson 等人已发现人类血小板表达功能性胱氨酸-胱氨酸趋化因子受体 1(chemokine receptors 1，CCR1)、CCR3、CCR4 和胱氨酸-X-胱氨酸趋化因子受体(chemokine receptors，CXCR)如 CXCR4[28]。并且，与专业的粒细胞一样，血小板胞质中富含具有生物活性分子的颗粒[6,8,29,30]。这些关系表明血小板具有与抗菌宿主防御作用相一致的结构特征。

血小板具有免疫细胞的功能

血小板也表现出与免疫效应细胞相似的功能。在体外和实验动物模型中，血小板聚集在微生物刺激富集的位点，如 N-甲酰基-蛋氨酸-亮氨酸-苯丙氨酸(N-f-met-leu-phe)[31]或补体蛋白 C_{3a} 和 C_{5a}[6,25,32]。这样，血小板对感染环境中存在的刺激表现出积极的趋化反应。血小板能够在体内和体外直接或间接地与多种微生物病原体相互作用(后文讨论)。血小板可以将微生物内化为吞噬体样的液泡，这可能会提高血液中病原体的清除能力[33-35]。当受到微生物抗原或炎症刺激的诱导时，血小板产生氧化分子，如超氧阴离子、过氧化氢、羟自由基和脂质过氧化物[35-37]。因此，血小板通过产生抗菌氧代谢物对这种刺激作出反应。与中性粒细胞和巨噬细胞相似，活化的血小板内的颗粒通过微管组装被动员并分泌。然而，与主要针对细胞内吞噬溶酶体的白细胞脱颗粒相反，血小板脱颗粒将大部分颗粒内容物释放到细胞外环境。在 IgE 或 C 反应蛋白存在下，血小板对微丝蚴和血吸虫分别具有细胞毒性[22,25,37,38]。

综上所述，上述知识有力地支持血小板具有明确的抗菌功能这一概念。血小板与抗菌宿主防御有关的结构和功能是综述的重点[1-3,29,30]。

血小板在宿主防御中的目的论基础

有趣的是,哺乳动物的血小板在它们的系统发育过程中可能保留了这些抗菌特性。例如,许多无脊椎动物和昆虫的血细胞具有止血功能,同时也是这些生物的专职吞噬细胞。从这个角度来看,血小板是高效的、多用途的抗菌宿主防御细胞。下文讨论将回顾血小板调节多种抗菌功能的结构和功能:①血小板迅速反应对组织损伤处,其有很大可能性被微生物病原体污染;②血小板激活和脱颗粒整合了内源性和外源性的凝血反应,防止由于最初伤口或损伤导致的失血;③血小板迅速识别并直接与许多微生物病原体相互作用,并被破损处或血液中的微生物成分激活;④活化的血小板表达诱导受体,接连不断的血小板涌向组织损伤或感染处;⑤活化血小板的脱颗粒也释放出多样的有效的抗菌肽和 kinocidin 发挥对感染的直接灭菌作用;⑥kinocidin 也是趋化因子,能同时招募白细胞至该处,和加强抗菌过程中的抗菌机制;⑦活化的血小板表达配体[如CD62P(P-选择素)],协助白细胞靶向感染组织。因此,血小板

在抗微生物宿主防御中起着重要的和多功能的作用。

血小板在感染部位的靶向与强化

Osler 的早期研究认识到血小板在生理和解剖相关部位累积[39]。血小板是在感染部位积聚得最早且数量最多的细胞[40-50]。血小板通常对微生物进入的皮肤或黏膜屏障的创伤性裂口有所反应,这些部位的止血也很重要。血小板血栓也形成于导管和透析通路部位,以及侵入性感染部位和由微生物播散的血管内器官[50]。侵袭性血管内感染包括菌血症、靶器官脓肿、感染性心内膜炎(infective endocarditis)疣状赘生物、化脓性血栓性静脉炎、细菌性动脉瘤、感染性动脉内膜炎以及血管假体和装置感染[46,51]。血小板纤维蛋白基质是家兔和人感染性心内膜炎疣状赘生物生长的主要成分[40-43,52]。此外,血小板可迅速覆盖导管、人工心脏瓣膜、支架和其他血流中的异物表面[44,49,52]。

分子和细胞过程证实了血小板对感染靶点的高亲和力(图29.3)。在体外研究和体内实验模型中,血小板在富含细菌特异性 N-甲酰化肽(如 N-甲酰-蛋氨酸-亮氨酸-苯丙氨酸[53])或

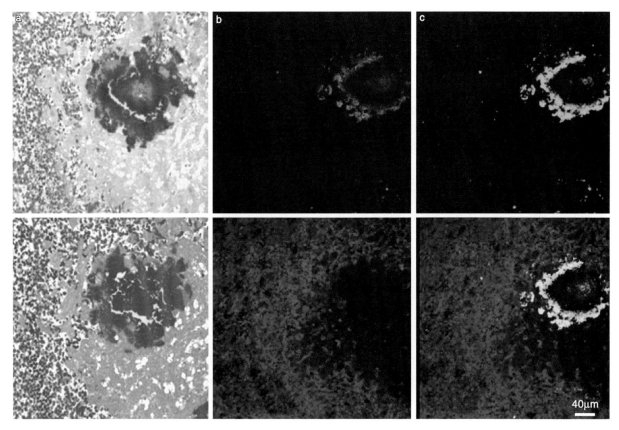

图 29.3　血小板在感染部位靶向并强化。 组织学和免疫荧光图像显示血小板靶向、kinocidin 释放和中性粒细胞募集在宿主防御感染中起作用。革兰氏染色(图 A,左上)和苏木精-伊红染色(图 A,左下)清晰显示小鼠模型中由金黄色葡萄球菌引起的血源性肾脓肿。单克隆抗体用于定位金黄色葡萄球菌(蛋白 A;图 B,中上红色所示);并显示血小板和血小板 kinocidin CXC 配体 4(CXC ligand 4,CXCL4)在金黄色葡萄球菌附近的加深(图 C,右上绿色所示)。中性粒细胞被招募到 CXCL4 沉积位点(Ly6G 特异性抗体;图 B,中下蓝色所示)。因此,血小板和 kinocidin,如 CXCL4,与中性粒细胞反应协同作用(注意脓肿中血小板-纤维蛋白沉积诱捕金黄色葡萄球菌(图 A,左下粉色部分)。总而言之,血小板外渗、病原体靶向、脱颗粒释放 CXCL4 等 kinocidin 和 CD62P(P-选择素)的表达有助于有效直接协调与白细胞介导的调理吞噬和细胞内杀灭金黄色葡萄球菌(合并;图 C,右下)。针对特定的宿主防御环境并优化免疫反应的事件序列称为免疫算法(This figure is reprinted with permission from Nature Reviews Microbiology(2014).[1])

补体蛋白 C3a 和 C5a 的位点上流动并加强[54-57]。例如,N 甲酰化-蛋氨酸-亮氨酸-苯丙氨酸肽连接血小板甲酰基肽受体,促进细胞骨架重新排列和钙动员,在感染部位富集的甲酰基肽的趋化靶向梯度,最终促进血小板脱颗粒。正如下文所讨论的,血小板通过趋化、着边和血细胞渗出依次招募和增强中性粒细胞和其他免疫效应细胞[57]。

血小板识别感染的内皮细胞

创伤或感染导致的内皮细胞变化引起血小板反应。继而活化的血小板表达诱导受体,并且更能黏附异常内皮细胞或内皮下基质表达的配体。被血小板膜糖蛋白(glycoprotein,GP)受体识别的配体包括胶原蛋白[GPⅥ和 GPⅠa-Ⅱa(VLA-2,整合素 α2β1)]、纤连蛋白[GPⅠc-Ⅱa(VLA-5)]、血管性血友病因子(GPⅠb-Ⅸ-Ⅴ)、层粘连蛋白[GPⅠc-Ⅱa(VLA-6)]、玻连蛋白(整合素 αVβ3)以及凝血酶[1-3,17,29,30,58]。同样,与血液接触促使内皮下基质释放组织因子[6,59-61],催化蛋白水解的级联反应,从而产生凝血酶。凝血酶是所有血小板刺激剂中最强的一种[17,58]。激活后的血小板表达的 P-选择素(CD62P)和血小板纤维蛋白原受体[整合素 αⅡbβ3(GPⅡb-Ⅲa)]的构象变化为高度活性的形式。活化的血小板由盘状变为阿米巴样,并进行微管装配和颗粒动员[62,63]。随后发生脱颗粒过程,释放众多刺激剂,其中 ADP 从致密颗粒中释放出来,并通过激活磷脂酶 A_2 生成血栓烷 A_2 和血小板活化因子(platelet activating factor,PAF)[6,17-19]。这些强刺激剂激活血小板随后涌向组织损伤或微生物群集处[8,64]。此外,血小板活化和脱颗粒释放具有直接抗菌作用的抗菌肽和 kinocidin(细胞因子源性肽,具有趋化因子和抗菌肽效应的双重作用,统称为 kinocidin)(见下文)。

血小板在抗菌宿主防御中起关键作用

有明确证据支持血小板通过多重和协同作用抵御感染这一事实。下面的讨论强调了血小板在限制体内感染发生发展中的关键功能。

血小板识别感染信号

模式识别受体

快速检测微生物病原体的可溶性和非可溶性分子标记是宿主防御细胞的一个重要特征。血小板与树突状细胞、巨噬细胞和其他固有的前哨细胞一样,通过特定的受体-配体相互作用来检测这种分子模式。Toll 样受体(TLR)将病原体相关分子模式(pathogen associated molecular patterns,PAMP)作为感染的信号[65]。从结构上看,TLR 是更广泛的 IL-1/TLR 超家族成员,其中包含 Toll-IL-1 受体域[66]。TLR 存在于哺乳动物、无脊椎动物甚至植物中。就此而言,TLR 能早期预警微生物存在的系统发育,对于快速诱导免疫第一反应者非常重要。最近,人们发现血小板可以表达 TLR,进一步巩固了它们在先天免疫反应中的作用。例如,静息的 CD41+血小板表面存在 TLR2[67,68]、TLR4[69]和 TLR9[70]低表达。

血小板 TLR 的表达也可在血小板活化的环境中受到调节。例如,由于某些促凝激动剂导致血小板活化,可降低 TLR 的表达[67]。另外,Shiraki 等人发现,人血小板 TLR1 和 TLR6 在有菌的血管病变中表达增强[71]。同样,凝血酶的激活也会上调 TLR9 的血小板表达。Scott 等人证明,鸡血小板 TLR4 在脂多糖(lipopolysaccharide,LPS)作用下的激活导致 IL-6 和 COX-2 mRNA 的表达[72]。同样,暴露于 LPS 可诱导禽类血小板快速产生前列腺素 E_2(prostaglandin E_2,PGE_2)等中间代谢物[71]。除 TLR 外,血小板还表达 LPS 受体信号复合物的成分,包括 CD14、MD2 和 MyD88[69]和 CD40L[73],支持 TLR4 在 CD14 和 MD2 介导的血小板-白细胞相互作用中的功能,这些作用是由 LPS 触发的血小板信号转导引起的。实验性地抑制核因子 kappa B 激酶(kappa B kinase,IKK-2)可以减轻 COX-2 的表达,减少 PGE_2 的生成,而不影响血小板 IL-6 的合成[74]。因此,TLR 介导的血小板对微生物刺激的反应直接或间接激活 MAPK 通路,从而诱导血小板介导的宿主防御。这些例子阐明血小板如何参与持续监测微生物在血液、组织的入侵或易位。

TLR 介导的感知-应答功能触发血小板宿主防御效应功能。Zhang 及其同事的研究表明在 LPS 刺激下,TLR4 促进血小板激活和脱颗粒[69]。与 LPS 接触后的 ATP 释放和 P-选择素表达血小板分别是血小板 δ-和 α-脱颗粒的生物标志物。血小板对 LPS 的这些反应在 TLR4 缺失动物的血小板中没有观察到,在野生型血小板中可以用抗 TLR4 抗体终止。当血小板与 TLR4 抗体接触或从 TLR4 缺陷小鼠分离的血小板中,LPS 诱导的 cGMP 升高将不存在。这些数据表明 LPS 通过诱导 TLR4 介导的 cGMP/蛋白激酶途径激活血小板。这一概念在体内得到了支持,在缺乏 MyD88(TLR 信号转导所需的适配蛋白)的小鼠中,没有观察到 LPS 引起的血小板聚集和血栓形成。另外,de Stoppelaar 和同事发现在革兰氏阴性脓毒症中,MyD88 在血小板介导的宿主防御中不是必须的[75]。总的来说,这些发现指出血小板作为循环哨兵细胞的主题作用,其功能是监测血管内和血管外的微生物模式信号,并在感染过程的早期作出适当的反应作用于病原体。血小板 TLR 在血栓炎症和宿主防御中的作用范围已在其他著作进行了综述[76,77]。

血小板与微生物病原体相互作用

血小板与病毒相互作用

基本上所有被研究的病毒都与巨核细胞和血小板相互作用并被内化。然而,这些相互作用的结果耐人寻味,并且知之甚少[76-79]。Friend 白血病[80,81]、流感[82]、麻疹[6,79]、新城病[83]、牛痘[79]和疱疹病毒[6,79]均可被巨核细胞和血小板吞噬。牛痘病毒通过静电作用黏附于人类血小板,引起血小板 δ 脱颗粒[6,79]。最近,流感病毒 H1N1 被发现通过 FcγRⅡA 信号、促进凝血酶生成等途径激活血小板[84]。Negroto 等人[85]的研究表明,在柯萨奇病毒 B 型感染中,血小板对保护性免疫应答有重要作用。巨核细胞胞系可以在体外内吞人类免疫缺陷病毒(human immunodeficiency virus,HIV),从而潜在地促进清除[76-79,86]。然而,病毒复制可能利用巨核细胞胞质的活跃代谢状态[86-88],病毒抗原出现在血小板表面[78,79]。例如,流感病毒血凝素在血小板表面以膜结合复合物的形式表达[6,82,87]。HLAⅠ类复合物的合成和表面表达发生在与登革病毒相互作用后的血小板中[89]。同样,血小板通过内化和增强Ⅰ型干扰素的表达,在清除呼吸道合胞体病毒方面发挥积极作用[90]。

血小板减少常与病毒感染相关[78,79],其发生主要通过两种基本机制中的一种:①由于病毒诱导的损伤而导致巨核细胞或血小板裂解或破坏增加,或②受病毒感染的血小板被免疫机制破坏。Brown 和 Axelrad[91] 研究表明,在 Friend 白血病病毒感染小鼠后的几天内,巨核细胞显著减少。同样,Oski 和 Naiman[92] 以及其他人[93] 也报道了在接种活麻疹疫苗 3 天后,人类巨核细胞的数量达到最低点。通常,原发性血小板减少是在最初的病毒感染后 5 天内观察到的。病毒感染中血小板清除的机制已经得到证实。黏液病毒的神经氨酸酶通过裂解血小板膜唾液酸降低循环中血小板的寿命[82,83]。新城病也破坏血小板膜,导致血小板裂解[83,89]。超微结构研究表明,获得性免疫缺陷综合征(acquired immunodeficiency syndrome, AIDS)患者巨核细胞和血小板分别表现为 HIV 诱导的核损伤和胞质内损伤[76,77,88]。此外,病毒吸附到血小板上或在血小板内内化,可促进血小板聚集和脱颗粒,促进随后的凝血级联并进一步消耗血小板。但是,在巨核细胞内不能增殖的病毒,如人类细小病毒-19,可能会干扰血小板的产生,产生血小板减少症[94]。

免疫性血小板减少症(immune thrombocytopenia, ITP;第 39 章)也可能由病毒感染引起。病毒引起的 ITP 通常出现在感染的首发症状出现后。在许多病例中,ITP 在最初症状出现后 14~20 天出现,或在前驱症状后 1 个月出现。引起 ITP 的分子或生理机制尚未明确。抗病毒 IgG 出现在病毒感染患者的血小板表面[79,95-98],包括血小板膜上与病毒抗原结合的抗体,或与血小板结合的抗体-病毒复合物,或两者兼有。与健康个体相比,ITP 患者 IgG 的超常水平与 ITP 相关,血小板相关 IgG 与血小板数量呈负相关[78,79]。这种作用可能是由于病毒感染的巨核细胞和血小板聚集以及脾内网状内皮细胞清除,以及通过补体介导的机制[81,98]。由免疫介导的血小板损伤和直接血小板和巨核细胞损伤引起的血小板减少造成的 ITP 的突出例子可在出血性病毒感染(如登革热或汉坦病毒感染)观察到[99]。

Rieg 等人证明,在一个特征明确的血友病队列中,血小板数增加与血浆 HIV-1 RNA 水平降低($P<0.001$)呈负相关[100]。有趣的是,血小板数增加与艾滋病进展、死亡风险的增加是独立直接的相关关系($P<0.001$)。这些发现与血小板对 HIV 感染的防御一致,就像化脓性感染后中性粒细胞计数增加。而血小板在抵抗 HIV 或其他病毒病原体方面的确切功能仍有待更充分的了解。例如,Parker 等人发现与单体形式相对应的低浓度 CXCL4[血小板因子 4(platelet factor 4,PF-4)]抑制宿主细胞的 HIV 感染[101]。然而,多聚体 CXCL4 的超生理水平可能增强 HIV 与宿主细胞的相互作用,潜在促进病毒清除。

血小板与细菌相互作用

血小板在体内和体外直接或间接与病原菌相互作用。Clawson 和 White[102-105] 在这方面的早期研究表明,病原菌能够结合、聚集和诱导血小板脱颗粒。一般来说,血小板与细菌的相互作用经历了连续、不同的阶段:①接触;②形状变化;③初始聚集;④不可逆聚集[103]。在这个过程中,血小板从平滑的盘状细胞转变为有伪足的阿米巴样细胞[20,29,103]。细菌细胞或抗原的刺激也可能导致血小板内胞质的变化,包括微管组装、颗粒动员和分泌[29,30,102,104]。与细菌的相互作用还能诱导血小板

产生活性氧,包括超氧化物[106]。Gaertner 等人最近的研究结果令人确信,迁移的血小板作为清道夫,收集和包装细菌,从而使中性粒细胞调理吞噬和清除更加高效[107]。

血小板对不同的细菌细胞和可溶性因子有不同的反应。Clawson 和 White 证明,在体外,金黄色葡萄球菌、化脓性链球菌、肠球菌和粪链球菌能迅速与人血小板结合并聚集[102-105]。然而,表皮葡萄球菌和肺炎链球菌(24 型)无法刺激血小板不可逆聚集[103]。新近研究显示 B 族链球菌通过 TLR2[108] 激活血小板。革兰氏阴性菌包括梭菌[109]、李斯特菌[110]、假单胞菌[111]、沙门菌[112,113] 和鼠疫耶尔森菌可能在体外与血小板相互作用并激活血小板[114]。最近的研究表明大肠杆菌通过 TLR4 受体与血小板相互作用,促进血小板的促凝反应[115]。被研究过的分枝杆菌所有种属都能与血小板相互作用,但对其结果知之甚少[116]。

细菌-血小板相互作用的差异导致总体聚集的差异。例如,金黄色葡萄球菌和化脓性链球菌在快速和完整的血小板聚集方面是等效的,而大肠杆菌和粪肠杆菌获得的血小板聚集速度和活力则要低得多[102,103]。Herzberg 等人发现,草绿色链球菌通过减少生物体暴露于蛋白酶的方式直接与血小板表面结合[117,118]。同样地,血链球菌通过 150kDa 黏附素的表达黏附在血小板上[119]。肽聚糖活化血小板[120] 被认为是与由葡萄球菌引起的血小板减少、补体活化和弥散性血管内凝血(disseminated intravascular coagulation, DIC)有关的一种特殊方式。类似的,脂质 A 增强血小板、IgG 和微生物之间的相互作用可能导致血小板减少,这种情况通常发生在革兰氏阴性感染和内毒素血症的情况下[6,121]。Sullam 等人改进了流式细胞术,在体外定量不同种类的链球菌与兔和人血小板的相互作用[122]。Hurley 等人最近详细阐述了在链球菌脓毒症进展中的血小板活化动力学[123]。Bayer 等和 Yeaman 等也在分子水平上通过聚集实验和流式细胞术检测了金黄色葡萄球菌与血小板的相互作用[124,125]。改良 Scatchard 分析结果提示,不同的金黄色葡萄球菌菌株,每个血小板的结合位点数量不同[125]。

此外,细菌与血小板的比例和结合亲和力直接影响血小板聚集的速度和程度[122,124,125]。与血小板定量结合是通过快速、饱和和可逆的机制发生的,这意味着受体与配体的相互作用因不同的细菌而异[122,125]。血小板抗菌蛋白(platelet microbicidal proteins, PMP)、kinocidin 和抗生素可以影响这些相互作用[1-3,125,126]。

金黄色葡萄球菌分泌的 β-毒素也能调节血小板-内皮反应,包括引起 IL-8、CD40 和血管细胞黏附分子 1(vascular cell adhesion molecule-1, VCAM-1)的表达[127]。Alugupalli 等人报道,伯氏疏螺旋体通过静息血小板上的整合素 αⅡbβ3 受体吸引人血小板[128]。Siboo 等人证明在体外凝集因子 A 介导金黄色葡萄球菌与人血小板的结合[129]。此外,前列环素(前列腺素 I₂),一种血小板活化抑制剂,降低了机体通过这种受体黏附血小板的能力。Bensing 等人在体外鉴定了轻链球菌中介导与人类血小板结合的两个基因座[130]。这些发现证实了血小板通过特定受体与细菌发生相互作用的观点。血小板积极吞噬金黄色葡萄球菌和艾滋病毒可通过血小板活化而增强[131]。免疫标记表明血小板液泡和开放小管系统拥有不同的抗原。吞噬液泡包含内化的金黄色葡萄球菌或艾滋病毒,与包含血小板抗

菌蛋白和 kinocidin 的 α 颗粒融合。Shannon[132] 最近综述了比较血小板与细菌相互作用的方法。

其他宿主因素促进血小板与细菌的相互作用。葡萄球菌利用纤维蛋白原桥接黏附内皮细胞和血小板,不依赖整合素 αⅡbβ3[124,133]。相比之下,纤连蛋白似乎并不促进葡萄球菌与血小板相互作用[133,134],但可能促进金黄色葡萄球菌黏附纤维蛋白凝块。Hermann 等人提出金黄色葡萄球菌利用血小板反应蛋白黏附于活化的血小板和细胞外基质,但可能激活中性粒细胞抗菌机制[135-137]。可溶性纤维蛋白被认为是金黄色葡萄球菌黏附血小板的主要介质[138]。最近,Binsker 等和 Niemann 等分别证明了金黄色葡萄球菌分泌的免疫调节蛋白和 Panton-Valentine 杀白细胞素激活血小板并诱导聚集,后者通过中性粒细胞分泌而间接发生[139,140]。Loughman 和他的同事们还提出,针对金黄色葡萄球菌聚集因子(clumping factor, ClfA)的特异性免疫球蛋白可能利用血小板相互作用[141]。Hawiger 等人发现葡萄球菌蛋白 A 和 IgG 与血小板 Fc 受体形成复合物产生损伤[142,143]。同样地,Sullam 等人表明,草绿色链球菌通过直接黏附、血浆辅因子与人类血小板相互作用[122,144]。例如,一些链球菌引起的人血小板的聚集需要生物特定的免疫球蛋白,通过血小板表面 40kDa FcγRⅡ受体与其表面结合。Siboo 等[145] 和 Yakovenko 等[146] 发现富含丝氨酸的蛋白质 SraP 能显著调节金黄色葡萄球菌与血小板的黏附。这些研究人员还利用分子遗传学证明了轻链球菌来源的 PblA 和 PblB 黏附素在体内介导与血小板的直接结合[147]。该项工作表明 α2-8 连接的唾液酸神经节苷脂 GD3 表面修饰的决定因素是由于人血小板是口腔链球菌神经氨酸苷酶的靶标[148]。SrpA 与血小板受体 GPⅠbα 上的唾液酸聚糖结合的共结晶结构目前得到了解答[149,150]。血小板表面糖类也是口腔链球菌神经氨酸酶的靶点[151]。此外,PadA 和 Has 蛋白通过与细胞外基质的相互作用介导人血小板的活化[152]。有趣的是,TLR 在血小板对肺炎链球菌的反应中似乎没有发挥积极作用[153]。然而,与链球菌同源蛋白 GspB 相似,葡萄球菌 SraP 是一个 227kDa 蛋白,包含一个非典型 N 端信号肽、被一个不重复区域隔开的两个富丝氨酸重复区域(srr1 和 srr2)和一个 C 端细胞壁锚定基序(LPDTG)。

Zimmerman 等人的研究表明,肺炎链球菌仅在体外存在特异性抗肺炎球菌抗体时才使血小板聚集[154]。Ford 和同事[155] 发现血链球菌引起的血小板聚集由血小板整合素 αⅡbβ3 受体与纤维蛋白原的相互作用促使形成。同样,酿脓链球菌引起的血小板聚集和脱颗粒由纤维蛋白原介导[156],Johnson 和 Bowie 报道 C 族链球菌使用血管性血友病因子与血小板间接相互作用[157]。其他研究表明,识别 170~230kDa 血小板聚集相关抗原(platelet aggregation associated antigens, PAAP)的单克隆抗体通过 87 或 150kDa 配体抑制链球菌的结合[158]。还有学者报道了热调节蛋白 PrpA 能介导粪肠球菌与血小板结合[159]。Moriarty 等人也表明血小板表面通过 FcγRⅡ调节与大肠杆菌的互相作用[160]。总的来说,这些研究强调了血小板可能通过多种配体和桥接分子直接或间接地与细菌相互作用的多种方式。最近关于血小板与致病菌相互作用的综述为此专题提供了进一步的细节[3,161-167]。

血小板与真菌相互作用

血小板与致病真菌的相互作用仍然是一个值得更多关注的领域,念珠菌和曲霉等机会性真菌出现在医院环境中[168-171]。真菌有机体能够黏附和聚集哺乳动物的血小板。Maisch 和 Calderone 研究表明,白色念珠菌、星状念珠菌在体外黏附并聚集血小板和血小板-纤维蛋白基质[172,173]。白色念珠菌还结合感染性心内膜炎动物模型中的这些生物材料[41]。Robert 等人证明了白色念珠菌可能利用生殖腔表面多个独特的黏附素与血小板整合素 αⅡbβ3 受体相互作用[174]。同样,Klotz 等人提出与血小板结合可以增强白色念珠菌黏附培养的血管内皮细胞[175]。最近,Rambach 等人报道了分生孢子、黑色素、疏水蛋白和半乳糖氨基聚糖介导烟曲霉与人血小板的相互作用[176]。

这些发现表明,尽管真菌与血小板相互作用,但这种相互作用在真菌发病机制中的作用仍有待确定。Christin 等人已经证明,烟曲霉与人类血小板相互作用,并引发人血小板的抗真菌反应[177]。这种相互作用的结果导致血小板附着在曲霉菌丝上,产生血小板活化和脱颗粒,从而对机体造成损害[177]。此外,这种真菌刺激的血小板在体外增强了中性粒细胞对曲霉菌的杀伤。例如,Rodland 等人最近报道,烟曲霉除了增强血小板刺激单核细胞释放 IL-8 外,还激活人血小板释放 kinocidin RANTES(见下文)并表达 CD4+配体[178]。Perkhofer 等人证明血小板诱导烟曲霉中抵抗不良环境的基因表达[179]。因此,血小板似乎能直接发挥抗真菌反应,并增强白细胞的抗真菌机制(见下文讨论)。Speth 等人最近对血小板在抗真菌免疫学中的作用进行了综述[180]。致病性真菌具有血管营养和引起血管内感染的倾向,也有可能会绕过血小板的抗菌功能,利用这些细胞黏附在血管内皮上。

血小板与原虫相互作用

血小板作为细胞毒性效应细胞在抗菌宿主防御原虫感染方面的作用研究已久。例如,人血小板与多种原虫相互作用,包括曼氏血吸虫[22]、微丝蚴如魏氏棘唇线虫和马来丝虫[181,182]、弓形虫[183,184]、克氏锥虫和肌锥虫[185,186] 以及恶性疟原虫、间日疟原虫[187]。Mousa 等人最近的研究也指出了在人类巴贝斯虫病中利用血小板的分子拟态[188]。血小板与这些病原体的相互作用被认为需要特定的 IgE 和相应的血小板表面 IgE 受体。利用放射标记 IgE 进行的平行研究表明,血小板拥有约 1 000 个高亲和力 IgE 受体,并通过该受体与原虫特异性地相互作用[189]。从感染曼氏血吸虫的患者中提取的富含免疫球蛋白 E 的血清能激活血小板,介导对这种病原体的细胞毒活性[22]。

补充研究还表明,免疫血清或 IgE 单克隆抗体可能促使未感染动物的血小板表现出抗曼氏血吸虫的细胞毒性[190]。免疫血清本身并不能导致原虫的死亡,这一事实证实了血小板作为效应细胞,对抗体依赖的抗原虫活性是不可或缺的[6,189,191]。因此,血小板可能通过包括抗体依赖细胞毒性(antibody-dependent cell cytotoxicity, ADCC)(稍后讨论)等机制对原虫感染起到宿主抗菌防御作用。相关研究也表明,TNF-α、TNF-β 和 γ 干扰素(interferon-γ, IFN-γ)可促进血小板介导的抗原虫作用[26,192]。血小板活性抑制淋巴因子(platelet activity suppressive lymphokine, PASL)从丝裂原刺激的 CD8+T 淋巴细胞中释放出来,降低了血小板的 IgE 依赖的细胞毒性[193]。总体而言,这些数据支持了血小板在抗原虫宿主防御中起作用的观点,它是通过中和感染环境中可能存在的细胞因子来调节的。

血小板含有抗菌效应分子

血小板拥有并分泌一系列 HDP,这些 HDP 有助于宿主先天和适应性的抗菌宿主防御。这方面在这里重点介绍,PMP 和 kinocidin 更多详细介绍可在其他综述中了解到[1-3,194]。

血小板抑菌蛋白和激肽

血小板长期以来被认为含有特定的抗菌物质[1-3,30,51]。按照惯例,术语 PMP 最初用于描述在体外发挥抗菌活性的血小板源性多肽[1-3]。PMP、凝血酶诱导的 PMP(thrombin-induced PMP,tPMP)、抗菌肽和其他抗菌多肽均包含在这个术语中。PMP 已经从人类和其他哺乳动物的原位血小板和凝血酶刺激后的血小板中分离出来[1-3,195-199]。事实上,凝血酶产生于血管内感染部位,是一种强效的血小板脱颗粒刺激物,与 PMP 的释放和血小板诱导的 PMP 的加工直接相关[59,61]。Azizi 等[198]和 Bayer 等[199]发现病原体或纯化葡萄球菌 α-毒素促使兔血小板体外释放 PMP。Tang 等人随后从人血小板中鉴定出类似肽[200,201]。人 PMP 的特点是迄今为止最为丰富,包括:结缔组织激活肽 3(connective tissue activating peptide-3,CTAP-3)和截

断衍生物,中性粒细胞激活蛋白 2(neutrophil activating peptide-2,NAP-2),胸腺素 β-4(thymosin-β-4,Tβ-4),血浆纤维蛋白肽 A(fibrinopeptides A,FP-A)和 FP-B。如下所述,CTAP-3 和 NAP-2 是血小板 kinocidin(platelet kinocidin,PK)的非趋化因子衍生物。

kinocidin 是具有直接杀菌活性(后缀 cidin,杀菌素)的趋化因子(前缀 kino,激肽)[1-3,202,203]。与其他 HDP 相比之下的 kinocidin 的结构和功能在他处进行了综述[29,30,196,201,204-206]。主要的人 PK 包括血小板因子 4(PF4;CXCL4)、上皮细胞来源的中性粒细胞激活肽-78kDa(neutrophil-activated peptide 78kDa,ENA78;CXCL5)、血小板碱性蛋白(platelet basic protein,PBP;CXCL7)、白细胞介素-8(interleukin-8,IL-8;CXCL8)和调解活化正常 T 细胞表达和分泌的趋化因子(released upon activation,normal T cell expressed and secreted,RANTES;CCL5)。趋化因子根据半胱氨酸排列基序优点分为四类,具有 CXC 基序的 α-趋化因子,具有 CC 基序的 β-趋化因子,具有 C 基序的 γ-趋化因子,具有 CX_3C 基序的 δ-趋化因子[207]。为反映该架构,组织了 kinocidin 的平行分类(见表 29.1)。血小板也贮存 β-防御素(例如 hBD-3)作为宿主防御的一部分[208]。多态性存在于几乎所有的 kinocidin 基因中[209],可想象得到扩展了宿主防御分子家族的抗菌谱。这些观察结果为进一步认识到血小板确实存在抗菌活性提供了背景依据[210]。

表 29.1　人激肽和血小板杀菌蛋白的分类

家族	类别	全蛋白	1°衍生物	2°衍生物	分子量/Da[†]
血小板 kinocidin (PK)	CXC[α-PK]	CXCL4(PF-4)			7 765.0
			γ-RP-1(γ-PF4)		4 442.5
				RP-1(α-PF-4)	2 162.8
		CXCL7(PBP)			10,260.6
			CTAP-Ⅲ		9 287.7
				TC-2	9 100.5
			NAP-2		7 622.9
				TC-1	7 536.3
		CXCL8(IL-8)			8 299.2
			γ-IL-8		4 429.1
				α-IL-8	2 360.7
	CC[β-PK]	CCL5	–	–	7 850.5
血小板抑菌蛋白 (PMP)		Tβ-4			4 962.2
		[纤维蛋白原]*			>100,000
			FP-A		1 536.6
			FP-B		1 551.6
非血小板 kinocidin(nPK)[△]	CXC[α-nPK]	CXCL1(GRO-α)	–	–	7751.4
		CXCL6(GCP-2)	–	–	7 904.4

续表

家族	类别	全蛋白	1°衍生物	2°衍生物	分子量/Da[†]
			−	α-GCP-2	2 270.6
		CXCL9(MIG)	−	−	11,750.3
		CXCL10(IP-10)	−	−	8 750.5
		CXCL11(I-TAC)	−	−	8 325.5
		CXCL12(SDF-1α)	−	−	7 963.4
	CC[β-nPK]	CCL2(MCP-1)	−	−	8 685.2
		CCL13(MCP-4)			7 151.4
				α-MCP-4	2 597.1
		CCL20(MIP-3α)	−	−	8 029.5
		CCL28(CCL28)	−	α-CCL28	2 607.0
	XC[γ-nPK]	XCL1(淋巴细胞趋化因子)	−		10,173.5

[†] 已知或估算分子量；[*] 缺乏可检测的抗菌活性的天然全蛋白水平；[△] 未知是否存在或未在血小板中详尽阐明。

kinocidin 是一种模块化的宿主防御蛋白

结构研究揭示了 kinocidin 的多重宿主防御功能[211]（图 29.4）。kinocidin 具有截然不同的和自主功能域：N 端结构域包含一个趋化性的基序，C 端包含杀菌作用的螺旋域和一个常见的半胱氨酸稳定蛋白质、具有抗菌活性的插入域，称为 γ-中心[212,213]。Yeaman 和 Youngt[214,215] 发现，所有 kinocidin 的 C 端螺旋结构域承担大部分杀菌功能。螺旋与 γ-中心协力增强某些 kinocidin 针对一些病原体的抗菌功效[213,216-218]。重要的是，kinocidin 抗微生物螺旋体可以在一定的环境中通过裂解从整体分子中释放出来。例如，抗微生物螺旋体可以通过凝血酶从 CXCL4 中释放，凝血酶是一种蛋白酶，它也能诱导血小板释放这种 kinocidin[219]。Cole 等[220]、Yang 等[221]、Lai 和 Gallo[222] 及 Meller 等[223] 的报告强调了这些概念。而且 Love 等[224] 证实了 CXCL4 对恶性疟原虫的体外和体内活性。

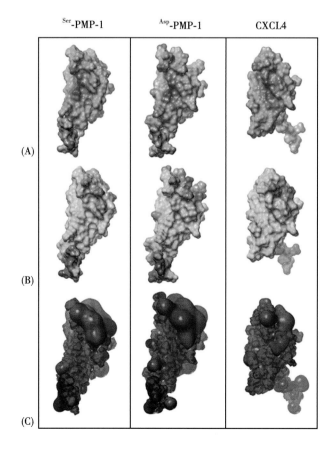

[Ser]-PMP-1　　　[Asp]-PMP-1　　　CXCL4

(A)

(B)

(C)

图 29.4　兔 PMP-1 变异体与人 CXLC4(PF-4) 分子模型的比较。利用基于同源性和能量的空间填补和分子表面模型对 PMP-1 结构进行预测。保守的 C 端螺旋显示在每个结构的前面和顶部，以相同的方向排列。最常见的构象是有弹性的 N 端尾部(底部)。(A)肽溶剂可接近表面积的疏水性(大多数亲水性，蓝色；最强疏水性，棕色；中间值为绿色)。注意 N 端区域的亲水性和内部的疏水性。(B)静电表面(最强正极表面，红色；最强负表面，紫色；中间值跟随光谱颜色)。注意每个分子表面变化的分离。(C)静电(库仑)场。每个电场的轮廓为负(蓝色)或正(红色)静电能 30kcal/mol(约 125kJ/mol)。所有的分子都有净正电势，并且表现得很像宏观阳离子。每个肽 C 末端(顶部)的红色突起清楚地显示出阳离子结构域。请注意 N 端丝氨酸残基的存在或不存在如何影响 PMP-1 变体 C 端球状区域的静电场。这些激肽的结构组织和保存与空间中分离的不同的生物化学功能域(例如，阴离子 N 端趋化因子域与阳离子 C 端杀微生物域)的存在是一致的。这些模型支持了这样的假设，即 kinocidin 如 PMP-1 和 hPF4 是该桥分子(如直接杀微生物功能)和细胞(如中性粒细胞增强)先天免疫的多域和多功能效应因子(Modified with permission from Ref. 206.)

kinocidin 在感染环境中的配置

在感染过程中,Kinocidin 的配置与加工在微生物毒力因子或宿主信号(如蛋白酶)的应对中尤其重要。Krijgsveld 等人[225]发现,凝血酶裂解产生的羧基端截断的 NAP-2 或 CTAP-3 在体外具有抗菌活性。这些肽分别被称为抗菌肽 1 和 2。同样,Tang 等人发现 FP-A 和 FP-B 在血小板总蛋白提取物中检测不到,但存在于凝血酶诱导的释放物中[200,201]。因此,凝血酶(一种靶向精-甘氨酸位点的丝氨酸蛋白酶)、血小板源性蛋白酶、组织损伤产生的蛋白酶、吞噬细胞(如组织蛋白酶 G)或炎症(如纤溶酶)或微生物蛋白酶都可以加工 kinocidin[1-3,226]。例如,Sieprawska-Lupa 等[227]表明金黄色葡萄球菌的胞外酶金属蛋白酶和 V8 蛋白酶能够裂解 HDP LL-37。kinocidin 对微生物毒性因子如蛋白酶的反应可能是通过在感染环境中配置具有抗菌作用的结构域来对抗同源病原体(稍后讨论)。kinocidin 也由血小板释放暴露于葡萄球菌 α-毒素、草绿色链球菌、金黄色葡萄球菌和白色念珠菌[1,228,229]。kinocidin 的释放及其裂解以释放杀菌结构域,可能对其在特定的感染环境下宿主抗菌防御中的多功能作用至关重要[202,203,211,212,230,231]。

kinocidin 和宿主防御的 AEGIS 模型

kinocidin 对宿主防御的作用在生理和解剖环境下、不同的空间和时间、对不同的病原体有所不同。这种免疫协调的范例被称为宿主防御的 AEGIS 模型:控制免疫算法的典型效应器[1-3,204]。该模型的一个主要方面是基于免疫相关性的概念。这个概念反映了 kinocidin 和其他宿主防御系统的表达、配置、招募和多功能作用的串联,在一个时空环境中加以优化以抵御特定的微生物威胁。免疫协调的 AEGIS 模型由多线研究支持,如下例所示。

kinocidin 功能促进免疫"算法"

规则随着时间和地点而变化。在 kinocidin 发挥多种宿主防御作用的过程是通过一种称为免疫算法的临时空间顺序进行的[1-3,202,204,212,215]:①感染引发血小板源 kinocidin,靶向于感

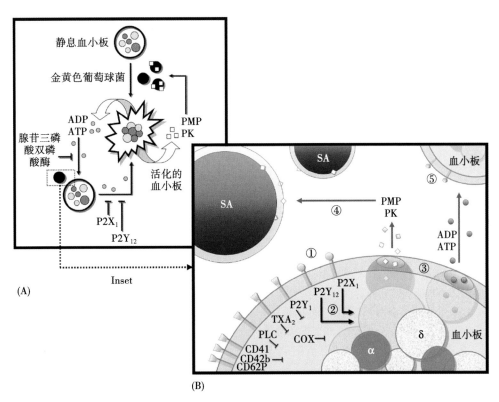

(A)

(B)

图 29.5　**血小板抗葡萄球菌响应子程序**。在现有数据的支持下,该模型阐明了血小板可能如何被激活并在平行通路中反应以促进葡萄球菌杀灭效果。(A)在细胞水平上,金黄色葡萄球菌与静息血小板的相互作用引起了不同的反应:(假定加工)血小板抑菌蛋白(PMP)和血小板 kinocidin(PK)的释放,它们对机体有直接的杀菌作用,以及腺苷核苷酸(ADP/ATP)的分泌,触发递归级联激活邻近的血小板。注意,ADP/ATP 血小板活化通路的抑制剂可阻止血小板的葡萄球菌反应。(B)说明了该模型在分子水平的详细内容。腺苷三磷酸双磷酸酶降解细胞外 ADP,或苏拉明(一种常见的 P2 抑制剂)、吡多酸 5'-磷酸盐衍生物(一种高亲和力 P2X1 抑制剂)抑制 P2X 或 P2Y$_{12}$ 腺苷核苷酸受体,或坎格雷洛(一种高亲和力 P2Y$_{12}$ 抑制剂)特异性地抑制血小板的葡萄球菌杀伤作用。相反,P2Y$_1$、磷脂酶 C(PLC)、TXA$_2$、COX 通路或 CD41、CD42b、CD62P 血小板黏附受体的拮抗作用并不影响血小板的葡萄球菌杀伤反应。因此,血小板的抗葡萄球菌效果涉及自我放大和递归的感知/反应机制[1];血小板与金黄色葡萄球菌(SA)的直接或间接相互作用[2];血小板活化,自分泌或内分泌 P2X$_1$ 或 P2Y$_{12}$ 受体介导的信号转导促进颗粒动员[3];ADP/ATP 的脱颗粒和释放 δ 颗粒;来自 α 颗粒直接的抗菌效应分子(PMP 和 PK)的配置[4];腺嘌呤核苷酸介导的相邻血小板活化,随后产生抗菌反应的放大[5]。观察到的血小板-金黄色葡萄球菌暴露率和葡萄球菌的杀灭效果之间的关系模式提示了维持内分泌血小板级联所需的血小板比率阈值,是达到足以杀灭葡萄球菌的 PMP/PK 浓度所必需的

染位置和微生物存在的信号；②kinocidin 或衍生物在增强后可发挥直接杀菌活性；③蛋白酶切还可产生蛋白酶抑制活性，延长抗菌肽在蛋白水解环境（如血清、脓肿）中的时限；④趋化结构域梯度扩散促进白细胞化学导航；⑤kinocidin 的调理素基序修饰促进白细胞吞噬病原体。

血小板在感染时执行外分泌子程序

血小板检测感染信号并释放 kinocidin 的分子机制已得到阐明（图 29.5）[232]。血小板-金黄色葡萄球菌相互作用的上清液的 RP-HPLC 分析结果显示，金黄色葡萄球菌诱导血小板释放物中存在 kinocidin 和 PMP。腺苷三磷酸双磷酸酶（细胞外 ADP 抑制剂）、噻氯匹定（血小板 P2Y$_{12}$ ADP 受体抑制剂）、苏拉明（血小板 P2X 和 P2Y ADP 受体抑制剂）、吡多酸 5' 磷酸衍生物（pyridoxyl 5'-phosphate derivative, PPND；血小板 P2X 与 ADP 受体抑制剂）均干扰血小板抗金黄色葡萄球菌的反应。然而，抑制血小板 β-肾上腺素（育亨宾）、磷脂酶 C（如普萘洛尔）、环氧化酶 1（cyclo-oxygenase-1，COX-1）（吲哚美辛）或血栓素 A$_2$（SQ29548）途径未能阻碍抗金黄色葡萄球菌反应。总之，这些结果证实了血小板通过活性机制释放 kinocidin 和 PMP，从而对金黄色葡萄球菌等病原体做出快速反应。此外，这些机制通过自分泌途径被放大，血小板 ATP 和 ADP 释放通过血小板 P2X 和 P2Y$_{12}$ 核苷酸腺苷受体触发血小板活化和脱颗粒的连续波（图 29.5）。最近，Ilkan 等人最近证实 P2X1 受体在这方面的作用，并提出 FcγRⅡ在人血小板功能反应中的作用[233]。这些血小板反应的有关通路在其他文献作了详细综述[1-3]。

同样，Sharma 等人发现牙龈卟啉单胞菌的外膜成分可以激活小鼠血小板聚集和脱颗粒[234]。许多研究表明，在体内进行微生物感染时，血浆中 kinocidin CXCL4 水平显著升高（4~6 倍）。例如，血浆 CXCL4 水平在急性巨细胞病毒血症[235]、细菌性脓毒症[236]、链球菌性肾炎[237]、念珠菌病[238] 和疟疾[239] 中升高。同样，Wilson 等人已经表明，内毒素促使循环可溶性 P-选择素显著增加，这是血小板脱颗粒的信号[240]。对包括枯草芽孢杆菌、金黄色葡萄球菌、表皮葡萄球菌、大肠杆菌、白色念珠菌、新型隐球菌等病原体和其他病原体而言，CXCL4 的血浆浓度和其他 kinocidin 在体外超过杀菌水平（范围 100nmol/L ~ 1μmol/L；例如，1~5μg/ml）[29,30,241-248]。而且，这些宿主防御蛋白在生理范围 pH（5.5~8.0）环境下对病原体具有活性，并且对体外的微生物在甚至更低的个体浓度下互相协同[200,201]。

kinocidin 具有复杂的作用机制

研究 kinocidin 的抗菌作用采用了遗传、生物物理、生理和超微结构等方法[1-3,249-256]。这些研究强化了一个中心主题：kinocidin 和 PMP 靶向并干扰微生物细胞膜，然后引发特定的分子和细胞功能障碍，最终导致直接和间接免疫保护免受感染（图 29.6）。在金黄色葡萄球菌中，明显的质膜扰动迅速发生（如 1~5 分钟），15 分钟内膜能量异常（去极化或超极化）。接着，细胞膜出现内陷和形态发生，60 分钟时相应地出现细胞壁肥厚[249]。在 90 分钟内接着发生细胞超微结构扰乱，大部分杀菌作用发生于此时。Chaili 等人最近的一项调查也发现，CXCL4 螺旋（RP-1）或 RP-1 融合人类 CXCL4 g-核心基序

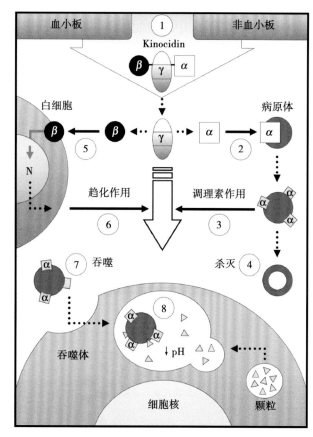

图 29.6　抗微生物宿主防御的控制免疫算法原型效应子（AEGIS）模型。kinocidin 是具有多结构域的结构特点的抑菌趋化因子：α，C 端 α-螺旋结构域具有直接杀灭微生物的活性；β，N 端 β-折叠或包含趋化因子基序的扩展域（例如 CXC、XC 或 CC）；γ，γ-中心基序半胱氨酸稳定的抗菌多肽。kinocidin 编码的多种、互补功能在时间和空间中展开（免疫算法）：①感染的特征信号在生理学、解剖学和微生物学环境下引起血小板或宿主组织释放 kinocidin；②对微生物细胞的亲和作用靶向于天然 kinocidin 或天然 kinocidin 蛋白水解裂解产生的自主功能域；③域的平行功能包括调理素作用；或④直接杀灭目标病原体的抗菌活性；⑤kinocidin 或其活性域的扩散或加工导致⑥白细胞化学导航到感染环境，增强抗菌机制；⑦反之，由调理素的 kinocidin 结构域预修饰的病原体被游走的白细胞高效吞噬；⑧在白细胞吞噬溶酶体中，kinocidin 抗菌域的抗菌功能可能与氧化机制（如活性氧、氯胺）或非氧化杀菌效应剂（防御素或其他颗粒成分）协同作用（Reprinted with permission from the American Society for Microbiology. From Yeaman MR, Yount NY. Code among chaos: immunorelativity and the AEGIS model of antimicrobial peptides. *ASM News* 2005;71:21-7.）

（γ-RP-1）激活金黄色葡萄球菌程序性死亡或调节细胞死亡的典型机制[257]。这一系列事件依序进行：①膜能量干扰；②细胞膜通透性改变；③细胞内超微结构异常；④出现磷脂酰丝氨酸/中间体；⑤caspase-和/或类 metacaspase 蛋白酶产生。同样，Xu 等人证明血小板通过损伤 DNA 和阻断细胞分裂直接抑制金黄色葡萄球菌[258]。真菌病原体在体外也受到类似的影响，这意味着线粒体靶向于这些 HDP[197,259]。重要的是，kinocidin 的机械特性与经典的防御蛋白不同[249]。此外，缺乏自溶途径的金

黄色葡萄球菌菌株不太敏感,这表明金黄色葡萄球菌自溶素功能缺陷可对 HDP 产生耐药性[260,261]。然而,缺乏自溶素的细胞通常具有较差的毒力适应度。因此,kinocidin 通过导致细胞调控功能不可逆缺陷和激活调控细胞死亡的机制实现复杂和多功能的杀菌作用[262]。支持这些进展的附加实验数据在其他文献有详细说明[1-3]。

kinocidin 增强了传统抗生素的药效

我们已知血小板制品与传统抗生素相互作用。Asensi 和 Fierer 证明 β-溶菌素和氨苄青霉素体外协同相互作用抑制单核细胞增多性李斯特菌[262]。同样,PMP 和 kinocidin 增强了包括金黄色葡萄球菌在内的其他生物对常规抗生素的敏感性。例如,tPMP-1 联合抗葡萄球菌抗生素(如苯唑西林、青霉素和万古霉素),对金黄色葡萄球菌密度的接种物出现的早期的、进展的和体外建立的心内膜炎疣状赘生物具有强烈的协同杀菌作用[252,263]。无论机体对抗生素或肽段的敏感性如何,都能观察到这种协同作用,而亚致死的暴露会产生较长的抗生素后效应[264]。同样,金黄色葡萄球菌或白色念珠菌预先暴露于 PMP 或 kinocidin 可降低这些病原体在体外黏附血小板的能力,与抗感染药物联合使用可增强这种效果[265]。最近,Schiefermeier-Mach 和他的同事报道了即便血小板和抗真菌药阿尼芬净对烟曲霉菌没有协同作用,但也有附加作用[266]。

Mercier 等[267,268]的研究还表明,kinocidin 和抗生素在限制离体模拟的人感染性心内膜炎赘生物的发展具有协同作用。在这些研究中,血小板被引入一个包含模拟人类心脏瓣膜赘生物的腔室模型,并在接种金黄色葡萄球菌之前用凝血酶激活。单独激活血小板或与抗生素联合使用,可抑制生物在液体或模拟赘生物中的增殖。

血小板调节病原体与宿主组织的相互作用

PMP 和 kinocidin 与微生物表面相互作用这一事实与这些肽可能改变微生物与宿主组织相互作用的概念是一致的。例如,PMP 和 kinocidin 的直接杀菌作用叠加在一起,在体外干扰金黄色葡萄球菌和白色念珠菌诱导的血小板聚集的速度和强度[124,264]。此外,Filler 等人表明,体外实验中血小板保护人脐静脉内皮细胞(human umbilical vein endothelial cells,HUVEC)免于白色念珠菌损伤[269]。在这些研究中[50],在血小板与真菌培养比例为 20∶1 时,由于 tPMP-1^S 白色念珠菌菌株的存在,HUVEC 释放的铬低了 45%。而且,血小板对 HUVEC 的保护与暴露 2 小时后白色念珠菌生殖管长度减少 37% 相关。

血小板调节补体活化

血小板通过经典途径和替代途径参与补体级联放大或抑制补体结合。人血小板表达与抗原表面结合的 C_{3b} 和 C_{5b} 蛋白的表面受体,并介导最终攻击复合物(C_5 : C_6-C_9)的生成[270,271]。血小板蛋白酶也能将 C_5 裂解为 C_{5a},从而产生正向趋化梯度来招募免疫效应细胞[272]。反过来,补体级联的激活

也可以刺激血小板活化、磷脂酶活性和脱颗粒[272,273]。同样,前列腺素等类花生酸代谢物的合成和释放也可以通过 C_5 ~ C_9 组装在血小板中被触发[274]。血小板氧化自由基的生成与 C 反应蛋白[275]、C_{3b} 和 C_5 ~ C_9[276]、IFN-γ[277] 或 TNF-β[278] 的刺激有关。同样,补体替代途径因子 D 存储于 α-颗粒并从凝血酶激活的血小板释放[279]。因此,血小板活化可能与经典和替代补体结合途径的激活有整体联系。与此同时,补体系统的紊乱可能会对血小板的抗菌宿主防御功能产生负面影响。例如,Zucker 等人已经表明,补体蛋白 C3 或 C_5 ~ C_7 的缺乏与患者血小板反应降低有关[280]。此外,血小板衰减加速因子在经典补体结合中抑制 C_{4b2a} 的 C3 转化酶活性,血小板因子 H 可能削弱补体结合的替代途径[281,282]。

血小板影响淋巴细胞的宿主防御作用

人们越来越认识到血小板在形成抗微生物宿主防御的适应性免疫方面所起的作用。例如,Elzey 等人证明,血小板通过 CD40/CD40L 促进 T/B 细胞相互作用,从而产生抗体[283]。同样,血小板来源的可溶性 CD40L(CD154)通过激活 CD40+细胞诱导细胞因子、趋化因子和脂类介质[284]。反过来,这些细胞因子增强了中性粒细胞抵抗革兰氏阳性和革兰氏阴性细菌的功能[285]。这些发现证实了 Henn 等人的最初研究,该研究表明,血小板 CD40L 表达调控内皮细胞在介导血管宿主防御中的反应[285]。血小板可在 MHC 环境中表达抗原,扩大其对宿主防御中 T 细胞和 B 细胞反应的影响[286]。相反,Ki 等人[287]表明血小板下调 CD80、CD83 和 CD86,从而在病毒感染环境中调节 T 细胞反应。Elzey 等人[288]发现血小板表达的 CD40L 开启 T 细胞对单核细胞增多李斯特菌的防御作用。类似的,Iannacone 等人也证明血小板数量或质量的缺陷会对 CD8+T 淋巴细胞的成熟产生负面影响,并损害 CD8+T 细胞的迁移,而这两者对于病毒感染的最佳防御[289]和病毒库的消除都是必不可少的[290]。此外,Henn 和他的同事发现 CD40L 在活化的血小板上诱导内皮细胞的炎症反应[291]。此外,De Paoli 等人最近发现血小板胞外囊泡(platelet extracellular vesiculosomes,PEV)增强了血小板的抗原呈递功能和与微生物的相互作用,从而延长了血小板的抗菌作用[291]。这些相关的进展已在最近的综述中做了详细的说明[1-3,292]。

血小板增强白细胞的抗菌功能

血小板通过与白细胞的直接和间接相互作用,促进宿主抗菌防御。例如,活化血小板对单核细胞和中性粒细胞的趋化作用,包括 kinocidin、PAF、PDGF 和类花生酸(如 12-HETE)[293-300]。皮下注射 CXCL4 或 PDGF 可促进实验动物模型中的中性粒细胞快速浸润[301],静脉注射 PAF 可在细支气管周围组织中产生嗜酸性粒细胞浸润[302,303]。凝血酶激活的血小板能与人单核细胞和中性粒细胞紧密结合,而未激活的血小板则不能[303]。这种相互作用的首要机制可归因于受体介导的血小板反应蛋白从血小板表面释放、恢复的亲和力[302,303]。然而,血小板与中性粒细胞和单核细胞相互作用的主要机制是通过血小板表面 P-选择素(CD62)结合到对应受体——PSGL-1、GP Ⅰ b-Ⅸ-Ⅴ 和整

合素 αⅡbβ3 受体使得白细胞黏附于组织[303,304]。

如上所述,血小板的微生物模式识别对白细胞的先天机制似乎也很重要。TLR2 介导的信号转导诱导血小板表面 CD62P(P-选择素)的表达和 GPⅡb-Ⅲa(整合素 αⅡbβ3)。这些表面分子通过 CD11b/CD18 和 CD41/CD61 促进血小板-中性粒细胞的相互作用[305]。其次,血小板-中性粒细胞复合物促进微生物病原体的吞噬作用[306]。血小板脱颗粒可促进这一过程[307]。Yeaman 等人的研究表明,CXCL4 kinocidin 或其合成同源物的抗菌结构域的再修饰可使中性粒细胞吞噬作用、细胞内杀伤病原体增强(见下文)[308]。最近出现了血小板中性粒细胞宿主防御相互作用的另一个新作用。Clark 等人报道 TLR4 结扎诱导血小板-中性粒细胞黏附,促进中性粒细胞细胞胞外诱捕网(neutrophil extracellular traps, NET)的产生[309]。NET 诱捕病原体,使它们暴露在高水平的抗菌肽中。反过来,从活化的白细胞中释放出来的分子会激活血小板。例如,由白细胞产生的氧代谢物、髓过氧化物酶和卤化物可能促进血小板快速脱颗粒[6,310]。同样,白细胞来源的 PAF 诱发血小板进行形状变化,表达诱导受体(例如活化的整合素 αⅡbβ3)并组织分泌颗粒[6,17]。中性粒细胞白三烯 C4、D4 或 E4 单独或联合肾上腺素或凝血酶可增强血小板聚集和脱颗粒[311]。反过来,暴露在细菌成分下的单核细胞会产生组织因子,引发凝血酶产生和随后的血小板活化[59-61,312]会促使 kinocidin 释放,从而进行直接的抗菌和趋化活动[29,30,195,200,201,225]。因此,白细胞和血小板之间的相互作用增强了这些细胞在抗菌宿主防御中的协同作用。

白细胞的抗菌机制被增强,以对抗暴露于 kinocidin 的生物[29,30]。Mandell 和 Hook[113] 表明活化的血小板促进小鼠腹腔巨噬细胞吞噬沙门菌。CXCL4 增强了中性粒细胞在体外的杀真菌活性[313],血小板致密颗粒中的 5-羟色胺在体外增强了中性粒细胞对受损血管内皮细胞的黏附[314],血栓素 A₂ 增强了中性粒细胞的黏附性和吞噬作用[315]。单核细胞来源的 IL-6 诱导体外血小板和白细胞对曼氏血吸虫幼虫的杀灭作用[26]。最近 Gouwy 等报道了 kinocidin CXCL4 使单核细胞极化到促炎状态,但与 M1 表型不同的是吞噬能力增强[316]。其他研究人员也发现 CXCL4 参与血小板介导的炎症,有助于细胞介导的宿主防御[317,318]。Christin 等[177] 证明血小板和中性粒细胞在体外协同作用,破坏和杀死曲霉菌。Ali 等人[319] 最近的研究证实,血小板通过巨噬细胞的增强直接发挥显著的抗葡萄球菌活性。

血小板 kinocidin 除了具有直接的杀菌活性外,还能直接和间接地增强白细胞的活性[29,200,203-206]。像 CXCL4 一样,CXCL8 可以快速定位感染部位。Cocchi 等[320] 证明血小板激肽 CXCL5 通过直接抗病毒作用或调节 T 细胞功能抑制 HIV 增殖或其发病机制。Palankar 等人发现 CXCL4 配合白细胞 FcγRⅡ受体促进抗菌宿主防御[321]。de Stoppelaar 等研究表明,P-选择素介导的血小板内皮细胞相互作用对于宿主防御肺炎克雷伯菌引起的脓毒症是必要的[322]。血小板 kinocidin 也属于内分泌家族的趋化因子,被称为警报素[323]。因此,kinocidin 通过连接分子和细胞免疫在感染部位直接抑制病原体,以及通过间接招募和增强白细胞的抗菌机制。

血小板体外宿主防御作用的相关研究

由于血小板对微生物信号和损伤组织的快速反应,血小板在感染附近积累。因此,血小板是感染病灶的重要组成部分,如组织创伤、脓肿、感染性心内膜炎赘生物和其他部位。Dhawan 等[324-326] 比较了万古霉素对 kinocidin 体外敏感性不同的金黄色葡萄球菌菌株所致的实验性感染性心内膜炎的预防和治疗效果。与对照组相比,万古霉素治疗(一种缓慢的杀菌剂)降低了易感染 CXCL4 但不耐药的金黄色葡萄球菌的细菌密度。重要的是,菌株黏附血小板-纤维蛋白基质的能力和从血液中清除血小板-纤维蛋白基质的能力没有差异。

其他研究也强烈暗示 kinocidin 对宿主抵御人类侵入性感染至关重要。例如,一个以感染性心内膜炎或血管导管感染患者为重点的医疗中心分离出的金黄色葡萄球菌,与软组织脓肿相关菌血症的金黄色葡萄球菌相比,在体外对低水平 CXCL4 的敏感性较低[327]。随后的研究发现,耐甲氧西林金黄色葡萄球菌(methicillin-resistant S. aureus, MRSA)的附加基因调节因子(agr)功能紊乱,CXCL4 敏感性降低,比缺乏这些表型的 MRSA 菌株更容易导致菌血症反复复发[328]。Sakoulas 等[261] 表明,暴露于 agr 缺陷菌株的万古霉素可产生与缺陷裂解有关的表型,通过 CXCL4 减少体外杀伤。然而,萘夫西林增强了 CXCL4 同源基因和其他 HDP 对 MRSA 的体内外药效[329]。这组研究还表明氨苄西林增强了天然或合成的 kinocidin 肽对肠球菌菌株的抑制作用[330]。

Wu 和同事研究了血小板 kinocidin CXCL4 对体外葡萄球菌的敏感性与临床的来源体内细菌分离株之间的关系[331]。对金黄色葡萄球菌和表皮葡萄球菌的分离株,他们观察到感染性心内膜炎来源与体外敏感性降低之间存在显著的相关性。类似的观察表明,沙门菌降低了对防御素(中性粒细胞中的抗菌肽)的敏感性,并增强了毒性[332,333]。在相关研究中,Fowler 等人[327] 研究了从前瞻性研究的感染性心内膜炎患者中分离出的金黄色葡萄球菌体外 CXCL4 易感性表型。在多因素分析中,金黄色葡萄球菌合并血管内装置感染明显更有可能由耐 CXCL4 株引起。在金黄色葡萄球菌分离株的研究中,体外 CXCL4 敏感性表型与感染性心内膜炎的严重程度之间没有相关性[327]。

一些病原体在体外能够抵抗亚致死、非生理浓度的 kinocidin,这有助于理解这些血小板分子作用机制的重要性。如膜的流动性、膜磷脂酰甘油的赖氨酸化和其他细胞膜的理化特性等对 kinocidin 效力的影响[334,335]。金黄色葡萄球菌的 mprF 基因具有磷脂赖氨酸化、增加净阳离子电荷和降低对许多抗菌肽的敏感性[336]。然而,tagO 基因(控制细胞壁磷壁酸合成)的缺失似乎并不影响对 kinocidin 的敏感性。这些结果表明,单凭阳离子电荷不能解释 kinocidin 对金黄色葡萄球菌细胞外表面的亲和力。Mukhopadhyay 等[335] 观察到细胞膜中赖氨酸-磷脂酰甘油的不对称降低了金黄色葡萄球菌对血小板 kinocidin 的体外敏感性。有缺陷的自溶也揭示了细胞膜和细胞壁在 PMP、kinocidin 或其他抗菌肽对金黄色葡萄球菌作用中的关系[203,337]。

血小板对体内抗菌宿主防御起着不可或缺的作用

多项研究证实了血小板在体内抗微生物宿主防御中的作用。特别重要的是,最近的一项研究利用血小板条件性基因敲除模型证实了血小板在抗金黄色葡萄球菌菌血症中的重要性。在该研究中,Wuescher 和他的同事[338] 使用了一个 Cre 切除系统,其中白喉毒素只在 CXCL4 阳性细胞(巨核细胞和血小板)中表达。在 6 天的全身白喉毒素给药后,血小板在血液中检测不到,而所有其他细胞类型和分子标志物均正常。与对照组相比,血小板缺失的小鼠死亡率明显更高,肾脏中金黄色葡萄球菌的菌落形成负荷更高,血液中与感染性休克相关的细胞因子水平更高。Raque 等人[339] 发现血小板在抵抗大肠杆菌中具有类似的重要作用,以及大肠杆菌脓毒症如何破坏血小板反应。此外,在一个小鼠模型中,血小板减少现已被证明削弱了对铜绿假单胞菌肺部感染的宿主防御能力[340]。

血小板在宿主对链球菌所有种属的抗菌防御中所起的作用也通过互补法得以在体内证实。例如,Sullam 等人[341] 使用了一种临床分离的草绿色链球菌,这种链球菌对 kinocidin 的敏感性降低,从而在血小板计数正常或严格筛选的血小板减少的家兔中诱导感染性心内膜炎。与血小板计数正常的赘生物相比,血小板减少与赘生物中链球菌密度显著增高有关。其他研究进一步强调了血小板在宿主抵抗链球菌方面的作用[342]。这些动物的白细胞数量、质量或补体活性均无差异。Dankert 和他的同事证实了血小板在宿主防御感染性心内膜炎中具有活性[343,344]。

与革兰氏阳性细菌类似,Mavrommatis 等人[345] 的研究揭示了血小板反应保护人体免受革兰氏阴性细菌感染的多种方式。首先,非复杂性脓毒症与血中纤维蛋白肽 A 和 CXCL4 水平升高有关,这是活化血小板释放的两种 HDP。血浆中这些分子水平的升高与血小板数量的减少有暂时关系,这表明活化血小板在脱颗粒后被清除。然而,在严重脓毒症,尤其是脓毒症休克,血小板数量和脱颗粒均减少。这些结果表明,在严重的脓毒症中,血小板对微生物挑战的反应可能被击溃或出现功能障碍。

大量证据也支持 kinocidin 在体内参与血小板抗真菌机制的观点。例如,Yeaman 等[346] 证明血小板 kinocidin 敏感性对感染性心内膜炎兔模型中白色念珠菌感染的建立和发展具有负向影响。除了感染性心内膜炎,与对 kinocidin 耐药的白色白念珠菌相比,kinocidin 敏感的白色念珠菌减少了脾脏散播。同样,研究表明 PMP 和 kinocidin 可能在体内增强氟康唑的抗真菌活性。这些结果表明,kinocidin 抑制了金黄色葡萄球菌株在感染性心内膜炎实验中的赘生物生长、增殖和血行散播。血小板与毒素或其他毒力因子结合的改变或细化也可能导致金黄色葡萄球菌毒力的差异[347-350]。

最后,最近研究支持血小板在机体对抗疟疾和其他原虫具有重要作用(参见第 28 章)。McMorran 等人[351] 发表的开创性论文表明,血小板通过红细胞上的达菲抗原受体(Duffy antigen receptor,Fy)与血小板 CXCL4 接触,通过一种机制限制恶性疟原虫的红细胞内生长。Wassmer 和 Grau 最近综述了血小板作

为脑疟疾免疫效应因子的作用[352]。同样,Aggrey 报道血小板介导的补体激活在实验性小鼠模型中对宿主防御脑疟疾至关重要[353]。此外,血小板在体内、离体和体外都具有直接的抗血吸虫作用,并在大鼠模型中对血吸虫病具有保护作用[354]。

血小板还发挥着重要的功能,协调组织重塑、伤口愈合和皮肤修复,以减轻或预防感染(见第 65 章)。例如,血小板释放多种生长因子,包括 PDGF 和 TGF-β,在组织修复和重构过程中再生细胞外基质。从血小板中释放出来的其他重要生长因子包括 FGF、IGF-1、P-DEGF 和 VEGF[1-3]。这些因子在组织修复和重构中的作用越来越受到认可,两者均为脓肿消退和伤口愈合不可或缺的因素。

某些病原体可能破坏血小板宿主的防御

随着它们在抗菌宿主防御中的作用得到稳固确立,最近的研究已经开始关注病原体在感染的发生发展过程中如何避免或破坏血小板的免疫功能。由于其在感染部位大量聚集,早期数据得到解释,表明血小板促进了感染的开始或演化[39-42]。然而,正如许多微生物适应的例子,在感染的发病机制中,毒性病原体通过免疫破坏获得适应性优势[327,331]。例如,Dhawan 等[324-326]、Fowler 等[327,328] 和 Xiong 等[256] 提到发病机制、实验性和人体葡萄球菌感染性心内膜炎与这一过程有关。同样,Fields 等[332] 和 Groisman 等[333] 等人在实验动物模型中率先表明,中性粒细胞对抗菌防御素的耐药性与毒性增强有关。

草绿色链球菌的例子阐述了一种血小板利用微生物的策略。血链球菌可能是通过对止血重要的胶原结构域的分子进行模拟,在体外聚集血小板[342]。野生血链球菌接种实验动物后,迅速引起急性高血压、心电图异常和儿茶酚胺失调。这些效应与血小板减少和肺中[111] 铟标记血小板的积聚有关。相反,不能诱导血小板聚集的血凝血链球菌则未能引起这些效应。

McDonald 等人最近研究表明,过于丰富的血小板反应如何在脓毒症中被破坏或适应失调,导致广泛聚集和管腔内血栓形成[355]。在这种情况下,血小板聚集也催化 NET 的形成,导致 DIC。DNA 酶输注或脱亚胺酶缺乏可减少 DIC 对脓毒症的不良影响。同样,Nguyen 等人报道金黄色葡萄球菌蛋白 A 利用血小板 gC1qR/p33 受体,通过特定的结构必要条件来结合 gC1qR[282]。实验采用截断 gC1q 受体突变体(缺乏残基 74~95)使得蛋白质结合域位于 gC1q 受体的氨基端 α-螺旋之上,该受体包含 C1q 球状头部的结合位点。这些数据表明血小板 gC1q 受体可能被金黄色葡萄球菌用于结合或超聚合。

其他研究揭示了病原体是如何演化出复杂的机制来避免或破坏血小板的免疫功能。例如,Powers 等人最近表明金黄色葡萄球菌 α-毒素(别名,α-溶血素)可以干扰血小板的宿主防御的作用[356]。这种干扰的机制包括血小板活化的干扰和 ADAM10 功能的改变。同样,鼠伤寒沙门菌可能通过上调平足蛋白、通过血小板 CLEC-2 表达持续诱导肝血小板血栓形成破坏宿主防御[357]。Hottz 等[358] 报道,登革病毒诱发树突状细胞特异的细胞间黏附分子 3-劫持非整合素(Dendritic Cell-Specific Intercellular adhesion molecule-3-Grabbing Non-integrin,DC-SIGN,即 CD209)介导的机制触发血小板的程序性细胞死亡反

应,削弱血小板的抗菌功能。Gramaglia 等人最近的研究将 CD40+血小板过继转移到 CD40 敲除小鼠模型中,表明在该模型中血小板可以促进某些疟原虫的发病机制[359]。最后,Wassmer 和 Grau 综述了所有种类的疟原虫如何能够破坏血小板的抗菌作用,从而获得毒性优势[352]。

血小板数量或功能与感染风险的相关性

除了止血异常外,还有许多证据支持非典型的血小板数量或质量可能影响感染风险的观点。本文认为有三种异常的血小板形态:①血小板数量不足或血小板减少症;②数量增多或血小板增多症;③血小板功能不足(包括血小板无力症)。每种情况都可能影响宿主对感染的防御,在以下讨论中作出简要比较。

血小板减少症。 现已证明人类无中性粒细胞减少的血小板减少症对细胞毒性癌症化疗患者以及大叶性肺炎和其他感染患者恶化的发病率和死亡率是一个重要的独立预测因子[359-361]。在实验性心内膜炎模型中使用抗血小板药物能显著增加某些实验动物模型的菌血症水平和死亡率[362-364]。Chang 等人[365]发现血小板减少症是感染相关发病率和死亡率的一个重要且独立的预测因子。血小板最低点计数≤$30×10^9$/L 的患者中,近一半(43%)在移植后 30 天内发生严重感染,而血小板最低点计数超过此阈值的患者中,仅有 17%($P=0.04$)发生严重感染。同样,在血小板计数低于 $30×10^9$/L 的患者中,真菌感染发生率为 14%,而血小板计数高于 $30×10^9$/L 的患者中,真菌感染发生率为 0%($P=0.06$)。同样,Kirkpatrick 等人[361]的研究表明,血小板减少症是肺炎球菌性脑膜炎死亡率的一个重要的独立预测因子。血小板减少(<$50×10^9$/L)对于侵入性细菌感染的>12%的儿童也是唯一可检测的风险因素[365]。Yoshida 等人表明,在广泛的医疗环境中,血小板减少症是严重菌血症的独立预测因子[366]。Bhat 等人证明,在重症监护病房出生的低体重新生儿菌血症或真菌血症病例中,有 71%出现血小板减少症[367]。因此,从多个角度看,适当的血小板数是连接先天免疫、适应性免疫的最佳分子和细胞宿主防御功能的关键[368-372]。

血小板增多症。 血小板增多也是血小板对感染的一个关键反应。例如 Kubota 等人的研究表明,在呼吸道病毒感染的早期,有 82.8%的患者存在血小板增多[373]。此外,在一项关于成人血小板增多症的发生率和病因的研究中,感染是引起血小板增多症的最常见原因[374]。类似于感染时的中性粒细胞减少,这一概念与宿主防御中血小板对感染作出反应的事实相一致。然而,和中性粒细胞一样,大量的血小板反应可能对宿主的整体防御不利。例如,Mirsaeidi 等发现,虽然血小板减少和血小板增多都是发病率和死亡率的重要预测因子,但住院治疗时的血小板增多症预后更差[375]。有趣的是,对儿童肺炎支原体感染[376]、成人艰难梭菌感染[377]的研究显示,血小板增多症可能与宿主对这些病原体的防御有特殊关系。

血小板功能不全(血小板无力症)。 血小板质量缺陷也可能使得机体易受感染。缺乏对特定刺激反应的血小板被认为血小板功能不全。血小板质量障碍可由多种原因引起,包括造血功能异常、骨髓增生性疾病或后天因素,包括烧伤、感染、过敏、化疗等。遗传病影响正常血小板功能,包括 Bernard-Soulier 综合征(因 GP I b 异常表达 VWF 受体而血小板黏附缺

陷[378])、Wiskott-Aldrich 综合征(与自免疫有关的血小板功能障碍[379])、May-Hegglin 异常(编码非肌源性肌球蛋白重链 II A 的 MYH9 基因突变[380])、血小板贮存池疾病如灰色血小板综合征(α-颗粒内容物缺乏[381])和 Hermansky-Pudlak 综合征(血小板颗粒缺陷[381,382])(见第 48 章)。这些疾病中有许多较为复杂,除了影响血小板功能外,还会影响宿主的防御机制。

Sun 等人发现凝血酶生成、纤维蛋白原或 V 因子生成不足会增加 A 族链球菌感染的易感性[383]。相关研究强调了抗血小板治疗可能如何影响血小板对感染的宿主防御[384]。例如,Nicolau 和同事们发现,预防性服用阿司匹林可以降低兔模型中金黄色葡萄球菌感染性心内膜炎的程度[385]。表面上,这些结果可解释为金黄色葡萄球菌在血管内感染中利用血小板功能。然而,Kupferwasser 等人[386]的研究揭示了相反的效果。乙酰水杨酸(acetylsalicylic acid,ASA)对金黄色葡萄球菌具有直接的抗菌作用[386]。在这些研究中,与未治疗对照组相比,ASA [8mg/(kg·d)]显著降低了赘生物质量、大小和肾金黄色葡萄球菌密度以及肾血栓病变。金黄色葡萄球菌对无菌赘生物、悬浮血小板、纤维蛋白基质或纤维蛋白-血小板基质的黏附也在细菌接触水杨酸盐后显著降低。

临床研究还表明,抑制血小板黏附和促凝功能的治疗——不损害其宿主防御反应——有利于抗菌疗效。例如,在对金黄色葡萄球菌心内膜炎患者的前瞻性队列研究中,阿司匹林降低了心脏瓣膜置换术和并发症发生率[387,388]。有趣的是,阿司匹林的这些抗菌作用仅针对金黄色葡萄球菌,对链球菌性心内膜炎患者无益。这些发现与 Park 等人的发现一致,他们首先证实阿司匹林和类似物双氟尼沙能显著降低金黄色葡萄球菌 RNA III 介导的外毒素和外蛋白酶的表达[389]。因此,这类药物可能阻碍金黄色葡萄球菌黏附血小板的能力,但不妨碍血小板的抗菌反应[390,391]。总之,阿司匹林等抗血小板药物至少有可能阻碍血小板在宿主防御疟疾方面的某些功能。

概览

目前认为血小板在宿主防御感染方面起着关键和多方面的作用(图 29.7)。血小板通过模式识别受体检测感染和病原体的信号,并对促进快速、协调和有效的先天免疫和适应性免疫作出反应,这一作用不可或缺。直接的抗菌作用与血小板释放的 HDP(如 kinocidin),以及先天免疫机制(如白细胞招募、捕获和清除病原体)的增强相对应。血小板在宿主防御中的间接作用包括通过与淋巴细胞和细胞因子的相互作用协调适应性免疫,这有助于形成持久的保护性免疫。对这种血小板作用的认识正在迅速扩展[1-3,392-402]。也有证据表明某些病原体通过高度适应的机制破坏血小板宿主防御。

未来的研究将越来越多地关注血小板与先天免疫反应和适应性免疫反应之间的关系。使用越来越具体的血小板抑制剂(例如生物制剂、单克隆抗体治疗)和分离血小板功能或其产品的实验模型进行的研究,应该为血小板在人类感染中的功能提供重要的新见解。这些研究结果可能揭示重要的新治疗策略或目标,以造福人类感染预后。例如,kinocidin 同源物作为一种新型抗感染药物目前正处于临床前开发阶段,可通过调控细胞死亡的新机制对抗多重耐药病原体。

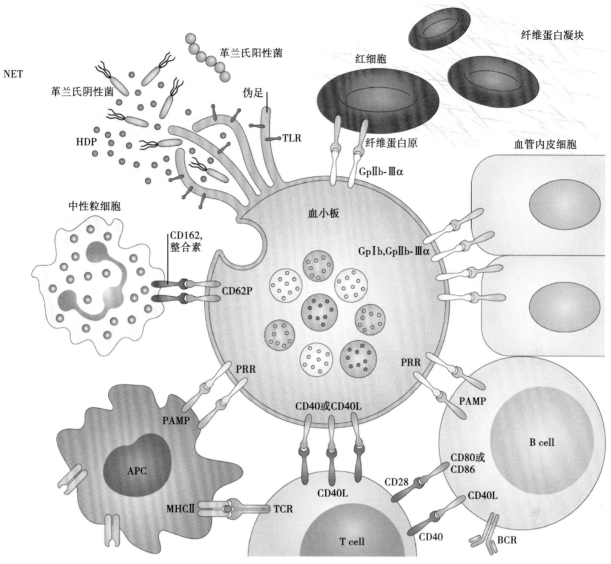

图 29.7　血小板在宿主免疫的交叉点。血小板是宿主防御的关键细胞,在先天免疫和适应性免疫的连接中发挥作用。血小板具有多样化的传感器,可快速检测宿主组织损伤和微生物病原体。感染有关的刺激激活血小板,引起血小板从盘状细胞迅速转变为阿米巴样细胞,具有延伸的伪足,从表面上增加表面积,促进与病原体或受感染组织的相互作用。活化的血小板同时游走至感染部位,与病原体结合并释放宿主防御肽(HDP),如 kinocidin。这些肽对病原体具有快速而有效的抗菌作用,而 kinocidin 如 CXC 配体 4(CXCL4)和 CXCL8 等能将中性粒细胞招募至感染部位,并促进调理吞噬作用和细胞内杀灭病原体。此外,血小板诱导中性粒细胞精心设计中性粒细胞胞外捕网(NET),在富含 HDP 的 DNA-基质中诱捕病原体。在适应性免疫中,血小板通过抗原呈递细胞(APC),包括树突状细胞和单核细胞,促进病原体的加工处理和有效的免疫信号传递。APC 通过 CD40-CD40 配体(CD40L)等共信号子程序,通过特异性细胞因子的加工,呈递抗原并协调 T 细胞的极化。CD4+和 CD8+T 细胞的宿主防御作用均受血小板的影响。与此同时,CD4+细胞与同源 B 细胞相互作用,使抗体的扩增和亲和力成熟,从而产生对特定病原体有效的抗体,因而进一步增强宿主对感染的防御能力。除了这些作用,血小板还能感知来自受损或被感染的宿主组织的刺激,并催化血小板-纤维蛋白凝块,而血小板-纤维蛋白凝块是止血的关键。因此,血小板有明确的连接宿主防御抗菌和止血的功能。BCR,B 细胞受体;MHC Ⅱ,主要组织相容性复合体 Ⅱ 类;PAMP,病原体相关分子模式;PRR,模式识别受体;TCR,T 细胞受体;TLR,Toll 样受体(Reprinted with permission from Nature Reviews Microbiology(2014).[1])

总结

　　血小板是一种独特的多功能宿主防御细胞,其典型特征表明其在宿主抗菌防御中的作用。血小板除了在调节止血、组织黏附性、血管通透性、伤口愈合和组织再生方面发挥作用外,还能迅速识别病原体,并通过多种机制作出反应,包括:①迅速流动至组织创伤或微生物感染处;②作为最早和最主要的细胞,在微生物定植点蓄积;③通过模式识别受体识别微生物信号;④直接和间接地与微生物病原体相互作用,促进病原体从血液中清除,并限制血源性传播;⑤病毒、细菌、真菌和原虫病原体在体内和体外被活化的血小板结合、破坏或杀死;⑥在微生物病原体存在下促进补体结合,⑦在受感染时,微生物病原体或宿主血小板刺激激活后释放一系列 HDP(例如 kinocidin);⑧产生有助于其抗菌活性的活性氧;⑨增强白细胞的抗菌功能;⑩与淋巴细胞的相互作用,以促进淋巴细胞识别微生物病原体并对其作出适应性反应;⑪血小板数量和质量不足会增加某些感染的易感性和严重程度。因此,血小板在宿主抗菌防御中起着关键和多功能的作用。

致谢

作者衷心感谢同事以及学者们通过他们的见解和努力为

本章节作出的贡献。本工作得到美国国立卫生研究院给予 M. R. Y. 的 R33-AI-111661、U01-AI-124319 基金的部分支持。

(何林燕 译,朱力 校)

扫描二维码访问参考文献

第 30 章 血小板在肿瘤生长、转移与免疫逃逸中的作用

Zihai Li, *Brian Riesenberg*, *Alessandra Metelli*, *Anqi Li and Bill X. Wu*

引言

血小板与凝血系统一起,在正常止血功能中发挥关键作用。最近,有越来越多的证据表明血小板可以促进肿瘤生成[1]。这方面最早的发现是注意到机体高凝状态与恶性肿瘤之间的联系,即所谓的"恶性肿瘤低钙束臂征"(Trousseau sign)[2]。临床流行病学研究也反复表明血小板增多症与肿瘤预后不良之间存在很强的关联性[3,4]。应用遗传工具制备血小板缺陷小鼠和后构建可移植肿瘤模型的手段,直接证实了血小板可以促进肿瘤生长与转移[5,6]。虽然血小板促进肿瘤的机制很复杂,但其中最重要的是两种互相作用:血小板-肿瘤[7,8]及血小板-免疫细胞相互作用[9-12]。血小板的耐受作用可以被肿瘤细胞劫持、从而使得肿瘤细胞逃避免疫系统攻击。利用这些理论,可以通过抗血小板药物而增强抗肿瘤免疫治疗效果。但基于血小板的方法尚未在临床肿瘤诊断、治疗、预后等临床实

践方面广为接受;因此,迫切需要就血小板在肿瘤生成中的作用机制以及靶向血小板的肿瘤免疫治疗策略进行更广泛、深入的探讨。

血小板增多症与癌症

早在 1860 年代,临床上观察到血液系统方面的疾病(比如移动性深静脉血栓)常常与恶性肿瘤共同发生[13]。此后,人们发现在大约 40% 的原发胃肠肿瘤、肺癌、乳腺癌或卵巢癌患者中,其外周血中血小板数量超过 $400 \times 10^9/L$[14]。而且,血小板增多症与肿瘤患者整体存活预后不良存在密切关系,特别是在各种恶性肿瘤中,血小板与淋巴细胞比(platelet-to-lymphocyte ratio,PLR)与预后存在负相关[15-19]。如后文所述,越来越多证据表明血小板通过多种机制促进肿瘤的发展,比如促进血管生成(第 24 章)、肿瘤转移[20]、免疫抑制[9]。

血小板增多症与癌症预后不良

临床上多种病理状态都伴随着血小板数量的异常,或增多(即血小板增多症)或减少(血小板减少症)[21]。在食管癌中,肿瘤体积大、位置深并伴有淋巴结转移或远处转移的晚期癌症患者,其血小板数量显著上升。此时的血小板增多症,与血清 C 反应蛋白水平上升明确相关,后者是公认的炎症反应标志之一。应用多因素分析,考虑到肿瘤体积和 TNM(即肿瘤、淋巴结和转移)状态,发现血小板数量增加是食管癌中一个高度显著、独立且预后不良的因素[22]。在头颈鳞状细胞癌患者中,也发现类似的血小板数量与患者存活率之间的关系。在初诊时将患者根据血小板数量分为五组,发生血小板增多症的患者,或者血小板数量较高但仍在正常范围($315 \sim 399 \times 10^9/L$)的患者,其死亡率显著高于血小板数量位于中等和偏少范围的患者[3]。有意义的是,在诊断后应用抗血小板药物处理的患者中,其死亡率较未进行抗血小板治疗者明显降低。在结直肠癌患者中,术前血小板数量上升者,其死亡率以及术中发现远处转移病灶的比例较血小板数量正常组明显上升[18]。此外,结直肠癌术后血小板增多症的患者,有显著的预后不良[23]。因此,无论术前或术后,若存在血小板数量上升,都是结直肠癌预后不良的指征。除此之外,血小板增多症还与卵巢癌[4]和其他几种实体肿瘤(表 30.1)的恶性程度高和存活期缩短密切相关,提示血小板与肿瘤的这种相关性绝非偶然。

表 30.1　血小板增多症与肿瘤患者总体生存率低的相关性

肿瘤类型及病例数	阈值 (×10⁹/L)	发生病例数(比例)	研究类型	生存结果(血小板增多症与正常组相比)	文献
结直肠癌					
1 513	400	153(10.1%)	回顾性研究	OS:HR,1.66($P=2.6\times10^{-6}$,mva)	18
336	400	45(13.4%)	回顾性研究	OS:HR,2.2($P<0.001$,mva)	23
卵巢癌					
619	450	192(31.0%)	回顾性研究	OS:HR,1.87($P<0.001$,mva)	4
578	450	129(22.3%)	回顾性研究	DFS:HR,1.38($P<0.02$,mva) OS:HR,1.45($P<0.003$,mva)	24
非小细胞肺癌					
199	400	15(7.5%)	回顾性研究	DFS:HR,2.61($P<0.007$,uva) OS:HR 2.93($P<0.005$,uva) DFS:HR,2.47($P<0.012$,mva) OS:HR,2.98($P<0.005$,mva)	25
234	300	20(8.5%)	回顾性研究	DFS:HR,5.314($P<0.001$) OS:HR,3.139($P<0.004$)	26
胃癌					
1 593	400	102(6.4%)	回顾性研究	OS:$P=0.043$,uva	27
宫颈癌					
643	400	109(17.0%)	回顾性研究	OS:HR,1.65($P=0.039\,5$,mva)	28
膀胱癌					
906	400	63(7.0%)	回顾性研究	OS:RR,1.64($P=0.05$,mva)	29
肾细胞癌					
8 735	Vary	1 059(12.1%)	Meta 分析	OS:RR,1.61($P<0.001$,mva)	30
959	Vary	204(21.3%)	数据库分析	OS:HR,1.60($P<0.000\,1$,mva)	31
头颈鳞状细胞癌					
1 051	400	75(7.1%)	回顾性研究	OS:HR,2.37($P<0.000\,1$,mva)	3
胶质母细胞瘤					
153	400	29(19.0%)	回顾性研究	OS:HR,1.597($P<0.000\,1$,uva)	32
直肠癌					
314	370	69(22.0%)	回顾性研究	DFS:$P=0.037$ OS:$P=0.001$	33
胰腺癌					
199	300	33(16.6%)	回顾性研究	PFS:HR,1,73($P=0.03$,mva) OS:HR,2.22($P=0.012$,mva)	34
妇科肿瘤					
3 490	400	709(20.3%)	Meta 分析	OS:RR,1.62($P<0.000\,1$,mva)	35

DFS,无病生存;HR,风险率;mva,多因素分析;OS,总体生存;PFS,无进展存活;RR,危险系数;uva,单因素分析。

副肿瘤性血小板增多症

在正常造血系统中，血小板产生的主要刺激因子是肝脏产生的促血小板生成素（thrombopoietin，TPO）[36]。有些临床疾病，比如慢性炎症或感染，导致 TPO 水平异常升高，引起血小板功能失常。其他一些细胞因子，比如白介素 6（interleukin-6，IL-6），也在诸多恶性肿瘤中以自分泌方式产生。IL-6 可诱导肝脏 TPO mRNA 和蛋白表达，且 TPO 中和抗体可以消除肿瘤引起的血小板增多症[37]。重要的是，血清中 IL-6 水平升高与血小板数量相关，抗 IL-6 抗体同样可以消除肿瘤患者的血小板增多症[4,37,38]。

临床上虽然能观察到肿瘤患者的血小板数量增加，但其潜在机制仍然是未解之谜。目前学者们仍旧对于血小板增多症仅仅是癌症的副作用，还是肿瘤发生机制的一部分，一直未有定论。Stone 及其同事联合应用临床数据和小鼠肿瘤模型对此进行了详尽研究[4]。在一组卵巢上皮细胞癌患者中，在血小板数量和血清 IL-6 及 TPO 水平之间存在直接的关联。具体而言，临床上存在血小板增多症的患者，其血清中 IL-6 和 TPO 水平显著升高。将人卵巢上皮细胞癌细胞接种至免疫缺陷小鼠，则小鼠血清中出现高水平的人类 IL-6，但小鼠 IL-6 水平并未改变。同时，全身 IL-6 水平上升也导致肿瘤小鼠肝脏中 TPO mRNA 水平显著升高。但如果应用条件性基因敲除技术敲除 IL-6 受体从而阻断小鼠肝脏内 IL-6 的信号通路，则肿瘤小鼠不再发生血小板增多症，且血清中 TPO 水平也较野生型瘤鼠显著降低。通过对一系列人类上皮性卵巢患者实验的评估，发现血浆

IL-6 水平与肿瘤中 IL-6 的产生以及系统和活体中 TPO 水平密切相关[4]。

Stone 团队随后探讨了卵巢癌时的肿瘤源性血小板增多症的生物学意义。同样是在异种移植肿瘤模型中，作者发现应用抗体介导的细胞消除方法将小鼠血小板数量降低一半，结果发现肿瘤生长也降低约 50%[4]。在此模型中，与肿瘤生长减慢相关的因素包括肿瘤内凝血性坏死、肿瘤细胞与血管内皮细胞凋亡增加、肿瘤细胞增殖减慢、微血管密度下降。同时，血小板还能从血管中迁出至血管周围间隙，从而导致血小板-肿瘤细胞互作增加。在体外系统中，将卵巢癌细胞与血小板共培养可诱导癌细胞增殖与迁移。这一系列证据确定地显示出血小板增多症不只是肿瘤的一种副作用，而且是一种促进肿瘤生长的因素。故此，血小板与癌细胞之间的关系是互联的。简言之，随着肿瘤生长，它们可促进血小板的产生，而后者又可归巢至肿瘤局部、增强肿瘤生长，从而形成一个正向反馈环路。对该环路的深入探究可能为肿瘤治疗提供新的靶点。

血小板在肿瘤发生中的作用

血小板-癌症环路

如上所述，血小板可与肿瘤细胞形成一个环路，即肿瘤细胞来源的因子可增强血小板的产生，并反而促进肿瘤的生长。从功能学的角度看，血小板主要是通过其活化与聚集的过程来调节其作用的。血小板活化后，释放出其 α 颗粒和致密颗粒，

表 30.2　血小板来源的分子对肿瘤形成的影响

血小板分子	促癌效应	文献
凝血酶	促进转移、TCIPA、肿瘤生长、血管生成	42,43
二磷酸腺苷	促进转移、TCIPA、肿瘤生长、血管生成	42,44
蛋白酶激活受体	促进转移、TCIPA	45
血栓素₂	促进 TCIPA	46
IGF-1	促进转移、肿瘤生长	47-49
血管内皮生长因子	促进转移、肿瘤生长、血管生成	50
转化生长因子 β	促进转移、肿瘤生长	51,52
表皮生长因子	促进肿瘤生长、血管生成	53,54
血小板来源的生长因子	促进肿瘤生长、血管生成	53
gp96	抑制抗肿瘤 T 细胞效应	9
GARP	促进 TGF-β 产生，抑制抗肿瘤免疫	9
GPⅥ	促进转移	55
P-选择素	促进肿瘤生长、转移	56,57
GPⅠbα	促进转移	58~60
GPⅡbⅢa(αⅡβ3)	促进转移、TCIPA、血管生成	61~64
基质金属蛋白酶	促进转移、肿瘤生长、血管生成	65~68

GARP，糖蛋白-A 重复优势蛋白；GP，糖蛋白；IGF，胰岛素样生长因子。

其中所含的一系列生长因子可促进肿瘤细胞增殖、血管新生和肿瘤转移(第19章)[39]。这一过程进一步引起血小板向血管周围间隙的迁徙和后续活化以及聚集,这一级联反应最终导致形成一个极其有利于肿瘤生长的环境。事实上,肿瘤细胞诱导的血小板聚集(tumor cell-induced platelet aggregation,TCIPA)是一个公认的现象,而活化的血小板又可释放多种促进肿瘤生长的因子[40,41]。通过小鼠功能消除(loss-of-function)实验,已确认血小板来源的多种因子,都与肿瘤生成相关,比如ADP、PAR、VEGF、TGF-β、PDGF、GARP、GP Ⅵ、P-选择素以及GP Ⅱ b Ⅲ a(α Ⅱ β3)(表30.2)。

肿瘤细胞诱导的血小板聚集

在肿瘤细胞诱导的血小板聚集(TCIPA)过程中,癌细胞可产生影响血小板活化和聚集的关键分子,并借以促进癌细胞在血管系统中的存活。在体外实验系统中已证实不同来源的人类肿瘤细胞系均可诱导血小板聚集[58,69]。从机制的角度出发,已经鉴定出多种通路参与TCIPA。

在体外实验系统中,肿瘤细胞可以通过接触依赖或非接触依赖的方式释放能诱导血小板聚集的分子,如凝血酶、二磷酸腺苷(ADP)和血栓素 A_2(TXA$_2$),从而激活血小板[70]。凝血酶是一种丝氨酸蛋白酶,在血栓聚集过程中被活化,并继而活化凝血级联反应中的多种蛋白,包括凝血因子Ⅴ、Ⅷ、Ⅺ、Ⅻ[71](第21章)。更重要的是,凝血酶还可把纤维蛋白原切割成纤维蛋白,而后者则引起凝血斑块形成。有证据表明,肿瘤细胞可以直接分泌凝血酶,后者可通过凝血反应或其他间接途径活化血小板[42,69]。血小板致密颗粒中含有ADP,ADP释放后可直接作用于受体P2Y$_1$和P2Y$_{12}$而活化血小板(第14章)。同凝血酶一样,肿瘤细胞也可分泌ADP从而诱导血小板聚集[42]。三磷酸腺苷双磷酸酶催化ADP水解为AMP和磷酸,因此可有效抑制TCIPA,也间接证实ADP在TCIPA中的重要作用[44,69,72,73]。TXA$_2$是类二十烷酸家族的一个成员,可由活化的血小板释放,然后反过来诱导血小板活化和聚集(第18章)。研究发现,与正常组织相比,人类肿瘤细胞可以产生大量TXA$_2$[74]。TXA$_2$在体外还可促进肿瘤细胞生长。并且,在一个体外共培养系统中,应用药物抑制TXA$_2$的产生可以消除骨肉瘤细胞诱导的血小板聚集[75]。

组织因子(tissue factor,TF)又称CD142或凝血因子Ⅲ,在凝血过程中发挥关键作用,其机制是通过启动凝血酶活化和诱导"外源性"凝血级联反应(第21章)。TF主要分布于血管周围内皮细胞下组织中,但在肿瘤患者外周血中TF的浓度显著高于正常人,提示其在肿瘤生成中的作用[76]。在Meth-A肉瘤细胞中过表达TF可以显著增加肿瘤细胞在体内的生长(与对照空载体转染相比),但其在体外则没有作用[77]。对乳腺癌组织进行原位分析显示TF在血管内皮以及侵袭性肿瘤中高表达,但在纤维囊性病引起的良性乳腺肿瘤中的表达则不高[78]。在结直肠癌中,TF的高表达与病情恶化、转移潜能和预后不良相关,提示TF的作用并非特定肿瘤所特有的[79,80]。在结直肠癌的体外研究模型中,TF表达与两个已知的促肿瘤事件相关,

即K-ras活化和p53的抑制,进一步将血小板活化与恶性转化联系起来[81]。

肿瘤细胞上基质金属蛋白酶(matrix metalloproteinases,MMP)的表达水平与其转移潜能增加相关,比如MMP-1、MMP-2和MMP-9。有意思的是,MMP也参与TCIPA[65,82-84]。血小板与人乳腺癌细胞MDA-MB231共培养后,MMP-9的分泌增加。这一过程依赖于血小板聚集,因为将血小板活化后释放的可溶性因子与肿瘤细胞共孵育则不能增加MMP-9的分泌[82]。外源性的MMP-1也可增加血小板活化,而血小板表面的酶类可以将MMP-1切割成活性模式,并与膜表面整合素β3亚基相互作用,使血小板易于聚集[85]。Alonso-Escolano等进一步证实了上述发现,并指出MMP-1与MMP-2协同激活TCIPA过程,而后者则进一步被ADP信号通路加强[84]。他们还报道TCIPA需要血小板和肿瘤细胞各自表达活性状态的GP Ⅰ bα和GP Ⅱ b Ⅲ a[84]。

鉴于TCIPA在肿瘤进展和转移中的重要性,针对其中涉及的不同方面,均有望成为研发治疗药物的靶点。

血小板对肿瘤生长的作用

在功能方面,血小板通过其活化后释放的各种颗粒的内容物发挥效应。在正常状态下本来用于促进伤口愈合反应(比如血管新生、细胞增殖和炎症)的分子,可在肿瘤环境中被用于促进肿瘤生长[86]。血小板促进肿瘤生长的机制,既可以通过释放的生长因子或受体介导的细胞与细胞间相互作用等直接刺激,也可以通过刺激血管新生等间接途径。血管新生是从已有的血管长出新的血管的生理过程(第24章)。Folkman是最先探求血管新生在肿瘤发生和生长中作用的学者之一[87,88]。当肿瘤长至1~2mm以上时,其需要的氧气和营养供应便依赖于新生的血管。更复杂的是,血小板在肿瘤生长中的作用,通常是通过直接途径和间接途径同时发挥功效的。

在多种人类肿瘤类型中都已经观察到血小板的浸润[89,90]。转化生长因子β(Transforming growth factor β,TGF-β)是一种多功能细胞因子,在血小板中高度富集[91,92],并在多种促癌机制中发挥作用,包括增殖、分化、凋亡、血管新生、上皮-间质转化(epithelial-mesenchymal transition,EMT)、转移,以及免疫抑制[93]。Cho等在小鼠卵巢癌模型中发现募集全肿瘤微环境中的血小板通过TGF-β促进肿瘤细胞增殖[94];在体外将不同卵巢癌细胞系与血小板共孵育可促进肿瘤细胞增殖,这种促进作用可被抗TGF-β的中和抗体或者采用遗传工程途径沉默TGF-β受体而阻断;当向卵巢癌小鼠过继输注外源性血小板时,也可检测到肿瘤细胞增殖加快,表现为Ki67表达增加[94]。

Hu及其同事验证了血小板来源的可溶性TGF-β1在小鼠卵巢癌模型中的重要性。应用条件性敲除技术可以实现特异性地敲除巨核细胞和血小板中的TGF-β1;与野生型或杂合型小鼠相比,卵巢癌细胞在其内的生长显著降低[51]。将人卵巢癌细胞移植至免疫缺陷小鼠中构建异种移植肿瘤模型,应用沉默技术降低肿瘤细胞中的TGF-β受体所能达到的治疗作用则

表现出明显的时间依赖特点:若在肿瘤接种后 2 周开始治疗措施,可以消除肿瘤生长;但若从第三周开始处理,则没有治疗效果。这种治疗效果的时间依赖的双相性,提示其作用并非直接针对肿瘤细胞本身,而可能通过其他机制,比如血管新生。无论在小鼠同基因肿瘤模型或人类异基因肿瘤接种模型中,干扰 TGF-β1 信号通路都可显著抑制肿瘤内成熟血管(即血管壁表现为 CD31⁺的血管)的数量。Hu 等的工作有两点需要注意:首先,血小板来源的可溶性 TGF-β1 的作用似乎依赖于肿瘤类型。Rachidi 等采用 Hu 类似的策略特异性地敲除了血小板的 TGF-β1,却未能在黑色素瘤模型中观察到类似的效果;可能是因为通过血小板细胞表面的潜在 TGF-β-对接受体(即 GARP)的激活而使血小板成为活性 TGF-β 的主要来源[9]。目前,血小板特异的 GARP 在卵巢癌生长中的作用尚未被揭示。其次,Hu 等应用的异基因肿瘤模型需要使用免疫缺陷型的裸鼠,因为 TGF-β 还是免疫抑制的重要调节分子[95],血小板来源的可溶性 TGF-β 在肿瘤微环境中的效应尚需深入探讨。

P-选择素(CD62P)是黏附分子中选择素家族的一员,主要表达在血小板膜表面和 α 颗粒的内膜上[96,97](第 16 章)。伴随血小板活化,细胞膜发生重排,α 颗粒发生胞吐,导致血小板膜表面的 CD62P 迅速上升。Qi 及其同事应用两个转基因小鼠品系与 CD62P 缺陷鼠的杂交,试图研究 CD62P 在肿瘤进展中的作用[97]。其中,APCMin/+小鼠携带有人腺瘤性结肠息肉病(adenomatous polyposis coli,APC)基因的密码子突变,因此会在小肠中自发多发性息肉。考虑到部分息肉会进一步发展成腺瘤,所以该模型可作为研究人类肠道肿瘤发生的经典模型。若应用遗传工程技术沉默小鼠 CD62P 基因,则可以显著减少发生的肿瘤数量以及降低肿瘤大小[97],这与血小板向肿瘤床浸润的大量减少有关。进一步分析发现,血小板与血管内皮细胞或肿瘤细胞的黏附可诱导血管内皮生长因子(vascular endothelial growth factor,VEGF)的表达,而后者则是诱导血管新生的至关重要的分子(第 24 章)。与此结果相一致,作者在这些肿瘤中发现肿瘤细胞增殖减少,并且 CD31⁺的血管数量减少[97]。

在另一个相似的研究中,作者应用的 Rip1-Tag2 转基因肿瘤模型小鼠,由于引入了 SV40/T 抗原癌基因,小鼠逐渐发展为胰腺 β 细胞癌[98]。该模型的肿瘤外显率为 100%,小鼠一般在 3~4 周时表现出胰岛增生,大约 12 周时即开始死亡。若全身系统性敲除 CD62P,则可延长动物存活,在 12 和 14 周时动物肿瘤体积显著小于对照组[56]。免疫荧光分析显示,在 CD62P 敲除鼠的肿瘤中,几乎不存在血小板聚集现象。若向该小鼠中过继输注野生型血小板,则可以恢复肿瘤中的血管新生能力;若将来自 CD62P 敲除鼠的骨髓细胞移植给 Rip1-Tag2 小鼠,也可降低肿瘤生长速度(与移植野生型 C57BL/6 小鼠骨髓细胞者相比)。在机制研究中,他们发现 CD62P 可介导 Talin1 与整合素 αⅡbβ3 的结合,从而引起血小板聚集和随后 VEGF 的释放。事实上,在肿瘤组织中有血小板聚集的区域,都高表达 VEGF。在 CD62P 敲除的 Rip1-Tag2 小鼠中,血清中 VEGF 水平在 6 和 12 周时均显著降低,提示在此阶段

血小板是 VEGF 的主要来源。综上所述,血小板 CD62P 和血小板活化在肿瘤进展中发挥显著的作用,其主要机制是通过调控血管新生。

血管生成是一个在促凋亡因子和抗凋亡因子精确调控下的平衡过程,以促进成熟血管的形成(第 24 章)。为此,虽然 TGF-β1 和 VEGF 在调节细胞凋亡方面的功能截然相反,但二者协调作用可诱导血管形成[99]。内皮细胞的 TGF-β1 通路增加了 VEGF 的表达,这是 TGF-β1 调节凋亡所必需的。Hu 等清楚地证明,血小板来源的可溶性 TGF-β1 缺失可通过调控血管生成而抑制卵巢癌细胞生长[51]。Qi 及其同事的研究结果则显示,血小板 P-选择素是介导血小板向肿瘤迁移、聚集、活化并进一步驱使肿瘤生长的关键因素。由于 TGF-β1 的表达主要来源于血小板,因此 Hu 和 Qi 二者所观察到的其实是相同的表型。也就是说,血小板向血管外迁移并与肿瘤细胞互相作用,引起血小板活化和可溶性 TGF-β1 的释放;TGF-β1 作用于血管内皮细胞,引起 VEGF 的表达上调;然后二者协同作用,促进血管新生,最终引起肿瘤生长加快。因此,Qi 及其同事在 CD62P 缺陷鼠中观察到的 VEGF 水平降低其实可能是由于肿瘤内血管内皮细胞上 TGF-β1 诱导的 VEGF 表达下降。

同时,Hu 等在体外共培养体系中发现 TGF-β1 缺陷的血小板仍然能够增强肿瘤细胞增殖(与未用血小板处理的肿瘤细胞相比),这提示血小板乃是通过另一种机制来实现促进细胞增殖功能[51]。活化的血小板从 α 颗粒中释放的多种生长因子和丝裂原蛋白,促进肿瘤生长和血管新生[39]。血小板源生长因子(platelet-derived growth factor,PDGF),包括 PDGF-A 和 PDGF-B,都可结合于细胞表面的 PDGF 受体,从而增强肿瘤生长和血管新生[100]。表皮生长因子(epidermal growth factor,EGF)是由血小板释放的另一种丝裂原,通过其受体 EGFR 实现促肿瘤生长的作用[101,102]。在小鼠异基因前列腺肿瘤模型中,应用小分子抑制剂联合抑制 PDGF 和 EGF 受体通路,并联合应用紫杉醇,能够抑制原发肿瘤生长和骨转移[53]。相似地,从 α 颗粒释放的其他生长因子如胰岛素样生长因子(IGF)以及 VEGF,也能够刺激肿瘤细胞增殖[103,104]。

需要注意的一个重要问题是,上述研究多是靶向抑制受体功能(体内实验)或加入外源性生长因子(体外实验)。因此,难以绝对地断定在体内环境中,这些因子是来源于血小板、肿瘤细胞抑或肿瘤微环境中其他细胞。所以,尚需要应用条件性敲除技术、联合各种基因工程修饰的肿瘤细胞,深入探讨。但目前的数据,仍足够说明血小板在肿瘤生长和进展中的重要作用。

血小板来源的微颗粒

如第 22 章所述,血小板源微颗粒(platelet-derived microparticles,PMP)是血小板活化后由其细胞膜起泡、脱落并释放出来的微小囊泡,直径在 100~1 000nm 范围[105]。PMP 表面带负电、富含磷脂酰丝氨酸,内含多种生物活性成分,包括生长因子、核酸、信号通路受体、促凝血分子、促炎性因子等。由于肿瘤内的血管通透性高,PMP 可以穿过血管壁,并与肿瘤细胞相

互作用,发挥其促肿瘤活性[106-108]。大量研究已经证实,PMP与肿瘤进展有直接的关联。与健康对照组相比,癌症患者血液中PMP数量升高[109,110];同时IL-6和RANTES在癌症患者中也有显著升高。这些因子的血浆水平与疾病进展相关,在晚期肿瘤患者的水平明显高于早期患者[109]。Bril等发现,无论在体内或体外系统中,PMP通过VEGF/PEDF依赖的通路促进血管新生[111]。Nomura等证实,内皮细胞和THP-1白血病细胞可上调细胞黏附分子表达和多种促进细胞增殖和血管生成的细胞因子(IL-8,IL-1β,IL-6,TNFα)分泌,而该过程依赖于PMP的产生[105]。PMP还诱导前列腺癌细胞产生MMP-2,并因此促进肿瘤侵袭[65]。另外,含有TF的PMP还活化凝血酶,从而促进肿瘤相关血栓的形成、肿瘤生长和肿瘤内新生血管[112,113]。PMP表面的趋化因子受体还介导肿瘤细胞与内皮细胞的黏附、协助肿瘤细胞转移[114,115]。PMP来源的微RNA223(miRNA-223)通过抑制肿瘤抑制基因EPB41L3的活性而促进肺癌细胞浸润[116]。对PMP在肿瘤学中的作用的更全面认识,依赖于对其产生途径的了解,以及是否能建立在体内操作其产生的可靠方法。

血小板与癌症转移

血小板促进肿瘤转移的现象已广为人知。在肿瘤患者中,血小板数量增加是发生肿瘤转移的危险因子[117,118]。在临床前研究模型中,人为诱导血小板减少症或抑制血小板活化,可以大幅度降低原发性肿瘤的转移能力[119,120]。肿瘤转移其实是癌细胞需要完成的一系列漫长而复杂的过程,而血小板则参与其中每一步(图30.1)。首先,血小板促进EMT,使肿瘤细胞获得迁移能力;其次,一旦进入循环系统,血小板则帮助肿瘤细胞存活、迁出血管以便建立继发肿瘤;最后,血小板是肿瘤转移龛(niche)的必要促进者。

血小板诱导的上皮-间质转化

上皮-间质转化(EMT)是一个涉及多种分子和生化反应的生物过程,包括活化新的信号通路和转录因子、表达特定的细胞表面蛋白、重构细胞内肌动蛋白骨架[121,122]。最终,细胞从上皮型转分化为间质型,获得运动和侵袭的特征[123,124]。在此过程中,细胞间连接、细胞顶面-基底面极性消失,细胞原来表达的E-钙黏蛋白(对细胞-细胞间黏附十分重要)减少或消失,转而表达N-钙黏蛋白、玻连蛋白、纤连蛋白等,使细胞呈现纤维细胞表型和运动能力[125]。目前,已知存在两种类型的EMT:生理型EMT和病理型EMT。生理型EMT是在胚胎发育过程中发生的高度协调的转换过程,以满足胚胎组织和器官的形成[126,127]。而病理型的EMT则是由异变的胞外刺激因素引起的、由细胞自主发生的过程,通常发生在肿瘤进展过程中并引起转移[128]。在激发EMT的多种刺激中,TGF-β被研究得最为透彻[129,130]。

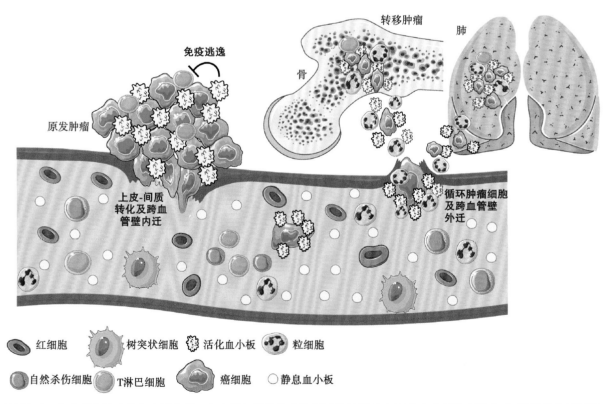

图30.1   血小板在肿瘤转移中的作用。血小板与原发肿瘤的相互作用通过支持肿瘤生长和刺激上皮-间质转化(EMT)而实现。肿瘤细胞获得活动能力、穿过细胞外基质、跨血管壁内迁进入血流、变成循环肿瘤细胞(CTC)。血小板在CTC外周形成一个"披风"以便保护它们不受免疫监视和血流剪切力的影响。最后,血小板介导CTC-血小板复合体与血管内皮细胞层的黏附并通过在内皮层上打孔以帮助CTC跨血管壁外迁进入远部组织

作为 TGF-β 的主要储存池，血小板在癌症相关的 EMT 中发挥关键作用[92]。如前所述，TCIPA 诱导血小板活化和脱颗粒，引起活性 TGF-β 在肿瘤细胞附近的释放[5,9,131]。将结肠癌和乳腺癌细胞与血小板共培养后再注射给小鼠，则肿瘤细胞的转移能力则增强。对这些肿瘤细胞进行转录组分析，发现其表现为 EMT 的标志性特征，比如 SNAIL、玻连蛋白、纤连蛋白、纤溶酶原激活物抑制剂等表达上调，而上皮细胞标志物 claudin 1 表达下调。如果在共培养体系中加入 TGF-β 抑制剂，则上述 EMT 特征消失，提示血小板诱导的 EMT 主要由 TGF-β 介导[5]。关于血小板来源的 TGF-β 在 EMT 和肿瘤转移中发挥主要作用的最强证据来自 $Pf4^{cre}Tgfb1^{flox/flox}$ 小鼠模型；巨核细胞特异敲除 TGF-β 可导致血小板不能产生可溶性的 TGF-β。因此，对这类小鼠实施尾静脉注射癌细胞建立实验性转移模型时，相较野生型小鼠，其肺脏内的转移灶数量则大幅降低。同样的，从 $Pf4^{cre}Tgfb1^{flox/flox}$ 小鼠中分离的血小板与乳腺癌细胞共培养时也不能诱导 EMT[5]。

但 TGF-β 很可能并非血小板诱导 EMT 的唯一信号途径。在前列腺癌 PC3 细胞中，PDGF 也通过哺乳动物雷帕霉素靶蛋白（mammalian target of rapamycin，mTOR）和 NF-kB 途径对 EMT 做贡献[132]。除此之外，血小板还分泌 miRNA，后者可被肿瘤细胞摄取。比如血小板来源的 miRNA-939 能够刺激卵巢癌细胞发生 EMT[133]。其他研究提示，血小板分泌的其他一些可溶性因子也是 EMT 所需的，但其并不能单独诱导 EMT。也就说，除非肿瘤细胞与血小板形成复合体，否则不能诱导肿瘤细胞从上皮型向间质型转换[5]。在卵巢癌患者的腹腔液中，血小板与肿瘤细胞的互作与转移起始细胞（metastasis initiating cells）和 EMT 表型相关。与血小板接触后，原发卵巢癌细胞的 E-钙黏蛋白的 mRNA 和蛋白水平均下降，而 N-钙黏蛋白和 CD44 的表达则上升[134]。与此类似，从乳腺癌患者循环中分离出的转移癌细胞也与 CD61⁺血小板成团簇存在[135]。

如本章前面所述，血小板与肿瘤细胞间存在正向反馈环，二者可互相激活[40]。相似地，癌细胞可以活化血小板，后者则反过来诱导癌细胞发生 EMT。比如，Lewis 肺癌细胞可以分泌 ADP，ADP 与血小板表面的受体 P2Y$_{12}$ 互作，从而诱导血小板活化和 TGF-β 释放[131]。

血小板诱导的肿瘤细胞跨血管壁内迁

血小板可通过接触依赖性或非接触依赖性的机制刺激癌细胞转分化为成纤维细胞样的形状[136]。作为结果，单个癌细胞获得从原发肿瘤解离、穿过肿瘤基质并进入邻近血管的能力，成为循环肿瘤细胞（circulating tumor cell，CTC）。这一系列事件可总称为肿瘤细胞的跨血管壁细胞内迁，是其形成远处转移灶的必要前提[137]。如上述 EMT，血小板来源的 TGF-β 是肿瘤细胞跨血管壁内迁的最强力的诱导因子。血小板来源的另一个介导该过程的分子是溶血磷脂酸（lysophosphatidic acid，LPA）[138]。LPA 可促进肿瘤细胞表达 MMP，并通过降解细胞外基质促进肿瘤细胞跨血管壁内迁。在卵巢癌中，LPA 诱导 MMP-9 和 MMP-2 的表达，二者均可赋予肿瘤细胞侵袭基质或人工合成基底膜的能力[139]。相似地，在肝细胞肝癌（HCC）中，LPA 促进 MMP-9 的表达，赋予 HCC 侵袭能力[140]。在体内环境下，血小板来源的 LPA 在卵巢癌和乳腺癌中的作用均十

分明确，LPA 与肿瘤细胞表面 LPA 受体的结合促进肿瘤细胞从原发肿瘤灶中解离并向骨内转移[141]。

血小板促进循环肿瘤细胞的存活

在循环系统中，CTC 的存活受到血流剪切力和免疫细胞的威胁。在这种不利的环境中，肿瘤细胞却可以募集血小板，后者则与肿瘤细胞聚集，从而形成一个"血小板披风"以保护肿瘤细胞免受攻击[142]。血小板膜表面表达多种整合素，可以促进血小板与血管内皮细胞及 CTC 的黏附。血小板一旦与 CTC 结合，整合素也参与介导该复合体与内皮细胞的黏附，使得 CTC 不再随着血液高速流动，从而保护它们免受剪切力的伤害。P-选择素糖蛋白配体-1（P-selectin glycoprotein ligand-1，PSGL-1）在多种人类肿瘤细胞中表达，它也是 P-选择素即 CD62P 的主要配体。二者之间的互作也是活化血小板、激发其对 CTC 保护作用的机制之一[143]。

除此之外，血小板还可通过向 CTC 转移 MHC-Ⅰ分子而保护其不受自然杀伤（natural killer，NK）细胞的细胞毒作用[144]。血小板还可通过其释放的 TGF-β 而下调 NK 细胞的活化免疫受体 NKG2D（详见本章下文）[145]。除了对 NK 细胞的作用，血小板还通过抑制树突状细胞的作用而保护 CTC。血小板分泌的 VEGF 可以抑制树突状细胞的抗原提呈功能，从而破坏抗肿瘤的杀伤性 T 细胞的预激过程[146]。

血小板诱导的肿瘤细胞跨血管壁外迁

除了通过上述机制保护 CTC 外，血小板还通过整合素介导肿瘤细胞与血管内皮细胞的黏附，并在内皮层和血管壁上造成"穿孔"，使肿瘤细胞迁出血管壁。这一过程被称作肿瘤细胞的跨血管壁外迁，也是肿瘤实现远处转移的必需步骤[147,148]。血小板上的 αⅡbβ3 整合素可与循环乳腺癌细胞上的 αVβ3 整合素相互作用，使 CTC 相对静止并获得转移能力[149]。血小板上的 αⅥβ1 与其配体 ADAM9 也发挥类似功能。在体内模型中，应用抗 αⅥ抗体阻断这种相互作用时，可以显著降低小鼠乳腺癌细胞的跨血管内皮迁徙能力及其转移潜能[150]。血小板表达的 αⅡbβ3 和 P-选择素也可增强肿瘤细胞跨血管壁外迁。当肿瘤细胞与血小板接触时，便获得侵袭力更强的表型，这一点在基质胶降解模型和小鼠实验性转移模型中都可证实；在血小板与肿瘤细胞共培养模型中，利用抗体阻断 αⅡbβ3 和 P-选择素的相互作用则可完全消除对基质胶的降解能力，进一步显示血小板分子在此过程中的重要性[151]。

血小板也通过分泌 α 颗粒和致密颗粒中的生物活性分子而促进肿瘤细胞跨血管壁外迁。Schumacher 及其同事研究发现，血小板致密颗粒分泌的 ATP 与血管内皮细胞上的 P2Y$_2$ 受体作用，有利于肿瘤细胞外迁和转移。在血小板缺乏 ATP 分泌的小鼠中，肿瘤细胞在血管内皮中"打孔"并在肺部外迁转移的能力严重受损，这一现象在小鼠 B16 黑色素瘤和 Lewis 肺癌模型中均得到证实[152]。

血小板促进远处预转移龛的形成

"预转移龛"（premetastatic niche）一词是指在肿瘤细胞到达之前，已经预备适合肿瘤细胞转移生长的微环境。它起源于有学者发现，从原发性肿瘤脱离后进入血液的 CTC 并非随机地

去形成转移灶,而是被吸引至已经具备某些条件的特定器官中。通过与其他细胞群体的合作,血小板在预转移龛的形成中发挥主要作用。如前所述,血小板与 CTC 形成聚集体后,有利于后者跨血管壁外迁。被肿瘤细胞活化的血小板分泌趋化因子如 CXCL5 和 CXCL7,二者均可募集粒细胞。现已证实,某些因子首先募集血小板、然后募集粒细胞,可以建立起一个预转移龛,并在随后的 48 小时内吸引 CTC 在此定居[8]。一些肿瘤,比如乳腺癌和前列腺癌,经常转移至骨。原发性肿瘤可以通过循环血小板与骨组织进行信息交流,活化的血小板能够刺激骨形成过程,诱导骨重构,在其中预备出预转移龛[153]。

血小板在癌症免疫耐受中的作用

Ehrlich 在 1900 年代首次提出免疫系统参与肿瘤的发生、发展和转归,这一理论在过去的几十年已被无数实验和临床资料证实。针对癌症免疫相关基础生物学的研究激增,导致了专门针对免疫细胞功能障碍相关途径的药物的开发。免疫治疗概念,迅速成为继手术治疗、放射治疗、化学治疗、靶向治疗之后治疗肿瘤的第五个支柱。在不同环境中,血小板可与 NK 细胞、中性粒细胞、巨噬细胞、树突状细胞、T 淋巴细胞、B 淋巴细胞进行交互作用[154]。尽管该领域已经取得很大进展,但血小板在抗肿瘤免疫反应中的作用方式,仍需要更多研究。

对癌症的固有免疫应答

到目前为止,由于血小板与免疫系统有关,其在肿瘤生物学中的作用,最被广为接受的是协助肿瘤细胞的转移。采用遗传操作手段或抗体介导的方法去除血小板,几乎可以完全抑制转移的发生[119,155,156]。通过与凝血酶、纤维蛋白原、肿瘤相关的组织因子等以及其他凝血、止血相关因子的合作,血小板在 CTC 表面形成包被[120,157,158]。有时在血管中的血小板-肿瘤细胞聚集体附近可以看到 NK 细胞或其他白细胞,提示血小板介导的肿瘤转移可能具有免疫方面的机制[159-161];大量实验数据支持这一假设。比如,两种抗血小板黏附药物(肝素、前列环素)的抗肿瘤转移效果,依赖于 NK 细胞活性[162]。而在尾静脉注射肿瘤细胞建立的转移实验模型中,联合消除 NK 细胞和血小板则可抵消抗血小板药物的效果、重建转移[163]。已知,Gαq 是介导血小板活化的重要 G 蛋白偶联受体,在小鼠中若消除 Gαq 或纤维蛋白原,可以显著抑制接种的肿瘤细胞的转移能力,但这一效应需要功能性 NK 细胞的存在[120]。在一系列体外实验中,发现肿瘤细胞优先结合纤维蛋白原、纤维蛋白原继而通过 β3 整合素增强与血小板的结合;血小板活化后释放凝血酶,进一步促进在肿瘤细胞周围形成致密的纤维蛋白层,从而防止 NK 细胞的接触和杀伤[164]。这一系列事件,均可被凝血酶抑制剂逆转,提示在纤维蛋白与血小板之间存在的反馈环路对保护 CTC 不受 NK 细胞攻击至关重要。

NK 细胞介导的细胞毒活性涉及多种机制[165,166]。上述发现提示血小板介导的促转移能力,可能仅仅是因为其形成的空间位阻效应隔断了 NK 细胞的杀伤。但考虑到血小板在体内对 CTC 的保护效应需要纤维蛋白原,因此推测尚有其他更复杂的机制。已知涉及 NK 细胞的免疫耐受机制原则是“丢失自

我”(missing self)和“诱导自我(induced self)”。在“丢失自我”理论中,NK 细胞表达能够识别靶细胞(以及其他所有有核细胞)上 MHC-Ⅰ类分子的抑制性受体,这一配体-受体结合使得 NK 细胞丧失攻击靶细胞的能力[167]。由于普遍认为肿瘤细胞通过表面 MHC-Ⅰ 分子表达下调以便逃避 T 细胞攻击,这些肿瘤细胞如何能够逃避 NK 细胞的监视成为新的需要解决的问题[168-173]。在对人类和小鼠血小板进行的全基因组表达谱测序时发现,血小板内含有高水平的编码 MHC-Ⅰ 分子亚基 β2M 或人 HLA 抗原的 mRNA[174];应用现代成像系统,比如电子显微镜技术,发现血小板来源的 MHC-Ⅰ 分子可以转移给肿瘤细胞,使得后者获得“假正常”的表型,从而逃避 NK 细胞的攻击;即便曾经结合在肿瘤细胞上的血小板再度离开,其贡献的 MHC-Ⅰ 分子仍能在肿瘤细胞中发挥“伪装”作用[144]。这一研究成果显示,血小板除了通过位阻效应外,还可以特异性地抑制 NK 细胞对肿瘤细胞的攻击。

而“诱导自我”的基本假说是,由于细胞应激或损伤,那些在正常状态下几乎不表达、能够特异性结合 NK 细胞的活化受体的分子,在细胞表面表达上调[175]。在肿瘤背景下,能在肿瘤细胞和 NK 细胞均表达的 NKG2D 最受关注。激活的 NK 细胞与 NKG2D 结合后,NK 细胞产生 IFNγ 的量增加,而后者是强力的抗肿瘤细胞因子[176]。根据这一发现,通过基因工程手段使不同的肿瘤细胞强制表达 NKG2D 分子,其对 NK 杀伤的敏感性也上升[177]。单独的血小板上清液或者其与肿瘤细胞共培养后的上清液降低了 NK 细胞的杀伤能力,提示其中含有抑制 NK 细胞活性的可溶性因子[163]。进一步研究揭示,来自血小板的 TGF-β1 可下调 NK 细胞表面的 NKG2D,从而抑制其抗肿瘤能力,而应用抗 TGF-β1 抗体则可重建 NKG2D 的表达和 NK 细胞功能[145]。最近进一步证实,血小板介导的逃逸 NK 杀伤,还可以以一种肿瘤固有的方式发生:血小板结合在肿瘤细胞表面并活化后,血小板表面的蛋白酶可诱使肿瘤细胞表面 NKG2D 脱落,从而降低肿瘤细胞被 NK 细胞识别、杀伤的概率[178]。需要注意的是,即便对表达 NKG2D 的肿瘤细胞,采用抗体阻断 NKG2D,仅能部分抑制 NK 细胞的杀伤活性,说明 NKG2D 途径并非介导 NK 细胞清除肿瘤细胞的唯一途径[175,179]。另外,血小板蛋白质组中含有的除 TGF-β1 之外的多种免疫调控分子,比如 PDGF,也能影响 NK 细胞功能[39,180]。但要彻底理解肿瘤中血小板与 NK 细胞之间的交互作用,尚需要更多研究。

在非 NK 细胞依赖性的机制方面,血小板介导的免疫细胞向炎症部位的募集值得注意。在一些体外分析或体内模型中,已证实血小板是介导中性粒细胞募集或跨管壁外迁的重要媒介。血小板活化后,通过糖蛋白如 GPⅠb 和 GPⅡbⅢa 等锚定在发炎或受损的血管内皮层,并增加 CD62P 的表达[181,182]。血小板 CD62P 与 PSGL-1 和 MAC-1 的相互作用为中性粒细胞跨血管内皮穿梭所必需[183-185],这一过程又可被分泌的趋化因子经 CXCR2 通路、或血小板释放的可溶性 CD40L 所加强[186,187]。一旦进入炎症部位,中性粒细胞可释放其染色质和颗粒性内容物并形成中性粒细胞胞外诱捕网(neutrophil extracellular traps,NET),发挥其功能。血小板与 NET 之间也存在着反馈环,其中血小板诱导中性粒细胞募集及诱捕网形成,后者则反过来促进血小板活化和聚集[188,189]。虽然诱捕网形成最开始被认为是机体对细菌感染的反应,但现在已知在人类和小鼠肿瘤模型

中,诱捕网形成都涉及其中[190,191]。目前的证据表明,肿瘤诱导的诱捕网形成是肿瘤或其他恶性疾病相关病理过程的启动者[192]。与此一致,有证据表明,中性粒细胞可以通过抑制 NK 细胞功能、增加肿瘤细胞在血管中存活和向血管外迁移等方式促进肿瘤转移[193]。在小鼠乳腺癌模型中,诱捕网形成可增加肺转移,这一点与三阴乳腺癌患者中的发现相一致[194]。

血小板-中性粒细胞交互作用在肿瘤后期的转移级联反应中起着至关重要的作用。Labelle 及其同事应用尾静脉注射瘤细胞造成的肺转移模型,揭示了宿主细胞间一个次序分明的相互作用网络,共同决定着预转移龛的形成。简言之,血小板与 CTC 接触后发生活化,为 CTC 形成一个保护罩,同时血小板中储存的 CXCL5、CXCL7 等伴随脱颗粒而释放,后者通过中性粒细胞上的 CXCR2 趋化中性粒细胞至适当部位,形成早期的转移龛。这一系列事件在肿瘤细胞进入血液后 2 小时内完成,而通过适当方法阻断其中任何一个环节均可阻断肿瘤细胞转

移的发生[8]。这些结果也揭示了肿瘤细胞如何劫持正常生理状态下有益的血小板成分并用于诱导恶性疾病。

以上讨论的是在肿瘤中血小板与抗肿瘤固有免疫中比较重要的 NK 细胞的相互作用,但实际上血小板与其他固有免疫细胞的互作同样不容忽视。比如,分离的人巨噬细胞与同一个体来源的活化血小板共培养并用 LPS 刺激,其致炎性细胞因子的表达大量增加[195],而树突状细胞与血小板共培养后产生抗炎性细胞因子 IL-10 增加而 IL-12 和 TNFα 的产量则下降[196]。需要指出的是,这些简单化的实验设计可能暂时尚缺乏生理相关性,需要更加精细的研究,以便直接探讨血小板对巨噬细胞、树突状细胞的功能影响在肿瘤状态下可能的意义。

适应性免疫系统

最近研究表明,血小板可以通过 TGF-β/GARP 轴负向调节原发性抗肿瘤免疫反应(图 30.2)[9]。GARP 是静息型 TGF-β

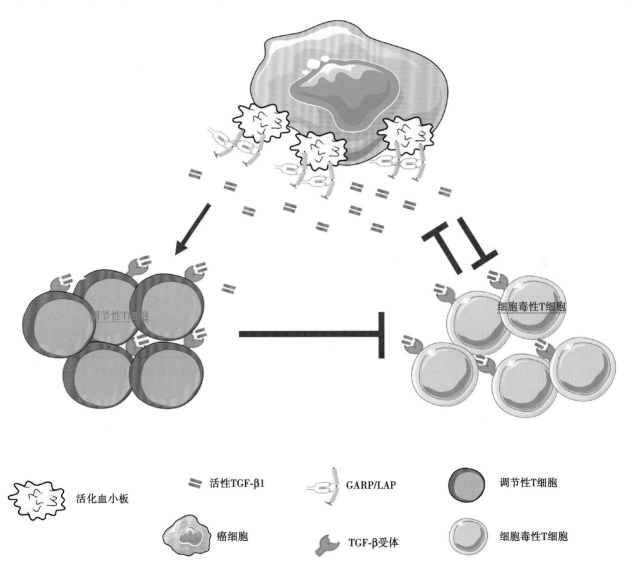

| ![活化血小板] 活化血小板 | ≡ 活性TGF-β1 | GARP/LAP | 调节性T细胞 |
| 癌细胞 | TGF-β受体 | 细胞毒性T细胞 |

图 30.2　血小板通过 GARP-TGFβ 轴限制 T 细胞免疫。肿瘤微环境中的血小板被激活后,表面表达 GARP 增加。GARP 作为所有潜在 TGFβ 异构体的高亲和力膜受体,通过增加 TGFβ 的活化而增加该分子的生物活性。Rachidi 等证明血小板特异性的 GARP 可通过增加肿瘤微环境中 TGFβ 的生物活性而限制肿瘤特异的 T 细胞。这可直接导致抗癌 CTL 细胞反应的抑制,或间接通过诱导免疫抑制型调节 T 细胞的而间接抑制。故此,血小板表面的 GARP/TGF-β 轴可以作为肿瘤替代性免疫治疗的有前景靶点

在细胞上的高亲和力受体,通过激活过程来调控静息型 TGF-β 这一免疫抑制性细胞因子的生物活性[197]。组成型的 GARP 表达局限于两个造血细胞系来源的亚群,即活化的调节性 T 细胞和血小板[198]。血小板活化后,GARP 的表面表达增加,并将凝血过程与 TGF-β1 信号通路连接起来[199]。Rachidi 及其团队的研究利用了巨核细胞和血小板 Hsp90b1 特异性敲除小鼠,HSP90B1 是编码热休克蛋白 GP96 的基因。小鼠表现为巨大血小板缺乏症和血小板功能异常,原因是血小板表面 GP Ⅰ b-Ⅸ-V(即 VWF 受体)缺失[200]。因为 Hsp90b1 是推动 GARP 蛋白折叠的关键分子,所以这些小鼠的血小板也缺乏 GARP 表达[201]。当对这些小鼠实施黑色素瘤过继输注 T 细胞模型时,血小板功能异常的小鼠对肿瘤的控制能力显著高于野生型小鼠;而且这种增强作用依赖于特异性 T 细胞的存在;如果不给小鼠回输特异性 T 细胞,则观察不到二者的区别[9]。体外分析显示,来自活化血小板的可溶性因子(而非血小板产生的微泡)可以抑制 CD4+ 和 CD8+ 的 T 细胞的活化及效应功能[9]。生化检验显示细胞释放物中两种主要的抑制分子分别是 TGF-β1 和乳酸[9]。若用血小板释放物或 TGF-β1 预处理肿瘤特异的 T 细胞(CD4+ 或 CD8+),然后再将后者输注给小鼠,则完全消除在对照组中(即回输未经处理的 T 细胞之 Hsp90b1 敲除鼠)观察到的抗肿瘤效果。单用乳酸处理 T 细胞则没有类似效应。这些结果说明,血小板释放物的免疫抑制效果是长效的,并且这种免疫抑制活性是由 TGF-β1 而非乳酸介导。

Rachidi 还建立了另外两种血小板特异性条件敲除小鼠品系(即血小板特异性可溶性 TGF-β1 敲除鼠和 GARP 敲除鼠),以便研究血小板介导的免疫抑制的确切机制。在黑色素瘤过继转移模型中,敲除血小板 TGF-β1 对肿瘤生长几乎没有任何影响,但敲除血小板内 GARP 者则可以更好地控制肿瘤并延长小鼠荷瘤存活期。作者认为,缺乏 TGF-β1 的血小板仍能通过表面 GARP 表达而活化(其他细胞来源的)TGF-β1;相反,敲除 GARP 时,则可以通过直接或间接途径(即间接地消除其伴侣分子 gp96 的活性)完全消除血小板活化 TGF-β1 的能力。这些发现在另一个依赖宿主免疫反应的继发肿瘤模型中得到证实。此外,在 GARP 敲除鼠的肿瘤中,下游 TGF-β1 信号通路分子的表达量也显著降低[9]。总之,这些发现表明:①血小板活化可直接抑制对肿瘤的适应性免疫反应;②血小板通过其表面 GARP 控制着自分泌和旁分泌的 TGF-β1 的生物活性。

除了 Rachidi 等所强调的由血小板释放的可溶性因子外,血小板与免疫细胞的直接接触也可影响肿瘤细胞功能。比如,CD62P 的高亲和力受体 PSGL-1 最近被发现还是一个免疫检查点,可以驱使 T 细胞耗竭[11]。由于血小板活化后其表面 CD62P 表达显著增加(第 16 章),这一通路很可能加重肿瘤状态下的 T 细胞功能失常。深入检测血小板在肿瘤微环境中的分布和定位,将有望回答上述问题。

血小板与癌症的诊断和治疗

血小板作为癌症诊断的生物标记

当医生观察到持续存在但无法解释的血小板增多症时,便应该考虑是原发性病因(如骨髓增生性疾病)或其他疾病(如感染或肿瘤)引起的反应性血小板增多(第 47 章)。Wurdinger 团队最近进行的研究发现,肿瘤患者的血小板具有原发肿瘤灶的分子标志,可被用于研发肿瘤的分子诊断技术[202,203]。这可能是由于肿瘤相关的生物分子被转移给血小板,这一设想也被其他多项研究提及[204-206]。虽然具体的机制尚需阐明,但对被肿瘤"教育"过的血小板(tumor-educated platelets, TEP)进行 mRNA 测序可以准确地诊断原发肿瘤。在一个包括 228 位肿瘤患者(包含原发病例和转移病例)和 55 位健康个体的研究中,区分二者的准确度可达 96%。肿瘤共分为六种类型,分别为非小细胞肺癌(60 例)、结直肠癌(41 例)、胶质母细胞瘤(39 例)、胰腺癌(35 例)、肝胆细胞癌(14 例)和乳腺癌(39 例),应用该技术区分原发部位的准确度达 71%。MET、HER2 阳性、变异 KRAS、EGFR 或 PIK3CA 类肿瘤也可参考 TEP mRNA 表达谱而被准确地彼此区分[202]。这些研究者后续应用粒子群优化算法(particle-swarm optimization-enhanced algorithms)从血小板 RNA 测序文库中选出 RNA 生物标志组谱,可准确地诊断早期或晚期非小细胞肺癌(518 例),且不受患者年龄、吸烟史、样本全血保存时间或不同炎症条件的影响[203]。这些研究表明,外周血中血小板可提供一个全癌谱、多类别的诊断策略,使得基于血液的临床"液体活检"成为可能;但这个基于 TEP 的诊断策略最终是否能够真的用于临床肿瘤患者的诊断、预后和随访,尚需要更大规模的临床试验进行验证。

血小板作为药物递送的手段

血小板固有表达的膜受体 GP Ⅰ b 复合体和 GP Ⅱ b Ⅲ a 可与组织损伤后暴露出来的配体如血管性血友病因子(von Willebrand factor, VWF)、胶原、纤连蛋白等结合。富集在肿瘤微环境中的血小板,可以以直接或间接方式与肿瘤细胞相互作用。由于血小板拥有的这种能够迁移到肿瘤中的能力,使得血小板有望成为将治疗药物运送到肿瘤微环境中的潜在载体。有研究尝试将抗 PDL1 抗体耦合至血小板表面并在多种小鼠肿瘤模型中检测其治疗作用。在部分切除的原发黑色素瘤(B16-F10)或三阴乳腺癌(4T1)模型小鼠中,血小板荷载的抗 PDL1 抗体可以在血小板活化后得到释放,并显著延长荷瘤小鼠的整体存活;提示这些工程化改造的血小板利于免疫检查点抗体的运输递送,因此可能提高免疫治疗的效果[207]。同样,用血小板细胞膜包被的纳米载体也可增强药物递送到骨,有望用于提高治疗多发性骨髓瘤的效率[208]。

抗血小板疗法与现有抗肿瘤疗法的组合应用

很多传统的化疗药物都具有骨髓抑制这一毒性,因而限制了这些药物可用的剂量;其中,血小板减少症是常见的毒副作用。此时,抗血小板药物更成为禁忌之一。但如今在靶向治疗和免疫治疗的时代,抗血小板治疗也成为可被接受的选项之一。如上所述,一系列研究证实血小板参与了肿瘤微环境中的免疫耐受现象[9-11]。虽然,阿司匹林和非固醇类抗炎药物的药效并不局限于抑制血小板,但它们在化学预防结直肠癌方面的有效性,可能部分是由于阻断了血小板的免疫抑制作用[209]。服用阿司匹林更有利于治疗高表达 PDL1 的肿瘤患者,这也支持上述阿司匹林通过调控免疫抑制发挥作用的观点[210]。阿司匹林或氯吡格雷等抗血小板药物有利于增强过继回输的 T 细胞治疗效果,正如其在临床前黑色素瘤模型中表现有效[9]。未来应该设置全面的临床研究,以探讨靶向血小板其他受体(如GARP[9]、P-选择素[11]、其他分子[211])能否成为新的肿瘤免疫治疗策略。

结论

现有大量证据表明,除在正常止血中发挥关键作用外,血小板在许多生理或病理过程中也发挥多方面作用,包括创伤修复、炎症控制、免疫稳态、纤维生成、血管生成、肿瘤等。认识活化的血小板在促进肿瘤免疫耐受中作用机制十分重要,因为可以针对血小板相关靶点而研发肿瘤治疗措施。然而,面临的挑战是如何在消除血小板的促癌作用与维持正常的出凝血稳态之间寻求平衡。靶向血小板 GARP 是一种可能的选项,因为GARP 可以通过 TGF-β 促进肿瘤;但这 GARP-TGF-β 通路在血小板黏附和活化过程中貌似作用不大。若想利用血小板的特性更好地进行肿瘤的诊断和治疗,尚需要更多研究。

(王宜强 译,朱力 审)

扫描二维码访问参考文献

第31章 血小板在镰状细胞病中的作用

Tomasz Brzoska, Gregory J. Kato and Prithu Sundd

引言

镰状细胞病(sickle cell disease,SCD)是一种常染色体隐性遗传疾病,影响全球数百万人[1]。根据全球疾病负担报告的系统分析,320 万人罹患镰状细胞病,4300 万人有镰状细胞特征(突变携带者),在 2013 年,有 17.6 万人死于与 SCD 相关的并发症[2]。SCD 是 β-珠蛋白基因发生不同突变而出现相同临床综合征的总称[1]。镰状细胞贫血(为方便阅读,在本章简称 SCD)是最常见的形式,因 β-球蛋白基因(SS)纯合突变,导致 β 珠蛋白链第 6 位亲水性谷氨酸(Glu)被疏水性缬氨酸(Val)替代[3]。突变的血红蛋白(HbS)在脱氧后聚合形成长纤维,使红细胞膜变形,导致红细胞镰变、僵化、脱水、变形性差和过早溶血[1,4]。镰状红细胞也与白细胞、血小板和内皮细胞相互作用,促使血管闭塞,进而引起缺血-再灌注损伤(图 31.1)[5]。在 SCD 中,溶血和血管阻塞是两种主要的病理生理变化,分别促进红细胞源性和组织源性损伤相关模式分子(damage associated molecular patterns,DAMP)释放[1,5-7]。DAMP 加剧内皮功能障碍、无菌性炎症和血栓形成,促使 SCD 中急、慢性并发症的发展[5-11]。本章将概述血小板在 SCD 病理生理学中的新作用。"SCD 血小板依赖相关的病理生理学"一节将向读者介绍血小板促 SCD 急慢性并发症发生。"SCD 血小板活化的机制"一节将向读者介绍 SCD 中血小板活化的分子途径。"SCD 血小板活化相关的血管病理生理学"一节将重点介绍 SCD 中的血小板活化如何促进微循环中的细胞事件。最后,"血小板病理生

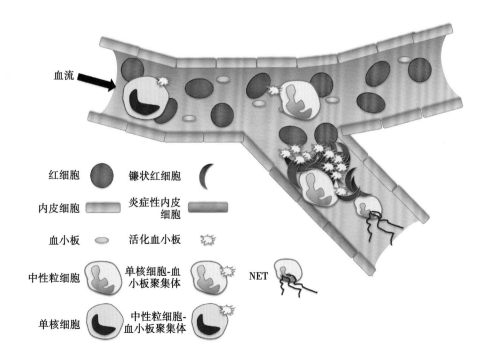

图 31.1　SCD 血小板依赖的病理生理学。镰状红细胞通过与白细胞、血小板和内皮细胞作用促使血管闭塞,导致 SCD 的缺血-再灌注损伤。NET,中性粒细胞胞外诱捕网

红细胞　镰状红细胞

内皮细胞　炎症性内皮细胞

血小板　活化血小板

中性粒细胞　单核细胞-血小板聚集体　NET

单核细胞　中性粒细胞-血小板聚集体

血流

物学相关的 SCD 治疗方法"一节将讨论抑制血小板活化作为一种潜在治疗 SCD 的应用。本章最后将讨论未来的研究方向，以进一步提高我们对血小板在 SCD 中作用的理解。

SCD 血小板依赖相关的病理生理学

　　红细胞来源的 DAMP，例如溶血后释放的游离血红蛋白（hemoglobin，Hb）、亚铁血红素和腺苷-5-二磷酸（adenosine-50-diphosphate，ADP），是血小板的有效激活剂[5-7,12-19]。血小板激活导致的血浆可溶性因子的分泌和可溶性 CD40 配体（soluble CD40 ligand，sCD40L）、P-选择素、磷脂酰丝氨酸（phosphatidyl-serine，PS）的暴露，αⅡbβ3 的激活，共同促使血小板-白细胞或血小板-血小板聚集，内皮激活和凝血障碍[5,7,14,15,20-26]。SCD 中血小板的活化被认为促进了主要并发症的进展，这些并发症包括急性血管阻塞性危象（vaso-occlusive crisis，VOC）、慢性器官损害、急性胸部综合征（acute chest syndrome，ACS）和肺动脉高压（pulmonary hypertension，PH）[1,7,8,14,27-31]。VOC 是 SCD 患者急诊的主要原因，被定义为多血管床闭塞引起组织缺血所致的新发疼痛[1,8,30]。血管闭塞导致下游事件，如缺血-再灌注损伤，中性粒细胞呼吸爆发和中性粒细胞胞外诱捕网（neutrophil extracellular traps，NET）形成，内皮细胞活性氧（reactive oxygen species，

ROS）生成和一氧化氮（nitric oxide，NO）的消耗，一起促成主要器官如肺、心脏、肝脏、肾脏和脾脏的损伤[1,5,7,9,10,27,30,32-42]。SCD 小鼠的活体研究显示，血小板通过与中性粒细胞、镰状红细胞和内皮细胞相互作用促使血管闭塞（图 31.2）[33,34,43,44]。此外，与健康对照组相比，处于稳定状态（非危重状态）的 SCD 患者的循环血小板数量显著增加，但 VOC 发病后明显下降，提示血小板在血管闭塞处积聚[16,31,45-49]。循环血小板 p-选择素依赖的血小板-中性粒细胞和血小板-单核细胞聚集在稳定状态的 SCD 患者的血液中也明显高于健康对照组[14,50-52]。最近 P-选择素阻断治疗减少 SCD 患者 VOC 发生的成功支持血管阻塞中的血小板病理生理[53]。最近，我们已经证实血小板-中性粒细胞聚集的确阻塞肺小动脉而致 SCD 小鼠肺血管闭塞（图 31.2），闭塞情况在 P-选择素功能阻断抗体应用后缓解。急性胸痛综合征是另一种血小板依赖型并发症，是引起 SCD 患者死亡的主要原因之一[28,31,54-56]。ACS 是一种具有新发肺部浸润、发热、呼吸困难和胸痛状态的疾病[8,30,57,58]。根据临床证据，10%～20% 有 VOC 的 SCD 患者在住院期间发展为 ACS[27]。重要的是，血小板减少症的发展是 SCD 的 VOC 住院患者最可靠的预后预测指标，病理解剖以及计算机断层扫描研究已经证实了 ACS 患者中血小板聚集阻塞肺小动脉，这表明血小板聚集造成 ACS 的发生[31,39,46,59]。最近在小鼠肺脏的活体显微镜检中，

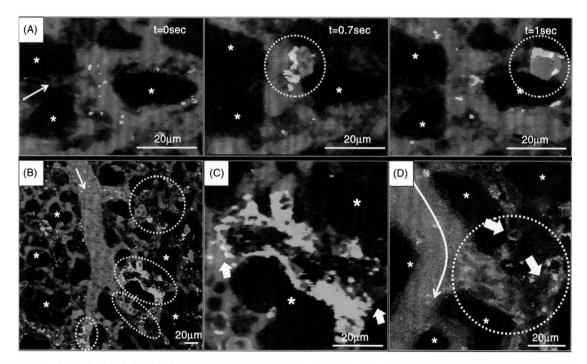

图 31.2　SCD 小鼠血小板-中性粒细胞聚集促进血管闭塞。（A）0.1μg/kg LPS 静脉注射小鼠，血小板微血栓（绿）-中性粒细胞（红）聚集体（白色虚线圆圈）在肺小动脉"瓶颈"处。图示 3 个不同时间点的肺活体荧光定量显微技术（qFILM）图像。（B）0.1μg/kg LPS 静脉注射 SCD 小鼠的 qFILM 图像。四处小动脉"瓶颈"均被血小板-中性粒细胞血管闭塞阻塞。（C）血小板血管闭塞（图 B 放大）示大多数血小板和个别中性粒细胞结合（白色粗箭头）。图 A、B、C 中，通过静脉内分别给予 V450-抗 CD49b mAb 和 AF546-抗 Ly6G mAb 对血小板（绿色）和中性粒细胞（红色）染色。通过静脉注射 FITC-右旋糖酐观察到肺微循环（紫色）。伪彩色用于血小板和肺血管以增强对比度。* 标示肺泡。白色细箭头标记着营养小动脉内的血流方向。（D）小动脉"瓶颈"处的血小板-中性粒细胞聚集体阻碍了红细胞的运输。红细胞（绿色；白色粗箭头所指）在血管闭塞前静止，在血管闭塞后的红细胞从旁边通过。红细胞的静止表明细胞聚集体导致肺微循环（紫色）内的血流阻滞。虚线显示细胞聚集和红细胞停滞区域。通过静脉内施用 V450-抗 CD49b mAb，AF546-Ly6G mAb 和 FITC-Ter119 mAb 分别对血小板（蓝色），中性粒细胞（红色）和红细胞（绿色）染色。通过静脉注射伊文思蓝染色液来观察肺微循环。* 标示肺泡。白色细长箭头标记着营养小动脉内的血流方向（Figure adapted from Bennewitz et al.[34]，with permission.）

Bennewitz 和同事发现 VOC 在肺小动脉中引发大量血小板-中性粒细胞聚集,致 SCD 小鼠肺内血流阻留,支持了活化血小板在 ACS 发病机制中的潜在作用(图 31.2)[34]。除了 VOC 和 ACS 等急性并发症外,血小板似乎也参与了 PH 和肺动脉高压(pulmonary arterial hypertension,PAH)的发病,这些危及生命的慢性血管病变并发症影响着 10% 的 SCD 患者[27-30,58]。经右心导管穿刺确诊的 PH 被定义为平均肺动脉压(mean pulmonary artery pressure,mPAP)≥25mmHg 以及右心室肥大,PH 与右心衰风险增加有关[27,29]。在组织病理学分析中,PAH 表现为闭塞性血管平滑肌增生、血管紧张、内皮异常和原位血栓形成[29,60]。肺脏病检中原位小动脉和大动脉血栓形成的组织病理学鉴定提示血小板活化和聚集可能在 SCD 患者 PH 的发展中发挥作用[61]。事实上,经超声心动图诊断为肺动脉高压的 SCD 患者较非肺动脉高压的 SCD 患者,血液中表达更高水平的 P-选择素和活化 α II bβ3。

SCD 血小板活化的机制

一氧化氮消耗

一氧化氮(Nitric oxide,NO)是由一系列 NO 合成酶(NO Synthases,NOS)在 L-精氨酸转化为瓜氨酸过程中产生的一种自由基[62-64]。内皮一氧化氮合酶(eNOS)产生的 NO,通过增加血小板中环鸟嘌呤-单磷酸(cGMP)水平,抑制血管内皮血小板黏附和聚集[65-68]。或是内皮 NO 的消耗促进血小板活化导致:细胞脱颗粒,P-选择素暴露和 α II bβ3 激活[15,66]。内皮细胞产生的 NO 与血红蛋白的亚铁血红素(Fe^{2+})以接近扩散极限的速率[107mol/(L·s)]反应生成高铁血红蛋白和硝酸(NO$_3^-$)[69-71]。这个脱氧反应是不可逆的,并迅速致血管内 NO 的消耗[72,73]。在正常生理条件下,NO 与血红蛋白的反应受到红细胞膜分隔的限制[74-79]。由于 SCD 血管内溶血,红细胞膜被破坏,NO 和游离血红蛋白反应后被耗尽,从而促进血小板活化(图 31.3)[7,74,80-83]。除了脱氧反应,游离血红蛋白也经过芬顿反应(Fenton reaction)和过氧化物酶反应生成 ROS[84,85]。超氧化物(O$_2^-$)是 SCD 中大量存在的一类 ROS,它与 NO 反应形成过氧亚硝基(ONOO$^-$)和它的共轭过氧亚硝基酸,从而减少 NO 生物利用率和增强血小板激活[86-88]。SCD 的血管内溶血也会导致精氨酸酶 1 的释放,这种酶将 L-精氨酸转化成鸟氨酸和尿素,从而抑制 NO 合成,并促进血小板活化[89-91]。非对称二甲基精氨酸(ADMA)是天然的精氨酸同系物,能竞争性抑制 NOS[92]。与对照组相比,ADMA 在 SCD 患者中显著升高[93,94]。有趣的是,血管内溶血和 ROS 的生成与 SCD 患者血浆中 ADMA 水平升高有关,提示 ADMA 降低 NO 生物利用率,增强血小板活性的作用[93-96]。

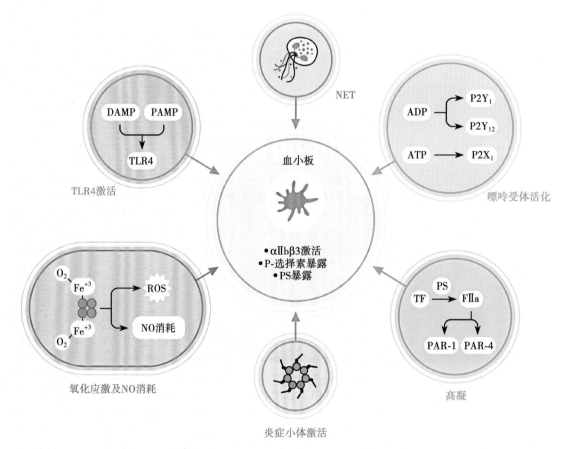

图 31.3　SCD 中血小板活化的关键机制。血管内溶血和血管闭塞是 SCD 中两个主要的病理生理事件,它们促进血小板活化,导致整联蛋白 α II bβ3 活化,脱颗粒,P-选择素以及磷脂酰丝氨酸(PS)暴露。血浆中游离血红蛋白水平的升高会消耗一氧化氮(NO),并增加活性氧(ROS)的产生(红色椭圆)。从裂解的红细胞中释放出来的二磷酸腺苷(ADP)和三磷酸腺苷(ATP)激活了血小板嘌呤能受体(浅绿色圆)。宿主来源的损伤相关分子模式(DAMP)和病原体来源的病原体相关分子模式(PAMP)激活血小板 Toll 样受体(TLR4)(橙色圆)。慢性炎症会促进中性粒细胞胞外陷阱(NET)的形成(蓝色圆)和血小板炎症小体激活(紫色圆圈)。最后,由异常血管内组织因子(TF)和 PS 表达引起的高凝导致凝血酶异常生成和血小板蛋白酶激活受体(PAR-1 和 PAR-4)激活(深绿色圆)

血小板 TLR4 激活

血小板在固有免疫和适应性免疫反应中起重要作用[97]。血小板作为免疫细胞最重要的特征之一是 Toll 样受体(Toll-like receptors,TLR)的表达,其中 TLR4、TLR9 和 TLR2 的表达最具特征[98-101]。TLR 使血小板能够识别和响应宿主来源的 DAMP 以及病原体来源的病原体相关分子模式(pathogen associated molecular patterns,PAMP)[98,100,102]。SCD 中血管内溶血相关的一系列红细胞源性 DAMP 包括血红蛋白、血红素、ADP 和尿酸。SCD 中游离血红蛋白的氧化可导致血浆中游离血红素[Fe(Ⅲ)原卟啉Ⅸ]的释放,据报道游离血红素可激活内皮细胞 TLR4 信号,生成 NET,导致血管闭塞和急性肺损伤[10,11,103]。虽然没有直接证据表明血红素能促进 SCD 中血小板 TLR4 的活化,但早期研究表明血红素能增强 ADP 和肾上腺素依赖的血小板聚集[104]。

除了红细胞 DAMP,许多组织来源的 DAMP 也可能有助于 SCD 中血小板 TLR4 的激活。染色质结合高迁移率族蛋白 1(high-mobility group box 1,HMGB1)是一种重要的 DAMP,由坏死和凋亡细胞、活化的免疫细胞和活化的血小板释放[105-108]。对人、鼠血小板的研究表明,HMGB1 通过 TLR4 依赖机制调节血小板活化、颗粒分泌、黏附和扩散[102,109]。最近,有报道称 SCD 患者和小鼠的 HMGB1 水平高于基线,在急性镰变事件中进一步升高,归因于 SCD 血浆中的 TLR4 活性[110]。综上所述,这些研究表明 HMGB1 可能促进 SCD 中血小板 TLR4 的活化,支持未来的研究中进一步评估 HMGB1 对血管阻塞的作用。

SCD 还与感染发生率的增加有关[111,112]。细菌脂多糖(LPS)属于 PAMP 族,通过 TLR4 激活血小板[98,100]。LPS 从肠道微生物群到血液循环的转移导致 SCD 全身血管闭塞,而对照组小鼠为阴性结果[113]。在另一项研究中,LPS 对 SCD 小鼠的皮肤微循环有影响,而对照组为阴性结果[10]。小鼠肺的活体显微镜研究表明,在对照组小鼠中无影响的纳克剂量的 LPS 可引起 SCD 小鼠血小板-中性粒细胞聚集物阻塞毛细血管前肺小动脉(图 31.2)[34]。在同一研究中,低剂量的 LPS 也能促进 SCD 中 P-选择素依赖的中性粒细胞-血小板聚集,但不能阻碍体外微流体通道的血液流动。总的来说,这些发现表明暴露在微量 TLR4 激动剂时,SCD 中的溶血环境可以使血小板预致敏,而进一步活化(图 31.3)[34]。

血小板嘌呤受体激活

在正常的稳态条件下,血小板活化与否由血小板激动剂和抑制剂之间的平衡决定的。血管内溶血、红细胞损伤或细胞膜变形、剪切应力和缺氧均可促进红细胞释放三磷酸腺苷(ATP)和二磷酸腺苷(ADP)(图 31.3)[18,114-116]。一旦进入血液,ADP 与血小板上的 P2Y$_1$ 和 P2Y$_{12}$ 嘌呤受体结合(见第 14 章),促进血小板活化和脱颗粒,从而释放出血小板致密颗粒中储存的 ADP 和 ATP(图 31.3)[117-123]。ATP 和 ADP 流通水平在转基因人源化 SCD 小鼠中升高[124]。患有 VOC 的 SCD 患者血小板中 ADP 浓度显著降低[125]。此外,来自输血受者的血液离体研究显示血小板活化和聚集增加归因于 ADP 释放,ADP 最有可能来自裂解或受损的红细胞[126]。据报道,血红蛋白结合的 ADP 参与血小板活化,此过程被 P2Y$_1$ 和 P2Y$_{12}$ 受体拮抗剂抑制[18]。与 ADP 不同,ATP 作为 P2Y$_1$ 和 P2Y$_{12}$ 受体的拮抗剂,抑制 ADP 介导的血小板活化[127,128]。另一方面,ATP 通过与 P2X$_1$ 受体的相互作用也引起血小板形态的短暂改变,放大其他激动剂如胶原蛋白和血管性血友病因子(von Willebrand Factor,VWF)导致的血小板活化[129-131]。胞外 ATP 也可以通过外核苷三磷酸二磷酸水解酶(ecto-nucleoside triphosphate diphosphohydrolase,ENTPD;CD39)快速水解成 ADP 而增加细胞外 ADP 水平[132,133]。此外,ATP 和 ADP 也可以通过刺激内皮细胞 P2 受体,促进血小板抑制剂如内皮前列腺素 I$_2$(PGI$_2$)和 NO 的合成,间接抑制血小板活化[134-136]。ATP 和 ADP 最终被 ENTPD 酶水解为腺苷,腺苷浓度在 SCD 小鼠和人体血浆中升高[137-142]。通过血小板腺苷 A2a 和 A2b 受体作用,腺苷增加细胞内 cAMP 水平以抑制 SCD 血小板活化[142-146]。重要的是,所有这些嘌呤信号通路对 SCD 血管闭塞病理生理学的作用仍然知之甚少,而最近的 P2Y12 受体拮抗剂临床试验并未改善 SCD 患者的预后[147]。

SCD 中的氧化应激

增强的氧化应激在 SCD 的病理生理学中起着至关重要的作用(图 31.3)[88,148,149]。SCD 中 ROS 的高产率是由于血管内溶血增加,复发性缺血-再灌注损伤,慢性炎症和镰状血红蛋白(HbS)的高自氧化[86,150-155]。由于 SCD 中的抗氧化防御系统受到影响和/或效率不足以清除过量的 ROS,因此形成慢性氧化应激[156,157]。事实上,一些研究提出了氧化应激中生物标志物水平提高,例如晚期糖基化终产物(advanced glycation endproducts,AGE)和 F$_2$-异前列素(F$_2$-isoprostanes,F$_2$-IsoP)[153,158,159]。花生四烯酸氧化产物,8-表氧前列腺素 F$_{2\alpha}$(8-isoprostaglandin F2α,8-表氧 PGF$_{2\alpha}$)属于内源性 F$_{2\alpha}$-IsoP[160,161]。8-表氧 PGF$_{2\alpha}$ 增加血小板对亚阈值浓度的血小板激动剂的反应性,通过细胞内钙动员促进 αⅡbβ3 活化[162-164]。重要的是,8-表氧 PGF$_{2\alpha}$β-氧化的代谢产物 2,3-dinor-5,6-二氢-15-F$_{2t}$-IsoP 在 SCD 患者尿液中升高,提示 SCD 中氧化应激增加可诱导 8-表氧 PGF$_{2\alpha}$ 的产生从而促进血小板活化[153,159]。如前所述,氧化应激和 ROS 生成增加也可能导致 NO 通过超氧化物(O$_2^-$)与 NO 反应形成过氧亚硝酸盐(ONOO$^-$)和过氧化亚硝酸,从而有助于降低 SCD 中的 NO 生物利用度和血小板过度活化[86-88]。SCD 中的氧化应激也可能通过增加 P-选择素和 ICAM-1 在内皮细胞上的表达间接促进血小板活化,并依次调节血小板和白细胞募集[165]。这一假说得到以下发现的支持:血清 NADPH 氧化酶缺失或血管超氧化物歧化酶 1(superoxide dismutase 1,SOD1)的遗传过度表达使嵌合 SCD 小鼠血小板黏附正常化[166]。

血小板磷脂酰丝氨酸(PS)暴露已被证明依赖于线粒体钙水平升高,导致线粒体通透性转换孔的活化,ROS 产生和线粒体膜电势的损失(ΔΨ)[167-169]。血小板线粒体功能障碍已知在帕金森病、登革热、2 型糖尿病和败血症中发生[170-173]。最近,在 SCD 患者的血小板中也发现了板状线粒体生物能量的功能障碍。SCD 中的溶血环境被证明是造成血小板线粒体生物能量改变的原因,其特征在于复合体 V(ATP 酶)酶病,其导致 ΔΨ 和线粒体 ROS(mitochondrial ROS,mtROS)增加。这种生物能量的功能障碍与 SCD 患者血液中血小板活化增强有关[174]。

SCD 中的 NET 依赖性血小板活化

为了应对无菌性炎症或感染,活化的神经营养因子释放出由染色质组成的 NET,其中包含瓜氨酸化组蛋白,中性粒细胞颗粒酶和丝氨酸蛋白酶[175,176]。中性粒细胞活化形成 NET 涉及血小板 TLR4 信号传导,以及细胞因子和 Fc 受体,而且形成过程依赖 ROS[175-179]。SCD 患者的中性粒细胞被激活并产生更高基础水平的 ROS,伴随细胞内 ROS 清除剂水平降低[156,180]。此外,这些中性粒细胞被证实与血小板和镰刀状红细胞相互作用,促进人源化 SCD 小鼠和人类血液中的 VOC 实验模型细胞聚集体形成[34,50,181,182]。据报道,稳定状态的 SCD 患者和 VOC 期间血浆核小体水平升高[183]。最近,在肿瘤坏死因子-α(TNF-α)攻击后,SCD 小鼠肺脏中形成 NET。值得注意的是,SCD 小鼠肺中 NET 的形成是由红细胞来源的血红素诱导的,导致中性粒细胞中 ROS 的增加[103]。有趣的是,Fuchs 和同事们观察到 NET 的血液灌注促进血小板黏附,活化和聚集。已知 NET 的多种成分可直接激活血小板,包括多种组蛋白(通过 TLR)和中性粒细胞丝氨酸蛋白酶,如弹性蛋白酶和组织蛋白酶 G(通过蛋白激活受体)[184-187]。NET 也可以通过凝血酶生成促进凝固并间接激活血小板。据报道 NET 在脓毒血症期间的深静脉血栓形成和血管内凝血中起关键作用[184,188,189]。NET 上的弹性蛋白酶和组织蛋白酶 G 促进抗凝组织因子途径抑制物(tissue factor pathway inhibitor,TFPI)的蛋白水解,从而促进下游凝血酶的产生和纤维蛋白的形成[190]。已发现 NET 和组织因子(TF)在人类受试者的动脉血栓中共定位,这表明 NET 与外源性凝血途径的激活之间存在直接联系[191]。此外,外部核小体也可能直接刺激内源性凝血途径,例如通过激活因子Ⅻ(FⅫ)促进凝血[192,193]。综上所述,血管内溶血依赖性 NET 生成也有助于 SCD 的血小板活化是看似合理的(图 31.3)。然而,目前对 SCD 溶血,NET 生成和血小板活化之间联系的理解是有限的,需要进行详细的研究来阐明 NET 对 SCD 血小板活化的贡献。

SCD 中的 VWF 依赖性血小板活化

VWF 是一种大分子、多结构域糖蛋白,在血管内皮细胞和巨核细胞中合成[194,195]。VWF 通过与血小板糖蛋白(GP)Ⅰb-V-Ⅸ和整合素 αⅡbβ3 相互作用,在血小板黏附和聚集中起关键作用[196,197]。VWF 多聚体从内皮细胞构成性分泌,或者作为"异常大的"VWF(超大型 VWF/UL-VWF)多聚体存储在内皮 Weibel-Palade 体(WPB)中,并在内皮激活后释放[198,199]。UL-VWF 多聚体释放到循环中后,被由肝脏中产生的含有血小板反应蛋白 1 型基序 13 的解整合素和金属蛋白酶(ADAMTS13)迅速裂解成较小的、低栓性 VWF 多聚体[200,201]。ADAMTS13 缺乏与临床上血栓性血小板减少性紫癜(thrombotic thrombocy-topenic purpura,TTP)相关,在小鼠 ADAMTS13 缺乏增加血栓形成的风险[201-203]。据报道,SCD 患者血浆 VWF,特别是在 UL-VWF 多聚体水平升高,提示 UL-VWF 多聚体裂解受损[204,205]。SCD 患者血管内溶血和慢性炎症确实激活内皮而致 WPB 释放 VWF[10]。SCD 患者肝脏的进行性损伤可能导致 ADAMTS13 血浆水平降低[206]。此外,游离血红蛋白可抑制人血清 AD-AMTS13 的活性[207]。ADAMTS13 活性在稳定状态的 SCD 患者血浆中显著降低[205,208]。虽然有些研究表明在 SCD 患者和健康对照中显示出相当的 ADAMTS13 活性,但相对于 VWF 抗原水平,ADAMTS13 活性在稳定状态的 SCD 患者中明显降低,并且在 VOC 期间进一步降低[205,209]。有趣的是,SCD 患者中 AD-AMTS13 活性降低也与升高的凝血酶敏感蛋白 1(throm-bospondin-1,TSP-1)呈负相关,TSP-1 与 UL-VWF 多聚体结合,通过竞争性抑制 ADAMTS13 活性防止其降解[208,210,211]。此外,SCD 可被描述为高凝状态(见下一段),并且生成的凝血酶也可能下调 ADAMTS13 活性[212]。

SCD 中的凝血依赖性血小板激活

活化的血小板辅助凝血,导致凝血酶的产生,凝血酶通过与血小板蛋白酶激活受体(PAR-1 和 PAR-4)的结合进一步促进血小板活化[213-215]。凝血酶生成和凝血标志物,例如凝血酶原片段 F1+2,凝血酶-抗凝血酶复合物Ⅲ和 D-二聚体,在稳定状态的 SCD 患者血浆中显著增加,甚至在 VOC 期间进一步升高[216-220]。这些结果与先前在儿童 SCD 患者中的发现一致,血栓弹力图谱示明显高凝状态[221]。现有证据表明,外源性和内源性凝血途径的激活有助于 SCD 高凝状态的产生。外源性凝血途径在 SCD 中的作用基于以下几点:①与对照受试者相比,FⅦ和活化的 FⅦ水平降低,②TF 在循环内皮细胞和单核细胞上的异常表达,③全血 TF 促凝血活性升高,④来自红细胞、血小板、内皮细胞和单核细胞的 TF 阳性细胞外囊泡(EV)的存在(图 31.3)[220,222-224]。已知血红素增加人脐静脉内皮细胞,人肺微血管内皮细胞和小鼠白细胞 TF 的表达,而在小鼠肺内皮细胞中没有相应变化[225,226]。此外,短暂的缺氧-复氧导致 SCD 小鼠肺静脉内皮上 TF 的上调,表明了缺血-再灌注损伤在 SCD 外源性凝血途径活化中的作用[227]。通过向饮食中添加精氨酸来增加吸入 NO,或通过培育小鼠过度表达内皮 NOS,以提高 NO 的生物利用率,均可使两种 SCD 小鼠模型中内皮 TF 的表达显著下降,表明 Hb 介导的 NO 耗竭有助于激活 SCD 的外源性凝血途径[228]。

内源性凝血系统蛋白的血浆水平,包括 FⅫ、前激肽释放酶和高分子量激肽,在稳定状态的 SCD 患者中也低于健康对照组,并且在 VOC 期间进一步降低[221,229,230]。内源性凝血途径可被带负电的表面激活,SCD 患者血液中的镰状红细胞,活化血小板或 EV 表面存在的 NET 或 PS 可大量提供这类带负电的表面[193,217,231-234]。支持 SCD 高凝的其他证据是 SCD 患者体内抗凝剂蛋白 C 和蛋白 S 的低浓度水平[235-237]。

炎症小体和血小板

除了上述讨论的血小板活化分子机制之外,新发现的炎性小体依赖性先天免疫途径也可能有助于 SCD 中的血小板依赖性病理学研究(图 31.3)[171,238]。过去十年进行的研究已经确定了炎性小体通路作为致病性和无菌性炎症的关键调节因素[239-241]。炎性小体是多蛋白细胞质模式识别受体复合物,积极应答细胞和组织来源的 DAMP、PAMP、ROS、TLR4 激活、双链 DNA、NET 片段和几种未知的细胞或组织衍生的危险信号,以加工和释放活化的细胞因子白细胞介素-1β 和 18(IL-1β 和 IL-18)到细胞外基质[240-242]。一旦释放到细胞外基质,IL-1β 可以与炎症细胞和血管细胞表达的 IL-1 受体(IL-1R)结合,促进 IL-

1β 依赖的下游先天免疫信号传导,导致中性粒细胞,血小板活化,内皮细胞上的 E-选择素、P-选择素、VCAM-1、ICAM-1 和趋化因子如 IL-8 的上调,促使血管闭塞[5,7]。核苷酸结合结构域和富含亮氨酸重复序列受体(nucleotide-binding domain and leucine-rich repeat receptors,NLR)或黑素瘤 2(absent in melanoma 2,AIM2)样受体(ALR)缺失是炎性小体复合体的主要成分。NLRP3-炎性小体是被最广泛研究的炎性体复合物,其富含亮氨酸重复序列的核苷酸结合寡聚化结构域(nucleotide-binding domain leucine rich repeat containing protein,NLRP3),含半胱天冬酶募集结构域(apoptosis-associated speck-like protein containing a caspase recruitment domain,ASC)的凋亡相关斑点样蛋白和半胱天冬酶 1,并且最近在血小板中发现了它的功能[238,240]。在 SCD 以外的无菌和传染病模型中的最新发现已经确定血小板 NLRP3 炎性小体活化后应答通过 DAMP 或 PAMP 活化下游 caspase-1 所激活的 TLR4[171,238]。这可引发血小板生成可溶性(裂解的活性形式)IL-1β 和携带 IL-1β 的 EV,此过程通过触发炎症和血管细胞中 IL-1β 依赖的先天免疫信号传导共同促进血管损伤[238,243]。

SCD 血小板活化相关的血管病理生理学

如前一节所述,SCD 几种病理生理过程促进循环血小板形成活化状态。这些活化的血小板通过促进微循环内的各种细胞和分子事件,促成 SCD 的慢性和急性并发症。在下面小节中将讨论导致 SCD 血管闭塞和血管损伤的四种主要血管事件。

血管内血小板聚集

SCD 中的血小板活化与整合 αⅡbβ3 的活化相关,其中 αⅡbβ3 采用高亲和力配体结合构象(在前一节中讨论),在各类血栓形成紊乱时促成血管内血小板聚集[15,217,244,245]。血小板 αⅡbβ3 的活化在处于稳定状态(未处于危机状态)的 SCD 患者中明显增加,并且在 VOC 期间进一步增强[15,217]。同样,SCD 患者在稳定状态下循环血小板聚集计数正常,但在 VOC 期间显著增加[246]。有趣的是,与健康对照组相比,循环血小板计数在稳定状态下的 SCD 患者中也有所升高,但在 VOC 导致血小板减少后,常常显著下降[47,247]。最近,VOC 相关性血小板减少症被证明是进展为有多器官衰竭和死亡风险的严重急性 ACS 的最可靠预测因子[31,55,247,248]。这些流行病学研究结果表明在 VOC 或 ACS 期间发生血小板减少症可能是血管闭塞部位血小板捕获的结果。实际上,对诊断为 ACS 的 SCD 患者的肺部尸检和计算机断层扫描,可观察到血小板聚集体和富含血小板的血栓选择性地阻塞肺动脉分支和小动脉[37,39,59,61,249]。与这些临床发现一致,用纳克浓度的 LPS 攻击转基因人源化 SCD 小鼠肺,然后用活体显微镜检查,可看到由血小板和血小板-中性粒细胞聚集体形成的前毛细血管肺小动脉微栓塞(图 31.1)[34]。两项不同的研究中,在 SCD 小鼠的全身小静脉发现了血小板聚集在黏附的中性粒细胞上[43,250]。总之,这些研究结果表明,伴有 VOC 向 ACS 进展的 SCD 患者,其肺血管系统血小板的黏附和捕获可能导致血小板计数的下降[45,46,49]。

血小板对内皮的黏附

SCD 中的炎症环境参与内皮激活和功能障碍(图 31.1)[5-7,251]。稳定状态下 SCD 患者血浆中的循环内皮细胞显著升高,并且在 VOC 期间计数进一步增加[252,253]。从 SCD 患者血浆中分离的循环内皮细胞,其 TF、P-选择素和 E-选择素、血管细胞黏附分子-1(VCAM-1)、细胞间黏附分子 1(ICAM-1)和 CD36,均表达上调[222,252,254]。在 SCD 小鼠中进行的体内研究也发现异常的内皮细胞活化导致 SCD 小鼠肺、肝、脑和肾中主要内皮细胞黏附分子的上调[10,35,254-257]。不同于已知白细胞和红细胞黏附对内皮细胞的确切作用,血小板直接黏附于 SCD 活化内皮的机制及其在 VOC 和 ACS 进展中的作用仍然知之甚少。据报道,血小板可以表达功能性 P-选择素糖蛋白配体 1(PSGL-1),可以促进血小板对内皮细胞 P-选择素的黏附[258]。这一发现表明血小板可能通过直接结合 SCD 中的内皮 P-选择素促进血管闭塞,但体内支持 SCD 这种黏附互作而发挥作用的证据仍然不充分。基于在 SCD 之外进行的观察,血小板还可以通过桥接蛋白如 TSP-1 和 VWF 介导的黏附相互作用,与内皮作用[259-261]。TSP-1 和 VWF 在内皮和血小板中合成,并且在血浆中以可溶状态存在[259-261]。实际上,据报道 TSP-1 和 VWF 在 SCD 患者血浆中明显升高[204,205,208]。TSP-1 可通过同时与血小板 CD36 和 CD47 相互作用来加强血小板活化和稳定血小板聚集[262-268]。重要的是,血小板 CD47 结合内皮 TSP-1 的细胞结合结构域,导致血小板 αⅡbβ3 的激活,而血小板 αⅡbβ3 又通过结合纤维蛋白原与内皮细胞 ICAM-1 和 αVβ3 交联[268]。虽然其他疾病模型中的这些发现提出了 CD36-TSP-1-CD47 相互作用介导血小板-内皮细胞黏附,但目前支持这种相互作用在 SCD 中的作用的证据很少,未来的研究需要证实这种相互作用对 SCD 血管闭塞的贡献。血小板-内皮细胞相互作用也可以通过 VWF 与血小板 GPⅠbα 和活化的 αⅡbβ3 的结合促进[269]。VWF 水平在 SCD 患者的血浆中升高,并且最近的尸检结果已经证实 ACS 患者的肺微血管系统中血小板血栓以及内皮 VWF 沉积增加[39,204,205]。同样,这些发现表明 VWF 可能促进 SCD 中血小板-内皮细胞的黏附,然而,尚需要在 SCD 小鼠中进行活体成像研究以确认 VWF 介导的血小板-内皮黏附是否有助于血管闭塞。

血小板依赖性异种细胞聚集

在过去十年中进行的临床前和临床研究已经确定血小板与白细胞、红细胞和内皮的异细胞聚集是导致 SCD 血管闭塞的主要病理生物学原因(图 31.1)[5]。SCD 患者在稳定状态下血小板-中性粒细胞,血小板-单核细胞和血小板-红细胞聚集体的循环水平显著升高,并且其水平与疾病严重程度相关[14,51,52,270]。血小板通过血小板 P-选择素和 GPⅠbα 与中性粒细胞相互作用,分别与中性粒细胞 PSGL-1 和 αMβ2 整合素(CD11b/CD18,Mac-1)结合[271-274]。在提睾肌微循环中 TNF-α 攻击 SCD 小鼠,血小板在"被逮捕"的中性粒细胞上产生成核作用,导致血小板-中性粒细胞聚集,促使血管闭塞,这些相互作用由血小板 P-选择素和中性粒细胞 Mac-1 介导[43]。血小板 P-选择素上调和中性粒细胞 Mac-1 活化依赖丝氨酸/苏氨酸激酶 AKT2 的磷酸化以及参与 ROS 生成的烟酰胺腺嘌呤二核苷酸磷酸(nicotinamide adenine dinucleotide phosphate,NADPH)氧化酶-2(NOX2)作用[275]。Bennewitz 及其同事发现用纳米量级的 LPS 输注静脉后促进了 SCD 肺动脉的血管闭塞,而对照组为阴性[34],支持上述发现。在这项研究中,位于肺小动脉和毛细血管交界处小动脉瓶颈部位的 P-选择素依赖的血小板-中性粒细胞聚集体,造成肺血管闭塞[34]。这些聚集体在原位形成或作为微小栓子到达肺微循环阻断肺血流,同时能经常观察到红细胞被网罗在这些血小板-中性粒细胞聚集体内(图 31.2)[34]。值得注意的是,在小鼠体内 P-选择素的阻断治疗阻止了血小板-中性粒细胞聚集体介导的肺血管闭塞,并恢复了肺血流量[34]。

活化的中性粒细胞所释放的 NET 是由中性粒细胞蛋白酶和瓜氨酸化组蛋白与染色质组成的网状结构[276]。NET 在不同的炎症条件下被中性粒细胞释放并促进先天免疫应答的激活,导致组织损伤[276]。最近,血红素被证明可促进氧化爆发,导致 TNF-α 攻击的 SCD 小鼠的肺微循环中中性粒细胞释放 NET,在给予血红素结合蛋白或降解 NET 的 DNA 酶-Ⅰ后,其被抑制[103]。实际上,NET 的循环标志物如核小体和弹性蛋白酶-α1-抗胰蛋白酶在稳定状态的 SCD 患者的血浆中显著升高,并且在发生 VOC 后进一步增加[183]。在非 SCD 小鼠疾病模型中的体内研究表明,血小板-中性粒细胞相互作用促进了 NET 生成(NETosis)[176]。这些研究发现,NET 生成依赖于血小板-中性粒细胞黏附和活化血小板释放的可溶性介质,如 HMGB1、RANTES(CCL5)、血小板因子 4(CXCL4、PF4)、VWF 或 TXA$_2$[277-285]。第一次描述血小板参与 NET 生成是在 2007 年,当时克拉克等人使用脓毒血症的小鼠模型展示 LPS 依赖性血小板 TLR4 激活促进血小板与中性粒细胞的结合,这导致中性粒细胞快速活化和 NET 生成[176]。血小板在促进 NET 形成中的作用也很快在人体细胞中得到证实[176,278]。尽管血小板在 NET 形成中的核心作用最初被确定为中性粒细胞介导的对病原体的先天免疫反应的一个组成部分,但最近的研究证实了血小板依赖性 NET 形成在无菌性炎症,血栓形成和输血相关性急性肺损伤中的作用[189,276,283-285]。这些研究表明,NET 形成由血小板诱导,不仅由 PAMP 激活,还由细胞或组织来源的 DAMP 或内源性前体如凝血酶、花生四烯酸、胶原、TXA$_2$ 或 ADP 激活[283-286]。总之,上述研究提示,血小板可能通过促进 NET 形成而致 SCD 中的器官损伤。然而,目前仍然缺乏直接证据,需要进一步的研究来阐明 SCD 中血小板活化依赖性 NET 形成的机制[5,7]。

活化的血小板也是 CD40 配体(CD40L)的来源,CD40 配体是一种 TNF 家族成员,可通过激活血小板、中性粒细胞、单核细胞和内皮细胞来促进血栓形成和炎症发生[21,287-292]。Lee 及其同事发现,SCD 患者血浆含有 40 倍的对照组人血浆可溶性 CD40L 浓度[24]。因此,来自这些患者的血小板所含的 CD40L 少于对照组人血小板中 CD40L 的一半,这表明 SCD 患者血浆中 CD40L 的升高可能源自血小板。在同一项研究中,患有 VOC 的 SCD 患者的血小板 CD40L 含量进一步减少,而血浆 CD40L 水平在有 VOC 的 SCD 患者中进一步升高,表明 CD40L 与疾病严重程度相关[24]。有趣的是,血小板 P-选择素和单核细胞 PSGL-1,与 CD40L 和 CD40 的结合促进单核细胞 TF 的快速表达[293]。抑制 CD40 可以降低 SCD 患者血浆中诱导的单核细胞上的 TF 表达和内皮细胞上的 ICAM-1[24]。这些发现表明活化的血小板可能通过释放可溶性 CD40L 促进 SCD 中的血管闭塞和器官损伤,所述可溶性 CD40L 可激活白细胞和内皮细胞以促进微循环内的血栓-炎症事件。然而,我们的不完全理解需要进行进一步的体内和体外研究,以阐明血小板来源的 CD40L 在 SCD 中促进血管闭塞的作用。

除了血小板黏附于白细胞和内皮外,血小板与镰状红细胞的黏附也表明在 SCD 患者 VOC 形成中起着至关重要的作用(图 31.2)[1,294]。重要的是,SCD 患者中增加的循环血小板-红细胞聚集物和活化血小板通过分泌 TSP-1 促进镰状红细胞与人血管内皮黏附[50,270,295]。未来的研究应落脚在病理生物学机制和在 SCD 中血小板-红细胞黏附促进血管闭塞和器官损伤的作用。

血栓形成

在过去十年中进行的研究已经确定 SCD 也是一种促血栓形成状态[20]。流行病学证据表明,SCD 与肺动脉循环中血栓形成有关,并且 SCD 中住院肺血栓栓塞的发生率高于非 SCD 人群[39,59,61,296-298]。除了小动脉血栓形成外,还有报道 SCD 患者在静脉循环中发生血栓并发症[29,300]。临床证据也表明血栓形成对 SCD 患者卒中的影响,然而,确切的病因学仍未完全了解[301,302]。具有超声心动图标记的高肺动脉压 SCD 患者体内活化血小板百分比增加,静脉血栓栓塞率增高[15,303]。除了临床发现外,SCD 小鼠的体内研究还在肺、肾、肝、冠状动脉和皮下血管中检测出多种微血栓[304]。如"SCD 中血小板活化机制"部分所述,SCD 中的炎性环境有助于血小板的慢性活化,这可能有助于促进 SCD 血栓形成[20,22]。稳定状态的 SCD 患者血小板 αⅡbβ3 活化增加,在 VOC 期间进一步扩增,导致 αⅡbβ3 介导的纤维蛋白原黏附增强,导致血小板聚集[15,26,217,305]。SCD 患者的血小板活化主要通过观察分离血小板的 P-选择素和活化 αⅡbβ3 的表达,以及分离的血小板在用血小板激动剂后聚集和脱颗粒的能力来评估[14,15,20,26]。有趣的是,血小板聚集的程度与 SCD 患者的年龄和疾病的严重程度相关[306]。与年龄和种族匹配的健康对照组相比,稳定状态下 SCD 成人对血小板激动剂如 ADP,肾上腺素或胶原刺激在体外表现出血小板聚集显著增多[16,47]。SCD 患者血小板聚集增强的部分原因是继发于脾功能减退的大量幼稚和高活化的血小板[47]。与成人相比,稳定状态 SCD 儿童的血小板体外聚集是正常的或与年龄和种族匹配的健康对照组相比减少的状态,这是由于体内血小板活化和脱颗粒导致血小板颗粒储存耗尽的结果[125,246,307-310]。与为了理解 SCD 稳定状态下血小板反应性的年龄依赖的细微差异研究不同,在急性危象期间如 VOC 或 ACS 的血小板聚集仍然很难解释。Babiker 等人报道,与健康对照组和稳态 SCD 儿童相比,在 ADP 和肾上腺素刺激后,患有 VOC 的 SCD 儿童血小板聚集在第三天显著增加[307]。相反的是,其他研究证实,与年龄、种族匹配的健康对照组和稳态 SCD 患者相比,儿童和成人 SCD 患者在 VOC 期间血小板聚集正常或减少[309-311]。除了血小板聚集外,凝血活化也导致纤维蛋白沉积,促成 SCD 的血栓形成[20,22]。血小板表面暴露阴离子磷脂对于促进凝血和正常止血至关重要[312]。确实,暴露的血小板磷脂酰丝氨酸(PS)和因子 V 与血小板 PS 的结合在稳定状态的 SCD 患者中增强,并且在 VOC 期间进一步增加[217]。已知晓血小板通过脱落 PS 表达 EV 来促进凝血[313]。值得注意的是,SCD 患者血浆中大多数循环的 EV 来源于红细胞或血小板,其数量与疾病严重程度相关[26,224,314]。总之,这些研究结果表明血小板 αⅡbβ3 的激活,PS-暴露和 PS 阳性血小板 EV 的脱落通过分别使血小板聚集和纤维蛋白沉积促进 SCD 中的微血管血栓形成。虽然血栓性并发症的风险似乎随着疾病严重程度(稳态与 VOC)和患者年龄(成人与儿童)的增加而增加,但是与这种流行病学相关的分子机制仍然知之甚少,未来的研究需要了解 SCD 微血管血栓形成的年龄相关风险。

血小板病理生物学相关的 SCD 治疗方法

在过去十年中进行的研究已经在了解血小板活化的多种分子机制,活化血小板促进的血管事件以及这些事件如何促成 SCD 的病理生理学方面取得了显著进展(在"SCD 血小板活化的机制""SCD 血小板活化相关的血管病理生理学"和"SCD 血小板依赖相关的病理生理学"讨论过)。这些知识还提供了针对血小板活化和血小板-白细胞-内皮相互作用和血小板依赖性先天免疫信号传导的不同过程来设计 SCD 新疗法的机会。以下小节中描述的几种此类疗法已被批准或正在接受 SCD 患者的治疗测试(表 31.1)[22,315]。

表 31.1　血小板病理生物学相关的 SCD 治疗方法

治疗方式	
提高 NO 生物利用率	• 亚硝酸盐口服或静注疗法
	• 吸入 NO
	• 磷酸二酯酶 5 抑制剂(西地那非)
抗黏附和抗炎疗法	• P-选择素和 E-选择素 抑制剂
	• 低分子量肝素
	• TLR4 抑制剂
	• L-谷氨酰胺口服粉
抗凝疗法	• 低分子量肝素
	• FXa 抑制剂(利伐沙班,阿哌沙班)
	• 直接凝血酶抑制剂(达比加群酯)
抗血小板治疗	• αⅡbβ3 拮抗剂(依替巴肽)
	• P2Y12 拮抗剂(普拉格雷,替格瑞洛)
	• GPⅠbα 拮抗剂(CCP-224)

FXa,活化凝血因子 X;NO,一氧化氮;TLR4,toll 样受体 4。

增加 NO 生物利用

如前面部分所述,溶血诱导 SCD 中内皮 NO 的消耗有助于血小板活化与血小板和白细胞、内皮细胞的黏附,提示增强 NO 生物合成可能有助于预防 SCD 的急性和慢性并发症。事实上,NO 吸入、增强 NO 信号传导,以及通过补充精氨酸、亚硝酸盐或 NO 供体促进 NO 合成已被证明可以减少氧化应激,肺损伤和血管闭塞,减低死亡率和改善微血管血液[250,316-319]。最近,口服亚硝酸盐能通过促进 NO 的生成,阻止血小板活化和血小板黏附到 SCD 小鼠肠系膜静脉内皮细胞[250]。羟基脲补充剂用于 SCD 小鼠中,通过促进 NO 依赖的信号传导和减少中性粒细胞-血小板聚集也可以预防全身血管闭塞[36,320]。羟基脲也是 NO 供体并且增加 SCD 患者血浆中的亚硝酸盐浓度[321-323]。这些 SCD 小鼠的临床前研究为预防 SCD 患者急性和慢性并发症的治疗中增加 NO 生物利用后的疗效监测提供基础实验支持。SCD 患者的血小板减少症通常与 VOC 和进展为 ACS 的可能性相关[8,31]。吸入 NO 被证明有助于改善 SCD 患者个案报告中的 VOC 和 ACS[324-327]。更大的 SCD 成人和儿童患者临床研究队列证实了 VOC 中使用吸入 NO 的益处[322,329]。然而,一项 150 名 SCD 患者的多中心临床试验未发现吸入 NO 对 VOC 溶解的任何益处[330]。口服羟基脲也表现出 VOC 和 ACS 的频率减少,SCD 成人和儿童患者的肺功能改善[1,7,8,331-334]。西地那非,一种促进 NO 依赖性信号传导的磷酸二酯酶-5 抑制剂也被证明可减弱 SCD 患者的血小板活化[15]。这些临床前和临床研究结果表明,旨在提高 NO 生物利用的疗法可能对 SCD 有益,其作用方式可能包括 NO 介导的血小板活化抑制。

抗粘连和抗炎治疗

SCD 小鼠和患者中的循环血小板表达 P-选择素,P-选择素是血小板活化的标志物[14,15,34]。血小板 P-选择素依赖性血小板-中性粒细胞黏附已被证明在转基因 SCD 小鼠的肺和全身微循环中可促进血管闭塞,以及在 SCD 患者血液中促进循环血小板-中性粒细胞聚集[34,43,50,51]。P-选择素功能性阻断 Abs 已被证明可以保护 SCD 小鼠免受肺血管闭塞[34]。最近的 SUSTAIN 临床试验进一步支持了这些研究结果,其中 P-选择蛋白抗体 crizanlizumab(SelG1)导致 VOC 频率显著降低。有趣的是,在Ⅱ期研究中,泛选择素抑制剂 rivipansel(GMI-1070)的初步证据表明它可以减少 VOC 消退的时间并减少 SCD 患者的阿片类药物用量[335]。最近,口服 P-选择素抑制剂也被证明可以改善 SCD 患者的微血管血流量[336]。如本章前面所述,P-选择素也由内皮细胞表达。因此,尚不清楚这些药物在临床试验中的作用是仅通过阻断血小板 P-选择素介导,还是内皮细胞选择素的阻断也起作用。

肝素在临床上被用作抗凝血剂,其中低分子量肝素和普通肝素,用比抗凝治疗浓度低 12~50 倍的量,已被证明能抑制体外流动小室中的 P-选择素和提高体内 SCD 小鼠和患者的微血管血流量[336-339]。低于抗凝剂量的肝素表现出减少 4 名 SCD 患者发生 VOC 的治疗效果[340]。完全抗凝剂量的低分子量肝素(亭扎肝素)还表现出减少 SCD 患者与 VOC 相关的住院天数。然而,很难解释所观察到的疗效是归因于亭扎肝素(tinzaparin)的抗凝作用还是对 P-选择素的抑制作用[341]。目前学者正在测试保留 P-选择素抑制但缺乏抗凝特性的低分子量肝素(sevuparin)(临床试验 . gov Identifier NCT02515838)用于 SCD 患者发生 VOC 时的治疗效果。

最近的证据表明 SCD 的炎症环境促进血小板 TLR4 的活化[34]。在 SCD 期间释放的几类组织来源的 DAMP 如血红素和 HMGB1 被认为是有效的 TLR4 激动剂[6,7,10,11]。尽管这些 DAMP 在血小板 TLR4 活化中具有直接作用的证据仍然缺乏,但 TLR4 抑制已被证明可以阻止 SCD 患者血流在体外通过微流体通道时血小板-中性粒细胞聚集,以及阻止 SCD 小鼠体内血管闭塞和肺损伤的发生[10,11]。这些研究结果表明,抑制 TLR4 可能是减轻 SCD 相关发病率潜在的治疗方法,TLR4 抑制的效果可能也与减弱血小板活化有关。

抗凝治疗

过去进行的几项临床研究表明抗凝剂可能对 SCD 有益。然而,入组患者数少和缺乏适当的对照使得这些研究不能得出相应结论[340,342,343]。如前一段所述,完全抗凝剂量的亭扎肝素可降低 SCD 患者与 VOC 相关的发病率,但是这些结果难以将有益效果归因于抗凝效果,而不是抗粘特性[341]。目前正在测试应用其他几种肝素相关分子对 VOC 的抗凝疗法。

活化因子 X(FXa)是一种凝血蛋白酶,可促进凝血酶的产生,并与蛋白酶激活受体-1 和 2(PAR-1 和 PAR-2)结合,促进血小板和内皮激活[20,22]。最近的研究中,用 FXa 抑制剂(利伐沙班)治疗 SCD 小鼠导致凝血酶原时间(PT)延长,降低凝血酶-抗凝血酶(TAT)复合物和白细胞介素-6(IL-6)的血浆水平,并且还降低了肺内中性粒细胞计数,表明利伐沙班对 SCD 的无菌性炎症和凝血疾病有益[22,344]。除 FXa 外,凝血酶是另一种凝血蛋白酶,可通过与血小板上的 PAR-1(人)和 PAR-4(人和小鼠)受体结合促进血小板活化,并通过将纤维蛋白原裂解为纤维蛋白来促进血栓形成[20]。SCD 小鼠和患者血浆中 TAT 的增加提示凝血酶抑制剂可预防 SCD 中 VOC 的发生[22,345]。凝血酶抑制剂(达比加群)治疗 SCD 小鼠可延长活化部分促凝血酶原激酶时间(activated partial thromboplastin time,aPTT),降低肺血浆 TAT 的水平和中性粒细胞计数,但没有降低血浆 IL-6 浓度[22,344]。有趣的是,SCD 小鼠中凝血酶原(FⅡ)活性的遗传性减少降低血浆中 D-二聚体、IL-6、可溶性 VCAM-1、循环白细胞和血小板数,以及死亡率和慢性器官损伤[346]。虽然这些研究结果表明抑制 FXa 或凝血酶可能减轻 SCD 中的血管闭塞和组织损伤,但还需要随机化和安慰剂对照临床研究来证实这些抑制剂的疗效。实际上,目前,利用安慰剂对照临床研究(clinicaltrials. gov Identifier NCT02072668)评估利伐沙班在 SCD 患者中的安全性和药动学正在进行。除了利伐沙班之外,另一种 FXa 抑制剂阿哌沙班目前也正在被测试预防 SCD 患者 VOC 的药效(clinicaltrials. gov Identifier NCT02179177)[315]。

抗血小板治疗

如"SCD 血小板活化的机制"和"SCD 血小板活化相关的血管病理生理学"部分所述,红细胞来源的 DAMP(血红蛋白,血红素和 ADP)、PAMP、NO 消耗、NET、氧化应激、高凝状态和升高的 VWF 水平有助于血小板 αⅡbβ3 整合素的激活,其反过来促进血小板-血小板,血小板-白细胞和血小板-内皮细胞相互作用。SCD 小鼠的临床前研究和 SCD 患者的临床研究试图使用 αⅡbβ3、VWF 受体 GPⅠbα 和 ADP 受体 P2Y12 的治疗性阻断剂来减弱这些相互作用。在一项小型试验研究中,报道了 αⅡbβ3 受体的合成肽抑制剂——依替巴肽,其用于治疗 SCD 患者是安全的,但在减少 VOC 相关发病率方面是无效的[347]。然而,这项研究因患者数量少而受限,但这些研究结果为更多患者的临床研究提供了理由,以评估在 SCD 中依替巴肽的安全性和有效性[315]。SCD 小鼠和患者服用普拉格雷(一种噻吩并吡啶基 P2Y12 拮抗剂),其离体实验显示,可以降低 ADP 诱导的血小板 P-选择素表达和 αⅡbβ3 的活化,减少血小板-单核细胞和血小板-中性粒细胞聚集体[14,124,348]。一系列患者数量较少的临床试验研究表明,普拉格雷在 SCD 患者中是安全的,可抑制血小板活化并减轻疼痛相关的发病率;然而,它未能显著减少疼痛发作的持续时间[349-352]。尽管试验研究的结果似乎令人鼓舞,但在超过 300 名 SCD 儿童和青少年的多中心临床研究中,对于普拉格雷在减少 VOC 或 ACS 发生频率方面没有任何效果[147]。另一种 P2Y12 受体拮抗剂替卡格雷目前正在进行测试,以预防 SCD 患者的 VOC 相关发病率(clinicaltrials. gov Identifier NCT02482298)。

GPⅠbα 通过与白细胞 Mac-1 和内皮细胞上的 VWF 结合,促进血小板与白细胞和内皮细胞的黏附[274,353]。SCD 患者血浆中 VWF 高黏附水平被认为可促进微血管血栓形成,而 Mac-1 或 GPⅠbα 拮抗剂已被证明具有抑制 SCD 小鼠体内和体外 SCD 人血液小静脉中血小板-中性粒细胞聚集的作用[34,43,205,354]。最近,一种 GPⅠbα(CCP-224)的变构抑制剂在 SCD 患者血流通过体外微流通道表现出减弱血小板-中性粒细胞聚集的作用。总体而言,这些研究结果证明,需要对大量 SCD 患者进行临床研究,以评估 GPⅠbα 阻滞剂阻止 VOC 或 ACS 的疗效。

结论和未来方向

总之,NO 耗竭,DAMP(血红素、ROS 和 NET)和 PAMP 依赖的 TLR4 激活,ADP 和 VWF 血浆水平的升高,以及 SCD 中的高凝血状态,促进血小板活化,包括 P-选择素表达、αⅡbβ3 激活和血小板脱颗粒。这些过程通过刺激血小板聚集和对炎症细胞、血管细胞的黏附而导致 SCD 的急性和慢性病理生理,造成血管闭塞、血栓形成和微血管损伤。目前对这些分子和细胞过程的理解已经推出一些新的和潜在的疗法,以减少 SCD 中与 VOC 相关的发病率。

有趣的是,有效的炎性小体激动剂如血红素、尿酸、HMGB1 和 ROS 在 SCD 中是大量存在的。血清中 IL-1β 水平、血小板中 IL-1βmRNA 和 IL-1β 合成以及血小板衍生的 EV 血浆水平在 SCD 患者中显著升高,其数量与 VOC 的病史相关[1,6,7,240,355-359]。所有这些研究结果提示,血小板中炎症小体依赖性先天免疫信号发挥了潜在的作用。然而,血小板炎性小体的激活和血小板衍生的可溶性 IL-1β 或/和携带 IL-1β 的血小板 EV 的生成在促进 SCD 急性和慢性并发症中的作用仍然知之甚少。还需要确定 SCD 中这些丰富的血小板 EV 是否可以作为组织间通信载体以促进不同血管床中的血管闭塞。我们现在缺乏的理解也推动了对未来研究的需求,这些研究旨在阐明血小板特异性炎症小体信号在促进 SCD 血小板依赖性病理生物学中的作用,并利用这些研究成果为 SCD 患者开发出更好的治疗方案。作为作者,我们致谢了绝大多数研究有助于理解 SCD 的血小板活化和血小板依赖性病理生物学机制的研究,任何没有被提到的研究,都不意味着不如提到的工作重要。

致谢

这项工作得到了国家心肺和血液研究所的资助,NIH-NHLBI 1R01HL128297-01(PS)。

（胡豫 译,朱力 审）

扫描二维码访问参考文献

第 32 章 血小板计数

Samuel Kemble, Carol BriggsandPaul Harrison

引言

这一章献给我们的合著者兼同事 Carol Briggs，她在 2015 年因一场短暂的疾病不幸去世。Carol 是本章以前版本的合著者，大家不仅怀念与她的友谊，而且怀念她的知识和丰富的血液学、仪器和标准化经验。Carol 在这一重要领域也做出了许多具有里程碑意义的贡献[1]。

血小板计数目前主要有六种分析方法：①使用相差显微镜进行人工计数；②阻抗分析；③使用各种商用分析仪进行光学散射/荧光分析；④流式细胞术进行免疫血小板计数；⑤基于图像的血小板计数；⑥即时血小板计数。尽管人工方法在很大程度上已被自动化仪器所取代，但还存在许多对准确计数血小板的可靠方法感兴趣的研究和非专业实验室，如果无法获得更大的自动化血液计数器，仍然可以进行人工计数或使用小型阻抗分析仪。

早期的血小板计数方法在 20 世纪中期以前通常是不准确和不可重复的。1953 年，Brecher 等人开发了一种手动辅助显微镜方法，使血小板能够在计数室或血细胞计中很容易地从溶解的红细胞中鉴别出来[2]。虽然 20 世纪 50 年代 Coulter 原理的发展（参见"阻抗血小板计数"一节）彻底改变了血液计数，但血小板计数直到 20 世纪 70 年代末才被添加到全自动全血计数中。在早期的阻抗分析仪中，血小板计数只能通过分析 PRP 或纯化的血小板制剂来进行，因此容易产生较大的误差。在血小板计数作为全血计数的一部分得到广泛应用之前，大多数血小板计数仍然是通过相差显微镜手工进行的[2]。手工计数仍然被公认为金标准的参考方法[3]。因此，直到最近，大多

数仪器制造商仍然通过手工方法对自动血细胞计数器和质量控制材料上的血小板计数进行校准。然而，手工方法不仅费时、主观、烦琐，而且精度不高，典型的观察者间变异系数（coefficient of variations，CV）在 10%～25% 之间。在血小板数量较低时，由于细胞计数较少，CV 呈比例增加。虽然相对不精确，但手工方法仍然为非专业实验室提供了一种相对便宜、简单和可行的血小板计数方法。使用阻抗技术的全自动全血计数器的引入带来了精度的显著提高，由于计算的血小板总数要高得多，典型的 CV 值小于 3%。然而，尽管阻抗血小板计数方法得到了广泛的应用，但仍有很大的局限性。其中一个主要问题是细胞大小分析，仪器不能将血小板与其他大小类似的颗粒（如小的或破碎的红细胞、免疫复合物等）区分开来。这些错误可能被包括在血小板计数中，在严重血小板减少性样本中，干扰颗粒的数量甚至可能超过真实血小板的数量。此外，大的或巨大的血小板可能会因为其大小而被排除在计数之外，因为它们无法从红细胞中分辨。由于分析方法的不同、整个测量范围的线性度以及实际计算的事件数的不同，相同样品在不同分析仪上得到的结果也可能存在显著差异。最近，在自动化血液学分析仪中引入了多个光散射参数和/或荧光，而不仅仅是阻抗大小。这提高了自动分析仪鉴别血小板的能力。现在还有一种新的分析仪可用来通过载玻片上的成像细胞，计数全血中的血小板（"基于图像的血小板计数"一节）。POC 分析仪也可用于快速检测血液样本，而不需要专门的实验室（"即时血小板计数"一节）。

尽管有了这些新方法，但仍有少数情况下血小板计数的绝对准确性仍然是个挑战。因此，开发一种改进的参考程序来优化自动血小板计数的想法重新引起了人们的兴趣。后一种方法利用针对血小板表面抗原的特定单克隆抗体，将其（如抗 CD41、CD42 或 CD61）偶联上合适的荧光基团。通过流式细胞术分析荧光标记的血小板与非荧光标记的红细胞的比值，一种高度精确的全血血小板计数技术现已问世。这是目前国际血液学标准化理事会（International Council for Standardization in Hematology，ICSH）和国际血液学实验室学会（International Society for Laboratory Hematology，ISLH）认可的参考方法（参见"免疫血小板计数"一节）[4,5]。这种相对较新的方法使用一种新的国际参考方法来校准细胞计数器，为校准器赋值，并在多种病理样本上获得直接血小板计数予以实施。人们希望这可以提高血小板减少症中血小板计数的准确性，从而促进进一步的研究，确定目前的血小板输注阈值（见第 64 章）是否可以安全降低而不存在出血风险。该方法也可适用于通过添加精确数量的荧光微球，使血小板可以在纯化的制剂中定量[4,6]。后一种方法也适用于小鼠血液中的血小板计数[7]。

手工血小板计数

尽管自动化技术得到了广泛应用,但在资源不足的实验室和研究型实验室内,由于无法使用专门的仪器,人工计数血小板仍被广泛使用。如果血小板计数低或样本中存在非典型血小板,有时也有必要在临床实验室使用手工计数方法。直到最近,血小板计数的国际参考方法仍然采用标准手工方法,使用相差显微镜,并由 ICSH 建立。全血血小板计数通常在乙二胺四乙酸(ethylene diamine tetraacetic acid,EDTA)抗凝血液中进行,该抗凝血液通过标准的洁净的静脉穿刺获得。为了区分血小板和红细胞,通常使用含有精确液体体积的牛鲍(Neubauer)计数板,通过目视检查稀释和溶解的全血来进行手动计数。纯化的血小板制剂也可以用这种方法计数。其他地方提供了手工血小板计数的具体方法细节[3,8]。

自动血小板计数

目前市面上的血小板计数分析有几种方法,包括孔径阻抗法、光散射法、荧光法和成像法。表 32.1 列出了一些现有的大型血液学分析仪,包括血小板计数。正常血小板给出经典对数正体积分布曲线,这对于确定有效血小板计数特别有用(图32.1)。

其他衍生血小板参数高度依赖于个体技术,并受抗凝剂和从取样到分析的延迟时间(如 EDTA 诱导的肿胀)的影响。如果要可靠地测量平均血小板体积(mean platelet volume,MPV),则必须通过使用替代抗凝剂或标准化采样和分析之间的时间延迟来控制抗凝剂对 MPV 的潜在影响[9]。在阻抗分析仪中,MPV 和血小板分布宽度(platelet distribution width,PDW)由血小板分布曲线得出。尽管这些衍生的血小板参数必须仔细解释,但通常 MPV 与血小板计数之间存在一个已建立的反向关

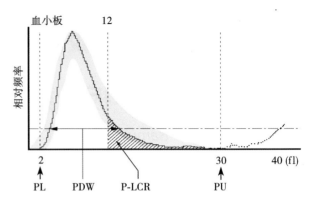

图 32.1　全自动血液分析仪中典型的血小板大小分布。PL,血小板大小分布的识别下限;PDW,血小板分布宽度;P-LCR,血小板大细胞比例;PU,血小板大小分布的识别上限(Courtesy of Sysmex Corporation)

系,换句话说,血小板总质量有助于维持止血功能。也有证据表明 MPV 是急性心肌梗死和静脉血栓栓塞的重要危险因素[10-12]。最近的数据表明,MPV 和血小板计数都是高度可遗传的,但受到严格调控。事实上,各种染色体位点现已与 MPV 和血小板计数有关联,并促使调节血小板生成的关键基因被识别(第 2 章和第 5 章)[13]。鉴于与此测量相关的分析前和分析变量的重要性,最近的研究开始解决 MPV 测量标准化的一些重要问题,包括校准仪器标准的潜在发展以及理解不同测量技术之间的差异[9]。

所有用于血小板计数的自动方法必须证明是精确的,在同一样品上显示重复结果的最小波动,并在整个分析范围内给出线性结果。在高计数情况下,粘连的可能性越来越大,即两个或多个细胞同时通过感测区,如果高计数先于低计数,则可能有样本携带污染。对于血小板减少的样本,在报告的结果中排除由于电子噪声引起的假信号而增加的计数是很重要的。也希望不同分析仪之间的方法差异最小;在同一样品上使用不同系统获得的结果应具有可比性。

阻抗血小板计数

Wallace Coulter 首先描述了阻抗检测方法,通常称为"Coulter 原理"或阻抗法。(图 32.2)[14]。在这种方法中,生物细胞被认为是完全不导电的电阻率粒子。当血细胞通过悬浮在电解质溶液中的孔(感应区)时,检测到阻抗的变化。每一个细胞都给出一个阻抗信号,该信号与被检测细胞的体积成正比,因此该方法可用于测量和计数单个细胞。阻抗最初用于红细胞和白细胞的计数;第一个 Coulter 血小板计数器需要使用 PRP,避免将红细胞计数为血小板。许多研究实验室仍在利用这种小型分析仪来计算血小板在 PRP 或纯化血小板制剂中的数量。(表 32.2)。

直到 20 世纪 70 年代,技术的进步,包括重合校正和流体动力聚焦,才可以区分血小板和红细胞,以便从全血样本中获得准确的血小板计数。理想情况下,如果细胞逐个通过感应区,则会计算检测到的细胞总数。然而,多个粒子同时占据感测区。这种现象称为"重合",由此产生的计数误差称为重合误差。随悬浮细胞浓度的增加,重合度误差增大。对于主要的血液学分析仪,通过对几种不同浓度样品的测量结果,建立重合

表 32.1　现有大型血细胞分析仪示例

设备型号	血小板计数原理
Abbott Diagnostics CELL-DYN 4000	阻抗法、光学和免疫学
Abbott Diagnostics CELL-DYN Sapphire	阻抗法、光学和免疫学
Abbott Diagnostics Alinity H 系列	阻抗法、光学和免疫学
Beckman Coulter LH 750	阻抗法
Beckman Coulter DxH 600,800,1500	阻抗法
HORIBAMedical ABX Pentra 系列	阻抗法
HORIBAMedical Yumizen 系列	阻抗法、光学
Siemens ADVIA 120	光学
Siemens ADVIA 2120	光学
Sysmex Corporation　XE 系列	阻抗法、光学和荧光法
Sysmex Corporation　XN 系列	阻抗法、光学和荧光法

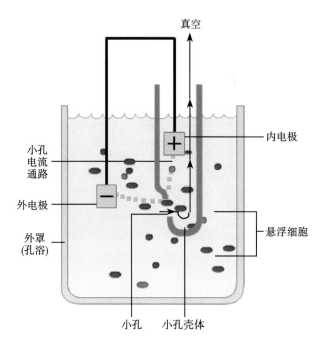

图 32.2 电阻抗法或称库尔特原理 (Coulter Principle)。
解释见正文

表 32.2 目前可用小型血小板计数分析仪示例

设备型号	血小板计数原理
Abbott Diagnostics CELL-DYN 1200	阻抗法
Beckman Coulter AC'T	阻抗法
Beckman Coulter DxH 300	阻抗法
HORIBA Medical Pentra 60	阻抗法
HORIBA Medical Micros 60	阻抗法
Siemens Advia 70	阻抗法
SysmexCorporation KX21	阻抗法
SysmexCorporation XS-1000i	阻抗法
SysmexCorporation pocH-100i	阻抗法

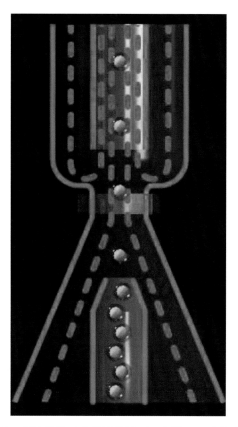

图 32.3 鞘液流体动力学聚焦原理示意图。用流体动力聚焦系统分析血小板和红细胞,消除了与传统分析方法相关的重合、再循环和应力变化的潜在误差。这可以使血小板和红细胞计数以及其大小检测更精确,即使细胞计数较低或较高 (Reprinted with permission from the Sysmex Corporation)

校正公式。校正公式可集成到分析仪的计算机中,并报告重合校正结果。为了在物理上尽量减少重合度,人们针对一些分析仪器提出了流体动力聚焦法。如果两个细胞同时通过传感区,则可通过重合校正来校正计数,但将产生一个大的单脉冲,并且无法确定这是由一个大细胞还是两个小细胞引起的。如果一个细胞通过感应区的外壁,存在高电流密度,则会产生 M 形脉冲;由于重合校正,计数结果可能有效,但无法校正细胞体积的测量。流体动力聚焦解决了这些问题。在流体动力聚焦中,稀释液从孔中抽出形成稳定的液流,细胞悬液从靠近孔入口注入移动的液流中(图 32.3)。两个细胞同时通过孔径的可能性大大降低,并且没有细胞靠近存在高电流密度的传感区的壁或入射角。流体动力聚焦在红细胞和血小板之间产生了明显的区别。

在目前可用的 Beckman Coulter 分析仪(如 LH 750、Unicel DXH 800)中,体积在 2~25fl 的颗粒被计算为血小板。DXH 800 可累积血小板事件达 20 秒或 1 800 次,取较早者为准。从三个红细胞/血小板孔获得脉冲,以获得每个孔的 64 通道尺寸分布柱状图。对这些柱状图进行平滑处理,并在分布中识别出一个高点和两个低点。将对数正态曲线拟合到这些点上。曲线的范围为 0~70fl,血小板计数和参数由此曲线得出。DXH 800 血小板计数还使用白细胞直方图和有核红细胞直方图中的信息来校正干扰物质,如巨血小板和血小板团块。

在 Sysmex 计数系统(如 XE 和 XN 系列)中,血小板也采用阻抗法计数。使用三个阈值绘制血小板大小分布图。一个固定在 12 层,另两个允许在一定范围内猎取血小板群的上下两端。血小板大小下限可能在 2~6fl 范围内移动,上限可能在 12~30fl 范围内移动。这些阈值的目的是努力区分血小板群上端的血小板与小的红细胞或红细胞碎片,以及下端的碎片。使用标准阻抗测量的分析仪能够(对大多数样品)提供精确的血小板计数,精确到 $20×10^9/L$。低于此水平时,由于统计置信度降低、分析的事件减少以及背景与血浆非血小板颗粒物的影响增加,阻抗分析仪的准确度降低。

电阻抗法计算血小板的一个主要缺点是,即使应用流体动力聚焦法,也很难将大血小板与极微小的或碎片状的红细胞区分开来。当红细胞或白细胞碎片、微细胞红细胞、免疫复合物、细菌或细胞碎片包含在报告的血小板计数中时,血小板计数会出现假性增加。出现大血小板、血小板聚集(如 EDTA 依赖性凝集素引起的假血小板减少症)或血小板卫星现象时,计数会出现假性减少。

光学血小板计数

　　最近,光散射法被用于血小板计数。在一维血小板分析中,血小板通过流式细胞仪系统进行计数和测量,其中适当的稀释液中的细胞通过窄光束(即氦氖激光器)。每个细胞的光照和光散射以一个角度(2°~3°)测量。这样可以根据细胞数量和细胞体积的比例来评估产生的电脉冲的数量。在这些自动化系统中,使用一系列算法或血小板体积直方图上的平滑或拟合程序来确定每个血小板计数的有效性。

　　为了提高血小板与非血小板颗粒的准确鉴别,研制了二维激光散射技术。Advia 120 和 2120 分析仪(Siemens)采用二维血小板分析法,通过测量 2°~3° 和 5°~15° 的激光散射角,同时测定有效球形单个血小板的体积和折射率。利用均匀球体的光散射 Mie 理论,将两个散射测量值转换为体积(血小板大小)和折射率(血小板密度)值。血小板散点细胞图能分辨 1~30fl 的体积,折射率在 1.35~1.44。大血小板、红细胞碎片、红细胞重影、微细胞和细胞碎片都是有区别的。根据血小板体积和折射率(1.35~1.40),在血小板散点细胞图上的图谱中识别血小板(图 32.4)。相同体积范围的红细胞碎片和微细胞比血小板具有更大的折射率,并且在网格的下方和右侧下降,折射率小于血小板的红细胞重影在网格的上方和左侧下降(图 32.5)。在红细胞图的大血小板区域发现了体积在 30~60fl 范围的大血小板。报道的二维血小板计数是血小板和大血小板的总和,它们是在血小板和红细胞散射细胞图中识别出来的。公布的数据表明,二维血小板计数提高了血小板减少样本中血小板计数的准确性[6,15]。

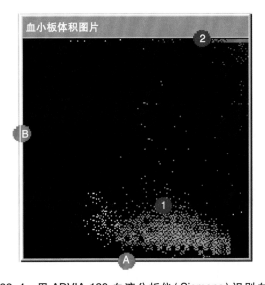

图 32.4　用 ADVIA 120 血液分析仪(Siemens)识别血小板垂直轴(B)表示低角度光散射或单元体积。水平轴(A)表示高角度光散射或折射率。1 区的颗粒是血小板。2 区中的粒子是红细胞(Photo courtesy of Siemens Healthineers © Siemens Healthcare Diagnostics Inc. 2019)

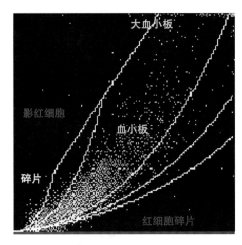

图 32.5　用 ADVIA 120 血液分析仪识别血小板(Siemens)。垂直轴表示低角度光散射或单元体积。水平轴表示高角度光散射或折射率(Photo courtesy of Siemens Healthineers © Siemens Healthcare Diagnostics Inc. 2019)

　　TCELL-DYN 4000 Sapphire 和 Alinity 分析仪(Abbott)还定期报告基于两个光散射参数的光学血小板计数(以及阻抗计数):中间光散射(7°)和广角散射(90°)。一种算法被用来识别血小板,使用这两个参数尽可能排除非血小板颗粒,同时包括所有血小板。这是一个二维分析,其中血小板必须落在定义两个光散射参数(倾斜窗口)之间、低阈值和高鉴别器之间相关性的区域内(图 32.6)。这三条鉴别器线是动态设置的;较低的阈值是固定的。同时测定阻抗血小板计数,两个计数之间的差异会产生一个警告标志,表明存在样本干扰。将二维光学分析与流动阻抗计数相结合,对提高血小板计数的准确度和精密度做出了重要贡献。

荧光血小板计数

　　除了传统的阻抗计数外,还在 Sysmex XE 系列分析仪上进行荧光血小板计数[16]。在网织红细胞通道中测量荧光血小板计数。一种聚甲基染料用于染色网状细胞、血小板膜和颗粒的 RNA/DNA。这项技术可以同时计算网织红细胞、红细胞和荧光血小板(图 32.7)。在流动池中,每个细胞通过半导体二极管激光器的光束。分析每一个细胞的荧光强度,使血小板从红细胞和网织红细胞分离。血小板的荧光染色不仅可以将非血小板颗粒排除在计数之外,还可以将大血小板或巨血小板包括在内。在低于 100×10⁹/L 的水平下,荧光计数更为可靠,可以作出更适当的临床决定,特别是关于血小板输注。然而,对于接受细胞毒性化疗的患者的样本,阻抗计数有时更准确。这可能是由于细胞凋亡后白细胞碎片的错误染色造成的。报告最精确的血小板计数,无论是光学还是阻抗法的分析仪,均设计了一种转换算法来计数血小板。

　　在最新推出的 Sysmex 分析仪 XN 系列上,荧光血小板计数使用新型荧光染料 PLT,在一个新的专用通道(PLT-F)内检测血小板[17](图 32.8)。这种荧光染料专门标记血小板内细胞器[18]。在常规分析中,反射规则可用于增加血小板减少症样本的计数时间(即延长 5 倍),以提高准确性和精密度。此外,与 PLT-I 和 PLT-O 通道不同,染料的特异性明显区分血小板和非血小板碎片,从而在分析严重的血小板减少和/或非典型样本时减少系统性标记[17,18]。

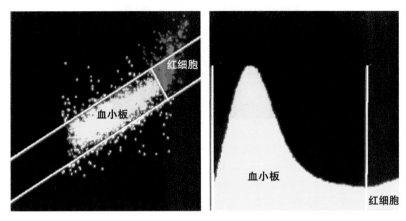

图 32.6　Abbott CELL-DYN 4000 生成的散点图,图示光学血小板计数（左图）和阻抗血小板大小分布（右图）有关详细信息。详见正文（Used with permission from Abbott Diagnostics）

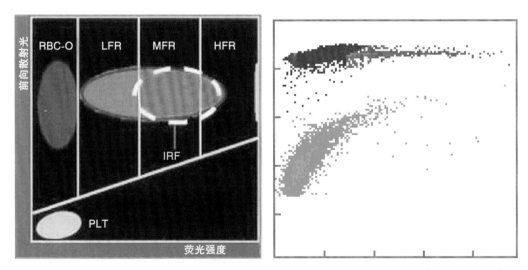

图 32.7　Sysmex XE-2100 血液学分析仪以卡通（左）和点图（右）格式生成的散点图示例纵轴表示前向散射光或细胞体积。横轴表示荧光强度。散射图分为血小板（PLT）区、成熟红细胞区（RBC-O）和各种未成熟网织红细胞分数（IRF）：LFR、MFR 和 HFR。未成熟血小板分数（IPF）在点图格式上用绿点表示（Courtesy of Sysmex Corporation）

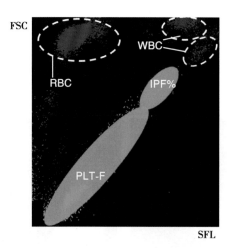

图 32.8　Sysmex XN 血液分析仪生成的散点图示例。 纵轴表示前向散射光（FSC）或细胞体积。横轴表示荧光强度（SFL）。散射图分为血小板（PLT-F）区、未成熟血小板部分（IPF）显示最高的荧光血小板、红细胞（RBC）区和白细胞（WBC）区（Courtesy of Sysmex Corporation）

全自动血细胞分析仪的质量控制

现代分析仪是非常精确的，但仍然需要小心，以确保它们产生准确的血小板计数。大多数现代仪器都是由制造商预先校准的，但通常会根据单个血液样本的特性进行调整。尽管校准有所改进，但每个仪器都需要定期维护和清洁（根据制造商的规范），以确保最佳性能。每个实验室还应为每种测量的细胞类型建立一个内部参考范围，包括血小板计数。应定期（例如，至少每天）执行质量控制程序，以检查准确性。每个分析仪制造商都生产质量控制材料，可以购买这些材料来监测仪器的性能。质控通常只能用于那些制造商的仪器及其特定试剂。对照组包括在等渗抑菌介质中处理稳定的人红细胞，添加稳定的血小板大小的成分和白细胞或固定红细胞来模拟血细胞。质控通常是低、正常或高水平的白细胞、红细胞和血小板。每批质控物都有目标值和预期范围。预期范围包括批次之间和单个仪器之间的差异，代表良好维护仪器系统的 95% 置信区间。

英国国家血液学外部质量评估服务［United Kingdom National External Quality AssessmentService in Hematology, UK NEQAS(H)］是一项外部质量控制服务。参与的临床实验室定期发送稳定的血液样本，作为正常患者样本进行检测。在每个血液实验室的仪器中分析样本，并将结果返回 NEQAS。NEQAS 随后提供一份报告，将参与实验室的性能与使用相同试验方法或分析仪的所有实验室的性能进行比较。其他国家也制定了类似的外部质量控制措施。然而，由于缺乏国际公认的血小板标准，需要使用一致的目标值来确定性能限制。由于可用的许多不同的血细胞计数器，使用各种不同技术和稀释剂，因此它们可能对调查中使用的稳定血液有不同的反应。因此，根据统一的靶值，在相同的仪器组内对成绩进行单

独评估。

最近，英国 NEQAS(H) 向实验室发送了更多血小板计数较低的常规样品。29 个血小板计数在 5~64×10⁹/L 的样本池已分配给来自 5 家主要自动血液学仪器制造商的 23 个分析仪组。采用 ICSH/ISLH 流式细胞计数参考法，对同一样品进行了三个不同参考中心的血小板计数分析。流式细胞计数平均低于自动分析仪上的所有方法。由于分析仪模型之间的性能不同，分析仪返回的 67% 的结果高估了血小板计数[19]。不同之处可能部分是由于固定血液造成，但该研究也证实了 Segal 等人发现的结果。在他们的多中心研究中，使用血小板减少症患者的新鲜血液进行不同血细胞分析仪的性能验证[20]。因此，当严重血小板减少症患者血小板计数接近输血阈值时，这些结果可能显著影响是否需要预防性血小板输注的决定。

免疫血小板计数

随着血液学和研究实验室内流式细胞仪的广泛应用，许多不同的小组开始研究这项技术（第 35 章）的适用性，已准确地枚举全血中的各种细胞，包括血小板。该方法的原理是简单地用合适的抗血小板单克隆抗体标记 EDTA 抗凝血液，该抗体已与荧光素异硫氰酸盐（fluorescein isothiocyanate, FITC）等荧光结合。由于旧的流式细胞仪无法测量固定体积的样品，计数程序涉及使用荧光血小板与添加的标准微球或样品中红细胞数量之比间接推导血小板数量。ICSH 细胞术专家小组审查了许多流式细胞计数程序[21,22]。ICSH 小组确定了与该方法相关的变量和问题，使 ISLH 工作组小组能够通过多实验室研究开发、发展和测试一种新的候选参考方法[4,5]。他们首选的方法是简单地从样本中荧光血小板与红细胞的比率中得出血小板计数（图 32.9）。TRBC 比率法的主要优点是，如果血液样本混合良好，

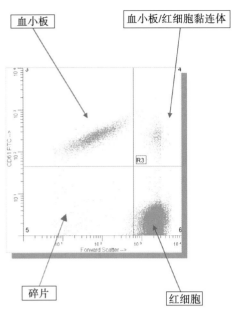

图 32.9　免疫血小板计数流式细胞仪对数荧光散射图（CD61-FITC,FL1,纵轴）与对数前向散射图（横轴）。荧光血小板可从噪声/碎片、红细胞（RBC）和血小板（PLT）/RBC 粘连体中清楚地分辨出来

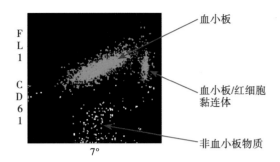

图 32.10　雅培细胞 Dyn 4000 产生的光散射（水平轴）与荧光（垂直轴）免疫 PLT 散射图的一个例子。荧光血小板可从非血小板物质和 PLT/RBC 粘连体中清楚地分辨出来。（Used with permission from Abbott Diagnostics）

并且通过最佳稀释消除了重合事件（RBC/RBC 和 RBC/血小板粘连），所获得的计数不仅准确，而且不受移液器的影响。该方法也优于根据微球率得出的计数，因为后者依赖于稳定的微球制备（具有精确的珠计数）以及非常精确/精确的移液[6]。然而，微球血小板计数可能有助于在清除红细胞后简单计算纯化制剂中的血小板。最近，随着新的流式细胞仪的出现，可以在采集过程中同时测定细胞计数和分析体积，也可以仅使用荧光标记直接测定准确和精确的血小板计数。如果仪器设置和样品处理/标记进行了优化，仪器体积测定已正确校准，则该方法的性能完全符合要求，可用于测量任何样品中的血小板计数[23]。

全自动免疫血小板计数

随着流式细胞术和分析仪技术的不断融合，不仅可以通过光散射和荧光进行光学计数，而且可以同时测量荧光单克隆抗体识别的细胞。目前，市面上唯一能测量抗体标记血小板的血液学平台是 Abbott CELL-DYN 和 Alinity 平台。与流式细胞测量法不同，免疫 PLT 法是一种完全自动化的方法。它通过使用特殊真空管（Becton Dickinson,San Jose,CA）内的冻干颗粒中含有的抗 CD61 抗体来标记全血血小板。在分析过程中，分析仪只需将少量血液吸入含抗体的试管中，并进行标准孵育。最终计数在固定体积内进行，包括 PLT/RBC 粘连体，因此不仅仅基于细胞比率（图 32.10）。该方法已被证明能提供准确的血小板计数，特别是在血小板减少的样本中[24]。正如预期的那样，它也被证明与流式细胞术的免疫计数密切相关。全自动免疫技术具有明显的优点，并且在需要快速,准确的血小板计数的临床情况下非常有用。

基于图像的血小板计数

不同于使用流体技术的自动计数仪器，Cobas M511（Roche）是根据形态学来定位和测量个体血细胞的。该仪器可以根据应用于自动打印和微孔板染色的快速多光谱图像分析，进行全血细胞计数（包括血小板）、白细胞（whole blood count, WBC）分类和网织红细胞计数。为此，将精确体积的血液融合在微孔块上，形成单层。用 Romanowsky 染色程序标记细胞并转移到成像站。使用黑白电荷耦合器件（CCD）在高或低放大倍率下对种群进行成像，并且通过使用 3～4LED 光源（3-LED 光源用于 WBC 和 4-LED 光源用于网织细胞）测量光吸收来定义细胞特征。

在低放大倍数下区分血小板和 RBC 计数。从单个血小板生成图像并将其转发到观察站以进行验证（图 32.11）。构建血小板分布曲线并且可以相应地定位各个血小板的位置（图 32.12）。从该直方图中，可以将血小板根据大小分群，并进一步分析。血小板 MPV 通过平均约 700 个高放大率血小板图像的体积来确定。通过测量来自四种不同波长（蓝色、绿色、黄色和红色光）的光吸收，从数字图像计算单个血小板体积。吸光度是细胞高度的指标，并根据血小板大小记录在多个区域（图 32.12 和 32.13）。一旦测量了每个点的高度，就可以确定血小板的体积。基于图像的血小板计数和体积测量显示与当前的血液学仪器有良好的相关性[25]。

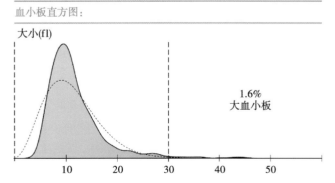

血小板直方图：

大小(fl)

1.6%
大血小板

图 32.11　血小板直方图显示了 Cobas M511 上的血小板体积分布。单个血小板可在通道中选择（见图 32.12），其大小可与柱状图上标记位置所示的一般血小板分布进行比较（Used with permission from Roche Diagnostics）

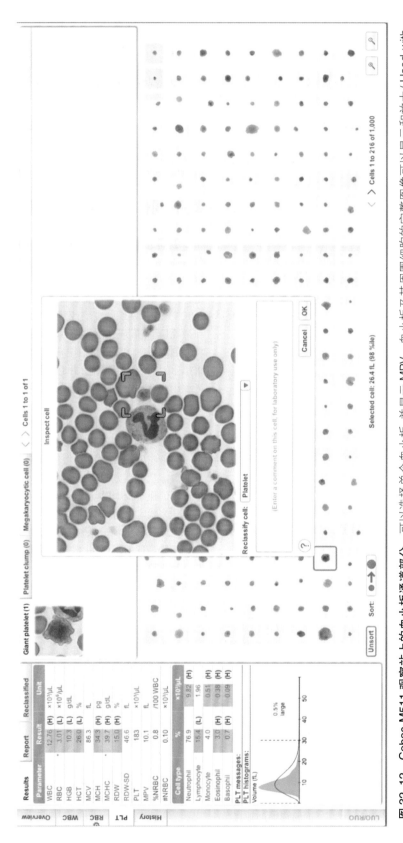

图 32. 12   Cobas M511 观察站上的血小板通道部分。 可以选择单个血小板，并显示 MPV。血小板及其周围细胞的完整图像可以显示和放大（Used with permission from Roche Diagnostics）

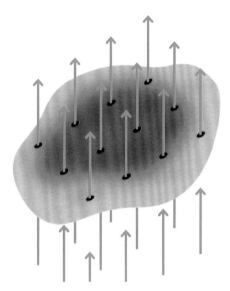

图 32.13　血小板在各个点的高度与每个点的光学吸收有关。结合用四种不同波长的光进行测量结果,以确定单个血小板的体积 (Used with permission from Roche Diagnostics)

即时血小板计数

即时 (point-of-care, POC) 全血分析现在可以在 5 分钟内进行指尖血分析。这种快速采集有助于在手术或远离病理学或血小板实验室的偏远地区快速诊断血小板减少/血小板增多和血小板大小异常[26]。与复杂的实验室仪器不同,便携式血液计数器价格低廉,重量轻,只需最少的培训即可使用。血液直接被带进预先校准的暗盒[27,28],这消除了潜在的溶血、凝血和抗凝剂诱导的分化,通常在处理临床样本前相关。

Hemoscreen (PixCell) 是一种商业化的 POC 仪器,它结合了流式细胞术和基于图像的分析。这种创新的方法完全依赖于预先校准的一次性试剂盒和用于血液分析的微流控芯片。试剂盒含有进行全血计数 (红细胞和血小板) 和 5 份差异计数所需的试剂。血液被直接收集到采样器中,在试剂室中冲洗,混合后进入半透明的流动室进行光学分析。

图像分析使用适当的染料来描述细胞性质的差异,如 mRNA 含量、细胞核和细胞质。为了控制重合事件,HemoScreen 获取细胞依赖于黏弹性聚焦。由于悬浮介质的流变特性,细胞在单个平面上横向迁移到流动室,在那里它们被成像。影像学的使用有助于快速诊断非典型血样,否则在非基于影像的商业仪器上是错误的。此外,HemoScreen 血小板计数与国际参考方法具有很好的相关性[28]。

其他使用微流控生物芯片和电阻抗计数的 POC 仪器正在开发中[29]。将全血收集到试管中,采用计量法,用 PBS 将规定体积的血液 (白细胞 10μl,红细胞和血小板分析 1μl) 冲洗到微流体生物芯片上。根据大小,用不同的电流对单元子集进行量化。红细胞和血小板通过 303kHz 和白细胞通过 1.7MHz 进行区分。最近报告显示该系统与商业化自动分析仪的具有良好相关性[29]。然而,当使用生物芯片电阻抗而不进行流体动力聚焦时,如果噪声的标准偏差 (standard deviation, STD) 大于等于 0.05V,则血小板信号可能会丢失。尽管 POC 血小板计数有所发展,但在使用指尖血进行血液分析时应小心。血小板计数与体外凝块形成过程中消耗的连续滴血呈负相关[30]。

网织血小板/未成熟血小板比例

在用特定的免疫标志物和结合 RNA 的荧光染料标记后,我们能够通过流式细胞术鉴定出 RNA 含量较高的新生血小板 (第 35 章)。与网织红细胞计数类似,这些被称为"网织血小板",并且有人认为循环中增加的数量是血小板生成恢复的敏感和早期迹象[31]。

血小板 RNA 可由多种核酸染色染料检测。网状血小板可以与理论上不吸收染料的成熟血小板区分开来。1990 年,Kienast 和 Schmitz 率先在血小板减少症中用流式细胞术对噻唑橙阳性血小板进行分析,并研究了多种临床情况[32]。该方法的许多修改版陆续发表 (一些涉及使用双色流式细胞术和使用血小板识别抗体来区分血小板与噪声以及其他细胞)[33-35]。尽管噻唑橙是最广泛使用的荧光染料,但也使用了许多其他染料。使用不同的流式细胞仪方法,甚至在使用相同方法的实验室之间,该参数的公布参考范围存在很大差异[31]。

尽管如此,许多关于网织血小板分析的临床论文已经发表[34,36,37]他们清楚地表明,在血小板减少的情况下,血小板 RNA 含量与巨核细胞的活性直接相关。这提供了确定血小板减少是由于骨髓衰竭还是由于外周破坏/消耗增加所致的证据。据报道,在血小板恢复前 4 天,外周血祖细胞移植患者的网状血小板也增加。从理论上讲,网织血小板预测血小板恢复的能力应该能够提升,这决定是否进行预防性血小板输注的能力。

最近,利用 Sysmex XE 系列血细胞计数器开发了一种自动化方法来可靠地定量网织血小板 [以未成熟血小板分数 (immature platelet fraction, IPF) 表示][38]。IPF 通过流式细胞术技术和在网织红细胞/光血小板通道中使用核酸特异性染料聚甲基噁嗪进行鉴定。染色的细胞通过半导体二极管激光束,测量得到的正向散射光 (细胞体积) 和荧光强度 (RNA 含量)。成熟和 IPF 是通过这些参数的强度来识别的。图 32.7 显示光学 (荧光) 血小板散射图,Y 轴上有前向散射光,X 轴上有荧光。成熟的血小板以浅蓝色点的形式出现,未成熟的血小板以绿色点的形式显示,后者构成 IPF 参数。IPF 数据通常表示为总光学血小板计数的比例值,以指示血小板生成率,尽管绝对计数很容易获得。在最新的 Sysmex XN 系列仪器上,IPF 是在一个专用的血小板通道 (PLT-F) 中测量的,使用一种理论上只对血小板染色的新荧光染料 (图 32.8)[17]。

IPF 在实验室诊断和监测外周血小板破坏增加导致的血小板减少,特别是自身免疫性血小板减少性紫癜和血栓性血小板减少性紫癜中的临床应用已经确立[31,39,40]。IPF 预计会在血小板破坏或消耗增加的疾病中增加,骨髓衰竭 (bone marrow failure, BMF) 减少。然而,在 BMF 中,IPF 在理论水平较低时显示为较高[41]。尽管存在这一限制,但在大多数化疗和移植患者血小板计数上升之前,IPF% 仍有所上升。外周血干细胞源性移植患者 IPF 百分比的升高发生得更早,而且与血小板恢复的关系比骨髓移植患者更为密切。在以前的患者中,有一个预测血小板恢复的 IPF 阈值,并且在未来,一个基于 IPF 的输血政策是可能的[42]。当使用 IPF 作为血小板恢复的预测因子时,必须小心,因为血小板输注经常会由于循环血小板的增加而稀释这一部分。因此,不成熟血小板的绝对计数已被证明在输血后保持稳定,其提供了一个更准确的 BM 活性而不是出血风险的指征[43,44]。许多不同实验室报告的数据表明,IPF 的测量是标准化的、精确的,并且显示出相同的正常范围[31]。然而,这种方法在分析严重的血小板减少样本时有一定的局限性[45]。

在 Abbott 分析仪上,还有一种测量网织血小板的方法。测量网织染色细胞的荧光和散射光,但散射光的检测下限包括染色血小板。仪器的原始数据通过专用软件下载到电脑上进行分析。正常范围的为 0.49%～4.4%,略低于 Sysmex 仪器的范围。

总结

现在有许多计算血小板的方法可供选择,而且毫无疑问,由于计算小细胞的困难,这些小细胞很容易被激活,聚集起来,也很难从外源性物质中解决。对于研究或非专业实验室,如果无法使用大型血液分析仪,手动计数仍然提供最便宜和最简单的方法。另外,一些实验室购买小阻抗分析仪,它提供了一种快速和精确的血小板计数方法。一种新的免疫血小板计数方法的最新发展使实验室能够使用流式细胞仪,通过对红细胞数(全血)或添加的珠制剂(全血、富血小板血浆或纯化血小板制剂)的比例,非常准确地在测量体积内,计数血小板。近年来,由于细胞毒性治疗的增加导致血小板减少的时间延长,以及减少血小板输注的频率和阈值的愿望(第 64 章),严重血小板减少症患者的精确血小板计数变得更加重要。随着新的自动血小板计数方法的发展和使用光散射或荧光的二维分析,所谓的一维分析仪(如阻抗和单光散射)存在的许多局限性都被降低了。在二维分析中,计数中应包括与红细胞大小相似的血小板,并且应排除红细胞碎片、细胞碎片和其他微粒物质。使用免疫标记明确识别血小板的替代血小板计数方法进一步提高了计数的准确性。流式细胞计数法已被推荐为一种潜在的参考方法,并已通过 ICSH 细胞测量专家小组审查[4,5]。

全自动免疫技术,如雅培系统,具有明显的优势。使用免疫血小板计数参考方法,所有血液学分析仪的制造商现在可以更准确地校准血小板计数。外部质量控制程序(如 NEQAS 和 CAP)现在必须开发适当的稳定和校准材料,以评估血小板减少计数的准确性。这些进展将能够报告可靠的低血小板计数,临床医师可以根据这些低血小板计数来自信地做出治疗或输血决策。不同分析仪和免疫计数的比较研究将有助于重新评估当前血小板输注阈值,并可能导致阈值从 $10×10^9/L$ 降低到 $5×10^9/L$,正如过去提出的那样[46-49]。一项大型多中心研究比较当前分析仪在严重血小板减少症中血小板计数的不准确度(与参考流式细胞术方法相比),表明大多数分析仪高估了该计数,这将导致在任何设定阈值下输注血小板不足[20]。本研究强调了血液学分析仪在血小板计数中的不精确性,并再次强调了外部质量控制的必要性,以提高血小板计数较低样品的分析仪校准。这也表明,预防性血小板输注的最佳阈值应重新评估。目前的光血小板计数方法可能并不优于所有患者群体的阻抗计数。

在未来,基于图像的高通量血细胞分析仪将越来越普及。基于单个细胞形态进行精确计数的能力将有助于区分免疫学相似的血小板亚群,并可能消除费力的显微镜检查。例如,一种可靠的方法将未成熟的血小板与最终分化的血小板区分开来,并随后测量血小板的产生,可能有助于区分血小板减少的原因,并可能减少预防性血小板输注的数量,提供与临床特征相一致的指征。

对一滴指尖血进行全血计数的能力,有可能彻底改变偏远地区和诊所对血液疾病的快速 POC 诊断和管理。预先校准的一次性药盒和干燥试剂的使用开创了轻量级、易于使用的系统设计。然而,这些仪器在远离控制良好的实验室设置的情况下的使用需要引入适当的质量控制程序,以确保这些设置中结果的准确性和可靠性。

(朱明清 译,刘俊岭 审)

扫描二维码访问参考文献

第 33 章　血小板功能的临床检测

Marie Lordkipanidzé、Anne-Mette Hvas and Paul Harrison

引言

近年来发现了血小板的很多新功能,包括炎症、宿主防御、胎儿血管重塑、肿瘤生长和转移(见第 24、28、29 和 30 章)[1-4]。尽管如此,血小板被认可的最佳作用仍然是在任何紊乱导致病理性出血或血栓形成时[5]的正常止血作用。大多数血小板功能检测传统上用于诊断和治疗患者出现的出血问题而不是血栓形成[6]。然而血小板与动脉粥样硬化血栓形成的发展有关(第 26 章),这是造成西方国家相当大的死亡率和发病率的原因[7,8],新的和现有的血小板功能检测也用于监测抗血小板药物的疗效(见第 36 章)。相反,随着越来越多的患者接受抗血小板药物治疗,使得出血风险增加,特别是在创伤和外科手术过程中。因此,通过血小板功能检测评估抗血小板作用有两个主要的临床适应证,尽管其临床结果仍存在争议[9]。首先,研究药物的抗血小板作用。其次,测量手术前的残余效应,来估计出血风险。这种用于血小板功能检测的扩展促使新的,更简单的即时检测仪器,其主要用于监测抗血小板治疗。然而,在专门的止血实验室仍然进行更传统和复杂的血小板疾病诊断检测[10,11]。

本章讨论目前可用的血小板功能临床检测。虽然一些测定法研究总体止血,但大多数血小板功能检测针对血小板功能的特定阶段。表 33.1 总结了目前可用的血小板功能和止血检测,这些检测在某种程度上取决于血小板,并结合其临床效果的优点和缺点。最常用的测定也在文中描述。血小板计数,血小板聚集测定和血小板流式细胞术等技术的详细描述分别见第 32 章、第 34 章和第 35 章。第 36 章详细讨论了使用血小板功能检测来监测抗血小板治疗,第 37 章重点讨论了血小板功能检测在临床试验中的应用。

表 33.1　目前使用的血小板功能测试

测试名称	原理	优点	缺点	使用频率	临床应用
腺嘌呤核苷酸	通过荧光或 HPLC 测量总核苷酸和释放的核苷酸	灵敏	样品制备,分析校准,额外设备	广泛用于专业实验室,通常与 LTA 一起使用	诊断储存和释放缺陷
Aspirin Works®	尿液 11-脱氢血栓素 B_2 的免疫测定	依赖于 COX-1 活性分析,测量稳定的血栓素代谢产物	间接分析,非血小板特异性,肾功能依赖	很少使用	监测阿司匹林治疗和确定血栓形成风险增加的不良反应者
出血时间	体内停止血流试验	体内试验,即时生理	不敏感,侵入性,瘢痕形成,高变异系数	曾被广泛使用,现在不流行	筛查试验
结合发光的聚集测定	结合 WBA 或 LTA 和核苷酸释放	监测释放反应与二相聚集	半定量	广泛用于专业实验室,虽然次于 LTA	诊断各种获得性和遗传性血小板缺陷,诊断储存和释放缺陷

续表

测试名称	原理	优点	缺点	使用频率	临床应用
流式细胞术	通过荧光测量血小板糖蛋白和活化标志物	全血检测,要求血容量小,适合于多种测试	专业操作人员,价格昂贵,除非经过小心准备,否则样本容易产生人工误差	广泛使用	诊断血小板糖蛋白缺陷,检测体内血小板活化或对激动剂的反应,监测抗血小板治疗(例如,VASP 的磷酸化来监测 $P2Y_{12}$ 抑制)
LTA	低剪切力条件下血小板-血小板聚集过程中对经典激动剂的反应	金标准	耗时,需要制备样品,缺乏标准化	广泛用于专业实验室	诊断各种获得性和遗传性血小板缺陷
LTA:96 孔板	如上所述,但在 96 孔板中	比 LTA 更小的血液/PRP 体积。具有可重复性且可得到剂量反应曲线	缺乏广泛经验	缺乏广泛应用	检测初级止血缺陷
微流体装置,包括 T-TAS	小型多通道装置	全血,实时血栓形成	缺乏广泛经验	目前仅限研究	
INNOVANCE PFA-200®	血小板栓塞形成过程中的高剪切血小板黏附和聚集	全血检测,高剪切,小血容量,简单,快速,即时	不灵活,依赖 VWF,依赖血细胞比容	广泛使用	检测初级止血的遗传和获得性缺陷,监测阿司匹林,监测 DDAVP 治疗
血清血栓素 B_2	免疫分析	依赖于血小板 COX-1 活性	易产生人工误差	广泛使用	监测阿司匹林治疗,检测血栓素产生缺陷
可溶性血小板释放标志物和脱落物(例如 PF4、βTG、sCD40L、sCD62P、GP V 和 GP VI)	通常通过 ELISA	相对简单	在采血和处理过程中容易产生人工误差	在研究中广泛使用	检测体内血小板活化
VASP	流式细胞术或基于 ELISA 法测定 VASP 磷酸化水平	测量 $P2Y_{12}$ 占有量	对 $P2Y_{12}$ 中间抑制作用不敏感	广泛使用	监测 $P2Y_{12}$ 受体抑制
VerifyNow®	全自动血小板聚集仪,用于测量抗血小板治疗	简单,即时检测,三个测试盒(阿司匹林,$P2Y_{12}$ 和 GP II b-IIIa)	不灵活,测试盒只能用于单一用途	广泛使用	监测抗血小板治疗

测试名称	原理	优点	缺点	使用频率	临床应用
黏弹性测定（TEG® 或 ROTEM®）	监测凝块形成的速率和质量	常规全血测试，即时	除非使用血小板激活剂，否则仅测量凝块特性，主要非血小板依赖性，相对低通量还有昂贵	广泛用于外科手术和麻醉学	预测手术出血，给血液制品使用提供帮助，血小板模块可用于监测抗血小板治疗
WBA	监测对经典激动剂反应的阻抗变化	全血检测，多通道版本	老式仪器需要清洁和回收电极	广泛用于专业实验室，但次于 LTA	诊断各种获得性和遗传性血小板缺陷

COX-1，环氧合酶 1；DDAVP，去氨加压素；ELISA，酶联免疫吸附测定；GP，糖蛋白；Hct，血细胞比容；HPLC，高效液相色谱；LTA，透光度聚集测量；PF4，血小板因子 4；PPP，贫血小板血浆；PRP，富血小板血浆；sCD40L，可溶性 CD40 配体；sCD62P，可溶性 CD62P（P-选择素）；βTG，β-血小板球蛋白；VASP，血管扩张刺激磷酸蛋白；VWF，血管性血友病因子；WBA，全血聚集测定法。

早期的血小板功能检测

血小板功能检测开始于 Duke 于 1910 年体内出血时间的应用[12]。该技术为在前臂或耳垂的皮肤上造成小切口，并记录停止血液流动且在该部位形成凝块所需的时间。通过 Lvy 技术和含有无菌刀片的商用弹簧模板一次性装置（例如 Organon Technika 公司的 Simplate Ⅱ®）使出血时间更加准确。直到 20 世纪 90 年代初期它仍然被认为是最有效的血小板功能筛查检测（图 33.1）[6,13,14]。在测量生理性止血时，包括评估血管壁成分的作用，出血时间检测操作简单，并且不需要昂贵的设备或专门的实验室。然而，尽管其相对简单，但出血时间重现性低，具有损伤性，对许多轻度血小板缺陷不敏感且耗时。此外，出血时间与出血倾向无关，准确的出血史是一种更有价值的筛查试验[15-17]。由于这些局限性，出血时间的广泛使用在过去 25 年内迅速下降，逐渐被其他微创的离体血小板功能检测所取代[15-18]。

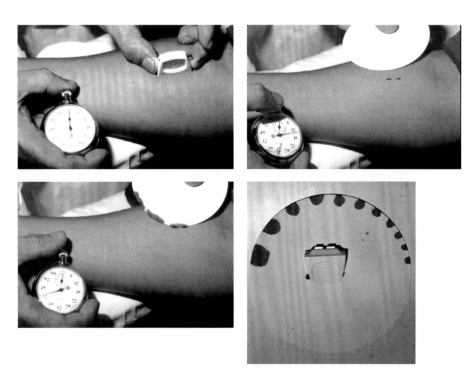

图 33.1　使用 Simplate Ⅱ® 装置进行体内出血时间检测。 在前臂皮肤的清洁区域做水平切口，将过量的血液印迹到滤纸上并记录停止出血的时间。（Reproduced with the kind permission of Professor Sam Machin, Department of Hematology, University College Hospital, London, U. K.）

血小板功能检测分析前的注意事项

在调查疑似出血性疾病时,临床医生必须获得详细的临床病史并进行体格检查(详见第38章)。如果患者怀疑有止血缺陷,那么临床病史通常可以提供从凝血缺陷中区别出血小板缺陷的信息(见第38章表38.4)。一组典型的筛查检测包括:全血细胞计数;血涂片(特别是如果血液计数结果显示异常或被标记);凝血试验,如活化部分凝血活酶时间(activated partial thromboplastin time,APTT)、凝血酶原时间(prothrombin time,PT)和凝血酶时间(thrombin time,TT);以及血管性血友病因子(von Willebrand factor,VWF)筛选(瑞斯托霉素辅因子测定、VWF抗原和Ⅷ因子凝血活性)。对患者进行全血细胞计数的工作是必不可少的,因为现代血液计数仪器可以检测血小板数量,血小板大小分布或血小板体积(例如大血小板减少症)的异常(参见第32章)以及可能会引起获得性血小板缺陷的红细胞和白细胞的问题,例如骨髓发育不良。如果仪器标记血小板计数、大小或分布异常,则应检查血涂片以确认血小板大小和颗粒含量的缺陷,以及红细胞中的任何异常(例如在血栓性血小板减少性紫癜/溶血性尿毒症综合征中的裂细胞)或白细胞(例

表33.2 在进行血小板功能测试之前要考虑的分析前影响因素

影响因素	作用
生活方式	已经证明有几种条件影响血小板功能,包括昼夜节律[24]、运动[25,26]、禁食[27]、咖啡和含咖啡因饮料的饮用[28,29],以及吸烟[30]。
	理想情况下,血小板功能研究的样本应该从在测试当天禁食,没有吸烟和摄入咖啡因且无剧烈运动的静息受试者中采集[18,31,32]。实际上很多这些条件是很难控制的。
	发现血小板功能的异常时应该先对这些潜在的混杂因素进行研究,并可能需要在更合适的条件下重复测试新鲜血液样本。
药物	如果在医学上允许,患者应在采血前7~14天避免服用影响血小板功能的药物,除了为评估抗血小板治疗功效进行的血小板功能测试。
	发现血小板功能的异常时应该先对这些潜在的混杂因素进行研究,并可能需要在更合适的条件下重复测试新鲜血液样本。
抗凝剂	对于临床血小板功能检测,最常用的抗凝血剂是柠檬酸三钠(最终浓度为105~109mmol/L)[18]。
	其他常用的抗凝剂包括水蛭素、D-苯丙氨酰-L-脯氨酰-L-精氨酸氯甲基酮(PPACK,一种有效的凝血酶抑制剂)、肝素、双重凝血酶/凝血因子Ⅹa抑制剂苄基磺酰基-D-Arg-Pro-4-脒基苯甲酰胺(BAPA)和柠檬酸-葡萄糖(ACD)。抗凝血剂的选择会影响血小板的储存时间和聚集[33]。
	如果需要使用含有EDTA的试管(例如用于全血细胞计数),应该最后收集这些试管以避免潜在的遗留效应[34]。
针头尺寸	使用19或21号针头在预先激活血小板上没有区别[35]。不 推荐使用小于21号针头的针头。
	传统上,用于收集的第一个5ml管应该丢弃,以避免静脉穿刺引起的组织因子诱导的聚集,但这种做法如果没有恶劣影响的话在临床中心很少实施[34]。
采集管	应使用非活性材料,如聚丙烯塑料或涂有硅酮的采集管[36]。
	管尺寸可影响血小板功能和血小板计数;1.0ml管可用于流式细胞仪,但对于其他血小板功能分析,建议使用更大的管[35,37]。
	收集管的过少或过量填充是一个重要问题。为避免不正确的样品稀释/抗凝[34],管应填充至90%容量或制造商指定的标记线。
运输	样品的运输应避免振动、摇晃、涡旋或搅动,应避免使用气动管系统[38],除非已经验证其符合使用(例如,旋转血栓弹力图-血小板模块)[39]。
离心	如果需要制备富血小板血浆(PRP),全血样品的离心速率应为200g,离心10 min,室温条件下不使用制动器[31,40]。
	贫血小板血浆(PPP)应通过离心全血或去除PRP的血液管制备,室温条件下,1 500g,离心15分钟[31]。
	PRP样本的血小板计数不应使用自体PPP校正标准值,因为这种做法会改变血小板反应性[41,42]。
进行分析的时间	收集,运输到分析之间的时间延迟最好在30到120分钟之间,且不可以超过4小时[18,33]。
温度	所有血液样本应保持在室温(20~25℃)中,在血小板功能测试前不应放入冰箱/冰袋或温水浴中[18]。
	分析期间建议的温度为37℃[43]。

如中性粒细胞包涵体)。因为血管性血友病病(von Willebrand disease,VWD)是最常见的出血因素并且还出现类似于(罕见的)血小板缺陷的出血症状,所以可以通过进行上面列出的三个 VWF 测试来消除或诊断出这一点。APTT、PT 和 TT 将确定患者是否有凝血缺陷;如果有,可以通过某些凝血因子的特定检测来确认缺陷。血小板功能测试在这个阶段并不经常使用,但是一旦排除了其他出血原因,它就被用于诊断血小板缺陷。

在进行血小板功能测试之前,必须考虑几个分析前的问题,因为它们会对血小板功能结果产生负面影响[19,20]。这些分析前因素可以解释实验室之间结果的一些差异性,但也强调了在进行血小板功能测定控制分析前变量的重要性。除了提出质量控制的 INNOVANCE PFA-200 ® 检测外[21,22],没有广泛可用的内部或外部质量控制材料可用于血小板功能检测[23]。尽管在某些情况下,简单规划或避免混杂因素可以解决问题,在其他情况下,除非来自健康志愿者的血液样本与患者样本一起运行检测,以限制偏差,否则可能无法控制中间过程产生的差异。表 33.2 中描述了最常见的影响因素,以及对血小板功能测试的预期影响和推荐的方案。

目前可用的血小板功能检测概述

透光度聚集测量

透光度聚集测量(light transmission aggregometry,LTA),也称为浊度法或光学聚集法,是在 20 世纪 60 年代发明的,很快就彻底改变了原发性止血缺陷的鉴定和诊断[44,45]。LTA 仍被视为血小板功能检测的金标准,并且仍然是最常用于专业实验室,鉴定和诊断许多血小板缺陷[10,46,47]的技术方法。该检测方法在第 34 章中有更详细的描述。简言之,血小板聚集程度是通过分析富血小板血浆(platelet-rich plasma,PRP)的

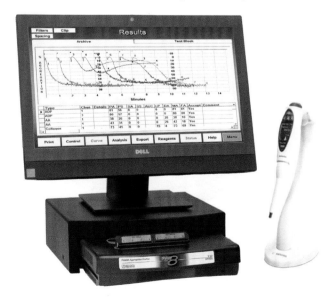

图 33.2　现代 8 通道血小板聚集仪的示意图。这个模型显示的是 Biodata PAP-8E(Used with permission from Bio/Data Corporation.)

光的透射来测量的。富血小板血浆是通过在低重力下离心抗凝全血获得的[48]。根据定义,PRP 是细胞的混浊悬浮液,其显著降低了透光度。在加入血小板激动剂后,聚集体的形成降低了悬浮液的浊度,导致透光度增加(用贫血小板血浆设定100%透光率)。因此,当血小板聚集时,血小板聚集的变化(表示为%)是实时测量的(图 33.2)。近年来,商用聚集仪的多通道功能使其变得更适用(图 33.2)。一些血小板聚集仪还可以通过测量发光,在测量聚集过程中同时测量核苷酸的分泌(见第 34 章)[49]。

测定的优势和局限性

LTA 测量的血小板活化和随后的聚集可以通过各种激动剂和不同浓度的激动剂来诱导[50,51]。因此,在过去的 50 年里,LTA 提供了详细研究血小板活化途径的可能性,并且已成为大多数专业临床实验室中优选的血小板功能测定方法,因为它与出血和缺血性的临床结局相关[47,52]。

虽然 LTA 仍然被认为是最有用的诊断和研究工具,但它是相对非生理性的,因为分离的血小板通常在测试期间在低剪切条件下搅拌,并且只在加入激动剂后形成聚集体,这些条件不能准确模拟血管壁损伤时血小板黏附、活化和聚集[10,46,47]。与大多数血小板功能测定一样,结果受血小板数目的影响,使得 LTA 不适合血小板减少症患者[47]。此外,使用全套激动剂的常规 LTA 需要大量体积的血液,以及良好的专业知识来进行检测和结果解释。为了减少对传统 LTA 的专用设备和人员的需求,人们引进了使用常规血液学设备的自动化 LTA 系统[53-55]。自动化 LTA 分析有助于获取血小板聚集踪迹,使该技术对常规临床实验室具有潜在吸引力。但是,为诊断目的的血小板聚集的解释仍然需要广泛的专业知识。所以建议在临床实验室中广泛使用这些测定之前,需要进一步验证。

临床应用

大多数实验室使用一组不同浓度的经典激动剂(例如ADP、胶原蛋白、肾上腺素、花生四烯酸、瑞斯托霉素)进行LTA,有时还使用一组扩展的激动剂[例如凝血酶受体激活肽(thrombin receptor activating peptide,TRAP)、胶原相关肽(collagen-related peptide,CRP)、钙离子载体、血栓素模拟物如 U46619等]虽然实验室之间激动剂的确切范围及其浓度标准化程度仍然很低[48,51,56,57]。但是,LTA 仍被视为血小板功能的金标准测试并且仍然是诊断多种血小板缺陷(见第 34 章)以及监测抗血小板治疗(见第 36 章)最有用的技术。最近标准化 LTA 已经发表,可从国际血栓和止血学会血小板生理学科学和标准化委员会在线获得相关信息[18,31,51,58]。

改良的 96 孔板测定血小板聚集

为了减少评估血小板聚集所必需的血量,同时保持了 LTA 用特定激动剂测试多种血小板活化途径的灵活性,一些实验室开发了一种基于光透射原理的改良技术,且应用于标准 96 孔板[59-65]。这些技术需要与 LTA 有相同的准备步骤,即通过离心从全血中分离 PRP 和 PPP,因此具有类似的应用和限制。

将预先涂在板上或溶液中的血小板激动剂加入PRP会触发血小板活化和聚集,此时将板置于37℃的加热板振荡器上并搅拌,这改变了光通过96孔的吸光度。因此,通过大多数实验室所具有的常规读板器中的吸光度的测量可以简单地评估血小板功能。吸光度可以用来动态检测或终止检测(例如,5分钟后),然后基于对PRP和PPP样品的吸光度检测,以与LTA类似的方式转换为聚集百分比[62,63]。使用LTA与96孔板的直接比较试验表明,尽管有类似的方法学框架,但这些试验不可互换[66,67]。因此,96孔板试验应视为补充试验,而不是传统LTA的替代试验。

测定的优势和局限性

正如LTA一样,血小板活化和随后的聚集可以由不同浓度的多种激动剂诱导,这就可以对不同血小板活化途径进行广泛检测。然而,该测定的主要优势是大量减少所需的血液或PRP(每种条件50~150μl),以及进行多次检测所需的时间[61-63,65,68-72]。所有激动剂可在多达96个孔中同时进行研究,该技术可在几分钟内快速评估大多数血小板活化途径,包括详细的剂量-反应曲线(通过重复),而这一点,由于血容量、可用的通道数和时间的限制,很少能够通过LTA中获得。一系列有标准浓度激动剂的标准化冻干96孔板可以从中心获得,也可以改善多个实验室间的实验差异[63,64]。

该测定仍然是实验性的,并且该测定的临床用途是有限的[60,62,63,66]。由于两种测定之间的相似性,LTA的限制也适用于96孔板测定,除了对有经验的操作者的时间要求。尽管它们易于使用且具有普遍可及性,但仍有一些重要的方法学变量会影响基于96孔板的分析结果。关键变量包括平板振荡器,因为每种平板振荡器都有不同的搅拌血小板样品的方法。一些实验室使用涡旋,而其他实验室使用轨道、线性或动力学平板振动器[61-63,65,68-72]。所有这些技术都将提供可解释的读数,但诱导完全聚集所需的时间在不同振动方法中有很大差异,比如从5分钟在高强度轨道振荡器和涡旋器中振动完全聚集,到20分钟在动力学间歇振荡器中完全聚集。需要仔细定义局部参考范围,因为测定结果将根据振动性质和类型而变化,并且不可互换。

临床应用

理论上,96孔板测定的临床应用与LTA相似;然而,这尚未在大型临床研究中进行测试。在一项研究中,该试验有望用于出血性疾病的临床诊断,以及抗血小板治疗的监测[59,60,62,63,66,70,73]。

全血聚集测定

全血聚集仪(whole blood aggregometry,WBA)提供了一种无需任何样品处理研究抗凝全血中血小板功能的方法[74]。该测试测量两个电极之间的电阻或阻抗的变化,因为血小板黏附并聚集在电极上与经典激动剂反应[10,46,47,52]。原装Chrono-Log®仪器是一种具有发光功能的双通道设备,已经更新为完全计算机化的双通道或四通道仪器(图33.3)。虽然该仪器的早期版本需要在每次使用后仔细清洁电极以去除血小板聚集体,但该技术现在可以使用一次性电极。第34章将更详细地讨论WBA。

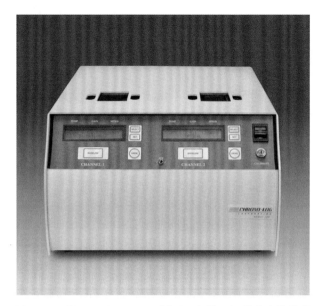

图33.3　Chrono-Log 700型全血/光学双通道发光聚集仪(Reproduced with permission from Chrono-Log.)

近年来,一种新的五通道计算机化WBA设备(Multiplate®,Roche Diagnostics)在临床实验室中受到普遍青睐,因为它配有自动移液器和内置标准化方案,使用一次性比色皿/电极,有一系列不同的激动剂适用于不同的应用,包括出血的诊断和抗血小板治疗的监测(图33.4)[75-79]。尽管基本方法相似,但报告的结果在Chrono-Log®(单位Ω,作为达到阻抗的最大幅度)和多电极®(以任意单位,即超过6分钟聚集的曲线下面积表示)之间有所不同。旋转血栓弹力图-血小板系统(ROTEM-Platelet System)是基于血栓弹力测定法的附加模块(详见下文),它也使用了阻抗技术[80]。

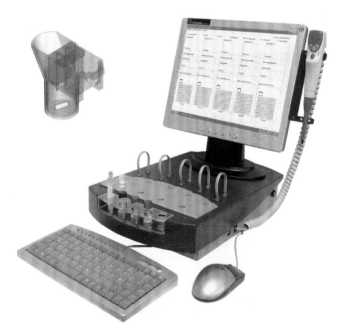

图33.4　多电极®多电极5通道阻抗聚集测量分析仪。插图展示了带有电极和搅拌棒的一次性比色杯(未按比例)(Used with permission from Roche Diagnostics.)

测定的优势和局限性

WBA 具有许多显著的优势,包括在更符合生理的环境中分析血小板,使用更小的样品体积和在没有处理的情况下立即分析样品,以免在离心期间损失时间或潜在的血小板亚群丢失或血小板活化。与 LTA 一样,WBA 适用于多种激动剂和激动剂浓度,因此可以对各种血小板活化途径进行详细研究。

然而,WBA 受到许多因素的影响,包括血液采样和血小板功能测试之间的延迟的时间,使用的抗凝剂,血小板计数尤其是血小板减少但在正常范围内,血液样本的血细胞比容和温度等[81-83]。样品也需要按照 1∶1 的比例加入盐水,引入重要的稀释步骤。此外,在每个受试者中,变异往往略高于 LTA,并且测试仍然需要专业技术知识并且花费相对昂贵[10]。也许最重要的是,WBA 与 LTA 相关性差,并且其预测出血结果的能力存在争议[52,83-88]。其预后准确性更适用于抗血小板治疗的监测[89]。

临床应用

WBA 已被用于检测和鉴定先天性和获得性血小板受体缺陷,以及监测抗血小板治疗[83]。人们越来越关注使用多电极®系统对抗血小板治疗的患者进行监护(见第 36 章)[75-79,87,89-93]。最近的证据表明,多电极对于检测轻度出血症状患者的血小板缺陷不敏感[94]。旋转血栓弹力图-血小板系统可用于围手术期,有助于对手术出血的处理(见以下部分)。

VerifyNow®

VerifyNow® 仪器即血小板功能分析仪采用一种全血、全自动即时检测测试,专门用于监测抗血小板治疗[95]。VerifyNow® 检测的基础是纤维蛋白原包被的聚苯乙烯珠粒在全血中的凝集与糖蛋白(glycoprotein,GP)Ⅱb-Ⅲa 受体通过特定的刺激物激活的数量成正比,而该受体可以被抗血小板药物阻断(图 33.5)[95]。VerifyNow® 系统有三种类型的一次性试剂盒,可用于监测不同的抗血小板药物:阿司匹林、氯吡格雷和 GP Ⅱb-Ⅲa 拮抗剂[95]。

在用阿司匹林的情况下,使用的激动剂是花生四烯酸,而二磷酸腺苷(adenosine diphosphate,ADP)和前列腺素 E_1(prostaglandin E_1,PGE_1)的组合用于监测氯吡格雷的抗血小板作用,然后凝血酶受体激活肽(thrombin receptor activating peptide,TRAP)用于监测 GP Ⅱb-Ⅲa 拮抗剂(见第 36 章)。

将抗凝血样品插入一次性塑料试剂盒中,试剂盒含有人纤维蛋白原包被的珠子,血小板激动剂、缓冲剂和防腐剂的冻干制剂。由于在用血小板激动剂刺激后发生珠子的凝集,通过样品的透光度增加并且通过专门算法转化为阿司匹林盒的阿司匹林反应单元(aspirin response units,ARU)的 P2Y$_{12}$ 检测试剂盒的 P2Y$_{12}$ 反应单元(P2Y$_{12}$ response units,PRU)和转化为血小板聚集单元(platelet aggregation units,PAU)的 GP Ⅱb-Ⅲa 检测试剂盒[95,96]。

测定的优势和局限性

VerifyNow® 仪器是一种全自动的即时检测,无需样品运输、时间延迟或专业实验室,它可以提供即时信息。该试验可以预测需要使用阿司匹林和氯吡格雷进行双药抗血小板治疗患者的未来不良出血和心血管事件(见第 36 章)[87,89,93,97]。然而,鉴于大型临床试验未能显示基于 VerifyNow® 的血小板功能测定结果改善抗血小板治疗的益处,该测定的临床应用目前是有限的[98]。

影响测定性能的因素包括从血液采样到测试的时间、血小板计数、血细胞比容、血液甘油三酯和纤维蛋白原水平[95,99]。此外,VerifyNow® 测定相对昂贵。

临床应用

VerifyNow® 系统专门用于监测三种不同类型的抗血小板药物:阿司匹林、氯吡格雷和 GP Ⅱb-Ⅲa 拮抗剂。该检测在监测抗血小板药物中的有效性将在第 36 章中详细讨论。该检测目前不能用于任何其他临床目的。

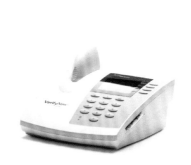
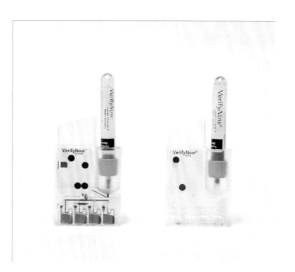

图 33.5　VerifyNow® 仪器。血液被吸入仪器的反应通道。右侧图片显示的是在测试开始和结束时的 VerifyNow 盒(Used with permission of Instrumentation Laboratory.)

血小板分泌评估

血小板脱颗粒有助于血小板活化(见第 19 章)。由于血小板颗粒含有各种促凝血形成分子,因此评估血浆或血液中某些物质的含量也可以估计血小板的活化程度[100]。最近的一篇综述描述了开发在实验室使用的,稳定和准确的血小板颗粒释放的检测技术基本原理,并列举了目前可用的检测技术的特征[101]。最常用的血小板致密颗粒分泌测定是血小板核苷酸的检测。测量核苷酸的最简单方法是使用发光聚集仪(见第 34 章)。高效液相色谱(high performance liquid chromatography,HPLC)或生物荧光测量为标准化计数的溶解血小板提供了另外两种测量血小板核苷酸的方法。也可以使用颗粒标志物(如 P-选择素和 CD63)的流式细胞术分析,以及颗粒素从颗粒中的吸收和释放来检测(见第 35 章)[102-104]。

释放反应也可以通过各种测试来测量,这些测试基于血小板颗粒成分在用强血小板激动剂脱颗粒之前和之后的测量(例如放射性标记的血清素的吸收和释放、血小板因子 4、β-血栓球蛋白、ADP/ATP)。许多商业用的 ELISA 测定法可以测量充分表征的 α-颗粒物。

测定的优势和局限性

LTA 对存储池和释放缺陷不是 100% 敏感。因此,在血小板聚集的同时研究储存和释放的核苷酸可提高检测的诊断准确性(详见第 34 章)[105]。

为了将血小板分泌标准化,必须先标准化的血小板计数,以便在个体之间进行比较。然而,并没有用于评估血小板分泌的通用标准,所以这要求每个实验室建立自己的标准参考范围。

临床应用

许多实验室不会定期评估释放反应,因此,如果只依赖 LTA,可能并不总能检测到所有释放缺陷,根据一些作者的说法上述情况可能会非常常见[57,106,107]。一些聚合仪特别有效,因为它们可以在聚集反应期间同时测量 ATP 发光,如预期的那样,证明了二次聚集过程中的释放反应(见第 34 章)。因此,可以通过 LTA 追踪,同时确定储存或释放中的所有缺陷[105,108]。

血栓素代谢物

血栓素 A₂(thromboxane A₂,TXA₂)是一种短寿命的脂质介质,由花生四烯酸在血小板合成,并在血小板活化后从磷脂膜释放[109,110]。其主要作用是促进血小板活化和募集额外血小板到损伤部位[111]。血栓素由花生四烯酸通过环氧合酶(cyclooxygenase,COX)-1 和血栓素合成酶催化连续反应生成,TXA₂ 激活周围血小板上的血栓素受体(thromboxane receptor,TP),并在 30 秒内迅速降解为无活性代谢物[109,110]。由于其半衰期短,TXA₂ 不易在生物样品中测量;然而,TXA₂ 的稳定代谢物在血液和尿液中都是可检测到的(见第 50 章)。最常研究的代谢物是 TXB₂ 和 11-脱氢-TXB₂[112,113]。

TXB₂ 的定量通常对全血在 37℃ 下凝固 30~60 分钟后得到的血清样本通过免疫测定或质谱法进行检测[114],或对存在于血小板活化和聚集后的 PRP 的样本[115]。TXB₂ 快速从循环中清除(半衰期为 7 分钟)并进一步转化为稳定代谢物,包括 11-脱氢-TXB₂,其半衰期约为 60 分钟[116]。而尿液中排泄的未进一步代谢的 TXB₂ 仅约 2.5%[117],11-脱氢-TXB₂ 是尿液中的主要的存在形式,因此可以无创测量[113,117]。

测定的优势和局限性

对血液或尿液中 TXA₂ 代谢物的检测,提供了体内 COX 途径的特异性评估。然而,测定的浓度范围(300~400ng/ml)与血小板内源性生物合成的 TXA₂(1~2pg/ml)之间存在很大差异[116,118]。因此,血清或血浆中 TXB₂ 的测量被认为在采样过程中容易出现人工血小板活化的现象[113]。

临床应用

因为该测定法直接测量 TXA₂ 代谢物的形成,所以它特别适用于评估抑制 COX 途径的药物的功效。因此,它可以用来评估阿司匹林抑制靶点的药理学功效(见第 36 和 50 章)。

该试验也可用于出血性疾病患者。在存在对花生四烯酸的异常血小板反应的情况下,TXA₂ 代谢物的测量可用于分辩血小板产生 TXA₂ 的能力异常与 TP 受体应答缺乏之间的区别[119]。

评估血小板脱落物

血小板质膜含有血小板功能所需的许多蛋白质(见第 9 章),它们作用于血小板聚集的不同阶段。近年来,有证据表明血小板质膜的蛋白质含量不是静态的,并且经历活化的血小板可以通过并入新蛋白质(例如,来自 α-颗粒的 P-选择素)[120]或通过内化某些蛋白质(如腺苷受体)[121],或通过蛋白水解切割某些表面蛋白质[122],来动态调节其表面上存在的蛋白质。血小板脱落蛋白包含许多通过蛋白酶如 ADAM17 或 ADAM10 作用的从血小板表面释放的蛋白质碎片[123,124]。Fong 等已经在活化血小板的上清液中鉴定出 1048 种蛋白质,其中 69 种蛋白质可能是血小板脱落的蛋白质[122]。从活化的血小板中脱落的蛋白质的最佳表征实例是 GP Ⅰ bα(第 10 章)、可溶性 CD62P(第 16 章)、可溶性 CD40L(第 36 章)和 GP Ⅵ(第 11 章)[122,123,125]。

测定的优势和局限性

准确测量体内循环血小板释放的蛋白质是具有挑战性的,因为任何离体血小板活化都可能导致人为的蛋白质脱落。大多数已发表的关于脱落糖蛋白水平的研究是在血液凝块后获得的血清中进行的,这需要血小板活化,离体释放大量脱落蛋白[126]。这可以通过使用血浆而不是血清来避免,但血浆制备需要小心地进行,以便在从血浆中分离血小板时不激活血小板[127]。

临床应用

虽然许多脱落标志物已被证明在血小板和血管生物学中起重要作用,但这种脱落过程的全部意义在很大程度上仍然未知[122]。然而,血小板脱落物可以用作体内血小板活化的敏感性和特异性的生物标记。评估血小板脱落新标志物的临床经验仍然有限[123,127,128]。迄今,最广泛使用的脱落血小板活化标志物是可溶性 P-选择素(CD62P),并且显示在各种病理条件下它含量增高,但需要注意的是可溶性 P-选择素也部分来源于内皮细胞[129,130]??。另一种广泛使用的标志物是可溶性 CD40 配体(soluble form of CD40L,sCD40L)[131]。它首先在活化的 T 细胞表面发现,然后在 B 细胞、抗原呈递细胞、肥大细胞和血小板也被发现,CD40-CD40L 系统与促血栓形成和促炎症作用相关[132]。血小板激活后,可溶性 CD40L 在从血小板上脱落下来并进一步促进血小板活化、聚集和血小板-白细胞结合。sCD40L 的循环水平与许多病症有关,包括心血管疾病和镰刀状细胞性贫血[131-134]。

流式细胞术分析血小板功能

流式细胞术分析血小板是研究血小板生物学和功能的诸多方面的有力和流行的手段[135]。比较受欢迎的现代方法利用稀释的抗凝全血与各种试剂孵育,包括能特异性结合血小板蛋白、颗粒和膜蛋白的抗体和染料[136-138]。通过流式细胞术检测的最常见的血小板活化标志物是血小板表面的 P-选择素表达蛋白(作为 α-颗粒分泌的标志物),整合素 αⅡbβ3 构象变化为其活化状态(用单克隆抗体 PAC-1 检测),血小板-白细胞偶联物和血管舒张药刺激的磷蛋白的磷酸化(VASP,作为 P_2Y_{12} 受体激活依赖性信号传导的标志物;参见第 36 章)。第 35 章详细讨论了血小板功能的流式细胞术分析。

测定的优势和局限性

通过流式细胞术测量血小板标志物可以在少量全血中进行,从而减少样品制备步骤,且提供一个血小板相互作用的生理环境[137,138]。此外,该测试对血小板数目要求不高,使得测定对血小板减少症患者也有效[137]。

在该测定的缺点中,成本和对专业技术人员的要求是最重要的[138]。在研究血小板功能的过程中,血液检测需要在采血45 分钟内完成的要求是可以通过固定血液样本避免的[137]。预先刺激和固定血小板试剂盒的使用可以用于血液样本运送到专用核心设施(例如,Platelet Solutions Ltd.),也可用于没有专门的流式细胞仪设备和人员的临床实验室[139]。结果的解释仍然有些主观,这使得不同实验室之间的测定结果难以相互比较;然而,现今人们正在努力使流式细胞术测量血小板功能更加标准化[137,140]。

临床应用

第 35 章详细描述了流式细胞术的临床应用。简而言之,血小板的流式细胞术分析通常用于测量血小板计数、确定血小板活化状态、诊断血小板受体数量或功能异常,以监测抗血小板药物的疗效(见第 36 章)和血小板更新率的评估。

INNOVANCE PFA-200®

INNOVANCE PFA-200® 设备(图 33.6)已经推出多年,现已广泛应用于许多临床和研究实验室[141,142]。该测试最初是为 Kratzer 和 Born 的 Thrombostat 4000 原型仪器设计的,然后后者进一步发展成为 PFA-100®,现在发展为西门子公司的 IN-NOVANCE PFA-200®(图 33.6)[143,144]。这是一种基于试剂盒的检测方法,其中通过孔径吸入少量血液(150μm 直径)到涂有胶原蛋白和 ADP(collagen and ADP,CADP 盒)或胶原蛋白和肾上腺素(collagen and epinephrine,CEPI 盒)的膜中[145]。这些血小板活化剂与通过针孔抽吸产生的高剪切条件相结合,激活血小板,导致血小板栓塞形成,最终封闭小孔。该仪器监测流速的下降和小孔被完全封闭所需的时间,这被称为"闭合时间"(closure time,CT),最多 300 秒。由于这两种试剂盒已被证明对 P_2Y_{12} 受体抑制剂基本不敏感,所以以改进后的第三种 INNO-VANCE P_2Y_{12} 试剂盒现可用于检测此类药物[146-148]。该试剂盒含有较小的 100μm 孔径,膜上涂有 ADP 和 PGE$_1$ 的组合物,而且补充了添加物钙离子。

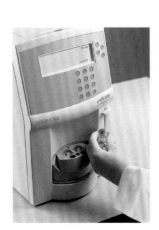
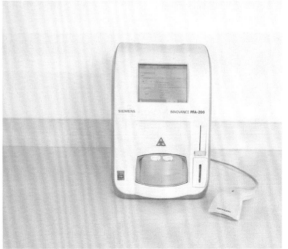

图 33.6 PFA-100 和 INNOVANCE PFA-200® 仪器。INNOVANCE PFA-200 并非在所有国家/地区都可用(Photo courtesy of Siemens Healthineers ⓒ Siemens Healthcare Diagnostics Inc. 2019.)

测定的优势和局限性

这种血小板功能的检测简单、快速,不需要大量的专业培训,每管只需要 0.8ml 血液[47]。这是一种全血检测,因此省去了样品制备过程。已知 CT 受血小板计数和血细胞比容的影响,血小板计数或血细胞比容分别低于 $50×10^9$/L 或 25% 的患者需要仔细解释结果[10,46,47,149]。由于试剂盒内针孔的高剪切力条件,测试高度依赖于 VWF 水平,这使其适用于 VWD 的筛查,但不适用于该队列患者中的血小板功能测试[150]。由于 CT 通常对包括分泌和释放在内的轻度血小板功能缺陷的检测也不敏感,它提供了一种可选但有限的筛查血小板功能障碍的筛查工具[18,151]。CT 受所用的抗凝血剂性质的影响,特别是用作抗凝血剂的柠檬酸钠浓度,3.8% 柠檬酸钠浓度可使 CT 读数更稳定[152]。

临床应用

血小板功能分析仪 PFA-100 的临床应用已在其他地方进行了评估[142,151],并适用于 INNOVANCE PFA-200®。它们包括:VWD 筛查及其治疗监测;鉴定遗传和获得性血小板缺陷;抗血小板治疗的监测(见第 36 章)。但应该注意的是,INNO-VANCE PFA-200® 是血小板(和 VWF)功能的通用测试,它并不特定于某种血小板缺陷[142]。因此,INNOVANCE PFA-200® 可能是一种有用但有限的筛查试验。通过延长 CT 检测到的任何假定的血小板功能缺陷都需要通过更具体的检测来确认。IN-NOVANCE PFA-200® 确实为严重的血小板功能缺陷以及 II 型和 III 型 VWD 提供了良好的阴性预测值[18,151]。

黏弹性检测

血栓弹力图(thromboelastography,TEG®)是在 50 年前开发的[153-155]。抗凝全血在加热的样品杯中孵育,其中一个针悬挂在一个扭转传感器和计算机上[156]。杯子向每个方向上可摆动 5°。在正常的抗凝血液中,针不受影响,但随着血液凝结,杯子运动的所有阻力都会传递到针上。全血或钙化血浆都可,在有/无组织因子或接触因子激活的途径下都可以使用[156]。旋

转血栓弹力图(rotational thromboelastometry,ROTEM®)对技术进行了改进,其中杯子是静止的并且针是振荡的(图 33.7 和 33.8)[154-156]。

TEG®/ROTEM® 提供与凝块形成和凝块强度相关的各种数据(凝块开始形成之前的滞后时间,凝血发生的速率,凝块的最大振幅以及振幅减小的程度和速率)。使用血小板导航(PlateletMapping™)系统,花生四烯酸和 ADP 可用作激动剂激活 TEG® 系统内的血小板,从而使该检测理论上适用于监测抗血小板药物(见第 36 章),但是该检测缺乏对于中度变化的血小板功能,灵敏性较低[156-158]。最近,旋转血栓弹力图-血小板系统(ROTEM®-Platelet System)作为 ROTEM® 的附加装置上市销售[80]。该方法基于全血阻抗聚集法,可同时分析血小板功能和整体止血,例如围手术期出血。

血栓弹性描记法/血栓弹力测定法正在向小型化和自动化方向发展,希望能在手术室,急诊室以及更普遍的,诸如在产科,重症监护和创伤部门的患者中更广泛地使用。现在有一种由 Entegrion 商业化的装置(Viscoelastic Coagulation Monitor-VCM™,在欧洲获 CE 认证,尚未在美国临床中明确使用)。这些仪器是否将在未来几年中可以广泛使用是值得商榷的,特别是因为这些检测的临床经验非常有限。

同样,新近商业化的 TEG-6s 测定是一种即时,全自动,基于试剂盒的诊断仪器[159]。

与其前身 TEG® 5000 不同,TEG-6 使用微流体共振频率技术来估计凝块强度和血小板功能,然后转换为传统的 TEG 读数。然而,其结果已显示与使用 TEG 5000 仪器获得的结果相当[159,160]。这种即时检测的临床经验仍然有限。

测定的优势和局限性

TEG®/ROTEM® 测试执行起来相对较快(<30 分钟),并且传统上被用作外科部门的即时检验。它们的主要优点是提供凝块形成的完整概况,包括凝块形成动力学,凝块强度和纤维蛋白溶解。因此,两种测试都提供了全血中凝块形成的全局图像,并可以检测包括血小板和凝血系统在内的全血元件之间的相互作用。

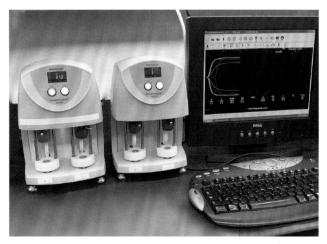
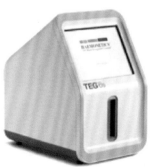

图 33.7   TEG® 和 TEG-6s® 仪器。TEG-5000® 和 TEG® 6s 止血分析仪的图像(Left panel provided by A. L. Frelinger, III, Boston Children's Hospital and Harvard Medical School. Right panel—The TEG® 6s Hemostasis Analyzer image is used by permission of Haemonetics Corporation.)

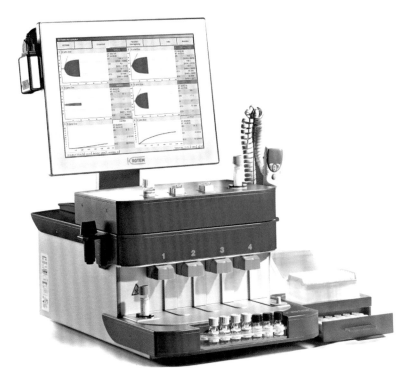

图 33.8　带有血小板模块的旋转血栓弹力图（ROTEM®）仪器（Used with permission of Instrumentation Laboratory.）

为了证明使用 TEG®/ROTEM® 的可重复性和一致性，来自不同国家的一组研究人员组成了 TEG-ROTEM 工作组[161]。他们的初步观察表明，实验室间存在显著差异。此外，两种测试都表现出对血小板功能的各个方面相对不敏感，并且应该仅用于急性严重出血的患者，而不是用于血小板疾病的专业诊断。传统的 TEG®/ROTEM® 检测方法相对低通量且成本较高；新一代黏弹性分析正在解决通量问题，但成本仍然是一个重要的限制因素。

临床应用

与更具体的血小板功能检测不同，传统上这些仪器在外科和麻醉科中用作确定出血风险的即时检测，并作为输血需求的指导标准[156,162]。尽管临床使用广泛，但实验室间差异仍然存在问题。使用基于 TEG® 或旋转血栓弹力图® 的算法可以降低红细胞和血小板输注频率，但不会改善其他手术的发病率或死亡率[163]。

血小板功能检测的总结和未来

直到 20 世纪 80 年代后期，唯一可用的临床血小板功能检查是出血时间、LTA 和各种生化检测[6]。这些主要在专业研究和临床实验室中进行。大约在这个时候，许多研究人员开始使用流式细胞仪研究血小板生物学的各个方面，这很快提高了试剂（抗体和染料）的广泛商业价值。在相对较短的时间内，流式细胞仪已成为临床和研究实验室的重要工具（见第 35 章）。随着最近在许多商业全血计数器中流式细胞术和阻抗原理的结合，现在，越来越多的全自动血小板参数可以在这些分析仪内

确定，而无需专业的操作人员。这些参数包括免疫血小板计数（第 32 章）[164,165]，血小板活化测定和未成熟血小板分数（immature platelet fraction, IPF）的测定[166,167]。因此，所有新确定的重要临床参数均可通过流式细胞仪测量（例如未成熟血小板分数或 CD61 计数）也可以在全自动现代全血计数器中进行测量，该计数器还可以测量荧光和光散射（见第 32 章）。在自动凝血分析仪中加入 LTA 也可以进行血小板的深入研究[53-55]。这是否会被广泛应用于常规临床实践尚未确定。

虽然 LTA 已成为许多血小板相关疾病诊断不可或缺的黄金标准测试，但众所周知，它不能准确模拟血小板功能的所有方面，而且在专业实验室之外的实用性受到显著限制。虽然许多研究人员已经使用流动小室和显微镜来研究模拟体内的条件下的更准确的血小板行为，但这些测试仅限于专业实验室，不适合常规临床应用。这为开发许多易于使用的原型血小板功能分析仪铺平了道路。毫不奇怪，第一代这些仪器的意外事故很多，因为商业化需要大量资金投入来克服临床试验开发中的许多障碍。尽管如此，许多不同的原型仪器现在已经完全发展成为临床和研究实验室广泛使用的商业仪器。其中包括 INNOVANCE PFA-200®、VerifyNow®、Multiplate® 以及技术的改进 TEG/ROTEM®。其中一些仪器已获得 FDA 批准用于各种不同的应用。尽管这些测试中有许多具有潜在的临床效用，但还需要更多的研究来确定常规测试是否能提供临床相关数据，以及是否应根据血小板功能测试的结果对抗血小板治疗的常规监测和治疗剂量进行调整（第 36 章）。所有现有或新的血小板功能测试的真实预后和治疗价值都需要大型随机对照试验来确定。

具有讽刺意味的是，如本书前言所述，最初由 Bizzozero 于 1882 年描述的血小板活体显微镜检查现已成为研究血小板在

血栓形成中作用的有力研究工具[168]。由于显微镜和数字成像的显著进步，现在可以在动物模型中的血栓形成期间对荧光标记的血小板和止血系统组件进行实时成像（见第 20 章）[169]。这已经使人们获得了许多令人兴奋的发现，比如关于血小板及其与血管壁和凝血系统的动态相互作用（第 20 章和第 21 章）。因此，未来的检测血小板功能仪器可以基于在模拟体内流动条件下研究荧光标记的血小板与包被胶原的表面的相互作用。在流动中研究血小板功能的几种多模式方法中，尤其以微流体装置在临床环境中看起来很有前途[170-180]。这些试验包括诸如总血栓形成分析系统（total thrombus-formation analysis system，T-TAS）的测定，一种具有血栓形成表面的流动微芯片腔室，这可以很容易地产生用于对血栓覆盖的区域进行二维分析的图像，进而模拟血管壁损伤[181-186]。

最近血小板基因组和蛋白质组定义的进展，促使了许多有趣的血小板生物学发现（第 5~8 章）。在专门设计的阵列或芯片中使用这些技术（仅涵盖已知在一系列疾病中存在缺陷的关键基因/蛋白质，例如 Thrombo 基因组学平台）也可能潜在地改变血小板功能遗传缺陷的诊断还可以快速鉴定出血或血栓形成风险增加的个体[187]。在不久的将来，更便宜的深度测序技术的使用也将为出血和血栓性疾病患者的大规模筛查提供可能（第 5 章）。因此，血小板功能测试处于一个特别有趣的阶段，因为在未来新技术和新仪器的融合可能在各种不同的临床和实验室环境中具有实用性。

（张琳、刘俊岭 译，武艺 审）

扫描二维码访问参考文献

第34章　血小板聚集

Catherine P. M. Hayward and Karen A. Moffat

血小板聚集评估方法总述

Born 和 O'Brien 于 1962 年发表了第一篇通过透光度聚集测量(light transmittance aggregometry, LTA)测量血小板功能的文章[1,2]。在接下来的 20 年中,研究人员开发出用 LTA 评估致密颗粒三磷酸腺苷(adenosine triphosphate, ATP)释放的方法,通过测量聚集过程中电极上血小板聚集时电阻抗的变化来测试全血(whole blood, WBA)中的聚集[3-6]。最近,流式细胞仪(第 35 章)和血小板计数方法(测量加入激动剂后单个血小板的损失)已被用于测量血小板聚集反应。LTA 法开发五十年后,仍然是评估血小板聚集的最常用方法,与 WBA 一样,它主要用于评估出血性疾病[7-10]。本章概述了血小板聚集及其用于出血性疾病的用途。第 36 章将讨论使用血小板聚集法监测抗血小板药物的治疗。

最近的诊断结果和实验室实践已经确定了标准化和改善血小板聚集实验实践的必要性[7-10]。当 LTA 和 WBA 用于评估出血性疾病时,一组激动剂用于评估血小板对不同激动剂刺激途径的聚集反应,并评估由血管性血友病因子(von Willebrand factor, VWF)介导的血小板凝集[11,12]。表 34.1 总结了最近关于 LTA 和 WBA 常用激动剂的指南的信息,包括推荐的聚集试验浓度[13-17]。聚集实验也可以在没有添加激动剂的情况下进行评估,但自发聚集并不常见,没能在出血性疾病评估中证实该评估方法的作用。如本章后面所讨论的,一些仪器(例如发光-聚集仪, Chrono-Log Corporation)能够同时测量 LTA 或 WBA 聚集与血小板致密颗粒 ATP 释放[3,5]。

因为聚集实验在许多方面缺乏标准化[7-10,18,19],所以目前已经制定了适用于实验室实践的指南建议[14-18],包括分析前、分析后和分析后变量的控制,以及聚集实验结果的分析。

富血小板血浆的浊度聚集测定法

浊度聚集测量原理

浊度聚集测定法或 LTA 是基于 Born 和 O'Brien 最初发表的方法[1,2]。该实验监测激动剂诱导的血小板悬浮液浊度(或光密度)的变化,同时在 37℃ 透明容器中搅拌样品[1,2]。通常使用聚集仪和悬浮在血浆中的血小板[富血小板血浆(platelet rich plasma, PRP)]进行实验,出于研究目的,也可以检测经过洗涤或凝胶过滤的血小板的悬浮液。最近的研究还探索了在某些自动凝血分析仪上实验血小板聚集反应[20,21]。

浊度聚集测量的设置和终点

在聚集仪上进行 LTA 之前,使用 PRP 悬浮液和受试者的自体贫血小板血浆(platelet-poor plasma, PPP)(或缓冲液,如果实验洗涤或凝胶过滤血小板),在仪器上设置无聚集(0%)和 100% 聚集的相应限制[1,2]。加热后,加入激动剂或凝集剂(如瑞斯托霉素),然后用光学系统监测搅拌样品发生浊度的变化[1,2]。聚集仪器通常设定为在体温(37℃)下实验聚集,同时在低剪切力下混合样品,通常使用磁铁和搅拌棒,设定为 1 000 转/min(转速推荐因仪器制造商而异)。

蛋白质影响浊度聚集的测定结果

在低剪切力下,一个激活受体激动剂引起的血小板聚集是由纤维蛋白原 γ 链残基和整合素 $\alpha IIb\beta3$[糖蛋白(GP) IIb~IIIa]之间的相互作用(见第 12 章)[22,23]。虽然敲除小鼠的研究表明血浆玻连蛋白和其他 $\alpha IIb\beta3$ 配体也影响激动剂激活的浊度聚集反应的程度和稳定性[22-24]。这些蛋白对人类血小板聚集反应的影响尚不清楚。

当使用瑞斯托霉素(诱导 VWF 与血小板结合)进行聚集实验时,初始阶段反映了 VWF 与 GP Ib-IX-V 结合介导的凝集作用[25,26],紧随其后的是血小板活化和 $\alpha IIb\beta3$-依赖的血小板聚集[27,28]。

抗凝剂的影响

大多数评估血小板聚集反应的实验室使用的是收集到的样本,这些样本被收集到一个弱钙螯合剂中,通常是 3.2% 或 3.8% 枸橼酸钠缓冲液,血液与抗凝血剂的比例为 9:1(更常用的浓度为 3.2%,包含两水合物形式的枸橼酸三钠 $Na_3C_6H_5O_7 \cdot 2H_2O$)[7]。3.2% 的聚集反应性高于 3.8% 枸橼酸钠[29]。枸橼酸盐抗凝剂降低细胞外离子钙浓度,从而增加对一些常用的弱激动剂的聚集反应,包括二磷酸腺苷(adenosine diphosphate, ADP)和肾上腺素[11,30-32]。

不同激动剂对浊度聚集结果的影响

在枸橼酸抗凝的 PRP 中,除非没有反应或没有二相聚集,对肾上腺素的聚集反应总是分两个阶段发生,如图 34.1 所示。在最初的、有限的第一波聚集之后是更快、更广泛的聚集阶段,其需要血栓素生成并且伴随着血小板分泌颗粒内容物的释放,包括致密颗粒 ADP 和 ATP。血小板释放的 ADP 增加了肾上腺素和其他弱激动剂的第二相聚集,因此,除非加入外源性 ADP,否则在严重致密颗粒缺乏的受试者中,弱激动剂可能不存在或减少二相聚集[33-35]。但是,当使用肾上腺素与血小板计数调整的枸橼酸盐 PRP 一起实验 LTA 时,缺乏二相聚集可以是正常变异。

表 34.1   用于血小板聚集研究的最常见激动剂的总结

刺激剂	聚集材料	
	光传输	全血(阻抗)
关于使用单一/多重浓度的建议		
ADP	0.5~10μmol/L,从约 5μmol/L 开始 2μmol/L[c]	5~20μmol/L[a]
如果低浓度的结果异常,则用较高浓度实验[a,b,c]	2.0~10μmol/L[b]	
肾上腺素	0.5~10μmol/L,从约 5μmol/L 开始[a] 5μmol/L[c]	不建议[a]
单次浓度实验,更高的浓度通常没有帮助[b]	5~10μmol/L[b]	
如果低浓度的结果异常,则用较高浓度实验[c]		
胶原蛋白(1 型原纤维)	1~5μg/ml,从约 2μg/ml 开始[a,c]	1~5μg/ml[a]
如果低浓度的结果异常,则用较高浓度实验[a,b,c]	检测 NSAID 异常的浓度[b]	
花生四烯酸	0.5~1.6mmol/L[a],1mmol/L[c]	0.5~1.0mmol/L[a]
在单一浓度下实验[a,b]	0.5~1.64mmol/L[b]	
如果低浓度的结果异常,则用较高浓度实验[c]		
血栓素类似物 U46619	1~2μmol/L[a],1μmol/L[c]	未提供
在单一浓度下实验[b]	1μmol/L[b]	
如果低浓度的结果异常,则用较高浓度实验[c]		
瑞斯托霉素		
低剂量	≤0.6mg/ml[a]	0.25mg/ml[a]
	0.5~0.6mg/ml[b]	
如果用 1.2mg/ml 诱导有凝集,则用较高低度实验[c]	0.5~0.7mg/ml[c]	
高剂量	0.8~1.5mg/ml[a]	1.0mg/ml[a]
	1.2~1.5mg/ml[b]	
	1.2mg/ml[c]	
如果用 1.2mg/ml 诱导无凝集,则较高浓度实验[c]	2mg/ml[c]	

本表总结引用了已发表指南的数据,得到了发布单位临床和实验室标准协会指南[a]、北美指南[b] 以及国际血栓和止血学会指南[c] 的许可,罗列如下。

[a] Christie DJ, Avari T, Carrington LR, et al. Clinical and Laboratory Standards Institute(CLSI). Platelet function testing by aggregometry; approved guideline. CLSI document H58-A(ISBN 1-56238-683-2)[database on the Internet], vol. 28(31). Clinical and Laboratory Standards Institute, Wayne, PA, USA; 2008. p. 1-45.

[b] Hayward CP, Moffat KA, Raby A, et al. Development of North American consensus guidelines for medical laboratories that perform and interpret platelet function testing using light transmission aggregometry. *Am J Clin Pathol* 2010;134:955-63.

[c] Cattaneo M, Cerletti C, Harrison P, Hayward CP, Kenny D, Nugent D, Nurden P, Rao AK, Schmaier AH, Watson SP, Lussana F, Pugliano MT, Michelson AD. Recommendations for the Standardization of Light Transmission Aggregometry: A Consensus of the Working Party from the Platelet Physiology Subcommittee of SSC/ISTH. *J Thromb Haemost* 2013. https://doi.org/10.1111/jth.12231.

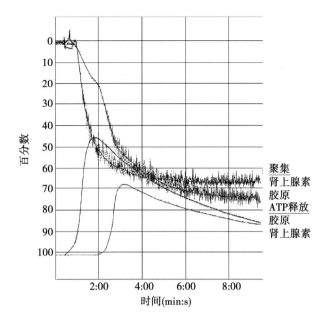

图 34.1　正常光透射血小板聚集和致密颗粒 ATP 释放的模式。发光聚集仪描记显示正常聚集的典型模式（显示为百分比值）和肾上腺素（弱激动剂）和胶原蛋白（强激动剂）诱导的致密颗粒 ATP 释放。使用胶原蛋白，ATP 释放和聚集同时开始。对于肾上腺素，聚集反应是双相的，并且 ATP 释放在二相聚集波的开始处开始（其在描记的 2 分钟时间点）。该图还表明，与胶原蛋白相比肾上腺素达到最大聚集需要更长的时间

在枸橼酸盐血浆中，二相 LTA 反应可以继发于其他不会引发致密颗粒释放的弱激动剂（例如 ADP）刺激后，直至发生聚集。依赖于添加到实验中的激动剂的体积（其不应超过最终体积的 10%），在形状改变或聚集开始之前，在添加激动剂后，可能有明显的光密度的轻微变化。当使用肾上腺素实验枸橼酸化 PRP 时会发生两相聚集（图 34.1），即使加入浓度非常高其他弱激动剂，要看到两个聚集波也需要滴定激动剂，因为主波和次波经常出现融合。图 34.2 显示了 2.5μmol/L ADP 诱导的两个波和 5.0μmol/L ADP 诱导的一相和二相聚集波的融合。

浊度聚集反应的稳定性和时间

当用低浓度的弱激动剂（例如 ≤2.5μmol/L ADP，如图 34.2）诱导聚集时，可能发生一些聚集反转，这被称为解聚[37]。随着解聚的进行，聚集的量在实验结束时（称为最终聚集）低于最大聚集。解聚会伴随着聚集的减少，尽管在低浓度下实验可能是一些激动剂的正常发现。图 34.3 显示了因阿司匹林诱导缺陷导致的 2.5μmol/L 和 5.0μmol/L ADP 轻度解聚的实例；在较高的 ADP 浓度下这种情况的解聚是异常的。广泛的解聚是不常见的，它通常伴随着最大聚集减少。图 34.4 显示了因氯吡格雷和阿司匹林联合治疗导致的 5.0μmol/L ADP 的解聚。图 34.5 显示了来源于骨髓疾病的获得性缺陷导致多种激动剂解聚。

为了评估聚集的稳定性，通常在达到最大聚集后对 LTA 和 WBA 进行数分钟的检测。由于反应较慢，使用肾上腺素需要更长时间的监测聚集情况（例如其他激动剂 5 分钟，相比肾上腺素的 10 分钟）[14,36,38]。指南建议在收集样本的 4 小时内完成聚集实验，尽管 2 小时内可能更好[29]。

不同激动剂的浊度聚集反应机制

对于胶原蛋白，聚集示踪反应明显反映了一系列复杂的事件[39]。首先，血小板黏附在胶原纤维上并被激活，导致形状改变[11]。这种形状的变化与最初的透光率降低有关，随后血小板聚集引起透光率迅速增加（图 34.1 和 34.2）。由于胶原蛋白和其他强激动剂的存在，致密颗粒也会分泌，但与血小板聚集无关（图 34.1），这就解释了为什么在强激动剂诱导的血小板聚集缺乏的情况下，如血小板功能不全，血小板释放是正常的[40]。许多用于研究聚集的激动剂（如 ADP、肾上腺素、血栓素 A$_2$ 类似物 U46619、胶原蛋白）通过与外部血小板膜受体的直接结合作用激活血小板[11]（图 34.2）。由于花生四烯酸转化为血栓素 A$_2$ 需要血小板酶环氧合酶 1（cyclooxygenase-1，COX-1）和血栓素合成酶，阿司匹林和其他阻止 COX-1 的非甾体抗炎药（nonsteroidal anti-inflammatory drugs，NSAIDs）可以抑制花生四烯酸的聚集反应[11]。因此，比较对花生四烯酸和血栓素 A$_2$ 类似物 U46619 的聚集反应以确定是否存在阿司匹林缺陷的证据可能是有帮助的。（图 34.2 为正常反应，而图 34.3 为 NSAID 诱导缺陷的显著特征：花生四烯酸诱导聚集受损，而血栓形成类似物则没有。）重要的是要认识到其他疾病可损害花生四烯酸反应，包括先天性血栓素受体缺陷（这些缺陷损害花生四烯酸和血栓素类似物的聚集反应），致密颗粒缺乏，包括 *RUNX1* 突变等各种遗传性血小板疾病导致血小板分泌缺陷（这些可能损害与其他激动剂的聚集，包括血栓素类似物 U46619，见图 34.6）[11,41]。联合使用阿司匹林（第 50 章）和氯吡格雷抑制 ADP 受体 P2Y$_{12}$（第 51 章），同时抑制 COX-1，因此，与单独使用阿司匹林相比，减少 ADP 和花生四烯酸的最大聚集，导致更广泛的 ADP 解聚（图 34.4）。

虽然有些血小板功能疾病会损害许多激动剂的聚集反应，但并不是所有激动剂（图 34.5 和 34.6 为例），先天性和获得性血小板功能不全引起严重的聚集缺陷[40]，通常缺乏除了瑞斯托霉素外所有激动剂诱导的聚集（图 34.7）。然而，当 αⅡbβ3 缺乏或功能障碍不完全时可能存在一些聚集，如 Glanzmann 血小板功能不全的一些变异形式[42]。

另一个需要考虑的重要问题是对一些激动剂（包括胶原蛋白和肾上腺素）的聚集反应依赖于来自血栓素 A$_2$ 生成的正反馈，以及来自致密颗粒释放的 ADP（这在图 34.3 所示的阿司匹林诱导的缺陷中有说明）[11,31,33,34,41]。

大多数聚集测定被设计用于检测聚集减少而不是增加，因为功能丧失比功能获得缺陷更常见[43-48]。尽管如此，瑞斯托霉素诱导的血小板聚集（ristocetin-induced platelet aggregation，RIPA）常用于诊断聚集研究，评估影响 VWF 与 GPⅠb-Ⅸ-Ⅴ结合的功能获得和功能丧失缺陷[44-48]；这些相互作用可以通过瑞斯托霉素或高剪切力诱导（第 10 章）。对于 RIPA，实验了两种浓度的瑞斯托霉素：①低浓度导致血小板聚集最少或没有，除非存在 2B 型或血小板型血管性血友病（von Willebrand disease，VWD）的功能获得性缺陷；②高浓度引发正常血小板的快速聚

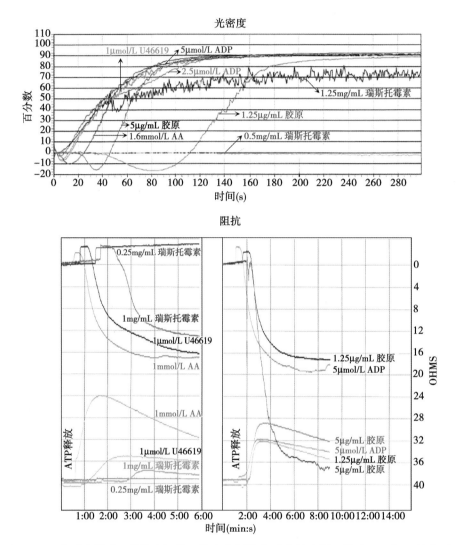

图 34.2　通过光学或阻抗终点评估正常血小板聚集反应的实例。 描述显示相同健康对照的聚集反应（用颜色编码刺激剂，如所示；AA 表示花生四烯酸，U46619 表示血栓素 A_2 类似物 U46619）。除了检测到功能获得缺陷的瑞斯托霉素浓度较低外，所有刺激剂均显示聚集现象。光学（透光率）聚集曲线显示了对 2.5 和 5.0μmol/L ADP、1.25 和 5.0μg/ml Horm 胶原、1.6mmol/L 花生四烯酸、1.0μmol/L U46619、0.5 和 1.25mg/ml 瑞斯托霉素的反应。对于 ADP，对 2.5μmol/L ADP 的反应是双相的，而初相和二相波在较高浓度下融合。对于胶原蛋白，加入刺激剂后，由于形状变化，光透射明显减少，并且随着浓度的增加聚集更快。对刺激剂的最大聚集反应是持续的，没有解聚集的现象。全血阻抗聚集（以欧姆测量，与 ATP 释放同时，5.0μmol/L ADP、1.25 和 5.0μg/ml Horm 胶原、1.0mmol/L 花生四烯酸、1.0μmol/L U46619 和 0.25 和 1.0mg/ml 瑞斯托霉素）也检测对激动剂的反应，但不检测形状变化。用 1.0mg/ml 瑞斯托霉素（通常在实验全血聚集时评估）诱导的 ATP 释放说明聚集导致血小板活化

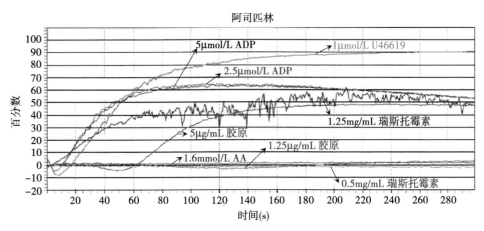

图 34.3　阿司匹林诱发典型的血小板聚集异常。光传输聚集图（用颜色编码刺激剂）显示对 2.5 和 5.0μmol/L ADP、1.25 和 5.0μg/ml Horm 胶原、1.6mmol/L 花生四烯酸（AA）、1μmol/L 血栓素 A₂ 类似物 U46619（U46619）、0.5 和 1.25mg/ml 瑞斯托霉素的反应。使用阿司匹林时，花生四烯酸诱导无聚集，但 U46619 聚集正常。阿司匹林还会影响胶原蛋白浓度较低的聚集，并减少 ADP 的二相聚集（导致一些解聚，这与 5μmol/L ADP 不一致）和肾上腺素的二相聚集（未显示）。阿司匹林还可以减少瑞斯托霉素的最大聚集

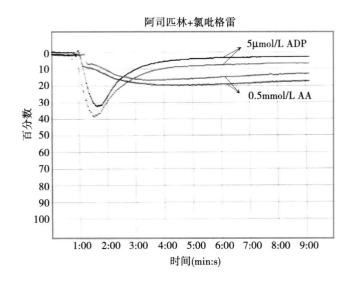

图 34.4　阿司匹林和氯吡格雷联合治疗引起典型的血小板聚集异常。该图中的光透射聚集图（刺激剂指示）由美国克利夫兰诊所的 Kandice Kottke-Marchant 博士友情提供。对 5.0μmol/L ADP 和 1.0mmol/L 花生四烯酸（AA）的反应，每次一式两份实验，说明来自阿司匹林的花生四烯酸的聚集减少以及来自氯吡格雷的显著受损的 ADP 反应，具有显著的解聚作用

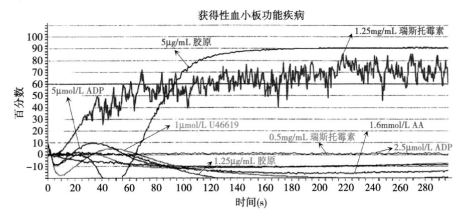

图 34.5　患有骨髓增生异常综合征的受试者中的获得性血小板功能异常，与获得性出血问题相关。光传输聚集描记（用颜色编码刺激剂；AA 表示花生四烯酸，U46619 表示血栓素 A₂ 类似物 U46619）显示对 2.5 和 5.0μmol/L ADP、1.25 和 5.0μg/ml Horm 胶原、1.6mmol/L 花生四烯酸、1μmol/L U46619、0.5 和 1.25mg/ml 瑞斯托霉素的反应。较高浓度的胶原蛋白聚集是正常的，而对 1.25mg/ml 瑞斯托霉素的反应减少，ADP 以及较低浓度的胶原蛋白、花生四烯酸和 U46619 诱导的聚集显著受损。在对 U46619 和 5.0μmol/L ADP 的初始响应后，解聚明显。该受试者患有骨髓增生异常综合征，并且由于血小板减少症无法解释的出血问题而出现并发症。血小板致密颗粒正常

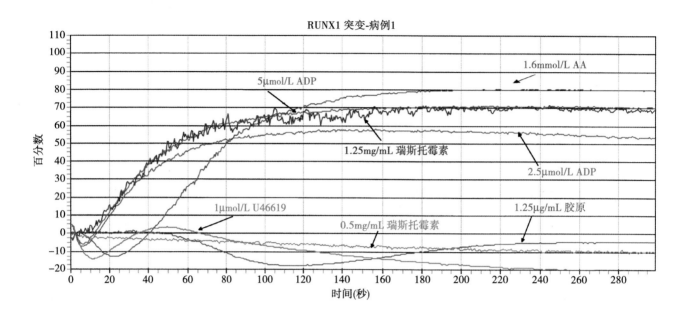

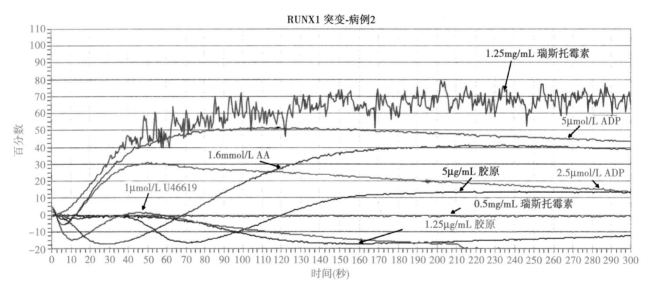

图 34.6   由于 RUNX1 突变导致的遗传性血小板功能障碍的几种病例中的血小板聚集异常。该图显示了光透射聚集描记线（用不同颜色进行刺激剂编码；使用血小板计数调整的富含血小板的血浆评估；AA 表示花生四烯酸，U46619 表示血栓素 A$_2$ 类似物 U46619）。上图显示了患有轻度血小板减少症和血小板计数低的个体的结果，其显示胶原蛋白和 U46619 的最大聚集减少但 AA 和瑞斯托霉素的结果正常。下图显示了具有不同 RUNX1 单倍体不足突变的无关个体的结果，其不是血小板减少，并且减少了胶原、AA、U46619 和瑞斯托霉素的最大聚集

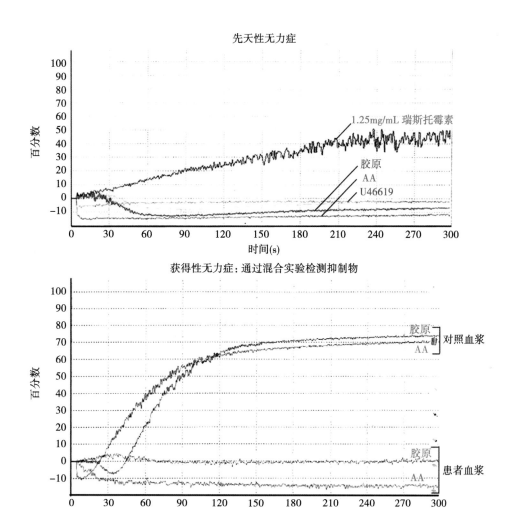

图 34.7　先天性和后天性 Glanzmann 血小板功能不全引起的血小板聚集异常。该图显示了光透射聚集描记线(通过颜色进行刺激剂编码;使用血小板计数调整的富含血小板的血浆评估;AA 表示花生四烯酸,U46619 表示血栓素 A_2 类似物 U46619)。上图显示了先天性 Glanzmann 血小板功能不全(GT)的发现,表现为对 1.25mg/ml 瑞斯托霉素的反应降低(因为凝集未跟随聚集),并且其他刺激剂没有聚集(1.25μg/ml 胶原,1.6mmol/L 花生四烯酸,1.0μmol/L U46619)。保留了胶原蛋白的形状变化。下图(显示对 1.6mmol/L 花生四烯酸和 5μg/ml 胶原的反应)说明来自具有获得性 GT 的个体(具有证实的 αⅡbβ3 自身抗体)的血浆将 GT 样缺陷转移至正常血小板。正常对照血浆不抑制正常血小板的聚集

集,由 VWF 与血小板 GPIb-Ⅸ-V[45-47]结合介导。RIPA 通常在浊度聚集示踪中产生"锯齿"模式(见图 34.2 和 34.3)。图 34.2 显示了正常的 RIPA,而图 34.8 显示了由 2B 型 VWD(上图)和 2A 型 VWD(下图)引起的异常 RIPA。图 34.9 显示了 RIPA 中另一种 2B 型 VWD 受试者的功能获得缺陷,当与对照 PRP 混合时,其血浆(与正常血浆不同)增加 RIPA 和较低浓度的瑞斯托霉素聚集。相反,2A 型 VWD 中的功能丧失缺陷(图 34.7 下图)延迟了瑞斯托霉素浓度较高的聚集。由于对瑞斯托霉素的凝集反应(图 34.2)通常随后是由 αⅡbβ3[44,48]介导的血小板活化和聚集,因此双相反应有时是明显的,如图 34.8 和图 34.9 所示。

RIPA 减少或延迟可反映 VWF 缺乏或功能障碍(图 34.8

下图),如 Bernard-Soulier 综合征(GPⅠb-Ⅸ-V 缺乏或功能障碍)(图 34.10 和第 48 章)[47,49],但最常见的是 RIPA 减少与阿司匹林诱导的其他聚集异常(如图 34.3)和其他血小板功能缺陷(图 34.5 和 34.6 下图)[36,40],包括 Glanzmann 血小板功能不全(见第 48 章;或不存在 αⅡbβ3)(图 34.7,上图)。对于 Glanzmann 血小板功能不全,瑞斯托霉素诱导的凝集后没有聚集。

一些实验室实验血小板对其他激动剂的反应,包括:凝血酶受体激活肽(thrombin receptor-activating peptides,TRAP)、钙离子载体 A23187;通过 Fc 受体激活血小板的抗体(例如与肝素诱导的血小板减少症相关的抗体)和胶原相关肽(collagen-related peptide,CRP)。

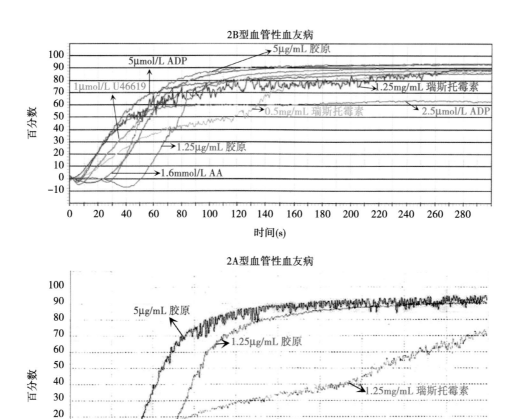

图34.8 瑞斯托霉素鉴定功能获得和功能丧失血小板聚集缺陷的实例。这些图显示了来自2B型(上图)和2A型(下图)血管性血友病的异常瑞斯托霉素诱导的血小板凝集(通过光透射聚集评估,使用血小板计数调整的富含血小板的血浆)。2B型血管性血友病与0.5mg/ml瑞斯托霉素的功能获得反应相关,无其他聚集异常[上图显示对0.5和1.25mg/ml瑞斯托霉素、2.5和5.0μmol/L ADP、1.25和5.0μg/ml胶原、1.0μmol/L血栓素A₂类似物U46619、1.6mmol/L花生四烯酸(AA)的反应]。与正常血浆不同,2B型血管性血友病血浆在加入正常血小板时增加瑞斯托霉素诱导聚集,如中间的血浆所示。相反,2A型血管性血友病的功能丧失削弱了对1.25mg/ml瑞斯托霉素的凝集反应(在这种情况下,表现为延迟反应),但对其他刺激剂(例如胶原蛋白)无影响

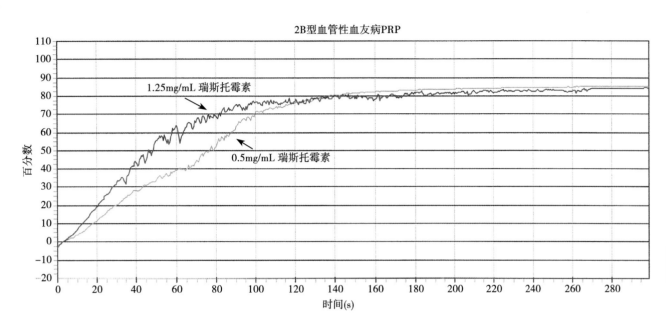

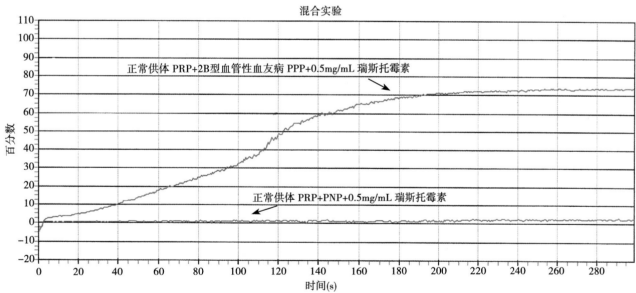

图 34.9　评估瑞斯托霉素的功能获得性血小板聚集缺陷是否是由于血管性血友病因子缺陷引起的混合研究的实例。根据 2B 型血管性血友病,包括混合实验的结果,显示了瑞斯托霉素诱导的血小板凝集异常(通过光透射聚集评估,使用血小板计数调整的富血小板血浆以及 0.5 和 1.25mg/ml 瑞斯托霉素)。与添加混合正常血浆(PNP)不同,将 2B 型血管性血友病贫血小板血浆(PPP)加入正常富血小板血浆(PRP),转移了功能获得缺陷(下图)

3

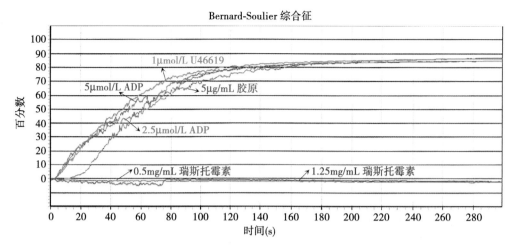

图 34.10   由 Bernard-Soulier 综合征引起的血小板聚集异常。富含血小板的血浆的光透射聚集图（用颜色编码刺激剂）。上图显示了患有 Bernard-Soulier 综合征且患有巨细胞性血小板减少症和严重 GPIb-Ⅸ-Ⅴ缺乏的儿童的 LTA 反应。对 1.25mg/ml 瑞斯托霉素诱导没有聚集，但其他刺激剂聚集正常（结果显示两种浓度的瑞斯托霉素和 ADP，5μg/ml Horm 胶原和 1μmol/L 血栓素 A$_2$ 类似物 U46619）

全血聚集测定法

通过监测电阻抗的变化（以欧姆为单位）来评估 WBA[4-6,12,50-54]。在 WBA 测定中，单层血小板在聚集之前首先附着在电极上[4-6,12,50-55]。然后，在加入激动剂后，聚集的血小板附着在电极上的单层血小板上[4,12,50]。尽管 LTA 和 WBA 端点差异很大，但它们的追踪显示了一些类似的特征，如图 34.2 所示，其显示来自相同对照受试者的 LTA 和 WBA 结果。取决于加入的激动剂的体积，在 WBA 和 ATP 释放明显之前有时阻抗会略有下降（图 34.2）。

一些实验室仅使用 WBA 评估出血性疾病，而评估 WBA 的其他实验室也测试 LTA。WBA 评估出血性疾病和血小板功能的有效性不太确定——相关文献没有 LTA 那么广泛。最近的研究直接比较了 WBA 与 LTA 对出血性疾病评估的诊断实用性，主要使用多电极全血凝集仪（DiaPharma Group，West Chester，OH）[56,57]（稍后讨论）。

尽管 WBA 和 LTA 之间存在一些相似之处，但重要的是要认识到存在一些固有的差异。例如，LTA 更容易检测到双相聚集，并且有时似乎先于 WBA 释放聚集。发光-聚集仪器手册建议使用更大的容器和搅拌棒进行 WBA，并且 LTA 使用更高的混合速度（1 200rpm 相比 1 000rpm），还建议使用 WBA 同时测量 ATP 释放。尽管不建议使用常规 WBA 实验用瑞斯托霉素诱导的 ATP 释放，但图 34.2 说明 RIPA 的凝集阶段伴随着血小板活化和 ATP 释放。

一些激动剂的推荐浓度因 WBA 和 LTA 测定而不同（表 34.1）[12-16]。所有血细胞都存在于 WBA 实验的样品中。血小板计数（即使在正常范围内）和白细胞计数都会通过电阻抗测量影响 WBA 反应[58]。当用胶原蛋白实验 WBA 时，中性粒细胞和单核细胞以及血小板附着在电极上；当用全血实验 ADP 聚集时，白细胞与电极的附着最小[51,53]。与 LTA 不同，WBA 是在用生理盐水 1∶1 稀释全血样品后进行的[12]，因此它需要的血液少于 PRP 聚集。如果稀释的样品血小板计数小于 100×10^9/L，未经稀释的血液可以由 WBA 实验。因此，WBA 比 PRP 聚集需要更少的血液。对于患巨细胞性血小板减少症受试者的聚集试验，WBA 评估所有血小板的功能，包括通过离心制备 PRP 时丢失的最大形式的血小板[12]。与 LTA 不同，WBA 不受脂血症的影响[12]。某些激动剂的 WBA 和 LTA 的发现不同，因为 WBA 实验聚集反应的血小板计数远低于 PRP 测定的结果。因此，WBA 不用于评估对肾上腺素的聚集反应，因为一些健康受试者没有聚集（表 34.1）[13,54,55]。然而，对于 LTA，当 PRP 含有少于 250×10^9 血小板时，也可能不存在肾上腺素聚集[38]。WBA 无法使用某些激动剂，可能会影响 WBA 的诊断效用[57,58]，因为肾上腺素等弱激动剂对检测常见血小板功能障碍的 LTA 异常非常有帮助[36,43]。

虽然许多关于出血性疾病的 WBA 的公布数据使用了 Chrono-Log 仪器，尽管多电极仪器能检测到一些血小板功能障碍的异常聚集[12,57-60]，但不如 LTA[56,57]。

用聚集法测量致密颗粒的释放

血小板致密颗粒内容物的释放可以作为 WBA 或 LTA 测定的一部分进行监测（图 34.1 和 34.2）[3,5,11,12,61-63]。最近回顾了评估血小板致密颗粒释放的方法[63]。最常用的方法是使用 D-荧光素和荧光素酶测量响应激动剂刺激的 ATP 释放，通常与聚集同时进行生物发光[3,7,8,12,62,63]，实验原理如图所示。在图 34.11 中，血小板活化刺激致密颗粒 ATP 的释放。释放的 ATP 与添加的 D-荧光素结合，并且在荧光素酶存在的条件下，转化为无机焦磷酸盐和中间体荧光素腺苷酸，然后与氧结合产生最终反应产物：单磷酸腺苷，氧化荧光素+光[12,63]。使用 ATP 标准量化发射的光以校准每个样品。由于荧光素酶试剂在 37℃时非常不稳定，因此需要通过精心控制的程序进行 ATP 释放实验，通常在使用之前而不是在聚集之后添加试剂以减少一些变异性。尽管如此，ATP 释放量仍显示出相当大的变异

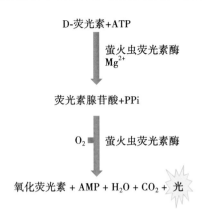

D-荧光素+ATP

↓ 萤火虫荧光素酶 Mg²⁺

荧光素腺苷酸+PPi

O₂ ↓ 萤火虫荧光素酶

氧化荧光素 + AMP + H₂O + CO₂ + 光

图 34.11 致密颗粒释放 ATP 原理。用于测量 ATP 释放的试剂包含 D-荧光素,萤火虫荧光素酶和镁。由刺激剂诱导血小板活化导致致密颗粒 ATP 的释放。释放的 ATP 与 D-荧光素结合,并且在萤火虫荧光素酶和镁的存在下,形成中间体荧光素腺苷酸和无机磷酸盐。接下来,荧光素腺苷酸与氧气结合,导致形成氧化荧光素、单磷酸腺苷、水和二氧化碳以及光。将发射的光量化为测定终点

性,这限制了测量 ATP 释放的诊断实用性[64,65]。

可用于量化致密颗粒释放的方法包括 5-羟色胺释放测定[63](因为血清素存储在血小板致密颗粒中;参见第 19 章)。5-羟色胺释放到血浆中(或洗涤血小板的上清液中)可以通过生化分析来测量,包括放射性方法,其需要在实验聚集之前将 PRP 与放射性 5-羟色胺预孵育并测量聚集后放射性血清素释放到血浆中的量。

当用弱激动剂(例如肾上腺素)实验正常血小板时,致密颗

粒释放被延迟,直到聚集的第二阶段开始(图 34.1)。然而,对于强激动剂,例如胶原蛋白或凝血酶,则同时聚集和分泌(图 34.1 显示了胶原蛋白的这种情况)[11,33]。阿司匹林会损害胶原蛋白诱导的 ATP 释放,而凝血酶诱导的 ATP 释放被保留。在低浓度时,强激动剂可能无法诱导致密颗粒分泌。

通常用一组激动剂(例如凝血酶、胶原蛋白、肾上腺素、血栓素类似物 U46619 和花生四烯酸)评估致密颗粒释放[11,63]。当凝血酶用于测量 LTA 和 WBA 的 ATP 释放时,因为凝块的形成所以不测量聚集。与聚集终点相比,致密颗粒释放终点显示出更大的变异性[61,63-67],这限制了它们用于检测出血性疾病中受损血小板功能的用途[65]。尽管存在这种限制,但通常使用致密颗粒释放来确定减少的聚集是否与受损的致密颗粒释放相关联。或如下文所述,尽管存在正常聚集,是否在致密颗粒释放中存在缺陷[11,16,63,68]。然而,释放试验不是聚集试验的合适替代品,因为一些血小板功能障碍会损害聚集,但不会损害致密的颗粒释放[65]。因此有必要谨慎对待 ATP 释放和聚集的同时测量。含镁的商业化 D-荧光素/荧光素酶试剂可以增强枸橼酸钠抗凝样品的次最大化的 PRP 和全血的聚集反应[69,70]。与镁一样,该试剂可以错误地使某些犬类和一些人类血小板疾病的 LTA 正常化(图 34.12 中显示了使魁北克血小板病的肾上腺素聚集反应受损的试剂正常化的例子),尽管这种增强在人血小板中似乎是不常见的[70,71]。在使用魁北克克血小板病时,天然血小板计数和血小板计数调整后的 PRP[70]均有明显的增强作用,可能导致假阴性聚集结果。使用添加的 D-荧光素/荧光素酶试剂进行实验的 WBA 和 LTA 参考区间,不能作为未使用该试剂进行的实验。

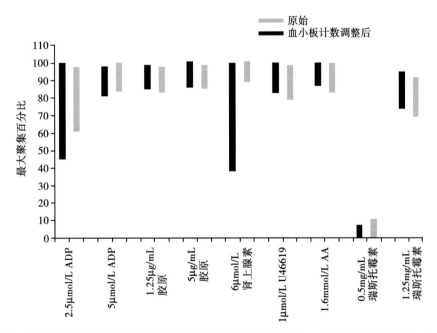

图 34.12 用光透射聚集的最大聚集率参考区间比较,评估天然和血小板计数调整的富含血小板的血浆。激动剂(AA 表示花生四烯酸,U46619 表示血栓素 A₂ 类似物 U46619)对天然和血小板计数调整的样本的结果是相似的,除了血小板计数调整的样品显示对弱激动剂(ADP 和肾上腺素)反应较大,天然样本对 0.5mg/ml 瑞斯托霉素反应较大(Reproduced with permission from Castilloux JF, Moffat KA, Liu Y, Seecharan J, Pai M, Hayward CP. A prospective, cohort study of light transmission platelet aggregometry for bleeding disorders: Is testing native platelet rich plasma noninferior to testing platelet count adjusted samples? *Thromb Haemost* 2011;106:675-82.)

血小板聚集测定样品的制备

在收集血液样本用于聚集研究(包括来自健康对照的样本)之前,应审查受试者目前药物的清单,以尽量减少阿司匹林和其他非甾体抗炎药的干扰。在抽取样本之前让受试者休息是合理的,因为运动可以影响一些聚集反应,吸烟和一些饮食习惯(例如服用鱼油补充剂)也是如此[13,72-77]。许多实验室在抽取样本进行聚集实验之前不要求受试者禁食,因为在实验之前吃一顿便餐影响微小,并且脂血样本并不常见。从早上到中午收集的样本显示出类似的结果,并且由于血小板功能在某些方面的日变化,许多实验室避免在一天的其他时间采集样本[77,78]。LTA 和 WBA 通常使用通过静脉穿刺(通过针或蝴蝶套管收集装置)收集的样品进行,并轻轻混合 3.2%(105~109mmol/L)或 3.8%(0.129mol/L)枸橼酸钠抗凝剂(9 体积全血比 1 体积抗凝剂)。通常使用真空采血管或螺旋盖塑料收集管收集样品,这些收集管使血小板活化或血小板损失最小化,并且收获的 PRP 应保存在限制血小板活化和损失的管中[14,19,79]。

最近的研究探索了使用替代枸橼酸钠的抗凝剂的作用,以保持血小板功能超过通常 3~4 小时的聚集和释放试验限制[50,80-82]。然而,没有一篇已发表的研究评估了替代抗凝剂(不螯合钙)对于检测出血性疾病的聚集受损的适用性。

通常的做法是在抽取 LTA 或 WBA 样本时收集样本进行全血细胞计数测定。血细胞计数信息可用于确定受试者是否患有血小板减少症和/或非常大的血小板,理想情况下,这应该在离心收集用于 LTA[15]的样品或稀释样品用于 WBA 之前确定。为了保持血小板功能,人们应该将样品人工交付给实验室用于聚集实验,而不是使用气动管输送系统[83]。

由于样本 pH 的变化会损害血小板功能,因此在样本采集和处理过程中应注意维持正常的血液 pH;通常使用缓冲抗凝剂和加盖管维持 pH(以最大限度地减少暴露于空气中,降低 pH),直至进行聚集[13,15]。对于使用发光聚集仪的 WBA,仪器制造商建议在实验样品之前有 20~30 分钟的休息时间,然后再实验对 ADP 的反应,以此来减少样品采集期间从红细胞释放的 ADP 的影响。类似地,对于 LTA,建议在离心步骤之前和之后短暂停留约 15 分钟以分离 PRP,尽管其余步骤并不影响激动剂反应。

用于聚集和致密颗粒释放实验的 PRP 通过低速离心制备,通常持续 10 分钟[15]。所用的相对离心力(relative centrifugal force,RCF;g 力)影响收获的 PRP 中血小板的数量和大小(使用更高速离心时会丢失更多的血小板),以及红细胞污染的程度[84,85]。因此专家建议在 200~250g 下离心 10 分钟制备 PRP[85]。用于保持样品的管的尺寸将影响离心过程中的离心力,因此实验室验证其程序非常重要。从患有巨细胞性血小板减少症的受试者制备 PRP 时需要谨慎,因为较大的血小板而不是正常的血小板,在较低的 RCF 下会被移除[15]。

收获用于 LTA 的 PRP 后,通常将剩余样品以 1 500g 离心以获得自体 PPP 以设定 LTA 基线,并且如果需要用其调整 PRP 至标准的血小板计数。

由于暴露于低温会显著改变血小板功能,因此聚集样品应保持在室温直至实验前,并且应在 37℃(通常为 1~3 分钟)进行短暂预孵育后评估 WBA 和 LTA,在体温下进行聚集反应之前,建议预孵育时间应该在加入激动剂之前使样品达到体温。

LTA 可以使用原始 PRP(不根据血小板计数调整)或首先通过添加自体 PPP 调整为标准化血小板计数的 PRP 进行评估[36,86-88]。两种样本类型均可通过 LTA 验证出血性疾病评估。对某些弱激动剂(如 ADP 和肾上腺素),天然和血小板计数调整的样本的反应是不同的[36,86-88],正如"出血性疾病评估中的聚集测定"部分中进一步讨论的那样。

对于聚集实验,PRP 血小板计数的下限还未被广泛接受,并且低血小板计数样品可用于诊断具有聚集缺陷的一些血小板减少症(例如 Bernard-Soulier 综合征、2B 型 VWD)(表 34.2)。因此,实验室不应该拒绝实验低血小板计数样本,至少,他们应该用瑞斯托霉素实验聚集,以帮助评估 Bernard-Soulier 综合征和 2B 型和血小板型 VWD。

表 34.2　低血小板计数的富血小板血浆样品聚集反应的建议方法

刺激剂	富血小板血浆血小板计数(×10⁹/L)[a]			
	计数≤80	80<计数≤100	>100<计数≤140	计数>140~250
瑞斯托霉素 0.5~0.6mg/ml	实验所有样品,如果聚集反应增加,评估可能的 2B 型和血小板型血管性血友病			
瑞斯托霉素 1.2~1.5mg/ml	实验所有样本并审查血管性血友病筛查结果,以排除血管性血友病。如果聚集反应减少或不存在,则评估 Bernard-Soulier 综合征			
高浓度胶原(例如 5µg/ml Ⅰ 型胶原)	谨慎解读检测结果	血小板计数减少可能会影响研究结果。如果可能,使用低血小板计数样本的参考范围来解释		
ADP 2~10µmol/L	忽略			
血栓素 A₂ 类似物 U46619 1µmol/L			忽略	血小板计数减少可能会影响研究结果。如果可能,使用低血小板计数样本的参考范围来解释
花生四烯酸 0.5~1.6mmol/L			忽略	
肾上腺素 5~10µmol/L			忽略	

[a]Reproduced with permission and modified from Hayward CP, Moffat KA, Pai M, et al. An evaluation of methods for determining reference intervals for light transmission platelet aggregation tests on samples with normal or reduced platelet counts. *Thromb Haemost* 2008;100:134-45.

聚集实验的结果分析和潜在干扰因素

应考虑制造商对聚集仪器性能的建议,因为操作仪器,设定基线,调整最大聚集以及在添加激动剂之前验证基线稳定性的程序因仪器而异,聚集比色皿和搅拌棒的尺寸也不同。除了聚集反应的描述之外,大多数诊断聚集仪器使用产生定量数据(例如,最大聚集的程度,有时是最终聚集,滞后和斜率)的软件。

加入激动剂后,LTA 通常监测约 5 分钟[13,15,38]。肾上腺素反应较慢,通常需要监测 10 分钟以确保达到并记录最大聚集。因为 LTA 是使用光学检测原理进行的,不正确的样品采集,血小板活化和改变血浆光学特性的医学条件有可能改变 LTA 结果。因此,当样品显示出血小板活化的迹象(例如当 PRP 轻轻地上下移液时失去旋涡)、可见的溶血(可能激活血小板和对 ADP 的脱敏聚集反应)、显著的白细胞或红细胞污染,或出现黄疸或脂血症时要引起注意[89]。150g 制备的 PRP 样品中红细胞明显多于 200~250g,这可以减少最大聚集量[29]。通过检查 PRP 的外观以及 PRP 样品的白细胞,红细胞和血小板计数来验证 PRP 制备程序被认为是良好的实践。为了避免因血小板功能随时间变化而出现明显的分析前假象,实验室应在 LTA[13,15,29] 样品采集后 4 小时内完成聚集实验,并在 WBA 样品采集后 3 小时内完成聚集实验[90]。

聚集和释放测定的定量终点

对聚集结果的评估需要对聚集图进行定性评估,并对评估的激动剂进行最大聚集(maximal aggregation,MA)反应的定量分析[11-16]。可评估的其他参数包括:形状变化(LTA 适用)[91];最终聚集;解离量(即最大和最终聚集之间的差异);聚集响应的斜率和聚集曲线下的面积,反映了最大聚集和解聚的速度和程度[13,15]。在实践中,大多数影响聚集和/或引起解聚集异常减少了最大聚集的出现。

大多数聚集和致密颗粒释放参数不具有高斯分布(即,数据不显示对称的钟形分布)[38,67]。因此,LTA 和 WBA 定量分析的 95% 参考区间限制应该是通过非参数统计方法估计,使用

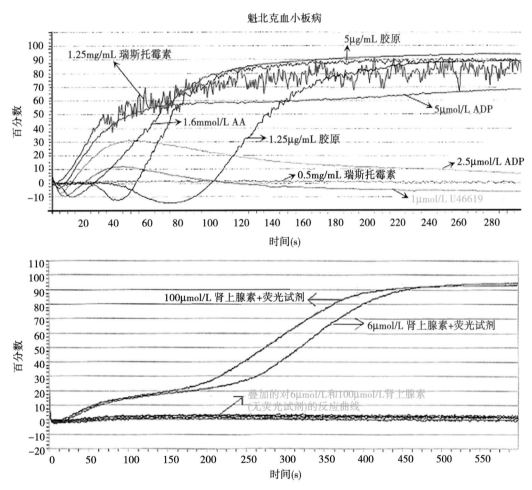

图 34.13　魁北克血小板病导致的血小板聚集异常。魁北克血小板病患者的光透射聚集图(用颜色编码刺激剂)显示对多种刺激剂的反应(AA 表示花生四烯酸,U46619 表示血栓素 A_2 类似物 U46619),用血小板计数调整的富血小板血浆(PRP)评估,发现的唯一异常是 U46619 的聚集和解聚(其他受影响的家庭成员未见)和 6 和 100μmol/L 肾上腺素的最小聚集[下图;原始 PRP(未显示)也很明显],除非试剂为测量致密颗粒 ATP 释放,如以下报道:Hayward CP,Moffat KA,Castilloux JF,Liu Y,Seecharan J,Tasneem S,Carlino S,Cormier A,Rivard GE. Simultaneous measurement of adenosine triphosphate release and aggregation potentiates human platelet aggregation responses for some subjects,including persons with Quebec platelet disorder. *Thromb Haemost* 2012;107(4):726-34.

至少 40 个独立的供体样本来限制假阳性和假阴性[14,38,67,91]。许多临床实验室复测一些对照样本，并面临需要大量健康对照的挑战，实验室应使用适合于受试者可变数目的重复测量数据的统计学方法，来确定参考区间[14,38,92]。对于报告的所有定量结果，必须通过每个实验室的程序、仪器和试剂组合确定参考区间[13-15]。可以使用较少数量的样品验证新批次实际的参考区间。所使用的参考区间应该是样品类型特异性的，因为对一些刺激剂（例如 ADP、肾上腺素和瑞斯托霉素）的最大聚集反应在天然血小板和血小板计数调整的 PRP 之间不同，通过对常见样品的其他相同程序实验（图 34.13）。参考区间确定的常见做法是通过不服用抑制血小板功能的药物的男性和女性代表性人群，因为男性和女性通过 LTA 和 WBA 测定显示结果相似[93]。新生儿与成人相比血小板功能有所不同（见第 25 章）[94,95]，比新生儿更大的儿童可以接受成人聚集参考区间[14]，如后面所述。

关于 LTA 和 WBA 是否存在最大可接受的血小板计数还有待商榷。对于 WBA，样本血小板计数影响聚集结果，低血小板计数样本显示反应性降低[52,93,96-98]。虽然有些人建议在血小板计数低时检测未稀释的血液，以改善血小板功能异常的检测，需要使用未稀释的样品进一步验证 WBA。从正常血小板计数的血液中收集 PRP 时，PRP 血小板计数与最大聚集几乎没有关系[36,52,86-88,93]。当 LTA 用于评估血小板减少个体时，正常的 PRP 含有超过 200~250×10^9 血小板/L，最大聚集反应和样本血小板计数之间存在相关性。为了弥补这一缺陷，我们使用稀释健康对照样本的回归分析，根据血小板计数相似的样本的预期反应，推导出 <250×10^9 血小板/L 的 PRP 的参考区间，并指导检测使用哪种刺激剂[38]。（更新的推荐在表 34.2 中列出）

聚集和致密颗粒释放实验表明，受试者本人和受试者间的一些变异对释放比聚集终点的影响更大并影响参考区间[36,61,64,65]。尽管大多数聚集结果在实验时得到确认，但通常建议重复实验确认结果并排除分析前或人工制品的原因。

出血性疾病评估中的聚集测定

LTA 和 WBA 应报告：①总体解释性评论，②实验的刺激剂列表及其在实验中的最终浓度，以及③聚集反应中记录的定量信息（例如，每种刺激剂的最大聚集以及最小聚集），伴随有效的参考区间。根据公布的数据，许多实验室对比新生儿年龄大的儿童使用成人聚集参考区间[94,95]，新生儿血小板功能将在第 25 章中详细讨论。

需要考虑样本类型特定模式和参考区间，以便正确评估聚集结果。实验室应该意识到，天然和血小板计数调整的 PRP 的 LTA 结果与一些弱刺激剂（如 ADP 和肾上腺素）显著不同（图 34.13）[36,86-88]。此外，肾上腺素的二次聚集缺乏是原始 PRP 的异常发现，而它也可以是血小板计数调整的 PRP[36,86-88] 的正常变异或反映血小板功能障碍，例如魁北克血小板病（图 34.12）。尽管原始 PRP 在使用 ADP 和肾上腺素的 LTA 测定中显示出，比血小板计数调整的 PRP 更少的变异性（并且因此有更窄的参考区间；图 34.13），但血小板计数调整的样品显示对瑞斯托霉素的反应变化小于原始 PRP[36]。然而，血小板计

数调整的 PRP 的 LTA 提供了对弱激动剂（例如肾上腺素）[36] 的异常反应的更敏感的检测（图 34.14，用优势比总结了使用任一种刺激剂或刺激剂组合，检测到原始或血小板计数调整的 PRP 聚集结果异常的可能性）。两种样本类型的多种刺激剂聚集受损，可以预测出血性疾病[36]（图 34.14）。建议采用类似的可能性分析来指导 ATP 释放结果的解释，但随着 ATP 释放终点的变化，结果不能预测出血性疾病[65]。

表 34.3（改编自北美指南共识[14]）总结了异常聚集结果的模式和可能的考虑因素。如果实验的样本具有低血小板计数，则应首先评估瑞斯托霉素异常的结果，其可表明是 2B 型 VWD（图 34.8）、Bernard-Soulier 综合征（图 34.9）或血小板型 VWD。如果除瑞斯托霉素以外的所有刺激剂都显著损害或不存在聚集，根据现已报道的血小板减少症的变异（参见参考文献 42，95）应将 Glanzmann 血小板功能不全（图 34.7）视为潜在原因。如果多种刺激剂的结果异常，但与 Glanzmann 血小板功能不全的血小板功能不一致，则需要考虑许多不同的病症，包括获得性缺陷（如图 34.6）和其他遗传性血小板疾病（表 34.3）。

如果被评估受试者的血小板计数正常，则用"标准模式"来评估聚集结果（表 34.3 中的总结），表明阿司匹林样缺陷（图 34.3；花生四烯酸聚集显著减少，但使用血栓素类似物聚集正常，伴有肾上腺素缺乏二相聚集，低浓度胶原蛋白聚集减少）、Glanzmann 血小板功能不全（图 34.7；除瑞斯托霉素外所有刺激剂均无聚集或显著减少）、VWD（图 34.8；只有瑞斯托霉素聚集异常）或 P2Y$_{12}$ 缺陷（聚集明显减少并显示出与 ADP 的显著解聚，类似于图 34.5 所示的氯吡格雷诱导的异常）[14,68]。然而，最常见的发现是某种与模式不相符的异常，通常反映为血小板分泌或活化缺陷，伴或不伴致密颗粒缺乏[14,33-35,68,99-102]。

一些疾病（例如魁北克血小板病，图 34.12）的聚集实验结果，反映的可能是由于多种原因引起的血小板功能障碍，或许是无诊断价值的（例如，缺失肾上腺素的二相聚集和/或仅表现一种刺激剂的聚集异常）[68,103]。魁北克血小板病的一些受试者有其他异常，可能与其他疾病混淆，如血小板分泌缺陷（例如，对 ADP 和/或胶原蛋白的聚集反应受损，有时与血栓素 A$_2$ 类似物 U46619 的聚集受损，见图 34.12），尽管魁北克血小板病的释放是正常的[70,103]。来自先天性疾病的一些聚集缺陷是罕见的（例如，由于 P2Y$_{12}$ 缺乏，显著减少了 ADP 的最大聚集并有解聚）。先天性 P2Y$_{12}$ 缺陷的 ADP 聚集反应与氯吡格雷治疗异常非常相似（图 34.5），并且它们与依赖于 P2Y$_{12}$ 的 ADP 反馈的其他刺激剂（例如低浓度的胶原蛋白）的异常反应相关[104]。已经报道的遗传修饰动物的缺陷（例如，在 P2Y$_1$ 缺陷动物中缺乏 ADP 形状改变[105]）尚未报道在人类中发生过。

选择用于检测的刺激剂组合，可以影响检测某些聚集异常以及区分某些异常原因的能力。表 34.4 根据病例说明了这些问题以及重要的实践要点。如果聚集是正常的但是包括凝血酶在内的多种刺激剂会损害致密颗粒释放，应该考虑进一步评估致密颗粒缺乏的原因，因为致密颗粒缺乏具有相对较高的患病率，接近 VWD。我们建议无论聚集结果如何，检测血小板致密颗粒是否缺乏，因为我们观察到许多血小板致密颗粒计数减少的个体（中位数；范围 2.8；1.4~4.6 致密颗粒/血小板；参考区间截距值：<4.9）发现具有非诊断性的聚集发现。此外，一些确诊致密颗粒缺乏的个体具有非诊断性致密颗粒 ATP 释放的发现[65]。

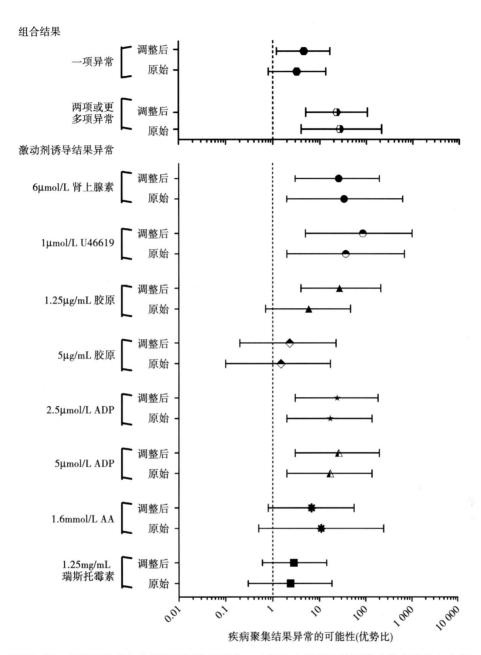

图 34.14 使用正常或血小板计数调整的富含血小板的血浆样品检测出血性疾病的血小板聚集受损的可能性(优势比)。原始或血小板计数调整后样本的发现表明,两种样本类型均检测出血性疾病的血小板功能受损。整个组合的结果(显示在顶部)说明多种异常刺激剂反应更能预测出血性疾病。在刺激剂(AA 表示花生四烯酸,U46619 表示血栓素 A₂ 类似物 U46619)肾上腺素和 U46619 中,较低浓度的胶原蛋白和 ADP 更可能检测到常见聚集缺陷的异常。尽管原始样品也有助于检测血小板功能障碍,但血小板计数调整的样本的胶原诱导聚集异常更常见(From a prospective cohort study and were reproduced, with permission, from Castilloux JF, Moffat KA, Liu Y, Seecharan J, Pai M, Hayward CP. A prospective, cohort study of light transmission platelet aggregometry for bleeding disorders: Is testing native platelet rich plasma noninferior to testing platelet count adjusted samples? *Thromb Haemost* 2011; 106:675-82)

表 34.3 血小板聚集异常模式及其可能原因[a]

汇总结果	可能的原因
花生四烯酸诱导聚集不存在或显著减少,但用血栓素 A_2 类似物 U46619 聚集正常。随着胶原蛋白浓度的降低,聚集也会减少,并且肾上腺素没有二相聚集	这些异常是典型的阿司匹林样缺陷,这可能是由抑制环氧合酶 1 的药物引起的,并且不太常见的是由血栓素生成中的遗传缺陷引起的
瑞斯托霉素存在聚集(或除了瑞斯托霉素外,所有激动剂均显著受损)。血小板计数和大小可能是正常的,或者可能存在相关的巨细胞性血小板减少症	由于整合素 $\alpha IIb\beta3$ 的遗传或获得性缺陷,这种类型的异常表明可能存在血小板功能不全。如果存在巨细胞性血小板减少症,应考虑该受体的功能增加缺陷
高浓度的瑞斯托霉素无聚集,并且存在血小板减少症和非常大的血小板	可能的 Bernard-Soulier 综合征,其可以由 GP Ib-IX-V 中的遗传或获得性异常(例如,来自自身抗体)引起。须排除血管性血友病因子缺乏症
存在聚集,但随着高浓度的瑞斯托霉素降低,没有相关的血小板减少症	可能是血管性血友病或 GP Ib-IX-V 中的缺陷。瑞斯托霉素诱导的血小板聚集异常通常反映了血管性血友病因子的显著缺乏或功能障碍
低浓度的瑞斯托霉素会导致聚集异常增加。可能存在血小板减少症和血小板聚集	这些发现提示血小板-血管性血友病因子相互作用的功能获得缺陷,可能是由于 2B 型或血小板型血管性血友病。如果存在聚集临界性增加,则应考虑假阳性。应审查血管性血友病筛查的结果,包括多聚体
多种刺激剂的聚集是异常的,并且随着 ADP 显著降低,具有显著的解聚	这些异常表明血小板 ADP 受体 $P2Y_{12}$ 可能存在缺陷,其可以是遗传的或药物诱导的(例如来自氯吡格雷或普拉格雷)。应该审查药物史
聚集试验显示两种或多种刺激剂的异常,这些刺激剂与上述异常不同	这些类型的发现是常见的并且表明存在血小板功能障碍。通常,这些类型的异常与致密颗粒的分泌缺陷相关,并且不太常见的是致密颗粒缺乏
只有一种刺激剂(不包括胶原蛋白或瑞斯托霉素)的异常	非诊断性发现可能代表假阳性。如果仅用肾上腺素观察异常,应考虑魁北克血小板病的可能性,特别是如果有延迟出血史
所有刺激剂的聚集是正常的,但是在低浓度和高浓度下实验时胶原蛋白显著减少	应考虑血小板胶原受体缺陷,包括糖蛋白VI或$\alpha2\beta1$
正常的聚集发现	有一些血小板功能障碍不会损害聚集结果(例如轻度致密颗粒缺乏和一些致密颗粒释放缺陷、Scott 综合征)

[a] Modified and reproduced, with permission, from Hayward CP, Moffat KA, Raby A, et al. Development of North American consensus guidelines for medical laboratories that perform and interpret platelet function testing using light transmission aggregometry. *Am J Clin Pathol* 2010;134;955-63.

表 34.4 典型血小板功能障碍病例聚集结果与实践要点总结

刺激剂	评估的理由和最大聚集的发现		
	病例 1 非常大的瘀伤,重症期	病例 2 大的瘀斑,通常没有创伤和手术严重出血	病例 3 伴有严重出血问题的亲属,包括关节出血
ADP,2.5 和 5.0μmol/L	正常	减少最大聚合	正常
Horm Collagen,1.25 和 5.0μg/ml	减少最大聚集	仅在较低浓度下减少最大聚集	正常
肾上腺素,6μmol/L	正常	缺少二相聚集	对于原始和经调整的富血小板血浆样品,最大聚集减少(亲属也没有肾上腺素的二相聚集)
花生四烯酸,1.6mmol/L	减少最大聚集	减少最大聚集	正常
血栓素 A_2 类似物 U46619,1μmol/L	通过显著的解聚集减少最大聚集	通过显著的解聚集减少最大聚集	正常

续表

刺激剂	评估的理由和最大聚集的发现		
	病例 1 非常大的瘀伤,重症期	病例 2 大的瘀斑,通常没有创伤 和手术严重出血	病例 3 伴有严重出血问题的亲属,包括关 节出血
瑞斯托霉素 0.5 和 1.25mg/ml	正常	正常	正常
最终诊断,基于汇总结果和 其他测试	由于致密颗粒缺乏,多种激动 剂导致血小板功能受损	血小板功能缺陷,未确定 类型	魁北克血小板病,基于遗传测试。 请注意,聚集结果是非诊断性的
实践要点	实验室可以将这些异常与阿 司匹林样缺陷混淆,特别是 如果他们不评估对血栓素 类似物的聚集反应:在这种 情况下,血栓素类似物的异 常不包括阿司匹林样缺陷。 通常有助于做出正确诊断 的另一种策略是测试致密 颗粒缺乏和/或测量致密颗 粒释放:在这种情况下,释 放受损(具有强和弱激动 剂)并且每个血小板的致密 颗粒数量显著减少	该研究结果排除了阿司 匹林样缺陷,并提示血 小板功能缺陷的原因 尚不明确。电子显微 镜排除了致密的颗粒 缺乏	聚集测试对检测所有血小板功能障 碍不够敏感。单一激动剂异常是 一种非诊断性发现。原始和血小 板计数调整的样品的参考范围不 同,特别是对于弱激动剂,例如肾 上腺素

血小板聚集测定的质量评价

因为 LTA 和 WBA 是用新鲜制备的样品进行,所以不可能为这些检测提供外部对照[19,106,107]。因此,评估与患者样品平行的健康对照样品是重要的[14,15,19]。根据来自不同受试者的数据修改的 Levey-Jennings 图表,可用于跟踪健康对照组随时间的聚集实验数据。当在切换之前,比较当前和新刺激剂的结果时,跟踪也是有用的。

一些组织现在为血小板聚集实验提供外部质量保证,作为分析后解释或在进行实验之前作为对照样品的添加剂。

（刘春亮、戴克胜 译,刘俊岭 审）

扫描二维码访问参考文献

第 35 章　流式细胞术

Thomas A. Blair, Andrew L. Frelinger, III and Alan D. Michelson

引言

　　流式细胞术被广泛应用于血小板的功能和表型特征测定。该技术能够在有限的样品体积和几秒时间内检测悬浮细胞的多种特异特征(表 35.1)。在流式细胞术分析前,通常用荧光标记的单克隆抗体标记悬浮液中的单个细胞。在流式细胞仪中,悬浮细胞以每秒 2 万个细胞的流速通过一个或多个激光聚焦光束。当激光在激发波长处激活荧光后,探测器处理每个细胞的发射光和光散射特性。发射光的强度与被测细胞的抗原

表 35.1　流式细胞仪在血小板研究中的应用

应用	实例
血小板活化的测量(循环的活化血小板、血小板高反应性或血小板低反应性)	活化依赖的表面糖蛋白表达增加 白细胞-血小板聚集 血小板源细胞外囊泡 VASP 磷酸化和其他信号转导分子 血小板-血小板聚集 纤维蛋白原结合
特定疾病的诊断	Bernard-Soulier 综合征 血小板功能不全 血小板型血管性血友病 Scott 综合征 贮存池疾病 肝素诱导的血小板减少症
抗血小板药物的监测	COX-1 拮抗剂:花生四烯酸依赖的血小板活化 P2Y$_{12}$ 拮抗剂:ADP 依赖性血小板活化 GPⅡb-Ⅲa 拮抗剂:纤维蛋白原或 PAC1 结合
血小板生成的监测 血库应用	未成熟血小板 血小板浓缩物的质量控制 血小板浓缩物中白细胞污染的鉴定 血小板 HPA-1a 的免疫表型分析 母婴抗 HPV-1a 抗体检测 血小板交叉配血
血小板相关的 IgG	免疫血小板减少症 同种异体免疫
血小板计数	
其他研究应用	体内血小板存活、追踪和功能 肌动蛋白 钙通量 荧光共振能量转移 血小板募集和血栓形成 存活率(钙黄素) 细菌-血小板交互作用 质谱流式细胞仪 成像流式细胞仪

VASP,血管扩张剂刺激磷蛋白;COX-1,环氧化酶 1;ADP,二磷酸腺苷。

密度或特性成正比。

流式细胞术可用于评估各种基质中血小板的功能,包括生理缓冲液、洗涤血小板、血浆、富含血小板血浆和全血。利用流式细胞术对洗涤血小板或富含血小板血浆检测进行研究,与其他检测血小板功能的方法一样,由于必需的分离程序而易受体外人为活化血小板的影响。各种抗血小板药物[如阿普雷酶(二磷酸腺苷即 ADP 清除剂)、吲哚美辛(环氧合酶抑制剂)或前列腺素 E_1(前列腺素 E_1,可间接刺激腺嘌呤环化酶并降低 Ca^{2+} 信号)]可用于在分离过程中避免血小板预活化。当然这些化合物的使用并非总是可取的,它们会使实验条件与生理条件不同。因此,流式细胞术检测全血中活化的血小板是一个重大进步。图 35.1 显示了流式细胞仪分析血小板时全血样本制备的典型模式[1]。抗凝剂通常为枸橼酸钠缓冲液,也可以使用其他抗凝剂[2]。初始稀释的目的是尽量减少血小板聚集物的形成,因为高浓度的血小板更容易发生自激活。尽管血小板可以根据其前向和侧向光散射特性来识别,但其他具有类似光散射特性的小颗粒的存在会干扰结果。因此,建议血小板检测至少使用两

种单克隆抗体,每种抗体都与不同的荧光素结合,以便一种抗体可以作为"血小板识别标志",并结合光散射特性准确地识别血小板。有多种荧光素可用于抗体结合[例如藻红蛋白(PE)、异硫氰酸荧光素(FITC)、多甲藻黄素叶绿素蛋白(PerCP)、PE-青色素(cyanine,Cy)5、PerCP-Cy5.5]。该"检测"单克隆抗体(识别待测抗原)以饱和浓度加入。"血小板识别"单克隆抗体[例如糖蛋白(GP)Ⅰb、GPⅨ、整合素 αⅡb-或特异性整合素β3]以接近饱和浓度加入。可检测生理激动剂,包括凝血酶、凝血酶受体激活肽(thrombin receptor-activating peptide,TRAP)、ADP、胶原、补体组分 C5b-9 和血栓素 A_2 类似物。非生理激动剂包括乙酸佛波酯、惊厥素、岩藻聚糖、红色素和钙离子载体 A23187。样本染色后可以立即分析,也可以使用终浓度为 1% 的多聚甲醛将其固定。如果固定不干扰抗体结合,则可以在固定后加入抗体[2,3]。评估细胞内血小板标志物,如颗粒成分、细胞骨架成分,或特定的磷蛋白,需要额外的渗透步骤或使用细胞渗透性荧光蛋白。然后在流式细胞仪中进行样本分析。

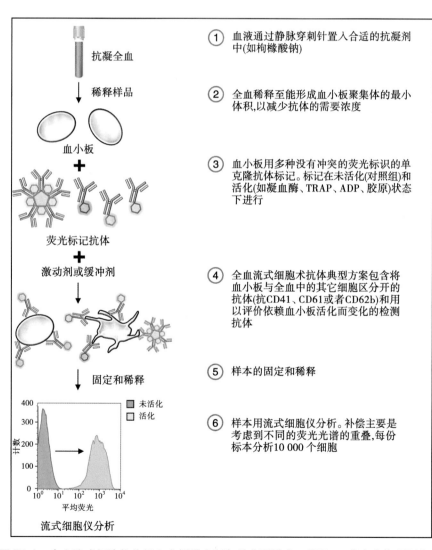

图 35.1　全血流式细胞仪分析血小板样本制备的典型模式。ADP,二磷酸腺苷;TRAP,凝血酶受体激活肽

通过特征光散射[前向散射(forward-scatter,FSC),与细胞尺寸/大小成比例;侧向散射(side-scatter,SSC),与细胞的结构复杂性/颗粒度成比例]和血小板特异性单克隆抗体(例如 PE 阳性表示血小板),分析 5 000~10 000 个单个血小板,检测(例如 FITC 结合)试验单克隆抗体。参考文献 4、5 包含了全血流式细胞术分析血小板功能的具体方案,并讨论了方法学相关的问题。

全血流式细胞仪分析血小板功能有许多优点。血小板在全血的生理环境中直接进行分析(包括红细胞和白细胞,它们都影响血小板活化[6,7]),这样对样本的最小操作可防止人为的体外激活和血小板亚群的潜在丢失[1,8-10]。循环血小板的活化状态和反应活性均可被测定。流式细胞术可检测一系列的活化依赖性的变化,例如血小板表面膜的变化(如表面受体拷贝数、构象和磷脂酰丝氨酸表达的变化)、血小板细胞骨架的变化和细胞内的变化(如细胞内蛋白的钙动员或磷酸化)。此外,随着针对新功能表位的新单克隆抗体的开发,它们很容易被运用于检测中。用全血流式细胞仪可检测到仅占 1% 的活化血小板亚群[10,11]。全血流式细胞术只需要少量的血液(约 5μl)[1,8],有利于新生儿和其他可用样本容量有限的患者的研究[12],且血小板减少症患者的血小板也可以被准确分析[13]。如果有抗体试剂的话,流式细胞术对血小板的评估同样适用于动物研究[14-16]。而非特异性抗体试剂[如自身配体(FITC-纤维蛋白原)、钙指示剂、肌动蛋白探针(鬼笔环肽)、核苷酸染料(噻唑橙)、活性染料(钙黄绿素)和 annexin V]在动物研究中特别有用。

流式细胞仪分析血小板功能存在一些不足。第一,尽管近年来引进了低成本,钥匙系统和用户友好的软件使该技术得以广泛应用,但流式细胞仪的购买和维护仍较昂贵。第二,试剂盒(如 Biocytex)的开发简化了一些测定方法,但对于临床分析,样品制备可能相当复杂。第三,为了避免体外血小板活化,血样应在采样后约 30 分钟内进行各种分析[1]。为了评估某些血小板受体,可通过立即固定避免这一时间问题[2]。流式细胞术可同时进行分析的抗原数量本身受到发射光谱重叠的限制;但是,与临床诊断血小板疾病相比,这主要是血小板研究背景下的一个局限性[17]。

血小板活化测定

在没有添加外源性血小板刺激剂的情况下,全血流式细胞术可以通过检测活化依赖的单克隆抗体来判断循环血小板的活化状态。除了评估血小板在体内功能外,在试验中加入外源性刺激剂还可以分析体外循环血小板的反应性。在后一种应用中,全血流式细胞术可对生理状态下的血小板功能进行测定,刺激剂会引起血小板的特定功能反应,通过与不同的单克隆抗体结合来确定生理性受体(或其他抗原或结合配体)在其表面表达的变化。此外,如下文所述,单核细胞血小板聚集体(monocyte-platelet aggregates,MPA)和促凝血小板源性细胞外囊泡的全血流式细胞计数也是体内血小板活化的敏感标志物。

血小板活化标志物

活化依赖性单克隆抗体

血小板活化的实验室标志物包括整合素 αⅡbβ3(GPⅡb-

Ⅲa 复合物,CD41/CD61)的活化依赖性构象变化、颗粒膜蛋白的暴露、血小板表面结合的分泌型血小板蛋白和促凝血表面的生成(表 35.2)。目前研究最广泛的两种活化依赖性单克隆抗体是针对 αⅡBβ3 构象变化的抗体和针对颗粒膜蛋白的抗体。

表 35.2　活化依赖性单克隆抗体,即与活化但不静息血小板结合的抗体

活化依赖血小板表面变化	原型的抗体	参考文献
整合素的构象变化		
活化诱导构象整合素 αⅡbβ3 的变化导致纤维蛋白原结合位点暴露	PAC1	18
配体诱导整合素 αⅡbβ3 上结合位点暴露	PMI-1,LIBS1,LIBS 6	19-21
受体诱导纤维蛋白原结合位点暴露	2G5,9F9,F26	22-24
活化诱导整合素 α2β1 构象导致胶原结合位点暴露	IAC-1	
颗粒膜蛋白暴露		
P-选择素(α-颗粒)	S12,AC1.2,1E3	26-28
GMP-33(α-颗粒)	RUU-SP,1.77	29,30
CD63(致密颗粒和溶酶体)	CLB-颗粒	31
LAMP-1(溶酶体)	H5G11	32
LAMP-2(溶酶体)	H4B4	33
CD40 配体	TRAP1	34
LOX-1	JTX68	35
血小板表面结合的血小板分泌蛋白		
血小板反应蛋白	P8,TSP-1	36,37
多聚素	JS-1	38,39
促凝表面的形成		
因子Ⅴ/Ⅴa 结合	V237	40
因子Ⅹ/Ⅹa 结合	5224	41
因子Ⅷ/Ⅷa 结合	1B3	42

促凝血小板表面的形成也可以通过膜联蛋白 V 或乳粘连蛋白与磷脂酰丝氨酸的结合来检测[43,44]。

LAMP,溶酶体相关膜蛋白;LOX-1,凝集素样氧化低密度脂蛋白受体 1。

整合素 αⅡbβ3 复合物是纤维蛋白原、血管性血友病因子、玻连蛋白和纤维连接蛋白的受体,对血小板聚集至关重要(见第 12 章)。大多数针对 αⅡbβ3 的单克隆抗体与静息血小板结合,但单克隆抗体 PAC1 则针对活化血小板 αⅡbβ3 的构象变化后暴露的纤维蛋白原结合位点(表 35.2)[18]。因此,PAC1 只与活化血小板结合,而不与静息血小板结合。尽管纤维蛋白原是 PAC1 的竞争性抑制剂,但与富血小板血浆(platelets-rich plasma,PRP)中的血小板(其中纤维蛋白原约为 3mg/ml)相比,与 ADP 刺激的洗涤血小板结合的 PAC1 水平没有差异[1]。这是因为 PAC1(K_d=5nmol/L)对纤维蛋白原受体的亲和力明显高于纤维蛋白原(K_d=250nmol/L)[1]。一种类似的试剂,JON/A-R-藻红蛋白,近来被用于区分小鼠血小板上静息和活化的 αⅡbβ3[45]。有趣的是,针对小鼠 αⅡbβ3 的大鼠单克隆抗体 JON/A,与 R-藻红蛋白结合后,与活化的小鼠血小板上的 αⅡbβ3 具有更高的高度亲力,而与静息血小板上的 αⅡbβ3 没有这种亲和力,而与 FITC 结合的相同抗体与静止和活化的鼠血小板结合效果相同[45]。其他 αⅡbβ3 特异性活化依赖的单克隆抗体针对配体诱导的 αⅡbβ3 构象变化[配体诱导的结合位点(ligand-induced binding sites,LIBS)][19]或受体诱导的结合配体构象变化(纤维蛋白原)[受体诱导的结合位点(receptor-induced binding sites,RIBS)][22](表 35.2)。除了 αⅡbβ3 特异性单克隆抗体,FITC 结合的纤维蛋白原也可用于流式细胞术检测血小板表面 αⅡbβ3 的活化形式[46,47],但这些检测必须考虑到血浆中未标记纤维蛋白原和血小板 α 颗粒释放的未标记纤维蛋白原的浓度。

针对颗粒膜蛋白的活化依赖性单克隆抗体,目前研究最广泛的是特异性 P-选择素(CD62P)。P-选择素(见第 16 章)是静息血小板的 α 颗粒膜的一个组成部分,仅在 α 颗粒分泌后,在血小板膜表面表达。因此,P-选择素特异性单克隆抗体仅与脱颗粒血小板结合,而不与静息血小板结合。活化依赖性血小板表面 P-选择素的增加在体外不可逆[48,49]。而体内循环的脱颗粒血小板迅速失去其表面 P-选择素,而继续循环和发挥功能[15,50]。因此,血小板表面 P-选择素不是检测循环脱颗粒血小板的理想标志物,除非①血样直接从血小板活化部位的远端抽取,②血样在活化刺激后 5 分钟内抽取,或③血小板持续活化。

CD63(表 35.2)是一种致密颗粒和溶酶体的膜蛋白,与 P-选择素一样,它只在活化血小板表面表达[51]。CD63 是一种比 P-选择素敏感性更低的活化标志物,因为它具有较低的拷贝数,并且其暴露需要血小板具有更高活化水平。而与 P-选择素不同的是,这种糖蛋白不易发生蛋白质水解,因此,可能提供一个更稳定的血小板活化标志物。其他活化依赖性表面标志物在体内血小板表面的表达时间长短尚未确定。

白细胞血小板聚集物

P-选择素通过与其对应受体 P-选择素糖蛋白配体 1(P-selectin glycoprotein ligand 1,PSGL-1)结合,介导活化血小板与单核细胞和中性粒细胞的初始黏附,P-选择素糖蛋白配体 1(PS-GL-1)结构性表达于白细胞表面(见第 16 章)。MPA 和中性粒细胞血小板聚集体(neutrophil-platelet aggregates,NPA)很容易通过全血流式细胞术识别(图 35.2)[5]。

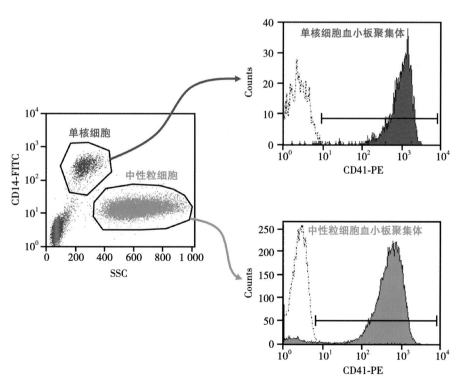

图 35.2　全血流式细胞仪 20μmol/L 凝血酶受体激活肽(TRAP)激活的正常供体中单核细胞-血小板聚集体和中性粒细胞-血小板聚集体。单核细胞(蓝色)和中性粒细胞(绿色)通过其特征光散射特性和 FITC 标记的 CD14 特异性单克隆抗体 TUK4 的结合来识别(左图)。血小板阳性单核细胞(即单核细胞-血小板聚集体)在单核细胞区通过 PE-标记 αⅡb(CD41)特异性单克隆抗体 5B12 的结合来识别(右上图)。血小板阳性中性粒细胞(即中性粒细胞-血小板聚集体)在中性粒细胞区通过 PE-标记 αⅡb(CD41)特异性单克隆抗体 5B12 的结合来识别(右下图)。SSC-H,侧向散射高度

通过三色全血流式细胞仪示踪狒狒体内注入的生物素标记血小板,使我们能够直接在体内证实[52](图35.3):①血小板在凝血酶作用下迅速(1分钟内)脱颗粒,形成单核细胞和中性粒细胞的循环聚集物;②黏附于输注血小板的单核细胞百分比大于黏附于输注血小板的中性粒细胞百分比;③可检测到的循环MPA的体内半衰期(约30分钟)长于NPA的体内半衰期(约5分钟),以及先前报道的非聚集的输注血小板会快速丢失表面P-选择素。

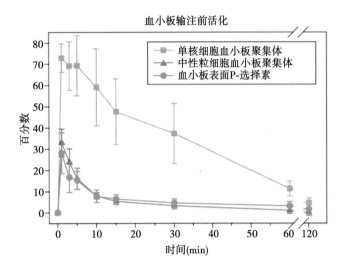

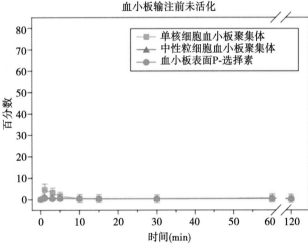

图35.3 用三色全血流式细胞仪追踪狒狒体内注入的生物素化的自体血小板。 狒狒被注入生物素化的自体血小板,这些血小板输注前经过(上图)或不经过(下图)凝血酶激活。采用三色全血流式细胞术在指定时间点对采集的外周血标本进行分析,测定输注血小板表面P-选择素水平及参与形成循环单核细胞-血小板和中性粒细胞-血小板聚集物的输注血小板。"0"时间点是指输注前即刻采集的血样。用平均荧光强度(mean fluorescence intensity,MFI)代表血小板表面P-选择素表达,以输注前最大激活(10U/ml)凝血酶对照样本的荧光百分比表示。以所有单核细胞和中性粒细胞与灌注血小板黏附的百分比表示单核细胞-血小板和中性粒细胞-血小板聚集体的表达。数据为平均值±SEM(Reproduced with permission from Ref. 52.)

所有这些结果表明,与循环NPA或循环P-选择素阳性的非聚集血小板相比,循环MPA可能是体内血小板活化的更敏感指标。因此,我们对急性冠脉综合征患者进行了2项临床研究[52]。第一,经皮冠状动脉介入治疗(percutaneous coronary intervention,PCI)后,外周血中循环MPA增加,NPA增加较少,但P-选择素阳性血小板没有增加。第二,在急诊科就诊的胸痛患者中,急性心肌梗死患者的循环MPA高于非急性心肌梗死和正常对照组患者。而无论有或无急性心肌梗死的胸痛患者中,循环P-选择素阳性血小板没有增加[52]。

总之,我们通过五种独立的方法[狒狒体内活化血小板的追踪(图35.3)[52]、人PCI[52]、人急性心肌梗死[52]、稳定型冠状动脉疾病[53](在"急性冠脉综合征"一节中讨论)和人慢性静脉功能不全[54](在"外周血管疾病"一节中讨论)]证实,循环MPA是比血小板表面P-选择素更敏感的体内血小板活化标志物。

单核细胞亚群和MPA在动脉粥样硬化和血栓形成中发挥重要作用[52,55-63]。单核细胞亚群是异质性的,由三个生物学上不同的亚群组成,这些亚群分为CD14++CD16-(经典单核细胞,即Mon1)、CD14++CD16+(中间型单核细胞,即Mon2)和CD14+CD16++(非经典单核细胞,即Mon3)[64]。这些单核细胞亚群都可以黏附于血小板上形成MPA。近年来,人们研究了单核细胞亚群和亚群特异性MPA对血栓形成的作用。流式细胞术研究表明,在不稳定型心绞痛患者中,CD14++CD16+(Mon2)计数和CD14++CD16+(Mon2)亚群特异性MPA增多与死亡或心肌梗死的高风险相关。而在ST段抬高型心肌梗死(ST elevation myocardial infarction,STEMI)患者中,CD14++CD16+(Mon2)亚群特异性MPA的高表达可预测STEMI后左室收缩功能障碍程度,与缺血性心脏病继发急性心力衰竭的预后较差相关[61,65]。最近Brown等[66]人的一项研究也表明CD14++CD16(Mon2)亚群特异性MPA在弥漫性冠状动脉疾病患者中升高。需要进一步的研究来确定CD14++CD16+(Mon2)单核细胞是否可能成为抗血栓形成的治疗靶点。

促凝血小板和血小板源细胞外囊泡

通过流式细胞术证实,在细胞外钙离子存在下,一些激动剂(例如C5b-9、胶原/凝血酶和钙离子载体A23187)导致体外激活的血小板和血小板衍生的细胞外囊泡(定义为低前向角光散射和与血小板特异性单克隆抗体结合)具有促凝活性(通过单克隆抗体与活化因子Ⅴ、Ⅷ或Ⅹ结合,或通过膜联蛋白Ⅴ或内酰胺检测暴露的磷脂酰丝氨酸)[40,42-44,51,67]。这些发现提示促凝血小板和血小板源细胞外囊泡可能在体内凝血系统的"Ⅹ因子酶"和"凝血酶原"组分的组装中发挥重要作用。

由于血小板源细胞外囊泡具有潜在的生物标记作用,并且在健康和疾病中具有明显的作用,因此人们对其越来越感兴趣。例如,小鼠研究表明,细胞外囊泡参与静脉血栓形成;白细胞源细胞外囊泡与血栓重量负相关,血小板源细胞外囊泡与血栓重量正相关[68]。此外,在类风湿关节炎、ITP、镰状细胞病、尿毒症、癌症、多发性硬化症、抗磷脂综合征、系统性红斑狼疮和HIT等疾病患者中,血液中血小板源细胞外囊泡水平升高[69-72]。

因此,流式细胞术直接检测、计数和鉴定全血细胞中血小板源外囊泡的方法已发展起来[73-78]。在过去,缺乏标准化的方法阻碍了不同研究结果之间的比较。近年来，血小板源细胞外囊泡能够量化且检测特异性显著提高，主要通过①掌握分析前过程中影响样品细胞外囊泡释放和导致结果发生变化的影响因素，②制定全血样本处理和流式细胞术分析细胞外囊泡的标准化方案[72,79-81]。

巨核细胞也能产生细胞外囊泡，有一些表面标志物可以清楚地区分巨核细胞源细胞外囊泡和活化血小板源细胞外囊泡[72,82-84]。流式细胞术研究表明巨核细胞源细胞外囊泡 CD62P 和 LAMP-1 阴性，而表面 GP Ⅵ 和 CLEC-2 阳性；而活化血小板源细胞外囊泡表面表达 CD62P、LAMP-1、CLEC-2，但不表达 GP Ⅵ[72,82-84]。同样，来源于其他细胞类型的细胞外囊泡可以通过表面表达的特异性抗原与血小板源细胞外囊泡进行区分。例如，白细胞源性细胞外囊泡 CD45 阳性，内皮细胞源性细胞外囊泡 CD144/CD106/CD62E 阳性，红细胞源性细胞外囊泡 CD235 阳性[85,86]。第 22 章详细讨论了血小板源细胞外囊泡。

细胞内蛋白质的磷酸化

除了血小板活化的细胞外标志物，流式细胞术还可以通过使用磷酸化特异性单克隆抗体检测和量化血小板内特定蛋白质的磷酸化。例如，流式细胞术通过测定血管舒张剂刺激磷蛋白（vasodilator-stimulated phosphoprotein，VASP）反映了血小板 ADP 受体 P2Y12 活性的水平。在基础条件下，VASP 是非磷酸化的。PGE1 激活环腺苷单磷酸级联导致 VASP 磷酸化，而该级联被 ADP 通过 P2Y12 受体抑制。当血小板被 ADP 和/或 PGE1 处理时，血小板反应指数（platelet reactivity index，PRI）[87,88]，和 VASP 磷酸化程度与 P2Y12 活性相关。VASP 试验（BioCytex，Marseilles，France）可用于监测靶向该受体的抗血小板药物的疗效（见第 36 章关于抗血小板药物监测的内容）。

氯吡格雷是一种噻吩并吡啶，通过肝细胞色素酶 P450（CYP）在体内进行生物转化，产生活性代谢物，不可逆地抑制血小板 ADP 受体 P2Y12（第 51 章）。与非携带者使用标准 75mg 维持剂量氯吡格雷相比[95]，CYP2C19 等位基因功能丧失的杂合子和纯合子具有较低活性的氯吡格雷代谢物水平[91,92]，抑制血小板能力减弱[93,94]和较高的心血管不良事件发生率[95]。Elevate-TIMI 56 研究是一项多中心、随机、双盲临床试验，旨在确定每天高达 300mg 的氯吡格雷维持剂量是否能改善 CYP2C19 基因型（CYP2C19*2）患者的血小板反应性。VASP-PRI 证明：①在 CYP2C19*2 杂合子中将氯吡格雷维持剂量增加到每天 225mg，达到与非携带者 75mg 标准剂量相似的血小板反应性水平（图 35.4）；②CYP2C19*2 纯合子每天给药氯吡格雷高达 300mg 对血小板抑制程度，无法与非携带者血小板功能相提并论[96]。

质子泵抑制剂（proton pump inhibitors，PPI）与氯吡格雷联合使用可降低服用氯吡格雷患者胃肠道出血的风险[97]。PPI 对 CYP2C19 有抑制作用，它可阻止氯吡格雷在肝脏中转化为其活性代谢产物，从而阻断或降低体内血小板 ADP 受体 P2Y12 的抑制作用[97]。然而并非所有 PPI 都能同等程度地抑制 CYP2C19[98-100]。因此，我们对健康受试者（n=160，年龄 18~55 岁，CYP2C19 基因型纯合子）进行了一项随机、开放的、2 周期的交叉试验，确定四种不同 PPI（右旋兰索拉唑、兰索拉唑、奥美拉唑和埃索美拉唑）对氯吡格雷（75mg）稳态药代动力学和

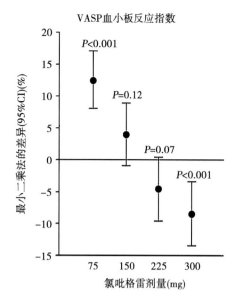

VASP血小板反应指数

图 35.4 剂量增加的氯吡格雷处理的 CYP2C19*2 杂合子与 75mg/d 氯吡格雷处理的非携带者之间血小板反应活性的差异。氯吡格雷以 75mg（n=76）、150mg（n=73）、225mg（n=75）和 300mg（n=73）剂量处理的 CYP2C19*2 杂合子与 75mg 的氯吡格雷（n=237）处理的非携带者之间血小板反应活性以最小二乘法的差异和 95% 置信区间表示。采用渐近法（正 z 检验）检验最小二乘均值的差异。VASP 提示血管舒张剂刺激磷蛋白磷酸化实验（Reproduced with permission from Ref. 96.）

药效学的影响[101]。本研究证明，当氯吡格雷与或不与地塞兰索拉唑或兰索拉唑联合使用时，VASP/PRI 值没有差异，而当氯吡格雷与奥美拉唑或埃索美拉唑联合使用时，VASP/PRI 值大于预先规定的无效值（图 35.5）[101]。

这些数据表明，使用右旋兰索拉唑或兰索拉唑而不是埃索美拉唑或奥美拉唑可以最大限度地减少 PPI 对氯吡格雷疗效的减弱[101]。

血小板聚集

运用流式细胞仪根据光散射特性来测定血小板聚集。如果血小板聚集，则不能通过流式细胞仪测定每一血小板的抗原量[15,102]。这是因为流式细胞仪测量每一个微粒的荧光量，而不管微粒是单个血小板还是一个未知数量的血小板聚集物。但是，通过分析血小板特异性荧光的增加，可以对聚集体大小进行近似估计。

流血

由于所需的血液量很小，因此全血流式细胞术可用于分析标准化出血时间伤口中的出血[8,23,103,104]。在该出血时间伤口中，血小板表面 P-选择素表达的时间依赖性增加反映了体内的血小板活化[8,23,103,104]。为了观察这些时间依赖性变化，必须立即固定（抗体孵育前）。该分析可用于证实血小板对体内创伤的反应性不足，例如在心肺分流术中[103]。此外，通过示踪注入了生物素或 PKH2 的血小板（见"血小板在体内的存活、示踪和功能"一节），出血用于检测输注血小板在体内参与血小板聚集的功能水平[15]。

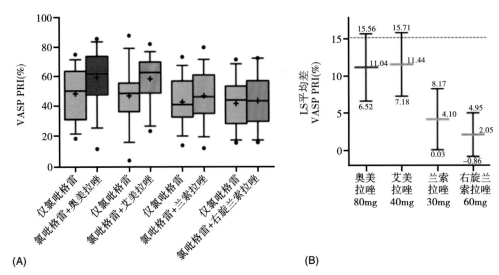

图 35.5 氯吡格雷在存在和不存在各种质子泵抑制剂的情况下的药效学。(A)血管舒张剂刺激磷蛋白(VASP)血小板反应指数(PRI)(箱须图)。(B)使用和不使用质子泵抑制剂的最小二乘均值差异和相应的90%置信区间。虚线表示向上无效果的边界(Reproduced with permission from Ref. 101.)

血小板活化在临床疾病中的作用

急性冠脉综合征

血小板在冠心病的发病过程中起着重要作用,包括不稳定型心绞痛和急性心肌梗死(见第 26 章)。全血流式细胞术运用活化依赖的单克隆抗体揭示了在稳定型心绞痛、不稳定型心绞痛和急性心肌梗死患者中,循环血小板的活化[53,105-108]。此外,经活化依赖的单克隆抗体测定,证明 PCI 可导致冠状动脉窦血中血小板活化[109,110]。

流式细胞术分析血小板活化依赖性标志物可能有助于在临床中确定最佳抗血小板治疗,例如在急性冠脉综合征[111-113]和冠状动脉支架术后[114-115]。PCI 前对血小板活化标志物进行流式细胞术分析,可以预测 PCI 术后急性和亚急性缺血性事件的风险是否增加[116-119]。作为一个具体的事例,急性冠脉综合征患者伴 VASP-PRI 升高会增加不良血栓事件的风险[90,120-123]。流式细胞仪检测到的 LIBS 暴露与心脏移植血管病变的发生和进展密切相关[124]。

流式细胞术和透光度聚集法研究红细胞输注对血小板活化和聚集的影响(TRANSFUSION-2)研究证明,急性冠脉综合征和其他心脏病患者输注红细胞后,VASP/PRI 显著升高[125]。而参与研究的大多数患者接受抗血小板药物[125]。这些数据表明,在红细胞输注后,血小板反应性增加,部分受 ADP 受体 P2Y$_{12}$ 通路上调的驱动。这些可以解释在接受 PCI 和 P2Y$_{12}$ 抑制剂治疗的急性冠脉综合征患者中观察到的缺血事件过多的情况。

GPⅢa 的 PI^{A2} 多态性与缺血性冠状动脉综合征有关[126]。流式细胞术已显示:①PI^{A2} 阳性的血小板活化阈值较低,②PI^{A2} 等位基因杂合子的血小板对抗血小板药物的敏感性增加[126]。

稳定型冠状动脉疾病[53,126,127]、不稳定型心绞痛[105,128]、急性心肌梗死[52,128-131]和心肺分流中循环白细胞-血小板聚集物增加[132]。循环白细胞-血小板聚集物在 PCI 术后也增加[52],在晚期临床事件的患者中增加幅度更大[133]。正如在"白细胞-血小板聚集物"一节中讨论的,在稳定冠心病[53]、PCI[52]、急性心肌梗死中,循环 MPA(而非 NPA)是一个比血小板表面 P-选择素更敏感的体内血小板活化标志物。此外,循环 MPA 是急性心肌梗死的早期标志物[131,134]。

此外,在急性冠脉综合征中观察到血小板胶原受体 GPⅥ的表面表达增加[135-137]。最后,急性冠脉综合征[138]和心肺分流术中血小板衍生的细胞外囊泡增加[23,139]。

脑血管缺血

血小板在缺血性脑血管病的发病机制中起重要作用(第 57 章)。急性脑血管缺血中 P-选择素阳性,CD63 阳性,激活的 αⅡbβ3 阳性的血小板增加,血小板源细胞外囊泡和 MPA 也增加[134,140-148]。急性事件发生 3 个月后,血小板活化明显,提示可能存在潜在的血栓形成前状态[142,144-146,149,150]。此外,血小板表面 P-选择素表达增加是房颤患者静息性脑梗死的危险因素[151]。另外,有报道显示,在短暂缺血发作或卒中后,血小板表面 GPⅥ表达也有升高[152]。

血小板源细胞外囊泡在短暂缺血发作后增加[23,153]。有症状的人工心脏瓣膜患者血小板源细胞外囊泡和促凝血活性增加,为该患者组的脑血管事件提供了潜在的病理生理学解释[154]。

有[155]或无[156]2 型糖尿病患者血小板脱颗粒增强(分别测定血小板表面 CD63 和 CD40 配体以及血小板表面 P-选择素)与其颈总动脉内膜-中膜厚度的进展有关。

外周血管疾病

与健康志愿者相比,外周动脉疾病患者的循环活化血小板和血小板反应性(由 P-选择素表达、血小板聚集和血小板源细胞外囊泡形成来确定)增加[157,158]。此外,随着外周动脉疾病的严重程度增加,血小板活化也相应增加[159]。因此,在外周血管疾病患者术后早期,血浆循环 MPA 和 NPA 明显增多,继而发展为晚期移植物闭塞[160]。

关于外周静脉疾病,Peyton 等[54]证明,与无静脉疾病的对照组相比,慢性静脉淤滞性溃疡患者下肢静脉中 MPA 增加。有趣的是,这些变化不仅出现在受影响个体下肢静脉的血液中,也出现在手臂静脉的血液中,这表明这些变化是全身系统性的,而非局限于下肢[54]。Powell 等[161]进一步研究发现这些与慢性静脉疾病的存在相关,而不是与静脉溃疡的存在相关,MPA 的增加不仅发生在深静脉瓣膜功能不全的患者中,还发生在所有静脉疾病类型的患者中。此外,甚至在只表现为静脉曲张的浅表静脉淤滞症患者中,MPA 水平也增加。更令人感兴趣的是,在完全纠正静脉功能不全(剥离异常静脉,通过双侧扫描证实保留正常生理功能的静脉)6 周后,MPA 的数量仍在增加[162]。这一发现表明,这些患者发生慢性静脉疾病的潜在易感性可能是由单核细胞-血小板相互作用介导的。

免疫性血小板减少症

最近,我们研究小组对 57 名免疫性血小板减少症(immune thrombocytopenia,ITP)的儿科患者进行了研究,结果表明血小板功能实验,与血小板计数无关,与 ITP 出血严重程度(通过标准化出血评分评估)有关[163]。更具体地说,血小板计数调整后,TRAP 刺激的 P-选择素百分比和活化的整合素 αⅡbβ3-阳性血小板(由流式细胞术检测)的更高水平与出血较低评分显著相关,而未成熟血小板分数(immature platelet fraction,IPF;使用 Sysmex XE-2100 血液学分析仪测定,见"血小板生成的监测"一节)、TRAP 刺激血小板表面 CD42b、未刺激血小板表面

P-选择素、血小板 FSC(流式细胞术测定)的更高水平与较高的出血评分相关[163]。一项对 15 名 ITP 患儿随访的研究(10 个月内两次独立的访问)证实,ITP 中血小板功能与血小板计数无关,且随时间推移保持一致,并与并发出血和随后出血的严重程度相关(图 35.6)。因此,流式细胞术可能是评估 ITP 未来出血风险的有用工具。

其他与血小板高反应性和/或循环活化血小板相关的临床疾病

在许多其他情况下,全血流式细胞术测量血小板高反应性、循环活化血小板和/或循环白细胞-血小板聚集物可能被证明具有临床作用,包括糖尿病(第 27 章)[155,165-168]、代谢综合征[169]、心房纤颤[170-172]、囊性纤维化(图 35.7)[173]、子痫前期胎盘功能不全[174,175,176]、偏头痛[177]、肾病综合征[178]、血液透析[179]、镰状细胞病(第 31 章)[180-183]、全身炎症反应综合征[184]、感染性多器官功能障碍综合征[185,186]、抗磷脂综合征[187]、系统性红斑狼疮[187]、类风湿性关节炎[187,188]、炎症性肠疾病[189]、骨髓增生性疾病[190,191]和老年痴呆症[192]。高水平的循环 MPA 可以预测原位肝移植后的排斥反应[193]。伴有血栓的尿毒症患者比无血栓的尿毒症患者具有更多数量的循环血小板源细胞外囊泡[194]。

循环活化血小板减低和血小板低反应性

除了检测升高的循环活化血小板和血小板高反应性于上一节所讨论的"血小板活化在临床疾病中的作用",全血流式细胞术可能有助于临床评估循环活化血小板减少和血小板低反应性,尽管这方面的研究很少。

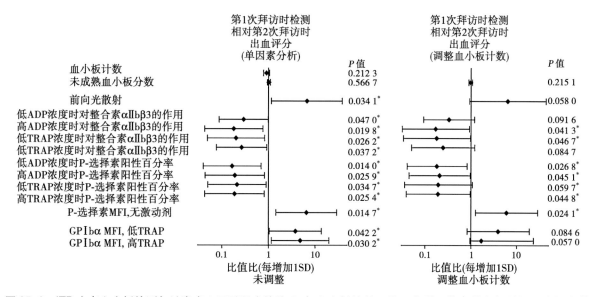

图 35.6　ITP 患者血小板检测与继发出血严重程度的关系,与血小板计数无关。 在所示的参数中每增加 1 个标准差(SD)单元的比值比和置信区间。每项试验的 1 个 SD 单位如下:未成熟血小板分数 1%;FSC,无激动剂,166.7 前向光散射单元;活化的整合素 αⅡbβ3-阳性血小板:20μmol/L ADP 为 3.25%,1.5μmol/L TRAP 为 2.96%;P-选择素-阳性血小板:0.5μmol/L ADP 为 17.43%,20μmol/L ADP 为 10.19%,1.5μmol/L TRAP 为 22.6%;20μmol/L TRAP,4.19%;血小板表面 P-选择素 MFI,无激动剂,4.98;血小板表面 GPⅠbα MFI:1.5μmol/L TRAP 为 83.2MFI,20μmol/L TRAP 为 54.94MFI。MFI 以任意几何均值荧光单位表示(Reproduced with permission from Ref. 164.)

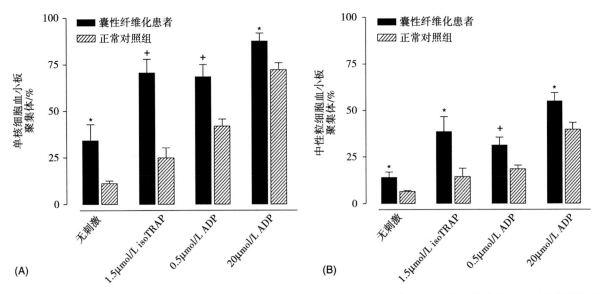

图 35.7　与正常对照组相比,囊性纤维化(CF)患者循环单核细胞-和中性粒细胞-血小板聚集体增加,血小板对 ADP 和 TRAP 的反应性增强。将 CF 患者和正常对照组的全血孵育或不孵育激动剂,分析(A)单核细胞-血小板聚集物和(B)中性粒细胞-血小板聚集物。数据表示为均值±标准误;$n=18$。* 与正常对照相比,$P<0.05$。+ 与正常对照组相比,$P<0.01$ (Reproduced with permission from Ref. 173.)

极低出生体重早产儿

与成人相比,极低出生体重早产儿的血小板对凝血酶、ADP/肾上腺素和血栓烷 A_2 的反应明显较低,这是通过流式细胞术检测证实的:①纤维蛋白原结合位点在 $\alpha_{II}b\beta_3$ 上暴露,②纤维蛋白原结合,③血小板表面 P-选择素增加,④血小板表面 GP I b 的降低[12,195]。

此外,与成人相比,早产儿促凝血小板源性细胞外囊泡和钙离子载体 A23187 诱导的 V/Va 因子血小板表面结合力降低[73,195]。在出生 2 周后监测中,极低出生体重的新生儿血小板与成人血小板相比仍具有低反应性;而血小板表面 P-选择素、GP I b 和 V/Va 因子结合显示,新生儿血小板功能从第 0~1 天到第 10~14 天获得显著改善(第 60 章中图 60.1)[195]。根据活化依赖性血小板表面变化和促凝血小板源性细胞外囊泡的产生判断,早产儿血小板的这种低反应性可能导致出生体重极轻的新生儿有年龄依赖性脑室出血的倾向[196]。

血液恶性肿瘤

由于缺乏实验室标志物或有效的临床评估工具,血小板减少性患者出血的预测一直存在问题。因此,临床预防性输注血小板的决定通常仅基于血小板计数(见第 64 章)。而全血流式细胞术测定血小板表面 P-选择素的低水平表达,已被报道为急性髓系白血病出血的预后标志物[197]。

流式细胞术研究表明原发性血小板增多症[198]和活动性骨髓瘤患者血小板反应性降低[199]。但需要更深入的研究来确定合适的生物标志物来预测这些患者的出血情况。

特定疾病诊断

血小板表面糖蛋白缺乏

Bernard-Soulier 综合征

Bernard-Soulier 综合征是一种 GP I b-IX-V 复合体的遗传缺陷(第 48 章)。利用 GP I b-、GP IX-和 GP V-特异性单克隆抗体进行流式细胞术分析,为诊断 Bernard-Soulier 综合征的纯合和杂合状态提供了一种快速、简便的方法[200]。全血流式细胞术进行血小板分析,无需将巨大的 Bernard-Soulier 综合征血小板与同样大小的红细胞和白细胞进行物理分离。由于光散射(尤其是前向光散射)与血小板大小相关,在对巨大血小板综合征(如 Bernard-Soulier 综合征)进行流式细胞术分析时,可能需要调整光散射设门。这种调整可能导致巨大血小板与红细胞和白细胞的光散射重叠。因此,必须在分析中加入血小板特异性单克隆抗体作为血小板识别物。对于 Bernard-Soulier 综合征血小板,这种识别抗体显然不能是特异性的 GP I b、GP IX 或 GP V。

Glanzmann 血小板功能不全

Glanzmann 血小板功能不全是一种整合素 $\alpha_{II}b\beta_3$ 的遗传性缺陷(第 48 章)。流式细胞术利用 αIIb-和 β3-特异性单克隆抗体进行分析,为诊断 Glanzmann 血小板功能不全纯合子和杂合状态提供了一个快速简单的方法[200,201]。此外,一组活化依赖的单克隆抗体可用于评估患者存在血小板聚集[20]、分泌[202]或促凝活性方面的缺陷[203]。

血小板型血管性血友病

血小板型血管性血友病（platelet-type von Willebrand disease，PT-VWD）是一种罕见的常染色体显性的出血疾病，由于血小板 GPⅠbα 基因编码的突变，从而导致对血管性血友病因子亲和力增强[204]。PT-VWD 常被误诊为 2B 型血管性血友病，因为这两种情况有相似之处。Giannini 等[204]运用流式细胞术检测证实血管性血友病因子对 GPⅠbα 的亲和力增强，可鉴别 PT-VWD 和 2B 型血管性血友病。

Scott 综合征

止血需要细胞膜磷脂酰丝氨酸的暴露，以提供一个催化表面，凝血因子可以与辅因子相互作用，以促进凝血酶的生成和血栓的形成。Scott 综合征（第 48 章）是一种非常罕见的遗传性出血疾病，是由一种促翻转酶缺陷引起的，它破坏了激活后血小板膜上磷脂酰丝氨酸的外化[205]。Scott 综合征患者因凝血酶生成改变和凝块形成受损而出现严重出血。Scott 综合征的临床诊断相对困难，因为几乎所有的标准凝血试验都是正常的。然而，患者血清中残余凝血酶原的增加是该疾病的良好指标。全血流式细胞术利用荧光染料结合膜联蛋白 V 和钙离子载体，检测活化血小板膜上外化的磷脂酰丝氨酸[206]，该技术为诊断 Scott 综合征提供了一种更加简单快速的方法。

贮存池疾病

遗传性致密颗粒贮存池缺陷是引起轻度出血的常见原因，标准血小板聚集测定法不能进行可靠诊断[207]。诊断贮存池疾病的传统方法是用荧光染料甲帕克林（mepacrine）标记血小板，然后用显微镜测量血小板荧光[208]。本实验是基于甲帕克林与腺嘌呤核苷酸在致密颗粒中的选择性结合。该方法不适合临床实验室，因为它是主观的、烦琐的，而且只检测少量血小板。相比之下，在临床实验室中，通过简单、快速、一步流式细胞术

可以准确诊断致密颗粒贮存池缺陷[209,210]。该方法与荧光显微镜法具有良好的相关性，通过定量测定大量（5000）血小板上的荧光，提高了对甲帕克林负载血小板的检测[209,210]。获得性致密颗粒贮存池缺陷（发生于骨髓增生性疾病和终末期肾衰竭）也可通过流式细胞术诊断[209,211]。流式细胞术诊断贮存池疾病的另一种方法是使用血清素特异性单克隆抗体检测血小板内血清素（5-羟色胺）[212,213]。第 48 章详细讨论了贮存池疾病。

肝素诱导的血小板减少症

与正常血清和服用奎宁或奎宁引起血小板减少症患者的血清不同，肝素诱导的血小板减少症（heparin-induced thrombocytopenia，HIT）患者的血清可使正常血小板生成，促凝血小板源细胞外囊泡生成[214]。这一观察结果已被用于建立诊断 HIT 的一种快速、特异、灵敏的流式细胞术[215,216]。用于诊断 HIT 的可选的流式细胞术[217]在第 41 章中详细讨论。

监测抗血小板药物

噻吩吡啶（氯吡格雷、噻氯匹定和普拉格雷）（第 51 章）对血小板功能的体内作用可通过 VASP 法监测（图 35.4 和 35.5）[88,89,218]。PCI 患者接受负荷剂量氯吡格雷或普拉格雷后，我们监测了其血管舒张剂刺激磷蛋白（VASP）血小板反应指数（PRI）[219]。在所有时间点（给药后 2、6 和 24 小时），普拉格雷治疗患者的平均 PRI 显著低于氯吡格雷治疗患者的平均 PRI（图 35.8）[219]。急性冠脉综合征患者在 PCI 前给予普拉格雷或氯吡格雷负荷剂量，然后维持相同药物的剂量，负荷剂量 1~2 小时后和维持剂量 30 天后的平均 VASP PRI，普拉格雷与氯吡格雷治疗相比，均显著低于氯吡格雷（图 35.9）[220]。因此，利用 VASP 流式细胞术，我们在 PCI 的情况下发现，普拉格雷比氯吡格雷更能抑制 ADP 介导的血小板功能。

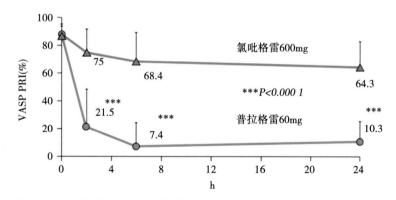

图 35.8　用普拉格雷或氯吡格雷治疗的经皮冠状动脉介入治疗患者的血小板功能，通过 VASP 测量血小板反应性指数（PRI）。计划进行 PCI 的患者在心脏导管插入术前 1 小时给予负荷剂量的普拉格雷 60mg 或氯吡格雷 600mg。在基线和治疗后 2、6 和 24 小时抽取柠檬酸盐抗凝的血液样品，并使用 VASP 试剂盒（BioCytex）进行流式细胞术分析。蓝色圆圈和线条表示普拉格雷测量值；绿色三角形和线条表示氯吡格雷测量。数据是平均值±SD。*** P<0.000 1，在相应的时间点对普拉格雷与氯吡格雷通过 2 个样本 t-检验进行比较（Reproduced with permission from Ref. 219.）

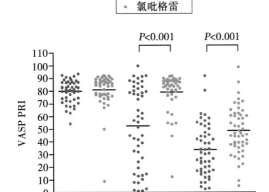

图 35.9   普拉格雷和氯吡格雷治疗患者个体中 VASP PRI 值的分布。急性冠脉综合征患者在 PCI 术前接受 60mg 普拉格雷或 300mg 氯吡格雷的负荷剂量，然后在 PCI 术后 30 天每日接受维持剂量（10mg 普拉格雷或 75mg 氯吡格雷）。在基线（药物研究前、PCI 前）、负荷剂量后 1~2 小时和 PCI 后 30 天（30 天每日接受维持剂量）采集柠檬酸盐抗凝的血样本，并分析 VASP PRI。ANCOVA 分析因素为不同研究时间点，基线值和治疗的 P 值。横线表示每组的平均值。（Reproduced with permission from Ref. 220. ）

替格瑞洛是一种直接作用的、可逆结合血小板 $P2Y_{12}$ 受体的抑制剂[221]，被批准用于预防急性冠脉综合征患者的血栓事件（第 51 章）。然而，当血浆水平无法检测时，停药后残留的血小板抑制仍然存在[222-224]。最近，我们评估了替格瑞洛对离体血小板功能的影响，以及长期暴露于替格瑞洛后，导致血小板抑制不完全可逆性的潜在机制[225]。在这项研究中，流式细胞术运用荧光标记抗体靶向磷酸化 VASP、活化的整合素 αⅡbβ3 和 P-选择素，评估不可逆性抑制对血小板功能的影响[225]。结果表明，短时间暴露于替格瑞洛后，血小板受到快速可逆的抑制，但是在长期暴露于替格瑞洛时，它对整合素 αⅡbβ3 的激活和 P-选择素表达是缓慢而轻度可逆的，抑制 VASP 而去磷酸化并非缓慢可逆的[225]。这表明不可逆的抑制变化不依赖于 VASP 信号传导[225]。

流式细胞术通过检测这些药物对受体的结合率，也可用于监测整合素 αⅡbβ3 拮抗剂（阿昔单抗、依替非巴肽和替罗非班）（第 52 章）。这些方法可以分为直接法和间接法。一种类型的直接方法是一个竞争结合试验：①生物素[226]或 FITC 结合的 αⅡbβ3 拮抗剂[227]；②阻断单克隆抗体[228,229]；③对整合素 αⅡbβ3（去整合素[230]或环 RGD 肽[231]）具有高度亲和力的肽；或④血小板活化后纤维蛋白原结合（用多克隆抗纤维蛋白原抗体检测）[232]。另一种直接方法检测针对整合素 αⅡbβ3 拮抗剂的抗体结合[233,234]。间接方法测量：①整合素 αⅡbβ3 拮抗剂诱导一个抗 LIBS 抗体的结合[235]；或②通过光散射测定血小板聚集[226]。

通过将花生四烯酸作为激动剂，流式细胞术也可用于监测阿司匹林的治疗[236,237]。

第 36 章详细地讨论通过血小板功能测试监测抗血小板药物。

血小板生成的监测

全血流式细胞术已经可以通过用噻唑橙染色来鉴定年轻血小板（即含有 mRNA 的血小板）[238-240]。由于与网织红细胞相似，这些噻唑橙阳性血小板被称为"网织血小板"[241]，并被用于监测血小板生成[239,242]。血小板减少症患者的骨髓中含有正常或增加的巨核细胞，其循环网织血小板的比例显著升高[238]。相反，血小板生成受损（骨髓巨核细胞减少）的血小板减少患者中网织血小板比例与正常对照组无差异，其网织血小板绝对数显著降低[238]。网织血小板的检测已被用作评估骨髓移植后骨髓再生能力的辅助手段[243]。此外，网织血小板的检测可能有助于评估血小板增多症患者的治疗反应和血栓风险[244]。

然而，对于流式细胞术检测网织血小板仍存在方法学上的问题。因为噻唑橙还结合 ADP 和 ATP（在致密颗粒中），在流式细胞术用噻唑橙染色测量网织血小板的过程中重要的控制因素是①运用 RNAase 预处理，②避免使用凝血酶预处理。事实上，据报道，年轻血小板中较高的噻唑橙色信号在很大程度上是由其体积大、颗粒含量高而产生的[245-247]，这提示使用 TRAP 进行血小板脱颗粒作为网织血小板检测的初始部分[245]。然而，其他研究者报道证实，在改进的实验条件下，脱颗粒对噻唑橙的荧光没有明显的改变，而 RNase 证明了可提高噻唑橙染色的特异性[240]。

网织血小板可靠量化以 IPF 表示的自动化方法已被开发，例如 XE-2100 和 XN-1000 血细胞计数器（Sysmex, Kobe, Japan）[248-250]。IPF 是通过流式细胞术技术和在网织红细胞/光学血小板通道中使用核酸特异性染料进行鉴定。这个参数的临床应用是建立在实验室诊断血小板破坏增加引起的血小板减少症，例如 ITP[248,250]。IPF 的测量在第 32 章有更详细的讨论。

正如前面在"免疫性血小板减少症"一节中所讨论的，我们最近证实，在调整血小板计数后，较高水平的 IPF（使用 SysMex XE-2100 血液分析仪测定）与 ITP 患者较高的出血评分有关[163]。而尚需要进一步的研究来阐明 IPF 和 ITP 患者出血风险之间的关系[250,251]。

血库应用

血小板浓缩物的质量控制

流式细胞术检测血小板表面 P-选择素的表达是血库血小板浓缩物中最常用的血小板活化检测方法之一，并且目前已对这些检测方法进行标准化[252]。然而，我们已经在一个灵长类动物模型中证明[15]，注入的脱颗粒的血小板进入血浆池迅速失去其表面 P-选择素，在体内继续循环和发挥作用。因此，血小板表面的 P-选择素分子，而不是脱颗粒血小板，被迅速清除。我们的研究结果随后被 Berger 等人证实，他们发现野生型和 P-选择素敲除小鼠的血小板具有相同的寿命。分离的血小板被凝血酶激活后并重新注入小鼠体内时，血小板清除率没有改变。输注的凝血酶激活的血小板在循环中迅速失去其表面 P-选择素，这种丢失伴随着血浆中同时出现 100kDa P-选择素片段的现象[50]。血小板在 4℃ 条件下的贮存使其在体内的寿命显著缩短，但两种基因型之间没有显著差异。因此，Berger 等人的结果证实 P-选择素并不介导血小板清除。此外，在血小板减少性家兔肾损伤模型中，Krishnamurti 等人[253]报道了凝血酶激活的人血小板：①家兔在循环中（网状内皮系统抑制）失去血小板表面 P-选择素；②在循环中与新鲜的人血小板存活时间相同，最重要的是③在减少失血方面和新鲜的人血小板效果相同。

综上所述，这些研究[15,50,253]强烈表明，在血库中储存的血小板浓缩物中血小板表面 P-选择素的测定不应作为预测血小板存活或体内功能的指标。但血小板表面 P-选择素仍然是在加工、储存和操作（过滤、洗涤）过程中进行质量控制的一项有用的措施[252]。这是因为，与体内的情况相反，在标准的血库条件下，血小板表面 P-选择素的激活依赖性增加在一段时间内是不可逆的[254]。第 64 章详细讨论了血小板浓缩物的质量控制。

近年来，流式细胞术研究表明，血小板表面糖基化和去唾液酸化是比 P-选择素更适合用于预测血小板存活或体内功能的标志物[255-259]。血小板糖基化可延长输血后功能性短期冷却血小板的循环[255,256]，血小板去唾液酸化可在体内驱动血小板清除机制[257-260]。目前还需要做更多的工作来标准化血小板表面变化的测量，并将其应用于储存血小板浓缩物的质量控制。在"血小板在体内的存活、示踪和功能"一节中，将更详细地讨论流式细胞术在研究这些表面变化中的应用。

其他血库应用

流式细胞术也可用于：识别白细胞污染和血小板浓缩物中其他血小板活化标志物的变化[261,262]（第 64 章）；血小板免疫表型 HPA-1a[263]及其他多态性（第 64 章）；检测母婴抗 HPV-1a 抗体[264]（第 45 章）和交叉配型血小板，可能有利于 HLA 相容性血小板不易获得的同种免疫患者[265,266]（第 64 章）。

血小板相关 IgG

流式细胞术检测血小板相关 IgG 可用于 ITP[267-269]和同种异体免疫[270]。直接定量血小板相关 IgG 的血小板免疫荧光试验已被提出作为 ITP 的筛选试验[271-273]。

血小板计数

人血小板计数

国际血液学标准化理事会和国际实验室血液学学会推荐了一种流式细胞术参考方法来计数血小板，该方法利用自动计数仪器测定的红细胞计数作为内部参考标准[274,275]。第 32 章详细讨论了人血小板计数。

小鼠血小板计数

随着小鼠基因组操作技术的进步，小鼠模型在我们研究血小板疾病方面变得越来越重要。小鼠血小板计数的标准方法需要相对较大的血容量，因此连续血小板计数不能在同一只小鼠进行中长期示踪。为了解决这一问题，我们描述了一种快速、可重复和准确的流式细胞术方法来确定单只小鼠在较长时

间内循环血小板的数量和活化状态[16]。该方法采用荧光染色法对全血中的血小板进行特异性抗体染色，并添加已知数量的荧光球以标准化样品体积。通过尾出血获得的血小板分析显示，这个抽样程序不会激活血小板，而且血小板计数只需 5μl 血液。因此，该方法可用于追踪单个小鼠在较长时间内循环血小板的数量和活化状态，适用于多种血小板疾病的小鼠模型[16]。

其他研究应用

血小板在体内的存活、示踪和功能

多色全血流式细胞术可用于追踪体内血小板，并确定其存活和功能（图 35.3）[15,52,255,276-283]。在三色流式细胞术，荧光标记通常标识：①在全血中的血小板（例如由 PE 结合的 GP I b-、GP IX-、α II b-或 β3-特异性单克隆抗体），②输注血小板（例如通过预标记 PKH2，或生物素与体外添加的链亲和素偶联），和③活化依赖的单克隆抗体（例如，FITC-结合的特异性 P-选择素特异性，或激活的 α II b-或 β3-特异性单克隆抗体）。通过多种独立的分析方法在多个时间点测定被示踪的输注血小板在体内的功能，例如：参与体内伤口的血小板聚集，α II bβ3 上纤维蛋白原结合位点的暴露，动静脉分流中对涤纶的黏附，促凝血小板源细胞外囊泡的产生[15]。Hughes 等人[284]利用 FITC 结合 HLA-A2 特异性单克隆抗体的双色全血流式细胞术，通过选择 HLA-A2 差异的供体/受体来示踪和表征输注血小板。最近，Li 等人[257]利用抗 GP I Bα 单克隆抗体在不同的时间点通过流式细胞仪追踪阿西洛芬（asialofetuin，一种 Ashwell-Morell 受体抑制剂）处理的小鼠中输注的 5-氯甲基荧光素二乙酸酯（5-chloromethylfluorescein diacetate，CMFDA）标记的血小板。通过这些方法，Li 等人[257]证明，抗 GP I bα 抗体诱导非 Fc 依赖的血小板活化、去唾液酸化（通过荧光素结合蓖麻毒素凝集素 I［ricinus communis agglutinin I，RCA-I］凝集素结合来评估，该凝集素靶向结合去唾液酸化后暴露的半乳糖残基），并最终经肝细胞 Ashwell-Morell 受体在肝脏中进行血小板清除。这是第一次证明血小板清除机制与在脾脏中经典的 Fc-γR 依赖性巨噬细胞吞噬清除机制有所不同的研究。其他流式细胞术研究表明，在 ITP 患者中，CD8+T 细胞能够通过血小板去唾液酸化诱导肝脏对血小板清除，血小板去唾液酸化与一线 ITP 治疗［地塞米松（3~5 天）联合/不联合静脉注射免疫球蛋白（3~5 天），随后是每日低剂量强的松］的疗效相关[260]。

Hoffmeister 等人[255]使用流式细胞术证明琥珀酰小麦胚芽凝集素（succinyl-wheat germ agglutin，S-WGA）（一种对 β-N-乙酰氨基葡萄糖（β-N-acetylglucosamine，β-GlcNAc）特异性的凝集素）与冷冻小鼠的血小板的结合比室温的小鼠血小板增加了两倍。已发现肝脏巨噬细胞上的 β2 整合素选择性地识别短期（≤4h）冷却（0℃）血小板上 GP I b 受体上不可逆聚集的 β-GlcNAc 终末的未成熟多聚糖，这最终导致其在循环中快速清除[255]。Hoffmeister 等人[255]通过酶促半乳糖基化作用覆盖表面 β-GlcNAc 残基，将 S-WGA 与冷冻血小板的结合降低到与室温血小板结合相当的水平，并阻止体内短期冷冻血小板的清除。因此，血小板糖基化似乎是恢复循环短期冷冻小鼠血小板存活的有效手段。

Rumjantseva 等人[256]研究长期（≥48h）冷冻（4℃）对小鼠

体内血小板存活的影响,扩展了 Hoffmeister 等人的工作[255]。长期冷冻血小板与短期冷冻或室温血小板相比,FITC 标记的 RCA-Ⅰ和鸡冠刺桐凝集素(Erythrina cristagalli agglutinin,ECA)结合增强,证明了长期冷冻血小板具有较高的半乳糖暴露[256]。通过将 CMFDA 标记的血小板输注到 Ashwell-Morell 受体亚单位敲除(Asgr1[-/-] 和 Asgr2[-/-])小鼠,Rumjantseva 等人[256]证明了 Ashwell-Morell 受体在清除长期冷冻血小板(表达高密度的半乳糖残基)中的作用。

这些发现具有临床意义,因为在室温下储存的血小板更容易受到细菌污染,因此更容易导致患者细菌性脓毒血症[285,286]。通过使用冷藏和抗菌产品的组合可以减少血小板浓缩物中的细菌污染来增加保质期,从而减少血库中经常出现的血小板短缺。通过靶向巨噬细胞上的 β2 整合素和肝细胞上的 Ashwell-Morell 受体抑制体内冷冻血小板清除,可能有助于血小板冷藏。

有或无表面黏附血小板的单核细胞和中性粒细胞促凝活性

单核细胞和中性粒细胞通过血小板表面 P-选择素与白细胞表面 PSGL-1 的结合与血小板形成异型聚集(第 16 章)。产生的细胞内信号导致白细胞表面组织因子的表达[287]和白细胞表面 Mac-1 的活化(整合素 αMβ2,CD11b/CD18)[288,289]。单核细胞表面 Mac-1 的活化依赖构象变化[290,291]导致其与活化的凝血因子 X(activated coagulation factor X,X a)和/或纤维蛋白原结合[292-294]。血小板表面还通过暴露的负电荷磷脂(如磷脂酰丝氨酸)结合凝血因子(第 21 章)[44]。来自血管壁的组织因子和血小板通过活化凝血因子Ⅶ形成复合物,促进因子 X 的活化。组织因子是单核细胞表面促凝活性的关键组成部分[295]。

开发了全血流式细胞术测定单核细胞和中性粒细胞表面结合的组织因子、凝血因子 X a、纤维蛋白原、活化的 Mac-1 和 CD11b,从而能够独立分析单核细胞和中性粒细胞表面是否黏附血小板(图 35.10 和 35.11)[5,296]。这些方法适用于靶向凝血和/或细胞活化过程药物制剂的体内外研究。单核细胞和中性粒细胞表面与组织因子(图 35.11)、凝血因子 X a 和纤维蛋白原(图 35.10)结合主要依赖于血小板对其的黏附,而单核细胞和中性粒细胞表面表达的 CD11b 和活化的 Mac-1 不依赖于血小板对其的黏附[296]。

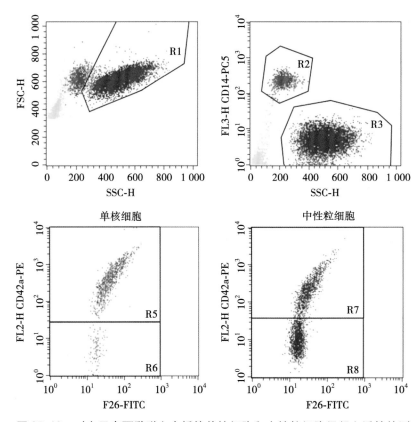

图 35.10　对有无表面黏附血小板的单核细胞和中性粒细胞促凝血活性的测定。上图:单核细胞和中性粒细胞最初通过光散射和 CD14 PECy5 荧光的组合进行设门。CD14 弱表达、前向散射光和 90°侧向散射光定义中性粒细胞(蓝色,R1+R3)。CD14 强表达和 90 侧向散射光定义单核细胞(红色,R2)。在形成异型聚集体时,前向和 90°侧向散射光显著增强。下图:在该胶原蛋白刺激的实例中,单核细胞(红色)和中性粒细胞(蓝色)进一步以 CD42 阴性无血小板(R6 和 R8)和 CD42a 阳性血小板结合(R5 和 R7)亚群设门。注意单克隆抗体 F26(针对表面结合的纤维蛋白原)(X 轴)随着白细胞结合的血小板数量的增加(Y 轴)而增加(Reproduced with permission from Ref. 296.)

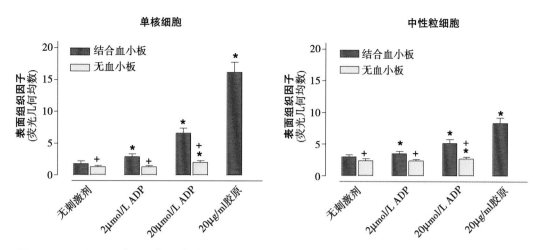

图 35.11　组织因子在血小板结合的单核细胞和中性粒细胞以及无血小板的单核细胞和中性粒细胞上的表面表达。这些全血流式细胞仪检测需要在 37℃ 预孵育,以便在加入测试抗体之前进行生理配体结合。数据表示为平均值±标准误,*n*=10。* *P*<0.05 通过配对 *t* 检验有无激动剂的表面组织因子进行比较。+ *P*<0.05 通过配对 *t* 检验对与血小板结合的单核细胞和无血小板的单核细胞,以及血小板结合的中性粒细胞和无血小板的中性粒细胞进行比较。在胶原蛋白刺激后,无血小板单核细胞或中性粒细胞不足以产生这些数据点(Reproduced with permission from Ref. 296.)

F-肌动蛋白

流式细胞仪通过用 NBD-或氟硼荧类鬼笔环肽或 FITC-鬼笔环肽检测 F-肌动蛋白含量分析血小板细胞骨架重排[297,298]。我们分析了血小板血清素受体 5-羟色胺 2A 的反向激动剂 APD791 对血小板细胞骨架重排的影响。在 APD791 处理的犬中,与对照动物相比,血清素刺激的 F-肌动蛋白聚合(通过荧光结合的鬼笔环肽测定)显著降低(图 35.12A)[299]。如预期,ADP 刺激的鬼笔环肽结合不受 APD791 处理的影响(图 35.12C)。

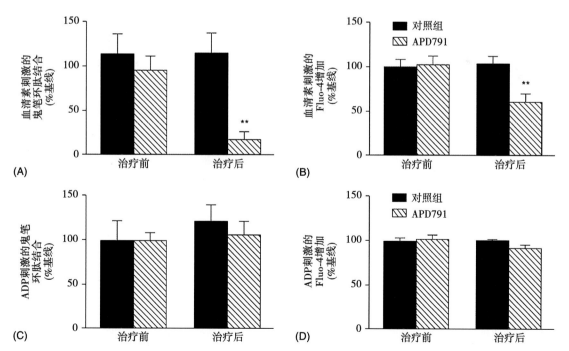

图 35.12　APD791(血小板 5HT2A 受体的反向激动剂)抑制体外 5-羟色胺刺激的血小板功能。在注射生理盐水(对照)或 APD791 之前或之后 1.5 小时从狗身上采集枸橼酸抗凝血样。对照组和 APD791 治疗组的 5-羟色胺刺激(A,B)或 ADP 刺激(C,D)F-肌动蛋白聚合(A,C;通过鬼笔环肽结合评估)和血小板胞质钙水平升高(B,D;通过 fluo-4 荧光评估)的平均值在治疗前后通过流式细胞术检测。数据被标准化为基线值的百分数,并使用 Newman-Keuls 事后检验的重复测量 ANOVA 进行分析。** *P*<0.01 与对照组相比(Reproduced with permission from Ref. 299.)

钙通量

在洗涤的血小板制剂、富含血小板的血浆或全血中,流式细胞仪可用于测量血小板重要的第二信使钙通量[300,301]。在检测F-肌动蛋白同时,我们评估了APD791(血小板血清素受体5HT$_{2A}$的反激动剂)对血小板细胞内钙水平的影响。与对照组动物相比,APD791处理犬的血小板中血清素刺激的钙通量显著下降(通过钙指示剂Fluo-4荧光法测定)(图35.12B)[299]。相反,正如所料,ADP刺激的细胞内钙通量在APD791处理或对照组的血小板中具有相似性(图35.12D)。

荧光共振能量转移

荧光共振能量转移(fluorescence resonance energy transfer,FRET)可用于研究受体分子内胞质结构域的空间分离或定向[302],并可检测和表征直接靶向HLA Ⅰ类分子或血小板特异性糖蛋白的抗血小板抗体[303]。

血小板募集与血栓形成

一种三色流式细胞术方法可用于同时监测两个血小板群体,从而研究刺激(甚至是非常短的作用刺激,如一氧化氮)对血小板募集于生长血栓的影响[304]。

细菌-血小板相互作用

血小板与其他细胞(如细菌)的结合,以及这种结合对两种细胞的功能影响,均可通过多色流式细胞术进行研究[305,306]。

流式细胞术研究进展

质谱流式细胞术

质谱流式细胞术是下一代流式细胞术平台,利用元素质谱技术检测细胞内或细胞外与单细胞抗原结合的金属偶联

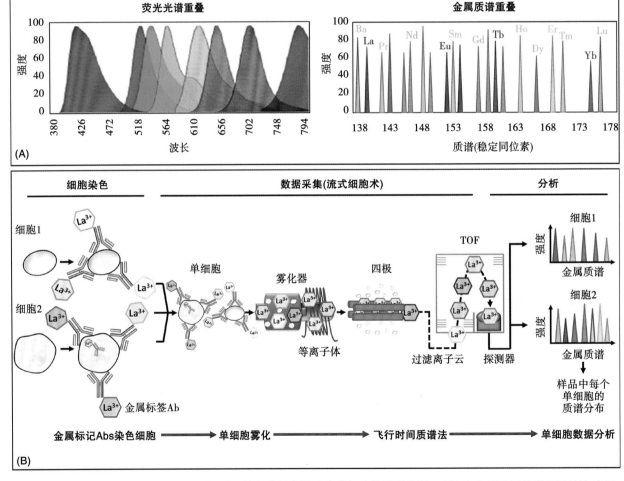

图35.13　荧光光谱和质谱重叠的比较,典型的标本制备模式和单细胞的质谱分析。(A)直方图显示荧光标记的流式细胞术抗体组中不同荧光之间的发射光谱重叠,与质谱细胞金属标记抗体组中重金属的金属质谱重叠相比较。(B)质谱细胞仪样品制备和分析的模式。在静息或刺激条件下,用金属标记的靶向特定抗原的抗体组合对细胞染色。在质谱细胞仪采集之前,固定细胞以保持细胞状态/抗体结合以及洗涤去除盐和未结合的抗体。然后在样品中加入校准珠,校准珠作为采集后标准化的内部对照。这些珠子用于质谱检测器中方差的最小化,由于金属离子随着时间的积累,质谱检测器的灵敏度降低。因此,该标准化减少了收集每个样本的数据所需的时间内的变化,并且还减少了样本间的信号变化。将细胞(和校准珠)以500~1 000次/s的速度在单细胞悬液中传递到雾化器中。进入仪器后,细胞通过氩等离子体,蒸发并电离细胞,抗体和附着的重金属标记。每个细胞都被转换成一个离子云,并通过一个四极过滤器,消除了所有低于75Da的离子质量。在飞行时间质谱计中,当离子云中剩余的重金属报告离子加速接近探测器时,利用它们的质荷比将其分离。时间分辨检测器在单细胞基础上测量质谱,质谱代表每个同位素探针的特性和数量

抗体[307]。传统荧光流式细胞术虽然能同时监测细胞参数的数目,但因荧光发射光谱重叠而受到固有限制(图 35.13A)。相比之下,质谱仪可以准确地鉴别不同原子质量的金属同位素而无通道重叠(图 35.13A)。这可以改善复杂的补偿矩阵,与荧光流式细胞术相比,能够同步分析更大数量的细胞特性(图 35.13A 和 B)。标准荧光流式细胞仪通常能够同时分析多达 13 种不同的参数,但最近的研究表明质谱流式细胞术能够同时监测 45 种不同的细胞特征(使用金属标记抗体、细胞活力标志物和 DNA 嵌入剂),从而确定人类外周血中的主要免疫分群[308]。作者所在团队最近开发了一个血小板特异性金属标记抗体组合,能够通过质谱流式细胞术同时检测 14 种不同的血小板表面抗原[309]。相比于一个典型的流式细胞术血小板抗体组合,质谱流式细胞术使我们能够研究更多的表面抗原,传统的流式细胞分析仪仅能够分析三个参数(标准的包含抗体 CD42b/CD41 或 CD61(“血小板标识符”)和 CD62P 以及活化的整合素 α II bβ3(激活标志物)[309]。我们还能够通过质谱流式细胞术在健康供体和遗传性血小板疾病(格兰茨曼血小板功能不全和 Hermansky-Pudlak 综合征)患者中识别血小板新的亚群[309]。图 35.13B 显示了一种用于质谱流式细胞术样本制备的典型模式。简而言之,细胞与一组靶向感兴趣的抗原的金属标记的抗体孵育(或染色)。DNA 插嵌入剂通常被整合到组合中,以鉴别有核细胞和无核细胞。细胞在静息或刺激条件下染色,并在分析前固定。清洗样本以除去未结合的抗体和盐,并稀释至适当的细胞浓度。然后,细胞以单细胞悬液的形式进入雾化器,雾化器将细胞雾化成液滴,并将其导入质谱流式仪。进入仪器后,细胞在 7 000°K 的氩气等离子体中运动,氩气等离子体将细胞和附着的抗体完全蒸发并电离成单原子离子云。云的大小在很大程度上取决于气

体膨胀动力学,与细胞大小是相对独立的。四极体过滤离子云以去除质量小于 75Da 的常见生物元素,只留下附着在细胞染色抗体和感兴趣抗原上的重金属离子。在飞行时间(time-of-flight,TOF)原理质谱仪中,云中的离子通过质荷比进行分离。离子信号是在每个细胞的基础上集成的,从而产生了单细胞测量分析(图 35.13B)[307,310-312]。

用质谱流式细胞术分析细胞功能有一些缺点。首先,购买和维护质谱流式细胞仪是昂贵的,克服这个问题的一个典型方法是开发一个质谱细胞仪核心设施,最终降低成本。其次,在质谱流式细胞仪上没有前向或侧向散射光来明确细胞大小或颗粒。但是,近年来,以小麦胚芽凝集素或四氧化锇为着色剂,采用质谱分析方法对细胞大小进行了表征[313]。因此,这种仪器通常依靠 DNA 嵌入剂和已知的特异性表面标记来鉴定细胞。例如,全血样本中的血小板可以通过其表面 CD41/CD61 的表达以及它们是无核的来识别,因此与有核细胞(如 DNA 含量高的白细胞)相比,血小板的 DNA 含量较低。最后,质谱流式细胞仪目前的组态意味着它是一种破坏性技术,无法恢复细胞进行分选。

成像流式细胞术

成像流式细胞术(imaging flow cytometry,IFC)是高分辨率荧光显微镜和高通量流式细胞术相结合的分析平台。IFC 可以用单细胞分辨率对数千个细胞进行多参数荧光和形态学分析。目前,IFC 能够同时获取每个细胞多达 12 幅图像,分析速率高达每秒 5 000 个细胞。成像通道可以捕获标记相关的荧光标志物(目前多达 10 个)作为传输的明场和激光侧散射(暗场)信息。IFC 在血小板研究领域已主要用于研究①白细胞-血小板和血小板-血小板聚集形成(图 35.14)[314,315]和②血小板

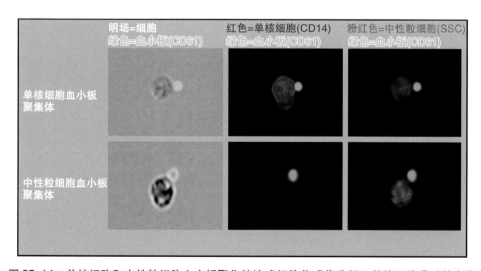

图 35.14　单核细胞和中性粒细胞血小板聚集的流式细胞仪成像分析。单核细胞通过单克隆抗 CD14(红色)鉴定,中性粒细胞通过 SSC(粉红色)鉴定,血小板通过单克隆抗体 CD61(绿色)鉴定。利用成像流式细胞术,单核细胞和中性粒细胞血小板聚集可以从偶发事件中鉴别出来(作者所在实验室未发表的数据)

细胞外囊泡生成[316]。与传统的荧光流式细胞术相比,IFC 的主要优势在于该平台能够根据他们的真实图像识别收集到的细胞。IFC 可以在一个二维点图上检索每个细胞(点)图像[317]。IFC 的主要缺点是经常利用有限的图像分析技术和复杂的软件以高度手工和主观的方式进行数据分析[317]。

（戴兰 译,刘俊岭 审）

扫描二维码访问参考文献

第 36 章　抗血小板治疗的实验室监测

Thomas Gremmel，Deepak L. Bhatt，and Alan D. Michelson

引言

　　血小板是健康个体中最小的血细胞，数量为 $150 \sim 350 \times 10^9/L$。静息状态下，血小板通过①内皮产生的一氧化氮、②内皮来源的前列腺素 I_2（前列环素）和③内皮表面 CD39 清除二磷酸腺苷（adenosine diphosphate，ADP）（第 17 章）抑制血小板活化，维持盘状的形式，在血液中循环[1,2]。Bizzozero 于 19 世纪，首次描述了血小板黏附于受损血管壁，并形成聚集体的能力（见本书前言）[3-5]。血小板黏附是由暴露的胶原蛋白与血小板表面糖蛋白（glycoprotein，GP）Ⅵ 和整合素 $\alpha 2\beta 1$[6,7]结合，以及血管性血友病因子（von Willebrand factor，VWF）与血小板 GPIb-Ⅸ-Ⅴ 复合物结合引发的[1,8,9]。凝血级联激活后，产生凝血酶，它是最强的血小板激动剂之一，并通过蛋白酶激活受体（protease-activated receptor，PAR）-1 和 PAR-4 进一步激活血小板（第 13 章）[10,11]。重要的正性血小板活化的反馈通路由①血小板 ADP 受体 $P2Y_1$ 和 $P2Y_{12}$（第 14 章）[12-14]、②血清素 $5-HT_{2A}$ 受体及③血栓素前列腺素受体提供[1,2,15]。血小板致密颗粒释放 ADP 和 5-羟色胺[16]，血小板环氧合酶（cyclooxygenase，COX）-1 依赖的信号通路产生血栓素 A_2（thromboxane A_2，TXA_2）[15]。血小板活化分子构象的整合素 $\alpha Ⅱ b\beta 3$（GP Ⅱb-Ⅲa）与纤维蛋白原的结合，以及高剪切力下，由 VWF 的结合，介导聚集（第 12 章）[1,2,17]。活化血小板表面的 P-选择素与其白细胞表面的对应受体 P-选择素糖蛋白配体-1 相互作用，形成单核细胞-血小板聚集体（第 16 章）[18]。

　　除了长期公认的止血生理功能外，血小板在血管内动脉粥样硬化斑块破裂部位的异常活化，也在最终导致血管闭塞和终末器官损伤的过程中起关键作用[19,20]。由此产生的缺血事件如心肌梗死（myocardial infarction，MI）或卒中等，是工业化国家的主要死亡原因。因此，抗血小板治疗已成为心血管不良后果二级预防的基石[15,21]。

　　目前批准的抗血小板药物的分子靶点如图 36.1 所示。阿司匹林是第一种广泛使用的抗血小板药物，仍然是在缺血事件的急性和长期二级预防中，最常用的血小板抑制剂（第 50 章）[22]。通过乙酰化 COX-1 和 COX-2 第 529 位的丝氨酸残基，阿司匹林不可逆转阻断前列腺素 G2 和 H2 的产生，以及 TXA_2 的生物合成（图 36.1 和表 36.1）[15,23]。许多临床研究和荟萃分析证明了其对心血管事件二级预防的有益作用，低剂量阿司匹林可使高危患者的缺血性事件减少 20%[24,25]。美国食品药品监督管理局（Food and Drug Administration，FDA）批准的 ADP $P2Y_{12}$ 受体拮抗剂包括五种药物：噻氯匹定、氯吡格雷、普拉格雷、替格瑞洛和坎格瑞洛（图 36.1）（第 51 章）[26,27]。前三种是噻吩并吡啶，需要通过肝脏中的细胞色素（cytochrome，CYP）P-450 家族代谢产生药理学活性，发挥抗血小板作用（表 36.1）[26,27]。噻氯匹定由于副作用多，现有指南已不推荐，氯吡格雷与阿司匹林联合用药，用于择期经皮冠状动脉介入治疗（percutaneous coronary intervention，PCI）和外周血管成形及支架植入术后的治疗[28]，普拉格雷与阿司匹林联合用药，是接受 PCI 合并支架植入术的急性冠脉综合征（acute coronary syndrome，ACS）的治

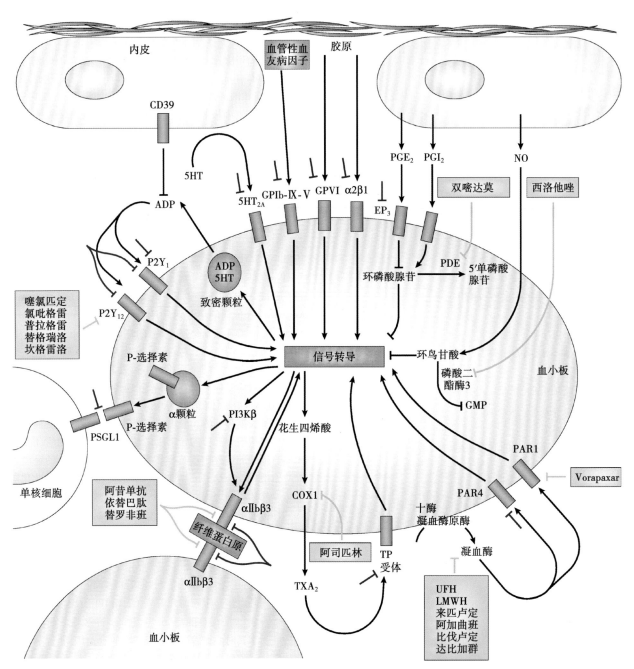

图 36.1　抗血小板药物的分子靶点。FDA 批准的抗血小板药物显示在蓝色框中。正在开发的新型抗血小板药用红色条表示。缩写：ADP，二磷酸腺苷；COX1，环氧化酶 1；GP，糖蛋白；5-HT，5-羟色胺（血清素）；LMWH，低分子量肝素；NO，一氧化氮；PAR，蛋白酶激活受体；PI3Kβ，磷脂酰肌醇 3-激酶 β 异构体；PG，前列腺素；PSGL-1，P-选择素糖蛋白配体 1；TX，血栓素；UFH，普通肝素；VWF，血管性血友病因子（Modified with permission from Michelson AD. Nat Rev Drug Discov 2010.[15]）

表 36.1　可用的抗血小板药物

机制	药物	结构	给药途径/给药频率	临床应用
COX-1 抑制剂	阿司匹林	乙酰水杨酸	口服/每日一次	冠心病、脑血管病、外周动脉疾病、支架植入、CABG、CEA
不可逆的 P2Y$_{12}$ 拮抗剂	噻氯匹定	噻吩并吡啶	口服/每日两次	脑血管疾病、冠状动脉支架植入（现在极少使用）
	氯吡格雷	噻吩并吡啶	口服/每日一次	单药治疗既往心肌梗死、缺血性卒中或有症状的外周动脉疾病；与阿司匹林双药抗血小板治疗 ACS 或冠状动脉支架植入
	普拉格雷	噻吩并吡啶	口服/每日一次	接受支架治疗的 ACS
可逆的 P2Y$_{12}$ 拮抗剂	替格瑞洛	环戊基-三唑并嘧啶	口服/每日两次	与阿司匹林双药抗血小板治疗 ACS
	坎格瑞洛	ATP 类似物	IV	未口服 P2Y$_{12}$ 拮抗剂患者 PCI 前预处理
GPⅡb-Ⅲa 抑制剂	阿昔单抗	人鼠嵌合抗体 Fab 片段	IV	PCI
	依替巴肽	含有 KGD 的环状七肽	IV	ACS,PCI
	替罗非班	基于 RGD 的非肽模拟物	IV	ACS,PCI
PAR-1 抑制剂	沃拉帕沙	三环的丁巴卡因衍生物	口服/每日一次	心肌梗死病史患者、外周动脉疾病
PDE 抑制剂	西洛他唑	2-氧代喹啉衍生物	口服/每日两次	外周动脉疾病
	双嘧达莫	嘧啶吡啶衍生物	口服/每日两次	与阿司匹林联用治疗卒中或 TIA
复方	阿司匹林/双嘧达莫（Aggrenox）	乙酰水杨酸/嘧啶吡啶衍生物	口服/每日两次	卒中或 TIA

ACS,急性冠脉综合征;CABG,冠状动脉旁路移植术;CEA,颈动脉内膜切除术;COX,环氧化酶;GPⅡb-Ⅲa,糖蛋白Ⅱb-Ⅲa;Ⅳ,静脉注射;KGD,赖氨酸-甘氨酸-天冬氨酸;PAR-1,蛋白酶激活受体-1;PCI,经皮冠脉介入治疗;PDE,磷酸二酯酶;RGD,精氨酸-甘氨酸-天冬氨酸;TIA,短暂性脑缺血发作。

疗选择[29-31]。替格瑞洛是一种三唑并嘧啶,是直接的和可逆的 ADP P2Y$_{12}$ 受体抑制剂[27,32],与阿司匹林联合使用,被批准用于接受或没有接受 PCI 的 ACS 患者(表 36.1)[30,31,33]。坎格瑞洛是一种改良的三磷酸腺苷衍生物,是直接和可逆的 ADP P2Y$_{12}$ 受体拮抗剂,半衰期短,仅 3~5 分钟,并且只能静脉注射给药(表 36.1)[21,34]。它与阿司匹林合并用药,被批准用于未接受过 P2Y$_{12}$ 抑制剂治疗 PCI 患者[30,31,35]。GPⅡb-Ⅲa(αⅡbβ3)受体拮抗剂阿昔单抗、替罗非班、依替巴肽是静脉注射的抗血小板药物(第 52 章)[15,21]。它们即刻阻断纤维蛋白原受体,即活化血小板表面的整合素 αⅡbβ3(GPⅡb-Ⅲa),从而抑制血小板与血小板的聚集(图 36.1,表 36.1),并且生物半衰期相当短,阿昔单抗 10 分钟,替罗非班 2 小时,依替非巴肽 2.5 小时[36]。GPⅡb-Ⅲa 受体拮抗剂主要用于特殊情况下的介入手术围手术期给药,特别是在冠状动脉内高血栓负荷和 PCI 合并支架植入术后无复流综合征的 ACS 患者[37]。双嘧达莫和西洛

他唑是磷酸二酯酶抑制剂(图 36.1),具有抗血小板和舒张血管的作用,在部分国家分别用于缺血性卒中和外周动脉疾病(peripheral artery disease,PAD;表 36.1)的二级预防(第 54 章)[38]。此外,数项研究评估了西洛他唑联合阿司匹林和氯吡格雷,对于接受 PCI 治疗患者的作用,并得到了与传统双药抗血小板治疗(dual antiplatelet therapy,DAPT)相比的有利结论[39-41]。最后,PAR-1 拮抗剂沃拉帕沙,可选择性地抑制第三条血小板激活途径(图 36.1 和表 36.1)(第 53 章)[15,21]。基于在稳定的心血管疾病和 ACS 患者中分别得到的两项大型Ⅲ期临床试验的结果[42,43],沃拉帕沙被批准用于有心肌梗死病史或有 PAD 症状的患者,标准抗血小板治疗以外的辅助治疗,预防未来的缺血事件。普通肝素和低分子量肝素,以及来匹卢定、阿加曲班、比伐卢定和达比加群是通过抑制凝血酶,从而减少血小板活化(图 36.1),但也有一些研究表明普通肝素可激活血小板[15]。

尽管引入了上述新药,抗血小板治疗也有了重大的进展,但动脉粥样硬化血栓形成事件仍然影响许多心血管疾病患者的预后(第26章)。在接受最先进的抗血小板治疗的患者中发生的缺血事件,导致了抗血小板药物的个体间反应变异性这一概念的提出[44]。为了检测不同抗血小板药物抑制血小板的程度,开发了多种检测方法,并在过去二十年中的许多临床研究中进行了评估——本章将对此进行讨论。

方法

用于评估抗血小板治疗反应的各种方法基于不同的基本原理,可以分为几类:检测血栓素 B_2(TXB$_2$,血小板活化的可溶性标志物)、捕获血小板聚集的替代参数的检测系统、流式细胞术分析和基因检测(图 36.2 和 36.3)[45,46]。

血栓素 B₂ 的检测

血栓素 B_2(TXB$_2$)是 TXA$_2$ 的稳定降解产物,由肾脏以 11-脱氢 TXB$_2$(11-dehydro TXB$_2$,d-TXB$_2$)形式排出[47]。可通过酶联免疫吸附试验检测其血清和尿液浓度,提示 TXA$_2$ 生成的程度。由于阿司匹林通过阻断 TXA$_2$ 的生物合成,发挥抗血小板作用(图 36.1)[23],因此,检测血清 TXB$_2$ 被认为是最直接和最佳的评估阿司匹林介导的血小板抑制方式[46,48]。阿司匹林治疗期间,血清高 TXB$_2$ 水平——到较小程度的——尿 d-TXB$_2$ 水平,可能反映阿司匹林无法充分阻断 TXA$_2$ 的产生,这种现象通常被称为"阿司匹林抵抗"[49]。事实上,一些研究发现,阿司匹林治疗患者血清 TXB$_2$ 和尿 d-TXB$_2$ 的水平变异性很大[50-52]。然而,如果按照药理学定义,将"耐药性"定义为阿司匹林完全灭活其靶分子血小板 COX-1 失败,那么阿司匹林抵抗是一种非

检测	原理	输出
透光度聚集	与未聚集的血小板相比,聚集引起比浊度下降	聚集百分率
多电极血小板聚集	全血电阻法聚集	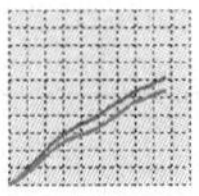 聚集单位(AU)或者AU曲线下面积(AU×min)
阿司匹林检测	纤维蛋白原包被小球与全血中的血小板共聚集	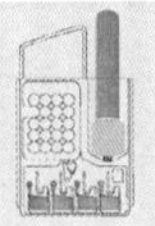 阿司匹林反应单位(ARU)
血栓弹力图	血小板依赖的血凝块强度增加	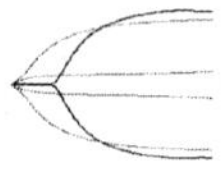 最大幅度(MA,单位mm)

图 36.2　监测阿司匹林抑制花生四烯酸酸激活的血小板的实验室检查

检测	原理	输出
透光度聚集	与未聚集的血小板相比聚集引起比浊度下降	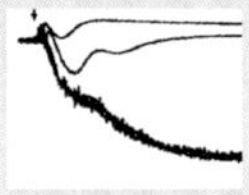 聚集百分率
多电极血小板聚集	全血电阻法聚集	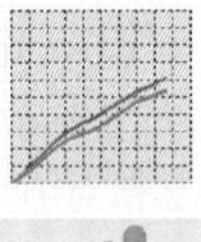 聚集单位(AU)或者AU曲线下面积(AU×min)
VerifyNow P2Y$_{12}$ 检测	纤维蛋白原包被小球与全血中的血小板共聚集	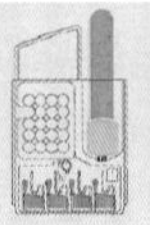 PRU(P2Y$_{12}$反应单位)
血管舒张剂刺激磷蛋白(VASP)	通过流式细胞仪检测VASP磷酸化的变化	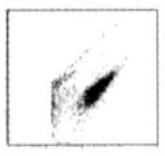 血小板反应指数(PRI)
血栓弹力图	血小板依赖的血凝块强度增加	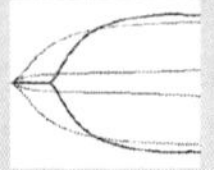 最大幅度(MA,单位mm)

图 36.3　监测氯吡格雷抑制 ADP 激活的血小板的验室检查

常罕见或者根本不存在的现象[53-56]。根据这一药理学定义,有学者对 400 名健康志愿者进行了研究,未能确定一例阿司匹林抵抗[53]。

透光度聚集

Born 和 O'Brien 于 1962 年各自独立开发的透光度聚集(light transmission aggregometry,LTA),被认为是血小板功能检测的黄金标准(第 34 章)[45,46,57]。通过两步离心,获得富血小板血浆和贫血小板血浆[58]。后者用于设定光密度基线。随后,当样品中加入激动剂且血小板开始聚集时,LTA 通过捕获富血小板血浆透光率的增加,并将其标示为聚集百分率,作为血小板聚集的替代指标(图 36.2 和 36.3)。LTA 最大的优点是,数十年来这种方法收集了大量的实验室和临床数据。此外,由于 LTA 可以使用不同的激动剂,因此它能选择性地评估样品中多个血小板活化途径的抑制。然而,尽管 LTA 是评估血小板功能最常用的方法,国际血栓形成和止血学会(International Society on Thrombosis and Haemostasis,ISTH)在 2013 年也发布了关于如何进行 LTA 的建议[58],它在抗血小板治疗监测中的有效性和临床适用性仍然受到缺乏标准化的限制。特别是,血液采样、离心步骤的差异和用于诱导血小板聚集的激动剂的浓度不同等分析前变量的差异,削弱了不同实验室之间其结果的可比性。LTA 的其他局限是,该过程相当耗时、昂贵并且对操作者高度依赖。最后,由于使用血浆而不是全血,在 LTA 中失去了血小板与其他血细胞的相互作用[45,46]。基于这些原因,ISTH 关于 LTA 的共识文件得出结论,必须由专业人员小心控制分析及分析前的因素,LTA 应当仅在专门机构进行[58]。

VerifyNow 分析

VerifyNow(Accriva Diagnostics,San Diego,CA,USA)是一种比浊法光学检测仪器,通过全血透光度的增加检测血小板聚集(第 33 章)[45,46,59]。该检测装置含有基于微球凝集技术的试剂,即人纤维蛋白原包被的微球、血小板激动剂、防腐剂和缓冲剂的冻干制剂。通过仪器,将枸橼酸盐抗凝全血,从血液采集管中自动分配到检测装置。随后,将花生四烯酸(arachidonic acid,AA)或 ADP 掺入检测通道,诱导血小板活化,活化的血小板结合并聚集到纤维蛋白原包被的微球,导致透光度增加(图 36.2 和 36.3)。该仪器检测光学信号的变化,结果以阿司匹林反应单位(asprin reaction units,ARU)或 P2Y$_{12}$ 反应单位(P2Y$_{12}$ Reaction units,PRU)报告。较高的 ARU 和 PRU 分别反映了更大的 AA 和 ADP 介导的血小板反应性。VerifyNow 系统提供快速、高度标准化的方法,评估血小板对阿司匹林和 P2Y$_{12}$ 抑制剂的反应。此外,由于步骤自动化,与其他血小板功能检测相比,对操作人员依赖更少,并且满足了床边检测的要求。

电阻法聚集

电阻法聚集是一种全血血小板功能检测,血小板被各种激动剂激活后聚集(第 34 章),检测血小板开始黏附到电极时,两个电极之间的电阻增加[45,46]。最常用的电阻法血小板聚集仪是 Multiplate®分析仪(Roche Diagnostics,Rotkreuz,Switzerland),它可完成多电极聚集(multiple electrode aggregometry,MEA)[60]。在两个独立的传感器单元中,检测电阻上升,每个传感器单元都有两个电极,并转换为聚集单位(aggregation units,AU)或曲线下聚集单位面积(area under the curve of AU,AU×min),其对应于 10 分钟内的 AU(图 36.2 和 36.3)。与 LTA 一样,MEA 能够同时评估对不同抗血小板药物的反应。然而,MEA 的样品无需预处理,并且该检测遵循标准化步骤,与 LTA 相比,不同实验室之间的结果具有更好的可比性。然而,由于需要移液,并且分析前的变量,特别是用于血液采集的抗凝剂,可能会影响结果,MEA 不是真正的床边检测。

血栓弹力图

血栓弹力图(thromboelastography,TEG)是在 50 年前发明的,并且已从 TEG 血小板导航系统(Haemonetics,Braintree,Massachusetts,USA)的形式升级为血小板特异性方法(第 33 章)[45,46]。除了血小板功能外,TEG 血小板导航系统还检测血小板对血凝块强度的贡献(图 36.2 和 36.3)。该检测使用全血,但需要移液,因此不能被认为是真正的床边检测。此外,用这种方法监测抗血小板治疗的临床数据,仅限于极少数研究[61]。

血小板功能分析仪-100

血小板功能分析仪(Platelet Function Analyzer,PFA)-100(Siemens,Munich,Germany)是一种床边检测,是用于监测阿司匹林治疗的首选方法之一(第 33 章)[45,46]。该设备在真空条件下,将枸橼酸盐抗凝全血通过不锈钢毛细管吸出。然后,在高剪切条件下,使血小板通过具有中心孔的膜。膜上涂有胶原+肾上腺素或胶原+ADP,导致血小板黏附和聚集。该设备检测血小板闭塞小孔所需的时间,报告为闭合时间。值得注意的是,胶原蛋白/肾上腺素和胶原蛋白/ADP 闭合时间最长为 300秒。PFA-100 已广泛用于研究阿司匹林反应,但对 P2Y$_{12}$ 受体拮抗剂的抗血小板治疗反应不敏感[46,62]。

INNOVANCE 血小板功能分析仪-200

INNOVANCE PFA-200 系统(Siemens,Munich,Germany)是 PFA-100 的升级版,对 P2Y$_{12}$ 抑制剂的作用比其上一代更敏感[63]。它的主要不足是,迄今为止,只有少量使用这种相对较新方法的研究发表[64]。

锥板分析仪

锥板分析仪[Cone and Plate(let)Analyzer](Impact-R)(Matis Medical,Beersel,Belgium)是一种全血检测仪器,通过丙烯腈-丁二烯-苯乙烯锥体施加高剪切力,启动血小板活化和与聚苯乙烯孔的黏附(第 33 章)[45,46,65]。随后用自来水冲洗孔,并用 May-Grünwald 溶液染色。此后,用连接图像分析仪(Galai,Migdal Haemek,Israel)的倒置光学显微镜分析样品,通过检测血小板覆盖面积的百分比(表面覆盖率%)确定血小板黏附[66]。该方法的另一输出结果是,由图像分析仪确定的聚集物的大小。如果使用该仪器评估抗血小板治疗的反应,则在施加高剪切力之前,需要进行血液样品与相应激动剂的预孵育,使样品中未抑制的血小板活化并在孔中形成微小聚集体,以表面覆盖率减少反映血小板对孔的黏附下降。表面覆盖率越低,对应的抗血小板药物的抑制反应越低。因此,Impact-R 通常被称为"反向聚集检测法"。由于该方法费力、耗时且对操作者依赖度高,因此它尚未成为监测抗血小板治疗的常规方法,只有少量使用这种分析方法的数据发表[64,67,68]。

流式细胞术

血管舒张剂刺激磷蛋白磷酸化检测

血管舒张剂刺激磷蛋白(vasodilator-stimulated phosphoprotein, VASP)试验(Diagnostica Stago, Marseille, France)是一种标准化的流式细胞术检测[45,46,69],被认为是监测P2Y$_{12}$抑制剂的最特异方法之一,因为它不依赖于ADP P2Y$_1$受体的共活化。(第35章)。将枸橼酸盐抗凝的全血样品与前列腺素E$_1$(prostaglandin E$_1$, PGE$_1$)共孵育,加或不加ADP,随后固定。10分钟后,血小板打孔,用抗VASP 239位丝氨酸磷酸化的单抗(克隆16C2)或其同型抗体,进行一抗标记,然后用异硫氰酸酯荧光素偶联的山羊抗小鼠多克隆抗体二抗标记。所有步骤均在室温下进行,使用流式细胞术分析样品。通过其前向和侧向散射分布来识别血小板群体,并且门控计数10 000个血小板(图36.3)。VASP磷酸化的程度通过在PGE$_1$存在下,没有(T1)或加入ADP(T2)的平均荧光强度(mean fluorescence Intensity, MFI)的几何平均数来检测。从相应的荧光值中减去阴性同种型对照值后,根据下式计算血小板反应指数(platelet reactivity index, PRI):

$$PRI\% = [T1(PGE_1) - T2(PGE_1 + ADP)/T1(PGE_1)] \times 100$$

PRI代表平均血小板反应性百分比,并与P2Y$_{12}$受体拮抗剂对血小板的抑制成反比。该方法的一个优点是,样品可以在室温条件邮寄到中心实验室。这种方法的缺点是,它需要昂贵的流式细胞仪设备和训练有素的技术人员。也可以使用酶联免疫吸附试验(enzyme-linked immunosorbent assay, ELISA)检测。

血小板表面P-选择素表达

血小板活化后,P-选择素从α择颗粒膜转移到血小板表面,它作为白细胞上P-选择素糖蛋白配体-1的对应受体,介导白细胞-血小板聚集体的形成(图36.1)[18,70]。由于P-选择素仅在活化的血小板表面表达,因此它是血小板活化的标志物。通过流式细胞术(第35章)检测激动剂诱导的P-选择素表达,血小板表面P-选择素可用于评估抗血小板治疗的反应。

整合素αⅡbβ3的活化

血小板活化导致血小板表面整合素αⅡbβ3(GPⅡb-Ⅲa)的分子构象转化为活化状态[1],从而使纤维蛋白原和VWF介导血小板-血小板聚集(第12章)[71]。与评估血小板表面P-选择素的表达类似,通过流式细胞术检测激动剂诱导的整合素αⅡbβ3的表达活化,可以选择性地研究同一样品中不同血小板活化途径的抑制作用[70]。

单核细胞-血小板聚集体形成

通过流式细胞仪可以检测循环中的单核细胞-血小板聚集体(第35章)[70],并且已在包括心肌梗死在内的几种病理生理情况下证实,与血小板表面P-选择素表达相比,它是更敏感的

血小板活化标记[18,72,73]。样品经血小板激动剂刺激后,检测单核细胞-血小板聚集水平,可以确定抗血小板药物的抑制反应。

基因检测

单核苷酸多态性

通过对肝脏CYP P-450酶系统的基因分型,可以鉴定CYP同工酶的功能丧失和功能获得的多态性,这些多态性分别与氯吡格雷治疗反应受损和反应增强相关[74-78]。此外,ABCB1基因[76,79]编码肠道转运蛋白P-糖蛋白,它的核苷酸多态性可以影响氯吡格雷介导的血小板抑制,也可以通过基因分型来确定。这些遗传变异对治疗残余血小板反应性和临床结局的具体影响,在"抗血小板治疗反应不足的预测因素"一节中描述。

微RNA

最近的研究发现,血小板对循环微RNA(microRNA, miR)池的贡献很大,并发现miR对抗血小板治疗有反应[80,81]。具体来说,Willeit等人在血小板、血小板微颗粒、富血小板血浆、贫血小板血浆和血清中,建立了377种miR的图谱[80]。他们报告称,与血清和贫血小板血浆相比,富血小板血浆中的miR水平显著升高,并阐明了抗血小板治疗降低miR水平。在第二步中,他们使用定制的实时定量聚合酶链反应(polymerase chain reaction, PCR)板,在未经治疗的基线、服用10mg普拉格雷1周、服用10mg普拉格雷和75mg阿司匹林2周,服用10mg普拉格雷和300mg阿司匹林3周,等四个不同时间点,评估了9个健康个体中92种miR的水平。他们发现,血浆中miR-126、miR-150、miR-191和miR-223等血小板miR的水平,随着血小板的进一步抑制而降低,并在33名有动脉粥样硬化症状患者的无关队列中证实了这些发现。另一项研究检测了从阿司匹林和氯吡格雷的DAPT治疗,转换为阿司匹林和替格瑞洛联合治疗,通过转换前后特定miR的循环水平,发现miR-126、miR-150和miR-223的水平显著降低,而miR-96的水平显著升高[81]。Kaudewitz等人对125例急性冠脉综合征患者的miR进行了评估,在急性事件发生30天后,这些患者接受了详细的血小板功能评估[82]。他们报道,miR-223和其他丰富的血小板miR与VASP试验显著正相关。此外,Bruneck研究发现,669人的基线人群中miR-126和miR-223与血浆P-选择素、血小板因子4和血小板碱性蛋白的血浆水平相关,而且在小鼠体内抑制miR-126可以减少血小板聚集[82]。最后,研究结果表明miR-126影响小鼠P2Y$_{12}$受体表达。因此,使用实时PCR定量miR,或许能监测抗血小板治疗。然而,还需进一步研究去鉴定对各种抗血小板药物最敏感的miR。

不同检测方法之间的相关性

由于大部分的实验室监测抗血小板药物方法,都是评估治疗血小板反应性或其替代指标,因此,多项研究分析了不同检测方法之间的相关性,以确定这些方法在评估抗血小板治疗反应时能否互换。已发表的文章主要聚焦于比较检测血小板对阿司匹林和氯吡格雷治疗反应的方法。

阿司匹林

Lordkipanidz 血等在 201 例稳定型冠心病（coronary artery disease,CAD）患者中，比较 AA 诱导的 LTA（LTA AA）、ADP 诱导的 LTA（LTA ADP）、VerifyNow 阿司匹林检测、AA 诱导的电阻法聚集、PFA-100 和尿 d-TXB$_2$ 的结果，评估阿司匹林反应[83]。基于之前的研究结果，LTA AA 的最大聚集≥20% 被定义为阿司匹林抵抗，超过此阈值时心脏不良事件的风险增加[84-86]。根据来自健康个体的结果、仪器说明书和此前的将残余血小板聚集与不良结果联系起来的研究，分别定义其他方法鉴定阿司匹林抵抗的阈值。基于这些特定方法的阈值，研究人群中阿司匹林抵抗的患病率在 2.8% 至 59.5% 之间[83]。各种检测方法得到的结果表明，他们之间的一致性差，相关性差，相关性最好的 LTA 和电阻法聚集之间也只是弱相关。作者因此得出结论，不同的血小板功能检测，对于监测阿司匹林的抗血小板作用，可能并非同等适用。Gremmel 等人在 225 例患有动脉粥样硬化性心血管疾病的患者中，研究了 LTA AA、VerifyNow 阿司匹林检测、AA 诱导的 MEA（MEA after stimulation with AA, MEA AA）、PFA-100、AA 诱导的 Impact-R（Impact-R after stimulation with AA, Impact-R AA）和与尿 d-TXB$_2$ 的相关性[68]。所有患者均进行阿司匹林和氯吡格雷 DAPT 治疗，并在采血前 1 天接受了血管成形合并支架植入手术。把 LTA AA、VerifyNow 阿司匹林检测、MEA AA、PFA-100 和 d-TXB$_2$ 检测结果的最高的四分位数，以及 Impact-R AA 表面覆盖率的最低的四分位数，定义为对 AA 高治疗残余血小板反应性（high on-treatment residual platelet to AA,HRPR AA）。与之前的研究一致，所有血小板功能检测与 d-TXB$_2$ 相关性较差，仅 MEA AA 与 d-TXB$_2$ 具有微弱但显著的相关（$r=0.14$）[68]。五种血小板功能检测的结果彼此之间相关性差，只有 LTA AA 和 Impact-R AA 的结果显著相关（$r=-0.19$）。此外，在确定 HRPR AA 方面，所有血小板功能检测与 d-TXB$_2$ 的一致性差。根据 d-TXB$_2$ 定义的 HRPR AA，五种血小板功能检测的灵敏度和特异度分别为 17.5%～44.6% 和 70.8%～77.9%。这与 Santilli 等人的研究一致，他们发现，血清 TXB$_2$ 作为环氧化酶活性的标志物，被低剂量阿司匹林持续抑制，而通过 LTA AA 和 VerifyNow 阿司匹林检测的抗血小板作用是易变的[55]。同样，Frelinger 等的结果表明，连续服用 81mg 阿司匹林七天后，165 名正常人中血清 TXB$_2$ 浓度与 LTA AA、LTA ADP、VerifyNow 阿司匹林检测和 AA 诱导的 TEG 无显著相关性[52]。此外，在他们的研究人群中，开始服用阿司匹林后，甚至血清 TXB$_2$ 和尿液 d-TXB$_2$ 都没有显著相关。一项研究纳入了 316 例接受阿司匹林和氯吡格雷 DAPT 的患者，研究了 LTA AA、VerifyNow 阿司匹林检测和 MEA AA 的残余血小板聚集与 AA 激活后血小板表面 P-选择素和活化的 GPⅡb-Ⅲa 表达的相关性[87]。作者报道，结果具有统计学意义，但是，所有聚集试验的结果与 AA 诱导的 P-选择素表达的相关性差，而只有 LTA AA 与 AA 诱导的活化 GPⅡb-Ⅲa 的表达显著相关。

总之，检测血清 TXB$_2$ 是评估 COX-1 活性的最直接方式，同样也可能是识别对阿司匹林治疗反应不佳的首选方法[48]，而血小板功能检测可能有助于识别血小板治疗高反应性的患者，也许是因为对于抗血小板治疗的反应不足，或者是由于其他的刺激，例如不同激动剂或高剪切力导致的血小板活化。

血小板功能检测不能镜像地反映血清 TXB$_2$ 和尿 d-TXB$_2$ 结果，这表明在测定血小板功能的检测中可以绕过血栓素的抑制。此外，用于评估阿司匹林反应的血小板功能检测彼此之间的相关性性差，使用其中一种方法获得的结果不能外推到其他方法。

氯吡格雷

Paniccia 等在 1 267 例 PCI 后接受阿司匹林和氯吡格雷 DAPT 的患者中，比较了 VerifyNow P2Y$_{12}$ 检测和 PFA-100 胶原/ADP 试剂盒检测与 LTA ADP 的结果[88]。此外，对研究人群中 115 例的进行 VASP 检测的患者进行了亚组分析。他们发现，VerifyNow P2Y$_{12}$ 检测和 VASP 检测与 LTA ADP 有显著但仅中等程度的相关性，而 PFA-100 胶原/ADP 闭合时间与 LTA ADP 无关。Lordkipanidz 等在 116 例稳定的 CAD 患者中，氯吡格雷治疗开始前后，通过 LTA、VerifyNow P2Y$_{12}$ 检测、电阻法聚集检测和 PFA-100 胶原/ADP 检测，来评估血小板对 ADP 的治疗反应性[89]。虽然所有方法对服用氯吡格雷敏感，但是没有一种方法能够明确区分患者是否服用了氯吡格雷。此外，不同血小板功能检测方法，对于识别氯吡格雷治疗反应不足患者的一致性较低，并且彼此之间仅存在较差到中等的相关，LTA ADP 与 VerifyNow P2Y$_{12}$ 检测之间的相关性最好[89]。Gremmel 等在 80 例经皮血管成形合并支架植入术后 1 天，接受阿司匹林和氯吡格雷 DAPT 治疗的患者中，通过 VerifyNow P2Y$_{12}$ 检测、VASP 检测、ADP 诱导的 MEA（MEA after stimulation with ADP,MEA ADP）和 ADP 诱导的 Impact-R（Impact-R after stimulation with ADP,Impact-R ADP）与 LTA ADP，评价其与血小板治疗反应性的相关性。把 LTA ADP、VerifyNow P2Y$_{12}$ 检测、VASP 检测和 MEA ADP 检测的最高的四分位数，以及 Impact-R ADP 表面覆盖率的最低的四分位数，定义为 HRPR ADP。基于 LTA ADP 的结果，评价不同方法的敏感性和特异性。所有四种方法检测的结果，都与 LTA ADP 显著但至多中等程度相关，并且 VerifyNow P2Y$_{12}$ 检测与 LTA ADP 相关性最强（$r=0.61$）。各自的相关系数与上述两项研究[88,89]以及另一篇文献[90]报告的相关系数接近，而一项包括氯吡格雷治疗开始前后数据的研究表明，VerifyNow P2Y$_{12}$ 检测与 LTA ADP 之间的相关系数更高[91]。基于 LTA ADP 结果，四种血小板功能检测方法对 HRPR 的灵敏度和特意度分别为 35%～55% 和 78.3%～85%[67]。在另一项研究中，同一研究组在 316 例接受阿司匹林和氯吡格雷 DAPT 的患者中，研究了 LTA ADP、VerifyNow P2Y$_{12}$ 检测和 MEA ADP 与血小板表面 P-选择素和活化 GPⅡb-Ⅲa 表达，在检测残余血小板聚集中的相关性[87]。他们发现，所有聚集试验与 ADP 诱导的 P-选择素表达和 GPⅡb-Ⅲa 的活化，显著相关。VerifyNow P2Y$_{12}$ 检测与 ADP 活化的 GPⅡb-Ⅲa 表达检测的治疗血小板反应性之间，观察到至多中等程度的相关（$r=0.68$）。

总之，用于监测氯吡格雷反应的各种检测方法至多中等相关，因此不同的方法不可互换。可以假设，上述血小板功能检测方法，也适用于检测对其他 P2Y$_{12}$ 抑制剂的响应。然而，在同一患者群体中，比较多种检测方法评估血小板对普拉格雷或替格瑞洛治疗反应的研究，还未见报道。

检测结果与临床结局的相关性

阿司匹林

多项研究报道,阿司匹林介导的血小板抑制程度,与动脉粥样硬化不同表现中的主要不良心血管事件(major adverse cardiovascular events,MACE)相关[50,51,84,92-96]。Gum 等检测了 326 例每日服用 325mg 阿司匹林≥7 天,且未使用其他抗血小板药物的稳定型 CAD 患者的 LTA[84]。HRPR 定义为:LTA AA 平均聚集率≥20%,LTA ADP 平均聚集率≥70%,在 5.2% 的患者中发现 HRPR。在 679±185 天的随访期内,与阿司匹林反应充分组相比,HRPR 与更高的死亡、心肌梗死或脑血管意外的风险独立相关。Chen 等调查了阿司匹林反应对非急诊 PCI 后心肌坏死发生率的影响[92]。以 VerifyNow 阿司匹林检测 ≥550ARU 为阈值,他们在 151 例患者的队列中确定了 29 例患者(19.2%)为 HRPR AA,并报告阿司匹林治疗反应差是 PCI 后 CK-MB 和肌钙蛋白 I 升高的独立预测因素。在另一项研究中,同一组作者在阿司匹林治疗的稳定性 CAD 患者中,通过 VerifyNow 阿司匹林检测,发现了 128 例 HRPR(27.4%),并观察到这组患者的 ACS、卒中、心血管死亡和短暂性脑缺血等主要终点,在 1 年内,比归类为阿司匹林敏感的患者(n = 340,72.6%;15.6% 对 5.3%)发作更频繁[93]。与上述研究结果一致,Breet 等阐明,在 951 例阿司匹林治疗的择期 PCI 患者中,LTA AA 和 VerifyNow 阿司匹林检测能够识别动脉粥样硬化血栓事件高风险的患者[94]。Eikelboom 等获得了 5 529 例参加心脏结局预防评估(Heart Outcomes Prevention Evaluation,HOPE)研究的加拿大患者的尿液样本[50]。采用巢式的病例对照设计,检测了 488 例 5 年随访期内发生心肌梗死、卒中或心血管死亡的阿司匹林治疗患者的尿 d-TXB$_2$ 水平,同时检测了 488 例性别和年龄匹配的,服用阿司匹林但没有发生事件的对照受试者的结果。调整基线差异后,复合终点的比值比随尿 d-TXB$_2$ 四分位数的上升而增加,较高四分位数患者的风险比较低四分位数的高 1.8 倍。此外,与较低四分位数的患者相比,

较高四分位数患者发生心肌梗死的风险高 2 倍,心血管死亡的风险高 3.5 倍[50]。在随后的研究中,Eikelboom 等人在来自氯吡格雷治疗高动脉粥样硬化血栓形成风险和稳定、治疗和避免缺血(Clopidogrel for High Atherothrombotic Risk and Ischemic Stabilization,Management,and Avoidance,CHARISMA)试验的 3 261 例阿司匹林治疗的患者中,通过检测尿 d-TXB$_2$,证实 d-TXB$_2$ 浓度是这些患者心肌梗死、卒中或心血管死亡的一个决定因素[51]。具体而言,与最低的四分位数的患者相比,d-TXB$_2$ 水平最高的四分位数患者主要终点的风险显著增加。值得注意的是,随机化到氯吡格雷组的患者,与安慰剂组相比(在 CHARISMA 试验中进行),并未降低尿 d-TXB$_2$ 最高四分位数患者心血管事件的风险。Frelinger 等人在 700 例接受冠状动脉造影的患者中,在造影前评估了血清 TXB$_2$ 和 PFA-100 胶原/肾上腺素和胶原/ADP 闭合时间以及 AA 诱导的血小板表面 P-选择素、活化的 GPⅡb-Ⅲa 表达以及白细胞-血小板聚集[95]。在入组前,所有患者每日接受 81 或 325mg 阿司匹林≥3 天。调整了包括性别、阿司匹林剂量、氯吡格雷使用和心肌梗死溶栓(thrombolysis in myocardial infarction,TIMI)风险评分等协变量后,血清 TXB$_2$ 和 PFA-100 胶原/ADP 闭合时间均与 2 年内的 MACE 独立相关,而 AA 诱导的血小板标志物和 PFA-100 胶原蛋白/肾上腺素闭合时间与不良结果的发生无关。作者得出结论,阿司匹林治疗的患者中,血清 TXB$_2$ 以及非 COX-1 依赖性的血小板功能检测 PFA-100 胶原/ADP 闭合时间,而不是间接的 COX-1 依赖性检测,确定的残余血小板 COX-1 功能与随后的临床事件相关。因此,他们的研究结果表明,包括但不限于 COX-1 抑制不足等多种机制,是阿司匹林治疗患者预后不良的原因[95]。Mayer 等在 PCI 之前直接进行每日阿司匹林治疗的 7 090 名患者中,检测了 MEA AA。根据 MEA AA 检测,最高的四分位数的患者(n = 1 414)被定义为 HRPR 组。随访 1 年以上,HRPR AA 患者死亡或支架内血栓形成等主要终点发生率,明显高于阿司匹林介导的血小板抑制患者(6.2% 比 3.7%),发现 HRPR AA 是主要终点事件的独立预测因素。表 36.2 给出了已证实的与缺血性结果相关的各种血小板功能检测对 AA 的治疗残余血小板反应性的阈值。

表 36.2   与缺血和出血并发症相关的各种血小板功能检测对 ADP 和 AA 的治疗残余血小板反应的阈值

血小板功能检测	缺血结果		出血并发症	
	ADP	AA	ADP	AA
LTA,最大血小板聚集率	≥43%[64,97]	≥20%[84,94,97,98]	<40%[122,124]	未提供
	>46%[99]			
	>59%[99]			
	≥65%[64,97,98]			
	>67%[100]			
	≥70%[84,101,102]			
VerifyNow 检测	>208PRU[103,104]	≥454ARU[94,97]	<85PRU[105]	未提供
	≥235PRU[64,97,106-108]	≥550ARU[92,93]	≤189PRU[109]	
	≥240PRU[110,111]			

续表

血小板功能检测	缺血结果		出血并发症	
电阻法聚集	>468AU×min[112,113]	≥203×AU×min[96]	<188AU×min[114]	未提供
	≥48AU[115]	≥14AU[115]	≤23[116]	
TEG,血小板-纤维蛋白凝块强度	>47mm[61]	未提供	≤31mm[61]	未提供
VASP 检测,PRI	≥50%[98,101,117-122]	未提供	≤20%[123]	
	>53.5%[124]		≤24%[124]	未提供
			≤10%[125]	

AA,花生四烯酸;ADP,二磷酸腺苷;ARU,阿司匹林反应单位;AU,聚集单位;AU×min,AU 曲线下面积;LTA,透光度血小板聚集;PRI,血小板反应性指数;PRU,P2Y$_{12}$ 反应单位;TEG,血栓弹力图;VASP,血管舒张剂刺激磷蛋白。上标表示参考文献编号。

总之,阿司匹林治疗期间的 HRPR 与心血管疾病的缺血事件的相关性被反复研究[50,51,84,92,93,95,96]。然而,至今为止,各种检测方法定义的确诊 HRPR AA 患者的阈值,仍然未被广泛接受。定义这些阈值,是 HRPR AA 成为判断阿司匹林治疗患者预后的有效生物标志物的先决条件。

P2Y$_{12}$ 受体拮抗剂

氯吡格雷

大量研究评估了氯吡格雷治疗反应不足的临床意义。所有已建立的血小板功能检测方法筛选的 HRPR ADP,与不同患者群体尤其是接受 PCI 患者的不良缺血事件的发生有关[61,64,99-101,103,106,107,110,112,117,127,128](图 36.4)[126]。Geisler 等在 379 例接受 PCI 有症状的 CAD 患者中,研究了 LTA ADP 对 600mg 负荷剂量氯吡格雷的反应。血小板抑制<30%被定义为对氯吡格雷低反应,它与 PCI 后 3 个月内缺血事件的发生独立相关[172]。Gurbel 等通过 LTA ADP 对 297 例非急诊 PCI 患者术后血小板的反应性进行了检测,并随访这些患者出院后 2 年内的缺血事件[99]。出现缺血性结局的患者(n=81,27%),明显表现出基线时具有更高的对 ADP 的血小板治疗反应性。使用接收者操作特征曲线(receiver-operating characteristic,ROC)分析,5μmol/L ADP 诱导聚集率>46%和 20μmol/L ADP 诱导聚集率>59%的截值与 MACE 独立相关,因此定义为 HRPR ADP[99]。另一项研究中使用相同的 ADP 浓度,通过 ROC 曲线分析的阈值与之类似[64],而使用 10μmol/L ADP 作为血小板激动剂的其他研究,分别将残留聚集率>70%和>67%,定义为由 LTA ADP 确定的 HRPR[100-102]。Price 等通过 VerifyNow P2Y$_{12}$ 检测了 380 例接受 PCI 合并西罗莫司洗脱支架植入术后患者治疗后的血小板反应性[106]。使用 ROC 曲线分析,确定预测 6 个月内心血管死亡、心肌梗死或支架内血栓形成的最佳阈值。对于复合终点最佳的临界值是,治疗血小板反应性≥235PRU,这与血小板聚集结果的上三分位数(231PRU)相似。血小板反应性值等于或高于此阈值的患者,心血管死亡(2.8%对 0%,P=0.04),支架内血栓形成(4.6%对 0%,P=0.004),复合终点(6.5%对 1.0%,P=0.008)的比例显著增高[106]。Marcucci 等使用相同的方法,通过 VerifyNow P2Y$_{12}$ 检测发现,临界值≥240PRU,可确定 PCI 后氯吡格雷治疗的 ACS 患者 12 个月内,心血管死亡或非致死性心肌梗死的风险[110]。同样,

Spiliopoulos 等报道,根据 ROC 曲线分析,≥234PRU 的阈值是 100 例接受氯吡格雷治疗的腹股沟血管成形术或 PAD 支架术患者 MACE 的最佳预测指标[107]。其他研究使用 VerifyNow P2Y$_{12}$ 检测,得到相同或相当的 HRPR 临界值[64,108,111,129],而前瞻性的评估药物洗脱支架合并双药抗血小板治疗(Assessment of Dual AntiPlatelet Therapy with Drug Eluting Stents,ADAPT-DES)注册研究,在 8 665 例 PCI 后 DAPT 的患者中发现,治疗血小板反应性>208PRU 与 1 个月内支架内血栓形成,以及 1 年内支架内血栓形成和心肌梗死有关[103]。后者与使用 VerifyNow P2Y$_{12}$ 检测来评估响应度:对血栓形成和安全性的影响(Gauging Responsiveness with a VerifyNow P2Y$_{12}$ assay:Impact on Thrombosis and Safety,GRAVITAS)试验的事后分析结果一致,表明残余聚集<208PRU 与临床结局显著改善相关[104]。Sibbing 等通过 MEA ADP,直接评估 1 608 例患者 PCI 术前血小板治疗反应性[112]。所有患者在采血前接受 600mg 负荷剂量的氯吡格雷,MEA 检测的上五分位数(>416AU×min)定义为 HRPR ADP(n=323)。值得注意的是,在完成随访后,通过 ROC 曲线分析计算 HRPR ADP 的最佳阈值时,得到了类似的>468AU×min 的阈值。随访 30 天,对氯吡格雷反应差的患者与氯吡格雷介导的充分抑制血小板的患者相比,明确的支架内血栓形成的发生率显著增高(2.2%对 0.2%,P<0.000 1)。HRPR ADP 患者死亡或支架内血栓形成的复合终点率为 3.1%,而正常反应者为 0.6%(P<0.001)[112]。在 6 个月内,与氯吡格雷介导的充分抑制血小板患者相比,HRPR 患者明确的支架内血栓形成(2.5%对 0.4%,P<0.001)以及明确的及可疑的支架内血栓形成复合终点(4.1%对 0.7%,P<0.000 1)更常见[113]。Bonello 等通过 VASP 检测,评估 144 例 PCI 术前患者对 300mg 氯吡格雷负荷剂量的反应[117]。通过 ROC 曲线分析,他们发现 PRI>50%与术后 6 个月 MACE 风险增加有关,HRPR ADP 的阈值与其他研究确定的阈值相同或相似[101,118-121]。Gurbel 等在 225 例择期支架植入术后接受阿司匹林合并氯吡格雷治疗的患者中,研究了用 TEG 检测 ADP 和凝血酶诱导的血小板-纤维蛋白凝块强度,评估预后的有效性[61]。通过 ROC 曲线分析,ADP 诱导的血小板-纤维蛋白凝块强度>47mm 对 3 年内的缺血事件具有最佳预测价值。最后,DAPT 患者中对阿司匹林和氯吡格雷反应均差的患者,可能比单独的 HRPR AA 或 HRPR ADP 患者,具有更大的缺血风险[97,98,115]。

另一方面,氯吡格雷治疗期间,对 ADP 的低治疗残余血

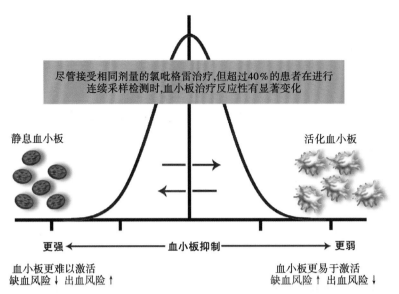

尽管接受相同剂量的氯吡格雷治疗,但超过40%的患者在进行连续采样检测时,血小板治疗反应性有显著变化

静息血小板   活化血小板

更强 ←———— 血小板抑制 ————→ 更弱

血小板更难以激活   血小板更易于激活
缺血风险↓ 出血风险↑   缺血风险↑ 出血风险↓

图36.4 很大比例的氯吡格雷治疗患者血小板功能随检测时间点的推移而变化。氯吡格雷治疗患者血小板抑制的分布,用箭头表示个体血小板抑制随时间的变化。根据单个时间点的血小板功能检测结果不足以指导调整抗血小板治疗 (Reproduced with permission from Hochholzer et al. J Am Coll Cardiol 2014[126])

小板反应性(low on-treatment residual platelet reactivity to ADP, LRPR ADP) 与 PCI 和接受心脏手术的患者术后出血风险增加有关(图 36.4)[61,109,114,126,130-135]。Cuisset 等在 597 例 ACS 后 30 天内后进行阿司匹林合并氯吡格雷 DAPT 治疗的患者中,观察到 16 例非冠状动脉旁路移植术(coronary artery bypass grafting, CABG) 相关的 TIMI 出血并发症,包括 5 例大出血和 11 例轻度出血[130]。出现出血并发症的患者,LTA ADP 检测(43±14% 对 56±19% ,P = 0.002) 和 VASP 检测 (43±14% 对 54±23% ,P = 0.04) 的血小板治疗反应性显著降低,随后,把 LTA ADP 的最低四分位数(LTA ADP 检测的血小板治疗反应性<40%) 定义为 LRPR ADP,则 LRPR ADP 患者的 TIMI 大出血和小出血明显多于其他四分位数(6.6% 对 1.4% ,P = 0.001) 患者。与这些发现一致,Tsukahara 等人报道,在 184 例氯吡格雷或噻氯匹定治疗的 PCI 患者中,通过 LTA 检测的 ADP 诱导的血小板聚集的最低的四分位数与 16 个月内出血事件的高风险相关[131]。此外,在 45 例体外循环 CABG 前 6 天,接受氯吡格雷治疗的患者中,LTA ADP 确定的血小板治疗反应性<40%,与 92% 的需要多次输血的重度凝血异常的患者相关[132]。Patti 等使用 ROC 曲线分析,在 310 例 PCI 术后阿司匹林和氯吡格雷治疗患者中,确定 VerifyNow P2Y[12] 检测≤189PRU 的临界值,可作为 30 天 TIMI 大出血的最佳预测指标[109]。与之相反,另一项在 300 例氯吡格雷治疗的 PCI 患者中的研究发现,1 个月内治疗血小板反应性≤85PRU,是 1 年内出血并发症的独立危险因素[105]。Sibbing 等使用 ROC 曲线分析,把 MEA ADP 检测的残余血小板聚集<188AU×min,定义为 LRPR ADP,并报道,PCI 术后对氯吡格雷反应增强的患者(n=975) 与其余患者(n=1 558) 相比,住院期间 TIMI 大出血的风险显著增高[114]。Ranucci 等在 87 例心脏手术前氯吡格雷或噻氯匹定治疗至少 1 周的患者中发现,MEA ADP 检测结果与术后出血相关[133]。一些研究还把 TEG

检测的氯吡格雷治疗血小板反应性与出血事件的发生联系起来。因此,Gurbel 等人通过 TEG 发现,ADP 诱导的血小板-纤维蛋白凝块强度≤31mm,可以预测择期 PCI 后 3 年内的出血并发症[61]。此外,有两项研究表明,TEG 可用于确定接受氯吡格雷治疗患者接受 CABG 的时间[134,135]。

在两篇关于定义血小板对 ADP 治疗反应性的国际共识文件中,总结了先前与缺血事件或出血相关的 HRPR ADP 和 LRPR ADP 的阈值[136,137]。即便使用相同的检测方法确定 HRPR 和 LRPR,HRPR 和 LRPR 的阈值仍然存在差异,可能归因于检测时间点、研究的患者人群的差异以及使用的 ADP 浓度不同(表 36.2)。

普拉格雷

与氯吡格雷治疗的患者相比,普拉格雷治疗的 PCI 术后患者,与缺血事件相关的残余血小板治疗反应性很少,很可能是因为与氯吡格雷相比,普拉格雷能发挥更强、更一致的抗血小板作用[138-141],普拉格雷治疗的 HRPR ADP 是一种罕见现象[142,143]。虽然大多数研究观察到,不到 10% 的普拉格雷治疗患者表现 HRPR ADP[144-152],Bonello 等在 301 例成功接受 PCI 的 ACS 患者中,通过 VASP 检测,发现 25.2% 的患者对普拉格雷的反应很差[122],本研究与其他已发表的研究之间的差异,可以通过检测时间点和检测方法的不同来解释:Bonello 等在普拉格雷负荷剂量后 12 小时内,评估血小板治疗反应性[122],其他研究主要在更晚的时间点评估普拉格雷的治疗反应[145,146,148-152]。此外,Bonello 等人通过 VASP 检测评估[122],其他大多数研究都通过 VerifyNow P2Y[12] 评估[145-148,150-152]。但是,在 Bonello 等的研究中,通过 VASP 检测,发现普拉格雷治疗期间的 HRPR ADP,导致 PCI 后 1 个月和 1 年的血栓形成事件的风险显著增加[122,124],VASP 检测的 PRI≤16% ,与 1 年内出血并发症的增加有关[122]。同样,Cuisset 等报道,在 1 542 例接受

PCI 的 ACS 患者中,通过 VASP 检测,发现使用普拉格雷是 LRPR(定义为 PRI≤10%)的主要预测因素,LRPR 是 6 个月内出血并发症的最强预测因素[255]。

总之,与氯吡格雷治疗患者中的发现一致,普拉格雷治疗 HRPR ADP 的患者可能与缺血结局的发生有关,LRPR ADP 似乎与出血风险增加有关(表 36.2)。

替格瑞洛

与普拉格雷相比,使用替格瑞洛时,HRPR ADP 的发生率可能更低[144,150,152-159]。纳入 14 项研究和 1 822 例患者的荟萃分析发现,替格瑞洛(n=805)和普拉格雷治疗患者(n=1 017)HRPR ADP 率分别为 1.5% 和 9.8%[144]。同样,Lhermusier 等人通过纳入 29 项研究,共 5 395 例患者的荟萃分析得出结论:通过 LTA ADP、VerifyNow P2Y$_{12}$ 和 VASP 检测的血小板的反应性,与每日 10mg 普拉格雷维持剂量相比,90mg 替格瑞洛每日两次维持剂量的血小板治疗残余反应性显著降低[159]。由于到目前为止,使用替格瑞洛患者的 HRPR ADP 率非常低,没有更大规模的研究显示替格瑞洛治疗患者的 HRPR ADP 与缺血性结局有关。然而,有一些报道称,替格瑞洛治疗期间的 LRPR ADP 与出血并发症风险增加有关(表 36.2)[116,123,150]。

坎格瑞洛

来自 CHAMPION PCI 和 PLATFORM 试验的 167 例患者的药效学亚组分析结果表明,随机分配到坎格瑞洛组的患者,正如预期的那样,与接受安慰剂的患者相比,在坎格瑞洛输注期间,通过 LTA ADP 和 VerifyNow P2Y$_{12}$ 检测的对 ADP 的血小板反应性显著降低(5μmol/L ADP 诱导的 LTA:0% 比 55% HRPR;20μmol/L ADP 诱导的 LTA:6% 比 93% HRPR;VerifyNow P2Y$_{12}$ 检测:11% 比 69% HRPR;全部的 $P<0.001$)[160-162]。基于坎格瑞洛仅在围介入期治疗中使用,以及坎格瑞洛输注期间 HRPR ADP 发生率低的事实,迄今为止,目前尚无研究将坎格瑞洛反应与 MACE 的发生联系起来。

GP Ⅱb-Ⅲa 拮抗剂

与坎格瑞洛一样,GP Ⅱb-Ⅲa 受体阻滞剂仅在围介入手术期给药[15,21]。因此,将 GP Ⅱb-Ⅲa 拮抗剂对血小板抑制程度与临床结局联系起来的数据很少。2001 年,Steinhubl 等人试图确定 GP Ⅱb-Ⅲa 受体阻滞剂对血小板抑制的最佳水平,以尽量减少接受 PCI 的患者的血栓并发症[163]。在 503 例 PCI 患者中,GP Ⅱb-Ⅲa 拮抗剂开始给药前和给药后 10 分钟、1 小时、8 小时和 24 小时,使用 Ultegra 快速血小板功能检测法检测血小板聚集,这是 VerifyNow 检测的早期版本,使用凝血酶受体激活肽(thrombin receptor activating peptide,TRAP)作为血小板激动剂。84% 的患者接受阿昔单抗治疗,9% 的患者接受替罗非班治疗,7% 的患者接受依替巴肽治疗。主要终点定义为 PCI 后 7 天内死亡、心肌梗死和急诊靶血管血运重建的复合终点。开始给药 10 分钟后,四分之一患者的血小板抑制率<95%,与血小板抑制率≥95% 的患者相比,MACE 显著增加(14.4% 对 6.4%;$P=0.006$)。在 8 小时内血小板功能抑制率<70% 的患者,MACE 率为 25%,而抑制率≥70% 的患者为 8.1%($P=0.009$)。治疗开始后 10 分钟血小板聚集抑制率≥95% 与主要终点的发生率

显著降低独立相关(优势比 0.46,95% 置信区间 0.22~0.96,$P=0.04$)[163]。但是,由于过去二十年中抗血小板治疗的变化,以及新型抗血小板药物的出现,目前尚不清楚这些结果是否适用于当前接受 PCI 的患者。

沃拉帕沙

在使用凝血酶受体拮抗剂减少急性冠脉综合征临床事件(Thrombin Receptor Antagonist for Clinical Event Reduction in Acute Coronary Syndrome,TRACER)试验的药效动力学亚组研究中发现,沃拉帕沙有效抑制 PAR-1 诱导的血小板聚集[164]。在应用 40mg 负荷剂量沃拉帕沙后 2 小时,安慰剂组患者(n=41)对 TRAP LTA 的最大聚集率为 68%(四分位区间 53%~75%);沃拉帕沙组患者为 3%(四分位区间 2%~6%)(n=44;$P<0.0001$)。因此,沃拉帕沙治疗组给药后 2 小时和 4 小时,89% 和 100% 的患者对 TRAP 诱导的血小板聚集抑制率≥80%。在整个沃拉帕沙治疗期间,对 TRAP 诱导的血小板聚集的抑制维持在高水平。接受沃拉帕沙治疗的患者中,给药后 4 小时和 1 个月的对 ADP 的血小板治疗反应性,以及 1 个月时 PAR-1 受体数量显著低于安慰剂组[16]。迄今还没有把对沃拉帕沙反应不足与临床结局联系起来的研究报道。然而,已有研究表明,许多接受阿司匹林合并氯吡格雷或阿司匹林合并普拉格雷治疗,并且对 DAPT 反应良好的患者,血小板仍然易受 PAR-1 和 PAR-4 活化的影响[165,166]。Gremmel 等对 108 例接受腹股沟血管成形术和支架植入术治疗的有症状 PAD 的 DAPT 患者,通过检测 TRAP 诱导的血小板表面 P-选择素和活化的 GP Ⅱb-Ⅲa 的表达,评估临床结局与 PAR-1 诱导的血小板活化的相关性[167]。他们发现,TRAP-诱导的血小板表面 P-选择素和活化的 GP Ⅱb-Ⅲa 的高水平表达,是 2 年内动脉粥样硬化血栓形成事件和靶血管再狭窄等主要终点的独立预测因素。因此可以推测,常规 DAPT 但仍有高 PAR-1 介导的血小板活化的患者,可能是用沃拉帕沙进行额外的抗血小板治疗的候选者。

抗血小板治疗反应不足的潜在机制

阿司匹林

已经确定,不依从是抗血小板治疗患者 HRPR 和不良结局的主要原因[55,168-170]。除了这种"假性耐药",在一些研究中发现,由于给予肠衣片而不是立即释放的阿司匹林制剂,引起药物吸收延迟和减少,与 HRPR AA 相关[53,56,171,172]。此外,COX-1 活性核心内的阿司匹林的结合位点与其他非甾体抗炎药(non-steroidal anti-inflammatory drugs,NSAID)的位点接近[173],存在竞争性的药物-药物相互作用风险[174-177],并且可能是许多文献报道的关于阿司匹林抵抗的原因[56]。具体来说,阿司匹林通过阻断血小板 COX-1 第 529 位丝氨酸乙酰化,从而不可逆地抑制其活性[178],一些 NSAID 可能会阻止该作用。高血小板更新导致血小板 COX-1 更快恢复,被认为是虽然接受阿司匹林治疗,但血小板对 AA 的反应性增高的另一种重要机制,尤其是糖尿病[179,180]、肥胖[181],原发性血小板增多症[182,183],骨髓增殖性肿瘤和心脏手术的患者[56,184]。糖尿病患者的阿司匹林酯酶

活性较高,伴随着血浆水解乙酰水杨酸增加,可能进一步损害阿司匹林介导的血小板抑制[185]。此外,HRPR AA 可能是阿司匹林治疗前潜在的血小板内在高反应性的结果[52]。表 36.3 中列出了优化低剂量阿司匹林治疗的策略[186-192]。影响阿司匹林治疗反应的因素,将在"抗血小板治疗反应不足的预测因素"一节中讨论。

P2Y₁₂ 受体拮抗剂

氯吡格雷

酯酶大约降解 85% 的吸收的氯吡格雷,剩下的 15% 经肝脏 CYP P-450 酶系统转化为抑制血小板 ADP P2Y₁₂ 受体所需的活性代谢物[193]。CYP P-450 的同工酶 CYP1A2、CYP3A4、CYP3A5、CYP2B6、CYP2C9 和 CYP2C19 参与了这个两步骤的过程[193]。因此,影响肠道吸收的因素——最重要的是那些干扰前体药代谢活化的因素,影响氯吡格雷反应,并解释了个体内和个体间广泛的氯吡格雷血小板反应的变异性(图 36.4)[126,178]。氯吡格雷治疗期间血小板抑制不足的其他原因包括,不依从[169]、噻吩并吡啶暴露前血小板更新加快和血小板对 ADP 的内在高反应性[178,194]。氯吡格雷摄入前血小板内在高反应性,可预测择期 PCI 手术患者 6 小时、18~24 小时和 15 天的 ADP 诱导的单核细胞-血小板聚集、P-选择素表达和 LTA 检测的血小板聚集。由于氯吡格雷仅靶向人血小板上的 P2Y₁₂ 受体[15,26],因此第二个 ADP 受体 P2Y₁ 仍然可以在氯吡格雷治疗的患者中,通过 ADP 激活血小板。P2Y₁ 激活初始化 ADP 诱导的血小板聚集,并导致血小板形状改变[13],而 P2Y₁₂ 激活导致聚集反应的放大和稳定。P2Y₁ 和 P2Y₁₂ 之间存在复杂的相互作用,两者共激活是血小板完全聚集所必需的[14]。最近,一项研究在两种动物模型和健康个体的血样中,探索了改良的四磷酸二腺苷衍生物作为 P2Y₁ 和 P2Y₁₂ 的协同抑制剂,取得了良好的结果[195]。最后,其他尚未明确的机制或许参与虽然服用氯吡格雷仍发生 HRPR ADP 的过程[196]。前面提到的与氯吡格雷介导的血小板抑制不足相关的因素,将在"抗血小板治疗反应不足的预测因素"一节中讨论。

普拉格雷

由于普拉格雷也是一种需要生物转化才能具有药理活性的噻吩并吡啶,影响普拉格雷反应的机制可能与氯吡格雷相同[117,197]。然而,与氯吡格雷相比,普拉格雷没有消耗大部分吸收剂量的失活途径[193,197]。相反,普拉格雷通过与失活氯吡格雷相同的肠道酯酶,被水解成中间代谢产物。然后,中间代谢物被 CYP3A4、CYP3A5、CYP2B6、CYP2C9 和 CYP2C19 氧化成活性形式[193,198]。普拉格雷的一部分活性代谢物甚至可以在表达 CYP 同工酶特别是 CYP3A4 和 CYP2C9 的小肠内产生[199]。由于大多数给药剂量被代谢活化,以及仅需一步肝转换[193],普拉格雷作用更快,并且比氯吡格雷更有效,并且不易受影响因素的干扰[138-143]。

替格瑞洛

替格瑞洛是三唑并嘧啶类的三磷酸腺苷类似物[193]。它与噻吩并吡啶结合位点不同,非竞争性可逆地结合 P2Y₁₂ 受体[200]。与氯吡格雷和普拉格雷不同,肠道吸收后,它直接抑制 ADP 诱导的血小板活化。虽然替格瑞洛也被 CYP P-450(特别是 CYP3A4)代谢,产生活性代谢物[193,200,201],但其抗血小板作用可能不会因生物转化因素的影响而改变,因为母体药物和活性代谢物均具有相同的抗血小板效力[200,202]。因此,不依从,以及替格瑞洛吸收、血小板内在反应性和血小板更新的差异,可能是替格瑞洛介导的血小板抑制变异的主要原因[178,194]。此外,在替格瑞洛治疗的患者中,服用了噻吩并吡啶,仍可能经 P2Y₁ 受体介导 ADP 诱导血小板活化[13,14,195]。P2Y₁₂ 的激活抵消了前列环素的抗血小板作用,前列环素通过激活腺苷酸环化酶,增加环磷酸腺苷的水平,抑制血小板功能[203,204]。因此,P2Y₁₂ 受体抑制剂通过扶持前列环素的抗血小板作用,发挥部分的抗血栓作用[204]。联合阿司匹林治疗,通过抑制前列环素的合成,可能

表 36.3　优化低剂量阿司匹林治疗

建议采取的策略	证据(参考文献编号)	临床意义
1. 使用最低的有效剂量(即 75~100mg/d)	186-188	最大化临床疗效;最小化胃肠道毒性和药物相互作用
2. 对于 2 型糖尿病和真性血小板增多症患者考虑每日二次的剂量	179,180,183	确保整个给药间隔内持久抑制血小板功能;临床获益还没有经过检验
3. a. 推荐非肠衣配方	53,171,172	提高血小板抑制程度和持续时间
b. 提高依从性	55	避免"抵抗性"错误分类
c. 避免与布洛芬和萘普生合并用药	174-177,189	避免干扰低剂量阿司匹林的抗血小板作用
4. a. 避免与胃肠道毒性药物(非甾体抗炎药和高剂量皮质类固醇)合并用药	190	提高胃肠道的安全性
b. 高危患者考虑质子泵抑制剂。考虑对幽门螺杆菌阳性患者进行根除治疗	191,192	提高胃肠道的安全性

Modified with permission from Patrono C. J Am Coll Cardiol 2015[56].

会减弱 P2Y$_{12}$ 抑制剂的抗血小板作用。事实上,据推测,血小板抑制和患者预后(Platelet Inhibition and Patient Outcomes, PLATO)试验中,在北美多家研究中心,与世界其他的研究中心相比,替格瑞洛与高剂量阿司匹林的组合,可能导致替格瑞洛减少缺血事件的效果的不太明显。然而,在使用普拉格雷优化血小板抑制改善治疗结果-心肌梗死溶栓治疗 38(Trial to Assess Improvement in Therapeutic Outcomes by Optimizing Platelet Inhibition with Prasugrel-Thrombolysis in Myocardial Infarction, TRITON-TIMI 38)试验中,没有观察到这一效应[205,206]。

坎格瑞洛

坎格瑞洛是一种改良的三磷酸腺苷衍生物,是直接和可逆的 P2Y$_{12}$ 抑制剂,半衰期短——仅 3～5 分钟[21,34]。静脉注射避免了依从性差和吸收不良等潜在的影响因素。坎格瑞洛反应的变异,可以通过血小板内在反应性和 ADP 通过 P2Y$_1$ 诱导血小板活化的差异来解释[13,194,195]。

GP Ⅱb-Ⅲa 拮抗剂

与坎格瑞洛一样,目前可用的三种 GP Ⅱb-Ⅲa 受体拮抗剂:阿昔单抗、替罗非班和依替巴肽均为静脉注射的抗血小板药物[15,21]。接受 GP Ⅱb-Ⅲa 抑制剂治疗患者的血小板治疗反应性,可能取决于抗血小板治疗前的血小板内在反应性[194]。然而,关于对 GP Ⅱb-Ⅲa 拮抗剂反应的潜在影响因素的数据很少[163]。

沃拉帕沙

沃拉帕沙是人血小板表面凝血酶受体 PAR-1 的拮抗剂[15,21]。除了依从性差、吸收不良和血小板内在反应性高外[194],通过第二个凝血酶受体 PAR-4 激活血小板可能是对沃拉帕沙反应不足的原因[10,11]。然而,关于沃拉帕沙介导的血小板抑制受损与潜在临床后果的研究,还未见报道。

抗血小板治疗反应不足的预测因素

在过去的二十年中,已经确定了多种对不同抗血小板药物治疗反应不足的预测因素[207]。然而,值得注意的是,这些影响因素的大多数,影响部分而不是全部血小板功能检测的结果[208],它们在抗血小板治疗背景下的临床相关性通常是不确定的。

人口学

年龄

Gremmel 等人通过 LTA 和 VerifyNow P2Y$_{12}$ 实验发现,在氯吡格雷治疗的初始阶段,191 例患者在血管成形术和支架植入术后明显存在 ADP 激活的血小板反应活性的年龄依赖性[209]。在他们的研究中,对 ADP 的血小板治疗反应性随患者年龄增加而增大,75 岁及以上患者 HRPR ADP 比年轻患者更常见[209]。他们推测,与其他 CYP P-450 底物相似,肝脏生物转化氯吡格雷[210-212]可能随着衰老而降低,导致活性代谢物水平降低,氯吡格雷介导的血小板抑制作用减弱[209]。此外,诸如糖尿病和慢性肾脏疾病(chronic kidney disease,CKD)等并发症的发生率较高,以及药物相互作用,可能是老年患者氯吡格雷抗血小板作用减弱的部分原因[207]。随后的研究证实了,氯吡格雷治疗期间,年龄与对 ADP 的血小板治疗反应性显著相关[213-215]。据 Silvain 等人报道,每日使用较高维持剂量的氯吡格雷(150mg/d)或 10mg 普拉格雷,可能会减弱但不能完全消除,≥75 岁患者与年轻患者之间的血小板治疗反应性的差异[213]。另一项调查发现,替格瑞洛治疗的 70 岁及以上老年患者中,HRPR ADP 的比率也较高,提示噻吩并吡啶代谢受损可能并非老年人对 ADP 的血小板治疗反应性增高的唯一原因。

性别

在阿司匹林联合氯吡格雷 DAPT 期间,女性与 HRPR ADP 有关[110,216,217]。这可能至少部分地解释了,在一些研究中女性 ACS 患者院内死亡率增加的原因[218]。氯吡格雷对女性患者血小板抑制作用降低的潜在机制,仍不清楚,但血小板内在反应性高可能发挥作用[219]。

体重指数

一些研究发现体重指数(body mass index,BMI)和肥胖是氯吡格雷治疗反应差的独立预测因素[202-224]。肥胖患者氯吡格雷介导的血小板抑制不足的最可能原因是,氯吡格雷剂量对体重相对不足。然而,即使给予多达三次的额外的 600mg 负荷剂量氯吡格雷,许多肥胖患者也不能实现足够的 P2Y$_{12}$ 抑制[223]。因此,其他因素可能会促进高 BMI 患者的 HRPR ADP。具体来说,可能由于脂肪肝导致肝脏氯吡格雷代谢受损,可以解释肥胖患者中氯吡格雷介导的血小板抑制减弱。此外,肥胖症患者的高炎症反应状态,可能导致氯吡格雷反应不良[225-227]。

与氯吡格雷相反,最近的分析发现,普拉格雷和替格瑞洛的抗血小板活性与体重无关[228]。

合并症

糖尿病

阿司匹林和氯吡格雷对血小板的抑制作用不足常见于糖尿病患者(第 27 章)[229,230]。主要原因是,血小板更新加快和肝脏代谢氯吡格雷受损,导致其活性代谢物水平降低[179,229,231]。因此,与氯吡格雷相比,对 CYP P-450 的依赖减少的普拉格雷和非 CYP P-450 依赖的替格瑞洛,可更强地抑制 ADP 激活的糖尿病患者血小板反应活性[231]。在降低糖尿病患者的血小板治疗反应性方面[232],替格瑞洛似乎甚至优于普拉格雷,无论糖尿病状况如何,始终存在高水平的血小板抑制[233]。

慢性肾病

肾功能不全与心血管疾病的预后较差相关[234],这可能是由于标准抗血小板治疗对血小板抑制不足造成的[235,236]。此外,更晚期的肾衰竭患者中,更容易观察到对阿司匹林和氯吡格雷反应差[236-240],并且可以通过血小板内在反应性高和 CKD 中存在糖尿病等合并症来解释[52,194,236,237]。氯吡格雷标准治疗中加入西洛他唑,导致 CKD 患者 HRPR ADP 率降低[240],表明肾功能不全的患者可能受益于更强烈的抗血小板治疗。同样,接受血液透析的患者中,替格瑞洛比氯吡格雷获得更快和更强的血小板抑制[241]。此外,与氯吡格雷相比,替格瑞洛显著降低了合并 CKD 的 ACS 患者的缺血终点和死亡率[242]。另一方面,CKD 患者的抗血小板治疗因明显的出血风险而复杂化[243]。因此,在晚期 CKD 患者引入替代的抗血小板治疗方案之前,进行临床试验非常重要。

吸烟

吸烟可通过诱导 CYP1A2 和 CYP2B6[244-246],促进氯吡格雷向其活性代谢物转化,从而增强氯吡格雷介导的血小板抑制。事实上,使用 LTA ADP、VerifyNow P2Y$_{12}$ 检测和 VASP 检测的几项研究表明,每日吸烟≥10 支的氯吡格雷治疗患者,血小板治疗反应性显著降低,HRPR ADP 发生率降低[216,246-249],而吸烟状况不影响普拉格雷的作用[246]。这些研究,可能为大型随机临床试验中,不吸烟的氯吡格雷治疗患者临床获益减少,提供了解释[250,251]。然而,其他大型研究表明,吸烟与氯吡格雷介导的血小板抑制程度无显著相关性[252,253],而且吸烟状态与普拉格雷和氯吡格雷对比的临床疗效之间无显著的相互作用[255]。因此,吸烟对氯吡格雷反应的影响仍有争议,可能至少部分取决于用于监测血小板治疗反应性的检测方法[208]。

血脂异常

Wadowski 等在 314 例使用阿司匹林和氯吡格雷 DAPT 的患者中,报告了高密度脂蛋白胆固醇(high-density lipoprotein cholesterol,HDL-C)与 ADP 诱导的血小板表面 P-选择素表达,以及 VerifyNow P2Y$_{12}$,Impact-R ADP 检测的血小板治疗反应性显著负相关[254]。与 HDL-C 水平正常患者相比,低 HDL-C 水平(HDL-C≤35mg/dl)的患者,通过两种血小板功能检测,表现出显著增高的 ADP 激活的 P-选择素表达和血小板聚集。此外,通过 VerifyNow P2Y$_{12}$ 检测发现,低 HDL-C 患者中,HRPR 更常见[254]。这些数据与 Tselepis 等人先前的研究一致,他们发现,HDL-C 与血小板活化参数负相关[255],并且可能是由于 HDL-C 调节血小板功能[256-258]。因此,HDL-C 的抗血小板特性,可能有助于它发挥对心血管事件的有益作用[259,260]。

贫血

贫血通常与高凝状态有关[261,262],特别是溶血性贫血患者血栓事件发生率较高[261,263]。后者可能部分是由于红细胞释放的 ADP 引起血小板活化造成的损伤[264]。此外,缺铁性贫血常导致血小板增多症[265,266]。Giustino 等通过 VerifyNow P2Y$_{12}$ 检测,在 8 413 名接受阿司匹林和氯吡格雷 DAPT 治疗的患者中,报告贫血与 HRPR 独立相关[267]。此外,在他们的研究中,通过 VerifyNow 阿司匹林检测发现,贫血患者具有更高的血小板治疗反应性。同样,Wadowski 等人发现,接受氯吡格雷(n=306)或普拉格雷/替格瑞洛(n=109)治疗的贫血患者,ADP 激活的单核细胞-血小板聚集体形成和血小板反应性增加[268],表明贫血对 P2Y$_{12}$ 抑制剂治疗反应的直接影响。与之相反,最近的队列水平的荟萃分析,将 VerifyNow P2Y$_{12}$ 检测到的血红蛋白浓度和血小板反应性之间的负相关,归因于实验室误差[269]。

炎症

炎症时,血小板更新加速和高血小板内在活化,可能导致抗血小板治疗反应差[270]。Gremmel 等观察到 288 例阿司匹林治疗患者中,白细胞介素-6(interleukin-6,IL-6)和高敏 C 反应蛋白(high-sensitivity C-reactive protein,hsCRP)水平升高与 AA 刺激血小板反应性独立相关[271]。此外,在上述两种炎症标志物浓度高的患者中,由各种方法定义的 HRPR AA 也更常见[271]。同样,其他研究报道,接受 PCI 的患者,阿司匹林和氯吡格雷的反应性与 IL-6 和 hsCRP 呈负相关[11,152,226,272]。Bernlochner 等在阿司匹林和氯吡格雷长期治疗的 1 223 例稳定患者中,发现升高的 CRP、白细胞计数和纤维蛋白原水平与通过 MEA ADP 检测的血小板反应性显著相关[227]。血小板抑制不足,可能是慢性炎症状态时,显著的缺血事件风险的一个原因[15,226,272]。

左心室射血分数

在氯吡格雷治疗期间,左心室射血分数的降低与 HRPR ADP 有关[102,113,273],可能是由于心力衰竭时氯吡格雷的肝代谢减少所致。

维生素 D 缺乏症

一项研究报道,249 例氯吡格雷和 254 例替格瑞洛治疗患者,HRPR ADP 发生率随着维生素 D 四分位数的下降而增加,表明维生素 D 缺乏患者对 ADP 受体拮抗剂的反应减弱[274]。阿司匹林介导的血小板抑制作用不受维生素 D 水平的影响。这些发现的潜在机制以及潜在的临床意义还不清楚。

药物

阿司匹林肠衣片

尽管患者依从并服用足够的剂量,与立即释放的阿司匹林相比,肠衣片延迟并减少阿司匹林的吸收,从而导致 HRPR AA[53,56,171,172]。

非甾体抗炎药

布洛芬[174,175,189]和萘普生[175-177]与阿司匹林存在药代动力学相互作用,很可能是由于它们的结合位点都在 COX-1 核心区附近[173]。避免 NSAID 抑制阿司匹林介导的血小板抑制的策略包括:停用布洛芬和萘普生,或转换为不干扰阿司匹林抗血小板作用的 NSAID,例如双氯芬酸或塞来昔布[174,189]。或者可以通过在给予单次每日剂量的布洛芬之前 2 小时,给予阿司匹林,来规避与布洛芬的相互作用[174]。然而,如果每日给予多次剂量的布洛芬,阿司匹林是无效的。

高剂量阿司匹林

在 PLATO 试验中,与氯吡格雷相比,大剂量阿司匹林治疗似乎可以中和替格瑞洛的额外益处[205]。"抗血小板治疗反应不足的可能机制"一节中,讨论了潜在的机制。但是,尚无研究证实大剂量阿司匹林与替格瑞洛之间的相互作用。

质子泵抑制剂

质子泵抑制剂(proton pump inhibitors,PPI)被 CYP3A4,尤其是 CYP2C19,代谢到不同程度,这两种酶也参与氯吡格雷的生物活化[275,276]。Gilard 等人首次研究了氯吡格雷和 PPI 之间潜在的相互作用。他们将 124 例 PCI 术后每日服用阿司匹林和氯吡格雷 DAPT 治疗的患者,随机分配到每日服用奥美拉唑 20mg 组和安慰剂组,服药 1 周[127]。在第 1 天和第 7 天,通过 VASP 检测两组患者氯吡格雷反应。在第 7 天,与安慰剂组相比,给予奥美拉唑的患者 PRI 显著增高,表明奥美拉唑减弱氯吡格雷介导的血小板抑制作用[277]。随后的研究证实了氯吡格雷与奥美拉唑之间的药代动力学相互作用[278,279],但未发现泮托拉唑[278-280]、右兰索拉唑[281]或兰索拉唑[280,281]对氯吡格雷抗血小板作用的影响。氯吡格雷反应与使用埃索美拉唑之间关系的研究,得到了相互矛盾的结果[278,281]。对 8 205 例氯吡格雷治疗的 ACS 患者进行的回顾性分析表明,同时服用 PPI 的患者,缺血事件的发生率较高[282]。为了评估氯吡格雷-奥美拉唑相互作用的临床相关性,氯吡格雷和胃肠道事件优化(Clopidogrel and the Optimization of Gastrointestinal Events,COGENT)试验将 3 873 例阿司匹林和氯吡格雷治疗患者随机分配到每日服用 20mg 奥美拉唑与安慰剂组[283]。在中位随访 106 天后,与安慰剂相比,奥美拉唑显著减少上消化道出血,没有增加心肌梗死、血运重建、卒中和心血管死亡的主要心血管终点[283]。此外,对 PLATO 试验的亚组分析表明,接受 PPI 治疗的氯吡格雷和替格瑞洛治疗组患者的不良事件风险都较高[284]。因此,一些研究中发现的使用 PPI 与 MACE 的相关性,可能是由于混杂因素造成的[285],因为使用 PPI 是缺血结局发生率较高的标志,而不是原因。

钙通道阻滞剂

二氢吡啶类钙通道阻滞剂(calcium channel blockers,CCB)抑制同工酶 CYP3A4,因此可能干扰肝脏中氯吡格雷向其活性代谢产物的转化[286,287]。Gremmel 等在 162 例血管成形合并支架植入术后 24 小时,使用阿司匹林和氯吡格雷进行 DAPT 患者中,通过 LTA 和 VerifyNow P2Y$_{12}$ 检测,评估血小板对 ADP 的治疗反应性[288]。他们观察到,合并使用 CCB 治疗的患者,两种方法均提示血小板聚集率和 HRPR ADP 率显著提高,表明氯吡格雷介导的血小板抑制作用受损。随后的一项研究,在更大的队列中,使用流式细胞术检测 ADP 激活的血小板活化,证实了这些发现[289]。其他研究通过 LTA ADP 或 VASP 检测,也获得了类似的结果[290,291],而一项大型研究发现,使用 MEA ADP 情况下没有发现 CCB 治疗与 ADP 激活的血小板反应性显著相关[292]。这种差异可能是由于各种检测仪器捕获以及鉴定血小板活化的不同方面[67,68,87]。氯吡格雷介导的血小板抑制的影响因素在一定程度上依赖于检测方法[208]。虽然一些研究报道称,合并 CCB 用药的氯吡格雷治疗患者,MACE 发生率增加[290,293],但其他研究没有发现这种相关性[292,294,295]。关于氯吡格雷和 CCB 潜在相互作用的临床影响,还没有大型前瞻性随机试验的报道。

他汀类药物

与普伐他汀等亲水性他汀类药物相比,阿托伐他汀、辛伐他汀、洛伐他汀或氟伐他汀等亲脂性他汀类药物可与氯吡格雷竞争肝脏 CYP P-450 系统的同工酶 CYP3A4[296,297],并可能影响氯吡格雷反应。与这一假设一致,Lau 等人报道,在 44 例 PCI 术后患者中,使用阿托伐他汀而非普伐他汀,以剂量依赖方式降低氯吡格雷的抗血小板活性[298]。随后的研究,探讨亲脂性他汀类药物与氯吡格雷代谢之间潜在的相互作用,报道了有争议的结果[299-303]。这同样适用于亲水性强度高的他汀类药物罗苏伐他汀,通过 CYP2C9 和 CYP2C19 失活[304],并且在部分但不是全部研究中,与氯吡格雷介导的血小板抑制作用减弱有关[302,305-308]。由于他汀类药物是心血管药物治疗不可或缺的一部分,开展前瞻性随机试验,评估可能的氯吡格雷-他汀类药物相互作用的临床后果,似乎不可行。然而,观察性研究和回顾性分析,并未表明合并应用他汀类药物的氯吡格雷治疗患者的不良预后显著增加[294,300,301,309]。

吗啡/芬太尼

大量研究表明,吗啡可延缓氯吡格雷、普拉格雷和替格瑞洛的吸收[310,311],减少 P2Y$_{12}$ 受体抑制药物的作用[311-313]。最近,替格瑞洛联用芬太尼抑制血小板聚集(Platelet Aggregation with Ticagrelor Inhibition and Fentanyl,PACIFY)试验表明,美国导管实验室常用的一种强效阿片类药物芬太尼,降低血浆替格瑞洛的浓度,并延缓其抗血小板作用[314]。尽管同时使用吗啡或芬太尼时,静脉注射的抗血小板药物如坎格瑞洛或 GP IIb-IIIa 拮抗,可以立即实现全面的血小板抑制[315]。但是,在未来的临床研究中,只有当吗啡或芬太尼联用口服 P2Y$_{12}$ 抑制剂,导致更多的 MACE 时,才应考虑这些策略。

维生素 K 拮抗剂

由于香豆素衍生物和噻吩并吡啶都经 CYP P-450 酶系统代谢[316,317],它们的联合用药具有药物-药物相互作用的风险[316,317]。事实上,一项在 1 223 例氯吡格雷治疗的 PCI 患者中进行的研究表明,经 MEA ADP 检测发现,联合应用苯丙香胺患者的血小板治疗反应性显著提高[318]。这种药代动力学相互作用的临床意义尚不清楚,但由于这两种类型的抗血栓药物存在于药效学水平上相互作用,这一现象可能特别令人感兴趣。

β 受体阻滞剂

不同 β 受体阻滞剂,通过刺激一氧化氮的产生[319,320],降低体内儿茶酚胺水平[321],或通过与血小板膜大分子的相互作用,发挥抗血小板作用[322,323]。最近,Lee 等人通过 MEA ADP 检测,评估血管成形合并支架植入术后,合并使用 β 受体阻滞剂治疗的患者,发现其白细胞-血小板聚集体水平显著降低,对氯吡格雷的反应更好[324]。β 受体阻滞剂对心血管疾病的有益作用,多大程度可归因于抗血小板特性,还有待确定[325]。

遗传学

功能缺失多态性

CYP P-450 酶系统的功能缺失多态性,阻碍氯吡格雷经肝脏代谢至其活性形式[77,79],导致氯吡格雷治疗期间 HRPR ADP 和 MACE 风险增加[74-77,326-329]。在多项研究中,特别是

*CYP2C19*2 等位基因变体携带者,更可能表现出对氯吡格雷的不良反应,并且在 PCI 后发生缺血性结果[74,76,77,326,327,329]。此外,CYP2C9 功能缺失基因型,与氯吡格雷治疗患者治疗后血小板反应性和支架内血栓形成的发生率增高有关[75,328,329]。*ABCB1* 基因的单核苷酸多态性可能改变氯吡格雷的吸收[79],与心血管事件风险增加相关[76,330]。与氯吡格雷相比,上述 *CYP P-450* 和 *ABCB1* 基因变异,在大多数研究中,不影响普拉格雷或替格瑞洛治疗患者对血小板聚集的抑制或 MACE 率[330-335]。但是最近的一项研究表明,携带腺苷 A2a 受体 rs5751876C 等位基因多态性的患者,替格瑞洛治疗期间倾向于发生 HRPR ADP[336]。

功能获得多态性

氯吡格雷治疗患者 CYP2C19*17 等位基因变异,与对氯吡格雷的反应增强[337]和出血风险增加有关[78,338]。在 1 524 例接受 600mg 负荷剂量氯吡格雷预处理的 PCI 患者中,CYP2C19*17 的纯合子携带者的出血并发症发生率最高[78]。与之类似,普拉格雷治疗患者,携带 CYP2C19*17 等位基因变异体的,观察到 LRPR ADP 和出血的发生率更高[338,339]。与之相反,CYP2C19 的功能获得多态性携带者与 CHARISMA 试验中出血终点的增加无关[340]。

微 RNA

如前文"微 RNA"部分所述,在未来 miR 可能作为评估抗血小板治疗反应的标志物[80,81]。除了作为生物标志物的潜力,miR-126 和 miR-223 等 miR 可能会通过调节内皮细胞功能,或直接调节血小板活化,影响血小板治疗反应性[82,341,342]。

基于检测结果调整治疗

抗血小板药物的剂量

阿司匹林

普遍接受的长期阿司匹林预防剂量为 75mg/d、81mg/d 或 100mg/d,具体取决于不同国家可获得的药物的配方[56]。因为 75mg/d 阿司匹林是充分抑制血小板 COX-1 活性的必需和最低剂量的至少两倍,因此剂量范围 75~100mg 的抗血小板作用没有显著差异。在 ACS 或脑血管疾病患者的随机临床试验中,增加阿司匹林剂量与较低的阿司匹林剂量相比,没有显示出优越性[56,186-188]。尽管 ACS 或急性缺血性卒中患者,服用 325mg 阿司匹林可作为负荷剂量,但给予 325mg/d 阿司匹林长期治疗,不会产生任何额外的获益,同时使患者增加胃肠道损伤、出血并发症等不必要副作用的风险,以及可能与替格瑞洛产生负性相互作用[12,33,56,204]。因此,美国心脏病学会/美国心脏协会(American College of Cardiology/American Heart Association,ACC/AHA)和欧洲心脏病学会(European Society of Cardiology,ESC)的指南建议,接受 DAPT 治疗的患者服用 75~100mg/d 阿司匹林(表 36.3)[30,31]。

虽然阿司匹林通常每日给药一次,但有证据表明,每日两次给药可能对糖尿病、肥胖、原发性血小板增多症、骨髓增殖性肿瘤和心脏手术患者有益,可能是由于此类患者血小板更新加快(表 36.3)[56,179,180,182-184,343-345]。Dillinger 等在一项交叉试验中,使用 150mg 阿司匹林每日一次或 75mg 阿匹林每日两次,治疗 92 例糖尿病患者[343]。在早晨服用阿司匹林之前的低谷水平时,LTA 检测血小板对 AA 的残余反应。这些研究者发现,与 150mg 阿司匹林每日一次的给药方案相比,每日两次阿司匹林治疗方案,阿司匹林介导的血小板抑制作用更强,并且 HRPR AA 发生率显著降低(17%对 42%)。同一组研究人员在 32 例原发性血小板增多症患者中,依次进行 100mg 阿司匹林每日一次,然后 250mg 每日一次,最后服用 100mg 阿司匹林每日两次的治疗[344]。与他们之前的研究结果一致,通过 LTA AA 检测观察到,每日两次的阿司匹林方案治疗后,血小板治疗反应性显著降低。此外,LTA AA 检测的 HRPR 率从每日一次 100mg 阿司匹林的 97%和每日一次 250mg 阿司匹林的 94%,降至每日两次 100mg 阿司匹林的 9%。Cavalca 等人将 37 例心脏手术后 36 小时内的患者,随机分为三组,每日分别服用 100mg 阿司匹林一次、100mg 阿司匹林两次、200mg 阿司匹林一次,持续 90 天[184]。手术后第 7 天,每日服用 100mg 阿司匹林一次组的患者,24 小时给药间隔内血清 TXB_2 显著增加,尿 d-TXB_2 排泄量增加。相比之下,每日两次阿司匹林的方案降低血清 TXB_2,并防止尿 d-TXB_2 高,且不影响前列环素代谢物排泄[184]。因此,在上述情况下,每日服用两次阿司匹林,可确保在整个给药间隔内,持续抑制血小板功能。然而,迄今为止,每日两次阿司匹林方案的临床获益至今还未得到证实。

氯吡格雷

根据患有不同心血管疾病表现患者的大型临床试验结果[28,346],氯吡格雷的标准剂量为每日 75mg。一些小型研究和一项大型随机临床试验,评估了增大剂量对氯吡格雷治疗反应性的影响[347-349]。Trenk 等在 117 名择期 PCI 术后,阿司匹林和氯吡格雷 DAPT 的患者中,通过 LTA ADP 检测残余血小板聚集情况,并将 HRPR ADP 患者氯吡格雷的剂量提高至 150mg/d[347]。从基线到第 14 天,高维持剂量显著降低了血小板治疗反应性。与之相反,最初对氯吡格雷反应良好的患者,接受 75mg/d 氯吡格雷标准剂量,结果表明,从基线到第 14 天,ADP 诱导的残余血小板聚集显著增加。Gremmel 等人把 46 例阿司匹林治疗的 HRPR ADP 患者,随机分配到氯吡格雷剂量 75mg/d 或 150mg/d 组,持续 3 个月,至少使用三种血小板功能检测方法中的一种进行评估[348]。基线时,两组通过 VerifyNow P2Y$_{12}$ 检测、VASP 检测和 MEA ADP 评估的血小板治疗反应性彼此相当,而 3 个月时,接受高维持剂量的患者,所有三种方法检测均表现出比标准剂量组中的患者,显著降低的血小板反应性。此外,与接受 75mg/d 氯吡格雷的患者相比,150mg/d 组患者在 3 个月内至少有一次检测到 HRPR 的频率显著降低(33%对 87%;P<0.001)[348]。在多中心、随机、双盲、主动控制的 GRAVITAS 试验中,对 542 例 PCI 术后接受药物洗脱支架植入的稳定 CAD 或 ACS 患者,进行对 ADP 的治疗后残余血小板反应性检测(表 36.4)[349,350]。在整个研究期间,所有患者均服用 75~162mg/d 阿司匹林。那些在 PCI 术前至少 7 天未服用 75mg/d 氯吡格雷的患者,在接受 PCI 前 2 小时内,服用 300mg 或 600mg 负荷剂量的氯吡格雷。通过 VerifyNow P2Y$_{12}$ 检测,将 HRPR ADP 定

表 36.4　评估通过血小板功能检测指导二磷酸腺苷高治疗残余血小板反应性患者抗血小板
治疗的临床效用的三项大型随机对照临床试验的比较

临床试验特性	GRAVITAS[349]	ARCTIC[351]	ANTARCTIC[352]
患者特点	PCI 植入 EES：约 58% 稳定型 CAD，约 27% 不稳定型心绞痛无心肌梗死，约 15% ACS	PCI 植入 EES：约 27% NSTE-ACS	年龄≥75 岁 PCI 合并支架植入的 ACS
患者例数	2 214	2 440	877
血小板功能检测	VerifyNow P2Y$_{12}$ 检测 HRPR 阈值：≥230PRU	VerifyNow P2Y$_{12}$ 检测 HRPR 阈值：≥235PRU 或抑制率≤15%	VerifyNow P2Y$_{12}$ 检测 HRPR 阈值≥208PRU，LRPR 阈值≤85PRU
治疗药物类型/剂量	氯吡格雷 600mg 负荷剂量，然后 150mg 维持剂量	氯吡格雷 600mg 负荷剂量+氯吡格雷 150mg/d（约 90%）或者普拉格雷 60mg 负荷剂量 + 普拉格雷 10mg/d（约 10%）	普拉格雷 5mg/d（55%）；普拉格雷 10mg（4%）；氯吡格雷 75mg（39%）
疗效结果（监测组对常规治疗组）	6 个月内的心血管死亡、非致死性心肌梗死或支架血栓形成：2.3% 对 2.3%；HR 1.01，P=0.97	1 年内的死亡、心肌梗死或支架血栓形成、卒中或急性血运重建：34.6% 对 31.1%；HR 1.13，P=0.1	1 年内的心血管死亡、心肌梗死或支架血栓形成、卒中、急性血运重建和 BARC 定义的出血（2、3、5 型）：28% 对 28%；HR 1.0，P=0.98
安全性结果	重度或中度 GUSTO 出血：1.4% 对 2.3%；HR=0.59，P=0.1	STEEPLE 大出血：2.3%对 3.3%；HR=0.7，P=0.15	BARC 定义的出血（2、3、5 型）：21% 对 20%；HR=1.04，P=0.77
局限性	- 低风险患者队列导致事件率低，因此对 PFM 的有效性检验效力不足 - 克服 HRPR 的次优补救措施 - PCI 后 12 或 24 小时完成随机化，缺失围手术期事件	- 低风险患者队列 - 大多数患者使用次优的克服 HRPR 补救措施 - 对院外发生率检验效力不足	- 前 14 天的统一策略，未在早期进行 PFM 检测 - PFM 组的治疗策略主要是为了减少出血 - 大约 7.8%的 PFM 组患者在第 14 天或第 28 天没有进行 PFM

BARC，出血学术研究联盟；CAD，冠心病；DES，药物洗脱支架；GUSTO，全球使用链激酶和组织纤溶酶原激活剂治疗冠状动脉闭塞；HR，风险比；HRPR，对二磷酸腺苷高治疗残余血小板反应性；LRPR，对 ADP 低治疗残余血小板的反应性；NSTE-ACS，非 ST 段抬高性急性冠脉综合征；PFM，血小板功能监测；PRU，P2Y$_{12}$ 反应单位；STEEPLE，依诺肝素经皮冠脉介入术患者的安全性和有效性国际化随机评估。

Modified with permission from Gurbel PA et al. Nat Rev Cardiol 2016[350].

义为 PRU≥230，并在研究人群中鉴定出 2 214 例患者（40.8%）。然后将 HRPR ADP 的患者以 1：1的方式，随机分组到首次剂量为 600mg 氯吡格雷，然后 150mg/d 氯吡格雷，持续 6 个月的强化治疗组；或不使用额外负荷剂量，75mg/d 氯吡格雷，持续 6 个月的标准方案组。两组均在 30 天和 6 个月进行回访，通过 VerifyNow P2Y$_{12}$ 检测血小板功能。与标准剂量氯吡格雷相比，高剂量方案在 30 天时使 HRPR ADP 绝对减少了 22%（62% 对 40%；$P<0.001$）。然而，这一实验室的发现并未转化为临床结局：两组患者中 6 个月内，心血管死亡、非致死性心肌梗死和支架内血栓形成等主要复合终点的发生率为 2.3%。此外，根据 GUSTO 定义，高剂量组患者严重或中度出血没有显著增加（1.4% 对 2.3%；P=0.1）。由于纳入了相对低风险的人群，导致整体 MACE 率低，GRAVITAS 试验不足以检验血小板功能监测的效用[2]。本研究的其他不足包括：选择了次优的克

服 HRPR ADP 的补救措施，随机化的时间点（PCI 术后 12～24 小时）从统计分析中排除了围手术期的事件。

Bonello 等在给予患者 600mg 负荷剂量氯吡格雷后，通过 VASP 检测确定了 429 例 HRPR[119]。这些患者被随机分配到 VASP 指导组（n=215），他们接受了最多三次的额外 600mg 负荷剂量的氯吡格雷，以使 PRI 在 PCI 术前<50%；对照组（n=214）不再给予氯吡格雷负荷剂量，直接进行 PCI。使用 VASP 指导治疗，HRPR ADP 的发生率可降至 8%，PCI 后 30 天内支架内血栓形成和 MACE 的风险显著低于对照组[119]。两组患者大出血的发生率为 0.9%。同一组作者在另一篇文章中证实了，通过 VASP 检测，氯吡格雷重新负载的策略，可能降低 HRPR 率[353]，并表明，VASP 指导的加载方案，甚至可以克服携带 CYP2C19* 2 功能缺失多态性患者的 HRPR ADP[354,355]。然而，在另一项研究中，128 例 MEA ADP 检测确定的 HRPR 患

者,接受上述最多三次 600mg 氯吡格雷再负荷,与没有 HRPR 的患者相比,PCI 术后 1 年内,仍然发生明显更多的缺血事件[356]。综上所述,增加氯吡格雷负荷和/或维持剂量,可降低 HRPR ADP 的发生率[119,347-349,353,354,356]。然而,这一策略的临床获益值得怀疑,因为唯一的大型随机对照试得到了阴性结果[349],以及小样本的研究报告了强化氯吡格雷治疗对患者临床结局存在异质效应[119,356,357]。

抗血小板药物的类型

Valgimigli 等人根据 VerifyNow 阿司匹林和 P2Y$_{12}$ 检测结果,在 10 个欧洲中心筛选了 1 277 例择期 PCI 的患者,最终入组了 93 例阿司匹林、147 例氯吡格雷和 23 例双效抗血小板治疗反应差的患者[129]。然后在阿司匹林和氯吡格雷标准治疗的基础之上,将 HRPR 患者以双盲方式随机分配到 GP Ⅱ b-Ⅲ a 拮抗剂替罗非班组(n=132;推注,然后滴注 14~24 小时)或安慰剂组(n=131)。围手术期心肌梗死的主要终点定义为,PCI 术后 48 小时内肌钙蛋白 I/T 升高≥3 倍的正常上限,替罗非班组比安慰剂组少(20.4% 对 35.1%;P=0.009)。此外,替罗非班组患者 30 天内 MACE 率降低(3.8% 对 10.7%;P=0.031),而两组患者的出血率无差异。

在检测血小板反应性指导普拉格雷替代氯吡格雷治疗择期支架植入患者(Testing Platelet Reactivity in Patients Undergoing Elective Stent Placement on Clopidogrel to Guide Alternative Therapy with Prasugrel,TRIGGER-PCI)试验中,对已经成功接受择期 PCI 合并支架植入术的稳定 CAD 患者,通过 VerifyNow P2Y$_{12}$ 检测,确定血小板对 600mg 负荷剂量氯吡格雷的反应[358]。在具备有效 PRU 检测结果的 3 283 例患者中,发现 625 例 HRPR ADP(19%)。其中,423 例患者(67.7%)参加了随机研究,并以 1:1 的方式,分配到 75mg/d 氯吡格雷组;或 60mg 普拉格雷负荷剂量,然后 10mg/d 普拉格雷组。与氯吡格雷相比,从基线到 3 个月,普拉格雷显著降低了血小板治疗反应性。然而,6 个月时,以心血管死亡或心肌梗死作为主要疗效终点,普拉格雷组 0 例,氯吡格雷组 1 例;以非 CABG 相关 TIMI 大出血作为安全终点,普拉格雷组 3 例,氯吡格雷组 1 例。因此,该研究不能证明,基于 VerifyNow P2Y$_{12}$ 检测的结果从氯吡格雷转换为普拉格雷的临床效用。由于入组低风险队列以及 MACE 率低,该研究的检验效力不足。此外,与 GRAVITAS 试验一样,作者选择强化治疗组应用固定剂量药物治疗的方案,而不是根据重复的血小板功能检测,单独定制每位患者的抗血小板治疗。与 TRIGGER-PCI 试验相反,小样本的研究和注册研究表明,HRPR ADP 患者从氯吡格雷转换为普拉格雷或替格瑞洛,可临床获益而且不增加出血风险[356,357,359-361]。

Bassez 等人通过 VASP 试验,将 16 例 ACS 后普拉格雷治疗 1 个月的 HRPR 患者,从普拉格雷转换至 90mg 替格瑞洛每日 2 次[362]。替格瑞洛开始治疗 1 个月后,他们观察到血小板治疗反应性显著下降,且没有任何患者表现出 HRPR ADP。由于 PRI≤10%,四名受试者甚至被归类为 LRPR ADP 患者。这些数据与另一项研究一致,对于氯吡格雷治疗后 HRPR ADP 患者,与普拉格雷相比,替格瑞洛具有更强的抗血小板作用[145],而 Bernlochner 等在氯吡格雷的反应不良的患者中,发现了两种药物血小板抑制水平相似[363]。

随机、开放标签的急性冠脉综合征长期抗血小板治疗的血小板抑制检测响应(Testing Responsiveness to Platelet Inhibition on Chronic Antiplatelet Treatment for Acute Coronary Syndromes,TROPICAL-ACS)试验,纳入 2 610 例接受 PCI 的 ACS 患者,监测指导噻吩并吡啶的降级治疗[364]。指导降级组患者(n=1 304),接受 10mg/d 或 5mg/d 普拉格雷(根据标签和当前指南推荐)1 周,然后接受 75mg/d 氯吡格雷 1 周。在第 14 天,通过 MEA ADP 检测血小板治疗反应性。HRPR ADP(定义为 MEA ADP ≥46AU)患者,立即切换回普拉格雷,而没有 HRPR ADP 的患者继续氯吡格雷治疗。相比之下,对照组(n=1 306)患者,接受普拉格雷标准治疗 12 个月。主要终点为随机分组后 12 个月内心血管死亡、心肌梗死、卒中和 BARC 2 级或更高出血的复合终点,指导降级组和对照组患者发生率分别为 7% 和 9%。作者得出结论,基于 MEA ADP 结果指导抗血小板降级治疗,在 PCI 术后 1 年不劣于普拉格雷的标准治疗[364]。另一项研究,将 645 例 PCI 术后阿司匹林联合普拉格雷或替格瑞洛 DAPT 1 个月的 ACS 患者随机分配到两组:DAPT 未改变组(n=323),和转换的阿司匹林加 75mg 氯吡格雷 DAPT 组(n=322)[365]。随访 1 年,他们观察到转换 DAPT 组 BARC≥2 出血并发症比 DAPT 未改变组显著减少(4% 对 14.9%),而缺血性终点的发生没有显著差异。同一组作者在随后的分析中表明,转换 DAPT 方案减少出血事件的获益主要来源于 1 个月时通过 VASP 试验(定义为 PRI≤20%)发现的 LRPR 患者[123]。

总之,尽管普拉格雷和替格瑞洛治疗显著降低,虽然服用氯吡格雷但仍发生 HRPR ADP 患者的血小板反应性[145,358,363,366-368]。然而,转换为这些较新的 P2Y$_{12}$ 受体拮抗剂,是否会导致对氯吡格雷反应差的患者预后更好,这一点仍不明确,如果是的话,应该选择这两种药物中的哪一种也不明确。引导早期 P2Y$_{12}$ 抑制治疗降级,可能成为 PCI 患者,特别是出血风险增加患者的替代选择,当然,在更广泛地使用该策略之前,必须获得进一步的随机试验的数据。

抗血小板药的剂量和类型

在药物洗脱支架植入患者中,双重随机化评估支架植入后,传统的抗血小板策略与监测指导策略,以及治疗中断与持续一年(Assessment by a Double Randomization of a Conventional Antiplatelet Strategy versus a Monitoring-guided Strategy for Drug-Eluting Stent Implantation and of Treatment Interruption versus Continuation One Year after Stenting,ARCTIC)试验中,把来自法国 38 个研究中心,计划进行冠状动脉支架植入术的 2 440 例患者,随机分配到血小板功能监测策略组,通过 VerifyNow 阿司匹林或 P2Y$_{12}$ 检测调整 HRPR 患者治疗,以及常规策略组,不做检测和药物调整(表 36.4)[350,351]。在监测组中,支架植入前和植入后 2~4 周,评估抗血小板治疗的反应。支架植入前,阿司匹林治疗期间 HRPR AA 的患者,调整为静脉注射阿司匹林;氯吡格雷治疗期间 HRPR ADP 的患者,调整为给予 GP Ⅱ b-Ⅲ a 抑制剂和额外的弹丸注射氯吡格雷≥600mg 或 60mg 负荷剂量普拉格雷,然后 150mg/d 氯吡格雷或 10mg/d 普拉格雷维持。此外,在 PCI 后 14~30 天,氯吡格雷治疗期间 HRPR ADP 的患者,调整为 10mg/d 普拉格雷或者把氯吡格雷的维持剂量增加 75mg/d。噻吩并吡啶治疗期间的 LRPR 患者,如果用 10mg/d 普拉格雷或 150mg/d 氯吡格雷治疗,则转换为 75mg/d 氯吡格雷。在常规治疗组中,医生自行决定所有抗血小板药物的使用,建议遵循现行做法和最新的国际指南。主要终点为支架植入后 1 年内死亡、心肌梗死、支架内血栓形成、卒中或紧急血运重建的复合终点,监测组发生率为 34.6%,常规组为 31.1%,结果表明,与不监测的标准抗血小板治疗相比,基于血小板功能检测调整治疗,对预后无明显改善[351]。值得注意的是,两组 STEEPLE 大出血率也相似(2.3% 对 3.3%;P=0.12)。与先前关于血小板功能监测的临床效用的研究一样,ARCTIC 试验的局限性包括:纳入低风险人群和在大多数患者中使用次优的补救措施克服 HRPR。此外,该研究对于院外事件发生率的检验效力不足。

Aradi 等人在 ACS 患者 PCI 术后 12~36 小时,通过 MEA ADP 检测,将 219 例对氯吡格雷反应较差的患者,分配到高剂量氯吡格雷组(n=128)或标准剂量普拉格雷组(n=91)[356]。高剂量氯吡格雷组患者,基于 MEA ADP 检测,接受最多 3 次额外的 600mg 氯吡格雷负荷剂量,以使血小板反应性正常化到 HRPR ADP 的阈值以下,然后维持剂量为 75 或 150mg/d 氯吡格雷。普拉格雷组转换为 60mg 普拉格雷负荷剂量,然后 10mg/d 普拉格雷。两种强化治疗方案均显著降低了血小板治疗反应性。然而,普拉格雷比 600mg 氯吡格雷重复负荷组,提供了更有效的血小板抑制,普拉格雷组 1 年的内 MACE 率与没有 HRPR ADP 的患者相当。相比之下,高剂量氯吡格雷组患者的缺血事件明显多于没有 HRPR ADP 的患者。有趣的是,高剂量氯吡格雷比普拉格雷更常发生 BARC 3 型或 5 型大出血。

在开放标签、随机对照的,评估年龄>75 岁患者支架植入治疗后普拉格雷正常与定制剂量以减少出血、支架血栓形成和缺血并发症的复合终点(Assessment of a Normal Versus Tailored Dose of Prasugrel After Stenting in Patients Aged>75 Years to Reduce the Composite of Bleeding, Stent Thrombosis and Ischemic Complications, ANTARCTIC)试验中,877 例年龄在 75 岁及以上 ACS 冠脉支架术后的患者,被分配到监测组(n=442)或常规组(n=435;表 36.4)[350,352]。所有患者最初接受 5mg 普拉格雷联合小剂量阿司匹林治疗。监测组患者开始普拉格雷治疗 14 天后,通过 VerifyNow P2Y12 检测血小板功能,如有必要则调整治疗。具体而言,在 HRPR ADP(定义为 VerifyNow P2Y12 检测 ≥208)的情况下,普拉格雷剂量增加至 10mg/d,或者在 LRPR ADP(定义为 VerifyNow P2Y12 检测 ≤85PRU)的情况下,普拉格雷转换至 75mg/d 氯吡格雷。对于第一次检测后需要调整的患者,在第 28 天重复检测血小板功能。10mg 普拉格雷治疗期间 LRPR ADP 患者,随后服用 5mg/d 普拉格雷,75mg 氯吡格雷治疗期间 HRPR ADP 的患者,服用 5mg/d 普拉格雷。已经接受 75mg 氯吡格雷的 LRPR ADP 患者和服用 10mg/d 普拉格雷的 HRPR ADP 患者,在第 28 天不再进行进一步的治疗调整。常规组患者,在整个研究期间不做血小板功能检测。随访 1 年,以心血管死亡、心肌梗死、卒中、支架血栓形成、紧急血运重建

和 BARC 定义的(2、3、5 型)出血并发症为主要复合终点,两组的发生率为 28%。此外,两组之间的出血率没有显著差异[352]。该试验的局限性是,前 14 天统一策略,不能在 PCI 后早期检验血小板功能监测的效用。此外,监测组的治疗方案,致力于最小化出血并发症的问题,而不是减少缺血性结局。最后,监测组大约 8% 的患者在第 14 天或第 28 天没有进行血小板功能检测[2]。

Jeong 等在给予 300mg 氯吡格雷负荷剂量后,把通过 LTA ADP 检测发现的 60 例 HRPR 患者,随机分配到标准 DAPT 联用 100mg 西洛他唑每日两次组(n=30)或 150mg 氯吡格雷维持剂量联用阿司匹林组(n=30)[369]。分别在基线和 30 天后,通过 LTA ADP 和 VerifyNow P2Y12 检测血小板治疗反应性。在 30 天时,他们发现西洛他唑组与高维持剂量组相比,LTA ADP 的 HRPR 显著降低(3.3% 对 26.7%;P=0.012)。此外,两种方法评估均证实,与高剂量氯吡格雷治疗相比,辅助应用西洛他唑对血小板的抑制显著增强[369]。

高血栓风险 PCI 患者氯吡格雷反应评估及抗血小板干预(Clopidogrel Response Evaluation and Antiplatelet Intervention in High Thrombotic Risk PCI Patients, CREATIVE)试验中,使用 TEG 鉴定 1 078 例对氯吡格雷反应差的 PCI 患者[370]。所有患者服用 100mg/d 阿司匹林,并以 1:1:1 的方式随机为三组:75mg/d 氯吡格雷的标准 DAPT 组;150mg/d 氯吡格雷的高剂量组;或三联疗法组,75mg/d 氯吡格雷加用 100mg 西洛他唑每日两次。与常规 DAPT 相比,DAPT 联用西洛他唑显著降低了 18 个月时死亡、心肌梗死、卒中和靶血管血运重建的主要终点(8.5% 对 14.4%)。与标准 DAPT 相比,高剂量氯吡格雷治疗组 MACE 较低的趋势无显著性差异(10.6% 对 14.4%)。虽然 150mg 氯吡格雷比常规 DAPT,BARC 定义的轻微出血发生更频繁(27.4% 对 20.3%),但三个治疗组之间 BARC 定义的大出血并发症无显著差异。

总之,这些试验以及上述基于检测结果调整治疗的研究表明,与标准抗血小板治疗相比,建立监测指导策略的临床优势是非常困难的。因此,在抗血小板治疗的实验室监测用于日常临床实践之前,有必要进一步研究如何实施血小板功能检测实现最佳的定制治疗。

现有指南

基于血小板功能检测调整治疗,并不改善大型随机临床试验的结果[349,351,352,358]。此外,根据基因检测结果定制抗血小板治疗的研究方案,缺乏足够的检验效力。因此,按照 ACC/AHA 和 ESC 关于 DAPT 的现有指南,目前不建议进行抗血小板治疗的常规实验室监测[30,31]。然而,ESC 指南指出,在检测结果可能影响治疗策略的特定情况下,可考虑血小板功能检测和基因分型,例如,尽管采用最先进的抗血小板治疗,仍有不良事件复发的患者;或最近接受 P2Y12 抑制剂治疗的 CABG 的患者。后一种情况下,由于 P2Y12 受体拮抗剂的抗血小板作用的强度和持续时间具有广泛的个体间差异,血小板功能检测可能有助于决定心脏手术的时机[371-374]。

结论

　　患者抗血小板治疗的反应因人而异。虽然通过已有方法评估的 HRPR 是 PCI 后发生缺血事件的独立危险因素,但 LRPR 可能与出血并发症风险增加相关。用于检测血小板治疗反应性的检测方法基于不同的原理。它们相互之间至多中等相关,检测结果受到人口学、临床和遗传等各种不同因素的影响。因此,这些方法不可互换。根据血小板功能检测结果定制抗血小板治疗,可降低 HRPR 和 LRPR 的发生率,但在大型随机对照临床试验中并不能减少不良的临床结局。因此,抗血小板治疗的实验室监测,目前应仅限于研究的目的和结果可能影响治疗策略的特定临床情况。

（季顺东、阮长耿 译,刘俊岭 审）

扫描二维码访问参考文献

第 37 章　临床研究试验中的血小板功能检测

Andrew L. Frelinger, III

引言

临床研究试验是将参与者前瞻性地分配到一个与健康有关的介入处理中以评价其对健康后果作用的调研研究[1]。在充分的技术支持下,此类试验能展示特定血小板功能检测与健康状况后果间的相关。主要的健康状况后果通常是安全,而针对血小板功能治疗的药效作用,不管是刻意的(即靶向的)还是非刻意的(即脱靶的)均作为次要终点进行检测。

在人体临床试验中早期使用的血小板功能测试是利用透光度血小板聚集(light transmission platelet aggregation,LTA;第34章),在对该方法的最初描述[2-4]不久之后即被和血小板对玻璃的黏附[5,6]一起用来评估双嘧达莫在人体血管血栓形成可能的治疗或预防中的潜在药效[7]。在此研究中研究人员有现成的研究对象:普通内科病房的患者和实验室工作人员。此外,研究人员采取特殊步骤防止在采血和处理过程中血小板活化:使用大口径针具、硅化玻璃注射器和离心管以及起抗凝作用的 3.8% 枸橼酸三钠。研究评估了二磷酸腺苷(adenosine diphosphate,ADP)、三磷酸腺苷(adenosine triphosphate,ATP)、去甲肾上腺素、5-羟色胺和生理盐水诱导的 LTA 反应以及血小板对玻璃黏附。结果显示尽管在富血小板血浆(platelet-rich plasma,PRP)中直接加入双嘧达莫抑制了 ADP 诱导的血小板聚集和血小板对玻璃黏附,但是在对经静脉注射或口服双嘧

达莫样本的血小板功能检测中,唯一药效作用是观察到加入生理盐水时自发的 LTA 减弱。即使这是个不好的开端,但作为评估抑制血小板功能可降低人体血管栓塞的机制性假设的药效学终点,此研究还是表明血小板功能测定可在临床研究中实施。

血小板功能测定在早期评估阿司匹林对缺血性后果作用的临床试验中的主要作用是确认患者的依从性[8,9]。阿司匹林心肌梗死研究(Aspirin Myocardial Infarction Study,AMIS)[8]是一项多中心、随机、双盲和安慰剂对照试验,用以评估阿司匹林降低心肌梗死患者死亡率的潜力。在 11 次研究访问(4 524 位受试者×11 次研究访问 = 49 764 次 LTA)中都以盲法进行了 LTA。在服用阿司匹林的受试者中 LTA 的抑制与胶囊数相符,支持高度符合的结论。尽管如此,这些服用阿司匹林的患者相对于服用安慰剂的患者中 3 年死亡率的基本结果并无统计学意义。可惜的是,基本死亡率后果和 4.9 万次以上 LTA 测试之间关系的分析未见报道。第一个揭示阿司匹林对急性心肌梗死具有统计学意义的防护作用的前瞻性研究是对 1 266 名患不稳定型心绞痛男子进行的退伍军人管理局协作研究[9]。在参与的 12 家大学附属退伍军人管理局医疗中心,每一家均测出对 50μmol/L 肾上腺素诱导的血小板第二相聚集波,并发现服用阿司匹林者比服用安慰剂者明显更低(分别为:3.6 对 35.4 任意单位)。未见提供任何标准化方面的信息,若可能应包括这个评估中有关 PRP 制备、血小板聚集仪器或使用的肾上腺素等。然而,AMIS 研究和退伍军人管理局合作研究均显示了将对操作者专业技能要求甚高且复杂而耗时的 LTA 测试整合入多中心、随机、盲法临床试验的能力。

在一篇关于抗血栓药物发展的早期综述中[10],Hampton 注意到"不存在能确定无疑表明一种药物具有,或可能具有,对血栓形成的有益作用的血小板功能的简单测试"。从而,许多临床测试包含一种以上血小板功能测试。早期测试专注于评估在动脉血栓中观察到的血小板聚在一起形成团块的方式。当时可以使用的测试为:LTA、血小板对玻璃的黏附(在转动的烧瓶中或在通过一个玻璃珠柱时)[6,11]或稀释在血浆中的血小板的电泳泳动性变化(血小板泳动性在低浓度激动剂刺激下增加,在引起聚集的激动剂浓度下降低)[12]。1997 年在试图了解血小板功能与止血之间的关系时,对包括阿司匹林、氯丙嗪、愈创木酚甘油醚、苯海拉明和吲哚美辛在内的"抗血小板"药物对正常人出血时间以及 LTA 的影响进行了评估[13]。研究显示这些药物对 LTA 的效果相对于"临床结果"即出血时间并非一致,因此突显了当今人们仍然面临的挑战:展现由各种测试检测的血小板功能与临床结果间的关系。

自这些早期研究以来,血小板功能测试已经被列入大量的抗血小板药物的临床研究试验中(参见第 50~60 章),并展示了阿司匹林的疗效[14-20],使得在用抗血小板药物治疗的患者的选定群体中,界定血小板反应性高与低达成了一些共识[21,22],以及对患者个体实施血小板功能测试的若干指导性文件[23-26]

（参见第 36 章）。此书中的其他章节提供了各种血小板功能检测相关的原理、测试标准化和操作的细节及其潜在临床效用（参见第 33~36 章）。本章节焦点将主要集中于临床研究试验中运用血小板功能检测的相关问题。

与临床研究试验中的血小板功能检测范畴相关的问题

表 37.1 提供了当考虑在临床研究试验中包含血小板功能检测时必须加以思考的许多关键问题的一个轮廓。虽然这些问题中的若干在所有人体临床研究试验中常见，例如纳入成人患者对应于儿童患者，而在此我们将考虑这些问题是如何与把血小板功能作为终点的研究进行关联的。

表 37.1　与临床研究试验中的血小板功能检测范畴相关的问题

评估血小板功能的基本原理	• 评估血小板功能与临床结局的相关 • 评估干预的药效动力学
受试者相关问题的研究	• 健康供样者对应患者 • 住院患者对应门诊患者 • 成人对应儿童（或两者） • 抽外周血或留置导管 • 抽血总量 • 共用药物、干扰物质
哪一种或哪一些检测？	• 透光度聚集仪 • TEG® • VerifyNow® • 其他
检测的频率	• 拥有愿意参与的研究对象 • 受限于可用的血管和可抽的血量
时间安排	• 昼间、餐后、活动影响 • 采血时间邻近缺血性事件或可能影响结果的操作程序
研究场所	• 人员的资质 • 可供使用的专业设备如聚集仪、PFA-100、TEG 等 • 所有场地的设备是否等效？ • 必要时的培训 • 研究场所按对应于内部标准操作程序的研究方案处理标本的意愿
现场检测对应离场中心实验室检测	• 多数检测要求现场检测结果 • 有选择的检测在少量的当场样本处理后可离场操作 • 缺少可用设备时可能需要送样本到中心实验室 • 物流运输（时间、温度、报关、价格）
数据设盲	• 编码的仪器输出 • 测试操作者对研究的处理不知情 • 医生在对检测结果不知情下治疗患者

评估血小板功能的基本原理

将血小板功能测试纳入临床研究试验具有令人信服的理由。将临床结果与血小板功能测试进行关联的临床试验可以：①提出促成临床结果的生物学机制；②允许预估特定临床结果的相对风险；③为干预确定可能的靶点；④评估特定干预的疗效。因为在此类试验中测量的临床结果（例如严重出血或心肌梗死复发）常常是罕见的，将血小板功能和临床结果进行关联的试验通常必须是大型的，因此很少进行。更常见的是，血小板功能经常作为亚组研究的一部分被包含在临床研究试验中，以确定治疗或干预结果中血小板功能是否有可测量的改变。

在抗血小板药物作为缺血性疾病的可能治疗的试验中，血小板功能测定对于展示可能的作用机制及抗血小板治疗是否达到预期的药效是有用和必要的。如上文提及的，对 LTA 的抑制在早期的阿司匹林研究中被用作确认用药依从性的手段。后期研究显示经氯吡格雷治疗的患者血小板功能的高度变异性[27-34]，至少部分解释了即使在双药抗血小板治疗中仍发生缺血性事件。这个概念的外延为血小板功能测试可识别那些具有各不同程度的残存血小板功能的患者亚群。如有充分的技术支持，此类研究可确定对血小板药物干预的药效作用与临床结局间的关系。对接受 P2Y$_{12}$ ADP 受体拮抗剂氯吡格雷治疗患者的研究情况也是如此，导致形成了一种观点，即治疗中血小板的反应性的高和低分别对应升高的血栓形成和出血风险[21,22,35-43]（参见第 36 章和 51 章）。

清晰阐述和认识特定研究的目的，提供了在临床试验中包含或不包含血小板功能测试的基本原理，甚至能帮助确定何种血小板功能测试最合适。一个很好的范例就是 TRITON TIMI-38 试验，其寻求确定增加抗血小板治疗强度是否会降低经皮冠状动脉介入治疗（percutaneous coronary intervention，PCI）的急性冠脉综合征患者主要不良心血管事件（major adverse cardiovascular events，MACE）[44]。主要研究结果显示，相较于经氯吡格雷治疗的患者，经普拉格雷治疗的患者中 MACE 降低。TRITON 的血小板亚组研究评估血管舒张剂刺激磷蛋白（vasodilator-stimulated phosphoprotein，VASP）的磷酸化（$n = 125$）和 LTA（$n = 31$）[45]。虽然此项亚组研究仅代表 >13 000 位参与 TRITON 患者中的一小部分，但是其能够用两种独立的方法展示，相比氯吡格雷，普拉格雷在 ACS 患者中导致对 ADP-诱导的血小板功能更强的抑制，这支持了更强的抗血小板治疗与 MACE 的降低相关的假说。

受试者相关问题的研究

所有临床研究试验必须确定合适的、与研究目的一致的纳入和排除标准。当研制新药时，根据其表现出的风险水平，健康供者通常是首先被检测的对象。健康供者为避免同时用药或生活方式因素（如饮食、吸烟、锻炼和饮酒）提供了机会，这些因素可能改变血小板功能或与新药相互作用。然而，在患者中比在健康供者中差异化执行处理的可能性，有助于在意向性患者群体中评估药物。虽然健康供者也许可避免联合用药，处于缺血性事件高风险的患者群常常服用即使不是两种（阿司匹林和/或 P2Y$_{12}$ 拮抗剂)至少也是一种抗血小板药物。因为这些药物是标准治疗的一部分,所以几乎没有尚未经治疗的潜在研究对象。由于为了获取血小板功能测试的"基线"而要求这类患者拒绝接受这些药物治疗是不道德的,一些研究主动争取征集已经接受阿司匹林和/或 P2Y$_{12}$ 拮抗剂的患者。例如,转换抗血小板(SWitching AntiPlatelet,SWAP)研究征集了每天接受75mg 阿司匹林和氯吡格雷的先前有不稳定型心绞痛、无 ST 段升高的心肌梗死患者或 ST 段升高的心肌梗死患者[46]。相比之下,SWAP-2 研究征集了患稳定型冠心病的对象即无 P2Y$_{12}$抑制剂治疗指征的患者,以期包含服用低剂量阿司匹林患者又避免基线 P2Y$_{12}$ 抑制剂可能的扰乱作用[47]。

包含血小板功能检测的药代动力学和药效动力学研究,呈现出影响健康个体对患者以及住院患者对门诊患者选择的多重挑战。更确切地说,需要多次及序贯抽血,要求对研究主体集中管理。由于住院患者已经身处受控环境,采集多次及序贯的样本可能更为容易。然而,一些血小板功能检测,特别是LTA(参见表 37.2)会由于所需的血量而考虑排除一些患者群体,特别是小儿科患者群体。虽然集中管理健康供者具有挑战性,但是它能提供对包括依从性、饮食、吸烟和酒精消耗在内的多重因素的最大限度控制。由于这些因素已知会影响氯吡格雷和/或质子泵抑制剂的新陈代谢,另外也无法轻易被控制,此策略被用以 LTA、VerifyNow P2Y$_{12}$ 和 VASP 等方法评估不同质子泵抑制剂与氯吡格雷间相互作用的药代动力学和药效动力学[49]。此研究及其他研究[50,51]展示了氯吡格雷和一些质子泵抑制剂间的一种代谢性的药-药相互作用,并阐述了复合用药改变血小板功能检测结果的可能性。

临床研究试验参与者,如接受 PCI 的患者,常有内置的导管,可用已采集临床测试用血样。对比采集自导管和外周静脉穿刺的血样间血小板功能的研究甚少进行。然而,Lance 等人[52]采集自三条通路(外周静脉的、外周动脉的、中心静脉的)和静脉穿刺的血液,用多电极聚集和 PFA-100® 测定的血小板功能,并发现所有采集部位的血样在两种测定中均高度一致。Rondina 等人[53]对比通过流式细胞术测定采集自 116 名危重症患者动脉和静脉血的血小板表面活化的糖蛋白(glycoprotein,GP)Ⅱb-Ⅲa(用单克隆抗体 PAC1 测定)、血小板表面 P-选择素以及单核细胞血小板聚集物所反映的血小板功能,单核细胞-血小板聚集物而不是活化 GP Ⅱb-Ⅲa 或 P-选择素,存在依赖于获取样本的血管通路位置的差异。即使通路位置相同,冠状动脉和外周静脉间血小板功能可能仍存在差异。确实已有报道显示,通过对采集自冠状动脉内的血管对比采集自外周区域的样本进行的花生四烯酸-刺激的 LTA、VerifyNow P2Y$_{12}$ 和 PFA-100 的胶原-肾上腺素方法检测出血小板功能的差异[54],其中有些差别可能因剪切力而形成。Yong 等人[55]使用冠脉内取样和计算机技术评估剪切力,确定血小板表面 P-选择素、单核细胞-血小板聚集物、单核细胞 CD11b 与在取血样点计算出的剪切力成比例地上调。因此在可能的情况下,在每次临床研究试验全过程中血管通路位置和区域应该保持不变。

由于标准临床护理也需抽取血液检测的缘故,参与临床研究试验的受试者可捐献用于研究目的血液的量受到限制。因此,必须考虑研究全过程中及每次访问中每次检测需要的血量。完成不同血小板功能检测所需的血量差异很大,从流式细胞术的微升级到 LTA 的毫升Ⅰ级。但是,测试需要的血量和从患者处采集要求的量不同。标准血液采集试管常常决定一项特定检测实际从患者处抽取的最低血量。在使用 Vacutainer™血液采集试管的临床场所,4.5ml 抽血管(含 0.5ml 0.109mol/L枸橼酸钠)和 2.7ml 抽血管(内含 0.3ml 0.109mol/L 枸橼酸钠)很常见。然而,1.8ml 抽血管(BD Vacutainer™ Plus 塑料枸橼酸钠管,产品目录号 363080,内含 0.2ml 0.109mol/L 枸橼酸钠;欧洲可供选择品是 Sarstedt 产品目录号 04.1955.001,S-Monovette® 减低样本量的 1.8ml,3.2%枸橼酸钠)可供并用以将抽血总血量降至最低。一种将研究用血量降至最低的替代方法是使用同一管血进行几种不同的检测。可是在实践中并非所有检测都在相同场所进行,这样选择血液从一个场所前往另一场所的发送途径可能产生问题。此外,一些检测需要新鲜、未开启的试管,因此为检测准备专用试管是必须的。低容量的1.8ml 抽血管可部分解决这个问题,然而,因为低容量抽取,这些管子也无法保持真空,从而和更大抽血管相比储存时间较短(3~4 个月),可能需要更频繁的替换。外径与 4.5ml 抽血管相同的 2.7ml 和 1.8ml 真空管的额外好处是其包含具有合适直径的聚乙烯内管,从而所有抽取容量时的顶部空间相同。

使用哪一种或哪一些检测?

本书的其他章节(第 33~36 章)描述了多种血小板功能检测,在特定的临床研究试验中包括哪一种或哪一些检测这一问题的提出主要是基于研究要解决什么问题,同时研究的后勤保障问题也有重大影响。特异性测量相互作用或以特异性相互作用的直接下游的终点事件来测量,将最有利于寻求解决有关药物与其靶点相互作用的研究。这样,由于阿司匹林对血小板作用是通过对血小板环氧合酶 1(cyclooxygenase 1,COX-1)的不可逆乙酰化而达到,因此评估阿司匹林对血小板的药理作用最合适的检测是 COX-1 依赖性的血清血栓素 A$_2$ 的生成,可通过监测血栓素 A$_2$ 的稳定代谢物血栓素 B$_2$(thromboxane B$_2$,TxB$_2$)来测量(参见第 50 章)。其次,也可考虑检测依赖 COX-1功能的反应,如花生四烯酸刺激的血小板表面活化 GP Ⅱb-Ⅲa和 P-选择素的表达,可用流式细胞术测量[56]。然而,如果研究目标是在可能影响临床结果的其他因素如血小板数、血细胞比容、纤维蛋白原浓度和剪切力的背景下了解治疗对血小板功能的净作用,一种对血小板功能更为整体性的检测,如应用 TEG血小板导航法测量的花生四烯酸刺激下血小板对凝块强度的贡献可能更为合适。

在对包括阿昔单抗、依替巴肽和替罗非班的 GP Ⅱb-Ⅲa 拮抗剂的临床研究试验中,开发并实施了 GP Ⅱb-Ⅲa 阻断的特异性检测。这些检测包括对放射性标记的阿昔单抗结合的竞争性抑制[57,58]以及单克隆抗体 D3 识别的依替巴肽对配体-诱导结合位点的诱导[59]。这些特异性检测是 GP Ⅱb-Ⅲa 拮抗剂抑制 LTA 的一个补充,因为 LTA 除了依赖于血小板表面有效的GP Ⅱb-Ⅲa 外还依赖于血小板对所用特殊激动剂的反应性、血小板数和受体密度,其特异性较差。

表 37.2　临床研究试验的常用血小板功能测定的相关因素

原理	研究需要的设备	终点	现场或远程	标准化仪器	标本准备时间/min	复杂的移液混合	每测定用血量	采血	最低血小板计数	采血后测定窗口/h
透光度聚集测定	离心机、聚集仪[a]、移液器	%聚集、AUC	现场	否	约30~60	是	约3~5ml	10~45ml；3.2%柠檬酸	$>100\times10^9/L$[b]	0.5~4
多电极聚集测定	Multiplate® 分析仪、移液器	%聚集、AUC	现场	是	约15~30	是	300μl	3ml；水蛭素	$>100\times10^9/L$[c]	0.5~3
纤维蛋白原包被珠的聚集	VerifyNow®	ARU、PRU	现场	是	约2	否	2ml	2ml 部分充满；3.2%柠檬酸	$\geq92\times10^9/L$[c]	0.5~4
剪应力和激动剂诱导的血小板	PFA-100® 和 INNOVANCE PFA-200®	闭合时间	现场	是	约10	否	800μl	1.8ml；3.2%柠檬酸	$>150\times10^9/L$[c]	直到4
黏附聚集	总和血栓形成成分析系统(T-TAS)	OT、T_{10}、T_{10-80}、AUC_{30}	现场	是	约10	否	350μl	PL芯片：3ml；水蛭素，AR芯片：3ml；3.2%柠檬酸	尚未确定	$1\sim3^{48}$
凝块形成、强度	ROTEM®	R、K、α、MA、LY30	现场	是	约30	是	300μl	4ml；肝素钠74USP	未报道	直到4
	TEG 5000	R、K、α、MA、LY30	现场	是	约30	是	360μl	4ml；肝素钠74USP	未报道	2以内
	TEG 6s	R、K、α、MA、LY30	现场	是	约10	否	约400μl	4ml；肝素钠74USP	未报道	2以内
流式细胞术	无	VASP、PRI	远程	不适用[d]	无	否	30μl	1.8ml；3.2%柠檬酸	$\geq50\times10^9/L$	直到48
	移液器	活化 GPIIb-IIIa、P-选择素、LIBS；单核细胞-血小板聚集、中性粒细胞-血小板聚集；小板聚集、MFI、%阳性	远程	不适用[d]	约20	是	30μl	1.8ml；3.2%柠檬酸	约$1\times10^9/L$	0~4[e]；固定后24~96
血清和血浆标志物	37℃水浴、离心机	血栓素 B_2	远程	不适用[d]	约20	否	3ml	3ml；无添加剂	标准化至血小板计数	37℃下即时凝结；储存干-20℃
	离心机	β-血小板球蛋白、血小板因子4、可溶性CD62P、可溶性 CD40L、糖盖蛋白白等	远程	不适用[d]	约20	否	3ml	3ml；3.2%柠檬酸其他	未报道	血浆制备未标准化；储存干-20℃或-80℃

AUC，曲线下面积；ARU，阿司匹林反应单位；LIBS，配体-诱导结合位点；LY30，凝块动力学；MA，凝块最大强度或最大振幅；MFI，平均荧光强度；N/A，不适用；OT，最终闭塞时间；PRI，血小板反应性指数；PRU，$P2Y_{12}$ 反应性单位；T10，色血栓成开始时间；T10-80，白色血栓形成时间；α，凝块强度增长率；VASP，血管舒张剂刺激磷酸白。

[a] Chrome-Log，Bio/Data，Helena 及其他生产商。

[b] 最低血小板计数在不同场合可能有差异，应由各实验室独立建立。

[c] According to package insert 根据包装插入。

[d] 在单一中心实验室的单一仪器上做的检测。

[e] 现场稳定化时间，一旦稳定，将样本送至中心实验室分析。

在指导治疗研究的情况下,确定是否根据血小板功能测试结果改变治疗方法来改善临床结果(减少 MACE 和/或出血)时,对于氯吡格雷抑制血小板的药效敏感性是关键性的,VerifyNow 检测系统的便利和可及性也同样关键[60-62]。CREATIVE 试验[63]的近期阳性结果,强化了基于 TEG 血小板导航对治疗中血小板高反应性检测的抗血小板疗法,其可能被论证为比 VerifyNow P2Y$_{12}$ 的检测更为整体性的血小板功能测定,提示这可能是一种更好的检测。然而,除了用不同的检测方法来测量治疗中血小板高反应性外,CREATIVE 还运用相较于先前试验不同的策略来强化抗血小板作用(加用磷酸二酯酶 3 抑制剂西洛他唑),因此哪一种改变导致了临床有益的结果仍不明朗。这样,就许多研究而言,何种检测可探测最有用或最有益的对血栓形成的作用仍未确定。

作为可能的干扰物质,共用药物可能影响对血小板功能测定的选择。例如,为了在已服用阿司匹林的患者中评估 P2Y$_{12}$ ADP 受体拮抗剂的作用,应选择一种对阿司匹林作用不敏感的检测,VASP 检测符合此需要。相形之下,虽然 LTA 测量的 ADP-和胶原-刺激的血小板聚集对 P2Y$_{12}$ 拮抗剂敏感而应予以考虑,阿司匹林对 ADP-刺激的血小板聚集有弱的抑制作用并对胶原-刺激的血小板聚集有强的作用,这些都可能促成检测反应中的变异性。同样,在 P2Y$_{12}$ 拮抗剂的研究中当作为补救措施的一部分而给患者使用 GPⅡb-Ⅲa 拮抗剂时,GPⅡb-Ⅲa 拮抗剂可被考虑为干扰物质。对 ADP-刺激的血小板表面 P-选择素表达的 VASP 和流式细胞术分析可免于 GPⅡb-Ⅲa 拮抗剂的干扰,而 LTA 则会受到干扰。

检测的频率

各种各样的因素影响了相关临床研究试验中的血小板功能检测频率的决定。除了在任何临床试验中都会考虑的药物的药代动力学、可逆性、患者可用性以及对可允许抽取的总血量的限制等,影响血小板功能测定频率的血小板独特的因素包括血小板的更新代谢和寿命。至于经典的药代动力学-药效学研究,测定的频率取决于药代动力学。就诸如阿司匹林或氯吡格雷的不可逆抑制剂而言,一旦血小板被抑制,其在血小板的循环生命期(约为 10 天)中持续。血小板的更新代谢导致血小板总体中的大约 10% 每天被替换,不过血小板的更新代谢在一些临床情况下可能增高[64-67]。这样,对每天使用的药物来说,可能应该确定血小板反应性的高峰和低谷。在干预终止后采集数份血样来显示血小板反应性的恢复也应是合适的,因为特别是当需要手术时出血风险可能增加。

检测的时间安排

血小板功能检测中采集血样的时间安排在很大程度上由临床研究试验的目标来确定。例如在名为“普拉格雷与氯吡格雷在抑制血小板活化和聚集上的比较-心肌梗死中的溶栓 44(Prasugrel in Comparison to Clopidogrel for Inhibition of Platelet Activation and Aggregation—Thrombolysis in Myocardial Infarction 44,PRINCIPLE-TIMI 44)”的临床研究试验中,研究目标是 60mg 负荷剂量的普拉格雷是否比 600mg 高负荷剂量的氯吡格雷更快地启动血小板抑制[68]。由此,在负荷药物后 30min、2h 和 6h 采集血样进行血小板功能分析。但是为其他目的采集样

本的时间点不太清楚。在评价基于血小板功能测定指导疗法的个体化抗血小板治疗而设计的研究中[60-62],在 PCI 后 12~24 小时[60]、PCI 后 24 小时[61]或手术后 14~30 天[62]进行血小板测定。采样的时间点是否如一些人所提[69]可导致这些研究中的阴性结果则仍未可知。CREATIVE 试验在相同的时间即 PCI 后 12~24 小时测定血小板功能,但使用不同的血小板功能检测方法和不同强化策略的抗血小板疗法,它的阳性结果[63]提示,样本采集的时间点不能解释前述研究中的阴性结果。

已知缺血性事件或临床处置时采血的邻近度可影响血小板功能测定。Linden 等证明升高的血小板活化标志物与对反映缺血性事件的敏锐度成比例[70],提示如心肌梗死的缺血性事件或如 PCI 的干预后迅速采样,可能会改变 LTA 和其他方法测定的血小板反应性。循环中的单核细胞-血小板聚集物对于临床事件或介入治疗比其他的血小板功能标志更为敏感,在 PCI 后以及被送急诊的心肌梗死的患者中可观察到水平升高[71]。已知患镰状细胞贫血(参见第 31 章)的患者在稳定状态下血小板活化的标志物升高[72-76],并且这些标志物在发生血管阻塞事件时进一步升高[77]。因此,对这类患者采样的时间点应允许研究在希望的条件下进行,即稳定状态对应于血管阻塞事件或两者同时。

其他可能对血小板功能测定的采样时间点有影响的因素包括昼夜变化[78-81]、进食[82-86]和体力活动[87-89]。

研究场所

人员资质

临床研究场所应在其附近具备专业血小板研究实验室,实验室需拥有许多可处理甚至是检测临床研究样本的复杂血小板功能的合格人员。然而,临床研究场所往往并不具备这类经验的人员,因而需要加以培训。另一个问题是当有样本可供处理时需有经培训过的人员在岗当班,这可能意味着要排除夜间和周末采集样本。

可用的专门设备

在研究实验室中作为基本配备的诸如移液器之类的设备不一定在所有的临床研究场所都有提供。更专业化的设备如透光聚集仪可能仅在三级医疗中心的临床化学实验室或离患者和样本采集点较远的专业实验室中才能获得使用。在另一些情形下,专业仪器在没有研究赞助时就无法提供。即便有诸如聚集仪等专业仪器可用时,它们也可能来自不同的生产商,其聚集管和搅拌棒的尺寸不同,这是影响所产生的血小板聚集的因素[90]。测量血小板功能的更为自动化的仪器如 PFA-100® 或 VerifyNow® 的问世提供了比来自不同生产商的聚集仪更小的变异性,其已在三级医疗中心或专业实验室中使用,但是难以获取仪器和仪器间的变异性的信息。然而,在大部分这类仪器中带有的电子质量检测及在某些情况下提供质控样本实物,为在不同场所中同型号仪器所获结果具有可比性这一观点形成了支持。

当整个研究的检测在单个中心实验室中操作时,不同场所使用仪器的均一性问题将不复存在。不过这仅适用于少数血小板功能测定,因为大部分血小板功能测定需要新鲜血样,并

且通常必须在采血后<4h内进行。一般而言,对此有三个例外情况:①可溶性因子的测定可以冷冻血浆或血清的形式在以后进行。②VASP P2Y$_{12}$测定可使用室温贮存直到48h的血样操作,这具备了将样本运送到中心实验室的时间。③流式细胞术分析稳定化(通常为甲醛固定)的样本可在样本制备后24~96h进行。在临床研究试验中应用各个上述血小板功能测定法的细节将在后续章节中讨论。如果必须有一个以上的中心实验室参与测定,则必须制定标准化程序并展示中心实验室结果间的可比性。

为使临床试验中产生的结果被认为是可靠的,执行这些测定的人员必须获得授权并接受适当培训。就血小板功能测试而言,其中如出于临床目的已使用良好临床试验规范的LTA将拥有适当培训过的人员和严格的操作方案。但是,临床方案不一定与研究方案相匹配,例如有关在操作LTA前调整血小板计数的部分。因此重要的是参加临床研究试验的场所应愿意按研究方案而不是其标准内部方案来处理研究样本。更为常见的是,操作临床研究试验样本的血小板功能测定的人员并不与操作为诊断目的而做试验是同一的人员,为此培训是必须的。另外,如果新颖的血小板功能测定/仪器作为临床试验的部分而被使用,就需要对研究场所人员进行训练。所幸许多较新的近患者血小板功能检测系统的复杂度不高,基于试剂盒的系统需要最少的样本操作并无需制备试剂。

培训(如果需要)可以从第一个研究对象入组之前数个月的简单的幻灯片演示开始,到进行能力验证的实际操作。一些情形下,培训可能通过网络演示并包括实际样本制备的视频。专业化的血小板功能测定所需培训水平将在稍后讨论。然而,培训的重要性不能被过分夸大,特别是在那些基线测量对解释后续结果很重要的研究。

现场检测对应离场中心实验室检测

多种测量方法检测的血小板功能,随采血后的时间而变化。血小板功能的这种不稳定性,决定了血小板功能的许多测定必须在采血后数分钟到数小时内在采血场地或邻近地方进行。这必然将临床试验中的血小板功能测定限定在拥有执行此类测定的设备和技能的研究场所。最初,这意味着拥有施行LTA能力的三级医疗中心。然而台式、近患者或床边检测仪器如PFA-100和VerifyNow系统的引入,扩展了能在规定时间内进行血小板功能测定的场所的数量。

选择性的血小板功能测定可在最少步骤的现场样本处理后离场进行,这一选项对那些希望其患者加入血小板功能测定但又不拥有必备设备的研究场所来说尤为重要,而且也为在不靠近三级医疗中心的患者群体中进行血小板功能研究提供了机会。血小板功能的流式细胞术测定,包括VASP P2Y$_{12}$测定、静止或激动剂刺激的血小板表面活化GPⅡb-Ⅲa、血小板表面P-选择素等方法,可在中心实验室用采血后48~96h内的样本进行(参见第35章)。由于这种时间限制,有或没有一定稳定性的样本要在血样采集当日运输。除运输价格以外,包装和运输所需的时间也应在设计研究之时予以考虑。再者,虽然VASP磷酸化测定不需要特殊处理,每个场所必须提供室温运输材料以确保最佳样本质量。至于其他流式细胞术测定,应由中心实验室提前制备和向研究场所提供,以尽可能减少在研究场所所需的移液操作。为保证运输和中心实验室一旦收到样本后的分析,需就周末和节假日的安排制定规则。国际性研究中样本输送到中心实验室的一个额外障碍是,当样本必须通过海关时,在转运时间上可能要多加一日到数日。尽管如此,血小板功能的流式细胞术测定还是在很多多中心、国家级和国际级的临床试验中成功施行[45,47,68,91-96],并得以对几乎没有自行进行专业检测能力的场所采集的样本进行详细功能分析。

数据设盲

随机对照试验是确定在临床试验中治疗和效果之间是否存在因果关系的最为严格的方式,随机化可将治疗组间的差异最小化,对照治疗(安慰剂、标准治疗或不治疗)的使用为评估被测治疗提供了一个参照物。虽然随机化可在试验开始阶段将组间差异最小化,知晓了研究对象接受的何种治疗,具有潜在的在研究中引入偏差可能,这种偏差可来自施治的医师、被指派评估实验结果的人员或操作实验室检测的人员。因此,关于血小板功能测定的盲法操作有一个非常好的基本原理。因为血小板功能检测的结果可能对治疗的有效性具有强烈的暗示性,最佳的做法是检测的操作人员对有关治疗不知情。或者对用于评价血小板功能的仪器输出数据编码,以确保结果的操作者不知情,就如同用于ELEVATETIMI 56[93,97]和确定血小板抑制对血管阻塞事件的作用(Determining Effects of Platelet Inhibition on Vaso-Occlusive Events, DOVE)试验[98]的VerifyNow仪器的案例。重要的是,DOVE试验中的VerifyNow结果的编码配以一个声音-反应互动系统,能使对结果的解码和对剂量的实时调节在不影响各场地工作人员不知情的前提下进行[98]。治疗患者的临床医师也应该对血小板功能测定的结果不知情,以避免引入偏差和企图依据研究结果改变治疗。鉴于大型随机化试验中当血小板功能测定结果被用于指导疗法调整时并未显示可改善效果(第36章),对临床医师设盲这些测定结果并未剥夺他们可采取行动的信息。

常用血小板功能测定与临床研究试验要求的兼容性

表37.2着重强调与在临床研究试验中使用常用血小板功能测定有关的因素。

透光度聚集测定

检测的原理。LTA对血小板-血小板聚集的评估基于透光率的变化,因为PRP中的血小板相互之间的聚集使穿透样本的光线量增加。LTA在第34章中详细介绍,而第36章详细介绍了其在监测抗血小板治疗中的应用。有利于LTA在临床研究试验中应用的一个因素就是这一测定的长期使用经验[2-4,8,9,28,99-107],这一历史是其成为血小板功能分析事实上的"金标准"的部分原因。

设备、时间、培训。此项研究所需的设备和物品包括:用于制备PRP的离心机、移液器、聚集仪及其材料(聚集管、搅拌棒)和激动剂(需冷藏)。如前述,聚集仪有不同厂商提供,因此在聚集管和搅拌棒的尺寸和形状上有所不同。如此,标准化设备的缺乏造成了所获结果的变异性。此外,老旧的聚集仪没有电子质量控制测试来确定何时可能有问题发生以及何时需要校准。需要离心来为 LTA 制备 PRP，还需要第二步离心来制备乏血小板血浆，因此其样本制备时间比其他方法要长。离心本身会在研究场地间引入偏差，因为很少有场地会拥有相同的离心机或使用相同的离心时间和离心力来制备 PRP。

LTA 单次测定需要的总操作时间约为 30min 至 1h，但如有四通道或八通道聚集仪，可平行测定多种条件或多个样本。

因为操作人需制备 PRP、溶配试剂以及将 PRP 和激动剂吸移至聚集管，LTA 被认为是一种高度复杂的测试。由于这种复杂性，需要对测定操作人进行充分培训。如此，临床研究试验中的 LTA 常被限于在已操作过此方法的研究场所进行，即临床化学实验室或专业的研究中心实验室。国际血栓形成与止血协会（International Society on Thrombosis and Hemostasis, ISTH）关于 LTA 的共识文件认定，研究和研究前因素必须由专家严格控制，而 LTA 只能在专业机构中进行[108]。尽管如此，LTA 还是已经被大量的临床试验用作研究终点，并已在依从性[8,9]和高和低药物处理后血小板反应性与临床后果的相关性[28,99-104]提供了有用的信息。

采血量、抗凝剂。LTA 需要相对较大量的血样（表 37.2），取决于待测条件的数目，最高可到 45ml。ISTH 科学和标准化委员会血小板生理学分会的工作会议推荐枸橼酸钠缓冲溶液作为抗凝剂[108]，只要其使用是一致的（一旦选定，在整个临床试验中不变），委员会委员同意 0.109mol/L 或 0.129mol/L 的浓度均可接受。

时间窗口（有关采血、事件、药物）。LTA 必须作为本地测试在采血后 30min 至 4h 内进行，最好每次都在一天中的同一时间，因为 LTA 在下午要比在早晨减低[80]。Rollini 等研究了使用阿司匹林联用氯吡格雷、或加普拉格雷、或加替格瑞洛的冠心病患者在采血和处理间的时间间隔的作用，发现 LTA 在使用任一 P2Y$_{12}$ 抑制剂时测定的最大聚集在 4h 比 30min 时或 2h 时均降低[109]。

对血小板数、血细胞比容、干扰物质的敏感性。用 LTA 诊断性测定血小板功能时的最低血小板数由各医院或实验室独立设定，但是在临床研究试验中测定 LTA 应该建立一个统一的最低血小板数。理想状态下，在临床研究试验中对 LTA 结果的任何分析均应将 PRP 的血小板数作为协变量。如果发生溶血，会经两种机制影响 LTA，首先是因溶解的红细胞释放 ADP 可使血小板对后续的 ADP 激活去敏感化，其次是因为 LTA 是一种光学方法，血红蛋白的存在可降低透光度，其依赖使用特殊的波长来检测浊度。

激动剂。不同的激动剂包括花生四烯酸、ADP、胶原、肾上腺素、凝血酶或凝血酶受体激活肽（thrombin receptor activating peptide, TRAP）以及瑞斯托霉素可用于 LTA，以检查血小板活化的众多通路。例如，阿司匹林可靠地抑制花生四烯酸刺激的 LTA，原因是其依赖血小板 COX-1 将花生四烯酸转化为血栓素 A$_2$。不论何种激动剂，血小板-血小板聚集依靠血小板表面 GPⅡb-Ⅲa 的活化及其结合纤维蛋白原的能力，这已被称为"血小板聚集的最终共同通路"（参见第 12 章）。因此，LTA 不适合应用于使用了 GPⅡb-Ⅲa 拮抗剂即阿昔单抗、依替巴肽和替罗非班的患者，除非是打算要研究这些或类似药物。由于包括通过信号转导通路对 GPⅡb-Ⅲa 活化、纤维蛋白原结合和血小板-

血小板碰撞（受血小板数和搅拌影响）而影响血小板-血小板聚集的变量的数量，由 LTA 测量的血小板功能改变必须谨慎地予以解释。

多电极聚集测定

检测的原理。用 Multiplate® 分析仪（Roche Diagnostics, Rotkreuz, Switzerland）测定的多电极聚集（multiple electrode aggregometry, MEA）是一种广泛应用[110-113]的全血电阻聚集仪的变型[114]。生理盐水和全血被移液进入预热（37℃）的一次性检测器，再加入激动剂溶液，仪器会测量因血小板黏附到电极并聚集而引起的电阻改变。每个检测器有两对电极以提供结果的内参检测（来自两对电极结果间的差距 > 20% 时将被标记）[110]。用于 MEA 使用全血测定，因此可评估血小板在其自然介质中的反应性，包括血小板和其他血细胞可能的相互作用。

设备、时间、培训。虽然有不同的厂商制造基于电阻的聚集仪，Multiplate® 分析仪被广泛采用意味着临床研究的实施中排除使用其他的仪器可消除结果变异性的可能来源。Multiplate® 仪器带有一具内置的预编程移液器，这有助于尽可能减少对于操作所需技能的要求。

不过，配制激动剂溶液（需冷藏）仍需要移液器。用于 MEA 为全血测定法而无需离心，所以相较于 LTA 其临床研究场地的要求较低并省时。MEA 单个测试所需的总操作时间约 15~30min，但是每台仪器有五个通道，可允许不同条件下的平行测定。为制备试剂和向聚集管加样无论如何仍需要精确的移液，因此虽然相较于 LTA 要少，为获得可靠的结果，MEA 操作仍然需要相当程度的培训。

采血量、抗凝剂。MEA 测定需要从研究对象采集的血量比 LTA 要少，基本上是因为不需要离心和制备 PRP。此外，尽管标准的 MEA 测定管需要 300μl 全血，而每个检测仅需 175μl 全血的 Multiplate™ Mini 测定管已有供应，这进一步降低了从研究对象采集的血量。虽然 LTA 首选的抗凝剂为枸橼酸盐，但水蛭素是 MEA 的首选抗凝剂，这是因为用水蛭素抗凝可观察到更高水平的血小板聚集[115]。与之相反，MEA 用因子 Xa 和凝血酶抑制剂苄基磺酰基-D 精氨酸-脯氨酸-4-氨基苄基酰胺（benzylsulfonyl-DArg-Pro-4-amidinobenzylamide, BAPA）抗凝可导致比枸橼酸盐更低水平的聚集[116]。有趣的是，BAPA 抗凝血在 2h 及室温贮存 24h 后，在 ADP、花生四烯酸或胶原诱导的 LTA 和 MEA 两种测定中都维持相同的血小板聚集水平[116]。如能在更多的研究中证实，BAPA 延长血小板功能分析样本贮藏寿命的能力可在临床试验中的血小板功能分析中具有深远意义。

时间窗口（有关采血、事件、药物）。进行 MEA 测定的时间窗为采血后 30min 到 3h[111,117]，同样，用 ChronoLog 电阻抗生物发光凝集测定仪测得的结果在采血后 3h 没有显著变化[118]。与 LTA 显示出的早晨和下午间数据的差异不同，MEA 的一天内两次测定结果没有显著不同。

对血小板数、血细胞比容、干扰物质的敏感性。同 LTA 一样，MEA 对血小板数敏感[119]。有些出乎意料的是，血细胞比容似乎对 MEA 没有影响[80,120,121]。虽然研究中仅包含了血红蛋白水平在正常范围的供者，Seyfert 等[80]用回归分析无法测得血红蛋白水平与 MEA 的相关。一项更近期的研究[120]以及另一项包含 7 645 例患者的荟萃分析[121]同样也未观察到 MEA 与血红蛋白水平的相关。但是如果发生溶血,则会因红细胞释放 ADP 和并发的血小板去敏感化而影响 MEA。

激动剂。同 LTA 一样,MEA 可使用不同的激动剂,因此可以研究不同的血小板活化通路以及阻断 GP Ⅱ b-Ⅲ a 对使用任何激动剂的 MEA 的抑制。然而,MEA 结果通常显示与 LTA 结果间较差的相关性[110,122],而关乎血细胞比容[120]、昼间差异[80]和抗凝剂[115]等作用的 LTA 和 MEA 间的差异揭示了这些方法测量的是血小板功能中部分不同的一些方面。

VerifyNow 测定

检测原理。VerifyNow 测定系统(Instrumentation Laboratory,Bedford,MA,USA)评估血小板在 TRAP、ADP 或花生四烯酸刺激下聚集纤维蛋白原包被珠的能力,纤维蛋白原包被珠的聚集用于 LTA 相同的原理检测。但是检测这些珠子的光线波长与 LTA 所用的不同,这使对聚集的检测得以在不去除红细胞的情况下进行。

设备、时间、培训。VerifyNow 测定仅需的设备为 VerifyNow 仪和一次性检测器[阿司匹林检测、RPU 检测或 P2Y$_{12}$ 检测(未获 FDA 批准在美国使用且不能在美国出售)]。检测器可在室温(直至 25℃)或冰箱贮存,如冰箱贮存时,检测器必须在使用前恢复到室温。有关 VerifyNow 的电子技术和实验操作两者的质量控制都有提供,以确保研究场所间的一致性。VerifyNow 测定的总操作时间约 5min,因为仪器一次只能处理一个样本,所以额外的测定或样本就需要排序进行。用于无需制备试剂或吸移样品,人员培训仅在最低限度进行。

采血量、抗凝剂。VerifyNow 仪需要专用的采血管,每次测试需要一个 2ml 的部分灌充枸橼酸钠的试管。

时间窗口(有关采血、事件、药物)。VerifyNow 测定需在采血后 30min 到 4h 之间进行。在使用 P2Y$_{12}$ 拮抗剂的受试者,生产商为大剂量或维持剂量使用者样本采集建议的特殊时间安排是,从 60mg 普拉格雷负荷剂量后的 ≥45min 到 75mg/d 普拉格雷维持剂量时的 ≥7 天。Rollini 等研究了使用阿司匹林和氯吡格雷、普拉格雷、或替格瑞洛的冠状动脉病患者在采血和处理间的时间间隔的作用,发现 VerifyNow 测定的使用任一 P2Y$_{12}$ 抑制剂患者的 P2Y$_{12}$ 反应单位(PRU)在 4h 相比 30min 时或 2h 时均降低[109]。

对血小板数、血细胞比容、干扰物质的敏感性。一项对来自 10 项研究中共 4 793 名患者结果的荟萃分析显示,VerifyNow PRU 与血红蛋白呈显著的负相关[121],在基本通道(TRAP 刺激)鉴定出了类似关系。有趣的是,针对血细胞比容纠正血小板反应性并不能改善 PCI 后的血栓形成事件[123]。

激动剂。血小板激动剂包含在每个检测器中,PRU 测定检测器中是 ADP 和在分别通道中的 TRAP,P2Y$_{12}$ 测定检测器中是 ADP 加前列腺素 E$_1$(PGE$_1$)和在分别通道中的 TRAP 加 PAR4-激活肽,阿司匹林测定检测器中是花生四烯酸。ADP 加 PGE$_1$ 的联合导致对存在 P2Y$_{12}$ 拮抗剂的更大的敏感性[124]。

TEG(TEG® 5000、TEG 6s)和 ROTEM®

检测原理。血栓弹力图(thromboelastography,TEG)通过凝块形成时测量其张力和弹性特性来确定凝块强度。TEG 血小板导航® 系统(Haemonetics,Braintree,MA,USA)是一种改进的血栓弹力图方法,用来测定血小板对凝块强度的贡献[125-127](第 33 章)。在血小板导航方法中,凝血酶被抑制而代之以通过加入爬虫酶(即立止血)而形成弱的凝块。在此系统中加入 ADP 或花生四烯酸可激活血小板,使其与凝块相互作用并加强之。TEG 血小板导航测定也应用于 ROTEM[128]。TEG® 5000 和 ROTEM® 两者都通过测量帽和栓之间传递的力来评估凝块强度,并且作为开放系统,需要大量的用户互动。相形之下,TEG 6s 是一种基于 4 通道微流体测量器并具有内置试剂和分隔通道的系统,用以测量 ADP 和花生四烯酸作用下的凝块强度[129,130]。

设备、时间、培训。ROTEM 和 TEG 5000 的优势是当前其在许多进行临床试验的医院中使用。然而在这些仪器上进行血小板导航测定需要大量的移液操作以及仪器使用的培训。形成对比的是,TEG 6s 是基于试剂盒的,仅需向试剂盒加入不定量的全血(约 0.4ml),然后仪器会控制计量流经测量器的血液。因此,ROTEM 和 TEG 5000 测定需要仪器本身和移液器,加之可观的培训工作量。这些仪器的运行需要同时对电子技术和实验操作两者的质量控制。TEG 6s 不需要任何定量移液,而且所有试剂已经预置于测量器中。相较于 TEG 6s 的 5min,TEG 5000 和 ROTEM 的总操作时间约为 30min。

采血量、抗凝剂。血小板导航使用肝素抗凝血并且一个 4ml 试管已够用。用于血小板导航分析的血样采自外周血,而心导管插入的患者采自桡动脉内置管或中心静脉管[129]。

时间窗口(有关采血、事件、药物)。根据产品说明书,血小板导航应在样本采集后 2h 内完成。采用血小板导航的研究曾使用在 PCI 前和后 2h 以及鱼精蛋白逆转肝素作用后至少 30min 采集的样本[129,131]。

对血小板数、血细胞比容、干扰物质的敏感性。血小板导航在标准或微流体配置下对血小板数的敏感性均尚未报道,不过仪器生产商认为"低血小板数"是对低的血小板功能结果的一种可能的解释。

激动剂。血小板导航使用 ADP 和花生四烯酸作为血小板激动剂[125],但是 TEG 5000 和 ROTEM 系统的开放架构可允许检测如胶原或 convulxin 等其他激动剂。

PFA-100® 和 INNOVANCE PFA-200®

检测原理。PFA-100 和 INNOVANCE PFA-200(Siemens,Munich,Germany)将血液在高剪切力下抽吸过包被了胶原加肾上腺素或胶原加 ADP 的膜上的一个小孔,导致血小板黏附和聚集并决定闭塞血流所需的时间(闭合时间),这个过程高度依赖血管性血友病因子[132]。PFA 已被用于研究阿司匹林反应[19,133,134]和噻吩吡啶反应[102],但是该系统的结果对 P2Y$_{12}$ 受体拮抗剂敏感性较差[102],且其他检测方法与临床后果的相关性更强[21,22,135]。PFA-100 和 INNOVANCE PFA-200 的临床使用已在近期被综述[136]。

设备、时间、培训。像血栓弹力图装置一样,许多医院中有 PFA-100 或 INNOVANCE PFA-200 供使用。需用标称的移液器将 800~900μl 的血转入测试器,不过此测定所需的培训和操作时间是最小的。

采血量、抗凝剂。每个测试仅使用 800μl 枸橼酸（3.2%）抗凝血，因此可以使用小容量的 Vacutainer™ 试管。应用 PFA-100 的初始研究使用 3.2% 枸橼酸，导致了不同的参考值范围[137]，不完全灌满 3.2% 枸橼酸抗凝血管可能影响结果。

时间窗口（有关采血、事件、药物）。PFA 测定可在直到采血后的 4h 内进行。

对血小板数、血细胞比容、干扰物质的敏感性。PFA 测定推荐使用血小板数>150×10⁹/L 的样本。

激动剂。预包被了胶原和肾上腺素或胶原和 ADP 的测试器有市售产品。此外，INNOVANCE PFA P2Y* 测试器预包被了胶原和 ADP，并再添加前列腺素 E₁ 以增高对 P2Y₁₂ 拮抗剂的敏感性。

总和血栓形成分析系统

检测原理。总和血栓形成分析系统（total thrombus-formation analysis system，T-TAS）（Fujimori Kogyo Co.，Ltd.，Yokohama，Japan）是一种定量检测由剪切力和激动剂诱导的血小板黏附和聚集的微芯片流动室系统[48,138-143]。商品化销售的有两种芯片。PL 芯片包含胶原包被的毛细管，血液在动脉剪切力（1 000～2 000s⁻¹）下流经其中，对阿司匹林和双药抗血小板治疗引起的抑制敏感[48]，PL 芯片的 10 分钟时曲线下面积（AUC₁₀）也与择期经皮冠状动脉介入的围手术期出血相关[144]。AR 芯片由包被有胶原和组织凝血活酶（因子Ⅲ）的单通道组成，添加玉米胰蛋白酶抑制剂的复钙枸橼酸抗凝血在剪切力 200～800s⁻¹ 下流经其中。虽然在 AR 芯片上形成的栓子含有血小板，但是测得参数显示，对血小板功能的依赖即便有也非常小。

设备、时间、培训。这个检测需要 T-TAS 仪器和一次性使用芯片，此时尚不能公开提供有关仪器对仪器间变异性的信息。将样本加装到样本池、将样本池附加到芯片上以及再启动测试大约需要 10min 的操作时间，每个 PL 测试必须至少运行 10min 而 AR 测试要运行 30min。因为一次只能测定一个样本，所以多个样本就需要排序测定。将样本加装到样本池及将其附加到芯片上需要进行培训，目前 T-TAS 仅用于研究。

采血量、抗凝剂。PL 芯片需用水蛭素抗凝血而 AR 芯片需要 3.2% 枸橼酸抗凝血，后者在测试前即刻还需复钙以利于凝血酶形成并混合入玉米胰蛋白酶抑制剂以抑制因子Ⅻa 及防止内源性凝血途径的活化。

时间窗口（有关采血、事件、药物）。采血后 1～3h 处理样本可获得重现性结果[48]。

对血小板数、血细胞比容、干扰物质的敏感性。PL 芯片对血管性血友病病敏感[140]，而贮存池病患者的 PL 芯片结果减低[141]。

激动剂。用于其血小板活化仅依靠剪切力和包被于微流体系统中的蛋白质（胶原或胶原加凝血活酶），T-TAS 无需外源加入血小板激动剂。

流式细胞术

PLT VASP/P2Y₁₂

检测原理。血小板 VASP/P2Y₁₂（PLT VASP/P2Y₁₂）试剂盒[Diagnostica Stago，（Bio-Cytex）Asnières，France]基于测量下游 VASP 的丝氨酸-239 磷酸化[29,145-147] 提供了一种监测血小板 ADP 受体 P2Y₁₂ 拮抗剂的手段（参见第 14、33、35 和 36 章）。由于本测定并不需要在现场操作，在此提供的测定细节只是为了满足内容的完整性。分装的血样本加入 PGE₁，而在另一试管的血样中加入 PGE₁ 和 ADP。PGE₁ 刺激增高 VASP 的磷酸化水平，而 ADP 则通过 P2Y₁₂ 抑制 VASP 的磷酸化。处理过的样本经固定并增加通透性后，与抗 VASP 丝氨酸 239 磷酸化的荧光抗体孵育并以 CD61 抗体（为鉴定血小板）复染后上流式细胞仪分析。结果可用以计算血小板反应指数（PRI），其与 P2Y₁₂ 的功能呈比例[148]。

设备、时间、培训。PLT VASP/P2Y₁₂ 测定无需现场样本处理，而是需要室温下的材料运输。为了确保在采集后 48h 内进行分析，样本应在采集当日被运送至中心实验室。包装样本的操作时间约为 30min，多样本（就时间点或患者而言）可一起运送，这样会使每个样本的平均运输价更低。

采血量、抗凝剂。血样需以枸橼酸钠抗凝，虽然测定总共只需 30μl 血，运送中还是需要专用试管。前述的 1.8ml BD Vacutainer™ 试管用于此目的的较为理想，因为用于低量采集的塑料插件导致血-空气界面的面积减小，并似乎可在样本运送过程中减少空气混入。

时间窗口（有关采血、事件、药物）。根据包装说明书，样本须在采集后 48h 内进行处理。由于这个样本采集和分析间的时间窗口的延长，在此期间内的新型 P2Y₁₂ 拮抗剂的稳定性必须予以考虑，在此期间血浆内拮抗剂的降解理论上会对体内发生的血小板抑制的程度产生一个低估。Rollini 等人在使用了阿司匹林、氯吡格雷、普拉格雷或替格瑞洛的冠心病患中调查了血样采集和处理的时间间隔的影响，发现各 P2Y₁₂ 拮抗剂在采集后间隔 30min、2h、4h 和 24h 的 PRI 均无改变[109]。

一项修改的 PLT VASP/P2Y₁₂ 测定方法将经 PGE₁ 加或不加 ADP 处理的样本溶解并冷冻，可用酶联免疫吸附法（enzyme linked immunosorbent assay，ELISA）测定磷酸化 VASP 丝氨酸 239 前储存长达 6 个月[149]。

对血小板数、血细胞比容、干扰物质的敏感性。血小板数在（50～300）×10⁹/L 范围时不会影响 VASP 测定的结果[147]，阿昔单抗抑制血小板的作用（以及可能其他 GPⅡb-Ⅲa 拮抗剂）对此也不造成明显影响[147]。由于 VASP 的丝氨酸 239 磷酸化由环磷酸腺苷（cyclic adenosine monophosphate，cAMP）-依赖的激酶介导[145,146]，因此能调变 cAMP 水平的药物可干扰这一测定，或这些药物本身也可通过 VASP 磷酸化的改变而予以监测。一个例子就是西洛他唑，其抑制磷酸二酯酶 3-介导的 cAMP 降解，这就强化了诸如 PGE₁ 的升 cAMP 剂的作用，并且由此导致 VASP 磷酸化的水平增高[150]。

VASP 磷酸化也可由环化 GMP-依赖的激酶介导，但是 cGMP-依赖的激酶通常导致的是 VASP 丝氨酸 157 的磷酸化，因此调变此一通路的药剂如双嘧达莫并不能改变用 VASP 试剂盒检测的 VASP 丝氨酸 239 的磷酸化[151]。如同在其他的血小板功能测定中一样，溶血可干扰 VASP 检测。

激动剂。VASP 试剂盒被设计为仅用来评价因应 PGE₁ 和 PGE₁ 加 ADP 的血小板 VASP 磷酸化，并把监测 P2Y₁₂ 拮抗剂作为目的。

血小板表面的活化 GP Ⅱb-Ⅲa、P-选择素、配体-诱导结合位点、单核细胞-血小板聚集体和中性粒细胞-血小板聚集体

检测原理。 血小板活化导致血小板表面 GP 表达的变化，这可以用全血流式细胞术检测（参见第 35 章），并在对疾病程度的临床研究中用作生物标志物，或作为治疗性干预的药效动力学标志[45,53,68,152-162]。血小板活化时用流式细胞术可检测的变化包括血小板表面 GP Ⅱb-Ⅲa 的构型改变（由单克隆抗体 PAC1[163-165] 识别），这个构型改变使 GP Ⅱb-Ⅲa 得以结合纤维蛋白原并导致血小板对血小板的聚集。纤维蛋白原和其他 GP 配体对 GP Ⅱb-Ⅲa 的结合可再诱导可被抗配体诱导结合位点（ligand-induced binding sites, LIBS）抗体识别的构型改变[166-168]，D3 是一种抗 LIBS 抗体，被用于确定 GP Ⅱb-Ⅲa 拮抗剂依替巴肽对 GP Ⅱb-Ⅲa 的占位[169]。血小板活化也可导致血小板 α-颗粒膜蛋白 P-选择素（CD62P）的表面表达[170-174]，P-选择素在血小板表面的表达使得血小板能够通过血小板 P-选择素与单核细胞或中性粒细胞的 P-选择素糖蛋白配体-1（P-selectin glycoprotein ligand-1, PSGL-1）的结合黏附到单核细胞或中性粒细胞，PSGL-1 组成性地表达于这些白细胞上[175]（第 16 章）。因此单核细胞-血小板聚集体和中性粒细胞-血小板聚集体也被用作生物标志物来测定体内的血小板活化，而且单核细胞-血小板聚集体似乎比 P-选择素的血小板表面表达更为敏感的血小板活化标志物[71]。

虽然对血小板活化标志物的流式细胞术测定可在产生样本的任何临床场所进行，但实际上仅有少量具有设备和技能的专业实验室能执行这些测试的任务。鉴于此，本节内容集中在中心实验室进行流式细胞术测定，而其样本则可在任何临床研究场所制备。为实行这类测定，临床场所将小分装的新鲜采集血液加入固定剂，以保持血小板表面标志物的活化状态以及任何单核细胞-血小板或中性粒细胞-血小板聚集的存在，然后将固定样本送往中心实验室进行流式细胞术分析。在一些应用这种方法的研究中，为临床场所提供了血小板激动剂的预分装试管，用以在使用固定剂前加入小量的患者血液[45,92,152,160,176,177]。这项技术可用于研究循环中血小板的活化（无离体活化）标志物的水平，以及血小板因应不同激动剂的离体刺激的能力。

在专注于以流式细胞术测定血小板功能实验室的始动发展和实施下[19,34,45,56,68,91,92,152,178-190]，此方法业已被商品化（Platelet Solutions Ltd）。Platelet Solutions 提供试剂盒，包含冻干的、通过环氧合酶通路或 ADP 通路刺激血小板的血小板激动剂、可实现体温孵育的加热凝胶包和可稳定样本直至 9 天内分析的固定液（PAMFix）[191-193]，另外还提供可稳定血小板聚集物的专用固定液（AGGFix）和为后续监测 VASP 磷酸化固定样本的专用固定液（VASPFix）[194]。

为进一步尝试简化该方法并使之更为一致和高效，Huskens 及其同事[195]制备了带孔的测试条，孔中含有缓冲液或激动剂及荧光抗体，通过向孔中加入稀释的血液来检测血小板表面的活化 GP Ⅱb-Ⅲa、血小板表面 P-选择素和血小板表面 CD42b。

设备、时间、培训。 用于最终的样本分析在中心实验室进行，研究场地需要的唯一设备是移液器，在临床场地的样本处理（排插试管、加血、加固定剂）大约需要 20min。固定后的样本应在采集当日送往中心实验室分析，在 VASP 测定时包装样本总需时约 30min，而多份样本可在同一包装内运输。微量吸液器的使用和添加试剂的顺序需经培训。在一个中心实验室使用同一台流式细胞仪可提供研究结果的一致性。

血量、抗凝剂。 和 VASP 方法一样，在中心实验室用流式细胞术评估血小板活化标志物仅需要最小量的血标本，然而仍推荐如前提及的 1.8ml BD Vacutainer™ 专用采血管以尽可能减少分析前的人为干扰。

如计划进行离体血小板激动剂刺激，枸橼酸钠是首选的抗凝剂[196]。

时间窗口（有关采血、事件、药物）。 采样和稳定间的时间对后续流式细胞术分析的影响尚未仔细研究，因此为尽可能减少离体的血小板活化，对于许多血小板功能的流式细胞术检测而言，推荐抽血后约 30min 内处理血样本[164,197]，特别是当计划流式细胞术检测单核细胞-血小板和中性粒细胞-血小板聚集时[198,199]，但另有人提议 1~2h 也可接受[200]。一项近期研究显示[195]，就经选择的流式细胞术终点而言，如经 37℃ 预热并加入激动剂/抗体鸡尾酒后再室温储存直至 4h 可获得一致的结果，但是这在多中心临床试验中是否实用尚不清楚。

对血小板数、血细胞比容、干扰物质的敏感性。 与几乎所有其他血小板功能的测定方法不同，由于可测定单个血小板的功能（然而非常快速，约 10 000 血小板/min），全血流式细胞术可用少量血以及血小板数减少的样本来评估血小板功能[153,197]。这个特性使得在新生儿[184]和血小板减少症患者（如急性髓细胞性白血病、骨髓增生异常或免疫性血小板减少性紫癜患者）[161,186,187,201]中进行研究成为可能。如同其他血小板功能测定方法，溶血样本不适于流式细胞术，因为其导致血小板反应性改变。

激动剂。 混合不同血小板激动剂（ADP、TRAP、convulxin 等）并加或不加荧光抗体的鸡尾酒可由中心实验室提前制备并向研究场所提供。

血清和血浆标志物

检测原理。 血小板功能的血清和血浆标志物包括血小板活化时产生的代谢物、贮存于血小板颗粒内而在血小板活化时释放或分泌的分子以及因蛋白水解切割而散布的血小板表面分子。这些标志物包含血清血栓素 B_2（血栓素 A_2 的稳定代谢物）[202]以及 β-血小板球蛋白的血浆水平、血小板因子 4[203]、可溶性 P-选择素[204,205]、可溶性 CD40 配体、糖萼蛋白[206]（GPIα 的一个水解片段）和可溶性 GPVI。在临床试验中使用血清或血浆的血小板活化标志物的关键好处在于临床场所对于制备血清和血浆的熟悉，以及能贮存样本以便后续检测。一个缺点是有些标志物并不是完全血小板特异的（如可溶性 P-选择素部分源自内皮细胞-参见第 16 章）。

设备、时间、培训。 血清和血浆样本的制备需使用离心机，而有时对离心机的使用权可能产生问题，特别是在仅有研究人员来处理血液样本的研究中。产生用于测定血清血栓素 B_2 的血清需要特殊处理：非抗凝血被采集后即刻置于 37℃ 持续 1h[202]，如在室温中凝血或 37℃ 温育被延迟时[207,208]会发生血

清血栓素 B_2 水平的人为减低,这为无法进行近患者样本处理的场所中该程序的实施带来问题。为体内血小板活化的血浆标志物采血也需要小心注意静脉采血手法和离心条件,因为不顺利的抽血和/或制备血清或血浆时过于剧烈的离心造成的血小板活化可人为地升高这些标志物[209,210]。

采血量、抗凝剂。测量血小板功能的血清和血浆生物标志物所需的血量较低,即<5ml。虽然在为血小板功能测定采血时通常使用枸橼酸盐,但是根据拟测标志物也可采用其他抗凝剂。分析前人为因素的可能性必须予以慎重考虑。

时间窗口(有关采血、事件、药物)。在大多数血小板功能的血清和血浆标志物的测定中,需要对包括采血和处理间的时间间隔变异性在内的样本收集程序进行仔细的验证研究。当前对临床事件和药物如何影响血小板功能的血清和血浆标志物所知有限,不过这些作用预计将类似于在其他血小板功能测试中所观察到的情形。

对血小板数、血细胞比容、干扰物质的敏感性。如同在用发光-聚集仪测量 ATP 释放来诊断遗传性血小板功能疾病时常规所做[211],用血清和血浆生物标志物对血小板数的标化为在血小板减少症样本中分析血清和血浆的血小板功能生物标志物提供了一个合理的方法。

激动剂。血小板功能的血清和血浆标志物在采集中没有离体加入的激动剂。

结论

血小板功能测定在临床研究试验中的运用具有特殊的要求,这成为许多测定的主要挑战。本章讨论了临床研究试验中血小板功能测定的关键要求,目的是促进可用于评估疾病机制、评价患者血栓形成或出血的风险、确定药物的药效动力学以及告知治疗决定的高质量数据的产生。

一些关于血小板功能终点的基本原则与用于临床试验的任何其他测定相一致,程序应该尽可能保持简单。许多需求是由临床研究场所的人员提出的,血小板功能测定通常不是主要关注对象,因此应倾向于尽量采用仅需最少操作和最少技能的血小板功能测定。临床研究试验中的血小板功能测定应该不太复杂,而且比研究实验室甚至医院临床化学实验室中常用的检测更为成熟可靠。对临床研究场所中的人员培训是重要的,特别是测定程序必须较为复杂时。随时可获取协助和补充训练资料应高度推荐,特别是在入组较慢以致在执行程序间隔较长的试验。

可在所有研究场所统一使用的现场即时或近患者服务的仪器。近 20 年来的发展对临床试验中血小板功能测定的一致性贡献巨大,但是仍需大量工作在有意愿的患者群体和与实际临床试验相当的情况下,来验证前述以及其他未标准化的血小板功能测定方法。例如,在被研究的特定患者群严格评定样本采集与分析间的时间间隔的作用,这将比依赖从健康供者获取的结果更为可取。

最后,由于我们对血小板及其在止血和血栓形成所起作用的理解在持续扩展,对可在多中心临床试验中实施的这些血小板功能检测的需求也在同步增长。

(奚闻达　译,奚晓东　审)

扫描二维码访问参考文献

第 38 章　血小板数量和功能疾病的临床路径

Alan D. Michelson

引言

本章讨论血小板数量和/或功能疾病患者的临床路径（表 38.1~38.3）。如同所有的临床医学一样，病史和体检是确定诊断的关键。鉴别初期止血疾病［血小板减少、血小板功能缺陷与血管性血友病（von Willebrand disease，VWD）］与凝血疾病（如血友病）的临床特征列于表 38.4。三个临床特征对鉴别特别有帮助：首先，瘀点是一个非常强大的区分止血障碍和凝血障碍的指征。其次，关节出血强烈提示凝血疾病而不是初期

表 38.1　无白细胞减少和贫血的血小板减少的原因

血小板破坏增加	单等位基因 *THPO* 突变
免疫性血小板减少症	CYCS 相关性血小板减少症
弥散性血管内凝血	SLFN14 相关性血小板减少症
肝素诱导的血小板减少症	Stormorken 综合征/York 血小板综合征
其他药物引起的血小板减少	大血小板：
系统性红斑狼疮	Bernard-Soulier 综合征
HIV-1-相关的血小板减少	DiGeorge 综合征（颚-心-面综合征）
血栓性血小板减少性紫癜/溶血性尿毒综合征	良性地中海大血小板性血小板减少症
普通变异型免疫缺陷病	血小板型血管性血友病
输血后紫癜	MYH9 相关性疾病
2B 型血管性血友病	灰色血小板综合征
血小板型血管性血友病	X 连锁血小板减少症和地中海贫血的 GATA-1 突变
Wiskott-Aldrich 综合征/X 连锁血小板减少	TUBB1 相关的血小板减少症
血小板生成减少	伴有丝状蛋白 A 突变的大血小板性血小板减少症
正常大小的血小板：	GFI1b 相关性血小板减少症
先天性无巨核细胞性血小板减少症（congenital amegaka-ryocytic thrombocytopenia，CAMT）	TRPM7 相关性血小板减少症
	ACTN1 相关性血小板减少症
血小板减少伴桡骨缺失综合征（thrombocytopenia with absent radii，TAR）	PRKACG 相关性血小板减少症
	TPM4 相关性血小板减少症
尺桡关节滑膜病伴无巨核细胞性血小板减少（radio-ulnar synostosis with amegakaryocytic thrombocytopenia，RUSAT）	DIAPH1 相关性血小板减少症
	SRC 相关性血小板减少症
	ITGA2B/ITGB3 相关性血小板减少症
家族性血小板异常，易患急性髓性白血病（familial platelet disorder with predisposition to acute myeloid leukemia，FPD/AML）	血小板滞留
	脾功能亢进
	Kasabach-Merritt 综合征
Paris-Trousseau/Jacobsen 综合征	血小板破坏增加和血液稀释
家族性血小板减少（ANKRD26 变异）	体外灌流
ETV6 相关性血小板减少症	

表 38.2   血小板功能缺陷的原因

获得性

　尿毒症

　骨髓增殖性疾病

　　原发性血小板增多症

　　真性红细胞增多症

　　慢性髓性白血病

　　原发性骨髓纤维化

　急性白血病和骨髓增生异常综合征

　蛋白异常血症

　体外灌注

　获得性血管性血友病

　获得性贮存池缺乏

　抗血小板抗体

　肝脏疾病

　药物及其他药剂

遗传性

　血小板黏附蛋白受体异常

　　糖蛋白 I b-IX-V 复合物（Bernard-Soulier 综合征、DiGeorge 综合征、血小板型血管性血友病）

　　糖蛋白 II b-IIIa（αIIbβ3）（血小板功能不全）

　　糖蛋白 I a-II a（α2β1）

　　糖蛋白 VI

　可溶性激动剂血小板受体异常

　　P2Y$_{12}$ 受体

　　血栓素 A$_2$ 受体

　　α$_2$-肾上腺受体

　血小板颗粒异常

　　δ-颗粒［非综合征型 δ-贮存池病、Hermansky-Pudlak 综合征、Chediak-Higashi 综合征、多药耐药蛋白 4（MRP4）缺乏，血小板减少伴无桡骨综合征、Wiskott-Aldrich 综合征、sfln14 相关疾病、易患 AML 的家族性血小板异常］

　　α-颗粒［灰色血小板综合征、GFI1b 相关性综合征、GATA-1 相关性疾病、SRC 相关性疾病、Paris-Trousseau/Jacobsen 血小板综合征、魁北克血小板综合征、White 血小板综合征、Medich 血小板综合征、关节挛缩肾功能障碍和胆汁瘀积（arthrogryposis renal dysfunction and cholestasis，ARC）综合征］

　　α-δ-颗粒（α, δ-储存池病、易患 AML 的家族性血小板异常、GFI1b 相关性综合征）

　信号转导缺陷

　　花生四烯酸/血栓素 A$_2$ 通路异常（磷脂酶 A$_2$、环氧合酶、血栓素合成酶缺陷）

　　三磷酸鸟苷结合蛋白异常（Gαq 缺乏、Gαi1 缺陷、血小板 Gsα 高反应性）

　　磷脂酶 C 激活缺陷（部分选择性磷脂酶 C-β2 同工酶缺乏）

　　CalDAG-GEFI 缺陷

　　白细胞黏附缺陷 III（LAD-III）

　　糖蛋白 VI/FcRc 信号异常

　　Stormorken/York 血小板综合征

　膜磷脂异常

　　Scott 综合征

　其他的血小板功能异常

　　原发性分泌缺陷

　　其他（成骨不全、埃勒斯-当洛斯综合征、马凡综合征、己糖激酶缺乏症、葡萄糖-6-磷酸缺乏症）

表 38.3　血小板增多的原因

原发性

　　原发性血小板增多症

　　慢性骨髓增殖性疾病(包括真性红细胞增多症、骨髓纤维化伴髓样化生)

　　慢性髓性白血病

　　骨髓增生异常综合征

　　先天性血小板增多

反应性

　　感染

　　反跳性血小板增多(如化疗后或免疫性血小板减少症后)

　　组织损伤(如手术)

　　慢性炎症

　　恶性肿瘤

　　肾脏疾病

　　溶血性贫血

　　缺铁

　　脾功能不全(脾切除后、梗死后或先天性)

表 38.4　初期止血疾病与凝血疾病临床特征的鉴别

	初期止血疾病	凝血疾病
疾病种类	血小板减少症	血友病
	血小板功能缺陷	
	血管性血友病[a]	
出血	立即	延迟
瘀点	有	无
关节出血	无	有
肌肉内血肿	少见	常见
鼻衄	常见	少见
月经过多	常	少见

[a] 在少见的 3 型血管性血友病中,因子Ⅷ促凝水平很低,因而同时具有初期止血疾病与凝血疾病的临床特征。

止血疾病。最后,在发生损伤时立即发生大出血、提示为初期止血障碍(因为不能有效形成初始的血小板栓子),而延迟出血提示凝血障碍(因为不能形成稳定的纤维蛋白凝块将导致初始的血小板栓子逐渐崩解)。

妊娠期与新生儿的血小板减少症的临床诊治将分别在第 43 章和第 44 章讨论。血小板增多症的诊治在第 44 章讨论。

病史

出血

自发性出血,或损伤时或损伤后发生过度出血,提示有止血障碍。临床医生必须了解患者既往的止血情况,如外科手术(包括包皮环切术)、牙科手术(尤其是拔牙)、外伤、注射、月经、分娩以及刷牙。立即出血提示有初期止血障碍,而延迟性出血提示凝血障碍(表 38.4)。

容易出现瘀斑在止血性疾病中很常见,但不能用于区分血小板数量和功能紊乱与其他的止血性疾病。然而,鼻衄、牙龈出血和月经过多在初期止血疾病比凝血疾病更为常见。过度出血发生的年龄有助于鉴别遗传性出血疾病与获得性出血疾病。

性别及家族史

某些血小板数量和功能性疾病为 X 伴性隐性遗传[如Wiskott-Aldrich 综合征(第 46 章和第 48 章)],因此几乎只发生于男性。其他血小板数量和功能的异常为常染色体隐性(如Bernard-Soulier 综合征和血小板功能不全)或常染色体显性遗传性疾病(如 MYH9 相关性疾病)(第 46 章和第 48 章)。血友病 A(因子Ⅷ缺乏)和血友病 B(Ⅸ因子缺乏)是常见的 X 伴性隐性凝血疾病,几乎只见于男性。

药物

患者的服药史很重要。血小板减少可由药物引起,包括:肝素(第 41 章)、奎尼丁、奎宁、磺胺类药物、利福平、青霉素、万古霉素、金盐、普鲁卡因胺、丙戊酸、卡马西平、氯噻嗪、阿昔单抗、替罗非班和依替巴肽(第 40 章)。此外,血小板功能缺陷可由许多药物引起,包括:阿司匹林和其他非甾体抗炎药物(如消炎痛、布洛芬、萘普生),ADP 受体拮抗剂(噻氯匹定、氯吡格雷、普拉格雷,替格瑞洛、坎格雷洛),糖蛋白(glycoprotein,GP)Ⅱb-Ⅲa 拮抗剂(阿昔单抗、替罗非班、依替巴肽),磷酸二酯酶抑制剂(双嘧达莫、西洛他唑),抗菌药物(青霉素、头孢菌素、呋喃妥因、羟氯喹、咪康唑),心血管药物(心得安、硝普盐、硝化甘油、速尿、钙通道阻滞剂),精神药物(三环类抗抑郁药、吩噻嗪、选择性血清素再摄取抑制剂),化疗药物(光神霉素、BCNU、柔红霉素、达沙替尼),乙醇,以及食品和补充剂(ω-3 脂肪酸、维生素 E、洋葱、大蒜、姜、孜然、姜黄、丁香、黑木耳,银杏)(第 49 章)。

病史

有肾脏疾病、肝病、骨髓增殖性疾病、急性白血病、骨髓增生异常综合征或异常蛋白血症病史都提示可能有获得性血小板功能缺陷(表 38.2 和第 49 章)。

输血史

在输注血液成分(不一定是血小板浓缩物)后 5~10 天突然发生严重的血小板减少强烈提示输血后紫癜的诊断(第 45 章)。

4

性接触史

同性恋者、静脉注射毒品成瘾者以及其性伴侣，都有感染 HIV-1 与继发慢性免疫血小板减少症的风险。无 HIV-AIDS 其他临床表现时，就可能出现血小板减少（第 39 章）。

体格检查

出血

瘀点强烈提示初期止血异常而不是凝血功能障碍（表 38.4）。瘀点也可能是血管炎的征象，或者是患者有菌血症（包括脑膜炎球菌血症）和弥散性血管内凝血（disseminated intravascular coagulation，DIC）。相反，关节出血强烈提示凝血疾病而不是初期止血异常（表 38.4）。肌肉内血肿更是凝血疾病的典型表现而不是初期止血异常。

其他体征

脾肿大可能提示脾功能亢进（如戈谢病）或恶性肿瘤。波动的全身或局部神经体征提示血栓性血小板减少性紫癜（第 47 章）。双侧桡骨缺失见于血小板减少伴桡骨缺失综合征（thrombocytopenia with absent radii，TAR）（见第 46 章图 46.1）。男孩患湿疹提示 Wiskott-Aldrich 综合征可能性（第 46 章和第 48 章）。巨大的血管瘤提示 Kasabach-Merritt 综合征（第 44 章）。眼与皮肤白化病见于 Hermansky-Pudlak 综合征与 Chediak-Higashi 综合征（第 19 章和第 48 章）。耳聋、白内障和/或高血压（译者注：应是肾脏病变）提示 MYH9 相关疾病的可能性（第 46 章）。心脏缺陷、发育迟缓、耳鼻喉部异常、精神障碍以及智力发育迟缓提示颚-心-面综合征，这与 Bernard-Soulier 综合征有关（译者注：建议删去）（第 46 章和第 48 章）。

实验室检查

血小板计数

引起血小板计数减低但无白细胞减少或贫血的原因见表 38.1。再生障碍性贫血和骨髓浸润性疾病，包括白血病和实体瘤转移，通常不会造成单独的血小板减少而无白细胞减少或贫血。

假性血小板减少是由某些抗血小板自身抗体识别被乙二胺四乙酸（ethylenediaminetetraacetic acid，EDTA）和低温对血小板膜糖蛋白的联合作用修饰或暴露的血小板抗原引起的[1]。这种体外的血小板丛聚可导致血细胞计数仪错误地报告低血小板数。光学显微镜下观察外周血涂片可见到血小板丛聚（图 38.1）在大多数情况下，将血液用柠檬酸盐抗凝而不是标准的 EDTA 抗凝可避免这一现象，从而可做出假性血小板减少症的诊断。

血小板计数增高的原因见表 38.3，并将在第 47 章讨论。

未成熟血小板部分（年轻的或"网织"血小板）现在可以在一些自动血细胞计数仪上测定（详见第 32 章）。这可能有助于鉴别生成减少导致的血小板减少（低"网织"血小板计数）与血

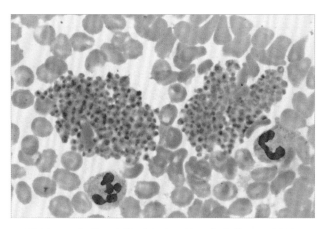

图 38.1　假性血小板减少症。外周血涂片显示 EDTA 抗凝血中两个大的血小板集聚团（May-Grunwald-Giemsa 染色，×1 000）（Figure provided by Nicola Bizzaro，Tolmezzo，Italy）

小板破坏引起的血小板减少（高"网织"血小板计数）。

血涂片

血小板

在免疫性血小板减少症（immune thrombocytopenia，ITP）可见到大血小板（第 39 章）。巨大血小板可见于原发性血小板增多症与某些其他的原发性血小板增多（表 38.3），以及遗传性巨血小板综合征（表 38.1）[如 Bernard-Soulier 综合征）（第 48 章图 48.2A）和 MYH9 相关疾病（第 46 章图 46.2）]。在灰色血小板综合征可见无颗粒的灰色血小板（第 48 章图 48.2B）（见第 46 章和第 48 章）。虽然在 Wiskott-Aldrich 综合征（第 46 章）中血小板很小，但在常规的血涂片上不易确定这一点。除了血液涂片外，从自动化血细胞计数仪上得到的平均血小板体积（MPV）对在鉴别有巨大、大、正常或小血小板的疾病很有用处（见第 32 章）。

白细胞

原始髓细胞或原始淋巴细胞提示白血病或骨髓增生性疾病的诊断。在 MYH9 相关性疾病的中性粒细胞胞质中可见 Döhle 样小体（见第 46 章图 46.2）。在 Chediak-Higashi 综合征的中性粒细胞、单核细胞和淋巴细胞中可见巨大的胞质颗粒（第 19 章和第 48 章）。和外周血白细胞相比较，骨髓的幼稚白细胞可能更容易识别出这些颗粒。

红细胞

破碎红细胞（裂细胞）提示血栓性血小板减少性紫癜、溶血性尿毒综合征或弥散性血管内凝血（disseminated intravascular coagulation，DIC）（见第 42 章图 42.1）。在 Evans 综合征中可以观察到球形细胞（第 39 章）。

血小板功能检测

血小板聚集测定在第 34 章讨论，血小板功能的其他临床试验在第 33 章讨论。

其他检查

无论是否做骨髓活检,骨髓穿刺在白血病和其他恶性肿瘤、再生障碍性贫血、ITP(尤其在成人)、无巨核细胞性血小板减少以及戈谢病的诊断中都可能是有用的。此外,如果病史、体格检查或无创实验室检查无法确定是反应性血小板增多(表38.3)(在第 47 章讨论),则需要进行骨髓检查以判断血小板增多的病因。

其他用于血小板数量与功能性疾病的特异检查在鉴别诊断(见"鉴别诊断"一节)与本书的其他章节(第 39~49 章)中详细讨论。

鉴别诊断

一般通过临床病史、体格检查(表 38.4)和全血细胞计数(包括血涂片检查)就可判定是否有血小板数量和/或功能性疾病。以下部分概述了确定血小板减少或血小板功能缺陷具体原因的临床方法。

血小板减少症

虽然血小板减少症的原因列表可能非常长(表 38.1),但对血小板减少症患者的具体原因的诊断通常是有章可循的。对一个获得性血小板减少症患者诊断 ITP(第 39 章)时采用的是排除性诊断:血红蛋白水平、白细胞计数以及血涂片检查正常(除外血小板减少和可能的血小板增多),无肝脾肿大、淋巴结肿大、异常辐射或其他潜在疾病。存在 ITP 的贫血可能意味着大量出血或自身免疫性溶血性贫血(Evans 综合征,第 39章)。如果血小板减少患者的一般情况良好,并且没有明确的DIC 诱发原因(如败血症、低氧或休克),可以基本排除 DIC。如有怀疑,可通过 D-二聚体和纤维蛋白降解产物诊断 DIC。肝素引起的血小板减少症(第 41 章)或其他药物引起的血小板减少症(第 40 章)可以根据临床病史排除或怀疑。系统性红斑狼疮(systemic lupus erythematosus,SLE)相关的血小板减少(第 39章)如果血小板减少先于其他 SLE 表现,最初可能很难诊断。HIV-1 相关的血小板减少症(第 39 章)可从临床病史中被怀疑,如果病史不明确,可以检测 HIV。血栓性血小板减少性紫癜或溶血性尿毒综合征患者已在表 38.1 中列出,这类患者通常有贫血,在血涂片上可见破碎红细胞(见第 42 章图 42.1)。此外,在溶血性尿毒症患者有血尿素氮和血清肌酐升高。常见变异性免疫缺陷可通过定量测定血清免疫球蛋白诊断。输血后 5~10 天突然发生严重的血小板减少时强烈提示输血后紫癜(第 45 章)。2B 型 VWD 和血小板型 VWD 都是血小板减少症的罕见病因,在低浓度的瑞斯托霉素诱导的血小板凝集增强时应想到这种可能性(第 34 章)。桡骨缺失综合征的患者在检查时都缺乏桡骨(见第 46 章图 46.1)。无巨核细胞性血小板减少症可通过骨髓检查诊断(第 46 章)。Bernard-Soulier(第 46 章和第 48 章)在外周血涂片上有明显的大血小板(见第 46 章图 46.2和第 48 章图 48.2A)。在男性患者有血小板减少和湿疹应怀疑Wiskott-Aldrich 综合征(第 46 章)。对疑有遗传性血小板减少症患者的诊断方法见第 46 章图 46.4。脾功能亢进可发生于任何原因导致脾脏肿大的患者,其血小板减少通常不严重,常伴有贫血和白细胞减少。Kasabach-Merritt 综合征患者在体格检查中经常发现的巨大的血管瘤,但也有的瘤体不易发现(第 44 章)。

血小板功能缺陷

血小板功能缺陷的具体原因列表也很长(表 38.2)。但最常见的是获得性缺陷,往往表现有明显的基础疾病。除了VWD[2]以及较少的贮存池疾病(第 19 章和第 48 章),遗传性血小板功能缺陷都很少见。这些罕见的疾病(第 48 章)通常需要专门的研究实验室做出明确的诊断,但 Bernard-Soulier 综合征和血小板功能不全容易通过血小板聚集仪(第 34 章)与流式细胞术(第 35 章)容易做出诊断。第 48 章详细讨论了评估疑有遗传性血小板功能缺陷患者的诊断方法。

血小板聚集(第 34 章)有助于诊断血小板功能缺陷。血小板功能不全时(第 48 章),血小板对二磷酸腺苷(adenosine diphosphate,ADP)、肾上腺素、花生四烯酸或胶原没有聚集反应,但对瑞斯托霉素有凝集反应。在 Bernard-Soulier 综合征(第46 章和第 48 章),血小板对瑞斯托霉素没有凝集反应,但对所有其他刺激剂都有聚集反应。储存池病或有血小板分泌缺陷的患者(第 19 章和第 48 章)对 ADP、肾上腺素、花生四烯酸或胶原诱导的血小板聚集减低或缺乏第二相聚集。部分储存池病患者不能只通过标准血小板聚集仪做出可靠的诊断,要通过荧光聚集测定颗粒的腺嘌呤核苷酸(第 34 章)、生化分析,或用荧光染料 mepacrine 标记血小板后用显微镜或流式细胞术测量血小板荧光(第 35 章)。

血管性血友病

在无血小板减少或无血小板功能障碍的形态学证据的初期止血障碍情况下,可能需要做 VWD 检测。VWD 本质上不是血小板功能疾病,而是 von Willebrand 因子(von Willebrand factor,VWF)疾病。由于 VWF 通过与 GP I b-IX-V 复合物结合在血小板黏附中发挥关键作用(第 10 章和第 20 章),VWD 导致血小板黏附缺陷。因此,VWD 在临床上通常表现为初期止血障碍(表 38.4),在未经实验室检测时,临床上可能与血小板减少性疾病或血小板功能性疾病难以区分。VWF 的第二个主要作用是作为因子Ⅷ的载体分子。在罕见的 3 型 VWD 中,因子Ⅷ的凝血活性较低,临床上同时有初期止血障碍与凝血功能障碍的特征(表 38.4)。VWD 通常依据血浆瑞斯托霉素辅因子活性、VWF 抗原和凝血因子Ⅷ活性的降低做出诊断。然而,并不是所有 VWD 患者的血浆这三项指标都降低。

特殊疾病

血小板数量和功能的特殊疾病(表 38.1~38.3),包括其病理生理学、临床特征、鉴别诊断、确定的诊断试验和治疗,将在后面的章节中详细讨论(第 39~49 章)。

(王兆钺 译,刘俊岭 审)

扫描二维码访问参考文献

第 39 章　免疫性血小板减少症

Jenny M. Despotovic and James B. Bussel

引言

原发性/免疫性血小板减少症(immune thrombocytopenia, ITP)是一种自身免疫性疾病,其特征是在无潜在病因的情况下,孤立的血小板计数偏低(<100×10⁹/L)[1]。ITP 的病理生理学机制复杂,并且人们对其研究还不全面,该过程涉及由于抗体介导的破坏而导致的血小板快速清除,T 细胞平衡的改变,以及免疫介导的巨核细胞异常导致的血小板生成改变[2-4]。每种机制影响患者个体的血小板计数的程度是不可预测的,可能会有所差异。ITP 按持续时间分为新诊断的 ITP(≤3 个月)、持续性 ITP(3~12 个月),以及慢性 ITP(≥12 个月)[1]。ITP 的诊断方式主要是排除诊断,因为目前仍没有敏感性和特异性均合适的临床检测来确诊并可靠地排除其他原因[5,6]。此外,对医生来说,选择 ITP 的治疗手段仍然是一个巨大的挑战。即使患者的血小板计数相同,不同 ITP 患者出血表现的异质性很大[7-10],尤其在对特定治疗的反应中[6,11]。随着对 ITP 疾病生物学认识的提高,治疗方案的水平也在随之提高。然而,目前仍然缺乏在随机对照临床试验中治疗方案的直接对比,同时,在临床评价、患者群体和对治疗的反应方面,单一治疗方案的报告之间存在重大差异。这些问题的存在使得医生很难确定 ITP 患者的最佳治疗方案。这些问题中的一部分已经在即将更

新的临床指南中明确阐述[6,11],这些指南的内容将作为本章中临床建议部分的基础。

通过总结对当前 ITP 研究基础,生理病理过程和治疗方案的理解,本章节分为以下几部分:发病率,病因和病理生理学,诊断和临床评估,治疗方案,预后。本章末尾的进展部分将重点介绍 ITP 的新兴疗法。

发病率

ITP 的确切发病率尚不清楚,因为症状轻微的患者可能不会就医。然而,世界不同地区 ITP 发病率和患病率的数据报告之间并没有差异。但是,其发病率随年龄和性别的不同而不同。儿童 ITP 的发病率估计为 5 例/10 万儿童[12],患病率介于欧洲报道的 4.6 例/10 万儿童[13]至北美报道的 7.2 例/10 万儿童间[14]。在青春期前的儿童中,发病的高峰年龄是 2~5 岁,并且男性居多,与女性相比,相差不大但有统计学差异[15]。青春期后的青少年 ITP 的发病形式似乎向成年 ITP 过渡,并以女性发病为主。在成年人中,ITP 的年发病率约为 3/100 000,中年患者中女性与男性比为 1.9:1,但 60 岁以上的群体中以男性发病为主[15,16]。一项早期研究显示,年龄调整后 ITP 的患病率为 9.5/100 000[14],从而反映出老年群体中慢性 ITP 的比率较高。考虑这些数据的一个重要问题,ITP 的流行病学研究在其定义和入选标准方面存在差异。此外,很有可能存在大量无症状的 ITP 病例未被发现;在三级护理中心随访的 185 名患有 ITP 的成年人中多达一半人无症状,最初是在常规拜访他们的初级保健医生时发现的血小板减少症[17]。此外,因为在妊娠期间可以常规获得血小板计数,在育龄妇女中 ITP 的诊断可能存在偏倚。

病因学和病理生理学

尽管 ITP 的病理生理学还未完全了解,但很可能是多种因素相互作用的结果。考虑到 ITP 的临床表现,疾病的严重程度和持续时间,以及患者对治疗的反应高度可变,在不同患者体内导致血小板减少的主要驱动因素差异很大。人们对驱动 ITP 的复杂免疫异常的理解随着时间而不断加深,本部分描述了其所涉及的机制。关于 ITP 形成的可能机制见图 39.1 和 39.2。

涉及 B 细胞的因素

早期对"血小板减少性紫癜"的描述基于致病性自身抗体靶向血小板的假说。William Harrington 的经典实验,将 ITP 患者的全血或血浆输注到健康人体内;他注意到,大约 60% 的输注者体内出现了迅速的、通常是严重的血小板减少症,这首次

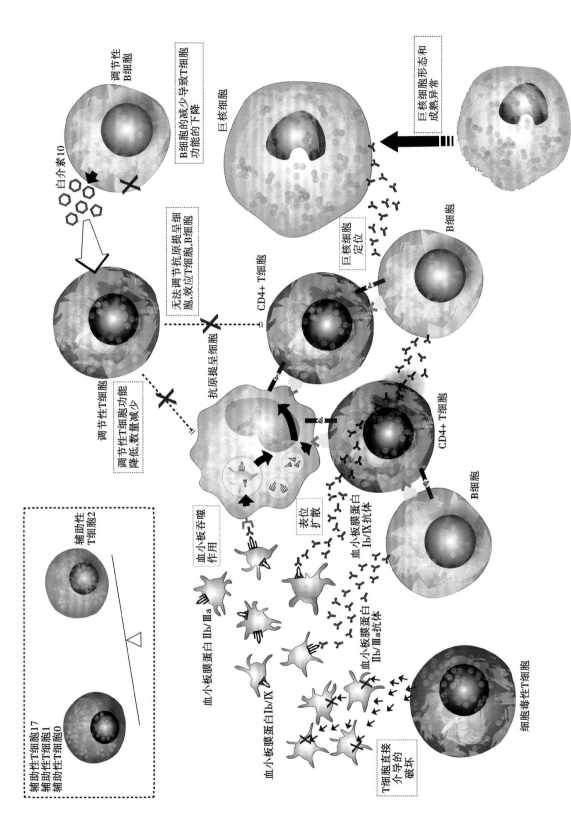

图 39.1　ITP 发病机制总结。 ①自身抗体靶向血小板糖蛋白，最常见的是糖蛋白 Ⅱ b/Ⅲ a。受调理素作用的血小板结合抗原提呈细胞的 Fcγ 受体。一旦被吞噬，血小板就会被降解，并暴露出血小板糖蛋白之外的隐藏表位。随后抗原提呈细胞相互作用与 B 细胞克隆与 B 细胞相互作用从而扩增抗体产生。②抗体靶向改击血小板和巨核细胞，导致成熟巨核细胞数量减少和巨核细胞成熟异常。③细胞毒性 T 细胞可以非抗体介导的形式或直接改击血小板。④ITP 患者中促进受损的调节性 T 细胞因子信号反应较低。目前对它与调节性 T 细胞间的认识尚不全面。⑤调节性 B 细胞活化，通过分泌 IL-10 促进自身耐受。ITP 患者调节性 B 细胞的数量减少，对调节性细胞的数量和功能均下降。⑤调节性 B 细胞活化，通过分泌 IL-10 促进自身耐受。ITP 患者调节性 B 细胞的数量增加。平衡向 CD4+Th0/Th1 细胞和 Th17 细胞活化方向倾斜，Th2 细胞反应降低

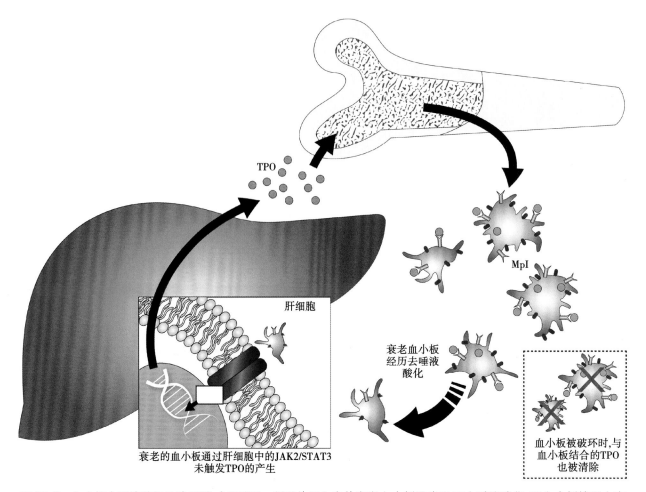

图 39.2 血小板去唾液酸化导致 TPO 水平不足。循环外周血中的衰老血小板通常经历去唾液酸化,即血小板糖蛋白末端唾液酸被切割。去唾液酸化的血小板与肝脏 Ashwell-Morell 受体结合,然后被吞噬,从外周血中清除。被吞噬的血小板通过 JAK-STAT 通路刺激肝脏 TPO 生成。在 ITP 患者中,血小板被破坏时,与血小板结合的 TPO 也被清除。丢失的 TPO 超过了肝脏代偿性的 TPO 产生。TPO,血小板生成素;Mpl,血小板生成素受体

证明了 ITP 患者血浆中存在"抗血小板"物质[18]。在接下来的十年时间中,Shulman 等人报道了该血浆因子为免疫球蛋白[19]。随后,Karpatkin 和 McMillan 在其各自的研究中证实这种血浆因子是 IgG 自身抗体[20,21]。最常见的抗原表位是血小板表面糖蛋白(glycoprotein,GP)Ⅱb-Ⅲa 和 GPⅠbⅨ受体[22]。抗体与这些部位的结合使血小板在网状内皮系统(主要是脾脏和肝脏)中通过含 FcγR 的吞噬细胞被清除(图 39.1)[2,3]。人们推测靶抗原可能与疾病严重程度和治疗反应相关。具体来说,小鼠和人类的研究结果都表明抗 GPⅠb 抗体与更严重且难治性疾病相关[23,24]。动物研究表明,作为去糖基化的结果,抗 GPⅠb 抗体可能通过肝脏 Ashwell-Morell 受体(非 FcR 依赖性)导致血小板清除,这可以解释患者对干扰 FcR 介导的血小板清除治疗的不同反应(图 39.2)[25]。此外,在小鼠的研究中表明,抗 GPⅠb 抗体对阻断巨核细胞释放血小板具有独特的作用[24]。

ITP 中与 B 细胞生物学相关的异常包括 B 细胞激活因子(B-cell activating factor,BAFF)水平增高导致的 B 细胞增殖和存活增加,调节性 B 细胞(regulatory B cells,Breg;CD19+24+Foxp3+细胞)数量和功能的异常,以及通过减少调节性 T 细胞(regulatory T cells,Treg)来降低机体的自身耐受[26,27]。此外,

Audia 等人强调了脾脏中 Th21 细胞和 B 细胞的相互作用可能有助于长寿的浆细胞的存在。上文中描述的 B 细胞异常和产生的自身抗体已被证实影响骨髓巨核细胞的产生和成熟,包括破坏巨核细胞[4,24,28]。导致 B 细胞异常的疾病[常见变异型免疫缺陷病(common variable immunodeficiency disease,CVID)]与 ITP[29]的高发病率相关,这也许可以通过检查点功能的丧失来解释[30]。

涉及 T 细胞的因素

只有大约 60% 的患者体内可以检测到抗血小板抗体[31]。尽管现有检测方法的敏感性和特异性存在局限[5],但这也表明替代机制也许在 ITP 形成中发挥重要作用。事实上,在该疾病中存在大量异常的 T 细胞。ITP 病理生理学的一项重要进展是,在 ITP 患者中鉴定出了异常的 T 细胞亚群谱。Th1:Th2谱系比例的增加表明,机体免疫模式转向免疫激活,远离自身耐受。这很大程度上可能是由于 Treg(CD4+CD25+Foxp3+细胞)异常,人们不断发现其在 ITP 患者的循环血中数量减少,并且功能紊乱(图 39.1)。Treg 细胞异常可能是由于 T 细胞数量和功能改变而引起的细胞因子分泌改变,包括干扰素 γ 和白介素-10。这些细胞在机体的自身耐受中起重要作用,当 Treg 细

胞的数量和功能异常时,自身反应性细胞亚群就不能得到有效的调控。最近,有数据表明,B 细胞产生的自身抗体,是由不受 Treg 细胞抑制的克隆性 T 辅助细胞诱导产生的[32,33]。值得注意的是,这些异常的 Treg 细胞可以通过治疗恢复到"正常水平",包括使用利妥昔单抗,皮质类固醇和 TPO 激动剂[34-38]。

另一种临床意义不明的 T 细胞的作用是,CD8+ 细胞毒性 T 细胞的作用,它可以攻击脾脏内的血小板和巨核细胞。而来自同一课题组的两项研究表明,上述这种情况是可能发生的[39,40],但目前尚不清楚在 ITP 患者体内发生这种情况的频率,在哪里发生,以及是否介导对特定治疗缺乏反应。此外,CD8+ 细胞毒性 T 细胞可能直接裂解脾脏中的循环血小板,并且对骨髓巨核细胞的成熟产生影响[40]。

在包括 Digeorge 综合征(胸腺发育不良)/心包膜综合征以及 Fas(CD95)或 Fas 通路缺陷综合征[包括自身免疫性淋巴增生综合征(autoimmune lymphoproliferative,ALPS,即 Canale-Smith 综合征)]在内的 T 细胞疾病中,报道过合并 ITP[41-43]。

经典补体(complement,C)途径的缺陷可能导致无法清除免疫复合物,进而导致"增强"免疫原的持续时间更长。C4 水平低会产生 ITP,而经典途径中所有组分的低水平与系统性红斑狼疮(systemic lupus erythematosus,SLE)有关[44]。虽然关于 ITP 患者体内 Fc 受体的研究还没有定论,但一项研究表明,在接受安慰剂和静脉注射免疫球蛋白治疗的新诊断的 ITP 患儿中,FcγRⅡA 多态性有重要影响。这些受体和其他受体的多态性,至少部分地决定了对一些治疗的反应,包括静脉注射免疫球蛋白(FcγRⅡB)、静脉注射抗-D 抗体(FcγRⅡA)以及利妥昔单抗(FcγRⅢA)[45-48]。

涉及血小板生成的因素

20 世纪 70 年代和 80 年代,人们对 ITP 中血小板产生的早期研究表明,考虑到血小板破坏程度的加速,血小板的产生可能低于预期值[49,50]。随后,使用自体铟-111(111In)标记血小板进行的血小板存活研究证实,ITP 中的血小板周转率,在一定比例的患者中,最低程度地增加或正常,表明血小板生成受损[51-53]。随着血小板生成素(thrombopoietin,TPO)的克隆(第 61 章),许多研究表明,ITP 患者血清中 TPO 水平或者正常,或者轻度升高[54,55]。两项独立的研究表明,ITP 患者血清中的抗体,能够抑制未成熟巨核细胞前体向巨核细胞的成熟和分化(图 39.1)[28,56]。在关于血小板寿命和网织血小板测定(第 32 章)的研究中表明,血小板的生成通常是减少的。最后,大数难治性 ITP 患者对 TPO 受体刺激的反应能力(见后续治疗部分),提供了进一步的证据,证明许多 ITP 患者的血小板生成不足。Grozovsky 等人最近的研究表明,通过 IL-6 与其肝受体相互作用,除了组成型 TPO[57],以及继发于炎症的 TPO 增加外,通过 Ashwell-Morell 受体信号清除去唾液酸化血小板,通过相同的 IL-6 通路,可增加 TPO 水平(图 39.2)(见第 4 章)[58,59]。

影响 ITP 形成的因素

ITP 是一种获得性疾病,通常认为最初的引发因素是免疫学方面的,如感染或其他环境暴露,免疫接种,伴或不伴有先前存在的免疫失调等。ITP 也可在妊娠期间发生。尽管有这些假设的触发因素,但是患者个体 ITP 发病的病因通常是未知

的。与其他自身免疫性疾病一样,据推测基因变异可能有助于以非孟德尔模式形成 ITP。推测触发 ITP 后可能事件的机制描述如下。由于存在的数量较多的无症状 ITP 患者,并且可能会缓慢进展至具可察觉症状的水平,因此似乎有一种未被认知的 ITP 形式,即血小板计数在"表现"出血症状前的数月至数年就缓慢下降。

感染

急性感染,甚至疫苗接种,似乎是许多儿童 ITP 病例的诱因。人们认为感染仅仅是 ITP 的触发者,除非是后续将讨论的某些具体的感染,不需要病毒的持续存在。ITP 患者中病毒沉积的机制尚不完全清楚。已在水痘诱导的儿童 ITP 患者和 HIV 患者中证实,存在与血小板膜表面抗原发生交叉反应的抗体[60,61]。病毒感染也许暂时无意地破坏了免疫调节网络,使抗血小板自身抗体的产生成为可能。另一种理论认为,病毒感染导致血小板表面氧化损伤,形成新的抗原,引起与正常的血小板膜蛋白发生交叉反应的免疫反应,使 ITP 持续[62]。后一种假设用来解释儿童慢性 ITP 的发展,因为大多数儿童 ITP 的病情缓解较快。病毒感染也可能只会加重先前存在的血小板减少症,从而加速临床表现的产生,而不是直接促成自身免疫的发病。这些问题在其他已发表的综述中进行了详细的讨论[24,63]。

在某些情况下,感染的作用似乎不同:ITP 发病的慢性和严重性可能与潜在感染的持续性密切相关,例如在人类免疫缺陷病毒(human immunodeficiency virus,HIV)、丙型肝炎病毒(Hepatitis C,HCV)、巨细胞病毒(cytomegalovirus,CMV)和幽门螺杆菌(Helicobacter pylori,HP)感染。虽然有人认为(我们也认为)这是继发性 ITP,但对这些病例没有特定的检测方法,这些病例在临床上通常无法与原发性 ITP 区分开来。

高达三分之一的 HIV 患者中会发生血小板减少症,这可能是由于严重的 T 细胞耗竭引起的自身免疫失调,也可能是由于直接的病毒细胞毒性作用,因为巨核细胞表达 HIV 受体 CD4、CXCR4(单核细胞或早期病毒亚型)和 CCR5(T 细胞或晚期亚型)[64]。血小板减少通常与可检测到的病毒载量相关,因此该病症总是对高效抗逆转录病毒治疗(highly active antiretroviral therapy,HAART)有反应。在一项小型交叉研究中显示,如果需要快速增加血小板,在这些患者中静脉注射抗 D 药物的效果优于静脉注射免疫球蛋白[65]。同样,尽管其机制不如 HIV 那样简单,但有一部分慢性丙型肝炎患者也出现血小板减少的症状[66]。脾功能亢进、肝损伤导致的血小板生成素(thrombopoietin,TPO)合成降低、弥散性血管内凝血(disseminated intravascular coagulation,DIC)、冷球蛋白血症,以及干扰素治疗的影响都可能参与丙型肝炎引起的血小板减少[66]。由冷球蛋白介导的血管损伤,这些患者出血时的血小板计数可能比原发性特发性 ITP 患者高[66]。在目前有能力用新的、毒性较低的药物治疗血小板减少型 HCV 感染的患者中,成功根除 HCV 很有可能实现,但尚不清楚哪种频率的消除丙型肝炎病毒治疗,会导致这些患者体内基础血小板计数大幅增加。许多研究描述了幽门螺杆菌定殖与 ITP 的形成和/或持续性之间的相互作用[67-70]。大量研究表明,根除幽门螺杆菌可以缓解 ITP 的症状,对于根治治疗的 ITP 的成年患者(而不是儿童),进行幽门螺杆菌尿素呼气实验或大便抗原实验是合适的,已经获得美国血液学会和

基于专家共识的诊疗指南的推荐[6,11]。然而,迄今为止,血小板响应的地理性差异,日本和意大利的根治反应率高,而美国的反应率低(原因不明,可能与幽门螺杆菌菌株的变异有关)。其他与血小板减少相关的慢性感染包括 CMV[71]、细小病毒和其他可能通过强力的免疫抑制疗法(如大剂量类固醇)激活的休眠病毒。根除 CMV 大大改善了一个小系列的 ITP 患者的严重程度[71]。

免疫缺陷

理解 ITP 潜在的免疫机制的一种方法是,研究与继发性 ITP 相关的免疫功能改变的疾病[2,3]。例如,慢性淋巴细胞白血病(chronic lymphocytic leukemia,CLL;一种 B 细胞增值性疾病),常见变异型免疫缺陷病(CVID,低丙种球蛋白血症),IgA 缺乏和 IgG$_2$ 缺乏,这些疾病中存在继发于 B 细胞异常的、异常的抗体产生,造成了该患者群体中 ITP 的发病率远远高于正常人群中的预期[72]。相反地,在 Bruton X 连锁无丙种球蛋白缺乏血症中,成熟 B 细胞缺失,抗体不存在,T 细胞功能实质上正常,不会产生 ITP[2,3]。

总之,各种遗传倾向、免疫途径和环境损害(包括感染),可能是成人和儿童患 ITP 的基础,而每种通路相对重要性的变异性,可能造成了 ITP 患者之间表现出的相当大的异质性。描述差异可能潜在地更好地定义,具有不同的预后、出血倾向和健康相关生活质量影响的患者亚群,并可优化治疗方法。

其他

越来越多的疾病与 ITP 相关,包括 ALPS 和 ALPS 样淋巴增生综合征、慢性淋巴细胞白血病、霍奇金淋巴瘤和非霍奇金淋巴瘤等。一些遗传综合征,如 Digeorge 综合征和 Wiskott-Aldrich 综合征可能具有自身免疫成分。在大多数情况下,治疗潜在的病症将改善血小板计数,可以在疾病开始时作为临时措施使用。

诊断与临床评估

由于没有针对 ITP 的特异性诊断检测,当患者病史(包括识别先前正常血小板计数,如果有的话)、体检、全血细胞计数和血涂片检查,不能确定血小板减少症的替代病因时,可以根据临床情况继续推定诊断。表 39.1 列出了评估血小板减少症患者时应考虑的 ITP 鉴别诊断和继发性原因的例子。

由于基于证据来驱动决策的数据有限,截至本文撰写时,对疑似 ITP 的儿童和成人的初步评估建议仍存在争议。国际专家共识小组报告和 2011 年美国血液学会(American Society of Hematology,ASH)指南的建议列于表 39.2[6,11],但目前仍正在进行修订。

如果患有血小板减少症的儿童出现急性出血症状和相关体征,全血计数的其他项目和血涂片结果正常,以及体检正常(出血迹象除外),包括无肝脾肿大和淋巴结病或其他可能提示替代诊断的异常(表 39.1),那么诊断结果很有可能是 ITP,儿乎可以肯定不是白血病[73]。在某些情况下,某些特征的出现可能使诊断复杂化,例如在 EB 病毒后或其他病毒诱导的 ITP 或戈谢病中存在肝脾肿大;存在不能用血小板减少引起的出血(如鼻出血或月经过多)解释贫血(如果 MCV 低,提示缺铁性贫血;地中海贫血特征,支持 ITP 诊断);或存在提示潜在自身免疫或免疫缺陷状态的特征。

与儿童相比,成人患者 ITP 的诊断通常要困难得多。例如,一名正在住院接受多种药物治疗的老年患者,有多种医疗问题,包括可能的感染,然后发展为进行性血小板减少症,这是一个非常困难的诊断挑战。除表 39.2 中列出的检测外,可根据具体情况考虑的其他检查包括:药物消除(很少进行抗体试验),抗磷脂和抗核抗体、CMV、EBV、HHV6 和细小病毒 PCR,甲状腺功能和抗体检测,抗血小板抗体检测、TPO 水平、骨髓抽吸和活检(后者排除发育不良),以及妊娠检测(如果适用)。如第 32 章中详细讨论的那样,网织(新生产)血小板的测量现在可以作为自动全血计数的一部分,例如使用 SysMex 分析仪来量化未成熟血小板分数(IPF%)[74]。IPF% 可以区分再生障碍和消耗性血小板减少状态,并提供治疗效果和有反应或无反应机制的分析[75-77]。

患者对治疗的反应是一个有用的诊断指标。静脉注射免疫球蛋白或静脉注射抗-D 抗体治疗后,血小板增加提示免疫性血小板破坏,尽管不能排除继发性 ITP,缺乏应答也不能排除 ITP 诊断。对类固醇和脾切除术的反应对 ITP 诊断的特异性较低,但仍然有用。相反的,如果患者在输注血小板超过 12~24 小时后血小板计数持续显著上升,则该患者不会是 ITP。

表 39.1   ITP 的继发原因和鉴别诊断

分类	示例
感染	病毒感染包括艾滋病毒、丙型肝炎病毒、细小病毒、巨细胞病毒以及幽门螺杆菌
其他自身免疫和免疫缺陷病	系统性红斑狼疮、Evans 综合征、抗磷脂综合征、常见变异型免疫缺陷、IgA 缺乏、自身免疫性淋巴增生综合征(ALPS)
恶性肿瘤	淋巴增生性疾病(CLL、霍奇金病和非霍奇金淋巴瘤)、白血病
药物	奎宁、肝素、酒精、丙戊酸钠、雌激素等(详情见第 40 章)
骨髓衰竭疾病	骨髓发育不良、巨幼红细胞贫血、再生障碍性贫血
肝病	病毒性肝炎、肝硬化和酒精相关性肝病
遗传性血小板减少症	MYH9 相关疾病、Wiskott-Aldrich 综合征、2B 型血管性血友病、无桡骨血小板减少症(TAR)、RUNX1、Bernard-Soulier 综合征(见第 46 章)

表 39.2　疑诊 ITP 的儿童和成人的评估

	支持为 ITP 的特征	提示为替代诊断的特征
病史	• 典型的出血症状包括瘀斑、口腔水泡、鼻出血、月经过多、血尿、消化道出血 • 先前患过病毒性疾病或预防接种（如 MMR），尤其是儿童 • 其他方面正常 • 先前血小板计数正常	• 系统性红斑狼疮或其他系统性自身免疫性疾病的症状或病史：关节症状、皮疹、发烧、虹膜炎等 • 非血小板型出血症状，如关节出血 • 血小板减少症与服用新药物同时发生
家族史	通常无	• 血小板减少症家族史提示为遗传性疾病
体检	除有出血症状外其他方面正常	• 脾肿大 • 淋巴结病 • 桡骨影像检查异常（提示有 TAR 或 Fanconi 综合征）
全血细胞计数和血涂片	正常，除了血小板减少，血小板变大（而不是巨大）外，小红细胞性贫血可能是由慢性出血的造成的	• 由于血小板团聚或卫星化而导致的假性血小板计数低（见第 48 章） • 过多的大血小板，小血小板或异常血小板形态提示非免疫性/遗传性血小板疾病 • 中性粒细胞包涵体（MYH9 相关疾病） • 红细胞碎片［血栓性血小板减少性紫癜（TTP）］或球形细胞（Evans 综合征） • 母细胞（白血病）
网织红细胞计数	协助评估贫血（如有）	溶血性贫血增加（Evans 综合征，TTP） 生成缺陷导致减少（恶性肿瘤和骨髓衰竭）
HIV 和 HCV 检测[a]	阴性	阳性
幽门螺杆菌（尿素呼气试验或大便抗原试验，非抗体试验）[b]	阴性（可能是阳性，与 ITP 无关）	阳性（在这种情况下，需采取根治措施）
免疫球蛋白定量测定（IgG、IgA、IgM）[c]	正常	异常（包括提示血浆细胞异常的成人单克隆峰）
血型和直接抗球蛋白试验（DAT）[d]	Rh 状态有助于证明抗 D 治疗是否可以考虑；DAT 结果阴性	DAT 结果阳性提示全身性免疫失调，或者合并 AIHA、则提示 Evans 综合征
骨髓检查[e]	巨核细胞数量正常或增多，通常无其他异常	可鉴别为恶性肿瘤、淋巴增生、骨髓增生异常或骨髓衰竭综合征患者

[a] 推荐所有患者进行检测，因为对这些病症的治疗可以改善血小板减少的症状。

[b] 如果检测阳性，建议成人接受根除治疗。儿童不推荐。

[c] 推荐对免疫抑制剂相对禁忌的免疫缺陷患者进行诊断。理想情况下，应在静脉注射免疫球蛋白治疗前进行测量。

[d] 仅 DAT 结果阳性的意义尚不清楚，但结合溶血的结果提示为 Evans 综合征。

[e] 老年患者（>60 岁）和对治疗没有反应的患者可能会出现这种症状；不推荐在患有典型 ITP 的儿童中使用。与之前的指南相比，2011 年的 ASH 指南的一个主要变化是，在"典型"ITP 中，超过临界年龄的患者不再推荐常规骨髓检查。实际上，骨髓检查通常在>60 岁的患者中进行，以排除 CLL 和 MDS。如果进行了骨髓检查，理想情况下应该进行环钻活检以及抽吸，免疫表型和细胞遗传学检查。

总之,ITP 的诊断仍然是排除性的,探究可能的继发或替代诊断,必须根据具体的患者情况进行调整,但需要考虑的是,许多潜在的原因可能并不明显。对特定疗法的反应仍然是诊断 ITP 的唯一方法(与排除其他诊断相反)。未来,几种形式的分子检测可能对 ITP 诊断、预后和治疗方法有用。

治疗

ITP 治疗的目的是,提供足够的止血功能以控制出血症状,避免潜在的灾难性的出血,并尽量减少与治疗相关的毒性,最大限度地提高生活质量,包括个性化治疗,以及优化患者的生活方式和活动。这是通过在合适的患者中,使用一线、二线甚至三线和紧急"抢救"治疗与进行细致的观察达到平衡来实现的(表 39.3~39.5)。

何时开始治疗

决定何时以及谁需要治疗,仍是一个挑战,尤其是对儿童而言。这在很大程度上是因为,难以预测哪些患者最可能发生严重出血,哪些患者会自发改善,尤其是目前还没有可靠的方法预测对不同治疗的反应和毒性。大多数 ITP 患者没有或只有相对轻微的出血症状,包括瘀点、瘀斑和鼻出血。幸运的是,ITP 患者更严重的出血例如颅内或主要器官出血等相对较少,儿童和成人 ITP 患者颅内出血发生率分别为<1% 和<

1.4%[78-81]。然而,在 60 岁以上的成人中,颅内出血的发生率为 4%~13%,尤其是合并症的患者[82,83]。预测哪些患者有严重出血的风险,是 ITP 研究的一个尚未解决的主要目标。虽然出血与血小板计数没有直接关系,但维持血小板计数>30 000 可降低高危患者严重出血的风险。

一些小型的初步研究表明,随着时间的推移,血小板功能是稳定的[84],并且检测结果能预测出血风险[83],尽管临床可用的血小板功能测试,如聚集测定或血小板功能分析仪(platelet function analyzer,PFA-100),不能用于重度血小板减少症患者,因此对于 ITP 患者通常无用[85]。全血流式细胞术评价单血小板在研究中得到了广泛的应用,在未来也许可用于预测出血[76]。如果有能确定出血可能性增加的标志物,未来的方法可能会使用分子检测。

与其他导致血小板减少症的原因相比,ITP 患者大出血的发生率低,在很大程度上可以解释为,具有更大、更年轻、止血功能更好的血小板,因此血小板功能比较完备[85-88]。虽然仍需要更全面的研究,但有两项研究显示,IPF 与出血风险呈负相关[77,210]。然而,血小板计数仍是出血风险的传统替代指标,尽管血小板计数同样低的患者中出血倾向存在相当大的变异性。尽管绝大多数大出血症状发生在血小板计数<10~20×10⁹/L 的患者,但即使是血小板计数最低的患者,这些症状仍然很少见[10,81]。因此,治疗决定涉及许多重要因素,这些因素在成人和患有 ITP 的儿童中具有重要差异,接下来将分别讨论。

表 39.3　ITP 的一线治疗

治疗	推荐剂量	预期的血小板反应时间	预期响应率	问题
皮质类固醇				
泼尼(松)酮	0.5~2mg/(kg·d),持续 2~4 周,或血小板计数 ≥30~50×10⁹/L	几天至几周	70%~80% 的初始响应	有据可查的潜在严重毒性和耐受性问题限制其长期使用
地塞米松	40mg/d,持续 4 天,每 2~4 周 1 次,1~4 个循环	1~7 天	高达 90% 的初始响应,20%~80% 达到持久响应	
甲泼尼龙	30mg/(kg·d),持续 7 天	1~4 天	高达 80% 的初始响应	
静脉注射免疫球蛋白	1g/(kg·d),持续 1~2 天	24 小时~4 天	高达 80% 的患者血小板显著增加,但对于大多数患者来说,反应通常是短暂的,血小板计数在 2~4 周内恢复到治疗前水平	轻度发热-寒战反应和头痛常见,也可能很严重。为避免缺乏免疫球蛋白 A 患者的过敏反应,必需准备治疗免疫球蛋白 A 耗竭的药物 两个 FDA 黑框警告(血栓形成和肾衰竭)
静脉注射抗-D 抗体	50~75mg/kg	2~5 天	同 IVIG	同 IVIG,并且溶血性贫血可能限制使用的剂量 FDA 黑框警告(血管内溶血、肾衰竭和 DIC),出于安全考虑,Winrho SDF 已退出欧洲市场 仅用于未行脾切除术的 RH-D 阳性、DAT 阴性患者

表 39.4　ITP 的二线治疗

治疗	剂量	预期的血小板反应时间	预期响应率	问题
脾切除术		<1 个月	高达 80% 的最初响应,2/3 实现持续响应	术后出血、血栓栓塞和有荚膜的微生物感染
利妥昔单抗	通常使用 375mg/m² ×4 周(据报道较低剂量在小型研究中有效)	<8~12 周	40%~60% 的完全缓解或部分缓解,完全缓解的持续时间为一年。只有 20% 完全缓解患者的持续时间为 3 年	常见输液反应,偶有严重过敏反应。很少与进行性多灶性白质脑病相关。延长某些患者的低丙种球蛋白血症时间
血小板生成素受体激动剂(TPO-RA)		7~14 天	60%~90%	血栓形成、反弹性 TP、骨髓网蛋白纤维化
罗米斯亭	每周 1~10µg/kg,皮下注射	1~10 周,取决于达到反应所需的剂量		
艾曲泊帕	每天口服 25~75mg(东亚人起始剂量较低)	2~4 周,取决于剂量		肝功能检查异常
福他替尼	100~150mg 每日两次	2~8 周	20%~40% 的高度难治性患者	肝功能检测异常。对软骨有影响,限制儿童使用
其他: 硫唑嘌呤 环孢素 环磷酰胺 达那唑 氨苯砜 吗替麦考酚酯 长春花生物碱类 6-巯基嘌呤				

表 39.5　考虑 ITP 时的紧急治疗

治疗	剂量	问题
血小板输注	可能需要连续输注并进行静脉注射免疫球蛋白	仅适用于持续大出血
静脉注射免疫球蛋白,静脉注射抗-D 抗体	分别为每剂 400~1 000mg/kg,50~75µg/kg	短期解决方案。两者都需要预先静脉注射大剂量的类固醇
高剂量类固醇	地塞米松 40mg/d×4 天×3~4 循环,静脉注射甲泼尼龙 1g,超过 10~30 分钟	疗效不定,当诊断治疗时作为联合治疗的一部分效果更好
长春新碱	静脉推注 0.03mg/kg 至最大剂量 1~2mg	需要良好的静脉注射通道
紧急脾切除术		
支持疗法		抗纤溶药、孕激素、热凝治疗、rⅦA

　　仔细评估出血症状(包括现在和过去),对于确定出血风险和需要的治疗是至关重要的,比血小板计数更重要。某些类型的出血,即湿性紫癜和可能的血尿,意味着颅内出血的风险更高[81,89]。目前已开发出几种出血评分系统,以规范出血评估并系统地量化对治疗的反应,尽管迄今为止还没有一个被普遍采用[79,90-93]。目前使用最广泛的是世界卫生组织(World Health Organization,WHO)制定的出血量表[94],但是它对 ITP 的适用性有限,而且可能最不适用,主要是因为它集中在严重出血(ITP 中罕见)上,并严重依赖于输血等干预措施,而 ITP 患者很少输血。

在监测疾病影响和治疗效果方面,生活质量越来越重要。目前已经为 ITP 制定了一个特定的评分系统,即 ITP-PAQ。SF-36 系统也被广泛使用(儿童 ITP-KIT 也是如此)[95-97]。成人及儿童 ITP 患者的生活质量显著下降。患者,尤其是慢性病患者,可能对降低的生活质量非常适应,以至于他们没有意识到这可能是由于疾病和治疗导致的;认为这是他们的自然状态。在决定治疗方案时,可能并没有充分考虑到患者的生活质量。最初人们乐观地认为,增加血小板计数会显著改善患者的生活质量,但由于认识到血小板改善可能提高生活质量,但不能达到"正常对照"水平,这一观点受到了限制。为造福于患者,需要推进这一领域的机制研究。

在决定治疗以及使用哪种治疗时,理想情况下要考虑的其他因素包括,活动风险,如运动和工作、合并症、其他药物、其他患者的医疗状况、家族史、医疗护理的可及性、需要频繁就诊的特定治疗、支付能力,以及家庭/护理者参与程度[98-100]。

儿童治疗的注意事项

鉴于严重出血的发生率较低,自发性消退的发生率较高,ASH 2011 指南建议,对无出血的儿童进行观察,而不考虑血小板计数的情况[11]。ICIS 的研究发现(P. Imbach,个人交流),当血小板计数较低时,尤其当血小板计数<10×10^9/L 时,儿童的治疗频率增加。考虑治疗非出血的 ITP 患儿的理由,在类别上与成人相似,但显然不同。考虑的因素包括,是否降低生活质量(对较小的儿童来说可能是不易观察到的)、出血风险、与急救服务和门诊随访的距离和通道、合并其他疾病或治疗(合并症)、父母/护理者的焦虑,包括年龄和控制活动的能力、调整活动的影响及依从性和自发缓解的可能性。对患有 ITP 的非出血儿童的谨慎观察是否应超过最初的 3~6 个月,一直没有得到充分的研究证实,但背后的原则在很大程度上是由病情自发改善的可能性驱动的[101]。目前还没有明确的年龄界限,多大年龄的儿童和青少年接受更像成人一样治疗,但出血风险在 40 岁左右仍然很低[102]。即将发布的 2018 年 ASH 指南可能会在这一领域提出更具体的建议。[1]

成人治疗注意事项

老年人可能有并发症,并且正在服用其他药物,总的来说出血风险更高,因此治疗通常在血小板计数<30×10^9/L 时开始,但在没有其他危险因素的情况下,极少在血小板计数>50×10^9/L 时开始治疗[1,102]。有新的数据表明,对于新诊断为 ITP 的低风险成人患者,观察可能是安全的[103,104],但这还没有成为标准做法。同时,如果使用 TPO 药物,这些患者可能有最高的治疗相关毒性风险,包括血栓形成风险[105]。目前还没有一个被广泛接受的解决方案来解决这一困境。

总之,考虑到现有疗法的毒性,治疗方法必须个性化,包括识别不需要治疗的患者。如果/当开始治疗时,治疗的目标也应该是达到足够的止血和改善生活质量,而不是达到正常的血小板计数。

旨在快速增加血小板数量的一线治疗

ITP 一线治疗的目标是,迅速减少正在发生的出血或即将到来出血的风险。ITP 的一线治疗包括皮质类固醇(地塞米松、泼尼松或泼尼松龙,或静脉注射甲泼尼龙),静脉注射免疫球蛋白(intravenous immunoglobulin, IVIG)和静脉注射抗-D 抗体(表 39.3~39.5)。图 39.3 强调了这些因素作用的理论机制。可能除地塞米松外,这些药物都不能提供持久的血小板反应。强的松(泼尼松龙)是成人 ITP 的标准一线疗法,也是儿童常用的一线药物。尽管没有标准的给药方案,成人通常在减量前服用 1mg/kg(或 60mg)的剂量 14~28 天。静脉注射免疫球蛋白也可能使血小板计数增加得更快[106]。大约三分之二接受皮质类固醇治疗的患者,出血减少,血小板计数改善;然而,这些效果通常是短暂的,并在逐渐减药或停止治疗时发生逆转[107]。脉冲地塞米松治疗的初始反应率,特别是反应的持久性,可能比每日口服泼尼松龙更高[109],虽然荟萃分析显示不同研究之间存在差异[108]。在儿童患者中,短程泼尼松治疗方案更常用,通常为 1~2mg/(kg·d),尽管有些人更喜欢 4mg/(kg·d)的剂量,治疗 4 天后逐渐减量。

目前已经报道过类固醇获益的多种作用机制,但尚不清楚哪一种占优势。类固醇最重要的直接作用可能是,抑制 Fcγ 介导的吞噬作用,通过作用于新生 Fc 受体(neonatal Fc receptor, FcRn)更快速地清除自身抗体[110,111],减少抗体产生,抑制免疫反应包括使循环中的调节性 T 细胞数目正常化,增加内皮稳定性[112],通过干扰抗体介导的与巨核细胞的结合以及可能直接作用于血小板生成,增加血小板产生[35,52,113-116]。类固醇的毒性极大地限制了其使用,最常见的是情绪变化、睡眠紊乱和体重增加,以及随着使用时间的延长而恶化、生长迟缓的比例增加、高血压、高血糖、免疫抑制、骨质疏松、胃炎和十二指肠溃疡、胰腺炎和白内障,以及其他症状。

静脉注射免疫球蛋白(IVIG),是一种混合的血浆制剂,由以 IgG 为主的多克隆抗体组成[117]。许多研究已经证明了,该方法使成人和儿童 ITP 患者都能有血小板计数和出血症状的获益[100,118,119]。以标准剂量 1g/(kg·d)时(单次或每两天 1 次),或者 0.4~0.5g/(kg·d),在 2~6 小时内静脉滴注,持续治疗 2~5 天,约 75%~80% 的患者表现出了出血和/或血小板对 IVIG 的反应。这种治疗方法的反应比皮质类固醇更快[120-122,205],血小板反应峰值一般在治疗后 3 天内出现[6,121]。因此,IVIG 是 ITP 患者急性出血的首选治疗方法。静脉注射免疫球蛋白的完整作用机制尚不清楚,但急性作用涉及抑制免疫介导的血小板清除[75,117-118,123]。血小板清除率是如何降低的,目前还有争议。Ravetch 提出的上调巨噬细胞 FcγR Ⅱ B,是最被广泛接受的机制[124,125]。

有许多不同的免疫球蛋白制剂可供选择,每种制剂的组成略有不同,这可能解释反应和毒性的细微差异。每种制剂都由来自至少几千个捐赠者的血浆混合组成。对捐赠者进行仔细筛选,并对制剂进行处理,以最小化感染传播的风险[117]。然而,超过 25% 的患者发生输注反应和其他不良反应。输注反应包括,发热、寒战、恶心、低血压、头痛和心动过速,可以通过降低输注速率和预先服用抗组胺药、退热药和偶尔使用皮质类固醇,来治疗(至少部分)[126]。头痛是 IVIG 治疗最令人不安的副作用,在接受治疗的患者中,发生率高达 30%~40%。当 ITP

---

[1] 译注:详见 2019 年 ASH 指南。

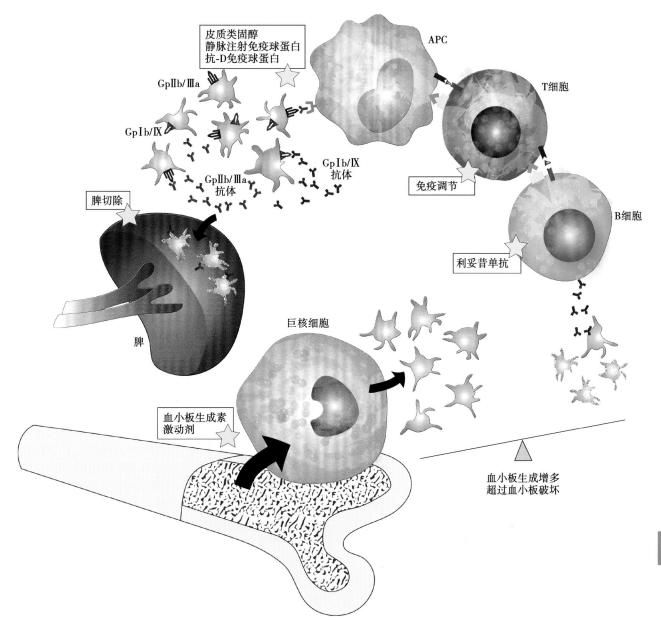

图 39.3　ITP 治疗的机制。①IVIG 和抗-D 免疫球蛋白,通过阻止 Fc 受体结合被调理素处理过的血小板,降低网状内皮系统的血小板清除率,从而使血小板保持在循环中。②脾切除术减少了对调理素作用过的血小板的清除,也可能导致抗体产生减少。③免疫调节药物非特异性地阻碍 T 细胞介导的血小板破坏。④利妥昔单抗是靶向 CD20 阳性 B 细胞的单克隆抗体。B 细胞的损失减少了抗血小板抗体的产生。⑤TPO 激动剂刺激巨核细胞产生新血小板

患者在 IVIG 后很快出现剧烈头痛,尤其具有挑战性,导致患者被再次送到医院和评估潜在的颅内出血(通常包括 CT 扫描)[127]。其他更严重的毒性反应比较罕见,包括过敏反应,无菌性脑膜炎和溶血性贫血。此外,美国 FDA 对大多数静脉注射制剂都标记了两个黑框警告,即血栓形成和肾衰竭;后者主要与一个不再使用的品牌引起。这些更为严重的事件现在非常罕见。

抗-D 免疫球蛋白是一种血浆来源的多克隆抗-D 抗体,来源于强化免疫的 Rh 阴性志愿者[117]。ITP 患者静脉注射抗-D 抗的获益作用,最初是在试图研究 IVIG 作用机制的研究中被证明的[128]。从那时起,研究证实,静脉注射抗-D 免疫球蛋白治疗可迅速改善出血症状,并增加约 75% Rh 阳性、非脾切除

的 ITP 患者的血小板计数,剂量为 50~75μg/kg[129]。在诊断为 ITP 患儿的研究中,直接比较 IVIG(0.8g/kg)与静脉注射抗-D 抗体 75μg/kg,静脉注射抗-D 抗体 50μg/kg,结果表明静脉注射抗-D 抗体 75μg/kg 在反应频率、速度和作用深度上,与 IVIG 相当[130]。

抗-D 抗体作用机制与 IVIG 相似,通过干扰脾脏巨噬细胞的 FcγRⅡA 受体,来减少对血小板的破坏[131]。这些数据和其他数据表明,静脉注射免疫球蛋白和抗-D 抗体的作用机制不同。Bussel 和他的同事们,提供了支持这一理论的进一步的证据,他们发现一种疗法失败的患者可能对另一种疗法有反应[132],同时使用这两种疗法的效果可能至少是叠加的[133]。

抗-D 免疫球蛋白与免疫球蛋白具有相似的副作用谱,但

有一些重要的区别。抗-D 抗体源于强化免疫供体,因此供体暴露明显低于免疫球蛋白(每剂量数百个供体,而 IVIG 超过 1 万个)。抗-D 抗体常见的输注反应,头痛的发生率要低得多,依赖于剂量的不同(50 与 75μg/kg)。如上文 IVIG 所述那样的预先给药,也常见于抗 D 抗体治疗之前[117,130,134]。血管外(脾)溶血是抗 D 给药的预期副作用;治疗导致血红蛋白平均降低 1~2g/dl,3~4 周后恢复到基线水平[129]。目前欧洲大部分地区抗 D 药物的供应有限,是因为存在严重的血管内溶血、急性肾功能不全以及偶有死亡的报道[129,135,136],尽管这些事件的发生率<1:1 000 例输注,并且发生在危险因素可识别的患者中,这类患者存在包括溶血、细胞因子风暴、肾损害,或者与 EBV 感染有关的高热的证据[134]。美国 FDA 对抗 D-抗体标记的黑框警告包括,危及生命的血管内溶血、器官衰竭和呼吸窘迫,并推荐了给药后的监测期[134]。治疗前的基线评估必须包括,网织红细胞计数、血型和直接抗球蛋白试验(direct antiglobulin test,DAT),以筛选排除溶血或溶血倾向的患者。65 岁以上、贫血和/或有急性发热性疾病或肾功能不全迹象的患者应慎用;脾切除术患者不太可能对抗 D-抗体有治疗反应。

即使患者出血的可能性很高,血小板输注也极少是必要的;应考虑快速反应的替代方案,如静脉注射免疫球蛋白、抗 D 抗体和类固醇。如果在等待更确切或更持久的治疗效果的同时需要立即增加血小板计数,则血小板输注可能有效;但一般不适用于普通的轻微出血患者。血小板输注的其他适应证可能包括,严重创伤,或在紧急手术前。如果需要的话,其他治疗,如 IVIG 在输注后的短期(小时)内,效果会出人意料。同时使用皮质类固醇和/或特别是 IVIG 进行免疫抑制,可延长输注血小板的寿命。在严重的病例中,可能需要大剂量的血小板,然后持续输注血小板。

二线治疗选项

尽管 70%~80% 的患者对皮质类固醇和/或静脉注射免疫球蛋白或静脉注射抗-D 抗体有反应,但在初次治疗后,一定比例的儿童和更高比例的成人,无反应或复发,在这些患者中,可能需要考虑第二线治疗(表 39.4)。在一些患者,特别是儿童中,"维持治疗"(如果需要)最初常常尝试反复输注免疫球蛋白或抗 D 抗体或大剂量类固醇冲击治疗。也可以考虑长期使用免疫抑制剂,如硫唑嘌呤或吗替麦考酚酯。然而,随着利妥昔单抗和血小板生成素受体激动剂的发展,持续性、慢性、难治性或复发性 ITP 的治疗在过去十年发生了显著变化。这些药物相对于在脾切除术的地位仍然存在争议;还没有足够的证据来确定正确的治疗顺序[103,137]。关于所述二线疗法的假设机制参见图 39.3。

脾切除术

1900 年代早期到晚期,脾切除术是慢性 ITP 的主要治疗方法[138]。脾切除术通常不是二线治疗方法的第一选择[139];目前,通常在诊断后至少 12 个月才进行(紧急情况或非常困难的情况除外)手术,以留出时间进行自发性缓解。手术切除的脾脏是大多数患者血小板清除的主要部位,导致 80% 的成人血小

板计数正常化,约三分之二的患者有长期(至少 5~10 年)反应;通常在手术后 2 年内患者会复发。在儿童患者有限的数据里,复发的情况近似或稍好一些[80,140-142]。然而,脾切除术有出血的风险,术后并发症包括血栓栓塞(卒中),以及终生的有荚膜的微生物感染的风险增加。腹腔镜脾切除术是目前最先进的技术。

在 ITP 患者中预测哪些患者可能对脾切除术有反应仍然具有挑战性。尽管实用性有限,但使用 In[111] 标记血小板,以确定血小板破坏的主要部位,无疑是最可靠的反应预测方法[143-146]。在一项对 100 名患者的发表的评估中,这些患者在手术前进行了 In[111] 标记的血小板扫描,手术前评估脾脏还是肝脏隔离血小板,那些纯粹由脾脏破坏血小板的患者,对手术的反应明显大于混合或主要由肝脏破坏的患者,即时反应的优势比超过 7,四年持续反应的优势比超过 5[146]。关于患者对静脉注射免疫球蛋白或皮质类固醇的反应性,是否可能与脾切除术更高的反应性相关,有大量相互冲突的报道[132,147],强调不能依赖这些参数来预测。老年患者(年龄定义不清)的反应率较低,以血小板生成不足为主的患者不太可能有反应[53]。此外,继发性 ITP 患者(包括 Evans 综合征或 SLE 患者)不太可能有持续性反应[148,149](前者尤其常见于儿童患者),而继发性 ITP 患者免疫缺陷的可能性更高,可能有更高的感染并发症风险,因此使用静脉注射免疫球蛋白也许是更好的治疗。

脾切除术的长期后果仍然难以量化。脾切除术后患者因荚膜菌血症引起的脓毒血症的风险,可以减轻但不能根治,其可以通过接种荚膜微生物疫苗、患者教育和使用有效的抗生素来减轻。应在脾切除术前至少 90 天内给予抗生素治疗,以预防肺炎球菌结合物和多糖以及脑膜炎球菌结合物和流感嗜血杆菌感染,在此期间患脓毒血症的风险增加 30 倍。在这段时间之后,继续使用预防性抗生素仍有争议,而且变化很大;尽管有证据表明,脓毒血症的风险略有增加并且是终身的,幼儿的风险似乎更高[150,151]。此外,在脾切除患者中,感染细胞内生物(包括疟疾、登革热和巴贝虫病)的情况实质上更为严重;频繁接触这些感染被认为是强烈的手术相对禁忌证。

门静脉血栓形成和其他血栓栓塞并发症在儿童中罕见,在老年患者中常见,尤其是卒中患者[102,152]。尚未解决的问题包括是否增加动脉粥样硬化、肺动脉高压和/或痴呆的发病率[153,154]。

利妥昔单抗

利妥昔单抗(Rituxan, Mabthera)是一种人/鼠嵌合抗 CD20 单克隆抗体,在给药后约 4~12 个月内导致 B 淋巴细胞耗竭[155]。广泛应用于血液恶性肿瘤和自身免疫疾病的治疗,可作为 ITP 的第二线药物,诱导 40%~60% 的患者血小板计数增加数 $\geq 50 \times 10^9/L$,20%~40% 的患者血小板计数完全正常化($\geq 150 \times 10^9/L$)[155,156]。通常在治疗后 8 周内会出现反应,几乎所有达到完全缓解的患者药效都能保持 1 年[157]。然而,3~5 年的反应率仅为约 20%~25%[157]。有持续反应的患者如果复发,可以再次给药治疗。

绝大多数研究使用了每 4 周输注 375mg/m² 的方案。然而,包括低剂量治疗(每周 100mg×4 周)[158]或单独 1g×2 次剂

量[159]的替代剂量方案,也被证明是有效的。两项对未经治疗的成人患者的研究表明,地塞米松联合利妥昔单抗,与单独使用地塞米松相比,更具有优势[158]。

利妥昔单抗可治疗的副作用包括,首次输液反应、血清病、发热、寒战和皮疹,这些反应可以通过提前用药来预防。乙肝携带者有病毒活化的危险。在 B 细胞恢复之前,疫苗反应会受损。少部分患者出现低丙种球蛋白血症[160],尤其是使用了三个周期地塞米松的患者[161],极少数患者感染的风险增加[162,163]。利妥昔单抗反复给药的长期免疫学作用尚不清楚。需要关注的是,获得性 JC 病毒感染导致的进行性多灶性白质脑病(progressive multifocal leukoencephalopathy,PML);迄今为止,在 ITP 中只发现一例明确的病例,可能是因为缺乏联合免疫抑制药物引起的[164]。最近的两项研究表明,无论是在 ITP 诊断后的 1 年内还是 40 岁以下患者,女性的持久反应率都要高得多;后者可能是由于活跃的经期的替代作用,因为只有青春期女性具与儿童同样高的持久反应率[207]。总的来说,利妥昔单抗似乎是,对一线药物无反应的患者的一种安全且耐受性良好的治疗选择;它可能延迟或阻止脾切除术。一些中心建议同时使用地塞米松进行治疗[208]。

血小板生成素受体激动剂

血小板生成素受体(thrombopoietin receptor,TPO-R)激动剂的出现彻底改变了 ITP 治疗,这既是因为对以前被归类为难治性疾病的患者的有效率高、明显的低毒性率,也是因为对 ITP 发病机制和血小板动力学的深入了解(另见第 61 章)。继 1994 年初克隆和鉴定 TPO 之后[165-168],人们开发出第一代 TPO-R 激动剂。这是与内源性血小板生成素相似的重组蛋白,主要用于化疗诱导的血小板减少[169,170]。然而,由于抗 TPO 抗体与内源性 TPO 交叉反应,当受试者(包括健康的血小板供体)出现严重血小板减少(在某些情况下为全血细胞减少)时,临床研究被迫突然停止[171,172]。

此后,又开发出第二代非免疫原性药物,其中两种在 2008 年获得美国食品药品监督管理局(Food and Drug Administration,FDA)批准,用于治疗 ITP,随后推广至超过 100 多个国家。罗米斯亭是通过每周一次皮下注射以 1~10μg/kg 剂量施用的"肽体"。在脾切除术和非脾切除术患者(各 63 例)的平行随机对照试验中,接受治疗的患者,在 24 周的研究期内,4 周内对血小板计数>50×10⁹/L 的总反应分别达到 79% 和 88%,而安慰剂组分别为 0% 和 14%;然而,脾切除术患者的持久反应(8 周中有 6 周的时间>50×10⁹/L)仅有 39% 被确定[173]。艾曲泊帕是一种口服小分子试剂,25、50 或 75mg/d,具有相似的单血小板反应率(81% 的患者使用 75mg/d 治疗)[174]。目前可以获得成人长期试验的数据,并且在相似比例的长期治疗患者中显示出持续的反应[105,175-178]。这两种药物都减少了出血和对急救药物的需求,可以通过药物逐渐减量来改善与健康相关的生活质量。在儿童中,由于与其他药物相比,其疗效和安全性较高,经验丰富的医生通常甚至在诊断为慢性 ITP 之前便使用血小板生成素激动剂[179]。成人的研究数据表明,对一种 TPO 激动剂无反应的患者可能对另一种有良好的反应[180],强调了不同 TPO 激动剂的不同作用机制。Avatrombopag 是第二种口服非

肽 TPO-R,最近在先前的第 2 阶段试验后完成了第 3 阶段试验[181]。

尽管一些研究已经证明,用 TPO-R 药物治疗的患者中,有一小部分在停药后持续缓解,但这种不确定现象的机制尚不清楚[182]。预期可能出现这种情况的患者的百分比,在哪种患者中可能发生,是否存在其他的治疗效应(例如通过诱导 Tregs),还需要专门设计评估这些终点的临床试验来确定。

在大多数患者中,TPO-R 激动剂似乎只有轻微的副作用。轻度头痛、鼻咽炎和胃肠道症状最为常见,治疗组和安慰剂组的总体不良反应发生率相对相似。自 FDA 批准 TPO-R 激动剂以来的 10 年中,已经出现了长期安全性的数据,这些数据提供了对长期使用这些药物相关问题的进一步了解,特别是骨髓纤维化、血栓形成、使用艾曲泊帕形成白内障,以及罗米斯亭的中和抗体。在少数患者中发现骨髓网状蛋白可逆性地轻度增加。这已在动物研究[183],回顾性和前瞻性骨髓检查中进行了评估。对长期治疗的患者进行了持续的监测,尚未显示其具有临床意义[184-188]。

也有人担心血栓栓塞事件的可能增加,在两项长期 TPO-RA 研究中,总共有 6% 的受试者发生血栓栓塞事件[105]。包括长期研究在内的可用数据,没有发现治疗患者持续性血栓栓塞事件发生率增加的证据,因为大多数病例发生在治疗的第一年[105,185,188,189]。这些患者血栓栓塞事件小幅度增加的机制仍不清楚。考虑到这些问题,建议设立使用最低有效剂量提升止血的血小板计数(通常为 50~100×10⁹/L)为目标,而不是以恢复正常或接近正常计数为目标。最后,突然中段治疗可能会有血小板减少症反弹,因此通常建议剂量递减和/或停药后 2~4 周内仔细监测血小板计数[190]。

艾曲泊帕特有的不良反应包括,大约 8%~10% 的成人患者转氨酶升高,持续治疗或短暂停药可逆转;3% 的儿童和成人因为这个原因不能耐受艾曲泊帕[188]。需要对饮食进行调整,以确保对艾曲泊帕的最佳吸收和功效,因为它与二价阳离子(如钙、镁和铁)有很强的结合。必须注意避免这些饮食相互作用,通过空腹或饭前或饭后约间隔 2 小时,以及饭后或服用维生素或含有大量此类矿物质的药物 4 小时后,给予艾曲泊帕。据报道,服用艾曲泊帕的儿童缺铁,可能是由于铁螯合作用[191]。根据 1 项幼鼠研究的结果,早期艾曲泊帕临床试验筛选包括眼科评估,筛选排除白内障形成/恶化的受试者。虽然长期研究未显示接受治疗的患者白内障风险显著增加,但可以考虑对有额外危险因素的患者进行筛查,如长期给予类固醇[188,192,193,209]。

罗米斯亭是一种与内源性血小板生成素没有序列同源性的肽体。在 1% 或更少的患者中出现了对罗米斯亭特异性的中和抗体,未发现对内源性血小板生成素的交叉反应性抗体。这可能是罗米斯亭反应突然丧失的原因;可以通过商用试剂进行测试。TPO-R 激动剂将在第 61 章中进行更详细的讨论。

新型疗法

Festatinib 是慢性 ITP 成人临床试验中的口服脾酪氨酸激酶(spleen tyrosine kinase,SYK)抑制剂。2018 年,美国食品药品监督管理局批准在其他方法治疗 ITP 失败后使用[194]。根据对终点的定义,疗效范围从 18% 到 43% 不等;在开放标签扩展

4

研究中的患者已经接受了 2 年多的治疗,其中一些患者对药物的应答保持不变[206]。其毒性包括高血压、腹泻和肠炎。由于对生长软骨的不利影响,目前尚无儿科使用计划。

多药联合治疗用于急性和维持疗法

对于旨在急性期快速增加血小板计数的治疗,可以采用联合治疗。在严重出血或任何需要紧急增加血小板计数的情况下,通常会采取静脉注射免疫球蛋白 1g/kg 和静脉注射甲泼尼龙 30mg/kg(最高 1 000mg)联合治疗。可考虑的补充治疗包括:静脉注射长春新碱 1.5mg(0.03mg/kg)和静脉注射抗-D 抗体 75μg/kg(在 Rh 阳性、DAT 阴性患者中)。一个有经验的门诊医生会 6~8 小时内同时使用两药、三药或全部四种药物联合治疗。在有反应的患者中,联合治疗通常只需要一到四次,而更持久的效需要时间起效[133]。

为维持血小板计数稳定增加,联合治疗药物包括达那唑(400 ~ 800mg/d)和硫唑嘌呤[2mg/(kg · d)][133,195]。在 Boruchov 等人的研究中,17 名可评价患者中随后开始使用达那唑加硫唑嘌呤,口服维持治疗,76% 的患者的血小板计数超过 50×10⁹/L[133]。并且多药方案的耐受性很好。达那唑可能会导致轻微的面部毛发生长和粉刺,但出现水肿的概率相对较低;它可以导致攻击性行为。并且它能完全抑制月经,这在临床上可能是有利的。硫唑嘌呤可引起轻度腹泻和白细胞减少,但后者在上述剂量很少发生,可作为剂量限制性毒性的评估。在使用这种药物治疗的 ITP 患者中,还未有临床上相关的免疫抑制(感染、诱发恶性肿瘤)的报道。使用达那唑和硫唑嘌呤治疗后,应定期进行肝功能检测,例如开始时每月一次,然后 2~3 个月检测一次。

治疗 ITP 的其他联合疗法也有过报道。Figueroa 等人使用了 CHOP 疗法,在许多患者中有持久的反应[196]。Arnold 等人尝试了泼尼松、环孢素和吗替麦考酚酯,所有剂量均低于单剂治疗中通常使用的剂量,并证明在一小部分无频繁感染并发症的患者中有良好的反应[197]。

妊娠期 ITP 的治疗策略

第 43 章讨论了妊娠期 ITP 的治疗。第 44 章和第 45 章讨论了母亲 ITP 导致新生儿自身免疫性血小板减少症的治疗。妊娠合并 ITP 的常规治疗,包括类固醇和静脉注射免疫球蛋白。静脉注射抗-D 抗体可能是有效的。最近对 31 例妊娠期 ITP 妇女使用中国 SSS-TPO 药物的研究表明,该方法不仅有效,而且安全,包括对胎儿来说;尽管结果非常令人振奋,但还需要进一步的研究[198]。

预后

与时俱进

在一年的病情持续时间内,儿童 ITP 的自发性缓解率至少为 70%~80%,而成人则更容易出现持续性和慢性血小板减少症。许多研究表明,10% ~ 30% 的 ITP 患者在初次使用泼尼松后病情有所改善[199]。此外,即使是患有持续性和慢性 ITP 的成人,也有一定的自发改善和缓解的比率,尽管每个单位时间的比率较低。研究表明,如果给予支持血小板计数的治疗,那么在诊断后的 1~2 年内,可能 50% 的成年患者不再需要任何治疗,从而可以无限期地避免脾切除术[200-203]。这些研究包括:①地塞米松的临床实验[200];②反复静脉输注抗-D 抗体[201];③一项对比泼尼松与静脉注射抗-D 抗体的对照试验,该试验的两个治疗组中,都有超过 50% 的患者在 12 个月左右停止所有治疗[202];④一项随访大量接受治疗患者队列的自然病史研究。

发病率和死亡率

成人慢性 ITP 具有显著的发病率,这既与疾病本身有关,也与治疗的毒性有关。除严重出血并发症外,成人慢性 ITP 会增加感染、血液恶性肿瘤、死亡和产生并发症的风险[199,204]。一项研究报告称,成人慢性 ITP 患者的死亡率比普通人群高 30%,尽管其中大部分是由于长期过量使用类固醇所致[80]。丹麦最近的一项研究报告显示,慢性 ITP 患者的 5 年死亡率为 24%,而对照组为 14%,这些死亡同样归因于出血和感染[199]。

尽管儿童 ITP 通常是良性的,但极少数儿童的发病率和死亡率都很高。ITP 患儿颅内出血的发生率估计为 0.5%[81]。在 ITP 患儿童中,只有 50% 的儿童完全康复,25% 的儿童有神经后遗症,25% 的儿童死亡[81]。ITP 及其治疗也可能对患者的社会心理和教育产生影响,特别是对儿童和青年,他们可能不能充分参与学校或体育活动。

总结

ITP 是一种复杂的异质性的自身免疫性疾病,常导致严重的血小板减少和各种出血症状。治疗的目的是尽量减少出血和/或出血的风险。ITP 有待进一步研究的领域包括:①开发特异性的诊断检测,②更好地理解自身免疫反应;以及预测方法,③出血风险,④区分慢性迁延风险高和风险低的 ITP 患者,特别是早期积极治疗有望改善长期预后的患者,⑤对特定治疗的反应。此外,对已有药物的比较性的临床试验,将会非常有助于更好地进行治疗选择。

(谢展利 译,刘俊岭 审)

扫描二维码访问参考文献

第40章　药物诱导的血小板减少症

Richard H. Aster

引言

许多药物都能够通过以下两种机制中的一种:抑制血小板生成或在外周血中破坏血小板来引起临床上显著的血小板减少症。前者往往所有的骨髓成分通常都会受其影响,导致全血细胞减少,但也有几种药物对巨核细胞有相对特异性;后者通常是由于抗体导致的血小板破坏,但也有几种药物是直接作用于血小板而不涉及免疫系统。肝素诱导的血小板减少症(heparin-induced thrombocytopenia,HIT)是这种广泛使用抗凝药物的常见且通常严重的副作用。由于 HIT 的临床表现和发病机制的复杂性和独特性,所以该病的细节将在第41章单独介绍。关于药物诱导的血小板减少症的其他内容可以在最近的综述中找到[1-8]。

药物诱导的血小板生成抑制

化疗药物

过度使用某些化疗和免疫抑制药物会导致患者的血小板减少[9]。如果这些药物(如阿糖胞苷、6-羟基嘌呤、甲氨蝶呤、白消安、环磷酰胺、顺铂等许多其他常用药物)达到足够剂量,就会常规地造成骨髓抑制而引起血小板减少症。虽然化疗药物对整个骨髓成分都有影响,血小板减少症会限制能够使用的化疗药物的剂量。已报道了一个基于临床和实验室发现的,有助于识别高危的产生明显血小板减少症患者的风险模型[10]。重组白细胞介素-11(interleukin-11,IL-11)已经被批准用于治疗和改善化疗诱导的血小板减少症,而且在临床试验中初见成效[11]。血小板生成素受体兴奋剂[12]和其他造血刺激剂[13]已经应用于改善化疗导致的骨髓抑制,但疗效不一。另外,能够缓和由于化疗药物诱导的血小板生成抑制的化学保护剂正处于不同研发阶段。抗逆转录病毒药物治疗的人类免疫缺陷病毒(human immunodeficiency virus,HIV)患者[14],也会产生骨髓毒性引起重度血小板减少症。

传闻的报道描述了,尽管骨髓中缺乏通常的骨髓抑制和巨核细胞保护,当患者接受化疗或免疫抑制剂,如放线菌素 D、依立替康、苏拉明、环孢素 A、氟达拉滨,尤其是奥沙利铂治疗后,会出现急性的重度血小板减少症。这些病例中的发现表明,这类药物偶然地导致了奎宁敏感型的免疫性血小板减少症(参见"奎宁型"药物诱导的免疫性血小板减少症部分)。这类病例的显著特点是,患者血小板水平的下降发生在用药后的数小时,而不是像药物诱导的骨髓抑制患者那样在数天或数周内出现。

特发的药物诱导的骨髓再生不良

许多药物已被确认作为再生障碍性贫血的可能原因[15]。这种并发症能够在常规治疗或中断治疗后数周或数月发生,看起来与治疗无关。我们对这种"特发性"药物过敏的发病机制知之甚少[16]。最常见的已确认的药物包括抗惊厥药、磺胺类药、抗甲状腺药物、类风湿性关节炎治疗用的金盐药物和非甾体抗炎药(nonsteroidal antiinflammatory drugs,NSAID)[17,18]。

选择性抑制血小板生成的药物

阿那格雷

阿那格雷是一种喹唑啉化合物,能够孤立地引起血小板减少症,对其他骨髓成分无明显的作用[19-21]。其作用机制还不明确,但体内、外研究表明,该药物干扰巨核细胞成熟[20],这一特性使其对治疗骨髓增生综合征患者的血小板增多症有效[19,21]。治疗方法:阿那格雷中毒的比率相对低下,已有服用该药患者出现明显血小板减少的病例报道[22]。

乙醇

患者大量饮酒数月或数年,有时会出现重度的血小板减少症[23]。维生素缺乏和/或继发于肝硬化的脾肿大,是部分患者的病因。然而,体内外研究表明,乙醇能够相对特异地作用于部分患者的巨核细胞形成。慢性酗酒引起的血小板减少症通常是温和的,但也有患者表现为血小板计数极低和出血症状[24]。一旦戒酒,患者血小板数量通常在几周后就恢复到正常水平[25]。

雌激素

大剂量的雌激素能在数种动物中导致巨核细胞再生障碍和严重的血小板减少[26]。只有零星报道称,用雌激素治疗的患者中存在因巨核细胞发育不全诱导的血小板减少症[27]。因此人类似乎相对耐受雌激素诱导的巨核细胞成熟抑制。但是,已有证据表明,自身免疫性血小板减少症妇女的雌激素治疗会使疾病恶化[28]。

干扰素

轻度到中度血小板减少症是已知的,干扰素治疗的副作用[29,30]。在用 α-干扰素和聚乙二醇化干扰素-2b 治疗慢性丙型肝炎感染患者时,会出现严重的危及生命的血小板减少症的并发症[31]。这种并发症的发生可能与干扰素信号通路中的突变有关[32]。α-干扰素和 γ-干扰素在体外抑制巨核细胞增殖[33],在骨髓中抑制干细胞增殖和分化[34],该效应会降低血小板水平。在一些干扰素治疗的患者中,血小板减少的同时也伴随着血栓性微血管病[35]。

组蛋白脱乙酰基酶抑制剂

组蛋白脱乙酰基酶(histone deacetylase,HDAC)被用于治疗精神病和抗惊厥已经多年,目前正被广泛用于治疗癌症和其他疾病[36,37]。血小板减少和罕见的全血细胞减少,通常逐步发生,是使用特定 HDAC 治疗时受剂量限制的副作用。动物和培养的人类巨核细胞的研究表明,HDAC 抑制巨核细胞的增殖和血小板释放[38,39],其作用机制可能是干扰 DNA 修复[40]。血小板生成素受体激动剂可能有助于治疗[39]。广泛使用的HDAC 抑制剂丙戊酸钠治疗成人癫痫时,高达三分之一的患者出现轻度血小板减少症[41]。也有全血细胞减少症的报道[42]。丙戊酸钠诱导的血小板减少似乎是剂量相关的[43],有时停止治疗后缓解仍在继续[44]。老年患者比年轻人更容易发生血小板减少症[41]。临床和体外研究表明,丙戊酸钠和其他 HDAC抑制剂药物一样,都会抑制血小板的生成[45]。然而,急性、重度血小板减少症伴随的严重出血表明,在罕见的个体中,药物诱导的抗体可能会破坏血小板[46,47]。

甲磺酸伊马替尼

在甲磺酸伊马替尼治疗期间,约 20% 的慢性粒细胞白血病患者发生血小板减少[48],有时严重,尤其疾病加速期的患者[49,50]。已报道,患者对 IL-11[49,51]和粒细胞集落刺激因子[52]治疗有反应。在一部分患者中,血小板减少症可能由伊马替尼诱导的抗体介导[53],或者与血栓性微血管病有关[54]。

利奈唑胺和泰迪唑胺

利奈唑胺和泰迪唑胺是用于治疗某些耐药细菌感染的噁唑胺类抗生素。服用这些药物超过十天的患者,大约有三分之一会发生血小板减少症[55-58],通常是轻度的,但偶尔也有严重到需要血小板输注的[55,59]。老年人和肾功能不全的患者更有可能受到影响[60]。有证据表明,血小板水平降低是剂量依赖的骨髓抑制的结果,可能由毒性的代谢产物导致[61,62]。然而,在偶发的利奈唑胺相关的重度血小板减少症患者中,可能是由药物依赖性抗体导致的[63]。

非免疫性的药物诱导性血小板破坏

去氨加压素

去氨加压素(desmopressin,DDAVP)能够促进因子Ⅷ和血管性血友病因子(von Willebrand factor,VWF)从组织中释放,可用于治疗轻度和中度血友病、某些类型的血管性血友病(von Willebrand disease,VWD)和某些血小板功能紊乱疾病[64]。2B型 VWD 患者,以 VWF 突变体与血小板上 VWF 受体具有高亲和力为特征,注射 DDAVP,可导致轻度和偶尔严重的血小板减少症[65,66]。DDAVP 和冷沉淀也能在“血小板型”VWD 患者中诱导血小板减少症,该病的特征是血小板上有突变的 VWF 受体[67]。也有一些报告表明,DDAVP 能使血栓性血小板减少性紫癜(thrombotic thrombocytopenic purpura,TTP)患者的病情恶化[68]。

造血生长因子

粒细胞-巨噬细胞集落刺激因子(granulocyte-macrophage colony-stimulating factor,GM-CSF)[69,70]和粒细胞集落刺激因子(G-CSF)[71]能够在某些个体中引起血小板水平的急性下降。动物研究表明 GM-CSF 会导致血小板在脾脏和肝脏中的破坏,可能是这些器官中巨噬细胞-单核细胞系统被激活[70,72]。巨噬细胞集落刺激因子(M-CSF)也有类似的作用[73]。

肿瘤坏死因子-α/干扰素-γ

在小部分用肿瘤坏死因子-α(tumor necrosis factor alpha,TNF-α)联合干扰素-γ 治疗的尤因肉瘤患者中,会发生血小板水平快速下降超过 90%[74]。这种细胞因子组合作用于内皮细胞,导致血小板-内皮相互作用和血小板清除率增加,被认为是其主要的机制。

IL-2

血小板水平的降低,通常是轻微的,但有时也是严重的,是高剂量 IL-2 用于癌症免疫治疗时的常见副作用[75,76]。巨核细胞似乎没有受到影响,IL-2 通过一个未知的机制直接作用于血小板,导致了血小板破坏[75]。

硫酸鱼精蛋白

手术后注射鱼精蛋白中和肝素的患者,通常在高达三分之一的患者中发生轻度的血小板减少症,已通过在犬体内输注鱼精蛋白复制了该现象[77]。据推断,是因肝素-鱼精蛋白复合物直接作用于循环的血小板而导致的[78]。最近的研究表明,一种罕见但更严重的鱼精蛋白导致的相关血小板减少症是抗体介导的(见“鱼精蛋白诱导的免疫性血小板减少症”部分)。

氨力农

氨力农是一种用于治疗心力衰竭的 III 型磷酸二酯酶抑制剂。高达三分之一注射氨力农的患者,在开始用药后的几天内出现轻度血小板减少[79,81]。动力学研究表明,这种药物直接缩短了这些患者的血小板寿命[81]。这可能是 N-乙酰代谢物的作用[80]。轻度血小板减少的患者对于长期使用该药物通常是耐受的[81]。

曲妥珠单抗

用人源化的,HER-2 特异性单克隆抗体曲妥珠单抗治疗乳腺癌的患者中,有 5%~13% 的患者发生中到重度血的小板减少症[82,83],而使用 T-DM1 即曲妥珠单抗相关的细胞毒性的解救药美坦苷(mertansine)治疗的患者中,高达 50% 的患者发生中到重度的血小板减少症[84]。通常,但并不总是[85],停药后血小板恢复正常。T-DM1 似乎直接作用于巨核细胞,抑制其成熟[86]。曲妥珠单抗引起血小板减少的机制尚不清楚,但血小板水平的逐渐下降表明,它对巨核细胞成熟有直接影响。

药物通过免疫机制诱导的血小板破坏

背景

许多药物都能诱导免疫性血小板减少症。在这一部分中,我们将讨论发病机制、药物以及作为触发因素的药物代谢产物、临床方面表现、实验室诊断和治疗。致病机制总结于表 40.1。

药物导致免疫性血小板减少症的机制

半抗原依赖性抗体的诱导

在正常情况下,只有大分子才能诱导抗体,但长期以来,人们知道与蛋白质共价结合的低分子量化合物(半抗原)能够诱导针对低分子量物质本身的抗体。药物诱导性免疫性血小板减少症(drug-induced immune thrombocytopenia,DITP)是第一个被表征的,推断它是由特异性的,针对与血小板膜蛋白成分共价连接的半抗原依赖性的抗体引起。然而,在患者身上发现的药物依赖性抗体,一般不会像预期的半抗原依赖性抗体那样,被高浓度的可溶性药物抑制,而且使用预先与药物孵育的血小板,洗涤后作为抗体检测的靶点,进行检测的可能性极低。可能的例外是青霉素和青霉素衍生物,它们可以共价和自发地与细胞膜蛋白结合,可能引发半抗原依赖性抗体,在极少数情况下可导致血小板减少[87,88]。一些患者在青霉素衍生物治疗后出现血小板减少,其涉及的抗体,通常以类似于奎宁类治疗患者涉及的机制起作用(见下文)。

"奎宁型"药物诱导的免疫性血小板减少症

使用奎宁治疗后,严重的、甚至有时危及生命的血小板减少症,在 100 多年前,首次被人们认为是一类真实的临床疾病。后来发现许多其他药物也能引起类似的反应。"奎宁型"DITP

表 40.1　药物诱导免疫性血小板减少症的机制

类型	机制	示例	参考文献
半抗原诱导的抗体	药物与膜糖蛋白共价结合,作为半抗原诱导抗体反应	青霉素?	87,88
"奎宁型"血小板减少症	药物以非共价方式与抗体 Fab 和/或靶糖蛋白(GP)结合,以增强抗体与 GP 的结合	奎尼丁、奎宁、磺胺抗生素	1,89-91
纤维蛋白原受体(FRA)拮抗剂	药物与血小板纤维蛋白原受体(GP IIb/IIIa)结合,诱导能被抗体识别的构象变化(LIBS)	埃替非巴肽,替罗非班	92-97
药物特异性	抗体识别与靶抗原结合的、血小板特异性的单克隆抗体	阿昔单抗	98-100
胺碘酮引起的	脂溶性药物与细胞膜相互作用,诱导免疫原性的结构改变?	胺碘酮	101,102
治疗性单克隆抗体	不确定	伊法利珠单抗、利妥昔单抗	103-115
鱼精蛋白引起的	鱼精蛋白与血小板膜结合形成一个供抗体结合的靶点?	鱼精蛋白	116,117
自身抗体诱导的	药物诱导真正的结合到血小板膜糖蛋白的自身抗体,而不需要加入药物	金盐,普鲁卡因胺	118-122
免疫复合物介导的	药物与溶液中的或细胞膜上与正常蛋白(PF4)结合,形成免疫原性复合物;抗体与这些复合物反应形成免疫复合物,通过 Fc 受体激活血小板	肝素	见第 41 章

是一类由特殊抗体引起的,该抗体只有当药物以可溶性形式存在时才会与血小板发生反应[1,123]。最常见的引起这种敏感性反应的药物有奎宁、奎尼丁、抗生素头孢曲松、哌拉西林、利福平、磺胺甲噁唑和万古霉素、抗惊厥药苯妥英和卡马西平、某些非甾体抗炎药和化疗药奥沙利铂等其他超过 100 种不同的药物[2,5,6,8]。奎宁型抗体的特性如下:①在没有药物的情况下,奎宁型抗体与血小板不反应,但当存在药理浓度的药物时,抗体会与血小板膜靶点紧密结合;②它们的结合不被高浓度的药物抑制;③它们一般不会与用致敏药物预处理后再清洗的血小板结合;④它们与人类或灵长类血小板上的糖蛋白发生反应,但不与其他物种的血小板发生反应;⑤药物依赖性结合是可逆的,也就是说,如果药物被移除,抗体和药物都会慢慢地从靶点解离[124]。很明显,这种表现与预期的半抗原依赖性抗体完全不同。

致敏药物是如何促进药物依赖性抗体(drug dependent antibody,DDAb)与血小板膜上特定部位的结合,而不与靶点或抗体建立共价连接的,这个问题已经困扰了研究者许多年。有一段时间,人们认为药物与抗体相互作用,形成免疫复合物,免疫复合物通过其 Fc 区与血小板结合,导致血小板的破坏。这种假设的机制被称为"免疫复合物"或"无辜的旁观者"概念,在一些出版物中仍然被引用为"奎宁型"DITP 的可能解释,但近年来进行的研究不支持此观点。反对"免疫复合物"假说的证据包括,未能在实验上证明假定的免疫复合物,未能如同在免疫复合物中所预期的,在特定的药物/抗体比率时抗体的结合是最佳的,以及发现药物通过免疫球蛋白 Fab 结构域而不是 Fc 区,介导抗体与靶点的结合[125,126]。因此,不能用"免疫复合物"与血小板的结合来解释"奎宁型"DITP。

另一种可能是,致敏药物与一种或多种血小板膜糖蛋白相互作用,形成一个由抗体直接识别的表位。药物和蛋白质间的弱相互作用并不令人惊讶,因为大多导致"奎宁"DITP 的药物都含有疏水性结构元件,可结合到蛋白质上的互补结构域[127]。这一概念受到以下研究的支持,在该研究中,已鉴定膜糖蛋白复合物 GP Ib/IX 和 GP IIb/IIIa(αIIb/β3 整合素)上的限制位点,能被药物依赖性的血小板反应性抗体识别[128,129]。然而,没有在药物本身发现优势的对接点,即如同所预期的,假如致敏药物与靶糖蛋白反应,并使其发生某种程度的重构,从而创建出特异性的抗体识别表位。除了配体模拟 GP IIb/IIIa 抑制剂的特例(见"模拟纤维蛋白原受体拮抗剂配体诱导的血小板减少症"),还未有发表的证据表明,除了在血小板糖蛋白中存在的,能够被抗体识别的,药物结合诱导的构象改变。

最近的研究提出了奎宁型免疫性血小板减少症的另一种机制,这种机制似乎与先前提出的解释药物依赖性的,抗体与靶细胞膜蛋白结合的概念相一致。根据该假设,药物直接与抗体的互补决定区(complementarity-determining region,CDR)反应,对其进行重构,增强其对血小板糖蛋白表位的亲和力。在形成的三分子复合物中,药物被包绕在抗原-抗体界面[1,130](图 40.1)。最近的研究使用了一种奎宁依赖的单克隆抗体,这种抗体的行为与奎宁诱导的免疫性血小板减少症患者中发现的抗体的行为非常相似,为这种可能性提供了直接的证据[89,90](图 40.2),表明诱导奎宁型血小板反应性抗体,始于 B 细胞受体(B-cell receptor,BCR)对药物的偶然识别以及通过这种方式重构受体,使其获得识别血小板糖蛋白表位的特异性。如果这个观点是正确的,它就能够解释为什么有无数种药物具有能够诱导"奎宁型"DITP 的多种结构,然而这种疾病确具有罕见性和特发性。

奎宁及其非对应异构体奎尼丁和许多其他药物诱导的 DDAb 的,有优势的靶点是血小板 GP Ib/IX 和/或 GP IIb/IIIa 复合物[91,131,132]。一些 DDAb 能单独与 GP IIb 或 GP IIIa 反应,而另一些则需要完整的异二聚体才能结合。特异性的抗 GP Ib/IX 复合体的抗体同样如此[133,134]。GP IIb/IIIa 也是磺胺甲噁唑

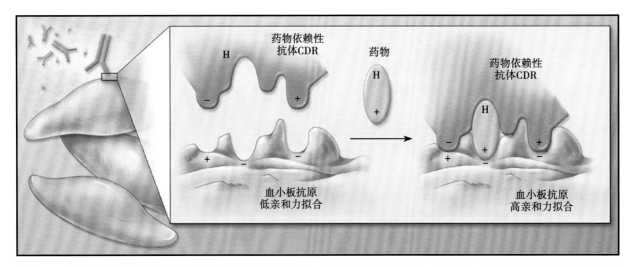

图 40.1　药物依赖性抗体与血小板糖蛋白表位结合的模型。 能引起药物依赖性血小板减少症的抗体与靶糖蛋白的表位反应很弱。这种相互作用的结合亲和力(binding affinity,Ka)太低,在不存在药物的情况下,不能允许足够数量的抗体分子结合,也不能导致血小板的破坏("低亲和力拟合")。药物与抗体的互补决定区(CDR)反应,通过使抗体识别靶点的 ka 大大增加的方式修饰抗体,并在药物暴露后,循环中的药物水平达到能够达到与抗体、抗原反应时,才能结合("高亲和力拟合")。"H"代表假设的药物和 CDR 上能增强相互作用的疏水性元件(From Aster *et al.*,New Eng J Med 2007;357(6):580-7,with permission.)

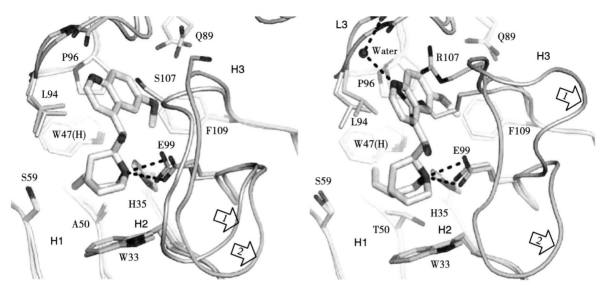

图 40.2　单克隆抗体(mAb)314.1(左)和 314.3(右)是高度模拟奎宁敏感患者中导致血小板减少症的抗体行为的小鼠单抗。图中显示了缺乏奎宁(银色)时的单克隆抗体互补决定区(CDR)的结构。当奎宁(深褐色)结合时,它与 CDR 的 H1～3 和 L3 区域接触,并诱导显著的结构修饰(青色)。特别值得注意的是,当缺少奎宁(箭头 1)和存在奎宁(箭头 2)时,314.3 H3 结构的发生显著变化,导致 314.3 CDR 假设结构几乎与奎宁所占的 mAb 314.1(左侧)结构相同(From Zhu et al.,Blood 2015;126(18):2138-45 with permission)。功能研究表明,奎宁诱导的结构变化与两种抗体对血小板糖蛋白Ⅱb(整合素 αⅡb)的 N 端识别位点的亲和力显著增加相关(From Bougie et al.,Blood 2015;126(18):2146-52,with permission)。

类抗生素[91]、替考拉宁[135]和万古霉素[136]诱导的 DDAb 的首选靶点,而利福平依赖性抗体更有优势的靶点似乎是 GPⅨ[137]。对这些高表达的糖蛋白的识别反映出,为引起血小板减少症,DDAb 需要与靶位点二价结合[89]。一些 DDAb 可能同时靶向巨核细胞和血小板,从而加重并可能延续血小板减少症[138]。

模拟纤维蛋白原受体拮抗剂配体诱导的血小板减少症

模拟纤维蛋白原受体拮抗剂(fibrinogen receptor antagonists,FRA)的配体由一组抗血栓药物组成,它们特异性结合到 GPⅡb/Ⅲa 上的 RGD 识别位点,并抑制纤维蛋白原与该受体的结合[139](见 32 章)。两种 FRA,替罗非班和依替巴肽被批准用于临床。依替巴肽是一种环七肽,替罗非班是一种模拟三肽序列精氨酸-甘氨酸-天冬氨酸(arginine-glycine-aspartic acid,RGD)的合成配体模拟化合物。首次服用这些药物的患者中,急性、重度的血小板减少症发生率为 0.1%～0.5%[139,140]。伴随着血小板减少,有时会发生如寒战、发烧和低血压等全身症状[141-143]。大多数患者在几天内平稳地恢复正常,但也有致命性出血的报道。

使用此类药物患者的急性血小板破坏,是由识别与配体模拟药物组成的复合物中的 GPⅡb/Ⅲa 抗体引起的[92,144,145]。值得注意的是,这些抗体是自然存在的,这就是首次暴露于 FRA 的几个小时内,就急性发作全身症状和血小板的破坏的原因[144,145](图 40.3)。在与 GPⅡb/Ⅲa 整合素结合后,RGD 和 RGD 模拟药物诱导构象变化,导致能被特定小鼠单克隆抗体识别的表位[配体诱导的结合位点(ligand-induced binding sites,LIBS)]的表达[146,147]。实验证据表明,来自暴露于依替巴肽或

替罗非班后出现血小板减少症患者的抗体,可识别当 RGD 结合位点被引起血小板减少症的药物占据时诱导的,整合素头部区域结构的改变[93](图 40.4)。除了一些例外,依替巴肽特异性抗体不与替罗非班交叉反应,反之亦然,但这两类抗体都不识别 RGD 肽,尽管 RGD 肽的结构和功能与这些化合物相似[93],说明体液免疫系统显著的区分靶蛋白细微的结构构象差异的能力。但是为何在一些正常个体中发现了 FRA 特异性抗体,以及他们是否有任何作用,这都是尚未解决的有趣问题。

一些经历过 FRA 诱导的血小板减少症的患者,会出现反常的血栓[92,94,95],这可能与一组抗体通过膜相关的 FcγRⅡ受体激活血小板的能力有关[94]。某些患者血小板水平的延迟恢复可能是抗体对巨核细胞直接作用的结果[96]。偶尔,在暴露于替罗非班或依替巴肽后一周发生严重的血小板减少症[148],这可能是由新形成的抗体引起的,这些抗体能够识别最初暴露的药物所包被的血小板。正在努力开发仅对整合素构象产生最小影响的 FRA,期望降低免疫原性,从而降低血小板减少症的可能[149]。

阿昔单抗诱导血小板减少症

阿昔单抗是一种(人/小鼠)嵌合抗体的 Fab 片段,该片段特异性识别紧邻纤维蛋白原识别位点的 GPⅢa 上的表位,并能够阻断纤维蛋白原与活化的整合素结合[150](见第 52 章)。与配体模拟的 GPⅡb/GPⅢa 抑制剂一样,阿昔单抗在 1% 的首次用药患者中,开始给药治疗几个小时后也能引起血小板减少症[151,152],在第二次用药的患者中比例更高[153]。30 天内两次给药,大约 15% 的患者会出现这种并发症[153]。血小板减少症的发作有时伴有发热、呼吸困难和低血压甚至过敏反应。大多数患者在几天内毫无意外地恢复正常,但血小板减少症偶尔会

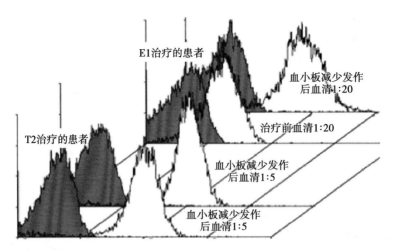

图40.3　依替巴肽(E1)和替罗非班(T2)治疗后,发生急性、重度的血小板减少症患者体内的,识别用药物进行预处理的血小板的抗体,造成了血小板减少症。空白和填色直方图分别代表患者血清(流式细胞术)与药物处理的和未处理的血小板之间反应。药物首次暴露采集的血清和血小板减少症发作后采集的血清产生了阳性反应(From Bougie DW et al.,Blood 2002;100(6):2071-6,with permission.)

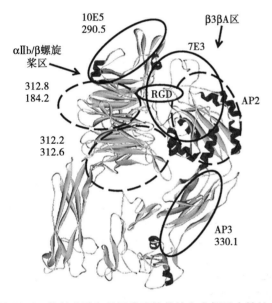

图40.4　依替非肽和替罗非班依赖的血小板反应性抗体识别靠近RGD结合位点(RGD)的GPⅡb/Ⅲa"头部结构"上的表位。六个椭圆区域叠加在GPⅡb/Ⅲa结构,表明由10种小鼠单克隆抗体(10E5/290.5,312.8/184.2,312.2/312.6,AP3/330.1,AP2,7E3)占据的空间。竞争性结合研究表明,当RGD结合位点被引起血小板减少症的药物占据时,接受依替巴肽或替罗非班治疗后出现血小板减少患者的个体抗体识别出这些空间中一种(From Bougie et al.,Blood 2012;119(26):6317-25 with permission.)

持续数周[98]。然而,已有危及生命的出血,包括颅内出血的报道[99,100,140]。

首次接触阿昔单抗后出现急性、严重血小板减少的患者,几乎都有与阿昔单抗包被血小板反应的IgG和/或IgM抗体。然而,类似的抗体——有时很强——在正常人中很常见,这就

提出了抗体是否真的导致血小板减少的问题[100]。一种可能的解释是,能够导致血小板破坏的"危险"抗体,识别掺入嵌合体阿昔单抗分子中赋予抗GPⅡb/Ⅲa特异性的小鼠序列,然而,在正常受试者中发现的看起来良性的抗体,特异地识别阿昔单抗-Fab片段C末端的木瓜蛋白酶裂解位点[154]。特异性地识别靶整合素中阿昔单抗诱导的构象表位的抗体,也可能导致血小板破坏[155]。还报道了一种检测方法,能从自然产生的,也识别阿昔单抗包被的血小板的无害抗体中,区分出引起血小板减少症的抗体[100]。至于为什么一种抗体会导致血小板减少,而另一种抗体不会引起血小板减少,还不清楚。

尽管阿昔单抗相关血小板减少症通常在开始治疗后的几个小时内发生,但血小板水平有时在5~10天后发生下降。阿昔单抗注射后,在循环血小板中可检测到抗体的时间长达两周,显然是因为药物可以从一个血小板转移到另一个血小板[156]。阿昔单抗治疗后的"迟发性血小板减少症",似乎是因为对注射药物的反应,而新产生的阿昔单抗特异性抗体引起的,该抗体与仍存在于循环中的阿昔单抗包被的血小板反应[154]。因为这种并发症会危及生命[100,157],而且通常发生在出院后服用阿司匹林和氯吡格雷等其他血小板抑制剂的患者,所以应谨慎地建议阿昔单抗治疗过的患者,在出院后注意瘀点和其他出血症状[154]。

胺碘酮相关性血小板减少症

胺碘酮是30多年前开发的一种苯并呋喃衍生物,被广泛用于治疗心源性心律失常。在接受这种药物治疗的患者中,轻度血小板减少症很常见,但偶发迅速、严重和危及生命的血小板水平下降[101,102]。与大多数"奎宁型"血小板减少症患者相比,胺碘酮用药后血小板水平可能需要数周才能恢复正常,可能是因为非水溶性药物在身体脂肪内的浓缩。因为药物的不溶于水,在这种情况下,标准血清学方法不适用于检测胺碘酮-DDAb。然而,在三名患者中,使用具有凝聚物性质的一种特殊

的胺碘酮颗粒悬浮液[158]，作为"药物"的来源，在实验室检测中证实了 DDAb[102]。据推测，抗体识别使用颗粒材料输注融合到血小板膜中的胺碘酮[102]。

治疗性单克隆抗体引起的血小板减少症

截至 2017 年，约 75 种人源化单克隆抗体被批准用于治疗恶性和非恶性疾病。在首次或之后接触这些药物后，患者会发生低度的、无临床意义血小板减少症[103-105]。偶尔，治疗后数小时内血小板水平严重下降，有时会出血。血小板计数通常在几天内恢复，但也有血小板减少症持续了几个月的报道[106]。用同一种药物重新治疗后，血小板减少症可能复发[107]，也可能不复发[108]。相关的触发这种并发症的药物包括阿达木单抗（抗肿瘤坏死因子-α）[109]、贝伐珠单抗（抗血管内皮生长因子）[110]、依法利珠单抗[107,111]、英夫利昔单抗[112]（抗肿瘤坏死因子）、那他珠单抗（抗 α-4 整合素）[113]、利妥昔单抗（抗CD20）[114,115]，以及特异地针对 PD-1 和 CTLA-4 的免疫检查点抑制剂[105]。许多患者的临床过程表明，血小板破坏是免疫介导的，但这还没有得到实验证明。

鱼精蛋白诱导的免疫性血小板减少症

硫酸鱼精蛋白是从鲑鱼精子中提取的一种小的带正电荷的蛋白质，广泛用于中和心脏手术后肝素的抗凝活性。在接触鱼精蛋白 30 天内，大部分的患者会产生识别鱼精蛋白与肝素复合物中的抗体，其临床意义不明[159,160]。然而，罕有接受鱼精蛋白治疗的患者，在接受鱼精蛋白治疗后出现急性、严重的血小板减少症，可以证明其体内的抗体，是鱼精蛋白处理过的血小板的有效的激活剂[116,117]。这些抗体是如何被诱导的，以及它们在普通人群中的发生率还没确定。

药物诱导的血小板特异性自身抗体

自身免疫性溶血性贫血，是抗高血压药物 α-甲基多巴的一种性质明确的和相对常见的副作用，偶尔发生在接受左旋多巴，普鲁卡因胺和其他药物治疗的患者中[161]。这些药物是否能引起自身免疫性血小板减少症（autoimmune thrombocytopenia, AITP）尚不确定。这种可能性的最有说服力的证据，来自发生了 AITP 的给予金盐治疗类风湿性关节炎患者的研究[118,119]，这些患者通常对皮质类固醇、脾切除术和静脉注射丙种球蛋白有反应，AITP 的发生率约为 1%。在这些患者中，血小板减少通常发生在金盐注射后数周或数月[119]，但也可以迅速产生。最初认为其相关的自身抗体是特异性针对 GP Ⅱ b/Ⅲ a 的，但有一份报告表明，其许多自身抗体识别的是 GP Ⅴ[120]。

还出现了患者左旋多巴、普鲁卡因胺和其他药物治疗后也有 AITP 的传闻的报道[121,122,162]。有 DITP 和证实的药物依赖性抗体的患者，有时会同时产生自身抗体，通常是短暂的，这种抗体不需要药物存在也能与血小板结合[163]。图 40.5 展示了磺胺甲噁唑致血小板减少的临床过程，患者用磺胺甲噁唑治疗后，既产生了短暂的药物依赖的抗体，也产生了持续的自身抗体[121]。金盐和其他药物如何诱导产生血小板反应性的自身抗体尚不清楚。在某些动物模型上[164]，重金属会引发自身免疫反应，有人提出，金可能会以这样的方式干扰巨噬细胞对血小

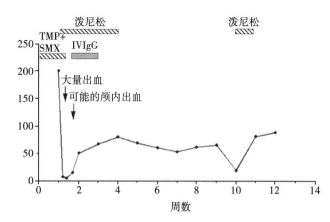

图 40.5　一名最初表现为磺胺甲噁唑（sulfamethoxazole, SMX）依赖性血小板反应性抗体的患者的慢性自身免疫性血小板减少症。在急性期血清中，同时发现了 SMX 依赖性抗体和非药物依赖性 GP Ⅱ b/Ⅲ a 特异性自身抗体。在第 1、5 和 9 周发现持续的非药物依赖性的与自体血小板反应的自身抗体。SMX，磺胺甲噁唑；IVIgG，静脉注射丙种球蛋白（From Aster, Semin Hematol. 2000; 37（3）: 229-38 with permission from WB Saunders Company.）

板膜糖蛋白的加工，即产生了免疫系统通常视而不见的"隐性肽"，并触发某些个体的自身免疫反应[121]。类似于 AITP 的，短暂但有时严重的血小板减少症，是一种以单克隆抗体治疗癌症和免疫紊乱的公认的并发症（参见"治疗性单克隆抗体引起的血小板减少症"一节）。

涉及免疫复合物的药物诱导的血小板破坏

通常认为，"奎宁型"免疫性血小板减少症，是由抗体与特定药物相互作用产生的免疫复合物引起的，引起这种反应的药物是特异的[165]，但最近的证据表明这是不可能的。因此，用于描述导致 DITP 的机制的术语"免疫复合物"和"无辜旁观者"应该被丢弃。一个明显的例外是，肝素诱导的免疫性血小板减少症（heparin induced immune thrombocytopenia, HIT）。虽然 HIT 的分子发病机制还不完全清楚，但人们普遍认为，由肝素与血小板因子 4（一种基本的血小板 α 颗粒蛋白）形成的免疫复合物和抗体，是发病机制的核心要点。第 41 章详细介绍了 HIT。

已确认的导致免疫性血小板减少症的药物

如前所述，许多药物可以通过多种机制诱导血小板减少症。通过抑制巨核细胞成熟和血小板释放来降低血小板水平的药物数量相对较少，受治疗个体经历这种并发症的比例相对较大，血小板水平的趋于适度的下降。相比之下，已报道了数百种药物导致的急性、短暂、通常非常严重的血小板减少症的并发症，其中一些仅在少数病例中得到确认。尽管一些报道的关联可能是巧合，但很可能许多是"奎宁型"抗体介导的血小板破坏的例子（参见"奎宁型"药物诱导的免疫性血小板减少症部分）。识别已确定导致免疫性血小板减少症的药物的有价值的信息，来自对已发表的病例报告系统分析、不良事件报告系统、全国性的血小板减少症患者研究以及其他来源[3-8,166,167]。

4

俄克拉何马大学的 J George 及其同事维护可访问的数据库（http://www.ouhsc.edu/platelets/），其中 DITP 的报告得分从"1"（肯定是由药物引起）到"5"（排除由药物引起），根据特定的临床标准，包含特别有价值的信息。基于这些信息源中包含的信息，表 40.2 列出了被广泛认可触发急性免疫性血小板减少症的药物。

很少有急性、严重的血小板减少症与患者摄入食物、草药茶和其他天然产物有确切的联系[172,173]。在多数的这种情况，因果关系往往是通过间接的材料模棱两可地予以证明的。在一个特别令人信服的案例中，确认含有核桃的食物引起了患者的血小板减少症，患者的血清中含有一种强有力的抗体，这种抗体能存在核桃而不是其他坚果的提取物时，与正常血小板反应，在临床试验中挑战核桃诱发了严重的血小板减少症[174]（图 40.6）。尽管化疗和免疫抑制剂通常通过抑制血小板生成导致血小板减少症，这类药物偶尔会引起由抗体介导的急性、严重血小板减少症[168,175]。

只有当药物存在时，血清中的抗体才能和血小板反应，为在临床上证明该药物是血小板减少的真正原因提供了强有力的证据[1,2,173]，但是 DDAb 检测要求很高的技术，通常只能通过几个参考实验室进行。Arnold 及其合作者发表了对血小板特异性 DDAb 检测方法及其临床价值的，有用的评估。表 40.3 列出了 2002—2017 年间，由威斯康星血液中心血小板和中性粒细胞免疫实验室，在转诊患者中检测到的，存在血小板反应性的 DDAb 的药物清单，以及特异性地针对某种药物的抗体的大致数量。这些数据由俄克拉何马大学的 J George 及其同事维护的网站上定期更新（http://www.ouhsc.edu/platelets）。

表 40.2　已确认的药物诱导免疫性血小板减少症的药物

药物	分类	文献
阿昔单抗	GPⅡb/Ⅲa 抑制剂	98-100,152,153
卡马西平	抗癫痫药	1,2
头孢曲松	第三代头孢菌素	2,5,6
依替非肽	RGD 模拟 GPⅡb/Ⅲa 抑制剂	140,142,143,145
奥沙利铂	化疗药物	2,6,168,169
哌拉西林	酰脲	2,5,6
奎尼丁	金鸡纳生物碱	2,6
奎宁	金鸡纳生物碱	1,2,6,170,171
利福平	大环抗生素	2,5,6
利妥昔单抗	抗 CD20 单克隆抗体	103,108,114,115
磺胺甲噁唑	磺胺类抗生素	2,6,91
替罗非班	RGD 模拟 GPⅡb/Ⅲa 抑制剂	92,140,141,145
万古霉素	三环糖肽类抗生素	2,5,6,136

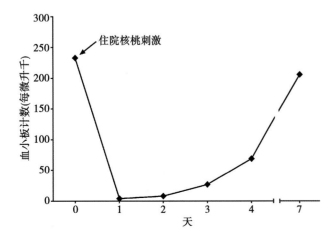

图 40.6　一位疑似核桃引起血小板减少的患者在挑战核桃后再次诱导血小板减少。患者吃了 100g 核桃。4 小时后，他表现出发烧、恶心和呕吐；第二天，他的血小板计数为 4×10⁹/L；几天后恢复正常（From Achterbergh R, Vermeer HJ, Curtis BR, et al. Thrombocytopenia in a nutshell. *Lancet* 2012;379(9817):776. Reprinted with permission from Elsevier (The Lancet,2012,379(9817),776).

表 40.3　1998—2017 年威斯康星血液中心血小板和中性粒细胞实验室检测到的药物依赖性血小板反应性抗体

药品类别	数量	药品
ACE 抑制剂	1~3	赖诺普利
镇痛剂	1~3	对乙酰氨基酚、丙氧基酚
抗生素	>>15	头孢曲松,哌拉西林,利福平,磺胺甲噁唑,万古霉素
	4~15	头孢他啶,环丙沙星,多西环素,左氧氟沙星,纳夫西林,甲氧苄啶
	1~3	氨苄西林,阿莫西林,头孢唑林,头孢羟氨苄,头孢吡肟,头孢泊肟,头孢他罗林,头孢噻肟,头孢氨苄,克林霉素,乙胺丁醇、赖诺普利、洛拉卡贝夫,甲硝唑,呋喃妥因,磺胺异噁唑
抗惊厥药	>15	卡马西平
	4~15	苯妥英
	1~3	拉莫三嗪、氯硝西泮、丙戊酸
抗抑郁药、抗精神病药	1~3	阿米替林,安非他酮,哈尔多,奥氮平、帕罗西汀、舍曲林
止吐药	4~15	昂丹司琼,帕罗诺司琼
抗组胺药	1~3	苯海拉明,非索非那定,雷尼替丁
抗甲腺药剂	1~3	丙硫脲嘧啶
β 受体阻滞剂	1~3	阿替洛尔,普萘洛尔
心脏药物	4~15	胺碘酮
	1~3	多巴酚丁胺
化疗药物	>>15	奥沙利铂
		格尔德霉素,伊立替康,苏拉明
金鸡纳碱	>>15	奎宁、奎尼丁
皮质类固醇	4~15	地塞米松、泼尼松
利尿剂	4~15	呋塞米
叶酸衍生物	4~15	亚叶酸钙
GP Ⅱ b/Ⅲ a 抑制剂	>>15	阿昔单抗、依替非班肽、替罗非班
免疫抑制剂	1~3	他克莫司
麻醉药	1~3	芬太尼
非甾体抗炎药	4~15	萘普生
	1~3	塞来昔布、布洛芬、布洛芬、噁丙嗪
质子泵抑制剂	1~3	埃索美拉唑、兰索拉唑、泮托拉唑
凝血酶抑制剂	1~3	阿加曲班
血管扩张剂	1~3	罂粟碱

数量一栏表示鉴定的 DDAb 数量,下划线表示代谢物特异性抗体。

Adapted from Aster et al.[2]

对药物代谢产物敏感诱导的免疫性血小板减少症

尽管在有可疑药物存在时,检测到与血小板反应的抗体,为 DITP 提供了强有力的证据,但在临床上从患者中获得阴性结果并不罕见。其中一个原因是,相关药物在体内形成的代谢物可能是致敏剂,导致产生只有用该代谢物才能检测到抗体,即使其结构与原药化合物非常相似。这种抗体在药物诱导的免疫性溶血性贫血患者中,有令人信服的记载[176-180]。在这类患者中,经常有可能表现为代谢物是致敏剂,这是通过使用来自摄取可疑药物的尿和血清,作为用于实验室检测的"药物"的来源而证明的[176,180]。在有限的研究中,已经令人信服地表明,代谢物特异性抗体也能引起 DITP。在已发表的报道中,对乙酰氨基酚硫酸盐[181,182]、对乙酰氨基酚葡糖醛酸[183]、对氨基水杨酸的甘氨酸结合物(para-amino salicylic acid,PAS)[184]、磺胺甲噁唑的 N-4 乙酰基同系物[185]、萘普生葡糖醛酸[182]以及未知的布洛芬代谢物[186]和双氯芬酸[187],已被证明能促进具有明显 DITP 表现的患者的抗体与血小板的结合。进一步的研究确定代谢物诱导抗体是有可能的,而且可大大提高 DITP 的实验室诊断水平。最近描述的非肥胖糖尿病/严重联合免疫缺陷小鼠动物模型可能有助于此类研究[188-190](图 40.7)。

临床表现

病因不明的表现为急性血小板减少症的任何患者,即使是一个小孩[191],都应该考虑药物引起的免疫性血小板减少症(drug-induced immune thrombocytopenia,DITP)。由于奎宁和磺胺甲噁唑,是导致"奎宁型"血小板减少症最常见的触发剂,所以应特别询问是否用过这些药物。重要的是要认识到,急性病患者可能无法准确地描述药物的使用情况[192,193]。关于奎宁,应询问是否摄入含有该药物的软饮料、调酒用的饮料和开

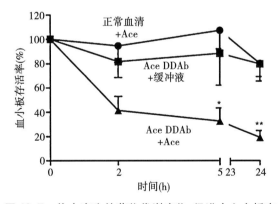

图 40.7　体内产生的药物代谢产物,促进人血小板在 NOD/SCID 小鼠体内,被代谢特异性血小板抗体清除。人血小板和含有抗对乙酰氨基酚葡糖醛酸的特异性抗体的血清输注到 NOD/SCID 小鼠体内,对乙酰氨基酚在 0 和 5 小时向小鼠腹腔注射。给予抗体和对乙酰氨基酚(三角)的小鼠体内,血小板存活显著缩短,而给予抗体(方块)和同时给予对乙酰氨基酚与正常血清(圆形),血小板存活不改变。* P<0.05,** P<0.01. ACE,对乙酰氨基酚;DDAb,药物依赖性抗体(From Bougie et al.,Blood. 2010;116(16):3033-8,with permission.)

胃酒[170,171]。已有报道称,秘密服用奎尼丁[194]和奎宁[195]而引起严重血小板减少。用奎宁来切割海洛因,可导致成瘾者致敏和血小板减少[196]。已有含有万古霉素的矫形用骨水泥引起的严重血小板减少症的报道[197]。即使是局部用药也有相关的少数案例[198,199]。如前所述,食物、草药和民间药物中存在的物质会引发严重的血小板减少症,除非仔细采集病史,否则可能会被忽视[6,172]。

在几乎所有的病例中,发生急性 DITP 的患者,在开始接触到敏药物一天内将会出现症状。服用激发的药物后,致敏患者往往会感到发热,面部潮红,然后寒战。晕厥并不罕见。这些合并的发现会提示细菌性脓毒血症,有报告称 DITP 患者被当成脓毒血症治疗,有时是反复治疗,直到药物敏感性被确定为其症状的实际原因[193]。药物引起的血小板减少症在严重疾病的患者中经常被忽视,主要是这些患者还有其他导致血小板水平低的潜在原因[136,200]。在用这类药物治疗的患者中,可能导致 DITP 的多种抗生素,应该被考虑为是用此类药物治疗的住院的触发因素。

DITP 的开始发作通常发生在药物摄入后的几个小时内,但是出血,通常以点状出血为特征、紫癜以及尿血和胃肠道出血,要延迟 12~24 小时后才又变得明显。颊黏膜出血性大疱表明血小板计数非常低,通常低于 5 000/μl。DITP 的患者因刷牙后牙龈出血而向牙医报告,并不罕见。如果避免进一步接触药物,出血通常在一两天内消退,而血小板通常在 3~4 天内恢复正常。对万古霉素[136]或头孢曲松[201]敏感的患者,血小板计数低可能持续一周或更长,因为这些患者肾功能不全,药物清除率受损。偶尔,患者同时产生药物依赖的抗红细胞或中性粒细胞的特异性抗体,除血小板减少外,还伴有溶血性贫血和/或中性粒细胞减少[202-204]。对奎宁[205,206]和其他药物[207]敏感的患者,有时会出现溶血性尿毒症综合征(hemolytic uremic syndrome,HUS,微血管病性溶血性贫血、肾衰竭和血小板减少)。有未经证实的假说认为,细胞介导的内皮细胞损伤可能导致这些患者肾功能不全[203]。这种类型的表现不应与某些化疗和免疫抑制剂治疗后出现的 HUS 相混淆,后者似乎有着完全不同的病因[208]。

实验室诊断

各种检测方法能够确定,在药物诱导的免疫性血小板减少症患者血清中,与正常血小板反应的抗体[1,2,173,209]。奎宁、奎尼丁、万古霉素、磺胺甲噁唑和奥沙利铂等药物诱导的抗体通常易于检测,但阴性结果并不排除药物诱导的病因,还需要进一步的研究来确定在测试中使用药物代谢物的程度(参见"对药物代谢产物敏感诱导的免疫性血小板减少症"部分),将提高诊断率。一般来说,血清学反应是高度药物特异性的,有记录的 DITP 患者可以安全地服用另一种具有相同药理作用的药物。例如,甲泼尼龙引起的严重血小板减少症患者,有一种抗体不能与泼尼松龙反应,并且可以耐受泼尼松治疗[210]。当一种药物在实验室中未被确认为血小板减少症的原因,对患者的福利至关重要,也可以进行诊断性的挑战。然而,出于安全的考虑,很重要的一点是,最初给予极小的剂量,并仔细监测血小板计数,因为服用标准剂量可能会有严重的副作用[174]。如果需要,在血小板减少症发作恢复后,应尽快进行体内挑战,因为

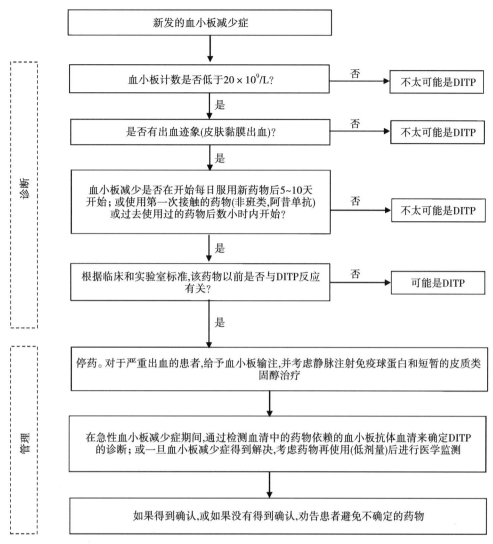

图 40.8　疑似药物诱导的免疫性血小板减少症患者，新发血小板减少症时的诊断和治疗路径
(From Arnold DM et al. Transf Med Rev 2013;27(3):137-45 with permission.)

药物依赖性抗体会随着时间的推移下降和消失。

预后和治疗

如图 40.8 所示，是 Arnold 及其同事[6]为疑似 DITP 患者的临床和实验室管理开发的一种有用算法。当遇到疑似 DITP 患者时，应停用当前的药物。如前所述，使用具有类似药理作用的其他药物替代，通常是安全的。因为患者偶尔会同时产生多个 DDAb[169,211,212]，所以有时中止一种怀疑指数很高的药物而继续使用其他药物是不明智的。颅内出血是一个重要的风险，患者出现严重血小板减少和广泛出血[213,214]，致命的肺内出血也有报道[215]。没能证明糖皮质激素是有益的，但往往是因为怀疑患者可能患有自身免疫性血小板减少症，而给予该药物。临床医生应该很清楚，对皮质类固醇的良好"反应"可能仅仅是停止使用起因药的结果，并不能确定患者有自身免疫性血小板减少症(autoimmune thrombocytopenia, AITP)。如果不认识到这一点，可能会导致实际患有 DITP 的患者重复入院，甚至不必要的

手术[193]。

对有严重出血症状的患者进行血小板输注是合理的，尤其是当可疑药物在循环中是一种抑制血小板功能的纤维蛋白原受体拮抗剂时。急性患者可以考虑血浆置换和/或静脉注射丙种球蛋白[216-219]。一旦确定，敏感性药物引起的免疫性血小板减少症通常是永久性的。因此，应警告患者避免再次接触该敏感性药物。

（赵益明、阮长耿 译，刘俊岭 审）

扫描二维码访问参考文献

第41章 肝素诱导的血小板减少症

Andreas Greinacher, Theodore E. Warkentin and Beng H. Chong

引言

肝素是一种由不同链长的高度硫酸化的糖胺聚糖构成的混合物。肝素的分子量从 1 800 到 30 000Da 不等。普通肝素（unfractionated heparin, UFH）和低分子量肝素（low molecular weight heparin, LMWH）是广泛使用的抗凝药物。众多硫酸基团使肝素带有强烈负电荷的分子，并促进其与带正电荷的分子相互作用。

肝素和低分子量肝素具有潜在的副作用，包括出血和血小板减少症。肝素诱导的血小板减少症（Heparin-induced thrombocytopenia, HIT），是最常见的药物诱导的免疫介导的血细胞疾病，并且它可能很严重，甚至危及生命[1]。矛盾的是，它与高血栓栓塞并发症风险相关，可能导致肢体坏疽（需要肢体截肢），静脉或动脉血栓栓塞，甚至死亡[2]。肝素诱导的血小板减少症的免疫病理学，不同于"经典"免疫反应（例如，疫苗接种）中观察到的免疫病理学。治疗肝素诱导的血小板减少症的有效药物在北美和欧洲已经使用多年[3,4]，但是它们具有相当大的出血风险。最近引入的直接口服抗凝药物（direct oral anti-coagulants, DOAC），为肝素诱导的血小板减少症的预防和治疗提供了另一种选择。大多数医生认为 HIT 的诊断很困难，特别是在有支持非 HIT 血小板减少症的证据存在时。我们在此回顾 HIT 的历史、发病率、病理生理学、临床特征、诊断和治疗。

历史背景及术语

在 20 世纪 40 年代，多位研究人员证明了肝素引起血小板减少症的能力[5-7]。他们发现，给小鼠或犬单次注射肝素会导致血小板计数立即但短暂下降。1962 年，Gollub 和 Ulin 报道了在人身上同样的现象[8]。但 Davey 和 Lander 后来认为这是体外的假象[9]。这些早期的报道没有把肝素引起的血小板减少症视作重要的临床问题。

Weismann 和 Tobin 于 1958 年观察到肝素治疗期间的血栓并发症，但他们没有提到这些患者出现的血小板减少症[10]。他们描述了一系列的 10 名患者，使用肝素 7~15 天后发生下肢动脉栓塞。这些作者认为肝素抗凝治疗破坏了已经存在于主动脉的血栓，导致栓子停留在远端的下肢动脉中[1]。几年后，Roberts 和 Rosato 报道了一系列类似的肝素相关的血栓形成患者[11]。现在看来，这些研究者描述的患者就是并发动脉血栓的 HIT 患者。

1973 年 Rhodes 及其同事首先注意到，血小板减少症和肝素引起的血栓形成之间存在联系[12]。他们报告了两名在肝素治疗期间出现血小板减少症的患者。患者同时有心肌梗死、瘀斑和肝素抵抗。在停用肝素后血小板减少症消退，但在再使用肝素后迅速复发。这些研究人员还提供了 HIT 免疫基础的体外证据，他们证明了患者血清中存在肝素依赖性的血小板聚集因子。其中一名患者的血小板聚集因子属于血清中的 IgG 片段。

在 20 世纪 70 年代后半期，基于在一些受累的患者中，观察到由纤维蛋白和丰富的血小板构成的苍白色的动脉血栓，研究人员创造出了术语"白色凝块综合征"[13]。

在 20 世纪 80 年代初，出现了两种不同临床类型 HIT 的概念。1982 年，Chong 等人描述了两组 HIT 患者[14]。在第一组中，患者无症状，并且有早期发作的轻度的血小板减少，血清中检测不到肝素依赖性 IgG 型血小板聚集因子。在第二组中，患者有严重的迟发性血小板减少症，且经常发生血栓栓塞并发症。在第二组患者血浆中可检测到血小板聚集因子。第一组患者的临床病程和体内无肝素依赖性抗体与其非免疫机制相一致。相反，迟发性血小板减少症的和患者体内存在肝素依赖性血小板抗体，强烈提示其发生具有免疫学机制。因此，第一组患者被称为非免疫性 HIT（或Ⅰ型 HIT），而第二组患者被称为免疫性 HIT（或Ⅱ型 HIT）[15]。这些术语后来被广泛应用。

在 20 世纪 90 年代，主要的 HIT 发病机制和临床表现得到了揭示，并且产生了不同的治疗方案。1994 年，第一个用于治疗 HIT 的替代抗凝药物被批准，即重组水蛭素（lepirudin），很快又发现了阿加曲班，还有在世界上很多地方（除了美国）使用的达那肝素。

1998 年,本章的作者们撰写了一份共识,总结了 HIT 的最新进展并协调了命名法[3]。早发的非免疫性血小板减少症,被命名为非免疫性肝素相关性血小板减少症,而免疫介导型被命名为肝素诱导的血小板减少症(HIT)。最近,"自身免疫性 HIT"(autoimmune HIT, aHIT)这个词已应用于一小群 HIT 患者,在并非正在使用肝素的情况下,他们体内也存在能在体外和体内引起血小板活化的抗体,或在罕见的情况下,甚至近期完全没有使用过肝素("自发性"HIT 综合征)。

发病机制

非免疫性 HIT(Ⅰ型 HIT)

非免疫性 HIT 的发生机制不同于免疫介导的 HIT[3,15]。肝素与血小板结合,导致血小板活化,形成微小的血小板聚集体[16,17],进一步增强了血小板对二磷酸腺苷(adenosine diphosphate, ADP)、特定细菌如金黄色葡萄球菌[18],以及胶原蛋白[19]的促聚集作用。肝素的这些促聚集作用在高血小板活性的疾病中更明显,如感染、外周血管疾病、神经性厌食症[20,21]。在体内这些作用引起在给予治疗剂量的肝素后不久,血小板计数一定程度减少。同时,血小板活化的标志物增加。UFH 的这一效应比 LMWH 更明显[22]。

这些带负电的抗凝药物对血小板的激活作用涉及糖蛋白(glycoprotein, GP)Ⅱb-Ⅲa 复合物(整合素 αⅡbβ3)[17]。当 UFH、LMWH 或磺达肝素与 GPⅡb-Ⅲa 复合物结合[23],引起由外向内的信号传导,从而激活磷脂酰肌醇-3 激酶。这不会导致血小板聚集或颗粒分泌[17],但可增强低剂量 ADP 的作用[24]。在 Gao 等人的研究中[23],普通肝素和磺达肝素有相似的激活作用,在先前的研究中,LMWH 对血小板的作用与普通肝素相比小得多[24]。血小板通过 GPⅡb-Ⅲa 也与固定的肝素结合[24]。这不仅降低了其他激活剂(如 ADP)激活的阈值,也会引起血小板铺展,涉及与结合到可溶性普通肝素略有不同的途径,这涉及局部黏着斑激酶(focal adhesion kinase, FAK)的磷酸化。这点可能与临床相关,因为有许多血管内装置会包被肝素。这种固定化的肝素可能诱导轻度的血小板活化[25]。

很容易想象,当给予患者肝素时,特别是那些血小板高度活化的患者,可能会通过前面描述的机制在体内导致轻度血小板聚集。聚集的血小板随后被网状内皮系统清除。在血小板高反应性的患者[26]或体内具有循环的免疫复合物和细菌产物的感染患者中,肝素可能引起更强烈的血小板聚集,以及更严重血小板减少症[26-27]。

免疫性 HIT(Ⅱ型 HIT)

免疫性肝素诱导的血小板减少症由能活化血小板的抗体介导,这些抗体通常由多聚阴离子诱导,最常见的是肝素(图41.1)。抗体的靶抗原于 1992 年由 Amiral 等人确认,是一种血小板因子 4(platelet factor, PF4)和肝素形成的复合物[28]。PF4 是一种在血小板和巨核细胞的 α-颗粒中发现的,带正电荷的四聚体蛋白质(分子量 35kDa)。它属于 CXC 趋化因子家族。血浆中 PF4 浓度通常较低,但在血小板活化时 PF4 分泌到血浆中引起浓度升高。此外,PF4 与内皮细胞表面的硫酸乙酰肝素

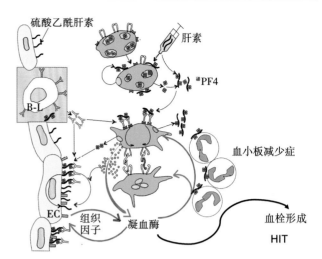

图 41.1　肝素诱导的血小板减少症的发病机制。肝素使血小板轻度活化,导致从血小板 α-颗粒中释放 PF4(platelet factor 4, PF4)并形成免疫原性 PF4/肝素复合物。B 淋巴细胞识别 PF4/肝素复合物产生 IgG; IgG 的 Fc"尾巴"结合血小板 FcγⅡa 受体,导致 Fc 受体簇集和强烈的血小板活化。血小板聚集通过 GPⅡb-Ⅲa 介导。血小板来源的微颗粒加速凝血酶生成。HIT 抗体也识别结合内皮硫酸乙酰肝素上的 PF4,导致内皮细胞表达组织因子。HIT 抗体也可以激活单核细胞和中性粒细胞。总之,强烈的血小板活化及凝血酶的产生可以解释一些 HIT 不寻常的临床表现(例如静脉肢体坏疽和弥散性血管内凝血)并为减少凝血酶产生的治疗提供依据。B-L, B 淋巴细胞; EC, 内皮细胞(Adapted from Ref. 3.)

结合,输注肝素可以将其分离。

肝素通过电荷相互作用与 PF4 高亲和力结合。PF4-肝素(PF4/heparin, PF4/H)复合物可能通过肝素结合位点与血小板结合[29],但 PF4 也可以在无肝素条件下,例如通过硫酸软骨素[30]和多磷酸盐[31,32]与血小板结合。肝素与 PF4 的结合中和了它的强正电性,从而降低了 zeta 电位[33]。这使得两个 PF4 分子可以紧密靠近[34],从而形成线性、脊状复合体,其中单个 PF4 四聚体之间的距离缩小到 3~5nm。当 PF4 与五糖的磺达肝素形成复合物时,晶体结构分析显示,磺达肝素如何以非对称的方式稳定 PF4 四聚体,其中两个单体比其他两个单体更紧密地结合在一起,单克隆抗体 KKO 的 Fab 片段(识别 PF4/H 复合物)结合到四聚体的稳定开放部分[35]。PF4 的这些结构变化已经通过圆二色性(circular dichroism, CD)光谱得到确认,表明当 PF4 四聚体中反平行 β 片层的量超过 30% 时[36],暴露出与抗 PF4/H 抗体结合的表位(不同生物物理学表征 PF4 和 PF4/H 复合物的方法的综述见参考文献[37])。

多聚阴离子与 PF4 的电荷作用结合是一个放热反应,会引起能量释放与 PF4 构象的变化。引起 PF4 向新结构变化似乎有一定的能量阈值[38]。只有链长至少为 10~11 个单体的肝素分子,能够诱导 PF4/H 复合物上结合位点被抗 PF4/H 抗体识别[39,40]。既然多聚阴离子与 PF4 的结合只是单纯的电荷相关,这就引出了一个问题,为什么只有较长的多聚阴离子能够诱导结合 PF4/H 抗体的位点,而较小的足量多聚阴离子应当也能够中和 PF4 上的电荷,却无此作用。

短的多聚阴离子仅与单个 PF4 四聚体结合,而较长的聚阴离子桥接两个 PF4 四聚体。如果多聚阴离子携带足够的负电荷,就可以克服两个 PF4 分子之间天然的排斥力,使它们靠近,从而使两个负电荷云融合为单个电荷云[41]。这种电荷云融合会产生足够的能量,使 PF4 产生构象变化,暴露所必需的 HIT 抗原。该过程仅在完整的 PF4 四聚体中发生。用人为设计的小分子干扰 PF4 四聚体形成时,可以完全阻断 PF4/H 复合物上抗 PF4/H 抗体结合的位点暴露[42]。这个复杂的过程具有生物学意义,因为它确保只有完整的 PF4 四聚体能够被多聚阴离子诱导产生构象变化。这避免了衰老的蛋白质降解时无意中触发免疫系统"危险信号"的可能性(见下文)。

其他多糖和带负电荷的化合物(例如,聚乙烯磺酸盐、超硫酸化硫酸软骨素、DNA 或 RNA)[43]也可以结合 PF4,并引起相同的构象改变[44,45]。肝素(和肝素片段)与 PF4 的结合,取决于其组成、链长度(>12~14 寡糖单位)和肝素的硫酸化程度[39,46]。低分子量肝素分子长度比普通肝素短得多,对 PF4 的亲和力较低。因此他们的抗原性较低,不太容易引起免疫性 HIT。五糖的磺达肝素甚至更小更短。然而,它可以与 PF4 结合[34],并且其诱导产生抗 PF4/肝素抗体的水平与低分子量肝素相似[47],但形成的复合物数量很少。因此,磺达肝素很少导致 HIT。大多数疑似磺达肝素诱导的 HIT 病例,其实是由自身免疫 HIT 引起的(见下文)。

PF4 还以电荷依赖性方式与革兰氏阳性和革兰氏阴性菌结合,包括金黄色葡萄球菌和大肠杆菌,并在细菌表面形成抗原复合物。这些复合物被肝素治疗患者体内的抗 PF4/肝素抗体识别。细菌结合 PF4 上的表位与使用药理性的肝素形成的 PF4/肝素复合物上的表位相似或相同[48]。多细菌败血症的小鼠模型,可以在体内证明 PF4 结合到细菌后的免疫效应,诱导小鼠细菌感染后 3 天内,小鼠会产生 PF4/肝素反应性的 IgM 抗体,诱导后 14 天会产生低滴度的抗 PF4/肝素 IgG[48]。此外,在一个横断面人群研究中,观察到牙周病(通常与菌血症相关)和抗 PF4/肝素抗体(即使在未经肝素治疗的个体中)之间有很大关联[49]。

因此,对 PF4/聚阴离子复合物的免疫反应可能是机体的一种防御机制。PF4 通过充当细菌靶向标记蛋白来介导这种反应。PF4 包被的细菌能够诱导针对 PF4 复合物的体液免疫,其具有相对较窄的特异性。然而,产生的抗体可以与多种细菌结合,甚至包括那些以前没有被宿主免疫系统遇到的细菌。这是通过高度阳离子化的 PF4 分子结合到众多细菌的阴离子细胞壁上实现的。可以想象这种抗 PF4/肝素免疫反应是一种介于先天免疫和适应性免疫之间的古老的机体防御方式。基于这个模型,HIT 代表了一种靶向错误的细菌防御机制。在用肝素治疗期间,肝素与血小板表面结合,暴露可供 PF4 结合的强负电荷的结合位点,从而模拟 PF4 包被细菌的复合物(图 41.2)。

在严格控制的 PF4 和肝素的化学浓度范围内,PF4 与肝素形成复合物。过量的肝素会破坏 PF4-肝素复合物。治疗剂量肝素的血浆浓度是 0.2~0.4IU/ml 或 100~200nmol/L[50],但是如果用于预防,血浆药物水平较低。在大多数临床情况下,血浆中普通肝素尤其是低分子量肝素是过量存在的[51]。静脉注射肝素后,PF4 的血浆浓度升高,因为肝素将 PF4 从内皮细胞

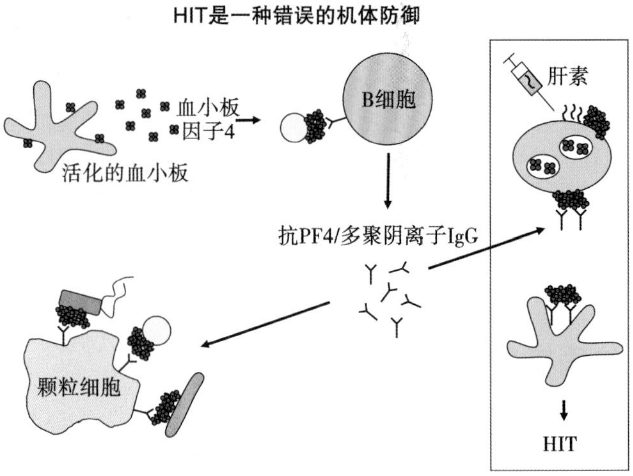

HIT 是一种错误的机体防御

图 41.2   PF4 介导抗菌宿主防御并同时引发肝素诱导的血小板减少症的机制示意图。 通过释放正电荷的 PF4 与细菌表面的多聚阴离子相互作用,细菌激活血小板。这产生 PF4 簇,其启动 B 细胞产生抗体。一旦抗体形成,它们就可以与所有在其表面形成 PF4 簇的细菌结合。抗体结合 PF4 包被的细菌后,促进通过 Fc 受体与粒细胞的结合以及随后的吞噬作用。另一方面,这些抗体可诱发严重的药物不良反应,肝素诱导的血小板减少症。在肝素治疗期间,肝素与血小板结合,这介导了血小板表面 PF4/肝素复合物的形成。这些血小板/PF4/肝素复合物模拟 PF4 结合细菌,抗 PF4/聚阴离子抗体通过它们表面的 Fab 部分与血小板结合,它们通过 Fc 部分交联活化血小板 Fc 受体。这最终通过级联导致了大量凝血酶,其涉及活化的血小板、血小板微粒、内皮细胞和单核细胞,导致肝素诱导的血小板减少症和新的血栓形成。蓝色符号表示 PF4。黄色圆圈、棕色杆和紫色矩形代表着不同的细菌种类[48]

上置换,达到峰值水平 8nmol/L,这远低于形成 PF4-肝素复合物所需的 PF4 化学浓度[52]。因此,它还需要活化的血小板,释放 α 颗粒中的 PF4,使血浆 PF4 浓度达到能形成 PF4-肝素复合物的水平。接受大手术治疗的患者可以达到这样的水平。毫无疑问,比起内科患者,这些患者体内更容易产生抗 PF4-肝素抗体[53,54]。

肝素依赖性抗体是多克隆抗体,并与 PF4-肝素复合物上的多个表位结合[55,56]。已鉴定出一些 PF4 四聚体的抗体结合位点[55,56]。由于 PF4 能和肝素形成超大复合物[57],这表明肝素依赖性抗体,能够潜在地二价结合大型复合体中两个相邻的 PF4 四聚体。PF4-肝素-抗体复合物通过它们的 FcγRⅡa 受体结合血小板[58-60]。Fc 受体交联导致血小板活化,随后释放血小板颗粒成分(包括 PF4)和血小板微颗粒,产生血栓素 A_2,最终导致血小板聚集(图 41.3)[61,62]。血小板活化从 α 颗粒中释放 PF4,形成更多的 PF4-肝素复合物,并结合在血小板表面,从而使得更多的肝素依赖性抗体通过它们的 Fab 结构域与之结合[60]。PF4 也结合单核细胞,HIT 抗体增强单核细胞的活化和组织因子的表达,伴随着单核细胞依赖的血小板活化(血小板-单核细胞"反式激活")[63]。因而在该处建立一种自我增强的链式反应,导致了强烈的血小板活化和血小板聚集体的形成。血小板微颗粒的产生和其他促凝物质[62],导致凝血通路激活,

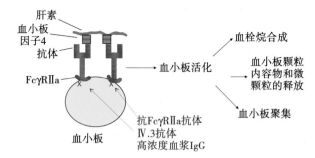

图 41.3　肝素-抗体-PF4 复合物激活血小板。肝素-IgG-PF4 复合物与血小板上的 FcγRⅡa 受体结合，引起血小板活化，随后释放血小板颗粒内容物和血小板微颗粒，合成血栓素 A_2，最终导致血小板聚集。免疫复合物与血小板 Fc 受体的结合可被抗-FcγRⅡa 抗体、Ⅳ.3 或高浓度的血浆 IgG 阻断

凝血酶的产生以及血栓的形成[61,64]。PF4/多聚阴离子复合物也会在受损的内皮细胞上积聚，这进一步促进了促凝状态[65]。这些过程可能可以解释 HIT 患者的高凝状态和血栓并发症的发生。

抗 PF4/肝素抗体

由于在 HIT 的发病机制中 FcγⅡa 受体介导的血小板活化对其促血栓形成至关重要，所以抗 PF4/肝素 IgG 抗体是致病性的抗体。IgM 抗体可能导致血小板计数减少，但大多数研究表明他们缺乏促凝血作用[66-68]。一些 IgG 亚类比其他亚类更常见（IgG_1>IgG_3>IgG_2>IgG_4）。IgG 抗体可能与 IgA 和/或 IgM 抗体一起产生[69]。当筛查患者的抗 PF4/肝素抗体，约 30% 的患者显示，只有在 IgA、IgM 或两者都存在时，才表现出抗 PF4/肝素的免疫应答。然而，具有 HIT 临床症状的患者，几乎总能找到 IgG 类的 PF4/肝素抗体。有专家认为，IgA 和 IgM 可能偶尔会引起血小板减少症和/或血栓形成，但其他人并不这么认为[70,71]。抗 PF4/肝素抗体的生物活性取决于它们的结合强度。通常显示低结合力<60pN 的抗体，仅抗原检测阳性，引起肝素依赖性血小板活化的抗体（典型的 HIT 抗体）显示出结合力在 60 和 100pN 之间，而在没有肝素的情况下还激活血小板的抗体（自身免疫性 HIT 抗体）通常显示出非常高的结合力>100pN[72]。

FcγRⅡA 多态性

血小板表达的唯一的 Fc 受体是 FcγⅡA 受体（FcγⅡA）。在人 FcγRⅡA131 位的氨基酸存在精氨酸（Arg）/组氨酸（His）多态性。携带 FcγRⅡA$_{His131}$ 的血小板被人类 IgG_2 抗体更强烈地激活。三项研究发现[73-75]，HIT 患者中 FcγRⅡA$_{His131}$ 过表达，表明 IgG_2 可能是一种有重要病理性的 HIT 抗体的 IgG 亚类。但是，两个随后研究表明[76,77]，无论是 FcγRⅡA$_{His131}$ 还是 FcγRⅡA$_{Arg131}$ 都与此无关，而 Carlsson 等人的一项大型研究发现[78]，表达低亲和力 FcγRⅡA$_{Arg131}$ 与 HIT 患者更高的血栓形成风险有相关性。最近的研究使用新的单克隆抗体（5B9）模拟人 HIT 抗体证实了这一观察，并表明，HIT 抗体激活 FcγRⅡA$_{Arg131}$ 血小板更有效，这主要是通过具有抑制作用的正常非 HIT IgG_2 能与 FcγRⅡA$_{His131}$ 血小板更有效地结合来说明

的[79]。此外，CD148（一种调节 FcγRⅡA 信号传导的蛋白酪氨酸磷酸酶）的 276P 和 326Q 等位基因与 HIT 的低风险有关，表达这些等位基因的健康献血员的血小板，对抗 PF4/H 抗体是低反应性的[80]。

PF4 外的其他自身抗原

大约 99% 的 HIT 患者中有抗 PF4-肝素抗体。偶尔也会有其他抗原，如白细胞介素-8（interleukin-8, IL-8）或中性粒细胞激活肽 2（neutrophil-activating peptide 2, NAP-2）等[81]。这些趋化因子也属于 CXC 家族，他们与 PF4 有很大的结构同源性。与抗 PF4/肝素抗体相反，抗 IL-8 和抗 NAP-2 抗体和它们各自抗原的结合，是非肝素依赖的。这些抗体倾向于在有包括自身免疫疾病、癌症、感染和创伤等等在内的合并症患者中产生。但是它们是否可以解释肝素暴露（与典型的 HIT 一样）后 5 天或更长时间后发生的血小板减少症，还不明确，因为抗 IL-8 和抗 NAP-2 抗体引起临床 HIT 的确切证据仍然稀少。

免疫反应

HIT 的免疫反应有几个非典型特征。即使在第一次接受肝素治疗的患者中，也会迅速产生（最早 4 天）抗 PF4/肝素抗体 IgG 同种型，而不先产生 IgM。此外，IgG 抗体是形成的免疫球蛋白的主要类别，形成的 IgA 和 IgM 抗体较少见（IgG>IgA>IgM）[82,83]。高达 50% 的体外循环手术后患者和 20%～30% 的骨科手术后患者，其中许多人以前并没有使用过肝素，在使用肝素后第二周产生了抗 PF4/肝素 IgG 抗体[84-87]。这些发现对于初次免疫反应不常见，首次免疫中主要形成 IgM，随后出现迟发的和较弱的 IgG 反应。此外，即使从未接触过药理性肝素的，看起来健康个体的血清可能也会含有抗 PF4/肝素抗体[88,89]。

还报道了"自发的"HIT，该病患者产生与 HIT 的疾病类似的临床和血清学疾病表现，通常在没有任何近期使用肝素的情况下，具有强烈反应的抗 PF4/肝素 IgG 抗体[90-92]。所有这些临床观察都与这一概念相符，即细菌结合 PF4，然后暴露 PF4/肝素表位[48,49]。由于不明原因，已发现几名膝关节置换手术患者（无围手术期肝素使用史），突然发生自发性 HIT 综合征（见综述：参考文献[93]）。此外，抗体滴度在几周内迅速下降[82,94]。

一些研究已经致力于回答 Toll 样受体（Toll like receptors, TLR）是否参与了 HIT 免疫应答这个问题。TLR 是存在于 B 细胞上的模式识别受体。Toll 样受体通过细胞内髓样分化 88 衔接蛋白（myeloid differentiation 88 adapter protein, MyD88）传递信号。然而，MyD88 基因敲除小鼠在注射鼠源 PF4/肝素复合物后，产生鼠源 PF4/肝素抗体[95]，提示对鼠源 PF4/肝素的免疫反应与 MyD88 无关[95]。一个有趣的结果是，体外条件下，健康志愿者白细胞，以 TLR-4 依赖性方式，发生对 PF4/肝素复合物的免疫反应[96]。

T 细胞在 HIT 发病机制中的作用仍未明确。动物实验表明 T 细胞的必要作用，因为在无胸腺[95,97]或无辅助 T 细胞的小鼠[98]中，不能形成 PF4/肝素抗体。另外，CD40（B 细胞上的 T 细胞受体），是抗体反应所必需的。另一方面，在人体系统中，患者肝移植术后进行三联免疫抑制治疗，仍可以产生抗

4

PF4/肝素抗体,驳斥了 T 细胞在人体内参与 HIT 的关键作用[99]。

Zheng 等人在一系列实验中,使用 CD19CreNotch2^{fl/fl} 小鼠和边缘区 B 细胞自适应转移,发现边缘区 B 细胞参与了 HIT 的免疫应答[100],这些研究者还发现,破坏 B 细胞耐受性是 HIT 患者中抗体产生的一种机制,这与观察到的,通过刺激带有 CpG 的人脐带血 B 细胞,产生 PF4/肝素抗体的现象相一致[101]。

抗 PF4/肝素复合物的高免疫率提示,存在一种激活 B 细胞的特殊方式。一种可能机制是,抗原呈递细胞摄取 PF4/肝素复合物。抗原呈递细胞通过微胞饮作用摄取 PF4/肝素复合物,并作为独特抗原处理。这意味着他们可能没有被消化为供 HLA Ⅱ 类分子呈递的片段,而是作为大抗原呈递给 B 细胞,它们可以通过交联几种 B 细胞受体[102],引起 B 细胞活化。另一个可能的机制是经过补体的激活和产生的 C3/C4 与 PF4/肝素结合。PF4/肝素/C3/C4 复合物通过补体受体 2(CD21)与 B 细胞结合[103]。这个过程直接促进 B 细胞活化和/或抗原转运至次级淋巴滤泡(从而遇到抗原呈递细胞和 T 细胞),从而增强对 PF4/肝素的免疫反应。

自身免疫性 HIT 作为一种新的自身免疫机制

越来越多的证据表明,在一部分患者中,抗 PF4/肝素抗体类似自身抗体,因为他们即使在没有药理性肝素的情况下,也能识别与血小板结合的 PF4[104-106]。

自身免疫性肝素诱导的血小板减少症(autoimmune heparin-induced thrombocytopenia,aHIT)是指,即使没有肝素,也能强烈激活血小板(非肝素依赖的血小板活化)。尽管如此,如同从典型的 HIT 患者获得的血清所见,aHIT-血清诱导的血小板活化在高肝素浓度(10~100IU/ml 肝素)下受到抑制。与 aHIT 相关的临床疾病包括:迟发性 HIT、持续性 HIT、自发性 HIT 综合征、磺达肝素相关的 HIT、肝素"冲洗"诱导的 HIT,以及与弥散性血管内凝血(disseminated intravascular coagulation,DIC)相关的重型 HIT(血小板计数<20×10^9/L)(表 41.1)[107]。

表 41.1　自身免疫性 HIT 综合征

临床分类	简介
延迟发作的 HIT	停用肝素后 HIT 开始或恶化
持续性 HIT	尽管已停用肝素 HIT 仍持续 >1 周
自发性 HIT 综合征	近期没有使用肝素的 HIT
肝素冲洗型 HIT	肝素冲洗导致的 HIT
磺达肝素相关型 HIT	由磺达肝素诱发的 HIT
重型 HIT(血小板计数 <20×10^9/L)且有明显 DIC	明确的 DIC 相关的 HIT 的定义,证实 HIT 且具备以下条件的一项或多项:相对/绝对低纤维蛋白原血症,INR 升高(排除其他原因);幼红细胞血症(循环有核红细胞)

最近的研究表明,即使在没有肝素的情况下,抗 PF4 抗体也能够桥接两个 PF4 四聚体[72],可能是由非肝素-血小板相关的多聚阴离子(如硫酸软骨素,多磷酸盐)促进的;新产生的 PF4-aHIT-IgG 复合物招募其他的肝素依赖性 HIT 抗体,导致大得多分子免疫复合物形成和明显的血小板活化。这是首个自身抗体改变内源蛋白构象,导致与天然存在的抗体(例如,用于细菌防御的抗体)结合的模型。自身免疫性 HIT 可以持续几个星期。此外,不断出现的数据表明,大剂量静脉注射丙种球蛋白可以中断 HIT 抗体诱导的血小板活化,使血小板计数迅速恢复[108]。

动物模型

现有的动物模型中没有一个能涵盖所有的 HIT 发病机制。目前有三种不同的研究 HIT 的动物模型。第一个模型基于转人 PF4 和 FcγRⅡa 基因小鼠。给予动物抗体和肝素或 PF4-肝素复合物。这个模型可以用于体内评估 HIT 和 HIT 相关的血栓形成的发病机制[109],并且可以用于评估调节临床暴发 HIT 风险的因素。例如,当接受相同剂量的抗 PF4/肝素抗体时,高胆固醇饮食的小鼠与对照动物相比,表现为更明显的血小板减少症和更多的凝血酶生成[110]。

第二个模型用来评估对 PF4/肝素复合物的免疫反应[111]。有趣的是,当静脉给 PF4/肝素复合物时,它们比皮下免疫途径具有更高的免疫原性。这种免疫类型不同于大多数其他免疫的最佳免疫途径。此外,在该模型中,T 细胞是诱导免疫反应必需的[97]。

第三个模型是基于一种多种微生物脓毒血症模型,非肝素依赖地诱导 PF4/肝素抗体[48]。该模型对评估"天然"PF4/肝素抗体反应机制很有意义,但不能研究 HIT 的促血栓形成的发病机制。

内皮细胞和单核细胞和中性粒细胞在 HIT 的发病机制中的作用

HIT 抗体可以与附着于内皮细胞上硫酸乙酰肝素的 PF4 结合,导致这些细胞发生免疫损伤[112,113],在小鼠体内模型和模拟 HIT 发病机制的内皮细胞微流体系统中,人 PF4 主要从结合在损伤内皮细胞周围的血小板中释放,并形成可以被肝素解离的 HIT 抗原复合物。在同时表达人 PF4 和人血小板 FcγRⅡA 的小鼠中,KKO 增加血小板在损伤部位沉积,随后立即在邻近的内皮细胞上形成抗原。这些研究支持了这一概念,即血栓周围内皮细胞是主要的 HIT 抗原形成部位。另外的体外研究表明,PF4 沉积主要发生在内皮细胞糖萼减少的位置[65]。

HIT 抗体也可不依赖肝素,与单核细胞和中性粒细胞上的 PF4/蛋白多糖(硫酸软骨素)复合物结合[114]。与 HIT 抗体结合,导致单核细胞和中性粒细胞激活,包括增加中性粒细胞 Mac-1 表达以及通过 L-选择素 CD11b 和 CD18 的黏附,增加中性粒细胞二级和三级颗粒释放[115];并增加单核细胞中组织因子的表达和产生促凝性[116,117]。激活的单核细胞和中性粒细胞进一步促进血小板活化[63],形成血小板-单核细胞和血小板-中性粒细胞聚集体[118]。HIT 抗体激活的单核细胞和中性粒细胞,可能会在 HIT 的发病机制中起重要作用。

发病率

非免疫性 HIT

非免疫性 HIT 的发病率难以确定，原因有两个：①不同于（免疫性）HIT，没有"阳性"标志物（如 HIT 抗体）；②接受肝素治疗的住院患者通常有可能合并其他疾病，也可以解释轻度的短暂的血小板计数下降（例如，血液稀释、手术相关联血小板消耗、感染）[53]。一些早期研究报道其发病率高达 30%。由于肝素降低了几种激动剂激活血小板的阈值，非免疫性 HIT，在有潜在活化血小板的患者群体中占据更大比例，如前所述的急性疾病患者、动脉疾病[20,119]，和重大创伤的患者[21]等。

免疫性 HIT

报道的（免疫性）HIT 发病率范围很大，为 0.2% ~ 10%[120,121]。低发病率是由于包含短暂或微量使用肝素的患者，而在有多种 HIT 风险因素的患者群体中具有更高的发病率。的确，HIT 的风险因素包括肝素类型（牛 UFH>猪 UFH>低分子量肝素>磺达肝素）；患者类型［手术（大创伤>轻微创伤）>医务>产科/儿科］；性别（女性>男性）；和肝素暴露的剂量和持续时间。发生 HIT 的风险受两种不同机制的影响。第一种是免疫，即具有确定的免疫反应特征，肝素给药后不久被触发。第二种是血小板活化和诱导血栓形成，即血小板具有易感性，并且凝血系统被一定量的抗 PF4/肝素抗体激活，并存在进一步使用（或甚至缺乏）肝素。这是在前一次免疫接触肝素后约 1 周发生的事件。这两种机制之间的相互作用是非常复杂的，并没有完全研究清楚。

肝素的类型

一般来说，牛肺肝素引起 HIT 的发病率较高（相对于来自猪肠道黏膜的肝素）[122]。牛肺肝素更易诱导 HIT 原因在于其硫酸化程度较高，这使得它能够更好地与 PF4 形成抗原复合物。多年前牛肺肝素由于其具有很强的免疫原性而被停用，而来自牛肠的肝素可能仍在使用。

因为低分子量肝素的使用，HIT 的风险大大降低[123,124]。这是归结于两个因素：免疫的风险较低，在已免疫的患者中"爆发" HIT 的风险较低。与低分子量肝素相比，有人认为硫酸化五糖，即磺达肝素，引起 HIT 的风险更低：磺达肝素和同低分子量肝素具有类似的免疫性，但是存在活化血小板的抗 PF4/肝素抗体时，磺达肝素不能促进血小板活化，而低分子量肝素可以，可能是因为只有少数 PF4/磺达肝素复合物形成，没有足量的抗体去诱导血小板活化。磺达肝素用于骨科手术后的抗血栓预防治疗，罕见它驱动的 HIT[125,126]。在这些患者中，磺达肝素可能已经引发了自身抗体的产生，它会与已结合血小板上的 PF4 结合，即使没有肝素，也可以诱导血管内血小板活化。真正的 PF4/肝素抗体与磺达肝素的交叉反应是非常罕见的，需要在专业实验室用稀释的患者血清进行检测来确认，从而区分自身免疫性 HIT 抗体与磺达肝素依赖的 HIT 抗体[93]。

肝素治疗持续时间

平均在接受肝素免疫的暴露后 4 天开始产生抗体（肝素治疗的第 1 天为第 0 天），并在大约 7 ~ 10 天后达到峰值。大多数（但不是全部——参见"血小板减少症的启动"部分）患者在接受肝素的同时发生 HIT，这可以推断出肝素使用的持续时间超过 5 天（最多约 14 天），与持续时间小于 5 天相比，将增加 HIT 的风险。这种肝素持续时间的效应在一项心脏手术后研究中被发现[86]：如果避免再次使用肝素或仅限于术后 1 ~ 3 天使用，就没有患者发生 HIT。然而，在一项研究中，患者在术后较长时间内再次给予肝素（10 天或以上），相当多的患者发生了免疫性 HIT（3.8%）和血栓形成（1.3%）[86]。

肝素冲洗和肝素涂层装置

在一些轶闻病例报告中，以微量肝素对血管内导管进行冲洗可以诱导产生 HIT 抗体，并引起 HIT。冲洗一旦引起 HIT，是否会持续下去还不太确定。虽然已有报道，肝素"非依赖性"抗体（aHIT 中）可在没有任何肝素使用条件下，引起持续的血小板减少症，但在患有重型 HIT 的患者中，辨别少量肝素的作用变得困难[127,128]。事实上，最近的一份报告报道的，在干细胞自体移植后的多发性骨髓瘤患者中使用肝素冲洗留置的采血导管触发的 HIT 的流行病学结果表明，在所有受累的患者中都发现了 aHIT 抗体[129]。

近年来，在发生 HIT 的患者中也已涉及肝素涂层移植物，在治疗 HIT 发作时已可通过外科手术移除植入装置[130]。而且，是由这些抗体——假定是由近期手术过程中在术中使用的普通肝素——还是真正需要存在于血管移植物内衬的涂层中的少量肝素引起的，仍然是一个没有回答的问题。实际上，在植入肝素涂层的移植物后发生 HIT 的患者中鉴定出了 aHIT 抗体[131]，表明形成这种类型的 HIT 抗体，或许对解释此类患者 HIT 的发生至关重要[129]。

患者类型

外科患者。接受血栓预防的手术患者的 HIT 发病率最高[53,,86,87,123,132-135]。Warkentin 等发现，在接受了髋关节置换手术患者中，如果诊断 HIT 的血小板计数的截距值为<150×10⁹/L，发病率为 2.7%，如果使用更灵活的诊断标准，即血小板计数由术后峰值减少>50%，发病率差不多 5%（16/332 = 4.8%）[53]。

已证明，心脏手术患者比骨科患者更容易形成抗 PF4/肝素抗体（虽然他们的总体 HIT 发病率似乎更低了）[54,87,136]。多达 50% ~ 75% 的心脏手术患者，术后 10 ~ 14 天仍存在可检测的抗 PF4/肝素抗体，SRA 占 13% ~ 20%。考虑到心脏手术后产生抗体的比率较高，所以为什么其 HIT 的发病率低于骨科手术后患者仍然不清楚。

在心脏手术后患者中，术中接受肝素治疗而术后使用低分子量肝素的患者，抗体形成的发生率与术后接受普通肝素相似，但 HIT 的发病率似乎较低[86]。这是诱导免疫发生的机制和引起临床 HIT 发生的机制之间复杂相互作用的一个很好的例子。

内科患者。20 世纪 80 年代的前瞻性研究表明，内科患者给予治疗剂量的猪肝素用于治疗静脉或动脉血栓形成时，免疫性 HIT 发病率很低[137-147]。研究报告的 HIT 发病率范围为 0% ~ 3.3%（表 41.2）。最近两项研究证实了这些结果[59,117]，给予预防剂量的猪肝素皮下注射的内科患者，HIT 的发病率也可能较

表41.2 内科患者中 II 型 HIT 发病率

研究者	患者数	血小板减少症发生率[a]
Malcom et al. (1979)[144]	66	1(1.5%)
Powers et al. (1979)[143]	120	2(1.7%)
Holm et al. (1980)[139]	90	0(0%)
Gallus et al. (1980)[137]	166	3(1.8%)
Cipolle et al. (1983)[147]	211	7(3.3%)
Power et al. (1984)[140]	131	2(1.5%)
Green et al. (1984)[142]	89	2(2.2%)
Kakkassail et al. (1985)[138]	142	4(2.8%)
Bailey et al. (1986)[141]	43	1(2.3%)
Monreal et al. (1989)[145]	89	2(2.2%)
Rao et al. (1989)[146]	94	0(0%)

[a] 仅包括每项研究中在延迟发生血小板减少症的基础上被认为患有 II 型 HIT 的患者,体外 HIT 测试阳性和/或其他临床标准。在这些研究中,静脉注射肝素用于治疗血栓形成。

Adapted from Ref. 148.

低,因为在 20 世纪 80 年代的 10 项研究中共有 527 名患者,只发现有 4 例这样的 HIT 病例(0.7%)[137,144-146,149-154],而另一项研究发现了稍高的发病率,为 1.4%(360 例患者中有 5 例)。

产科和儿科患者。产科患者 HIT 的发病率极低,即使这些患者倾向于长期接受肝素治疗。Fausett 等在 244 名接受肝素治疗的孕妇中,未发现 HIT 患者[155]。Lepercq 和同事报道,624 例用 LMWH 治疗的妊娠中没有 HIT 病例[156]。

HIT 在儿童中并不常见[157],并且似乎在新生儿中没有发生,也许是因为其免疫系统还不成熟[158]。

患者性别。考虑到产科患者中 HIT 罕见,而女性与男性相比却更容易患 HIT,这或许令人惊讶[123]。女性患者 HIT 增加的风险相对较小(比值比约 2.0),并且仍然无法解释。

其他因素-"创伤的大小"和围手术期肝素给药的时机

几种非药物因素影响抗 PF4/肝素抗体形成的风险,包括手术类型和手术情况,第一次抗凝的时间和体重指数(body mass index, BMI)。在创伤患者的前瞻性试验中,免疫反应很大程度上取决于外伤程度[159]。血清阳转率的风险在大手术中比小手术更高[优势比 7.98(95% CI 2.06~31.00),$P = 0.003$],HIT 的风险也这样[2.2%(95% CI 0.3%~4.1%)与 0.0%,$P = 0.010$]。小手术后,无一例 HIT 发生。在另一项研究中,肝素给药的时间点似乎影响了 HIT 的发生风险。在一项针对在 4 项随机对照试验中接受依诺肝素或磺达肝素进行术后血栓预防的 6 324 名患者中,二次分析抗 PF4/肝素抗体形成的发生率显示[160],当依诺肝素术后而不是择期手术术前给药时,抗 PF4/肝素免疫发生在膝关节术后比髋关节术后更常见(特别是对于依诺肝素);然而,在髋部骨折手术恰恰相反-即当依诺

肝素或磺达肝素术前给药时,抗体形成发生率更高。由依诺肝素导致的免疫风险随着 BMI 的四分位数增加而增加。

这些观察结果与一个基于化学计量的 PF4 模型一致[51]。根据这个模型,PF4 和肝素在特定比例时免疫性最高[51]。通常,对于和存在的 PF4 以最佳比例形成复合物而言,肝素分子数目过多;随着 BMI 增加,这个比例会发生变化(当肝素以一个固定剂量给药时),同时促进 PF4/肝素复合物的形成。与之对应,在外科重症监护室患者中 HIT 发病率与体重指数密切相关[161]。在大手术中存在更多的 PF4,并且术前使用肝素会使一些 PF4 从血管壁上解离[161],当内皮细胞结合的 PF4 和手术过程中的激活的血小板释放的 PF4 同时存在时,术后接受首次肝素给药的患者与术前应用肝素相比,推测起来这可能会导致血清中总 PF4 水平较低。

临床特征

非免疫性 HIT(I 型 HIT)

非免疫性肝素诱导的血小板减少症表现为,使用肝素后 4 天内发生轻度血小板计数下降。血小板计数经常下降至 100~150×10⁹/L 水平,很少低于 80×10⁹/L,随后恢复正常尽管还在持续使用肝素。在术后患者中,非免疫性肝素相关血小板减少症,与围手术期由于血液稀释和血小板消耗导致的血小板计数下降无法区分。患者保持无症状,血栓形成或出血风险没有增加。

免疫性 HIT(II 型 HIT)

血小板减少症

血小板减少症的启动。在肝素诱导的血小板减少症中,血小板计数通常在对肝素免疫暴露后 5~10 天开始下降,最常见于术中(心脏病或血管手术)或手术后不久(术后血栓预防)给予肝素(图41.4)。一旦启动,血小板计数通常会在接下来的 2~3 天内下降至少 50%。在 25%~30% 的病例中,血小板减少症突然地发生,一般在开始使用肝素(或增加其剂量)的 24 小时内,这也被称为"快速发作型 HIT"。几乎无一例外,这些患者过去 100 天内曾使用过肝素。因为他们体内已经有 HIT 抗体了,再次给予肝素就会迅速发生血小板减少症。在 3%~5% 的 HIT 患者中,停用肝素后数天发生血小板减少症,甚至恶化,尽管已停用肝素("延迟发作型 HIT"),这是一种变异型 aHIT[104,162]。此类患者有高滴度的非肝素依赖性的 HIT 抗体,并具有 aHIT 抗体的特征;即患者血清能够在体外无额外肝素条件下强烈激活血小板。

血小板减少症的严重程度。血小板减少症通常处于中度严重程度(中位血小板计数最低点,约 60×10⁹/L),低于 10×10⁹/L 很罕见[70]。部分患者的血小板计数下降可能>50%,但是如果初始血小板基线计数很高,可能仍然高于 150×10⁹/L,例如,由于手术后血小板增多[163]。HIT 的临床表现不同于"经典"药物诱导的免疫性血小板减少性紫癜,比如由奎宁引起,药物诱导的血小板减少症总是很严重(<10×10⁹/L)并伴有黏膜皮肤出血[164]。

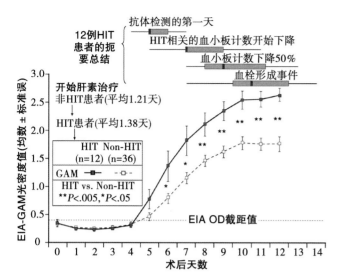

图 41.4　HIT 的特征时间轴:12 例术后每天检测抗PF4/肝素抗体(EIA 法)的 HIT 患者以及 36 例血清反应阳性的非 HIT 对照患者。使用商用免疫测定(EIA-GAM)检测全部三种抗体免疫球蛋白类型(IgG、IgA、IgM)的抗 PF4/肝素抗体的光密度(OD)均值(±标准误)。HIT 患者用实心方块表示,血清反应阳性的非HIT 患者用空心方块表示。在术后第 6 天开始的每一天,HIT 患者与血清阳性非 HIT 对照患者之间的 OD 水平平均值存在显著差异(非配对 t 检验 P<0.05)。在图的顶部,总结了针对 12 例 HIT 患者四个关键事件的扼要数据(抗体检测的第一天,HIT 相关的血小板计数开始下降,血小板计数下降 50%,血栓形成事件),总结为中位数(灰色矩形内的红色块)、四分位数(矩形)和范围(细黑线的末端)[121]

血小板减少症的消退和复发。 与非免疫性 HIT 不同,HIT 患者撤出肝素期间,其血小板计数通常保持较低水平。但是也有例外情况[82],有报道称,尽管持续使用肝素,其 PF4/肝素抗体滴度下降,血小板计数增加[165]。另一种极端,大约 1% 的患者表现为"持续的"HIT,尽管停用肝素,血小板计数需要大于 30 天才恢复。这些患者通常具有极强的反应性抗体,体外不存在肝素时也会激活血小板(aHIT 抗体)[166]。另外,血小板计数恢复(>150×10^9/L)的中位时间为 4 天,90%的患者血小板计数在 1 周内恢复。在仍然可检测到 HIT 抗体时(通常为肝素停止使用后 60~100 天内),再次使用肝素,血小板减少症迅速复发。对既往史有详细记录的几月或几年前发生过 HIT 的患者,此时体内已没有肝素依赖性抗体,再给予肝素时,血小板减少症仅在小部分患者(2%)复发[167]。尤其是当肝素作为"一次性"治疗给予时(例如,为了心脏或血管手术)[94]。真实的因继续使用肝素导致的 HIT 复发率还不清楚,但据说较低。

血栓并发症

　　尽管存在血小板减少症,HIT 患者血栓并发症很常见,发生于 70% 的 HIT 患者[148,168],即使有严重的血小板减少症(<20×10^9/L),也很少发生出血[148-168]。血栓并发症可以发生在静脉、动脉和/或微循环。它们特征是严重且广泛,并经常发生在

少见的地方。发病率和血栓类型随不同患者人群而变化[87,169]。HIT 相关血栓形成在已有高血栓形成风险的患者中尤为常见,例如手术后患者[53]。

　　手术后患者倾向于发生静脉血栓栓塞,当他们发生 HIT 时更容易患静脉而不是动脉血栓[53,169]。相比之下,动脉血栓并发症在患有心血管疾病或接受过心脏血管手术的 HIT 患者中更常见。

　　静脉血栓。 下肢深静脉血栓(deep vein thrombosis,DVT)是最常见的 HIT 相关血栓并发症。双侧 DVT 和肺栓塞也比较常见[163]。HIT 中的静脉血栓形成可能范围广泛,并导致肢体坏疽或静脉性坏疽(phlegmasia coerulea dolens)一种在非 HIT 的患者中极罕见的病症。HIT 患者发生这种情况通常与使用香豆素治疗有关,特别是存在 INR 超过治疗范围情况下(INR>4)[170-171]。有人认为,与香豆素相关的蛋白质 C 和蛋白质 S 缺乏患者抗凝物的消耗,与不衰退的显著的凝血酶产生一起,是华法林相关的静脉肢体坏疽的潜在的解释。这种并发症通常发生于已经停用肝素,且没有给予有效的替代抗凝药物[或由于令人困惑的活化部分凝血活酶时间(activated partial thromboplastin time,APTT)停药]的患者(见下文)。

　　HIT 中的静脉血栓形成可发生在其他部位,包括上肢静脉(通常与中央静脉置管相关)[172]脑静脉或硬脑膜窦[173-175],以及肾上腺静脉[176,177];最后一种并发症可能会导致继发性肾上腺出血性坏死,其中双侧发生时,由于急性肾上腺衰竭可导致死亡,当 HIT 患者出现腹痛和低血压时应该怀疑此并发症[177]。

　　动脉血栓。 HIT 中的动脉血栓形成通常涉及远端主动脉和下肢动脉,从而引起肢体缺血,可能导致肢体坏疽和腿部截肢。以下情况在 HIT 中不太常见:血栓性卒中,急性心肌梗死或偶尔发生于肱动脉、肠系膜和肾动脉的闭塞,分别导致上肢坏疽、肠梗死和肾梗死。

　　微循环血栓。 明显的(失代偿)DIC 发生于 5%~10% 的HIT 患者[163,178],通常发生在患有重度血小板减少症和非肝素依赖性血小板活化的患者中[163,178]。通常可检测到纤维蛋白降解产物的增加,但可能不存在低纤维蛋白原血症,因为在HIT 患者中,基线血浆纤维蛋白原水平因为急性反应通常升高。由于 DIC 所致的血浆纤维蛋白原浓度下降,可能仅在连续测定时变得明显。DIC 是引起肢体缺血性坏死的危险因素,其在一些患者中因为根据令人困惑的 APTT 调节直接凝血酶抑制剂(direct thrombin inhibitor,DTI)治疗而发生。它导致了假性的长 APTT 和不适当的减少或中断 DTI 给药。

　　其他 HIT 相关的血栓并发症。 其他 HIT 相关的血栓并发症包括,血管内假体血栓形成和血管瘘,以及在肾血液透析回路中凝块形成。坏死性皮肤病变可能发生在注射肝素或低分子量肝素的部位,偶尔甚至发生于没有血小板减少症的情况下[179,180]。有时,皮肤损伤仅表现为红斑性皮肤硬结而无坏死。而用低分子量肝素替代肝素,通常导致更多的皮肤病变,改为达那肝素或磺达肝素通常可以避免恶化或复发。

肝素抵抗

　　Rhodes 及其同事首先描述了 HIT 中的肝素抵抗[12]。在典

型的肝素抵抗病例中,用于监测肝素治疗的 APTT 并没有充分延长,尽管其会随肝素剂量增加而延长,但不会达到治疗范围。肝素抵抗可能是由于循环的高水平的 PF4 和其他肝素结合蛋白。然而,这种现象对 HIT 来说并不是非常特异,也可以发生在没有 HIT 病因的急性大量血栓形成的患者。

急性全身性(过敏性)反应

急性全身性(过敏性)反应可以表现为发烧、寒战、心动过速、面色潮红、血压变化、头痛、胸痛和呼吸困难中的一种或多种,一般给有 HIT 抗体的患者静脉注射肝素后 10~30 分钟(或给患者皮下注射低分子量肝素 30~120 分钟后)开始[181-183]。可能会发生急性遗忘、肺和/或心脏骤停[184],这些反应是通常伴有血小板计数的短暂下降,如果不在事件发生后尽快进行血细胞计数,可能会被忽略。

诊断

临床诊断

识别 HIT 必须高度警惕。HIT 的免疫反应需要几天的时间,直到产生足够数量的抗体来激活血小板。当接受肝素治疗≥5 天的患者,发生不明原因的血小板减少和/或血栓形成时,应怀疑 HIT。在过去 2 周内接受过肝素治疗的患者,表现出血小板减少症或新血栓形成,也应考虑 HIT。因此,术后开始肝素预防的 3~4 天内 HIT 是非常罕见的,在先前没有用过肝素的情况下,应用肝素的首日出现血小板减少,更可能是其他原因造成的,比如术后血液稀释、血小板消耗等(图 41.5)。

HIT 的临床评分的"4T"系统,是基于容易记住的血小板减少、发生时间、血栓形成(或 HIT 的其他后遗症)和(缺乏)其他理由解释的血小板减少[186]。最新的评分系统是 HIT 专家概率(HIT Expert Probability,HEP)评分[187]。一般来说,评分特别有助于排除 HIT 的诊断,因为分数低表示血小板活化试验阳性的概率低(<2%)。相比之下,即使评分系统得到高分,被阳性的血小板活化试验确认的 HIT 的概率也只有 50%左右[188]。

在危重患者中,HIT 是罕见的造成血小板减少的原因,只有 1%的 ICU 患者将 HIT 作为血小板减少的原因[189-191]。事实上,当接受肝素治疗的危重患者出现血小板减少和肢体缺血性坏死时,可能会导致诊断混乱:尽管这种临床情况可能提示HIT,但更可能的解释是,与"肝休克"相关的天然抗凝药物耗竭导致的(非 HIT)DIC 引起的,对称性周围性坏疽[192,193]。相反,心脏或血管手术或者术后开始血栓预防后 5~10 天,出现的新的血小板计数下降,甚至是停用肝素后发生的,除非另有证明,必须认为已经发生了 HIT,因为在术后预计的血小板计数上升期间,发生的这种血小板计数下降是出乎预期的。类似地,如果患者在血栓形成前 5~100 天内接受肝素或低分子量肝素治疗后,血小板计数突然下降,除非另有证明,否则也应诊断为 HIT。在这些患者中,抗 PF4/肝素抗体仍然存在于循环中,并且当给予肝素时可以立即反应。应注意的是,HIT 的重症病例具有"非典型"特征:因非肝素依赖的能活化血小板的抗体的作用,HIT 可在停用肝素后开始,或在停用肝素后持续数天或数周。一般来说,仅在合理怀疑 HIT 时进血清学检查,因为检

测的主要缺点是诊断特异性低,尤其是免疫检测[68,71]。

实验室诊断

HIT 是一种临床-病理性疾病,这一概念中可检测的"HIT 抗体"是诊断的关键[194]。因此,只要有条件,就应尽一切努力确认诊断。目前有两种可用的血清学检测:功能(血小板活化)检测和(PF4 依赖性)免疫检测(图 41.6)。

功能检测

肝素依赖性抗体激活血小板是 HIT 病理生理学的基础,检测这些抗体是 HIT 诊断的基石。上文描述的几种试验,它们的差异主要反映在所用的血小板终点(如血小板聚集、5-羟色胺释放、血小板衍生微颗粒的产生)和使用洗涤血小板或富血小板血浆(platelet-rich plasma,PRP)。

这些差异(在下文中讨论)会影响测试的灵敏度和特异性。最常用的功能测试是^{14}C-5-羟色胺释放试验(^{14}C-serotonin release assay,SRA)、肝素诱导血小板活化试验(heparin-induced platelet-activation assay,HIPA)和血小板聚集试验(platelet aggregation test,PAT)[195]。

^{14}**C-5-羟色胺释放试验**。Sheridan 等人首次描述了功能性 SRA 分析[196]。将两个正常供体的酸性枸橼酸葡萄糖(acid citrate dextrose,ACD)抗凝的 PRP 与^{14}C-5-羟色胺混合后在 37℃下孵育 30 分钟。血小板摄取同位素后,在含有三磷酸腺苷双磷酸酶且不含钙和镁的苔氏液洗涤一次。(三磷酸腺苷双磷酸酶可以降解血小板洗涤过程中释放的 ADP,从而防止其积聚,使得血小板对 ADP 的再次刺激不敏感。)最后,血小板沉淀下来,然后在含有钙和镁的苔氏液中以重悬血小板浓度调整为$300×10^9$/L。洗涤血小板悬液(75μl)加入含患者血清/血浆(20μl)和肝素/缓冲液(5μl)的微孔板中。通常使用的肝素浓度范围为:0U/ml(即仅缓冲液)、0.1U/ml、0.3U/ml 和 100U/ml。还包括以下对照:正常血清(阴性对照)和弱 HIT 血清(阳性对照)代替试验血清,和 Fc 受体抑制剂对照,其中 0.1 或 0.3U/ml 肝素和抗 FcγR Ⅱ a 单克隆抗体Ⅳ.3 代替单独的肝素。将含有反应混合物的微孔板放置在摇板器中 1 小时,然后通过添加 EDTA/磷酸盐缓冲盐(EDTA/phosphate-buffered saline,PBS)终止反应。离心沉淀血小板后,检测 50μl 上清液中在血小板-HIT 抗体相互作用期间释放的^{14}C-5-羟色胺。如果检测到大于 20%的 5-羟色胺释放,则认为已发生^{14}C-5-羟色胺释放(尽管大于 50%的释放是一个阈值,可以提高诊断特异性,而不会显著丧失诊断灵敏度)。阳性试验是在治疗浓度的肝素(0.1~0.3U/ml)下,而不是在高肝素浓度(100U/ml)下,以及没有Ⅳ.3 单克隆抗体存在时,检测血清诱导的^{14}C-5-羟色胺释放。5-羟色胺的释放也可用非放射性方法测定[197],但实验室之间的试验操作可能存在较大差异[198,199]。

最近有报道称,在功能试验中加入 PF4,可提高检测活化血小板的抗 PF4/肝素抗体的灵敏度[199]。尽管其他实验室已经证实了这一发现[200],但仍不清楚这一策略多大程度上增强了临床相关 HIT 抗体的检测,而不损害其诊断特异性[201]。

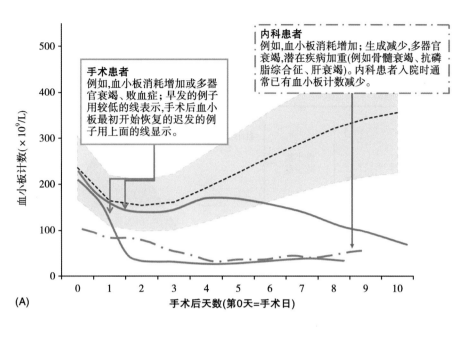

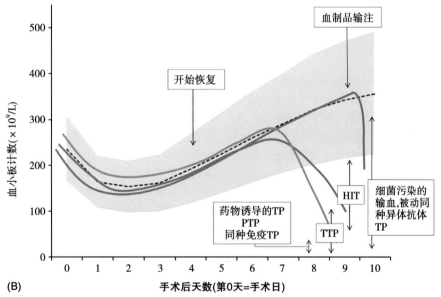

图 41.5 不同原因导致的血小板减少症患者典型的血小板计数过程。灰色背景区域显示 553 例无血小板减少症的体外循环手术后的血小板计数过程。（A）外科手术（实线）和内科患者（虚线）中的早期血小板减少症，是由于大量的血小板消耗引起的，例如败血症、多器官衰竭或基础疾病的加重。第二条实线表示外科 ICU 患者中典型的晚期发作并发症的血小板计数模式。血小板计数的首次下降是由大手术引起的。最初血小板计数开始恢复后，迟发的非免疫性并发症会导致血小板计数逐渐降低。（B）对于免疫介导的血小板减少症，血小板计数的迟发性快速下降是典型的情况，通常发生在治疗的第二周（手术干预、肝素、其他药物治疗后）。箭头表示血小板计数最低点的典型范围。输血相关的被动同种免疫性血小板减少症可以随时发生，但与含血制品的血浆输血密切相关[185]。HIT，肝素诱导的血小板减少症；PTP，输血后紫癜；TP，血小板减少症；TTP，血栓性血小板减少性紫癜

HIT抗体(Ab)、血小板减少症(TP)和血栓形成(T)在不同的患者
人群中的发生率

	内科 肝素	心脏手术 肝素	骨科手术 肝素	骨科手术 低分子量肝素
TP + T	0.3%	1%	3%	0.5%
TP	0.5%	2%	5%	1%
SRA检测的HIT抗体	1%	20%	10%	3%
EIA检测的HIT抗体	3%	30%	15%	8%

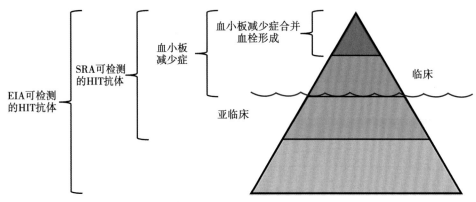

图41.6　HIT的"冰山"模式。在接受肝素或低分子量肝素治疗的患者中,一部分患者会产生可通过酶免疫法(EIA)检测到的HIT抗体。只有一部分EIA阳性患者的HIT抗体可通过功能性检测[例如^{14}C-5-羟色胺释放检测(SRA)]被检测到,这种检测的灵敏度低于EIA。在SRA阳性个体中,只有一部分患有血小板减少症。大约50%的血小板减少症患者有血栓形成。如插入表所示,HIT的这些亚临床和临床表现的实际比例随不同的患者人群而变化

肝素诱导血小板活化(heparin-induced platelet activation,HIPA)**试验。**HIPA试验是另一种与SRA非常相似的洗涤血小板试验。在HIPA中[202],使用来自四个正常供体的洗涤血小板,并且分别制备和测试每个供体的血小板。同样HIPA试验中,将水蛭素(1U/ml)与三磷酸腺苷双磷酸酶一起添加到洗涤缓冲液中。血小板与经过热灭活的患者血清/血浆和肝素/缓冲液在微孔板中孵育。在室温下,用两个不锈钢球和一个磁力搅拌器以约500rpm搅拌血小板45分钟。与SRA一样,肝素的浓度范围为:0、0.2和100U/ml。如果使用LMWH(瑞维肝素)0.2U/ml,代替肝素0.2U/ml,则测试灵敏度提高[203]。为了排除凝血酶依赖性血小板活化,将水蛭素添加到微孔板中(3IU/ml最终浓度)。每5分钟观测一次每个微孔板中的反应混合物,查看血小板聚集的迹象,是本试验的终点。如果四个供体中至少两个在低浓度肝素或LMWH(0.2U/ml)的情况下诱导血小板的聚集,而高肝素浓度(100U/ml)不聚集,则测试血清被认为是阳性的。高、低浓度肝素下均有血小板聚集,则是一个不确定的结果。

血小板聚集试验(platelet aggregation test,PAT)。在血小板聚集试验中,使用来自正常供体的柠檬酸盐抗凝的PRP。将PRP(300μl)与患者血清/血浆(150μl)和肝素/生理盐水(50μl)在比色皿中混合,在37℃下用小磁棒搅拌30分钟[204]。一些实验室更喜欢使用同等体积的正常PRP和试验血清或血浆。在本试验中使用肝素浓度范围为:0U/ml(生理盐水)、0.5U/ml或1.0U/ml和100U/ml。此外,还包括阴性对照(正常血清代替试验血清)和阳性对照(已知的弱HIT血清代替试

验血清)。终点是血小板聚集,但与HIPA试验不同的是,它是用血小板聚集仪定量测量的。血小板聚集>20%被认为是一个阳性终点。阳性结果是,在低浓度肝素(0.5或1.0U/ml)下发生血小板聚集,但会部分或完全被高浓度肝素(100U/ml)抑制。

其他应用较少的功能试验

ATP释放试验。在HIT抗体诱导的血小板活化过程中,血小板致密颗粒释放的ATP,可以用鲁米那血小板聚集仪检测。在荧光素-荧光素酶试剂的存在下,ATP可发出能被检测到的光束[205]。

血小板来源的微颗粒的生成。HIT抗体与洗涤血小板和肝素反应产生微颗粒。

荧光素标记的抗GPⅠbα单克隆抗体结合到血小板衍生的微颗粒上,可用流式细胞仪检测[206]。

使用流式细胞术检测血小板膜变化。HIT抗体能引起血小板活化,并诱导血小板膜发生变化。Tomer描述了一种基于PRP的检测方法,使用流式细胞术检测荧光素标记的重组膜连蛋白V,该重组膜连蛋白能与活化血小板表面的阴离子磷脂结合[207]。类似的,活化血小板表面表达的P-选择素可用荧光素标记的抗P-选择素抗体来测定[208]。

全血聚集。在全血聚集仪中,将正常供者的全血、患者的血清或枸橼酸处理的血浆以及两种浓度(0.5和100IU/ml)的肝素加到比色皿中。据报道,该方法对功能稳定的肝素依赖抗体较敏感,类似于洗涤血小板试验[209-211],而其他人发现,与洗涤血小板试验相比,全血试验的灵敏度较低。全血多道分析法

的灵敏度很大程度上取决于所选用的献血者。

影响功能试验的因素

患者血清或血浆的热灭活。检测血清或血浆样本中微量的凝血酶可能导致血小板活化。将样品在 56℃ 下加热 30 分钟,会使污染的凝血酶失去活性。然而,样本过度加热会使得 IgG 聚集,也可能导致血小板活化。加入水蛭素可以抑制凝血酶的作用,而不抑制 HIT 抗体诱导的血小板活化。

肝素的浓度。试验中肝素的浓度至关重要,低浓度的肝素(0.1~0.3U/ml)易于在洗涤血小板试验中形成抗原复合物(多分子 PF4/肝素复合物)。在基于 PRP 实验中,最佳肝素浓度稍高(0.5~1.0U/ml)[163]。

不同供体血小板对 HIT 抗体可变的反应性。来自不同供体的血小板对抗 HIT 抗体的反应性有很大的差异[204,212]。低活性的血小板可能会产生假阴性结果,同时也会产生较弱的 HIT 抗体,不同的实验室已经采取了不同的方法来解决这一问题,例如用 4 个随机的志愿者的血小板来消除血小板的变异性[202]。通常,献血中心实验室采用的是这种方法。另一种方法是,在实验室工作人员中确定一些"反应良好者",并要求他们轮流作为试验的血小板捐献者,这样,每次只需要一个(或两个)捐献者的血小板。很重要的一点是请捐献者戒除可能损害血小板功能的食物或药物(如阿司匹林)。另外,使用一份或多份弱阳性血清作为阳性对照,以确保血小板反应良好是至关重要的。

检测结果的解释。在大多数功能性试验中,阳性结果是低肝素浓度的阳性反应和高肝素浓度的阴性反应。采用这种"两点"系统大大提高了检测的特异性。然而,在以 PRP 为基础的检测中,100U/ml 的肝素并不一定能完全抑制抗体诱导的血小板活化。在这种情况下,需要使用更高浓度的肝素(例如 200~500U/ml),或者使用更高稀释度的患者样本进行检测。

一些实验室报告,在没有肝素的情况下,相对大量的 HIT 血清出现阳性反应[104-106]。虽然在试验中肝素污染是一种可能的解释,但越来越明显的是这是某些"强"的 HIT 血清的特征,特别是从具有某些特殊特征的患者获得的(例如,迟发性或持续性血小板减少症,大量肝素暴露,合并与 HIT 相关的 DIC,通常是低血小板计数的最低值)。此时,在低浓度肝素(0.1~1U/ml)的情况下,血小板激活增加通常高于基线水平,并被高浓度肝素(10~100U/ml)所抑制,表明存在 HIT 抗体,尽管是在没有肝素的情况下驱动的血小板激活,这也称为 aHIT 抗体。然而,这种情况必须从"不确定"的反应情况中分离出来,这种反应是由在所有肝素浓度下的血小板活化所造成的(即在高浓度肝素时没有抑制作用)造成的。这可能是由于在血清或血浆中存在 HLA 同种抗体、免疫复合物、聚集的 IgG 或不明的血小板活化因子。由于过热的样本可能会不经意地产生聚集的 IgG,这通常会导致明显的阴性或阳性结果,所以应该用一个适当的灭活样本重复检测[213]。

洗涤血小板与 PRP 检测。血小板洗涤是一个耗时的过程,需要经验和细心,以避免过多的血小板活化。在此过程中产生的血小板轻度活化的背景,有利于 HIT 抗体的检测。然而,对于没有经验的人,可能会发生过度血小板活化,这将导致

错误的结果。以洗涤血小板为基础的试验(SRA 和 HIPA)最好在专门实验室或参照实验室进行。一个主要的优点是可以在微孔板上进行洗涤血小板检测,这样可以评估大量的反应条件和对照样品,优化样品处理通量,也能准确地诊断。另一方面,基于 PRP 的检测(如 PAT)技术要求较低,可以在非专门的临床实验室进行。

灵敏度和特异性。一般来说,基于洗涤血小板的检测比基于 PRP 的检测更灵敏。原因如下:

(1)基础血小板活化增强了抗体诱导的血小板释放(SRA)和血小板聚集(HIPA)等血小板的变化。在操作诱导的血小板活化过程中释放的 PF4,增加了 PF4 在抗原复合物形成中的作用。

(2)洗涤血小板悬液中的正常 IgG 浓度明显低于 PRP,与 PF4-肝素-HIT 抗体复合物竞争结合血小板 $Fc\gamma R \, II \, a$ 的 IgG 较少,而高浓度的 IgG 则降低了抗体诱导的血小板活化[204]。

(3)在 SRA 和 HIPA 中使用的腺苷三磷酸双磷酸酶能阻止 ADP 的积累,从而防止血小板对随后的 ADP 刺激产生耐受性。

根据作者的经验,影响 HIT 抗体功能检测灵敏度的最重要因素是,从反应灵敏的供体中选择血小板进行检测。在使用反应性良好的血小板的情况下,基于 PRP 的分析方法(PAT)可以接近基于洗涤血小板的分析方法(SRA 和 HIPA)[204]。

如前所述,影响功能检测特异性的最重要因素是使用"两点"系统来解释测试结果(因为非 HIT 血小板激动剂在低和高肝素浓度下均可激活血小板)。尽管一些实验室要求由 IV.3(抗 $Fc\gamma R \, II \, a$ 单克隆抗体)抑制该反应,来确定阳性结果,但这种策略和"两点"方法相比,额外的获益似乎微乎其微。这有助于区分样本中 $Fc\gamma R \, II \, a$ 介导血小板活化(通常由抗体引起),和非 $Fc\gamma R \, II \, a$ 依赖性(由非免疫激活因子引起)活化,后者也能表现在 100IU/ml 肝素情况下的血小板活化。

免疫检测

PF4-依赖免疫检测 HIT 抗体是基于检测结合到 PF4/多阴离子复合物的抗体。已报道了多种类型的免疫检测方法:①固相酶免疫检测法(enzyme immunoassay,EIA)-无论是直接抗 PF4/肝素(直接制备的,还是用血小板裂解液制备的)还是抗 PF4/聚乙烯基磺酸盐;②液相 EIA;③颗粒凝胶法;④基于仪器的检测(如乳胶免疫比浊法、化学发光法),以及后来的流动免疫检测法。这里对每种方法作了非常简短的描述,但为了详细说明这些方法,读者请参阅先前关于这些试验的报道[28,44,214-217a],以及比较它们的灵敏度和特异性的荟萃分析[217b,217e]。

固相酶免疫检测[171]。在固相酶免疫检测中,将 PF4 与肝素(或 PF4 和聚乙烯基磺酸盐)复合物包被到微孔板,用封闭液"封闭",例如,含有 20% 胎牛血清的缓冲液。检测或对照血清(1/50 稀释)复孔加样,室温孵育 1 小时。在一种商业化检测(来自 Stago)中,加入碱性磷酸酶偶联的山羊抗人免疫球蛋白,然后添加溶于 1mol/L 二乙醇胺缓冲液的磷酸对硝基苯酯底物。在上述每一步骤之间用 PBS-吐温 20 缓冲液洗涤微孔板。避光孵育后,用 1mol/L 氢氧化钠终止反应。读取 405nm 的吸光度值。截距值设定为高于来自大量正常血清(例如 50 人份)吸光度平均值 3 个标准偏差。

在另一项由 GIT 基因探针诊断公司开发的已上市的检测中,带有负电荷的化合物聚乙烯磺酸盐(polyvinylsulfonate,PVS)诱导 PF4 抗原决定簇暴露,使用 PF4/PVS 复合物包被在固相 EIA 的微孔板[44]。这种测定法的优势在于 PVS-PF4 复合物可长期稳定。

一种来自 HYPHEN-生物医学公司的分析方法,利用从血小板裂解液中获得的 PF4(以及其他肝素结合蛋白)提供抗原,供 HIT 抗体结合。该分析中,肝素以一种仍旧允许蛋白结合的方式共价连接到微孔板,并加入裂解后的血小板和白细胞,提供肝素结合蛋白,形成抗原复合物。由于检测中还含有鱼精蛋白,抗鱼精蛋白或抗鱼精蛋白/肝素的抗体可能产生假阳性结果[218,219]。

多特异性与 IgG 特异性检测。这些 PF4 依赖的固相免疫检测用于检测三种主要的免疫球蛋白类型,即 IgG、IgA 和 IgM。然而,随着人们越来越认识到 HIT 是由 IgG 抗体引起的,IgG 特异性检测现已上市。这些较新的分析方法保持了高诊断灵敏度,提高了诊断的特异性。

液相 EIA。将 PF4(5%生物素化)与最佳浓度肝素混合,加入稀释血清/血浆(1/50 或 1/10)孵育 1h 进行抗原混合。随后,抗原抗体混合物加入已用 1%牛血清白蛋白(bovine serum albumin,BSA)封闭的蛋白质 G 琼脂糖的微量离心管中,复管孵育。含有生物素-PF4-肝素抗体复合物的琼脂糖珠,经离心和洗涤后,与未结合抗原中分离。加入与辣根过氧化物酶偶联链亲和素和 TMB 过氧化物酶底物,来测定固定到珠子上的抗原-抗体的量。在加入 0.6M H_2SO_4 终止显色后,将上清液转移到微孔板中,用酶标仪测量 450nm 处的吸光度[215]。

与固相法相比,液相法具有许多优点。由于抗原(PF-4)处于液相,避免了固相分析法中不可避免的固有的蛋白质变性。液相分析更敏感,是因为本底值极低,允许使用更高浓度的检测血清。本底值低是由于血清不直接添加到微孔板中,从而避免了正常 IgG 与塑料的非特异性结合。与固相分析不同的是,抗原不与塑料表面接触,因此 PF4 的隐性表位不暴露在液相中,降低了非特异性反应的风险。抗体结合不需要肝素,尤其有利于进行与不同的肝素和肝素样药物的交叉反应研究。这种方法的主要缺点是费时。此外,它只检测 IgG 类抗体,这是一个优势(除非希望检测 IgM 或 IgA 抗体)。

颗粒凝胶免疫检测[216]。颗粒凝胶免疫检测也被称为 H/PF4-PaGIA 分析法(DiaMed,瑞典)。它采用了广泛应用于红细胞血清学检测的 ID 微柱系统。在分析中,将 $10\mu l$ 的患者血清和 $20\mu l$ 的 PF4-肝素包裹的聚苯乙烯微球添加到凝胶微柱顶部。孵育 5min 后,进行离心。存在强 HIT 抗体时,微球被凝集并留在凝胶微柱顶部。没有抗体时,微球保持游离状态并沉淀到底部。弱抗体形成小的微珠聚集,其保留在凝胶微柱的中间。结果可以直观地读取。该测试技术简单,可以快速执行。其灵敏度介于固相 EIA 和功能试验之间[216,220]。来自 Alberio 及同事的研究表明[221],使用稀释的血清或血浆进行检测,可以提高诊断价值(提高诊断特异性且不降低灵敏度)。偶尔,也会因为产品不良出现假阴性结果。

基于仪器的检测。最近介绍了两种自动检测方法,一种是基于乳胶颗粒凝集,另一种是基于化学发光。在乳胶免疫比浊法(latex immunoturbidimetric assay,LIA)中,HIT 样抗 PF4/肝素

单克隆抗体(KKO[222])的存在,抑制了单克隆抗 PF4/肝素抗体与 PF4/PVS 包被珠的凝集作用;因此,这种独特的检测方法被称为"功能化免疫检测"[223]。这种检测只能用血浆检测(因为它的终点是凝集),它不能区分 IgG、IgM 或 IgA 抗体。然而,它的诊断特异性至少与 IgG 特异性固相 EIA 一样好[224]。

基于仪器的化学发光免疫检测(chemiluminescence immunoassays,CLIA),也以 PF4/PVS 为靶抗原,用异烟肼标记的抗-抗体(异鲁米诺在适当的氧化剂存在下发光,由仪器检测并定量),检测结合的抗 PF4/H 抗体。CLIA 可使用血清或血浆检测,并可区分不同类型的免疫球蛋白。这些检测显示出广泛的反应性,因此可能提供比 EIA 更多的信息[225]。这些自动化检测,可使检测的标准化和实验室间的结果的可比性更高。

使用纳米金颗粒的横向流免疫检测。一种基于纳米金粒子的液相 EIA,称为"横向流动免疫检测法(lateral-flow immunoassay,LFI)",使用毛细现象使测试样品沿固相测试带横向流动[226]。在迁移过程中,患者血清中的抗 PF4/H 抗体(如果存在),与加入的配体标记的 PF4/聚阴离子复合物,接触到(红色)纳米金颗粒包被的抗配体。任何形成的抗 PF4/H IgG/PF 4/聚阴离子/配体复合物,都会继续迁移到测试线,在那里固化的羊抗人 IgG 捕获结合复合物上的纳米金粒子(通过配体-抗配体相互作用)。阳性反应是颜色线加粗。可肉眼读取,也可以用读取器定量。一组研究人员发现,HIT-LFI 对检测激活血小板的 HIT 抗体具有很高的灵敏度,与 PaGIA 和两种商业化的 IgG 特异性 EIA 相比,假阳性结果更少[227]。

按需(快速)检测。上述几种检测方法(例如 PaGIA、LIA、CLIA、LFI)设计为在是 30 分钟内完成样品制备,促进"按需"测试。基于贝叶斯原则,这些试验为临床快速评估提供了潜力,即临床医生开始评估 HIT 诊断的可能性(例如使用 4T 评分系统)将在一小时内被按需分析的结果修改,甚至在诊断检查的其他项目尚未完成之前(例如检查外周血涂片;得到亚临床 DVT 的下肢超声检查结果)。经济模型表明,它有用较低的代价改善治疗效果的潜力[228]。

功能检测与免疫分析:定量解释免疫检测的作用

PF4 依赖免疫检测的主要问题是临床无关抗体的检测。一般来说,因为合理的临床疑似 HIT 而接受血清学检查的患者中,只有 50% 的 EIA 阳性患者的洗涤血小板活化试验为阳性[68,229]。HIT 预测概率较低的患者,如 ICU 患者或表现为静脉血栓栓塞但没有血小板减少的患者,EIA 阳性的发生率相当低(10%~15%)[231]。然而,以光密度单位表示的 EIA 结果的数值,强烈预测了功能试验的阳性。例如,在一项研究中[232],一个弱阳性的 EIA 结果(0.4~1.0OD 单位)功能测试阳性的可能性只有 5%,而极强阳性的 EIA 结果(>2.0OD 单位)风险则有 90%。总之,只有 OD 值大约在 1.5~2.0 范围内时,阳性的 EIA 结果预示阳性的功能试验结果的概率才能达到 50%。因此,解释免疫检测结果的一个重要原则是,弱阳性的 EIA 结果不是 HIT 诊断的证据(除非病例样本是功能检测结果阳性的少数人之一)。

免疫检测的一个潜在不足是,它们将无法检测识别非 PF4 依赖抗原的"HIT 抗体"。虽然有报告表明,IL-8 和 NAP-2 可能是 HIT 的原因,但这些病例并没有得到很好的结果证明,而且

在任何情况下似乎都是罕见的。

一般来说,建议对 HIT 进行功能性测试,除非有下列情况之一:①EIA 为阴性,该结果显示 SRA 或 HIPA 有接近 100% 的可能性为阴性;或②EIA 获得强阳性的结果(>2.0OD 单位),而临床表现强烈提示 HIT 的诊断,在这种情况下,HIT 的诊断似乎是确定的。然而,尤其是当一个非 HIT 的诊断看起来是合理的或可能的,一个微弱的(0.4~1.0)或中度的(1.0~2.0)的 EIA 结果,应迅速进行进一步的 SRA 或 HIPA 检测。

以仪器为基础的免疫检测,如 LIA,也证明更大的阳性结果的数值具有更高的 HIT 概率[244]。然而,与商业化的固相 EIA 结果相比,弱阳性的 LIA 结果(1.0~5.0U/ml)与弱阳性 EIA 结果(0.4~1.0U/ml)相比,更有可能提示 HIT:30% 对比 <5%。另一方面,LIA 未能检测到约 2% 的 PF4/肝素抗体。如果临床怀疑 HIT 且 LIA 阴性,应进行第二项 HIT 抗体检测,更倾向于进行功能性检测。

治疗

HIT 患者的治疗取决于 HIT 的类型和患者的临床情况,例如,是否有需要及时抗凝治疗的血栓形成,或伴有肾脏或肝脏功能不全。

非免疫性 HIT(Ⅰ型 HIT)

在非免疫性 HIT 中,血小板减少程度较轻,患者保持无症状。通常不需要专门治疗。然而,有时与(免疫性)HIT 难以区分,例如由于以前使用过肝素,血小板数量迅速下降。在仔细评估患者的临床表现和实验室检查结果后,决定是否继续还是停止使用肝素。如果继续使用肝素,则应密切监测患者的病情和血小板计数。

免疫性 HIT(Ⅱ型 HIT)

HIT 的治疗原则包括[233]:停止使用肝素;开始替代的非肝素抗凝治疗;对下肢深静脉血栓进行影像学检查;推迟/避免维生素 K 拮抗剂;将血小板输注减到最少;避免下腔静脉滤器。如前此前讨论的,也应寻求实验室确认 HIT 抗体。但是,如果根据临床理由高度怀疑 HIT 的诊断,在等待实验室测试的结果时,不应推迟抗血栓治疗。

有两类可用的不同的替代抗凝方法:①长效的抗凝血酶(antithrombin,AT3)依赖的因子Ⅹa 抑制剂(达拉肝素、磺达肝素);②短效的直接凝血酶抑制剂(阿加曲班、比伐卢定)。表 41.3 总结了推荐的剂量和监测,表 41.4 总结了 HIT 患者最常用的替代抗凝药物出血风险的数据。

表 41.3　HIT 患者替代抗凝药物的剂量

药物	用法和剂量[a]	监测	代谢	主要副作用
直接凝血酶抑制剂				
阿加曲班(Argatra®; Novastan®)	**HIT 患者有/无血栓但没有大出血并发症:**	阿加曲班开始前、输注后 2h 及每次剂量调整后监测基础 APTT	肝脏	出血(大出血 5.5%,轻微出血 38.9%)
	初始速率,持续输注 0.2μg/(kg·min)[最大剂量 10μg/(kg·min)]	目标 APTT 基线值的 1.5~3.0 倍的(最大 100s)		
	危重、心脏手术后及肝损害患者: 0.5μg/(kg·min)(初始速率)			
	儿童[b]: 0.75μg/(kg·min)(初始速率)			
	重症患儿: 0.2μg/(kg·min)(初始速率)			
	PCI: 起始静脉弹丸注射 350μg/kg(超过 3~5min),随后持续滴注 25μg/(kg·min)。弹丸注射后 5~10min 检查 ACT;通过 15~40μg/(kg·min)的输注速度和必要时额外弹丸注射 150μg/kg,来增加/降低,调整 ACT 300~450s			
比伐卢定(Angiomax®, Angiox®)	用于 PTCA/PCI:	弹丸注射后 5min 检查 ACT	酶(80%),肾脏(20%)	出血(大出血 2.4%,轻微出血 13.6%)
	起始静脉弹丸注射 0.75mg/kg,随后 PTCA/PCI 手术期间 1.75mg/kg/h 持续输注。			

续表

药物	用法和剂量[a]	监测	代谢	主要副作用
	用于治疗的抗凝药物量： 静脉输注 0.20mg/(kg·h)(初始速率)，调整 aPTT 根据肌酐清除率降低输注速度： 　<30(ml/min) 降低 30% 需要透析的患者→降低 70%			
达比加群酯(Pradaxa®)	用于有 HIT 病史患者的抗凝 剂量根据批准的适应证	通常不需要监测 所有功能性的止血实验均改变	肾脏	出血
间接凝血酶抑制剂				
达那肝素(Orgaran®)[c]	对于有 HIT 史或 HIT 临床可能性低的患者[d] 预防性抗凝药物：750U(<90kg)或 1 250U(>90kg)2~3次/天 SQ	通常不需要监测	肾脏	出血，与抗 PF4/肝素抗体交叉反应(不常见)
	高度怀疑血栓形成：初始静脉滴注 3 750U(>90kg)，2 500U(55~90kg)或 1 250U(<55kg)，随后输注 400U/h，4h，然后 300U/h，4h，然后维持剂量：150~200U/h IV(或等效剂量，每 8~12h 注射一次)	建议对严重血栓形成、肾功能不全、体重 <50kg 或 >100kg 的患者进行监测，按包装插入调整剂量，24h 后用显色法监测 FXA 水平		
	儿童[b]：10U/kg，2 次/天(预防)；初始静脉滴注 30u/kg，然后持续输注 1.2~2.0u/(kg·h)(治疗剂量抗凝)	目标 FXA 水平 0.5~0.8U/ml		
磺达肝素(Arixtra®)	对于有 HIT 病史的患者抗凝治疗的预防性剂量： 2.5mg/d SQ	通常不需要监测	肾脏	
	用于急性 HIT 或有 HIT 病史患者抗凝治疗的剂量： 5mg/d(<50kg)，7.5mg/d(50~100kg)或 10mg/d(>100kg)SQ 根据患者肾功能减低剂量	靶峰值水平约 1.5 aFXaU/ml		出血(<3%)，磺达肝素引起的持续/恶化的血小板减少症(罕见)
DOAC				
利伐沙班(Xarelto®) 阿派沙班(Eliquis®) 依度沙班(Lixiana®)	用于急性(亚急性)HIT 患者或者有 HIT 病史患者的治疗 剂量根据批准的适应证	通常不需要监测 所有功能性的止血实验均改变	肝脏，肾脏	肝酶升高，出血

[a] 所示的一些推荐剂量与制造商的建议不同。只有阿加曲班、达那肝素和(用于 PCI)比伐卢定在某些司法管辖区被批准用于治疗 HIT 和相关血栓形成。

[b] 阿加曲班和达那肝素在儿科患者中的安全性和有效性尚未确定。剂量建议来源于很少的经验性数据。

[c] 达那肝素既没有被批准用于治疗 HIT，也不能在美国使用。

[d] 按制造商提供的德国包装内的说明书给药。

表 41.4　在不同的队列研究中,报告的阿加曲班、达拉肝素和磺达肝素引起的大出血

	大出血	治疗持续时间	每种治疗每天的风险
阿加曲班	5.96%	6	0.99%
达拉肝素治疗剂量	5.3%	6	0.89%
磺达肝素治疗剂量	1/16	10	0.62%

Adapted from Ref.234.

静脉/动脉血栓的治疗

在肝素停止使用后,有静脉或动脉血栓形成的患者,应该使用快速起效的能够抑制凝血酶或其产生的抗凝药物。达那肝素[235-237]、磺达肝素[234,238,239]、重组水蛭素[240,241]、阿加曲班[242]、比伐卢定[243]和 DOAC 这些药物被认为在治疗与 HIT 相关的血栓形成方面是有效的,其中重组水蛭素已经撤出市场,DOAC 的数据是有前途的,但仍处于临床前阶段[244]。使用其中的一种药物的抗凝治疗应该持续,直到血小板计数恢复到一个稳定的平台(通常,至少一周)。为长期治疗血栓形成,需要使用口服抗凝药物,如 DOAC 或华法林[1,3]。然而,华法林在治疗的首日,不仅抑制凝血酶的生成,也会导致血浆蛋白 C 和蛋白 S 水平的下降,因此在起始阶段禁用华法林,直到血小板数量明显恢复,通常至少为 $150 \times 10^9/L$,否则就会迅速出现华法林相关的微血栓形成的风险,在治疗深静脉血栓形成(静脉肢体坏疽)时最常见的是肢缺血性坏死,较少出现手指坏死或中央皮肤坏死综合征[170]。除延迟使用华法林外,在停止胃肠外抗凝药物时,这些胃肠外抗凝药物(达那肝素、磺达肝素、重组水蛭素、阿加曲班、比伐卢定)和华法林之间至少要有 4 天或 5 天的重叠期[233]。

对于大面积肺栓塞并伴有血流动力学不稳定的患者,或者是有严重 DVT 并即将发生坏疽的患者,需要进行溶栓治疗(链激酶或重组组织型纤溶酶原激活剂)[245-247]。及时使用溶栓剂,随后使用达那肝素或阿加曲班,可能挽救生命和避免截肢。尽管存在重度的血小板减少症,溶栓治疗通常不会引起严重的出血。

偶尔的情况下,外科手术可能是必要的。对于下肢血栓形成和肢体缺血的患者,可行切开取栓术[248]。作者不推荐使用下肢静脉过滤器,因为会使下肢血栓进展(包括肢体坏疽),使用滤器可能导致抗凝治疗中断/避免。有趣的是,在一项小型的回顾性研究中,为治疗 HIT 相关的肢体动脉血栓形成,使用非肝素抗凝治疗动脉血栓栓子切除,并没有发现临床结局改善(与 UFH 相比)[249]。

达那肝素。达那肝素(Organan)是从猪肠黏膜中分离出的糖胺多糖的混合物。主要由硫酸肝素(84%)和硫酸皮肤素(12%)组成,平均分子量约 6 000Da[235,250]。它的抗凝血作用主要是通过抑制 Xa 因子产生的,只有极少量的抗凝血酶活性。达那肝素的抗 Xa 因子的活性由抗凝血酶介导,它的抗凝血酶活性由抗凝血酶和肝素辅因子 II 介导[250]。

已证明达那肝素能特异性地抑制由 HIT 抗体诱导的血小板活化,这一独特的特征没有在其他任何抗凝药物中见到[235,251]。在动物模型中,达那肝素药物已表现出很高的优势(抗栓)风险(出血)比[250]。

达那肝素经皮下给药后吸收良好,生物利用度接近 100%。它的血浆半衰期很长,约为 25h[252]。达那肝素主要通过肾脏排泄。在肾功能受损的患者中,它会在血浆中累积,其剂量必须下调整约 30%。达那肝素的抗凝血作用仅极少部分的被鱼精蛋白所中和[253]。

在一项同情用药计划中,在超过 10 年的时期内,超过 460 名有与 HIT 相关的血栓形成患者接受了达那肝素治疗。本组患者成功率>90%[4,235]。在一项前瞻性随机对照研究中,达那肝素比右旋糖酐 70(一种抗血栓活性弱的葡萄糖聚合物)更有效地治疗 HIT 相关动脉和静脉血栓[254]。在这项前瞻性研究中,使用两种药物中的任一种的治疗都没有产生大出血。在同情用药计划中,患者静脉弹丸注射达那肝素 2 500U,接着 400U/h 静脉滴注 4h,然后 300U/h 静脉滴注 4h,然后 150~200U/h 滴注持续至少 5 天。该药物也以 2 250U 的剂量皮下注射给药,每日两次。前瞻性研究中,采用稍低的达那肝素剂量(弹丸注射 2 400U,接着为 400U/h 2h、300U/h 2h、200U/h 2h,共 5 天)。德国治疗的一个大的 HIT 患者病例系列的评估表明,对于没有血栓形成的 HIT 患者,治疗剂量达那肝素比预防性剂量(750U 皮下注射,每天三次)更有效,治疗剂量达拉肝素治疗的患者,与同时期的重组水蛭素治疗患者有类似的临床结局[255]。

通常在治疗没有并发症的血栓患者时,达那肝素不必要进行实验室监测。然而,HIT 患者的血栓经常很严重的,建议进行实验室监测。血浆抗因子 Xa 应至少检测一次,最好是在开始治疗后 12~24 小时,以确保该水平在治疗范围内(0.5~0.8 抗因子 Xa U/ml)。达那肝素没有明显的延长 APTT 或 INR 的作用,这些参数不能用于监测达那肝素的治疗[253]。其他达那肝素治疗时要求抗 Xa 监测的临床情况是:①临床症状不稳定;②肾损害;③超重(>100kg)或体重过轻(<50kg);④患者出血风险高。

达那肝素与 HIT 抗体的交叉反应。在 5%~10% 的 HIT 患者中,当使用 SRA 或 PAT 进行检测时,抗体与达那肝素在体外有交叉反应[1,256]。然而,与达那肝素的体外交叉反应似乎没有任何临床意义。Newman 等人对 21 例 HIT 患者进行了评估,发现有或没有体外交叉反应的患者,对达那肝素的治疗有同样好的反应,除了 1 例不仅对达那肝素无应答,而且对包括 GP II b-III A 拮抗剂阿昔单抗在内的几种抗血栓药物也无应答[215]。Warkentin 也研究了 29 例用达那肝素治疗的 HIT 患者,发现 SRA 所检测的与达那肝素有或没有体外有交叉反应的患者,临床疗效无差异[257]。然而,偶尔也有一些轶事的报道说,HIT 患者在体外表现出与达那肝素的交叉反应,而使用达那肝素治疗则会导致不良的临床结果[258]。然而,大多数这样的研究,并没有仔细地将达那肝素相关的交叉反应性,与一些重度的 aHIT

4

患者血清中观察到的强烈的非肝素依赖的血小板激活潜能区分开来。目前，大多数专家不推荐体外检测达那肝素的交叉反应性进行临床治疗决策。

磺达肝素。磺达肝素(Arixtra)是一种合成的小分子，高度模拟了肝素和低分子量肝素中的戊多糖序列，具有排除抗凝血酶依赖性的抗Ⅹa活性[259]。磺达肝素对骨科手术患者血栓预防[136]和静脉血栓栓塞的初始治疗是非常有效的[260,261]。针对后一种适应证，皮下注射给药，每日一次7.5mg(<50kg者为5mg，>100kg者为10mg)，无须实验室监测[262]。它已证实的抗血栓作用，极佳的风险/受益比，以及与HIT患者的抗PF4/肝素抗体缺乏交叉反应[231]，使它在理论上成为一种非常有吸引力的HIT治疗药物，已在多个系列病例展示了高成功率[238,239,263-268]。磺达肝素用于骨科手术后预防会产生抗PF4/肝素抗体(其频率与LMWH相似)[47,269]，但这个患者群体中很少会发生HIT[126]。很可能是在这些病例中，存在自身免疫性的HIT抗体，甚至能在没有肝素或磺达肝素的情况下，就已经激活血小板。使用磺达肝素观察到的这种免疫原性与临床表现的分离的原因，可能是磺达肝素与PF4之间仅有少量的多分子复合物形成[34]。这种小剂量足以诱导免疫反应，但形成的复合物数量太少，不能介导大量的血小板活化。

阿加曲班。阿加曲班是合成的DTI。它是分子量约为526Da的小分子[270]。与水蛭素一样，阿加曲班既能抑制液相的凝血酶，也能抑制与血栓结合的凝血酶[271]。与水蛭素-凝血酶相互作用不同，阿加曲班-凝血酶相互作用是可逆的。不同于来匹卢定，阿加曲班在肝脏中代谢，主要在粪便中排泄，很可能是通过胆汁分泌[272]。在血浆中，阿加曲班蛋白结合率为54%。它的血浆半衰期短，为39~51min[273]。与达那肝素和水蛭素一样，阿加曲班没有特定的解救药。除HIT外，阿加曲班还被用于治疗其他血栓形成性疾病[242]。

在HIT患者中，阿加曲班进行了三项前瞻性多中心研究：ARG-911、ARG-915和ARG-915X[242]。ARG-911是一项历史-对照研究。ARG-915是使用相同的历史对照组的后续研究，ARG-915X是一项Ⅲ期的扩展研究，使医生能在药物接受常规审查时继续使用该药物。在这三项研究中，共有754名HIT和HIT相关血栓综合征(HIT-associated thrombosis syndrome，HITTS)患者接受了阿加曲班治疗。在第一项研究(ARG-911)中，阿加曲班治疗的HIT患者(孤立性血小板减少症，$n=147$)的复合终点(死亡、截肢和新血栓形成)的发生率明显低于历史对照组(25.6%对38.8%，$P=0.014$)[242]。然而，阿加曲班治疗($n=46$)的HITTS患者的复合终点频率与对照组(43.8%对比56.5%，$P=0.13$)差异无显著意义($P>0.05$)。在该研究的每个治疗组中，与对照组相比，阿加曲班疗法显著减少了新的血栓形成和血栓所致的死亡。它并没有降低全因死亡或截肢。然而，阿加曲班治疗组与对照组的出血事件相似(大出血发生率分别为6.9%和6.7%)。其他不良反应是腹泻(11%)和疼痛(9%)。另外两项研究也取得了类似的结果。

剂量和监测。三项研究中的患者均接受阿加曲班静脉注射，初始剂量为$2\mu g/(kg\cdot min)$[242]。对于中度肝损害患者，推荐初始剂量为$0.5\mu g/(kg\cdot min)$。然而，近年来，对给药计划表进行了变更，特别是对于ICU患者[274]，这类患者阿加曲班的剂量要显著低于前面的推荐剂量[275]。对于没有肝功能/灌注受损症状的患者，建议起始剂量为$1.0\mu g/(kg\cdot min)$。对于危重患者，应使用$0.5\mu g/(kg\cdot min)$的起始剂量，并向上滴定直至达到目标APTT范围，而APTT应每2h监测一次，直至达到稳定状态。然后每8~12h监测一次就足够了。如果由于介入性手术或任何其他原因，停用阿加曲班，肝脏代谢正常的患者大部分抗凝作用将在2~4h后消失。这是一个优势，因为它允许在这个时间窗口进行有创手术，但这也可能导致新的血栓并发症，例如，如果阿加曲班的输液中断，比如在放射学评估期间。

阿加曲班通常使用APTT进行监测。由于商业化提供的APTT试剂盒对阿加曲班的灵敏度不同，实验室应建立自己的剂量反应校准曲线。

阿加曲班的剂量应在给药2h后调整，然后每日调整，使APTT维持在1.5~3.0倍的基线水平。如果APTT值没有达到治疗范围，对于大多数患者，$0.5\mu g/(kg\cdot min)$输注提高剂量，肝功能损害患者$0.2\mu g/(kg\cdot min)$输注。阿加曲班治疗通常持续最多14天，或直至血小板减少症恢复并由华法林或其他药物充分的抗凝治疗。因为阿加曲班延长INR，在阿加曲班/华法林叠加治疗时，INR反映了两种药物的联合作用。最近，当叠加治疗期间INR为2~3时，阿加曲班过早中断，在HIT患者中观察到严重的血栓事件。在阿加曲班停止后，INR没有达到治疗范围(<2)。当INR为4时，停止阿加曲班可能更合适，并在几小时后重复测量INR，以确保INR保持在2~3的治疗范围内[242]。

比伐卢定。比伐卢定(Angiomax，以前称为Hirulog)是水蛭素类似物，是一种合成的20个氨基酸多肽(分子量为2 180D)，是特异性的，凝血酶直接抑制剂[276]。与水蛭素不同，它可逆地与凝血酶结合。比伐卢定血浆半衰期短，为25~36min。肾脏机制(20%)和血浆蛋白水解(80%)均可清除。尽管比伐卢定的非器官清除率占主导地位，但其清除率在中、重度肾损害患者中仍有一定程度的下降(分别为45%和70%)，血浆半衰期延长(3.5h)，这些患者需要调整剂量[277]。它以剂量依赖性的方式，线性地延长APTT，活化凝血时间(activated clotting time，ACT)和PT。通常，ACT用于监测经皮冠状动脉介入治疗(percutaneous coronary intervention，PCI)患者中的比伐卢定，在体外循环心脏手术中用蝰蛇毒凝血时间(ecarin clotting time，ECT)监测，无PCI治疗指征的比伐卢定治疗HIT患者用APTT监测。

比伐卢定已治疗了一些HIT患者，最初是个别的几个患者，后来又是三个系列的患者。在第一系列的39例患者中，比伐卢定用于治疗DVT/PE和其他几种适应证[278]。在第二个系列中，Francis等人用比伐卢定治疗52例可疑HIT患者(43例具有抗PF4/肝素抗体，22例有血栓形成)[279]。抗血栓疗效是可以接受的，出血仅发生在少数患者。Francis等人通常以0.15至0.20mg/(kg·h)剂量的比伐卢定开始，目的是将目标APTT定为基线的1.5至2.5倍[279]。比伐卢定平均给药8.0天，其中44例叠加服用华法林。第三个系列，ATBAT试验，是一项前瞻性的、开放标签研究，目的是检验比伐卢定在急性或既往HIT的PCI患者中的有效性和安全性[276]。此外，还有大量的，在接受PCI或非体外循环冠状动脉旁路手术的不稳定型心绞痛的非HIT患者中，使用比伐卢定的临床经验。这种药物在美国或欧洲还未被批准用于治疗 HIT 患者的静脉血栓栓塞症。半衰期短,清除机制独特,免疫原性低,使比伐卢定有望在未来成为治疗 HIT 的有吸引力的选择[276],尤其是 PCI 和非体外循环心脏手术时。

达那肝素或磺达肝素与 DTI 治疗(阿加曲班或比伐卢定)比较。达那肝素、磺达肝素、阿加曲班以及比伐卢定是能够抑制凝血酶产生的快速起效的抗凝药物或直接抑制凝血酶;这四种(译者注,原文误写为五种)药物在治疗 IIT 和 HIT 相关血栓方面都有良好的经验。就药物的疗效而言,没有可信数据表明一种药物优于另一种药物。

每种药物都有其优点和不足。这些药物都缺乏有效的解救药,但是在出血的患者中,如果使用阿加曲班和比伐卢定(患者肾功能正常),血浆药物水平会下降得更快,因为它们的半衰期要短得多。达那肝素,磺达肝素和比伐卢定通过肾脏排出[253,280],这些药物会在肾衰竭患者中积累[272]。另一方面,阿加曲班在肝脏中代谢,会在肝功能衰竭或肝脏灌注减低的患者中积累。在一小部分(约 7%)的 HIT 患者的抗体,在体外与达那肝素发生交叉反应,除了罕见的患者外[281],并不会导致不良的临床结果[215,257]。

关于某些 HIT 患者(甚至是非 HIT 血小板减少症)的一个重要问题是,由于相关的凝血病而引起的 PTT 调节监测的混乱,是由 HIT 本身(HIT 相关的 DIC),还是混杂伴有其他相关的凝血疾病(例如华法林治疗、肝衰竭、非特异性抑制剂)引起的。所有的 DTI(阿加曲班和比伐卢定)都存在这个问题,达那肝素或磺达肝素没有这个问题,它们要么是无需监测的,要么监测抗 X a 水平。

低凝血酶原水平是 PTT 升高的原因之一,尤其是在 ICU 患者。ICU 中,DTI 治疗过程中会出现 APTT 或 ECT 假性延长。在这些患者中,选用稀释凝血酶时间(diluted thrombin time,dTT)的方法,其与凝血酶原水平无关,提供了更可靠的结果。此外,ECA-T(欧洲可用)法通过提供线性剂量反应曲线,能够在宽泛的阿加曲班浓度区间内,精确评估药物浓度[282]。

已有数项研究,报告了对 PTT"基线"升高患者开始 DTI 治疗,导致 PTT 水平突然升高到超治疗范围的水平;在后续的减低剂量/停药时,患者发生进行性的血栓形成,包括微血管缺血性肢体坏死[283,284]。此外,如果患者使用 DTI 抗凝,所有依赖凝血酶活性的凝血试验均会受到影响(阿加曲班>>比伐卢定)。因此,解释这些结果时需要考虑到这一药理作用。

一种特殊的情况是,在肾脏替代治疗中使用这些新的抗凝药物。表 41.5 总结了目前的剂量方案。

药品的选择取决于药品的可获得性、特定国家药品监督管理机构的批准状况和临床情况。阿加曲班在美国被批准用于血栓预防和治疗 HIT。达那肝素在大多数欧盟国家被批准用于血栓预防和治疗 HIT,但美国没有批准。

直接口服抗凝药物(direct oral anticoagulants,DOAC)。最近的经验表明 DOAC 是治疗 HIT 的有效药物。例如,一篇对已发表的可能是 HIT 病例的综述发现,95% 的患者血小板计数恢复,且没有形成新的血栓或发生原有血栓进展。然而,谨慎地选择患者是必要的(如肾功能不全患者相对禁忌,需要口服等)。DOAC 将是最有效的把 HIT 方便地转为门诊治疗的药物。

表 41.5 HIT 患者血液透析和血液滤过时的抗凝

药物	过程	药物剂量计划表
达那肝素	间断	第一次和第二次透析前的 3 750U 静脉弹丸注射
	血液透析	第三次透析前 3 000U,在随后的透析前 2 500U,目标血浆抗 X a 水平<0.3U/ml
	血液滤过/持续血液透析	2 500U 静脉弹丸注射,按照 600U/h×4h,400U/h×4h,200~400U/h,目标血浆抗 X a 水平 0.5~1.0U/ml
阿加曲班	间断血液透析	0.1mg/kg 弹丸注射
		滴注计划表:0.1~0.2mg/(kg·h)
		目标 APPT 比值:1.5~3.0

辅助治疗。HIT 的辅助治疗包括抗血小板药物(阿司匹林、双嘧达莫、GP IIb-IIIa 拮抗剂、大剂量免疫球蛋白静脉注射和血浆置换)[1,4,74,286-288]。溶栓治疗、切开取栓和置入下腔静脉滤器在"动脉/静脉血栓的治疗"一节讨论。

抗血小板药物。阿司匹林和双嘧达莫已被用于治疗 HIT,疗效不一[289]。使用 GP IIb-IIIa 拮抗剂和噻诺吡啶(thienopyridine)治疗 HIT 的经验非常有限。虽然这些药物不应单独作为 HIT 的一线治疗,但它们与有效的抗凝药物联合应用,可能会使高动脉血栓形成风险的患者获益。值得注意的是,有报道称患者在接受阿司匹林和氯吡格雷双重抗血小板治疗的同时,出现了 HIT[290]。

大剂量免疫球蛋白静脉注射。静脉注射免疫球蛋白(IVIg)在轶事的报道中被描述为可导致 HIT 患者血小板计数快速上升[291,292]。尽管体外高浓度 IgG 可抑制 HIT 抗体诱导的血小板活化[204],但没有抗凝作用。IVIgG 只能用于特定的 HIT 病例中,作为辅助治疗和有效的抗凝药物一起使用,例如,患非常严重或持续性血小板减少症和/或对一线药物难治的严重血栓形成的患者。事实上,最近的研究表明,IVIgG 在治疗 aHIT 综合征中发挥着特殊的作用[108,293]。

血浆置换。已有血浆置换成功治疗一些重度 HIT 患者的报道。该治疗不仅去除循环中的 HIT 抗体、PF4 和活化的凝血因子,还补充了血浆中耗尽的抗凝血蛋白,如抗凝血酶、蛋白 C、蛋白 S(如果新鲜血浆作为置换液)。血浆置换对于严重威胁生命或威胁肢体的血栓形成患者是一种有效的辅助治疗。然而,缺点是在提供有效的抗凝上可能更困难。

LMWH。在高比率(78%~88%)的 HIT 患者中,抗体与低分子量肝素发生交叉反应[256]。一些报道称低分子量肝素治疗 HIT 取得了成功,但在其他报道中,低分子量肝素治疗的结果很差,包括持续性血小板减少症、新血栓形成、截肢,甚至死亡[294-296]。随着更安全、更有效的抗凝药物的出现,低分子量肝素不再被推荐用于 HIT 的治疗。

血小板输注。即使是重度血小板减少症的患者,很少发生出血。不推荐预防性血小板输注治疗 HIT。从理论上讲,血小板输注可以加速 HIT 患者的急性血栓事件,尽管这种治疗相关并发症的真正风险存在争议。

孤立性 HIT（HIT 无血栓形成）的治疗

如果仅仅停止使用肝素或用华法林替代肝素,经 SRA 阳性证实的 HIT 患者中约有 50% 会形成血栓[297]。另一项研究发现,肝素停药后 1 天和 2 天,早期血栓形成率分别高达 10% 和 18%。此外,历史对照研究表明,非肝素抗凝替代可能会降低这种风险[240,241]。因此,目前的推荐强调,强烈怀疑（或证实）孤立的 HIT 时,除了停用肝素外,患者还应给予另一种抗凝药物,通常给予治疗剂量[241,242,298]。单纯 HIT 患者治疗剂量抗凝的持续时间存在争议,有些专家建议,当血小板计数连续 2 天恢复到稳定的水平时,应停止治疗剂量的抗凝,而另一些专家则建议治疗剂量的抗凝治疗可长达 2 个月。

再次使用肝素

通常,当患者可能有循环的血小板激活抗体时,不建议再次使用肝素,因为能触发急性(快速发作)肝素引起的血小板减少症,包括危及生命的相关过敏反应[233]。此外,由于法医学的原因,即使抗体很弱或无法检测到,通常也不给予肝素,因为有许多非肝素抗凝药物适用于大多数临床情况。

然而,尽管既往有充分记录的 HIT 病史,但仍有少数情况需要再次使用肝素。一种情况是,当患者需要心脏或血管手术,并且抗体无法检测到,或者只能检测到非-血小板-激活的抗 PF4/肝素抗体[94,167,233,299,300]。在这种情况下,强烈推荐使用肝素的原因包括:①外科医生、麻醉师和临床治疗师熟练掌握肝素的应用;②缺乏合适的有解救药物的短效抗凝药物,以及缺乏心脏和血管手术使用过肝素的证明记录;③触发 HIT 反复发作的风险低,特别是限于手术本身使用 UFH。

最近,两个团队报告称[301,302],既往有 HIT 病史的患者重新使用肝素进行血液透析是安全的,在这些报告中,直到不再检测到 HIT 抗体时,才恢复使用肝素,HIT 也没有复发,尽管恢复肝素意味着透析患者每周要再接触肝素三次。引发 HIT 反复发作的风险似乎在 1%～3% 之间。这些患者通常会产生 aHIT 抗体,这些抗体在没有肝素的情况下会激活血小板。因此,即使只在操作过程中使用肝素,也应在再次接触肝素后第 5 天至最多第 10 天监测血小板计数。如果血小板计数在这段时间内下降,由于 aHIT 抗体暴发,需要超大治疗剂量的替代抗凝药物。

（胡豫 译,刘俊岭 审）

扫描二维码访问参考文献

第42章 血栓性血小板减少性紫癜和溶血性尿毒症综合征

Han-Mou Tsai

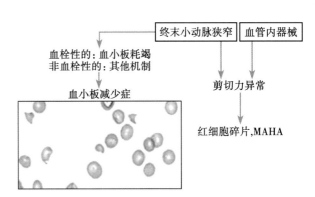

图 42.1 微血管病性溶血性贫血 (MAHA) 合并血小板减少症综合征的发病机制。MAHA 是由红细胞的机械性损伤导致的。人工心脏瓣膜、心室辅助装置、体外膜肺等血管内器械的应用经常引发红细胞破碎和 MAHA。在未应用血管内器械的情况下,MAHA 的诱因是终末小动脉狭窄导致的剪切力异常升高。血栓形成是小动脉狭窄最常见的原因,因此 MAHA 常伴有血小板减少症,这是因为血栓形成导致了血小板耗竭。其他多种机制亦可能造成血小板减少症

引言

血栓性血小板减少性紫癜 (thrombotic thrombocytopenic purpura,TTP) 和溶血性尿毒症综合征 (hemolytic uremic syndrome,HUS) 是以血小板减少症和溶血性贫血为共同特征的一组疾病,其血涂片可见特征性的破碎红细胞 [微血管病性溶血性贫血 (microangiopathic hemolytic anemia,MAHA)]。外周循环中,MAHA 是由于异常的剪切力导致红细胞机械损伤而引起的 (图 42.1)。MAHA 常见于使用血管内器械 (vascular devices) 的个体,例如植入人工心脏瓣膜、应用心室辅助装置 (ventricular assist device,VAD) 或体外膜氧合器 (extracorporeal membrane oxygenator,ECMO) 的患者。

在未使用血管内器械的患者中,MAHA 通常反映了微脉管系统的狭窄,在这种情况下,与血液黏度和流量呈正相关、而与管腔内径的 3 次方成反比的血管壁剪切力将达到最高水平。管腔狭窄时,终末小动脉血管壁剪切力的进一步升高可能会超过红细胞的破碎阈值。此外,红细胞还可能被嵌顿在狭窄处。在终末小动脉狭窄的患者中,异常的血管壁剪切力与血细胞

嵌顿共同导致了红细胞的破碎。大动脉的狭窄在其足以引起红细胞破碎之前,通常已经导致缺血器官损害。而静脉系统的管壁剪切力过低,即使存在狭窄,通常也不会引起红细胞破碎。

TTP 是导致血小板减少症合并 MAHA 的综合征最常见的、但并非唯一的病因。病例分析表明,临床上血小板减少症合并 MAHA 的综合征至少存在 5 种不同的病理类型 (表 42.1):①多个脏器终末小动脉和毛细血管内原发性血栓形成,血栓的主要成分为血管性血友病因子 (von Willebrand factor,VWF) 和血小板,常见于 TTP;②存在小动脉、微动脉及毛细血管内皮损伤表现的血栓性微血管病 (thrombotic microangiopathy,TMA),经常但并非一定伴有以纤维蛋白和血小板为组分的血栓形成,常见于志贺毒素相关的溶血性尿毒症综合征 (Shiga toxin associated hemolytic uremic syndrome,STX-HUS)、非典型溶血性尿毒症综合征 (atypical HUS,AHUS) 等疾病;③以纤维蛋白和血小板为组分的血栓形成,典型者如弥散性血管内凝血;④免疫相关或感染性的血管炎或血管病,伴有深度超过内皮的血管壁损伤;⑤肿瘤细胞团在小动脉、微动脉和毛细血管内形成肿瘤栓子,常见于转移性肿瘤患者。

MAHA 合并血小板减少症的综合征并不等同于 TTP、HUS 或 TMA,尽管这一概念直至近年还被广泛采纳。然而,要根据临床特征和传统实验室检查来对 MAHA 合并血小板减少症的多种病因加以鉴别,通常是十分困难、甚至不可能的。

表 42.1 未应用血管内器械的患者中与 MAHA 相关的不同病理类型

病理类型	疾病
富含 VWF 的血小板性血栓形成 血栓栓子富含 VWF,不伴有血管损伤或炎症征象	• 血栓性血小板减少性紫癜,自身免疫或遗传性
血栓性微血管病(TMA) 小动脉、微动脉及毛细血管内皮损伤,常伴有血栓形成	• 非典型 HUS • 志贺毒素相关的 HUS • 神经氨酸苷酶相关性 HUS • 药物相关(例如抗 VEGF 药物、化疗药物、CNI) • 抗磷脂综合征 • *DGKE* 突变 • 钴胺素 C 缺陷病
纤维蛋白-血小板性血栓形成 血栓栓子富含纤维蛋白,不伴有血管损伤或炎症征象	• 弥散性血管内凝血 • 灾难性抗磷脂综合征 • 肝素诱导的血小板减少症及血栓形成 • 阵发性睡眠性血红蛋白尿 • 妊娠期 HELLP 综合征[a]
血管炎/血管病 血管壁损伤,伴或不伴炎细胞浸润	• 免疫复合物或自身免疫性血管炎 • 硬皮病肾病 • 抗磷脂综合征 • 落基山斑疹伤寒 • 全身性病毒血症或真菌血症 • 重度,恶性高血压
肿瘤细胞栓塞 肿瘤细胞团栓塞于组织器官的小动脉、微动脉和毛细血管	• 肿瘤血管内转移

CNI,钙调磷酸酶抑制剂;DGKE,二酰甘油激酶 ε;HELLP,溶血、肝酶升高、血小板减少;HUS,溶血性尿毒症综合征;MAHA,微血管病性溶血性贫血;VEGF,血管内皮生长因子;VWF,血管性血友病因子。

[a] 可存在肝窦内皮细胞损伤。

关于本病的现有认知起源于 1998 年的一个发现,即表现 TTP 急性症状的患者严重缺乏 ADAMTS13(<10%),这种金属蛋白酶在正常血浆中对 VWF 具有水解活性。在获得性 TTP 患者中,这种缺乏是由于该蛋白酶的抑制性抗体[1-3]。而在遗传性 TTP 当中,可以发现 ADAMTS13 基因的纯合突变或复合杂合突变[4]。综上所述,TTP 是由自身免疫性或遗传性 ADAMST13 缺乏所导致的一种疾病。

在 TTP 的临床研究中,ADAMTS13 严重缺乏的患者所占的比例存在很大的变异,其数值取决于对 TTP 的定义。当 TTP 被严格定义为无明确诱因的 MAHA 与血小板减少症的二联征,同时满足血肌酐峰值低于 2.5mg/dl(221μmol/L)时,该比例为100%。但是这种严格标准将使一部分 ADAMTS13 严重缺乏的患者被排除在外。如果把 TTP 简单地定义为上述二联征、不设置排除标准,则 ADAMTS13 缺乏的检出率将低至 31%[5]。

在一些存在 HUS 的综合征表现、并且未发现出血性腹泻的前驱症状或其他可能诱因的患者当中,一系列研究检测了可能对补体旁路途径的调节产生影响的突变和抗体,从而取得了进一步的进展。这些研究表明,非典型 HUS(atypical HUS,AHUS)是由补体旁路途径的调节缺陷导致的[6]。通过 ADAMTS13 检测和对补体旁路调节的分子生物学分析,我们现在认识到 AHUS 成年患者经常被误诊为 TTP 或 TTP/HUS。

随着新的检测技术投入临床应用,人们进一步发现 TTP 和 AHUS 都可以在不表现血小板减少症和/或 MAHA 的情况下引起器官功能障碍。这些不完全型(临床表现不完全且不典型)病例体现了对 TTP 和 AHUS 重新定义、使其不依赖于血小板减少症和 MAHA 的必要性(表 42.2)。若无特殊说明,HUS 这一概念广义地代指肾功能不全、MAHA 和血小板减少症的综合征。本章将重点阐述 TTP、STX-HUS 和 AHUS 三种疾病。

血栓性血小板减少性紫癜

病理学

血栓性血小板减少性紫癜(TTP)的病理学特征十分独特,表现为累及多个脏器终末小动脉和毛细血管的广泛透明血栓。血栓由血管性血友病因子(von Willebrand factor,VWF)和血小板组成,不伴或仅伴有轻微的纤维蛋白沉积和血管损伤或炎症征象(图 42.2)[7,8]。

遗体解剖证实微血管血栓在脑和心脏中最为常见,在肾、胰、脾、肠系膜、肾上腺、骨髓、黏膜和皮肤等其他器官中亦可检出。病变常发于脑部的倾向解释了脑功能障碍在 TTP 中较高的发生率。心脏微血管损伤经常导致血清肌钙蛋白和 CPK 水

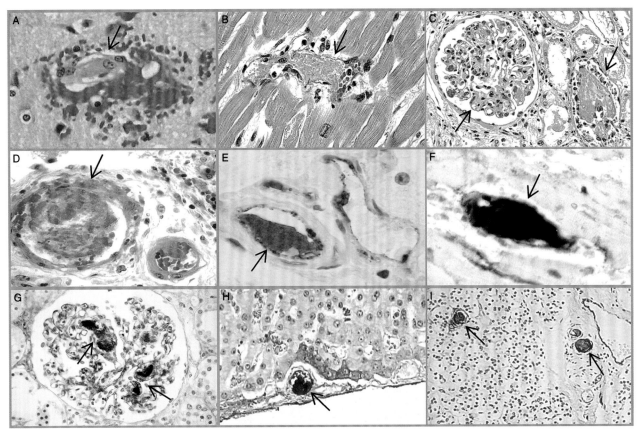

图 42.2　TTP 的病理学特征。一名存在由抑制性抗体导致的 ADAMTS13 严重缺乏的 TTP 患者的遗体解剖结果。可见终末小动脉和毛细血管内广泛存在富含 VWF 的透明血栓,累及多个脏器。未观察到炎细胞或明显的内皮损伤。病变未累及小静脉。A&E,脑;B&F,心;C&G,肾;D,支气管终末小动脉及毛细血管;H,肝;I,胰。A-D:HE 染色;E-I:免疫化学染色示 VWF(棕色)

平的升高,同时伴有心电图非特异性 ST-T 改变,但在病变扩大到足以引起机械性心力衰竭之前,这些改变通常是无症状性的。微血管血栓形成偶尔也可以导致心律失常或猝死。在典型的 TTP 中可见肺泡和肝窦的扩张。临床上肝功能异常和呼吸衰竭较少出现。

在慢性病例中,成纤维细胞可向血栓内浸润并完成结构重组;内皮细胞增生覆盖血栓,使腔内血栓转化为内皮下沉积物。在血栓上游可出现假性动脉瘤样扩张。

一些病理研究认为在 TTP 中存在突出的内皮损伤。然而对这些报告记录的临床特征的回顾分析指出,这些患者实际可能患有志贺毒素相关的 HUS 或非典型 HUS,而非 TTP。其他可能与 MAHA 合并血小板减少症的综合征相关的病理特征参见图 42.3。

发病机制

TTP 中的血栓成分以 VWF 和血小板为主,提示了本病中可能存在 VWF-血小板相互作用的调节功能缺陷。对 VWF-血小板相互作用的调节缺陷是由 ADAMTS13 缺乏引起的。TTP 实质上是由 ADAMTS13 严重缺乏所导致、以 VWF-血小板集聚倾向和微血管血栓形成为特征的一种疾病(表 42.2)。在获得

性 TTP 中,ADAMST13 缺乏由自身免疫性抑制性抗体引起;而在相对罕见得多的遗传性 TTP 中,其病因是 ADAMTS13 基因的纯合或复合杂合突变。

ADAMTS13 与 VWF-血小板相互作用的调控

VWF 主要由血管内皮细胞以高分子量的多聚体形式分泌入血。多聚体一经分泌,即在 ADAMTS13 的剪切力依赖性水解作用下不断分解,形成一系列分子量逐渐减小的多聚体。此过程产生了 140kD 和 176kD 的二聚体片段(图 42.4)。ADMATS13 是与 VWF 共存于血浆中的一种金属蛋白酶,但研究者们直到今年才将其检测出来,这是因为其水解作用依赖于剪切力,而试管环境不具备此条件[9]。剪切力不仅促进 ADAMTS13 对 VWF 的水解,还增强了 VWF 结合血小板的能力[10,11]。这种双重效应对理解 ADAMTS13 为何具有抗血栓作用十分重要。

VWF 通常以一种紧密型构象存在,此时其水解位点和血小板结合位点均被隐藏。剪切力可诱导 VWF 发生构象改变。在终末小动脉/毛细血管损伤部位,VWF 与暴露的内皮下组织,如Ⅵ型胶原和硫苷脂类相结合[12,13]。结合后被固定的 VWF 持续暴露于高水平的剪切力下,由紧密型构象转变为延长的活性构象,从而支持血小板黏附聚集、促进止血过程[14]。

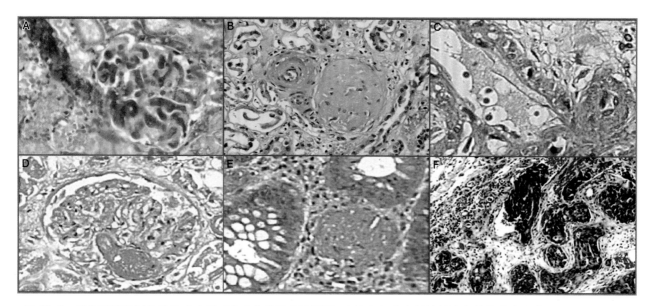

图 42.3 其他可能与 MAHA 和血小板减少症有关的病理类型。(A)志贺毒素相关的溶血性尿毒症综合征(HUS)引起的血栓性微血管病(TMA),可见终末小动脉及肾小球毛细血管管腔内广泛血栓形成。(B)内皮下纤维增生引起终末小动脉狭窄,由此导致的非典型 HUS 诱发 TMA。(C)狼疮患者的血管病变,可见纤维素样坏死。(D)弥散性血管内凝血,肾小球中可见纤维蛋白凝块。(E)阵发性睡眠性血红蛋白尿,临床表现出血性腹泻、血小板减少症和黏膜下层微动脉的纤维素性血栓所诱发的 MAHA(结肠标本)。(F)组织来源不明的低分化癌患者的软组织标本,肿瘤细胞团在微动脉及毛细血管中形成肿瘤栓子

表 42.2 诊断标准:既往与现行

病名	既往标准	现行标准
血栓性血小板减少性紫癜(TTP)	– 存在以下综合征:MAHA 合并血小板减少症,伴有多脏器终末小动脉及毛细血管透明血栓的病理改变 – MAHA,血小板减少症及神经系统损伤,伴有肾损害和发热(五联征) – MAHA,血小板减少症及神经系统损伤(三联征),或 – MAHA 合并血小板减少症(二联征)	由继发于抑制性抗体或基因突变的 ADAMTS13 严重缺乏所导致的、终末小动脉及毛细血管内 VWF-血小板性血栓形成的倾向
血栓性微血管病(TMA)	等同于以下综合征 – MAHA 合并血小板减少症 – TTP,或 – 微血管内血栓形成的病理改变	小动脉、微动脉和毛细血管内皮细胞及内皮下组织损伤的病理改变,常伴有内皮破损部位的血栓形成,但无或仅有轻微炎细胞浸润
志贺毒素相关的溶血性尿毒症综合征(STX-HUS)	存在以下综合征 – 以出血性腹泻为前驱症状,随即出现肾衰竭,MAHA 和血小板减少症(典型 HUS),或 – 在产志贺毒素的微生物感染后出现上述表现	由产志贺毒素的微生物感染引起的 TMA 的病理改变
非典型溶血性尿毒症综合征(AHUS)	无前驱出血性腹泻症状或产志贺毒素的微生物感染的儿童,表现肾衰竭、MAHA、血小板减少症的综合征	由补体旁路途径的调节机制缺陷引起的 TMA 倾向和血管通透性异常

ADAMTS13,血管性血友病因子裂解酶;MAHA,微血管病性溶血性贫血;VWF,血管性血友病因子。

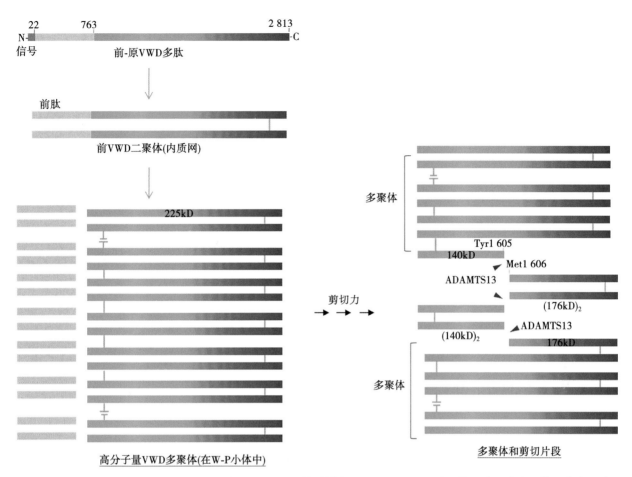

图 42.4　描述 VWF 生物合成以及经水解产生 VWF 多聚体的模式图。 原 VWF 分子在血管内皮细胞和巨核细胞的内质网（E.R.）中借助其羧基端附近的二硫键两两结合完成二聚体化。在内皮细胞的 Weibel-Palade（W-P）小体和巨核细胞的 α-颗粒中，原 VWF 二聚体通过近氨基端的二硫键相互结合、组成高分子量（HMW）多聚体，此过程中发生了前肽的剪切。在分泌入外周循环后，每当通过终末小动脉和毛细血管中剪切力较高的环境时，HMW 多聚体即在其 Tyr1605-Met1606 位点被反复剪切，导致了一系列分子量逐渐减小的 VWF 多聚体和二聚体的产生，这种二聚体由一个 176kD 的片段和一个 140kD 的片段结合而成，在正常胞质中可以通过聚丙烯酰胺凝胶电泳（SDS PAGE）检测出来

4

VWF 的活性随剪切力而变化，这可能是其具有在高剪切力环境下支持血小板黏附的独特生理作用的原因。在微血管损伤位点，体积较大的 VWF 多聚体在剪切力作用下展开，提供了支持血小板黏附的反应底物。在这种情况下，ADAMTS13 不能发挥阻止 VWF 活化的作用。此外还有多种机制可能保护 VWF 不被 ADAMTS13 水解，包括凝血酶和纤溶酶对这种蛋白酶的灭活作用以及血小板反应蛋白的屏蔽效应[15-17]。与较小的 VWF 分子相比，体积较大的 VWF 具有公认更好的止血效率。VWF 活性的尺寸依赖性被认为是一种直接的物理效应，因为较大的多聚体在其两极之间承受了更大的剪应力阶差。

在正常个体中，ADAMTS13 阻止血管内的 VWF-血小板集聚，这是因为一旦 VWF 的构象受剪切力影响开始发生改变，这种蛋白酶即可发挥其水解作用。VWF 的水解可以阻止其转化成展开的活性构象（图 42.5）。

在 2A 型血管性血友病的一个亚群和 TTP 当中，上述调节机制遭到破坏。特定的 2A 型血管性血友病因子基因突变可导致突变的 VWF 在结构上更易被 ADAMTS13 水解[18-20]。在这些患者中，脆弱的 VWF 被 ADAMTS13 持续水解成更小的形态，对剪切力的反应性随之降低，从而导致支持血小板在血管损伤

部位黏附聚集的活性下降。在 TTP 中，ADAMTS13 水解活性的缺陷导致活化 VWF 的积聚，最终引起血管内血小板聚集和微血管血栓形成。

TTP 中 VWF 多聚体的改变

Moake 等最早描述了 VWF 多聚体的异常[21]，这种异常在 TTP 中十分常见，但也存在动态变化（图 42.6）。在 TTP 中可以观察到 3 种类型的 VWF 多聚体异常：超大型多聚体，可见于在血清 ADAMTS13 活性低于正常对照的 20%～30% 的患者（图 42.6 中 A2 及 B60）；超大型多聚体、伴有超大型和大型多聚体数量的相对减少，可见于 ADAMTS13 活性<10% 或血小板性血栓形成早期的患者（图 42.6 中 A3 及 B3）；大型和超大型多聚体的耗竭，可见于血小板性血栓形成病程更长的患者（图 42.6 中 A1 及 B0）。

血浆 VWF 多聚体的尺寸分布是由 ADAMTS13 的水解作用与血小板集聚的消耗作用之间的平衡所决定的。水解作用较弱时，VWF 更多地形成大型多聚体，而血小板聚集则会消耗尺寸较大的多聚体。当血浆 ADAMTS13 活性水平降低时，VWF 多聚体的尺寸偏大。然而当 ADAMTS13 严重缺乏时，大型

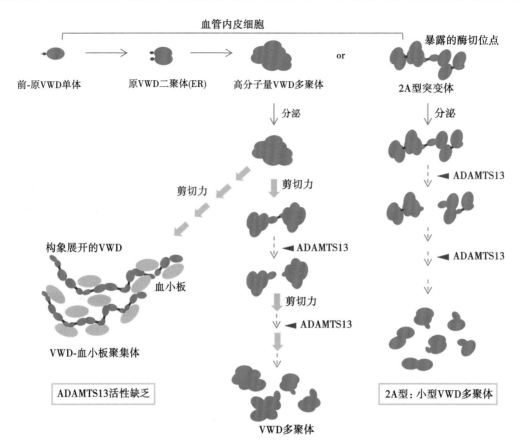

图 42.5　ADAMTS13 与剪切力在正常外周循环、ADAMTS13 缺乏及 2A 型血管性血友病的等 3 种不同条件下影响 VWF 的分子大小和功能的作用机制。正常情况下,VWF 的高分子量(HMW)多聚体以紧密结合的无活性形式存在,不可被 ADAMTS13 水解。一旦循环中较高的剪切力促使 VWF 发生构象变化,ADAMTS13 则可立即发挥水解活性(图中中间路径)。这一过程保证 VWF 始终以无活性的紧密构象存在,从而防止了正常外周循环中的 VWF-血小板聚集。若ADAMTS13 的剪切作用丧失(左侧路径),VWF 将在剪切力作用下持续变构活化,最终导致 TTP 中的 VWF-血小板聚集和微血管血栓形成。在 2A 型(Ⅱ组)血管性血友病中(右侧路径),突变的 VWF 结构上更易被 ADAMTS13 剪切,VWF 被过度水解成小型多聚体,从而导致出血倾向

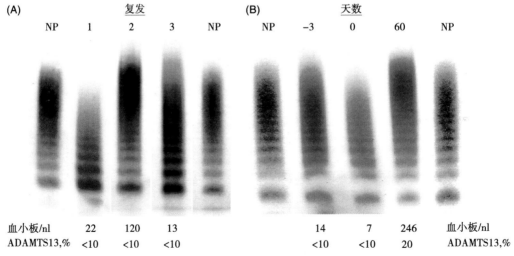

图 42.6　理解 TTP 患者 VWF 变化的复杂性。VWF 多聚体通过 SDS-琼脂糖凝胶电泳分离,并利用放射性标记的多克隆抗 VWF IgG 抗体使其可视化。(A)在一个 TTP 患者三次不同的复发中,VWF 检测显示出大多聚体(通道 1)、超大多聚体(通道 2)和超大型多聚体(通道 3)的耗竭。在所有三次复发中,血浆 ADAMTS13 均低于 10%。(B)TTP 患者复发期间 VWF 的演变。在症状明显时(-3 天),只能检测到扫描量的超大型多聚体。在血浆置换治疗当天(第 0 天),由于 VWF-血小板聚集持续进行,超大型和正常大型多聚体被耗尽。在第 60 天,超大型多聚体水平显著上升,因为较低的 ADAMTS13水平(20%)使得血浆 VWF 转化为尺寸较大的多聚体,但其活性尚可防止 VWF-血小板聚集。图片底部显示血小板计数和血浆 ADAMTS13 水平

VWF 多聚体则被激活并在血小板聚集过程中被消耗。这种双向作用解释了在 TTP 病程早期 VWF 形成超大型多聚体，但随着 VWF-血小板聚集的发生和持续进展，却出现了超大型 VWF 耗竭现象的原因。一般认为只有超大型 VWF 多聚体可以引起血小板聚集，而 VWF 多聚体的双相变化并不支持这一理论。

在其他与异常剪切力相关的病理过程，如 STX-HUS、AHUS、主动脉狭窄、人工心脏瓣膜和心室辅助装置当中，同样存在大型多聚体的减少。在这些情况下，血浆 ADAMTS13 水平正常或仅有轻度下降。因此，异常升高的剪切力导致了 VWF 的过度水解[8,22,23]。

静脉应用去氨加压素可使血清 VWF 浓度升高，同时伴有超大型 VWF 的出现[24,25]（另见第 62 章）。这些改变可能是剪切力较低处的血管内皮细胞的 VWF 分泌增强的结果。

其他推测的 TTP 发病机制

体外研究表明，TTP 患者的血浆样本可能通过干扰素诱导的 c-FLIP 加速降解引起微血管内皮细胞凋亡，从而使得细胞对于肿瘤坏死因子相关凋亡诱导配体（tumor necrosis factor-related apoptosis-inducing ligand，TRAIL）介导的 caspase-8 活化及细胞死亡敏感[26]。然而，因为在 TTP 患者发病时与临床缓解阶段均可观察到这种效应，所以血浆诱发的凋亡效应与血栓形成的严重程度无关。此外，血浆诱发的凋亡效应并非 TTP 的特征表现，在多种与 TTP 无关的疾病中也可检测到该效应。

最近有研究报告，TTP 患者血清可以通过激活补体系统引起血管内皮的细胞毒效应和抗血栓形成作用的丧失[27]。可以想见，ADAMTS13 与其抑制性抗体组成的复合物有可能导致 TTP 患者体内的补体激活。然而在包括狼疮、类风湿关节炎在内的各种与微血管 VWF-血小板血栓形成无关的感染性或免疫性疾病中，亦可检测到免疫复合物和补体的激活，并且其检出水平往往要高得多[28]。补体系统的激活是否促进了 ADAMTS13 缺乏患者体内的微血管血栓形成过程，这一问题有待进一步研究确认。

推测的关于 TTP 发病机制的其他理论包括纤溶活性[29]或前列腺素稳态[30]的缺陷，循环血栓调节蛋白、tPA 或 PAI-1[31]、抗内皮细胞抗体[32-34]、免疫复合物[35]、血小板聚集蛋白[36]、抗 CD36 抗体[37]及钙依赖性半胱氨酸蛋白酶水平的升高[38]。但这些发现均是继发改变，亦或并非 TTP 所特有[39-43]。

在细胞培养及离体血管制备过程中，现已观察到一些 VWF 分子在诱导分泌后仍持续黏附于内皮细胞表面[44]，这一现象支持对黏附于内皮的 VWF 的剪切可以产生正常血浆中所见的 VWF 多聚体的假说，同时也提示了在 ADAMTS13 不存在的情况下，VWF-血小板聚集可发生于内皮细胞表面。然而，通过 ADAMTS13 水解作用从内皮细胞表面释放的 VWF 分子与内皮细胞的 VWF 在分子量大小上并无差异[45]。因此，血浆 VWF 多聚体必须在循环血中而非内皮细胞表面产生。此外，只有在经过组胺或其他强效刺激剂处理后的内皮细胞表面才能观察到 VWF 分子的黏附，在未经刺激的内皮细胞表面或 TTP 患者的血管中则未观察到。针对复发性 TTP 患者所进行的一系列分析表明，内皮细胞活化是在 TTP 的血栓形成过程开始之后、而非之前发生的[46]。

有观点认为单纯的 ADAMTS13 缺乏不足以引起 TTP，其发病需要双重打击。事实上，在所有由基因突变导致的严重 ADAMTS13 缺陷的患者中，均存在易栓倾向的表型。临床上，无症状的 ADAMTS13 严重缺乏患者一旦暴露于手术、创伤、妊娠和感染等导致循环剪切力升高的情况下，可能会迅速出现血栓并发症。

与 ADAMTS13 缺乏相关的 VWF-血小板聚集倾向受到多种因素的影响。若循环剪切力的峰值低于激活 VWF 所需水平，则不会发生 VWF-血小板聚集及微血管血栓。此外，代偿性血小板生成可能会掩盖血小板的消耗。血小板反应蛋白[17]及其他未知因素亦可能影响 VWF-ADAMTS13 或 VWF-血小板相互作用对剪切力的反应。总的来说，ADAMTS13 的缺乏足以诱发血栓前状态或血栓形成。然而，VWF-血小板聚集倾向还受到遗传与环境因素的影响。

对 ADAMTS13 缺乏的动物模型的研究已经取得了一些有价值的发现。在一些种系的小鼠中，ADAMTS13 基因的失活可以导致自发性微血管血栓形成，在另一些种系中则无此现象[47]。在对 ADAMTS13 缺乏具有抵抗力的小鼠中，大量注射人 VWF 可诱导 VWF-血小板血栓形成，提示这些小鼠的抵抗性表型是由自身 VWF 活性不足所致。

向与 TTP 患者体质接近的狒狒体内注射 ADAMTS13 的抑制性单克隆抗体后，可以产生富含 VWF 的微血管血栓，可见，抑制 ADAMTS13 足以导致血栓形成[48]。

有研究提出，一些 TTP 患者并不缺乏 ADAMTS13。然而经过仔细回顾，这些患者往往存在与表 42.1 所列的不同病理类型相关的其他疾病。如果检测环境 pH 值过低，血浆 ADAMTS13 活性水平偶尔可能出现虚假高值；低 pH 条件可使 ADAMTS13 与亲和力较低的抑制性抗体分离，并在检测中表现出活性。

VWF 和 ADAMTS13 的分子和细胞生物学

VWF 基因位于 12 号染色体的短臂上，包含 52 个外显子。主要在血管内皮细胞和巨核细胞中检测到 8 833bp 的转录。在血管内皮细胞中，新合成的 VWF 在 Weibel-Palade 体中形成高分子量聚合物。尽管 VWF 在持续低水平释放，但其分泌可被组胺或凝血酶等内皮促泌剂瞬间增强。基础分泌被认为能维持血浆 VWF 水平，而诱导分泌则能在血管损伤处迅速递送高浓度的 VWF 以止血。VWF 也储存在血小板的 α 颗粒中。血小板 VWF 没有完全糖基化，其活性低于内皮 VWF[49,50]。

ADAMTS13 基因位于 9 号染色体长臂（9q34）上，包含 29 个外显子。其 4 941bp 的转录主要可以在肝脏的星状细胞中检测到[51,52]。尽管表达水平要低得多，ADAMTS13 也可以在脾脏（肝脏的 6%）和其他器官（<1%）中表达。其他研究表明，尽管在极低水平上，它可能在肾小球内皮细胞、足细胞甚至血小板中表达[53-58]。干扰素-γ、TNF-α 和 IL-4 等细胞因子可以下调肝星状细胞和内皮细胞中 ADAMTS13 的表达[57]。在肝功能不全的患者中，定位于星状细胞的生物合成可能有助于维持 ADAMTS13 的活性。肾小球中表达的 ADAMTS13 能在被自身抗体中和之前剪切 VWF，这解释了获得性 TTP 肾损伤比遗传性 TTP 轻的原因[59]。

包含 1 427 个氨基酸残基的 ADAMTS13 是 ADAMTS 金属蛋白酶家族的成员，它共享金属蛋白酶（metalloprotease，MP）-去整合素（disintegrin，Dis）-凝血酶敏感蛋白 1 型重复序列（thrombospondin type 1 repeat，TSR）-富含半胱氨酸区域（cysteine rich region, Cys）和间隔子（spacer, Spa）域的保守域结构。ADAMTS13 包含 Spa 域下游的七个额外的 TSR，然后是两个唯一的 CUB（补体 C1r/C1s, Uegf, Bmp1）域。

结构-功能相关性[60-62]

VWF 的裂解位点位于 A2 结构域中，夹在 A1 结构域（包含与血小板糖蛋白 Ⅰ b 相互作用的表位）和 A3 结构域（胶原结合表位）之间（图 42.7）[62-64]。在这种位置下，通过 ADAMTS13 在 A2 区域切割 VWF，可使血小板脱离内皮下基质。

ADAMTS13 的 MP 结构域包含一个催化 224-HEIGHSFGLEHD-235 模块，这是 ADAMTS 蛋白酶家族的特征（下划线表示保守残基）。结构分析已确定 Dis、Cys 和 Spa 域中 ADAMTS13 的三个表面远端酶切位点，它们与 Y1605-M1606 裂解位点周围和下游 VWF A2 序列的离散表位反应（图 42.8）。外显子结合

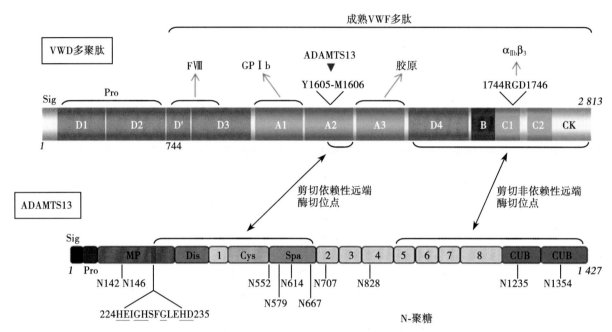

图 42.7　VWF 和 ADAMTS13 的结构和功能。VWF 和 ADAMTS13 都包含一系列同源域。对于 VWF，因子Ⅷ、血小板糖蛋白 Ⅰ b（GP Ⅰ b）、胶原和整合素 aⅡbb₃ 的结合表位和 ADAMTS13 靶肽键 Y1650-M1606 的位置均已标明。对于 ADAMTS13，图中描述了金属蛋白酶（MP）域中的保守催化模块（HExGHxxGxxHD）和在其生物合成过程中对 ADAMTS13 正确折叠至关重要的 10 个 N-糖基化位点。此外，还显示了独立或依赖于远端酶切位点相互作用以促进催化反应效率的剪切力。在 TTP 患者中，ADAMTS13 的抑制抗体主要针对 Spa 结构域的外位点

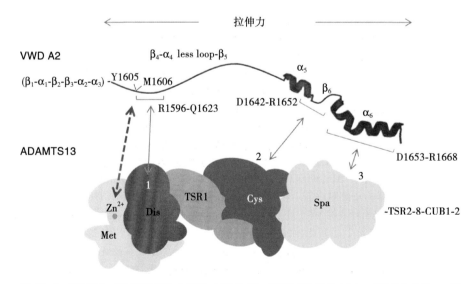

图 42.8　VWF 和 ADAMTS13 之间的交互作用。VWF A2 结构域由一系列 β 链和 α-螺旋组成。VWF 分子两端的剪切力差产生了一个拉伸力，使 A2 结构的构象展开，使三个结合表位（R1596-Q1623、D1642-R1652 和 D1653-R1668）暴露于去整合素域（Dis）、ICH 区域（Cys）间隔域（Spa）中的 ADAMTS13 远端酶切位点（1、2 和 3）中。远端酶切位点结合促进了金属蛋白酶（MP）域中含锌催化位点与 Y1605-M1606 键的结合

大大提高了 ADAMTS13 切割 VWF 的效率。VWF A2 结构域的裂解位点和远端酶切位点结合位点通常是隐蔽的，但可能由于与 ADAMTS13 外显子及其催化序列的相互作用而被张力暴露[65]。另一远端酶切位点位于 ADAMTS13 的 TSR5 区域。该远端酶切位点可能与 VWF 的 D4-CK 区域的组成暴露表位相互作用[66]。这种 C 端相互作用可能促进上游远端酶切位点在应力条件下与 VWF 的相互作用。

总体而言，结构分析结果证实剪切力改变了 VWF 的构象，使其易于被 ADAMTS13 裂解。有趣的是，盐酸胍中 VWF 的窄角中子散射研究也促进了 VWF 被 ADAMTS13 分解，这表明在结构域水平上的构象变化足以发生蛋白水解[67]。在多聚体水平上 VWF 向扩展结构的展开不需要进行蛋白水解，但可能导致 VWF-血小板相互作用和血小板黏附和聚集[11]。

ADAMTS13 缺乏的原因

在 TTP 中，ADAMTS13 缺乏可能由蛋白酶的基因突变或自身免疫抑制抗体引起的。各种病理条件也可能降低血浆中 ADAMTS13 的活性水平。然而，这种减少是轻到中度的，不足以引起血小板聚集和微血管血栓形成。

ADAMTS13 基因突变

在遗传性 TTP 患者中，复合杂合子或 ADAMTS13 基因的纯合子突变（不太常见）导致严重的 ADAMTS13 缺陷。现已鉴定出 126 种不同的 ADAMTS13 基因变体（https://www.ncbi.nlm.nih.gov/clinvar? term=604134[MIM]）。54 种变异是已知或可能致病的，还有 42 个意义未定。突变包括错义、无义、移框插入或删除以及剪接位点变异。受影响的残基跨越了整个 ADAMTS13 基因谱，损害了蛋白质的合成、分泌或蛋白水解活性。

杂合子个体的 ADAMTS13 活性在正常值的 40%~70%[4]。没有任何表型异常归因于 ADAMTS13 的部分缺失。

只有少数突变在多个家系中反复出现。一个显著的例外是 4143insA，它在北欧/中欧和土耳其的多个家系中被检测到。单倍型分析表明 4143insA 突变等位基因可能来源于同一个祖先[68]。

一个 ADAMTS13 变异等位基因，C1423T（P475S）存在于日本人（5.1%）、韩国人（4%）和中国人（0.5%~1.7%）中，但在白种人和非裔美国人中未检测到[69-71]。这种多态性引起了相当大的关注，因为在表达研究中，ADAMTS13 突变体只表现出10% 的 VWF 切割活性。对 P475S 多态性携带者的进一步分析表明，血浆 ADAMTS13 活性水平仅降低了 10%，在临床上并不显著。先前报道的 P475S 变异体的低活性是由于在本研究的 ADAMTS13 活性测定中所用的尿素对 ADAMTS13 P475S 变异体的失活所致。

ADAMTS13 的自身免疫抑制剂

获得性 TTP 患者占 TTP 病例的 95% 以上，其 ADAMTS13 缺乏是由于 ADAMTS13 蛋白酶的抑制性自身抗体引起的[1,72]。据推测在遗传易感性个体中，一种其他的无害的感染可能会引起对 ADAMTS13 的自身免疫反应。事实上，许多患者对其他抗原表现出阳性的自身免疫反应，表明他们对自身免疫的调节是有缺陷的[73]。失调的免疫调节与 HLADRB1*11 等位基因在

获得性 TTP 患者中的过度表达的发现是一致的[74]。

噻氯匹定治疗可使 ADAMTS13 抑制的风险增加 200~300 倍[75,76]。这种抑制物在噻氯匹定治疗后 2~8 周产生，对血浆置换和停用药物有反应，一般不会复发。据报道，另一种抗血小板噻吩吡啶，氯吡格雷，也可能导致血小板减少症和微血管病溶血综合征。然而，风险增加的程度尚不清楚。这种并发症通常发生在术后两周内，并没有与 ADAMTS13 抑制物密切相关，血浆置换似乎没有影响生存率[77]。还未有其他药物诱导 ADAMTS13 抑制物的报道。

在未接受抗逆转录病毒治疗的患者中，艾滋病毒感染可使 TTP 的风险增加近 39 倍[78]。这种风险在艾滋病毒感染率极低的人群中可能不明显[5]，并且可通过抗逆转录病毒治疗降低。据报道，获得性 TTP 患者中的 ADAMTS13 多态性（R1060W）比普通人群更为普遍[79]。这使得人们猜测某些 ADAMTS13 多态性可能使受影响的个体倾向于产生 ADAMTS13 抑制物。此关联有待验证。

TTP 的 ADAMTS13 抑制物主要由 IgG 组成，可检测到 IgA 和 IgM 抗体的频率要低得多。VH1-69 种系重链基因似乎最常用于产生 ADAMTS13 抗体[80]。在一项研究中，可检测到 IgG 的四个亚型，尽管 IgG_4 似乎是最常见的，可在 90% 以上的患者中检测到[81]。

在大多数患者中，ADAMTS13 抑制物的水平较低（<10U/ml）[82,83]，并且在数周或数月后往往进一步降低到不可检测的水平，这表明 ADAMTS13 的免疫反应是由对外源性抗原的免疫反应和对 ADAMTS13 的分子模拟造成的。在某些情况下，在检测不到 ADAMTS13 抑制物之前，其水平可能会在数周至数月内大幅波动。其过程中不可预测的变化使得在特殊病例报告中很难评估 TTP 治疗干预的效果。

抗原表位鉴定研究表明，Arg660、Tyr661 和 Tyr665 是远端酶切位点 3 与 VWF A2 结合的关键残基，也是 TTP 患者抑制性抗体的靶点[84-86]。有趣的是，在半胱氨酸间隔区上游截短的 ADAMTS13 变异体表现出低但可检测的 VWF 裂解活性，且 TTP 患者的抑制物不能抑制。这些不可抑制的 ADAMTS13 产物可用于克服 ADAMTS13 抑制物造成的治疗难题。

这些抗体也可能靶向 TSR2-8 和 CUB 结构域的表位[87-89]。然而，目前尚不清楚这些非抑制性抗体是否导致 TTP 患者的 ADAMTS13 缺乏。据报道，ADAMTS13 通过 TSR2-8 和 CUB1-2 结构域的表位与内皮细胞结合，从而推测针对这两个区域的抗体可能影响血管内皮表面上 VWF 的 ADAMTS13 裂解[90]。

ADAMTS13 缺乏的其他原因

在各种病理条件下，包括转移性肿瘤、败血症、DIC、肝病、妊娠和恶性疟原虫感染，血浆 ADAMTS13 水平都有不同程度的降低[91-97]。报道的 ADAMTS13 缺乏在某些情况下是有争议的[98,99]。在体外，ADAMTS13 在正常血浆中相当稳定，但在病理状态的患者的血浆标本中可能很快恶化到极低水平。因此，体外 ADAMTS13 活性的丧失可能导致转移瘤或其他疾病患者中所见的严重下降。一般来说，在这些情况下，ADAMTS13 活性的降低并不足以引起血小板血栓形成。然而，由于基因突变或抑制性抗体的作用，这种减少的 ADAMTS13 可能会导致低 ADAMTS13 水平患者的血小板血栓形成。

4

临床特征与诊断

获得性 TTP 主要影响所有年龄段的青少年和成人,中位和众位年龄为 30~40 岁。10 岁以下的幼儿很少发病[78,100]。男女比例为(2~3):1。传统上,当患者出现血小板减少症和微血管病性溶血性贫血(MAHA)时,可疑诊为 TTP。然而,越来越多的人认识到,TTP 可能会出现器官功能障碍,却不会并发 MAHA 或血小板减少症。对这类不完全型病例的认知对于在严重并发症发生之前诊断该疾病至关重要。

典型临床表现

在一个典型病例中,TTP 的过程开始于 ADAMTS13 抑制物的出现,它逐渐降低血浆 ADAMTS13 水平。当血浆 ADAMTS13 活性低于 10% 时,血管内 VWF-血小板可能开始聚集,导致微血管血栓形成、血小板减少症和 MAHA。除了一些例外,器官功能障碍,如精神变化或局灶性神经功能缺损甚至死亡,通常发生在严重血小板减少症和溶血的患者身上(图 42.9)。

无症状的 ADAMTS13 缺乏症的持续时间可变,从几天到几年不等。对有获得性 TTP 病史的患者进行系列监测的结果表明,在缺乏足够严重导致血小板聚集和血小板消耗之前,血浆 ADAMTS13 活性可能会持续数周至数月下降。血小板消耗超过补偿性血小板生成时可检测出血小板减少症。消耗性血小板减少症直到 ADAMTS13 水平低于正常值的 10% 才明显表现出来。

不伴有明显溶血性贫血的血小板减少症阶段的持续时间也因人而异。在此阶段,患者可能被误诊为免疫性血小板减少症(immune thrombocytopenia,ITP)。手术、感染或妊娠可能会在亚临床性 ADAMTS13 缺乏患者中诱发血小板聚集、血栓形成和血小板减少症,因此形成了这些疾病可以引起 TTP 的临床印象。

大多数患者没有明显的病史,开始注意到定义不清的症状,如头痛、头晕和疲劳,则通常被视为病毒性疾病,直到出现更严重的并发症,如严重的疲劳、瘀点、构音障碍、偏瘫或困倦。

不太常见的是,患者可能出现腹痛、恶心和呕吐,伴或不伴有胰腺炎;癫痫发作或猝死。

血尿和蛋白尿提示肾小球血栓形成。肌酐水平通常只有极小幅度的升高。这与 TTP 中斑点状病变和保存完好的肾脏的病理结果一致。引起高血压、液体潴留、电解质紊乱、少尿或无尿的明显肾衰竭应考虑是并发肾功能紊乱,如志贺毒素相关的 HUS(shiga toxin associated HUS,STX-HUS)、非典型 HUS(atypical HUS,AHUS)或抗肾小球基底膜(glomerular basement membrane,GBM)肾病。

经常需要 CT 或 MRI 等影像学研究协助诊治神经功能障碍。在大多数情况下,影像检查仅有阴性结果或轻微的缺血改变。有时可见点状出血灶。有时,TTP 患者可能会出现常规成像研究可检测到的大血管缺血性卒中。据推测,大血管血栓形成可能是由血管内血栓形成导致的损伤所引起。

文献还包括"TTP"系列病例报告,其中大量显示 CT 或 MRI 的严重异常。然而对这些病例的回顾显示,大多数患者可能有 STX-HUS、AHUS 或其他疾病,而不是 TTP。

异常心电图伴非特异性 ST-T 改变和 CPK 或肌钙蛋白水平升高是常见的。偶尔 TTP 可能会因大的冠状动脉血栓形成出现心肌梗死。心脏衰竭可能由收缩功能障碍、肌电分离或心律失常引起,通常是致命的。严重情况下,由于心脏失代偿,肺功能可能受损。大多数 TTP 患者肝功能正常。

在新发的 TTP 病例中,患者如有严重的血小板减少症(<20×10⁹/L)和贫血,血液涂片上有红细胞,珠蛋白水平降低,高度疑诊 TTP。其他评估溶血的常见实验室检查,包括网织红细胞计数、低密度脂蛋白和间接高胆红素血症,通常有但并非总是异常的。在慢性病例中,溶血性贫血可能占主导地位,而血小板减少症被代偿性血小板生成所掩盖,有时甚至可能引起血小板增多。

非典型表现

尽管在临床实践中,MAHA 和血小板减少症作为 TTP 的特征根深蒂固,但通过 ADAMTS13 试验,现已认识到两者在临床

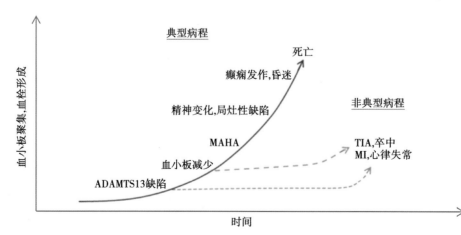

图 42.9 典型和非典型的 TTP 病程。一般来说,TTP 在引起精神变化、神经功能缺损、其他器官功能障碍和死亡之前,会从 ADAMTS13 缺乏发展为血小板减少症和微血管病性溶血性贫血(MAHA)。有些在血小板减少症期检测到的 TTP 可能被误诊为免疫性血小板减少症。在血小板减少性紫癜和 MAHA 症状明显(非典型病程)之前,它还可能导致局灶性神经功能缺损、心肌梗死或心律失常和猝死

症状出现时不都一定存在。事实上,患者可能处于仅表现血小板减少症的阶段,在 MAHA 发生之前,正如在有 TTP 病史的患者中经常观察到的那样,其血细胞计数受到密切监测。

目前认知尚不充分的一个事实是,新发患者可以只表现血小板减少症。这种情况常常被误认为是 ITP。在微血管血栓广泛出现、引起血小板减少症和 MAHA 之前,恰好先影响到大脑的重要区域、较大的颅内动脉或冠状动脉的情况下,患者也可能出现卒中、短暂性脑缺血发作或心肌梗死(图 42.9)。进行 ADAMTS13 检测使得不伴有 MAHA 和血小板减少症的患者的 TTP 诊断成为可能。

TTP 的诊断

当患者同时出现 MAHA 和血小板减少症时,应警惕 TTP。同样,在血小板减少症且满足以下条件(之一或多个)的患者中,也应该考虑 TTP 的存在:既往有 TTP 病史;出现输注血浆或红细胞后血小板计数增加;原因不明的头晕、头痛、精神状态改变或癫痫;另外,对于发生短暂性脑缺血发作、卒中、心肌梗死或胰腺炎的患者,如果满足以下条件之一或多个,也需警惕 TTP:既往有 TTP/ITP 病史;并发/曾患不明原因导致的血小板减少症;年轻且无其余高危因素(见表 42.3)。隐匿性 TTP 有时也可因血小板过度代偿而表现为 MAHA 和血小板增多症。

由于 TTP 与其他一些疾病拥有类似临床特征,TTP 的确诊需依靠 ADAMTS13 试验(见图 42.10)。在标本的采集和检测步骤均合格的情况下,血浆 ADAMTS13 活性水平<10%时可确诊 TTP。在输血后或血小板计数增加时进行取样,ADAMTS13

水平可能不会低于 10%。ADAMTS13 活性水平<20%可高度提示 TTP。当然,检测参考值可能会随使用的测定方法而变化。因此,当血小板计数下降或稳定在低水平时,需要重复 ADAMTS13 试验。如果血小板计数下降或稳定在低水平时 ADAMTS13 活性大于 10%,则需要寻找血小板减少症的其他原因。需要注意的是,并不是所有的 ADAMTS13 试验结果都可靠。

有很多因素都可以导致 ADAMTS13 测定结果不一致,但对这一问题还没有可靠、完全的回答。目前最流行的 ADAMTS13 检测方法是基于一段简短的 VWF 肽和荧光共振能量转移(fluorescence resonance energy transfer, FRET),而有的样本中 ADAMTS13 抗体的结合力较弱,并被低 pH 的反应缓冲液解离,这些样本测得的 ADAMTS13 可能会偏高[101,102]。此外,虽然 ADAMTS13 活性在正常血浆中非常稳定,可以在室温或 37℃的环境下不损失活性长达数小时,但在肝病、脓毒症或 DIC 患者的血浆中则表现得不稳定。而且蛋白酶的活性也可能在反复冻融后丧失。

目前有一些用于诊断或排除获得性 TTP 的临床预测评分[103-107]。以 PLASMIC 为例,下列因素都被计为 1 分:血小板计数降低(<30×10⁹/L),溶血[网状细胞>2.5%,不可检测的结合珠蛋白或间接胆红素>2.0mg/dl(34.2μmol/L)],无进展期肿瘤,无实体器官或干细胞移植病史,MCV<90fl,INR<1.5 和血清肌酐<2.0mg/dl(176.8μmol/L)。然后根据总分将患者分为高、中、低风险组。当临床上无法开展 ADAMTS13 试验时,这些评分系统可能起一定的作用。然而,在临床实践中滥用它们可

表 42.3　血栓性血小板减少性紫癜(TTP)的诊断

诊断	提示内容
疑诊 TTP	• 血小板减少症与 MAHA 二联征 • 血小板减少症并有: 　– TTP 既往史 　– 无法解释的眩晕、头痛、精神状态改变或癫痫 　– 输注红细胞或血浆制品后出现血小板计数增高 • 短暂性脑缺血发作、卒中、心肌梗死或胰腺炎并有: 　– TTP 既往史 　– 无法解释的血小板减少或 MAHA 　– 年轻且无其他危险因素
确诊 TTP	• 血浆 ADAMTS13 活性<10% 　– 需排除因取样或试验误差导致的错误结果 • 血制品输注后或血小板计数升高时,ADAMTS13 活性<20%高度提示 TTP 　– 参考阈值因试验不同而有所差异
自身免疫性 TTP(获得性 TTP)	• ADAMTS13 抑制试验阳性是自身免疫性 TTP 的确诊试验 　– ADAMTS13 抑制试验阴性不能排除自身免疫性 TTP • 支持自身免疫性 TTP 的依据 　– 血浆 ADAMTS13 水平在血浆输注或血浆置换后上升幅度未达到预期
遗传性 TTP	• 无自身免疫性 TTP 依据,并且满足下列条件之一或多个: 　– 无 HIV 感染史,在婴儿期或孩童期发病 　– 血浆疗法后血浆 ADAMTS13 水平上升 　– 父母及子女血浆 ADAMTS13 活性下降 　– 纯合或双杂合 ADAMTS13 突变

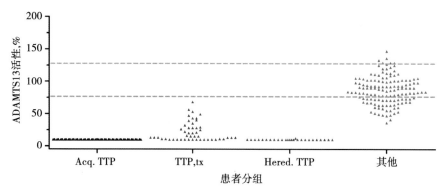

图 42.10   ADAMTS13 严重缺乏是 TTP 的独有特征。149 例获得性 TTP 患者（Acq. TTP）和 26 例遗传性 TTP 患者（Hered. TTP）的血浆 ADAMTS13 活性接近或低于检测下限（正常对照的 10%）。但这一数字在 139 例其他患者（因其他原因导致微血管病性溶血性贫血和血小板减少症）中为 35%。这一显著的差别在患者接受血制品（TTP,tx）输血后便不再存在了。通过 SDS PAGE 对 ADAMTS13 产生的 176kD VWF 二聚体片段进行可视化分析检测血浆 ADAMTS13 活性。途中两条虚线间即为正常范围

能会造成严重的问题。首先，患者的并发疾病可能会干扰评分使得最后的总分显得不那么可靠。其次，评分系统的表现好坏往往取决于患者群体的选择，而在衡量评分系统时，不典型症状表现的患者往往很少被纳入。下面的两个真实案例充分说明了评分系统的缺点：一个既往有肺癌的患者，现患有因严重的 ADAMTS13 缺乏导致的血小板减少症（低于 $39 \times 10^9/L$）、卒中，另外还患有由糖尿病和高血压引起的肾功能不全 [Cr 2.8mg/dl（247.5μmol/L）]，但他没有溶血的表现与相应指标。如果我们用 PLASMIC 来预测他的 TTP 风险，得出的结论是该患者属于低风险。相反，如果是一位因 AHUS 而表现为 MAHA，血小板减少症，高血压，但肾功能受损相对较轻 [Cr 1.6mg/dl（141.4μmol/L）]的患者，在 PLASMIC 评分中属于 TTP 高风险。总的来说，如果对这类评分系统使用不当，很可能会影响非典型 TTP 患者的诊断。

自身免疫性 TTP 的诊断。通过将患者和正常血浆样本以 1:1 的体积混合，我们可以在 80%～90% 的患者中检测到 ADAMTS13 抑制物。对于血浆混合抑制试验呈阴性的患者，可以从加热后的血浆或血清样本中分离出 IgG，以证明其在正常血浆中对 ADAMTS13 的抑制作用。如果从血浆输注或血浆置换后血浆 ADAMTS13 水平的升高低于预期，或者在缓解期升高超过 10% 等方面也可以推断出抑制剂的存在（见表 42.3）。

目前已经有用于测定 ADAMTS13 抗原和抗体的实验室检测方法，这些固相分析具有很高的精度。然而，由于抗原检测也能检测到抗体结合的 ADAMTS13，因此此 50% 的血小板减少症 TTP 患者中抗原检测仍呈正常水平甚至略有上升。ADAMTS13 抗体试验对获得性 TTP 高度敏感（>90%），但含有对 ELISA 中使用到的其他成分的抗体，在大约 5%～15% 没有自身免疫性 TTP 的个体中会产生假阳性结果[108]。

ADAMTS13 试验与 TTP 的治疗。ADAMTS13 活性测定不仅对 TTP 的诊断至关重要，该试验在 TTP 的治疗期和缓解期也非常有用。

在 TTP 的治疗过程中，尽管使用了血浆或其他疗法，患者的血小板计数依然可能不会增加。在这种情况下，需要针对治疗无效的 TTP 和其他原因引起的血小板减少症进行鉴别。

ADAMTS13>10% 则提示血小板减少症是由其他并发原因引起的，如 HIV 相关性血小板减少症、ITP、败血症和肝素诱导的血小板减少症。在血浆治疗结束时，持续较低的 ADAMTS13 水平（<10%）提示早期复发高风险。在缓解期，ADAMTS13>10% 有助于鉴别自身免疫性 TTP 与遗传性 TTP。在自身免疫性 TTP 中，缓解期 ADAMTS13 水平下降可能提示即将复发。

遗传性 TTP

遗传性 TTP 又称 Schulman-Upshaw 综合征或慢性复发性 TTP，它是一种罕见的疾病，只占所有 TTP 病例的不到 5%[109,110]。遗传性 TTP 是由于 ADAMTS13 的双杂合子或更少见的纯合子遗传缺陷引起的，它与自身免疫性 TTP 的区别在于其发病年龄较早，且对血浆输注治疗的反应可预测。然而，一些遗传性 TTP 患者可能在成年后才被确诊。

遗传性 TTP 最常见的临床表现是伴有或不伴有血小板减少症的新生儿溶血性黄疸。有时可发生严重的并发症，如卒中、癫痫和精神障碍。不明原因引起的贫血、血小板减少症或高胆红素血症在输血或换血后通常会立即得到改善。这些新生儿往往在没有得到正确诊断的情况下出院，几周或几年后才出现并发症[111,112]。在某些病例中，遗传性 TTP 被诊断为成人短暂性缺血发作、卒中或肾衰竭。

与大多数遗传性疾病一样，遗传性 TTP 在其表型严重程度上存在差异。有些遗传性 TTP 患者每 2～4 周不进行血浆输注，就会发生血液或其他系统的并发症。其他患者可能能够维持正常或略低的血小板计数，只是偶尔发生严重并发症。遗传性 TTP 的严重程度在单一患者的一生中也可能有所不同，如妊娠和慢性胆囊炎都可能使得 TTP 加重。

因为遗传性 TTP 可能无临床表现或仅为亚临床表现[113]，这一疾病很可能在患者成年期才被发现，这也导致遗传性 TTP 的发病率可能比我们预计的还要更高。遗传性 TTP 最常见的并发症是神经系统异常，有时也可表现为急性胰腺炎或肾衰竭[114]。

未接受周期性血浆治疗的遗传性 TTP 患者中，约有 10% 会

出现一次或多次急性肾衰竭,但及时的血浆治疗是有效的[114]。在没有接受定期血浆治疗的患者中,约 10% 会在没有急性肾衰竭之前就发生慢性肾衰竭,这可能是由于长期的亚临床血栓形成。因并发非典型溶血性尿毒综合征引起的肾衰竭也有报道[115]。

遗传性 TTP 的实验室检测结果与获得性 TTP 相似,但 AD-AMTS13 抑制试验为阴性(见表 42.3)。缓解期可检测到超大型 VWF 多聚体,这些多聚体的下降往往伴随着血小板减少症与急性器官功能障碍。遗传性 TTP 患者的父母及子女也丧失了部分 ADAMTS13 活性,但往往临床上无症状。

治疗及预后

血浆疗法

对于出现卒中、血小板减少症、神经功能异常等急性血栓性并发症的患者,无治疗死亡率>90%的可以使用血浆疗法,而血浆疗法可以促进缓解并降低死亡风险。每天 1～1.5 倍总血浆容积的血浆置换和每天 15～30ml/kg 的血浆输注都可以诱导临床缓解,两种不同方法的总体生存率分别为 80% 和 60%[116]。血浆疗法补充了患者体内缺失的 ADAMTS13。由于可能导致患者体内容量负荷过重,单纯的血浆输注在临床上一般用得不多,主要在血浆置换治疗开始之前作为一种短期的紧急替代疗法使用。

血浆置换疗法更有效,因为它可以让患者获得更多新鲜的冷冻血浆,同时血浆置换也能去除患者体内的 ADAMTS13 抑制物。有时出于宗教原因,血浆置换疗法使用白蛋白溶液作为置换液。从部分康复的患者身上可以得出,仅移除 AMADTS13 抑制物可能就足以防止病情恶化,并使病情得以改善。有的患者由于纤维蛋白原和其他凝血因子的消耗,可能发生出血性并发症。对于这类患者,在条件允许的情况下,可以尝试用血浆冷沉淀或含Ⅷ因子浓缩物的 ADAMTS13 来辅助治疗[117]。

通常认为超大型 VWF 多聚体参与了 TTP 的发病过程。有人据此提出,去冷沉淀的血浆(缺乏大型 VWF 多聚体)可能比新鲜冷冻血浆更有效。去冷沉淀血浆的优势尚未在随机临床试验中得到证实[118,119]。其实,只要能将血浆 ADAMTS13 水平提高到 10% 以上,大型 VWF 多聚体的存在就无关紧要了。

当患者达到临床缓解(至少连续两次测量血小板计数正常)时,便可以逐步减量甚至停止血浆置换疗法。但由于血浆 ADAMTS13 水平往往不稳定(一般持续几周甚至几个月),因此仍需继续仔细监测血小板计数,以便及早发现复发。

对于经血浆治疗后仍存在持续性血小板减少症的患者,ADAMTS13 水平检测可能有助于将难治性 TTP 与其他引起血小板减少症的原因(如艾滋病毒感染、导管感染和肝素诱导的血小板减少症等)进行区分。ADAMTS13 水平大于 10% 表明持续性血小板减少症不是由难治性 TTP 引起的,还需寻找血小板减少症的其他原因。

血浆置换疗法的适用疾病很广,TTP 只是其中一种。例如,缺乏补体因子 H 或其他血浆补体调节因子的患者也可以尝试血浆疗法。因此,能够对血浆疗法产生反应并不是 TTP 独有的特征。

免疫抑制疗法

血浆疗法并不能解决有关 ADAMTS13 的自身免疫问题。部分患者通过血浆疗法能够获得持续缓解,因为 ADAMST13 抑制物会降低到较低水平,从而使血浆 ADAMTS13 水平保持在能够阻止 VWF-血小板聚集所需的水平以上。但有些患者终生不能停止血浆治疗,因为他们体内的血浆 ADAMTS13 始终低于阈值水平(通常<10%)。

通常认为,糖皮质激素可以降低自身免疫强度,所以也有部分患者的治疗方案中会加入糖皮质激素。然而,目前并没有确切的证据表明类固醇能缩短血浆治疗的时间或降低早期复发的风险[120]。相反,长期的类固醇治疗还会产生严重的不良反应。

在过去的一些个案报道里,不能脱离血浆置换的患者也用长春新碱、环磷酰胺、硫唑嘌呤和/或大剂量静脉注射免疫球蛋白进行经验治疗。其疗效有好有坏,但总的来说是不能令人满意的[121]。部分患者可以通过脾切除从而不用终生进行血浆置换,但复发的风险还是很高。

利妥昔单抗(Rituximab)是一种针对淋巴瘤开发的 CD20 单克隆嵌合抗体,首次成功用于无法停止血浆疗法的 TTP 患者[122]。据报道,使用利妥昔单抗的缓解率高达 95%。使用利妥昔单抗达到缓解的中位时间是 15 天(5～75 天)。当然,由于成功的结果更易发表的偏倚或许会夸大其真实的疗效。

利妥昔单抗可以延缓 TTP 的复发,但不能完全消除复发的风险。TTP 复发后,不使用利妥昔单抗的平均无复发生存期为 9.4 个月,使用利妥昔单抗的平均无复发生存期为 31.3 个月[78]。

随着利妥昔单抗越来越多地在诊断新发 TTP 时预防性使用,其在 TTP 治疗方案中的地位也日益重要[124]。利妥昔单抗很难在 7～10 天内降低早期死亡率,也不太可能大幅度减少缓解期的血浆置换次数,但它可以降低 TTP 发展为难治性的风险,也可以降低患者在两周后的死亡风险。同时,它还能延缓 TTP 的复发。

利妥昔单抗可用于在缓解期血浆 ADAMTS13 水平<10%的患者。为了提早识别那些复发的患者,最好在缓解期每隔一个月对血浆 ADAMTS13 水平进行连续测量。这时候如果提前使用利妥昔单抗治疗,使血浆 ADAMTS13 水平提高到 40%～50% 以上,就可以尽可能地防止这部分患者复发[125]。

利妥昔单抗针对 B 细胞,不针对浆细胞。但 B 细胞耗尽时,浆细胞也会因来源不足而减少。如果其中寿命较长的浆细胞继续产生 ADAMTS13 抑制物,则利妥昔单抗治疗可能在数周至数月内无效。对于这类患者,针对浆细胞使用蛋白酶体抑制剂如硼替佐米,可能有助于达到缓解。然而,硼替佐米的效果可能不是立竿见影。多发性骨髓瘤的平均反应时间为 1.3 个月[126,127]。由于没有对照组,硼替佐米的疗效不太好全面评估,有时"对硼替佐米的迟发反应"可能是因为疾病得到了自发性缓解。

对于有慢性 TTP 症状(如复发性短暂性缺血发作而无血小板减少症)的患者,利妥昔单抗治疗可在无血浆治疗的情况下提高 ADAMTS13 水平[128]。这部分患者若是仅靠血浆治疗,血浆 ADAMTS13 水平永远都不可能得到稳定的提升。

4

环孢霉素、钙调神经磷酸酶抑制剂也被用于TTP的诱导缓解与防止复发[120,129]。但总体来说，在TTP中使用钙调磷酸酶抑制剂的案例并不是很多。

抗血小板药物

在一部分个案报道中，阿司匹林、双嘧达莫、右旋糖酐、噻氯匹定和氯吡格雷也被用于治疗TTP。但由于血浆疗法和利妥昔单抗的疗效尚可，通常较少会使用抗血小板药物。

其他可供选择的治疗方法

N-乙酰半胱氨酸是一种主要用于治疗对乙酰氨基酚过量、慢性阻塞性肺疾病和囊性纤维化的二硫还原剂，在一些难治性TTP的病例中也被使用[130-134]。但这种情况下可能需要大剂量的N-乙酰半胱氨酸才能降低VWF多聚体的大小[135]。

卡普赛珠单抗（caplacizumab）是一种抑制VWF-血小板结合的纳米体阻滞剂，已经在Ⅱ期临床试验中被证明可以减少患者缓解期的血浆置换次数[136]。但由于纳入的患者均没有AD-AMTS13缺陷，这一结果是否能够反映实际情况还有待商榷。但卡普赛珠单抗可以快速抑制VWF-血小板聚集，所以在促进临床缓解和降低TTP早期死亡风险方面还是存在着很大的潜力。如果在血浆ADAMTS13活性还未上升到10%就停止卡普赛珠单抗治疗，患者可能会面临高风险的早期复发。在卡普赛珠单抗治疗时中同时使用利妥昔单抗，可能有助于ADAMTS13水平的回升。

针对遗传性ADAMTS13缺陷的重组ADAMTS13现正在开发中[137]，它可以使遗传性TTP的治疗变得简单起来。但在获得性TTP中，这种替代疗法很可能不会奏效，因为获得性TTP患者体内的ADAMTS13抑制物水平往往不稳定，替代疗法的反应也无法得到很好的预测。

ADAMTS13缺乏的TTP患者输注血小板可能会导致更多的血小板聚集和血栓形成[138,139]。输注血小板的负作用在患者循环中活性VWF多聚体已经消耗殆尽的情况下可能不明显（见图42.6）。此外，血小板浓缩物中少量的血浆可能会提高抑制物水平非常低的患者和遗传性TTP患者的血浆AD-AMTS13水平。当然，也不是所有患者都对输注血小板有不良反应。

遗传性TTP的治疗

遗传性TTP对少量的血浆输注治疗反应灵敏。临床上一般给患者每2~3周输注5~10ml/kg的新鲜冷冻血浆即可。

许多遗传性TTP患者在没有血浆治疗的情况下可以很多年都没有症状发生。这些患者可能会对血浆治疗的价值保持怀疑态度。但血栓性并发症是不可预测的，可能发展为急性肾衰竭、慢性肾衰竭，甚至极为严重的神经系统损伤。所以至少需对有血小板减少史或其他TTP并发症的患者，应认真考虑维持血浆治疗。手术及妊娠期间应给予预防性血浆治疗。

血浆治疗方案应针对患者进行个体化调整，以达到血小板计数正常、无血栓发作、肾功能稳定、无或微量血尿和蛋白尿的临床目标。

针对孕期TTP的特殊治疗

在妊娠期间，血浆ADAMTS13水平逐渐下降到70%（足月时），如果妊娠合并HELLP综合征，这一数字更低，只有35%[140,141]。因此，在ADAMTS13水平本就接近血小板聚集阈值的患者中，妊娠可能诱发血小板聚集和微血管血栓形成。这就解释了为什么在妊娠期出现TTP并发症的妇女中遗传性ADAMTS13缺陷比人们预期的更为普遍[142]。同理，有获得性TTP病史的妇女在缓解期其ADAMTS13水平可能较低，但随着妊娠进一步降低体内的蛋白酶水平，她很可能会出现急性血栓并发症。

妊娠时，体内血浆VWF水平升高2~3倍，血小板也被激活，这时如果ADAMTS13水平已经降低，那么VWF-血小板血栓就很可能形成。TTP并发症也可能会因为妊娠时自身免疫强度降低而减少。所以，遗传性ADAMTS13缺乏的妇女应在妊娠期间持续输注新鲜冷冻血浆，以预防母婴并发症，平稳度过孕期。

对有获得性TTP病史的妇女的治疗则相对没那么简单明了。在妊娠前，应测量血浆ADAMTS13水平，最好测量多次。如果ADAMTS13水平较低，那么可以只用利妥昔单抗治疗来抑制自身免疫，并尽可能提高ADAMTS13水平。在妊娠期间，应经常监测ADAMTS13水平，预防性使用利妥昔单抗以防止ADAMTS13水平下降。利妥昔单抗属于妊娠C类药物，可导致胎儿淋巴细胞减少及一些其他的并发症。在选择治疗方案时应考虑到这一风险。

志贺毒素相关的溶血性尿毒症综合征

病因学

典型的溶血性尿毒症综合征（HUS）表现为肾衰竭、微血管病性溶血性贫血（MAHA）和血小板减少症，在这之前常有出血性腹泻的前驱表现。这是一种相对少见的疾病，但受关注程度还是很高的。

据估计，在北美和欧洲患有典型溶血性尿毒症综合征的儿童中，约90%感染了产志贺毒素的大肠杆菌（Shiga toxin producing *Escherichia coli*，STEC）。也有类似的病例在成人中被报道。这些致病体产生志贺毒素，它由噬菌体DNA编码，可分为几种基因型。大多数典型的溶血性尿毒症综合征病例与志贺毒素基因型2或1+2有关。非O157血清型的STEC、痢疾志贺杆菌血清型Ⅰ也能引起溶血性尿毒症综合征[143,144]。一种肠道聚集型病原体获得了编码志贺毒素噬菌体的大肠杆菌O104：H4，曾在德国引起了一场主要影响成年人的疫情暴发[145]。

STEC感染主要发生在夏季和秋季。出血性大肠杆菌大量存在于牛群中，通过未煮熟的食物传播，如肉类、牛奶、蔬菜、水果和被牛粪便污染的水。在急性腹泻期也可发生人与人之间的传播。

病理表现

志贺毒素相关的溶血性尿毒症综合征的病理特征以内皮细胞肿胀、坏死和内皮下增厚为主。透明血栓通常（但并非总是如此）存在于肾小球袢和肾小球门部，可累及包括小叶间动脉在内的中小动脉（图42.3A）。肾皮质梗死可伴有广泛的血栓形成。在一些严重的病例中,心脏、胰腺或大脑等其他器官也可能受到影响。血栓性 STX-HUS 与富含 VWF 的 TTP,其病变处纤维蛋白含量更高[8,146]。

病理生理学

在 STX-HUS 中,志贺毒素可引起内皮细胞损伤,从而导致肾小球功能障碍。血栓性和非血栓性缺血也可导致肾和其他器官的功能障碍。

志贺毒素分子由一个 A 亚基与五个相同的 B 亚基(五聚体)非共价结合而成。该分子通过其 B 亚基与在肾微血管内皮或其他靶细胞膜上表达的神经酰胺三己糖苷 Gb3 和 Gb4 结合[147],其他膜成分也可能影响或参与这一结合过程。

B 亚基结合后,A 亚基通过内吞作用进入细胞,之后水解,产生更小的 A 亚基片段。这些片段能够破坏核糖体的 60S 亚基,从而阻断靶细胞的蛋白合成,导致细胞肿胀,从而破坏血管腔内的血流稳定。更严重的损伤可能导致细胞坏死,使得肾小球基底膜暴露于循环中的凝血蛋白,产生血栓[148]。HUS 与凝血和纤溶系统的激活有关,凝血酶激活标志物(如凝血酶-抗凝血酶复合物和凝血酶原片段 1+2)水平的升高和 D-二聚体水平的升高证明了这一点[149]。

还有一些其他的机制参与到了内皮细胞的损伤中[148]。志贺毒素可诱导 Weibel-Palade 小体释放 VWF,并可诱导内皮细胞表达 P-选择素。P-选择素和志贺毒素可能激活补体旁路途径[151,152]。然而,VWF 的释放和补体激活在 STX-HUS 中内皮损伤的作用仍有待证实。

也有许多 STEC 菌株与出血性腹泻或溶血性尿毒症综合征无关,这表明微生物的其他毒性因素也很重要。肠细胞失活(enterocyte effacement,LEE)致病基因岛的染色体座上附加基因的表达(如编码紧密连接中紧密素的 eaeA 基因)与溶血性尿毒症综合征的发生有很强的相关性[150]。

只有一小部分受感染的患者会出现溶血性尿毒综合征,这说明宿主的易感性也很重要。据推测,细胞因子、志贺毒素受体或其他未知因素水平的差异导致了宿主反应的异质性[153]。

临床特征

腹泻和其他胃肠道症状往往会在致病性大肠杆菌感染 2~12 天后出现,症状出现 1~3 天后出现血性腹泻。在 1%~25% 的病例中会出现溶血性尿毒综合征的症状和体征,往往发生在腹泻好转的时候。

STX-HUS 在儿童、青少年和成人中均可发生。非常年幼的儿童和老年人,尤其是身体虚弱的疗养院居民,更有可能出现心血管和神经并发症,甚至死亡[154]。感染 STEC 后发生溶血性尿毒症综合征的其他危险因素包括长期腹泻、血性腹泻、白细胞增多、制动和某些抗菌药物的使用[155]。

溶血和肾衰竭的发病往往较急,伴有突然的苍白、腹痛、呕吐和出现暗红色或近乎黑色的尿液,患者很快就会少尿甚至无尿。轻度或不完全性溶血性尿毒症综合征合并血小板减少症但无贫血或无氮血症的发生率与完全性溶血性尿毒症综合征几乎一样。

约 20%~50% 的患者会发生肾外并发症,包括葡萄糖耐量不足、糖尿病、胰腺炎、结肠坏死和穿孔、心肌梗死、充血性心力衰竭、心包或胸膜积液和急性呼吸窘迫综合征[156,157]。其中最严重的是神经系统并发症,可能是由低钠血症、无氮血症、高血压或志贺毒素的细胞毒性直接作用引起的,可导致脑水肿、梗死或出血。具体包括易怒、意识混乱、暂时性瘫痪、癫痫和昏迷,其中出血性或血栓性卒中、癫痫和昏迷约占 10%。

实验室检查

溶血性尿毒症综合征常表现为血小板减少症、微血管病溶血和肾衰竭,三者的严重程度各不相同。凝血酶原时间和部分凝血酶原时间通常正常或轻微延长,但纤维蛋白降解产物或 D-二聚体往往升高。血清结合蛋白水平通常降低,甚至低至测不出的水平。胆红素水平通常升高。肝脏的转氨酶和淀粉酶水平也可能会有异常[158]。尿中通常含有血红蛋白和白蛋白,镜下可见红细胞、白细胞和各种管型。

发生神经并发症的患者,其脑部 CT 和 MRI 结果可能出现异常,如基底节、丘脑、小脑或脑干的局限性水肿、对比度增强或出血[159]。这些病变与预后关系不大,往往会在随访检查中逐渐好转。在由其他病因导致的 HUS 患者中也可能发现类似的病变。

志贺毒素相关的溶血性尿毒症综合征的患者其体内 ADAMTS13 活性水平往往正常或略有下降,且无抑制 AD-AMTS13 的抗体[8,158]。由小动脉血栓形成和非血栓性狭窄引起的高水平剪切力促进了 ADAMTS13 对 VWF 蛋白的溶解,减少了 VWF 多聚体的数量。有时也能见到由抑制性抗体引起的严重 ADAMTS13 缺乏症与 TTP 同时存在[160,161]。

诊断、治疗及预后

用吸附新鲜粪便的山梨醇麦康凯琼脂可检测出大肠杆菌 O157:H7[162]。直接用酶免疫分析法(enzyme immunoassay,EIA)或聚合酶链反应(polymerase chain reaction,PCR)检测志贺毒素可鉴定非 O157:H7 血清型。血清分型只能在专门的实验室进行。

志贺毒素相关的溶血尿毒症没有特定的治疗方法。早期、仔细地管理液体出入量[163]、高血压和急性肾衰竭,明智地使用血液制品输血,是治疗儿童溶血性尿毒症综合征最安全、最有效的方法。

在大多数儿童病例中,血浆疗法几乎没有益处[164]。但由于溶血性尿毒症综合征很难与 TTP 鉴别,而且血浆疗法在 TTP 治疗中起了关键作用,所以临床上针对成人和儿童重症患者,往往还是会使用血浆置换来进行治疗,但这方面的证据还不是很多[165]。

基于实验室里志贺毒素和内皮细胞 P-选择素激活补体的观察结果,依库珠单抗(一种针对 C5 的单克隆嵌合抗体)被批准用于治疗阵发性夜间血红蛋白尿(paroxysmal nocturnal hemoglobinuria,PNH)和 AHUS。3 例严重 STX-HUS 患者在使用依库珠单抗后,病情得到了迅速改善[166]。这一药物的最终疗效还需要未来进一步分析[167]。

某些抗生素,如喹诺酮类药物,可诱导细菌产生志贺毒素,增加志贺毒素的释放。由 STEC 引起的小肠结肠炎患者应避免使用此类抗生素[145,168]。早期使用磷霉素等其他抗生素可能可以延缓儿童溶血性尿毒症综合征的进程[169,170]。

在出现以下情况时需要对患者进行透析支持:对利尿剂反应不佳的容量超负荷、肌酐值迅速上升、持续 24 小时以上的无尿、严重的电解质失衡和伴有严重临床症状的尿毒症。

志贺毒素相关的溶血性尿毒症综合征的患儿总死亡率为 12%(0%~30%),其中大约 50%的患儿需要透析[171]。25%的存活患儿会伴有长期的肾损伤,如肾小球滤过率降低、蛋白尿、高血压或肾衰竭。一般来说,志贺毒素相关的溶血性尿毒症综合征不会复发。

非典型溶血性尿毒症综合征

非典型溶血性尿毒症综合征(atypical hemolytic-uremic syndrome,AHUS)最初是指儿童的急性肾衰竭、微血管病性溶血性贫血(MAHA)和血小板减少症三联征,区别于具有这种前驱症状的典型的溶血性尿毒症综合征,非典型溶血性尿毒症综合征不伴有出血性腹泻的前驱症状。与典型的 HUS 相似,主要病理表现为肾脏内的血栓性微血管病(thrombotic microangiopathy,TMA)。为了界定明确、并且包含没有出现三联征全部三个症状的病例,AHUS 可以更恰当地定义为一种由于补体旁路途径的调节缺陷导致的具有 TMA 倾向的疾病(表 42.2)。

AHUS 首先在儿童中被发现,并且被认为是 HUS 的一种家族性非感染性的形式,该病更常见于散发的情况,而且同样常见于成人[172]。然而,AHUS 在成人的文献中是相对新颖的,因为这种疾病的患者通常被诊断为 TTP/HUS 或 TTP。

病理表现、发病机制及病理生理学

在 AHUS 中,肾脏是受 TMA 影响的主要器官,其特征是内皮细胞肿胀或坏死,以及累及肾小球、微动脉和小动脉的内皮下肿胀(图 42.3b)[173,174]。有时可能出现内皮细胞破裂和管腔内血栓。肌成纤维细胞增殖和内膜纤维化也较常见,甚至在一些患者首次发病时即出现,这表明在出现症状前已存在亚临床血管损伤。还可能存在显著的系膜细胞增殖伴基质扩张以及间质纤维化。

在其他器官或组织中最主要的病理改变是间质水肿和积液。虽然免疫荧光可检测到终末补体激活产物 C5b-9[膜攻击复合物(membrane attack complex,MAC)]的沉积,但肾脏中的花斑内皮损伤和血栓形成在其他系统并不常见[175]。

发病机制

补体系统是先天宿主防御外源微生物的重要组成部分,可通过免疫复合物(经典途径)或微生物甘露糖(凝集素途径)激活。旁路途径通过 B 因子、D 因子和 P 因子促进生成更多的 C3b 来放大补体的激活(图 42.11)。调节补体旁路途径对于控

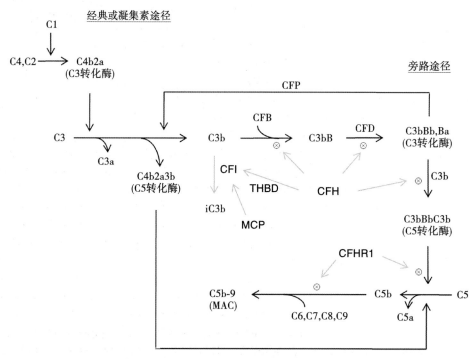

图 42.11 补体系统的激活及其调节的简化模式图。补体系统由免疫复合物(经典途径)或微生物甘露糖(凝集素途径)激活。旁路途径通过补体 P 因子(CFP),自我延续性地放大终末激活复合物 C5b-9(MAC)和过敏毒素 C3a 和 C5a 的产生。旁路途径通过调节因子网络调节,包括血浆蛋白,例如补体 I 因子(CFI),一种灭活 C3b 的血浆丝氨酸蛋白酶;补体 H 因子(CFH),CFI 的辅助因子;膜辅助蛋白(MCP),如 CD46——CFI 的另一种辅助因子;以及血栓调节蛋白(THBD)——一种促进 CFH 与 CFI 相互作用的辅助因子。THBD 还通过增强凝血酶对羧肽酶 B2 的活化来促进 C3a 和 C5a 的失活(未在图中显示)。在 45%~75%临床诊断为非典型溶血性尿毒症综合征的患者中检测到以下导致补体旁路途径调节缺陷的改变:CFH、CD46、CFI 和/或 THBD 的功能丧失性突变;C3 或补体 B 因子(CFB)的功能获得性突变;和/或 CFH 抗体。在 5%~10%的 AHUS 患者中检测到针对 CFH 的抗体,主要影响 9~13 岁儿童。超过 90%的患者同时有 CFHR3 和 CFHR1 基因纯合或杂合的缺失[179]

制补体激活和防止宿主损伤至关重要。补体 H 因子(complement factor H,CFH)、I 因子(complement factor I,CFI)、膜辅因子蛋白(membrane cofactor protein,MCP)、CFH 相关蛋白 1(CFH related protein 1,CFHR1) 和血栓调节蛋白(thrombomodulin,THBD)参与调节补体旁路途径的自我延续性激活。糖磷脂酰肌醇(glycophosphatidylinositol,GPI)锚定的 CD55 和 CD59 也参与调节血细胞和其他类型细胞上的旁路途径。

在大约 40%~75% 的 AHUS 患者中发现了补体调节蛋白的突变,有家族病史患者的突变率较无家族史的高(74%,95% CI 63%~83%,对比 40%,95% CI 34%~48%)[176]。遗传学改变包括 CFH、CD46、CFI 和 THBD 的失活突变;补体 B 因子(CFB)和 C3 的活化突变;以及 CFHR1 的基因缺失。在超过 10% 的病例中存在复合突变。此外,在 5%~10% 的病例中检测到 CFH 抗体。

补体 I 因子(CFI)是一种 88kD 的双链血浆丝氨酸酯酶,在血浆蛋白 CFH 或细胞膜蛋白 MCP 的存在下,分解 C3b 的 α 链。在 5% 的 AHUS 患者中检测到的 30 种已知 CFI 突变中,约 50% 位于该蛋白酶的胰蛋白酶结构域的轻链中。CFI 缺陷的表型外显率低(约 20%)。CFI 突变的 AHUS 患者中,超过 50% 是纯合子或同时有其他调节蛋白的突变。

CFH 和 MCP 是 CFI 的辅因子。CFH 是一种包含 20 个短共有重复序列(short consensus repeats,SCR)的血浆蛋白,也调控着旁路途径 C3 转化酶(C3bBb)和 C5 转化酶(C3bBbC3b)的产生。CFH 是 AHUS 患者最常见的突变蛋白,约占 40% 的病例。突变最常见于 SCR20 的羧基末端,尽管也存在其他 SCR 位点的突变。CFH 突变的外显率约为 50%。纯合子或双杂合子 HUS 突变可引起其他表型,包括膜增生性肾小球肾病(membranoproliferative glomerulonephropathy,MPGN)。

补体 H 因子相关蛋白 1~5(complement factor H related proteins 1-5,CFHR1-5)是位于 CFH 基因下游的一系列基因的产物,这些基因定位于 1q 染色体上含有多个逆转录转座子的区域。由于存在同一逆转录转座子的一个或多个拷贝,容易发生非等位基因同源重组。最常见的重组等位基因,使 CFHR 3 和 CFHR 1 基因缺失但保持 CFH 基因完整,在 28% 的 AHUS 患者和 3% 的对照人群中检测到,这表明该缺失增加了 AHUS 的风险(比值比 16)[177]。体外研究表明,CFHR 1 通过抑制 C5 转化酶的活性和 C5b-9 的组装,来控制补体激活过程(图 42.11)[178]。有趣的是,进一步的研究表明,仅在有 CFH 自身抗体或 CFI 突变的患者中观察到 CFHRR3/R1 基因缺失的发生率高。

MCP 也称为 CD46,是一种在肾脏、大脑和血细胞中表达的跨膜蛋白,促进 CFH 与 CFI 的相互作用。在 10% 的 AHUS 患者中检测到 MCP 突变,该突变的表型外显率高,但慢性肾衰竭的风险较低。MCP 包含四个短共有重复序列,也称为补体控制蛋白(complement control protein,CCP)组件。大多数 AHUS 突变位于 SCR,特别是 SCR4。

血栓调节蛋白(thrombomodulin,THBD)是一种内皮细胞表面糖蛋白,通过下调凝血酶介导的纤维蛋白生成和促进蛋白 C 活化来控制血栓形成。在体外,THBD 结合 C3b 和 CFH,通过 CFI 增强 C3b 的失活。THBD 还通过凝血酶促进原羧基肽酶 B2 的激活,从而加速了 C3a 和 C5a 的失活。5% 的 AHUS 患者检测到 THBD 突变[180]。

C3 是补体系统的核心成分,是 CFI、CFH、MCP 和 THBD 调控的靶点。补体 B 因子是旁路途径的 C3 转化酶 C3bBb 的组成部分。功能获得性杂合突变在越来越多的 C3 基因和一小部分 CFB 基因中被检测到。C3 突变增加了 C3bBb 的形成。

总的来说,遗传性 AHUS 作为一种常染色体显性遗传疾病,具有不同的外显率,CFH 和 MCP 突变的外显率达 50% 或更高,而其他蛋白则较低。不完全的表型外显率可能是有众多调节因子的结果,这可以最大限度地降低单一调节因子突变导致宿主损伤的风险。同时存在影响多个调节因子的突变增加了异常补体激活和 AHUS 的风险。事实上,超过 50% 的 CFI 突变患者是纯合子或者同时存在其他调节蛋白的突变,包括 CFH、MCP 或 CFHR3/R1 缺失[181]。大约 90% 有抗 CFH 抗体的患者具有 CFHR3/R1 的基因缺失。在补体激活调节因子的基因簇中,MCP 基因上的某些 SNP 单倍体在 CFH、MCP 或 CFI 突变的 AHUS 患者中过度表达[182]。在有 CFB 突变的谱系中,具有 AHUS 表型的患者也携带有与降低该蛋白表达相关的 MCP 单倍体[183,184]。AHUS 涉及大量的遗传变异,从而降低了突变分析的敏感性,并且增加了对其结果解释的复杂性。

病理生理学

在补体调节缺陷的个体受到感染或其他触发因素的刺激时,补体激活会持续发生,导致终末激活复合物膜攻击复合物(MAC)和过敏毒素 C3a 和 C5a 不受控制的生成。MAC 在补体激活部位导致内皮细胞损伤,而过敏毒素可释放到循环中,诱导组胺和其他血管活性介质从多种组织和器官的嗜碱性粒细胞和肥大细胞释放。

临床上,根据其病理生理学,AHUS 的并发症分为 5 类:肾衰竭、高血压、MAHA、血小板减少症和肾外器官功能障碍(图 42.12)。病理生理学的差异解释了为什么这些并发症的不一致性在 AHUS 病程中很常见。一个常见的例子是肾功能恶化而不伴有血小板减少症或 MAHA 的恶化。

TMA 在肾脏中占优势,其他器官仅有间质性水肿,这表明补体激活失控主要发生在肾脏。在体外,酸性(仓鼠试验)和低渗透性(糖水试验)环境促进补体激活。推测肾脏中不同的酸碱度和张力有助于补体激活。这一理论可以解释为什么出现终末期肾病时往往会伴随肾外间质水肿和器官功能障碍的改善。

临床特征

据估计,每百万儿童中有 3 人患有 AHUS[185]。成人中也同样常见。未观察到性别差异。

这种疾病可能是自发的,也可能是由应激条件引起的,如感染、腹泻、胰腺炎、手术、妊娠或静脉造影剂等。虽然 AHUS 不是由产志贺毒素的微生物感染引起的,但其临床表现可能是由感染引发。这可以解释为什么患者可能同时患有 STX-HUS 和 AHUS。

最常见的胃肠道症状包括腹痛、厌食、恶心、呕吐和腹泻[179]。这些症状可能是急性胃肠炎引起的 AHUS,或者是 AHUS 的直接结果。其他症状包括咳嗽、胸痛、呼吸困难、呼吸衰竭、肢端肿胀、面部水肿、头晕、视力模糊、暗点、嗜睡、精神错乱和癫痫发作。个别患者会出现严重的血尿。血管通透性异常引起的间质性水肿和积液有显著的影像学表现(表 42.4)。

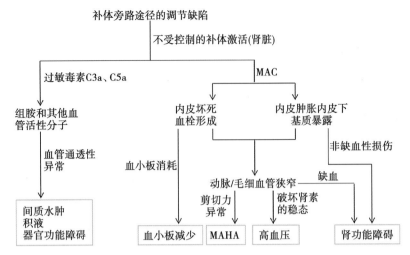

图 42.12 非典型溶血性尿毒症综合征（AHUS）的病理生理学。 补体旁路途径的调节缺陷导致不受控制的补体激活,主要发生在肾脏中。膜攻击复合物（MAC）和过敏毒素 C3a 和 C5a 在此过程中过量产生。在补体激活部位,MAC 引起内皮细胞肿胀、坏死、内皮下水肿、纤维化和腔内血栓形成。这些病理变化导致肾功能障碍、高血压、微血管病性溶血性贫血（MAHA）和血小板减少症。在循环中释放的过敏毒素可能引起间质水肿和积液而导致全身器官功能障碍。肾外并发症是造成 AHUS 发病率和死亡率的重要原因

表 42.4 非典型溶血尿毒症综合征的肾外并发症

系统	症状和体征	影像学和实验室结果
神经	头痛,头晕,嗜睡,精神错乱,癫痫发作,昏迷	后部可逆性脑病综合征（PRES）,脑水肿,脑疝
眼	视力模糊,暗点	渗出性和/或缺血性视网膜病变,毛细血管渗漏
呼吸	咳嗽,呼吸困难,胸痛,呼吸衰竭	支气管壁水肿,肺泡水肿,胸腔积液
心脏	胸痛,心律失常,呼吸困难,猝死	射血分数减少,心律失常,心包积液减少
消化	腹痛,厌食,恶心,呕吐,腹泻	肠壁、胰腺和/或肠系膜水肿,腹水,肝功能异常,胰酶升高
软组织	全身性水肿,面部,身体和四肢水肿	间质性水肿

高血压是 AHUS 常见的表现之一。高血压可能很严重,但程度不稳定。当伴有肾脏或其他器官功能障碍时,患者可能出现恶性高血压或高血压危象。抗高血压药物可能无法控制血压。

肾衰的严重程度差异很大,从轻微到严重,从可逆到不可逆。严重的肾衰竭会导致少尿或无尿。起病时肾功能损害可能是轻微的,但在疾病过程中可能恶化。

血小板减少症和 MAHA 的严重程度也存在很大差异。血小板减少症和溶血性贫血可能与肾脏及其他器官的功能障碍无关。因此,当血小板计数和溶血指标稳定时,肾功能恶化并

不罕见。

生化检查结果包括溶血、肾功能不全,有时伴有其他器官损伤,包括肝脏、胰腺、心脏和大脑。电解质异常和酸碱平衡失调可由晚期肾衰竭引起。

约 30%~50% 的患者的 C3 水平降低。不到 10% 的患者 C4 水平下降。不到 50% 的患者受累的血浆蛋白减少,如 CFH 和 CFI。终末补体激活产物 C5b-9 常增加,但对补体失调不具有特异性。ADAMTS13 活性水平正常或轻度下降。由于剪切力诱导的过度蛋白水解,大的 VWF 多聚体减少。

大多数 AHUS 患者出现肾衰竭、微血管病性溶血性贫血和血小板减少症三联征。然而,越来越多诊断为 AHUS 的患者仅表现为肾衰竭或高血压,无或轻度血小板减少症和 MAHA[186-189]。AHUS 患者也可能表现为晚期肾衰竭,但从未有过 MAHA 或血小板减少症的病史。

明确仅表现为肾衰竭的患者是由 AHUS 引起的非常重要,因为抗补体治疗可防止肾功能进一步恶化。此外,至少在部分患者中长期抗凝治疗后肾功能可能恢复,从而可以中止透析治疗和排除移植的需要。

肾移植后可能在移植物发生 TMA 是确定诊断的另一个重要原因。这样的病例可能是由于钙调磷酸酶抑制剂而错误地诊断为 TMA 或 HUS。如果不能正确诊断并处理 AHUS,移植物的 TMA 和肾外并发症可能导致移植失败甚至死亡。对于病因不明的晚期肾衰竭患者,意识到有 AHUS 的可能有助于制定最佳治疗方案。

AHUS 的病程是差异很大的。一个极端是患者完全康复,并且多年无复发。另一个极端是首次出现时迅速恶化为晚期肾衰竭或死亡的患者。在这两个极端之间是间歇性复发或进行性肾功能恶化的患者。

每次急性发作的死亡风险约为 10%。死亡的直接原因包括脑水肿和脑疝、呼吸衰竭、心律失常和/或心力衰竭。

补体调节缺陷可能导致其他表型的并发症。CFH 和 R102G 的 Y402H 多态性与年龄相关性黄斑变性有关[190]。在 19 个化脓性感染风险增加的家系中发现超过 20 例 CFI 缺乏[191]。

诊断

AHUS 最常疑诊于出现 MAHA、血小板减少症和肾功能损害的患者,尤其是排除其他导致三联征的原因后。然而,AHUS 可能不表现三联征的全部三个症状(表 42.5)。患者可能表现为高血压,而被误诊为原发性高血压、恶性高血压或高血压危象。孕妇可能被误诊为妊娠高血压、子痫前期或 HELLP 综合征(溶血、肝酶升高、血小板减少)。

经 ADAMTS13 检测排除 TTP 后,应考虑与感染、创伤、手术或静脉放射线造影剂有关的 AHUS 可能是引起 MAHA、血小板减少症和肾功能损害三联征的疾病。其他情况可能通过多种机制导致三联征。排除其他原因后,考虑患者有 AHUS(表 42.6)。

表 42.5　非典型溶血尿毒症综合征(AHUS)的诊断

诊断	指征
疑诊 AHUS	• 肾衰竭伴血小板减少症和 MAHA(传统三联征) • 高血压,伴以下情况 　– 抗高血压药物不能控制的不稳定血压 　– 进行性肾衰竭 　– 溶血性贫血或血小板减少症,或 　– 血管通透性异常引起的肾外并发症 • 肾衰竭 　– 肾活检中的血栓性微血管病变 　– 血管通透性异常引起的肾外并发症 　– 肾移植前原因不明的肾衰 • 妊娠期高血压 　– 不稳定和无法控制的血压 　– 进行性肾衰竭 　– 血管通透性异常引起的肾外并发症,或 　– 分娩后持续、恶化或新发
确诊 AHUS	• *CFH*、*CD46*、*CFI*、*THBD*、*C3* 或 *CFB* 的突变;或 CFH 抗体 　– 仅有 *CFHR1* 缺失不能诊断 AHUS 　– *DGKE* 突变可能引起 TMA 或 MPGN,但不会引起 AHUS 　– 纤溶酶原基因多态性与 AHUS 的关联尚不确定
临床诊断 AHUS	• 肾脏活检中的 TMA,排除其他可能原因(见表 42.2) • 抗凝治疗后血小板减少症迅速回升

CFH,补体 H 因子;CFHR1,补体 H 因子相关蛋白 1;CFI,补体 I 因子;CFB,补体 B 因子;HELLP,溶血、肝酶升高、血小板减少;MAHA,微血管病性溶血性贫血;MPGN,膜增生性肾小球肾病;THBD,血栓调节蛋白;TMA,血栓性微血管病。

表 42.6　存在多种导致 MAHA,血小板减少症和肾功能受损的原因的情况(不包括 TTP)

合并症	鉴别诊断	备注
造血干细胞治疗	• 真菌血症或病毒血症 • 由于清髓性药物或抗 GVHD 药物引起的 TMA • AHUS	排除或治疗感染 调整抗 GVHD 方案 排除其他原因后经验性抗 C5 治疗
自身免疫 (ANA, ANCA, 抗磷脂抗体综合征)	• 血管炎或血管病变 • 纤维蛋白血小板血栓形成(CAPS) • 不明原因的 TMA • AHUS	可能需要活组织检查来进行鉴别诊断 对 TMA 进行经验性抗 C5 治疗,或对血管病变经验性使用 mTORC 抑制剂
妊娠	• 先兆子痫/HELLP 综合征 • AHUS	对严重的肾衰竭,血管通透性异常的肾外并发症,或分娩后发作/持续/恶化给予经验性抗 C5 治疗
肿瘤性疾病	• 药物诱导的 TMA • 肿瘤细胞栓塞(可能没有癌症病史) • AHUS	有指征时进行肾脏,骨髓或其他组织的活检 排除其他原因后经验性抗 C5 治疗

续表

合并症	鉴别诊断	备注
恶性高血压或高血压危象	• 严重的高血压引起内皮损伤 • AHUS 伴有严重高血压	肾活检发现 TMA 或抗高血压药物无效时经验性抗C5 治疗
HIV 感染	• 真菌血症或病毒血症 • 未知发病机制的 TMA • AHUS	排除感染后对 TMA 进行经验性抗 C5
实体器官移植	• 真菌血症或病毒血症 • 抗排异药物 • 严重的排斥反应 • AHUS	排除或治疗感染 调整抗排异方案 对肾脏活检发现 TMA 进行经验性抗补体治疗

ANA,抗核抗体;ANCA,抗中性粒细胞胞质抗体;CAPS,灾难性抗磷脂综合征;GVHD,移植物抗宿主反应;HELLP,溶血、肝酶升高、血小板减少;mTORC,哺乳动物雷帕霉素靶蛋白复合物;TMA,血栓性微血管病。

对于血压不稳定且不易用抗高血压药物控制,或与进行性肾衰竭相关的高血压患者,应怀疑不完全型 AHUS。当存在明显的肾外并发症,血管通透性异常或肾活检发现血栓性微血管病变时,也应怀疑 AHUS。

确诊 AHUS 仍然是一个挑战。目前临床工作中尚无直接评估补体旁路途径调节完整性的试验。在 CFH 或 CFI 突变患者中,受累蛋白的抗原水平仅在不到 50% 的病例中下降。

约 30%~50% 的患者的 C3 水平降低。C4 水平在不到 10% 的患者中下降。这些变化是 AHUS 继发的,而不是特异的,可溶性 C5b-9 水平可能升高[192]。但是,这种升高并不是一成不变的。此外,可溶性 MAC 增加并不是补体失调的特异性表现。

目前 AHUS 的诊断试验组套包括所有候选基因(CFH、CD46、CFI、THBD、C3 和 CFB)的基因测序和 CFH 抗体的酶免疫分析(EIA)(表 42.5)。阳性检测结果支持 AHUS 的诊断。然而,阴性结果并不排除 AHUS 的诊断。

诊断试验还包括补体 H 因子相关蛋白 1(CFHR1)的拷贝数分析。在 CFH 抗体或 CFI 突变导致的 AHUS 患者中 CFHR 1 的纯合或杂合的缺失很常见[193]。

总的来说,基因突变较为复杂,有些在标准检测中无法检测到。此外,在没有功能分析的情况下,某些基因突变的意义可能不明确。因此,基因分析和酶联免疫吸附试验的检出率仅为 45%~75%。

基因检测还可包括二酰甘油激酶 ε(diacylglycerol kinase epsilon, DGKE)和纤溶酶原(plasminogen, PLG)的序列分析[194-196]。部分 DGKE 突变患者被考虑为 AHUS,而其他患者被考虑为膜增生性肾小球肾病(MPGN)。患者常出现肾性蛋白尿,这在 AHUS 中不常见。由于患者对抗凝治疗没有反应,因此 DGKE 肾病不是 AHUS 的一种形式。纤溶酶原突变与 AHUS 的关系有待验证。

排除其他原因后,肾脏活检发现 TMA 支持 AHUS 的诊断(表 42.2)。在血小板减少症患者中,抗凝治疗开始后血小板减少症的迅速缓解支持 AHUS 的诊断[197]。但是,如果患者还有其他血小板减少症的原因,则可能会阻碍治疗反应。

治疗及预后

血浆疗法

由于成人 AHUS 被认为是 TTP 的一种变异形式,这些患者接受过血浆输注或交换的治疗。血浆输注可通过补充丢失的蛋白质,使血浆蛋白缺乏的患者受益。血浆置换治疗更常用,因为不受液体过量的限制,并可能去除抗 CFH 抗体或影响正常蛋白质功能的突变蛋白。

血浆治疗停止后,许多患者的 AHUS 复发。另一些病例则发生进行性肾衰竭,而不伴有血小板减少症或 MAHA 复发。任何一类患者都需要长期的血浆治疗。补体 H 因子从循环中清除的半衰期约为 6 天。维持 CFH 水平在正常水平的 50% 以上的血浆治疗方案,可能足以防止 AHUS 复发或终末期肾衰竭[198]。然而,长期血浆置换疗法的要求高且具有破坏性。总的来说,CFH 突变患者的无复发或无终末期肾病的长期生存率仅为 20%。

血浆置换疗法不足以补充膜结合蛋白,如 CD46,也不足以清除高水平的 CFH 自身抗体。然而,MCP 突变和 CFH 抗体患者的长期无事件生存率分别约为 80% 和 40%。CFH 突变或抗体患者的预后差提示血浆治疗 AHUS 的局限性。

抗补体治疗和免疫治疗

治疗 AHUS 的重要进展之一是依库珠单抗,一种针对 C5 的嵌合单克隆抗体,最初用于治疗阵发性夜间血红蛋白尿。在最初的病例报告之后[199,200],临床试验检验了依库珠单抗的疗效,其于 2011 年被批准用于治疗 AHUS[201]。

与血浆疗法相比,依库珠单抗的主要优点是它对所有类型的分子缺陷的疗效可以预测。为了尽可能降低不可逆肾衰竭和死亡的风险,治疗通常在确定分子缺陷的性质之前开始,因此这一优势在实践中是至关重要的。

与维持血浆置换治疗相比,前 5 周每周给予 1 次依库珠单抗,然后每两周给药一次,对患者的负担更小。进行 CH50 和 AH50 检测以确认补体激活的抑制。

依库珠单抗可能增加暴发性脑膜炎球菌感染的风险。应在抗补体治疗开始至少两周前进行脑膜炎球菌疫苗接种。对于需要立即抗补体治疗的患者,在疫苗接种后2周内预防性使用抗生素。

对于血小板减少症的患者,抗补体治疗后第3天血小板计数应稳定增加,在第7天给予第二周药物前达到正常血小板计数,除非患者有其他导致血小板减少症的原因或同时接受血浆置换治疗[197]。1~2周内达到血压稳定和间质性水肿改善明显,尽管患者可能仍需要降压药物来控制血压。溶血的改善程度比较多变;溶血的实验室依据可能会持续数周。

肾功能的改善也是多变的。对于急性病例,1~2周内肾功能可能明显改善。对其他患者来说,肾功能的改善可能在几周内并不明显,而是缓慢地持续数月至一年以上。只要肾脏功能仍在改善,就应继续进行抗补体治疗。因AHUS出现肾衰的患者,即使没有其他AHUS并发症,也应接受抗补体治疗。

使用依库珠单抗的疗程需要针对患者个体进行调整。不定期的治疗适用于有复发史而没有可预防的诱因的患者,以及下一次治疗前有症状的患者。对于后一类患者,应考虑缩短治疗间隔。

对于无症状、无不可预测的复发史、肾功能最大程度恢复的患者,可考虑逐渐减少抗补体治疗。应密切监测患者,出现任何早期症状或复发迹象时立即进行专科评估。可溶性C5b-9水平的监测是否能改善AHUS的长期管理尚待证实。

利妥昔单抗已被用于治疗有CFH抗体的患者。然而,其在CFH抗体患者中的作用仍有争议。由于利妥昔单抗的抗B细胞作用可能依赖于补体激活,因此不建议同时进行利妥昔单抗和依库珠单抗治疗。此外,在TTP患者中的经验表明,利妥昔单抗的效果并不持久。因此,停用依库珠单抗后患者可能有复发的风险。与ADAMTS13活性检测不同,CFH活性检测不可用于预测因CFH抗体恢复导致的复发。目前尚不清楚可溶性C5b-9水平是否可作为一个预测复发的敏感指标。

器官移植

AHUS引起晚期肾衰竭的患者,仅在抗补体治疗至少3~6个月,并且检测肾小球滤过率无增加,才考虑肾移植。

H因子或I因子突变的患者在肾移植后出现复发性TMA和移植失败的风险非常高(80%~90%)[202,203]。肾外并发症也可能发生。联合肝肾移植有可能纠正CFH或CFI的分子缺陷,同时也提供肾脏替代治疗[204]。尽管如此,这种手术的风险相当高,除非患者在术前接受血浆置换或依库珠单抗治疗以提前预防由于不受控制的补体激活导致的移植失败、其他并发症甚至死亡[205]。随着依库珠单抗预防AHUS复发的有效性,肝移植的作用受到质疑。

CD46突变的患者,肾移植后复发TMA和移植失败的风险非常低[206]。然而,由于具有相同突变的亲属可能无症状,因此除非通过检测排除AHUS突变,否则应避免相关供者。

由于出现终末期肾衰竭的患者而可能无MAHA和血小板减少症史,因此应考虑进行实验室检查以确定补体蛋白的突变。对于检测结果为阴性的患者,在手术期间和术后对AHUS进行严密监测可能有助于在未发生严重并发症之前对其进行识别。

(张晓辉 译,刘俊岭 审)

扫描二维码访问参考文献

第 43 章　妊娠期血小板减少症

Shruti Chaturvedi and Keith R. McCrae

引言

多种原因可以造成患者在妊娠期发生血小板减少症,包括:偶发性(或妊娠性)血小板减少症,免疫性血小板减少症(immune thrombocytopenia,ITP),妊娠期高血压疾病如先兆子痫,溶血、肝酶升高和血小板减少(hemolysis, elevated liver enzymes and low platelets, HELLP)综合征,其他罕见的如血栓性血小板减少性紫癜(thrombotic thrombocytopenic purpura, TTP)和溶血性尿毒症综合征(hemolytic-uremic syndrome, HUS)以及妊娠期急性脂肪肝等疾病(表 43.1)。由于上述疾病中的每一种

表 43.1　妊娠期血小板减少原因

妊娠特异性	非妊娠特异性
妊娠期偶发性血小板减少症	免疫性血小板减少症[a]
	血栓性微血管病[a]
先兆子痫/子痫	血栓性血小板减少性紫癜
HELLP 综合征	溶血性尿毒症综合征
妊娠期急性脂肪肝	系统性红斑狼疮
	HIV 感染
	其他病毒感染(例如 CMV、EBV)
	抗磷脂抗体综合征
	弥散性血管内凝血
	骨髓衰竭
	营养缺乏(维生素 B_{12}、叶酸)
	药物诱导血小板减少症
	2B 型血管性血友病[a]
	先天性
	脾功能亢进
	假性血小板减少

[a] 妊娠期病情加重。

都可能具有不同的发病机制,因此发生血小板减少症的机制可能不同。妊娠期血小板减少最常见原因是偶发性和与高血压相关的血小板减少[1]。虽然在每一种情况下,血小板减少的程度通常是轻微的,但这并不会降低准确诊断在促进最佳的患者治疗方面的重要性。

某些原因造成的妊娠相关血小板减少症的临床症状,有广泛的重叠因而难以区分,如有可能,还需将它们区分开来。然而,由于该疾病的治疗在很大程度上取决于准确找到病因,因此对于照顾妊娠患者的医生来说,熟悉该人群中血小板减少的常见原因至关重要。本章旨在提供上述相关疾病的概述。有关妊娠相关血小板减少症的其他讨论,请参阅近期综述[2-5]。

妊娠相关血小板减少的原因

妊娠期偶发性血小板减少症

定义和临床特征

一些作者将偶发性血小板减少症称为妊娠相关性血小板减少症,是妊娠期血小板减少最常见的,影响 6%~7% 的孕妇,占所有妊娠期血小板减少症的三分之二以上[1,6-10](图 43.1)。该疾病女性患者通常在妊中期或妊晚期发生轻度血小板减少症,血小板计数通常维持在 $100 \times 10^9/L$ 以上。虽没有明确最低血小板计数低于某个数值来排除偶发性血小板减少症,但随着血小板计数低于该值,偶发性血小板减少症可能性降低。当血小板计数低于约 $70 \times 10^9/L$ 时,多数专家同等考虑其他诊断(例如 ITP)[4,9]。

偶发性血小板减少症的患者通常是健康的,没有 ITP 或其他自身免疫性疾病史。抗核抗体和抗磷脂抗体等血清学检测通常呈阴性[9],并且体格检查未显示是高血压或其他原因引起妊娠诱发血小板减少症。

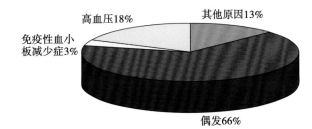

图 43.1　造成妊娠期妇女血小板减少症原因的频率。偶发指妊娠期偶发性血小板减少症,也被称为妊娠期血小板减少症。高血压包括先兆子痫、子痫及 HELLP 综合征(Adapted from Burrows RF, Kelton JG. Incidentally detected thrombocytopenia in healthy mothers and their infants. *N Engl J Med* 1988;319:142-5.)

正常妊娠期血小板计数：对偶发性血小板减少症的影响

偶发性血小板减少症的发病机制尚不确定,但可能涉及血液稀释和/或胎盘循环中血小板清除加速[4,9,10]。至少在某些患者中,偶发性血小板减少症的诊断可能反映了与妊娠相关血小板计数的"生理性"下降。几项基于人群的大型研究表明,在没有并发症的妊娠群体中,临产前血小板计数下降幅度约10%;在一项研究中[11],6770名妊娠患者临产时的平均血小板计数为213×10⁹/L,而非妊娠对照组为248×10⁹/L。妊娠组中用于定义"正常"血小板计数下限的第2.5百分位数为116×10⁹/L。另一项包含4382名孕妇的研究显示类似结果,其血小板计数第5百分位数为123×10⁹/L[12]。平均血小板计数的这些变化,通过血小板计数直方图左移来体现(图43.2)[11]。在这些研究中,7.3%[12]和11.6%[11]的孕妇血小板计数低于依据非妊娠人群所定义的150×10⁹/L正常下限,并被认为是血小板减少。在另一项更大的来自加拿大的横断面研究中,15471名孕妇中有6.6%为血小板减少[1]。在包含2263名孕妇的另一项研究中,1357名女性的平均血小板计数为225×10⁹/L,这些人中8.3%的血小板计数低于150×10⁹/L[6]。妊娠患者中"血小板减少"的高发病率,解释了血小板减少为何是仅次于贫血的第二常见的妊娠血液学并发症。

治疗

由于偶发性血小板减少症患者的妊娠结果不良且后代的血小板减少并无增加[1,6,7,9],因此,对除妊娠中期发生轻度血小板减少以外健康患者的评估可能仅限于是否有高血压和/或蛋白尿[9,13]。由于偶发性血小板减少症的血小板计数常保持在70×10⁹/L以上,因此无须采取提高血小板计数的治疗方案,而用治疗ITP如皮质类固醇或静脉注射免疫球蛋白等措施来治疗偶发性血小板减少症,患者并没有明显改善。另外,疑有偶发性血小板减少症的女性后代应检查脐带血的血小板数,以防是由于下述轻度ITP所导致的孕产妇血小板减少。因为偶发性血小板减少症通常在妊娠结束后几天内发生、2月内好转,所以偶发性血小板减少症与ITP的诊断可能仅在事后被证实[4,9,12,14]。

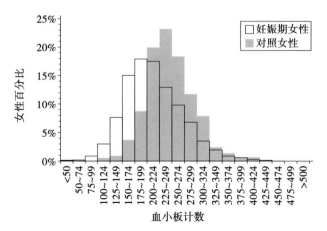

图 43.2　妊娠期及非妊娠期女性血小板计数直方图

免疫性血小板减少症

妊娠期间发生率

ITP(另见第39章)的特点是存在循环抗血小板糖蛋白抗体,它会使以脾脏为主的网状内皮系统加速清除血小板[15,16]。某些患者中,这些抗体影响巨核细胞的同时也会抑制血小板生成[17-19]。由于每1000名孕妇约0.1~1.0例受ITP影响[20],并且约3%~5%妊娠相关性血小板减少与之相关,因此,ITP发生率比偶发性血小板减少症低50~100倍[1,16]。然而,特别是在妊娠初期,ITP是妊娠早期发生的孤立性血小板减少的最常见原因[2,4,21,22]。

临床和实验室诊断

无论是否妊娠,ITP患者都可能有多种临床表现。重度血小板减少症的患者可能表现为瘀点、紫癜或其他出血症状。轻度血小板减少的患者通常无症状。对于ITP没有"金标准"实验室研究,该疾病仍然为排他性诊断(第39章)[23-25]。妊娠前血小板减少症的既往史有助于诊断ITP[13],其表现为自身免疫性疾病或存在更严重的血小板减少症(血小板计数<50×10⁹/L)病史[22,26]。血小板表面相关IgG水平升高是非特异性的,并且可能在偶发性血小板减少症以及其他妊娠相关血小板减少中升高[27]。当前抗血小板糖蛋白抗体检测虽然敏感性稍低,但某些程度上更具特异性,但检测结果若为阴性也不排除ITP[9,12,15]。国际工作组最近公布的指南认为母体抗血小板免疫球蛋白不能够用于常规诊断妊娠期ITP[25]。

轻度血小板减少的ITP可能与偶发性血小板减少症无法区分[4]。尽管ITP可能发生在妊娠期的任意时间,但妊早期血小板计数低于100×10⁹/L并且随妊娠进展而持续下降,与该疾病相一致[22]。与高血压或蛋白尿无关,在妊中期或妊晚期首次发现的轻度孤立性血小板减少症,最常见的原因就是偶发性血小板减少症。

妊娠期 ITP 患者的治疗

尽管应该为备孕的ITP女性提供可能并发症和新生儿血小板减少症的咨询,但通常没必要建议这些人不要妊娠[25]。虽然在某些情况下,ITP患者的抗血小板膜糖蛋白抗体可能会穿过胎盘并诱发新生儿血小板减少症(见第44章),ITP孕妇的治疗应由母亲的血小板计数和临床表现决定。治疗的目标是防止出血,因此血小板计数阈值应针对妊娠期和分娩计划制定(图43.3)。在整个孕早期和孕中期,血小板计数超过约(20~30)×10⁹/L且未出血的患者不需要治疗[13,24,25,28-30]。随着产期临近,必须对血小板计数密切监测,并可以采取更积极的治疗以提高血小板计数,以确保硬膜外麻醉安全并使得分娩期间出血风险水平最小化[31]。虽然尚无Ⅰ级证据确切地表明某一血小板数水平可以确证分娩安全,大多数专家认为血小板计数>50×10⁹/L足以用于阴道分娩或剖宫产[28,29]。虽然硬膜外麻醉已成功用于血小板计数极低的患者[26,32,33],但目前指南建议在通过硬膜外麻醉生产前,应将血小板计数提高至>75×10⁹/L[13,25]。许多情况下,在妊早期和妊中期可以推迟治疗,在妊晚期产期前2~3周开始治疗。在英国一项基于人群的研究中,该方法显示

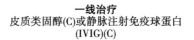

治疗指征
• 任意出血表现
• 妊娠36周前血小板计数 < 30×10⁹/L
• 妊娠36周后至分娩前血小板计数 < 50×10⁹/L
• 计划硬膜外麻醉时血小板计数 < 75×10⁹/L

血小板计数目标
• 妊娠<36周: > 30×10⁹/L
• 妊娠36周: > 50 000/μl
• 放置硬膜外导管: (70~80)×10⁹/L
• 剖宫产: > 50×10⁹/L
• 阴道分娩: > 50×10⁹/L

新生儿因素
• 不推荐PUBS
• 血小板减低新生儿出生后及每周检查血小板计数
• 对血小板计数<50×10⁹/L的新生儿行新生儿经颅超声检查

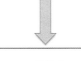

一线治疗
皮质类固醇(C)或静脉注射免疫球蛋白(IVIG)(C)

二线治疗
皮质类固醇联用IVIG或脾切除(妊中期)

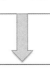

三线治疗
(相对禁忌/用于特殊情况)
硫唑嘌呤(D)
抗D免疫球蛋白(C)

(缺乏安全性数据,但有在孕妇中使用的报道)
环孢素A(C)
利妥昔单抗(C)
血小板生成素受体激动剂(艾曲波帕和罗米司亭)

图 43.3 妊娠期 ITP 的治疗。左侧部分概述治疗指征和通用指南。右侧部分,括号中字母代表美国食品药品监督管理局(FDA)对妊娠期药物的分级。C 表示动物研究显示有风险,但对人类胎儿的研究不足。明确对孕妇的收益大于对胎儿危害后,方可使用。D 表示已有人类胎儿风险证据。明确对孕妇的收益大于对胎儿危害后,方可使用。X 表示动物或人类胎儿研究显示异常。对胎儿危害风险大于对孕妇的收益

出极低的孕产妇和胎儿发病率和死亡率[20]。

许多医生将皮质类固醇用于孕妇 ITP 患者的一线治疗[24,25]。因考虑与妊娠有关的并发症的风险,剂量应低于非妊娠患者,通常情况下,每天服用 20mg 泼尼松。因地塞米松更易穿过胎盘,故泼尼松和泼尼松龙优于地塞米松。皮质类固醇与妊娠特有毒性相关,如妊娠期糖尿病、骨质疏松症加速、妊娠高血压、胎膜早破和胎盘早剥[3,28,29,34]。这些因素促使一些人提倡将高剂量(2g/kg)静脉注射免疫球蛋白(intravenous immunoglobulin,IVIg)作为 ITP 孕妇的初始治疗[21]。现行指南建议在妊娠期间使用皮质类固醇或 IVIG[24,25]。虽然约 70% 妊娠期和非妊娠期 ITP 患者对 IVIG 有反应,但通常仅持续 2~3 周,可能需要多个疗程以在整个妊娠期间维持足够的血小板计数。因此,尽管妊娠 ITP 的最佳一线治疗仍存在争议,但人们普遍认为应尽可能以最低剂量慎重地使用皮质类固醇,如患者需要大剂量皮质类固醇长期维持治疗,则考虑 IVIG[28]。一种方法建议,如在孕晚期才需要治疗,应考虑使用皮质类固醇;然而,如果必须在妊早期开始治疗并预期长期治疗,则应考虑 IVIG[28]。一些对皮质类固醇或 IVIG 无效的难治性 ITP 女性,可能对大剂量"冲击"皮质类固醇(泼尼松,1g IV)合并或不合并 IVIG(2g/kg)治疗有反应[13]。

静脉注射抗 D 免疫球蛋白被成功安全地应用于 8 名 Rh(D)阳性脾脏完整的孕妇,中位孕龄 34 周[35]。6 名患者有缓解,其中包括 1 例完全缓解、5 例部分缓解(其中 4 名患者同时接受了治疗),无一新生儿出现溶血性贫血。因此,尽管在这些接受治疗的一小部分新生儿直接抗球蛋白检测阳性,但大部分

抗 D 免疫球蛋白可能被循环的母体红细胞吸附,从而将其通过胎盘传递、进而致胎儿水肿的可能性降至最低[25]。

对皮质类固醇和/或 IVIG 难治的妊娠患者可进行药物治疗,也可行脾切除术。脾切除术在妊娠期和非妊娠期 ITP 患者的初始反应率均为 75%～85%[24,25,36]。因妊早期手术可能与早产的发生率较高有关,而妊后期手术区域可能被妊娠子宫遮挡,故妊中期是脾切除的最佳时间[28]。腹腔镜脾切除术可在妊娠期间安全地进行,且并发症发生率低于一般开放手术[37-41]。推荐的切除术前疫苗(脑膜炎球菌、肺炎球菌和流感嗜血杆菌 b 疫苗)均为灭活疫苗,可在妊娠期间安全使用[42,43]。

对于脾切除术前或脾切除术不成功的患者,可使用其他药物治疗[28]。大多数专家建议避免使用达那唑、环磷酰胺或长春碱类等潜在的致畸剂[24,25]。尽管有些报道认为硫唑嘌呤与子宫内生长受限、早产和新生儿的免疫功能障碍存在联系[45,46],但没有致畸性的硫唑嘌呤已应用于孕妇[24,44]。此外,药物起效可能需要数周,这限制了它作为皮质醇替代药物或作为临分娩前的抢救治疗。环孢素也被用于患有自身免疫性疾病的孕妇,不会增加母体或胎儿的并发症[47]。利妥昔单抗在约 50% 的非妊娠 ITP 患者中可诱导完全或部分缓解[48-50]。有几例关于在妊娠期间主要针对非霍奇金淋巴瘤[22,51]使用利妥昔单抗的报道,近期报道表明在妊娠相关 ITP 中的利妥昔单抗的有效性[52,53]。利妥昔单抗穿过胎盘并且可以延迟新生儿 B 细胞成熟,可能 4～9 个月都不能正常成熟[52,53]。对利妥昔单抗治疗各种适应证的 153 名孕妇进行的回顾性研究,报告 90 例活产婴儿,其中包括 22 例早产儿、11 例新生儿患有淋巴细胞

减少、中性粒细胞减少或 B 细胞耗竭,虽然这些与婴儿感染并无临床相关[54]。

零星的病例报告显示在妊娠期间应用血小板生成素受体激动剂艾曲泊帕和罗米司亭,尽管出现低出生体重,但无胎儿畸形[55-58];然而对胎儿的影响尚不清楚,目前指南并不推荐妊娠期使用[24,25]。

ITP 产妇新生儿血小板减少症的处理

由于抗血小板抗体可经胎盘传递,故产妇 ITP 可能引起新生儿血小板减少。患有 ITP 的母亲分娩时,新生儿中约 10% 血小板计数<50×10⁹/L,1%~5% 将是严重血小板减少,血小板计数<20×10⁹/L[59]。尽管 25%~50% 严重血小板减少的新生儿在分娩时出现出血,但罕见颅内出血(<1.0%)[1,3,29]。由于产妇血小板计数、血小板抗体检测结果、产妇 ITP 对治疗的反应或其他参数无法预测新生儿血小板减少,故尚无非侵入性方法来确定哪些新生儿会发生血小板减少[22]。新生儿血小板减少与产妇血小板减少的严重程度无关,新生儿血小板减少的最佳预测因素是同胞发生新生儿血小板减少的既往史[60,61]。

由于无法通过无创方法确定胎儿血小板计数,故而采用经皮脐带血采样(percutaneous umbilical cord blood sampling, PUBS)来确定胎儿血小板计数。该方法的目的在于通过剖宫产分娩血小板计数<50×10⁹/L 的新生儿,避免其在产道潜在的颅骨创伤。PUBS 与新生儿出血和/或需要紧急剖宫产的胎儿心动过缓发病率相关,约 1%,等于或大于阴道分娩时胎儿颅内出血的风险[59]。此外,任何分娩方法均存在较低的胎儿颅内出血风险,并没有证据表明剖宫产可降低风险[62]。基于上述考虑,大多数围产学家不推荐常规 PUBS,并主张仅对具有适应证产妇行剖宫产[63]。这一意见得到了国际工作组和美国血液学会指南的认可[24,25]。

分娩后头几天,ITP 患者子代新生儿颅内出血的风险最大,因为该期间血小板计数可能进一步下降。因此,患有 ITP 母亲的所有子代都应进行脐带血血小板计数,并密切监测出生后第一周内血小板数量。对于严重血小板减少的婴儿应进行颅脑超声检查[24,25,28]。严重新生儿血小板减少症采用 IVIG 治疗,对于危及生命的出血应输注血小板和 IVIG 治疗(另见第 45 章)[25]。

先兆子痫和 HELLP 综合征

先兆子痫:发病率和定义

先兆子痫影响约 3%~6% 孕妇[64,65],以<20 岁或>30 岁的初产妇最为常见,常常是第一次妊娠的 1.5 至 2 倍,34 岁以上每增加 1 岁,子痫前期的风险就会增加 30%[66,67]。先兆子痫使妇女面临威胁生命的产科和医疗并发症的风险,并与全球 10%~15% 的孕产妇死亡有关[68]。先兆子痫也与胎儿宫内发育受限、羊水过少和早产相关的胎儿发病率和死亡率有关。

美国妇产科学会妊娠期间高血压疾病特别工作组已经建立了妊娠期高血压疾病的诊断标准[69]。这一疾病家族包括:①慢性高血压,包括孕前已患有高血压,但妊娠后加剧;②先兆子痫-子痫(下文将进一步讨论);③先兆子痫叠加慢性高血压,该类别通常包括最严重疾病的患者;④妊娠高血压,定义为妊娠 20 周后发生的高血压,但不与蛋白尿相关;这种分类可能包括高血压在产后 12 周恢复的一过性病例;⑤慢性高血压,高血压在产后持续>12 周[70,71]。先兆子痫、子痫和 HELLP 综合征的诊断标准总结见表 43.2。

先兆子痫:临床危险因素

未生育女性发生先兆子痫风险增加[72]。随着再次妊娠和妊娠前同居时间的延长,这种风险降低。其原因尚不清楚,可能是由于未生育产妇从未接触过亲本抗原。配偶关系改变是多产妇女先兆子痫发展的一个风险因素[73],尽管最近的一项研究表明这种关联可能反映妊娠期间的持续时间较长[74]。先兆子痫病史使得后续妊娠中发生先兆子痫的风险达 8 倍[72]。先兆子痫的家族聚集现象是常见的,母系和父系遗传因子似乎都起到了如下所述的作用。近期对涵盖超过 2 500 万孕妇在内的大型队列研究进行的系统综述,确定了先兆子痫的临床危险因素包括抗磷脂综合征(RR 2.8,95% CI 1.8~4.3)、慢性高血

表 43.2　先兆子痫、子痫和 HELLP 综合征的诊断标准

先兆子痫	妊娠前血压正常的妇女在妊娠 20 周后,至少两次间隔 4 小时测量收缩压≥140mmHg 或舒张压≥90mmHg(如果收缩压≥160mmHg 或舒张压≥110mmHg,在几分钟之内确认足以确诊并有利于及时治疗ª) 和 24 小时尿蛋白≥300mg,或蛋白或蛋白/肌酐比值≥0.3 或在没有蛋白尿的情况下ª,伴有以下任何一项: • 血小板计数≤100 000/μl • 在没有其他肾脏疾病的情况下,血清肌酐≥1.1mg/dl(97.2μmol/L)或血清肌酐加倍 • 肝转氨酶升高至正常值的两倍 • 肺水肿 • 脑或视觉症状
子痫	诊断先兆子痫伴全身性强直阵挛发作
HELLP 综合征	具有特征性破碎红细胞的微血管病性溶血性贫血 血小板计数≤100×10⁹/L 总胆红素≥1.2mg/dl(20.5μmol/L) 血清 AST>正常上限的 2 倍(通常>70IU/L) (必须满足以上所有条件才能诊断 HELLP。不符合所有这些诊断标准的女性可能诊断为部分 HELLP 综合征,可进展为完整的 HELLP 综合征)

ª 重度先兆子痫表现。
(Adapted from the Report of the American College of Obstetrics and Gynecology Task Force on Hypertension in Pregnancy.[69])

压(RR 5.1,95%CI 4.0~6.5)、孕前糖尿病(RR 3.7,95%CI 3.1~4.3)、孕前体重指数(BMI)>30(RR 2.8,95%CI 2.6~3.1)、使用辅助生殖技术(RR 1.8,95%CI 1.6~2.1)及母亲年龄>40 岁(RR 1.5,95%CI 1.2~2.0)[72]。目前尚不清楚这些因素是否会影响胎盘发育——目前人们普遍认为这是先兆子痫的发生机制,但先兆子痫与心血管疾病共有多种危险因素,表明它可能起源于血管。

先兆子痫:遗传关联

存在先兆子痫家族史的女性患有这种疾病的风险比那些缺乏家族史的女性高 3 倍,并且母亲而非婆婆患有先兆子痫的病史的产妇风险更高[66]。有趣的是,父系遗传因素也参与其中;身为妊娠并发症先兆子痫后代的男性和女性,更有可能生下与先兆子痫有关的小孩[75]。最近的研究认为约35%的先兆子痫易感性归因于父系因素,大型队列研究开始定义与先兆子痫相关的单核苷酸多态性(single nucleotide polymorphisms,SNP)[76]。

尽管有这些发现,一些研究检查可能的遗传基因一直没有被揭示。一项研究基因分析了 657 名受先兆子痫影响的女性及其家属在编码血管紧张素原、血管紧张素受体、因子 V Leiden、亚甲基四氢叶酸还原酶(MTHFR)、一氧化氮合酶和肿瘤坏死因子 α(TNFα)的基因中的 SNP,但并未发现与疾病风险升高的相关性[77]。然而对 31 项研究的分析确定了因子 V Leiden 多态性与先兆子痫的相关性,相对危险度 1.81,但未发现与 MTHFR 677 TT 基因型或凝血酶原 G20210 相关[78]。进一步的研究也未能确定血管内皮细胞生长因子(vascular endothelial cell growth factor,VEGF)或 Toll 样受体4(Toll-like receptor 4,TLR4)基因的相关多态性[79,80]。针对子痫前期免疫遗传学的系统综述表明:HLA-DR 基因座(特别是 DR4)是先兆子痫的相关因素,但未确定是否与 HLA 区域连锁不平衡的特定 HLA 等位基因、单倍型或易感基因相关[81]。HLA-G 基因的 3' 非翻译区的多态性仍然令人感兴趣,且表明这些可能代表母亲和半同种异体胎儿之间的不相容性[82]。近期报道也已确定胎儿 FLT1 附近的变异与先兆子痫风险的相关性[83-85]。FLT1 编码 Fms 样酪氨酸激酶,其胎盘同种型与先兆子痫的发病机制有关[86-88]。对患有 SLE 或抗磷脂综合征孕妇研究候选基因,发现补体调节蛋白膜辅因子蛋白、补体因子 H 和补体因子 I 基因变异出现在 18% 的先兆子痫女性中[89]。关键补体基因 C3 中的变异,也与芬兰队列中的严重先兆子痫相关[90],并证实了补体在一些先兆子痫女性患者中所发挥的作用。

先兆子痫:发病机制

这种疾病的主要危险因素可能反映了潜在的血管疾病,包括先前存在的高血压、糖尿病和胰岛素抵抗。睾酮水平和非裔美国人种族也是额外的危险因素[91]。肥胖也被认为是先兆子痫发生的一个日益重要的危险因素[72]。

一些报道表明易栓症状态可能是先兆子痫的危险因素。在获得性易栓症中,现有证据最支持抗磷脂抗体的作用,其可能与早发型严重先兆子痫有关[92,93]。一些研究表明先兆子痫与遗传性易栓症相关[94-96],另一些研究并不支持[97,98]。目前的法则认为母系遗传的易栓症对先兆子痫形成有微弱的影响

(如果有的话)[99,100]。胎儿遗传性易栓症也被认为与先兆子痫发生有关,但已被充分证明常见的胎儿遗传性易栓症和母体先兆子痫之间并无关联[98,101,102]。

尽管先兆子痫的临床表现通常直到妊晚期才出现,但该病的病理生理涉及妊早期母体子宫血管系统的重建。正常妊娠中,胎盘细胞滋养层通过表面蜕膜组织侵入,并将母体子宫螺旋动脉重塑到子宫肌层的深处[103]。相反,先兆子痫中细胞滋养层的侵袭很浅,通常局限于浅表蜕膜[104,105]。细胞滋养层似乎调节其在子宫侵入期间的表型,更具侵袭性的细胞将其黏附分子表达模式转换为更接近血管表型的细胞(即整合素 αVβ3、VE-钙黏蛋白)[104,105]。先兆子痫时,侵袭性细胞滋养层可能保留前黏附性侵袭性分子的表达模式,以侵袭性较小的滋养层细胞为特征,导致子宫螺旋动脉的重塑减少[104]。从先兆子痫患者分离的滋养细胞也可能缺乏其他侵袭相关因子(如基质金属蛋白酶)的表达[106]。还出现了大量有关固有免疫、适应性免疫在先兆子痫发病机制中作用的假说,主要集中在子宫自然杀伤细胞的激活作用缺陷和对蜕膜巨噬细胞产生的损害血管生成的炎性细胞因子的详细阐述[107]。

滋养层侵入和母体子宫血管系统重塑不足导致胎盘低灌注。事实上,先兆子痫患者胎盘基因表达可能与高原妊娠胎盘或缺氧条件下孕早期胎盘外植体相似[108]。胎盘低灌注可导致胎盘因子释放,诱发全身内皮功能障碍为特征的先兆子痫(图43.4)。先兆子痫中具有显著致病重要性的因子是 sFLT1,一种可溶的 VEGFR-1,可结合并中和 VEGF-A 和胎盘生长因子(placental growth factor,PFGF)[86,109-113]。VEGF-A 和 PLGF 对于维持妊娠期内皮细胞稳态至关重要,游离 VEGF 和胎盘 VEGF 水平降低导致血管内皮细胞病,尤其是肾脏。先兆子痫胎盘中产生的其他因子,包括内皮糖蛋白、内皮素1及活性氧,参与介导疾病的全身表现[86,114-116]。先兆子痫还可能与血管紧张素Ⅱ的敏感性增加有关[117]。尽管肾素、血管紧张素和醛固酮水平升高将导致整体血管扩张[118,119],这与正常妊娠中相对抵抗血管紧张素的收缩作用相反。循环血管紧张素受体 AT1 自身抗体水平也在先兆子痫妇女中升高[120]。当注射到小鼠体内时,AT1 自身抗体导致 sFLT1 和内皮糖蛋白水平升高以及内皮损

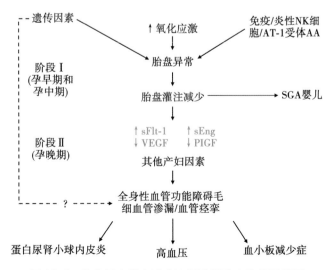

图 43.4　先兆子痫潜在致病途径及其致病作用示意图(Adapted from Young et al[109])

伤、蛋白尿和高血压[121]。妊早期出现 sFLT1、PLGF 和内皮糖蛋白水平异常,提示对预测先兆子痫有实用价值,尽管其临床价值尚不确定[88,122]。

近期一项包含 40 例 SLE 或抗磷脂抗体进展而来的先兆子痫患者的研究,发现 7 例存在膜辅蛋白(MCP)、因子 I(CFI)和因子 H(CFH)这 3 种补体调节蛋白突变[89]。其中 5 例曾有非典型溶血性尿毒症综合征(atypical hemolytic uremic syndrome, aHUS;见第 42 章)相关的风险变异体。这些发现表明细胞表面调节补体激活的能力降低,可能是导致某些自身免疫性疾病患者发生先兆子痫的病理机制。

先兆子痫:血小板减少和微血管病性溶血性贫血

大约 15%~50% 的先兆子痫患者发生血小板减少,其程度通常与疾病严重程度成正比[123]。先兆子痫相关血小板减少的发病机制可能是多因素的。先兆子痫患者尿液中血栓素 A2 代谢物水平升高、血浆血小板 α-颗粒蛋白 β-血小球蛋白和血小板因子 4 水平升高证明了血小板活化是导致血小板清除加速的原因[70]。虽然只有最严重的先兆子痫病例与弥散性血管内凝血(disseminated intravascular coagulation, DIC)的凝血特征有关,但大多数先兆子痫患者血浆中含有较高水平的凝血酶-抗凝血酶复合物,其中约 40% 血浆包含纤维蛋白 D-二聚体水平升高,表明发生了凝血系统的亚临床活化[123,124]。因此,凝血酶的增加可能是促进血小板活化的一种机制[124]。血小板也可能通过接触功能失调的内皮和/或损伤的胎盘脉管系统下暴露的内皮下组织而被激活。ADAMTS-13[125] 水平降低、血管性血友病因子(von Willebrand factor, VWF)[126,127] 和其他黏附蛋白如细胞纤连蛋白水平升高,可促进血小板黏附[128]。先兆子痫相关性血小板减少可能先于该综合征的其他临床表现。因此,初期先兆子痫必须作为妊娠期血小板计数下降的鉴别诊断之一[129]。先兆子痫的患者也表现出微血管病性溶血性贫血(microangiopathic hemolytic anemia, MAHA),然而与 HELLP、TTP 或 HUS 相比,其 MAHA 程度相对较低。

HELLP:定义和与先兆子痫的关联

HELLP 综合征是一组集溶血(Hemolysis)、肝酶升高(Elevated Liver function tests)及血小板减少(Low Platelets)为一体的综合征,其使 20% 的子痫前期病例复杂化,并被一些人认为是子痫前期变异体。然而,由于 HELLP 存在部分区别于先兆子痫的特征,另一些人认为其可能是一种特殊疾病[130]。HELLP 的诊断标准并不完全一致[131,132]。一般来说,HELLP 定义为:①溶血;②肝酶升高和③血小板减少。溶血通常表现为比先兆子痫更严重的 MAHA,且 85%~97% 病例中血清结合珠蛋白降低[133]。HELLP 诊断所需的肝酶升高程度存在分歧,但大多数专家认为天冬氨酸氨基转移酶(AST)水平 ≥70U/L(或约为正常实验室值上限的两倍)[134]。同样,诊断 HELLP 所需达到的血小板减少程度也存在分歧,多数报道认为应将血小板计数 <100×10^9/L 作为标准。最后,大多数作者认为 LDH 值 ≥600U/L 是诊断 HELLP 综合征的必要条件。有组织根据血小板减少的严重程度,将 HELLP 分为三个亚类,被称为"密西西比"分类。1 级 HELLP 患者血小板最低值小于 50×10^9/L,

2 级 HELLP 患者最低值在 51×10^9/L 和 100×10^9/L 之间,3 级 HELLP 患者最低值在 101×10^9/L 和 150×10^9/L 之间[135]。这种分类方法可用于预测血小板产后恢复的速度及确认是否需行血浆置换治疗。一些作者认为具有 HELLP 的某些、而非所有表现的患者,可视为"部分"HELLP 综合征[131]。

HELLP 的发病机制仍然知之甚少。与先兆子痫的相关性、sFLT1 水平增加、PLGF 水平降低以及 HELLP 和先兆子痫患者间相似的胎盘病理学,表明两种疾病的发展具有相似机制。然而与妊娠相关 aHUS(见下文)一样,近期研究显示 HELLP 患者血清中补体活化增加[136],同时 HELLP 患者中还发现编码调节旁路补体途径蛋白质的基因发生突变[137,138]。近期研究证实了 48% HELLP 综合征女性存在补体基因突变[139]。

HELLP:诊断和临床特征

HELLP 影响 0.17%~0.85% 的活产婴儿,且最常见发病年龄稍大于先兆子痫患者,平均年龄为 25 岁[133]。70% 的 HELLP 病例主要在分娩前的孕 27 周~孕 37 周,30% 病例发生在产后[140]。未生育患者比例为 52%~81%,低于先兆子痫的比例[133,141]。某些患者,尤其是妊早期发生 HELLP 综合征患者,可能与抗磷脂抗体有关[142-144]。HELLP 患者特征性地表现为非特异性并发症,包括恶心、疲劳和不适。右上腹和上腹痛为最常见症状,发生率为 86%~92%;偶见患者出现右上腹疼痛可能发生于肝酶异常升高之前[133,141]。因此,HELLP 患者可能被错误地诊断为原发性胃肠道疾病,尤其因为这些患者之中只有 50%~70% 患有高血压,具有该表现患者的鉴别诊断范围很广(表 43.3)。患者可伴有水肿、5%~15% 无蛋白尿或少量蛋白尿;15% 可能既没有高血压也没有蛋白尿[132,133]。产后 HELLP 患者通常在分娩后几天内就诊[145],6% 病例没有先兆子痫的产前症状[133]。

表 43.3　HELLP 综合征的鉴别诊断

胃肠道	• 妊娠的急性脂肪肝
	• 胆石症
	• 肾结石症
	• 胰腺炎
	• 消化性溃疡病
	• 阑尾炎
	• 肝炎
	• 肠胃炎
血液学	• 免疫性血小板减少症(ITP)
	• 血栓性血小板减少性紫癜(TTP)
	• 溶血性尿毒症综合征(HUS)
其他	• 妊娠剧吐
	• 肾盂肾炎
	• 尿崩症

HELLP 综合征的典型肝脏病变包括门静脉或局灶性实质坏死、肝窦内出现门静脉周围出血和纤维蛋白沉积[146,147]。肝脏缺血可能导致坏死，继而出现特征性的右上腹疼痛[148]。当坏死延展至肝包膜时，可导致其发展为包膜下出血和肝破裂[145]。

HELLP：孕产妇发病率

与先兆子痫相似，HELLP 与孕产妇和新生儿发病率显著相关[149]。一些（但非全部）研究表明患有 HELLP 的孕产妇结局比严重先兆子痫患者更差[131]。许多系列研究将部分或完整发生 HELLP 的患者一同进行分析，造成结果评估出现问题[131]。1 级 HELLP 患者的发病率最高，除肝脏坏死外，还可能包括急性肾衰竭、肺水肿、胎盘早剥、脑出血和视网膜脱落[131]。患有更严重血小板减少症母亲后代的胎儿结局可能更差[150]。某些情况下，HELLP 过程中发生的视觉缺陷可能是永久性的[151]。

HELLP：血小板减少

伴 HELLP 的血小板减少通常比伴先兆子痫的血小板减少更严重。据报道，血小板计数的下降速率是判断 HELLP 最终严重程度的因素，血小板计数每天减少>50×10⁹/L 的患者，发生 1 级或 2 级 HELLP 的可能性更高[152]。正如上述 HELLP 分类方案所示，HELLP 患者血小板减少程度与肝功能障碍程度之间似乎存在相关性。通常在产后 24 小时出现血小板最低值，在 6~11 天内恢复正常[133,153]。与先兆子痫一样，伴血小板减少的 HELLP 综合征可能反映了多因素的发病机制。与损伤的内皮接触后的血小板发生活化可能也是一种机制，因为其继发于凝血酶生成后消耗血小板[141]。临床上明显的弥散性血管内凝血可能并发于约 6% 的 HELLP 患者，而只有 1%~2% 先兆子痫患者，尽管通常只有当血小板计数<50×10⁹/L 时，才会出现显著的纤维蛋白原水平下降及纤维蛋白降解产物水平升高[145]。

HELLP：新生儿影响

HELLP 造成 10%~20% 胎儿死亡率且发病率可观[154]。一些新生儿可能仅在娩出后才出现轻度的血小板减少。新生儿血小板减少症的发病机制，虽通常由于败血症和早产等，但也可能因为血小板生成不足[4]。这可能部分地源于促红细胞生成素水平相对较低，和/或巨核细胞对促红细胞生成素的反应受损。

先兆子痫和 HELLP 综合征的治疗

治疗先兆子痫或 HELLP 患者的第一步是稳定患者，目的在于为患者做好规范治疗和胎儿分娩的准备。静脉注射硫酸镁用于预防癫痫发作，肼屈嗪（肼苯哒嗪）最常用于治疗急性高血压[155]。虽然可以对具有轻度先兆子痫证据的患者尝试进行保守治疗，直到胎儿肺成熟或妊娠 38 周，但通常对严重先兆子痫伴或不伴 HELLP 患者施行紧急治疗[70]。在产妇稳定后，应评估胎儿状况，孕 34 周以上的严重先兆子痫或 HELLP 患者应该接受紧急分娩[145]。如果尚无胎肺成熟的证据，应给予倍他米松并且在 48 小时后尝试进行分娩[145,156]。尽管有些人主张更保守的治疗，但并无证据表明通过这种方法可以改善胎儿或产妇结局[132]。大多数经保守治疗的患者继续恶化，可能出现额外的并发症[131,132]。一项大型随机试验对 897 名孕 34 周至 37 周妊娠期非严重高血压患者进行分析，结果发现立即分娩导致产妇不良结局率低于预期监测（1.1% 对 3.1%，P =

0.069）[157]。HELLP 或严重先兆子痫并非剖宫产的绝对适应证，在没有产科禁忌证的情况下，患者可采用阴道分娩。

尽管先兆子痫或 HELLP 患者血小板存活时间降低，血小板输注可用于提高血小板计数以满足硬膜外麻醉和/或剖宫产。虽没有明确的研究确定这些手术所需血小板水平，但多数专家认为血小板计数>50×10⁹/L 足以满足剖宫产，而硬膜外麻醉则要求血小板计数在 70×10⁹/L 和 100×10⁹/L 之间[13,25,28]。若患者出现出血、凝血酶原时间延长、纤维蛋白（原）降解产物水平升高和/或纤维蛋白原减少，应考虑并发 DIC。

非对照研究表明产前或产后使用皮质类固醇（主要指地塞米松），可以更快地恢复生化指标并改善 HELLP 患者血小板计数[158,159]，同时提高引产成功和施行局部麻醉的可能性[160,161]。然而，一项随机试验并未显示大剂量甲泼松龙在改善先兆子痫和血小板减少女性血小板数量方面存在益处。此外，两项前瞻性随机安慰剂对照试验表明产后使用皮质类固醇不会使严重先兆子痫但无 HELLP 的患者受益[162]，一项 105 名 HELLP 患者随机接受安慰剂或 20mg 地塞米松治疗表明产妇发病率或死亡率并未下降[163]。

产后 HELLP

尽管先兆子痫或 HELLP 综合征的表现通常在分娩后数天内缓解，但偶尔也有患者在分娩后可能会出现疾病进展。对这些人的治疗没有明确界定。尽管在一项回顾性研究中，Martin Jr. 等[158]报道在产后 HELLP 患者中，相比未接受治疗的 237 名女性，类固醇可加速 43 名接受治疗女性的恢复，但这些研究结果未在前瞻性研究中得到证实[163]。采用新鲜冰冻血浆的血浆置换也被用于产后 HELLP 患者。在一项对 7 名分娩后至少持续 72 小时的产后 HELLP 患者的研究中，Martin 等人报道血浆置换导致血小板计数持续增加且 LDH 降低[164]。在后续研究中将 18 例产后 HELLP 患者分为两组：第 1 组包括 9 例持续性 HELLP 综合征持续>分娩后 72 小时，第 2 组包括 9 例 HELLP 综合征恶化和分娩后任意时间出现器官衰竭证据的女性[165]。虽然所有第 1 组患者均对血浆置换有反应，但第 2 组患者反应不一致且有 2 例死亡。近期一项研究比较了 29 例接受血浆置换治疗的 HELLP 患者的预后，发现与历史对照组相比，其重症监护病房停留时间缩短、血小板计数和生化异常改善更快且患者的死亡率降低[166]。因此，尽管血浆置换尚未在 HELLP 中进行对照研究，但其在进展的产后疾病中的应用是合理的。血浆置换可能改善 HELLP 病程的机制可能与部分患者中 ADAMTS13 有所减少而血浆置换可以补充有关[167]。

再次妊娠复发性 HELLP：发病率和预防

再次妊娠复发先兆子痫或 HELLP 的风险是受重大关切的问题。妊娠女性并发严重先兆子痫或子痫的研究显示，第二次妊娠中 19.5% 合并轻度先兆子痫，29.5% 合并重度先兆子痫，1.4% 合并子痫[154]。再次妊娠时风险下降，但仍比从未发生先兆子痫的对照患者风险要高。Barton 和 Sibai[131] 对复发 HELLP 的风险进行整理，总结成表 43.4。妊娠合并 HELLP 的患者中，再次妊娠复发 HELLP 的风险在 3%~19%，先兆子痫风险约为 20%[168-171]。在 128 例有 HELLP 病史的患者队列中，Habli 等报道 53 例再次妊娠患者中 HELLP 复发率为 24%，先兆子痫复发率为 28%[172]。

表 43.4　血压正常 HELLP 女性的妊娠结局

参考文献	女性患者数量	后续妊娠数量	先兆子痫(后续妊娠百分比)	HELLP(后续妊娠百分比)
Sibai et al. [168]	139	192	19	3
Sullivan et al. [169]	122	161	23	19
Van Pampus et al. [170]	77	92	16	2
Chames et al. [171]a	40	42	52	6
Habli et al. [172]	128	53	28	24.5

a 前次妊娠发生 HELLP 时孕周≤28 周。

(Adapted form Rath et al. [133])

鉴于与子痫前期相关的高发、显著的复发率和发病率,已采取广泛的措施来预防疾病复发。基于血小板在先兆子痫发病机制中起主要作用,已经对阿司匹林抑制先兆子痫发展的能力进行研究。在 31 项随机试验(包括 32 217 名女性)的荟萃分析中,发现阿司匹林可降低先兆子痫的发病率约 10%[173]。接着对同组数据采取荟萃分析比较入组者妊娠 16 周之前或之后随机分配服用阿司匹林或安慰剂的结果,结果显示包括先兆子痫、早产、低胎龄儿及孩童的死亡率没有差异[174]。作者认为先兆子痫风险增加的女性,无论是早期(16 周前)还是晚期,均应接受抗血小板药物治疗。近期一项多中心试验将 1 776 名先兆子痫单胎妊娠女性随机分配至 150mg/d 阿司匹林或安慰剂组,结果显示阿司匹林组对比安慰剂组,其先兆子痫的发生率较低(1.6% 对 4.3%,$P = 0.004$)[175]。一些小型研究也表明额外采用低分子量肝素可能会增加阿司匹林疗效[176,177]。然而这些研究并未证明胎儿死亡发生率存在差异,可能受益于这种干预的女性亚群也尚未明确[173,178]。关注的焦点还在于使用抗氧化剂[179]。然而维生素 C 或 E 未能抑制先兆子痫的发展[177,180,181]。虽然钙在降低先兆子痫发病率方面有一定的疗效[182,183],其他包括锌、硒、叶酸和镁在内的营养素尚未被证实其有效性[180]。

血栓性血小板减少性紫癜和非典型溶血性尿毒症综合征

TTP:发病率和临床诊断

血栓性血小板减少性紫癜(TTP;另见第 42 章)是一种罕见疾病,每百万人中有 6.5 例发病[184],并且发病的年龄高峰为 40 岁。这种疾病在女性中更为常见(男女比例为 2∶3)[185]。其他危险因素包括非洲后裔、肥胖和 O 型血型[186-188]。

TTP 是由典型的五联征组成,包括 MAHA、血小板减少症、神经系统症状、发热以及肾功能不全。但是,经典的五联症仅出现在 5% 的患者中[189],因此在没有其他原因导致 MAHA 的情况下,存在血小板减少症并且血涂片上出现破碎红细胞提示存在微血管性溶血性贫血,足以考虑诊断并开始经验治疗,因为未经治疗的 TTP 导致的死亡率超过 90%。TTP 通常以神经系统症状为主,可以表现为头痛、神志不清到癫痫发作或昏迷[189]。血小板减少症通常很严重,通常血小板低于 $20×10^9/$L[190]。在 TTP 的患者中肾功能不全通常是轻度的[189,191]。MAHA 和代偿性网状红细胞增多症是 TTP 患者的主要特征。

LDH 水平的明显升高是由溶血和组织缺血引起的,LDH 与 AST 的比例升高可能有助于鉴别 HELLP 综合征以及 TTP[192]。较严重的肾脏损伤在 TTP 患者中较少见,其可能提示HUS[193,194]。TTP 的发病机制包括遗传或获得性 ADAMTS13 缺乏,而 ADAMTS13 是参与调节超大血管性血友病因子复合物分解成较小的多聚体的一种关键酶(详细信息请见第 42 章)[195,196]。TTP 有两个主要的亚型,分别先天性 ADAMTS13 缺乏造成的遗传性 TTP 和抗 ADAMTS13 自身抗体引起的获得性 TTP[免疫介导的 TTP(iTTP)][197]。

非典型 HUS:临床表现与 TTP 的比较

非典型溶血性尿毒症综合征(aHUS)(另见第 42 章)是另一种血栓性微血管病,可能表现出与 TTP 患者相同的症状,尽管肾衰竭表现较 TTP 更为严重,而中枢神经系统症状不太明显[193,194]。然而,TTP 和 HUS 的症状基本重叠,某些情况下可能难以区分[189,194,198]。诸如 HELLP 之类的妊娠特异性血栓性微血管病也很容易与这些疾病中的任何一种相混淆[4,199]。尽管这些血栓性微血管病尚无一个广泛认可的分类方案,但基于对 TTP 和 aHUS 发病机制更好的理解之下,已建立病理生理学为基础的分类方法[200]。HUS 主要分为两个亚型:感染相关性(腹泻相关)(D)+或称为典型 HUS,这一类型在儿童中更为常见,并与志贺毒素的细菌引起的胃肠炎相关[201-203];另一更常见类型为遗传性"非典型" HUS(aHUS),也称为补体介导的或 CM-HUS,与补体调节蛋白的缺陷或突变有关(详细信息见第 42 章),是妊娠相关 HUS 的主体。虽然 aHUS 偶尔发生,但妊娠是常见诱因[202,204]。超过 75% 妊娠相关 aHUS 发生在产后。

21 例与妊娠有关的 HUS 妇女表现出与没有妊娠的 aHUS 的患者相似的临床表现和预后,表现为显著肾脏受累以及 76% 表现为终末期肾病风险。21 例患者中有 18 例出现了补体基因突变(CFH 为 48%,CFI 为 14%,C3 为 9%,MCP 为 5%)。流产及先兆子痫分别占妊娠的 4.8% 和 7.7%。一个包括 87 例妊娠相关 HUS 女性的更大样本的队列研究显示 78% 的患者就诊时出现肾衰竭,53% 的患者出现了终末期肾功能损害。在 56%(49 例/87 例)的患者中检测出补体基因突变(CFH 为 30%,CFI 为 9%,9% 有一个以上变异)。在该队列研究中,存在 aHUS 家族史或个人史的女性分别占 16% 和 8%[205]。

相比于经典 TTP,aHUS 患者血小板减少通常没有 TTP 严重,但超过 60% 的患者需要透析[205]。从实践角度出发,这两种疾病的一线治疗方案类似[206],尽管怀疑非典型 HUS 是肾脏受累表现时,疾病早期应考虑使用终末补体抑制剂依库珠单抗治疗,而目前该药物已安全用于治疗妊娠相关 HUS[207-209]。

妊娠期血栓性微血管病的 ADAMST13

VWF 金属裂解蛋白酶 ADAMTS13 的遗传性或获得性缺陷是导致 TTP 发生的原因[196,197,210,211]。大多数 TTP 患者中的 ADAMTS13 水平显著降低。在合适的临床背景下,ADAMTS13 水平为正常水平的 5%~10% 时,便可诊断 TTP[206,212]。在免疫性 TTP 患者中,这种缺乏是由于针对蛋白酶的抗体造成的[210,213],而具有遗传形式的 TTP 患者则存在 ADAMTS13 基因的突变[195,214]。在没有发生 TTP 的情况下,某些情况会出现轻度至中等程度的 ADAMTS13 水平下降[215],包括妊娠[216]。从正常妊娠的第 12~16 周到产褥期,ADAMTS13 的水平逐渐下降,且未产妇的 ADAMTS13 水平低于妊娠女性。一项研究中,足月时测量 ADAMTS13 的平均水平为 52%（范围 22%~89%）[217]。另一项研究中,ADAMTS13 的平均活性从妊早期的 94%（范围 40%~160%）下降到孕中期和孕晚期的 64%（范围 22%~135%）[216]。但是,这些水平远高于与 TTP 相关的 5%~10% 水平。

ADAMTS13 严重缺乏导致超大型 VWF 多聚体（ultra-large VWF multimers, ULVWF）的清除受损,进而导致血浆中循环 ULVWF 水平增加[218]。这些 ULVWF 多聚体引起血小板在微血管聚集,尤其是在 ULVWF 可能发生构象改变的高剪切应力区域[219]。尚不明确妊娠患者 TTP 的发生率增加是否反应妊娠相关血浆 ADAMTS13 的减少;尽管这些水平并未降低至已诊断 TTP 患者的程度,但妊娠也会具有 VWF 水平升高这一特征[220,221]。一项研究报告 HELLP 患者的 ADAMTS13 水平虽然并非严重缺乏,但也显著低于健康妊娠患者[167]。aHUS 患者 ADAMTS13 水平并未降低[219]。表 43.5 对妊娠期常见的微血

管病性溶血进行了鉴别。

妊娠期 TTP 和 aHUS 的发病时间

妊娠相关的 aHUS 在产后最常发生[205,222]。一系列研究表明从分娩到症状发作的时间平均时间为 26.6 天[223],该发现有助于阐明 aHUS 与其他与妊娠相关的引起 MAHA 和血小板减少的原因,例如区分先兆子痫和 HELLP。TTP 的发病时间似乎不太恒定。在 Weiner 等人的经典系列研究中,45 例 TTP 患者中有 40 例发生在产前,平均妊娠时间为 23.5 周[223]。Martin 等人在 166 例病例回顾性分析中也报道了相似结果,55.5% 患者在孕中期发病,11.7% 在孕早期,32.8% 在孕晚期[224]。相反的,另一项回顾性研究发现最大风险发生 TTP 或 HUS 的时间是在足月或产后[199]。几例病例报告再次证明了 TTP 可能最早在孕 22 周~28 周就可能发生[225-227]。

TTP 和 HUS 的治疗

与先兆子痫和 HELLP 不同,终止妊娠不能解决 TTP 或 aHUS[224,228,229]。但是妊娠和非妊娠 TTP 患者对血浆治疗反应同样良好[4]。尽管未经治疗 TTP 患者的死亡率超过 90%,但是接受血浆置换患者的生存率超过 80%（第 42 章）[189]。1991 年报道的一项前瞻性研究认为血浆置换对比血浆输注,对 TTP 的治疗效果更佳[230],因此在无明确 ADAMTS13 基因缺陷的情况下,血浆置换是首选治疗方法。通常神经系统改善最为迅速,血小板计数可能需要 5 天或更长时间才能改善,数周才能恢复正常。LDH 恢复正常可能需要更长时间,滞后于血小板恢复时间,平均时间为 9 天[231]。应持续每日血浆置换,直到症状消失且血小板正常计数至少维持 2 天[28,189]。单用皮质醇激素几乎没有获益,回顾性研究不能提供其能改善对血浆置换反应

表 43.5　妊娠合并微血管病性溶血的血小板减少症的鉴别诊断

	HELLP	TTP	aHUS
发病率	0.5%~0.9%	<1%	<1%
发病机制	胎盘和血管生成异常 某些病例由补体介导	自身抗体介导的 ADAMTS13 缺乏（获得性 TTP）或 ADAMTS13 突变导致先天性缺乏（先天性 TTP）	补体调节蛋白基因突变后补体激活
妊娠时间	孕中期后期或孕晚期早期(70%) 产后(30%)	孕中期或孕晚期	常见于产后
重要临床特征	右上腹疼痛,肝功能不全	神经系统特征可能很突出,肾功能不全的发生率低于 aHUS,血小板减少通常很严重	肾衰竭常见,血小板减少的严重程度低于 TTP
血小板计数	任何<100×10⁹/L	任何<150×10⁹/L,可低至<20×10⁹/L	任何 < 150 × 10⁹/L,通常高于 TTP,>（30~40）×10⁹/L
重要实验室发现	MAHA,LDH>600IU/L 或胆红素 > 1.2mg/dl（20.5µmol/L）,AST>70U/L	MAHA,ADAMTS13 活性<10%	MAHA,ADAMTS13>20%~30%,超过 50% 存在补体基因突变
治疗	分娩,产后 HELLP 行血浆置换	血浆置换联合/不联合皮质类固醇（获得性 TTP）或血浆输注（先天性 TTP）	依库珠单抗,血浆置换罕见有效

的证据[232]。尽管皮质醇激素抗炎及免疫抑制作用,可能使其成为抗 ADAMTS13 抗体相关获得性 TTP 的理想辅助治疗方法,但在妊娠期使用皮质类固醇有特殊毒性;尽管如此,考虑获得性 TTP 的免疫本质,大多数临床医生会在血浆置换中加入激素。先天性 ADAMTS13 缺乏或 Upshaw-Schulman 综合征罕见,但经常导致妊娠期与高胎儿死亡率相关的 TTP 急性发作。事实上,先天性 TTP 患者在妊娠相关 TTP 的研究中所占比例过高[233,234]。区分先天性与获得性 TTP 非常重要,因为在先天性 TTP 的患者中定期输注血浆可以预防急性发作并获得正常妊娠结局,然而获得性的 TTP 患者必须在联用或不联用皮质类固醇的情况下进行血浆置换[234,235]。

aHUS 的发病机制与补体调节异常有关,约 60% 的病例在补体抑制蛋白的功能重要区域发生突变,或在因子 B 或 C3 中发生突变[236]。已明确的突变中最常见的是补体因子 H(CFH;15%~30%)、膜辅因子蛋白(MCP;5%~15%)、补体因子 I(CFI;3%~13%)、补体因子 B(CFB;0%~3%)及 C3(约10%)[236]。在 3%~5% 的 HUS 患者中发现凝血调节蛋白的其他突变[237,238]。一项回顾性研究评估了妊娠相关 aHUS 患者补体突变的频率[204]。100 例 aHUS 成年女性患者中有 21 例为妊娠相关 aHUS,79% 发生在产后。21 例中有 18 例检测到补体异常。结局较差,62% 的患者在 1 个月内发生终末期肾病,76% 患者需要长期随访[204]。

由于难以区分 TTP 和 aHUS,因此大多数 aHUS 患者最初也采用血浆置换进行治疗。实际上,这是直到最近之前为治疗 aHUS 唯一的方法。虽然偶尔有个别病例有效,但相对不常见[124,199,220]。妊娠相关 aHUS 的预后差,死亡率为 25%,超过 50% 幸存者发生慢性肾功能不全[239]。基于对成人和儿童 aHUS 患者的两项单臂研究的阳性结果,FDA 于 2011 年批准了抗 C5 抗体依库珠单抗用于治疗 aHUS[240]。依库珠单抗已被用于治疗阵发性睡眠性血红蛋白尿的孕妇[241],并且有报道将其用于治疗妊娠相关 aHUS[207-209]。对于血浆置换无效或肾脏主要受累的 aHUS 患者,应考虑早期使用补体定向治疗。

再次妊娠期间 TTP 和 aHUS 的复发

曾有妊娠并发 TTP 或 HUS 病史的患者应咨询有关再次妊娠中发生该疾病的风险。近期一项综述提供了这项风险预估[242]。TTP-HUS 首次发作为特发性而非妊娠相关的患者,再次妊娠期间复发 TTP-HUS 的概率为 43%~91%。对于 TTP-HUS 首次发作为妊娠相关的患者,再次妊娠期间复发的概率为 18% 至 56%[242]。在另一组 14 例有 aHUS 病史的孕妇中,26% 出现复发 aHUS[243]。表 43.6 记录补体异常患者的妊娠期间 aHUS 的发生率[204]。

对于血浆置换有效的 TTP 患者,预防性血浆输注可有效预防再次妊娠中的疾病复发[201,244]。

妊娠相关血小板减少的其他原因

妊娠相关血小板减少的其他几种原因尽管罕见,但应该被重视(见表 43.1)。

表 43.6　非典型 HUS 中的补体蛋白或抑制剂突变

患者	妊娠数量	aHUS,n(%)
CFH 突变(n=23)[a]	49	10(20%)
SCR 19-20 突变(n=6)	10	1(10%)
其他 SCR 突变(n=17)	38	9(24%)
CFI 突变(n=8)	26	3(11%)
MCP 突变(n=4)	6	1(17%)
C3 突变(n=3)	7	2(28%)
CFB 突变(n=2)	7	0(0%)
超过 1 处突变(n=4)[b]	5	3(60%)
没有突变(n=10)	15	2(20%)

aHUS 指妊娠相关 aHUS;斜体代表基因;SCR,短保守重复序列。
[a] 三名患者存在两种 CFH(SCR 9 和 19)突变——C3/CFH 和 MCP/CFH——被排除在分析之外。
[b] 患者具有两种 CFH(SCR 9 和 19)突变——C3/CFH(患者 8)、MCP/CFH(P3)和 CFI/CFI(患者 4)。

妊娠期急性脂肪肝

妊娠期急性脂肪肝(acute fatty liver of pregnancy,AFLP)是一种罕见疾病,其妊娠期发病率为 1/7 000~16 000 例,产妇死亡率约为 15%。AFLP 通常发生在孕后期,患者会出现恶心、呕吐、右上腹疼痛、厌食和不适、黄疸和胆汁瘀积性肝功能障碍[245]。初产妇和双胎妊娠的女性更常受影响[246-248]。多数患者出现抗凝血酶及纤维蛋白原水平均降低并伴有 DIC 的实验室证据[248]。典型的 AFLP 患者的血小板减少症是轻微的,一系列平均血小板最低值为 88×10⁹/L,但偶尔也可能降至 20×10⁹/L[248]。母体出血常见,反映了血小板减少伴继发于肝脏合成减少和全身消耗过程中引起的严重凝血功能障碍[249]。某些 AFLP 和可能是 HELLP 综合征的病例,可能由胎儿线粒体脂肪酸氧化障碍(fatty acid oxidation disorder,FAOD)引起[250],即胎儿 FAOD 诱发具有杂合子的母亲发病。其中,最常见的是继发于 1 528G>C 突变而引起长链 3-羟酰基辅酶 A 脱氢酶(long chain 3-hydroxyacyl-CoA dehydrogenase,LCHAD)缺陷[250,251]。然而 FAOD 也许仅能解释少数 AFLP 和 HELLP 病例[252]。AFLP 治疗包括强烈的支持治疗及对凝血功能障碍的治疗,其次还包括紧急分娩胎儿[245,253,254]。这种方法虽极大地改善了预后,但 AFLP 仍然有近 0.13/10 万活产婴儿死亡率[255]。罕见情况下,母体肝移植已经被采用并取得了不同的成功[245]。有人主张采用经或未经血滤的血浆置换,可以改善预后[165,256,257]。

2B 型血管性血友病

2B 型血管性血友病(von Willebrand disease,VWD)患者中突变的 VWF 分子可引起血液凝集并增加循环血小板的清除[258]。大多数致病突变位于 A1 结构域,导致功能获得性突变的 VWF 与血小板的糖蛋白(GP)Ⅰbα 的结合增加[259]。在 2b 型 VWD 患者中,GP Ⅰbα 结合构象中 VWF 水平增加至少 6 倍[260]。由于妊娠期间 VWF 水平升高,受影响的患者表现出血小板凝集增强和进行性血小板减少,血小板可能会降低至 (20~30)×10⁹/L 的水平[261]。DDAVP(第 62 章)在该病中是禁忌,因其会导致内源性突变 VWF 的释放增加,进一步加重血小板减少[262]。需治疗的患者通常接受富含 VWF 的Ⅷ因子浓缩物,可能会稳定血小板减少。使用血小板浓缩物已取得了不同程度的成功。与其他类型的 VWD 相似,该病患者存在延迟性产后出血的风险,患者可能需要监测、按需给予 VWF 替代和血小板浓缩物治疗 3~7 天[262]。

HIV 和 HCV 感染

人类免疫缺陷病毒(Human immunodeficiency virus,HIV)感染,可通过循环免疫复合物的作用增强外周血小板的破坏,从而诱发血小板减少(第 39 章),该复合物含有与 GPⅢa 49~66 位氨基酸有反应的抗体,这些氨基酸类似于 HIV nef 蛋白的表位[263,264]。这种反应性的抗体也可能损害巨核细胞的分化[265],并且病毒可能直接感染巨核细胞导致血小板生成受损[266]。最后,HIV 患者(包括妊娠期间)发生 TTP 概率增加[227]。丙型肝炎是继发性免疫性血小板减少的另一种越来越常见的感染原因[264,267]。

其他免疫介导的血小板减少

抗磷脂抗体与早发性 HELLP 和先兆子痫相关[92,142]。大约 10% 的 ITP 患者共存抗磷脂抗体,并且是可能会增加血栓形成事件风险的 ITP 亚组[268,269]。血小板减少可能使多达 25% 系统性红斑狼疮(systemic lupus erythematosus,SLE)病例复杂化,一半以上 SLE 患者在妊娠期间可能会出现疾病恶化[270]。任何接触可存在潜在危害药物的血小板减少患者,必须考虑药物诱发的血小板减少(第 40 章和第 41 章)[270-272]。

遗传性血小板疾病

尽管大多数先天性血小板减少症是在儿童时期被诊断出(第 46 章),但某些疾病相对无症状,仅在妊娠期间发现血小板减少而首次就医[273]。可能最常见的是以 MYH9 基因突变为特征的先天性大血小板减少症[274]。其他包括血小板贮存池和血小板受体和信号传导疾病。Glanzmann 血小板功能不全和 Bernard-Soulier 综合征通常有更严重的出血表型,通常可在儿童时期诊断[275]。例如,MYH9 相关疾病的出血倾向似乎与血小板减少程度相关,妊娠期间及分娩期间出血的风险相对较低[276,277]。相比之下,妊娠期间包括致命性出血在内的出血并发症发病率高,与血小板功能严重缺陷的疾病相关,如 Glanzmann 血小板功能不全和 Bernard-Soulier 综合征[277-281]。妊娠期先天性血小板疾病需要根据出血史、血小板数和血小板功能进行个体化治疗。特别是对于患有严重血小板功能障碍的女性,应该提前建立分娩计划,并且应该在有血液科医生和新生儿重症监护病房的中心进行管理和分娩。与 ITP 不同,皮质类固醇和 IVIG 不能用于增加血小板数量或预防出血[277]。血小板输注是患有遗传性血小板减少症或血小板功能障碍女性的主要治疗方法。阴道分娩/剖宫产和硬膜外麻醉的血小板计数指标与 ITP 女性患者推荐的类似。去氨加压素(desmopressin,DDAVP)已成功用于预防和治疗与 MYH9 相关疾病的相关出血,从而无需进行血小板输注[282]。氨甲环酸通常用作血小板输注的辅助剂,或在轻度血小板功能缺陷的女性中单独使用[275]。

对于轻度出血表型的女性,应保留剖宫产的产科适应证。对于严重出血表型的女性,母婴最安全的分娩方式仍存在争议。新生儿的主要风险与胎儿和新生儿同种免疫性血小板减少症有关,其由抗血小板抗体从输血母亲经胎盘传递至胎儿,可能与致命的宫内和新生儿颅内出血有关。若为阴道分娩,应避免长时间分娩和器械分娩[275,277]。大多数胎儿和新生儿同种免疫性血小板减少症的颅内出血发生在子宫内,且没有明确证据表明剖宫产可降低新生儿并发症的发生率,但可以控制分娩及产程延长的风险[277,283]。

原发性血液病

原发性血液病如白血病或骨髓增生异常综合征虽然在育龄女性中不常见,但偶尔也可能出现孤立性血小板减少。同样,尽管慢性肝病在该人群中并不常见,但患者可能发展为门静脉高压,导致脾内滞留。最后,诸如维生素 B12 和叶酸等营养素的缺乏,可能导致孕妇的血小板减少和/或全血细胞减少。

总结和结论

妊娠血小板减少可能有很多病因。其中最常见的是妊娠期偶发性血小板减少症,其次是高血压疾病和 HELLP 综合征。ITP 少见,而 TTP 和 HUS 罕见。

某些情况下,很难甚至不可能辨别孕妇血小板减少的原因。尽管如此,尽一切努力准确诊断这些疾病很重要,因为这些疾病在临床上似乎相似,但治疗措施差别很大。例如 HELLP、TTP 和 aHUS 可能都会表现血小板减少、MAHA、肾功能不全,某些病例表现为神经系统症状,但 HELLP 的最佳治疗方法围绕胎儿分娩进行的,TTP 的最佳治疗侧重于血浆置换,而 aHUS 更可能对依库珠单抗产生反应。补体活化在 HELLP 和妊娠高血压疾病中的作用尚需进一步研究,补体抑制可能为治疗这些疾病提供新的方法。

妊娠期血小板减少最好由多学科团队治疗,包括高危产科医生、血液科医生、麻醉师、新生儿科医生和输血医学专家。有这些领域具有专长的个人参与,将确保患者获得最佳妊娠结局所需的复杂护理。

(李云 译,刘俊岭 审)

扫描二维码访问参考文献

第 44 章　新生儿血小板减少症

Irene A. G. Roberts and Subarna Chakravorty

引言

新生儿血小板减少症是所有新生儿科医生都熟知的问题,且其发生在很多患儿中,尤其是患病或早产儿。但是详细诊断每一例新生儿血小板减少症的原因,其花费高昂,且临床上很难执行。此外,绝大多数新生儿血小板减少症痊愈后没有明显的后遗症。因此,在一部分患者中,新生儿血小板减少症可被认为是新生儿对不良状态的"生理"反应,只需治疗基础疾病,无需过多关注。相比而言,临床上大多数的问题都来源于另一部分患者,这部分患者病情较重,血小板计数极度降低,且原因不明存在严重出血风险。同样重要的部分新生儿,除了严重血小板减少症外没有其他疾病,其可能的临床后遗症仅为血小板较少所带来的后果。对这些患儿来说,认真的评估、分步骤的检查以及每次血小板减少症发生时积极治疗,对于减少大出血的风险至关重要。

本章节总结了目前对新生儿血小板减少症的发病率、病因和发病机制的认知,分别概述了常见和罕见形式的新生儿血小板减少症的表现和临床影响。最后,讨论了血小板输注在新生儿血小板减少症中的作用及今后的防治策略。胎儿和新生儿同种免疫性血小板减少症(fetal and neonatal alloimmune thrombocytopenia,FNAIT)在第45章详细讨论,遗传性血小板减少症在第46章详细讨论,新生儿血小板功能在第25章详细讨论。

胎儿巨核细胞生成和血小板生成

血小板出现在妊娠第5~6周的胎儿循环中[1]。在妊娠的孕早期结束时,平均胎儿血小板计数已经超过 $150×10^9/L$ [2],在孕中期,平均胎儿血小板计数上升到 $(175~250)×10^9/L$,此时大多数健康胎儿的血小板计数都在 $150×10^9/L$ 以上[3-5]。虽然一些小的研究表明随着妊娠期的增加,血小板计数呈线性递增[6],但是最大规模的一项研究提示,胎儿血小板计数在妊娠中晚期没有进一步明显增加[7]。因此,无论胎龄大小,血小板计数低于 $150×10^9/L$ 即被定义为新生儿血小板减少症。尽管如此,现在这个诊断标准受到了一项大规模的,对早产儿血小板计数回顾性研究的挑战。该研究发现22~35周胎龄的外观健康早产儿的血小板计数下限可为 $104×10^9/L$ (第5百分位),患病的新生儿没有被排除在外。事实上,不管胎龄大小,新生儿血小板计数平均值均为>$200×10^9/L$,而不同胎龄早产儿的血小板计数的下限与上述研究结论相似(约 $100×10^9/L$),这些数据可用于参考,而不能作为新生儿血小板计数的新的正常生理范围[8]。

尽管健康的胎儿和新生儿可以产生和维持与成人相当的循环血小板计数,但胎儿和新生儿巨核细胞和血小板的生成与成人存在重大差异,这可能会导致患病的胎儿或新生儿发生血小板减少症[9,10]。首先,网织(新生)血小板计数增高,提示即使在健康胎儿血小板的产生也可能接近最大值,这可能是为了与不断增长的胎儿保持一致[11-12]。与此相一致的是,新生小鼠模型表明血小板数量的增加主要通过血小板寿命的生理性延长来实现[13]。

其次,胎儿巨核细胞明显较成人骨髓内巨核细胞小,且DNA倍性分布较低[9,10,14-16],这可能解释了为什么脐血的来源单位巨核细胞产生的血小板量少50%[17]。然而,这些差异并不表明胎儿巨核细胞更幼稚[18]。而对脐血来源的巨核细胞的详细研究表明,即使是低倍体的巨核细胞(2N、4N)其胞质发育成熟,较成人巨核细胞表达更多 GATA1 和膜糖蛋白Ⅰb(glycoprotein Ⅰb,GPⅠb;CD42b),其原因可能与 GATA1 调控的 cyclin D1-Cdk41 的差异有关[18-19]。

第三,胎儿/新生儿与成人巨核细胞的功能差异来源于其分子差异[10,20],包括与 TGFβR 和 BMP[20]、IGF/mTOR[21] 以及 JAK2 信号系统[18] 相关基因表达的增加。此外,一些研究发现,与成人巨核细胞相比,胎儿/新生儿特异的微 RNA(microRNA,miR)表达模式具有重要作用[20,22,23]。这包括以 CXCR4 为靶点的 miR-9 和 miR-224 表达的增加,CXCR4 是巨核细胞迁移所必需的关键分子,选择性地表达在成人而不是胎儿的巨核细胞上[20,22]。最后,与成人巨核细胞相比,脐血来源的巨核细胞激活 P-TEFb 激酶复合物的能力有生理性的损伤,该酶激活对成人巨核细胞的正常发育至关重要,为胎儿/新生儿巨核细胞形态学上的差异提供了可能的机制[24]。

巨核祖细胞的发育也有差异。首先,胎儿期巨核祖细胞数量较多,接近分娩时会下降[25-26],在早产儿体内数量也较足月儿高[27-28]。这些差异可能部分因为足月儿巨核祖细胞增殖速度较快,且巨核细胞集落更大[29-31]。与动员后的外周干细胞相比,脐血中也含有更多的巨核祖细胞,且胎儿的巨核细胞及其祖细胞较成人相比,对促血小板生成素(thrombopoietin,TPO)更为敏感[30-35]。与此一致,Liu 等报道,新生儿巨核细胞通过 mTOR 途径上调 TPO 信号传导[18]。此外,在胎儿早期肝脏开始产生 TPO[36-37],其在新生儿循环系统中的水平明显高于成人[30,37,38]。

综上所述,新生儿血小板减少症高的发生率,不仅反映了各种产前及产后并发症,而且反映了巨核细胞及其祖细胞的发育差异。事实上,有一些证据表明,血小板减少症时,新生儿不能反应性地适当增加巨核细胞大小[39] 和 TPO 的产生[11,12,33,36]。另一方面,在新生儿脓毒血症时,TPO 水平增加[3,36,40,41],足以增加巨核细胞的生成,从而应对血小板的消耗[41]。胎儿造血微环境在新生儿血小板减少症中可能也发挥了作用。为了研究这一点,Slayton 和他的同事比较了小鼠胎鼠及成年鼠巨核祖细胞,移植到成年受体后的巨核细胞形态[42]。他们发现,尽管植入的胎鼠来源巨核细胞仍然比成年鼠来源巨核细胞小,但是与移植前相比,其体积明显增大,提示胎鼠巨核细胞受微环境调控的特性。其机制尚不清楚,但可能涉及胎儿巨核细胞的不同归巢特性,其表面趋化因子受体 CXCR4 表达水平较成人细胞表面表达量低,因而无法迁移至 SDF1α[22,43,44]。

新生儿血小板减少症的流行病学和发病率

出生时血小板计数正常值

大样本研究表明[45-47],在血小板计数正常的母亲所生足月新生儿中,98% 以上出生时血小板计数高于 $150×10^9$/L。如上所述,一项基于人群的对 47 000 名新生儿的血小板计数研究报告指出,妊娠 <35 周的早产儿在出生后的前 3 天,血小板计数可低至 $104×10^9$/L[8]。然而,这项研究并没有除外患病新生儿,且该研究的目的不是为了明确轻度血小板减少症的可能原因。因此,尽管这些数据可能对计划中的调研有一定价值,但是其数据作为新生儿血小板计数生理正常范围的指标可能缺乏可靠性。

必须注意区分由于血小板聚集引起的假性血小板减少症的罕见病例[48,49](见第 38 章)。在这些病例中,尽管血小板计数明显降低,但血涂片上可见血小板团,且没有出血表现。有趣的是,在 Chiurazzi 及其同事报道的病例中,假性血小板减少症归因于通过胎盘传入的 EDTA 依赖性抗体,该抗体在出生后一个月内消失[49]。与之相反,在 Christensen 及其同事报道的早产儿中,血小板减少症与 EDTA 无关,报道时(17 周龄)婴儿仍有严重的假性血小板减少症[48]。

出生时血小板减少症的发生率

血小板减少症是新生儿最常见的血液学异常。血小板计数 $<150×10^9$/L 存在于 1%~5% 的新生儿中,其患病率取决于所研究的人群[7,8,45,47,50-53]。出生时严重血小板减少症(血小板计数 $<50×10^9$/L)的发生率为 0.1%~0.5%[47,54,55]。Burrows 和 Kelton 报道[45] 在一个医疗中心,一年来出生的未经筛选的 1 350 名新生儿中,脐血标本检测血小板减少症总发生率为 4.1%,这一结果与 5 194 例胎儿样本检测血小板减少症发生率(4.75%)相似[7]。然而,赫尔辛基一项限时一年、更大规模、基于人群针对足月新生儿的研究[47] 发现,脐血血小板计数 $<150×10^9$/L 比例为 2%,其中 11 例(0.24%)为严重血小板减少症(血小板计数 $<50×10^9$/L)。De Moerloose 等人的研究结果支持了这一较低的总体发病率[56],他们报道了在瑞士两家医院连续分娩的 8 388 名新生儿中血小板减少症率为 0.9%。由于其他研究设计除外了重要临床亚型的新生儿,其数据很难阐析。

新生儿重症监护室患儿血小板减少症

过去 30 年的研究一直显示,患病新生儿的血小板减少症发生率较高。血小板减少症在新生儿重症监护室(neonatal intensive care units,NICU)的所有住院患儿中的发生率为 22%~35%[50,57-59]。这一患病率在不同地区人群中相对恒定[60]。此外,在接受重症监护的新生儿中,血小板减少症的患病率可以高达 70%~80%[50,51,53,58,61]。大多数研究报道,NICU 患儿中 20%~30% 为血小板严重减少(血小板计数 $<50×10^9$/L)[50,51,53,57,58,61],使这些患者出血风险增加。最常见的大出血部位分别是颅内出血(intracranial hemorrhage,ICH)——在所有血小板减少症的患儿中发生率为 5%,以及消化道出血(1%~5%)和/或肺出血(0.6%~5%)或血尿(1%~2%)[50,51,62]。

新生儿血小板减少症的自然病程

尽管各种因素均可引起胎儿及新生儿血小板减少症(参考文献 63,64),新生儿血小板减少症的自然病程主要有三种表现形式:①胎儿血小板减少症;②早发新生儿血小板减少症(出生时到生后 72 小时发生);③迟发性新生儿血小板减少症(生后 72 小时后发生)。表 44.1 显示了按年龄分类的胎儿和新生儿血小板减少症的最常见原因。

表 44.1　胎儿和新生儿血小板减少症的分类

	疾病
胎儿	**同种免疫**
	先天性感染（如巨细胞病毒、弓形虫、风疹、HIV、寨卡病毒）
	非整倍体（如 18、13、21 三体或三倍体）
	自身免疫（如母体 ITP、SLE）
	严重 Rh 溶血
	先天性/遗传性（如 Wiskott-Aldrich 综合征）
早发新生儿血小板减少症（出生时到生后 72 小时发生）	**胎盘功能不全**（如 PET、IUGR、糖尿病）
	围产期窒息及低体温
	围产期感染（例如大肠杆菌、GBS、嗜血杆菌流感病毒）
	弥散性血管内凝血
	同种免疫
	自身免疫性疾病（如母体 ITP 或 SLE，新生儿狼疮、川崎病）
	先天性感染（如巨细胞病毒、弓形虫、风疹、HIV、肠道病毒、细小病毒 B19、登革热、基孔肯雅病毒、寨卡病毒）
	21 三体相关 TMD 或 AMKL
	血栓形成（如 HIT、TTP、肾静脉血栓形成）
	骨髓侵犯（如先天性白血病、骨质疏松症、HLH）
	卡萨巴赫-梅里特综合征
	代谢性疾病（如丙酸和甲基丙二酸血症、戈谢病、新生儿皮下脂肪坏死）
	先天性/遗传性（如 TAR、CAMT，见表 44.2）
迟发性新生儿血小板减少症（生后 72 小时后发生）	**迟发性脓毒血症**
	NEC
	先天性感染（如 CMV、弓形虫、风疹、HIV、肠道病毒、细小病毒 B19、登革热、基孔肯雅病毒、寨卡病毒）
	自身免疫
	卡萨巴赫-梅里特综合征
	代谢性疾病（如丙酸和甲基丙二酸血症）
	先天性/遗传性（如 TAR，CAMT，见表 44.2）

最常见的情况用粗体显示。

AMKL，急性巨核细胞白血病；CAMT，先天性无巨核细胞性血小板减少症；CMV，巨细胞病毒；GBS，B 组链球菌；HIT，肝素诱导血小板减少症；HLH，噬血细胞增多症；ITP，免疫性血小板减少性紫癜；IUGR，宫内发育迟缓；NEC，新生儿坏死性小肠结肠炎；PET，先兆子痫；SLE，系统性红斑狼疮；TAR，血小板减少症伴桡骨缺失综合征；TMD，短暂性骨髓增生性疾病；TTP，血栓性血小板减少性紫癜。

胎儿血小板减少症

这通常是通过超声检查异常发现的胎儿血液样本来诊断的，例如对于疑似先天性感染[65]，非整倍性[7]，或遗传性血小板减少症（见第 46 章）[3]，尽管非侵入性方法越来越多地取代常规采样[66,67]。

早发性新生儿血小板减少症（<生后 72 小时）

在 NICU 的患儿中，75% 的新生儿血小板减少症在出生时或生后 72 小时内发生[57,59]。我们和其他研究者发现，大多数早发性新生儿血小板减少症患儿是早产儿，在妊娠时合并胎盘功能不全或胎儿缺血缺氧，如母亲先兆子痫（pre-eclampsia,

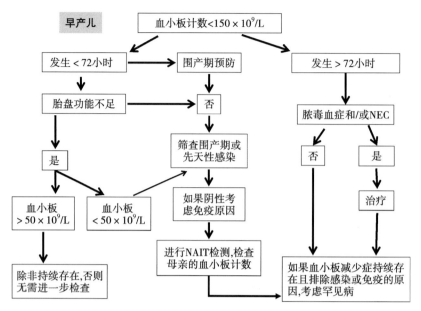

图 44.1　早产儿新生儿血小板减少症的诊断流程

PET)、胎儿宫内发育迟缓(intrauterine growth restriction,IUGR)和不常见的母亲糖尿病[30,59,68,69]。通常这些新生儿出生时血小板正常[(150~200)×10^9/L]或临界血小板减少症[(100~150)×10^9/L]。然后,他们的血小板计数在生命的第 4~5 天缓慢下降到最低点,然后在 7~14 天恢复到>150×10^9/L[33,59,70,71](图 44.1)。在没有导致血小板消耗的条件下(例如感染),血小板计数的急剧下降是罕见的,血小板最低点很少低于 50×10^9/L,且会自行恢复[70,71]。因此,大多数此类病例不需要特殊的检查或治疗。相对而言,不符合此类情况的血小板减少症可能是重要的病理学标志,需要进一步检查。出生时或 72 小时内血小板计数<50×10^9/L 是不常见的[47,50,51,57]。排除胎盘功能不全的严重病例时,最可能的原因是:也表现为胎儿血小板减少症的疾病,例如 FNAIT、先天性感染[特别是巨细胞病毒(CMV)]、非整倍体(特别是 18、13 和 21 三体或三倍体)和遗传性血小板减少症;或通常无法通过胎儿筛查预测的情况,例如新生儿窒息、围产期感染(如 B 组链球菌)、遗传性血小板减少症[如先天性无巨核细胞性血小板减少症(congenital amegakaryocytic thrombocytopenia,CAMT)]。持续超过 7~10 天的早发新生儿血小板减少症也不常见,需要进一步检查,因为它们更可能由于先天性感染或遗传性血小板减少症引起(表 44.2)。

迟发性新生儿血小板减少症(>生后 72 小时)

NICU 患者的迟发性血小板减少症主要由迟发性脓毒血症或坏死性小肠结肠炎(necrotizing enterocolitis,NEC)引起[58,72],与胎盘功能不全相关的早发性血小板减少症有明显不同。孤立的血小板减少症可能是脓毒血症或 NEC 的第一个迹象,但与这些疾病的早期体征相关的是更常见的血小板减少症。血小板减少症的程度随着血小板在 24~48 小时内达到最低点而迅速进展。血小板减少症通常是严重的(<50×10^9/L),并且持续时间长[72-74],经常不得不进行血小板输注治疗[75]。在作者所在单位的 NICU 中,这种迟发性血小板减少症发生在 6% 的

住院患儿中,脓毒血症或 NEC 是近 90% 患儿出现血小板减少症的原因[72]。

导致新生儿血小板显著减少的疾病

免疫性血小板减少症

足月新生儿出现严重血小板减少症(如出血或紫癜)的临床症状并不常见。然而,它提示了新生儿的紧急状况,需警惕严重的出血可能[76]。尽管少数病例由母亲的自身免疫性疾病引起[50,52,77-79],其常见的诱因为 FNAIT[47,77]。

胎儿和新生儿同种免疫性血小板减少症

胎儿和新生儿同种免疫性血小板减少症(fetal and neonatal alloimmune thrombocytopenia,FNAIT)(另见第 45 章)通常出现在其他系统无症状的足月新生儿,表现为不明原因的瘀伤和紫癜。血小板计数通常<30×10^9/L[80-82]。最严重的并发症是颅内出血(ICH),尽管颅外出血(如肺出血或胃肠道出血)也可能会发生,有时甚至同样是致命的[83]。根据最近的系统回顾[67]和最近的大型国际回顾性研究[81],严重出血的总体风险较低(<5%)。然而,如果 FNAIT 患儿确实发生 ICH,它的死亡率和发病率特别高,其原因可能是由于同种致病性抗体的抗血管生成和抗血小板的联合作用[84]。在一项大型 FNAIT 合并 ICH 研究中,来自五个国家的 43 个确诊病例的数据强调了高死亡率[15/43(35%)婴儿死亡]以及幸存者严重神经发育问题的高风险(80%),包括脑瘫[82]。此外,大约一半的婴儿在孕 28 周时已经出血,其中(54%)最早发现于妊娠 20 周[82]。

FNAIT 是由于母亲对遗传自父亲的胎儿血小板抗原致敏引起的。母体抗血小板抗体可在 1∶350 的孕妇中检测到,FNAIT 在 1∶1 000 活产中发生,尽管 25% 的病例可能在临床上无症状[80,81,85-88]。在高加索人中,抗体最常针对 HPA-1a(80%)、HPA-5b(10%~15%),偶尔抗 HPA-3a、HPA-1b 和

HPA15[80,81,85-88]。HPA-1a 阴性的女性产生抗 HPA-1a 的抗体与 HLA DRB3 * 0101（比值比 140）密切相关，但不能预测严重程度[86,89]。实验室诊断 FNAIT 通常使用父母和婴儿的 HPA 基因分型以及血清学试验（母亲抗 HPA 抗体筛选和母亲-父亲血清交叉配型）[80,81,85-88,90]。在 80% 的临床诊断为 FNAIT 的病例中，没有抗体或者母婴已知的 HPA 抗原的不相容性被证实了；其中一些病例最近被证明是由于抗 HPA1A 的低亲和力抗体[91]或抗次要 HPA 的抗体所致（例如 HPA-6w 和 HPA-9w）[80]。然而，除非在某些严重病例中，大多数研究组不建议在不明原因的 FNAIT 中对这些极低频 HPA 抗原进行常规筛查。

治疗。考虑到严重神经发育问题的风险，所有疑似 FNAIT 的新生儿都应通过头颅超声检查进行 ICH 筛查[81,82,90,92]。大多数 FNAIT 病例在一周内治愈，没有长期后遗症，对于有证据或有疑似 FNAIT 但没有出血迹象的新生儿，仅在血小板计数<（20~30）×10⁹/L 时输注 HPA 相容性血小板[90,93,94]。如果出现大出血，包括 ICH，大多数指南建议维持血小板计数>50×10⁹/L，虽然没有研究表明这是否有效[90,93,94]。在无法获得合适的 HPA 阴性血小板的情况下，随机输注供者血小板或静脉注射免疫球蛋白（intravenous immunoglobulin，IVIG）[95]。血小板计数降低通常在出生后 4~7 天内出现，血小板减少症的 FNAIT 患儿应监测血小板计数，直至其血小板计数持续升高至正常范围[63,79,90]。在某些情况下，血小板减少症可能持续 8~12 周，而 IVIG 通常比重复血小板输注更好。第 43 章回顾了前次孕期新生儿受累的妇女，在下次妊娠期间的治疗。

新生儿自身免疫性血小板减少症（另见第 39 章）

大多数新生儿自身免疫性血小板减少症病例是继发于母亲自身免疫性疾病，主要是 ITP 和 SLE，发病率约为（1~2）:1 000[96]，但也有新生儿川崎病的报道[97]。母亲患有自身免疫性疾病的新生儿中，严重新生儿血小板减少症（血小板<50×10⁹/L）发生率约为 10%，其中一半的患儿血小板计数<20×10⁹/L[98,99]。队列研究表明，包括颅内出血在内的大出血的死亡率和风险非常低（1%）[98-100]，并且无论母亲血小板计数高低，大多数研究组不再推荐胎儿采血或剖宫产[66,98]。孕期母亲疾病严重程度和/或血小板计数，或前一个新生儿出现严重血小板减少症，是胎儿和新生儿血小板减少症的最有用预测指标[98,99]。

治疗。所有患有自身免疫性疾病的母亲的新生儿在出生时都应进行血小板计数。在血小板计数正常（>150×10⁹/L）的新生儿中，无需采取进一步措施。在血小板减少症的新生儿中，血小板计数应在 2~3 天后复查，因为在大多数情况下，血小板计数通常在此时处于最低水平，然后在第 7 天自动上升[99]。在少数情况下，血小板减少症持续 8~12 周[99]。在这种情况下发生严重血小板减少症（出生后第一周<30×10⁹/L，此后<20×10⁹/L），大多数新生儿对 IVIG 治疗有反应[400mg/（kg·d），持续 2~4 小时，5 天；或 1g/（kg·d），2 天；总剂量 2g/kg][99]。

迟发性脓毒血症及新生儿坏死性小肠结肠炎

迟发性脓毒血症及 NEC 仍然是早产儿最严重的两种并发症[101]。NEC 在三级医疗中心治疗的极低出生体重儿（<1 500g）

中发生率为 10%，且死亡率高[102]。迟发性脓毒血症及 NEC 是迟发性和严重的新生儿血小板减少症的主要诱因[50,51,53,61,68,72]，其中细菌性脓毒血症所致占早产儿严重血小板减少症（血小板<50×10⁹/L）的 70%[50,51,72]。脓毒血症/NEC 相关性新生儿血小板减少症的自然病程特征是起病迅速，血小板计数通常在脓毒血症/NEC 最初临床症状出现的 48 小时内急剧下降，大多数情况下在出生后的前 3 天出现，并且持续时间延长。我们的前瞻性研究的中位持续时间为 8 天[51]。仅在<10% 的新生儿中发现 DIC 的证据，这与其他研究一致，表明 DIC 在这种情况下并不常见[57,58]。严重出血（例如，脑室内出血 3~4 级）在脓毒血症/NEC 相关的新生儿血小板减少症中相对较常见（发生于 8%~16% 严重血小板减少症新生儿），尽管最初的出血发作往往发生在血小板减少症的发展之前[50,72,74]。虽然一些研究表明新生儿脓毒血症/NEC 相关性血小板减少症死亡率高，但是出血很少成为直接死因[50,51,61,72,74]。

脓毒症相关性新生儿血小板减少症的机制尚不清楚。循环中 TPO 水平增加，与巨核细胞和血小板减少症相一致[36,40,41,52]。与此一致的是，最近，一项针对 33 名患有经培养证实的晚期脓毒症或外科手术 NEC 的重症新生儿的研究报告表明，在脓毒症/NEC 发病后最初几天血小板计数下降的同时，未成熟血小板分数（immature platelet fraction，IPF）也减少了[103]。另一方面，Brown 等人在脓毒血症相关血小板减少症中发现循环巨核细胞祖细胞和网状血小板数量增加[41]，表明血小板消耗增加和产生减少处在不同的时间节点。

先天性感染

大量先天性获得性病毒感染可导致胎儿和新生儿血小板减少症。虽然最常见的病毒是 CMV 和风疹病毒[103-107]，但由肠道病毒（柯萨奇 A 和 B 以及埃可病毒）引起的病例也可导致严重的急性血小板减少症[108-110]。此外，腺病毒[111]、腮腺炎病毒[112]、HIV[113-115]、单纯疱疹病毒[116]、细小病毒 B19[65]、登革热[117,118]、基孔肯雅病毒[119,120]，以及最近报道的寨卡病毒[121]感染均与新生儿血小板减少症有关。在大多数情况下，血小板减少症与其他提示先天性感染的临床特征一起发生，例如颅内钙化、肝脾肿大、黄疸或血涂片上的"病毒"淋巴细胞。然而，出生后数日即出现的严重血小板减少症（血小板计数<50×10⁹/L）并持续超过一周是先天性感染的一个常见特征，如果其他更常见的临床特征不存在或轻微，则可能是诊断的主要依据。

妊娠期间原发性或继发性母亲 CMV 感染导致 30%~40% 病例 CMV 宫内传播，尽管仅 20%~25% 会发生产后后遗症，包括小头畸形，肝脾肿大和新生儿血小板减少症，可能是严重的和/或可持续数月[61,102,107]。CMV 可引起胃肠道疾病和 NEC，从而进一步加重血小板减少症[122]。其致病机制尚不清楚，但 CMV 已被证明直接感染和抑制巨核细胞及其前体，导致血小板生成受损[123]。CMV 感染的产前诊断应基于羊膜穿刺（假定感染后 7 周以上）[107]。

根据地理位置及饮食习惯的不同，1:2 000~1:3 000 的新生儿可能发生先天性弓形虫感染[124-126]。在一些以前发病率很高的国家，产前筛查以及提高公民意识使发病率有所降低[126]。先天性弓形虫感染得患新生儿血小板减少症的发生率为 40%[124]。先天性弓形虫病和一些先天性病毒感染一样，偶尔会出现败血性休克和 DIC[127]。先天性风疹病毒感染在有主动计划免疫接种的国家非常罕见,但持续性血小板减少症是先天性风疹综合征新生儿的一个显著特征[128,129]。在这些疾病中血小板减少症的机制尚不清楚。先天性细小病毒 B19 感染虽然多与胎儿贫血有关,其引起胎儿和新生儿血小板减少症亦不少见。

围产期窒息(缺血缺氧性脑病)

新生儿缺血缺氧性脑病(hypoxic ischemic encephalopathy,HIE)以胎儿窘迫、胎儿和新生儿酸中毒、低 Apgar 评分和新生儿脑病为特征,是新生儿血小板减少症常见的急性诱因。事实上,约 30% 的 HIE 新生儿出现血小板减少症[130,131],主要由DIC[132] 所致,但也有未发生 DIC 的报道。在这些新生儿中,血小板减少症不太严重($75×10^9$/L),虽然血小板减少症时间可能会延长(长达 3 周),但出血问题很少见[133]。对诱导性低温治疗 HIE 的荟萃分析发现,低温治疗新生儿血小板减少症的患病率较高,但最终结论认为,这一结果并没有显著的临床意义[131]。

围产期感染

围产期感染发生在约 1/1 000 的新生儿中,最常见的原因是 B 组链球菌或大肠杆菌[134-136]。这些细菌的感染是死产的一个相对常见的原因,也会导致较高的新生儿发病率,约 50%的病例会发生早发性血小板减少症[137,138]。同迟发性脓毒血症相比,DIC 是血小板减少症的重要发生机制,部分原因在于感染往往在分娩前就已经开始了,不能及时进行有效的治疗[132]。血涂片显示典型的中性粒细胞核左移,伴有或不伴有中毒性颗粒。进行性加重的血小板减少症和中性粒细胞减少是预后不良的标志。

染色体异常,包括 21 三体(唐氏综合征)

异倍体检查在发达国家越来越成为一种产检诊断的方法。Hohlfeld 等人[7] 在产前诊断中发现,血小板减少症与 18 三体(86%)、13 三体(31%)、21 三体(6%)、三倍体(75%)以及特纳综合征(31%)均存在相关性。血小板减少症通常不严重,43例异倍体胎儿中,仅有一例血小板计数<$50×10^9$/L。血小板减少症有时也见于部分三体,如异染色体 18q[139]。尽管在 13 三体和 18 三体患儿血小板减少症常与新生儿红细胞增多症、中性粒细胞减少症和胎儿宫内发育迟缓相关,提示其可能与胎盘功能不全的发病机制相似,但在这些疾病中血小板减少症的机制尚不清楚。

相比之下,最近对 21 三体(唐氏综合征)相关血小板减少症的研究有了一些新的进展(参考文献 140,141)。大约 10%的唐氏综合征新生儿出现明确的白血病前期克隆性增殖性疾病,即短暂性骨髓增生性疾病(transient myeloproliferative disorder,TMD),其特征是外周血中常有原始粒细胞,巨大血小板、巨核细胞碎片或巨核细胞(图 44.2)[142]。半数以上的 TMD 新生儿有幼稚细胞浸润导致的肝脾肿大,严重者与肝纤维化有关,可能致命[140,141,143,144]。TMD 中血小板计数变化较大,一些婴儿有血小板减少症,而另一些婴儿血小板计数正常,甚至出现血小板增多症[142-144]。在大多数情况下,TMD 会自然消退,

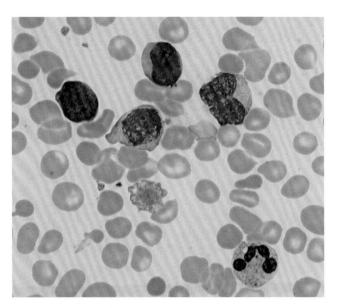

图 44.2　典型唐氏综合征相关 TMD 新生儿的血涂片,获得性 *GATA1* 基因 2 号外显子突变所致原始粒细胞、巨大血小板以及大小不均一的异形红细胞

但在 10%的情况下,肝脏受累严重,即使使用幼稚细胞通常敏感的小剂量阿糖胞苷治疗也可能死亡[143,144]。此外,约 20%的明显缓解的新生儿在随后发展为具有唐氏综合征分子学特征的髓细胞性白血病,即唐氏综合征相关性髓细胞性白血病(myeloid leukemia of down syndrome,ML-DS),通常在出生后 4 年内发病[140,141]。

TMD 和 ML-DS 的分子机制现已相当清楚了。在所有的病例中,TMD 都是由红系/巨核细胞转录因子基因 *GATA1* 中的一个或多个突变引起的(参考文献 140)。这些突变发生在子宫内胎儿造血细胞中,并聚集在 2 号外显子或 3 号外显子,导致转录短的 *GATA1* mRNA 和/或 N 末端截短的蛋白质 Gata1s[140]。这解释了 TMD 和 ML-DS 典型的巨核细胞形态和免疫表型,以及为什么 TMD 总是在出生后几周内出现。TMD 和 ML-DS 是唐氏综合征新生儿所特有的,因为 GATA1s 仅在 21 三体综合征(唐氏综合征新生儿或 21 三体嵌合体新生儿)中引起白血病[140]。从 TMD 进展到 ML-DS 的婴儿在两个阶段都有相同的 GATA1 突变[140,145]。由于这一突变随着 TMD 或 ML-DS 的缓解而消失[140,145],即便其他的基因或表观遗传事件是转化为 ML-DS 所必需,GATA1s 仍然是白血病发病的一个关键起始步骤。二代测序研究最近表明,ML-DS 中最常见的继发遗传事件是黏连蛋白(cohesin)或表观遗传调节基因的获得性突变[146]。这些继发突变在 TMD 中不存在。

确认 *GATA1* 基因突变在 TMD 中所起的关键作用也有助于深入了解 21 三体在新生儿白血病发生中的作用。现已清楚,21 三体本身会引起胎肝造血的紊乱,增加妊娠中期的红细胞生成和巨核生成[147,148]。这解释了唐氏综合征新生儿即使没有 *GATA1* 突变[142],红细胞增多症和血小板减少症的发生率仍较高,尽管确切的机制尚不清楚。21 三体介导的胎儿红细胞及巨核生成增加可能为导致 TMD 的突变 GATA1 克隆的扩增提供了理想的细胞环境。事实上,现在已经清楚的是,约 30%的唐氏综合征新生儿带有 GATA1 突变的细胞,尽管在大约三分之二

的病例中这些细胞是临床上无症状的("沉默")[142]。由于 GATA1 突变是 TMD 和 ML-DS 的特异性突变,*GATA1* 外显子 2 或 3 的突变分析是目前对 TMD 最好的验证性试验,因为 TMD 的临床和血液学特征与无 TMD 的唐氏综合征新生儿的临床和血液学特征重叠,临床上难以区分。

先天性/遗传性血小板减少症

一些遗传性疾病可能在胎儿或新生儿期出现血小板减少症(表 44.2;另见第 46 章和第 48 章)。在识别这些疾病的分子学基础方面已经取得了重大进展(参考文献 149、150 综述),这里仅涉及与新生儿血小板减少症密切相关的内容。在大多数情况下,血小板减少症是由于造血干细胞发育异常引起的血小板生成减少所致,在许多新生儿中存在相关的先天性异常,这些异常对指导检查和确定诊断很有用。从诊断和临床的角度来看,将遗传性血小板减少症分为三类有助于诊断:①单纯血小板减少症(伴或不伴血小板功能异常);②遗传性血小板减少症的综合征;和③易患其他疾病的遗传性血小板减少症,包括白血病和骨髓衰竭(表 44.2)。

表 44.2　先天性和遗传性血小板减少症

疾病	基因	临床表现
1. 单纯血小板减少症(伴或不伴血小板功能异常)		
Bernard-Soulier 综合征(巨大血小板综合征)	*GP1BA/GP1BB*	常染色体隐性遗传 巨细胞性血小板减少症 血小板功能受损
	GPIX9	常染色体显性遗传 不显著的巨细胞性血小板减少症
灰色血小板综合征	*NBEAL2*	常染色体隐性遗传 巨细胞性血小板减少症 血小板功能受损
PRKACG 相关血小板减少症	*PRKACG*	常染色体隐性遗传 巨细胞性血小板减少症 血小板功能受损
FYB 相关血小板减少症	*FYB*	常染色体隐性遗传 巨细胞性血小板减少症
FLI1 相关血小板减少症	*FLI1*	常染色体隐性遗传 巨 α 颗粒巨细胞性血小板减少症 血小板功能受损
ACTN 相关血小板减少症	*ACTN*	常染色体隐性遗传 巨细胞性血小板减少症
ITGA2B/ITGB3 相关血小板减少症(血小板功能不全)	*ITGA2B/ITGB3*	常染色体显性或隐性遗传 巨细胞性血小板减少症 血小板功能受损
SLFN1 相关血小板减少症	*SLFN1*	常染色体显性遗传 巨细胞性血小板减少症 血小板功能受损 可在幼儿时期发病
CYCS 相关血小板减少症	*CYCS*	常染色体显性遗传 正常或小血小板
GFI1b 相关血小板减少症	*GFI1b*	常染色体显性遗传 巨细胞性血小板减少症
2. 遗传性血小板减少症的综合征		
Wiskott-Aldrich 综合征,X 连锁血小板减少症	*WAS*	X 连锁 免疫缺陷,Wiskott-Aldrich 综合征更严重 小血小板或正常大小的血小板

4

疾病	基因	临床表现
Chediak-Higashi 综合征 (小儿先天性白细胞颗粒异常综合征)	*LYST*	常染色体隐性遗传 眼部白化病 易患化脓性感染 细胞中异常的大颗粒 血小板功能受损
X 连锁血小板减少症 (XLT)，GATA1 突变	*GATA1*	X 连锁 巨细胞性血小板减少症 贫血-红细胞生成障碍或地中海贫血
TAR 综合征 (血小板减少症伴桡骨缺失综合征)	*RBM8A*	常染色体隐性遗传 双侧桡骨发育不全 肾、心脏和中枢神经系统畸形 牛奶蛋白不耐受 血小板计数可能随着时间的推移而上升
Paris-Trousseau 血小板减少症/Jacobsen 综合征	*FLI1*	常染色体显性遗传 颅骨畸形、发育迟缓与多器官畸形
Stormorken 综合征/York 血小板综合征	*STIM1*	常染色体显性遗传 管状聚集性肌病 血小板功能受损 轻度贫血、无脾、瞳孔缩小、头痛和鱼鳞病
FLNA 相关血小板减少症	*FLNA*	X 连锁 新生儿肺病 耳腭指综合征或脑室旁小结节

3. 易患其他疾病的遗传性血小板减少症，包括白血病和骨髓衰竭

疾病	基因	临床表现
先天性巨核细胞减少性血小板减少症 (CAMT)	*MPL* *THPO* (罕见病例)	常染色体隐性遗传
巨核细胞减少性血小板减少症伴桡骨/尺骨滑膜炎 (ATRUS)	*HOXA11* 或 *MECOM*	常染色体显性或隐性遗传
Fanconi 贫血	21 *FANC* 基因	常染色体隐性遗传 罕见病例 X 连锁
遗传性血小板减少症伴白血病易感性增加		常染色体显性遗传 正常大小的血小板
-FDP-AML	*RUNX-1*	>40%进展为急性髓细胞性白血病
-ANKRD26 相关	*ANKRD26*	8%进展为白血病
-ETV6 相关	*-ETV6*	5%淋巴母细胞白血病
MYH9 相关血小板减少症	*MYH9*	常染色体显性遗传 巨细胞性血小板减少症
DIAPH1 相关血小板减少症	*DIAPH1*	常染色体显性遗传 巨细胞性血小板减少症
SRC 相关血小板减少症	*SRC*	常染色体显性遗传 巨细胞性血小板减少症

单纯血小板减少症伴或不伴血小板功能异常

除了 Bernard-Soulier 综合征（Bernard-Soulier syndrome，BSS），大多数其他疾病在新生儿期不发病，除非通过家系筛查确诊。

Bernard-Soulier 综合征（巨大血小板综合征）。 BSS 是一种常染色体隐性遗传疾病，其特点是轻度至中度血小板减少症、巨大血小板和出血时间延长。BSS 是由于编码血小板膜糖蛋白（GP）Ⅰb-Ⅸ-Ⅴ复合物四个基因中的一个发生突变，导致其质量或数量的异常[149,150]。大多数突变发生在 GPIBA 基因中，有些突变出现在 GPIBB 和 GP9 基因中，但在 GP5 基因中至今没有发现[149,150]。在新生儿期可能会发生出血，但通常并不严重[120,151]。由于新生儿的血小板功能很难评估，新生儿期最有用的初步检查是：涂片上有特征性的大血小板，血小板流式细胞仪检测到 GPⅠb 成分的表达减少[152]。这种疾病的确切分子基础最好是通过有针对性的二代测序来实现的。血小板输注治疗是有效，但一般在有危及生命的出血风险时应用，因为输注血小板可能在患儿体内产生 GPⅠb，GPⅨ，或 GPⅤ的抗体[152,153]。患有 BSS 的女性在生育时，抗 GPⅠb-Ⅸ-Ⅴ的同种抗体是引起胎儿/新生儿血小板减少症的罕见原因，可能导致致命或严重的胎儿颅内出血综合征[153]。

单基因疾病导致单纯血小板减少。 近年来，随着靶向性二代测序和全基因组测序的引入，导致单纯血小板减少症的已知基因数量迅速增加[154]。对于某些疾病，在新生儿期表现为血小板减少症和/或出血史，包括 NBEAL2 基因突变引起的灰色血小板综合征[155]，PRKACG 相关血小板减少症[156]，FYB 相关血小板减少症[157]，FLI1 相关血小板减少症[158]，ACTN1 相关血小板减少症[159]，以及 ITGA2B/ITGB3 相关血小板减少症[160]。SLFN1 基因突变也可表现在幼儿期[161]。其他遗传性血小板减少症，如 CYCS 相关、GFI1b 相关和 TUBB1 相关的血小板减少症，通常较轻，尚无在新生儿期出现的记载[149]。

综合征形式的遗传性血小板减少症

新生儿期最常见的血小板减少症综合征是 Wiskott-Aldrich 综合征及其变异形式、GATA1 突变引起的 X 连锁血小板减少症、Chediak-Higashi 综合征和 TAR 综合征（参考文献149、150综述；另见第 46、48 章）。在这些疾病中，非血液系统的严重症状导致血小板减少症通常不被报告或较晚认识到（表 44.2），例如 Chediak-Higashi 综合征通常在婴儿期晚期出现，尽管偶尔有新生儿病例被报告[162]。

Wiskott-Aldrich 综合征与 X 连锁血小板减少症。 Wiskott-Aldrich 综合征（Wiskott-Aldrich syndrome，WAS）和 X 连锁血小板减少症（X-Linked Thrombocytopenia，XLT）组成了一类疾病，其主要因为 Xp11-12 上 Wiskott-Aldrich 综合征蛋白基因突变引起。超过 100 种不同的突变已经被确认，最近的证据表明基因型和表型是密切相关的[163-165]。典型的 Wiskott-Aldrich 综合征的特征是小血小板、血小板减少症、湿疹、反复的细菌和病毒感染，以及男性婴儿发展为自身免疫性疾病的倾向[163,165]。通常在出生后的第一年出现出血，出血可能很严重，包括胃肠道出血和紫癜；除非有已知的家族史或通过筛查严重的免疫缺陷疾病，大多数病例在新生儿期不会出现。通常在出生后的第一年内发生出血，出血可很严重，包括胃肠道出血和紫癜；除非有已知的家族史或通过筛查严重的免疫缺陷疾病，大多数病例在新生儿期不会被诊断[165,166]。Wiskott-Aldrich 综合征出血的发病机制尚不完全清楚，似乎是多因素的，表现为血小板减少症，血小板生存时间缩短，血小板更新率降低及血小板功能异常[164]。XLT 的特征是一种单纯的血小板减少症，通常较轻[165]；WAS 突变通常是聚集在 EVH1 结构域中的错义突变，而不是在严重疾病中更常见的移码、无义和剪接位点突变[163,164]。

Chediak-Higashi 综合征。 这种常染色体隐性遗传疾病是由溶酶体转运调节因子（lysosomal trafficking regulator，LYST）基因突变引起的[167]。其特征是部分性眼部皮肤白化病，易感染化脓性疾病，多种细胞类型的大颗粒异常，血小板功能障碍，晚期血小板减少症[168]。出血问题通常出现在婴儿而非新生儿身上，尽管偶尔有病例报告与已知的家族史有关[162]。出血通常反映相关血小板储存池缺陷[168]。

GATA1 突变引起的 X 连锁血小板减少症。 除了唐氏综合征儿童的 TMD 和 ML-DS（见上文），GATA1 突变还导致两种不同形式的遗传性血小板减少症，其主要区别在于与之相关的红细胞生成障碍 XLT 伴红细胞生成障碍和 XLT 伴地中海贫血（见参考文献169）。家族性 XLT 伴有红细胞生成障碍伴有 GATA1 的 N 末端锌指的错义突变，影响其与辅因子 FOG1 的结合[170-172]。这种形式的血小板减少症可能在出生时表现为严重的血小板减少症，并伴有严重的出血[172]。血涂片显示大血小板和不同程度的红细胞生成障碍性贫血，可能表现为胎儿水肿[170]或产后红细胞输注依赖[173]。XLT 合并地中海贫血是由 N-末端锌指突变引起的，该突变影响 DNA 结合，而不是 GATA1 与 FOG1 相互作用[169]。在两个家系的详细研究中发现，症状和体征的出现是在一年内，接近一岁左右，而不是新生儿期[174,175]。虽然在新生儿期血小板减少症可能很明显，但由于珠蛋白基因转换时间的原因，在出生后的第一年晚些时候才能检测到由珠蛋白基因不平衡产生的特征性轻度小细胞性贫血。

TAR 综合征（血小板减少症伴桡骨缺失综合征）。 TAR 综合征的特征是双侧桡骨缺失。两个拇指都存在，这可能有助于区分这种综合征和范科尼贫血[176]。大多数患有 TAR 综合征的婴儿在出生后的第一周内出现血小板减少症，95% 的婴儿在出生后的头 4 个月内出现血小板减少症[176]。血小板计数通常 $<50\times10^9$/L，白细胞计数在 90% 以上的患者中升高，有时超过 100×10^9/L，易与先天性白血病混淆[177]。TAR 综合征相关的异常状况发生率也较高，特别是牛奶不耐受、面部畸形和下肢畸形。在 34 名患者中，50% 的患者出现了上述表现，而同时 15% 的患者出现了心血管系统异常[178]。尽管既往数据显示患有 TAR 综合征的婴儿死亡率为 30%，Greenhalgh 和他的同事的研究报告，在他们 34 名患者的队列中只有两例死亡，一例是死于心脏疾病，另一例是颅内出血死亡[178]。那些在出生后第一年存活下来的婴儿通常一般状况良好，因为血小板计数会自发地提高，此后通常保持在正常水平的低限[179]。相较于 CAMT（见下文），TAR 综合征的骨髓衰竭并不具有特异性，但合并急性髓细胞性白血病（acute myeloid leukemia，AML）和急性淋巴细胞白血病（acute lymphoblastic leukemia，ALL）的病例均有报道，提示 TAR 综合征是一种白血病前的临床综合征，虽然目前暂时没有太多的数据支持这一观点[179]。

TAR 综合征的生物学和分子生物学研究显示，巨核细胞和巨核细胞祖细胞减少，循环 TPO 水平升高，巨核细胞祖细胞对 TPO 的体外生长和分化反应不理想，且 TPO 受体（MPL）的表达是正常的，没有发现 MPL 基因的突变，提示 TPO 信号通路存在缺陷[180-183]。与此一致，Fiedler 等人的研究结果显示，13 例患者中有 12 例血小板计数与 MPL 下游 JAK2 磷酸化受损相关[184]。然而，TAR 综合征的分子基础一直很难确定，其遗传方式复杂，常染色体显性和常染色体隐性遗传模式都有报道。在一些病例中，染色体 1q 的缺失，启发了 Klopocki 和他的同事在他们的 30 名患者中发现了 1q21.1 的一个共同的间质微缺失；然而，在 75% 的无症状父母中也存在同样的微缺失，提示可能还存在其他未知的基因[180]。最近，外显子组测序显示 TAR 综合征可能是由一个低频非编码 SNP 和一个位于缺失区域的 RBM8A 基因的罕见无效等位基因共同作用引起的[185]。目前尚不清楚这是如何引起 TAR 综合征的血液学和临床特征的。

Paris-Trousseau 血小板减少症/Jacobsen 综合征。 Paris-Trousseau 综合征（Paris-Trousseau syndrome，PTS）描述了 90% 以上的 Jacobsen 综合征患者中发现的先天性血小板紊乱。Jacobsen 综合征是一种罕见的常染色体疾病，其特征是颅骨畸形、发育迟缓和多器官异常[186]。除了先天性巨血小板减少症外，PTS 患者还存在骨髓巨核细胞生成障碍、血小板功能异常和多变的出血倾向[158]。在少数血小板中也有巨大融合 α 颗粒的存在[187]。PTS 患者可能在胎儿期、新生儿期或儿童期出现临床表现[187,188]。像其他一些遗传性疾病一样，血小板计数在随后几年可能会自发地提高。PTS 可能因 11 号染色体长臂（11q23.3）的部分末端缺失引起，其中包含了 FLI1 和 ETS1 基因[158,186]。最近来自诱导多能干细胞模型研究的证据支持早期的研究[158]，这些研究一直认为 FLI1 的缺失是 PTS 的关键分子缺陷[189]。

Stormorken 综合征/STIM1 基因突变引起的 York 血小板综合征。 York 血小板综合征和 Stormorken 综合征是一种罕见的常染色体显性遗传病，具有多种表型，其特征是管状聚集性肌病、血小板减少症、血小板功能障碍和轻度出血倾向，同时伴有轻度贫血、无晶状体、瞳孔缩小症、头痛和鱼鳞病[190,191]。这两种疾病均由 STIM1 突变引起。血小板功能丧失和功能增强均有报道，前者导致间歇性免疫相关血小板减少症。相比之下，导致血小板功能增强的 STIM1 突变的病例会进展为血小板减少症、血小板功能障碍和新生儿期即出现出血倾向[192]。

FLNA 相关血小板减少症。 FLNA（细丝蛋白 a）基因的体细胞突变首次被报道为成人 X 连锁血小板减少症的病因[193]。在新生儿中，FLNA 突变通常伴有多种主要的非血液学并发症，包括肺病、耳腭指综合征或脑室周围结节性异位，没有血小板减少症的报道。这些报道中没有出血史表明新生儿期存在明显的血小板减少症的可能性较小[194]。最近的一例案例记录了患有脑室周围结节性异位及埃勒斯-当洛斯样胶原病的婴儿出现轻度慢性巨细胞性血小板减少症[（100~130）×10^9/L]，尽管他出生后住院治疗一个月，但是在 22 个月大时才被发现血小板减少症，因此新生儿的血小板减少症可能为继发性的[195]。

易患其他疾病的遗传性血小板减少症，包括白血病和骨髓衰竭

随着时间的推移，人们越来越认识到一些遗传的血小板携带性疾病有可能发展或获得额外的疾病，（见参考文献 149、150）（表 44.2）。CAMT 和无巨核细胞血小板减少症伴桡尺关节滑膜炎（amegakaryocytic thrombocytopenia with radioulnar synostosis，ATRUS）可进展为骨髓衰竭[179,196,197]。此外，一些骨髓衰竭综合征，如 Fanconi 贫血最初表现为单纯性血小板减少症[198]。第二组表现为遗传性血小板减少症的疾病现在已经被证明有白血病的倾向，如家族性血小板疾病伴急性髓细胞性白血病倾向（familial platelet disorder with propensity to acute myeloid leukemia，FPD/AML）[199,200]、ANKRD26 相关的血小板减少症[201,202] 和 ETV6 相关的血小板减少症[203]。最后，第三组疾病有发展听神经性耳聋的风险，包括那些与 MYH9 相关的疾病[202] 和 DIAPH1 相关血小板减少症[204]。这些疾病均为罕见病，仅 CAMT 和 ATRUS 通常在新生儿期发病，其他疾病除非有家族史或被偶然发现，通常出现在较大的儿童。

先天性无巨核细胞性血小板减少症（congenital amegakaryocytic thrombocytopenia，CAMT） CAMT 是一种常染色体隐性遗传疾病，表现为单纯性血小板减少症和形态正常的血小板（参考文献 179、196）。由于出生时血小板计数通常 <20×10^9/L，且患儿均有出血点和/或其他出血表现，CAMT 几乎均在新生儿期被发现，但是也有儿童期诊断的报道[205-207]。诊断时骨髓检查通常表现出细胞形态正常，巨核细胞特异性减少[196]。出生后几年内大约 50% 的患者随后发展成再生障碍性贫血，偶尔在新生儿期即发生。并有几例在儿童期进展为骨髓增生异常和/或白血病[206,209,210]。

在大多数的患者，CAMT 由 MPL 基因突变引起的[205-207,209]（见参考文献 196 的综述），尽管报道的表型相似，但还未发现 MPL 突变的患者[179,187]。最近一个报道描述了一个家庭三个孩子患有 CAMT，均由 THPO 基因纯合突变引起。该突变损害了 TPO 的释放及其刺激 MPL 的能力[211]。由 MPL 突变引起的 CAMT，突变主要位于前五个外显子，这些部位编码了第一个细胞因子受体同源的结构域，或他们相关的剪接位点[196]。结果导致巨核细胞及其前体细胞不能对 TPO 刺激正常应答，它们数量减少，血浆 TPO 水平升高[196]。流式细胞术可以证实血小板 MPL 表达减少，但这不能作为可靠的诊断试验，因为缺乏有效的抗体，而且 MPL 胞质内区突变的患儿可能有正常的表面 MPL 表达[196,207]。在所有案例中均缺乏特异性的发现，提示 CAMT 的诊断是排除性的。出生时就有严重的血小板减少症，骨髓巨核细胞减少，没有其他原发疾病的证据。在这种情况下，使用靶向测序进行分子学分析通常是确认诊断的最快方法。基因诊断很重要，不仅可提供准确的遗传学检查，还可鉴别由于 THPO 基因突变而导致的罕见 CAMT 病例，这些病例有可能进展为骨髓衰竭或白血病，而用 TPO 拟似物治疗已经被证明有效[211]。CAMT 的治疗方面，新生儿期有出血表现时，可予血小板输注支持，新生儿期后，对于 MPL 突变患儿，临床表现严重或再生障碍性贫血者可进行造血干细胞移植[196]。

无巨核细胞性血小板减少症伴桡尺关节滑膜炎（ATRUS） ATRUS 患儿在出生时出现严重血小板减少症、骨髓巨核细胞缺乏和特征性骨骼异常[212]。除了尺桡骨关节炎外，患儿还可出现手指内弯和浅髓白[212]。不同于 TAR，ATRUS 由 HOXA11 基因突变引起，该突变影响了 DNA 的结合[212,213]。

Fanconi 贫血。Fanconi 贫血的血液学表现通常要到 7 岁才出现[198]。然而,有报道称一种罕见的 X 连锁新生儿血小板减少症[214],称为 VACTERL,也由 Fanconi 基因突变引起,其特征临床表现为:椎体缺损(V)、肛门闭锁(A)、心脏畸形(C)、气管食管瘘(T)、食管闭锁(E)和/或肾发育不良(R)和肢体畸形(L)[215]。因此,在不明原因的新生儿血小板减少症中,如果有典型的特征,如皮肤、拇指、面部或眼睛畸形和/或父母有血缘关系,应考虑 Fanconi 贫血的诊断。二环氧丁烷诱导的染色体断裂实验可用于诊断[198],骨髓涂片显示造血细胞减少,造血障碍和巨核细胞减少。新生儿期很少需要治疗。一旦出现严重的骨髓衰竭,大多数患儿可进行造血干细胞移植治疗[198]。Fanconi 贫血突变位点多样,至少有 21 个 Fanconi 贫血基因已经被鉴定出来(FANCA,B,C,D1,D2,E,F,G,I,J,L,M,N,O,P,Q,R,S,T,U,V)(参考文献 216 综述)。

遗传性血小板减少症伴白血病易感性增加[家族性血小板疾病伴急性髓细胞性白血病倾向(FPD/AML)、ANKRD26 相关血小板减少症和 ETV6 相关血小板减少症]。这三种常染色体显性遗传疾病在儿童或成年期都有骨髓增生异常和白血病的风险,FDP/AML 转化风险为>40%,ETV6 相关血小板减少症为 25%,ANKRD26 相关血小板减少症为 8%[199-203]。FDP/AML 是由 RUNX1 转录因子的突变引起的,其中大多数突变导致单倍体缺陷,但是由于显性负效应导致 RUNX1 活性显著降低[169]。涉及 RUNX1 基因的染色体 21q22 的散发家系缺失亦有报道,可能导致特征性畸形面容、精神发育迟滞和脏器异常[200]。这三种疾病都表现为单纯性血小板减少症,通常是轻度到中度,血小板大小正常,出血倾向是轻度或无[199,201,217]。大多数病例出现在成年期,新生儿期出现血小板减少症并诊断并不常见,除非有明确家族史并进行筛查[201,218]。白血病通常出现在成年后,在 ETV6 相关血小板减少症家族中,AML、骨髓增生异常综合征、淋巴母细胞白血病和骨髓瘤均有报道[203,219]。除了一些伴有血小板减少症的 FDP/AML 患儿,这些疾病出血症状均较轻,由于有进展为白血病倾向,在新生儿期的主要任务是随访和遗传学检查[217]。

MYH9 相关血小板减少症。是一类罕见的巨大血小板综合征,可表现为新生儿或胎儿血小板减少症,并有明显的相关异常,现已被认为是由 MYH9 基因突变所致,该基因编码非肌肉肌球蛋白 IIa 重链(nonmuscle myosin IIA,NMMHC-ⅡA)(参考文献 202)。MYH9 相关疾病(MYH9-related diseases,MYH9-RD)包括先前称为 May-Hegglin 综合征、Epstein 综合征、Fechtner 综合征和 Sebastian 综合征的疾病。MYH9-RD 现在被定义为常染色体显性遗传的巨细胞性血小板减少症,出生时有白细胞包涵体,在婴儿期或成人期有发生肾病(30%)、耳聋(60%)和白内障(20%)的风险[202]。血小板计数从<20×10⁹/L 到正常,但通常为(40~80)×10⁹/L。MYH9-RD 通常出现在年龄较大的儿童或成人中,但由于在宫内或出生时血小板可能严重减少,引起胎儿或新生儿颅内出血,从而与 FNAIT 的难以鉴别[220-222]。既往数据表明,MYH9-RD 基因型与表型之间存在着相当密切的关联,这使得该疾病的临床演变可以预测[223]。典型的血液学特征是中性粒细胞和巨大血小板中存在杜勒(Döhle)小体(蓝斑),其巨大血小板体积可能超过红细胞[202]。因此,在 MYH9-RD 中,自动仪器计数血小板通常不准确,应手

动检查。对于出血或需要手术的新生儿,由于血小板功能正常,如果需要输注血小板可按常规操作。最近关于成人的研究报道认为,TPO 拟似物是反复出血患者的有效选择,但对新生儿暂无临床经验[224]。

DIAPH1 相关血小板减少症。在除 MYH9-RD 的患者中,应考虑此类罕见的常染色体显性遗传巨细胞性血小板减少症及 SRC 相关血小板减少症[204,225]。它是由 DEPHA1 基因突变引起的,该突变导致蛋白质(DEPHA1)的激活,DEPHA1 蛋白对细胞骨架重塑和血小板形成非常重要[204]。与 MYH9-RD 一样,DEPHA1 基因突变的患儿在婴儿期也有患听神经性耳聋的风险,有些患者也有轻微的短暂性白细胞减少症[204]。新生儿期出现出血或血小板减少症的病例尚未有报道。

胎盘功能不全

患有 IUGR 的新生儿,出生时有许多明显的血液学异常[71]。这些异常包括新生儿血小板减少症、中性粒细胞减少、红细胞生成增加(大量循环有核红细胞增多伴或不伴红细胞增多症)和外周血涂片提示脾功能减退的证据(球形细胞、靶细胞和 Howell-Jolly 小体)[71]。血液学异常的根本原因可能为胎儿慢性缺氧,因为许多胎盘功能不全(包括 PET、妊娠高血压或糖尿病)和胎儿 IUGR 出现同样的异常形式。促红细胞生成素水平在受影响的胎儿和新生儿中增加,血液学异常的严重程度与血清促红细胞生成素水平和胎盘功能不全的严重程度相关[71,226,227]。

作者及其他研究者证实,在这些新生儿出生时,巨核细胞生成严重受损(表现为循环巨核细胞及其前体和祖细胞明显减少),且没有血小板破坏/消耗增加的证据,因此巨核细胞生成障碍可能是新生儿血小板减少症的主要原因[30,34,59]。这些患儿血小板减少症时血浆 TPO 水平也适度升高,这与巨核细胞减少相一致[30]。由于巨核细胞祖细胞异常和升高的 TPO 水平,在血小板恢复同时消失,血小板生成受损可能起源于胎儿期。尽管许多证据表明,由于胎儿造血微环境的异常影响了胎儿期多能造血干细胞向巨核细胞分化的改变,但是其确切的机制仍不确定[71]。

新生儿期先天性血小板减少症的其他罕见原因

代谢紊乱

血小板减少症在各种罕见的先天代谢性紊乱中较为常见。新生儿血小板减少症与丙酸、甲基丙二酸和异戊酸血症[228-230]、转醛醇酶缺乏症[231]、甲戊酸激酶缺乏症[232]以及先天性钴胺吸收和代谢紊乱有关[233]。血小板减少症也可能是新生儿戈谢病(Gaucher disease)和 C 型尼曼-皮克病(Niemann Pick disease)的一个特征表现[234,235]。Pearson 综合征是一种严重的线粒体细胞病变,在新生儿期常表现为血小板减少症或全血细胞减少[236]。新生儿色素沉着症也可有血小板减少症合并 DIC 的其他临床表现[132]。

肝血管瘤

卡萨巴赫-梅里特(Kasabach-Merritt)综合征通常在新生儿期出现严重的血小板减少症,伴有微血管病性贫血、DIC 和血

管瘤[237]。在大多数情况下，由于皮肤血管瘤的存在，可以直接作出诊断，但是在 20%的情况下，内脏受累但是没有皮肤改变，诊断可能被延误[237-239]。越来越多的证据表明婴儿血管瘤是由于残余胚胎内皮组织的不受调节的生长而发生的[240]。Kasabach-Merritt 综合征的血小板减少症主要是由于血小板黏附在血管瘤的内皮细胞上，但这可能并发全身凝血加重[237,241]。肿瘤很容易切除，治疗方法包括手术或动脉栓塞[237]。或者，最近一项指南建议使用类固醇激素和长春新碱作为一线治疗[242]。除非有活动性出血或手术前，否则应该避免血小板输注，因为输注血小板可以存留在血管瘤内，导致血小板活化增加和肿瘤肿胀、疼痛[237,242]。放射治疗只应在严重病例的紧急情况下使用，死亡率可能达到 20%～30%[237,238,243]。

血栓性疾病

一些血栓性疾病也可能导致新生儿血小板减少症。血栓性血小板减少性紫癜(thrombotic thrombocytopenic purpura，TTP)(见第 42 章)是由于遗传性血管性血友病因子裂解蛋白酶 ADAMTS13 缺乏引起的，患儿可出现血小板减少症、高胆红素血症和贫血[244-246]。如果缺乏家族史，诊断可能会延迟，因为这些症状在患病的新生儿中均可出现，缺乏特异性。由于新生儿 ADAMTS13 活性正常值范围跟正常成人相同，因此在出生后第一周即可诊断 ADAMTS13 缺乏[247]。溶血性尿毒症综合征(hemolytic-uremic syndrome，HUS)(见第 42 章)在新生儿中也有报道，可能由百日咳杆菌感染引起[248]。肝素诱导的血小板减少症(heparin-induced thrombocytopenia，HIT)(见第 41 章)在几个小型研究和病例报告中有报道，通常与动脉血栓形成有关(参考文献 251)[249,250]。Spadone 等人在 930 名接受过肝素治疗的新生儿中，确诊了 14 名 HIT 新生儿(1.5%)，其中 11 名患有主动脉血栓，与 Boshkov 及其同事在 433 名接受心脏手术的新生儿的研究中报告的发病率(1.2%)相似[226,252]。新生儿血小板减少症可能是大血管血栓形成后的继发事件，尤其是肾静脉血栓形成，在任何伴有肾功能衰竭的血小板减少症新生儿中

都应考虑到这一点[253]。大多数有肾静脉血栓形成的新生儿在其他部位也有血栓形成[253]。

新生儿血小板减少症的诊断与治疗

新生儿血小板减少症的实用诊断方法

我们建议采用一种实用的方法进行新生儿血小板减少症的诊断，以避免在一些轻度和自限性的患者中过度检查。每次发作的诱因通常可由病史、血小板减少症发作的时间、血细胞计数及血涂片来明确。如上所述，早产儿在出生后 72 小时内出现血小板减少症的最常见原因与妊娠和/或分娩并发症有关[33,59,71]，而大多数新生儿在出生后 72 小时后出现血小板减少症是由于产后获得细菌感染和/或 NEC 所致(图 44.1)[71]。由于继发于 IUGR/妊娠高血压的早发性血小板减少症通常是自限性的，当血小板计数保持在 $50×10^9$/L 以上并在 2 周内恢复时，无需进一步检查。对于患有严重血小板减少症的足月新生儿，最重要的检查是在排除假性血小板减少症后，诊断 FNAIT 的相关检查(图 44.3)[79]。而这些检查仅仅在常见引起血小板减少症的原因都被排除了和/或明确存在家族史时，才被用于早产儿的早期诊断[50,52,79]。

少数新生儿(<1%)将有持续性血小板减少症，这些患儿应该进行进一步的特殊检查[149,150]。部分患儿会有具有诊断意义或提示的特征性畸形，例如遗传性骨髓衰竭综合征(见"先天性/遗传性血小板减少症"一节)或 21 三体。对他们来说，确定其中 5%～10% 的 TMD 的患儿至关重要，因为他们可能会有严重的并发症，在随后的 4 年中有 20%罹患白血病的风险(见"染色体异常，包括 21 三体(唐氏综合征)"一节)。许多评估新生儿血小板生成的方法已被证明有助于更多地了解新生儿血小板减少症的机制，包括 TPO 水平、巨核细胞祖细胞数量、平均血小板体积(MPV)、未成熟血小板比例和网状血小板计数，但是大部分的检查在医院检验科没有开展[62,254,255]。

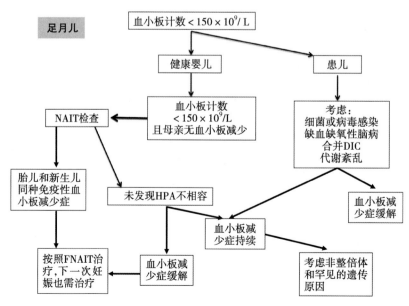

图 44.3　足月新生儿血小板减少症的诊断流程

新生儿血小板减少症的血小板输注治疗

新生儿血小板减少症的临床影响

大多数血小板减少症的发作是相对温和的,持续时间短,有自限性,并且不太可能有近期或长期的后遗症[51,55,59]。然而,在5%~10%的严重和/或病程时间长的病例中,死亡率和发病率增加,尤其是患有 FNAIT 的新生儿[82,53,57,58,256-260]。影响大出血发生率的最重要的临床因素是低出生体重和早产[50,51,53]。新生儿大出血最常见的部位是颅内出血,在所有患血小板减少症新生儿中,颅内出血占 5%,胃肠道出血占 1%~5%,肺出血占 0.6%~5%,血尿占 1%~2%[50,51,62]。低出生体重早产儿颅内出血的发生率在所有年龄组中是最高的(高达 25%),这一并发症可能是致命的,或导致长期神经发育障碍[53,258,260]。

不幸的是,从制订改善新生儿血小板减少症的治疗策略的角度来说,新生儿减少症本身是否直接导致不良结局,或者它仅仅是预后很差的新生儿并发症(如 HIE 或严重脓毒血症)严重程度的标志,尚未明确[50,51,258,261]。在唯一一项探讨预防血小板减少症是否改善预后的随机试验中,Andrew 等人[262]在通过血小板输注预防中度血小板减少症[血小板计数(50~150)×10^9/L]的早产儿中,未发现任何益处(即显著出血的减少),但是该研究除外了血小板计数<50×10^9/L 的新生儿和 7 天以上的新生儿,具有一定局限性。最近一项评估血小板输注对血小板减少症危重新生儿预后影响(血小板增加、出血和死亡率)的系统性综述得出结论:在这种情况下,没有足够的证据支持或反对血小板输注的价值[263]。然而,大多数现有研究(13/15)被评为"低质量",反映了在这一人群中开展研究的困难。由于大多数患血小板减少症的并发生大出血的婴儿,或是新生儿期没有存活下来的婴儿,都有严重的血小板减少症,迫切需要进行对照临床试验。目前一项比较血小板输注阈值 50×10^9/L 和 25×10^9/L 的试验(PlaNeT-2)目前在英国开放招募[264]。

血小板输注适应证

血小板输注仍是治疗新生儿血小板减少症的主要方法。由于它们也会引起输血相关感染和其他不良反应的风险(见第64章),最适当的是只有当血小板减少症程度严重,单独或合并其他新生儿并发症可导致不可接受的出血风险时,才进行血小板输注[265]。由于血小板计数和出血风险之间的关系是复杂的,并且在严重血小板减少症的新生儿(血小板计数<50×10^9/L)的对照试验中没有明确的证据支持,是否进行血小板输注应依据在许多国家广泛使用的共识指南[93,257,266-268]。而实际上,尽管有这样的指南,但不同国家之间以及同一国家内的不同临床医生之间存在着非常大的差异[269]。

新生儿血小板输注的阈值

目前我们是根据英国血液学标准委员会(British Committee for Standards in Haematology,BCSH)血小板输注指南进行修改,为预测有"高"和"非常高"风险的新生儿提供两个更高的输注阈值(表 44.3)[93]。"高"风险:由于极低出生体重和极度早产是公认的大出血风险预测因素,我们目前建议出生体重<1 000g 或其他有额外的高风险特征包括生命体征不稳定、目前轻微以或以前严重出血、凝血异常或计划手术(表 44.2)的新生儿,血小板输注阈值提高至<30×10^9/L[50,51,53]。"非常高"风险:

表 44.3　新生儿血小板输注适应证

血小板计数	临床适应证
<20×10^9/L	所有新生儿
<30×10^9/L	小于 1 000g 且小于 1 周龄或有一个或多个以下情况的新生儿 ● 临床不稳定(血压波动) ● 既往严重出血(3~4 级脑室内出血) ● 目前轻微出血:瘀点、穿刺部位渗血、气管插管内血性分泌物 ● 凝血异常 ● 需要手术或换血
<50×10^9/L	大出血

有活动性大出血的新生儿被认为存在更高风险,特别是颅内出血,其对生存率和神经系统发育有严重影响。虽然没有足够的证据支持,对这些患者其血小板输注的阈值为<50×10^9/L[257,266]。事实上,在 PlaNeT-1 研究中的每一个新生儿,均没有发现血小板计数与主要出血因素发生的关系,这与人们普遍认为的多个因素(包括但不仅仅是血小板计数)导致早产儿脑室内出血发生率高相一致[51]。

新生儿血小板输注的效果

尽管目前没有来自对照试验的证据表明血小板输注能有效减少新生儿出血或改善预后[50,51],但 PlaNeT-1 研究的数据显示,在超过 50%输注血小板的患儿中,血小板计数增加超过 40×10^9/L[51]。由于血小板减少症的新生儿接受血小板输注比例较高(在 PlaNeT-1 研究中为 69%)[51],并且经常重复输注[51,266,268],因此迫切需要 PlaNeT-2 研究等对照试验的结果[264,269]。我们建议在 NICU 患者输注所有血小板后一小时内进行血小板计数,以通过预测下一次血小板计数和血小板输注的时间来指导进一步的治疗,并有可能发现该患儿主要的可能的血小板减少症的机制。输注后血小板增加明显提示为血小板生成不足的低再生血小板减少症,并预示着对血小板输注疗法的良好反应,而输注后血小板增加不明显,则提示血小板消耗,不太可能对血小板输注有反应,可能需要其他特殊治疗。

新生儿血小板减少症未来的治疗选择

由于许多新生儿血小板生成受损,TPO 模拟药物可能对一部分患者有用(见第 61 章)。除了在儿童和成人 ITP 中的应用外,在一些遗传性血小板减少症中也有值得期待的数据。在初步实验中,我们发现新生儿巨核细胞祖细胞对 TPO 模拟物的反应和 TPO(未发表的数据)一样,但目前还没有关于新生儿的研究发表。鉴于成人数据表明血小板计数的临床显著增加可能会延迟至少一周,届时大多数新生儿血小板减少症都已缓解,因此只有一小部分新生儿会从这种方法中受益。

(凌婧、胡绍燕 译,奚晓东 审)

扫描二维码访问参考文献

第 45 章　同种免疫性血小板减少症

Cecile Kaplan, *Gerald Bertrand*, *Heyu Ni*

引言

同种免疫性血小板减少症是受体对不同遗传背景来源的血小板产生免疫应答和同种抗体而导致血小板寿命缩短的疾病。同种免疫性血小板减少症主要包括两种临床病症：胎儿和新生儿同种免疫性血小板减少症，以及输血后紫癜。该病自 20 世纪 50 年代首次报道以来[1,2]，在疾病发生机制、实验室诊断和治疗方面均取得了重大进展，但仍有一些问题尚未解决。本章第一部分将论述胎儿和新生儿同种免疫性血小板减少症，随后阐述输血后紫癜（表 45.1）。

胎儿和新生儿同种免疫性血小板减少症

胎儿和新生儿同种免疫性血小板减少症（fetal and neonatal alloimmune thrombocytopenia，FNAIT）是由母体对胎儿血小板上父源性的抗原产生免疫反应所致[3-5]。母体产生的血小板抗原特异性同种抗体通过胎盘进入胎儿体内，导致胎儿血小板破坏[1]。由此，该病类似于胎儿和新生儿溶血疾病（hemolytic disease of the fetus and newborn，HDFN）中的血小板表现[6]，但与 HDFN 相比，FNAIT 多发生于首次妊娠[7,8]。由于大多数病例首次诊断于出生时，因而广泛采用新生儿同种免疫性血小板减少症（neonatal alloimmune thrombocytopenia，NAIT）一词。但是，有证据表明胎儿受累，因此我们更倾向采用 FNAIT 一词。此外也有人采用胎儿-母体同种免疫性血小板减少症一词[9]。

FNAIT 是胎儿重度血小板减少[10]和产科病房新生儿血小板减少[11]的最常见原因。颅内出血（intracranial hemorrhage，ICH）是 FNAIT 最危险的并发症，可导致死亡或神经系统后遗症[7,8,12,13]，以及流产和宫内生长受限（intrauterine restriction，IUGR）[7,14]。随着高危妊娠的诊断和治理的进步，患病婴儿的预后已得到改善。

血小板减少症的定义

正常妊娠早孕末期的胎儿平均血小板计数在 $150\times10^9/L$ 以上[15]，妊娠 18～23 周为（241 ± 45）$\times10^9/L$，30～35 周为（265 ± 59）$\times10^9/L$[16]。胎儿和新生儿血小板减少指血小板计数低于 $150\times10^9/L$。然而，一项大型研究的结果显示，因新生儿出生前后的年龄差异，其血小板计数可低于此阈值。因此，新生儿评估时应充分考虑这些因素[17]。

发生率

不同原因导致的新生儿血小板减少症在重症监护室并不罕见，其中三分之一的婴儿受此影响（图 45.1）[18]。一项前瞻性研究显示，产科病房中 0.9% 的新生儿存在血小板减少，其中三分之一与免疫因素有关[11]。大型前瞻性研究预测，高加索人中 FNAIT 的发生率为 1：800～1：2 000[19-22]。然而，大多数病例因无出血的临床表现，加上缺乏对新生儿血小板减少或孕妇免疫接种情况的常规筛查，往往被漏诊[11,23]。此外，某些流产，尤其是妊娠早期发生的流产，可能尚未诊断并纳入发生率统计

表 45.1　同种免疫性血小板减少症：FNAIT 和 PTP 的主要特征及治疗

	FNAIT	PTP
发生率	1：800 至 1：1 500 活产婴儿	
病理生理	母体免疫	同种异体和自身免疫
血小板减少程度	中至重度	重度
实验室诊断	母体特异性的抗 HPA 同种抗体	抗 HPA 同种抗体和自身抗体
	胎儿或新生儿中存在致病抗原	血制品中的致病抗原
一线治疗	输注相容性洗涤血小板	IVIG
	紧急情况下因调度困难，可输注浓缩血小板联合 IVIG	
预防	再次妊娠的产前治疗	输注相容性血液制品

FNAIT，胎儿和新生儿同种免疫性血小板减少症；PTP，输血后紫癜。

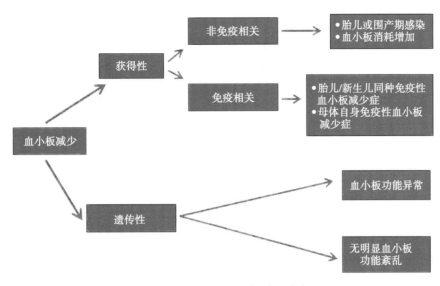

图 45.1　胎儿和新生儿血小板减少的主要原因

之中。

患儿之后血小板抗原阳性同胞弟妹中的血小板减少症发生率接近 100%，与先患病的婴儿相比，其血小板减少的表现相似或更严重[24]。

病理生理（图 45.2）

母体免疫系统对胎儿这一同种异体"移植物"的耐受性受复杂的免疫相互作用调控，最终结果是大多数人正常妊娠。

耐受的产生与胎儿和母体两方面因素有关，分别界定了母胎双向关系中的免疫原性和免疫反应性。母体免疫耐受缺失（对胎儿同种异体移植物产生排斥）将严重损伤胎儿并导致流产（妊娠失败）。妊娠期间，某些胎儿成分对母体不具有免疫原性或易被母体免疫系统攻击，其原因可能与胎儿发育中的抗原表达、母体免疫耐受或母胎正常屏障被打破有关。细菌和病毒感染也可打破免疫耐受，使母体免疫系统对胎儿抗原更加敏感。

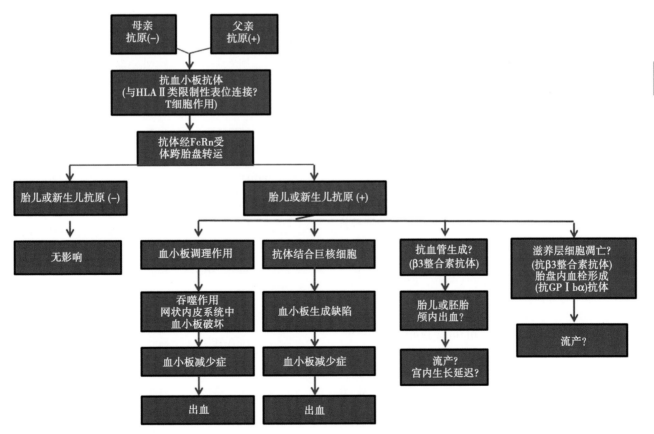

图 45.2　胎儿和新生儿同种免疫性血小板减少症的病理生理过程

机体针对某一外源性抗原启动体液免疫应答涉及多种细胞及其分泌产物的复杂生物学作用[25,26]。该过程中，抗原（如细胞表面糖蛋白）首先与抗原呈递细胞（antigen presenting cell，APC）相互作用。APCs 包括 MHC（HLA）Ⅱ型巨噬细胞、树突状细胞及某些 B 细胞。抗原被 APC 内吞后，胞内囊泡（内体和溶酶体）中的酸性蛋白酶将其降解为较小的抗原片段。APC 的抗原呈递作用对多肽抗原决定簇的产生至关重要，后者可被载入并结合到 MHC Ⅰ 或 Ⅱ 类分子的抗原结合沟。含有外源性抗原内吞后产生的多肽降解片段的囊泡与含有新合成 MHC Ⅱ 类分子的囊泡相融合，由此抗原性多肽被载入 MHC Ⅱ 类分子中。这种抗原肽-MHC Ⅱ 分子复合物随后被转运至 APC 细胞膜并被呈递给抗原特异性的辅助性 T 细胞（T helper cell，Th）。MHC-抗原肽复合物被 CD4 Th 细胞的 T 细胞受体（T cell receptor，TCR）以足够的亲和力和亲合力识别时，即产生抗原特异性的第一信号，随之在 APC 和 T 细胞间产生相互协调的分子事件即第二信号（共刺激信号）并导致 T 细胞完全活化（如 CD40 上调 APC 表面 B7 分子表达，后者与 T 细胞 CD28 分子相互作用）。这些 T 细胞和 APC 的分子事件可诱导抗原致敏的 B 细胞向浆细胞分化并产生抗原特异性 IgG 或其他类型的抗体。由此可见，抗原特异性 T 细胞的缺陷或异常活化均能显著影响免疫应答过程。这也凸显了 Th 细胞在抗体产生中的关键作用，并在抗体产生后可通过诱导抗体亲和力成熟、调节性 T 细胞或可溶性细胞因子的分泌等机制发挥重要的免疫调节功能。

一些由胎儿抗原如 RhD 抗原引发的母体免疫应答直到再次妊娠时才有临床意义，而其他抗原，如引起 FNAIT 的人血小板抗原（human platelet antigens，HPA）（表 45.2），可在首次妊娠时引发疾病。

携带 HPA-1b 的母体不能耐受自身缺失的父源性 HPA-1a 抗原，将产生抗 HPA-1a 的免疫应答。研究表明，HPA-1 抗原所在的 β3 整合素早在妊娠前三个月就在合体滋养细胞上表达[27]。妊娠期间胎儿血小板抗原或血小板可"渗漏"到母体循环系统中，随后被母体 APC 细胞加工处理为 HPA-1a 抗原肽，并呈递给母体的循环 T 细胞[27]。来自白细胞减低血小板同种免疫小鼠模型的研究支持这一观点，其发现血小板可通过间接同种免疫识别产生抗 MHC 同种抗体，其中受体 CD4 Th 细胞可识别受体 APC 呈递的供体血小板来源的同种抗原[28]。这些进一步导致 T 细胞活化并促进抗 HPA-1a 同种抗体的产生。

鉴于并非所有胎儿不相容的女性都能产生抗血小板同种抗体，已开展对母体同种异体免疫遗传背景的研究。HPA-1a 诱导的 FNAIT 中，产生抗 HPA-1a 同种抗体的母亲多是 HPA-1b 纯合子，基因型通常为 HLA-DRB3*01:01 或 DQB1*02:01[29-31]。然而，即使同时存在这些基因型，其对发生同种免疫的阳性预测率仅为 35%，因此筛查价值有限[22]。目前尚未发现抗 HPA-1b 同种免疫与已知 HLA-Ⅱ 分子存在关联[32]。此外，发现针对 HPA-5b 抗原的免疫应答也跟 HLA 分子有关[33]，但是由于对其他 HPA 抗原特异性引起的母体免疫研究太少，不足以得出结论。

表 45.2 人血小板抗原（HPA）

系统名	抗原	曾用名	糖蛋白
HPA-1	HPA-1a	Zwa, PlA1	GPⅢa
	HPA-1b	Zwb, PlA2	
HPA-2	HPA-2a	Kob	GPⅠbα
	HPA-2b	Koa, Siba	
HPA-3	HPA-3a	Baka, Leka	GPⅡb
	HPA-3b	Bakb	
HPA-4	HPA-4a	Yukb, Pena	GPⅢa
	HPA-4b	Yuka, Penb	
HPA-5	HPA-5a	Brb, Zavb	GPⅠa
	HPA-5b	Bra, Zava, Hca	
	HPA-6bw	Caa, Tua	GPⅢa
	HPA-7bw	Moa	GPⅢa
	HPA-8bw	Sra	GPⅢa
	HPA-9bw	Maxa	GPⅡb
	HPA-10bw	Laa	GPⅢa
	HPA-11bw	Groa	GPⅢa
	HPA-12bw	lya	GPⅠbβ
	HPA-13bw	Sita	GPⅠa
	HPA-14bw	Oea	GPⅢa
HPA-15	HPA-15a	Govb	CD109
	HPA-15b	Gova	
	HPA-16bw	Duva	GPⅢa
	HPA-17bw	Vaa	GPⅢa
	HPA-18bw	Caba	CD49b
	HPA-19bw	Sta	GPⅢa
	HPA-20bw	Kno	GPⅡb
	HPA-21bw	Nos	GPⅢa
	HPA-22bw	Sey	GPⅡb
	HPA-23bw	Hug	GPⅢa
	HPA-24bw	Cab2a+	GPⅡb
	HPA-25bw	Swia	GPⅠa
	HPA-26bw	Sec	GPⅢa
	HPA-27bw	Cab3a+	GPⅡb
	HPA-28bw	War	GPⅡb
	HPA-29bw	Khab	GPⅢa

有关详细信息，请访问网站：http://www.ebi.ac.uk/ipd/hpa/table2.html

尽管 FNAIT 通常被认为由抗体介导，但 HLA-Ⅱ类分子限制性的相关性研究提示 T 细胞也发挥作用[34]。对同种异体免疫中调节体液反应的 T 细胞免疫应答进行研究，发现 HPA-1 等位基因所在的整合素 β3 第 33 位残基的多态性与 B 细胞和 T 细胞免疫应答均有关[35]。第 33 位的亮氨酸（HPA-1a）决定了第 33 位为脯氨酸的纯合个体（HPA-1b）产生同种抗体的识别表位。某些同种异体反应可能难以发现，因为多态性将在多肽中产生一个功能性锚定残基，否则该多肽将无法与 MHC Ⅱ类分子结合，并且因缺乏第 33 位脯氨酸多肽的结合阻碍了 T 细胞的辅助作用，从而产生单向的同种异体抗体反应)[35]（译者注：因缺乏 T 辅助信号，而无法产生抗体）。这也解释了针对 33 位脯氨酸等位基因（HPA-1b）的同种抗体非常罕见的现象。

诱变实验表明，HPA-1a 和 -1b 抗原的多态性足以被同种抗体识别[36]。这种多态性见于 HPA-1a 和 -1b 同种异体抗原（其血小板整合素 αⅡbβ3［GPⅡb-Ⅲa］β 链的第 33 位氨基酸分别为亮氨酸和脯氨酸），可能决定了两者 B 细胞表位并组成 MHC 结合肽。有研究通过特定多肽刺激 T 细胞活化，鉴定了 HPA-1a 同种免疫介导的 FNAIT 中对多态性 HPA 抗原产生特异性应答的 T 细胞谱系[37,38]。

有趣的是，临产时的克隆类型更多地参与了循环抗体库的构成（胎儿血小板激活母体 T 细胞时可能更多），而在产后减少。相关 T 细胞可能提供 MHC HLA-DR 限制性的辅助作用从而帮助产生 FNAIT 相关的抗血小板抗体。深入理解这些细胞机制之间的相互作用对开发 FNAIT 抗原特异性免疫疗法具有重要意义。

母体血小板特异性的 IgG 在妊娠 14 周即可经胎盘转运，并且胎儿血小板同种抗原早在妊娠 18 周时就已完全表达[39,40]。首次妊娠的妇女早在妊娠第 6 周就可检测到血小板同种抗原对母体的致敏作用，而后者多发生于妊娠第 16～20 周[41]，另有报道显示 ICH 可发生于妊娠 20 周以前[42]。

研究表明，MHC Ⅰ类相关的新生儿 Fc 受体在母胎 IgG 抗体转运中发挥重要作用[43]。FcRn 与 IgG 抗体的 CH2 和 CH3 区结合，阻止了 IgG 在转胞吞作用中的降解作用；未与 FcRn 结合的 IgG 将被降解。该机制也称为 FcRn 对 IgG 稳态的维持作用[44,45]。目前尚不清楚 FcRn 如何转运母体 IgG，不同 HPA 同种抗体的转运是否相同，以及 FcRn 多态性是否会影响这一过程。然而，FNAIT 小鼠模型的研究显示，胎儿而非母体的 FcRn 负责将各种同种型 IgG 经胎盘转运至胎儿循环系统[46]。

跨胎盘转运的母体同种抗体通过免疫球蛋白的 Fab 段与胎儿血小板上的"父本"抗原结合，然后这些调理过的小板通过抗体的 Fc 段与巨噬细胞表面上的 Fc 受体与巨噬细胞发生作用。随后血小板在网状内皮系统（reticuloendothelial system，RES），主要是脾脏中清除[47]，然而胎儿网状内皮系统的作用仍待进一步研究。血小板上结合的抗体其 Fc 段可与巨噬细胞上不同的 Fc 受体结合，启动（FcRⅢa）或阻止（FcRⅡb）巨噬细胞的吞噬作用[48,49]，从而调控血小板清除。

胎儿和新生儿血小板减少的机制不仅包括胎儿 RES 对致敏血小板的破坏增加[50]，还可能存在血小板生成的缺陷。巨核细胞与血小板表达的膜糖蛋白抗原相似，因此在研究 FNAIT 的病理机制或评估胎儿对母体 IVIG 治疗的反应时应考虑到同种抗体可能干扰胎儿血小板生成[51,52]，以及如成年人那样抑

制巨核细胞分化[53]。

多项前瞻性研究表明[19,20,22,54]，必须认识到并非所有妊娠中检测到的抗体都会导致 FNAIT，并且不同抗体对胎儿血小板及其破坏可能产生不同程度的影响。已有数据提示，致病 IgG 同种抗体的活性可能受 Fc 糖基化的调控[55]。

体外实验已鉴定两类 HPA-1a 抗体：一类抗体的结合仅需要完整氨基末端，而另一类抗体的结合依赖于整个糖蛋白的其他结构[56]。此外，小鼠单克隆抗体的研究表明，FNAIT 中 HPA-1a、HPA-3a 和 HPA-9bw 的识别表位并不一致[57-59]。

另外，来自 FNAIT 小鼠模型的研究表明，GPⅠbα 抗体可导致胎盘血小板活化和血栓形成，这将导致胎盘功能受损及自发性流产[60]。进一步研究不同抗体活性的异质性及其临床相关性将很有意义。

血小板破坏是受累患者出血的主要原因，但血小板抗体对血管损伤的作用也可能影响出血和胎儿生长，该方面的研究尚有所欠缺。HPA-1a 和其他几种 HPA 抗原均位于血小板整合素 αⅡbβ3 的 β 链，也可构成其他细胞的整合素 αVβ3 的一部分，如血管生成的内皮细胞[61,62]和侵袭性滋养细胞[27,63]。因此，可设想针对整合素 αⅡbβ3 的 β 链 HPA-1a 或其他抗原的母体抗体可能影响胎儿血管生成、滋养细胞凋亡和螺旋动脉重塑，从而导致胎儿宫内生长受限（intrauterine growth restriction，IUGR）或流产[14,27,63,64]。新证据也表明，血管生成缺陷而非血小板或纤维蛋白凝块可能是胎儿或胚胎出血的主要原因[64-67]。FNAIT 病理生理方面还有一些尚未解答的问题（图 45.2），包括：①基于各 IgG 同种型抗体的发生率，HPA-1a 似乎比其他 HPA 抗原（如 GPⅠbα 上的 HPA-2a）更容易诱发抗体产生，或者抗 HPA-1a 抗体是否更容易穿过胎盘并导致血小板吞噬；②FNAIT 中 GPⅠbα 抗体引起的血小板清除也可由胎儿或新生儿 RES 中的 Fc 非依赖性途径介导[27,34,53,68,69]，那么 IVIG 对 GPⅠbα 抗体介导的血小板减少症疗效差[69]的情况是否也存在于 FNAIT；③GPⅠbα 抗体介导的 FNAIT 报道较少，其原因可能是 GPⅠbα 免疫原性较低或症状较轻（而未被报道）或过于严重导致流产[60,70]而未被临床医生确诊；④FNAIT 的出血表现更为严重（与 ITP 相比）的原因在于母体抗 β3 抗体也可靶向胎儿或新生儿的新生血管，后者在胎儿或新生儿的脑组织中尤为丰富[64,71,72]。

尽管血小板表面表达 HLA Ⅰ类分子和 ABH 血型抗原[73]，但 FNAIT 主要还是针对血小板特异性同种抗原的母体同种异体抗体的跨胎盘转运所致。血小板 HLA 抗原的表达低于其他细胞，HLA 抗体与 FNAIT 疾病的相关性尚存在争议。尽管如此，FNAIT 检查中仍发现一些母亲携带有抗 HLA 抗体[74]，这些抗体单独存在或与血小板特异性抗体并存。当 FNAIT 中仅检测到抗 HLA 抗体时，必须考虑到血小板特异性抗体检测技术的灵敏度可能不够或无法识别血小板特异性 HPA 抗体。尽管有个案报道提示母体 HLA 免疫与新生儿血小板减少症之间可能存在相关性[75]，但多项前瞻性研究均未明确这一关系，研究认为这也许是不明原因复发性流产中同种异体白细胞免疫引起的副作用[76]。尽管血小板上表达 A 和 B 血型抗原，但关于它们在 FNAIT 中的潜在作用尚无共识[77,78]。

HPA 命名系统起用于 1990 年,并取代了以前的个人命名法[79,80]。

迄今为止,已报道 35 种血小板特异性同种抗原,其中 12 种具有双等位基因多态性,并且新的低频同种抗原仍不断被发现[81]。35 种抗原中已发现 33 种编码膜蛋白的基因存在单核苷酸多态性(http://www.ebi.ac.uk/ipd/hpa/table2.html)。不同人群血小板抗原频率存在差异[82-86]。HPA-1a 是高加索人 FNAIT[8] 最常见抗原,其次是 HPA-5b[87] 以及 HPA-3[88]。相比之下,亚洲人 FNAIT 主要与 HPA-4 和 HPA-5b 有关[89]。通过抗原捕获实验对母体血清和父本血小板进行交叉配型分析发现,FNAIT 与某些罕见或稀有抗原有关[79,81,90-97]。研究表明,这些低频抗原不限于单一家庭,其在实验室初次检查为阴性但具有 FNAIT 典型表现的病例筛查中不容忽视[58,91,98-100]。FNAIT 中抗 HPA-15a 和-15b 同种抗体的临床相关性尚需进一步评估[101]。血小板 CD36 缺陷(3%~5% 亚洲或非洲血统)[89,102,103] 或血小板 GPⅡb-Ⅲa 复合物缺失(如见于血小板功能不全;见第 48 章)的母亲产生的同种抗体也可能参与 FNAIT[104,105]。HPA-2 抗原引起的病例报道罕见,一般认为其并非 FNAIT 主要抗原。HPA-2 位于血小板 GPⅠbα,目前尚不清楚 HPA-2 介导的 FNAIT 病例报道少的原因是该抗原免疫原性低,还是抗 HPA-2a 抗体引起的病理机制不同。来自小鼠模型的数据表明,抗 GPⅠbα 抗体可导致非典型 FNAIT(即早期自然流产但无出血表现)[60],这将掩盖人抗 GPⅠbα(HPA-2)抗体介导的 FNAIT 的严重程度和发生率,导致发现的病例较少。当然,这些现象和假设需在人体研究中进一步评估。

临床表现

胎儿血小板减少症

一项针对 5 194 例胎儿血液样本的回顾性研究显示[10],同种免疫性血小板减少症是胎儿最严重的血小板减少疾病,并且随着妊娠进展未发现胎儿血小板减少症能自发纠正[9,106]。当因其他原因(例如感染或染色体异常)进行胎儿血液采样而偶然发现的血小板减少比这些原因通常导致的血小板减少表现更严重时,应高度怀疑 FNAIT。

妊娠期间的多种情况需要考虑 FNAIT。FNAIT 可能是反复流产的原因之一,特别是发生在妊娠晚期的流产。遗憾的是,FNAIT 常在已发生严重颅内出血(ICH)并发症时才被发现。当母亲察觉到胎儿活动减少或胎儿心率变化引起临床医生警觉时,可进行超声检查确诊 ICH,其超声检查和磁共振成像显示脑室扩张、胎儿脑积水或囊肿。回顾性研究表明,80% 的 ICH 发生在子宫内,40% 诊断于妊娠 30 周前[13]。胎儿 ICH 的发生主要与 HPA-1a 同种异体抗原有关,而 HPA-3a 相关的 FNAIT 中 ICH 也很严重,其他低频血小板抗原相关的 FNAIT 中也有 ICH 报道。HPA-5b 相关的 FNAIT 中 ICH 发生较少[13,87]。一旦怀疑 ICH,有必要进行 FNAIT 检查,以便为当前和再次妊娠提供更好的管理。ICH 与不良预后有关,其中 10% 受影响婴儿死亡,20% 有神经系统后遗症[8,13]。此外,还有报道显示 ICH 可导致不明原因的胎儿贫血或胎儿水肿[107,108]。

新生儿血小板减少症

因缺乏常规筛查项目,健康母亲所产足月新生儿通常在出生时或出生后几小时出现瘀点、紫癜或较少但明确的内脏出血时才偶然发现为 FNAIT。ICH 可能发生于出生时,或血小板减少的新生儿皆有可能发生 ICH。在排除其他血小板减少症的情况下,应考虑诊断 FNAIT[109](图 45.2 和 45.3)(见第 44 章)。新生儿的详细检查可提供重要信息。新生儿 FNAIT 应排除感染、肝脾肿大、弥散性血管内凝血(disseminated intravascular coagulation,DIC)、骨骼异常(例如血小板减少伴桡骨缺失综合征;见 46 章)以及与染色体异常相关的畸形表现(例如 13、18、21 三体综合征、Di George 综合征等)。尽管如此,FNAIT 确可与其他疾病并发,特别是母亲自身免疫性血小板减少症[11]。据报道,FNAIT 患者可伴有 HDFN、感染或染色体异常,当血小板减少比这些疾病的预期表现更严重或更长时,应怀疑为同种免疫性血小板减少症。

FNAIT 具有危及生命的出血风险,需要及时诊断和有效治疗。另一方面,除非进行常规血小板计数,否则血小板减少患者可能因无症状而被忽略。早产儿和足月儿出现任何意外或不明原因的新生儿血小板减少或严重血小板减少时应高度怀疑 FNAIT,并进行相应检查(另见第 44 章)[109]。

实验室诊断

FNAIT 胎儿或新生儿的血小板计数低,但母体血小板计数正常。患者通常为单纯性血小板减少,贫血(如存在)可提示有出血。一项调查显示[110],110 例 FNAIT 新生儿的平均血小板计数为 $26×10^9/L$;文献综述表明,69% 的病例出生时血小板计数低于 $50×10^9/L$,特别是 HPA-1a 相关的同种免疫[13]。确定血小板减少的可能原因有助于为首发病例和后续妊娠提供适当的管理。对于疑似 FNAIT 的重症婴儿,因存在 ICH 风险,特别是在确定血小板减少的免疫根源存在困难时,无需等待实验室诊断结果即可开展治疗。

实验室检查的目的在于通过检测婴儿体内的针对父源性 HPA 的母体同种抗体(并且母体内不存在)来确认引起血小板减少症的同种免疫根源。同种抗体的鉴定对诊断至关重要。将父本血小板与母体血清一起孵育,通过不同方法分析抗原-抗体复合物,即可实现对致病性同种抗体的检测[111]。父本血小板可用于检测针对稀有抗原的同种抗体并在父子关系不明时有所帮助。

最早的同种抗体检测方法是免疫荧光实验[112]。然而,因 HLA 抗体的干扰,现已开发出更特异的方法,即单克隆抗体特异性的血小板抗原捕获技术(monoclonal antibody-specific immobilization of platelet antigens,MAIPA)[113,114]。

MAIPA 是抗体检测的金标准,这种"全血小板"实验具有高敏感性和特异性,几乎不受 HLA 抗体干扰。由于该技术的缺陷,如人同种抗体与单克隆抗体(monoclonal antibodies,mAb)之间的空间位阻问题[59],mAb 必须谨慎选择。尽管常规情况下这些抗体可能难以获得,但最好对每种糖蛋白至少采用两种 mAb。据文献和相关研讨会报道,储存期间的抗原修饰[57] 或抗原的差异性表达[101] 可能导致一些同种抗体难以检测。一些靶

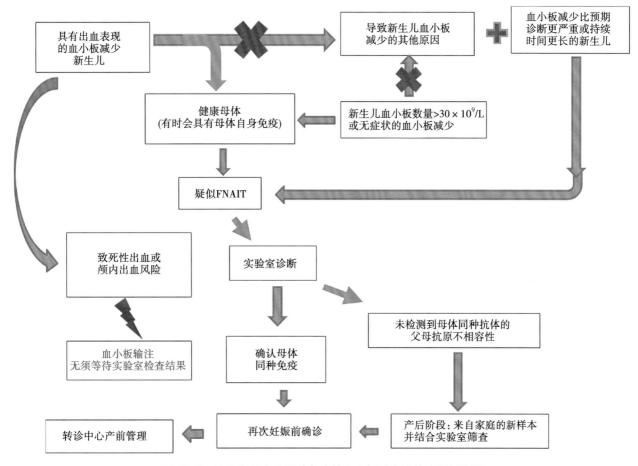

图 45.3　胎儿和新生儿同种免疫性血小板减少症的诊断与治疗

抗原以低拷贝数存在或不稳定（如 HPA-15）。此外，对于某些情况的一些"稀有"抗原，其参考血小板难以获得。因此，有研究提出将重组细胞系用于诊断[99,115]。

其他研究开发了用于同种抗体检测的替代方法，如表面等离子体共振（surface plasmon resonance，SPR）技术[116]，其特异性和灵敏度足以用于抗 HPA-1a 抗体检测[117]。除此之外，重组 β3 整合素和 GP I bα 的耦联微球如防生物附着微球已经或新开发用于 HPA-1 和其他同种抗体的检测[118,119]，而该方法的有效性验证以及开发其他重组整合素的蛋白片段需要更大规模的研究。

血小板表型分型也可采用相同的技术，即 MAIPA 试验。由于缺乏配套血清学试剂以及分子生物学支持，血小板抗原的基因分型通常在有经验的实验室中进行，血小板免疫相关的国际工作组已经证明各项技术的准确性[120]。尽管少见，但在 FNAIT 实验室检查中，我们曾观察到一例血小板功能不全携带者母亲的血小板表型和基因型之间存在差异[121]。这可能导致血小板类型分配错误并突显了解决血小板差异反应的必要性。其他未知的点突变也可能导致分型错误[122,123]。据报道，体外受精的妊娠中也可发生 FNAIT[124]，这种情况应特别留意其致病抗原的鉴定。

当母体血清在没有自身抗体的情况下与父亲血小板发生阳性反应，以及当鉴定出的母体同种抗体针对胎儿或新生儿表达但母亲不表达的父本 HPA 抗原时，可直接诊断 FNAIT。然而，某些特殊情况下，对一些罕见或稀有抗原，尽管亲本抗原不相容，但母体中无法检测到同种抗体或仅能用特定方法检测。这些情况下，为进一步确诊，可能需要在出生后一段时间（通常长达 2 个月）重新从家庭取样，结合不同方法诊断。为了对再次妊娠提供最佳管理，疾病的确诊尤为重要。

为了对再次妊娠提供适当的咨询，应尽可能确定父亲的基因型。如果父亲是纯合子，特别是母亲仍具有相关抗血小板抗体时，再次妊娠对胎儿具有较大风险。如果父亲致病抗原为杂合型，或不确定父子关系，可通过绒毛膜绒毛或羊膜细胞进行胎儿基因型鉴定[125]。有研究报道，一种采用母体血清进行胎儿血小板基因分型的非侵入性技术，类似于 RhD 分型[125,126]，已成功用于 HPA-1 抗原检测[125,127,128]。

治疗

产后处理

出生 24 小时内发生出血或血小板计数低于 $30×10^9/L$ 的重症婴儿应及时输注血小板，这些血小板不会被母体同种抗体破坏[129]。据报道，ICH 主要发生于血小板低于这一阈值的新生儿[20,130]。母亲是最佳供血者。然而，母体血小板必须经过洗涤清除抗体，通过辐照防止移植物抗宿主病。当快速实施母体血小板捐赠有困难时，有研究采用纯合 HPA-1b 和-5a 的冻融血小板浓缩物（应对大多数常见的同种抗体）输注作为替代方案,该浓缩物的储存期长达 3 年,该方案已在法国应用[131]。英国国家血液服务中心也开展了这类捐赠者登记[132],效果良好[133]。然而,开展和维护这一注册服务任务艰巨。

紧急情况下获得特定表型的血小板可能存在调度困难,因此有研究提出随机血小板浓缩物输注[134]联合静脉注射免疫球蛋白(intravenous immunoglobulin,IVIG;1g/kg 一疗程)的方案,该方案已用于应对紧急情况[135]。尽管有少数成功报道,但 IVIG(单独或联合糖皮质激素)可能并不适用于单独治疗,原因在于 IVIG 注射后起效延迟了 18 小时,在此期间婴儿仍有出血风险[136]。

如果婴儿无出血表现并且血小板计数超过 $30×10^9/L$,通常不需要治疗。这种情况下,特别是输血后,主要是监测血小板计数,确保其不会随着时间下降到需要治疗的水平。没有出血表现的临床预后通常较好,并且大多数情况下血小板计数可在一周内恢复正常。

建议采用超声检查或磁共振成像排除 ICH[137]。回顾性研究显示,ICH 死亡率约为 10%,神经系统后遗症发生率 20%[8,13],但是前瞻性研究报道 ICH 发生率较低。

英国的一项调查显示,FNAIT 是 1 岁以下婴儿发病和死亡的重要原因;这一时段残疾或死亡的比例占意外患病婴儿的 9%[138]。

高危妊娠的产前处理

产前处理的原因在于再次妊娠的胎儿不相容复发率高,且病情通常更为严重。

通过检索未经治疗者再次妊娠时发生 ICH 的文献,发现 48% 的 ICH 婴儿既往有血小板减少但未发生 ICH 的同胞兄或姐[139]。然而,如果同胞兄或姐有 ICH 病史,则受累患儿发生 ICH 的风险为 72%(分析纳入宫内胎儿死亡时为 79%)[139]。与转诊中心的确诊病例相比,筛查研究中受影响胎儿发生 ICH 的风险仍存在不确定性。因此,开发可靠的预测指标对重症胎儿血小板减少症至关重要。

预防 ICH 的早期方案是在妊娠早期进行宫内输注血小板以达到安全的胎儿血小板计数水平($50×10^9/L$ 以上)从而实现阴道分娩,或在没有达到安全阈值时进行剖宫产[9]。但是,该方案无法防止妊娠期间重度血小板减少导致的不良结局。目前已开发出多种方案,包括给予母体 IVIG 或糖皮质激素联合治疗、胎儿直接注射 IVIG 或宫内多次血小板输注等[106,140-142]。

IVIG 使用原则。IVIG 用于改善免疫性血小板减少症的作用机制尚未完全清楚[143,144]。即便在自身免疫性血小板减少症(autoimmune thrombocytopenia,ITP)中,仍存在多种相互冲突的理论解释。目前有实验证据支持的主要机制包括:①阻断网状内皮细胞 Fc 受体[145,146];②抗独特型抗体[147,148];③抑制性 FcγRⅡB[49,149,150];④调节细胞因子的表达和释放[143];⑤树突状细胞的作用[151]。然而,这些理论均无法完全解释 IVIG 的作用机制,可能并非相互独立。IVIG 与 FNAIT 的其他相关性还表现在,母亲使用 IVIG 可能比直接给胎儿使用更有效[152,153](Giers et al,2010)。

IVIG 可诱导免疫耐受[154,155],从而抑制母体抗体产生。IVIG 也可能加快母体血小板同种抗体的降解。ITP 小鼠模型中,高浓度的血浆 IVIG 能"耗竭"FcRn 受体并加快游离 IgG 的

降解[156]。除此之外,FcRn 受体耗竭还可能减少经胎盘转运的母体抗体[45]。

IVIG 在 ITP 中效果明显,但对同种抗体介导的疾病通常不太有效,其原因尚不清楚。有趣的是,研究发现抗 GPⅠbα 抗体可通过 Fc 非依赖方式诱导血小板减少,而抗 GPⅡb-Ⅲa 抗体通过 Fc 依赖性途径清除抗体包被的血小板,从而导致血小板减少[69,157]。小鼠模型[68,69]和临床研究[158,159]表明,抗 GPⅠbα 抗体介导的血小板减少症可能耐受 IVIG 的治疗。不同 HPA 表型主要反映血小板膜糖蛋白上的氨基酸序列差异。尽管 FNAIT 中主要靶抗原是血小板 GPⅡb-Ⅲa,但也可以是 GPⅠbα(如 HPA-2)或 GPIa(HPA-5 和 HPA-13)(表 45.2)。这些结果与 FNAIT 的病理生理或 IVIG 有效性之间的关系尚需进一步研究。尽管抗 GPⅠbα 抗体介导的 ITP 患者可能耐受 IVIG 治疗,但动物实验结果表明,IVIG 仍是抗 GPⅠbα 抗体介导的 FNAIT 的有效治疗[60],其可能机制是 IVIG"耗竭"FcRn 受体,抑制了母体抗 GPⅠbα 抗体的胎盘转运以及降低了母体抗血小板抗体的水平[46,60,160]。值得注意的是,母体 IVIG 治疗还可减弱胎盘自然杀伤细胞介导的对 HPA 阳性滋养层细胞的病理杀伤作用[63]。因此,除了在 ITP 中的机制外,IVIG 在 FNAIT 中可能还有其他治疗效应。

胎儿状态。产前处理的主要难题是胎儿状态的评估,确定哪些胎儿需要治疗及其对治疗的可能反应。评估胎儿状态的唯一方法是胎儿血采样(fetal blood sampling,FBS),然而对于血小板减少的胎儿,该方法本身导致严重不良事件的风险高,一些报告中高达 10%[161]。此外,关于 FBS 是否会诱发母体免疫还存在争议。该侵入性检测的风险使得其只能在有经验的中心开展,推动了非侵入性策略的开发,并且已有研究开始鉴定高危妊娠的预测指标。

关于妊娠期间母体同种抗体水平测定的意义,已报道结果并不一致,并且显然某些抗体不能引起胎儿血小板减少症[19,22,41,162]。因抗体检测方法差异,结果可能不同。其中,MAIPA 试验可能是 HPA-1a 抗体检测的一种可靠方法,研究证明该方法有可能实现不同实验室间的标准化[163]。有研究发现,母体抗 HPA-1a 同种抗体与胎儿/新生儿血小板计数显著相关[7,162-166]。

在胎儿状态的评估方面,已开展母亲分娩史和 HLA 分型研究。妊娠次数是抗 HPA-1a 同种免疫女性发生 ICH 的预测因子[169]。然而,大量流产,特别是早期流产病例因未上报而不在统计之列。另有研究发现,HLA-DRB3*01∶01 似乎与胎儿状态的严重程度无关[31]。

在胎儿 ICH 风险方面,已开展抗 HPA-1a 抗体对血管内皮细胞的作用研究。有研究已建立体外模型,用于探索抗 HPA1a 同种抗体对人脐静脉内皮细胞(HUVEC)的影响[64,71]。结果显示,同种抗体对内皮细胞的迁移和单层完整性的直接作用可能是导致胎儿和新生儿出血倾向的原因[170]。值得注意的是,脑内皮细胞与 HUVEC 有很大不同。

产前处理共识。不同中心采用的大量处理方案缺乏标准化[171]。目前一致认为,同种免疫孕妇应在转诊中心开始跟踪并接受产前治疗,获取妊娠风险的相关信息。总体原则是尽可能减少有创检查。因伦理原因,目前还没有针对不同处理方案疗效的随机对照试验,一般将母体单独给予 IVIG 治疗或联合

使用糖皮质激素作为一线治疗[3,140,142]。IVIG 具有良好的耐受性,很少发生严重的母体副作用。来自三项针对胎儿期间母体采用 IVIG 治疗过的儿童进行长期随访研究均未发现 IVIG 治疗有不良结局(如神经发育或免疫学表现)[172-174]。

IVIG 的治疗剂量和时间取决于受累患儿是否有同胞兄或姐以及治疗时胎儿的血小板计数。治疗方案应考虑到当前妊娠的可能风险。患儿如曾有兄或姐在妊娠期间发生过 ICH 应考虑为高危妊娠,而血小板减少的兄或姐没有发生 ICH 则考虑为一般风险。一项回顾性研究对单独使用糖皮质激素、单独使用 IVIG 和 IVIG+糖皮质激素三种方案进行了比较,结果显示联合治疗组的新生儿平均血小板计数最高[7]。该研究强调,多次妊娠或患儿兄或姐曾发生过 ICH 是治疗失败(无 ICH 但存在重度新生儿血小板减少)的危险因素。

产前处理最具挑战性的是开发能预测胎儿状态的可靠母体检测方法。研究表明,妊娠监护(managed pregnancy)期间母体同种抗体的水平可能是胎儿状态的预后因素[7,164-168]。监测母体抗体水平可反映母体同种抗体的产生、胎盘转运的变化以及 IVIG 治疗反应。尽管如此,仍需开展协作研究积累有效数据并改进非侵入性检查策略。

患者最佳分娩方式的选择尚缺乏相关临床试验,目前主要依据临床专业知识,各中心之间可能不同。据报道,剖宫产的不良反应较小[20]。如准备阴道分娩,应避免采用侵入性分娩手段(如使用产钳)。

任何情况下应准备相容性的血小板,以便胎儿出生后立即输血(如有需要)。胎儿出生后须密切监测,对治疗无效且出生时血小板计数低者必须排查无症状 ICH(silent ICH)。

拟采用的产前处理方案应参考现行指南或公开发表方案。

产前处理的未来发展与展望。 监测 IVIG 治疗期间的抗体浓度似乎有助于识别 HPA 相容血小板输注中的治疗失败和分娩管理[165]。

替代疗法的研究方面,有研究已开发出无 Fcγ 受体结合能力的重组 HPA-1a 特异性抗体。体外实验表明,该重组抗体对抗 HPA-1a 与血小板结合的抑制作用高达 95%,小鼠实验也证实该抗体在预防血小板破坏方面的有效性[175]。另有研究在小鼠模型中测试了抗 HPA-1a 抗体表位特异性的 F(ab')片段对母体同种抗体的阻断作用[176]。最近有研究开发了几种针对整合素 β3 丛蛋白-信号素-整合素结构域(plexin-semaphorin-integrin,PSI)的单克隆抗体,其涵盖了第 1~54 位残基和 HPA-1 表位[177]。这些抗体的人源化 Fab 片段可能竞争致病性抗 HPA-1a 抗体的结合作用而具有潜在治疗价值。除此之外,FNAIT 小鼠模型的实验证明,母体抗 FcRn 抗体治疗是一种有效的 FNAIT 产前治疗方式[46]。有趣的是,研究证明胎盘正常发育需要自然杀伤(natural killer,NK)细胞,但抑制活化 NK 细胞以及 NK 细胞介导的抗体依赖性细胞毒作用(antibody-dependent cell-mediated cytotoxicity,ADCC)似乎也有治疗意义[63]。然而,这些新的潜在疗法还需加强体内研究以确认其在人体的可行性、安全性和疗效。

有研究发现,分娩中也可能发生同种免疫[20,178],如在大规模的前瞻性研究中得以证实,这将有助于开发这一特定环境中的预防措施。

此外,一个名为 PROFNAIT 的欧洲合作项目正在开发一种基于从母体血浆中纯化人抗 HPA-1a 抗体的替代疗法(http://www.profnait.eu/profnait-project/)。

产前筛查

大多数 FNAIT 患者是在出生后发现的,因此在缺乏产前筛查的情况下,第一个受累婴儿将面临重度血小板减少的风险,可能导致不良结局。降低新生儿死亡和残疾率已成为一个公共卫生问题,已发现系统性的 FNAIT 筛查具有一定作用。有研究认为新生儿筛查比初产妇更具成本效益[19],并且筛查方案并不比新生儿其他检查昂贵[179]。研究发现,仅对出生时血小板减少的新生儿进行评估确实能增加筛查的敏感性,但其无法干预妊娠(index pregnancy)[19]。此外,引入筛查计划也会导致一些新问题,包括重症孕产妇指标的确定[7]、有效统一的筛查策略,以及产前治疗的最佳方法等[4,180-182]。

小结

尽管在 FNAIT 疾病的准确诊断和治疗方面已取得实质性的进展,但仍存在漏诊(低诊断率),并且缺乏预防发生母体免疫的方法。下一步研究应聚焦母体免疫的机制,优化用于预测胎儿疾病严重程度、治疗反应以及 ICH 和残疾发生率的敏感、可靠和非侵入性的指标,以及最佳的产前治疗方法。解决这些问题需要协作和大规模研究。FNAIT 小鼠模型[60,63,160,175,176]这一工具有助于更好地理解人类疾病的病理生理机制和治疗方法,但不能忽略两者间的差异(尤其是胎盘)。

输血后紫癜

输血后紫癜(posttransfusion purpura,PTP)是首次报道于 19 世纪 60 年代初[2,183,184]的一种罕见但严重的输血并发症[185,186]。该病特点是输血后 7~10 天内血小板急剧减少伴紫癜表现。PTP 好发于有妊娠既往史的中年妇女。PTP 的真实发生率尚不清楚,并且该病很多时候可能漏诊或误诊。PTP 报道的发病率似乎低于血小板相关抗原人群预期频率,其原因尚不清楚。据英国不良事件报告系统"严重输血危害"(serious hazards of transfusion,SHOT)记录,自 1998 年实施去白细胞成分输血以来,相关病例报道逐渐减少[187,188]。1998—1999 年期间每年有 10 例报道,但在 2004—2010 年期间仅报道 6 例[189]。一项针对美国老年患者的回顾性研究显示,每 100 000 住院输血患者中 PTP 总体发生率为 1.8[187]。

PTP 患者可通过既往妊娠或输血成分"致敏"。当再次暴露(通常是输血)于致病血小板抗原时,其抗体水平发生记忆式升高,导致输注的血小板被免疫性清除,同时伴随着内源性(自体)抗原阴性血小板发生免疫破坏。

临床表现

尽管 PTP 主要影响女性患者,但也有一些男性患者的报道。一项欧洲回顾性调查研究显示,104 例 PTP 患者其中 99 例为女性[190]。PTP 的典型表现是具有妊娠史的中年妇女在输血后 7~10 天出现广泛的紫癜,同时可伴随发热、寒战和支气管痉挛等。据报道,重症患者可发生内脏器官或颅内出血,甚至死亡。输注全血、浓缩红细胞、浓缩血小板,甚至血浆输注均有

PTP 发生的报道[187]。致敏事件(即妊娠或既往输血)与 PTP 发作之间的时间间隔可达数周至数年。PTP 的病程及预后受治疗影响。PTP 患者虽有 2 周自发恢复的报道,但血小板减少的严重性和出血倾向可能造成的严重后果要求及时治疗予以纠正。

多数 PTP 患者都有手术史,这种情况 PTP 可考虑诊断为肝素诱导的血小板减少症(heparin-induced thrombocytopenia, HIT)(见第 41 章)[191]。PTP 患者血小板计数通常非常低(低于 10×10^9/L[190]),而 HIT 患者血小板计数相对较高。尽管如此,仍有将 PTP 误诊为 HIT 的报道,延误了诊断和治疗,甚至引发严重后果[192,193]。另一报道发现一例肝移植术后的 PTP 患者[194]。

病理生理

目前导致 PTP 患者自身和输注的血小板均被破坏的病理机制尚未阐明。记忆性应答可能是 PTP 发病的前提,最初的致敏事件可能是妊娠或既往输血。近期输血可诱导产生血小板特异性免疫应答。与 FNAIT 一样,PTP 可能与遗传背景有关。据报道,抗 HPA-1a 的 PTP 和抗 HPA-1a 的 FNAIT 具有相同的遗传背景;然而,详细分析 PTP 女性患者的既往病史发现,尽管她们有免疫致敏经过,但新生儿无一例发生血小板减少。

尽管 PTP 患者体内常检测到血小板抗原的同种抗体,但患者自己抗原阴性血小板的破坏机制尚无法解释。PTP 可能机制包括:

- 无辜旁观者机制,其中同种抗体和输注血小板片段形成的免疫复合物与自体血小板结合,导致其破坏[195];
- 自身免疫机制,患者同时产生自身抗体和同种异体抗体[196-198];
- 自身抗原阴性血小板吸附输注储存血中的血浆可溶性抗原而转变为抗原阳性血小板;
- 非特异性同种抗体。

实验室诊断

PTP 的确诊取决于同种抗体的确定并且患者自身血小板上不存在致病抗原(offending antigen)。大多数患者与 HPA-1a 抗原有关,也包括其他特异性的抗 HPA 抗体或多种抗体并存,甚至抗 CD36 同种抗体[199]。抗体检测通常采用抗原捕获类试验如 MAIPA[113] 或 MACE[200],以及基因型鉴定。

治疗与预后

由于 PTP 患者数量较少,目前尚无 PTP 治疗相关的临床试验。PTP 的治疗是基于病例报告、病例系列研究以及文献综述的经验性治疗。糖皮质激素不能缩短血小板减少的病程。一般认为,输注 IVIG(单独或联合糖皮质激素)是 PTP 的一线治疗,可在几天内改善血小板计数[201];最佳剂量是 1g/kg 持续两天,这与推荐用于其他免疫性血液疾病(包括 ITP)的剂量一致。输注无致病抗原的血小板往往无效甚至加重病情,因此该法已被禁用[186,190]。然而,也有报道称输注抗原阴性血小板有效[202]。通过血浆交换清除抗体也可能对 PTP 有效[203]。PTP 可能在后续输血中复发,但其复发变异度较大。建议告知 PTP 患者未来输血的潜在风险,避免输注细胞成分(特别是血小

板),但有必要输血时,理想情况下患者应予输注 HPA 相容的血液制品或自体输血。如果需要输注红细胞,可考虑冻融红细胞,但这种情况也有 PTP 复发的报道[204]。

尚存问题与展望

多年来,先天性免疫一直被认为独立于适应性免疫应答,并在免疫功能层次上处于次要地位。然而,有证据表明,先天性免疫可能是适应性免疫的最终控制者。例如,先天性免疫细胞可通过调节幼稚 T 辅助淋巴细胞(naïve T-helper,Th0)向特定类型的效应细胞分化,从而控制适应性免疫应答的类型。实验表明,血小板输注首先触发先天性免疫反应,如一氧化氮的产生,最终通过适应性免疫应答产生 IgG 类型的抗宿主抗体[205,206]。研究发现,血小板自身表达免疫共刺激分子如 CD40 配体(CD154)[207,208],可作为先天和适应性免疫系统之间的桥梁并辅助激活获得性免疫[209,210]。自然杀伤(NK)细胞参与细胞因子网络的调节,在桥接先天性和适应性免疫中也起着关键作用。尽管已在 NK 细胞免疫调节方面已取得一些进展,但其在 IgG 同种抗体产生中的作用知之甚少。有研究发现,抗血小板适应性免疫应答最终受到先天免疫系统 NK 细胞信号的刺激和调节[34]。当前,血小板与免疫系统之间的相互作用已成为该领域的研究热点[211,212]。

同种免疫相关的机制已有较为清楚的认识,但仍有许多问题需要阐明。以往研究主要集中于抗体产生的体液免疫方面,最近已开展对细胞免疫作用的研究。尽管血小板输注诱导的抗 HLA 同种免疫一直是研究重点,但目前正向血小板特异性抗原的同种免疫方向转移,这对 FNAIT 发病机制的理解以及开发免疫特异性疗法具有重要意义。

FNAIT 的进一步研究应致力于改善疾病诊断和治疗,降低死亡率和发病率。在妊娠、输血或移植引起的同种免疫性血小板减少症中,有必要研究血小板自身抗体和同种抗体的相似性和差异性。例如,即便血小板减少程度相似,FNAIT 的 ICH 发生比 ITP 更频繁、更加严重,并且 FNAIT 中同种抗体也如 ITP 一样针对血小板膜 GPⅡb-Ⅲa,其原因值得进一步研究[64]。其他亟待研究的问题还有抗-HLA 抗体在 FNAIT 中的作用以及妊娠期间对 FNAIT 的非侵入性或少创性检查。此外,抗 GPⅠbα(HPA-2)抗体是否会导致不明原因的自发性流产,以及抗 FcRn 抗体、抑制 NK 细胞活化以及那些重组 HPA-1a 特异性抗体或人源化抗 PSI 结构域的 Fab 片段是否能用于 FNAIT 产前治疗等,均需要进一步研究。尽管 PTP 已被发现很长时间,其病理机制仍未完全阐明,尚缺乏最佳治疗方案。尽管高剂量的 IVIG 治疗通常有效,但仍有一些患者复发。anti-D 是否对 PTP 有效(如 ITP 那样)仍有待证明。

(左斌 译,奚晓东 审)

扫描二维码访问参考文献

第46章 遗传性血小板减少症

Michele P. Lambert、Mortimer Poncz

引言

血小板减少是一个常见的血液学问题。然而,与遗传性血小板减少相比,任何年龄的患者都更有可能由于自身免疫性疾病、血小板消耗增多、骨髓抑制或衰竭等原因导致获得性血小板减少。例如,获得性免疫性血小板减少症(immune thrombocytopenia,ITP)在儿童人群中的发生率为每年 4~5/万人(见第 39 章)[1,2]。既往的研究认为遗传性血小板减少症在以血小板减少为主诉的患者中发生率不到 5%,而最近该结论同时受到几个课题组的挑战,其中一项法国的研究认为,在成人慢性血小板减少症中多达 40% 的患者为遗传性血小板减少症[3]。遗传性血小板减少症最主要的线索是慢性/持续性的症状、诊断年龄(年龄较小,<34 岁与遗传性血小板减少症的表现更一致)、血小板减少的阳性家族史,以及其他相关的症状或体征[4,5]。

血小板减少的症状包括皮肤瘀斑、瘀点和黏膜出血,尤其是鼻衄、胃肠出血和刷牙出血(见 38 章)。除最严重的类型或外伤外,颅内出血和关节血肿极少发生。当遗传性血小板减少症患者血小板数量特别少或伴有血小板质量缺陷时,可在围产期或婴儿后期当儿童开始活动时就可以做出诊断(见 44 章)。症状较轻的患者可能无法识别,直到遭受一些创伤(如外科手术、创伤、月经及分娩)时才发现。有些患者可能不存在或伴有轻微的出血症状,可能只是在常规血细胞计数或评估其他遗传性疾病时才被鉴别出来。

对以血小板表型异常为主要表现的遗传性血小板减少症,本章基于血小板大小进行阐述(表 46.1)。其后介绍多种综合征性质的血小板减少(血小板减少是疾病的一个特点,但常常不是最主要的问题)。大多数现代电子血细胞计数仪器能够准确地测定血小板的大小(见 32 章),在诊断评估中,依据这个起点可将遗传性血小板减少症分为三种主要类型:小细胞性、正常细胞性和巨细胞性血小板减少症。重点强调的是,许多遗传性血小板减少症不仅存在数量上异常,还在血小板功能上存在质量缺陷。此外,随着基因诊断技术在多种此类疾病诊断方面的普及,疾病谱不断扩展,描述性分类系统转变为指导初始临床评估的更大意义上的起点,而不再仅仅是严格的分类[6]。

表 46.1 依据血小板大小分类的遗传性血小板减少症

遗传性疾病	基因(定位)	遗传特征	主要特征
小细胞性血小板减少症			
Wiskott-Aldrich 综合征(WAS)	WAS(Xp11)	X 连锁	血小板减少、湿疹、严重免疫缺陷、小血小板
X 连锁血小板减少症(XLT)	WAS(Xp11-exon2)	X 连锁	小血小板、血小板减少症、轻度免疫缺陷
FYB 相关的血小板减少症	FYB(5p13.1)	AR	小血小板和轻到中度出血
ARCP1B 相关的血小板减少症	ARCP1B(7q22.1)	AR	小细胞性血小板减少症、嗜酸性粒细胞增多、炎性疾病
正常细胞性血小板减少症			
先天性无巨核细胞性血小板减少症(CAMT)	MPL(1p34)	AR	低巨核细胞性血小板减少症,最终发展为骨髓衰竭
血小板减少伴桡骨缺失综合征(TAR)	RBM8A(1q21.1)	AR	血小板减少且随着年龄增长而改善、肢体异常(但拇指正常)
桡尺骨融合伴无巨核细胞性血小板减少症(RUSAT)	HOXA11(7p15),MECOM(3q26.2)	AD	严重的血小板减少症,随着年龄的增长而改善,骨骼异常(桡尺骨融合、单指、并指,髋关节发育不良),听力障碍

遗传性疾病	基因(定位)	遗传特征	主要特征
易发生 AML 的家族性血小板疾病（FPD/AML）	*RUNX1*(21q22)	AD	血小板减少、骨髓增生异常甚至 AML、血小板功能异常
Paris-Trousseau/Jacobsen 综合征（PT/JS）	*FLI1*(11p24.3)	AR	伴胞质内大颗粒的血小板减少症,如果有因缺失其他基因造成其他基因缺失疾病,则症状依赖于缺失片段的大小
家族性血小板减少症 2(THC2)	*ANKRD26*(10p12.1)	AD	轻至中度血小板减少伴轻度出血症状,具有骨髓恶性肿瘤和 MDS 倾向
ETV6 相关的血小板减少症(THC5)	*ETV6*(12p13.2)	AD	轻至中度血小板减少,具有 ALL、AML 和 MDS 血液恶性肿瘤倾向
THPO 单等位基因突变	*THPO*(3q27.1)	AD	轻度甚至无出血、血小板计数低
CYCS 相关的血小板减少症	CYCS(7p15)	AD	因血小板释放异常引起血小板减少但无显著出血
SLFN14 相关的血小板减少症	*SLFN14*(17q12)	AD	血小板大小可变(有时较大),伴有轻到重度出血,血小板功能受损
Stormorken 综合征/York 血小板综合征	*STIM1*(11p15) 或 *ORAI1*(12q24.31)	AD	小管聚集性肌病及血小板 α 颗粒减少,血小板减少伴功能异常,轻至中度出血
巨细胞性血小板减少症			
Bernard-Soulier 综合征(BSS)	*GP1BA*(17p13), *GP1BB*(22q11), *GP9*(3q21)	AR,AD	血小板功能缺陷伴大血小板
腭心面综合征(22qDS)	*22q11*	AD	心脏异常、腭裂、低钙血症、胸腺发育不全、典型面相。类 BSS 性血小板减少症 +/- 自身免疫病
血小板型血管性血友病	*GP1BA*(17p13)	AD	由于血小板对 VWF 的亲和力增加,高分子量的 VWF 多聚体减少伴血小板减少症
MYH9 相关疾病(MYH9-RD)	*MYH9*(22q11.2)	AD	大血小板、白细胞包涵体;可能有感音性听力障碍、白内障、肾小球肾炎或肾衰竭
灰色血小板综合征(GPS)	*NBEAL2*(3p21)	AD,AR	大血小板,呈灰色,α 颗粒缺失
X 连锁的 GATA-1 突变的血小板减少症伴地中海贫血(GATA-1)	*GATA1*(Xp11.23)	X 连锁	血小板减少伴不同程度贫血
TUBB1 相关的血小板减少症	*TUBB1*(20q13.32)	AD	球形血小板以及男性心血管病发生降低
伴有细丝蛋白 A 突变的巨细胞性血小板减少症	*FLNA*(Xq28)	X 连锁	电镜下血小板颗粒分布异常、轻中度血小板减少、胶原诱导的聚集受损
GFI1b 相关的血小板减少症	*GFI1B*(9q24)	AD	中至重度出血伴灰色血小板样表型,α 颗粒缺失,可变的红细胞大小不一
TRPM7 相关的血小板减少症	*TRPM7*(15q21.2)	AD	大血小板伴颗粒分布异常,轻度出血
ACTN1 相关的血小板减少症	*ACTN1*(14q24)	AD	大血小板,轻度甚至无出血
PRKACG 相关的血小板减少症	*PRKACG*(9q21)	AR	大血小板伴有 FLNA 异常表达及功能受损
TPM4 相关的血小板减少症	*TPM4*(19p13.1)	AD	大血小板,伴有轻度出血
DIAPH1 相关的血小板减少症	*DIAPH1*(5q31.3)	AD	感音神经性听力障碍,大血小板
SRC 相关的血小板减少症	*SRC*(20q11.23)	AD	中度至重度出血伴颗粒缺失性血小板减少,血小板功能受损和青少年型骨髓纤维化、骨质疏松
ITGA2B/ITGB3 相关的血小板减少症	*ITGA2B*(17q21) 或 *ITGB3*(17q21)	AD	中度出血、大血小板、获得性功能异常

　　AD,常染色体显性;AML,急性髓细胞性白血病;AR,常染色体隐性;BSS,Bernard-Soulier 综合征;MDS,骨髓增生异常综合征;VWF,血管性血友病因子。

以血小板减少为主要特征的疾病

小细胞性血小板减少症

Wiskott-Aldrich 综合征和 X 连锁血小板减少症

Wiskott-Aldrich 综合征(Wiskott-Aldrich syndrome,WAS)和 X 连锁血小板减少症(X-Linked Thrombocytopenia,XLT)是一组密切相关的 X 连锁疾病,表现为轻度到重度的血小板减少,同时伴有体积明显减少,通常只有正常血小板体积(3.5~5fl)的一半(亦见 48 章)。小血小板合并明显的血小板减少,导致血小板总群体或血小板比容降低。因此,此类患者可能出血风险高。WAS/XLT 最一致且最典型的特征是小细胞性血小板减少,如果存在该特征就要考虑 WAS 蛋白是否异常。WAS 或 XLT 患者均可出现湿疹,但 WAS 患者湿疹更为严重,并且治疗效果不佳,这种情况一直持续到成年。患者可存在免疫缺陷,尤其是不能产生抗多糖的抗体,导致容易发生感染,是该病死亡的重要原因。患者经常发生自身免疫性疾病,以 ITP 最为常见;然而,血管炎、肾病、过敏性紫癜及肠炎也是常见的并发症。尽管在 XLT 患者中不太常见,但无论是 WAS 还是 XLT 均可发生自身免疫性疾病,说明患者即使不存在免疫缺陷也存在免疫失调[7]。青少年及成人 WAS 患者,存在明显的免疫缺陷,容易出现恶性肿瘤,以 EB 病毒(Epstein-Barr virus,EBV)相关的 B 淋巴瘤最常见[8]。多数患者在婴儿早期就容易发生瘀斑及瘀点,或反复细菌感染。有些婴儿可能发生便血、牛奶过敏,结肠炎或许也是一个特征[9]。患者也可发生危及生命的颅内及胃肠道出血,约 1/4 的患者死于出血并发症。

WAS 和 XLT 是罕见病,发生率约为 1~10/百万人,主要由于 WAS 基因突变引起,该基因定位于 X 染色体短臂(Xp11.22)。其编码产物 WAS 蛋白,可与多种蛋白相互作用,通过 Rho GTP 酶家族蛋白介导细胞膜受体与肌动蛋白细胞骨架之间的信号传递[10]。突变最重要的后果是,导致通常赋予包括湿疹和免疫缺陷在内的经典 WAS 表型的 WAS 蛋白不表达,会造成受累患者寿命明显缩短。然而,单个氨基酸替代,尤其位于 1 号和 3 号外显子的,能够使 XLT 患者仅表现为孤立的血小板减少。此类患者症状较轻[11,12]。小细胞性血小板减少症的机制复杂,因为来自 WAS 患者造血祖细胞的体外培养的巨核细胞发育正常。异常的 WAS 蛋白导致血小板形态的改变,可能被网状吞噬系统清除[13]。脾切除常常导致患者血小板数量及大小都增加[14,15]。此外,WAS/XLT 患者骨髓活检时巨核细胞数量正常或增加,说明患者血小板外周破坏增加或巨核细胞不能正确地释放血小板。

疑似患者可通过 WAS 基因测序或流式分析证实淋巴细胞 WAS 蛋白的表达缺失或减少来诊断。治疗应依据疾病的严重程度而定,症状轻微者可选择支持性治疗,病情较重或早发疾病可选择造血干细胞移植(hematopoietic stem cell transplant,HSCT)或基因治疗[10]。通常,对于只有血小板减少而没有严重的免疫缺陷患者采用支持性治疗。其次与其他的遗传性血小板减少症相似,重点为治疗由血小板减少带来的风险。避免高危运动(儿童期),对婴幼儿采取环境保护措施,及早干预出血

血事件[10]。为防止将来造血干细胞移植时出现 HLA 免疫反应,应避免预防性血小板输注,可保留至危及生命的出血时应用。该病可采用造血干细胞移植,是目前最可靠的可治愈的治疗选择[16],已经证明基因治疗试验有效,特别是针对具有免疫表型者,但患者目前正在接受长期预后的监测[17]。此外,如果血小板减少是首要临床表现,且伴有轻度血小板功能异常的患者,可能对血小板生成素受体激动剂治疗有反应,血小板计数会增加,并且在一些病例报道中,艾曲波帕已经用于提升 WAS/XLT 患者的血小板计数[18,19]。

FYB 变异引起的常染色体隐性遗传的小细胞性血小板减少症(黏附和促脱粒衔接蛋白)

目前已有 FYB 基因突变所致小细胞性血小板减少的报道,该病累及两个不同家系中的多个成员。FYB 基因编码黏附和促脱粒颗粒衔接蛋白(adhesion and degranulation-promoting adaptor protein,ADAP),也称为 FYN 结合蛋白(FYN-Binding Protein,FYB)。受累的家庭成员均携带有 c.393g>a 或 c.1385_1386del 纯合突变,二者均导致提前终止的截短蛋白。在这两个家系中,患者幼年时均表现为小细胞性血小板减少,和包括鼻衄、皮疹样出血点、月经增多以及类似症状在内的出血症状。患者没有免疫表型也没有湿疹[20,21]。

伴有嗜酸性粒细胞增多及炎症疾病的小细胞性血小板减少症

通过对来自两个家系表现为小细胞性血小板减少、嗜酸性粒细胞增多及炎症性疾病(炎症性肠病、白细胞破碎性血管炎)3 例患者研究发现,该类患者均存在 ARPC1B 基因变异,从而导致该蛋白在造血干细胞内的表达缺失[22]。同时,3 例患者自幼就表现为发育迟滞、血小板减少症及明显炎症的综合征。

正常细胞性血小板减少症

多种遗传性血小板减少症类型可表现为血小板大小正常(表 46.1)[6]。这类疾病可能伴有其他特征(如骨骼异常或恶性倾向),血小板减少的原因经常是由于巨核细胞生成或血小板释放异常。许多这类疾病影响到正常巨核细胞生成过程,要么影响造血细胞转录因子要么影响细胞因子及其受体。

伴骨髓衰竭风险的先天性血小板减少

先天性无巨核细胞性血小板减少症(congenital amegakaryocytic thrombocytopenia,CAMT)。CAMT 通常表现为严重的血小板减少,由于明显的瘀点、瘀斑及黏膜出血而在幼年时就被确认。确诊时血小板数目经常 <50×10⁹/L。与 ITP 患者只有 1% 的比例相比,出现颅内出血的患者比例较高(一项研究中 5/24)。CAMT 是一种常染色体隐性遗传性疾病,通常患者父母的血小板计数正常,很少有血小板减少症的家族史。许多儿童 CAMT 患者在 10~20 岁时进展为全血细胞减少并且导致骨髓衰竭,因此在大多数病例中,早期优先选择进行骨髓移植[23]。

骨髓检查可见巨核细胞明显减少甚至缺失,然而在疾病的早期巨核细胞变化甚微[24,25]。CAMT 是由血小板生成素(thrombopoietin,TPO)受体(c-mpl)基因突变所致,突变位点可

累及整个基因,最常见的突变位于 2 号和 3 号外显子。大多数突变将导致该受体功能完全丧失[23],因此,几乎没有最初的造血干细胞向巨核细胞的分化。然而,TPO 也是干细胞更新所必需的,造血干细胞不能进行 c-mpl 介导的信号传导,引起造血干细胞逐渐消失并最终丧失,从而导致骨髓衰竭。

婴儿在出生后几天内表现为血小板减少的鉴别诊断包括,同种免疫性血小板减少症(neonatal alloimmune thrombocytopenia,NAIT;见第 45 章)和母源性 ITP(母亲通常有血小板减少,见第 43 章)。在 NAIT 和母源性 ITP 中,血小板减少是由于母源性抗体介导的,出生后几个月内血小板逐渐恢复正常。NAIT 比 CAMT 要常见得多(1/1 000 活产儿对比 < 100 病例报道)[23],但对于严重血小板减少且出生 3 个月内血小板未升高的患儿要高度怀疑 CAMT。

CAMT 的早期治疗是支持性的血小板输注。早期血小板寿命正常。一旦确诊后,造血干细胞移植是血小板减少和即将发生的骨髓衰竭的唯一的可治愈方法,并且早期移植效果最好[26]。

血小板减少伴桡骨缺失(thrombocytopenia with absent radii,TAR)。TAR 综合征通常呈常染色体隐性遗传,仅有的一项西班牙流行病学数据证实,该病在活产儿中的发病率为 0.42/百万人[27]。血小板减少发生于妊娠晚期或出生后,约 90% 的患者在 4 个月时出现症状。早期血小板减少程度较重,通常 <30×10⁹/L,其后在接近 1~2 岁期间,血小板计数逐渐提高可接近正常范围,但仍存在轻度的血小板减少[28]。婴儿早期发生严重出血的概率很高,尤其是消化道出血,而颅内出血发生率较低。

TAR 患者通常比较容易诊断。除了自发性瘀斑及紫癜外,他们常伴有明显的双侧桡骨异常(图 46.1),但不一定是双侧桡骨同时异常[29]。尺骨、肱骨和胫骨也可能发生异常,而手及手指并不累及,而且与 Fanconi 贫血不同,拇指始终存在。该病的其他特点还包括,牛奶蛋白过敏的发生率高(可达 47%),可能表现为腹泻和发育不良。此外,有报道称 30% 的患者因血小板减少而导致的黏膜出血引起反复发作性胃肠炎。TAR 患者还可能伴有泌尿生殖系统和心脏畸形如双输尿管、肾盂轻度扩张、马蹄肾以及房室间隔缺损等[30-32]。此外,TAR 患者尚有胼胝体和小脑蚓部发育不良以及智力迟缓等中枢神经系统异常报道[33]。

TAR 综合征患者血清 TPO 水平升高[34,35],来自这些患者骨髓培养的巨核细胞数量减少[36,37],存在 TPO 时巨核细胞集落形成单位并不生长。这些发现一起提示,虽然 TAR 患者巨核细胞的 mpl 表达正常,但 mpl 受体下游的 TPO/c-mpl 信号通路缺陷。TAR 患者血小板形态看似正常,但至少有 1 篇报道认为患者血小板存在存储池缺陷[38]。部分患者也可能存在白细胞增多,且可能出现于血小板减少之前,约 50% 患者表现为嗜酸性粒细胞增多症。已证实 TAR 综合征的分子缺陷,是由于 1 号染色体上的 RBM8A 基因微缺失以及其 5' 非翻译区(untranslated region,UTR)或第一个内含子中的数个变异体之一共同遗传所致,突变引起外显子拼接复合体的一个重要组分 Y14 水平降低但未缺失[39]。对伴有血液学表型和特异性变异的患者研究表明,5' UTR 变异可能与严重的血小板减少和贫血有关[28]。

桡-尺骨融合伴无巨核细胞性血小板减少(radio-ulnar synostosis with amegakaryocytic thrombocytopenia,RUSAT)。RUSAT 是一种常染色体显性遗传性疾病,其特征是无巨核细胞性血小板减少,骨骼异常(包括桡-尺骨融合、髋关节发育不良、弯指、并指畸形)和感音神经性听力障碍。这种疾病早期常表现为严重的血小板减少,但随着时间的推移可能会改善。通过对两个家系的研究表明,该病由 HoxA11 基因异常所致,该基因是同源异型盒基因家族的一部分,在造血分化和增殖中起着重要作用[40,41]。随后在具有相似表型并发展为 MDS 和骨髓衰竭的其他家系中,后续的评估发现,MECOM 基因(编码 EVI1)变异或缺失与血小板减少有关[42-45]。

具有 MDS/白血病倾向的血小板减少

具有急性髓系白血病倾向的家族性血小板综合征(familial platelet disorder with predisposition to acute myelogenous leukemia,FPD/AML)。FPD/AML 是一种罕见的常染色体显性遗传性疾病,典型特征为轻度血小板减少伴出血倾向,主要是由于阿司匹林样血小板功能缺陷所致,并且具有恶性倾向。估计该类疾病约占遗传性血小板减少症的 3% 左右。血小板数目变化很大,从轻度到中度血小板减少,到正常值下限,光镜下可见血小板、红细胞和白细胞形态正常。其中约 40% 的患者最终发展成 MDS/AML[46]。

已经证实该类疾病是由 RUNX1(以前称为 CBFA2 或 AML1;位于 21 号染色体 q22.1-22.2)的变异引起的[47-49],该基因编码转录调节复合物(CBFβ 的)成分之一,其表达于神经组织、性腺、胸腺、成血管干细胞以及包括髓系和巨核-红系细胞等多个成熟谱系[50,51]。RUNX1 是确定的造血和骨髓分化的关键调控因子。该基因单倍体剂量不足导致参与巨核生成的下游基因表达水平失调,包括血小板因子 4(platelet factor 4,PF4)在内,从而导致血小板功能障碍[52-54]。体外研究表明,FPD/

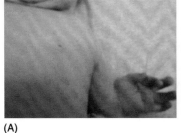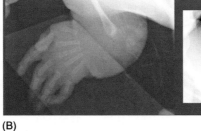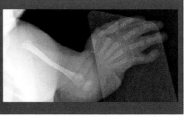

(A)   (B)

图 46.1   血小板减少伴桡骨缺失(TAR)综合征的婴儿患者。(A)血小板计数为 35×10⁹/L 时,可见患者胸部弥漫性瘀点,左前臂截短,手保留。(B)患者手臂的 X 线图像,显示右侧尺桡骨缺失,左侧桡骨缺失

AML 患者骨髓巨核细胞集落数量和大小均减少。RUNX1 已证实与散发性粒细胞白血病的进展相关，特别是染色体易位（8；21 或 12；21）[55,56]。该病在不同家系间表型差异明显，许多受累的成员可能无症状。因此，建议对年轻的 MDS/AML 患者在选择骨髓供者时，无论有无家族病史，均应筛查 RUNX1 变异，以防止受累的兄弟姐妹作为供者。此外，现在有报道称，21 号染色体 q22 上的 *RUNX1* 缺失，导致先天性血小板减少综合征，可伴有或不伴有其他特征。所有这些患者年轻时即出现 MDS/AML，因此 RUNX1 种系基因缺失患者的表型更加严重[57-58]。

ANKRD26 变异引起的家族性血小板减少症（THC2）。THC2 是第二类的遗传性的轻度至中度的血小板减少，血小板大小正常且伴有 MDS/AML 倾向。ANKRD26 相关的血小板减少症（related thrombocytopenia，RT）约占遗传性血小板减少症的 18%，很少有出血症状，但 8% 患者可发展为 MDS/AML。骨髓检查中可见小的且低分叶的巨核细胞，生长试验显示巨核细胞祖细胞数量增加。通过连锁分析将致病基因固定位于 10 号染色体 p11-12 上。突变导致 RUNX1 和 FLI1 不能结合于 ANKRD26 基因的 5' 端 UTR 区域，从而引起造血细胞中诱导包括 MAP/ERK1/2 通路在内的下游激酶活化异常，最终导致巨核细胞发育及前血小板延伸异常，并且血液恶性肿瘤的风险增加[59]。

ETV6 变异引起的家族性血小板减少症（THC5）。最近在多个家系中报道了，因 *ETV6* 突变造成的第三种具有 MDS 和白血病特别是急性淋巴细胞白血病倾向的血小板减少。患者发生髓系肿瘤风险也增加，但是淋系与髓系恶性肿瘤的发生率约为 2：1[60]。最初的报告认为巨红细胞症可能是 *ETV6* 变异的一个特征[61]，然而这一发现尚未统一，因为缺乏红细胞体积增加并不能排除具有病理性变异体的患者。此外，即使是血小板减少症（如 ANKRD26-RT 和 RUNX1-RT），血小板数目也是存在变异的，一些患者的血小板计数处于正常范围下限[60]。

其他罕见的血小板大小正常的家族性血小板减少症

随着二代测序（next generation sequencing，NGS）技术的进步，大规模网络协作的出现，我们认识到并不是所有的血小板减少都是 ITP，即使在成年人中，因此最近几年血小板疾病的数量有所增加。许多遗传性血小板减少症都是无症状的，（目前）主要表现为血小板表型，如 SLFN14 相关的血小板减少症[62]和 *GFI1B* 相关的血小板减少症[63]。这些基因的功能对巨核生成的作用还需研究，相关疾病列于表 46.1，但没有进行单独描述，参见综述[6]。在这些新发现的血小板减少症中，值得注意的是 *SRC* 基因激活突变引起的血小板减少，该基因编码酪氨酸激酶 SRC，并且由于其在癌症中的作用，已成为多个药物研发计划的靶点[64]。具有 *SRC* 激活突变的患者，存在血小板减少，并且具有灰色血小板综合征（缺乏 α 颗粒的空泡）和早发型骨髓纤维化的部分特征[64]。

巨细胞性血小板减少症

理论上血小板体积增加可以补偿血小板数量减少，从而使血小板比容保持不变，患者不会有相关的出血倾向。许多此类疾病潜在的可能的机制是巨核细胞的细胞骨架异常，其阻止了来自巨核细胞性的前血小板的正常血小板释放。此类患者存在完整的 TPO/MPL 轴，从而解释了血小板比容正常的原因。

然而，血小板骨架异常也影响了血小板功能（第 3 章），这一组遗传性血小板减少疾病包括具有相关的血小板功能紊乱的疾病，此类疾病的患者尽管血小板比容正常或接近正常但仍有出血倾向。

巨细胞性血小板减少症常见的技术问题是，电子的血细胞计数仪器会低估实际的血小板计数（第 32 章）。记录的平均血小板体积因此也会人为地偏低。因此在此类疾病中，通常需要手动血小板计数来确定实际的血小板数目。

Bernard-Soulier 综合征

Bernard-Soulier 综合征（Bernard-Soulier syndrome，BSS）（见第 48 章）由 Jean Bernard 和 Jean-pierre Soulier 于 1948 年最早描述，患者表现为巨细胞性血小板减少，其出血与根据血小板计数预期的不符。BSS 是一种常染色体隐性遗传性巨细胞性血小板减少，由于血管性血友病因子（von Willebrand factor，VWF）的受体即 GP I b-IX-V 复合物功能障碍所致。引起 BSS 最常见变异是 17 号染色体上的 *GPIBA* 基因，但位于 22 号染色体上的 *GPIBB* 基因和 3 号染色体上的 *GP9* 基因变异也能引起 BSS[65,66]。小鼠实验表明，GP V 缺失后并不影响细胞表面 GP I b-IX-V 复合物受体的表达，但具有轻微的血栓形成倾向[67,68]。经典 BSS 是由 GP I b-IX-V 复合物的双等位基因异常引起，多数表现为错义或无义突变。有报道认为由于染色体 22q11.2 大片段或小片段缺失同时遗传了另外一种导致 BSS 的突变引起患者表现为两条 *GPIBB* 基因均缺失[69-71]的情况非常罕见。目前已有复合杂合突变报道。有趣的是，22q11.2 缺失综合征（腭心面综合征，又称 DiGeorge 综合征）患者，存在异质性巨细胞性血小板减少，可能是由于 *GPIBB* 基因缺失导致细胞表面 GP I b-IX-V 复合物表达减少所致[72]。目前已报道了 5 种特殊突变引起的单等位基因型的 BSS，其中 4 种位于 *GPIBA* 基因。单等位基因类型的 BSS 有轻度出血表型，具有完全显性，呈常染色体显性遗传的巨细胞性血小板减少，曾被称为良性地中海巨细胞性血小板减少症[73]。

血小板 GP I b-IX-V 复合物在 VWF 介导的血小板黏附中起重要作用（见第 10 章）。除 GP V 外，GP I b-IX-V 复合物中任何一个成分缺失，均影响其在血小板表面表达，导致血小板不能结合 VWF（尽管激活的整合素 α II bβ3 也结合 VWF），体外瑞斯托霉素诱导的血小板凝集功能异常。此外，GP I bα 亚单位通过 C 端胞内段与肌动蛋白微丝骨架连接，因此细胞表面该复合物缺乏可能是导致大血小板的机制之一。BSS 患者骨髓巨核细胞数目正常，但有证据表明前血小板形成异常和巨核细胞生成紊乱[74]。

BSS 患者通常表现为自幼儿期就易出现瘀斑、瘀点、鼻衄和消化道出血。而月经过多是年龄稍大的女性患者最突出的临床表现。关节出血和颅内出血罕见但也有发生。手术、创伤、拔牙和分娩等应激情况下，容易发生严重出血。值得注意的是，即使是纯合 BSS 患者，不同患者出血的严重程度相差很大（甚至在同一家系中），任一患者出血症状的严重程度随着患者的年龄增长而减轻。重要的是，BSS 患者的出血表现谱差异相当大，并非所有的患者都有明显的出血[66]。

患者外周血小板计数一般轻度减少[（80~100）×10^9/L]但变化相当大，甚至可达正常值下限。即使患者血小板计数正常或接近正常,外周血涂片均可见标志性的巨大血小板(见第48章图48.2A)。该类患者中1/3的血小板直径可能增大至红细胞一半,少数甚至与淋巴细胞等大。患者出血时间延长,瑞斯托霉素诱导的血小板凝集功能缺陷(详见第34章)。

血小板型和2B型血管性血友病

血小板型血管性血友病(von Willebrand Disease,VWD),也称为假性VWD,最早由Weiss及其同事于1982年报道。该病是GPⅠb-Ⅸ-V复合物中GPⅠBα亚基的特定变异(包括Gly233Val、Gly233Ser或Met239Val,以及一个27bp的碱基缺失)引起,导致功能获得突变,不需要剪切力激活就能增加该受体与VWF的亲和力[75,76]。因此,大分子量VWF多聚体自发地与循环血小板结合,引起间歇性血小板减少。可能由于血小板的快速更新,残存的血小板呈不同程度的巨细胞性倾向。已结合到VWF表面的血小板,就不能结合到损伤部位,从而导致患者轻度到中度的出血倾向,尽管该病可能引起促血栓形成发作。血小板型VWD呈常染色体显性遗传。

临床上,患者表现为反复严重鼻出血、月经过多、拔牙、扁桃体切除或其他外科手术后过度出血等。FⅧ:VWF输注无效,甚至会导致血小板计数进一步下降。有文献报道2B型VWD患者接受了FⅧ:VWF和DDAVP治疗后会发生血栓。血小板型VWD出现严重出血时一般需要血小板输注[77]。

血小板型VWD的实验室检查与2B型VWD相似,主要是由于VWF A1结构域的特定变异导致VWF与GPⅠBα的亲和力增加,引起血小板聚集反应增强(见第34章)、间歇性血小板减少,以及大分子量VWF含量不成比例下降。可见自发性血小板聚集。血小板型VWD与2B型VWD鉴别可能比较困难,但2B型VWD患者的洗涤血小板加入正常血浆后可诱导正常的血小板凝集,但血小板型VWD不能改善。相反,在血小板型VWD患者的血小板中加入正常的血浆,则会导致自发性血小板聚集,而2B型VWD不存在此现象。目前基因检测可以辅助区分血小板型VWD和2B型VWD。

肌动蛋白细胞骨架或微管系统疾病

MYH9相关疾病(May-Hegglin异常、Sebastian综合征、Fechtner综合征和Epstein综合征)。以前人们一直认为May-Hegglin异常、Sebastian综合征、Fechtner综合征和Epstein综合征是独立的但有重叠的罕见综合征,但现在学者已把该类疾病归为一组,因为它们均由编码非肌肉球蛋白重链ⅡA(肌球蛋白ⅡA)的MYH9基因变异所致[78-81]。临床上,患者可能在出生时即表现为巨细胞性血小板减少和纺锤形白细胞内包涵体形成(图46.2)。免疫染色时包涵体内肌球蛋白ⅡA阳性,表明异常蛋白沉积,形成了包涵体形成。在儿童或成人期,患者可能会出现感音神经性听力障碍、白内障和肾小球肾炎,并可能发展为严重肾衰竭。血小板减少通常是患者在偶然或常规体检时发现,一般不会引起有症状的出血表现,但少数患者有严重出血。研究发现特定变异类型和表型之间可能存在相关性:C末端的变异主要导致血液学表现,而头部ATP酶区域的变异通常与肾病或听力障碍有关。

实验室检查,患者血小板数目不等,范围在(10~150)×10⁹/L。一直存在巨大血小板,但程度不一(图46.2)。体积大于红细胞的血小板占3%~45%。其中约75%的MYH9患者存在听力障碍,约80%最初诊断为MYH9相关的血小板减少症患者,最终累及多个器官。同一的研究还表明,即使最初只有血液学异常的患者,也存在镜下血尿和蛋白尿;因此,即使血小板减少是唯一表型的患者,也应对其进行听力和肾脏疾病的筛查。该病异质性很大,具有相同的突变甚至在同一家系中,患者的临床表现也不相同。血小板寿命正常,但骨髓检查显示巨核细胞数量增加。血小板的形态可能由于活化而存在异常,但通常体外检测血小板聚集功能正常[82]。

细丝蛋白A异常的巨细胞性血小板减少症。细丝蛋白肌病是各式各样的累及多个不同器官系统的疾病。最近研究发现,患者也许具有细丝蛋白A(FLNA)的突变,表现为孤立性巨细胞性血小板减少,伴有轻度至中度出血,而不存在其他细丝蛋白肌病的相关特征。这些患者表现为不同程度的血小板减少(包括正常下限的血小板计数),以及胶原诱导的血小板聚集异常。电镜检查显示,血小板和巨核细胞颗粒分布异常,血小板体积增大,球形血小板增多。巨核细胞培养显示前血小板形成减少。患者可能有相关的重要神经学发现[83]。

最近,发现第二个与细丝蛋白A异常表达有关的基因,患者存在细胞骨架紊乱、巨细胞性血小板减少和前血小板形成异常导致的出血倾向。患者携带有环磷酸腺苷依赖蛋白激酶的γ催化亚基(PRKACG)的纯合突变,导致该蛋白的表达降低以及类似于细丝蛋白A缺乏的下游效应,产生了症状,但该家系患者的症状更严重[84]。

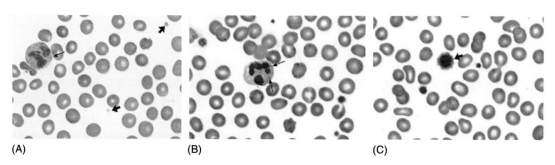

(A)　　　　　　　　(B)　　　　　　　　(C)

图46.2 MYH9相关疾病患者的外周血涂片。(A)含有白细胞(细箭头)和血小板(粗箭头)的正常血涂片。(B,C)MHY9相关疾病患者的血涂片,血小板计数为24×10⁹/L,平均血小板体积为20.6μm³。细箭头指示白细胞内蓝色纺锤形杜勒小体。粗箭头指向比邻近红细胞更大的血小板。苏木精和伊红染色,放大倍数×500

DIAPH 1 突变导致家族性巨细胞性血小板减少症伴先天性听力障碍。最近在数个无关家系中,报道了一类常染色体显性遗传的、伴有早发性听力障碍的巨细胞性血小板减少,并明确了该类疾病是由于 DIAPH1 基因功能获得突变所致[85]。之前认为 DIAPH1 基因与常染色体显性非综合征性听力障碍(autosomal dominant nonsyndromic hearing loss,ADNSHL)有关,该基因变异限在 DFNA 1 位点(ADNSHL)。第二个研究小组报道了其他的 ADNSHL 家系,具有杂合性截短突变,也伴有巨细胞性血小板减少,提示 DIAPH 1 在微管重组中的有重要作用,该基因的异常表达可能导致巨细胞性血小板减少[86]。

灰色血小板综合征(gray platelet syndrome,GPS)。尽管已存在超过 50 多个 GPS 确诊家系(另见第 19 和 48 章),但其致病基因一直未明,直到 2011 年 3 个课题组同时报告了 NBEAL 2 基因变异是导致 GPS 的原因[87-89]。3 个课题组分别采用了不同的基因组测序方法得出相同的结论,说明基因测序在血小板疾病辅助诊断方面的优势。有些家系的 GPS 呈常染色体显性遗传,有些家系中呈隐性遗传,也有一些散发的变异。GPS 的名字来源于吉姆萨染色后血小板的外观(第 48 章图 48.2B)[90],由于正常地位于 α 颗粒内的蛋白质不能被正确组装(导致空的 α 颗粒),血小板呈灰色,在血液涂片上可能很难识别。相反,这些蛋白质被重新运输到分界膜的管腔内,然后分泌到细胞外骨髓腔内,引起轻度骨髓网状纤维化,通常这种骨髓架构的破坏不足以引起临床症状。但由于 α 颗粒是空的,活化后血小板不能释放凝血相关的蛋白,从而引起出血。GPS 患者血小板形成也有异常[91]。NBEAL2 基因突变可导致编码蛋白提前终止、移码或剪接位点的改变,引起 BEACH 蛋白的改变,后者与 LYST(Chediak-Higashi 综合征中的突变)有关。

临床上,患者表现为出血时间延长,出血程度不等,从轻度到严重出血(即使血小板计数正常)。血小板可能是轻度到中度减少。巨细胞性血小板减少是该病的一个典型特征,但同时存在一些偏小或正常大小的血小板。凝血酶诱导的血小板聚集功能异常。目前至少有 1 例报道患者合并脾肿大和髓外造血,另 1 例报道与肺纤维化相关。几乎所有的 GPS 患者,特别是携带有 NBEAL 2 突变的患者在四五十岁时发展为骨髓纤维化[92]。

其他血小板骨架和小管系统异常。与其他遗传性血小板减少性疾病一样,应用 NGS 在巨细胞性血小板减少中也鉴定出多个新的基因突变引起的血小板减少综合征。这些疾病呈常染色体显性遗传,表现为孤立性(迄今)巨细胞性血小板减少。血小板 β1-微管蛋白(TUBB1)变异会导致球形大血小板和中度血小板减少[93,94]。2013 年两个独立的研究组分别证实了 ACNT1 突变与巨细胞性血小板减少有关,患者呈常染色体显性遗传,血小板计数通常在 $(50\sim130)\times10^9/L$ 范围[95]。瞬时受体电位褪黑素样 7 通道(transient receptor potential melastatin-like 7,TRPM7)基因突变的患者,血小板内颗粒分布以及微管异常引起的轻到中度的巨细胞性血小板减少,伴有轻度至中度出血[96]。此外,另一项 NGS 研究,在两个呈常染色体显性遗传的巨细胞性血小板减少的无关家系中,鉴定出了 TPM4(编码肌球蛋白 4)基因变异[97]。

血小板综合征

Jacobsen 综合征/Paris-Trousseau 血小板减少症

Paris-Trousseau 血小板减少症和 Jacobsen 综合征是一类罕见的引起血小板减少的疾病,血小板具有因 α 颗粒融合而成的巨大颗粒[98,99]。患者也可能存在巨细胞性血小板减少。该类疾病是由 11q23.3-24.2 断点内的染色体缺失引起的,涉及两个 Ets 转录因子 ETS1 和 FLI1。FLI1 是造血干细胞分化、淋巴分化[100],以及巨核细胞成熟的关键因子。FLI1 在巨核细胞分化过程中起关键作用,能激活多种参与巨核细胞终末分化的重要基因表达,如 GPⅡb、GPⅨ和 c-mpl,并且在促进 GATA-1/FOG-1 相互结合中发挥着重要作用。FLI1 基因敲除小鼠胚胎的骨髓,要么没有可识别的巨核细胞,要么巨核细胞数量大幅减少,而那些仅存的巨核细胞形态异常,呈圆形核,体积小,并且这些小巨核细胞在成熟时溶解。该类患者巨核细胞特异性的晚期基因(包括 GP9)表达明显减少,但巨核细胞特异性早期基因如 ITGA2B 和 c-mpl 似乎表达正常。利用多能干细胞诱导分化的研究发现,无论是来自 FLI1B 单倍体缺陷,还是 Jacobsen 综合征患者的干细胞,都可以分化为具有类似于患者特征缺陷的巨核细胞。重要的是,这些巨核细胞 ETS1 的表达水平增加了,可能是由于失去了 FLI1 的反馈抑制所致。因此 Paris-Trousseau 综合征患者的巨核造血功能障碍可能是 FLI1 基因表达异常所致[101]。

Paris-Trousseau 综合征中,血小板异常是占主导地位的症状,主要表现为新生儿血小板减少(可随着时间的推移而缓解)和血小板功能障碍(持续存在)。Paris-Trousseau 综合征单条染色体异常即可致病,因为 FLI1 蛋白似乎单等位基因表达,FLI1 基因的有害变异能表型模拟基因缺失患者的血小板缺陷[102]。Jacobsen 综合征存在更大的染色体缺失,导致严重的表型,还包括智力发育迟缓、三角头畸形、面部畸形和心脏异常等。

Paris-Trousseau 综合征患者一般采用支持性治疗为主,包括局部处理以减少出血,以及严重出血的情况下血小板输注等治疗方式。Jacobsen 综合征患者,严重的先天性心脏畸形和出血是新生儿期最常见的死亡原因,存活下来的患者由于多方面的缺陷将终身携带并发症。

GATA-1 相关疾病

许多 X-连锁疾病不仅表现为血小板减少,还表现为不同程度的贫血或红细胞生成异常[103,104]。该类疾病主要是由造血特异性转录因子 GATA-1 异常所致,患者存在编码转录因子的 GATA1 基因异常[105-108]。GATA-1 是一个 DNA 结合蛋白,具有两个锌指和一个转录激活结构域。C 端锌指主要负责 DNA 结合,而 N 端锌指可增加 DNA 结合的稳定性,并含有 GATA-1 伴侣(friend of GATA-1,FOG1)的关键结合域,后者是 GATA1 调控红细胞生成和巨核造血的一个关键辅因子[109,110]。

携带 GATA1 突变的患者,其疾病严重程度依赖于调节红细

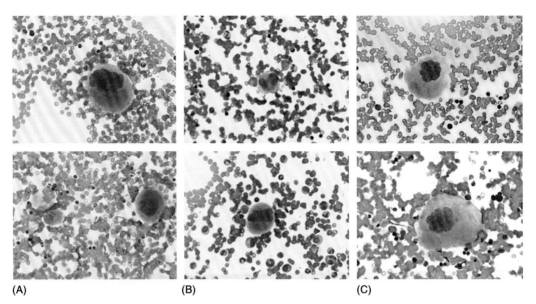

图 46.3   RUNX 1 或 GATA-1 突变患者巨核细胞的光镜分析。(A)正常骨髓。(B)伴有急性髓系白血病倾向的家族性血小板疾病(FPD-AML)患者白血病缓解期,来自前面描述的存在 *RUNX1* 基因 5 号外显子中 C→T 无义突变。(C)也是前面描述的携带 GATA-1 V205M 突变的婴儿患者。在野生型骨髓涂片中,巨核细胞更大,约比携带有 RUNX1 和 GATA-1 突变患者的形态学识别的巨核细胞大至 5~10 倍。FPD-AML 患者的巨核细胞最小。GATA-1 巨核细胞的细胞核尺寸相对于细胞质往往不成比例地较小,并且更经常偏向侧面。苏木精和伊红染色,放大倍数×500

胞和血小板生成的 GATA-1 的破坏程度。因此,患者可出现不同程度的红细胞生成异常性贫血和巨细胞性血小板减少。所有患者均存在巨核细胞成熟障碍和大畸形巨核细胞,体外培养增殖异常(图 46.3)。其中部分患者的血小板生成明显减少,血小板计数可能极低。患者血小板体积偏大且形态异常,当血小板内颗粒缺乏时可能被划分为灰色血小板综合征。出血是由血小板减少和功能异常的联合缺陷造成的,患者一般在婴儿期就表现为出血及瘀斑。此外,患者出现小红细胞贫血,是由于突变干扰了 GATA1-FOG1 相互作用引起红细胞生成异常所致。有些患者表现为输血依赖性[108,111],少数患者接受了骨髓移植。有些患者还存在内在的血小板功能异常。由于该病血小板减少和贫血程度不同,导致临床诊断困难,部分患者被误诊为 WIS/XLT 或地中海贫血。一些患者的临床表现不严重,血小板减少和贫血程度较轻,血红蛋白 α:β 链产生不平衡。到目前为止,具有该表型的 5 个家系均存在 GATA-1 基因 R216Q 替代突变[112],位于 DNA 结合域,从而导致 GATA-1 与 DNA 位点的结合能力降低。

Stormorken 综合征和 York 血小板综合征

钙选择性释放激活钙通道(calcium-selective release-activated calcium,CRAC)介导一种特定类型的钙内流,这种内流对维持血小板、神经及皮肤细胞等不同类型细胞的功能起着重要作用。*ORAI1* 编码的 CRAC 通道蛋白组成的细胞膜上的 CRAC 通道突变,可导致多种疾病,而基质相互作用分子(stromal interaction molecule,STIM)1 和 2 可调节 ORAI1 功能。如果 ORAI1 或 STIM1 功能丧失突变,导致重度联合免疫缺陷(severe combined immunodeficiency,SCID)、自身免疫性疾病、肌张力低

下和外胚层发育异常并伴有牙缺损(通常可见联合免疫缺陷而牙齿异常罕见)[113]。患者早期(在出生第一年内)可发生自身免疫性溶血性贫血和血栓性血小板减少,尤其是 STIM1 功能丧失突变的患者[114]。

相反,*STIM1* 或 *ORAI1* 获得功能突变患者也可表现为一系列疾病谱,从非综合征性管状聚集肌病(骨骼肌病)到更复杂的 York 血小板和 Stormorken 综合征(另见第 48 章),最近的证据表明这两类疾病是相关的,因为据报道患者都有相似的变异,依赖于研究者描述患者的关注点不同。Stormorken 综合征是一种典型的常染色体显性遗传性出血性疾病,患者存在血小板减少和功能异常,并伴有管状聚集性肌病和瞳孔缩小(小瞳孔)。York 血小板综合征以出血表现为主,伴有肌无力和骨骼肌萎缩[114]。

遗传性血小板减少症疑似患者的诊断流程

图 46.4 列出了遗传性血小板减少疑似患者的诊断流程。一些患者可能是患有严重血小板减少的新生儿,但另一些患者也可能是首次发现存在血小板减少症的青少年或成人。因为提示常染色体显性或 X 连锁遗传的重大家族史,或因为存在如白血病/淋巴瘤或肾脏异常或听力障碍等相关的疾病,应该考虑遗传性血小板减少症。对于这些患者,应该进行系统的评估,首先是仔细地病史和体格检查,然后是仔细审查外周血涂片。再根据血小板的大小进行细分,通过进一步的诊断评估可以排除一些疾病,或进行适当的有针对性的或更广泛的基因组分析,对于最终诊断至关重要(图 46.4)。

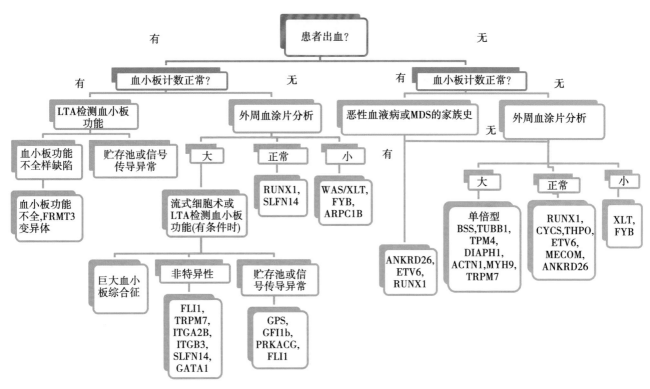

图 46.4　遗传性血小板疾病的诊断方法。 对于血小板大小正常的患者,即使没有恶性血液病家族史,临床医生也应该考虑是否有必要对与恶性肿瘤风险增高相关的血小板减少进行检测,除非有其他评估表明不同的诊断,因为即使在没有血小板减少的家庭成员中,恶性肿瘤的风险也很高,并且考虑对遗传咨询的影响。LTA,透光法血小板聚集;MDS,骨髓增生异常综合征

(曹丽娟　译,奚晓东　审)

扫描二维码访问参考文献

第 47 章　血小板增多和原发性血小板增多症

Tiziano Barbui, Guido Finazzi and Ayalew Tefferi

引言

不同的性别和种族之间,通过现代自动细胞计数仪器测得人的正常血小板数量通常少于 $400×10^9$/L,据此将血小板计数高于 $400×10^9$/L 定义为血小板增多[1-5]。然而,临床上有些患者可能出现血小板数目相对增多,但并未超出定义范围的情况,此时诊断可能考虑原发性血小板增多症(essential thrombocythemia,ET)或者是真性红细胞增多症(polycythemia vera,PV)等骨髓增殖性肿瘤(myeloproliferative neoplasm,MPN)[6,7]。

血小板增多可为先天性或获得性。先天性血小板增多非常罕见,并且它的病理生理可能是与血小板生成素(thrombopoietin,TPO)[8-11]或者它的受体(mpl)[12,13]的功能获得性突变相关。获得性血小板增多可能是克隆性髓样病变[原发性血小板增多(primary thrombocytosis,PT)]的内在表现之一;也可能继发于各种临床病症,如感染、组织损伤、恶性肿瘤、慢性炎症、溶血性药物、缺铁性贫血和脾切除术[反应性血小板增多(reactive thrombocytosis,RT)]等。PT 相关的血小板数目增加可能与生长因子非依赖性或生长因子超敏的巨核细胞增殖有关(自主性血小板产生)[14,15]。相反,RT 可能是细胞因子介导的病理过程[16-20]。对 PT 和 RT 进行鉴别具有临床意义,因为前者与并发症风险增加相关[21-24]。

先天性血小板增多

已有文献报道家族遗传性的血小板增多,TPO 基因突变在部分家族中被发现[8-11,25]。该疾病通常是常染色体显性遗传,突变位点涉及 TPO mRNA 的 5′-非翻译区(一处供体剪切位点)导致高效配体的产生[9]。只有在那些伴有 *TPO* 基因突变的遗传性血小板增多的患者中血清 TPO 的浓度才会相应升高。相似地,转染突变基因的细胞系也表现为 TPO 产生增多[11]。还有一部分家族性血小板增多的成员是由于 TPO 受体 *MPL* 活性突变[12]。这种情况下,血浆 TPO 水平应该是正常的,但目前尚无对此论点的数据支持。有趣的是,特定的 *MPL* 变异显示可以促进 TPO 的超敏性[26]。*MPLS505N* 既是生殖细胞(遗传的血小板增多症)[12,13]又是体细胞(PT)突变[27]。

反应性血小板增多

患病率及相关性

在儿童[28-30]和成人[31-39]中,RT 比 PT 更为常见(表 47.1)。即使在血小板极度升高患者(血小板数>$1\,000×10^9$/L)中也是如此[33,34]。在常规临床实践中,RT 占血小板增多病例的 85% 以上[21]。而 PT 患者出现血栓栓塞并发症的频率显著增高,高危 PT 患者常需要进行降细胞化疗[40-43]。相反,RT 患者的易血栓倾向太低,无需考虑降细胞治疗。

表 47.1　未经选择的连续患者队列中血小板增多(血小板计数≥$500×10^9$/L)的原因(近似百分比)

原因	成人(n=777)[31]	血小板计数达 $1\,000×10^9$/L(n=280)[33]	儿童(n=663)[28]
感染	22%	31%	31%
反跳性血小板增多	19%	3%	15%
组织损伤(手术等)	18%	14%	15%
慢性炎症	13%	9%	4%
恶性肿瘤	6%	14%	2%
肾病	5%	NS	4%
溶血性贫血	4%	NS	19%
脾切除术后	2%	19%	1%
失血	NS	6%	NS
原发性血小板增多	3%	14%	0%

NS,未报道。

发病机制

表 47.1 列出了引起 RT 最常见的原因,通常与感染、组织损伤、慢性炎症、恶性肿瘤有关,因此被认为是全身性急性炎症反应的并发症,伴有包括白细胞介素(interleukin,IL)-6、TPO、IL-1、IL-4 及 TNF-α 在内的促血小板生成因子的升高[16,18,20,44-52]。其中最重要的因子 IL-6,主要作用机制为在肝脏中诱导 TPO 的产生[44,48,49,53]。IL-6 的多效性也与其他非特异性炎症反应有关,包括浆细胞增多症、多克隆性高丙种球蛋白血症、白血病反应和副肿瘤性发热[50,54]。已有实验证明,可通过抗 IL-6 单克隆抗体治疗[50]或切除分泌 IL-6 的肿瘤[51]来消除这类炎症。相反,在患有转移性癌症的患者中使用人重组 IL-6 与诱导血小板增多和其他急性期反应有关[55]。然而,必须将高 TPO 相关的血小板增多病例与先天性 TPO 突变的病例加以区分[30,56]。除 TPO 外,IL-1β 是另一种与急性期反应和 RT 有关的细胞因子[57]。

与脾功能减退相关的 RT 反映了外周血中的血小板再分布以及促血小板生成细胞因子的代谢改变[47,58]。脾切除术后血小板增多的发生率取决于手术指征,在大样本的未选择病例研究中,其发生率将近 50%[59]。脾切除术几天后血小板增殖达到高峰,大多数病例的血小板数量在数月内恢复正常[60,61]。除了手术后的无脾患者,在功能性(乳糜泻[62]、淀粉样变性[63])以及先天性无脾患者中也观察到持续性血小板增多[64]。无论何种原因,在没有骨髓增殖性肿瘤的情况下,脾脏功能减退引起的血小板增多与血栓形成风险增加几乎无关[65-68]。

药物或酒精相关的骨髓抑制后的反弹性血小板增多也与细胞因子介导的过程相关[69-71]。在这种情况下,血小板减少症之后发生的血小板增多可能是反馈性 TPO 释放过量所致的结果。相似机制也可以解释骨髓增殖性肿瘤患者偶尔会出现的周期性血小板增多[72]。另一方面,对缺铁性贫血中出现 RT 的机制知之甚少,可能不涉及促血小板生成细胞因子[73,74]。而这类血小板增多随补铁治疗而消失[74]。

原发性血小板增多和骨髓增殖性肿瘤

原发性血小板增多(PT)常见于髓样恶性肿瘤中的克隆性(肿瘤性)骨髓增生的一种表现。在 WHO-2016 指南中,基于外周血或骨髓(bone marrow,BM)原始细胞的百分比,将髓系肿瘤分成急性髓系白血病和慢性髓系肿瘤[75]。慢性髓系肿瘤又分为四个类别:骨髓增生异常综合征(myelodysplastic syndromes,MDS)、骨髓增殖性肿瘤(MPN)、MDS/MPN 重叠和髓样/淋巴样肿瘤伴嗜酸性粒细胞增多和 PDGFRA、PDGFRB 和 FGFR1 或 PMC1-JAK2 重现性基因重排;后者突变分别对应于染色体 5q33、4q12、8p11.2 或 t(8;9)(p22;p24.1)细胞遗传学异常。与 MDS 和 MDS/MPN 不同,MPN 通常与形态发育异常无关,如浆细胞发育不良、颗粒发育异常和单核细胞增生。MPN 可进一步分为这些类别:慢性髓细胞性白血病(chronic myeloid leukemia,CML)、慢性中性粒细胞白血病、真性红细胞增多症(polycythemia vera,PV)、原发性骨髓纤维化(primary myelofibrosis,

PMF)(纤维化早期或纤维化明显期)、原发性血小板增多症(essential thrombocythemia,ET)、慢性嗜酸性粒细胞白血病、无特殊分类(not otherwise specified,NOS)和无法分类的 MPN。包括 ET 在内的 MPN,是一个累及髓系和淋巴系的克隆干细胞过程[76-85]。然而,目前仅鉴定出 CML 的原发性克隆性突变[86]。

在 2005 年,一种新的 JAK2 的(Janus 激酶 2;9p24)突变位点(JAK2 V617F)在 PV 患者中被发现[87]。几乎所有 PV 患者都有 JAK2 突变;大约有 96% 和 3% 患者分别表现为 JAK2 第 14 号外显子(JAK2 V617F)和第 12 号外显子的体细胞活化突变[88,89]。JAK2 V617F 突变也发生在 PT 和 PMF(包括 PMF 前期)患者中,相应的突变发生率分别为 55% 和 65%[90]。JAK2 第 12 号外显子突变在 ET 或 PMF 中罕见[91]。MPL(骨髓增殖性白血病病毒致癌基因;1p34)突变发生在大约 4%PT 患者、约 8%PMF 患者中,而在 PV 的患者中罕见[92]。MPL 突变常发生于第 10 号外显子,以 MPL W515L/K 突变最常见[27,93-94]。钙网蛋白(CALR;19p13.2)突变在 PV 患者[95]中很罕见,在 PMF 患者中发生率为 25%~35%,在 ET 患者中突变发生率为 15%~24%[96-100]。CALR 是一种多功能 Ca^{2+} 结合蛋白伴侣,多数定位在内质网中。JAK2 V617F、CALR 和 MPL 突变很少发生在其他髓系肿瘤中[90,95]。

克隆性血小板增多是 ET 的固有特征,也发生于约 50%PV 或 PMF 的患者中[21,101]。同样,多达 35% 的 CML 患者也可能出现血小板计数增加[101]。MDS 和其他骨髓恶性肿瘤中血小板增多的发生率要低得多[102]。在 MDS 中,血小板增多与某些细胞遗传学异常有关,包括 8 号染色体三体综合征[103]、5 号染色体长臂缺失(5q-综合征)[104,105]、3 号染色体异常[106,107]及伴有环形铁粒幼红细胞[102,108]。血小板增多与这些细胞遗传学异常之间潜在的病理生理关系仍有待确定。

鉴别反应性血小板增多和原发性血小板增多症

患者病史和体格检查结果是鉴别 PT 和 RT 最重要的方法。存在以下并存疾病状态如急性或亚急性感染、结缔组织疾病、血管炎、溶血、活动性出血、术后即刻状态、脾切除史时,更倾向于诊断 RT 而不是 PT。不存在上述疾病状态,且伴有血小板计数持续增加的情况表明可能是 PT。类似地,血管舒缩症状病史和阳性的体检结果(例如肢端红斑和脾肿大)都高度提示 PT。伴血栓-出血事件的血小板增多症应考虑 PT 的可能性更大[109]。在常规临床实践中,血小板增多症诊断检查中最具成本效益的首要步骤是确定其持续时间。在没有明显病因解释的情况下,持续性血小板增多高度提示 PT。

在评估血小板增多时,检测出 JAK2 V617F、CALR 或 MPL 的突变可以证实存在潜在的 MPN,但未检出这些突变并不排除 MPN 可能性,因为多达 20% 的 ET 的患者结果可能是三阴性的(即所有三种基因突变均为阴性)。同样需要重视的是,伴有 JAK2/CALR/MPL 突变的其他类型的 MPN(或 MDS/MPN)在表现上类似于 ET;这些疾病包括早期 PMF[101]以及难治性贫血伴环形铁粒幼红细胞增多伴血小板增多(refractory anemia with

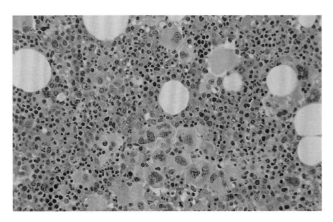

图 47.1　苏木精-伊红染色的骨髓活检显示原发性血小板增多症中的巨核细胞集簇

ring sideroblasts with marked thrombocytosis, RARS-T)[102,108]。因此,经常需要进行骨髓检查对 ET 进行准确的形态学诊断,并与其他髓系肿瘤特别是早期 PMF 和非典型的 PV 进行鉴别。

尽管 RT 骨髓形态正常,但是在 PT 中根据其诊断不同表现出各种异常。这些异常包括巨核细胞和其他髓系细胞数量增加、细胞形态学异常、出现巨核细胞集簇(图 47.1),及网状蛋白纤维化[101,110,111]。除形态学分析外,骨髓检查还可进行细胞遗传学研究和特殊免疫组化染色。然而,尽管某些 PT 病因伴有特殊的细胞遗传学异常(如 CML),但只有不到 5% 的 ET 患者具有可检测的细胞遗传学异常。

原发性血小板增多症

引言及与其他原因导致原发性血小板增多的鉴别

原发性血小板增多症(ET)目前被定义为持续性血小板增多状态(血小板计数≥450×10⁹/L),既不是反应性血小板增多也不与其他已知的髓系肿瘤相关,包括 PV、纤维化早期 PMF、明显纤维化期 PMF、CML 和 MDS[111]。目前对于 ET、PV 和 PMF 的诊断标准见表 47.2[75]。需要注意的是 CML[112]、MDS[113]以及纤维化早期 PMF 可能在临床表现上类似 ET。因此在血小板增多的情况下,在做出 ET 诊断之前,不仅需要通过传统的细胞遗传学检测,也需要通过原位荧光杂交(fluorescence in situ hybridization, FISH)检测 BCR/ABL1 基因排除 CML[114]。同样,应仔细检查骨髓组织学是否存在骨髓三系异常增生(提示 MDS),或显著骨髓增生伴不典型巨核细胞过度增殖(提示纤维化前期 PMF)。后者通常伴有血清乳酸脱氢酶水平升高,外周血 CD34 阳性细胞计数的升高和外周血涂片中出现幼稚红细胞和幼稚白细胞[115,116],而在 ET 中不出现这些改变。鉴别 ET 和纤维化前期的 PMF 的临床意义在于后者已经被证明具有较差的总生存期和无白血病生存期[117]。

流行病学

在经典的 MPN 中,ET 的预后最佳且患病率最高(时点患病率在 10/100 000 以上),年发病率的范围为(0.2~2.5)/100 000[118-123]。

大样本队列研究显示中位的诊断年龄约为 48~61 岁[124-131]。ET 在儿童中非常罕见[132],儿童中几乎所有的血小板增多均为反应性血小板增多[133]。

分子发病机制

如上所述,在大约 60% 的 ET 患者存在获得性 JAK2 激酶自身抑制结构域的点突变(JAK2 V617F),尤其是鉴于该突变在 PV 和 PMF 中也频发,其与 ET 发病的相关性也有待澄清[90]。JAK2 属于细胞质蛋白酪氨酸激酶 Janus 家族,含有两个同源的激酶样结构域即 JH1 和 JH2[134]。JH2 与 JH1 相互作用以并以负调节形式调节其激酶活性。JAK2 V617F 突变发生在 JH2 结构域内并干扰其自身抑制功能[135-138]。总之,这些发现表明这一特定突变在 MPN 发病中的相关性。然而,目前尚不清楚 JAK2 V617F 突变是否是一个致病突变,还是一种修饰亚克隆。

血小板生成素受体 MPL 的近膜结构域中的突变发生在约 4% 的 ET 患者中、8% 的 PMF 患者,在其他髓系肿瘤(如急性巨核细胞白血病、难治性贫血伴环形铁粒幼红细胞增多伴血小板增多、具有 5q 缺失的 MDS)患者中更少[27]。虽然绝大多数 MPL 错义突变发生在外显子 10 中第 515 位 Trp(W)被 Leu(L)、Lys(K)、Arg(R)或 Ala(A)替代,其他如 W515P518delinsKT 等偶发突变也被报道过[27,93,94]。虽然先前在家族性血小板增多中报道了 MPLS505N 等位基因[12],但在 ET 中它显然仍是体细胞突变的结果[27]。

在 2013 年 12 月,Klampfl 等[96]和 Nangalia 等[97]证明钙网蛋白(CALR)9 号外显子的体细胞突变,是 JAK2 突变阴性 ET 和 PMF 患者中第二常见的获得性核苷酸变化。在未检出 JAK2/MPL 突变的 ET 和 PMF 患者中,可检测到编码内质网相关伴侣钙网蛋白基因[96,97]。这些高度异质性的插入缺失型突变都集中在在编码蛋白质的 C 末端部分的 9 号外显子中。目前有两种常见(>80% 的所有 CALR 变体)突变类型:1 型(52-bp 缺失;p. L367fs*46)和 2 型(5-bp 插入;p. K385fs*47),基于预测的螺旋结构特征与前者的相似性,而将其余突变归为类 1 型和类 2 型[139]。2 型 CALR 突变倾向于与 ET 相关,而 1 型在 PMF 中占优势。在修订的 2016 年分类中,上述三种致病突变被列为 PV(JAK2V617F 和第 12 外显子)、ET 和 PMF(JAK2V617F、CALR 和 MPL)的主要诊断标准(表 47.2)[75]。因此,MPN 的现代诊断方法需要具备这些基因突变状态的知识。

髓系集落增生和细胞因子反应

在正常人或反应性髓系增生者中,体外内生性(即非生长因子依赖性)红细胞或巨核细胞集落不会形成。促红细胞生成素(erythropoietin, EPO)非依赖性红细胞增殖主要见于 PV[140-142],但也见于一部分 ET 患者[143-146]。此外,内源性集落增生还可表现为粒细胞[147]和巨核细胞[148]祖细胞。这种生长因子不依赖特性并非由于配体受体[149]或受体相关信号转导分子的突变所致[150]。众所周知,PV 中的红系细胞对多种细胞因子非常敏感,包括胰岛素样生长因子(insulin-like growth factor, IGF-1)[151]、干细胞因子[152]、粒单核细胞集落刺激因子(granulocyte-monocyte colony-stimulating factor, GM-CSF)[153]、白细胞介

表 47.2 真性红细胞增多症、原发性血小板增多症及原发性骨髓纤维化 2016 WHO 诊断标准

真性红细胞增多症[a]		原发性血小板增多症[b]	原发性骨髓纤维化[c]	
			纤维化早期(pre-PMF)	纤维化明显期(overt PMF)
主要标准				
1	Hb > 16.5g/dl(男性)> 16g/dl(女性)或 Hct > 49%(男性)> 48%(女性)或红细胞量增加	血小板计数≥450×10⁹/L	巨核细胞增殖和异型性[d],无网状蛋白纤维化>1级[e],伴随年龄相适应的骨髓细胞、粒细胞增殖,常伴红细胞生成减少	巨核细胞增殖和异型性[d],伴有网状蛋白和/或胶原纤维化(2级或3级)
2	骨髓示年龄相适应的细胞增生和伴随多形性、成熟巨核细胞的三系骨髓增殖(形态大小区别)	骨髓示巨核细胞增殖具有大而成熟的形态。中性粒细胞生成或红细胞生成没有明显左移,网状纤维素纤维很少发生轻微(1级)增加	不符合 WHO 关于 *BCR-ABL1*+ CML、PV、ET、MDS 或其他髓系肿瘤的诊断	不符合 WHO 关于 BCR-ABL1+CML、PV、ET、MDS 或其他髓系肿瘤的诊断
3	有 *JAK2* 突变	不符合 WHO 关于 *BCR-ABL1*+ CML、PV、PMF、MDS 或其他髓系肿瘤的诊断	有 *JAK2*、*CALR* 或 *MPL* 突变,或不伴有上述三种突变时出现另一种克隆标志物[f],或缺乏轻微反应性骨髓网状纤维化[g]	有 *JAK2*、*CALR* 或 *MPL* 突变,或不伴有上述三种突变时出现另一种克隆标志物[f],或缺乏反应性骨髓网状纤维化证据[h]
4		有 *JAK2*、*CALR* 或 *MPL* 突变		
次要标准				
1	EPO 水平低于正常参考范围	有一个克隆标记(例如异常核型)或缺乏反应性血小板增多证据	存在以下一项或多项: • 不能归因于合并症的贫血 • 可触及的脾肿大 • 白细胞增多症≥11×10⁹/L • LDH 升高[i]	存在以下一项或多项: • 不能归因于合并症的贫血 • 可触及的脾肿大 • 白细胞增多症≥11×10⁹/L • LDH 升高[i] • 外周血幼红幼粒细胞[i]

Adapted from Arber et al. Blood 2016;127;2391-405.

CML,慢性髓细胞性白血病;LDH,乳酸脱氢酶;MDS,骨髓增生异常综合征;PMF,原发性骨髓纤维化。

[a] 诊断 PV 要求符合三项主要诊断标准或前两项主要诊断标准和一项次要标准。

[b] 诊断 ET 要求符合全部四项主要诊断标准或前三项主要诊断标准和一项次要标准。

[c] 诊断纤维化早期要求符合全部三项主要诊断标准和至少一项次要标准;诊断纤维化明显期要求符合全部三项主要诊断标准和至少一项次要标准。

[d] 巨核细胞大小不等,伴有异常核质比、核深染伴不规则折叠、并密集成簇分布。

[e] 在 1 级网状纤维化的情况下,巨核细胞的变化必须伴随着 BM 细胞增多、粒细胞增殖和红细胞生成减少(即纤维化早期)。

[f] 在没有任何三个主要克隆突变的情况下,寻找最常见的伴随突变(*ASXL1*、*EZH2*、*TET2*、*IDH1/IDH2*、*SRSF2*、*SF3B1*)有助于确定疾病的克隆性质。

[g] 继发于感染、自身免疫性疾病或其他慢性炎症、毛细胞白血病或其他淋系肿瘤,转移性恶性肿瘤或有毒(慢性)脊髓病的轻微(1级)网状纤维化。

[h] 继发于感染、自身免疫性疾病或其他慢性炎症,毛细胞白血病或其他淋系肿瘤,转移性恶性肿瘤或有毒(慢性)脊髓病的骨髓纤维化。

[i] 异常程度可以设定阈值或标记,LDH 应设定测定机构参考范围。

素-3(interleukin-3,IL-3)[154,155]和TPO[156]。然而,ET患者中也显示出类似的对IL-3[157]或TPO[158]生长因子的超敏。在MPN患者中检测了EPO[149,158,159]和TPO[14,160]受体基因,前述的MPL突变是迄今为止唯一被鉴定的异常[90]。

循环TPO浓度主要受巨核细胞/血小板结合和分解代谢的调节[161],因此与血小板和巨核细胞总群体负相关。然而,在ET[162]、PV[163]和PMF[164]的患者中,尽管巨核细胞群体数量增加,但血清TPO水平通常是正常或升高的。这可能与PV及其他相关MPN中巨核细胞/血小板Mpl表达显著降低有关[165-168]。虽然这一特征有助于PV和ET的形态学诊断,但其致病相关性仍不清楚[169,170]。

血管事件发病机制

血栓形成和出血是PV自然病史的一部分。

较之于其高凝状态,目前的实验室检测可以更好地理解患者的出血倾向。一般而言,ET患者通常表现为皮肤黏膜出血,并因使用阿司匹林而加剧[22]。目前认为ET患者的出血倾向是由于极端血小板增多(血小板计数>1 000×10⁹/L)情况下,血管性血友病因子(von Willebrand factor,VWF)功能发生改变[171-173]。ET和其他MPN患者发生的获得性血管性血友病综合征(acquired von Willebrand syndrome,AVWS)特征性地表现为大分子量VWF多聚体缺失,这样就导致VWF功能上更显著的缺陷,而这在仅测量VWF抗原和FⅧ活性时表现得并不明显[174,175]。另一方面,评估VWF功能的测定结果,如胶原结合活性(collagen binding activity,VWF:CBA)和瑞斯托霉素辅因子活性(ristocetin cofactor activity,VWF:RCoA)显示VWF功能随着血小板计数的增加而下降[176,178]。目前认为,ET中AVWS的发病机制与血小板计数依赖性的蛋白切割酶ADAMTS13对高分子量VWF多聚体的蛋白水解增加有关[174,179-182]。

ET过度出血的其他潜在原因包括一系列血小板功能缺陷(另见第49章)。获得性贮存池缺陷是ET和相关MPD的一个特征性表现,涉及体内血小板活化异常及随后的颗粒释放异常[183]。MPN中血小板活化的证据来自于以下实验结果:血浆和尿中花生四烯酸代谢物[血栓素(thromboxane,TX)B₂]增加、α颗粒蛋白(血小板衍生生长因子、β-血栓球蛋白、血小板因子4)和血小板活化的膜标志物水平升高[184-187]。后者常通过流式细胞术使用针对P-选择素、血小板敏感蛋白和活化的纤维蛋白原受体[糖蛋白(glycoprotein,GP)Ⅱb-Ⅲa]的单克隆抗体进行评估(第35章)[188]。

MPN患者血栓形成的发病机制复杂。临床因素(年龄、血栓事件的既往史、肥胖、高血压和高脂血症)以及血细胞计数增加(即白细胞增多、红细胞增多和血小板增多)在这些患者中导致不同程度的血栓形成风险增加。由造血干细胞的克隆增殖引起的血细胞异常不仅涉及血细胞数量变化,更涉及质量变化,即这些细胞从静息状态转换为促凝表型(图47.2)[189]。

疾病特有的花生四烯酸代谢异常已有报道,这可能导致TXA₂产生异常[190-192]。尽管内源性TXA₂尚未在临床上被证实可用于预测血栓性并发症,但随机化研究证明低剂量阿司匹林在降低PV血栓形成风险方面的价值,支持在PV和ET中观察到的自发性TXA₂生成对血栓形成的临床意义[193]。最近,粒细胞和单核细胞在MPD相关血栓形成倾向中的潜在作用受到关注。该机制若存在,将与确立已久的利用骨髓抑制治疗抗血栓形成作用一致[194,195]。此外,受影响的患者表现出一些变化,包括几种中性粒细胞激活参数(CD11b、白细胞碱性磷酸酶、细胞弹性蛋白酶、血浆弹性蛋白酶和髓过氧化物酶)、内皮损伤(凝血酶调节蛋白、VWF抗原)和血栓形成状态(凝血酶-抗凝血酶复合物、凝血酶原片段1+2、D-二聚体)标志物,并且出现循环血小板-白细胞聚集体[196,197]。

最后,ET中血管舒缩症状,包括头痛、感觉异常和红斑性肢痛,被认为与小血管部位的异常血小板-内皮细胞相互作用有关[198]。红斑性肢痛的组织病理学研究显示富含血小板的小动脉微血栓伴内皮炎症和内膜增生,伴因VWF大量沉积导致的血小板消耗增加[198-199]。

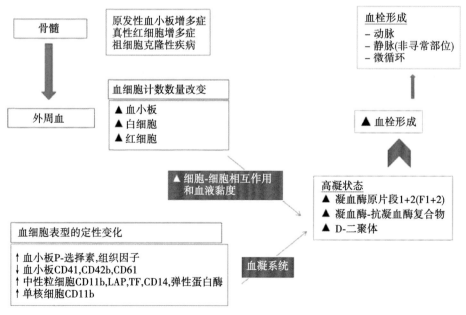

图47.2　骨髓增殖性肿瘤中血栓形成的发病机制

临床表现

大多数 ET 患者在诊断时并无症状[127]。疾病发作期间及病程中的症状和体征通常被分为危及生命或非危及生命两类。30%~50%患者出现非危及生命事件，包括血管舒缩症状（头痛、视觉症状、头晕、不典型胸痛、肢端感觉迟钝、红斑性肢痛）[126,127,200]及孕早期流产风险增加[201-203]。红斑性肢痛指伴有手或脚的变红及烧灼感、感觉迟钝的血管舒缩症状（图 47.3）[198]。其原因可能是继发于异常血小板-内皮相互作用的小动脉炎症反应，最终导致指端缺血改变[198]。低剂量阿司匹林（40~325mg/d）是治疗红斑性肢痛的有效方法，对这种治疗迅速有效的反应常有助于诊断为血管舒缩异常症状而不是血栓形成[204]。

ET 危及生命的并发症包括血栓形成、出血及疾病转变为 AML 或 ET 后骨髓纤维化（post-ET myelofibrosis，post-ET MF）[40,41,205,206]。一般来说，严重血栓形成事件多于大出血事件，动脉血栓事件多于静脉血栓事件[207]。在一项针对 891 例 ET 患者的国际多中心合作研究中，经中位随访 6.2 年后，12%的患者出现动脉或静脉血栓形成。在多变量分析中，动脉血栓形成的预测因素包括年龄>60 岁、血栓形成史、心血管危险因素、白细胞增多和存在 JAK2 V617F。相反，只有男性性别是静脉血栓形成的预测因素。血小板计数>1 000×10⁹/L 是动脉血栓形成风险低危因素[207]。腹部大血管和脑静脉窦血栓形成是 ET 患者偶尔发生的灾难性事件[6,208,209]。关于疾病转化的研究，一项大型国际研究显示 10 年后转化为 AML 或 ET 后骨髓纤维化的累积风险<1%[117]。

诊断

处理血小板增多患者的第一步是考虑是否为反应性血小板增多（见第五节）。在这方面值得重申 JAK2 V617F、CALR 和 MPL 的突变筛查在区分 ET 与 RT 的价值，但在鉴别其他种类 MPN 中的无价值（图 47.4）[87,91,92,96]。

虽然超过 90%的 ET 患者将携带三种经典突变中的一种，但剩余的 10%（"三阴性"）ET 患者基因突变仍然未知。在某些 ET 中，血小板增多可能是非恶性的。

此外，遗传相关 ET 的罕见病例（如 MPL 的活化突变）已被报道[12]。在评估具有终生血栓形成病史或其家族史的患者时

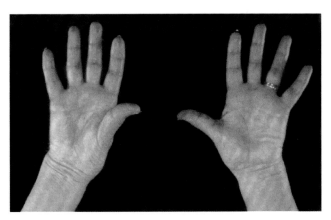

图 47.3　原发性血小板增多症患者的手部红斑性肢痛症

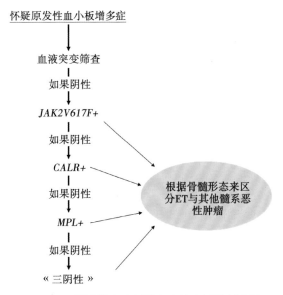

图 47.4　原发性血小板增多症的实用诊断流程

必须牢记这一可能。评估血小板增多患者的第二步是通过骨髓检查确认 ET 的诊断并排除包括纤维化早期 PMF[75]。虽然详细分析巨核细胞形态可能有助于区分 CML（矮小巨核细胞并无过多簇）和 ET（具有簇形成的巨巨核细胞），骨髓检查应包含细胞遗传学研究或 BCR/ABL1 的 FISH，以排除 CML 的可能性[101]。大约 14%ET 患者在诊断时检测到轻度网状纤维化（1 级），并不预示不一样的结局[200]。<5%的 ET 患者检测到非特异性的克隆性细胞遗传学病变[111]。

预后

ET 通常有接近正常的预期寿命，因此，治疗并非为提高生存率[117]。而是寻求以特定的治疗来缓解微血管紊乱（例如头痛、头晕、肢端感觉异常、红斑性肢痛、非典型性胸痛）或预防血栓出血等并发症。

目前 ET 患者血栓形成的危险因素是基于相对风险评估的，如优势比、风险比或危险率比（hazard ratio，HR），因此对于单个因素进行评估对于血栓形成的个体患者的预后结果并没有直接意义或相关性。可通过在预后模型中组合多个变量来提供更可靠的风险预测，所述预测模型的性能需要在另一个患者队列中进行确认。因此，最近提出了用于血栓形成的准确预测模型[210,211]。在原发性血小板增多症血栓形成的国际预后评分（International Prognostic Score for Thrombosis，IPSET-thrombosis）中，年龄和血栓形成既往史被确认为将来发生血栓形成的独立危险因素，该研究还确定了心血管危险因素和 JAK2 V617F 突变是具有独立促血栓形成的作用[210]。使用含 535 名患者的培训队列，基于多变量分析导出的危险比，设计了 3 分类预后模型，将 ET 患者分为低、中、高风险三个类别。然后在 ET 患者的内部和外部队列中验证该模型。IPSET 血栓形成模型在预测未来血管事件方面优于 2 分类常规危险分层（由年龄和既往血栓形成事件定义），进一步分析以量化 JAK2 突变和心血管风险因子在常规分配的低风险和高风险 ET 中的个体贡献，且结果导致修订 IPSET 风险分层方案[211]。ET 的患者中

包括 4 大类:极低风险(无血栓形成史、年龄≤60 岁、JAK2 未发生突变);低风险(无血栓形成史、年龄≤60 岁、JAK2 突变);中度风险(无血栓形成史、年龄>60 岁、JAK2 未发生突变)和高风险(血栓形成史或年龄>60 岁、JAK2 突变)(图 47.5)。

针对以上新的风险类别已经提出了推荐治疗方案,但是需要前瞻性研究来进一步验证[212]。

在一项研究中检验了将 CALR 突变状态纳入在 ET 血栓形成的危险分层因素,并且显示该突变不影响 IPSET 血栓形成模型[213]。CALR 突变患者比 JAK 突变者更年轻,并且更多地分布在低风险和中风险组中,而非高风险 IPSET 组。值得注意的是,与 JAK2 突变病例相比,缺乏 JAK2 V617F 且不一定伴有 CALR 突变或三阴性突变的病例具有较低的血栓形成风险[213]。

一些研究探索了在 MPN 患者中遗传性和获得性易栓症因素导致血栓形成事件的相关性,但是迄今为止的发现还没有一致的结论。例如,两项前瞻性研究发现在 ET 患者中无论是否发生血栓并发症,凝血因子 V Leiden 基因、凝血酶原 G20210A 基因和 MTHFR 突变的等位基因频率均无差异[214,215]。而另一项回顾性研究表明,有静脉血栓事件史的患者中凝血因子 V Leiden 基因突变的患病率增加[216]。已有报道表明 ET 患者中抗磷脂抗体的发生率也有所增加,但在做出任何假设之前,其临床意义仍有待仔细评估[217,218]。

治疗

基于上述预后因素[211],将 ET 分为 4 个风险组:极低危、低危、中危和高危。每种风险类别的治疗建议总结见图 47.6[212]。

危险分层治疗:"极低危"疾病

目前,尚无前瞻性对照研究证据来指导上述四种风险类别 ET 的治疗建议。在获得此类指南信息之前,对无心血管风险

因素的极低危患者仅进行简单地观察是合理的,对伴有心血管风险因素极低危患者可给予每日一次阿司匹林治疗。换句话说,极低危 ET 中的阿司匹林治疗并不是必须的,尤其考虑到相当一部分 ET 患者会并发 AVWS 和出血倾向;这种特殊的并发症更可能发生在极端血小板增多的情况下[175]。此外,其他研究表明,低危 ET 患者使用阿司匹林治疗减少动脉血栓的效果与心血管风险因素相关,而非其他危险因素[219]。因为极低危 ET 患者为 CALR 突变或三阴性突变,通常表现为极端血小板增多,但不管血小板计数有多高,只要患者保持无症状状态,本身不需要特殊治疗。另一方面,如果患有极端血小板增多症的患者出现症状或出血并发症,可合理地使用降细胞药物,旨在维持血小板计数相应于特定症状的改善。

危险分层治疗:"低危"疾病

在低危 ET(即没有血栓史,伴 JAK2/MPL 突变的年轻人)中,上述最近的研究已经表明即使按照治疗指南处理仍存在发生血栓的风险[220]。因此有理由考虑进一步优化采用"每日两次"而非"每日一次"阿司匹林治疗,尤其伴心血管风险因素者[212]。低危 JAK2/MPL 突变 ET 患者中采用每日两次服用阿司匹林治疗主要是基于新研究数据,该研究表明每日一次阿司匹林给药并不能在 24 小时内有效抑制 TXA_2 合成;这样在高血小板更新率状态下,每日两次给药可发挥更优异的生物学效能[221,222]。

危险分层治疗:"中危"疾病

高龄本身就是血栓形成的一个弱风险因素,可能不像血栓形成病史那样有害[207]。这些观察结果导致将传统高危 ET 类别进一步划分:具有高龄但没有血栓形成史或 JAK2/MPL 突变的 ET 患者划分为中危,具有血栓形成史或同时具有高龄和

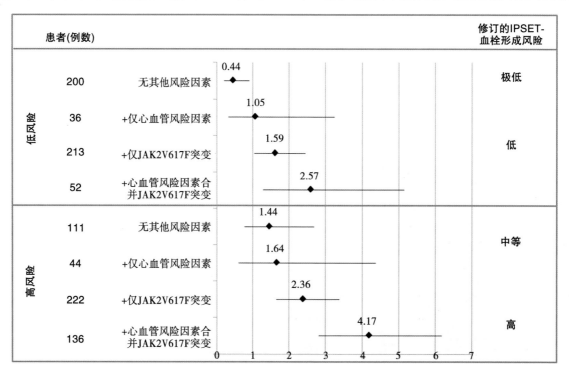

图 47.5 根据修订 IPSET-血栓形成风险类别评估原发性血小板增多症患者个体血栓形成发生率

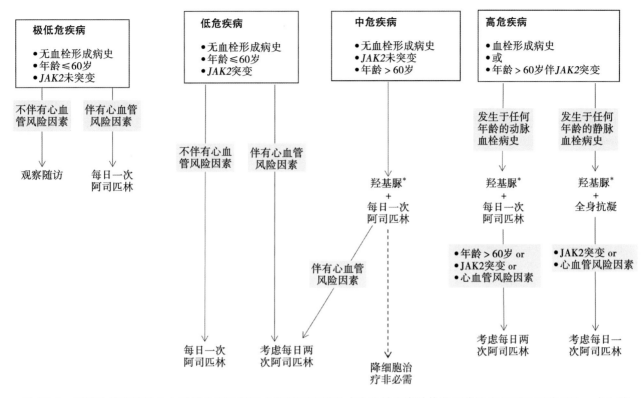

图 47.6 目前治疗原发性血小板增多症示意图。 * 羟基脲不耐受或难治性患者的推荐二线治疗是聚乙二醇 IFN-α 或白消安（见正文）

JAK2/MPL 突变的患者，划分为高危。这种危险度分类与治疗相关，它为没有血栓形成史或心血管风险因素的 *JAK2/MPL* 未突变的老年患者，提供了避免降细胞治疗的选择。在一项研究中，此类患者的年血栓形成风险为 1.44%，而具有 *JAK2* 突变和心血管风险因素患者为 4.17%（P = 0.01），与"低危"患者相似（1.59% ~ 2.57%）（图 47.5）[207]。因此，在这些患者中不必采用降细胞治疗。

危险分层治疗："高危"疾病

几十年前，存在下列三个临床参数之一者就被认为是高危 ET：血栓形成史、高龄和长期血小板增多[129]。随后，在一项使用羟基脲治疗高危疾病的随机研究中，血小板计数 > 1 500×10⁹/L 的患者列入排除标准中，因为这类患者因出血倾向增加而需要治疗[195]。ET 伴血小板数极度升高者本身并未增加血栓形成风险这一现象随多年的研究趋向于明确[207]。此外，与极端血小板增多相关的出血原因与 AVWS 有关，AVWS 在存在和不存在极端血小板增多的情况下均有可能发生，需注意筛选并给予有效治疗[175,182]。因此，血小板计数本身应该不再用于 ET 的风险分层。无论如何，治疗传统高危 ET 治疗主要受一项随机研究结果的指导，该研究比较了高危 ET 患者羟基脲与非降细胞治疗，并将目标血小板计数保持在 600×10⁹/L 以下；该研究显示羟基脲治疗具有显著临床意义（血栓形成率分别为 3.6% 对 24%）[195]。此后，在 ET[223,224] 中尝试改善羟基脲治疗并未获成功。因此，羟基脲联合每日一次的阿司匹林治疗仍然是当前高危 ET 患者的标准治疗方法[220]。然而，传统治疗方法仍存在改进的空间，我们强调需要最大化抗血栓效果，

对于动脉血栓形成史患者将阿司匹林给药间隔缩短到每 12 小时，对于有静脉血栓形成史的患者应确保长期全身抗凝治疗。此外，对于有动脉血栓形成风险的患者，继续每日一次阿司匹林治疗联合全身抗凝治疗是合理的。在这方面，有证据表明阿司匹林在预防复发性静脉血栓形成方面具有附加疗效[225,226]。

羟基脲不耐受或难治性患者的治疗选择

目前有五种药物可作为 ET 的二线治疗：聚乙二醇化 α 干扰素（interferon-α，IFN-α）、白消安、阿那格雷、哌泊溴烷和鲁索替尼。

其中，我们目前对二线治疗的选择是聚乙二醇化 α 干扰素（起始剂量为 90μg 皮下注射每周 1 次）。ET 中使用聚乙二醇化 α 干扰素治疗已被证明相对安全有效，可在一些患者中取得 70% ~ 80% 临床缓解和 10% ~ 20% 分子学缓解[227-228]。

白消安（起始剂量 2 ~ 4mg/d）是 ET 的二线治疗的合理替代药物，在大多数患者中诱导持久的血液学反应，并且在少数 ET 和 PV 患者中诱导分子学反应[229-230]。为解决持续关注药物致白血病的问题，两项关于 PV 患者的大型国际研究未发现与白消安、IFN-α 或羟基脲有关的证据，但证实与哌泊溴烷特别相关[231-232]。因此，我们目前不推荐使用哌泊溴烷治疗 ET。

已有对照研究评估了阿那格雷作为 ET 一线治疗的疗效和安全性[223-224]，一项研究结果提示阿那格雷并不逊于羟基脲[224]，但另一项研究却显示阿那格雷可能对患者有害[223]。在后一项研究中，接受阿那格雷治疗的患者动脉血栓形成、出血并发症和纤维化进展的发生率均更高。同样，非对照研究

表明接受阿那格雷治疗的患者中有超过四分之一患者有贫血，还有一小部分患者出现肾功能不全和心脏并发症（包括心律失常和心肌病）[233-234]。因此，我们目前仅在所有其他药物，包括羟基脲、IFN-α 和白消安治疗失败后，才考虑使用阿那格雷治疗。

最近发表了一项随机临床研究，比较选择性 JAK1/JAK2 抑制剂鲁索替尼与目前可采用的二线治疗方法对羟基脲抵抗或不耐受 ET 患者的疗效[235]。主要终点是达到完全缓解（complete response，CR）比例，即血小板和白细胞计数正常和脾脏大小正常。结果发现两组间达 CR 率、血栓形成、出血和疾病转化率无差异。因此，该研究表明鲁索替尼并不优于目前 ET 二线治疗[235,236]。

孕期的治疗

目前对于希望怀孕或处于孕期的年轻女性患者治疗建议，包括对极低危、低危患者每日一次阿司匹林治疗，对高危患者行聚乙二醇化 α 干扰素治疗[237,238]。阿司匹林和 IFN-α 已被证明可在孕期可以安全使用，并且可能与 ET 女性较低流产率有关[239]。包括血小板单采或低分子量肝素的其他处理措施的附加价值尚不明确，故不推荐。

结论意见

ET 治疗首要步骤是确认诊断的准确性，并确保排除其他可能表现类似 ET 的髓系肿瘤（例如纤维化早期 MF、潜匿性真性红细胞增多症、慢性髓系白血病、难治性贫血伴环形铁粒幼细胞和血小板增多症）。大多数满足 WHO 定义的 ET 患者具有正常的预期寿命，发生白血病转化或纤维化进展的风险非常低，并且 ET 的诊断不应阻止人们继续正常的生活，包括运动、航空旅行和怀孕。ET 患者应被告知其驱动致病基因突变状态及其预后和治疗意义。单纯观察仍然是极低危患者可行的治疗选择，而所有其他患者可能从每日一次或两次阿司匹林治疗中受益。此外，对已有血栓形成史患者强烈建议进行降细胞治疗，我们为此选择的一线、二线药物分别是羟基脲和聚乙二醇化 α 干扰素。另一方面，我们不再坚持在没有血管事件、没有 JAK2/MPL 突变的老年患者中采用降细胞治疗。

我们还认为羟基脲治疗无效的 ET 患者通常经白消安或 IFN-α 治疗可得到充分治疗。因此，对于大多数 ET 患者，无论是否为羟基脲难治性，都没有令人信服的证据证明需要接受 JAK 抑制剂治疗。

（李云、余自强 译，奚晓东 审）

扫描二维码访问参考文献

第48章　遗传性血小板功能障碍疾病

Marco Cattaneo

引言

当血管壁损伤时，血小板黏附于暴露的内皮下基质（血小板黏附），激活（血小板活化）并分泌其颗粒内容物（血小板分泌），包括一些血小板激动剂［腺苷二磷酸（adenosine diphosphate，ADP）、5-羟色胺］，这些激动剂通过与血小板的特异受体相互作用，将更多的血小板募集至损伤部位形成聚集体（血小板聚集）。此外，血小板在凝血机制中也发挥着重要的作用，它提供了凝血过程所必须的磷脂表面（血小板促凝活性）。遗传性或获得性的血小板数量或功能缺陷可以导致出血风险升高，体现了血小板在止血过程中的重要作用。血小板异常疾病患者的典型症状包括程度不等的皮肤黏膜出血，以及手术或创伤后的过量出血。本章将介绍遗传性血小板功能障碍疾病。

遗传性血小板功能障碍疾病的分类

遗传性血小板功能障碍疾病可以依据异常的功能或反应来分类。然而，由于血小板的各项功能相互联系紧密，在很多情况下，对其黏附、激活、分泌、聚集和促凝活性等功能进行明确的区分是十分困难的。例如，血小板糖蛋白（glycoprotein，GP）I b-IX-V 复合物［一种血管性血友病因子（von Willebrand factor，VWF）受体］的缺陷使其不能正常地黏附于内皮下基质，因此这种缺陷被归类为血小板黏附功能障碍。但是这些缺陷的血小板在高剪切力环境下同样不能正常活化和聚集，不能与凝血酶正常聚合，并表现出促凝活性异常。因此，本章节依据具有共同特性的血小板组成部分的缺陷，将遗传性血小板功能障碍疾病划分成以下几个类别[1]：①血小板黏附蛋白受体；②血小板可溶性激动剂受体；③血小板颗粒；④信号转导通路；以及⑤促凝的磷脂。部分遗传性血小板功能障碍疾病无法归纳入这 5 个组别，则归入第 6 组，即其他功能障碍。表 48.1 总结了这种分类方法，图解参见图 48.1。表 48.2 列举了各类主要的遗传性血小板功能障碍疾病的基本特征。

几种以血小板减少为特征的血小板功能障碍疾病参见第 46 章中的描述。

表 48.1 遗传性血小板功能障碍疾病

1. 血小板黏附蛋白受体异常
   a. GP Ⅰ b-Ⅸ-Ⅴ 复合物(Bernard-Soulier 综合征,DiGeorge 腭心面综合征,血小板型血管性血友病)
   b. GP Ⅱ b-Ⅲ a(α Ⅱ bβ3)(血小板功能不全)
   c. GP Ⅰ a-Ⅱ a(α2β1)
   d. GP Ⅵ
2. 血小板可溶性激动剂受体异常
   a. P2Y₁₂ 受体
   b. 血栓素 A₂ 受体
   c. α₂ 肾上腺素受体
3. 血小板颗粒异常
   a. δ 颗粒(非综合征 δ 贮存池缺乏症,Hermansky-Pudlak 综合征,Chediak-Higashi 综合征,MRP4 缺陷,血小板减少伴桡骨缺如综合征,Wiskott-Aldrich 综合征,SFLN14 相关疾病,易患 AML 的家族性血小板疾病)
   b. α 颗粒[灰色血小板综合征,GFI1B 相关综合征,GATA-1 相关疾病(X 连锁大细胞性血小板减少伴贫血/异嗜单核细胞增多症),SRC 相关疾病,Paris-Trousseau 综合征,Jacobsen 综合征和其他 FLI1 相关疾病,关节挛缩、肾功能障碍和胆汁瘀积症(ARC)综合征,魁北克血小板疾病,白色血小板综合征,

Medich 血小板疾病)
   c. α 和 δ 颗粒(α,δ 贮存池缺乏症,易患 AML 的家族性血小板疾病,GFI1B 相关综合征)
4. 信号转导缺陷
   a. 花生四烯酸/血栓素 A₂ 通路异常(磷脂酶 A₂,环氧合酶,血栓素合成酶缺陷)
   b. GTP 结合蛋白异常(Gαq 缺乏,Gαi1 缺陷,血小板 Gsα 的高反应性)
   c. 磷脂酶 C 活化缺陷(部分选择性磷脂酶 C-β2 同工酶缺乏)
   d. CalDAG-GEFI 缺陷
   e. 白细胞黏附缺陷-Ⅲ(Leukocyte adhesion deficiency-Ⅲ,LAD-Ⅲ)
   f. GPⅥ/FcRc 信号异常
   g. Stormorken/York 血小板综合征
5. 膜磷脂异常
   a. Scott 综合征
6. 杂项血小板功能异常
   a. 原发性分泌缺陷
   b. 其他(成骨不全症,埃勒斯-当洛斯综合征,马方综合征,己糖激酶缺乏症,葡萄糖-6-磷酸酶缺乏症)

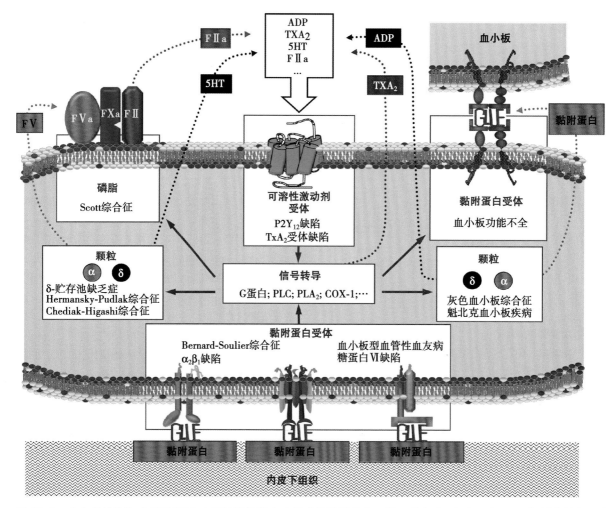

图 48.1 血小板结构和功能示意图,主要的遗传性血小板功能障碍分为五类。第六类(未在图中显示)包括其他杂项疾病(见文本)。ADP,二磷酸腺苷;COX-1,环氧合酶 1;FⅡ,凝血因子Ⅱ(凝血酶原);FⅡa,凝血因子Ⅱa(凝血酶);FV,凝血因子Ⅴ;FXa,活化的因子Ⅹ;5HT,5-羟色胺(血清素);PLA₂,磷脂酶 A₂;PLC,磷脂酶 C;TXA₂,血栓素 A₂

表 48.2 主要的遗传性血小板功能障碍疾病的重要特征

疾病	出血综合征	血小板计数	血小板大小/形态	血小板功能异常	相关的临床表型	遗传特征	致病基因
Bernard-Soulier 综合征	中至重度皮肤黏膜出血	减少	血小板大小呈异质性,有大血小板和巨大血小板	瑞斯托霉素刺激不凝集,但使用其他激动剂可正常聚集。黏附,剪切力诱导的血小板聚集,凝血酶、血小板促凝活性以及反应性均存在异常	DiGeorge(腭心面)综合征(与 GP I bβ 基因缺失有关)	常染色体隐性遗传;常染色体显性遗传罕见	GP1BB, GP1BB, GP9
血小板型 VWD	中度皮肤黏膜出血	正常或减少	血小板大小呈异质性,可见大血小板	GP I bα 对 VWF 亲和力增高	无	常染色体显性遗传	GP1BA
血小板功能不全	中至重度皮肤黏膜出血	正常(有报告称可见大细胞减少血小板减少)	正常	除瑞斯托霉素外,其他激动剂均不能诱导聚集;血凝块收缩能力减弱	无	常染色体隐性遗传	ITGA2B, ITGB3
α2β1 胶原受体缺陷	轻度皮肤黏膜出血	正常	正常	对胶原反应性减低	无	?	?
GP VI 胶原受体缺陷	轻度皮肤黏膜出血	正常	正常	对胶原反应性减低	无	常染色体隐性遗传	GP6
P2Y12 ADP 受体缺陷	轻至中度皮肤黏膜出血	正常	正常	ADP 可引起较弱、迅速而可逆的聚集反应;其他激动剂诱导的聚集和分泌功能受损	无	常染色体隐性遗传	P2Y12
TXA2 受体缺陷	轻度皮肤黏膜出血	正常	正常	对 TXA2 无反应;其他激动剂诱导的聚集和分泌功能受损	无	常染色体显性遗传	TXA2R
非综合征 δ-贮存池缺乏症	轻至中度皮肤黏膜出血	正常或减少	正常;电镜下 δ-颗粒缺乏	多种激动剂导的聚集和分泌功能受损	无	常染色体隐性或显性遗传	?
Hermansky-Pudlak 综合征	轻至中度皮肤黏膜出血	正常	正常;电镜下 δ-颗粒缺乏	多种激动剂诱导的聚集和分泌功能受损	眼皮肤白化病;蜡样脂褐素溶酶体贮存病;肺纤维化;肉芽肿性结肠炎	常染色体隐性遗传	HPS-1, AP3B1(HPS-2), HPS-3, HPS-4, HPS-5, HPS-6, HPS-7, BLOC1S3(HPS-8), Pallidin(HPS-9), AP3D1

续表

疾病	出血综合征	血小板计数	血小板大小/形态	血小板功能异常	相关的临床表型	遗传特征	致病基因
Chediak-Higashi 综合征	轻至中度皮肤黏膜出血	正常	正常；电镜下 δ 颗粒缺乏；中性粒细胞中可见过氧化物酶阳性的大颗粒	多种激动剂诱导的聚集和分泌功能受损	眼皮肤白化病；反复感染；组织淋巴细胞增多症	常染色体隐性遗传	LYST
Wiskott-Aldrich 综合征	轻至中度皮肤黏膜出血	减少	小血小板；电镜下 δ 颗粒缺乏	多种激动剂诱导的聚集和分泌功能受损	湿疹；免疫缺陷；感染；自身免疫病和淋巴网状细胞恶性肿瘤高危人群	X-连锁	WAS
具有 AML 倾向的家族性血小板疾病 (FPD/AML)	轻至中度皮肤黏膜出血	减少	正常大小血小板；电镜下 δ 颗粒缺乏及 δ 颗粒缺乏	多种激动剂诱导的聚集和分泌功能受损	急性白血病发病倾向升高	常染色体显性遗传	RUNX1
灰色血小板综合征	轻至中度皮肤黏膜出血	减少	血小板大小呈异质性，大血小板；血涂片见灰色血小板；电镜下 α-颗粒空白	对激动剂反应存在异质性；对 ADP、凝血酶或 PAR-1 反应可能减弱	骨髓纤维化；特发性肺纤维化	常染色体隐性或显性遗传	NBEAL2
魁北克血小板疾病	中至重度皮肤黏膜出血	正常或减少	正常	肾上腺素诱导的血小板聚集和分泌功能受损	无	常染色体显性遗传	?
信号转导功能缺陷	轻度皮肤黏膜出血	正常或减少	正常	多种激动剂诱导的聚集和分泌功能受损	无	常染色体隐性或显性遗传	PLA2G4A; Ptgs1; XLSα; PLC-β2; RASGRP2; FERMT3 ……(详见正文)
Scott 综合征	中至重度皮肤黏膜出血	正常	正常	血小板促凝活性及微粒释放功能下降	无	常染色体隐性遗传	TMEM16F
原发性分泌缺陷	轻至中度皮肤黏膜出血	正常	正常	多种激动剂诱导的聚集和分泌功能受损	无	?	?（部分患者可能存在杂合 P2Y$_{12}$ 缺陷）

GP，糖蛋白；PAR-1，蛋白活化受体 1；TXA$_2$，血栓素 A$_2$；VWD，血管性血友病；VWF，血管性血友病因子。

血小板黏附蛋白受体异常

GP Ⅰb-Ⅸ-Ⅴ复合物异常

Bernard-Soulier 综合征

Bernard-Soulier 综合征(Bernard-Soulier syndrome,BSS;另见第 46 章)是血小板 GP Ⅰb-Ⅸ-Ⅴ复合物质或量的缺陷造成的疾病,此复合物共由四种基因(*GP1BA*,*GP1BB*,*GP9* 和 *GP5*)的产物形成,因为 GP Ⅰb 由 GP Ⅰbα 和 GP Ⅰbβ(第 10 章)两个亚基组成。四种糖蛋白的胞质结构域通过细丝蛋白 A 与膜细胞骨架相连[2]。GP Ⅰbα-细丝蛋白 A 相互作用对于确保正常血小板生成和在高剪切力条件下维持细胞膜的机械稳定性可能很重要[3,4]。

BSS 与 *GP1BA*、*GP1BB* 和 *GP9* 的基因缺陷相关,*GP5* 基因缺陷不会导致 BSS,这可能是由于 GP Ⅰbα、GP Ⅰbβ 和 GPⅨ蛋白在表达于血小板膜之前在内质网内组装,而该复合物的表达不需要 GP Ⅴ[5]。在大多数情况下,BSS 表现为常染色体隐性遗传、出血时间延长、程度不一的血小板减少、巨大血小板和血小板存活率降低。当使用自动计数仪进行血小板计数时,血小板减少的程度可能会被高估,因为巨大的血小板(在 BSS 患者中频率可能为 70%~80%)可能达到红细胞的大小(图 48.2A),因此,不会被自动计数仪将其识别为血小板(第 32 章)[1,6]。

BSS 是一种相对严重的出血性疾病,估算患病率大约为 1/100 万。典型的出血表现包括鼻出血、牙龈出血、手术后和创伤后出血。BSS 患者合并妊娠与母亲和新生儿严重出血的高风险有关[7]。除少数情况外,大多数杂合子没有出血倾向[1,6]。

通常,BSS 患者的血小板暴露于瑞斯托霉素或博托霉素时不会凝集,因为 GP Ⅰbα 不能结合 VWF。与血管性血友病(von Willebrand disease,VWD)相反,这种缺陷不能通过补充正常血浆来纠正。BSS 血小板与内皮下基质的相互作用在高剪切力和低剪切力下均有受损,尽管这种缺陷在高剪切力下更为明显。因为 VWF 通过与 GP Ⅰbα 相互作用支持剪切诱导的血小板聚集,所以在高剪切力下内皮下基质表面的血栓形成也是受损的。已有研究表明,GP Ⅰbα 通过非 VWF 结合依赖的黏附机制促进内皮下基质表面的血小板血栓的形成[8]。除了低浓度的凝血酶外,BSS 血小板对生理激动剂的反应是正常的。GP Ⅰbα 在血小板聚集、分泌以及对凝血酶的促凝反应中起关键作用,因为凝血酶结合于 GP Ⅰbα 上的高亲和力结合位点从而加速血小板反应,该反应是由两种中等亲和力血小板凝血酶受体——蛋白酶激活受体(protease-activated receptor,PAR)1 和 PAR-4(第 13 章)介导的[9-10]。BSS 患者的血小板也表现出促凝血活性的受损[11],这可能继发于与高分子量激肽原、因子Ⅺ、因子Ⅻ、P-选择素和 Mac-1 的结合缺陷[12-15]以及纤维蛋白聚合减少,这对富含血小板的血浆中 VWF/GP Ⅰbα 依赖性的凝血酶形成至关重要[16]。已有假说认为 GP Ⅰb-Ⅸ-Ⅴ复合物以非 GP Ⅰbα 的结合依赖方式,在血小板促凝活性中发挥核心作用[17]。

BSS 的诊断依据通过流式细胞术(第 35 章)或免疫印迹证

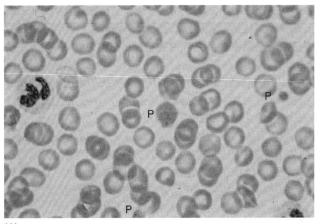

(A)

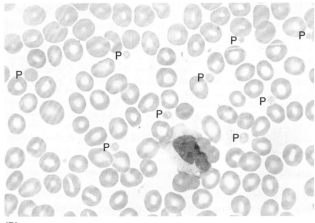

(B)

图 48.2　(A)Bernard-Soulier 综合征患者的外周血涂片,显示了大小不一、颗粒正常的血小板(P)。图中心的巨大血小板达到正常红细胞的大小。(B)灰色血小板综合征患者的外周血涂片,显示了大小不一的(但通常更大)和"灰色"外观的血小板(P),这是由 α-颗粒稀少引起的(Picture provided by Alan D. Michelson, M. D. , Boston Children's Hospital and Harvard Medical School,Boston,USA.)

明的 GP Ⅰb-Ⅸ-Ⅴ缺乏。杂合子通常具有中等量的 GP 复合物和轻度血小板减少症,几乎没有巨大的血小板。

分子缺陷　GP Ⅰb-Ⅸ-Ⅴ复合物的每条多肽由单独的基因编码:17 号染色体上的 *GP1BA*,22 号染色体上的 *GP1BB* 和 3 号染色体上的 *GP9* 和 *GP5*。*GP1BA* 缺陷导致糖蛋白完全缺失的突变包括插入和缺失,以及移码突变;无义突变也较常见[6,13]。已有报道指出错义突变可以导致糖蛋白不能转运至膜或合成功能异常的蛋白质。还有文献报道了一些常染色体显性遗传的突变。在意大利南部最为常见的 p. Ala156Val 突变(也称为 Bolzano 变异体)中,血小板与凝血酶的结合是正常的,而与 VWF 的结合严重受损[18]。杂合子患者有轻度的大细胞性血小板减少症,可能有轻度出血症状[19]。与 p. Leu57Phe 突变相关的另一种 BSS 变异的特征在于血小板对蛋白水解的易感性增加和瑞斯托霉素诱导的血小板凝集的轻度下降[20]。研究人员在具有遗传性血小板减少症的两个无关家系的受累成员中均发现了杂合突变 c. A169C, 其导致 GP I bα 中的 p. Asp41His 替代。分子建模表明, p. Asp41His 的替代严重地扰乱了 GP I bα N-末端第一部分的结构, 直接影响与 VWF 的结合[21]。

GP1BB 缺陷　GP1BB 基因中经鉴定的大多数点突变主要是错义改变, 主要影响糖蛋白的细胞外区域, 其他还有胞外区或跨膜结构域内的无义突变、移码突变。

文献中描述的首例伴有 GPIBB 缺陷的 BSS 患者有发育障碍, 即 DiGeorge/velocardiofacial 综合征(另见第 46 章), 病因为 22q11. 2 缺失(包括一个等位基因中的 GPIBB)[13]。在另一个等位基因中的 GATA-1 转录因子的结合位点内, 患者的 GPIBB 启动子也发生了突变, 与另一个等位基因中的 22q11. 2 缺失相结合, 导致 GP I b-IX-V 复合物严重缺乏和典型 BSS 表型[13]。已经确定的与 DiGeorge 综合征相关的还有其他 GPIBB 突变。除了 BSS 的临床特征外, 这些患者通常还有心脏缺陷、面部畸形、胸腺发育不全、腭咽闭合不全, 这些都是 DiGeorge 综合征的特征。需要强调的是, 一些 22q11. 2 微缺失患者仅出现大细胞性血小板减少症和出血倾向, 没有 DiGeorge 综合征的临床特征[22]。

据报道, 一名 4 岁男孩有包括 GP1BB 以及位于 GP1BB 5' 端的 septin 5 基因(septin 5 gene, SEPT5)的纯合缺失[23]; 患者表现为 BSS、皮质发育不良、发育迟缓和血小板分泌缺陷, 这可能归因于 septin 5 缺乏, 因为它包绕血小板颗粒并可能在血小板分泌中起作用[24,25]。

GP9 缺陷　已经报道的 GP9 缺陷有无义突变和错义突变[6,13]。其中 p. Asn45Ser 突变在北欧起源的群体中特别常见[13]。两种 GP9 变异体——c. 230T > A (p. Leu77Gln) 和 c. 255C>A(p. Asn85Lys), 发现于同一 BSS 患者[26]。

血小板型血管性血友病

血管性血友病(von Willebrand Disease, VWD) 是一种由 VWF 完全或部分缺陷引起的一期凝血障碍疾病。VWF 是一种与血小板 GP I bα 结合的黏附蛋白, 在高剪切力下的血小板黏附和聚集中起重要作用(见下文)。血小板型血管性血友病(platelet-type VWD, PT-VWD; 参见第 46 章) 不是由于 VWF 的缺陷, 而是由于血小板 GP I bα 的功能获得表型, 其对 VWF 的亲和力增加, 导致巨大的 VWF 多聚体与静息血小板结合后被一并从循环中清除[1,6]。

由于高分子量 VWF 多聚体具有最强的止血活性, 它们的丢失会导致出血风险增高。血小板有体积略微增加并且数量减少的趋势, 并且表现为对凝集剂瑞斯托霉素的敏感性增加。因此, 该病临床表现类似于由 VWF 分子的功能获得异常引起的 2B 型 VWD(见下文)。PT-VWD 是一种常染色体显性疾病, 与 GP I bα 的二硫键结合的双环区域内发生的氨基酸替代有关[27]。上述突变的机制可能是环构象的稳定导致与 VWF 的亲和力的增加。类似的表型是由 GP1BA 的大糖肽编码区中的 27 个碱基对缺失引起的; 该突变被认为限制了胞外结构域的移动性, 从而导致功能获得表型[28]。已有一个病例被证实为 GP1BA 基因和 VWF 基因复合突变所致的 PT-VWD 合并 2B

型 VWD[29]。

整合素 α II bβ3 异常

血小板功能不全

血小板功能不全(Glanzmann thrombasthenia, GT) 是一种常染色体隐性遗传性疾病, 由形成整合素 α II bβ3 的两种糖蛋白之一的表达缺失或质量缺陷引起, 其在活化的血小板中结合黏附糖蛋白(如纤维蛋白原、VWF、纤维连接蛋白)桥接相邻的血小板, 确保血小板聚集。GT 患者表现出与 BSS 患者相似的表型, 尽管可能不那么严重, 其特征在于皮肤黏膜出血和外伤或手术后的出血[1,30]。产后出血并发症可能更加频繁和严重[31]。而杂合子则没有出血倾向[1]。

该疾病的诊断标志是所有激动剂诱导的血小板聚集缺乏或严重损害, 但瑞斯托霉素诱导的血小板凝集没有损害(见第 34 章)。重型(过去称为 I 型 GT)的特征是血小板 α-颗粒中缺乏纤维蛋白原(因为血小板的纤维蛋白原是通过 α II bβ3 依赖性摄取从血浆中获得的), 患者血小板仍有残留的尽管非常低的 α II bβ3 能够正常地结合纤维蛋白原[32,33]。凝块收缩也有缺陷。GT 患者血小板可与内皮下基质正常结合, 但不能铺展并形成血栓。一些报道证实 GT 患者血小板产生凝血酶和促凝血微粒的能力受损[1]。

GT 的诊断基于典型的血小板聚集异常(见上文)以及通过流式细胞术(第 35 章)或 Western 印迹证明的血小板膜上 α II bβ3 缺失或严重减少。

分子缺陷　编码两种糖蛋白的基因 ITGA2B 和 ITGB3 共定位于 17q21-23。ITGA2B 共 17kb, 由 30 个外显子组成, 而 ITGB3 共 46kb, 由 15 个外显子组成。ITGA2B 的表达局限于巨核细胞谱系, 而 ITGB3 在多种其他细胞类型中表达, 也是玻连蛋白受体(αV β3)的组分。纯合突变通常与近亲结婚有关。突变通常抑制巨核细胞中 GP 合成或抑制前体复合物从内质网到高尔基体的转运和/或它们向细胞表面的转运[34]。

ITGA2B 突变　ITGA2B 的剪接位点突变和无义突变, 包括移码和产生截短蛋白, 通常与重型 GT 相关(I 型 GT, 根据早期命名法)[6]。错义突变可能导致复合物缺乏相对不严重或产生功能异常的蛋白质[6]。

ITGB3 突变　ITGB3 的缺失、剪接突变和倒位, 涉及移码突变和产生截短蛋白通常与重型 GT 相关[6]。玻连蛋白受体(αV β3)与 α II bβ3 共享 β3 亚基, 因此在 β3 缺陷的 GT 患者中不存在 αV β3, 而 α II b 缺陷患者中 αV β3 的表达可能会增加。尽管除了血小板和巨核细胞外, 在多种细胞类型中都发现了玻连蛋白受体, 但 β3 缺陷的 GT 患者的表型与其他 GT 患者的表型没有差异[6]。

GT 的大多数变异体形式与 ITGB3 的错义突变相关, 其与配体结合口袋的表达受损, 复合物不稳定性和通过 β3 的信号转导受损有关。首例报道的 GT 变异体发生了 p. Asp119Tyr 替代, 这有助于鉴定 RGD 结合位点[6]。β3 胞内段结构域的突变与 α II bβ3 活化缺陷有关, 证实了 β3 在内向外信号传导中的重要作用[6]。

β3 亚基富含二硫键, 半胱氨酸突变患者表达少量持续有活性 α II bβ3[6]。功能获得性突变 p. Cys560Arg 纯合子与纤维蛋白原结合静息血小板有关[35]。患者有出血倾向,推测可能是由于 αⅡbβ3 复合物被纤维蛋白原单价占据导致。

已报道的遗传性大细胞性血小板减少症患者中 *ITGB3* 突变,不具有全部的 GT 表型[36,37,38,39]。

已发表的两项大型人口学研究,强调了特定氨基酸在 αⅡbβ3 结构-功能相关性中的作用[35,40]。

整合素 α2β1 的异常

据报道,两名轻度出血性疾病患者与血小板胶原蛋白 GPⅠa-Ⅱa(整合素 α2β1)的受体表达不足以及血小板对胶原蛋白反应的选择性损伤有关[41,42]。一名患者的血小板缺陷在绝经后自发康复[42],表明 αⅡβ1 表达受激素控制。目前还缺乏特异的病理学证据。

GPⅥ异常

一些轻中度出血性疾病患者中发现了胶原诱导的血小板聚集的选择性缺陷,其特征在于血小板 GPⅥ(受体免疫球蛋白超家系的成员)缺乏,它可以通过胶原介导血小板活化(第 11 章)[1]。然而,仅有少部分患者存在与 *GP6* 基因突变相关的缺陷。

第一例患者是一名 10 岁女孩,从婴儿期起便容易瘀伤,尽管血小板计数正常但出血时间延长,无抗血小板抗体,胶原诱导的血小板活化缺失[43]。通过流式细胞定量证实 GPⅥ不完全缺乏,而免疫印迹显示残留 GPⅥ迁移异常,无 FcRγ 缺陷。*GP6* DNA 测序揭示了一个等位基因中的 p.Arg38Cys 突变和另一个等位基因的 4 号外显子有五个核苷酸的插入,其导致早熟的无义密码子以及相应 mRNA 的缺失。将 p.Arg38Cys 突变引入重组的 GPⅥ-Fc 可导致蛋白质迁移异常和胶原蛋白结合能力丧失[43]。

第二例有终生出血问题的患者血小板结构正常,却对胶原蛋白、convulxin(惊厥毒素)或胶原相关肽(collagen-related peptide,CRP)没有反应[44]。流式细胞检测显示 GPⅥ缺失,而免疫印迹分析显示血清 GPⅥ水平显著降低。发现该患者具有编码区外 16 个碱基对的缺失、第二个 Ig 样 GPⅥ结构域的高度保守残基 p.Ser175Asn 错义突变的复合杂合突变。他的父母是杂合子携带者,没有临床出血表现。母亲是 p.Ser175Asn 突变的携带者并有轻度血小板功能性缺陷[44]。

最后,对非近亲家庭的四名无关的黏膜皮肤出血患者的检测显示在 *GP6* 的 6 号外显子(c.711_712insA)中有腺嘌呤插入,改变了读码框并在蛋白质的 242 位产生了提前的"终止密码子"。流式细胞术和免疫荧光共聚焦显微镜研究未能检测到血小板上的 GPⅥ,当胶原蛋白、convulxin 或 CRP 刺激血小板时,不会聚集或分泌[14]C-5-HT。杂合子亲属的临床和实验室表型正常[45]。

在静息条件下,GPⅥ缺陷小鼠的血小板不黏附于胶原蛋白,而在高剪切力条件下,GPⅥ可能与胶原结合整合素 α2β1 协同作用,形成牢固的血小板黏附。另一方面,GPⅥ缺陷血小板的稳定黏附和铺展受到严重阻碍,说明 GPⅥ在导致血小板在胶原纤维表面活化和形成血栓的黏附后事件中有一定作用。GPⅥ缺陷小鼠断尾实验意外地发现出血时间仅轻度延长。

血小板可溶性激动剂受体异常

血小板 P2 嘌呤受体异常

血小板 ADP 受体 P2Y₁₂ 缺陷

P2Y₁₂ 缺陷　遗传性 P2Y₁₂ 缺乏症是一种常染色体隐性遗传疾病。第一例患有重度 P2Y₁₂ 缺陷的患者于 1992 年被报道[46]。他有终生严重出血史、出血时间延长(15~20 分钟)、对弱激动剂反应为可逆性聚集和对低浓度胶原蛋白或凝血酶的聚集受损。然而,最典型的特征是即使浓度非常高的 ADP(>10μmol/L)也无法诱导完全和不可逆的血小板聚集。其他血小板功能异常有:①前列腺素(prostaglandin,PG)E₁ 刺激的血小板腺苷酸环化酶不受 ADP 抑制,但可被肾上腺素抑制;②ADP 可诱导正常的形状改变和细胞质 Ca²⁺的正常边缘动员;③[³³P]2MeSADP 于新鲜血小板[47]、[³H]ADP 于甲醛固定血小板上均占据约 30% 的正常结合位点,它们与 ADP 受体 P2Y₁ 相关[48]。其他重度 P2Y₁₂ 缺乏患者可归为四个谱系:一名法国男子[48]、两名意大利姐妹[49]、一名日本女子[50]、一名亚裔英国女子[51]。

杂合子 P2Y₁₂ 缺乏的特征是 ≤10μmol/L 浓度的 ADP 引起的可逆性血小板聚集和多种激动剂诱导的血小板分泌受损[49]。因为该患者血小板的分泌缺陷与血栓素 A₂ 或低浓度的血小板颗粒成分的生成障碍无关,它非常类似于一组定义不明、可能具有异质性的有血小板分泌遗传缺陷的患者,有时统称为"原发性分泌缺陷"(见下文)[49,51]。

如果 ADP 在相对较高的浓度(≥10μmol/L)下也不能诱导完全的、不可逆的血小板聚集,但可诱导正常的形状改变时,应怀疑 P2Y₁₂ 缺陷的诊断。通过血小板暴露于 PGE₁ 后,测量血小板环磷酸腺苷(cyclic adenosine monophosphate,cAMP)的水平或血管舒张剂刺激磷蛋白(vasodilator-stimulated phosphoprotein,VASP)磷酸化[52]等实验,评估 ADP 对腺苷酸环化酶的抑制程度,可用于确诊。

第一例患者和英国亚裔患者的 *P2Y₁₂* 基因在开放阅读框表现为有纯合碱基对缺失,导致移码突变和产生早熟的截短蛋白[53]。两位意大利姐妹的 *P2Y₁₂* 基因的分子分析显示 *P2Y₁₂* 中第三个跨膜结构域的编码序列之外相同的单个碱基对缺失(c.378delC),导致移码突变(p.Thr126fs)和产生早熟的截短蛋白[53]。因为 PCR 分析仅发现了编码突变 DNA 序列的等位基因,患者被认为是 378delC 突变的纯合子。然而,随后的一项研究显示,他们患有 P2Y₁₂ 缺乏症是由于一个等位基因缺失,另一个等位基因中存在 c.378delC 突变[54]。日本患者是起始密码子(ATG to AGG)中单核苷酸取代的纯合子[50]。法国患者重度 P2Y₁₂ 缺陷[48]的分子缺陷定义尚不明确[55]。一个突变等位基因包含一个在编码区内 240 位氨基酸处 2 个碱基对的缺失,导致移码突变和产生早期截短蛋白。令人惊讶的是,另一个等位基因没有显示任何突变。研究结果表明,患者的血小板仅含有来自突变等位基因的 P2Y₁₂ 转录本,而他的女儿,具有杂合子表型,遗传了她父亲的突变等位基因和来自她母亲的正常等位基因,表明该患者有另外一个尚未找到的、使他的正常等位基因沉默的突变。

遗传性 $P2Y_{12}$ 功能异常　据报道,一位与 $P2Y_{12}$ 介导的血小板对 ADP 的异常反应有关的先天性出血性疾病患者,其血小板 $P2Y_{12}$ 受体数量正常但功能异常[56]。尽管 $P2Y_{12}$ 依赖性的血小板功能并未完全缺失,但该患者的血小板功能仍严重受损。对患者的 $P2Y_{12}$ 基因的分析揭示了一个等位基因中存在 G 到 A 转换将 TM6 中的 Arg(精氨酸)256 的密码子改变为 Gln(谷氨酰胺),并且在另一个等位基因中存在 C 到 T 转换将 EL3 的 Arg265 的密码子改变为 Trp(色氨酸)。这两种突变都不会干扰 $P2Y_{12}$ 表面受体的表达,但都会改变受体功能,因为在转染了任一 $P2Y_{12}$ 突变体的细胞中,ADP 抑制毛喉素诱导的 cAMP 增加显著低于野生型细胞[56]。Arg265 在 $P2Y_{12}$ 受体功能中的重要作用在后来报道的一个家系中得到了强调,该家系 $P2Y_{12}$ 数量正常但功能异常,与杂合的显性负性的 p. Arg265Pro 变异相关[57]。一个轻度出血但 ADP 诱导的血小板聚集严重受损的病例中报道了一个杂合的、位于同一区域可能是显性负性的点突变,该突变改变了密码子 258,将脯氨酸(CCT)编码为苏氨酸(ACT)(p. Pro258Thr)[58]。由于脯氨酸至苏氨酸的取代改变了蛋白质的疏水性、大小和旋转迁移率,因此很可能影响 $P2Y_{12}$ 的功能。最后,在一名患有轻度 1 型 VWD 的患者中发现了一种预计是 $P2Y_{12}$ 中赖氨酸至谷氨酸(p. Lys174Glu)取代的杂合子突变[59]。来自该患者的血小板表现为对高达 10μmol/L ADP 表现为较弱的和可逆的聚集。反应减弱与 [^{3}H] 2MeS-ADP 的结合减少约 50% 相关。考虑到 Lys(赖氨酸)174 位于 $P2Y_{12}$ 的第二个胞外环中,与 Cys(半胱氨酸)175 相邻,这对于 ADP 受体结合位点的表达可能很重要,并且在中国仓鼠卵巢细胞表面表达血凝素标记的 p. Lys174Glu $P2Y_{12}$ 突变体,p. Lys174Glu 突变可能是破坏受体的 ADP 结合位点的原因。一名患者在 $P2Y_{12}$ 的 PDZ 结合序列中显示杂合突变(p. Pro341Ala),这与 $P2Y_{12}$ 的表达降低和回收利用受损相关[60]。两个无关患者中 Arg 122(p. Arg122Cys 和 p. Arg122His)的突变与 $P2Y_{12}$ 功能降低有关[61,62]。在两兄弟中报道了与 $P2Y_{12}$ 功能异常,受体正常表达但对其配体的亲和力降低相关的 p. His187Gln 取代的纯合子[63,64]。

其他血小板 P2 受体的异常

Oury 等人在 1999 年以摘要形式报道了手术后出血史和偶尔 ADP 诱导的血小板聚集不良的患者[65]。该缺陷与患者 DNA 中 $P2Y_1$ 编码区正常,但血小板中 $P2Y_1$ mRNA 的水平降低(正常值的 75%),提示 $P2Y_1$ 基因转录缺陷。然而,自 1999 年的摘要以来,没有关于这个家系更多细节的相关报道。Oury 等还报道了一例有严重出血倾向的患者,其出血倾向与该患者天然存在的、在第二跨膜结构域中的一段四个亮氨酸残基内缺少一个亮氨酸(氨基酸 351～354)的显性负性 $P2X_1$ 突变相关[66]。然而,患者也表现为 ADP 诱导的血小板聚集的严重缺陷,这可以解释患者的出血风险,但此缺陷无法通过 $P2X_1$ 缺陷来解释。因此,由 Oury 等人报道的患者的基因型和表型之间的关系尚不清楚。

血小板血栓素 A_2 受体缺陷

1981 年共发表了 3 篇关于出血性疾病患者血小板对 TXA_2 反应受损的报告[67-69]。这些患者的血小板可以从外源性花生四烯酸合成 TXA_2,但是各种激动剂均不能使其进行正常的 TXA_2 依赖的聚集和分泌。在一名患者中发现稳定的 TXA_2 模拟物 U46619 不能引起正常的血小板反应[69],这提供了令人信服的证据证明了此患者的血小板在受体水平上有缺陷。

1993 年,一位患有轻度出血性疾病的类似患者被发现,其血小板在 TXA_2 模拟物 STA2 存在时没有发生形状改变、聚集和分泌[70]。放射性标记的 TXA_2 激动剂和拮抗剂的结合研究显示患者血小板 TXA_2 结合位点数和平衡解离速率常数正常。尽管 TXA_2 受体(TXA_2 receptors,TP)的数量正常,TXA_2 诱导的肌醇 1,4,5-三磷酸形成、Ca^{2+} 动员和鸟苷-5′-三磷酸(guanosine-5′-triphosphate,GTP)酶活性异常,表明这些血小板的异常是 TP、G 蛋白和磷脂酶 C(phospholipase C,PLC)之间的结合受损。多种激动剂刺激的血小板聚集和分泌反应均受损。Ushikubi 等[71]曾报道过一名同样的患有真性红细胞增多症的患者。随后发现这两名患者在 TP 的第一个细胞质环中发生了 Arg60 至 Leu(异亮氨酸)突变[72],影响了这两位患者受体的亚型[73,74]。尽管其具有正常的配体结合亲和力,中国仓鼠卵巢细胞中表达的突变受体在激动剂诱导下生成的第二信使减少。该突变仅在两个无关家系的受累成员中发现,且为常染色体显性遗传。尽管杂合子患者在血小板与 TXA_2 的聚集和分泌反应方面与纯合子患者没有差异,但随后的研究表明,杂合子患者中,突变体 TP 通过一种非抑制 PLC 激活依赖的机制抑制野生型受体介导的血小板聚集和分泌[75,76]。

在一位经历了严重鼻出血的 14 岁男孩中报道了 TP 中 p. Asp304Asn 取代的杂合子。其 U46619 诱导的血小板聚集和 ATP 分泌减少。TP 拮抗剂 [^{3}H]-SQ29548 与患者血小板的结合减少约 50%,表明该突变与配体结合减少有关[77]。文献报道了一个 p. Asp42Ser 替代的 TP 变异体与高出血风险相关,这表明高度保守的 Asp42 残基对受体结构和功能具有重要作用[78]。由于表面受体表达和配体结合减少,杂合子 p. Trp29Cys 的转变导致了 TP 受体功能受损[79]。

$α_2$-肾上腺素受体缺陷

在两个家系中,患者对肾上腺素诱导的血小板聚集和分泌受损,但对其他激动剂反应正常,这是由于血小板 $α_2$-肾上腺素受体数量减少[80,81]。令人惊讶的是,在一个家系的成员中,肾上腺素抑制血小板腺苷酸环化酶的反应可以正常进行[80]。考虑到其他正常受试者中血小板对肾上腺素的反应受损较为常见(第 34 章),所述缺陷与出血表现之间的关系仍待考察。

血小板颗粒缺陷

血小板颗粒缺陷由一组异质性的综合征和非综合征性疾病构成,包括 δ 和/或 α 颗粒缺陷,或其成分(δ-、α-和 α,δ-贮存池缺乏)缺陷,以及 α-颗粒的不常见缺陷(另见第 19 章)。

δ-颗粒缺陷

[非综合征性] δ-贮存池缺乏症

术语 δ-贮存池缺乏或 δ-贮存池疾病(δ-storage pool disease,δ-SPD)定义了一种遗传性血小板异常,其特征在于巨核细胞和血小板中缺乏致密颗粒。这是一种相对常见的疾病,影响 10% 至 18% 的遗传性血小板功能异常患者[1,82]。该疾病在一些家系中是常染色体隐性遗传,在其他家系中是常染色体显性遗传。

δ-SPD 表现为不同程度的出血倾向,出血时间轻度至中度延长,由几种血小板激动剂诱导的血小板分泌异常,血小板聚集受损和血小板 δ(致密)颗粒的含量降低[1,6]。虽然一般认为 δ-SPD 患者的血小板计数是正常的,但是最近的一篇研究表明 20%~40% 的患者可观察到轻度血小板减少症[83]。

研究 δ-颗粒与 uranffin 反应(铀酰离子染色 δ-颗粒膜和核心),使用荧光探针苦参碱(浓集在 δ-颗粒中),或通过电子显微镜揭示非综合征的 δ-SPD 患者的血小板中 uranffin 阳性和苦参碱阳性颗粒的数量略有减少,但是 uranffin 阳性分布向缺乏致密核心("空颗粒")转变,表明 δ-颗粒的定性缺陷多于定量缺陷[1]。根据这些发现,非综合征 δ-SPD 患者的血小板 δ-颗粒膜蛋白粒细胞生成素的数量是正常的[1]。据报道,δ-SPD 具有高度异质性,且有证据表明存在潜在的细胞骨架缺陷[84]。

δ-SPD 血小板的 δ-颗粒成分的水平降低,包括 ATP、ADP、血清素、钙和无机多磷酸盐[1]。ADP 和 ATP 通常存在于代谢池的血小板中,约占总含量的 1/3,并且存在于代表贮存池的 δ-颗粒中。ADP 通常在贮存池中大量存在,而在代谢池中,ATP 的浓度更高。正常血小板中总 ATP:ADP 的比例 <2.5:1,而在代谢池中的比例约为 10:1。由于 δ-SPD 中 δ-颗粒的缺乏,血小板中总 ATP:ADP 的比例通常上升至 >(2.5~3):1[85]。

血小板是人体血清素的主要贮存部位。正常血小板从血流中迅速吸收血清素并将其贮存在 δ-颗粒中,保护其免受线粒体单氨基氧化酶的作用。当放射性 5-羟色胺与正常血小板一起在体外孵育时,>90% 的血清素迅速进入 δ-颗粒中。相反,当放射性 5-羟色胺与 δ-SPD 血小板一起孵育时,初始摄取速率(通过血小板质膜)是正常的,但由于血清素的分解代谢导致血小板放射性标签丢失,使饱和度降低[86]。

枸橼酸盐抗凝的 δ-SPD 患者富含血小板血浆中,由 ADP 或肾上腺素诱导的一相聚集和对瑞斯托霉素的凝集反应是正常的,但第二相聚集和对胶原蛋白诱导的聚集通常不发生或大大减少[87,88]。花生四烯酸代谢产物在肾上腺素或胶原刺激后可能有缺陷,但在花生四烯酸刺激后正常;然而,由花生四烯酸钠或前列素内过氧化物引起的聚集可能正常或减少,取决于血小板颗粒中 ADP 缺乏的严重程度[86,88,89]。在一些患者中观察到对 ADP 或肾上腺素的反应正常,表明 δ-SPD 患者血小板聚集存在较大变异,这在 106 例 δ-SPD 患者的大型研究中得到了充分证实(遗传性 51 人,获得性 55 人)。该研究表明约 25% 的患者对 ADP、肾上腺素和胶原蛋白具有正常的聚集反应,仅有 33% 的患者血小板具有"典型"的分泌缺陷的聚集描记[82,90]。后来的发现与这些结果一致,在 46 例出血时间延长、VWF 水平正常和血小板聚集正常的患者中,17 例患者(35%)有 δ-SPD[91]。

高浓度的凝血酶诱导 δ-SPD 血小板达到正常程度的聚集,但聚集体比正常人更容易解聚。在凝血酶刺激后,立即加入外源性 ADP,可以纠正这一缺陷,表明释放的 ADP 在血小板聚集的稳定中起作用[92]。δ-SPD 患者的其他血小板功能异常包括

可以通过外源性 ADP 校正的酸性水解酶的异常分泌,以及高剪切下聚集缺陷[93-96]。

枸橼酸抗凝的血液灌注含有外翻的兔主动脉的灌注小室的体外实验中,δ-SPD 血小板与内皮下基质的相互作用受损[97]。随后的实验用非抗凝血在不同的流动条件下进行(剪切速率为 650~3 300/s 不等),结果显示 δ-SPD 患者血栓形成与颗粒缺损程度成正比[98]。

Weiss 和 Lages 报告,δ-SPD 血小板的胶原蛋白、凝血酶或胶原蛋白加凝血酶诱导的凝血酶原酶活性受损,可以通过添加 ADP 校正[99]。但是,先前的研究未能证明 δ-SPD 血小板在略微不同的实验条件下具有异常的促凝活性[100]。

δ-SPD 的凝血和纤维蛋白溶解的异常可能继发于无机多磷酸盐缺乏,并导致易出血倾向[101]。多磷酸盐具有不同层次的促凝血作用,例如:激活接触途径和因子 V,阻断组织因子途径抑制剂(tissue factor pathway inhibitor,TFPI),改善凝血酶激活的纤溶抑制剂(thrombin-activatable fibrinolysis inhibitor,TAFI),调节纤维蛋白结构和溶解[102,103]。

δ-SPD 患者有轻度至中度出血倾向,主要表现为黏膜皮肤出血,如鼻出血、月经过多和容易瘀伤。最严重的患者也可能出现术后出血并发症,特别是在拔牙和扁桃体切除术后。仅有一例颅内出血病例的报告。鲁米那聚集(参见第 34 章)是一种同时测量血小板聚集和分泌的、比血小板聚集测定更准确的技术,用于诊断有 δ-SPD 的患者,更普遍地用于血小板分泌缺陷(见下文)。δ-SPD 的诊断主要是基于多个激动剂诱导的血小板分泌缺陷,血小板 ADP 和 ATP 总含量降低,ATP/ADP 比值 >2.5~3,以及血清中稳定的 TXA₂ 代谢物 TXB₂ 浓度正常。电子显微镜(第 3 章)和通过流式细胞术(第 35 章)鉴定苦参碱负载血小板的方法也可用于诊断该疾病[104,105]。

分子缺陷 导致[非综合征性]δ-SPD 的分子缺陷尚未确定。动物模型鉴定出 *RAB38*、*RAB27B* 和 *SLC35D3* 作为人类 δ-SPD 的候选基因[106-108]。然而,5 例患有 δ-SPD 的患者中没有一名表现为 *RAB27B* 基因的突变,并且 13 例患者中没有一例 *SLC35D3* 基因的编码区中有突变(Cattaneo M,未发表的观察结果)[109]。

Hermansky-Pudlak 综合征

Hermansky-Pudlak 综合征(Hermansky-Pudlak syndrome,HPS,另见第 19 章)是一种罕见的常染色体隐性遗传性疾病,涉及许多组织的亚细胞器,包括黑素体、血小板 δ-颗粒和溶酶体的异常[1]。该疾病以酪氨酸酶阳性眼皮肤白化病、δ-SPD 出血及类神经毒素脂褐素溶酶体贮积病为特征[110,111]。眼皮肤白化病表现为先天性眼球震颤、虹膜透照、视力下降和各种程度的皮肤和毛发色素减退。类神经毒素脂褐素是在溶酶体细胞器中积累的脂质-蛋白质复合物,认为其在受影响的患者中导致进行性肺纤维化和肉芽肿性结肠炎的发展[112,113]。已知的 HPS 亚型共有 10 种[111,114-116]。HPS-1 是最严重的类型,其中肺纤维化尤其常见。白化病患者中,电子显微镜下(第 3 章)血小板细胞质中缺乏可见的 δ-颗粒和/或血小板腺嘌呤核苷酸缺乏是该病的病理特征。HPS 患者的出血倾向与其他类型的 δ-SPD 类似,表现为容易瘀伤、鼻出血、牙龈出血、月经过多和术后出血。正如所有患者的血色素减退程度不一致,出血的严

重程度也有很大差异。在一份研究报告中,40%的患者出现了大出血,其中一些甚至危及生命[117]。

HPS 在一般人群中很少见,但在某些孤立的群体中发生频率相对较高,例如在波多黎各的西北地区(发生率为 1/1 800)以及瑞士阿尔卑斯山的一个孤立的村庄[118,119]。

电镜观察、荧光探针苦参碱负荷或 uranffin 反应发现,7 例 HPS 患者血小板中的 δ 颗粒数明显减少,说明 HPS 的基本缺陷是一种与孤立的血小板 δ-SPD 不同的特殊的细胞器发育缺陷,该缺陷阻碍了完整颗粒结构的形成。与这些发现一致的是,HPS 患者血小板 δ 颗粒膜蛋白颗粒蛋白含量极低[120]。

大多数但不是所有 HPS 患者的出血时间均延长。在 HPS 患者,如孤立的 δ-SPD 患者中,可以观察到不同程度的血小板功能异常。一例患者凝血酶诱导的 α-颗粒蛋白释放异常,并且通过和 ADP 同时刺激血小板可正常化[121]。这些发现与释放的 ADP 直接增强 U46619 或凝血酶与血小板 P2Y$_{12}$ 受体相互作用诱导的血小板分泌的证据一致[49,122]。

分子缺陷 在过去的十年中,HPS 的分子基础正被逐渐揭示(另见第 19 章)。迄今为止,已发现 HPS 与 10 种人类基因相关:HPS-1(HPS 亚型:HSP-1)、*AP3B1*(HSP-2)、*HPS-3*(HPS-3)、*HPS-4*(HPS-4)、*HPS-5*(HPS-5)、*HPS-6*(HPS-6)、Dystrobrevin 结合蛋白 1(HPS-7)、BLOC1S3(HPS-8)、*Pallidin*(HPS-9)、*AP3D1*(HPS-10)[111,114-116]。所有已知的 HPS 蛋白都是四种蛋白复合物中的一种:生物源性的溶酶体相关细胞器复合物(biogenesis of lysosome-related organelles complex, BLOC)-1(HPS7, HPS8, HPS9);BLOC-2(HPS3, HPS5, HPS6);BLOC-3(HPS1, HPS4)、衔接蛋白复合物-3(HPS2, HPS10)[115,116]。

Chediak-Higashi 综合征

Chediak-Higashi 综合征(Chediak-Higashi syndrome, CHS,另见第 19 章)是一种罕见的常染色体隐性遗传病,以不同程度的眼皮肤白化病、各种造血(中性粒细胞)和非造血细胞中巨大的过氧化物酶阳性胞质颗粒、δ-SPD 导致的易出血,与中性粒细胞减少相关的复发性感染、趋化性和杀菌活性受损以及异常的自然杀伤细胞(natural killer, NK)功能为特征[111]。大约 85% 的患者可能经历加速期(淋巴组织细胞增多症),其特征是多个器官不受控制的淋巴浸润。这种综合征是致命的,患者通常在十岁前死亡。存活至成年的患者存在进行性神经功能障碍[111]。

出血倾向和血小板聚集和分泌异常与其他形式的 δ-SPD 相似[123]。血小板中 δ-颗粒膜蛋白粒细胞生成素水平极低,类似于缺乏 δ-颗粒的血小板[120,124]。CHS 的病理学特征是可在多形核白细胞以及巨核细胞、神经元和其他细胞中看到过氧化物酶阳性颗粒。

分子缺陷 CHS 由溶酶体交通调节因子(lysosomal traffic regulator, LYST)基因的突变引起,其编码大的、具有不同的结构域的细胞质蛋白,包括 BEACH 和 HEAT,参与溶酶体和 δ-颗粒的运输[111,125,126]。与 HPS 一样,CHS 可能被证明是一种遗传异质性疾病,不同基因座的突变导致相似的表型。

SFLN14 相关疾病

在来自 3 个无关家系的 12 例患者中发现了 schlafen 14(*SLFN14*)的显性突变,患者有遗传性大细胞性血小板减少症和血小板 ATP 分泌减少[127]。电子显微镜显示受影响的患者血小板中存在与 ATP 分泌减少相关的致密颗粒数量的减少[127]。

易患白血病的家族性血小板疾病

对包括几个具有常染色体显性 δ-SPD 成员的家系的研究显示 δ-SPD 与急性髓性白血病的发展之间存在关联;因此提出了一个假设,即编码对于形成致密颗粒很重要的蛋白质的基因位于一个(特定的)基因附近,当后者出现异常时,可能会倾向于发生白血病[128,129]。这可能是目前已知的对易患白血病的家族性血小板疾病(familial platelet disorder with predisposition to AML, FPD/AML)的首次报道,该疾病是由于造血转录因子 RUNX1(runt-related transcription factor 1;runt 相关转录因子 1)的变异,导致包括 *PF4* 等(另见第 46 章)下游基因的不适当表达[130,131]。患者通常表现为中度的血小板减少症,但血小板计数也可能正常[132]。血小板功能障碍的特点是血小板聚集和分泌受损,这是由于部分但并非全部患者中存在的[134],与 δ 颗粒或 α 和 δ 颗粒缺乏相关的[135,136]异常分泌机制所致[133]。在一些患者中发现了血小板 pleckstrin 磷酸化和蛋白激酶 C-θ(PKC-θ,基因 *PRKCQ*)的减少[137,138]。*PRKCQ* 是 RUNX1 转录的直接靶点[139]。患者肌球蛋白轻链磷酸化也降低,血小板 mRNA 谱显示编码肌球蛋白调节轻链多肽的基因下调[140]。血小板 12-脂肪酶基因(*ALOX12*)也下调[141]。RUNX1 单倍体不足通常导致血小板定量和定性异常,而基因完整缺失易导致白血病[142]。

血小板减少症伴桡骨缺失综合征

血小板减少症伴桡骨缺失(thrombocytopenia with absent radii, TAR)综合征是一种以双侧桡骨缺失、拇指存在和通常是暂时性的血小板减少(血小板<50×10^9/L)为特征的发育障碍(另见第 46 章)[143]。血小板减少症可能在出生时出现,也可能在出生后数周至数月内发生。一般来说,血小板减少症的发作随着年龄的增长而减少。少数关于集落形成的研究表明血小板减少可能是由于对同时影响增殖和分化的血小板生成素反应降低所致。患者常发生牛奶过敏,可能与血小板减少症的恶化有关。其他异常可能包括骨骼(上肢和下肢、肋骨和椎骨)、心脏和泌尿生殖系统(肾脏异常和子宫、宫颈和阴道上部发育不全)。TAR 综合征患者具有包括 *RBM8A* 基因的 1q21 号染色体上的微缺失,和一种罕见的单核苷酸多态性(single nucleotide polymorphisms, SNP),它位于 *RBM8A* 的 5′ 非翻译区(5′untranslated region, 5′UTR)或第一个内含子内,编码一种作为外显子连接复合体的核心亚单位的蛋白质 Y14[144,145,146]。TAR 综合征可为常染色体隐性或显性遗传。这些患者对胶原反应不良,对 ADP 或肾上腺素无二相聚集波,这是 δ 颗粒缺陷的典型表现[111]。

Wiskott-Aldrich 综合征

Wiskott-Aldrich 综合征(Wiskott-Aldrich syndrome, WAS)是一种 X 连锁隐性疾病,表现为小细胞性血小板减少、免疫缺陷、湿疹、因免疫缺陷引起的复发性感染、自身免疫性疾病和淋巴恶性肿瘤的高风险(另见第 46 章)[147]。WAS 是由 *WAS* 基因突变引起的,该基因编码 502 个氨基酸的蛋白(WAS 蛋白),通过调节肌动蛋白细胞骨架依赖的细胞过程,包括免疫突触形成,细胞信号传导,迁移和细胞因子释放等,参与先天和适应性免疫[148]。引起该综合征的突变分布在整个基因上:最常见的是错义突变和小片段插入;较少见的是无义突变和剪接位点突变以及插入突变[149]。血小板减少与血小板存活率下降和骨髓中过早的血小板形成有关[150]。出血表现可能是轻度或严重的。WAS 患者血小板 δ 颗粒明显减少,α 颗粒的减少较为罕见[111]。作为异基因造血干细胞移植最早成功治愈的疾病之一,WAS 是目前针对无 HLA 相容供体的患者进行的几项 Ⅰ/Ⅱ 阶段基因治疗试验的研究对象[151]。血小板生成素受体激动剂艾曲波帕通过增加血小板数量已成功治疗一些具有严重的血小板减少症和出血的 WAS 患者[152,153]。

血小板 MRP4 缺乏

多药耐药蛋白 MRP4(ABCC4)是 ATP 结合盒(ATP-binding cassette,ABC)转运蛋白超家族成员,位于血小板质膜中,在 δ-颗粒中高度浓集[154]。MRP4 参与了 ATP 依赖性的多种双亲性阴离子(包括类固醇共轭物和类花生酸)、环核苷酸和核苷酸类似物以及最可能的 ADP)的转运;相反,血清素不是 MRP4 的底物[154]。我们发现了两个先前未被报道的人类 δ-SPD 表型的无关患者,其特征是血小板腺嘌呤核苷酸的选择性缺乏和血小板 5-羟色胺含量正常。这些患者表现出血小板 MRP4 的选择性缺陷,支持 MRP4 在血小板腺嘌呤核苷酸贮存中起主要作用的假说[155]。

α-颗粒缺陷

灰色血小板综合征

灰色血小板综合征(gray platelet syndrome,GPS,另见第 46 章)因血小板颗粒稀少导致外周血涂片中血小板呈灰色而得名(图 48.2B)。自 Raccuglia 于 1971 年首次报道以来,文献报道了 >100 个新病例[156-163]。遗传模式是常染色体隐性遗传[157]。

受累患者有终生黏膜皮肤出血病史,严重程度轻度到中度不等,出血时间延长,轻度血小板减少,血小板异常增大(图48.2B)和血小板 α-颗粒内容物孤立性减少。患者偶尔可能有更严重的出血症状,包括颅内出血和术后出血。骨髓检查显示淋巴细胞浸润和轻度到中度骨髓纤维化,呈进行性表现,推测是骨髓丢失低颗粒血小板和巨核细胞[167],与 NBEAL2 缺乏引起的巨核细胞的促炎表型合并存在[168],造成了骨髓中异常高浓度的细胞因子的作用(见下文)。可能存在脾肿大[156,166],脾切除术后血小板计数可恢复正常,但出血倾向不能得到改善[166]。GPS 中持续发现血清维生素 B₁₂ 处于高水平[163]。GPS 小鼠模型显示 α-颗粒缺乏与中性粒细胞和 NK 细胞功能异常[169]、动脉血栓形成缺陷、防止血栓炎症性脑梗死[170]和肿瘤转移有关[168]。

灰色血小板重度和选择性缺乏 α 颗粒中含有的可溶性蛋白,包括血小板因子 4、β-血球蛋白、VWF、血小板反应蛋白、纤维蛋白原、纤维连接蛋白、免疫球蛋白、白蛋白等。缺乏血浆内吞的蛋白质,如白蛋白和免疫球蛋白的程度,比巨核细胞合成的蛋白质更严重[171-174]。与可溶性蛋白相比以及与 ARC 相比

(见下文),GPS 的 α-颗粒膜蛋白是正常的[173,175-179],这与证实 GPS 巨核细胞中存在空的 α-颗粒[178]和 α-颗粒前体产生正常[179]一致。因此可以想象,GPS 血小板存在靶向和包装血小板 α-颗粒中的内源性合成蛋白的缺陷。这一假说也与 GPS 患者血浆中 β-血栓球蛋白水平升高的发现一致[180]。靶向缺陷似乎特异性存在于巨核细胞系,因为 GPS 患者 Weibel-Palade 小体,相当于血小板 α-颗粒的内皮细胞贮存颗粒正常[181];然而,有报道称,在一些 GPS 患者中,多形核中性粒细胞的次级颗粒和分泌囊泡减少[158,162]。

循环血小板数量减少,相对较大,空泡化,并含有正常数量的线粒体、δ-颗粒、过氧化物酶体和溶酶体,但特别缺乏 α-颗粒[182]。血小板减少症的程度通常较轻,但随着年龄的增长可能会加重[163]。柠檬酸盐抗凝血浆中 ADP 和肾上腺素诱导的血小板聚集通常是正常的,但有报道称,在一些患者中,ADP 或低浓度凝血酶或胶原诱导的聚集反应受损[166,171,172,183]。在一名患者中,凝血酶诱导的聚集缺陷与 PAR-1 的表达降低有关[159],而在另一名患者中,血小板对胶原的反应缺陷与获得性 GPⅥ 表达缺陷有关[184]。某些患者的 ¹⁴C-血清素分泌受损[180],而其他患者则没有[183]。

Bevers 等报道了 3 例 GPS 患者血小板的凝血酶原活性正常[100]。与之相反,另一项研究显示,GPS 患者血小板的胶原蛋白加凝血酶诱导的凝血酶原酶活性受到严重损害,并且不能通过添加外源性因子 Va 完全纠正[99]。后来的研究的结果与证明凝血酶和胶原同时刺激 α-颗粒中的因子 V 结合到血小板表面在产生凝血酶原活性方面发挥独特作用相一致[185]。

全基因组连锁分析已将 GPS 基因座定位于染色体 3p21 上的 9.4M 碱基区域内[143,186],其包含 197 个编码基因,其中 69 个已完全或部分测序[163,186]。三个独立的研究小组鉴定 NBEAL2 基因突变为 GPS 的遗传原因[187-189]。GPS 患者存在 NBEAL2 双等位基因突变[163],单等位基因突变携带者表现为血小板大量增多,α-颗粒含量显著降低,但血小板计数正常[190]。据报道,GPS 可以模拟由 FAS 基因体细胞突变的优势种系引起的自身免疫性淋巴增生综合征(autoimmune lympho-proliferative syndrome,ALPS)[191]。在疑似 ALPS 的血缘家系的两个同胞中发现携带纯合子无义 NBEAL2 突变(c.5299C>T p.Gln1767*):他们表现为轻度出血倾向、大细胞性血小板减少、巨大灰色血小板、CD62P 表达降低、血浆维生素 B₁₂ 和可溶性 Fas 配体水平增高。然而,不存在 FAS 突变[191]。三名先前诊断为具有 NEABL2 突变的 GPS 患者表现出相似的特征,包括血浆可溶性 Fas 配体(sFASL)水平增高[191]。

NBEAL2 基因编码 BEACH[BEige 和 CHS(Chediak-Higashi 综合征)],位于 3 号染色体(3p21)上的含结构域蛋白]家族成员。NBEAL2(neurobeachin-like 2)蛋白含有伴刀豆球蛋白 A 样凝集素结构域,pleckstrin 同源结构域,BEACH 结构域和 WD40 重复序列[188]。与其他含 BEACH 结构域的蛋白一样,NBEAL2 可能参与囊泡运输并且可能对 α-颗粒的形成至关重要。血小板蔗糖梯度业细胞组分的蛋白质组学分析表明 NBEAL2 定位于血小板中的致密管状系统(内质网)[187]。研究表明,NBEAL2 与 Dock7、Sec16a 和 Vac14 相互作用,并且这种相互作用在 NBEAL2 的变体中被破坏,这可能是 GPS 中血小板形成异常的原因[192]。

4

GFI1B 相关综合征

已经报道了与自主生长因子 1b 基因（growth factor independence 1b gene, *GFI1B*）突变相关的常染色体显性遗传的出血性疾病、大细胞性血小板减少和 α 颗粒缺乏的患者。GFI1B 是一种促进红系和巨核细胞增殖和分化的转录因子。在 2013 年报道的第一个家系成员中，出血表现的严重程度不同[193]。在 GFI1B 中发现一个单核苷酸插入，预测了 DNA 结合域的第五个锌指的移码突变[193]。第二篇报告报道了欧洲家系中 GFI1B 的另一个截断突变，患者具有严重程度不同的出血倾向和大细胞性血小板减少。由于血小板在外周血涂片的形态学评估中呈灰色，研究者认为这种疾病是一种常染色体显性的 GPS[194]。骨髓的形态学检查显示存在骨髓纤维化、淋巴细胞浸润和多形性巨核细胞。有趣的是，因为 GFI1B 抑制 CD34 启动子，来自数位携带 GFI1B 突变患者的血小板上保留了巨核细胞标记 CD34；因此，血小板 CD34 表达可以被认为是 *GFI1B* 突变的标志[194-196]。大小不均性红细胞异形症是一些患者的共同特征[193,195]。携带 p.Cys168Phe 的患者，预测突变会破坏第一个非 DNA 结合锌指结构域，仅表现为大细胞性血小板减少症，没有 α-颗粒缺乏或出血症状[196]。已有报道与 *GFI1B* 突变相关的 α 和 δ 颗粒联合缺陷的患者（见后文）[197]。

GATA-1 相关疾病（X 连锁大细胞性血小板减少症伴贫血/不均性红细胞异形症）

据报道，一个家系具有血小板减少、大血小板、血涂片呈灰色特征，以性染色体连锁形式遗传[198]。连锁分析显示，标记 G10578 和 DXS6797 之间的 X 染色体上有一个 63 cM 的区域，该区域与血小板表型隔离，包括 *GATA1* 基因。GATA1 测序揭示了 759 位的 G 到 A 突变，该突变对应于氨基酸改变为 p.Arg216Gln。此突变以前被报道为 X 连锁血小板减少症与地中海贫血（X-linked thrombocytopenia with thalassemia, XLTT）的原因。鉴于 GPS 与就遗传类型和存在红细胞异常而言的差异，正如最初怀疑的，*GATA1* 突变似乎不是产生 GPS 亚型的原因[198,199]。第 46 章也讨论了这个话题。

SRC 相关疾病

SRC 基因编码原型原癌基因酪氨酸激酶 SRC，其在人类癌症中有重要作用。据报道，一个大的谱系携带常染色体显性遗传的 SRC 功能获得性变异体（p.glu527lys），表现为血小板减少、血小板大小正常、α-颗粒缺乏、骨髓纤维化、青年期完全无牙症、骨质疏松和轻度面部畸形[200]。

Paris-Trousseau 综合征、Jacobsen 综合征和其他 FLI1 相关疾病

Paris-Trousseau 综合征（Paris-Trousseau syndrome, PTS）和 Jacobsen 综合征（Jacobsen Syndrome, JS, 现命名为 11-q 末端缺失症）（另见第 46 章）是与轻度出血有关的相关疾病，其特征为遗传性血小板减少，血小板寿命正常以及骨髓巨核细胞数量增加，其中许多有成熟异常和髓内溶解的迹象。一小部分循环血小板含有巨大的 α-颗粒，凝血酶刺激血小板时不能释放其内容物。在受累患者中发现一条染色体 11[del(11)q23.3→qter]的远端部分缺失，涉及两个 Ets 转录因子 *ETS1* 和 *FLI1*[201-203]。虽然 PTS 主要表现为血小板缺陷，以 11 号染色体的较大缺失为特征的 JS 具有更严重的表型，其还包括先天性心脏缺陷、心理发育迟缓、大运动和精细运动迟缓、三角头畸形、面部畸形以及眼、胃肠和泌尿生殖问题[204]。

在原因不明的血小板减少症患者中鉴定出两种 *FLI1* 变异体（c.1010G>A 和 c.1033A>G）。来自这些患者的血小板表现为聚集缺陷，TRAP 刺激后 ATP 分泌和 CD63 表达受损，对苦参碱的摄取和分泌减少；血小板中几乎不存在血小板致密颗粒，其中一些显示巨大的 α-颗粒和空泡[205]。在血小板计数变化和 ATP 分泌异常的患者中（未提供血小板颗粒的信息）还报道了其他 *FLI1* 变异体[206]。

关节挛缩、肾功能障碍和胆汁瘀积综合征

多发性先天性关节挛缩、肾功能障碍和胆汁瘀积（Arthrogryposis, Renal Dysfunction, and Cholestasis, ARC）综合征是一种常染色体隐性遗传疾病，表现为异常出血、发育不全、脑畸形、低血压、鱼鳞病、肾小管功能不全、先天性心脏病、肝胆汁瘀积、关节炎（关节挛缩）、感音神经性耳聋和出生后一年内的死亡[207,208]。ARC 综合征患者的血小板表现为花生四烯酸和 ADP 诱导的血小板聚集减少[207]，结构异常，包括血小板增大，血片外观苍白、δ-颗粒数量增加，并且完全没有 α-颗粒——与 GPS 血小板中观察到的相似。与 GPS 血小板不同，ARC 血小板可溶性和膜结合的 α-颗粒蛋白严重减少或无法被检出，表明在 ARC 中 α 颗粒前体的形成有缺陷，而在 GPS 是内容物包装和/或保留以及颗粒成熟异常[207,208]。在大约 75% 的患者中，影响 VPS33B（一种 Sec1/Munc18 蛋白）的突变与 ARC 综合征有关[207,209]。其余 ARC 患者表现为 VPS33B 结合蛋白 VPS16B（空泡蛋白分类 16 同系物 B）的突变[208]。VPS33B 和 VPS16B 除了参与生物合成 α-颗粒外，还广泛表达并参与许多生物学过程，从而造成了 ARC 的严重表型。

魁北克血小板疾病

魁北克血小板疾病（Quebec platelet disorder, QPD）是一种常染色体显性遗传的血小板质量异常疾病，发生于法国裔加拿大人，其特征是 α-颗粒蛋白异常水解、血小板因子 V 严重缺乏、多聚蛋白缺乏、血小板计数减少或正常、肾上腺素诱导的血小板聚集显著降低[210,211]。多聚蛋白是人体内发现的最大的蛋白质之一，存在于血小板 α 颗粒和内皮细胞 Weibel-Palade 体中[212-214]。多聚蛋白可结合因子 V 及其活化形式因子 V a。由于纤溶酶的产生增加，QPD 患者的多聚蛋白缺乏可能是血小板因子 V 和存储在 α-颗粒中的其他蛋白质缺陷的原因。这与血浆中尿激酶型纤溶酶原激活物（urokinase-type plasminogen activator, u-PA）正常或增加时，血小板中表达和贮存的活化的 u-PA 增加有关[215-217]。QPD 中其他 α-颗粒蛋白与因子 V 一同降解，包括 VWF、纤维蛋白原、骨连素、纤维连接素、P-选择素和血小板反应蛋白，而血小板因子 4、β-血小板球蛋白、白蛋白、IgG、CD63 和外膜糖蛋白不受影响，提示血小板蛋白的降解受到限制[218,219]。此外，电子显微镜和免疫电镜研究表明，α-颗粒的超微结构保持不变，血小板 α-颗粒蛋白的标记正常或减少，提示 α-颗粒蛋白的病理性蛋白水解并非继发于 α-颗粒靶向蛋白

缺陷[219]。

QPD 患者会出现严重的创伤后和术后出血并发症,关节出血,大面积瘀伤,对血小板输注无反应,但通过使用抗纤溶药物可以很好地控制[220]。

遗传标记分析表明,QPD 与含有尿激酶纤溶酶原激活物基因(urokinase plasminogen activator gene,PLAU)的染色体 10q 上的 2-Mb 区域显著连锁。然而,通过测序和 Southern 印迹分析 PLAU,排除了 PLAU 内部及其已知的调节因子的突变造成了 QPD。uPA mRNA 分析表明,QPD 显著增加了与巨核细胞分化连锁的 PLAU 等位基因的转录水平[221]。随后研究了拷贝数的变化,检出了一个包含 PLAU 的 78kb 基因组片段的直接串联重复序列。这种突变特异性存在于受检的 38 个患 QPD 的家庭成员中,因为它在任何未受累的家庭成员(n=114)、不相关的法裔加拿大人(n=221)或其他受试者(n=90)中不存在[222]。

血小板 α-颗粒的其他遗传异常

白色血小板综合征是一种遗传性常染色体显性遗传的大细胞性血小板减少症,其特征为轻度至中度出血症状、出血时间延长、对所有聚集剂的反应差以及独特的血小板结构异常,这在明尼苏达州的一个大家庭中被报道[223]。在部分的循环血小板中发现的结构异常包括:高尔基复合体充分发育、α-颗粒内容物降低、残余致密管状系统隔离细胞膜、自溶、大于正常范围的线粒体和正常大小一半的致密体(第 3 章)。

Medich 血小板综合征在三名无关患者中被报道,特征是出血倾向、大细胞性血小板减少、α-颗粒显著减少但致密颗粒正常。血小板群体有异质性,包括大小的和胞质内细胞器含量正常的血小板。与 GPS 血小板不同的是,患者血小板不含有大量无颗粒物的空泡,而是含有膜状的雪茄状包涵体[244,225]。

α-和 δ-颗粒缺陷

α,δ-贮存池缺乏是一种异质性遗传血小板分泌紊乱,其特征是 α-颗粒和 δ-颗粒均缺乏[226,227]。值得注意的是,用于测量血小板颗粒含量的血液样本应以柠檬酸钠抗凝,因为当用 EDTA 抗凝时,某些个体的血小板可能在体外发生脱颗粒从而人为造成 α,δ-SPD。该疾病的表型异质性通过以下发现得到证实:血小板 P-选择素的含量在患有轻度 α,δ-SPD 家系的三个成员中是正常的,而在重度 α,δ-SPD 的患者中大约减半[228]。重度 α,δ-SPD 患者大约 80% 的血小板在刺激后极少或不表达 P-选择素,而剩余的 20% 表达量正常。在三名轻度 α,δ-SPD 患者的血小板中未发现这种异质性。与密度正态分布的 δ-SPD 血小板相比,α,δ-SPD 血小板密度分布左移,表明 α-颗粒是血小板密度的主要决定因素[229]。一份报告记录了同一家系三代中四个成员的重度 α,δ-SPD,并指出在该疾病中,α-颗粒和致密体与开放小管系统(open canalicular system,OCS)相连,在血小板未被激活的情况下,它们的内容物会流失到外部[230]。据报道,在一些 GFIB1 或 RUNX1 基因突变的患者中,有 α-颗粒和 δ-颗粒的联合缺乏[135,136,197]。

临床表现及血小板聚集异常与 GPS 或 δ-SPD 患者相似。与 GPS 一样,重度 α,δ-SPD 患者血小板对胶原加凝血酶诱导的凝血酶原活性受损,并且不能通过添加因子 Va 完全校正[99]。不同流动条件下外翻的兔血管节段表面血小板血栓形

成严重受损,花生四烯酸、肾上腺素或胶原刺激后花生四烯酸代谢产物的产生也严重受损[89,98]。

信号转导缺陷

胞质磷脂酶 A$_{2\alpha}$ 的缺乏

胞质磷脂酶 A$_{2\alpha}$(cytosolic phospholipase A$_{2\alpha}$,cPLA$_{2\alpha}$)从细胞膜磷脂水解花生四烯酸,从而提供用于合成类花生酸的酶促底物,例如前列腺素和白三烯。一名 45 岁的患者长期隐匿性胃肠道出血、慢性贫血以及缺铁,青少年时期有反复发作的腹痛病史[231],由于反复发作的急性胃肠道出血及小肠穿孔,使他在 38~45 岁之间进行了 5 次外科介入手术。小肠的手术探查和术中内镜显示多发性复发性溃疡。由血小板产生的 TXB$_2$、12-羟基二十二酸以及由钙离子载体激活的血液释放的白三烯 B$_4$ 的水平明显降低,表明花生四烯酸底物中相对应的环氧合酶和脂氧化酶的酶解缺陷。由 ADP 或胶原诱导的血小板聚集和脱颗粒减弱,但对花生四烯酸的反应是正常的。在患者的 PLA2G4A 基因的编码区(p. Ser111Pro + Arg485His;p. Lys651Arg)中发现了两个杂合的单碱基对突变和一个已知的单核苷酸多态性。超声处理血小板后,发现 PLA$_{2\alpha}$ 总活性降低,前列环素、PGE$_2$、PGD$_2$ 和 TXA$_2$ 的尿代谢物也减少。除了胃肠道溃疡的出血事件外,患者在其他部位没有出现异常出血。

随后报道了两个异卵双胞胎患有 PLA$_{2\alpha}$ 缺乏症,除了严重的 TXA$_2$ 依赖性血小板功能异常和胃肠道出血外,还出现全身性出血倾向,导致其中一位出现缺铁性贫血[232]。此外,他们有轻度的 XI 因子缺乏症,这可能加重了他们出血的倾向。他们是 PLA2G4A 基因 1723G>C 转换的纯合子,从而使编码 Asp575 的密码子改变为 His,这给变异的分子带来高度不稳定性,导致了严重缺陷[233]。

在 PLA2G4A 基因中有一个纯合的 4 碱基对缺失(g. 155574_77delGTAA),位于第 17 号外显子后的剪接供体位点,该缺失在两个同胞中被报道,他们表现出相似的胃肠道症状和血小板功能缺陷,但没有出血倾向[234]。

环氧合酶-1 缺陷(阿司匹林样缺陷)

有人报道遗传性即环氧合酶-1(或前列腺素合酶-1)异常的患者,该酶催化从花生四烯酸合成前列腺素的第一步[1]。来自这些患者的血小板与用阿司匹林处理的正常血小板都具有相同的功能缺陷,其血小板环氧合酶不可逆地乙酰化,导致 ADP、肾上腺素、胶原或花生四烯酸诱导的聚集和分泌受损,而对 TXA$_2$/内过氧化物类似物的反应正常,并且血小板不产生 TXA$_2$。研究发现用免疫测定法测量的血小板裂解物中环氧合酶-1 抗原的实际浓度仅在一些患者中是缺少的[235,236]。因此,血小板环氧合酶-1 缺陷可以分为 1 型,特征为酶蛋白水平无法检测和 2 型,存在正常水平的功能失调的蛋白。然而,在确诊 2 型环氧合酶-1 缺乏症之前,应注意排除潜在或误服乙酰水杨酸的可能,因为一些仿制药物可能含有乙酰水杨酸。

在一名患者中,发现血小板 TXA$_2$ 和血管壁 PGI$_2$ 的合成严重受损[23]。由于该患者具有轻度出血倾向,该发现表明同时

阻断 TXA$_2$ 和 PGI$_2$ 合成会导致出血倾向，而不是先前推测的血栓形成倾向。

在具有出血倾向的家庭成员中报道过与血小板聚集和 TXA$_2$ 合成缺陷相关的环氧聚合酶-1 信号肽（c. 50C > T；p. Pro17Leu）的杂合非同义突变[238]。同一家系的一些成员患有轻度血友病 A：在携带环氧合酶-1 缺陷的血友病 A 患者的出血程度更为严重。

血栓素合成酶的缺陷

已有两篇关于血小板血栓素合成酶缺陷患者的报告发表[239,240]。Defreyn 等描述了连续三代的三个家庭成员，具有以下特征：中度出血倾向，出血时间明显延长，缺乏花生四烯酸诱导的聚集，以及由 ADP 或肾上腺素诱导的单相聚集。血小板产生的 TXB$_2$ 减少，而血小板产生的 PGF$_{2\alpha}$、PGE$_2$ 和 PGD$_2$ 增加，PGI$_2$ 代谢物 6-酮 PGF$_{1\alpha}$ 的血浆水平也增加。与这些发现一致的是，部分血小板血栓素合成酶缺陷和代谢周期中过氧化物代谢的重新定向增加了抑制性前列腺素 PGI$_2$ 和 PGD$_2$ 的产生，这将与 TXA$_2$ 的合成减少共同导致初期止血异常。

GTP 结合蛋白异常

研究报道 4 名患者凝血酶诱导的 ^{3}H-花生四烯酸从预标记的血小板释放异常。用 ADP 或凝血酶诱导的 TXB$_2$ 合成受损，而花生四烯酸诱导的 TXB$_2$ 合成正常[241]。对其中一名患者的后续研究表明，他的血小板的 PLA$_2$ 含量正常，而激动剂诱导的 Ca^{2+} 动员，G 蛋白活化和免疫性的 Gaq 水平降低[244]。患者血小板膜中 Gα 亚基的免疫印迹分析显示 Gaq 降低（<50%），但 Gα_i、Gα_z、Gα_{12} 和 Gα_{13} 无降低。血小板中 Gα_q mRNA 水平降低 >50%，但中性粒细胞中没有[242]，其反应正常且蛋白水平正常，提示造血系特异性缺陷，可能是由于转录调节缺陷或 mRNA 稳定性所致[243]。

一位有出血倾向的，其血小板对弱激动剂 ADP 和肾上腺素的反应严重受损患者的血小板 G$_{i1}$ 水平明显降低，G$_{i1}$ 是人血小板中表达最少的类型[244]。这一发现有些令人惊讶，因为 G$_{i1}$ 尚未被发现在血小板功能中产生作用，并且 G$_{i1}$ 基因敲除小鼠的研究迄今未发现任何明显的生理异常。需要进一步的研究来阐明这个问题。

具有超大激活性 G 蛋白 α-亚基（extra-large stimulatory G-protein α-subunit，XLSα）的编码基因的多态性患者的出血综合征，与血小板 Gsα 的高反应性和血小板内 cAMP 生成增强相关[245,246]。这些患者的功能多态性涉及 XLSα 基因的印迹区域，这种现象在以前的血小板疾病中未被报道过，但早已知道在其他组织中它会造成表型表达的缺陷。进行性假肥大性肌营养不良（Duchenne muscular dystrophy）患者中报道过 Gs 的过度激活，合并血小板骨架异常和血小板胶原反应性降低[247]。

研究报道 3 例由 G 蛋白信号调节因子（regulator of g protein signaling，RGS）2 杂合变异导致的血小板 Gs 信号缺陷的患者，通过抑制腺苷酸环化酶的激活来负向调控 Gs 信号[248]。

磷脂酶 C 活化缺陷

1989 年，Rao 等报道了一名 42 岁的白人妇女和她 23 岁的有轻度出血倾向的儿子，其血小板分泌和 ADP、肾上腺素、

PAF、花生四烯酸和钙离子转运体 A23187 诱导的聚集异常[249]。两位患者血小板的 ADP、ATP 含量和 TXA$_2$ 合成均正常，而静息血小板细胞内 Ca^{2+}[Ca^{2+}]i 浓度下降，由 ADP、PAF、胶原蛋白、前列腺素内过氧化物模拟物 U46619 和凝血酶刺激的 [Ca^{2+}]i 峰值浓度下降。随后的研究表明，血小板黏附时，1,4,5-三磷酸肌醇和二酰甘油的形成，以及 pleckstrin 的磷酸化异常[250]。这些数据表明患者血小板 PLC 活化缺陷。其中一名患者的血小板中存在七种 PLC 亚型之一的 PLC-β2 选择性下降，验证了这一假说，这表明该同工酶可能在血小板活化中起重要作用[251]。PLC-β2 蛋白水平下降与血小板中 PLC-β2 mRNA 编码正常但水平降低有关，而在中性粒细胞中则不然，这提供了 PLC-β2 基因表达谱系（血小板）特异性缺陷的证据[252]。

1997 年，Mitsui 等报道了自幼儿期出现轻度出血倾向的患者，其特征是出血时间延长，对 U46619 和花生四烯酸诱导的血小板聚集反应缺陷，尽管其与 [^{3}H] 标记的 U46619 正常结合。用 U46619 刺激患者的血小板，也可诱导正常的 GTP 酶活性。然而，U46619 并没有诱导 1,4,5-三磷酸肌醇形成，这表明患者的血小板在 TXA$_2$ 受体以外的磷脂酶 C 活化方面存在缺陷[253]。

CalDAG-GEFI 缺陷

CalDAG-GEFI 是一种交换因子，在血小板中 Ca^{2+} 依赖的 Rap1 激活中发挥重要作用，它激发于 αⅡbβ3 激活，结合黏附蛋白发生血小板聚集之后[254]（见第 12 章和第 18 章）。2014 年，Canault 等报道了来自近亲父母的三个同胞，有终身出血倾向和与 CaldAG-GEFI 相关的遗传性血小板功能异常[255]。血小板聚集存在缺陷，除非由高浓度胶原或凝血酶受体激活肽（thrombin receptor activating peptide，TRAP）诱导。Lozano 等后来在两名有出血倾向和编码 CalDAG-GEFI 蛋白的 RASGRP2 基因突变的患者中报道了类似的血小板表型[256]。所有患者均有中度/重度黏膜皮肤出血事件，偶尔会引起缺铁性贫血，需要输注红细胞和/或血小板。有趣的是，这种出血的严重程度似乎在患者成年后有所降低。这两个系列患者之间唯一的相关差异是，Canault 等描述的患者没有表现出异常的整合素依赖的白细胞功能，Lozano 等描述的患者存在受刺激的中性粒细胞中 β2 整合素活化受损。除了血小板功能之外，CalDAG-GEFI 的缺乏可能也会影响白细胞功能，因为 Rap1 的活化对于白细胞整合素活化也很重要。实际上，来自 CalDAG-GEFI 缺陷小鼠的中性粒细胞不能牢固地黏附于受刺激的小静脉，也不能迁移到炎症部位。这些差异的一个可能的解释是，RASGRP2 基因的 c. G742T 纯合突变可以保留对白细胞功能重要的功能结构域，它与蛋白质的表达缺陷无关；但是 Canault 报道患者的 p. Gly248Trp 突变表达有缺陷的突变蛋白。相比之下，相反，Lozano 所描述的报道患者 CalDAG-GEFI 的表达严重降低，类似于基因敲除小鼠[258]。在一位同时具有两种 CalDAG-GEFI 杂合突变（p. Lys309 X 和 p. Leu360del）的患者中[259]，中性粒细胞 β2 整合素活化没有受损。2042 例不明原因出血患者的高通量测序和表型数据显示，11 例患者显示了 11 种不同的、以前未报道的 RASGRP2 双等位基因变异，包括 5 种推测可阻止 CalDAG-GEFI 表达的高影响力变异体和 6 种影响 CalDAG-GEFI CDC25 结构域的错义变异[260]。最近还报道了更多的 RASGRP2 基因

发生新突变的患者[261,262]。

白细胞黏附缺陷Ⅲ

尽管整合素表达正常,但白细胞黏附缺陷Ⅲ(leukocyte adhesion deficiency-Ⅲ,LAD-Ⅲ)与白细胞和血小板 β1、β2 和 β3 整合素激活的严重缺陷有关。由于整合素 β3 的活化受损,LAD-Ⅲ患者的血小板不能聚集,导致血小板功能不全样出血症状。编码 kindlin-3 的 *FERMT3* 被鉴定为 LAD-Ⅲ 的候选基因[263]。kindlin-3 是一个重要的点附着蛋白家族成员,它含有 FERM 结构域,位于结合 β-整合素胞内段的羧基末端,与踝蛋白在整合素活化中起协同作用。它仅局限于造血细胞,并且在巨核细胞和血小板中大量表达。数篇报道表明 LAD-Ⅲ 确实是由 kindlin3 突变影响整合素活化造成的[263-268]。尽管在性质上有明显的相似性,但 LAD-Ⅲ 中胶原诱导的血小板聚集缺陷比 GT 更为严重,因为在 GT 中可以形成由整合素 α2β1 介导的小的血小板聚集体,整合素 α2β1 与其他整合素一样,在 LAD-Ⅲ 中也有功能缺陷。可以解释 LAD-Ⅲ 的出血表型比 GT 更严重[269]。

GP Ⅵ/FcRc 信号异常

一位 60 岁女性患者,有免疫性疾病史,从儿童期有大量出血史和曾有创伤后危及生命的出血病史,ADP、凝血酶受体激动剂肽或瑞斯托霉素/VWF 诱导的血小板聚集正常,但由 GP Ⅵ激动剂、胶原蛋白、CRP 或 convulxin 诱导的血小板聚集缺陷。GP Ⅵ/FcRc 表达和配体诱导的 GP Ⅵ胞外段脱落均正常,证实了功能性 GP Ⅵ/FcRc 的表达,但提示 Syk 下游存在信号转导缺陷[270]。

Stormorken/York 血小板综合征

1985 年首次报道的 Stormorken 综合征,是一种常染色体显性遗传病,以出血倾向、血小板功能异常、血小板减少、贫血、脾功能不全、管状聚集性肌病、肌肉疲劳、先天性瞳孔缩小和鱼鳞病为特征[271]。受累患者的静息血小板表现为完全的促凝血活性、微泡、异常的血栓收缩以及聚集和分泌异常,尤其是胶原诱导时[272]。标准化流动条件下纯化的 Ⅲ 型人胶原蛋白表面在剪切速率为 650 和 2 600s⁻¹ 时的血栓形成减少,而血小板对胶原蛋白表面的黏附高于正常[272]。Misceo 等报道了来自四个无关家系的 6 例患者中,编码基质相互作用分子 1(*stromal interaction molecule 1*,STIM1)的 7 号外显子存在错义杂合突变、显性功能获得性突变(c. 910C>T;p. Arg304Trp)[273]。STIMI1 结合质膜蛋白 ORAI1,这是一种钙释放激活钙通道(Ca²⁺ release-activated calcium,CRAC),它介导细胞的钙库操纵性钙内流(store-operated calcium entry,SOCE)[273]。这些患者的血小板胞质内钙离子水平升高和 SOCE 减弱,这表明突变导致 ORAI1 钙通道的结构性激活。由于高 Ca²⁺,血小板处于预激活状态,氨基磷脂和微粒的暴露量增高;然而,它们对体外刺激的反应要小得多,尤其是胶原蛋白。因此,Misceo 等的发现证实了 stormorken 等在第一个家系中描述的血小板表型[271,272]。在其他无关家系中也有 p. Arg304Trp 突变的报道[274,275]。

在来自 York 血小板综合征 4 个无关家系的 7 名患者中,Markello 发现了 p. Arg304Trp 突变和先前曾在管状聚集性肌病 1(tubular aggregate myopathy-1,TAM1)患者中报道过的 Ile115Phe 突变[276]。因此,Stormorken 综合征和约克综合征似乎是严格相关的甚至是可能同一种临床疾病[277](另见第 46 章)。

膜磷脂异常

Scott 综合征

Scott 综合征是一种罕见的出血性疾病,与细胞膜(包括血小板)脂质双层的非对称有关[278,279],导致凝血酶生成减少和伤口愈合不良。磷脂在质膜中的非对称分布通常是由能量依赖性的脂质转运子维持的,这些转运子逆各自的浓度梯度将磷脂从一个单层转移到另一个单层。当细胞被激活或进入凋亡时,脂质的非对称性会受到其他脂质转运蛋白的干扰,这些脂质转运蛋白在两个单层之间非特异性地转运磷脂。这使磷脂酰丝氨酸(phosphatidylserine,PS)和细胞来源的微泡暴露于细胞外表面,为相互作用的凝血因子提供催化表面,促进凝血酶的生成(第 21 章和第 22 章)。因此,这一过程的异常是 scott 综合征患者出血倾向的原因,其特点是创伤或手术后严重的出血、鼻出血、可能会及其严重的产后出血和可致缺铁性贫血的持久的月经过多。Scott 综合征是一种常染色体隐性遗传疾病[280]。

Scott 综合征全血凝固过程中的凝血酶原的消耗有缺陷,在 Russell 蛇毒存在下,复钙后的高岭土活化的富血小板血浆凝血时间延长。相反,血小板计数和结构正常,未见血小板分泌、聚集、代谢、颗粒内容物和血小板与内皮下基质的黏附异常的报道[278]。可以依据流式细胞术中使用膜联蛋白 V 结合检测活化血小板 PS 暴露缺陷进行诊断[281]。虽然 Scott 综合征最初被描述为孤立的血小板促凝活性异常,但 Ca²⁺ 诱导的脂质异常的潜在缺陷并不局限于血小板,还在红细胞和 EB(Epstein-Barr)病毒转化的 B 淋巴细胞中得到证实[282,283]。

Suzuki 等研究表明,Ca²⁺ 激活的 Cl⁻ 通道跨膜蛋白 16(transmembrane protein 16,TMEM16F),也被称为 Anoctamin 6(ANO6),是 Ca²⁺ 依赖性的使 PS 在细胞表面暴露的重要成分[284]。在低钙条件下,用钙离子载体处理小鼠 B 细胞系 Ba/F3,可使 PS 可逆性地暴露。利用这一特性,通过重复荧光活化细胞分选建立了使 PS 强烈暴露一个 Ba/F3 亚系。从该亚系构建了一个互补 DNA 文库,并通过表达克隆鉴定了一个导致 Ba/F3 自发暴露 PS 的 cDNA。野生型 TMEM16F 定位于质膜上,具有钙依赖性的扰乱磷脂作用。发现一位 Scott 综合征患者携带编码 TMEM16F 基因的剪接受体位点的突变,导致该蛋白翻译提前终止[284]。随后在另一位 Scott 综合征患者中发现了两种不同的突变.第 6 内含子的第一个核苷酸(IVS6_1G3A)的转换,干扰了 6 号内含子的供体剪接位点一序列,以及第 11 外显子的单核苷酸插入(c. 1219insT,cDNA 从 ATG 开始编号),预测阅读框移位翻译在 411 位密码子处提前终止[285]。两个具有出血倾向的姐妹由于编码基因的缺失和无义突变(c. 889C>T;

p. Arg297*)[286]出现 ANO6 缺陷。

其他血小板功能障碍

原发性分泌缺陷

"原发性分泌缺陷"一词指的是所有与血小板颗粒缺乏无关的机制不清的血小板分泌异常[287]。该术语后来被用来指代与血小板颗粒缺乏无关的血小板分泌缺陷和花生四烯酸途径的异常[49]，或更普遍地指所有与信号传导缺陷相关的血小板功能异常。随着我们对血小板病理生理学知识的不断深入，部分血小板分泌功能的异常的生化基础将会被发现，这个汇集了大多数遗传性血小板功能紊乱患者的异质性群体将逐渐变少，排除掉那些因更加明确的生化异常机制而导致分泌缺陷的患者。一个例子是杂合的 P2Y₁₂ 缺乏患者，直到确定他们的生化异常前也被包含在这组疾病中[49]。

1981 年，Wu 等报道了一个与血小板分泌缺陷相关的遗传性出血性疾病的大家系，尽管血小板颗粒内容物正常，TXA₂ 生成正常[288]。虽然这些患者的血小板可能有 TP 受体异常，因为他们对 PGH₂ 类似物没有反应，但是他们的生化基础还没有被进一步阐明。Hardisty 等后来报道了一个类似的血小板异常患者，包括对 PGH₂ 和 TXA₂ 缺乏反应[289]。

据报道，在精神疾病患者中存在某些血小板分泌异常，例如注意缺陷障碍[290]和行为障碍[291]。这些报告强调了血小板作为神经元模型在这些功能紊乱疾病中的作用。

其他类型的血小板异常

蒙特利尔血小板综合征（Montreal platelet syndrome，MPS）[292]在历史上仅在一个家系中有报道，是一种遗传性血小板减少症，表现为皮肤黏膜出血、巨大血小板和血小板体外自发聚集。这些特征与 2B 型 VWD 的某些表现相同，然而直到最近这些 MPS 患者也没有进行 VWD 筛查；Jackson 等发现，所有受累的 MPS 家系成员都有几乎临界正常的 VWF 抗原浓度，低得离谱的血浆瑞斯托霉素辅因子的活性和血浆丢失，但无血小板和高分子量的 VWF 多聚体异常。此外，他们是先前报道的 2B 型 VWD 的 V1316M 突变的杂合子。根据这些发现，我们确定 MPS 患者实际上是存在 V1316M *VWF* 突变的 2B 型 VWD 患者[293]。

在成骨不全、埃勒斯-当洛斯综合征、马方综合征、己糖激酶缺乏症和葡萄糖-6-磷酸酯缺乏症患者中有血小板功能异常的报道[1]。

影响血小板功能的遗传性黏附蛋白缺陷

血小板与血管壁的相互作用导致了血栓的形成，这种相互作用是通过黏附蛋白（如 VWF 和纤维蛋白原）与特定血小板受体的相互作用来实现的。因此，血小板与血管壁相互作用受损引起的初期止血的遗传异常，不仅由血小板受体的缺陷导致，而且由黏附蛋白的遗传性缺陷所致，如 VWD 和先天性纤维蛋白原缺乏症。

VWD 是一种由 VWF 的浓度、结构或功能的遗传缺陷引起的出血性疾病，它介导血小板血管壁和血小板的相互作用，特别是在高剪切率下，并与凝血因子Ⅷ相结合。VWD 分为三大类：1 型是含量部分减少；2 型是质量缺陷；3 型是 VWF 完全缺乏。遗传性 VWD 最近在别处进行了综述[294]。

遗传性纤维蛋白原异常可分为性质和数量的异常：纤维蛋白原异常血症的特点是循环中纤维蛋白原水平正常而功能异常；低纤蛋白原血症和先天性无纤维蛋白原血症分别以循环中纤维蛋白原减少或缺失为特征，而异常纤维蛋白原血症则定义为纤维蛋白原数量减少并伴功能降低。所有这些疾病都是由 *FGA*、*FGB* 和 *FGG* 这三个纤维蛋白原基因中的一个突变引起的，它们簇集在人类 4 号染色体长臂上一个 50kb 的区域。最近对遗传性纤维蛋白原障碍进行了综述[295]。纤维蛋白原缺乏症患者的出血时间明显延长，血小板聚集功能受损，这是缺乏纤维蛋白原结合活化血小板所致。输注新鲜冰冻血浆纠正出血时间的效果远远好于仅输注纤维蛋白原，这是因为血浆中含有血小板 α-颗粒中浓缩的纤维蛋白原。

遗传性血小板功能障碍疾病的患病率及诊断

患病率

遗传性血小板疾病在普通人群中的患病率尚不清楚，但可能远高于一般的推测，可能与 VWD 的患病率相当。这些疾病在女性中更常见，可能是因为月经和分娩时增加的出血风险影响了原有出血性疾病的生活负担从而更易于发现[296]。由于血小板颗粒缺陷或信号转导异常导致的血小板分泌的疾病是迄今为止最常见的遗传性血小板功能障碍疾病。

诊断

仔细评估出血史对诊断血小板功能障碍极为重要：重大止血事件（大、小手术、创伤）后出血过多的风险增加；典型的异常出血发生迅速。出血发作的严重程度因缺陷的严重程度和性质而异：BSS、GT、LAD-Ⅲ、QPD 和 Scott 综合征通常出血表现最为严重。对于较轻的疾病，出血风险较低，因此，并非所有的事件都能发生异常出血。另一方面，有部分导致出血风险的未知因素，因为出血史的严重程度在同一类缺陷患者中可能有很大差异。最常见的自发性出血表现包括易淤伤和皮肤黏膜出血，如鼻出血、牙龈出血和月经过多。虽然 QPD 和 Scott 综合征可能与某些"血小板型"出血有关，但它们通常以止血后迟发性出血和"凝血型"出血（如关节出血）为特征。

出血评分对遗传性血小板功能缺陷的诊断作用有限[297]，但家族史可能有帮助。初期止血的整体检测，如出血时间和血小板功能分析仪（platelet function analyzer，PFA）-100 敏感性高，特异性差，因此并不是非常有用[298,299]。

正确评估可疑的遗传性血小板疾病的实验诊断很复杂，应在专门实验室进行[300]。建议两步诊断策略：第一步，依据筛选实验，提出诊断假设；第二步，根据特异性检查，确认诊断假设。

第一步应包括评估血细胞计数、仔细评估血涂片、评估血小板大小和测量血小板聚集和分泌。透光法血小板聚集（Light transmission aggregometry，LTA）（另见第 34 章）是一项耗时且技术上具有挑战性的技术,它受到许多分析前和分析变量的影响,必须由专门人员仔细控制。国际血栓与止血学会科学与标准化委员会血小板生理学小组委员会公布了用于标准化影响 LTA 的变量的官方指南,应遵循该指南来同质化世界各地不同实验室 LTA 的操作程序[301,302]。如前所述,LTA 对最常见的遗传性血小板功能疾病,即血小板分泌异常,相对不敏感。因此,同时测量血小板聚集和分泌的实验室检查,如鲁米那聚集,应优于传统的透光法血小板聚集测定[303,304]。

阻抗法血小板聚集试验测量全血的血小板聚集,因为该方法对浸没在稀释的血液样本中,因加入血小板激动剂后形成的血小板聚集,导致的铂电极上电阻抗的增加非常灵敏(见第 34 章)。最近引进的仪器 Multiplate 与 LTA 相比,前者技术要求低,耗时短;然而,它对许多变量都很敏感,包括红细胞比容以及血小板计数,即使在正常范围内微小变化的血小板计数也会显著影响结果[305]。此外,Multiplate 在理论上也有一些缺点,这些缺点阻碍了它作为血小板功能缺陷诊断试验的有效性:它没有提供血小板在激动剂刺激下形状变化的信息,也没有提供血小板聚集可逆性的信息,而这些信息这是血小板功能缺陷的一个重要标志。事实上,已经证明 Multiplate 与 LTA[306] 或鲁米那聚集[307] 相比,在识别轻度/中度血小板功能缺陷患者方面敏感性差,在诊断严重缺陷(如 GT)方面同样有效[308]。

流式细胞仪(另见第 35 章)可以在体外测量血小板反应性,并检测循环中活化血小板、血小板白细胞聚集体和血小板来源的微微粒[309]。流式细胞术可以研究血小板分泌(CD62P,CD63,从预负荷的血小板分泌苦参碱)[310] 和血小板促凝活性[281]。血小板聚集可以通过流式细胞术来测量,或者使用双色分析[311],或者通过评估一个替代性终点,例如活化的 GP Ⅱ b-Ⅲ a 受体的暴露或它结合的纤维蛋白原[312]。这项技术可以检测静止血小板膜糖蛋白的缺陷,如 GP Ⅱ b-Ⅲ a、GP Ⅰ b、GP Ⅵ,确诊根据明确的血小板聚集异常疑诊的特定血小板疾病。最后,它可能对研究儿童患者特别有用,因为只能从儿童身上抽取少量血液样本,或无法使用 LTA 研究的中度/重度血小板减少症患者[313-315]。

诊断血小板功能异常疾病的第一步筛查试验也应该包括血块收缩试验,除了可获得血小板功能的关键信息,还能保存患者血清以测定 TXB$_2$,从而排除潜在摄入非甾体抗炎药和/或诊断血小板活化的花生四烯酸途径的先天性异常。还建议在第一个诊断步骤中进行其他试验[316]。

实验室评估血小板功能紊乱的第二步包括特异性检查(如流式细胞术、Western 印迹、免疫沉淀分析、血小板颗粒含量和二十碳烯酸含量的测定、电子显微镜等),有助于依据第一步筛查试验的结果,检测可疑的缺陷/功能紊乱。分子和细胞遗传学检查有助于确定基因和/或细胞遗传异常[299,316]。

基于 DNA 的诊断方法在血小板功能紊乱患者的研究中具有潜在的非常重要的作用。已有多项研究结果发表,报道了一些有趣且非常有应用前景的结果[317-321]。

遗传性血小板功能障碍疾病的治疗

治疗血小板功能缺陷的一般原则是:避免大的身体接触活动;避免使用干扰血小板功能(如阿司匹林和其他非甾体抗炎药)和止血系统的其他成分的药物;避免肌内注射;良好的牙科护理(尽量减少牙龈出血和避免拔牙);局部止血措施;口服铁剂(预防或治疗继发于失血的缺铁);口服避孕药对控制月经过多可能是必要措施;皮下免疫注射后加压冰敷;考虑佩戴印有"血小板功能缺陷"字样的手环或项链,或携带相应的信息卡[322]。可以进行相关的遗传咨询[6]。

血小板功能遗传性缺陷患者的治疗重点是预防大出血和小出血,控制大出血事件。最近的一项调查显示,50%的 GT 患者分娩时的严重出血需要输血,但其他类型的血小板功能缺陷不需输血;血小板预防输注不能阻止某些 GT 患者的出血[323]。轻微出血事件,如瘀伤,不需要治疗。有四种治疗方案可供选择:血小板输注、去氨加压素(desmopressin, DDAVP)、纤溶抑制剂和重组因子Ⅶa(recombinant factor Ⅶa, rFⅦa)。

血小板输注(第 64 章)用于治疗对药物治疗无效的严重出血或者最严重的血小板功能缺陷的患者(如 BSS,GT 和 Scott 综合征)。它们还应用于治疗血小板型 VWD 患者的出血发作,因为对于这类患者,输注对 2B 型 VWD 患者有效的 VWF 浓缩物或去氨加压素会加重病情。GT 患者的疗效较差可能是由患者本身缺陷血小板对外源补充的正常血小板进行竞争性干扰所致[324]。在血小板膜糖蛋白缺乏的个体中,血小板输注引起同种免疫的风险增加,这可能会限制患者未来对血小板输注治疗的反应。GT 患者的这种风险高于在 BBS 患者[296]。

去氨加压素(第 62 章)可用于治疗较常见、不太严重的血小板疾病和较轻的出血表现。去氨加压素缩短大多数血小板功能缺陷患者延长的出血时间。然而,预防和治疗这些患者的出血的临床疗效的证据是基于病例报告和临床经验而得出的。去氨加压素可以静脉注射,皮下注射或鼻腔给药。去氨加压素的常见副作用包括面部潮红、暂时性液体潴留(无论给药途径如何),以及在某些患者出现轻度头痛。

纤溶抑制剂(氨基己酸和氨甲环酸)可作为预防和控制拔牙或口腔/鼻腔手术出血的辅助治疗。短疗程(5~7 天)可能有助于治疗鼻出血反复发作。纤溶抑制剂不应该用于治疗血尿,应避免用于高血栓风险相关的手术(如骨科手术)。纤溶抑制剂药物是预防和控制 QPD 出血的唯一有效药物[296]。

重组 FⅦa(第 63 章)用于治疗因发生自身免疫对输注血小板不再有效的 BSS 或 GT 患者的严重出血[296]。

口服避孕药和纤溶抑制剂的药物治疗通常是月经过多的遗传性血小板功能缺陷的妇女的一线疗法,当停用口服避孕药尝试妊娠时,纤溶抑制剂可能有用。为减少月经失血量而放置宫内节育器是另一个值得考虑的选择,特别是当患者不能耐受药物治疗且不希望妊娠时。虽然去氨加压素鼻喷雾剂可以减少月经过多的症状,多次给药的副作用和不耐受很常见。因此,去氨加压素治疗月经过多通常局限于对其他治疗反应不足的月经量最多的几天的治疗[296]。

当儿童患者的严重出血疾病例如 Chediak Higashi 综合征、WAS 或偶尔也有 GT 出现无法控制的严重出血时,可采取骨髓移植[325-327]。但是此时应考虑手术风险,对每位患者的受益风险比要进行仔细权衡[328]。

基因治疗在遗传性血小板功能缺陷的潜在作用将在第 67 章讨论。

总结

　　遗传性血小板疾病在普通人群中的患病率尚不清楚,但可能远高于之前的假设,至少可能与 VWD 一样高。

　　出血的严重程度和类型受血小板缺陷的严重程度和性质的影响。典型的黏膜出血包括易导致瘀伤、鼻出血和月经过多。手术后或创伤后出血通常起病迅速。在严重的情况下,包括血小板凝血活性异常(如 Scott 综合征),可能会出现更典型的凝血障碍出血表现,如血肿和关节血肿。

　　推荐采用两步诊断策略。第一步,依据筛查试验提出诊断假设;第二步,依据特异性检查确认诊断假设。在第一步中,同时测定血小板聚集和分泌功能实验室检查如鲁米那聚集仪优于传统的透光法血小板聚集。

　　血小板功能遗传性缺陷患者的治疗重点是预防大出血和小出血,控制大出血事件。轻微出血事件,如瘀伤可以不需要治疗。有四种治疗方法可供选择:血小板输注、DDAVP、纤溶抑制剂和 rFⅦa。血小板输注只能用于治疗对药物治疗无反应的严重出血或最严重的血小板功能缺陷,如 BSS、GT 和 Scott 综合征。重组 rFⅦa 可用于治疗因同种免疫对输注血小板不再起效的 BSS 或 GT 患者的严重出血。纤溶抑制剂是预防和控制 QPD 出血的唯一有效方法。

(张晓辉、汪星霖 译,季顺东 审)

扫描二维码访问参考文献

第49章 获得性血小板功能障碍性疾病

Rüdiger E. Scharf

引言

血小板的主要作用是检测血管系统的完整性。血小板由驻留在骨髓中的造血前体细胞,即巨核细胞(见第2章)释放,循环中的血小板在几秒内黏附并聚集于受损的内皮细胞或暴露的内皮下基质结构,从而对血管损伤立即作出反应。血小板被激活后,为凝血酶的生成提供了高效的催化膜表面,进而加速循环中血小板的募集以及纤维蛋白的生成,以稳定血栓并防止其被血流冲散[1]。血小板受到刺激时,并不能对血管壁的创伤性损伤和动脉粥样硬化或炎症所导致的损伤进行区分[2,3]。尽管其生理作用是止血、促进机体防御和伤口愈合以及恢复血管壁的完整性,但是一些血管性疾病,如动脉粥样硬化(见第26章)也可导致血小板形成闭塞性血栓。因此,在病理条件下,血小板的激活可能导致心脏、大脑或其他器官的急性缺血综合征。

因此,抗血小板药物被广泛用于预防和治疗动脉疾病中的血栓栓塞事件[4-6]。但是,随着更加强化的抗血小板药物治疗方案的应用,患者发生严重出血的风险也会增加[7,8]。这种情况在原先合并有止血障碍性疾病的患者中尤其常见。这类患者的血小板可能原本尚可代偿,但药物进一步抑制了血小板功能[9]。除了众所周知的抗血小板药物,如乙酰水杨酸、二磷酸腺苷(adenosinediphosphate,ADP)受体(P2Y$_{12}$)拮抗剂和整合素αⅡbβ3抑制剂,其他一些广泛应用的药物和补充剂亦可损害

血小板功能[10],从而在特定情况下引起或加重出血[9]。

在当前过度医疗的社会背景下,药物已成为引起血小板功能障碍的最常见原因。此外,一些疾病和临床现象常伴有血小板数量异常和出血倾向。血小板功能不全,有时合并血小板数量异常,可见于尿毒症、肝病、血液疾病、心脏瓣膜疾病以及体外循环。在大多数情况下,获得性血小板缺陷的发病机制是多方面的,无法根据具有明显"疾病特异性"的生化或功能改变进行明确的分类。

获得性血小板功能障碍可发生于机体发育的任何年龄,血小板缺陷的严重程度从轻微到危及生命出血不等。血小板疾病的诊断需要仔细评估用药史,特别是干扰血小板功能的药物,以及通过仔细的临床检查和阶段性的实验室检查方案来评估潜在的血小板缺陷。有时在解读实验室检查结果时可能存在困难,因为体外实验获得的血小板反应性低下可能是由体内活化增加导致血小板"耗竭"所致。为了在体外识别高活性的血小板,需要花费高价使用流式细胞仪结合特定的单克隆抗体进行检测(第35章)。目前,这种方法只能用于研究目的。

本章主要考虑血小板异常的两个特征,一个是血小板高反应性(与高凝状态有关),另一个则相反,是由特定的临床背景或药物的抑制作用、或两者兼有,所导致的血小板功能缺陷。本章回顾了相关研究的发展历程,并对病理机制的最新进展进行了讨论。

血小板功能亢进

血小板高反应性和高凝状态

大量的实验和临床研究表明,血管损伤可以导致血小板的活化以及血小板血栓的形成,进而导致急性冠脉综合征,心肌梗死或脑卒中[11-13]。因此,血小板活化发生在裂隙样的冠状动脉粥样硬化斑块处,并具有高凝血物质出现[3,13]。

例如,有研究观察了血管形成术-冠状动脉损伤对血小板活化的影响[14]。采用流式细胞术结合特异性单克隆抗体进行检测,在接受经皮冠状动脉腔内血管成形术的患者中发现了活化的血小板(图49.1)。在这些情况下,血小板活化和血栓形成是对内皮下细胞外基质蛋白暴露的应答;与之相反,另一些临床事件引起的记录较少,可能发生率不高,在这种情况下急性血管事件可能是由血小板自身活化引起的。偏头痛伴有短暂性神经功能缺损的患者为这一假设提供了一个显著的例子[15,16]。在这种情况下,血小板活化标志物水平可与偏头痛发作和血样采集之间的间隔呈负相关(图49.2),表明血小板分泌增多和临床症状之间有着直接联系。这一观察结果与其他研究发现一致,即偏头痛患者在发病时血小板聚集率增加[17]。

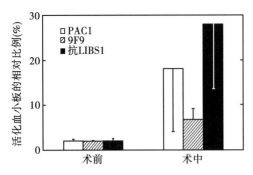

图 49.1　经皮冠状脉成形术（PTCA）患者循环中活化血小板的流式细胞术检测。 在血管介入治疗前，通过放置在冠状窦中的肝素包被的导管连续采集血液，导管在 PCTA 术后 30 分钟内保持原位，以便进一步采集血液样本。用流式细胞仪测定活化依赖的血小板表位特异性荧光单克隆抗体的结合情况，包括活化 αⅡbβ3（PAC1）、与 αⅡbβ3（9F9）结合的纤维蛋白原、β3 上配体诱导的结合位点（抗 LIBS1）和 P-选择素（S12）。分别分析基线时膜荧光强度最亮的 2% 血小板亚群，并对 PTCA 期间相对增加的血小板数量进行量化。条形代表平均值±标准差。PAC1、抗 LIBS1 和 9F9 结合增加的 P 值分别为 $P<0.01$、$P<0.01$ 和 $P=0.03$（Adapted from Scharf[14] and reprinted with permission from the publisher）

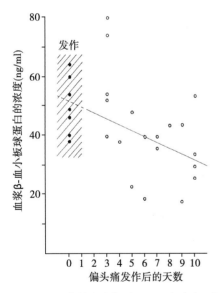

图 49.2　偏头痛患者的血小板分泌。 7 名患者（实心点）在偏头痛发作时（阴影区）采集血液，19 名患者（空心点）在偏头痛发作后的不同时间采集血液。以无血小板血浆中的 β-血小板球蛋白（βTG）作为体内血小板分泌的标志物。注意个体的 βTG 血浆水平与偏头痛发作和血样采集的间隔时间之间的负相关关系（$r = -0.7211$，$P<0.005$）（Adapted from Scharf[12] and reprinted with permission from the publisher）

伴随着这些发现，一种临床假设认为有过度活跃的血小板存在[18-20]。从实验室角度来说，这种情况被称作血小板高聚集性，定义为个体[19]中促血小板聚集物质，包括 ADP、肾上腺素和胶原蛋白的阈值浓度降低，在患者[19-21]和健康个体[19]中均

可出现。这种现象应该与常染色体疾病"血小板黏滞综合征"仔细区分[22]。现已引入另一种更为广义的说法，即术语"血栓前状态"。它被假定为在临床明显血栓形成之前的止血系统功能异常，这种异常改变促进血小板血栓的形成和沉积以及纤维蛋白的生成[18]。这一定义引发了几个问题，包括是否有合适的生物标志物来提示血栓前状态以及其分子生物学基础。在这个背景下，血小板膜糖蛋白受体的独特多态性成为人们关注的焦点。

基于临床相关性研究，有人提出某些受体变异，包括整合素 αⅡbβ3 的人血小板抗原 1b（human platelet antigen-1b，HPA-1b）和整合素 α2β1 的高密度变异体（$\alpha_2$807TT）可调节血小板功能并导致血栓形成倾向增加（见参考文献 23 综述）。但是，由于结果存在差异，血小板受体突变的作用还存在争议。与此同时，已经证实 αⅡbβ3 的 HPA-1b 亚型和 α2β1 的 $\alpha_2$807TT 亚型确实导致高凝状态的整合素突变体[24,25]。这一论点也在一项前瞻性研究中得到证实[26]。这两个关键整合素突变体有一个共同特点，就是都只有在动脉粥样硬化血管病变存在时才能成为有效的风险决定因素[27]。

最近，αⅡbβ3 的 HPA-1b（Pro33）突变体的促血栓形成表型的分子机制已经被阐明。在细胞模型中利用荧光共振能量转移技术以及多次全原子分子动力学模拟 Leu33（HPA-1a）和 Pro33（HPA-1b）亚型的细胞外结构域，证据表明，β3 亚单位的亮氨酸-脯氨酸突变使整个整合素分子动力学构象平衡向更接近于活性状态的构象偏移，从而促进 αⅡbβ3 的完全活化状态和 Pro33 血小板促血栓形成表型的表达[28]。

"骨髓增殖性肿瘤"一节中将讨论克隆性造血增生相关的血小板功能亢进。

血小板功能减弱或缺陷

获得性血小板疾病的发生率和一期止血缺陷的筛查

Koscielny[29] 等人对 5 649 位择期手术前的住院患者（年龄在 17~87 岁）进行了前瞻性研究，得到了一期止血缺陷发病率的数据。除了病史和体格检查以外，测试者还利用出血问卷和标准化检测组合进行止血缺陷筛查，包括在体外用血小板功能分析仪（PFA-100）测定出血时间。先前存在止血障碍或者使用抗凝治疗的患者不在分析范围内。在 5 649 位患者中，5 021（88.8%）位患者没有出血史；其余有出血史（11.2%）的患者中，628 例患者有 256 例（40.8%）止血缺陷筛查为阳性。对 256 位患者的诊断调查显示，血小板功能缺陷占 73%，凝血障碍占 0.3%，以及合并止血缺陷占 26.2%（其中大部分是血管性血友病患者）。在 187 例一期止血缺陷的患者中，162 例（63.3%）患者为药物诱导的获得性血小板功能障碍；其中，147 例患者服用阿司匹林、噻氯匹定、氯吡格雷，或者其他非甾体抗炎药，而 10 例（6.2%）患者接受的抗生素治疗可能是导致血小板功能障碍的原因。可以想象，在其他患者中，抗生素诱导的出血发生率可能更高。确实，据一个较小的 Ivy 法出血时间延长的住院患者队列报告，54% 的患者接受了大剂量的抗生素治

疗，而 10% 的患者服用了阿司匹林和其他非甾体抗炎药[30]。

Koscielny 等人的数据说明了几个重要的问题：①获得性血小板功能缺陷在临床实践中比普遍认为的更常见；②在大多数病例中，血小板功能障碍是由药物诱导的；③尽管抗血小板药物被广泛使用，但是抗生素对血小板的抑制作用也不能低估；以及④"单纯的"凝血障碍发生的频率低于临床实践中普遍假设的频率。

抑制或损害血小板功能的药物

抗血小板药物的原型及其作用模式如图 49.3 所示。环氧合酶-1 抑制剂（乙酰水杨酸和其他非甾体抗炎药），噻吩并吡啶（氯吡格雷、普拉格雷）或直接 ADP 受体（$P2Y_{12}$）拮抗剂（替格瑞洛、坎格雷洛）和整合素 $\alpha IIb\beta3$（GPIIb-IIIa）受体抑制剂（阿昔单抗、埃替巴肽和替罗非班）是导致获得性血小板功能紊乱和潜在出血风险的最主要原因。此外，刺激血小板内 cAMP

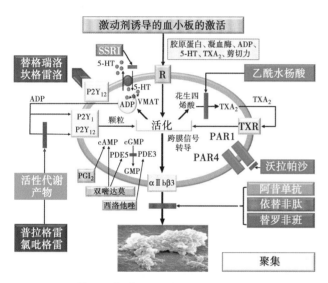

图 49.3 抗血小板药物及其作用方式。利用胶原、凝血酶、ADP、5-HT、血栓素 A_2（thromboxane A_2, TXA_2）等激动剂刺激循环血小板，或通过诸如剪切应力的生物力学作用，通过由内向外信号传导（表现为整合素 $\alpha IIb\beta3$ 的构象变化和随后的血小板聚集）导致血小板活化。抑制 TXA_2 形成或拮抗 ADP 受体 $P2Y_{12}$ 中断了维持血小板活化所必需的正反馈环。请注意，噻吩吡啶类（氯吡格雷和普拉格雷）是需要转化为其活性代谢物的前体药，而两种新设计可直接且可逆的血小板 $P2Y_{12}$ 拮抗剂坎格雷洛和替格瑞洛则是立即激活的。特异性抗体或受体拮抗剂直接阻断 $\alpha IIb\beta3$ 从而抑制血小板聚集。在大约 15 000 ~ 20 000 个完整的 $\alpha IIb\beta3$ 受体拷贝水平下，拮抗作用足以抑制急性冠状动脉介入治疗中的闭塞性血小板血栓形成，而不会导致严重出血。ADP，二磷酸腺苷；cAMP，环磷酸腺苷；cGMP，环磷酸鸟苷；5-HT，5-羟色胺（血清素）；HTT，血清素转运体；PAR，蛋白酶激活化受体；PDE3，磷酸二酯酶同工酶；PGI_2，前列腺素 I_2；R，激动剂 R 受体；SSRI，选择性血清素再摄取抑制剂；TXA_2，血栓素 A_2；TXR，血栓素受体；VMAT，囊泡单胺转运体（Updated modification adapted from Scharf[9] and reprinted with permission from the publisher）

（或者 cGMP）合成的药物（前列腺素 E_1、前列环素），和/或者磷酸二酯酶（phosphodiesterase, PDE）抑制剂（双嘧达莫、茶碱、咖啡因）可能也会损害血小板的功能。尤其是尿毒症患者一氧化氮供体可延长出血时间，并可能导致出血。抗生素，尤其是 β-内酰胺类抗生素，例如青霉素和头孢菌素类抗生素，即使在正常志愿者中也能导致出血时间延长。这些抗生素损害血小板功能的机制目前尚不清楚，尽管有人提出它们通过与血小板膜结合，从而抑制激动剂和血管性血友病因子（von Willebrand factor, VWF）的相互作用，或者对血小板受体进行化学修饰[31]。羧苄西林、青霉素 G、替卡西林、氨苄西林、纳夫西林、阿洛西林、哌拉西林、阿帕西林或美洛西林之间抗血小板作用（如抑制聚集）的差异可能与其在血液中浓度药和药效的差异有关。亦有观点认为扩容剂可通过吸附和非特异性结合血小板膜组分的作用机制影响血小板聚集，然而，右旋糖酐或羟乙基淀粉对 $\alpha IIb\beta3$ 及其血浆配体的干扰作用可能仅在本身存在止血缺陷的患者中具有临床意义。

在精神类药物中，广泛用于治疗焦虑症和抑郁症的选择性 5-羟色胺再摄取抑制剂（selective serotonin reuptake inhibitors, SSRI）可导致异常出血[32]。具体来说，5-羟色胺再摄取抑制程度最高的药物，如氟西汀、帕罗西汀和舍曲林，发生出血事件的概率更高[33]。SSRI 使用中发生的与血小板功能障碍相关的各种不良反应已经有所报道。异常出血时间（Ivy 法）和闭合时间延长（PFA-100）是在筛查中常见的异常，同时对 ADP、胶原、肾上腺素或凝血酶的刺激，血小板可表现出聚集和分泌功能缺陷[32]。SSRI 诱导的抗血小板作用谱广泛，包括降低血小板反应性、阻断血小板内钙动员，以及降低血小板表面 GPIb-IX-V、整合素 $\alpha IIb\beta3$、P-选择素、VLA-2 和 PECAM-1 的表达[32,33]。

一般来说，药物引起的获得性血小板功能缺陷是轻微的、普遍存在的，例如，考虑到大量的人定期服用阿司匹林，因此由于不可逆地抑制环氧合酶-1（COX-1）依赖的血栓烷 A_2（thromboxane A_2, TXA_2），从而导致血小板功能受损。服用阿司匹林对正常志愿者止血能力的影响已经被讨论过，但两者似乎关系甚微。然而，据报道有个别长期服用阿司匹林的患者瘀斑、鼻出血和胃肠道出血的发生率显著增加。更重要的是，一组健康的医生长期服用阿司匹林（每隔 1 日用药 325mg）作为预防心肌梗死的主要药物，其出血性卒中的发生率略有增加，但在统计学上无显著差异[34]。除阿司匹林外，已报告有超过 250 种药物、食品（鱼油）或饮食（二十碳五烯酸）、香料（洋葱、大蒜）和维生素对血小板功能有损害（参见参考文献 10）。

综上所述，对于几乎所有干扰血小板反应性或抑制血小板功能的药物的研究，其数据仅限于体外异常的血小板聚集或延长的出血时间，这不一定能反映真正的出血风险，因此，其临床意义可能不大或存在疑问。相比之下，抗血小板药物治疗可导致或加重既往有任何类型的止血缺陷患者的严重出血（表 49.1）。对于某些临床（脓毒症、弥散性血管内凝血）或条件（体外循环、手术、肝移植），以及影响血小板功能、可能与出血性疾病相关的全身性或血液系统疾病（肾衰竭、肝硬化、骨髓增生性肿瘤、急性白血病、骨髓增生异常综合征和骨髓瘤）来说尤其如此。

4

表 49.1 药物诱导的和疾病相关的血小板功能障碍

药物引起的获得性血小板功能障碍通常是轻微的
但抗血小板药物可使已有止血缺陷患者的出血加重
某些情况和环境、系统性疾病和血液恶性肿瘤可损害或抑制
血小板功能从而引起出血:
- 脓毒症和弥散性血管内凝血
- 心肺转流手术及辅助装置(VAD、ECMO)
- 肝硬化与肝移植
- 肾衰竭,血液透析
- 骨髓增生性肿瘤、急性白血病、骨髓增生异常综合征和骨髓瘤

ECMO,体外膜氧合;VAD,心室辅助装置。

终末期肾病

出血可能是急性和慢性肾衰竭患者的严重并发症,多达三分之一的尿毒症患者会有出血现象。出血也是肾活检时需考虑的一个问题。

尿毒症伴发出血的发病机制是多因素的(表49.2)。然而,由于血小板异常和出血相关并发症的其他异常指标引起的出血并不是慢性肾衰竭中唯一的止血障碍。因此,血管通道中血栓形成在接受血液透析的患者中很常见。此外,尿毒症患者极易发生动脉粥样硬化及其血栓并发症[35]。

在终末期肾病中已报告了各种血小板异常,其中部分结果相互矛盾,包括血小板黏附、聚集、释放、信号转导以及花生四烯酸(arachidonic acid, AA)和一氧化氮代谢的缺陷[35,36,40,41]。最近,还发现尿毒症可以改变血小板转录组(mRNA),从而导致慢性肾病患者血小板的蛋白表达谱异常[37]。在终末期肾病中最一致的发现是出血时间延长,这项指标在75%的尿毒症患者中可能是异常的。但是,其在预测尿毒症出血风险时的作用并不确切。因此,许多研究都没有能够发现血小板功能缺陷或血浆VWF明显的特征性异常,这两者之间可能存在因果关系。

一般来说,尿毒症患者的出血症状在血液透析和红细胞输注后会有所改善。现在,通过适当的持续性肾脏替代治疗(continuous renal replacement therapy, CRRT)和促红细胞生成素的使用,肾脏疾病出血的频率和程度已经降低[41]。降低可能导致血小板功能障碍的尿毒症毒素水平(表49.2),以及增加红细胞比容从而改善血液流变学确实能够纠正数种可导致止血障碍的临床情况。事实上,贫血是尿毒症患者出血时间延长的主要决定因素,这一点也可以通过经重组促红细胞生成素治疗后增加的红细胞比容和缩短的出血时间的反比关系得到证实[35]。但是,在提前终止的正常血细胞比容心脏试验[42]中,被随机分配到正常血细胞比容组的心脏病患者表现出较高的死亡率以及非致死性心肌梗死发病率,令人对长期维持正常的血细胞比容的安全性产生了疑问[35]。

虽然一般认为血液透析可以纠正血小板异常并减少出血,但它不能消除出血风险。因此,虽然血小板聚集可以得到改善,但也会短暂地受到CRRT的损害,这表明透析不仅能清除抑制血小板功能的物质,而且当血小板与透析膜相互作用时会

表 49.2 血小板异常和其他参与慢性肾衰竭相关出血
发病过程的因素

血小板质量异常
- δ 颗粒含量降低(ADP、血清素)
- α-颗粒含量降低(血小板因子4,β-血球蛋白)
- α-颗粒分泌受损
- 细胞内 cAMP 升高
- 血小板 Ca^{2+} 异常活动
- 尿毒症患者血小板的一氧化氮合成增多
- 环氧合酶活性缺陷
- 血小板花生四烯酸代谢异常
- 体外对不同的刺激血小板聚集异常
- $\alpha IIb\beta3$(GP IIb-IIIa)的活化和与配体结合缺陷
- 血小板转录组(mRNA)改变,导致蛋白表达异常
- 尿毒症毒素,包括尿素、肌酐、苯酚、酚酸、胍、胍基琥珀酸和甲状旁腺激素

血小板数量异常
- 轻度到中度血小板减少症(由于生产不足和/或消费)

血小板-血管壁相互作用异常
- 血小板黏附异常
- 血管前列环素合成增多
- 一氧化氮合成异常
- 血浆血管性血友病因子的定量和/或定性变化

贫血
- 血液流变学改变
- 红细胞生成素缺乏

药物[a]
- 抗血小板药
- 非甾体抗炎药,如消炎痛、布洛芬和萘普生
- β-内酰胺类抗生素
- 第三代头孢菌素类
- 选择性5-羟色胺再摄取抑制剂(SSRI),如舍曲林、帕罗西汀和氟西汀
- 肝素(血液透析时)

Source:Data from Boccardo et al.[35], Gawaz et al.[36], Plé et al.[37], and Scharf[38,39].

[a] 额外信息参见参考文献[10]。

发生活化及颗粒内容物的释放[35,38]。例如,已有研究表明,血液透析会导致暂时性 α-颗粒贮存池缺陷,这将导致"耗竭"的血小板在体内继续循环,并表现出有缺陷的 TXA_2 形成[39,43]。上述情况可导致尿毒症患者发生出血。慢性肾衰竭患者其他的血小板缺陷与 $\alpha IIb\beta3$ 功能紊乱以及血小板和纤维蛋白原、VWF 相互作用缺陷有关[36,44,45]。与之相反,VWF 和 GP Ibα 的结合以及血小板上 GP Ib-IX-V 的表达似乎是正常的[45]。但是,在数量方面的改变也已有报道,例如血小板 GP Ib 总含量降低伴随可溶性糖萼蛋白(一种 GP Ib 水解片段)的增加[46]。

在定期进行的血液透析中,由于血小板生成不足和/或消耗过多引起的血小板减少也是一个常见的现象。然而,血小板计数很少小于 80×10^9/L,因此在血小板功能完好的前提下足

以进行一期止血。其他可能导致血小板减少的机制与血液透析中抗凝方案的副作用有关,尤其肝素诱导的血小板减少[41]。

肝脏疾病

急慢性肝病中存在多种止血系统的功能障碍,包括巨核细胞-血小板系统、凝血和纤溶系统的联合异常。除了由于肝细胞合成能力下降引起的凝血缺陷(INR≥1.5),不同程度血小板减少也是急性和慢性肝病的常见特征。对急性肝衰竭研究组 1 600 名患者的分析表明,入院时血小板计数中位数约为 $130×10^9/L$;其中 60% 的患者血小板计数$<150×10^9/L$,35% 的患者$<100×10^9/L$,10% 的患者$<50×10^9/L$[47]。在晚期肝纤维化或肝硬化患者中,血小板减少症的发生率为 15%~75%[48]。血小板减少的程度似乎与肝病的严重程度成正比,但与自发性出血无关,除非血小板计数减少至$<(50~60)×10^9/L$[12,49,50]。

肝病中的血小板减少是由于门静脉高压和继发性脾功能亢进[12,51,52]导致脾脏滞留增加、血小板生成素(thrombopoietin, TPO)生成[53]减少和/或由毒素或病毒诱导的巨核细胞生成受抑所致[54,55]。过去认为,血小板计数的降低主要是由于脾脏的淤滞和/或消耗。最近,TPO 的肝脏合成与剩余肝功能之间的关系使人们对肝病中血小板减少的病理生理学机制有了更为具体的了解。实际上,在急性肝衰竭中,TPO 水平接近正常甚至升高[56]。这与慢性肝病患者截然不同,慢性肝病患者中血清 TPO 水平显著降低,从而促进了肝硬化患者血小板减少的发生[57]。用 TPO 受体激动剂治疗丙肝相关肝硬化患者,从而升高血小板计数似乎是一个有希望的治疗选择[58]。然而,在肝硬化和血小板减少患者侵入性手术前使用艾曲泊帕进行的 3 期试验由于血栓事件的发生率增加而提前终止[59]。最近在两项双盲、随机、安慰剂对照的 3 期试验中[60],对 435 例接受择期手术的血小板减少和慢性肝病患者的出血进行治疗时,TPO 受体激动剂阿凡泊帕在减少血小板输注量和出血后挽救性治疗的需求方面优于安慰剂组。阿凡泊帕没有增加血栓事件,该药现在已被 FDA 批准用于该适应证[61]。

尽管存在多方面的止血缺陷,但在肝病患者中,由止血功能受损引起的出血事件相对较少。基于临床观察和系统的实验室检查结果,早在 20 世纪 80 年代中期我们就假设:在稳定的肝硬化患者体内,由于促止血成分和抗止血成分的平衡减少,可出现低水平上的止血再平衡[12,51]。然而,这种平衡是极不稳定的,很容易被各种诱发因素打破(例如感染、静脉曲张破裂出血、失代偿性肝硬化、侵入性手术,或者通过输血疗法对新鲜冰冻血浆、活化凝血酶原复合物或重组Ⅶa 因子等促凝成分的补充不够充分)。最近的研究证实了我们的论点,即在急性和慢性肝病患者中,促凝血和抗凝血因子的同步减少导致了止血的再平衡[62]。此外,尽管存在促凝血因子减少、血小板减少和可疑的血小板功能障碍,但急慢性肝病患者可表现出高凝特征,这可能至少部分解释了血栓并发症比自发出血并发症更常见的现象[62,63]。例如,在肝硬化患者中除了正常或升高的凝血酶生成[50,64,65],最新的研究还显示了高度促凝性血小板源性颗粒水平的升高[66]。此外,慢性肝病中经常观察到的血浆 VWF 水平升高可以代偿循环血小板数量的减少[67],并可能维持正常的一期止血功能[50,62,63]。然而,这些代偿性机制不能在终末期肝病患者中起作用,其显著的出血并发症仍然是一个严重的问题[50]。

目前对并发性血小板功能障碍(例如慢性肝病并发性的血小板功能缺陷)的定义尚不完善。一般来说,我们假设血小板功能随着肝衰竭的严重程度增加而恶化。早期研究描述了几种激动剂刺激下血小板体外聚集的异常[68,69]。一些血小板聚集缺陷是由纤维蛋白原/纤维蛋白降解产物水平升高或纤维蛋白原异常引起的,这两种疾病在慢性肝炎和肝硬化中相当常见。根据小样本研究的报告,α-和 δ-颗粒贮存池同时缺乏可损害血小板功能,从而导致慢性肝病患者的出血[70]。然而,病情严重但稳定的肝硬化患者的血小板当中 α-和 δ-颗粒成分的含量正常[12,51]。因此,贮存池缺乏似乎在肝硬化患者血小板缺陷的发病机制中并没有发挥重要作用。重要的是,乙醇的毒性作用也可能导致血小板功能障碍[54]。其他可能的机制包括 GP Ⅰb 的缺陷[71]、AA 摄入减少从而导致 TXA_2 生物合成减少[72]、血小板质膜的胆固醇含量增加、跨膜信号传导受损[72]、循环血小板的唾液酸浓度升高以及纤维蛋白原的高唾液酸化[12]。相反,尽管抗血小板抗体在急性或慢性病毒性肝炎患者中很常见,但在这种情况下,抗血小板抗体似乎与血小板的数量或质量异常没有多大关系[48]。肝病患者中,弥散性血管内凝血的诊断常因多种止血指标异常而难以确定。

弥散性血管内凝血

进行性血小板减少和复杂的凝血异常是弥散性血管内凝血(disseminated intravascular coagulation, DIC)患者的主要实验室检查特征,DIC 可由多种因素诱发,包括病毒或细菌感染和脓毒血症。除了病原体诱导的血小板减少(由血小板生成减少、消耗、清除增加或者两者都有),以及伴随的循环血小板功能障碍可能在 DIC 的不同阶段加重出血。一期止血存在的一些缺陷是由于血小板“耗竭”所致,后者是一种获得性贮存池缺乏症,被认为是由 DIC 过程中血小板受到的反复刺激所引起[12,73]。事实上,耗竭的血小板在体内继续循环[39,74]。总体上,DIC 当中血小板功能不全的特征尚未明确。例如,有人认为纤维蛋白(原)降解产物的升高(常见于 DIC 患者中)是导致体外血小板聚集受损的原因;然而,在体内不太可能测出引起聚集缺陷所需的浓度。除了极低纤维蛋白原血症的情况外,纤维蛋白原水平降低(<100mg/dl)同样很少引起血小板聚集缺陷,因为血小板受体在纤维蛋白原浓度仅有 10mg/dl 的情况下就饱和了[75]。最近一项研究分析了伴或不伴有 DIC 的危重患者当中脓毒血症相关的血小板功能改变。Yaguchi[76]等人观察到在脓毒血症患者血小板的体外聚集性降低,脓毒血症的严重程度与血小板聚集缺陷有关。这种发现可以用两种方式来解释:可能是①脓毒血症确实导致血小板功能下降,或者更可能是②脓毒血症患者的血小板聚集性增加,进而导致循环中血小板的活化,而循环中活化的血小板在离体环境中失去正常的反应性[77]。同样,Gawaz[78]等人发现脓毒血症患者血小板表面凝血酶敏感蛋白的表达和血小板-中性粒细胞黏附增加。总的来说,在伴有或不伴有 DIC 的脓毒血症中,血小板很可能被激活并与中性粒细胞和内皮细胞过度黏附,这一机制导致血小板瘀滞、微循环阻滞,进而导致多器官衰竭。

体外循环、瓣膜性心脏病以及心室辅助装置

采用体外循环(cardiopulmonary bypass, CPB)的心脏直视

手术伴随着显著的指标异常,包括"全身炎症反应"[79]、凝血因子减少[80,81]、纤溶系统的激活[82]以及血小板数量和质量的变化[81]。在这些由流动的血液与体外循环的合成表面之间相接触所引起的变化中,血小板功能障碍是上述情况下止血的主要障碍。

CPB 继发的血小板减少症是由血液稀释和血小板黏附在体外循环通路引起的消耗所致[81]。CPB 还可导致剪切应力诱导的血小板活化、血小板对固定的血浆黏附蛋白的黏附、血小板聚集物的形成、颗粒内容物的释放、血小板裂解和血小板来源的微颗粒的生成[83,84]。通常,CPB 会导致出血时间延长,血小板在体外对几种激动剂的聚集反应降低,以及获得性血小板贮存池缺乏,包括选择性 α-颗粒分泌[85,86]或 α-和 δ-颗粒的消耗[87]。在血液透析后的慢性肾衰竭患者中,可以检测出由于血液与人工表面相互作用导致激活而形成的循环去颗粒("耗竭的")血小板[12,38]。已有尝试在进行旁路介入治疗和血液透析期间,通过输注前列腺素 E_1 或前列环素来防止血小板活化[88]。

与上述结果相反,Kestin 等人在 CPB 期间或之后仅发现了少量的外周血循环去颗粒(P-选择素阳性)血小板。研究者采用全血流式细胞术检测证明了①GP I b-Ⅸ-Ⅴ 和 GP Ⅱ b-Ⅲ a 复合物的表面表达正常,②血小板体外反应性正常,但③血小板对体内伤口的反应性明显低下。作者认为,CPB 诱导的血小板功能障碍可能是由于缺乏血小板激动剂的作用,特别是由肝素介导的凝血酶受抑引起的[89]。

剪切应力过大的高度异常流变条件也可能导致止血缺陷,并伴有明显出血。由于大分子量 VWF 多聚体的减少或丢失而引起的获得性血管性血友病综合征(acquired von Willebrand's syndrome,AVWS)似乎是这类情况的潜在机制。这在严重主动脉瓣狭窄的患者[90-92]以及二尖瓣反流[93]的患者中得到了证实,在这些患者中,由主动脉瓣狭窄引起的出血并发症在瓣膜置换后得到了解决。有趣的是,在主动脉瓣狭窄中,高分子量 VWF 多聚体的比例与平均跨瓣压力阶差成反比[90]。

在有左心室辅助装置(left ventricular assist devices,LVAD)的患者中也经常观察到获得性血小板功能障碍以及 VWF 的定性和定量异常,并可能引发其他原因不明的出血并发症[94-96]。静脉-静脉体外膜氧合(extracorporeal membrane oxygenation,ECMO)支持系统植入后,由于 VWF 异常引起的血小板功能障碍也会导致危及生命的出血[97]。这些缺陷是由于异常高的剪切应力条件和循环血液与人造表面的接触造成的。同样,高分子量 VWF 多聚体的丢失似乎是这些环境中的主要病理机制;LVAD 或 ECMO 支持系统的移除与 VWF 单体和多聚体模式的完全恢复有关[95,97]。最近在一个近 200 名患者的研究报道中,使用泵速低于以前系统的第三代 LVAD,似乎减轻了 VWF 异常的严重程度、并降低了需要输血的出血并发症发生率[98]。VWF 症状性缺陷的相关病理学机制在"获得性血管性血友病综合征"一节进行了讨论。

抗血小板抗体

血小板-抗体相互作用的总体影响可能是造成血小板减少症和血小板功能异常,这些表现可见于广泛的自身免疫性疾病包括特发性血小板减少性紫癜(idiopathic thrombocytopenic pur-pura,ITP)中,被称为免疫性血小板减少性紫癜或免疫性血小板减少症[99],或者一些继发因素,如系统性红斑狼疮、类风湿性关节炎、抗磷脂综合征、病毒感染(巨细胞病毒、丙型肝炎病毒、人类免疫缺陷病毒或水痘带状疱疹病毒)或是接种或服用某些药物后的副作用[100]。自身抗体可通过多种机制诱导血小板功能障碍。在一些患者中存在不同的血小板表面糖蛋白(glycoproteins,GP)的抗体,包括 GP I a、GP Ⅱ a、GP I b、GP Ⅱ b、GP Ⅲ a、GP Ⅳ 和 GP Ⅵ。

传统观点认为,ITP 主要是由血液循环中抗体介导的血小板破坏引起的,这种破坏的速度不能通过骨髓中血小板生成的增加得到代偿。但是,已有证据明确表明巨核细胞的产生和成熟以及血小板的生成也可能受到抗血小板抗体的影响[101-104]。具体来说,在大多数慢性 ITP 患者中,TPO 的水平过低、与血小板减少的程度不相符[105,106]。这一发现为 TPO 类似物治疗慢性难治性 ITP 患者提供了依据[100,102,103,105-107]。两种 TPO 受体激动剂,罗米司亭和艾曲泊帕已被批准用于脾切除后的难治性 ITP 患者。目前对于是否在疾病治疗的早期使用这些药物仍有争议[107](第 39 章)。

在 20 世纪 80 年代,报道了两种有价值的抗原特异分析:免疫球蛋白分析和改良单克隆抗体血小板抗原固定实验(mon-oclonal antibody-specific immobilization of platelet antigens,MAI-PA)分析[108,109]。应用这些分析(特异度 78%~93%;敏感度 49%~66%),在 40%~80% 的临床 ITP 患者中可检测到特异性抗血小板自身抗体。对入组的慢性 ITP 患者进行研究,在其中大约 60%~70% 的病例中,抗血小板自身抗体特异性结合整合素 αⅡbβ3 的不同表位,而(非整合素)GP I b-Ⅸ-Ⅴ 复合物大约是 5%~20% 的病例的抗原靶点[107,111]。在一小群 ITP 患者中,结合血小板的自身抗体同时识别 αⅡbβ3 和 GP I b-Ⅸ-Ⅴ 或其他血小板抗原。血清中的血小板自身抗体有时还可被两种方法同时检出,但这种情况更为少见。更重要的是,抗血小板自身抗体检测阴性(见于约 20%~30% 的患者)并不能排除 ITP 的诊断。抗体阴性的原因尚不清楚,但可能与抗原靶点的异质性或检测方法的技术性问题有关[112]。

一些患者被认为存在抗 αⅡbβ3 或 GP I b-Ⅸ-Ⅴ 的抗体,通过阻断受体-配体的相互作用,从而产生获得性血小板无力症或者获得性 Bernard-Soulier 综合征[113-119]。此外在 1 名 ITP 患者体内,抗 GP Ⅵ 自身抗体的结合导致血小板表面的 GP Ⅵ 丢失[120]。有频繁输注血小板病史的血小板无力症患者,其异体抗体对输注的血小板有相同的血小板无力样作用[121]。

临床实践中持续存在的一个难题是,尽管血小板计数存在同等程度的降低,但 ITP 患者的出血倾向存在个体差异。全血流式细胞术检测可能是评估 ITP 出血风险的有用工具。因此,不依赖血小板计数,与血小板年龄相关的功能测试(由前向光散射曲线确定的未成熟血小板比例)和凝血酶受体激活肽(thrombin receptoractivating peptide,TRAP)介导的血小板激活(通过 P-选择素,活化的 αⅡbβ3 和 GP I bα 阳性的血小板比例进行评估)与 ITP 的出血严重程度有关[122]。此外,ITP 患者的血小板功能随着时间的推移保持一致,并与当前以及以后的出血严重程度相关[123]并且不依赖血小板计数。根据研究者的建议,这些发现肯定了需要对血小板功能测试进行进一步评估,以帮助指导 ITP 患者的管理。

副蛋白血症和淀粉样变性

血小板数量缺陷伴随出血和症状性高粘血症见于大约30%的 IgA 型骨髓瘤或瓦氏巨球蛋白血症（IgM）患者，15%的 IgG 骨髓瘤患者，以及少数意义未明的单克隆免疫球蛋白病患者[124]。在大多数系统性淀粉样变患者中，出血和血小板功能障碍似乎与血浆副蛋白浓度密切相关。

一些单克隆免疫球蛋白与血小板表面相互作用，并且非特异性地干扰血小板黏附或刺激-应答偶联。这一论点得到了以下观察结果的支持[125]。①在副蛋白浓度较高时血小板功能障碍更常见；②血小板聚集、分泌、凝块收缩和血小板的促凝活性都可能受到影响；以及③正常血小板在与患者血浆或纯化的副蛋白共同孵育后可发生上述获得性缺陷。

有病例报告描述了 IgG 型骨髓瘤患者体内，副蛋白与 αⅡb3 的相互作用可阻断纤维蛋白原的结合，从而导致血小板无力样表型的血小板缺陷[113]。除了血小板功能障碍和高粘综合征外，骨髓瘤患者还必须考虑其他出血原因，包括血小板减少、抑制性副蛋白导致的凝血因子缺乏、纤维蛋白聚合受损和 AVWS[126]。由副蛋白对血浆 VWF 以及 VWF-GPⅠb 相互作用的干扰导致的出血时间延长和血小板黏附缺陷也有报道[126,127]。

在淀粉样变性中可以看到相似的止血改变[128,129]。在大多数病例中可以发现凝血酶时间，蛇毒凝血酶时间，印度蝰蛇毒时间，凝血酶原时间，以及活化部分凝血活酶时间延长。尽管这些异常比较常见，但只有少数患者出现严重出血事件，这些患者表现出相关的止血缺陷，包括血小板聚集功能失调、凝血因子减少（优先降低因子X的活性）、纤维蛋白聚合异常、纤溶亢进以及血管周围淀粉样沉积[128]。此外，淀粉样变性的循环副蛋白及其对因子Ⅷ和/或 VWF 的抑制作用已经被报道[129]。

急性白血病和骨髓增生异常综合征

这类疾病中最常见的出血原因是血小板减少症。此外，与临床出血相关的获得性血小板功能异常也可出现在急性髓细胞白血病（acute myelogenous leukemia，AML）[130]和骨髓增生异常综合征（myelodysplastic syndromes，MDS）（相对少见）[131,132]中。在 AML 和 MDS 环境中，血小板的功能和数量变化是由巨核细胞和血小板生成异常引起的[133]。血小板功能障碍指血小板计数大于 50×10^9/L（该水平通常不会引起出血）时出血时间异常延长（与血小板减少程度不相称）或伴有明显出血，尤其是黏膜部位出血[134]。AML 和 MDS 的血小板异常包括聚集缺陷、贮存池缺陷和 TXA2 合成减少。据最新报道，MDS 患者的血小板聚集缺陷是由 αⅡb3 功能紊乱和踝蛋白 1 表达降低导致的[135]。

骨髓增殖性肿瘤

在骨髓增殖性肿瘤（myeloproliferative neoplasms，MPN）患者中已经发现了许多血小板结构、生化和功能性改变[136-143]。最可能的是，这些异质性改变（表 49.3）是由源自恶性造血克隆的异常血小板群体导致的，但有些异常可能继发于体内血小板活化增强。例如，MPN 中血小板反复受到刺激，导致耗竭的血小板在体内继续循环，并且在离体环境下表现为对各种激动剂的反应性降低[12,74,146]。

表 49.3　骨髓增殖性肿瘤的形态学、代谢和功能性血小板异常

异常	具体发现
血小板体积、微结构和功能的异质性	
• 形态学异常	• α-和 δ-颗粒减少 • 开放小管和密集管系统的变化 • 线粒体数量减少和体积缩小
• 获得性贮存池缺乏	• δ-颗粒成分（ADP、ATP、血清素）含量降低
• 聚集异常	• 高度变异性；某些患者对激动剂的反应增强，甚至发生自发血小板聚集；ADP（40%）、胶原（35%）或肾上腺素（50%~60%）刺激后聚集反应减弱[a]
• 分泌	• 高度变异性；体内外 α-颗粒成分（如血小板因子 4 和 β-血小板球蛋白）的血浆浓度升高表明血小板活化；血小板贮存池缺乏导致 δ-颗粒含量（ADP、ATP、血清素）分泌减少
血小板质膜异常	
• 糖蛋白受体缺陷	• αⅡb3（GPⅡb-Ⅲa）、GPⅠb-Ⅸ-Ⅴ 或 α2β1（GPⅠa-Ⅱa）的表达降低，GPⅣ的表达增加；功能失调的 αⅡb3 与可溶性纤维蛋白原的结合缺陷[b]；αⅡb3 的激活障碍或与其他配体结合缺陷；功能失调的 α2β1
• 激动剂受体缺陷	• α2-肾上腺素受体数量减少；对 TXA2 的反应性降低
• Fc 受体的改变	• 与 IgG 的结合增加
• PGD2 受体	• PGD2 结合位点减少

续表

异常	具体发现
• 花生四烯酸释放缺陷	• 花生四烯酸转化为前列腺素内过氧化物(TXA$_2$)或 12-脂氧合酶产物(见代谢异常)减少
代谢异常	
• 花生四烯酸代谢	• 环氧合酶途径代谢物的合成增强(例如,TXA$_2$);12-脂氧合酶途径障碍,导致 12-氢过氧二十碳四烯酸(12-HPETE)和 12-羟基二十碳四烯酸(12-HETE)的生成减少
• cAMP 和 cGMP 代谢	• 环腺苷酸环化酶和环磷酸鸟苷(cGMP)依赖的蛋白激酶缺乏
血小板信号异常	
• 信号减低	• 钙动员异常;血小板膜上的 Ca^{2+} 通道减少;蛋白质磷酸化受损(参见 cGMP 代谢)
• 信号增强	• JAK2 底物的磷酸化增加(JAK/STAT 途径)

Data from Wehmeier et al.[138] ,and Scharf et al.[144]

[a]括号内的数值表示聚集反应缺陷患者的百分比(Schafer[132])。

[b]已经在一些研究中观察到 MPN 患者血小板反应蛋白与血小板表面的结合增强,但在其他研究中没有观察到(Wehmeier 等[145])

在体外观察到的血小板功能异常的临床影响往往是不确定的,并且在不同的研究中结果差异很大[137,138,141-143,147]。因此,血小板聚集反应是高度可变的,并且在同一个体的不同阶段也会发生变化[138]。同样,即使在无症状的患者中也可存在血小板缺陷。在 MPN 患者(>50%)和健康受试者中都可以发现对肾上腺素的反应性受损[148]。这种异常是由血小板 α$_2$-肾上腺素受体数量减少所致[149]。相反,通过环氧合酶-1(cyclooyxgenase-1,COX-1)途径的 AA 代谢紊乱可导致血栓素 A$_2$(thromboxane A$_2$,TXA$_2$)的生成增强,并引起微血管症状,这些症状在给予低剂量阿司匹林抑制 COX-1 后得到缓解(参见参考文献[136,141,150])。令人惊讶的是,AA 的脂氧合酶途径缺陷导致的 TXA$_2$ 增加与促凝表型无关但与出血表型[136,141]有关,表明 MPN 的代谢异常与临床表现无关。

在表 49.3 中总结的变化中,α II bβ3 的功能缺陷被确定为类似于血小板无力症的变异。因此,在流式细胞术研究中,MPN 患者的血小板聚集异常可表现为:①α II bβ3 活化缺陷,②配体结合缺陷,或③配体结合后缺陷(图 49.4)。这些事件(也被称为配体后结合事件)通常由 α II bβ3 调节,包括血小板铺

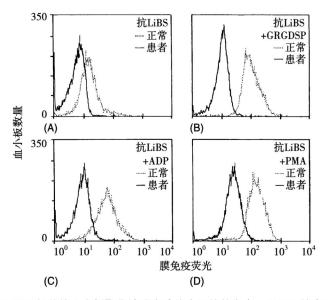

图 49.4 骨髓增殖性肿瘤(MPN)相关的血小板聚集缺陷中功能失调的整合素 α II bβ3 的表型特征。描绘了通过将原发性血小板增多症患者(实线)与正常受试者(虚线)相比获得的流式细胞术直方图。将柠檬酸化的全血与抗-LIBS-1 共同孵育,抗-LIBS-1 是构象特异性单克隆抗体,可区分 α II bβ3 在不存在(A)或存在(B-D)其他试剂时的静息、活化和配体占据状态。例如 GRGDSP、二磷酸腺苷(ADP)或佛波醇肉豆蔻酸乙酸酯/丙二醇甲醚醋酸酯(PMA;一种细胞内信号模拟物,通过直接激活蛋白激酶 C 来规避正常的激动剂受体介导的途径)。抗-LBBS-1 选择性地与 β3 上的配体诱导的结合位点反应。该表位在纤维蛋白原占据受体时表达,该过程需要血小板的活化,或含有纤维蛋白原-RGD 类似物的肽以不依赖激活的方式与 α II bβ3 结合。在 GRGDSP 存在下(B)或用 ADP 刺激时(C)用荧光素化抗 LIBS-1 免疫标记血小板仅导致患者血小板中特异性膜免疫荧光的轻微增加。在用 PMA 激活血小板(D)后,抗 LIBS-1 的结合增加但更加与正常志愿者明显不同。这些发现表明患者中存在 α II bβ3 的活化和与配体结合的复合性缺陷。用 PAC-1 检验获得的结果支持该结论,PAC-1 是一种特异性识别活化的 α II bβ3 的单克隆抗体(数据未显示)。这种诊断方法将血小板聚集异常的分为①激动剂诱导的激活缺陷(生理激动剂对血小板刺激没有 PAC-1 结合),②配体结合缺陷(没有 LIBS 表达,因此在纤维蛋白原-类似肽存在下没有抗-LIBS-1 结合),以及③配体结合后的缺陷[144]。尽管在血小板受到刺激后 PAC-1 和抗 LIBS-1 完整结合,但功能失调的结合后表型的特征在于血小板聚集缺陷(Adapted from Scharf[144] and reprinted with permission from the publisher)

展、颗粒分泌、凝块收缩、可能的血小板促凝活性、生物物理学作用力转化为信号(机械力转导)和血小板聚集体生长的稳定[151,152]。MPN中报告的其他血小板变化包括蛋白磷酸化受损导致的信号传导缺陷[136]。在MPN患者中记录的血浆VWF异常是继发性的,并且与血小板增多程度相关,如下所述。

MPN的另一个特点是血栓出血事件可能同时发生,反映了其所涉及的病理机制的复杂性(图49.5)和实验室结果解释的困难[138-142]。

相关的疾病特异性体细胞突变

MPN分子发病机制的重大进展提高了我们对原发性血小板增多症(essential thrombocytosis,ET)、原发性骨髓纤维化(primary myelofibrosis,PMF)和真性红细胞增多症(polycythemia vera,PV)的理解,并能够对这些疾病中重叠的临床特征进行解释(第47章)。所确定的异常包括酪氨酸激酶-2基因(JAK2)和血小板生成素受体基因(MPL)的体细胞突变。JAK2突变是由于缬氨酸替换了苯丙氨酸(V617F),导致功能获得性突变,从而诱导JAK2底物的磷酸化增加和对髓细胞的反应性增

加[158]。大约50%~60%的ET或PMF患者携带JAK2 V617F突变,而在PV患者中95%的患者也存在该位点突变[159]。大约5%~10%的ET和PMF患者中发现了MPL基因突变的激活,但这些患者的JAK2基因未发生突变[160]。另外,在ET和PMF患者中发现编码钙网蛋白的基因发生重复突变,而JAK2或MPL基因未发生突变[161,162]。这些额外的分子标记加上最近报道的新型非经典异常突变(例如,JAK2中不是V617F位点的突变)可以填补目前约30%~45%的ET或PMF患者的诊断空白[163,164]。有趣的是,ET患者中,CALR突变与JAK2 V617F突变相比,似乎预后更好并且血栓形成的风险更低[161,165]。

JAK2 V617F突变和血小板功能增强。一些研究已经探讨了MPN患者中疾病特异性突变对血小板功能的影响。例如,据报道,通过比较JAK2 V617F阳性和JAK2 V617F阴性患者的血小板,发现JAK2 V617F等位基因与血小板介导的凝血酶生成增加之间存在关联[166]。表49.4总结了其他表型特征,包括未成熟血小板[167]的增加。血小板转换加速的克隆性血小板生成可导致ET患者由于血小板COX-1的更新加速而对阿司匹林不敏感,如下所述。

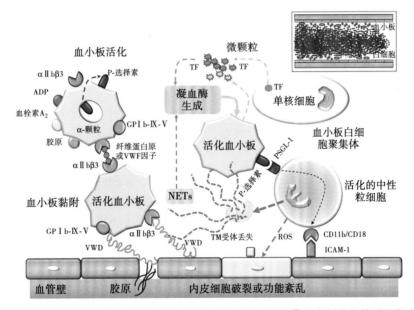

图49.5　骨髓增殖性肿瘤(MPN)中血栓形成的多种机制的概要。图中显示①血小板的应答增强和克隆衍生的血细胞的其他功能和/或数量异常,②功能障碍的内皮抗血栓效应降低,从而促进高凝状态,以及③血管细胞对由恶性血细胞释放的细胞因子造成的损伤的炎症反应。循环血小板(左图)活化后发生黏附,聚集和分泌,并且在血小板表面上表达有α-颗粒蛋白,包括P-选择素,P-选择素可以反过来促进内皮细胞,单核细胞和中性粒细胞的相互作用。如图所示,血浆血管性血友病因子(VWF)固定后,血小板可通过糖蛋白(glycoprotein,GP)Ⅰb-Ⅸ-Ⅴ和αⅡbβ3(GPⅡb-Ⅲa)黏附到血管壁上。血小板-白细胞结合物的形成是由P-选择素与其在白细胞上的受体P-选择素糖蛋白配体-1(PSGL-1)的相互作用介导的。中性粒细胞的激活(右图)通过激活的CD11b/CD18(αMβ2)和细胞间黏附分子-1(ICAM-1)诱导内皮细胞黏附。中性粒细胞分泌的蛋白水解酶(未显示)和活性氧(ROS)的释放可破坏内皮细胞并扰乱其血栓抗性。内皮的血栓调节蛋白(TM)受体的缺失导致凝血酶抑制的缺陷并且消除了蛋白C的活化,从而导致高凝状态。一种新的血栓形成机制是活化的中性粒细胞释放DNA,组蛋白和蛋白酶后在血管内形成中性粒细胞胞外诱捕网(NET)[153,154]。这些NET(紫色虚线)可以与黏附蛋白相互作用(如VWF所示),促进凝血酶生成并为血小板,红细胞和纤维蛋白提供网状结构以形成血栓[155,156]。如图中心所示,凝血酶的产生也是由血小板和单核细胞衍生的微颗粒引起的,其中含有大量的组织因子(TF)。插图:真性红细胞增多症中存在明显的促血栓形成作用,其中逐渐升高的血细胞比容与血栓形成风险的增加相对应。红细胞团将血小板和白细胞置换到血管壁,使它们暴露于最大剪切力,从而促进血小板活化和血小板-内皮细胞或血小板-血小板的相互作用(Modification of a figure taken from Falanga and Marchetti[143] and Scharf[157] and reprinted with permission from the publisher)

表 49.4   MPN 患者中 *JAK2* V617F 的突变和血小板功能亢进

血小板介导的凝血酶生成增加

ET 和 PV 中未成熟血小板(止血作用比成熟血小板更活跃)增加

未成熟血小板数量与 *JAK2* V617F 突变之间的联系

MPN 中的未成熟血小板对羟基脲的骨髓抑制治疗更易感

Source:Data from Panova-Noeva et al. [166,167]

Hobbs[168] 等人研究了一个特定的 *JAK2* V617F 敲入式的 ET 小鼠模型,其中所有巨核细胞和血小板表达的 *JAK2* V617F 水平相当于人类 ET 患者的水平。在这一小鼠模型中,*JAK2* V617F 阳性的巨核细胞表现为分化增强、形成血小板前体增多和迁移能力增强。同时,各类分析显示(动脉剪切率下的血小板聚集和血栓形成、血小板在纤维蛋白原上的铺展、外向内信号以及血小板表面活性标志物的表达),血小板对不同激动剂的反应性也得到了增强。体外血小板反应的增强,在体内则表现为止血作用的增强,即并非由血小板数量增多导致的出血持续时间显著缩短[168]。这些发现进一步表明,*JAK2* V617F 可以诱导巨核细胞和血小板内在的生物学变化,而不增加细胞的数量。

MPN 患者的抗血小板治疗

MPN 的抗血小板治疗。阿司匹林被广泛用于 ET 和 PV 患者血管并发症的一级预防(第 47 章)。然而,对于 ET 患者中低剂量阿司匹林的应用仍然存在争议[157,169]。一些研究者建议除非有禁忌(例如血小板计数>1 000×10⁹/L),否则所有 ET 患者均可服用阿司匹林[170,171]。另外,对于根据风险评分(如 IPSET 血栓形成)[172,173] 进行评估的高危患者(年龄大于 60 岁,心血管危险因素,既往血栓形成,*JAK2* V617F 突变),或有症状的微循环障碍患者[139,174] 也应限制阿司匹林的应用。事实上,由于能够有效抑制血小板 TXA₂ 的生成,低剂量阿司匹林仍然是 ET 患者治疗红斑性肢痛病或短暂神经功能缺损的首选方法。

虽然在 ECLAP 研究[175]中已经可靠地证明了低剂量阿司匹林对 PV 患者的显著获益,但是没有在 ET 患者中进行这种前瞻性、双盲、安慰剂对照、随机的阿司匹林试验。因此,用阿司匹林治疗 ET 患者没有循证证据,而是由经验指导的。目前关于 ET 可用的数据有限且尚有争议。例如,在"低风险"ET 患者中,一项观察性病例对照研究显示,未经治疗的患者和健康志愿者的血栓发生率没有差异[176],而一项回顾性分析表明抗血小板治疗有不同程度的效果[177]。此外,一些研究还包括用阿司匹林治疗所有"高危"ET 患者[178],而其他最近的研究则没有[179]。这些基本差异反映了该领域的"两种观点截然不同"[174]。

原发性血小板增多症的细胞减灭疗法。与 ET 治疗中抗血小板药物的使用相关的重要问题包括药物引起的出血(特别是发生在血小板计数非常高的患者中时),以及疾病控制良好的患者的过度治疗。预防性细胞减灭似乎不是预防 ET 患者严重出血或血栓形成的首选治疗方法。这一结论来自对既往没有血栓性出血并发症病史的、伴有极度血小板增多症[中位数

1 323×10⁹/L;范围(1 000~3 460)×10⁹/L]的年轻 ET 患者(中位年龄<45 岁)的回顾性分析[180]。在 12 年的血小板增多症中位数患者随访中,接受预防性细胞减灭治疗的患者与未接受预防性细胞减灭治疗的患者发生大出血和血栓的概率相似[180,181]。

原发性血小板增多症的阿司匹林抵抗

ET 患者使用乙酰水杨酸预防一级或二级血栓的一方面的原因是,当每天服用一次低剂量阿司匹林(100mg)时,对血小板 COX-1 的药物抑制可能无效,尤其是对高危 ET 患者。这种现象可能是由对阿司匹林不敏感的血栓素 A₂(TXA₂)生物合成引起的。

事实上,尽管服用阿司匹林,但由于 ET 患者克隆性血小板生成增加导致血小板 COX-1 更新加快,使 TXA₂ 的产生不能或不完全被抑制。Pascale[182] 等人证实,可以通过调节阿司匹林给药间隔来逆转 ET 患者阿司匹林不敏感的 TXA₂ 的生物合成。因此,在一组有 22 例 ET 患者的研究中,发现每日两次给予 100mg 肠溶阿司匹林制剂可抑制约 90%患者的血小板 TXA₂ 生物合成,这些患者在每天服用一次阿司匹林(100mg)时没有 COX-1 抑制作用。与每天两次服用 100mg 阿司匹林相比,每天一次服用双倍剂量的阿司匹林并不能克服 ET 患者的 COX-1 不敏感性[182]。结果表明,ET 患者中阿司匹林抵抗的主要决定因素不是因为血小板大量的增加,而是由于巨核细胞和血小板的生成加速,导致新释放的网状血小板中存在未乙酰化的 COX-1。

根据这些发现,我们应该对抗血小板治疗 ET 高危患者时的持续抑制作用进行监测。和其他研究一致[183],上述研究的作者建议在进行阿司匹林治疗的高风险 ET 患者中重复测定血清 TXB₂(TXA₂ 的稳定代谢物),以便①识别具有耐药性的受试者,以及②在必要情况下,可通过改变给药间隔(从 24 小时变为 12 小时)来拯救阿司匹林不敏感的 TXA₂ 生物合成。

结论。总的来说,使用低剂量阿司匹林治疗 ET 患者时的抗血小板作用仍有待证实。尽管在这种情况下,阿司匹林的抗血栓作用似乎比发生出血的风险更重要,但药物引起的大出血仍然是一个严重的问题。同时,ET 患者的出血并发症被认为是由于 VWF 的获得性异常引起的。但是,两者之间的联系还没有证据证实[174]。相反,有证据表明 VWF 的异常与血小板增多程度相关,如下所述。

获得性血管性血友病综合征

血小板样表型的出血事件可由各种条件下的获得性血管性血友病综合征(acquired von willebrand syndrome, AVWS)引起。AVWS 的一个病理机制是完整 VWF 的水解增加,后者在循环中通常以 250kDa 亚单位组成的非常大的同源多聚体的形式存在[91]。在瓣膜性心脏病,如主动脉瓣狭窄[90-92]和二尖瓣反流[93],或在心血管辅助装置[94-98]中产生的高流体剪切应力[91]可诱导 ADAMTS13 的产生,而循环的 VWF 多聚体在高剪切应力环境下最易被 ADAMTS13(一种血浆金属蛋白酶)分解。这种作用最终导致了在止血过程中发挥作用的大分子量 VWF 多聚体的缺陷。因此,剪切力诱导的 AVWS 在表型上类似于 VWF 的遗传突变,这种突变同样增加了其对 ADAMTS13 的易感性,从而导致先天性血管性血友病(von Willebrand disease,

VWD)2A 型。在这两种情况下,VWF:活性[瑞斯托霉素辅助因子(ristocetin cofactor,RCo)]和 VWF:抗原(antigen,Ag)之间存在差异并伴有 RCo 异常下降,导致 VWF 比率的异常下降(VWF:RCo/VWF:Ag<0.7),提示了高分子量 VWF 的缺乏(或缺陷)。然而,这一实验室结果对 VWD 或 AVWS 仅具有提示意义,因此需要通过多聚体分析进行确认(图49.6)。

AVWS 的发病机制也可能与甲状腺功能减退相关的 VWF 合成减少有关[185];或与血浆 VWF 的免疫清除增加有关,这种现象在自身免疫性、肿瘤性或淋巴增生性疾病患者[185,186]中偶有报道。这可能涉及各种机制,包括 VWF 的抑制性抗体、VWF 与特异性抗体之间形成免疫复合物、血浆 VWF 吸附到肿瘤细胞(如肾母细胞瘤)或异常淋巴细胞(如非霍奇金淋巴瘤)上[185,187]。

骨髓增生性肿瘤,尤其是血小板计数超过 $1\,000\times10^9$ 个/L 时的 ET,经常与 AVWS 相关。由于巨大血浆 VWF 多聚体的减少或缺失,受影响患者的 VWF:活性(RCo)/VWF:抗原比率降低[184,188,189]。在血小板数量过多的反应性血小板增多患者中也观察到类似的现象,例如脾切除术后(图49.6)。在克隆和反应性血小板增多症中,其基本机制似乎是相同的:高分子量血浆 VWF 多聚体短暂地与循环中增加的血小板结合,并优先被 ADAMTS13 降解[190]。因此,关于在上述两种情况下为何会出现血小板增多合并出血这一看似矛盾的现象,AVWS 或许可以解释。已有报道发现在服用杀虫剂或使用丙戊酸、某些抗生素(环丙沙星、四环素)和抗真菌药物(如灰黄霉素)、溶栓剂和

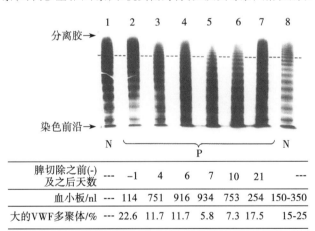

分离胶→								
染色前沿→								
	N				P			N
脾切除之前(-)及之后天数	---	−1	4	6	7	10	21	---
血小板/nl	---	114	751	916	934	753	254	150-350
大的VWF多聚体/%	---	22.6	11.7	11.7	5.8	7.3	17.5	15-25

图49.6 一例因慢性 ITP 进行脾切除术的患者的血浆 VWF 多聚体结构。如图所示,在脾切除术之前(泳道2)和之后(泳道3~7)进行血液采集。用抗 VWF 抗体鉴定 VWF,然后进行免疫过氧化物酶染色。通过发光检测 VWF 多聚体并进行分析;用密度测定法测出它们的相对浓度。高分子量 VWF 多聚体显示在凝胶的顶部。虚线表示作为单个个体分辨的第 10 个带的位置;较大的多聚体被武断定义为第 10 个带以上的那些。N 表示正常对照血浆(泳道1和8)。注意脾切除前血小板计数为 114×10^9/L 的多聚体的正常分布(泳道2),随着脾切除术后血小板计数增加(泳道3~6),较大的 VWF 逐渐消失,并且随着血小板计数正常化(泳道7),多聚体分布逐渐恢复(Taken from Budde et al.[184] and reprinted with permission from the American Society of Hematology.)

羟乙基淀粉时会发生药物诱导的 AVWS[185]。

结论和未来方向

获得性血小板疾病可由多种临床疾病引起,并诱导血小板功能增加或缺陷。在临床实践中,准确识别任何一种表型、诊断潜在疾病以及了解导致血小板功能异常的病理机制,并将其转化为决策是至关重要的(表49.5)。

对动脉疾病的急性血管损伤需要进行一级干预和抗血栓的二级预防,特别是抗血小板药物预防。然而,这种药物的广泛使用导致了药物诱导的血小板受抑,从而使异常出血的人群比例增加。对于老年人,风险高的患者而言尤其如此。因此,在这个过度医疗的社会,药物是造成血小板功能障碍最常见的原因。这个说法也适用于其他多种有不同药理作用的复合物,这些复合物并非特异地干扰血小板功能(例如用于治疗抑郁症的 SSRI)。

关于使用抗血小板药物(伴或不伴有抗凝药物的组合)预防和治疗动脉疾病患者的血栓栓塞并发症,我们目前面临两个尚未解决的问题:①抗血栓治疗强度越大,发生大出血的频率就越高;②理想情况下,所用的药物应该是抗血栓的,而不是抗生理止血的。换句话说,我们需要能够预防血栓形成的有效药物,但不能以增加出血风险为代价。这种需求需要有高度选择性的药理学策略。在动物模型中设计和检验了几个创新概念。例如,人们正在努力开发抗血小板化合物,这种化合物能在不损害一期止血的情况下,特异地阻断血栓发生[191](第55章)。但是,这些方案是否能够在人身上实施仍有待观察。

在过去十年中,在探索某些疾病中获得性止血功能障碍的方面取得了重大进展。这主要适用于可导致血小板功能亢进或减退的血液系统疾病,以及与血栓或出血并发症有关的这些逆转的表型。例如,MPN 中恶性克隆的特点,特别是 ET、PMF 或 PV 患者中编码 JAK2、MPL 和 CALR 的基因突变的基因分型,现在被用于临床风险评分,以改善抗血小板治疗的患者分层和是否进行抗血小板治疗的决策[157,172,173,179]。此外,最近对血小板生成增加的 ET 患者中的克隆性血小板生成的动力学研究表明,当每天服用一次低剂量阿司匹林时,ET 患者可以绕过 COX-1 的抑制作用,从而阐明了血小板 TXA_2 生成抑制不全或无效的现象的原理[182]。因此,现已可靠地证明,ET 患者对阿司匹林的不敏感性是由于血小板 COX-1(药物靶点)的更新加快所致,从而我们可以通过调节阿司匹林给药间隔(即每天两次 100mg)而不是药物剂量来挽救血小板的抑制受损[182]。

表49.5 确定潜在的止血缺陷至关重要

防止意料之外的出血并发症
充分控制出血症状
尽可能降低侵入性手术的风险
避免不必要的血液制品暴露(包括具有不良促血栓形成副作用的重组凝血因子浓缩物)

4

急慢性肝病患者的止血功能特点和止血功能障碍是近年来取得的另一重大进展。根据惯例,肝硬化被认为是获得性凝血障碍的一个缩影,它与血小板减少和/或血栓性疾病一起引起出血性并发症。根据最新的调查结果,这一论点已从几个方面作了根本性的修正。第一,除了终末期肝病,肝衰竭患者也容易发生血栓事件,并且可能比出血并发症更常见。第二,促止血成分和抗止血成分的相应减少可导致低水平上的止血再平衡。然而,再平衡的止血系统是不稳定的,并且可以被各种触发因素破坏,这反过来也可以解释出血和血栓并发症的发生。第三,肝硬化患者的血小板减少是多方面因素造成的,正如 TPO 水平与残余肝功能的相关性所示,除脾脏瘀滞作用外,TPO 生成的减少起着主要作用。第四,在过去,血小板功能缺陷作为肝衰竭患者发生出血事件的一个伴发原因被高估了。第五,高水平的血浆 VWF 可以恢复血小板-血管壁相互作用,从而重新平衡在慢性肝病中受损的一期止血。第六,再平衡的止血系统,以及更重要的是肝病的高凝特点,对预防和治疗出血和血栓形成都有重要影响。

因此,与常规治疗相比,肝病患者需要采用限制性输血方案,以避免治疗诱导的高凝状态和治疗引起的血栓并发症或导致血小板不耐症的同种免疫。然而,在此期间,在这方面取得进展存在明显的局限性。例如,临床结果表明,在选择性侵入性手术前,TPO 受体激动剂艾曲泊帕被用于肝硬化和血小板减少症患者以增加血小板数量。事实上,艾曲泊帕虽然减少了血小板输注的需求,但其与血栓发生风险增加有关[59]。因此,该试验被强制性提前终止。

最近,第二代口服 TPO 受体激动剂阿凡泊帕的问世解决了这个问题。在一对设计完全相同的 3 期试验(包括慢性肝病和血小板减少症的成年患者)中证实,在计划的侵入性诊断或治疗程序后长达 7 天,阿凡泊帕在增加不需要输注血小板或任何出血抢救治疗的患者的比例方面优于安慰剂[60]。在研究的患者中,阿凡泊帕组中有 1 例发生了门静脉血栓并进行了紧急治疗。口服药物可导致血小板计数增加,从而减少血小板输注的需求和出血的风险,这有助于慢性肝病和血小板减少症患者的临床治疗。目前,美国食品药品监督管理局已批准阿凡泊帕用于该适应证[61]。

致谢

本文引用的作者实验室的工作得到了德国研究委员会的资助(DFG;Scha 358/1-1 至 1-3;358/2-2;358/3-1;协作研究中心,SFB 612,项目 B2)。德国、奥地利和瑞士血栓形成和止血研究学会、德国杜塞尔多夫海因里希海涅大学生物医学研究中心和 NRW 研究院生物结构"分子医学和生物技术中的生物结构"提供了补充的资金。

（韩悦 译,张晓辉 审）

扫描二维码访问参考文献

第五部分 抗血小板治疗

第50章 阿司匹林

Carlo Patrono

历史背景

1897年,首次在工业制造中合成了乙酰水杨酸,并于1899年作为阿司匹林上市,用于缓解疼痛、发热和炎症。这些药理作用可在相对简单的动物模型中进行评估,为发现和开发一种化学性质不同的类阿司匹林药物非甾体抗炎药(nonsteroidal antiinflammatory drugs,NSAID),提供了方向[1]。在约60年前,人们发现了首个此类药物吲哚美辛。1971年,John Vane及其同事在伦敦阐明了这些药物的作用机制[2-4]。虽然Smith和Willis在其中一篇开创性论文中报道了阿司匹林引起人血小板内前列腺素(prostaglandin,PG)合成的抑制,鉴于当时已知的经典前列腺素(prostaglandin,PG)即PGE_2和$PGF_{2\alpha}$对血小板聚集的影响甚微,这种机制无法解释阿司匹林的抗血小板作用。

直到Bengt Samuelsson及其同事在斯德哥尔摩发现血栓素(thromboxane,TX)A_2及其直接前体PGG_2和PGH_2是人类血小板中花生四烯酸(arachidonic acid,AA)代谢的主要产物[5,6],才阐明了阿司匹林抑制血小板功能的作用机制。此后,Philip Majerus及其同事在圣路易斯的生化研究中确定了阿司匹林的独特分子机制,即通过乙酰化PGH合成酶的一个丝氨酸残基从而发挥永久性灭活环氧合酶(cyclooxygenase,COX)的作用[7,8]。

这些基本的发现,为基于机制开发生物标志物进行人体剂量研究开辟了道路,例如凝血酶刺激的全血凝固过程中TXB_2的产生[9]和TXB_2的主要酶代谢物的尿液排泄[10]。这些研究描述了阿司匹林对血小板TXB_2抑制的时间和剂量依赖性,并

证明其在低剂量下每天给药一次的生化选择性和饱和性[11,12]。

20世纪80年代早期,从这些离体和体内研究中获得的信息,为在大型随机对照临床试验中测试低剂量阿司匹林作为抗血栓制剂的临床疗效和安全性提供了理论基础。如在ISIS-2试验中[13],阿司匹林剂量仅为既往研究中所用的十分之一,受试患者数大约增加了10倍。

由于低剂量阿司匹林的临床开发很大程度上是由医学科学界而非制药公司推动的,因此不同的研究人员测试了许多种阿司匹林治疗方案,每天30~325mg不等[14,15]。尽管这一不寻常的开发过程导致了长期以来关于阿司匹林最佳剂量的争论,但也为安慰剂对照随机试验提供了令人瞩目的丰富信息。在这些临床试验中,共招募了约200 000名受试者进行治疗或预防动脉粥样硬化血栓形成的研究[14,15]。

本章旨在根据临床试验结果和流行病学研究,整合我们目前对阿司匹林作用分子机制的理解,评估阿司匹林作为抗血小板药物的有效性和安全性。

作用机制

阿司匹林最明确的作用机制是对PGH合成酶(PGH-synthase,PGHS)-1和-2(也称为COX-1和COX-2)的COX活性永久灭活的能力[7,8,16],这些同工酶催化前列腺素生物合成的第一步,即AA转化为PGH_2(图50.1)。PGH_2是PGD_2、PGE_2、$PGF_{2\alpha}$、PGI_2和TXA_2的直接前体。COX-1和COX-2是一种约72kDa的单体单元的同型二聚体。每个二聚体具有三个独立的折叠单元:表皮生长因子样结构域、膜结合结构域和酶结构域[16]。在酶促结构域内,存在过氧化物酶催化位点和介导COX活性的独立但相邻的位点,后者位于分子内狭窄、疏水的通道的顶点。

阿司匹林永久性灭活COX活性的分子机制是通过乙酰化关键位置的丝氨酸残基(人COX-1中的Ser529,人COX-2中的Ser516)阻断COX通道,从而阻止底物进入与酶催化位点[17,18]。COX通道的疏水环境使修饰的丝氨酸侧链稳定而不发生水解。每天给予一次低剂量阿司匹林即可以抑制COX-1依赖性血小板功能[11,12]。相反,抑制COX-2依赖性病理生理过程(如痛觉过敏和炎症)则需要更大剂量的阿司匹林[17](可能因为乙酰化受到酶的氧化还原状态的调节,并且在具有高过氧化状态的细胞中被抑制[19])和更短的给药间隔(因为有核细胞在快速清除药物后迅速重新合成该酶)。

人血小板和血管内皮细胞主要将PGH_2转变为TXA_2和PGI_2[16]。TXA_2诱导血小板聚集和血管收缩,而PGI_2抑制血

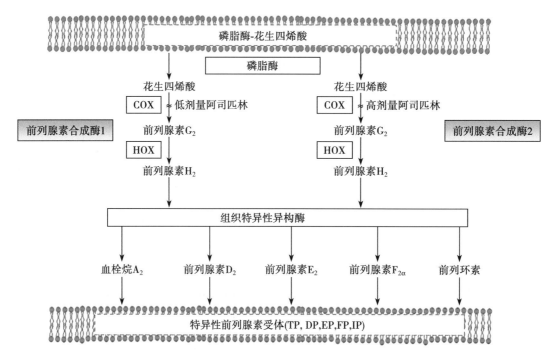

图 50.1   花生四烯酸的代谢及阿司匹林的作用机制。 花生四烯酸,一种含有四个双键的 20 碳脂肪酸,通过几种磷脂酶从膜磷脂中的 sn2 位置释放出来,这些磷脂酶在不同的刺激下被激活。花生四烯酸被具有环氧合酶(COX)和氢过氧化物酶(OX)活性的胞质前列腺素 H 合酶转化为不稳定的中间体前列腺素 H₂。这些合成酶统称为环氧合酶,以两种形式存在:COX-1 和 COX-2。低剂量阿司匹林在体内选择性抑制血小板 COX-1,高剂量阿司匹林同时抑制 COX-1 和-2。前列腺素 H₂ 被组织特异性异构酶转化为多种前列腺素类。这些生物活性脂质激活与 G 蛋白受体超家族偶联的特异性细胞膜受体。DP,前列腺素 D₂ 受体;EP,前列腺素 E₂ 受体;FP,前列腺素 F₂ₐ 受体;IP,前列环素受体;TP,血栓素受体(Reproduced from Patrono et al. ,N Engl J Med 2005;353:2373-2383.)

小板聚集并诱导血管舒张[16]。TXA₂ 主要经 COX-1 催化产生(主要来自血小板),因此阿司匹林对 TXA₂ 的抑制敏感性高,而血管 PGI₂ 由 COX-1 或 COX-2 催化产生,并且更多地甚至在生理条件下来自 COX-2 的催化[20,21]。COX-1 依赖性的 PGI₂ 在激动剂(如缓激肽)的刺激下瞬间产生[22],并对阿司匹林抑制高度敏感。COX-2 介导的 PGI₂ 产生则持续发生,受层流剪切应力的影响[23],并且在很大程度上不受常规抗血小板剂量的阿司匹林的影响[11,12]。这可以解释尽管每天服用 30 ~ 100mg 阿司匹林,抑制 COX-1 依赖性 PGI₂ 的瞬间释放,但体内仍保留一定水平的 PGI₂ 生物合成。然而目前仍不能确定更高剂量的阿司匹林对 PGI₂ 形成的更显著抑制是否能够引发或促进血栓形成。然而,两组不同的证据显示 PGI₂ 是一种重要的抗血栓形成的自体类固醇。第一个观察结果表明,缺乏 PGI₂ 受体的小鼠对实验性血栓形成的易感性增加[24]。第二个证据是 COX-2 抑制剂具有增加心肌梗死(myocardial infarction, MI)风险的特性[25,26],也印证了当血小板 TXA₂ 合成未被有效控制的情况下,PGI₂ 是内皮抑制血栓形成的重要机制[27]。

药代动力学和药效动力学

阿司匹林在胃和肠道上段迅速被吸收[28]。阿司匹林摄入后 30~40 分钟出现峰值血浆水平,1 小时后对 TXA₂ 依赖性血小板功能的抑制作用明显。相反,服用肠溶阿司匹林后可能需要 3~4 小时达到血药浓度峰值[29]。摄入的阿司匹林主要以这

种形式被吸收,但也有些在胃肠道黏膜或肝脏酯酶水解后以水杨酸形式进入体循环[28]。在宽泛的剂量范围内,常规阿司匹林片剂的口服生物利用度约为 40% ~ 50%[30]。据报道,一些肠溶片剂[31,32]和缓释微囊化的阿司匹林生物利用度较低[22]。小肠较高 pH 环境下吸收不良以及某些肠溶衣制剂生物利用度较低,可能导致阿司匹林对血小板抑制不足,尤其是在体重较大的受试者中[31,32]。为了选择性抑制血小板 TXA₂ 但不干扰全身 PGI₂ 合成,已研制出全身生物利用度可以忽略的阿司匹林的低剂量控释制剂(75mg)[22],这在血栓形成预防试验中成功使用(见下文),但目前尚不清楚控释制剂与普通阿司匹林相比是否有任何优势。

阿司匹林的血浆浓度在人体循环中衰减,半衰期为 15~20 分钟。因此,由于在血浆、肝脏和红细胞中的水解,阿司匹林只能在很短的时间内在血浆中检测到。细胞内红细胞血小板活化因子乙酰水解酶 I 被认为是人血液中的主要阿司匹林水解酶。人们认为,红细胞裂解物灭活阿司匹林的活性在个体中成倍的变异可导致药物反应的个体间变异[33]。

尽管能被快速清除,但阿司匹林不可逆地灭活 COX-1,因而抑制作用持续时间长达血小板整个生命周期[7,8]。阿司匹林也会在新生血小板释放到循环中之前,将巨核细胞中的酶乙酰化[35]。人类血小板的平均寿命约为 8 ~ 10 天。因此,每 24 小时机体更新约 10% ~ 12% 的循环血小板。低剂量阿司匹林具有两个不同的药动学靶点,有助于其持续的抗血小板作用:①血小板 COX-1 的乙酰化,其在全身循环前发生,即在门静脉血液

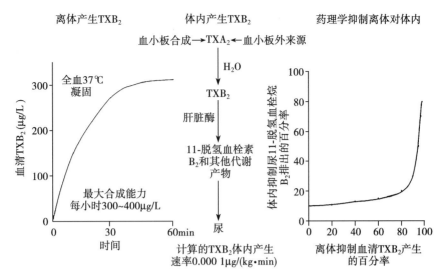

图 50.2 人血小板合成血栓素 B_2（TXB_2）的最大能力，健康受试者中 TXB_2 产生的速率，以及体内血小板环氧合酶活性的抑制和 TXB_2 生物合成之间的关系。左图描绘了在 37℃下全血凝固期间由内源性凝血酶刺激的 TXB_2 产生水平。中心图显示体内血栓素 A_2（TXA_2）的代谢途径和在 TXB_2 输注的基础上，计算出的其在健康受试者中的产生速率以及其测量的主要酶代谢物 11-脱氢-TXB_2 的尿排泄。右图描绘了离体测量的血清 TXB_2 的抑制与体内测量的 11-脱氢-TXB_2 的尿排泄减少之间的非线性关系（Reproduced from Patrono et al. ，N Engl J Med 2005；353：2373-2383）

中[30]，并且在每日重复给药时累积[11]；这是实际完全抑制血小板 TXA_2 产生的决定因素；②巨核细胞 COX-1 和 COX-2[36,37] 的乙酰化，这取决于阿司匹林的全身生物利用度，并有助于长期持续的 TXA_2 抑制，造成这一现象的原因是阿司匹林治疗的个体在 24 小时给药间隔的大部分时间内，骨髓祖细胞释放至体循环的血小板的 COX-同工酶已被乙酰化[37]。巨核细胞生成异常或其他疾病状态下导致的血小板增多，以及阿司匹林的全身生物利用度降低（例如与肥胖有关），可能限制血小板 COX-1 抑制的程度和持续时间，并可能需要更短的给药间隔[38,39]。

可能是因为血小板 COX-1 活性的抑制与体内 TXA_2 生物合成的抑制的非线性关系，停用阿司匹林后，体内 TXA_2 生物合成的恢复速度略快于预测的血小板更新速度[12]。通过全血 TXB_2 的生成测定血小板 COX-1 活性，通过血栓素代谢物（thromboxane metabolite，TXM）的排泄评估体内 TXA_2 生物合成（图 50.2）[40,41]。后者通过体内的血小板（人类中的主要来源）和（一些）有核细胞（例如单核细胞/巨噬细胞）反应 TXA_2 的产生。由于在 >97% 的 COX-1 活性抑制时才能完全抑制 TXA_2 依赖性的血小板功能[41]，即使是 COX-1 活性的轻微恢复，如在阿司匹林停药后 2～3 天所检测到的，仍能够维持完全的聚集反应。这一发现对于大手术前阿司匹林停药的时机具有重要临床意义[42]。

药物-药物相互作用

目前已发现阿司匹林和其他药物之间的一些相互作用（表 50.1）。众所周知，传统的 NSAID 和昔布类药物都可以通过 COX-2 介导的机制干扰不同类型降压药物的降压作用，这种机制涉及肾脏中血管扩张物质和利尿前列腺素类物质的生成减少[43,44]。然而，尚未发现低剂量阿司匹林治疗影响肾功能或血压控制[43]，这符合阿司匹林不影响肾脏前列腺素合成的作用[45]，而后者主要是由人体肾脏中持续表达的 COX-2 催化[46]。高血压最佳治疗（HOT）试验的结果进一步验证了低剂量阿司匹林的血管安全性[47]，其中 75mg/d 阿司匹林不影响血压控制，也不影响接受强化治疗的高血压患者中的降压治疗[48]。虽然推测阿司匹林和其他抗血小板药物的使用可能减少左心室收缩期患者依那普利治疗效果[49]，但一项对急性心肌梗死临床试验的大型荟萃分析结果不支持这一假设[50]。同样，在强化治疗的高血压患者中，血管紧张素转化酶抑制剂（angiotensin-converting enzyme inhibitor，ACEI）与低剂量阿司匹林的心血管益处之间不存在负相关[48]。ACEI 协作组已开展了系统性研究，分析来自 6 项 ACEI 长期随机试验的 22 060 名患者的数据，以评估阿司匹林是否改变 ACEI 治疗对主要临床结局的影响[51]。尽管这些分析不能排除可能存在的某种药物相互作用，但结果明确表示即使给予阿司匹林，ACEI 治疗的加入也会在所有主要血管事件结局中产生显著的额外获益[51]。因此，在没有明确禁忌证的情况下，在主要血管事件高风险的所有患者中应同时使用阿司匹林和 ACEI。

另一方面，药代动力学和药效动力学的相互作用会限制阿司匹林的抗血小板作用。这些包括通过同时使用质子泵抑制剂（proton-pump inhibitor，PPI）后，胃和十二指肠对阿司匹林吸收减少，以及同时使用一些传统 NSAID 后，血小板 COX-1 的乙酰化程度的下降[28]。这些药物-药物相互作用的效果和临床意义将在本章的下一节中讨论。

最后，根据 PLATO 试验的亚组分析，每日服用阿司匹林的剂量（75～325mg）与替格瑞洛和氯吡格雷的心脏保护作用之间存在潜在的负相互作用[52]。虽然仍未发现一种能够解释这种明显的相互作用的生物学机制，美国食品药品监督管理局（FDA）的替格瑞洛标签含有一个黑框警告，表明维持剂量超过 100mg 的阿司匹林会降低替格瑞洛的有效性因而应该避免使用。

5

表 50.1　可能涉及阿司匹林药代动力学和药效动力学的药物相互作用

药物	机制	效果	临床意义	阿司匹林日剂量
抗高血压药(例如 ACEI)	PD:抑制肾 COX-2 活性	增加血压	增加血管事件风险	仅在高剂量时
质子泵抑制剂	PK:减少阿司匹林吸收	减少抗血小板作用	未知	抗血小板剂量
布洛芬和萘普生	PD:对 COX-1 通道中常见对接位点的竞争	降低抗血小板作用	相互矛盾的结果	抗血小板剂量
替格瑞洛	未知	未知	增加血管事件的风险	300~325mg

PK,药代动力学;PD,药效动力学;COX,环氧合酶;ACEI,血管紧张素转换酶抑制剂。

阿司匹林抗血小板反应的个体差异

由于药代动力学或药效动力学原因,任何治疗制剂的预期疗效均可能存在某种程度的个体差异。就阿司匹林而言,理论上有几个因素可能会限制这种现象的程度:①其不可逆转的作用机制;②在肝脏大量去乙酰化之前,其在门静脉血液中乙酰化血小板 COX-1;③建议的每日剂量范围(75~100mg)是每日重复给药完全灭活血小板 COX-1 活性所需最低阿司匹林量的 2~3 倍[11]。但是,如上所述,其抗血小板作用的持续时间在很大程度上取决于药物靶标的更新速率[37]。因此,在以巨核细胞生成异常和血小板更新速度快为特征的临床条件下,低剂量阿司匹林的预期抗血小板作用持续时间短,在原发性血小板增多症的患者(essential thrombocythemia,ET)[38,39]和其他临床情况下[42]确实观察到了这一现象。

对阿司匹林反应的个体差异过去通俗称为"阿司匹林耐药"[53]。然而,该术语用于描述一些异质现象并不恰当,包括阿司匹林不能:①预防个体出现血栓并发症;②延长出血时间;③减少 TXA$_2$ 生成;或者④体外试验中出现典型的血小板功能改变[53]。一些患者在服用阿司匹林治疗时可能出现复发性血管事件,应该被恰当地称为"治疗失败",而不是阿司匹林"耐药"。治疗失败是所有心血管药物(如降脂药或降压药)的常见现象。鉴于动脉粥样硬化血栓形成是多种因素造成的,所以任何单一的预防策略仅可以预防所有血管并发症的一小部分(通常是 1/4~1/3)[54]。

据报道,不同比例(高达 40%)接受阿司匹林治疗的患有脑血管,冠状动脉或外周动脉疾病的患者在初始检测时仅达到血小板聚集的部分抑制,并且一些人似乎随着时间的推移对阿司匹林产生"耐药",即使剂量增加(参见参考文献[55])。然而,这些研究的主要局限性如下:①未进行生化或有证据证明患者遵守了规定的治疗方法;②通常,在给药后的不同时间间隔内,指定测试只有一次测量;③通常不报告试验随着时间变化的受试者自身和受试者间的差异;④不同研究中,定义正常与"阿司匹林耐药"的标准和测定条件不同;⑤阿司匹林的日剂量不同,范围为 75~1 300mg;⑥这些研究未设置适当对照。

缺乏对依从性的生化评估是调查阿司匹林"耐药"的研究中的一个主要问题。问卷调查并不是评估任何特定治疗(包括阿司匹林)依从性的可靠工具,无血清 TXB$_2$ 或水杨酸盐测量的研究的内在偏差严重阻碍了对结果的解读。此外,几项直接比较不同功能测定的研究在测试之间没有发现任何显著的一致性,这表明阿司匹林无反应性可能与特定的测试高度相关[41,56]。

目前,抗血小板药物个体化的药代动力学特征可以解释不同个体中到达作用部位的活性药物量不同,因此,为药物反应的个体间变异提供了基础[57]。由于基因或遗传原因或药物—药物间相互作用,完整的乙酰水杨酸或含巯基的噻吩并吡啶的活性代谢物的生物利用度不足,可能足以解释某些个体中抗血小板作用降低而不称为药物靶标的"耐药"[57]。

阿司匹林个体差异的潜在药效动力学机制包括药物—药物相互作用而降低低剂量阿司匹林对血小板 COX-1 灭活的程度[58],血小板 COX-1 更新加快从而缩短阿司匹林抗血小板作用的持续时间[39]。同时使用一些现有非处方 NSAID(如布洛芬)可能会降低小剂量阿司匹林的抗血小板作用,和不依从共同导致许多报道中所谓的阿司匹林"耐药"。这是由于布洛芬竞争 COX-1 内部通道(Arg-120)的共同作用位点,而阿司匹林必须锚定该位点以选择性乙酰化 Ser-529[18]。在萘普生和低剂量阿司匹林之间也报道过这种药效动力学相互作用[59,60],但不发生在罗非考昔[58],塞来昔布[61],或双氯芬酸[58]等具有中到高 COX-2 选择性的药物[46]。虽然一些传统的 NSAID 与低剂量之间的相互作用的临床结果是不明确的,但在同时有心血管和骨关节炎疾病的老年患者中可能解释了这种情况下偶然发现的血小板 COX-1 活性不完全抑制[61]。与这些短暂的药效动力学变化相反,在给药后早期(例如 6~12 小时)发现血小板 COX-1 活性的不完全抑制(即小于 99%)持续存在,理论上可反映酶的乙酰化不充分[19]、氢过氧化物增强、基因多态性[62]或加速血小板药物外排[63]。然而,这些现象在阿司匹林治疗患者中的实际发生率尚未见报道。相比之下,几个研究小组报告在给药后期(即 12~24 小时)血小板 COX-1 活性的不完全抑制,随着时间恢复 TXA$_2$ 产生可能反映了药物靶标的加速更新,与 ET[39,64]、2 型糖尿病(type-2 diabetes mellitus,T2DM)[65-67]、肥胖[65]和体外循环冠状动脉旁路移植(coronary artery bypass grafting,CABG)相关[68]。因此,两项独立研究[39,64]显示抗血小板的持续时间在大多数阿司匹林治疗的 ET 患者中,小剂量阿司匹林的作用缩短,24 小时给药间隔期间血小板 TXA$_2$ 产生的不完全抑制可以通过每日两次低剂量阿司匹林方案得到很大程度的改善,在这种情况下,药物靶标的更新速度更快,导致阿司匹林反应性下降[39]。同样,对于低剂量阿司匹林的抗血小板作用的反应性下降已在 T2DM 患者中发现[65-67],可能解释了药物在糖尿病一级预防试验荟萃分析中降低动脉粥样硬化血栓事件风险的明显失败[69]。平均血小板体积(mean platelet volume,MPV)是 T2DM 患者的 12~24 小时给药间隔内 TXB$_2$ 恢复斜率的最强预测因子,提示糖尿病环境可能是骨髓祖细胞中

COX-1 的快速从头合成或加速转换的原因[65]。相反,较高的体重是无糖尿病患者血小板 COX-1 活性更快恢复的唯一的独立预测因子[65]。虽然增加阿司匹林的剂量可能能至少部分地纠正了药代动力学异常(例如口服生物利用度降低),但这无法挽救与药物靶点更快更新相关的药效异常。相反,缩短给药间隔(即每日两次)似乎可以纠正 T2DM 中描述的异常生化表型[65-67]。这些发现可能对每个患者的管理具有重要的临床意义(即个性化给药方案),以及解释正在进行的阿司匹林一级预防的试验结果,这些研究都使用相同的肠片 100mg/d 方案,并且能够检测到相对风险降低 15% ~ 25%[15]。在这些试验招募的受试者中肥胖和 T2DM 的发病率非常高,以及未能认识到这些代谢异常对阿司匹林抗血小板药效动力学的潜在影响,可能会影响试验的成功。糖尿病和急性冠脉综合征患者每天两次阿司匹林(ANDAMAN)试验(NCT02520921)目前正在研究低剂量阿司匹林每日两次方案的有效性和安全性。

循环血小板在 CABG 期间通过几种不同的机制被激活,包括凝血酶与血小板 PAR-1 相互作用,血小板与体外循环(cardiopulmonary bypass,CPB)结合的纤维蛋白原相互作用以及与外来表面的接触。这些激活过程最终导致循环血小板数量减少和围手术期血小板功能障碍[70]。Zimmermann 等报道,在第 5 天评估的阿司匹林(术后第 1 天开始 100mg/d)的抗血小板作用在 CPB 后大大受损,但在没有 CPB 的 CABG 后则没有[71]。因此,CPB 后血小板更新加快似乎有助于短暂的阿司匹林"耐药",因为增加的新血小板数量可能能够在 24 小时给药间隔内形成 TXA₂[71]。与此假设一致,Cavalca 等最近报道了在体外心脏手术后早期阿司匹林的药效动力学受损,这与未成熟血小板、总血小板计数、血小板总数、血小板生成素、IL-6、糖蛋白、白细胞和高敏 C-反应蛋白(C-reactive protein,CRP)显著增加有关,这种细胞和生化的情况与血小板破坏和再生的其他临床条件相似[68]。IL-6 可以通过 CRP 控制炎症并直接通过血小板生成素调节巨核细胞的分裂,分化和血小板释放。术后 3 个月血栓形成指数的变化基本上是可逆的[68]。三项独立研究显示,缩短给药间隔(即每日两次给药),但不加倍剂量,安全地改善了低剂量阿司匹林的抗血小板作用,预防了急性炎症相关和心脏手术后血小板更新加快相关的血小板活化[68,72,73]。

基于对阿司匹林反应的个体差异的药效动力学分析,在给药后任意时间的单次测量血小板功能用以将患者分型为"耐药"或"无应答"是没有根据的,而且判断反应与否的阈值是任意的。此外,在给药后标准化时间点(例如,24 小时后)反复发现血小板 COX-1 活性不完全抑制的个体,除非明确其原发机制,否则改变他/她的抗血小板治疗(例如,增加剂量)不可能恢复完全的药物疗效。

总之,"耐药"一词无法反映阿司匹林反应个体差异的发生机制,并且可能具有误导性。因此,术语"耐药"意味着药物反应可以用直接衡量临床疗效的标准化方法测量,并且,其结果可以指导抗血小板治疗的变化。然而事实上,目前在体外测量血小板功能的多种指数与体内血小板活化和抑制的真实情况之间的关系仍未建立。因此,我们[57]和其他研究者[74,75]提出了应放弃术语"耐药",以促进我们理解阿司匹林或其他抗血小板药物个体差异的不同决定因素。

血小板环氧合酶-1 抑制的临床意义

降低动脉粥样硬化并发症风险

阿司匹林的有效性和安全性来自大约 100 项随机临床试验的分析,这些临床试验包括超过 200 000 名动脉粥样硬化的血栓性并发症风险各不相同的受试者[76,77]。阿司匹林已经在代表整个动脉粥样硬化血栓形成的人群中进行了测试,包括大体是健康的,低危人群乃至急性心肌梗死或急性缺血性卒中的患者;类似地,试验持续时间从数周至持续时间长达 10 年不等[76,77]。尽管在这些试验中都显示阿司匹林有效预防致命和/或非致命性血管事件,但抗血小板治疗的比例效应和实际获益大小在不同的临床环境中有些不同[14,15]。

在第二次国际心肌梗死存活研究(ISIS-2)中[13],在疑似心肌梗死症状出现 24 小时内开始,每天单次口服肠溶阿司匹林 162.5mg,持续 5 周,与安慰剂相比显著减少血管死亡风险(减少 23%)、非致死性再梗死(减少 49%)和非致死性卒中(减少 46%)。阿司匹林治疗的患者出血性卒中或胃肠道出血没有增加,轻微出血只有少量增加[13]。每治疗 1 000 例疑似急性心肌梗死患者,服用阿司匹林 5 周,可使约 40 名患者的重大血管事件得到预防,其发生的概率可降低 30%[76]。

两项具有相似方案的独立试验——国际卒中试验(IST)[78]和中国急性卒中试验(CAST)[79],测试了在急性缺血性卒中早期使用阿司匹林的有效性和安全性。大约 4 万名患者在症状出现后 48 小时内随机分为两组,一组每天服用阿司匹林(分别为 300mg 和 160mg),另一组服用安慰剂。两项试验结果的概述表明,在阿司匹林治疗的第一个月,每 1 000 名患者中减少了 9 人死亡或非致命性卒中,具有绝对获益[79]。虽然 CAST 中出血性卒中的背景风险比 IST 高三倍,但与早期使用阿司匹林相关的风险增加在两项研究中类似(每 1 000 名患者中超过 2 名)[78,79]。这些结果符合急性症状发作后 48 小时内出现的血小板活化的生化证据,以及在这种情况下接受低剂量阿司匹林抑制体内 TXA₂ 生物合成[80]。

最近,Rothwell 等[81]汇总了 40 531 名受试者的数据,这些受试者来自三项严重急性卒中阿司匹林与对照相比的临床试验(CAST,IST 和另一个较小的试验)。在基线缺陷较轻的患者中 14 天复发性缺血性卒中风险降低最为明显,并且在开始治疗后第 2 天显著(2 ~ 3 天 HR 0.37,95% CI 0.25 ~ 0.57,$P < 0.000\ 1$)[81]。

长期阿司匹林治疗可为血管并发症高风险患者的后续心梗、卒中或血管性死亡风险提供确凿的净获益。这些患者包括慢性稳定型心绞痛患者、既往心肌梗死患者、不稳定型心绞痛患者、短暂性脑缺血发作(transient ischemic attack,TIA)或轻度卒中患者,以及其他高风险疾病患者[76,77]。综合所有随机试验的结果显示,在这些不同临床情况中,长期阿司匹林治疗降低血管事件比例效应范围在 20% ~ 50%[66]。在绝对获益方面,阿司匹林的这些保护作用转化为在每 1 000 名有急性冠状动脉综合征的患者中避免 50 例主要血管事件,以及在每 1 000 名有 MI 病史并接受治疗 1 年的患者中避免 18 例主要血管事件(图 50.3)[18,55]。汇总所有 TIA 或缺血性卒中后用阿司匹林二级预

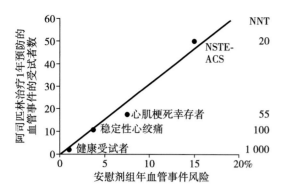

图50.3　血管并发症的绝对风险是抗血小板预防的绝对获益的主要决定因素。 使用在不同临床环境中安慰剂对照的阿司匹林试验绘制数据。对于每类患者，横坐标表示在试验的安慰剂组中记录的主要血管事件的绝对风险。抗血小板治疗的绝对获益在纵坐标上体现为每1 000名阿司匹林治疗1年所减少重要血管事件（非致死性心肌梗死，非致死性卒中或血管性死亡）发生的受试者数量。为预防每种临床情况下的每类事件所需要治疗的人数（NNT）也显示在图的右侧。NSTE-ACS，非ST段抬高的急性冠脉综合征（Reproduced from Patrono et al. ，Chest 2008；133：199S-233S.）

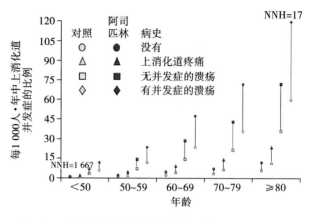

图50.4　男性上消化道并发症的预估发生率，根据年龄和是否存在此类并发症的病史和低剂量阿司匹林规律治疗分层。 连接每对黄色和红色符号的实线描绘了由阿司匹林治疗引起的并发症的增加。NNH：number needed to harm，受伤害的人数（Reproduced from Patrono et al. ，N Engl J Med 2005；353：2373-2383）

防的随机对照临床试验（来自12个试验的15 778名受试者），Rothwell等研究阿司匹林对复发性卒中的风险和严重程度的影响，随机分组后按照以下时间段分层：不到6周，6~12周，12周以上[81]。阿司匹林治疗患者的6周复发缺血卒中的风险降低了约60%（HR 0.42，95%CI 0.32~0.55，P<0.000 1），6周致残性或致命性缺血性卒中的风险降低了约70%（HR 0.29，95%CI 0.20~0.42，P<0.000 1），其中TIA或轻微卒中患者具有最大获益。阿司匹林对早期复发性缺血性卒中的影响部分是由于严重程度的显著降低。这些作用与阿司匹林剂量、患者特征或TIA或卒中的病因无关。阿司匹林治疗与对照组相比，6~12周内缺血性卒中风险进一步降低，但12周后没有明显的获益[81]。

对于具有不同表现的缺血性心脏病或脑部疾病的患者，广泛的共识明确用于预防MI、卒中或血管性死亡的推荐日剂量范围相当窄，即75~160mg[82,83]。这是基于多个独立的随机接受低剂量阿司匹林或安慰剂治疗的临床试验，以及所有抗血小板试验的间接比较，结果显示阿司匹林的保护作用没有明显的剂量依赖性[76]。没有令人信服的证据表明阿司匹林的抗血栓作用在不同的临床环境中有剂量要求，尽管最佳给药方案（每日一次与两次）可能有很大不同。

在大多数高危患者组中，使用阿司匹林避免严重血管事件的预期数量大大超过了出现严重出血的数量，除非患者因年老或先前复杂的溃疡使出血的风险特别高（图50.4）[14]。然而，在那些虽然无症状、但有中到低度的严重血管事件风险的人群中，目前尚不清楚阿司匹林是否能使其受益。抗血栓试验者（Antithrombotic Trialists，ATT）协作组对所有血管事件一级预防的大型随机试验的个体受试者进行数据荟萃分析，已解决了这个问题[77]。在最先进行的6项试验中95 000名相对低风险的个体，平均随访6.9年，给予阿司匹林使严重血管事件相对风险降低12%，年发病率从0.57%降至0.51%[77]。这种影响主要是由于非致死性心肌梗死的减少从每年0.23%降至0.18%。对卒中的净影响不显著，少量减少预测缺血性卒中率和出血性卒中及其他卒中中的作用相抵消[77]。血管死亡率没有显著降低。给予阿司匹林使胃肠道（或其他颅外）出血量从每年0.07%增加到0.1%[77]。严重血管事件和严重颅外出血具有相同的独立危险因素（年龄，男性，糖尿病），因此，血管并发症风险较高的个体也有较高的出血风险[77]。在未发表的荟萃分析进展中，包括阿司匹林用于无症状性动脉粥样硬化（AAA）试验[84]，日本阿司匹林用于糖尿病动脉粥样硬化的一级预防（JPAD）试验[85]和预防动脉疾病和糖尿病的进展（POPADAD）试验[86]的数据，研究显示阿司匹林治疗使严重血管事件的相对风险降低11%，其中糖尿病患者和非糖尿病患者的试验没有统计学上显著的异质性（J. Armitage and C. Baigent，个人通讯）。

Rothwell等[87]对每日低剂量阿司匹林与对照的六项一级预防试验进行了额外分析（因此不包括使用隔日给药的医生健康研究和妇女健康研究），在随访期间分层后分析主要血管事件，发生癌症和主要颅外出血（图50.5）。阿司匹林减少癌症发病率的效果随着试验随访时间的延长而增加（见下文），与之相反，随着随访时间的增加，阿司匹林对主要血管事件和主要颅外出血的影响减少，三年后只有患癌症的风险持续降低（图50.5）。随着退出阿司匹林组试验治疗和安慰剂组开放使用阿司匹林，随访几年过程中会出现一些时间相关的趋势，图50.5所示的与时间相关的血管事件数量的减少显示非显著性趋势和分析失去统计意义似乎是合理的。

对于二级预防而言，将阿司匹林叠加到其他预防措施之上会明显增加出血风险，并且与年龄、性别无关。然而，在没有血管疾病病史的人群中，在其他更安全的一级预防（例如，他汀类药物和抗高血压药物）的基础上增加长期使用阿司匹林后获益程度与危害程度相似[77]。因此，目前可用的试验结果似乎并不能证明在所有表现出中等水平冠心病风险的健康人群中，常规使用阿司匹林是正确的，除非阿司匹林治疗[88]的其他长期益处得到监管机构和指导委员会的证实和验证。目前一级预防中使用阿司匹林的指南建议相互矛盾以及其在不同国家的

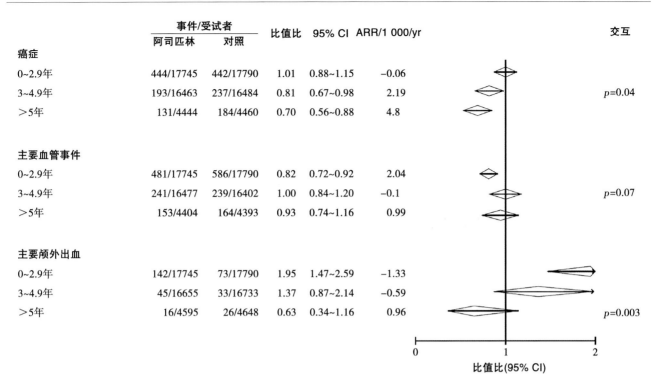

图 50.5　在每日低剂量阿司匹林与对照一级预防血管事件的 6 项随机试验中,根据随访时间分层(0~2.9;3~4.9;≥5年),研究阿司匹林对癌症、主要血管事件和主要颅外出血风险影响的荟萃分析总结。每个时间段初始受试者数量为在该时期开始时没有相关结局事件而幸存的个体数量,仅纳入每种类型的首次事件。治疗效果与随访期间的交互作用的统计学显著性来自 Cox 模型,其中时间作为连续变量纳入分析。ARR,绝对降低风险(Reproduced from Rothwell et al. ,Lancet 2012;379:1602-1612.)

监管状况不同,反映了获益/风险的不确定性[15]。与早期研究不同,最近在 50 000 名心血管高风险患者中完成的三项试验的结果可能有助于评估低剂量阿司匹林预防多种疾病(包括阿尔茨海默病和癌症)的收益/风险,心血管高风险包括糖尿病(AS-CEND 研究)[89]、高龄(ASPREE 研究)[90]和一组心血管危险因素(ARRIVE 研究)[91]。然而,阿司匹林对非致命性心肌梗死的影响似乎小于先前报道的研究,颅外出血的风险增加,对卒中和血管死亡率的影响小并且无显著性与之前的研究结果一致。

出血并发症风险增加

阿司匹林不会引起全身性出血异常,除非给予具有潜在止血缺陷的患者,如血友病、尿毒症或接受抗凝治疗[14]。阿司匹林引起的原发性止血损伤会与抗血栓作用相伴,因为两种效应都反映了 TXA_2 依赖性血小板功能的抑制。

预防血管闭塞和阿司匹林增加的出血风险之间的平衡,关键取决于患者的绝对血栓形成与出血风险(图 50.3 和 50.4)。因此,在血管闭塞风险低的个体中(例如,每年<1%),大量健康受试者增加的出血并发症抵消了非常小的绝对获益。相反,对于心血管或脑血管并发症高风险的患者(例如,每年>3%),阿司匹林预防的绝对获益明显超过危害(表 50.2)。例如,急性MI 中严重出血(即需要输血的患者)的绝对增加约为阿司匹林治疗避免的主要血管事件绝对数量的 1/100。

应该强调的是,与抗血小板药物相关的严重颅外和颅内出血(intracranial bleedings,ICB)的总体风险很难在单个试验中评

表 50.2　不同情况下低剂量阿司匹林预防抗血小板的获益和损害

临床情景	获益[a] 每千人/年避免重大血管事件的患者人数	损害[b] 每千人/年发生一次大的胃肠道出血事件的患者人数
低至中等心血管风险的男性患者	1~2	1~2
原发性高血压	1~2	1~2
慢性稳定型心绞痛	10	1~2
既往心肌梗死	20	1~2
不稳定型心绞痛	50	1~2

[a] 获益是根据本章综述的随机试验数据计算得出的,如图 50.3所示。
[b] 上胃肠道出血的增加是根据非使用者的一般人群每 1 000 人每年 1 次事件的背景率估计的,与阿司匹林预防相关的相对风险为 2.0~3.0。这种估计假设上胃肠道出血的其他风险因素具有可比性,例如年龄和合并使用 NSAID,并且可能实际上低估了使用"一级"预防的老年人群的绝对风险。

估,因为它们的发病率很低,使得在几千名患者的大多数试验中检测出血的相对风险增加 50%~60%是不现实的。

在随机临床试验中检测到的阿司匹林诱导的胃肠道并发症似乎与 30~1 300mg/d 的剂量相关[14]。这和药效与剂量关

系的研究主要基于不同试验的间接比较和有限数量的直接比较不同的阿司匹林剂量的随机对照研究。阿司匹林诱导的胃肠道并发症的这种剂量—反应关系被认为反映了两种 COX-1 依赖性成分,即胃肠黏膜中 COX-1 的剂量依赖性抑制和(在检查剂量范围内)血小板中 COX-1 的剂量依赖性抑制[14,15]。因此,阿司匹林的抗血栓形成作用至少部分地与其最常见的副作用有关,这并不奇怪。然而,即使以低剂量给药,阿司匹林也可能导致严重的胃肠道出血,正如每天使用 30~50mg 的研究所报告的那样[92,93]。由于同时使用其他 NSAID 和/或幽门螺杆菌感染导致的普通人群中胃黏膜病变发病率是与年龄相关的,任何抗血小板药物都可能比安慰剂引起更多的先前存在的病变出血。与这种机制解释相符的是,在一项巢式病例对照分析的大型队列研究中,低剂量阿司匹林治疗(75~300mg/d)相关的上胃肠道出血所导致的住院相对风险与氯吡格雷相当,分别为 1.8(95%CI 1.6~2.0)和 1.7(95%CI 1.2~2.2)[94]。同样,在超过 18 000 名近期缺血性卒中患者的 PERFORM 试验中,用低剂量阿司匹林(100mg/d)治疗的患者和使用 TXB₂ 受体拮抗剂特鲁曲班治疗的患者大出血率和胃肠道出血率几乎完全相同[95]。

在 ATT 协作组的概述中,60 个至少记录了一次颅外出血的试验中有 787 条严重颅外出血的信息[76]。这些通常被定义为致命或需要输血的出血;其中,159 次造成(20%)死亡。总体而言,使用抗血小板治疗的主要颅外出血风险的比例增加约为一半(OR 1.6;95%CI 1.4~1.8),在五种高风险患者中观察到的比例增加之间没有显著差异。在允许不兼容试验后,这些估计值与病例对照研究中观察到的增加两倍相符[94,96]。

如图 50.5 所示,在随访的前 3 年中,每日低剂量阿司匹林与对照的 6 项一级预防试验中严重颅外出血的比值比约为 2.0,但随着随访延长而降低[87]。随着随访的延长,阿司匹林对严重颅外出血事件风险的影响明显减少,这是由于阿司匹林组的风险下降而不是安慰剂组的风险增加,并且可能至少部分由于更多轻微胃肠道不耐受或其他副作用的患者退出治疗导致的易感个体比例随时间而下降[87]。

应该强调的是,抗血小板治疗的随机临床试验代表了安全性方面的最佳情况,因为其纳入和排除标准已排除了那些因年龄较大和/或之前的胃肠道并发症而出血风险高于平均水平的患者。Li 等人最近报道了一项基于人群的前瞻性队列研究,对 2002 年至 2012 年牛津血管研究中接受抗血小板药物治疗(主要是基于阿司匹林,未使用常规 PPI)的首次 TIA、缺血性卒中或 MI 患者进行了研究,随访到 2013 年[97],他们通过长达 10 年面对面随访确定需要就医的出血的类型、严重程度、结局(残疾或死亡)和出血时间。13 509 患者年随访过程中,共有 3 166 名患者(50%年龄≥75 岁)在随访中有 405 例首次出血事件(n= 218 胃肠道,n=45 颅内,n=142 其他)。非严重出血风险与年龄无关,但严重出血随年龄增长急剧增加(≥75 岁 HR 3.1,95%CI 2.3~4.2;P<0.000 1),特别是致命性出血(5.5,2.7~11.5;P<0.000 1)并且在长期随访期间仍持续。严重上胃肠道出血(≥75 岁 HR 4.1,95%CI 2.6~6.6;P<0.000 1)也是如此,特别是致残或致命的(HR 10.3,95%CI 4.4~24.1;P<0.000 1)。在 75 岁或以上时,严重上胃肠道出血多数是致残或致命的,并且数量超过致残或致命的颅内出血,绝对风险为 9.2/1 000 患者年(95%CI 6.7~12.2)[97]。因此,患者在没有常规 PPI 使用的情况下接受基于阿司匹林的抗血小板治疗,老年患者的长期严重出血风险较年轻患者更高且更持久,在实践中高于之前的临床试

验中,而且具有明显的致残或致命性上胃肠道出血的风险[97]。

在一项多中心病例对照研究的数据中,人们普遍认为,肠溶和缓释阿司匹林制剂比普通药片更不容易引起上消化道大出血。平均每日剂量≤325mg 的阿司匹林平片、肠溶片和缓释片的上胃肠道出血的相对风险分别为 2.6、2.7 和 3.1。剂量> 325mg 时,平片相对风险为 5.8,缓冲阿司匹林相对风险为 7.0;没有足够的数据来评估该剂量水平的肠溶阿司匹林[98]。类似的结论也在基于英国全科医学研究数据库的病例对照研究中得到了验证。

目前已开发出包括 PPI、PG 类似物和 H₂ 受体拮抗剂在内的胃保护药物,用于保护胃肠黏膜,修复黏膜损伤和稳定胃肠道出血,并用于预防消化性溃疡病(peptic ulcer disease,PUD)、促进愈合,并作为出血并发症的治疗方法[100]。近期完成的一项纳入 1 200 多项这些药物的随机试验数据的荟萃分析,总共纳入了 200 000 多名受试者,证明在普遍的临床情况下胃保护疗法可有效预防和治疗 PUD 及其主要并发症——上胃肠道出血,虽然尚缺乏长期安全性的可靠信息和记录大量并发症的单个试验,限制了这种治疗的更广泛的使用[100]。胃保护剂与对照对比,以及一种胃保护剂与另一种胃保护剂对比的试验结果显示,与其他类别的胃保护药物相比,PPI 更有效,并且在 PUD 的临床环境中,即预防、治愈和治疗急性上胃肠道出血中,也发现了这种优势[100]。胃溃疡保护剂在预防胃镜溃疡、有症状的溃疡和出血方面的相对益处是巨大的,且不论患者是否服用 NSAID(包括阿司匹林),其益处大致相当。鉴于近期有证据表明老年人使用阿司匹林会导致出血风险显著增加,这一点尤为重要[97],因此在这一人群中可能会更广泛地使用胃保护剂(如 PPI)。此前 COGENT 试验[101]发现,在双重抗血小板治疗(氯吡格雷加阿司匹林)基础上加入奥美拉唑可降低上胃肠道出血的风险。Scally 等人的荟萃分析表明这是 PPI 一类药物的效应,并不仅限于奥美拉唑[100]。尽管这些结果为预防上消化道并发症的有效性提供了有力证据,但使用胃保护剂治疗可降低心血管疾病(intracranial bleedings,CVD)高危患者的出血风险受到对药物安全性担忧的限制,特别是如果需要长期服用胃保护药物。尽管 COGENT 试验报告没有明显的奥美拉唑心血管危害,但仍然存在对 PPI 的心血管安全性的担忧,导致目前只有约三分之一的稳定心血管疾病患者接受了胃保护剂治疗[102]。2019 年的结果预计来自 COMPASS 试验的一项亚组研究比较了 17 000 名接受阿司匹林、利伐沙班或两种药物治疗的稳定心血管疾病患者使用约 3 年的泮托拉唑与安慰剂相比的疗效[102]。这一试验不仅提供了有关 PPI 治疗长期安全性的必要信息,而且也有助于更可靠地评估胃保护剂作用的大小,相比最近完成的短期小型试验的荟萃分析[100]。

两项相对较小的研究[103,104]对目前的指南提出了质疑,该指南推荐氯吡格雷用于对阿司匹林有严重胃肠道禁忌证的患者,主要是指近期消化性溃疡或胃炎明显出血。两项研究都纳入了使用低剂量阿司匹林后出现溃疡出血的患者。在 Chan 等人的研究中[103],溃疡愈合和幽门螺杆菌根除后,如果存在,320 名患者被随机分配接受 75mg/d 氯吡格雷或 80mg/d 阿司匹林加 20mg 埃索美拉唑每日两次,为期 12 个月。接受氯吡格雷治疗的患者复发性出血累计发生率为 8.6%(95% CI 4.1%~13.1%),接受阿司匹林加埃索美拉唑治疗组复发率为 0.7%(95%CI 0%~2.0%)(P=0.001)。在 Lai 等人的研究中[104],170 名既往溃疡出血的患者被随机分配到 75mg/d 氯吡格雷或

100mg/d 阿司匹林日 20mg/d 埃索美拉唑治疗 1 年。复发性溃疡并发症的累积发生率分别为 13.6% 和 0%（差异 95% CI 6.3%~20.9%，$P=0.001\,9$）[104]。两项独立研究的一致发现表明，埃索美拉唑与低剂量组合剂量阿司匹林在预防阿司匹林相关溃疡出血史患者复发性溃疡出血方面优于氯吡格雷。

关于阿司匹林相关颅内出血风险的数据很少。在大约 79 000 名 34~59 岁女性的护士健康研究队列中，不常使用阿司匹林（每周 1~6 片）与缺血性卒中风险降低相关，而使用频率高（每周 15 片或更多阿司匹林）与蛛网膜下腔出血风险增加有关，特别是老年人或高血压妇女[105]。最近，Cea Soriano 等[106]使用英国基于人群的初级保健数据库评估了与新使用预防性低剂量阿司匹林相关的 ICB 风险。一组新使用低剂量阿司匹林（75~300mg；$n=199\,079$）年龄在 40~84 岁之间的患者和 1∶1 匹配的非低剂量阿司匹林使用者从基线开始随访（最长 14 年，中位数 5.4 年）以确定 ICB 的事件案例。ICB 共计 1 611 例［脑出血（ICH）743 例，硬膜下血肿（SDH）483 例，蛛网膜下腔出血（SAH）385 例］。所有 ICB 的 RR（95% CI）为 0.98（0.84~1.13），ICH 为 0.98（0.80~1.20），SDH 为 1.23（0.95~1.59），SAH 为 0.77（0.58~1.01）。没有明显的使用持续时间或剂量-反应关联。低剂量阿司匹林使用≥1 年的 RR（95% CI）对于 ICH 为 0.90（0.72~1.13），对于 SDH 为 1.20（0.91~1.57），对于 SAH 为 0.69（0.50~0.94）。因此，低剂量阿司匹林与任何类型 ICB 的风险增加无关，并且与使用≥1 年时 SAH 风险显著降低有关[106]。

在 ATT 协作组的概述[76]中，在高危试验中，阿司匹林治疗引起的颅内出血的绝对总量每年低于 1/1 000，而脑血管疾病患者的风险略高。如前所述，一级预防试验的 ATT 荟萃分析表明，阿司匹林与中度风险受试者（冠状动脉事件风险 > 每年 1%）5 年期间每 1 000 例增加 5 例出血性卒中相关（即每年约 1/1 000）但在低风险受试者中远远低于此数[77]。

降低结直肠癌风险

直到最近，还没有随机试验证据表明定期使用阿司匹林可以预防任何形式的癌症，并且没有尝试将癌症预防与心血管治疗的益处结合起来。关于预防癌症所需的阿司匹林剂量和治疗方案，也存在未解决的问题。特别难以置信的是，推荐用于心脏保护的低剂量方案（每天一次 75~100mg）通过已提出的机制可有效抑制全身的癌症发生（参见参考文献[107]）。

在过去的 10 年中，针对一级和二级心血管预防的每日阿司匹林与对照的随机试验的长期随访显示，低剂量阿司匹林在 8~10 年后降低了结直肠癌（colorectal cancer，CRC）引起的发病率和死亡率[108,109]，并减少 5~15 年后其他几种常见癌症导致的死亡[110]。令人惊讶的是，研究显示这些试验中使用的最低剂量（75mg 每日一次）似乎与较高剂量一样有效（300~1 200mg/d）。随后，对每日使用低剂量阿司匹林（75~100mg/d）的六项一级预防临床试验进行的汇总分析发现，服用阿司匹林 3 年或更长时间后的随访在整体癌症发病率降低方面相似（HR=0.76；95% CI 0.66~0.88；$P=0.000\,3$），以及 5 年后总癌症死亡率降低（HR=0.63；95% CI 0.47~0.86；$P=0.004$）[87]。有趣的是，阿司匹林可降低女性和男性的癌症发病率[87]。此外，在女性健康研究的长期（超过 10 年）随访中，前瞻性地获得了针对 CRC 的化学预防的证据，该研究是一项纳入约 40 000 名大致健康的女性，隔日 100mg 阿司匹林的一级预防安慰剂对照随机试验[111]。

阿司匹林和其他 NSAID 对结直肠腺瘤和癌症的化学预防作用机制长期以来一直与下消化道各种细胞类型中 COX-2 活性的抑制有关（见参考文献 112）。上皮细胞和基质细胞中 COX-2 活性的主要产物 PGE_2 在调节细胞凋亡和细胞增殖方面具有明确的作用[112]。此外，小鼠中 COX-2 基因缺失和人类 COX-2 活性的药理学抑制能够防止家族性和散发性结直肠腺瘤的发展或复发已得到证实[107,112]。然而，一些实验和临床研究结果表明需要重新考虑阿司匹林作用的细胞和分子靶点。这些包括：①证明 COX-1 基因缺失与遗传决定的肠息肉小鼠模型中的 COX-2 敲除一样具有保护作用[113]；②4 项安慰剂对照随机试验的结果[114-117]，每日一次阿司匹林，剂量低至 81mg，表明与两种结构不相关的选择性 COX-2 抑制剂，rofecoxib[118] 和塞来昔布[119]，对散发性结直肠腺瘤复发具有大致相似的化学预防作用（图 50.6）；③Rothwell 等人[109,110] 发现每日一次剂量低至 75~100mg，阿司匹林方案对整体癌症发病率和死亡率的化学预防效果。因此，阿司匹林在人体中的化学预防效果似乎重现了其抗血栓作用的独特特征，即 24 小时给药间隔的充分性（尽管完整药物在人体循环中的半衰期为 15~20 分钟），低剂量时临床效果的饱和性[14]。这反过来可以反映药物在抗动脉粥样硬化血栓形成和 CRC 的作用中的共同作用机制，即血小板 COX-1 的永久性失活。这一作用假说与 COX-2 在结直肠癌发生中确定的作用机制相协调[112]，假定局部活化的血小板可以在肠黏膜损伤部位诱导相邻有核细胞（例如基质细胞）中的 COX-2 表达[88]。这个假设可能涉及血小板信号通过旁分泌可溶性介质，包括脂质（如前列腺素类）和蛋白质（如生长因子和炎性细胞因子），进而诱导 COX-2 表达和类花生酸扩增环促进细胞增殖和血管生成（图 50.7）。在导致"正常"肠黏膜转变为腺瘤病变的早期事件中，COX-1（血小板）和 COX-2（在各种有核细胞中）的相继参与可以解释低剂量阿司匹林和选择性 COX-2 抑制剂在治疗的前 3 年内降低散发性结直肠腺瘤的复发率，及在 5~10 年内防止癌症发展的明显相似的影响[88]。另一种可能涉及结直肠肿瘤发生早期阶段的机制与通过 COX-1 途径改变肠上皮细胞中 PGE2 的生物合成有关。事实上，Patrignani 等人最近报道，在明显健康的结直肠黏膜中，低剂量

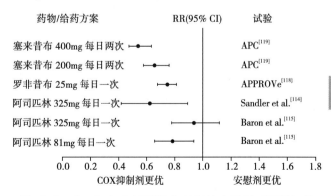

图 50.6　在环氧合酶（COX）抑制剂的安慰剂对照随机临床试验中，随访内镜检查中任何结直肠腺瘤的相对风险。根据塞来考昔、罗非昔布和阿司匹林试验结果绘制。APC，塞来昔布预防腺瘤；APPROVe，Vioxx 预防腺瘤性息肉（Reproduced from Patrono & Rocca, Arterioscler Thromb Vasc Biol 2008；28：25S-32S）

5

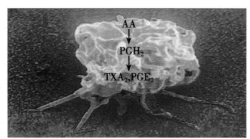

脂质和蛋白介质,活化血小板释放微囊泡(富含小RNA),
与临近的原住细胞及循环肿瘤细胞间相互作用

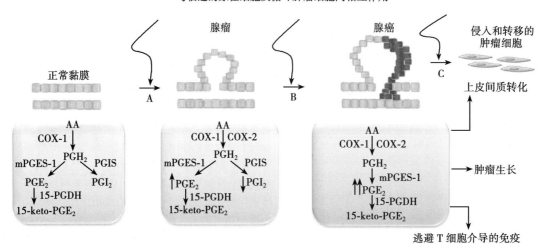

图50.7   结直肠癌发生中血小板诱导的细胞表型转换:低剂量阿司匹林作为化学预防剂的潜在作用机制。血小板响应于环境因素、动脉粥样硬化斑块破裂或裂隙以及肠黏膜损伤而被激活。活化的血小板释放数种脂质介质,包括前列腺素类血栓素(TX)A_2和前列腺素(PG)E_2,α-颗粒蛋白[如血管生成因子(如血管生成素、血管内皮生长因子),抗血管生成因子(如血管抑制素、血小板因子-4),生长因子(如血小板衍生生长因子、碱性成纤维细胞生长因子、基质细胞衍生因子1α),蛋白酶(如基质金属蛋白酶-2、基质金属蛋白酶-9)和许多细胞因子]和不同类型的囊泡,包括富含小核糖核酸(microRNA)的外泌体。因此,活化的血小板释放各种类型的介质,其可以诱导相应基质环境中细胞表型转换相关的许多信号传导途径。这些事件改变上皮细胞和间质细胞相互作用并产生促进肠肿瘤的组织微环境。关键事件的代表是发生在肿瘤发展的早期阶段的肠黏膜中PGE_2的生物合成增加,发生机制为通过环氧合酶(COX)-1活性抑制前列腺素降解酶15-前列腺素-脱氢酶(15-PGDH)。之后,COX-2被诱导并进一步增加PGE_2的产生,从而促进结肠直肠腺瘤向腺癌的进展。通常在COX-2过表达的同时观察到微粒体PGE_2合酶-1(mPGES-1;主要的终末PGE_2合酶)水平升高。转化的肠上皮细胞PGE_2产生增加,破坏正常的凋亡过程,使得受影响的细胞积累基因突变,并最终导致增殖控制的丧失。此外,PGE_2可以抑制免疫功能并促进肿瘤免疫逃逸。相反,通过COX-1/COX-2和PGI_2合酶(PGIS)产生的前列环素(PGI_2)发挥抗癌作用。然而,在肿瘤中其生物合成似乎减少,因为启动子的高甲基化导致PGIS基因表达减少。血小板衍生的介质也导致上皮—间质转化(EMT)程序的激活。EMT是上皮细胞失去其极性并转变为间充质表型的过程,间充质表型是肿瘤转移期间的关键事件。在癌细胞中,这种事件破坏细胞间连接并增强迁移,但它也促进干细胞样特性,促进转移性定植。低剂量阿司匹林下调血小板功能,使发生在间质室和上皮细胞中的肿瘤发生和转移相关的分子和生物事件级联的诱导被抑制。通过低剂量阿司匹林随机对照试验(RCT)证实了COX依赖性机制参与正常结肠直肠黏膜向腺瘤的转变(步骤A)。COX依赖性机制参与从腺瘤到癌症(步骤B)和从癌症到转移(步骤C)的转变,得到了观察性研究和阿司匹林RCT预防心血管疾病的回顾性分析的支持,并且正在进行的RCT中进行前瞻性测试。AA,花生四烯酸;EMT,上皮-间质转化(Modified from Patrignani & Patrono,J Am Coll Cardiol 2016;68:967-976)

阿司匹林可以产生持久的COX-1乙酰化,并显著降低黏膜PGE_2和磷酸化核糖体蛋白S6的水平,这种效应可能会干扰早期结直肠癌的发生[120]。然而,同一受试者体内,COX-1在结直肠黏膜中的乙酰化程度明显低于血液中的血小板,且仅与黏膜PGE2产生的部分抑制有关[120]。

值得注意的是,血小板可能会在体外和体内直接抑制T细胞功能[121]。血小板相关转化生长因子(transforming growth factor,TGF)β激活通过细胞表面TGFβ-对接受体的糖蛋白A重复片段(glycoprotein A repetitions predominant,GARP)发挥免疫抑制作用[121]。先前已发现血小板组成型表达非信号转导TGFβ-对接受体GARP,其作用是增加潜在TGFβ的活化,从而增加其在表达GARP的细胞附近的生物学功能。GARP编码基因Lrrc32的血小板特异性缺失减弱了肿瘤部位的TGFβ活性,并增强了对黑色素瘤和结肠癌的保护性免疫[121]。此外,通过阿司匹林和氯吡格雷同时治疗可以改善B16黑色素瘤的T细胞治疗效果。

最后,鉴于血小板在癌症转移中的作用[88],阿司匹林的抗血小板作用可能与Rothwell等[122]的研究结果有关,他们发现预防远处转移可以解释不同类型肿瘤患者在接受阿司匹林治疗后与对照相组比早期死亡率的降低。正在进行的不同阿司匹林方案在不同癌症表型中的化学预防和辅助临床试验(参见参考文献15)将提供关于其功效和安全性的更多前瞻性数据,并为机制研究提供机会,分析血小板活化对癌症发展、复发或转移的潜在贡献,并发现药物反应的决定因素[123]。

获益与风险的平衡

虽然血管获益和阿司匹林相关严重胃肠道出血风险之间的平衡明显有利于有确定的冠状动脉或脑血管疾病且出血风险中等的患者,但这种平衡在没有症状性血管疾病的中年人中仍不确定(表 50.2)。然而,最近的证据表明,低剂量阿司匹林在试验随访期间降低了整体癌症发病率,这表明在考虑到所有主要结局后,一级预防总体上具有短期获益[87]。考虑到先前报道的试验后癌症死亡减少[109,110],在长期使用阿司匹林预防癌症的中年人群中,额外延长的使用可能不会产生短期内阿司匹林的总体获益以及严重颅外出血风险增加[87]。事实上,有人认为即使预防性阿司匹林治疗的整体癌症发病率降低10%,也会使获益和风险平衡倾向于使用低剂量阿司匹林,并显著扩大适应证使其用于中等风险人群的治疗。

美国预防服务工作组(United States Preventive Services Task Force, USPSTF)在其 2016 年关于阿司匹林用于一级预防心血管疾病和慢性阻塞性肺疾病的建议声明中发现了足够的证据,表明成人使用 5~10 年阿司匹林后可降低 CRC 的发病率。事实上,美国医疗保健研究和质量机构资助的 USPSTF 决策分析报告了 40~79 岁没有 CVD 病史的男性和女性的结果中,10 年 CVD 风险为 20% 或更低并且没有增加胃肠道或颅内出血的风险[125]。使用微观模拟模型进行分析的主要结果是在净生命年和质量调整生命年(quality-adjusted life-years, QALY)中测量的生命长度和生活质量。计算的获益包括非致死性 MI、非

致命性缺血性卒中、致命性 CVD、CRC 的发病率和死亡率减少。计算的危害包括致命和非致命性胃肠道出血和出血性卒中的增加。该分析的结果表明,对于大多数男性和女性而言,40~69 岁开始终身预防使用时,低剂量阿司匹林有望改善整体生活质量(即减少疾病),除非另有说明。这种使用也有望提高大多数 40~59 岁开始服用阿司匹林的男性和女性的预期寿命,以及那些在 60~69 岁时开始服用阿司匹林的 CVD 风险较高的男性和女性。CRC 风险较低的额外好处解释了低剂量阿司匹林一半以上的终身净获益[125]。

基于这一决策分析,USPSTF 建议具有如下特征的人群开始使用低剂量阿司匹林用于 CVD 和 CRC 的一级预防:50~59 岁的成年人,具有 10% 或更高的 10 年 CVD 风险,出血风险不高,预期寿命至少为 10 年,并且愿意每天服用低剂量阿司匹林至少 10 年(B 类推荐)[124]。此建议适用于 CVD 风险增加且 CRC 中等风险的成年人。重要的是,净生命年和 QALY 的绝对数量随着 10 年 CVD 风险的增加而增加(在 10%~20% 范围内),并且在年龄较小(50~59 岁)和年龄较大(60~69 岁)且 10 年心血管疾病风险为 20% 的男性和女性中最高[124]。

结论

在过去的 30 年中,关于低剂量阿司匹林作为抗血小板药物的知识已经有了巨大的发展。除了迅速成为抗血栓治疗的基石,并在面对新的抗血小板药物时保持这样的作用[42,126],低剂量阿司匹林有助于阐明血小板衍生的前列腺素对动脉粥样硬化血栓形成的贡献(图 50.8)[54]。以低剂量阿司匹林作为急性心肌梗死时的救命药物为特征的 ISIS-2 试验,已经发表了 30

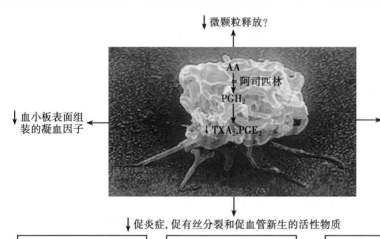

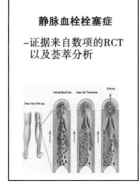

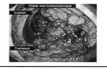

图 50.8 **低剂量阿司匹林对血小板抑制的临床意义**。在血小板活化和聚集时释放出多种脂质和蛋白质介质,可能有助于对低剂量阿司匹林治疗有反应的几种临床综合征。该图说明了阿司匹林对血小板前列腺素产生的抑制作用,及其功能和临床后果。每个小框都总结了支持阿司匹林保护作用的证据。AA,花生四烯酸;RCT,随机对照试验;PGE$_2$,前列腺素 E$_2$;PGH$_2$,前列腺素 H$_2$;TXA$_2$,血栓素 A$_2$(Modified from Patrono, J Am Coll Cardiol 2015;66;74-85)

余年,阿司匹林被认为是一种"过时的"非处方 NSAID 和"成熟的"心血管药物。由于可获得更有效的抗血小板药物和更安全的口服抗凝药物,低剂量阿司匹林的常规使用越来越受到心脏病学界的质疑。因此,数项正在进行的试验——GLOBAL LEADERS(NCT01813435)、TWILIGHT(NCT02270242)和 TICO(NCT02494895),正在 28 000 名接受 PCI 治疗的非房颤患者中,评估所谓的"少即是多"的抗血小板治疗方法[127]。这些试验正在检验以下假设,即替格瑞洛单药治疗在疗效和/或安全性方面优于传统的双重抗血小板治疗,主要基于有争议的假设,即有效阻断血小板 $P2Y_{12}$ 也可能影响 TXA_2 的产生,从而最小化联用的阿司匹林的抗血小板作用[127]。这些试验的结果,以及最近报道的低剂量阿司匹林和低剂量利伐沙班在稳定的动脉粥样硬化血管疾病患者中的额外获益[128],可能会重塑阿司匹林在二级预防中的作用。然而,GLOBAL LEADERS[129]试验的阴性结果似乎并不支持"少即是多"的治疗方法[127]。同样,越来越多的阿司匹林对胃肠道癌症(如 CRC)的化学预防作用的证据[88]有助于重新评估阿司匹林在一级预防中的地位,最近完成的一级预防试验[89-91]的结果,将被整合到现有的证据中以证明其在这种情况下的有效性和安全性[77]。最后,在预防静脉血栓栓塞中的作用(图 50.8)正在逐渐显现[130]。比较全髋关节和膝关节置换术后利伐沙班与阿司匹林延长预防静脉血栓栓塞Ⅱ(EPCAT Ⅱ)试验最近报道,在术后 5 天应用利伐沙班之后,低剂量阿司匹林(81mg/d)与利伐沙班(10mg 每日一次),用于预防全髋或全膝关节置换术后,近端深静脉血栓形成或肺栓塞的临床上重要的症状事件没有显著差异[131]。这项大规模随机双盲试验可能会在这一特定临床情况中改变实践[30]。

致谢

感谢 Daniela Basilico 的专业编辑协助。作者的阿司匹林研究得到了欧洲委员会(FP6 EICOSANOX 综合项目)、创新药物倡议(SUMMIT Consortium)、Bayer AG 和英国癌症研究所癌症预防合作催化剂格兰特阿司匹林的资助。

（尤涛　译,张晓辉　审）

扫描二维码访问参考文献

第51章 P2Y₁₂ 拮抗剂

Marco Cattaneo

引言

5'-二磷酸腺苷(adenosine-5'-diphosphate,ADP)在血小板功能和血栓形成中起关键作用。ADP 与血小板上的两个嘌呤受体,与 Gq 偶联的 P2Y₁ 和与 Gi 偶联的 P2Y₁₂ 能相互作用。ADP 同时激活 Gq 和 Gi 途径,是正常 ADP 诱导的血小板聚集所必需的[1,2]。P2Y₁ 和 P2Y₁₂ 受体在第 14 章中有详细的综述。

P2Y₁₂ 比 P2Y₁ 的组织分布更具选择性,使其成为治疗干预的更有吸引力的分子靶点。事实上,P2Y₁₂ 是有效的抗血栓药物噻氯匹定和氯吡格雷的靶点,多年来一直用于治疗有主要不良心血管事件(major adverse cardiovascular events,MACE)风险的患者[2]。尽管已证实它们具有抗血栓形成功效,但仍具有一定的局限性,这促进了对新的 P2Y₁₂ 拮抗剂的研究,其中一些已经在临床实践中使用,还有一些正在研究中(见第 55 章)。P2Y₁ 的拮抗剂也有可能成为有效的抗血栓药物,但仍处于临床前研究阶段(见第 55 章)。本章将对已经上市的拮抗 P2Y₁₂ 的药物化合物进行综述。可逆的 P2Y₁₂ 拮抗剂依利格雷,在本书第 3 版中进行了讨论,因为其临床开发已经终止了,因而第 4 版不再讨论。

噻吩并吡啶

第一代和第二代噻吩并吡啶:噻氯匹定和氯吡格雷

药理学

噻氯匹定和氯吡格雷是结构相关的两种化合物,均属于 ADP 受体拮抗剂噻吩并吡啶家族(图 51.1)。它们是在体外无活性的前药,需要在体内代谢为活性代谢产物,才能对血小板功能发挥抑制作用[3]。两种药物选择性地及不可逆地抑制 ADP 诱导的血小板聚集和腺苷酸环化酶的下调,导致 ADP 或

其难水解类似物 2-甲硫基-ADP(2-methylthio-ADP,2MeS-ADP)的血小板结合位点呈剂量依赖性下降,但不影响 ADP 诱导的血小板形状改变[3]。噻吩并吡啶的这种药理作用再现了 P2Y₁₂ 先天性缺陷患者和 P2Y₁₂ 敲除小鼠的血小板功能异常,表明药物选择性拮抗血小板 P2Y₁₂ 受体对 ADP 的作用,而不影响其他血小板 ADP 受体,如 P2Y₁[3]。噻吩并吡啶抑制数种激动剂(如血栓素 A₂ 类似物,胶原蛋白和低浓度凝血酶)诱导的血小板聚集的作用,是由于抑制了从血小板致密颗粒释放的 ADP 对血小板聚集的增强作用[1,2]。噻氯匹定使凝血酶诱导的血小板聚集体更易于解聚,并抑制剪切诱导的血小板聚集[3]。氯吡格雷对剪切诱导的血小板聚集也具有类似的抑制作用。两种药物均可使出血时间延长 2 至 3 倍[3]。

噻吩并吡啶的效应对活性代谢物的需要可以解释其抗血小板作用延迟的原因:口服 500mg/d 噻氯匹定或 75mg/d 氯吡格雷,4~5 天后观察到 ADP 诱导血小板聚集达到最大抑制平台。然而,通过 300~600mg 的负荷剂量,氯吡格雷的延迟起效可减少至约 2~5 小时[4,5]。由于噻吩并吡啶对 P2Y₁₂ 的不可逆抑制,其对循环血小板的抑制作用持续约 10 天,这相当于循环血小板的寿命[6]。噻氯匹定和氯吡格雷的活性代谢产物(图 51.1)在肝脏中通过两步细胞色素 P450(cytochrome P450,CYP)依赖的代谢途径从其前药中产生(图 51.2 和 51.3)[7]。虽然有研究提出对氧磷酶-1(paraoxonase-1,PON-1)是氯吡格雷生物活化的关键酶[8],但尚有待后续研究的证实[9-15]。噻氯匹定和氯吡格雷的活性代谢物由于 2-氧代噻吩环的开放,均具有羧酸和硫醇基团(图 51.1);这与另一种噻吩并吡啶,普拉格雷的活性代谢物的结构一致,证实了这些药物的作用方式和靶分子是相同的(见下文)。ADP P2Y₁₂ 受体位点的不可逆修饰,

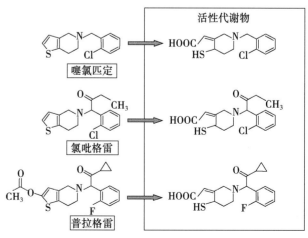

图 51.1 三种噻吩并吡啶类化合物-噻氯匹定、氯吡格雷和普拉格雷及其活性代谢物的化学结构

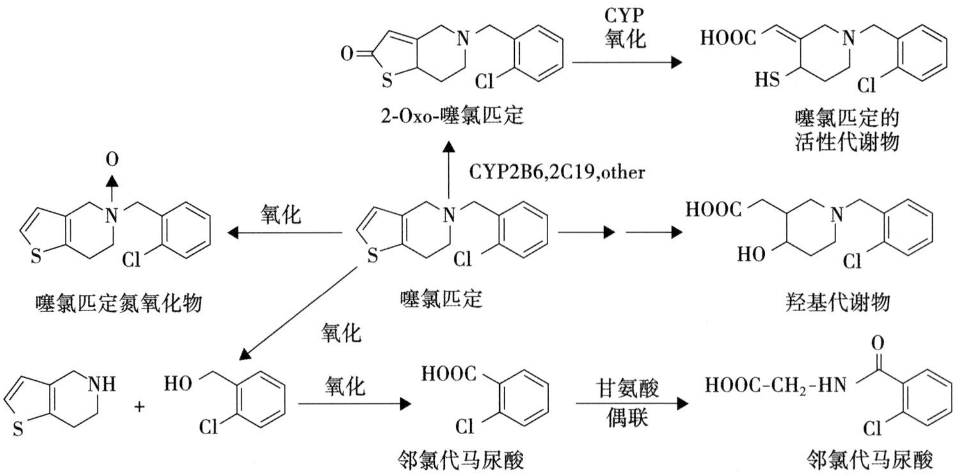

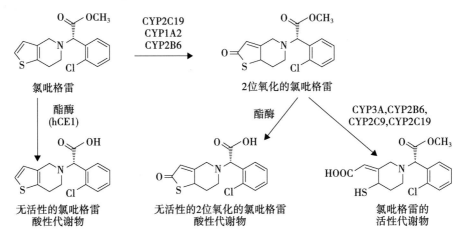

图 51.2　噻氯匹定的代谢途径（Reproduced with permission from Ref[7].）

图 51.3　氯吡格雷的代谢途径（Reproduced with permission from Ref[7].）

负责噻吩并吡啶的生物活性,这是由于活性代谢物的反应性硫醇基团与 P2Y$_{12}$ 受体的细胞外半胱氨酸残基之间形成二硫键所致(另见第 14 章)[16]。

噻氯匹定和氯吡格雷具有其他的药理作用,这可能有助于其抗血栓活性,包括:循环纤维蛋白原水平降低[17],这可能与血液流变学改变有关(全血和血浆黏度降低)[18];红细胞聚集减少[19];刺激一氧化氮的产生[20];抑制血小板依赖性内皮细胞组织因子的表达[21];和内皮细胞对纤维连接蛋白合成的抑制作用[22]。

噻氯匹定治疗最常见的副作用是腹泻、恶心和呕吐,多达 50% 的治疗患者可发生这种副作用[3]。骨髓抑制——主要涉及粒细胞生成——是噻氯匹定最严重,可能致命的毒性作用,约占 1% 的治疗患者[23]。在大多数情况下,它在治疗的前 3 个月内发展,并且可以在停药后逆转。因此,在治疗的前 3 个月内必须每 10~15 天进行全血计数,以便在血细胞减少症迹象显现时尽早停止治疗。血栓性血小板减少性紫癜(thrombotic thrombocytopenic purpura, TTP,第 42 章)是噻氯匹定治疗的另一种危险并发症[24]。经噻氯匹定治疗的冠状动脉支架置入术后患者的 TTP 患病率为 0.02%,是普通人群估值(0.000 4%)的 20 倍[25]。在同一队列中,该并发症的死亡率超过 20%。与大多数特发性急性 TTP 患者一样,血管性血友病因子切割金属蛋白酶 ADAMTS13 的自身抗体通常存在于噻氯匹定相关 TTP 的患者中(参见第 42 章)[26]。噻氯匹定还与胆汁瘀积性黄疸、肝酶水平的升高、皮疹、结膜炎和关节炎有关[3]。

通常,药物氯吡格雷比噻氯匹定更耐受,也更安全。然而,在氯吡格雷治疗期间也报道了再生障碍性贫血和 TTP 的致命病例[27,28]。对于噻氯匹定,在氯吡格雷治疗期间胃肠道副作用很常见。然而,在 CAPRIE 试验中(见下文),阿司匹林治疗患者比氯吡格雷治疗患者在临床上表现更为常见(0.71% 对 0.49%,P<0.05)的严重消化道出血[29]。这些发现与以下观察结果一致:在无胃与十二指肠疾病的患者中,使用氯吡格雷(75mg/d),而不是阿司匹林(325mg/d)短期治疗期间,不会引起任何胃镜上明显的糜烂[30],美国心脏协会指南建议,对因严重胃肠道不耐受而不能服用阿司匹林的急性冠脉综合征(acute coronary syndrome, ACS)住院患者使用氯吡格雷[31]。然而,这项建议并没有得到以下观察结果的支持:在阿司匹林引起消化性溃疡出血的患者中,若在接受研究治疗之前溃疡已经愈合,阿司匹林联合奥美拉唑使用在预防复发性溃疡出血方面优于氯吡格雷[32,33]。与噻氯匹定相反,氯吡格雷治疗组未见肝酶升高[3]。

未进行手术的患者在噻氯匹定或氯吡格雷治疗期间出现出血并发症的总体发生率很低(参见下文"临床试验"部分),

但在阿司匹林或抗凝剂的组合中可略微增加[2,34,35]。在需要药物干预的严重出血情况下，血小板输注或给予去氨加压素(desmopressin,DDAVP)，可能缩短接受噻氯匹定和其他先天性或后天的原发性止血缺陷治疗患者的出血时间(见第 62 章)。

许多药物干扰噻吩并吡啶的代谢，特别是氯吡格雷的代谢，然而，这种相互作用的临床相关性仍然不确定。氯吡格雷或噻氯匹定联合阿司匹林对血小板聚集和血小板血栓形成的抑制作用远高于单独使用任何一种药物[3]。同样，噻氯匹定可增强糖蛋白(glycoprotein,GP)Ⅱb~Ⅲa拮抗剂的抑制作用[3]。噻吩并吡啶和阿司匹林之间的协同作用通过抑制血小板活化放大的两种主要生理途径:ADP 途径(噻吩并吡啶)和花生四烯酸/血栓素 A₂途径(阿司匹林)来解释[1]。这些观察结果为噻吩并吡啶和阿司匹林联合用于治疗血管闭塞高风险患者(如 ACS)(见下文)奠定了基础。2010 年，有人认为在 P2Y₁₂拮抗剂中添加阿司匹林可能是多余的，甚至是有害的，因为有效的 P2Y₁₂拮抗剂也能抑制血栓素 A₂的产生，而不像阿司匹林那样抑制保护性前列环素的产生[259]。然而，后来的研究并未证实这一假设，强调与单用 P2Y₁₂拮抗剂相比，阿司匹林联合 P2Y₁₂拮抗剂的抗血小板活性更高[202,247]。此外，P2Y₁₂拮抗剂(替格瑞洛)和阿司匹林的联合使用在临床上表明出优于单独使用任何一种药物的抗血栓活性(见后文)[260]。

临床试验

血管事件的一级和二级预防。有多种危险因素或临床上明显血管疾病的患者。STIMS 研究是一项双盲、安慰剂对照试验，表明噻氯匹定可降低间歇性跛行患者心肌梗死(myocardial infarction,MI)、卒中或短暂性脑缺血(transient ischemic attack, TIA)[36]发作的风险以及腿部血管外科手术的要求[37]。据报道，噻氯匹定可改善这些患者的最大步行距离[38]，以及外周动脉疾病患者的股足静脉或股隐静脉旁路移植的长期通畅性[39]。

CAPRIE 试验纳入了 19 185 名患有先前急性 MI、缺血性卒中或外周动脉疾病的缺血疾病风险的患者[29]。试验表明，与接受阿司匹林(325mg/d)治疗的患者相比，接受氯吡格雷(75mg/d)治疗的患者在平均随访 1.9 年内主要死因(心肌梗死、缺血性卒中和血管性死亡)的相对风险降低了 8.7%。

CHARISMA 试验招募了 15 603 名在临床上有明显心血管疾病或多种危险因素的患者，接受氯吡格雷(75mg/d)联合阿司匹林(75~100mg/d)(A 组)或安慰剂联合阿司匹林(B 组)治疗，并随访 28 个月[40]。经两个研究组的治疗，主要死因(包括心肌梗死、卒中或心血管死亡)的发生率无显著差异:A 组为 6.8%，B 组为 7.3%(P = 0.22)。一项预先定义的亚组分析表明，氯吡格雷和阿司匹林的联合治疗，在预防心血管疾病临床表现明显的亚组血管疾病方面略优于单独使用阿司匹林(RR 0.88,95%CI 0.77~1.0,P = 0.046)，而一个回顾性分析表明，双重抗血小板治疗可降低外周动脉疾病患者心肌梗死的风险[41]。有趣的是，100mg/d 或更大剂量的阿司匹林对仅服用阿司匹林的患者没有明显的益处，并且可能对服用氯吡格雷的患者有损害[42]，表明大剂量阿司匹林与抑制 P2Y₁₂的药物之间存在潜在的负相互作用[43,44](见下文)。在 CHARISMA 试验中，1.7%的氯吡格雷组出现严重出血，安慰剂组为 1.3%(P =

0.087)，中度出血分别为 2.1%和 1.3%(P<0.001)。第一年出血的风险最大[45]。在多变量分析中，中度出血与全因死亡率(HR 2.55;95% CI 1.71~3.80;P<0.000 1)、心肌梗死(HR 2.92;95%CI 2.04~4.18;P<0.000 1)及卒中(HR 4.20;95%CI 3.05~5.77;P<0.000 1)之间存在密切关系[45]。在体重指数低的个体[46]和当前吸烟者中[47]，恶性心血管疾病和出血并发症的发生率更高。

既往有脑血管缺血发作的患者。CATS 研究是一项随机、双盲、安慰剂对照试验，平均临床随访 24 个月后结果表明，在最近血栓栓塞性卒中的患者中，与安慰剂相比，噻氯匹定(250mg，每日两次)可显著降低卒中，心肌梗死或血管性死亡的发生率(相对风险降低 23.3%)[48]。在 TASS 研究中，证实噻氯匹定比阿司匹林(650mg，每日两次)更有效降低近期短暂性或轻度持续性局灶性脑缺血或视网膜缺血患者的卒中和死亡风险，尽管噻氯匹定的副作用风险大于阿司匹林[49]。

与 TASS 结果相反，非洲裔美国人抗血小板卒中的预防研究发现，在预防非心源性脑卒中的黑人既往患者中，噻氯匹定和阿司匹林(650mg/d)在预防复发性卒中，心肌梗死和血管性死亡方面无统计学差异[50]。考虑到使用噻氯匹定的相关副作用发生率较高，至少在黑人患者中，阿司匹林应为预防卒中更好的选择。然而，对随机试验的系统性回顾表明，噻吩并吡啶在预防高危患者(特别是 TIA/缺血性卒中患者)严重血管事件方面较阿司匹林稍显有效，但尚不确定有多少额外益处[51]。

MATCH 试验表明，在近期缺血性脑卒中或 TIA 以及至少有一个额外风险的高危患者中，阿司匹林联合氯吡格雷(两者均为 75mg/d)，在减少主要血管事件方面没有显著差异[相对风险减低(relative risk reduce,RRR)6.4%;95% CI−4.6%~16.3%]，但危及生命的出血的 RR 增加了一倍，从 1.3%(氯吡格雷)增加到 2.6%(阿司匹林加氯吡格雷)[52]。预先确定的亚组分析并不能确定联合治疗优于单独使用氯吡格雷。同样，在阿司匹林(325mg)中加入氯吡格雷(75mg)并未降低先前腔隙性卒中患者的卒中复发率，并显著增加出血和死亡的风险[262]，证实了阿司匹林与氯吡格雷联合治疗在预防复发性卒中方面，不仅在功效方面不优于单独使用任何一种药物，而且在包括颅内出血在内的大出血方面也不太安全。

阿司匹林(325mg/d)加氯吡格雷(75mg/d)和危险因素校正在入组前 30 天内预防因血管造影术导致的短暂性脑缺血发作(TIA)或无障碍性卒中患者复发性卒中方面优于经皮腔内血管成形术和支架植入术(percutaneous transluminal angioplasty and stenting,PTAS)，归因于经血管造影证实的狭窄，占颅内大动脉直径的 70%~99%[53]。

在 2 项试验(第 57 章)中，缓释双嘧达莫(extended release dipyridamole,ERDP)加低剂量阿司匹林在二级预防卒中方面优于单用阿司匹林[54-55]，间接比较表明它也优于氯吡格雷[56]。然而，这一假设未得到 PROFESS 试验的证实，该试验是一项双盲、2×2 因子试验，其中 20 332 例近期缺血性卒中患者(随机分组前<90 天内)被随机分配接受每日两次服用 25mg 阿司匹林联合 200mg ERDP，或服用 75mg/d 氯吡格雷[57]。在 916 例接受 ASA-ERDP 治疗的患者(9.0%)和 898 例接受氯吡格雷治疗的患者(8.8%)中(HR 1.01;95%CI 0.92~1.11)卒中的首次复发是主要结果。因此，没有证据表明在预防复发性卒中方面，

5

两种治疗方法中的任何一种优于另一种治疗方法。

先前发生过冠状动脉缺血的患者。一项随机双盲多中心试验研究了噻氯匹定在 MI 的二级预防中的作用,该试验将 1 470 例接受溶栓治疗的急性 MI 患者分别接受阿司匹林(160mg/d)或噻氯匹定(500mg/d)治疗[58]。噻氯匹定组与阿司匹林组在主要死亡点、复发性心肌梗死、卒中和心绞痛发生率方面无差异。

用噻氯匹定或氯吡格雷进行一级和二级预防临床试验的系统评价。随机试验的系统评价表明,噻吩并吡啶至少与阿司匹林在预防高风险患者的严重血管事件方面的效果一样,并且可能更为有效[59]。但是,任何额外作用都是不确定的,可以忽略不计[59]。总体而言,不建议在血管事件的一级或二级预防中联合使用氯吡格雷和阿司匹林治疗,因为出血风险大于预防血管疾病的潜在优势[60]。

急性冠脉综合征。在一项非安慰剂对照的随机、无盲试验中,对 652 例不稳定型心绞痛患者,将噻氯匹定(350mg,每日两次)联合常规疗法与单纯常规疗法进行比较[61]。该研究表明,噻氯匹定显著降低(RRR 46.3%)血管性死亡和非致死性心肌梗死的发生率。

CURE 试验表明氯吡格雷在不稳定型心绞痛或心肌梗死非 ST 段抬高的患者中,在标准治疗(包括阿司匹林)基础上持续 3~12 个月的增量效益[62]。随后在 ST 段抬高的急性 MI 的情况下研究氯吡格雷[63]。在心肌梗死发作后 12 小时内出现的患者,当给予负荷剂量为 300mg,随后每天 75mg 的氯吡格雷,除纤维蛋白溶解剂、阿司匹林和适当的肝素外,氯吡格雷降低了主要疗效终点,该终点被定义为血管造影术(开始研究药物后 48~192 小时)或血管造影术前死亡或复发性 MI 的梗死相关动脉(由 TIMI 流量等级为 0 或 1 定义)的复合物。到 30 天时,氯吡格雷疗法可将因心血管原因,反复发作的 MI 或反复缺血导致的复合终点死亡的概率降低 20%,从而导致需要紧急血运重建。[63]两组受试者的大出血和颅内出血的发生率相似[63]。

COMMIT 试验随机分配了 45 852 例疑似 MI 的患者,75mg/d 氯吡格雷(n=22 961)或匹配的安慰剂(n=22 891),另外服用 162mg/d 阿司匹林[64]。继续治疗直至出院或住院 4 周(幸存者平均住院治疗 15 天)。氯吡格雷治疗与两个共同主要终点发生率的统计学显著降低相关:①死亡、复发性梗死或卒中:9%(95% CI 3~14,P=0.002);②任何原因导致的死亡:7%(95%CI 1~13,P=0.03)[64]。这些对死亡、复发性梗死和卒中的影响似乎在患者中是一致的,并且与使用的其他治疗无关。总的来说,无论是年龄大于 70 岁的患者,还是接受纤维蛋白溶解治疗的患者,考虑到所有的致死性、输血性或脑出血同时发生,氯吡格雷都没有明显过多的风险[64]。

在 CURRENT-OASIS 7 试验中,25 086 名接受侵入性治疗的急性冠脉综合征患者被随机分为两组,采用 2×2 因子设计,一组服用双倍剂量的氯吡格雷(第一天服用 600mg,然后 150mg/d 持续 6 天,之后 75mg/d),另一组服用标准剂量的氯吡格雷(300mg 的负荷剂量,维持剂量 75mg/d)和高剂量阿司匹林(300~325mg/d)或低剂量阿司匹林(75~100mg/d)。30 天时,心血管死亡,MI 或卒中的主要发生率,在双剂量氯吡格雷组患者中为 4.2%,而在标准剂量氯吡格雷组的患者中为 4.4%

(P=0.30)[65]。在接受 PCI 的 17 263 例患者中,双倍剂量氯吡格雷与支架血栓形成的次要结果显著降低相关(1.6%对 2.3%;HR 0.68;95% CI 0.55~0.85;P=0.001)。双剂量组中 2.5%的患者出现大出血,标准剂量组出现 2.0%(HR 1.24;95%CI 1.05~1.46;P=0.01)[65]。

急性缺血性卒中。一项氯吡格雷用于急性非损伤性脑血管疾病高危患者(CHANCE)临床研究表明,在轻度缺血性卒中或 TIA 发作后 24 小时内联合使用氯吡格雷和阿司匹林治疗的中国患者中,卒中复发的风险比单一使用氯吡格雷的患者低 32%,并且,出血并发症的风险没有增加[256]。有趣的是,氯吡格雷的有益作用只在不携带 CYP2C19 功能缺失等位基因的患者中观察到(见下文)[257]。第二份报告表明,急性发作后的第一个 90 天后,用氯吡格雷和阿司匹林双重抗血小板治疗的长期预防,并未观察到有益效果,证实双重抗血小板治疗在这种情况下并不比单一治疗有效[258]。

氯吡格雷加阿司匹林对急性缺血性卒中的益处,被新 TIA 和小缺血性卒中血小板定向抑制(POINT)的临床试验所证实,尽管它与大出血的发生率增加有关,该研究包括不同种族的患者[230]。

冠状动脉血运重建。在 20 世纪 90 年代末发表的几项随机、双盲、安慰剂对照试验中,与冠状动脉支架置入术后常规抗凝治疗相比,阿司匹林加噻氯匹定联合抗血小板治疗的疗效更高。ISAR 研究表明,与口服抗凝药加阿司匹林相比,噻氯匹定加阿司匹林治疗可显著降低心脏病死亡的发生率或手术 30 天后 MI,主动脉-冠状动脉搭桥手术或重复血管成形术的发生率(RR 0.25;95%CI 0.06~0.77)[66]。仅在抗凝组中出现出血性并发症。在随后的研究中获得了类似的结果[67,68]。STARS 研究[69]表明,与其他治疗相比,阿司匹林联合噻氯匹定治疗导致支架内血栓的形成率低得多;单独服用阿司匹林的 10 例患者有 1.8%出现出血性并发症,34 例接受阿司匹林和华法林治疗的患者中有 6.2%出现出血性并发症,30 例接受阿司匹林和噻氯匹定治疗的患者中有 5.5%出现出血性并发症。PCI-CURE 是 CURE 试验的一项预先指定的亚组研究,它评估了术前服用氯吡格雷(300mg)和长期服用氯吡格雷(75mg)对在研究期间接受 PCI 的患者的益处[70]。随机接受氯吡格雷治疗的患者在 PCI 术后 30 天内心血管死亡或心肌梗死的复合发生率为 31%,心血管死亡、心肌梗死或紧急靶血管血运重建的复合发生率为 30%[70]。此外,CREDO 试验表明,双重抗血小板治疗应在通常的 30 天后继续进行,因为治疗一年后,与在用氯吡格雷和阿司匹林治疗的前 30 天后单独使用阿司匹林的患者相比,双重治疗患者死亡、心肌梗死和卒中相对风险降低 27%[71]。PCI-CLARITY 研究表明,氯吡格雷预处理可明显降低 PCI 前后 ST 段抬高心肌梗死患者心血管死亡或缺血性并发症的发生率,大出血或轻微出血无明显增加[72]。在 ARMYDA-2 研究中,与传统的 300mg 负荷剂量相比,术前 4~8 小时服用 600mg 负荷剂量的氯吡格雷可显著降低接受 PCI 的患者围手术期心肌梗死的发生率,而不会增加副作用的发生率[73]。阿司匹林和氯吡格雷联合应用可有效减少接受冠状动脉血运重建术的患者的 MACE,以至于加入 GPⅡb-Ⅲa 拮抗剂阿昔单抗并未进一步降低其在中低风险患者中的发生率[74],尽管确实改善了高风险患者的不良反应[75]。

一些研究比较了冠状动脉支架术后阿司匹林加噻氯匹定治疗与阿司匹林加氯吡格雷的治疗。大多数研究表明氯吡格雷除了具有更好的耐受性外，在减少血管事件方面至少与噻氯匹定一样有效[76]。因此，氯吡格雷加阿司匹林应替代噻氯匹定加阿司匹林作为支架置入后的标准抗血小板治疗方案[76]。然而，一些报告提出了对于服用氯吡格雷而不是噻氯匹定的支架患者长期死亡率过高的担忧[77,78]。

在上述 CURRENT-OASIS 7 试验中，对 17 263 例接受 PCI 的 ACS 患者进行的预先分析表明，与标准剂量相比，7 天双剂量氯吡格雷方案与心血管事件和支架内血栓形成减少有关，但大出血发病率增加约 40%[65]。

冠状动脉旁路移植术。 在接受冠状动脉旁路移植术（coronary-artery-bypass-grafting，CABG）的 ACS 患者中，除阿司匹林外，术后使用氯吡格雷的益处仍存争议。考虑到手术中出血、输血和围术期并发症的潜在风险的增加（主要来自观察性研究的分析）[79-82]，现行指南建议，当临床可行时，氯吡格雷应在 CABG 前停用 5 天[83-84]。然而，最近对接受 CABG 手术的 ACS 患者的分析表明，许多患者在近期服用氯吡格雷的情况下安全接受了 CABG 治疗，并建议需要进行随机临床试验来评估 CABG 前不同的停药时间[85]。

房颤。 在愿意并能够接受口服抗凝治疗的 6 706 例房颤患者中，ACTIVE W 临床试验[86]中将 75mg/d 的氯吡格雷和 75～100mg/d 的阿司匹林与维生素 K 拮抗剂（vitamin K antagonist，VKA）治疗（目标国际标准化比率 2：3）进行比较。与氯吡格雷联合阿司匹林相比，VKA 治疗可降低卒中风险，但不会增加大出血事件的风险[86]。ACTIVE A 临床试验[87]比较了联合氯吡格雷（75mg/d）和阿司匹林（75～100mg/d）治疗和单独使用阿司匹林治疗 7 554 例华法林治疗不适合的房颤和卒中危险因素的患者。所有患者均接受阿司匹林治疗，随机分配接受氯吡格雷或安慰剂治疗。与单用阿司匹林治疗相比，在阿司匹林治疗中添加氯吡格雷可降低卒中的风险，但也增加出血风险[87]。

然后汇总 2 个试验中来自 3 个抗血小板治疗组的事件的数据，以产生适当的相对权重，用于评估 ACTIVE A 试验的 2 个随机化治疗组之间的净效益[88]。在华法林不适合的房颤患者中，阿司匹林治疗中加入氯吡格雷可获得适度的净效益。对某些患者而言，这种益处可能与临床相关，但不能排除这一人群中无益或有害的可能性。

终末期肾病的动静脉瘘。 数据分析表明，噻氯匹定是一种有效的辅药，可以增加接受血液透析的终末期肾病患者的动静脉瘘和移植物的通畅性[89]。在一项纳入 877 例终末期肾病或晚期慢性肾病患者的随机试验中，氯吡格雷（300mg 负荷剂量，然后维持剂量 75mg/d）在瘘管创建后 1 天内给予，与安慰剂相比，降低了新的动静脉瘘早期血栓形成的频率，但没有增加适合透析的瘘管比例[90]。

氯吡格雷停药后的"反弹"效应

在一些研究中观察到氯吡格雷戒断后血栓事件的聚集，这被认为是由于血小板的反弹作用[91-92]，但在其他研究中没有观察到[93,241]。氯吡格雷戒断后血小板活动过度的实验证据也存在争议，尽管大多数研究未发现反弹效应[94-99,221]。因此，应该考虑的可能性是，观察到的血栓事件聚集是由于氯吡格雷对仍

有血栓形成风险的患者的保护作用的停止。在维生素 K 拮抗剂治疗停止后，先前发生静脉血栓栓塞的患者观察到有类似的血栓事件发生[100]。

对氯吡格雷的反应变异性（另见第 36 章）

约有很大比例（约 1/3）接受氯吡格雷治疗的受试者反应很差，几乎没有抑制血小板功能[101-102]。几个证据强烈表明，活性代谢产物的变异是氯吡格雷抗血小板反应变异的主要原因[101-102]。CYP 同种型的功能缺失突变（例如 CYP2C19*2）和功能突变（例如 CYP2C19*17）的获得与活性代谢物的产生的可变程度相关，因此与药物的药效学反应有关[101-102]。

不同水平的活性代谢物的产生和/或对氯吡格雷的药效学反应也与此相关：①有限的肠道吸收，这与多药耐药性蛋白 ABCB1 的纯合 3435C→T 突变有关，ABCB1 是一种编码外排泵 P-糖蛋白的基因，P-糖蛋白是参与噻吩并吡啶吸收的关键蛋白；②与其他药物的相互作用，包括质子泵抑制剂（proton pump inhibitor，PPI）、钙通道阻滞剂和他汀类药物，它们被 CYP2C19 和 CYP3A 同工酶代谢；③通过吸烟刺激 CYP1A2 活性；④血小板对 ADP 反应的预先存在的变异性（表 51.1）[101-102]。其他影响氯吡格雷反应的变量包括高龄，高体重指数和糖尿病，这些都与药物反应减少[101-102]、不合规[103]，以及其他尚未知的变量有关[222]。

几项独立研究表明，氯吡格雷活性代谢产物的次优生成，血小板功能抑制减少和酶多态性与临床结果之间存在关联[111,102,104]。然而，尚未有研究将所有这些参数与同一患者群体联系起来，并且仍存在一些不确定性。例如，尽管与药物的药效反应存在负面相互作用，但迄今为止，氯吡格雷与可能干扰其代谢的药物，共同给药的临床结果没有明显的负相关性[105-106]。这不仅适用于亲脂性他汀类和钙通道阻滞剂[102,105]，也适用于奥美拉唑和其他 PPI 干扰 CYP2C19[107]。

在观察和干预研究中已经证实了氯吡格雷临床治疗效果差与 CYP 突变相关。然而，与早期研究发表的三种数据汇总分析的结果相反，证明 1 或 2 个突变的 CYP2C19*2 等位基因携带者的 MACE 风险增加，特别是支架血栓的形成的风险增加[108-110]，三个数据分析并未表明功能丧失的 CYP2C19 基因

表 51.1 影响对氯吡格雷的药效学反应的主要变量

缺乏依从性
吸收减少（例如 ABCB1 的 TT3435 突变）
CYP2C19 的功能丧失或功能获得突变（和其他 CYP 同种型）
与其他药物的相互作用（如质子泵抑制剂、亲脂性他汀类药物、钙通道阻滞剂）
年龄
身体质量指数高
糖尿病
糖尿病肾功能不全
血小板对 ADP 反应的持续变异性
血小板更新增加
吸烟（反应加剧）

多态性对氯吡格雷临床疗效的实质性或一致性影响[111-113]。最后这些数据分析的不同结果可能是由于它们包括 2010 年后发表的研究(表明与之前相比较弱的影响)和/或仅提取符合无偏见和标准化定义的预先指定的临床事件的数据。此外,在一些研究中发现的这种关联是由突变携带者导致氯吡格雷的代谢受损来解释,还是由对心血管结果产生负面影响的多效性效应而与氯吡格雷的应用无关来解释,这个问题仍然悬而未决[114]。2016 年,TRILOGY-ACS 试验的一项亚组研究表明,在用氯吡格雷或普拉格雷治疗的 5 736 例医学治疗的 ACS 患者中,CYP2C19 代谢状态与心血管死亡、MI 或卒中的综合结果无关。在氯吡格雷治疗的患者中,RITON TIMI-38 试验比较了接受 PCI 的 ACS 患者的氯吡格雷和普拉格雷的效果,发现 ABCB1 3435C→T 基因型与心血管疾病死亡、心肌梗死或卒中的风险显著相关[115]。

重要的是,尽管遗传变量与氯吡格雷的药效学和临床反应之间存在不确定性,但最近的一项试验证明了,在减少 ACS 患者的缺血性和出血事件方面,基于 CYP 同种型和 ABCB1 的基因测试选择的三种 P2Y12 拮抗剂(氯吡格雷、普拉格雷和替格瑞洛)的优势。

由于氯吡格雷治疗期间血小板高反应性(high platelet reactivity,HPR)的患者未得到充分的 MACE 保护[104],因此建议根据血小板功能检查的实验室监测结果来定制治疗方法[107]。要使这种方法在临床实践中被采用,它应该经过一个包括几个步骤的全面验证过程。

(1)确定血小板功能最准确的实验室检测。所有比较不同测试的研究都表明出良好的相关性,但两者之间的一致性并不令人满意。因此,在一项测试中被确定为有反应的患者中,在另一项测试中却被认为反应较差。人们建议使用一种以上的测试方法来解决这个问题[107]。一项研究发现,当使用 P2Y12 特异性、非血小板聚集试验、血管舒张剂刺激磷蛋白磷酸化(vasodilator-stimulated phosphoprotein phosphorylation,VASP-P)试验时,氯吡格雷的药代动力学(通过测量其活性代谢物的血浆水平评估)与其药效学之间存在密切关系,但在使用多电极聚集测量(multiple electrode aggregometry,MEA)技术测量血小板功能时结果却不是这样[219]。药代动力学与 MEA 之间缺乏相关性可能是因为测试的特异性较低,其受影响血小板聚集的多种因素的影响,而与 P2Y12 功能无关。

(2)实验室检测分析前条件的标准化。这些包括应该采集血液样本的时间(因为血小板功能遵循昼夜节律)、自 ACS 发病以来以及从最后一次摄入药物以来所经过的时间,以及测试应该是多少次在随访期间重复。

(3)确定血栓形成风险和出血风险(治疗窗口)的临界值。

(4)确定替代的有效,安全和具有成本效益的治疗方法。

大型随机临床试验(randomized clinical trials,RCT)未能证明增加氯吡格雷和/或替代治疗的剂量,能有效降低通过 VerifyNow 测量的血小板反应性值超出治疗范围的患者的 MACE[116,216]和出血[216]的风险。有些人对这些随机对照试验提出来批评,因为这妨碍了人们接受它们的阴性结果作为氯吡格雷治疗实验室监测无效的证据[249]。受稳定冠心病的影响,参加随机对照试验患者的 MACE 风险较低。然而,参加

RCT[116,216]的 ACS 患者(39.8%和 27%)的比例与观察性研究中 ACS 患者(35%)的比例相吻合,为 RCT 奠定了基础[114]。此外,一项针对约 2 000 名 ACS 患者的大型非随机研究结果未能表明,在氯吡格雷反应差的患者中,通过光透射比聚集来测量血小板聚集的抑制程度,从而改善他们的临床结果[117],第三次大型 RCT 也给出了阴性结果,尽管它只招募高风险的老年 ACS 患者[215]。

RCT 未能证明实验室监测抗血小板治疗优势的可能原因是,血小板反应性表型的不稳定性和/或在确定每个患者的表型时血小板功能测试的不精确性。已有研究表明,在 380 例接受 PCI 治疗前血小板反应性高的患者中,1 个月后重复进行血小板功能检测时仅有 217 例(57%)表现出相同的表型[242]。如果这种变化在生物学上是合理的,因为在急性期肠道对药物的吸收效率可能比后来低,那么血小板反应表型的相反变化就更难解释。事实上,在 PCI 术前未发生 HPR 的 223 例患者中,仅 176 例(79%)在 1 个月时表现出相同的表型;此外,许多患者在 PCI 术后(出院时和术后 1 个月)两次 PR 测定中改变了分类[242]。根据所有已发表的大型随机试验的阴性结果,国际指南现在不建议通过实验室监测指导抗血小板治疗[254]。

最近已建议对抗血小板治疗进行实验室监测,以指导 ACS 患者 P2Y12 抑制作用的早期缓解。TOPIC 试验建议从普拉格雷或替格瑞洛降级为氯吡格雷作为一种替代的、更安全的治疗策略,结果表明,PCI 术后 1 个月改用氯吡格雷双重抗血小板治疗(dual antiplatelet therapy,DAPT)的患者(n = 322)比未使用 DAPT 的患者(n = 323)出血并发症的发生率低,但缺血性事件的发生率无差异[217]。TROPICAL-ACS 试验在 2 610 例 ACS 患者中,比较监测指导降级策略与持续标准普拉格雷 DAPT 治疗策略[248]。在整个研究期间,对照组中的患者用普拉格雷治疗,而监测组中的患者在用普拉格雷治疗 1 周后转换为氯吡格雷。在氯吡格雷治疗 1 周后,通过 MEA 测试他们的血小板反应性;HPR 患者转回普拉格雷,而没有 HPR 的患者继续使用氯吡格雷。该研究表明,两个治疗组的缺血和出血事件的发生率没有差异。TROPICAL-ACS 试验中降级策略的安全优势丧失的原因已经在 TOPIC 研究中得到证实[217],真正的降级治疗实际上并没有在 TROPICAL-ACS 试验中使用,因为 HPR 患者(这是通过降级策略追求的目标)被改用普拉格雷,以降低其血小板反应性。因此,在那些由于低缺血风险和/或高出血风险而被预测受益于降级策略的患者中,应如 TOPIC 试验中在无需实验室监测的情况下实施,而在其他对血小板反应性有抑制作用的患者中,应继续使用普拉格雷(或替格瑞洛)维持 DAPT 不变。

第三代噻吩并吡啶:普拉格雷

药理学

普拉格雷,以前称为 CS-747[2-乙酰氧基-5-(α-环丙基羰基-2-氟苄基)-4,5,6,7-四氢噻吩并(3,2-c)吡啶]是一种代谢的噻吩并吡啶前药,在体内代谢为有抑制血小板作用的活性代谢物 R-99224/R-138727,具有特异性 P2Y12 受体拮抗剂活性(图 51.1)[118-120]。

普拉格雷具有独特的化学结构,与氯吡格雷相比,可以更有效地转化为活性代谢物,对 CYP 酶的依赖性更低:硫代内酯

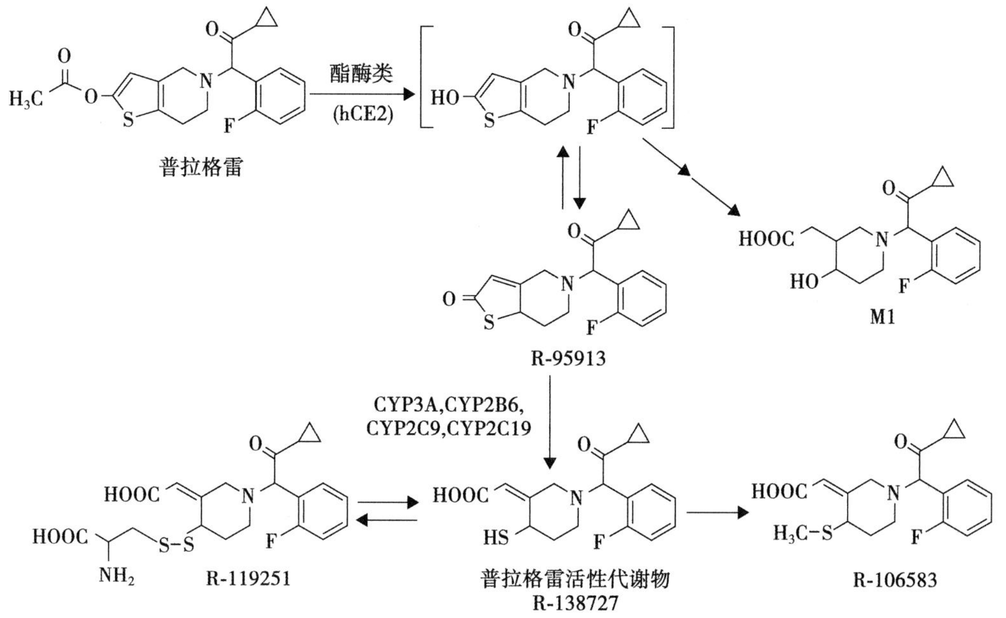

图 51.4 普拉格雷的代谢途径(Reproduced with permission from Ref[7].)

首先通过肠道羧基酯酶(hCE)-2 完全水解前药而形成[121,122];然后硫代内酯被肠道和肝脏的 CYP3A 和 CYP2B6 氧化,但 CYP2C9 和 CYP2C19 的贡献较小(图 51.4)[123]。

当对实验动物口服给药时,普拉格雷剂量相关地抑制血小板聚集,剂量比其他噻吩并吡啶前药,如氯吡格雷和噻氯匹定低至 1/10 和 1/100。此外,普拉格雷比氯吡格雷起效快。普拉格雷(1~10mg/kg,口服)和氯吡格雷(10~100mg/kg,口服)给药后抗聚集作用的时程研究表明,普拉格雷(10mg/kg)处理大鼠 30 分钟后,观察到有超过 80% 的抑制作用,同时,即使在最高剂量下,氯吡格雷也表明出最小的抑制作用,这表明普拉格雷与氯吡格雷相比起效更早[120]。普拉格雷抗凝集作用的持续时间与大鼠循环血小板的寿命相当,表明与其他噻吩并吡啶类化合物一样,普拉格雷不可逆地抑制血小板 P2Y₁₂ 受体。

普拉格雷,氯吡格雷和噻氯匹定药物的抗血栓形成和抗止血效力(使用大鼠动静脉分流血栓形成模型和大鼠尾部横切出血时间评估)的等级顺序与 ADP 抗凝集能力的等级顺序相同[120]。其他实验性血栓形成模型中也证明普拉格雷是一种有效的抗凝血剂[120]。应用实验动物的进一步研究表明,普拉格雷与阿司匹林联合使用,比单独使用任何一种药物的抗血栓形成作用更强,且不会有出血时间显著增加的现象[120]。

在普拉格雷的临床药理学研究中,所有被测试的协变量中体重的影响最大[124]:体重每减少 1kg,血小板聚集抑制率就显著增加 0.26 个百分点[124]。此外,75 岁及以上的受试者中,亚洲人与白种人相比,普拉格雷的使用量更大,而 CYP 的性别和等位基因变异似乎没有临床相关性[124]。

几项研究表明,健康受试者和冠心病患者的血小板聚集抑制速度,普拉格雷(60mg 负荷剂量,10mg/d 维持剂量)比标准剂量氯吡格雷(300mg 负荷剂量,75mg/d 维持剂量)快,平均抑制率高[125-130]。虽然普拉格雷的反应也存在一定程度的变异性,但普拉格雷不良反应者的患病率通常远低于氯吡格雷不良反应者[125,126,128,130-133]。一些研究表明,与高剂量的氯吡格雷相比,普拉格雷更容易,更有效地克服氯吡格雷的不良反应[134-140]。与氯吡格雷相比,对普拉格雷的药效学反应更为一致,这与更有效的前药向其活性代谢物的生物转化有关,后者不受 CYP 多态性的影响[125-129,141,142],而与活性代谢物具有不同的抑制 P2Y₁₂ 依赖的血小板功能的效力有关[127]。

到目前为止,普拉格雷的临床相关副作用(除了出血事件)没有报道。出血事件在下面的"临床试验"部分中讨论。

普拉格雷没有临床上显著的药物相互作用,包括阿司匹林(75~325mg/d),肝素,华法林,GP Ⅱ b-Ⅲ a 拮抗剂,他汀类药物,地高辛,质子泵抑制剂,H2 受体阻滞剂和酮康唑[143,144]。

临床试验

Ⅱ 期临床试验。随机、剂量范围、双盲安全性的 Ⅱ 期临床试验(JUMBO-TIMI 26)中,在接受择期或急诊 PCI 的 904 名患者中,将 3 种剂量的普拉格雷与氯吡格雷进行了比较[145]。氯吡格雷以标准剂量给药(300mg 负荷剂量随后 75mg/d 维持剂量),而普拉格雷分别以低剂量(40mg 负荷剂量随后 7.5mg/d 维持剂量),中等剂量(60mg 负荷剂量随后 10mg/d 维持剂量)和高剂量(60mg 负荷剂量随后 15mg/d 维持剂量)给药。临床显著性出血事件(TIMI 大出血+小出血)的发生率是本试验的主要终点,但普拉格雷或氯吡格雷治疗的患者之间的发生率没有显著差异(1.7%对 1.2%;HR 1.42;95% CI 0.40~5.08)。然而,与低剂量(2.0%)和中等剂量(1.5%)组以及氯吡格雷组(2.4%)相比,高剂量普拉格雷组(3.6%)的小出血更多。后来证实中等剂量的普拉格雷(60mg 负荷剂量,10mg/d 维持剂量)在抑制 P2Y₁₂ 依赖性血小板功能方面优于高剂量氯吡格雷(600mg 负荷剂量,150mg/d 维持剂量)[146]。

急性冠脉综合征。与氯吡格雷相比,普拉格雷更有利的药代动力学和药效学产生了更大的临床益处,一项随机、双盲、平行组、多国的试验 TRITON TIMI-38 第三阶段评估了 13 608 例需要 PCI 的 ACS 高风险患者[147]。患者随机接受 60mg 负荷剂量的普拉格雷,然后 10mg/d 或 300mg/d 负荷剂量的氯吡格雷,之后每天 75mg,持续 6~15 个月。普拉格雷与较少的缺血事件

5

相关（HR 0.81,95%CI 0.73~0.90,P<0.001），但主要和致命性出血并发症发生率较高有关（HR 1.32,1.03~1.68,P=0.03）。标志性分析表明，无论是在治疗的前 3 天，还是从第 3 天到研究结束，普拉格雷在主要复合终点均显著降低[147]。对 MI 组分终点的进一步分析表明，普拉格雷在研究的最早期（0~3 天）、早期（3~30 天）和后期（30~450 天）均可减少缺血事件[148,149]。出血在早期没有增加，但在后期维持期间有统计学上显著的增加[148]。接受 CABG 手术治疗的普拉格雷治疗组，患者出现大出血的发生率尤为显著（13.4%）（与氯吡格雷治疗患者相比 HR 4.73,95%CI 1.90~11.82,P<0.001）：事后分析表明，当在手术前停用普拉格雷 7 天后，大出血的发生率大大降低[144]。后来的亚组分析表明，尽管大量出血、血小板输血和再次手术探查出血的发生率增加，但接受 CABG 手术的普拉格雷组患者的生存率明显高于对照组[250]。

在一项事后分析中，三个亚组的临床净获益较少和/或危害较大：以前发生过脑血管疾病的患者、75 岁或以上的患者和体重小于 60kg 的患者。鉴于这些数据，建议对这些患者群体维持剂量调整为 10mg 至 5mg。其他分析表明，对于糖尿病、ST 段抬高心肌梗死（ST-segment elevation myocardial Infarction, STEMI）、冠状动脉支架或复发性心血管事件的治疗，普拉格雷是比氯吡格雷更有效的抗血栓药物[150-153]。糖尿病患者的益处/风险比很可观，因为 TIMI 主要出血并发症的发生率在两个治疗组之间没有差异。然而，必须指出的是，普拉格雷治疗组的发病率较低并不是因为出血并发症缺乏差异，而是氯吡格雷治疗组的发病率增加[101]。在接受氯吡格雷治疗的患者中，功能降低的 CYP2C19 等位基因和/或 ABCB1 3435C→T 基因型携带者的 MACE 发生率高于非携带者，而在用普拉格雷治疗的患者中，CYP2C19 和 ABCB1 基因型不影响 MACE 的发病率[154]。

根据 TRITON TIMI-38 试验的结果，普拉格雷获得美国食品药品监督管理局（Food and Drug Administration, FDA）批准，认为是一种比氯吡格雷更有效的抗血小板药物，仅用于高危者或短期使用，其余情况下应首选氯吡格雷治疗[155]。然而，说普拉格雷比氯吡格雷更有效是不正确的，因为离体和体外研究都证明两种化合物的活性代谢物具有相同的效力。采用交叉设计的研究（其中向受试者施用了两种前药）表明，将其活性代谢产物的血浆浓度与 P2Y12 依赖性血小板功能的离体抑制作图时，所有的点都沿着同一回归线均匀分布[129]。此外，当两种前药的活性代谢物在体外加入清洗的人血小板悬浮液中时，它们依赖性地抑制 ADP 诱导的血小板聚集浓度，表明相同的 IC_{50} 为 0.30μmol/L[127]。因此，由于普拉格雷和氯吡格雷的不同临床疗效，不能用其活性代谢物的效力差异来解释，所以必须通过其药代动力学的差异来解释。如前所述，普拉格雷对其活性代谢物的代谢比氯吡格雷更高效、更稳定。因此，用普拉格雷治疗的绝大多数患者表现出良好的血小板的功能抑制，而用氯吡格雷治疗的患者中约 30% 没有效果或效果不满意。由于可以预测，血小板功能抑制越高，MACE 的风险越低，出血并发症的风险也越高，因此使用普拉格雷治疗的患者比使用氯吡格雷治疗的患者受到了更多的对 MACE 的保护，同时暴露在血小板功能抑制的环境中。同时，暴露于出血风险中，导致了 TRITON TIMI-38 研究中观察到的临床事件的不同发生率[147]。如果血小板功能抑制程度与临床事件发生率之间的关系是真实的，那

么对氯吡格雷反应良好的患者也应该比较差的患者具有较低的 MACE 风险和较高的出血风险。事实上，许多研究表明，对标准剂量或特定剂量氯吡格雷反应良好的人比反应差的人更能保护免受 MACE 影响[101,102]。极少数研究也解决了出血并发症的发生率问题，表明良好的反应者的出血发生率增加了 30%~40%（由于这些研究的统计学效力不足，没有达到统计学意义）[156,157]，与在 TRITON TIMI-38 研究中接受氯吡格雷治疗的患者相比，普拉格雷治疗患者观察到相似的结果[147]。

在一项研究中，健康志愿者或 ACS 患者从用维持剂量的氯吡格雷改用普拉格雷，表明普拉格雷能够进一步抑制血小板聚集[146,158-160]。

ACCOAST 试验表明，预计在 48 小时内接受导管插入术的 NSTEMI 患者用普拉格雷预处理可增加任何类型和严重程度的出血发生率，并且不会降低 MACE 的发生率[232]。出血并发症的差异与预处理组血运重建时血小板功能抑制程度较高有关。

在不稳定型心绞痛或非 ST 段抬高心肌梗死（unstable angina or acute MI without ST elevation, NSTEMI）患者中，未经血运重建手术而接受药物治疗的患者中，TRILOGY-ACS 试验将普拉格雷与氯吡格雷进行了比较[243]。所有患者均接受阿司匹林治疗。在平均随访 17 个月后，尽管普拉格雷治疗的患者血小板功能受到更大程度的抑制[225]，但 75 岁以下患者（使用普拉格雷 10mg/d 或氯吡格雷 75mg/d 治疗）主要由心血管原因、心肌梗死或卒中造成的死亡和主要由大出血或颅内出血造成死亡的发生率无差异[243]。据报道，对于在同一 TRILOGY-ACS 试验中进行了医学治疗的 75 岁以上患者[244]，以及在 Elderly-ACS 2 试验中接受 PCI 治疗的 74 岁以上 ACS 患者中[246]，低剂量的普拉格雷（5mg/d）和氯吡格雷之间是等效的。

PRAGUE-18 研究未能表明普拉格雷和替格瑞洛在一小组 AMI 患者（n=1 230）中的疗效和安全性有任何差异[234]。

镰状细胞贫血（见第 31 章）。镰状细胞贫血（sickle cell anemia, SCA）是一种遗传性血红蛋白病，其特征是发生疼痛的血管闭塞性危象。血小板可能由裂解的红细胞释放的 ADP 激活，介导多细胞聚集体的形成，并促进血管闭塞性危象期间炎症反应。因此，ADP 诱导的血小板活化的拮抗作用可以降低血管闭塞性危象的发生率和严重性。安慰剂对照，剂量基于 VerifyNow 测试的结果的随机 DOVE 试验测试普拉格雷的效果[229]，检测了普拉格雷对 341 名儿童或青少年（2~17 岁）SCA 患者血管阻塞性危象、疼痛性危象或急性胸闷综合征的影响[226]。该研究的结果是阴性的，因为两组患者的主要死因发生率相似。

P2Y₁₂ 直接拮抗剂

替格瑞洛

药理学

替格瑞洛，以前称为 AZD6140,属于新的化学类环戊基三唑嘧啶（图 51.5）[161]。

替格瑞洛是一种有效的 P2Y12 拮抗剂,pIC_{50} 值为 7.9,且在浓度大于 3μmol/L 时可抑制 30μmol/L ADP 诱导的人洗涤

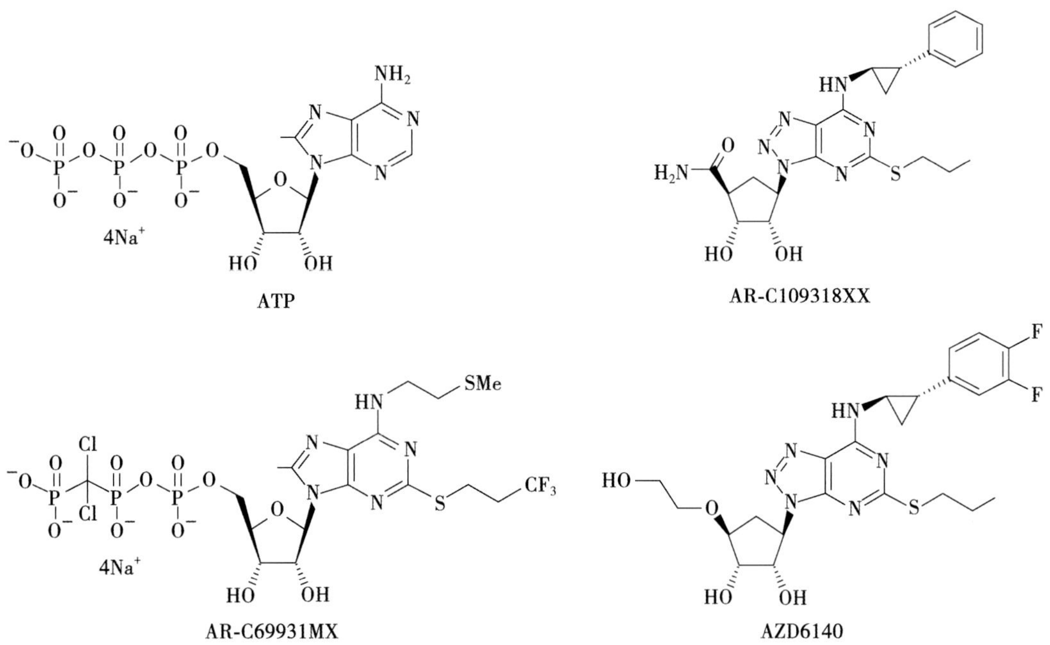

图 51.5　对 P2Y$_{12}$ 受体具有高亲和力的 ATP 及其类似物的化学结构：AR-C69931MX（坎格雷洛）、AR-C109318XX 和 AZD6140（替格瑞洛）

血小板聚集，且对其他 P2 受体无明显亲和力[161]。尽管有人提出，P2Y$_{12}$ 是替格瑞洛靶向受体，通过与 ADP 非竞争性的机制进行，这意味着存在一个独立的受体结合位点[162]，但最近的证据支持了替格瑞洛与 ADP 结合位点重叠的观点[214,228]。有证据表明替格瑞洛可能在 P2Y$_{12}$ 水平上起反向激动剂的作用[198]。

替格瑞洛起效迅速，约 2h 内达到最大限度的抑制血小板功能[163-165]。与普拉格雷一样，和氯吡格雷相比，它对血小板功能的平均抑制作用更大，个体间变异性更小[164,165]。当给予证明对氯吡格雷反应较差的患者时，替格瑞洛能明显抑制血小板功能[166]。尽管替格瑞洛罗的血浆半衰期为 6~8 小时[163,167]，但其抑制作用的持续时间要长得多，因为血小板功能在停止治疗后约 5 天后恢复到接近正常水平[164]。与氯吡格雷不同，替格瑞洛的药理作用不受 CYP 基因型的影响[168]。

已表明替格瑞洛可能通过平衡核苷转运蛋白 1（ENT1）抑制红细胞腺苷摄取，后者扩大了药物对血小板的抑制作用[237]，增加了腺苷诱导的冠状动脉血流[168]，可能有助于该药物的临床疗效[213,223]。然而，必须指出的是，关于替格瑞洛诱导的体内腺苷水平增加的报道是非常有争议的[208,223,238,239,255]。

临床试验

二期临床试验。在随机双盲平行组剂量发现（DISPERSE）研究中（剂量调查研究以评估 AZD6140 在动脉粥样硬化疾病中的药效学作用），200 名稳定的动脉粥样硬化门诊患者，每日一次用 75~100mg 的阿司匹林治疗，接受替格瑞洛（50mg 每日两次、100mg 每日两次、200mg 每日两次或 400mg 每日一次）或每日一次 75mg 的氯吡格雷，持续 28 天[163]。用第一剂量治疗 28 天后，替格瑞洛（100mg 每日两次、200mg 每日两次或 400mg 每日一次）比氯吡格雷更快速有效地抑制血小板聚集，并且具有更小的变异性。在使用每日一次 400mg 的替格瑞洛治疗的

患者中仅发生一次主要的非致死性出血。在替格瑞洛治疗的患者中，中度和轻微出血事件的发生率与剂量相关（从 29% 到 51%），在氯吡格雷治疗的患者中为 32%。其他不良事件包括呼吸困难、头晕、头痛和尿血。其中呼吸困难的发生率与剂量相关（来自用 10% 的每日两次 50mg、16% 的每日两次 200mg 以及 20% 的每日一次 400mg 的替格瑞洛治疗的患者报道统计）。这些呼吸困难的事件都不被认为是严重的，也没有一例与充血性心力衰竭或支气管痉挛有关[163]。

DISPERSE-2 研究比较了 990 名接受阿司匹林和 ACS 标准治疗的 NSTE-ACS 患者使用替格瑞洛与氯吡格雷的安全性，他们被随机分配到用新药每日两次 90mg（相当于 100mg 的旧配方）或每日两次 180mg 的替格瑞洛和标准计量的氯吡格雷（300mg 负荷剂量加 75mg/d 维持剂量），维持 12 周[169]。在研究组中未观察到主要出血发生率的统计学显著差异。在动态心电图的事后分析中，使用每日两次 180mg 的替格瑞洛治疗的组中，无症状心室暂停时间超过 2.5s 的情况更为常见[169]。这项研究证实，与氯吡格雷相比，替格瑞洛更容易发生呼吸困难。同样，临床影响似乎很低，很少有病例被认为是严重的或导致停止治疗的。尽管有人假设它可能是由腺苷诱导的增加所介导的，替格瑞洛治疗期间呼吸困难的发病机制尚不清楚（见下文）[170]。ONSET/OFFSET 研究表明，左心室或肺功能没有明显恶化，也没有任何系统性酸中毒的证据[171]。

DISPERSE-2 的一项亚研究表明，替格瑞洛以剂量依赖的方式抑制血小板聚集，且两种剂量均比氯吡格雷具有更强的抑制作用[172]。此外，目前正在接受氯吡格雷治疗的患者中，替格瑞洛可进一步抑制血小板聚集。

急性冠脉综合征。用替格瑞洛（180mg 负荷剂量，每日两次 90mg 维持剂量）与氯吡格雷（300~600mg 负荷剂量，75mg/d 维持剂量）进行比较，用于预防非 ST 抬高患者的 MACE 或 ST 段抬高 ACS（其中 2/3 接受 PCI），PLATO 试验的结果表明，与

5

氯吡格雷相比,替格瑞洛降低了心血管死亡、MI 或卒中的发生率(9.8%比 11.7%;减少 16%)[173]。替格瑞洛还降低了次要死因 MI 的发生率(5.8%比 6.9%),尤其是心血管死亡率(4.0%比 5.1%)。与氯吡格雷治疗组相比,替格瑞洛治疗组的 TIMI 大出血发生率更高[173,174]。因此,类似于 TRITON-TIMI 38 试验,PLATO 试验表明,与标准剂量的氯吡格雷相比,对 P2Y$_{12}$ 依赖性血小板功能更一致,充分的抑制作用具有更高的抗血栓形成功效和更高的非 CABG 相关性大出血风险。这一效应不受患者接受的治疗类型(药物与侵入性)的影响[175],也不受糖尿病的存在[176]或心电图上 ST 段基线升高程度[177]的影响,而慢性肾病患者的影响更大[178]。正如预期的那样,替格瑞洛因为不受 CYP 或 ABCB1 基因型的影响从而比氯吡格雷更优越[179]。

预先指定的亚组分析表明,治疗与地理区域之间存在显著的相互作用(P=0.045),在北美使用替格瑞洛比世界其他地区的效果要小。虽然观察到的区域相互作用可能仅由偶然性引起,但两项独立分析的结果表明,阿司匹林维持剂量与潜在统计的相互作用,可能是造成区域差异的原因。与氯吡格雷相比,替格瑞洛发生 MACE 的最低风险与阿司匹林的低维持剂量低有关[180]。这可能是由于大剂量阿司匹林对前列环素产生的负作用,这在理论上有助于 P2Y$_{12}$ 抑制剂的抗血栓作用[43,44]。最近在小鼠血栓形成的实验模型[235]中证实了大剂量阿司匹林与 P2Y$_{12}$ 抑制剂的抗血栓作用呈负相关的假设[43,44]。

在功效和安全性两方面,SWEDEHEART 注册中心的实际数据从本质上证实了 PLATO 试验的结果[245]。

在 PLATO 研究的第二阶段临床试验证实,接受替格瑞洛治疗患者中,临床上无关的呼吸困难和心室停顿的发生率较高[173]。呼吸困难迫使 0.9%的替格瑞洛治疗患者和 0.1%的氯吡格雷治疗患者停用药物[173]。心室暂停多为窦房性起搏,夜间多见[181]。

ATLANTIC 试验表明,医院内与用替格瑞洛治疗(在导管室)相比,用替格瑞洛治疗的 STEMI 患者(在急救中)并未降低两个共同主要终点的发生率:①PCI 前 ST 段抬高达到 70%或更高分辨率的患者比例,②初始血管造影时在梗死相关动脉中未发生心肌梗死(TIMI)血流 3 级溶栓的患者比例[233]。

冠状动脉旁路移植术。PLATO 试验表明,在接受 CABG 手术的患者中,使用替格瑞洛治疗的患者 DAPT 的心血管和总死亡率低于使用氯吡格雷治疗的患者,而两组中主要 CABG 相关的大出血的发生率相似[182]。最近,将含有替格瑞洛的 DAPT 与单用替格瑞洛和阿司匹林治疗进行比较[260]。与单用阿司匹林相比,DAPT 在 1 年时显著提高了移植血管的通畅性;在替格瑞洛单药治疗和阿司匹林之间没有观察到统计学上的显著差异。大出血的发生率非常低,不能评估三个不同组之间的安全性差异。

心肌梗死后。PEGASUS 试验表明,在 1～3 年前出现急性心肌梗死的患者中,在每日两次 90mg 和每日两次 60mg 的基础上添加替格瑞洛,服用低剂量阿司匹林可使心血管死亡,心肌梗死或卒中的发生率降低约 15%,并使大出血的发生率增加一倍[206]。糖尿病[204]或肾功能不全患者[231]的主要终点相对风险降低相似,但由于 MACE 风险较高,绝对风险降低往往趋于更大。

急性缺血性卒中。SOCRATES 试验比较替格瑞洛(180mg 负荷剂量,随后 90mg 每日两次)与阿司匹林(第 1 天 300mg,随后 100mg 每日一次),均在缺血症状发作后 24 小时内给予非严重缺血性卒中或高危短暂性缺血发作的患者,他们未接受静脉或动脉内溶栓治疗,也未发生源性栓塞性卒中[261]。两个治疗组在 90 天内卒中,MI 或死亡的主要终点和颅内出血的发生率无统计学差异[261]。在预先指定的探索性分析中,替格瑞洛在预防同侧动脉粥样硬化狭窄患者的主要终点方面优于阿司匹林[197]。

外周动脉疾病。EUCLID 试验比较了替格瑞洛(90mg 每日两次)与氯吡格雷(75mg 每日一次)对踝臂指数(ankle brachial index,ABI)为 0.80 或更低或曾经历过下肢血运重建患者的影响。6 930 名替格瑞洛治疗患者中有 751 名(10.8%)以及 6 955 名氯吡格雷治疗患者中有 750 名(10.6%)发生心血管死亡、MI 或卒中(HR 1.02;95% CI 0.92～1.13;P=0.65)[227]。在两个治疗组中,严重肢体缺血的发生率也没有差异。

与 EUCLID 试验的阴性结果相反,对 PEGASUS 试验的亚组分析表明,替格瑞洛联合阿司匹林在预防心血管疾病死亡、心肌梗死或卒中以及既往心肌梗死患者的主要肢体事件方面优于氯吡格雷联合阿司匹林[207]。

替格瑞洛相关性呼吸困难

如上所述,与使用氯吡格雷治疗的患者相比,使用替格瑞洛治疗的患者的 II 期和 III 期临床试验均表明,呼吸困难的发生率增加[212]。对呼吸困难最为认可的解释是,由替格瑞洛诱导的细胞外腺苷水平升高引起[170],这会产生呼吸困难的感觉[211]。然而,另一种解释是因为 P2Y$_{12}$ 在中枢神经系统的抑制作用[212]。许多报道证实了这一假设,最近证实使用替格瑞洛治疗的患者的血浆腺苷水平没有增加[238,239,255]。其中一项研究还表明,呼吸困难的发生与替格瑞洛血浆水平相关,而不与腺苷水平相关[239],为中枢神经系统中 P2Y$_{12}$ 抑制可能解释替格瑞洛相关性呼吸困难的发生提供了进一步的支持[212]。与氯吡格雷相比,呼吸困难的发生率不仅与替格瑞洛相比很高,而且与其他可逆 P2Y$_{12}$ 抑制剂,如坎格雷洛和埃利诺尔相比也高,这可能是由于这些药物的药代动力学与噻吩吡啶相比存在差异[212]。

坎格雷洛

药理学

坎格雷洛,以前被称为 ARC69931[MX],属于 ATP 类似物家族,它们对外显子核苷酸酶的分解具有较强的抵抗力,对 P2Y$_{12}$ 受体具有较高的亲和力(图 51.5)[161]。坎格雷洛是一种有效的抑制剂,能抑制 ADP 诱导的人洗涤血小板聚集(pIC$_{50}$ = 9.4 使用 30μmol/L ADP),不需要转换为活性代谢产物,静脉注射后立即活化,半衰期为 3～6 分钟。

尽管已经表明坎格雷洛是 P2Y$_{13}$(血小板膜上没有表达)的一种有效的(IC$_{50}$ 4nmol/L)非竞争拮抗剂,但在浓度大于 30μmol/L 的情况下,对其他 P2 受体没有明显的亲和力[183,184]。据推测坎格雷洛还可能与一种未经确认的血小板 G 蛋白偶联受体相互作用,从而引起环磷酸腺苷(cyclic adenosine monophosphate,cAMP)介导的对血小板功能的抑制作用[185]。

健康志愿者对坎格雷洛的静脉注射有很好的耐受性,当剂量高达 4μg/(kg·min)时,产生 ADP 诱导血小板凝集的剂量依赖性抑制[161],在最高剂量时,男性和女性的出血时间增加了 3.2 倍或 2.9 倍。坎格雷洛的半衰期短,可在停止输注后 20 分钟内迅速逆转血小板抑制作用和对出血时间的作用。

一项针对 39 名 ACS 患者的开放式多中心升剂量研究[186]表明,坎格雷洛的剂量依赖和可预测的血浆水平,可导致在 2μg/(kg·min)或更高的剂量时对所有患者完全或几乎完全抑制 3μmol/L ADP 诱导的血小板聚集。在 2μg/(kg·min)剂量时,出血时间增加了 3~5 倍,在 4μg/(kg·min)剂量时,出血时间增加了大约 7 倍。

直接比较氯吡格雷和坎格雷洛对缺血性心脏病患者的作用的研究表明,坎格雷洛 2 和 4μg/(ml·min)几乎完全抑制 10μmol/L ADP 诱导的血小板聚集,而 4~7 天时,氯吡格雷治疗只有大约 60% 抑制[187]。给氯吡格雷治疗的患者的体外血液中添加坎格雷洛,几乎完全抑制了 P2Y₁₂ 依赖的血小板功能[188]。

临床试验

二期临床试验。一项双盲安慰剂对照研究表明,坎格雷洛作为非 Q 波心肌梗死患者阿司匹林、肝素或低分子肝素的辅助治疗,其轻微出血的发生率从安慰剂组的 26% 略微增加到坎格雷洛治疗组的 38%[189]。

一项更大的、分两部分的 Ⅱ 期研究评估了坎格雷洛在 PCI 患者中的安全性和药效学[190]。研究的第一部分招募了 200 名接受 PCI 的患者,从手术前开始,这些患者被随机分为 18~24 小时静脉输注安慰剂、1μg/(kg·min)、2μg/(kg·min)和 4μg/(kg·min)的坎格雷洛以及阿司匹林和肝素。在第二部分的研究中,手术前随机分配 199 名患者接受坎格雷洛 4μg/(kg·min)或 GP Ⅱ b-Ⅲ a 拮抗剂。与安慰剂或阿昔单抗治疗的患者相比,接受坎格雷洛治疗的患者在合并大出血和小出血发生率上无显著差异。在接受坎格雷洛 4μg/(kg·min)治疗的患者组和接受阿昔单抗治疗的患者中,对达到对 3μmol/L ADP 的血小板聚集的平均抑制作用[190]。然而,停药后,坎格雷洛治疗组血小板聚集恢复到基线值的速度要比阿昔单抗治疗组快得多[190]。

这些数据表明坎格雷洛在接受 PCI 的患者的围手术期可能是有用的。然而,为了长期预防,这些患者应该用口服药物治疗。Steinhubl 等人证明,同时静脉注射坎格雷洛和口服 600mg 负荷剂量的氯吡格雷可防止氯吡格雷抑制血小板聚集,推测可能是由于坎格雷洛与氯吡格雷活性代谢物在 P2Y₁₂ 受体水平上的竞争性相互作用[191]。因此,建议在坎格雷洛输注结束后给予氯吡格雷负荷剂量[191]。根据一项体外研究的结果[192],在坎格雷洛输注过程中使用普拉格雷也可以预测出类似的问题。

在急性心肌梗死的安全性、耐受性及其对通畅性的影响(STEP-AMI)血管造影试验中,评价了坎格雷洛作为组织纤溶酶原激活剂(tissue plasminogen activator,tPA)的辅助剂对 92 例急性心肌梗死患者的安全性、耐受性及对血管通畅性的影响[193]。所有患者均接受阿司匹林和肝素治疗,并随机分为:单独的坎格雷洛组(280μg/min);单独足量 tPA 组(给药 15mg,连

续输注 0.75mg/kg,30 分钟输注 50mg,连续输注 0.5mg/kg,60 分钟输注 35mg,总剂量不超过 100mg);坎格雷洛 35μg/min、140μg/min 或 28μg/min 结合半剂量 tPA。坎格雷洛和半剂量 tPA 联合使用与单独使用全剂量 tPA 相比,冠状动脉开放时间为 60 分钟(55% 对 50%,P 未报道)与单独使用坎格雷洛相比,具有更大的开放性(55% 对 18%,P<0.05)[193]。出血和不良临床事件是可以横向比较的。

经皮冠状动脉介入治疗。2006 年,开展了两项Ⅲ期随机对照临床研究,对需要 PCI 的患者进行了坎格雷洛和氯吡格雷的比较。CHAMPION PCI 临床试验的主要目的是比较坎格雷洛和氯吡格雷在需要经皮冠状动脉介入治疗的患者中的疗效,以证明坎格雷洛在需要 PCI 的患者中的疗效优于或至少不低于氯吡格雷[194]。CHAMPION PLATFORM 临床试验的主要目标比较治疗坎格雷洛(结合常规治疗)的常规护理,受试者需要经皮冠状动脉介入是为了证明有效性的坎格雷洛(结合常规治疗)优于常规治疗,PCI 的受试者由全因死亡率、心肌梗死和缺血驱动的血运重建的综合指标来衡量[195]。由于坎格雷洛的临床疗效证据不足,两项研究均提前终止。与替格瑞洛相似,在同一研究中,相较于氯吡格雷,坎格雷洛与呼吸困难的发生率增加有关。

在 CHAMPION-PHOENIX 双盲,安慰剂对照试验中,11 145 名接受紧急或选择性 PCI 的患者随机接受一剂药物(30μg/kg)和输注[4μg/(kg·min)至少 2 小时或手术的持续时间]坎格雷洛或负荷剂量为 600 或 300mg 氯吡格雷[205]。坎格雷洛组的主要疗效终点率(死亡、心肌梗死、缺血导致的血运重建及 48 小时内支架血栓形成)为 4.7%,氯吡格雷组为 5.9%(OR 0.78,95% CI 0.66~0.93;P=0.005)。次要终点支架血栓形成率,坎格雷洛组为 0.8%,氯吡格雷组为 1.4%(OR 0.62,95% CI 0.43~0.90;P=0.01)。出血发生率无统计学差异,而坎格雷洛组呼吸困难发生率较高(1.2% 对 0.3%)。

预先指定的,来自三个 CHAMPION 临床试验的患者水平数据的汇总分析表明,与氯吡格雷或安慰剂相比,坎格雷洛减少了 PCI 围手术期血栓性并发症,但增加了出血率[251]。

接受手术患者的桥接治疗。接受外科手术(BRIDGE)患者停用噻吩并吡啶后,用坎格雷洛维持血小板抑制状态的研究中,在口服噻吩并吡啶停药后再静脉注射坎格雷洛,可使血小板反应性保持在与 CABG 手术前一周缺血性并发症风险一致的水平。一旦停止输注坎格雷洛,其短期作用的抗血小板作用迅速消退,使止血安全的手术成为可能[196]。

P2Y₁₂ 拮抗剂治疗患者的出血并发症的处理

血小板输注在治疗出血并发症和患者手术后使用抗血小板药物(包括噻吩并吡啶)治疗方面的有益效果尚不确定[199-201,252]。实验中,使用 P2Y₁₂ 拮抗剂治疗的患者的富血小板血浆(platelet-rich plasma,PRP)与正常 PRP 按不同比例混合,表明正常 PRP 增加了噻吩吡啶治疗患者 PRP 中 ADP 诱导的血小板聚集,而不是替格瑞洛治疗的患者[203,209]。在接受血小板浓缩输血的 P2Y₁₂ 拮抗剂治疗的受试者中也获得了类似的结果;在接受噻吩并吡啶治疗的患者中,血小板输血改善了

5

体外血小板聚集,但在接受替格瑞洛治疗的患者中没有改善[218,224,253]。此外,血小板输注不能减少替格瑞洛治疗患者的出血[218,224]。正常血小板无法逆转替格瑞洛的抗血小板作用,其原因是药物在循环中的持久性(抑制自体血小板的必要条件),也抑制了同源血小板在体外混合血小板或体内输注血小板中的功能。因此,不建议使用替格瑞洛治疗的患者进行血小板输注,严重出血的处理或紧急手术的术前准备仍是悬而未决的问题。解决方案可以通过对替格瑞洛的特定解毒剂的可用性来提供,对替格瑞洛具有高亲和力和特异性抗体的 Fab 片段(MEDI2452),在体外的 PRP 实验中,这种药物被证明可以浓度依赖性地中和替格瑞洛的游离组分并逆转其抗血小板活性[210]。结果证明,这种解毒剂能有效地恢复替格瑞洛依赖性

出血在小鼠[210]和猪[240]急性手术模型中的正常状态。临床研究对于测试 MEDI2452 在替格瑞洛治疗的患者中是否有效是必要的。

（武艺 译,胡豫 审）

扫描二维码访问参考文献

第52章 αⅡbβ3（GPⅡb-Ⅲa）拮抗剂

Dhruv Mahtta and Anthony A. Bavry

引言

血小板在血栓栓塞性疾病的发病机制以及在正常止血过程中的作用已被充分理解。由于它涉及冠心病和斑块破裂，血小板经历激活和聚集阶段，导致形成血小板栓子和临床上表现为急性冠脉综合征（acute coronary syndrome，ACS）的血栓[1]。在起始阶段，血小板上表面糖蛋白（glycoprotein，GP）Ⅰb-Ⅸ-Ⅴ受体通过血管性血友病因子与暴露的内皮下组织结合。这种结合触发了血小板活化因子的释放，例如血栓素 A_2，血清素和二磷酸腺苷（adenosine diphosphate，ADP）等，它们通过与特异性的 G 蛋白偶联受体结合，激活整合素 αⅡbβ3/（GP）Ⅱb-Ⅲa

受体[2]。该受体的 α 和 β 亚基非共价连接形成异二聚体（图52.1），在血小板活化过程中发生构象改变，并促进受体-配体结合[3]。GPⅡb-Ⅲa 受体与例如纤维蛋白原，纤连蛋白和血管性血友病因子等黏附分子结合，使血小板相互交联，从而开始血小板聚集过程。这一血小板聚集的最终通路及其与凝血级联的相互作用，最终形成牢固的富含血小板的纤维蛋白血栓[4]。

每个血小板表面具有大约 60 000~80 000 个 GPⅡb-Ⅲa 受体[5]。在血小板无力症患者中发现 GPⅡb-Ⅲa 分子异常后，GPⅡb-Ⅲa 受体成为药理学靶标。该疾病的特征在于缺乏或存在有缺陷的黏附受体[6]，导致临床上出血异常。目前，三种静脉内使用的 GPⅡb-Ⅲa 拮抗剂可用于临床，包括阿昔单抗、依替巴肽和替罗非班（表52.1）。后两者称为小分子 GPⅡb-Ⅲa 拮抗剂。静脉内使用 GPⅡb-Ⅲa 拮抗剂导致持续地抑制 80%~90% 的血小板聚集。与阿司匹林和 $P2Y_{12}$ 拮抗剂相比，它们对血小板聚集的抑制程度通常大于 30%~50%，但高度依赖于诱导血小板聚集的激动剂的类型和浓度（即花生四烯酸、ADP 或胶原蛋白）。因此，与选择性的抗血小板药物如阿司匹

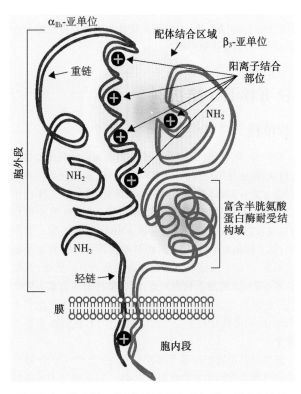

图 52.1　整合素 αⅡbβ3（糖蛋白Ⅱb-Ⅲa 受体）示意图（From Topol EJ, Byzova TV, Plow EF. Platelet GPⅡb-Ⅲa blockers. Lancet 1999；353：227-31. Reprinted from The Lancet, 353, 227-231, Copyright 1999 with permission from Elsevier）

表 52.1   目前可用的 GP Ⅱb-Ⅲa 拮抗剂的药理学特点

	阿昔单抗	依替巴肽	替罗非班
商品名	Reopro	Integrilin	Aggrastat
分子大小	大分子	小分子	小分子
结构	人-鼠嵌合单克隆抗体	环形七肽	非肽类
受体选择性	αⅡbβ3、αⅤβ3,αMβ2	αⅡbβ3	αⅡbβ3
血浆半衰期	10~30min	2~2.5h	2h
剂量	负荷剂量:250μg/kg;维持输注:0.125μg/(kg·min)	负荷剂量:两次 180μg/kg 推注,间隔 10min;维持输注:2μg/(kg·min)	负荷剂量:25μg/kg;维持输注:0.15μg/(kg·min)
建议滴注时间	12 小时	18~24 小时	18 小时
停药后到血小板功能恢复的时间	24~48 小时	4~6 小时	6~8 小时
可逆性	不可逆结合;可输注血小板逆转	无逆转剂	无逆转剂
清除	网状内皮系统	肾脏	肾脏
根据肾功能调整剂量	无需基于 CrCl 调整剂量;在透析患者中谨慎使用	禁用于血透或者;CrCl<50ml/min 患者需要进行剂量调整	在透析患者中谨慎使用;CrCl<60ml/min 的患者需要进行剂量调整

CrCl,肌酐清除率。

林或 P2Y12 拮抗剂相比,由于它们的血小板抑制程度是可变的,所以由于 GP Ⅱb-Ⅲa 拮抗剂其较高的效力和持续的血小板聚集抑制,从而提供更广阔的功效。

GP Ⅱb-Ⅲa 拮抗剂

阿昔单抗

1997 年,阿昔单抗成为第一个获得美国食品药品监督管理局(FDA)临床使用许可的 GP Ⅱb-Ⅲa 拮抗剂。它是一种主要针对整合素 αⅡbβ3 的单克隆抗体。此外,该抗体还作用于在内皮细胞和平滑肌细胞上发现的整合素 αⅤβ3(玻连蛋白受体)以及在白细胞上发现的整合素 αMβ2(巨噬细胞-1 受体)。因此,除了抑制血小板聚集外,阿昔单抗还具有抑制血小板与内皮细胞、平滑肌细胞和白细胞黏附的潜力[7]。然而,与结合整合素 αⅡbβ3 的高亲和力相比,阿昔单抗对整合素 αMβ2 和 αⅤβ3 的亲和力较低。该抗体与 GP Ⅱb-Ⅲa 受体快速且不可逆的结合,使得整合素不能与配体相互作用,随后血小板也无法聚集。

虽然阿昔单抗的血浆半衰期很短(小于 10~30 分钟),但据报道这种药物的生物半衰期高达 48 小时。由于不可逆的结合,目前尚无逆转阿昔单抗的药物。在严重出血的情况下,虽然血小板输注可以减轻一些阿昔单抗的作用,但这种单克隆抗体会在血小板之间"跳跃",因此可以继续结合新输注的血小板[9]。250μg/kg 的负荷剂量推注,然后通常持续 12 小时的 0.125μg/(kg·min)剂量滴注维持,对 5~20μmol/L ADP 诱导

的血小板聚集,可达约 80% 的抑制。尽管在某些情况下抗体可以保持与血小板结合 15 天或更长时间,但在停用阿昔单抗后 48 小时内血小板功能逐渐恢复。例如,在 88% 的患者中,对 20μmol/L ADP 诱导的血小板聚集在 48 小时内恢复到基线水平的 50% 以上。有临床意义的血小板减少症(血小板计数<0.1×10⁹/ml)罕见,其发病率约为所有患者的 2%。同样罕见的是抗嵌合抗体的形成,其可以进一步导致输注反应,例如超敏反应或甚至在极少数情况下的过敏反应。如许多安慰剂对照试验中所报道的,出血仍然是该 GP Ⅱb-Ⅲa 拮抗剂最常见的副作用[10]。阿昔单抗相对于其他 GP Ⅱb-Ⅲa 拮抗剂的优势在于,它通过网状内皮系统清除而不是肾脏清除。这为肾功能不全患者使用该药物提供了理论上的优势。

依替巴肽

依替巴肽是一种小分子环形七肽,可竞争性地和可逆地结合 GP Ⅱb-Ⅲa 受体。与阿昔单抗相比,该药物对 GP Ⅱb-Ⅲa 受体具有较低的亲和力(尽管具有较高的特异性),这导致更容易发生配体-受体解离。因此,依替巴肽的血浆半衰期和生物半衰期都相当短,据估计,停药后的半衰期在 2 小时左右。在同时使用钙螯合剂的体内研究中高估了依替巴肽的作用,这导致在早期临床试验中依替巴肽的剂量不足。整合素最小化血小板聚集和冠脉血栓形成 Ⅱ(IMPACT-Ⅱ)试验表明,负荷剂量为 135μg/kg,然后维持输注 0.5~0.75μg/(kg·min),导致血小板聚集抑制不足,因此没有显示任何临床获益[11]。给药方案改为负荷剂量 180μg/kg,在 15 分钟内产生了足够的血小板抑制。然而,在单次负荷剂量继以维持剂量输注后,在达到血浆稳态

所需的 4~6 小时内,对血小板的抑制持续下降。出于这个原因并且基于 ESPRIT 试验的结果[12],在经皮冠状动脉介入治疗(percutaneous coronary intervention,PCI)时,经常采用双倍推注方案[间隔 10 分钟两次 180μg/kg 推注,然后输注 2μg/(kg·min),持续 18~24 小时]。药物由肾脏完成清除,因此肌酐清除率<50ml/min 的患者需要调整剂量。目前在血液透析患者中禁忌使用依替巴肽,尽管由于它不会与血浆蛋白广泛结合,理论上,该药物可以通过血液透析清除。与阿昔单抗类似,使用依替巴肽后的过敏反应和血小板减少症的报道罕见。尽管出血仍然是常见的副作用,但研究表明 TIMI 大出血的发生率与安慰剂相似。

替罗非班

替罗非班是另一种合成的小分子 GPⅡb-Ⅲa 拮抗剂,它是一种非肽类的酪氨酸衍生物。它可逆地结合整合素 αⅡbβ3,产生对血小板聚集的抑制。该药物的血浆半衰期约为 2 小时,并且在停止输注后 6~8 小时内观察到血小板功能恢复正常。这部分是由于替罗非班对 GP 受体的低亲和力但高特异性[13]。推荐剂量为 25μg/kg 推注,然后 0.15μg/(kg·min)输注持续 18 小时。早期临床试验显示较低的功效归因于较低的负荷剂量,但目前推荐的负荷剂量已显示导致大于 90% 的血小板抑制。与依替巴肽相似,替罗非班也由肾脏排泄,因此肾功能不全患者需要调整剂量。接受血液透析的患者,需谨慎使用替罗非班,因为它可被血液透析除去。常见的不良反应包括血小板减少症和出血,其发生率与依替巴肽相当。最后,文献中也有罕见的过敏反应病例报道。

口服 GPⅡb-Ⅲa 拮抗剂

目前没有可用于临床的口服 GPⅡb-Ⅲa 拮抗剂。以前,研究了多种口服药物,包括 xemilofiban、orbofiban、lotrafiban 和 sibrafiban。研究了这些药物对内科治疗的 ACS 和 PCI 患者作用。不幸的是,数据非但没有显示临床获益,反而造成有统计学意义的血栓并发症和死亡率的增加[14]。死亡率增加的原因尚不清楚,但有假说认为,血栓并发症部分的原因是由于口服药物对血小板抑制未达最佳标准以及凝血酶产生增多[15]。

与经皮冠脉介入治疗联用的临床结局

表 52.2 总结了在各种临床情况下使用 GPⅡb-Ⅲa 拮抗剂的临床结局。

辅助用于普通球囊血管成形术

在常规使用噻吩并吡啶之前,GPⅡb-Ⅲa 拮抗剂首次引入临床时还处于普通球囊血管成形术(plain old balloon angioplasty,POBA)时期。这些抗血小板药物用于降低 ACS 患者主要不良心血管事件(major adverse cardiovascular events,MACE)的发生率,包括突然的血管闭塞和围手术期心肌梗死。评估使用这些药物的首个具有里程碑意义的试验之一是,由 EPIC 研究者在高危冠状动脉(以下简称冠脉)血管成形术中使用抗血小板糖蛋白Ⅱb/Ⅲa 受体的单克隆抗体[10]。这项前瞻性随机试验为期 30 天的随访结果表明,推注加输注安慰剂组和推注加滴注阿昔单抗组之间相比,给药组 MACE 降低 35%(12.8% 对 8.3%,P=0.008)。与预期一样,阿昔单抗推注加输注组的主要出血事件和输血更为频繁。然而,重要的是注意到了出血事件主要发生于在体重较轻的患者中。根据这些发现,阿昔单抗于 1994 年获得了食品和药物管理局的批准。

在 EPIC 试验结果报道之后,提出了关于阿昔单抗在非高危患者中的效用以及通过调整肝素剂量改善出血事件的问题。Lincoff 及其同事表明,通过根据体重调整用药减少肝素剂量和早期鞘管拔除,可以减少出血并发症的发生率且不影响 GPⅡb-Ⅲa 拮抗剂的临床疗效[16]。为确认阿昔单抗能否使所有接受 PCI 患者获益(而不仅仅是高危患者),EPILOG 研究者完成了使用血小板糖蛋白Ⅱb/Ⅲa 受体阻滞剂和低剂量肝素治疗经皮冠脉血运重建中的试验[17]。这项前瞻性、随机、多中心试验将 2 792 例患者分为三组:安慰剂联用标准剂量肝素;阿昔单抗联用标准剂量肝素;阿昔单抗联用低剂量肝素。由于在 30 天的随访期内主要终点显著减少,该试验提前终止。安慰剂组联用标准剂量肝素组复合事件发生率为 11.7%,阿昔单抗联用低剂量肝素组为 5.2%(HR:0.43;95% CI:0.30~0.60;P<0.001 与安慰剂组相比);接受标准剂量肝素的阿昔单抗组患者为 5.4%(HR:0.45;95% CI:0.32~0.63;相对于安慰剂,P<0.001)。阿昔单抗联用低剂量肝素组出血率最低(2.0%)。作者得出结论,使用阿昔单抗联用根据体重调整的低剂量肝素,可减少所有接受 PCI 患者的缺血事件,而不会增加出现大出血性并发症的风险。基于来自 EPILOG 的这些数据,阿昔单抗的适应证扩大到涵盖所有接受 PCI 患者,包括稳定/择期患者群体。

辅助用于经皮冠脉介入并支架置入术

随着冠状动脉支架和双药抗血小板治疗(阿司匹林和噻吩并吡啶)的普及,并鉴于 EPIC 和 EPILOG 的正面的临床数据,研究人员把他们的注意力转移到在 PCI 置入常规支架时使用 GPⅡb-Ⅲa 拮抗剂。怀疑论者最初的理论认为,与 POBA 相比,基于支架和双药抗血小板治疗对临床结局基线的改善,添加 GPⅡb-Ⅲa 可能不会产生任何进一步的好处[18-21]。1998 年 EPISTENT 试验(评估血小板Ⅱb/Ⅲa 抑制剂对支架置入的影响)首次检验了这个理论[22]。超过 2 000 名接受择期或紧急 PCI 患者被纳入这个多中心试验,并随机分为三组:支架联用安慰剂;支架联用阿昔单抗,或 POBA 联用阿昔单抗。所有患者均接受肝素静脉注射,口服阿司匹林和噻氯匹定(一种噻吩并吡啶药物)。与支架联用安慰剂组患者主要终点(死亡、心肌梗死或需要紧急血运重建的复合终点)的发生率 10.8% 相比,5.3% 的支架联用阿昔单抗组患者(HR 0.48;95% CI 0.33~0.69;P=0.001),6.9% 的 POBA 联用阿昔单抗组患者(HR 0.63;95% CI 0.45±0.88;P=0.007)经历了这些不良事件。阿昔单抗组的患者具有统计学意义显著的低死亡率和低大面积心肌梗死率(支架联用阿昔单抗组为 3.0%,POBA 联用阿昔单抗组为 4.7%,支架联用安慰剂组为 7.8%)。三组大出血并发症发生率的差异无统计学显著性。

考虑到 EPISTENT 试验的正面成果,研究人员试图在类似的患者人群中检验其他 GPⅡb-Ⅲa 拮抗剂。使用依替巴肽治疗增强抑制血小板Ⅱb/Ⅲa 受体(ESPRIT)试验中,纳入非紧急

表 52.2 使用 GP Ⅱb-Ⅲa 拮抗剂的临床结局

	GP Ⅱb-Ⅲa 拮抗剂	临床场景	药物应用	合并用药	主要终点	结果
CAPTURE[39]	阿昔单抗	不稳定心绞痛	上游	肝素,阿司匹林+/-噻氯吡啶	死亡、MI 或需要紧急 TVR	11.3%(阿昔单抗)对 15.9%(安慰剂)[P=0.012]
EPISTENT[22]	阿昔单抗	择期或急诊 PCI	下游	肝素,阿司匹林+/-噻氯吡啶	1 年内死亡、MI 或需要紧急 TVR	5.3%(支架+阿昔单抗)对 10.8%(支架+安慰剂)[P<0.001]
GUSTOⅣ ACS[35]	阿昔单抗	NSTEMI	上游	阿司匹林,肝素或低分子量肝素	30 天内死亡或 MI	8.2%(阿昔单抗)对 8.0%(安慰剂)[P=NS]
ISAR-REACT 2[27]	阿昔单抗	NSTEMI	下游	肝素,氯吡格雷,阿司匹林	30 天内死亡、MI 或需要紧急 TVR	8.9%(阿昔单抗)对 11.9%(安慰剂)[P=0.03]
BRAVE-3[48]	阿昔单抗	STEMI	下游	肝素,氯吡格雷,阿司匹林	SPECT 评估梗死面积	15.7%(阿昔单抗)对 16.6%(安慰剂)[P=NS]
IMPACT-Ⅱ[11]	依替巴肽	择期 PCI	下游	肝素,阿司匹林	30 天内死亡、MI 非计划手术或经皮	9.2%(依替巴肽)对 11.4%(安慰剂)[P=NS]
PURSUIT[33]	依替巴肽	NSTEMI	上游	肝素,阿司匹林	30 天内死亡或 MI	14.2%(依替巴肽)对 15.7%(安慰剂)[P=0.04]
ESPRIT[23]	依替巴肽	择期或急诊 PCI	下游	肝素,阿司匹林,氯吡格雷或噻氯匹定	死亡、MI 或靶血管重建	14.2%(依替巴肽)对 18.3%(安慰剂)[P=0.008]
EARLY-ACS[29]	依替巴肽	NSTEMI	上游	阿司匹林,氯吡格雷,肝素或低分子量肝素	96 小时内死亡、MI、急需血运重建的难治性缺血或发生血栓形成并发症	9.3%(依替巴肽)对 10.0%(安慰剂)[P=NS]
PRISM[31]	替罗非班	不稳定心绞痛	上游	肝素,阿司匹林	48 小时内死亡、MI、难治性缺血	3.8%(替罗非班)对 5.6%(安慰剂)[P=0.01]
PRISM-PLUS[32]	替罗非班	ACS	上游	肝素,阿司匹林	7 天内死亡、MI、难治性心绞痛	12.9%(替罗非班)对 17.9%(安慰剂)[P=0.004]
TARGET[74]	替罗非班	NSTEMI	下游	肝素,阿司匹林,噻氯匹定	30 天内死亡、MI、紧急血运重建	7.6%(替罗非班)对 6.0%(阿昔单抗)[P=0.038]
ADVANCE[83]	替罗非班	NSTEMI	上游	肝素,阿司匹林,氯吡格雷或噻氯匹定	死亡、MI,紧急 TVR,或使用 GP Ⅱb-Ⅲa 拮抗剂救治	20%(替罗非班)对 35%(安慰剂)[P=0.01]

ACS,急性冠脉综合征;NSTEMI,非 ST 段抬高性心肌梗死;STEMI,ST 段抬高性心肌梗死;GP Ⅱb-Ⅲa,糖蛋白 Ⅱb-Ⅲa;MI,心肌梗死;PCI,经皮冠脉介入治疗;TVR,靶血管血运重建。

PCI 患者,在支架置入前随机接受安慰剂或依替巴肽[23]。在 6 个月内,与安慰剂治疗的患者相比,接受依替巴肽治疗患者死亡或心肌梗死的复合终点发生频率较低(7.5% 对 11.5%;P = 0.002)。依替巴肽组死亡、心肌梗死或靶血管血运重建的复合终点也明显较低(14.2% 对 18.3%;P = 0.008)。基于依替巴肽的疗效,这项试验提前终止。虽然两组颅内出血率的统计学差异不显著,但在接受依替巴肽治疗的患者中,观察到大出血和血小板减少症的情况更为频繁。

冠脉内支架联合抗血栓治疗-快速早期行动冠脉治疗(ISAR-REACT)试验的研究者评估了预先接受负荷剂量氯吡格雷的择期 PCI 患者使用阿昔单抗的获益[24]。本试验中的所有患者在手术前至少提前 2 小时给予 600mg 氯吡格雷预处理。手术后,患者每天两次服用 75mg 的氯吡格雷直至出院,但持续时间不超过三天,此后患者每天服用 75mg 的氯比格雷至少维持一个月。患者被随机分配到阿昔单抗组或安慰剂组。该试验的主要终点是死亡、心肌梗死和靶血管血运重建的复合终点,两组发生频率相同(4% 对 4%,P = 0.82)。至于不良事件,两组主要出血并发症的发生率相似,但与安慰剂组相比,阿昔单抗组发生较严重的血小板减少症更为频繁。值得注意的是,尽管这项试验在设计上与之前的里程碑式的试验(EPISTENT 和 ESPRIT)相似,但存在一些细微的差别。首先,ISAR-REACT 试验在现代进行,PCI 的设备和技术得到了改进。其次,在 EPISTENT 试验中鼓励使用噻吩并吡啶,而在 ISAR-REACT 试验中则强制使用该药物。与 EPISTENT 相比,ISAR-REACT 试验的 MACE 率显著降低,可归因于这些差异——现代和精细的 PCI 技术以及强制使用噻吩并吡啶。

最近,在 2011 年,Winchester 等人进行了一项荟萃分析,包括 22 项试验和超过 10 000 例接受噻吩并吡啶预负荷后进行择期 PCI 合并支架置入的患者[25]。在这个人群中评估应用 GP Ⅱb-Ⅲa 拮抗剂的临床结局。根据他们的分析,作者发现,与对照组患者相比,使用 GP Ⅱb-Ⅲa 拮抗剂治疗的患者中非致命性心肌梗死的相对风险降低 31%(5.1% 对 8.3%;RR 0.66,CI 0.55~0.79;P = 0.000 1)。两个组之间的大出血发生率(1.2% 对 0.9%;P = 0.22)或死亡率(0.3% 对 0.5%;P = 0.27)无显著差异。2011 年 PCI 指南注意到了这些发现,对 GP Ⅱb-Ⅲa 拮抗剂的常规使用(接受选择性 PCI 和足够的肝素、阿司匹林和噻吩并吡啶治疗的患者)做出了Ⅱb 类推荐[26]。

用于非 ST 段抬高急性冠脉综合征患者的临床结局

用于非 ST 段抬高急性冠脉综合征的经皮冠脉介入治疗

ISAR-REACT 研究表明,在接受择期 PCI 患者中,氯吡格雷加用 GP Ⅱb-Ⅲa 拮抗剂没有产生任何额外的临床获益。然而,在阿昔单抗治疗氯吡格雷负荷后接受经皮冠脉干预手术的急性冠脉综合征(ISAR-REACT 2)试验中,评估了这些结果是否仍然适用于非 ST 段抬高的 ACS 患者[27]。这是一个国际性的、多中心、随机、安慰剂对照试验,纳入 2 000 例接受 PCI 支架置入术的非 ST 段抬高的 ACS 患者。在血管造影诊断阻塞性冠脉

疾病后,患者被随机分配到阿昔单抗组或安慰剂组。所有患者在手术前至少提前 2 小时接受 600mg 氯吡格雷以及阿司匹林和肝素。该研究的主要终点是 30 天内死亡、心肌梗死或紧急靶血管血运重建的复合终点。在肌钙蛋白水平没有升高的患者中,主要终点的发生率之间没有显著差异。然而,在肌钙蛋白升高的患者中,与安慰剂组相比,阿昔单抗组的风险降低了 25%(8.9% 对 11.9%;P = 0.03)。至于安全性终点,两组之间的大出血或轻微出血率之间没有显著差异。Bosch 等人的荟萃分析也呼应了类似的发现,除了接受氯吡格雷预处理外,加用 GP Ⅱb-Ⅲa 拮抗剂的患者的死亡或心肌梗死的绝对风险降低约 2.5%[28]。

在 ISAR-REACT 2 研究中,阿昔单抗用于下游,即通过血管造影诊断冠脉疾病后。

鉴于该试验的正面结果,研究人员测试了上游使用 GP Ⅱb-Ⅲa 拮抗剂是否会增强接受 PCI 的非 ST 段抬高的 ACS 患者的正面结果。药物的上游给药意味着一旦确诊就给予这些药物,而不是等到插入心脏导管后。Giugliano 及其同事就这一主题进行了最大规模的试验(EARLY-ACS),该试验由 9 492 例随机接受依替巴肽早期给药和依替巴肽延迟给药的患者组成[29]。两组主要终点(死亡、心肌梗死、需要紧急血运重建的难治性缺血或血栓性并发症的复合终点)的发生率相似(9.3% 对 10.0%;P = 0.23)。然而,与依替巴肽延迟给药组患者相比,依替巴肽组早期给药患者的出血率更高,需要输更多的血(2.6% 对 1.8%;P = 0.02)。在由 19 000 多名患者组成的荟萃分析中,De Luca G 等人得出了类似的结论,强调了非 ST 段抬高 ACS 患者上游使用 GP Ⅱb-Ⅲa 拮抗剂与下游给予这些药物相比无优势[30]。与 EARLY-ACS 相似,在该荟萃分析中再次观察到 GP Ⅱb-Ⅲa 上游给药的出血率增加。

用于非 ST 段抬高急性冠脉综合征的初始内科治疗

对于 GP Ⅱb-Ⅲa 拮抗剂在非 ST 段抬高 ACS 患者内科治疗中的功效,研究人员通过血小板受体抑制剂治疗缺血综合征中(platelet receptor inhibition in ischemic syndrome management,PRISM)试验进行了评估[31]。在这项双盲研究中,使用替罗非班进行内科治疗。超过 3 000 例患者被随机分配接受替罗非班[0.6μg/(kg·min)推注,然后 0.15μg/(kg·min)滴注]与肝素(推注 5 000U,然后 1 000U/h 输注)。所有患者给予阿司匹林,对于在此期间不进行血运重建术的患者,持续给予研究药物 48 小时。作者证明,与肝素相比,替罗非班在最初的 48 小时内减少了缺血事件。替罗非班组患者的主要终点(48h 内出现死亡、心肌梗死或难治性缺血)发生率 3.8%,而肝素组患者发生率为 5.6%(P = 0.01)。在 30 天随访期内,尽管接受替罗非班的患者死亡率较低,但两组患者难治性缺血和心肌梗死的发生率没有差异。

限期使用血小板受体抑制剂治疗症状和体征不稳定的缺血综合征患者(PRISM-PLUS)试验的研究者评估了长期而不是限定在 48 小时内使用替罗非班限定患者的临床结局[32]。与 PRISM 相比,该试验中使用研究药物持续超过最初的 48 小时(平均 71.3 小时)。此外,与评估仅使用替罗非班对仅使用肝素结果的 PRISM 相比,PRISM-PLUS 的研究设计包括三个治疗

组:仅使用肝素,仅使用替罗非班,使用替罗非班加肝素。如果有临床指征,在 48 小时后(48 和 96 小时之间)进行血管造影和经皮血运重建。本研究的主要终点是随机化后 7 天内死亡、心肌梗死或难治性心绞痛的复合终点。由于仅使用替罗非班组在 7 天内死亡率增加,该研究提前终止(仅用替罗非班、仅用肝素和替罗非班加肝素组分别为 4.6%、1.1% 和 1.5%)。在 7 天随访期内,与仅使用肝素组相比,接受替罗非班加肝素治疗患者的主要复合终点显著降低(12.9% 对 17.9%;$P = 0.004$)。值得注意的是,仅使用替罗非班组(与使用替罗非班和肝素的组相比)的大多数死亡发生在 48 至 160 小时之间,而在最初的 48 小时内死亡率没有显著增加。PRISM-PLUS 试验中仅使用替罗非班队列的这些发现与 PRISM 形成鲜明对比,因为 PRISM 试验发现仅使用替罗非班组 48 小时内主要复合终点的发生率显著降低。这两项研究中仅使用替罗非班组的结果差异归因于研究设计和替罗非班输注的持续时间。PRISM-PLUS 试验纳入 12 小时内出现不稳定型心绞痛的患者,PRISM 试验纳入的在最初 24 小时内出现心绞痛的患者相比,需要更苛刻的临床敏锐度。此外,与 PRISM 试验中固定给药 48 小时相比,PRISM-PLUS 患者接受替罗非班的时间更长。因此,推测延长输注(大于 48 小时)不含肝素的 GP Ⅱb-Ⅲa 拮抗剂可能与促血栓形成状态相关,从而造成死亡危险。

另一项评估除阿司匹林和肝素外加用 GP Ⅱb-Ⅲa 拮抗剂的大型随机试验是,血小板糖蛋白 Ⅱb/Ⅲa 拮抗剂治疗不稳定型心绞痛:使用受体抑制剂依替巴肽治疗(PURSUIT)试验[33]。超过 10 000 例表现有缺血性胸痛并确诊为非 ST 段抬高的 ACS 患者参与本研究,随机接受依替巴肽或安慰剂。给予研究药物的中位时间为 72 小时,并且由医生决定进行导管手术。在所有入组患者中,26% 的患者在前 30 天内接受了 PCI,7% 的患者在最初的 24 小时内接受了 PCI 治疗,13% 的患者在最初的 72 小时内接受了 PCI 治疗[34]。72 小时内没有接受早期血运重建的患者未能获益。如同先前的研究所证明的,与使用安慰剂治疗的患者相比,依替巴肽治疗患者的出血事件发生率更高(11.6% 对 9.2%)。

注意到了使用依替巴肽(PURSUIT 试验)和替罗非班(PRISM 和 PRISM-PLUS 试验)内科治疗非 ST 段抬高 ACS 患者的结果,GUSTO Ⅳ-ACS 试验的研究人员评估了阿昔单抗在类似情况下的使用。这是一项随机、多中心试验,由 7 800 例患者组成,他们被分配接受安慰剂,阿昔单抗推注加 24 小时滴注,或阿昔单抗推注加 48 小时滴注。与 PURSUIT 试验一样,该试验中的所有患者也接受了阿司匹林和低分子量或普通肝素。主要终点是 30 天随访期内死亡或心肌梗死。在最初的 60 小时内不鼓励 PCI,仅在严重难治性缺血的情况下进行。在研究结束时,作者证实阿昔单抗治疗缺乏益处,因为三组之间的主要结果没有显著差异。尽管如此,作者报告长期使用阿昔单抗导致死亡率略有增加(阿昔单抗滴注 48 小时组为 0.9%,阿昔单抗滴注 24 小时组为 0.7%,安慰剂组为 0.3%)。与安慰剂相比,阿昔单抗组(主要是 48 小时滴注患者)的出血和血小板减少症的发生率也增加。

一些系统评价和荟萃分析证实了这些结果,它们发现在非 ST 段抬高 ACS 患者中使用 GP Ⅱb-Ⅲa 拮抗剂,不良后果有相当可观的减少(以增加出血为代价)(图 52.2)[28,36]。然而,批

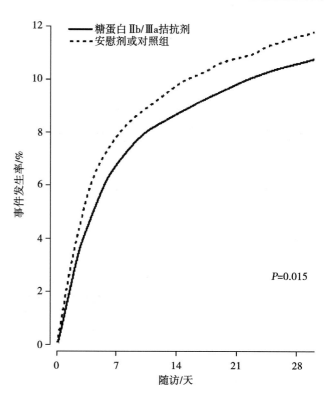

图 52.2   Kaplan-Meier 曲线显示随机化到安慰剂与 GP Ⅱb-Ⅲa 拮抗剂后 30 天内死亡或心肌梗死的累积发生率。使用 GP Ⅱb-Ⅲa 拮抗剂观察到统计学意义的降低(From Boersma E, Harrington RA, Moliterno DJ, et al. Platelet glycoprotein Ⅱb/Ⅲa inhibitors in acute coronary syndromes: a meta-analysis of all major randomized clinical trials. Lancet 2002;359:189-98. Reprinted from The Lancet, 359, 189-198, Copyright 2002 with permission from Elsevier)

评者理所当然地指出了这种方法的不切实际。这是因为在现代,大多数 ACS 患者通过心脏导管置入术和 PCI 而不是单独的内科治疗进行早期有创治疗[37,38]。为了进一步澄清这一点,CAPTURE 试验的研究人员将他们的研究设计为包括保守治疗和有创治疗部分[39]。非 ST 段抬高的 ACS 患者接受冠脉造影诊断。在鉴定出罪犯血管并计划 PCI 后,随机分配患者接受安慰剂或阿昔单抗。在进行 POBA 之前,研究药物持续给药 18~24 小时。主要终点,包括任何原因引起的死亡、心肌梗死或紧急血运重建,阿昔单抗组患者发生率达到 11.3%,而安慰剂组为 15.9%($P = 0.012$)。有趣的是,与安慰剂组相比,阿昔单抗组在 POBA 之前和期间的心肌梗死发生率也显著降低。因此,作者得出结论,使用阿昔单抗在 PCI 术前、术中和术后均可有效降低血栓形成和缺血性并发症的发生率。然而,应该注意的是,本研究中的患者接受了两个分开的步骤(诊断性血管造影和 PCI),这种策略在常规临床实践中很少使用。

基于上述评估 GP Ⅱb-Ⅲa 拮抗剂在非 ST 段抬高 ACS 患者内科治疗中应用的试验,很明显,长期使用不含肝素(>48h)或阿昔单抗(>24h)的替罗非班可能是有害的,因此在临床实践中应避免。另一方面,依替巴肽(与阿司匹林和肝素联合使用)可以安全持续使用长达 72 小时。当使用这些在限定时间内的内科治疗策略时,这些药物确实可以减少缺血事件并导致出血

率略有增加。不幸的是,这些早期试验结果的适用性难以推广到目前的临床实践,因为早期导管置入术、支架置入术和常规使用 P2Y₁₂ 拮抗剂已成为非 ST 段抬高 ACS 患者的标准治疗。这些发现可能更适合于不接受有创治疗的患者或者在非 PCI 中心治疗的患者。

用于 ST 段抬高心肌梗死患者的临床结局

用于急诊经皮冠脉介入治疗:普通球囊血管成形术

研究人员在 Reopro 和基本 PTCA 组织和随机化试验(RAPPORT)中,研究了 GPⅡb-Ⅲa 拮抗剂辅助急诊 PTCA,治疗急性 ST 段抬高心肌梗死(ST-elevation myocardial infarction,STEMI)的功效[40]。该试验纳入了 483 例持续时间<12h 的急性心肌梗死患者,他们是急诊经皮冠脉腔内成形术(percutaneous transluminal coronary angioplasty,PTCA)的合适候选者。除了接受阿司匹林和肝素治疗外,这些患者还以双盲方式随机接受安慰剂或阿昔单抗治疗。该试验的主要终点是随机分组后 6 个月内死亡、再梗死或靶血管血运重建。使用阿昔单抗能降低主要终点的发生率,早在 7 天内就显现出来(3.3% 对 9.9%;P=0.003)并持续至 6 个月(11.6% 对 17.8%;P=0.05)。使用阿昔单抗患者非计划或"解救"支架术会减少 42% 相关(阿昔单抗患者为 11.9%,安慰剂组为 20.4%;P=0.008)。虽然没有报告颅内出血的发生率,但阿昔单抗组的其他大出血率(主要是动脉穿刺部位出血)明显较高(16.6% 对 9.5%,P=0.02)。

用于急诊经皮冠脉介入治疗:支架置入术和噻吩并吡啶类药物

随着 21 世纪支架和噻吩并吡啶的广泛应用,来自冠脉内支架置入和抗血栓方案-2 试验(ISAR-2)的研究者组织了他们的研究,用于分析阿昔单抗对接受急诊 PCI 的 STEMI 患者临床结局的影响[41]。所有患者均接受阿司匹林和噻氯匹定。经血管造影鉴定出罪犯血管后,患者被随机分为两组,一组接受阿昔单抗联用减低剂量的肝素治疗,另一组接受标准剂量肝素治疗。主要终点包括死亡,再梗死或靶病变血运重建。在 30 天随访期内,与对照组相比,阿昔单抗组的主要复合终点显著降低(5.0% 对 10.5%;P=0.038)。随访一年的长期结果显示,阿昔单抗在减少支架置入后新生内膜形成方面没有明显作用,因为两组间再狭窄率或靶病变血运重建率均无显著差异。

ISAR-2 试验后进行了阿昔单抗和动脉支架评估(ACE)试验,该试验评估了阿昔单抗用于辅助治疗置入动脉支架治疗相关的梗死动脉的疗效[42]。ST 段抬高的心肌梗死患者(n=400)随机分组接受仅使用动脉支架置入术治疗相关梗死或接受阿昔单抗辅助治疗支架置入术。随访 1 个月时,阿昔单抗组的主要终点(包括死亡、再梗死、靶血管血运重建和卒中)的发生率较低(4.5% 对 10.5%;P=0.023)。此外,在 6 个月的随访中,虽然两组之间再次靶血管血运重建率和再狭窄率相似,但是阿昔单抗组的死亡率以及再梗死的累积差异率较低(5.5% 对 13.5%;P=0.006)。最后,本研究中出血事件的发生率保持相

对较低,两组间的差异无统计学差异(3.5% 对 3.0%;P=0.778)。

ACE 和 ISAR-2 的结果强烈提示,对于 STEMI 患者,阿昔单抗应被用作急诊 PCI 支架置入术的辅助治疗。但是,需要更大规模的研究才能提供明确的答案。在 2003 年完成的对照阿昔单抗和支架研究降低血管成形术晚期并发症(CADILLAC)试验给出了答案[43]。这是一项大型国际多中心随机试验,纳入超过 2 000 例在 12 小时内出现急性 ST 段抬高心肌梗死症状发作的患者。患者随机分为 2×2 析因设计:仅 PTCA;PTCA 联用阿昔单抗;单独支架置入;或支架置入联用阿昔单抗。所有患者在导管手术前均接受阿司匹林、噻吩并吡啶(噻氯匹定或氯吡格雷)和肝素治疗。在 30 天内,与安慰剂相比,阿昔单抗治疗与支架置入术相比,会显著降低死亡、心肌梗死、靶血管血运重建或卒中的复合终点(4.6% 对 7.0%;P=0.01)。与 RAPPORT 的研究结果一致,CADILLAC 研究人员还发现,接受阿昔单抗辅助 PCI 患者的缺血事件显著减少。

在 CADILLAC 试验这项具有里程碑意义的试验后,进行了多次良好的荟萃分析和系统评价,虽然显示了一些不一致的结果,但他们都一致支持使用 GPⅡb-Ⅲa 拮抗剂减少死亡和心肌梗死。Kouz 等人发表了关于该主题的包含 12 253 例 STEMI 患者的最大样本量的荟萃分析[44]。根据他们的分析,作者指出使用 GPⅡb-Ⅲa 拮抗剂会显著降低相对风险:短期死亡率降低 53%(OR 47;95%CI 0.32~0.68),30 天再梗死率降低 62%(OR 0.38,95%CI 0.24~0.60),30 天重复 PCI 降低 42%(OR 0.58;95%CI 0.36~0.94),长期死亡率降低 62%(OR 0.38,95%CI 0.30~0.50)。至于安全性终点,使用这些抗血小板药物会增加大出血,但无统计学差异。

易化经皮冠脉介入治疗

到目前为止,已经确定了 GPⅡb-Ⅲa 拮抗剂对 STEMI 患者的有益作用。在单独接受 POBA 或未经足量噻吩并吡啶预处理的患者中,这些影响得到了增强。类似于 EARLY-ACS 研究人员如何评估上游应用 GPⅡb-Ⅲa 拮抗剂在非 ST 段抬高心肌梗死中的应用,研究人员想知道在导管手术之前使用这些药物(上游给药)是否会对 STEMI 患者有利。这种在急诊 PCI 之前上游给予 GPⅡb-Ⅲa 拮抗剂的策略被称为易化 PCI。

诸如早期应用 Reopro 治疗心肌梗死(ERAMI)试验,以及随机化早期对比后期使用阿昔单抗急诊冠脉介入治疗急性心肌梗死(RELax-AMI)试验等研究,评估了 STEMI 患者在急诊室(易化 PCI)对比导管室(非易化 PCI)接受阿昔单抗治疗后的血管造影结果[45,46]。这些研究表明,早期使用阿昔单抗而不是在导管室中使用的易化 PCI 可以改善血管造影结果(相关的梗塞动脉通畅率增加、更高的 ST 段分辨率、改善心肌呈色等级)。在他们的多中心、随机、双盲、安慰剂对照试验中,van't Hof 等人的研究表明,STEMI 患者院前使用替罗非班可提高 ST 段分辨率和急诊 PCI 后的临床结局[47]。这些研究结果被 BRAVE-3 研究的研究者反驳,他们发现通过 SPECT 显像评估,阿昔单抗上游给药与 600mg 氯吡格雷预负荷显示的梗死面积无差异。

对 STEMI 患者进行易化 PCI 的最大随机对照试验之一是,使用增强再灌注速度易化介入来中止事件的(FINESSE)试验[49]。该试验是一项国际性、双盲、安慰剂对照试验,由 2 452

例出现 STEMI 症状 6 小时内的患者组成。患者被随机分为三组：上游使用安慰剂的急诊 PCI、阿昔单抗易化 PCI 或混合易化 PCI。混合易化 PCI 组患者接受阿昔单抗联用半数剂量瑞替普酶治疗。安慰剂组进行 PCI 过程内模拟给药，所有三组患者术后阿昔单抗持续给药 12 小时。该研究的主要终点是死亡、随机化 48 小时内室颤、心源性休克和前 90 天内充血性心力衰竭的复合终点。在研究结束时，主要终点发生率分别为：上游安慰剂的急诊 PCI 组 10.7%，阿昔单抗易化组 10.5%，混合易化组 9.8%。然而，这些结果没有统计学差异（$P=0.55$）。90 天随访期间的死亡率在三组之间也没有统计学差异（4.5% 对 5.5% 对 5.2%；$P=0.49$）。因此，尽管仍然认为在急诊 PCI 期间使用 GP Ⅱb-Ⅲa 拮抗剂是有益的，但在 STEMI 患者的急诊 PCI 之前上游使用这些药物失去了声望并且不再被推荐。

辅助纤溶治疗

虽然急诊 PCI 是 STEMI 患者首选的再灌注治疗，但由于资源的限制，纤维蛋白溶解治疗常用于全球各个地区。当然，已经广泛研究了 GP Ⅱb-Ⅲa 拮抗剂辅助纤溶治疗的实用性和功效。检验这种组合的首批研究之一是评估新溶栓方案的安全性和有效性（ASSENT）-3 试验[50]。超过 6 000 例急性心肌梗死患者参加了该试验，并随机分为三种再灌注方案中的一种：全剂量替奈普酶联用依诺肝素（依诺肝素组），半剂量替奈普酶联用低剂量普通肝素和阿昔单抗输注（阿昔单抗组）；全剂量替奈普酶联用全剂量普通肝素（普通肝素组）。该研究的主要终点包括 30 天死亡率、院内再梗死或难治性缺血。这些主要终点最常发生在普通肝素组（15.4%），其次是依诺肝素组（11.4%），阿昔单抗组发生率最低（11.1%）。与这些发现一同得到的有关安全性终点的数据也具有统计学意义，其显示阿昔单抗组大出血率显著增高（4.3%），其次是依诺肝素（3.0%），最后是普通肝素组（2.2%）。

2001 年，Topol 等人组织了关于该主题的最大研究之一，名为全球使用的开放动脉策略（GUSTO）Ⅴ试验[51]。在该试验中，超过 16 000 例出现 STEMI 症状后 6 小时内的患者，被随机接受标准剂量瑞替普酶或半剂量瑞替普酶联用全剂量阿昔单抗。在 30 天时，两组之间死亡率的主要终点没有显著差异（5.6% 对 5.9%；$P=0.43$）。对于由非致死性再梗死，需要紧急血运重建或死亡组成的次要终点，阿昔单抗和瑞替普酶联合应用可降低此类并发症的发生率。随着联合治疗组非颅内出血并发症的显著增加，次要终点的轻微改善也黯然失色。除 75 岁以上的患者外，两组的颅内出血相似。随机接受联合治疗的该亚组患者对比仅用瑞替普酶治疗，出现了更多的颅内出血并发症。自 GUSTO Ⅴ试验结果以来，在 STEMI 人群中强烈不推荐使用 GP Ⅱb-Ⅲa 拮抗剂进行纤维蛋白溶解治疗的辅助治疗。随着技术的日益普及和新合成的纤溶药物被投放到市场，再次研究检验了这种联合疗法（GP Ⅱb-Ⅲa 拮抗剂加纤溶药）的实用性和安全性。不幸的是，出血并发症的不良结果继续超过在缺血事件中看到的温和到适度的好处。最近的大规模荟萃分析研究结果再次证明了这一点，该分析包括超过 128 000 例患者，结果表明，接受 GP Ⅱb-Ⅲa 拮抗剂联用纤溶治疗的患者，发生严重出血的风险高达 8 倍[52]。

特殊情况和替代策略

使用 GP Ⅱb-Ⅲa 拮抗剂进行桥接

晚期支架内血栓形成是药物洗脱支架（drug-eluting stent, DES）置入后众所周知且令人担忧的并发症。尽管支架置入术后一年中支架内血栓形成的发生率降低，但与金属裸支架相比，药物洗脱支架仍然具有较高的晚期血栓形成风险[53]。治疗围手术期可能需要中断口服双药抗血小板治疗的患者，尤其具有挑战性。因此，对于这类停止口服抗血小板药物的高风险患者，建议使用 GP Ⅱb-Ⅲa 拮抗剂作为"桥接治疗"。有研究已经评估了桥接策略就支架血栓形成、MACE 以及大出血和轻微出血率而言的临床结局。尽管一些研究显示了关于 GP Ⅱb-Ⅲa 桥接治疗预防 MACE 有效性方面的令人鼓舞的结果[54]，但另一些研究表明，使用这些药物桥接的患者术后仍可发生支架内血栓形成[55]。在对 280 例患者的荟萃分析中，Warshauer 及其同事指出，在围手术期使用 GP Ⅱb-Ⅲa 拮抗剂桥接，并未消除支架血栓形成的风险，此外，它可能与出血风险增加有关[56]。对 314 例患者的另一项回顾性分析显示，与标准治疗相比，桥接治疗 30 天内净不良临床事件显著减少[57]。总之，GP Ⅱb-Ⅲa 拮抗剂目前不推荐用于围手术期桥接。

冠脉内注射与静脉注射 GP Ⅱb-Ⅲa 拮抗剂对比

尽量减少 PCI 手术患者的并发症仍然是一个值得关注并进一步研究的领域。已证明 PCI 手术期间的远端微栓塞能增加围手术期心肌梗死和 MACE 的发生率。因此，有一种主张认为，与静脉注射相比，冠脉内注射 GP Ⅱb-Ⅲa 拮抗剂会增加心肌灌注，从而产生更优越的临床结局。Deibele 及其同事表明，ACS 患者冠脉内注射依替巴肽产生了更好的微血管灌注（通过校正的心肌梗死溶栓帧数进行测量），并增加了对局部血小板 GP Ⅱb-Ⅲa 受体的占位[58]。这些发现得到了另一项涉及接受急诊 PCI 的 STEMI 患者研究的支持，该研究表明，冠脉内注射阿昔单抗，梗死面积显著减少[59]。为在临床应用中进一步检验这些发现，进行了随机对照试验，产生了相互矛盾的结果。Iversen 等人随机选取 355 例接受急诊 PCI 的 STEMI 患者，接受阿昔单抗静脉注射或冠脉注射[60]。主要终点包括靶血管再血管化、复发性心肌梗死或死亡。在第 30 天，与常规静脉注射途径相比，接受冠脉注射患者的主要复合终点较低（7.6% 对 19.4%；$P=0.001$）。作者报告说，两组患者大出血或轻微出血率没有显著差异。CICERO 试验的研究人员反驳了这些发现，与静脉注射相比，冠脉内注射患者的心肌再灌注没有改善[61]。ST-抬高性心肌梗死患者冠脉内注射对比静脉注射阿昔单抗（AIDA STEMI）试验是一个多中心、开放标签、随机对照试验，纳入了 2 000 多例 STEMI 患者[62]。90 天内的全因死亡率、复发性梗死或新发充血性心力衰竭的主要复合终点在两组之间相等地发生（7.0% 对 7.6%；$P=0.58$）（图 52.3）。此外，两个研究臂之间出血率的安全终点没有显著差异。最后，几个荟萃分析结果也表明，与静脉注射这些药物相比，冠脉内注射 GP Ⅱb-Ⅲa 拮抗剂的临床结局缺乏进一步改善[63]。

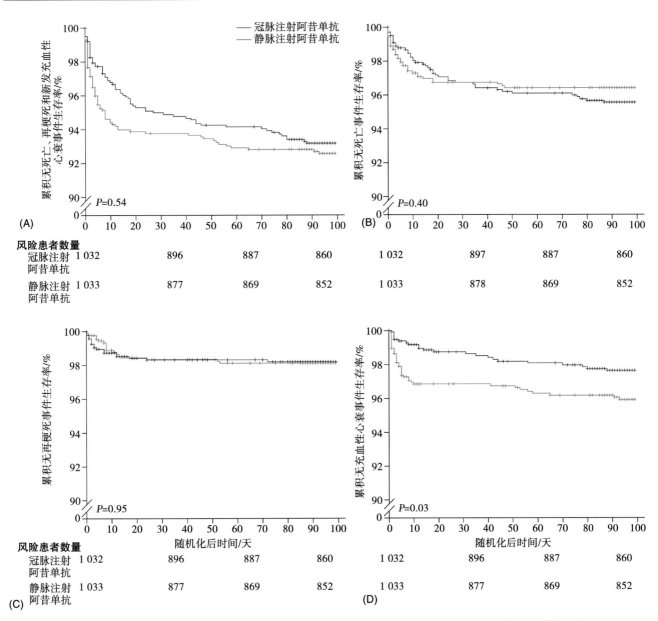

图 52.3　Kaplan-Meier 曲线显示从随机化到冠脉内注射阿昔单抗与静脉注射阿昔单抗后 90 天的时间-事件分析。(A)死亡、再梗死和新的充血性心力衰竭的主要研究终点无统计学意义的显著差异。(B)死亡率无统计学意义的显著差异。(C)再梗死发生率无统计学意义的显著差异。(D)接受冠脉内阿昔单抗治疗患者无充血性心力衰竭的生存率有统计学意义的增高(From Thiele H,Wöhrle J,Hambrecht R,et al. Intracoronary versus intravenous bolus abciximab during primary percutaneous coronary intervention in patients with acute ST-elevation myocardial infarction: a randomised trial. Lancet 2012;379;923-31. Reprinted from The Lancet,379,923-931,Copyright 2012 with permission from Elsevier.)

与直接凝血酶抑制剂比伐卢定比较

在普通球囊血管成形术时代,直接凝血酶抑制剂比伐卢定与肝素相比出血率较低[64]。因此,理论上推测,与肝素联合 GPⅡb-Ⅲa 拮抗剂相比,PCI 术中使用比伐卢定在出血并发症方面具有优势。随机对照评估 PCI 联合比伐卢定减少临床事件(REPLACE)-2 试验是一项国际、多中心、随机、双盲试验,纳入 6 000 多例患者,分为两组:静脉注射比伐卢定加临时使用 GPⅡb-Ⅲa 拮抗剂(比伐卢定组)对比强制使用 GPⅡb-Ⅲa 拮抗剂组和普通肝素(GPⅡb-Ⅲa 拮抗剂组)。比伐卢定组仅 7.2%的患者在下列情况下接受 GPⅡb-Ⅲa 拮抗剂治疗:由于

远端栓塞导致的血流缓慢、临床不稳定、侧支丢失或夹层。主要复合终点是 30 天内死亡、心肌梗死、紧急重复血运重建或住院大出血的发生率,而次要复合终点包括 30 天死亡、心肌梗死或紧急重复血运重建的发生率。在主要(9.2% 对 10.0%;P = 0.32)和次要缺血终点(7.6% 对 7.1%;P = 0.40)方面,两组之间无统计学差异。根据他们的分析,作者报道比伐卢定不劣于肝素加 GPⅡb-Ⅲa 拮抗剂。此外,与 GPⅡb-Ⅲa 拮抗剂组患者相比,比伐卢定的使用显著降低了大出血率(2.4% 对 4.1%;P< 0.001)。

研究人员通过急诊导管和紧急介入分类策略(ACUITY)试验,在非 ST 段抬高的 ACS 患者中进一步评估了比伐卢定的使

用[66]。超过 13 000 例患者被前瞻性随机分为三组:普通肝素或依诺肝素加 GP Ⅱb-Ⅲa 拮抗剂,比伐卢定加强制使用 GP Ⅱb-Ⅲa 拮抗剂,或比伐卢定与临时使用 GP Ⅱb-Ⅲa 拮抗剂。与其前身(REPLACE 2 试验)相比,ACUITY 试验中的患者不需要用噻吩并吡啶预处理。该研究的主要终点是死亡、心肌梗死、计划外血运重建和 30 天内大出血的复合终点。本研究再次证实了比伐卢定对其他组的非劣效性,因为三个组之间的主要终点没有统计学差异(比伐卢定单用组为 7.8%,比伐卢定加用 GP Ⅱb-Ⅲa 拮抗剂组为 7.7%,肝素加用 GP Ⅱb-Ⅲa 拮抗剂为 7.3%)。然而,必须指出的是,单用比伐卢定组的结果可能会因为该组中大约三分之二的患者在随机化之前已经接受肝素治疗这一事实而使人困惑。与其他两组患者相比,单用比伐卢定组患者的大出血率显著降低(3.0% 对 5.3% 对 5.7%;P=<0.001)。最后,在对未接受噻吩并吡啶预处理的患者进行亚组分析时,发现肝素联用 GP Ⅱb-Ⅲa 拮抗剂比单用比伐卢定的策略更有效。

超过 3 600 例 STEMI 并接受急诊 PCI 患者被招募参加通过血运重建和支架治疗急性心梗改善临床结局(HORIZONS-AMI)试验[67]。本研究的目的是评估比伐卢定在 STEMI 人群中的疗效。尽管在设计上与 ACUITY 试验非常相似,但 HORIZONS-AMI 和 ACUITY 试验之间存在一些细微差别。患者随机接受单用比伐卢定或肝素加 GP Ⅱb-Ⅲa 拮抗剂。与 ACUITY 相似,单用比伐卢定组中约三分之二的患者在随机分组前接受肝素治疗。另一方面,在该试验中需要用噻吩并吡啶预处理,而不是在 ACUITY 试验中并不强制要求。虽然两组间 30 天内的 MACE 无显著差异(5.4% 对 5.5%;P=0.95),但比伐卢定组急性支架内血栓形成率(置入后<24h)明显较高(1.3% 相对于 0.3%;P<0.001)。Bavry 等人的大型荟萃分析显示了类似的趋势。与肝素相比,比伐卢定与支架内血栓形成风险增加有关(OR 1.49;95%CI 1.15~1.92;P=0.002)[68]。在 HORIZONS-AMI 中,对未接受过肝素治疗的患者进行进一步的亚组分析随机分析显示,与肝素联用 GP Ⅱb-Ⅲa 拮抗剂组相比,比伐卢定组患者的 MACE 发生率更高(7.2% 对 5.2%)。与 ACUITY 和 REPLACE-2 相似,单用比伐卢定组的大出血率显著降低(4.9% 对 8.3%;P<0.001)。

因此,鉴于非劣效性数据,比伐卢定联合临时使用 GP Ⅱb-Ⅲa 拮抗剂或许是可接受的替代策略,用于替代肝素加强制使用 GP Ⅱb-Ⅲa 拮抗剂。正如 ACUITY 的亚组分析所指出的,只有患者充分使用噻吩并吡啶预负荷时,比伐卢定对肝素加 GP Ⅱb-Ⅲa 拮抗剂策略的非劣效性才存在。此外,来自 HORIZON-AMI 试验中,单用比伐卢定组患者急性支架内血栓形成较高的发生率,提供了一个学习要点,即接受比伐卢定易化的急诊 PCI 患者,必须使用 GP Ⅱb-Ⅲa 拮抗剂。

不同 GP Ⅱb-Ⅲa 拮抗剂的比较

依替巴肽与阿昔单抗

依替巴肽对比阿昔单抗急诊 PCI 治疗急性心肌梗死(EVA-AMI)试验是一项大型、随机、非劣效性试验,比较 STEMI 患者急诊 PCI 期间依替巴肽与阿昔单抗的治疗[69]。在本研究结束时,达到非劣效性边缘,作者报告称,依替巴肽在 PCI 后 60 分钟达到 ST 段开通的治疗效果与阿昔单抗相当。瑞典冠脉造影和血管成形术登记(SCAAR)研究的结果也显示,在患有 STEMI 的患者中,依替巴肽在急诊 PCI 1 年后的死亡或 MI 方面不劣于阿昔单抗[70]。来自 ACUITY 试验的亚组研究显示,于非 ST 段抬高的 ACS 患者,阿昔单抗的不良事件较依替巴肽少[71]。最后,这两种药物之间的比较一直是几种荟萃分析的主题,在急诊 PCI 中使用这些药物中任一种,都已显示出相似的临床疗效和出血结果[72,73]。

替罗非班与阿昔单抗

替罗非班和阿昔单抗类似疗效试验(TARGET)的研究者,对这两种药物的临床结局进行了头对头的比较[74]。大约 4 800 例接受择期或急诊 PCI 的患者,根据 RESTORE 和 EPILOG 试验建立的给药方案,随机接受替罗非班或阿昔单抗治疗。所有患者均接受阿司匹林、肝素和氯吡格雷治疗。血清肌酐>2.5mg/dl(221μmol/L)的患者或进展为 STEMI 的患者被排除在研究人群之外。与接受替罗非班的患者相比,阿昔单抗组 30 天死亡、心肌梗死或紧急血运重建的主要终点显著降低(6.0% 对 7.6%;P=0.038)。这种结果差异主要是由替罗非班组非致死性心肌梗死的发生率增加所致。基于他们的亚组分析,作者还指出,阿昔单抗的获益不受患者年龄、性别、有或没有糖尿病,更重要的是,不受是否使用噻吩并吡啶预处理的影响。最后,两组的大出血率相似,尽管阿昔单抗组轻微出血事件和血小板减少症更常见。基于这些结果,推断可能是由于非选择性地抑制所有整合素受体,阿昔单抗是优于替罗非班更优越的抗血栓药物。

不良事件

与 GP Ⅱb-Ⅲa 拮抗剂相关的主要不良事件是,大出血和轻微出血的发生率增加。在早期的 GP Ⅱb-Ⅲa 拮抗剂试验中,肝素的剂量高于现代。在目前的试验中使用了 200~250 秒的目标活化凝血时间,其显示出血率低于先前的试验。此外,由于使用此类策略的出血率较高,因此强烈不推荐 PCI 上游常规使用 GP Ⅱb-Ⅲa 拮抗剂以及辅助纤溶治疗。幸运的是,除非这些药物与纤维蛋白溶解药物同时使用,GP Ⅱb-Ⅲa 试验中没有一项显示颅内或致命性出血的发生率增加。另外,使用 GP Ⅱb-Ⅲa 拮抗剂的血小板减少症的发生率的区间,在阿昔单抗的 2% 以及替罗非班和依替巴肽的 1% 之间,这可以被认为是没有临床意义的。

GP Ⅱb-Ⅲa 拮抗剂的现代应用

制药工业的进步和强效抗血小板药物的引入,持续影响 GP Ⅱb-Ⅲa 拮抗剂在当前实践中的作用。使用较新的口服 P2Y₁₂ 拮抗剂如普拉格雷和替格瑞洛时,加用 GP Ⅱb-Ⅲa 拮抗剂抑制血小板的做法受到质疑。导致批准普拉格雷和替格瑞洛(即分别为 TRITON TIMI 38 和 PLATO)的具有里程碑意义的试验中,在很大程度上使用了 GP Ⅱb-Ⅲa 拮抗剂——在 PLATO

中约为 26%,在 TRITON TIMI 38 中为 55%。然而,这些试验的亚组分析显示,通过添加 GPⅡb-Ⅲa 拮抗剂不会改变普拉格雷和替格瑞洛的疗效[75,76]。因此,使用强效的 P2Y$_{12}$ 抑制剂,常规使用 GPⅡb-Ⅲa 拮抗剂就越少。最近通过引入坎格雷洛克服了静脉注射 P2Y$_{12}$ 拮抗剂的缺乏。CHAMPION PHOENIX 试验在接受择期或急诊 PCI 患者中,比较坎格雷洛与口服氯吡格雷的作用[77]。GPⅡb-Ⅲa 拮抗剂仅允许在 PCI 期间用作挽救治疗的一种手段,用于治疗新的或持续性血栓、血流缓慢或无复流、侧支闭塞,夹层或远端栓塞。作者证明,坎格雷洛治疗显著减少了患者中死亡、心肌梗死、支架内血栓形成和紧急血运重建的复合终点(4.7%对 5.9%;P=0.005),出血事件无明显增加。

众所周知,与 P2Y$_{12}$ 拮抗剂相比,GPⅡb-Ⅲa 拮抗剂在最终共同途径中抑制血小板活化,P2Y$_{12}$ 拮抗剂仅抑制血小板活化的一条通路。基于这种差异,GPⅡb-Ⅲa 拮抗剂理论上比 P2Y$_{12}$ 拮抗剂更有效。因此,即使引入更新的 P2Y$_{12}$ 拮抗剂,GPⅡb-Ⅲa 拮抗剂在当代仍然具有明确的作用。以前的试验已经检验了如何使用这种小类的药物(冠脉内对比仅推注对比推注加缩短输注)[78-80]。但是,鉴于参加这些试验的患者中只有少部分 ACS 患者,很难做到将结果外推到当前的实践。虽然完全的 ACS 患者的数据略有缺乏,但缺血性结局的非劣效数据可能使得任何一种简短输注策略与标准给药方案同样有效。

来自国家心血管数据登记处的 CathPCI 登记的一份报告发现,GPⅡb-Ⅲa 拮抗剂的使用率约低于所有 PCI 患者的 30%,而 ACS 患者的使用频率略高(34%)[81]。这种药物的使用不常见,说明这些药物在目前的临床实践中狭隘的适应性(表 52.3)。对于出现 STEMI 或非 ST 段抬高的 ACS 患者,指南建议在无法用 P2Y$_{12}$ 拮抗剂进行充分预处理的患者中使用这些药物是合理的(表 52.4)。可能发生这种情况的实例包括有呕吐的患者或没有准备好口服药物给药的插管患者。这种情况也可能发生于心脏骤停后出现肠缺血的患者或要求严格禁食的患者,此时口服药物的递送和吸收可能是不可靠的或甚至是禁忌的。类似的,在未预先负荷 P2Y$_{12}$ 拮抗剂的稳定性缺血

表 52.3　目前使用 GPⅡb-Ⅲa 拮抗剂:临床指南

避免使用 GPⅡb-Ⅲa 拮抗剂	可考虑选择性使用 GPⅡb-Ⅲa 拮抗剂
PCI 期间(选用或 ACS 期间)常规	P2Y12 抑制不足:
ACS 上游	患有呕吐或口服不耐受的患者
ACS 期间的初始内科治疗	插管患者没有准备好口服药物给药
与纤维蛋白溶解相结合	
长期输注:	PCI 结果不理想:
阿昔单抗>24 小时	侧支闭塞
小分子 GPⅡb-Ⅲa 拮抗剂(替罗非班)>48 小时,不使用普通肝素	持续无复流 未经治疗的解剖 无法完全扩张支架
患者出血风险高	
患者缺血风险低	ACS 期间血栓负荷较大,特别是如果不能通过抽吸血栓切除术完全取出

性心脏病的择期 PCI 患者中,可以考虑使用这些药物。另外,当出现诸如侧支闭塞或冠脉夹层的并发症时,这些药物也可以在手术中使用。在 STEMI 患者的急诊 PCI 期间,大的血栓负荷或持续的无复流也是使用 GPⅡb-Ⅲa 拮抗剂合理的情况。最后,在使用这些药物之前,重要的是要考虑患者的基线缺血风险和出血风险。高缺血风险同时具有高出血风险的患者,应采取措施降低出血并发症的风险,例如缩短 GPⅡb-Ⅲa 拮抗剂使用时间、调整肝素剂量、使用较小的鞘、及时去除鞘,并优先选择桡动脉通路[82]。

表 52.4　关于使用 GPⅡb-Ⅲa 拮抗剂的协会建议

	稳定的缺血性心脏病	不稳定型心绞痛/NSTEMI	STEMI
美国心脏病学会/美国心脏协会/心血管血管造影和干预学会	接受普通肝素治疗但未接受氯吡格雷治疗的患者使用 GP-Ⅲa 拮抗剂是合理的(推荐等级:Ⅱa;LOE:B)[28] 接受支架置入的患者接受普通肝素治疗并接受氯吡格雷预处理,使用这些药物可能是合理的(推荐等级:Ⅱb;LOE:B)[28]	具有高风险特征的患者,如肌钙蛋白升高和氯吡格雷或替格瑞洛未充分预处理的患者,在 PCI 时使用 GP-Ⅲa 拮抗剂是有帮助的(推荐等级:Ⅰ;LOE:A)[a] 具有高风险特征的患者,例如肌钙蛋白升高,用普通肝素治疗并用氯吡格雷充分预处理,在 PCI 时使用这些药物是合理的(推荐等级:Ⅱa;LOE:B)[a]	在接受普通肝素的选定 STEMI 患者中,在急诊 PCI(有或没有支架置入或氯吡格雷预处理)时使用 GP-Ⅲa 拮抗剂是合理的(推荐等级:Ⅱa;LOE:B)[b] 在预期 PCI 患者上游(在救护车或急诊室)使用这些药物可能是合理的(推荐等级:Ⅱb;LOE:B)[b]

5

续表

	稳定的缺血性心脏病	不稳定型心绞痛/NSTEMI	STEMI
欧洲心脏病学会/欧洲心胸外科学会	GP Ⅱb-Ⅲa 拮抗剂应仅用于紧急救助目的(推荐等级:Ⅱa;LOE:C)[c]	GP Ⅱb-Ⅲa 拮抗剂应考虑用于救助情况或血栓性并发症(推荐等级:Ⅱa;LOE:C)[d] 不建议在冠脉解剖结构未知的患者中使用这些药物(推荐等级:Ⅲ;LOE:A)[d]	如果有证据表明无复流或血栓形成并发症,则应考虑 GP-Ⅲa 拮抗剂用于救助目的(推荐等级:Ⅱa;LOE:C)[e]

GP,糖蛋白;LOE,证据级别;NSTEMI,非 ST 段抬高心肌梗死;PCI,经皮冠脉介入治疗;STEMI:ST 段抬高心肌梗死。

[a] Amsterdam EA,Wenger NK,et al. AHA/ACC guideline for the management of patients with non-ST-elevation acute coronary syndromes. *Circulation* 2014;CIR-0000000000000134.

[b] O'Gara PT,Kushner FG,et al. ACCF/AHA guideline for the management of ST-elevation myocardial infarction. *Circulation* 2013;CIR-0b013e3182742cf6.

[c] Kolh P,Windecker S,et al. ESC/EACTS Guidelines on myocardial revascularization:The Task Force on Myocardial Revascularization of the European Society of Cardiology(ESC)and the European Association for Cardio-Thoracic Surgery(EACTS)developed with the special contribution of the European Association of Percutaneous Cardiovascular Interventions(EAPCI). *Eur J Cardiothorac Surg* 2014;46(4):517-92.

[d] Roffi M,Patrono C,et al. ESC Guidelines for the management of acute coronary syndromes in patients presenting without persistent ST-segment elevation:Task Force for the Management of Acute Coronary Syndromes in Patients Presenting without Persistent ST-Segment Elevation of the European Society of Cardiology(ESC). *Eur Heart J* 2015;37(3):267-315.

[e] Ibanez B,James S,et al. ESC Guidelines for the management of acute myocardial infarction in patients presenting with ST-segment elevation:The Task Force for the management of acute myocardial infarction in patients presenting with ST-segment elevation of the European Society of Cardiology(ESC). *Eur Heart J* 2017;39(2):119-77.

结论

GP Ⅱb-Ⅲa 拮抗剂是一类重要的药物,并且在过去二十年中已被广泛研究。尽管这些药物提供可靠且有效的抗血小板活性,但它们的使用目前仅限于某些狭窄的适应证,包括具有高血栓负荷的患者或不能用 P2Y$_{12}$ 拮抗剂充分预处理的患者。在血管成形术时代研究了这些药物的许多适应证,现在已经被常规使用支架和 P2Y$_{12}$ 拮抗剂所取代。鉴于相关出血的增加,仍然需要仔细选择合适的患者群体。此外,根据随机对照试验的数据,由于出血并发症较多,不鼓励上游使用这些药物。最后,使用这些药物存在理论上的悖论,即由使用口服 GP Ⅱb-Ⅲa 拮抗剂或长期使用这些药物带来的促血栓形成状态。

(季顺东、阮长耿 译,朱力 审)

扫描二维码访问参考文献

第 53 章　PAR-1 拮抗剂

Pierluigi Tricoci

凝血酶激活受体

凝血酶是已知的最有效的血小板激动剂,在纳摩尔浓度即可发挥作用[1]。凝血酶和人血小板之间的相互作用由蛋白酶激活受体(protease activated receptor,PAR)-1 和 PAR-4 受体介导(详见第 13 章),尽管糖蛋白(glycoprotein,GP)Ⅰb,可结合凝血酶,在整个血小板对凝血酶的反应中也发挥作用(见第 10 章)[2,3]。虽然两种人 PAR 都能够激活血小板,但 PAR-1 在低凝血酶浓度下被激活,而 PAR-4 仅在高浓度下被激活[3]。PAR 存在于人体数种不同的组织中,具有不同的功能,具体取决于它们的位置。它们也参与细胞增殖和炎症[2]。

小鼠模型是了解 PAR 功能的关键,据此提出了 PAR-1 不是正常止血所必需的,抑制 PAR-1 可以减少血栓形成且不会显著影响出血风险的假设[3,4]。与来源于小鼠模型的假说一致,输入 PAR-1 拮抗剂 530348(一种静脉注射的沃拉帕沙类似物)不会增加食蟹猴手术失血模型的出血时间,除非同时给予 P2Y₁₂ 抑制剂[5]。PAR 功能的详细描述见第 13 章。

沃拉帕沙

药效动力学和药代动力学

沃拉帕沙(Zontivity)是 himbacine[一种在澳大利亚木兰(Galbulimima Baccata)中发现的化合物]的合成衍生物[6],是口服的 PAR-1 高亲和力竞争性拮抗剂[6]。虽然沃拉帕沙与 PAR-1 的结合是可逆的,因为结合口袋的开口很窄,解离速度非常慢,相互作用实际上是不可逆的[7]。沃拉帕沙对 PAR-1 具有很强的选择性,并且不影响 PAR-4 介导的对凝血酶的反应[8]。

在禁食期间口服沃拉帕沙的生物可利用度为 100%,并且吸收迅速,在服用 1~2 小时后达血浆峰值浓度。给予高脂肪膳食时,观察到峰值浓度延迟 45 分钟,但是进餐不影响曲线下面积(https://www.merck.com/product/usa/pi_circulars/z/zontivity/zontivity_pi.pdf)。

沃拉帕沙经同种型细胞色素酶 CYP3A4 和 CYP2J2 代谢后清除[9]。与强效 CYP3A4 抑制剂或诱导剂共同给药时,沃拉帕沙暴露量增加(抑制剂)或减少(诱导剂)约 50%。终末消除半衰期为 8 天。沃拉帕沙的抗血小板作用持久,4 周后仍然存在 50% 的血小板抑制作用。沃拉帕沙代谢产物主要通过粪便排出(58%),肾脏排泄比例较小(25%)。主要的活性循环代谢物是单羟基代谢物 M20。沃拉帕沙和 M20 均与血浆蛋白结合(≥99%)。沃拉帕沙具有高度亲脂性,分布容积>400L。

离体血小板聚集试验表明,沃拉帕沙抑制凝血酶受体激活肽(thrombin receptor activating peptide,TRAP)诱导的血小板聚集。20mg 或 40mg 的单次负荷剂量导致健康志愿者中 TRAP 诱导的血小板聚集的抑制率>80%。大多数受试者在 1 小时内抗血小板作用起效,持续 72 小时[9]。每日沃拉帕沙剂量为 1mg 和 3mg(即无负荷),大约治疗 7 天后 TRAP 诱导的血小板聚集抑制达到>90%,而用 5mg/d 剂量,在第 1 天就达到这种抑制水平。增加浓度不会导致抗血小板作用的增加。直到药物达到临界血浆浓度时,才能看到抗血小板作用(与 John Strony 博士的个人通信)。可能的机制是,考虑到需要沃拉帕沙来克服局部激动剂(即拴系配体)的相对高浓度,需要达到局部临界浓度才能观察到任何抗血小板作用。

在Ⅱ期的凝血酶受体拮抗剂(thrombin receptor antagonist,TRA)-经皮冠状动脉介入治疗(percutaneous coronary intervention,PCI)试验中,单次 40mg 负荷剂量的沃拉帕沙,96% 的患者在 2 小时对 15mg TRAP 诱导的血小板聚集的抑制率>80%[10]。在 30 天和 60 天时,所有接受 1 和 2.5mg 维持剂量的患者对 TRAP 诱导血小板聚集的抑制率>80%。在 TRACER 试验中,使用 40mg 负荷剂量和 2.5mg/d 维持剂量。TRACER 药效学亚组研究显示,在负荷剂量后 2 小时,对 TRAP 诱导血小板聚集的最大抑制率为 97%(四分位区间 94%~98%)[11],在随后的维持剂量为 2.5mg/d 的治疗期间保持恒定。在沃拉帕沙治疗 1 个月后,观察到 PAR-1 的表达降低,这可能导致凝血酶诱导的血小板聚集减少并且可能使用沃拉帕沙时发生过度抑制。

临床试验

Ⅱ期临床试验

TRA-PCI 试验是对旨在进行经皮冠状动脉介入治疗,而接受选择性冠状动脉造影的患者进行的沃拉帕沙Ⅱ期研究[10]。患者冠状脉造影前随机接受负荷剂量(10、20 或 40mg)的沃拉帕沙,或安慰剂。如果进行 PCI,则沃拉帕沙组患者随机接受三种维持剂量(0.5、1.0 或 2.5mg)中的一种,持续 60 天,而对照组患者继续接受安慰剂治疗。在纳入的 1 030 例患者中,573 例患者接受了 PCI,代表了该研究的主要队列。主要终点心肌梗死溶栓(thrombolysis in myocardial infarction,TIMI)大出血或轻微出血的发生率,在沃拉帕沙和安慰剂之间没有差异(安慰剂 3.3% 对沃拉帕沙 2.8%,OR 0.86,95%CI 0.30~2.47),尽管 40mg 负荷剂量组观察到一定比例(4.0%)的过量。在接受 PCI 的非 ST 段抬高(non-ST-segment elevation,NSTE)急性冠脉综合征(acute coronary syndrome,ACS)的日本人群的 II 期研究中也观察到类似的结果[12]。

在另一项日本研究中,90 例有卒中史的日本患者,1.0 或 2.5mg 沃拉帕沙联用阿司匹林,持续 60 天,与安慰剂相比[13],不良事件发生率相似,而且 TIMI 大出血或轻微出血没有增多。

TRACER 试验

TRA 减少急性冠脉综合征临床事件(TRACER)试验是一项 III 期、双盲、多中心临床试验,比较了沃拉帕沙或安慰剂联合标准抗血小板治疗对 NSTE ACS 患者的疗效(表 53.1)[14]。总共纳入了 12 944 例患者。主要入组标准是:住院前 24 小时内有缺血症状,除了肌钙蛋白/肌酸激酶 MB 分数(creatine kinase MB fraction,CKMB)升高或高风险心电图改变以外,至少一种叠加风险标准:年龄大于或等于 55 岁、糖尿病、外周动脉疾病、既往心肌梗死(myocardial infarction,MI)、接受过 PCI 或冠状动脉旁路移植术(coronary artery bypass graft,CABG)。主要排除标准是:使用口服抗凝剂、使用 CYP3A4 同工酶的诱导剂/抑制剂、出血史、任何既往颅内出血和严重的心脏瓣膜病。患者在任何血运重建术前至少 1 小时,随机接受 40mg 负荷剂量沃拉帕沙,接着每天维持一次 2.5mg 剂量维持,或安慰剂。患者至少治疗 1 年。非常高比例的患者(91.8%)接受氯吡格雷和阿司匹林的双抗血小板治疗。患者的中位随访期为 16.5 个月。由于数据安全监测委员会(Data Safety Monitoring Board,DSMB)基于观察到的沃拉帕沙组颅内出血(intracranial hemorrhages,ICH)比例增加,建议该研究提前终止(但已经完成入组且达到终点事件所需最少例数)。

表 53.1　沃拉帕沙的 III 期临床试验

	TRACER	TRA-2P TIMI 50
发表年份	2011	2012
患者人数	12 944	26 449
患者人群	高风险 NSTE-ACS	既往 MI:67.3%
		既往卒中:18%
		PAD:14%
双臂	沃拉帕沙 40mg	沃拉帕沙 2.5mg 每天一次
	每天+2.5mg	日常
	安慰剂	安慰剂
基础	阿司匹林:99.1%	既往 MI:
治疗	氯吡格雷:91.8%	阿司匹林:98.1%
		噻吩并吡啶:78.1%
		既往卒中:
		阿司匹林:81%
		噻吩并吡啶:23.6%
		双嘧达莫:19.4%
		PAD:
		阿司匹林:88%
		噻吩并吡啶:36.8%
主要有效终点	心血管死亡、MI、卒中	心血管死亡、MI、卒中
	需要血运重建的复发缺血或紧急冠状动脉血运重建	
次要有效终点	心血管死亡、MI、卒中	心血管死亡、MI、卒中
		紧急冠状动脉血运重建
主要安全终点	中度或严重	中度或严重
	GUSTO 出血	GUSTO 出血

ACS,急性冠脉综合征;GUSTO,全球使用开通闭塞冠状动脉策略;MI,心肌梗死;NSTE,非 ST 段抬高;PAD,外周动脉疾病。

表 53.2　TRACER 试验的临床结局

TRACER 终点	沃拉帕沙组 2 年内事件发生率/%	安慰剂组 2 年内事件发生率/%	HR(95% CI);P 值
主要有效终点	18.5	19.9	0.92(0.85~1.01);0.07
次要有效终点	14.7	16.4	0.89(0.81~0.98);0.02
心肌梗死	11.1	12.5	0.88(0.79~0.98);0.02
心血管死亡	3.8	3.8	1.00(0.83~1.22);0.96
卒中	1.9	2.1	0.93(0.70~1.23);0.61
主要安全终点	7.2	5.2	1.35(1.16~1.58);<0.001
TIMI 临床大出血	20.2	14.6	1.43(1.31~1.57);<0.001
颅内出血	1.1	0.2	3.39(1.78~6.45);<0.001

TIMI,心肌梗死溶栓。

主要终点是心血管死亡、MI、卒中、缺血再入院或紧急冠状动脉血运重建的五元复合终点。2 年时沃拉帕沙组主要终点发生率为 18.5%,安慰剂组为 19.9%(HR 0.92,95%CI 0.85~0.98;P=0.07)(表 53.2)。与安慰剂相比,沃拉帕沙降低心血管死亡、MI 或卒中的关键次要终点(2 年时 14.7% 对 16.4%,HR 0.89,95%CI 0.81~0.98;P=0.02),主要是由于 MI 的发生率减少(11.1% 对 12.5%;HR 0.88,95%CI 0.79~0.98;P=0.02),特别是自发性(1 型)MI。

沃拉帕沙组的出血率显著增加。全球使用开通闭塞冠状动脉策略(GUSTO)中度或重度出血率:沃拉帕沙组 7.2%,安慰剂组 5.2%(95%CI 1.16~1.58;P<0.001)。沃拉帕沙组 TIMI 标准评估的出血率也更高(沃拉帕沙 20.2% 对安慰剂 14.6%,HR 1.43,95%CI 1.31~1.57;P<0.001)。最令人关注的观察结果是,眶内出血和出血性卒中风险增加(分别为 1.1% 对 0.2%,HR 3.39,95%CI 1.78~6.45;P<0.000 1;0.3% 对 0.1%,HR 2.73,95%CI 1.22~6.14;P=0.02)。

总而言之,在主要接受双抗血小板治疗的 NSTE ACS 患者中,沃拉帕沙具有中等获益(假设对三个关键次要终点具有真实影响),但大部分被大出血的显著增加而抵消。尽管如此,TRACER 的结果支持了 PAR-1 阻断剂对 ACS 患者的生物学功效,主要表现为 MI 减少。未来的研究需要确定沃拉帕沙在单一或双抗血小板治疗中的潜在作用。

TRA 2P-TIMI 50 试验

TRA 二级预防动脉粥样硬化缺血事件(TRA 2P-TIMI 50)是一项在稳定、慢性动脉粥样硬化疾病患者的二级预防标准治疗基础上进行的试验,是关于沃拉帕沙与安慰剂的Ⅲ期研究(表 53.1)[15]。该研究随机分配 26 449 例患者。基于入组诊断,该研究包括三个群体。最大的一群(约占总人数的 67%)是近期 MI 患者(MI 后 2 周至 12 个月)。总人数大约 18% 的是有记录的外周动脉疾病(peripheral arterial disease,PAD)患者。第三组包括近期卒中患者(卒中后 2 周至 12 个月)。患者随机分为 2.5mg/d 沃拉帕沙组(无负荷剂量)或安慰剂组。联用的抗血小板药物包括治疗医师决定的阿司匹林和/或噻吩并吡啶。随机化按人口和使用噻吩并吡啶的意愿分层。基于观察到的 ICH 发生率增加而没有任何显著的临床获益,DSMB 建议

诊断为先前卒中的患者和在研究期间经历卒中的患者中断研究。该研究按计划在其他两组中完成,即先前的 MI 和 PAD 组。TRA 2P-TIMI 50 试验的主要终点是心血管死亡、MI 或卒中的复合终点。78% 的 MI 后患者和 37% 的 PAD 患者使用噻吩并吡啶。

用沃拉帕沙治疗组患者主要终点发生率显著降低(3 年发生率 9.3% 对 10.5%,HR 0.87,95%CI 0.80~0.94;P<0.001)(表 53.3)。与 TRACER 相似,减少主要是由于沃拉帕沙组的 MI 率较低(5.2% 对 6.1%,HR 0.83,95%CI 0.74~0.93;沃拉帕沙与安慰剂相比 P=0.001)。全因死亡率(沃拉帕沙组为 5.0%,安慰剂组为 5.3%;P=0.41)和心血管死亡率(沃拉帕沙组为 2.7%,安慰剂组为 3.0%;P=0.15)两组之间没有差异。

沃拉帕沙增加 GUSTO 中度或重度出血事件的发生率(沃拉帕沙组 4.2%,安慰剂组为 2.5%,HR 1.66,95%CI 1.43~1.93;P<0.001)以及 TIMI 临床显著出血(沃拉帕沙组 15.8% 比与安慰剂组 11.1%,HR 1.46,95%CI 1.36~1.57;P<0.001)和颅内出血率(沃拉帕沙组为 1.0%,安慰剂组为 0.5%,HR 1.94,95%CI 1.39~2.70;P<0.001)。TRA 2P 的亚组分析表明,ICH 风险显著增高,尤其是有卒中史的患者(沃拉帕沙组为 2.4%,安慰剂组为 0.9%,HR 2.55,95%CI 1.52~4.28;P<0.001),在无卒中史的患者中,尽管过量出血较低,仍有统计学意义(分别为 0.6% 对 0.4%,沃拉帕沙和安慰剂组;P=0.049)。沃拉帕沙和安慰剂之间的净临床结局包括心血管死亡、MI、卒中或 GUSTO 中度或重度出血率没有显著差异(沃拉帕沙组为 11.7%,安慰剂组为 12.1%,HR 为 0.97,95%CI 为 0.90~1.04;P=0.40)。

纳入 TRA 2P 试验并诊断为近期 MI 的患者似乎是沃拉帕沙最大获益的亚组[16]。在 17 779 例近期 MI 患者中,心血管死亡、MI 或卒中减少了 20%(3 年内发生率沃拉帕沙组为 8.1%,安慰剂组为 9.7%,HR 为 0.80,95%CI 为 0.72~0.89;P<0.000 1)。然而,MI 后患者 GUSTO 中度或重度出血率较高(HR 1.61,95%CI 1.31~1.97;P<0.000 1),尽管 ICH 率无统计学差异(0.6% 对 0.4%,P=0.076)。在 PAD 人群中未观察到心血管死亡、MI 或卒中的显著获益(HR 0.94,95%CI 0.78~1.14)。在有卒中史的人群中,对主要终点的影响似乎是中性的(HR 1.03,95%CI 0.85~1.25)[16]。

表 53.3　TRA 2P-TIMI 50 试验的临床结局

TRA 2P-TIMI 50 终点	沃拉帕沙组 3 年内事件发生率/%	安慰剂组 3 年内事件发生率/%	HR(95% CI);P 值
主要有效终点	9.3	10.5	0.87(0.80~0.94);<0.001
次要有效终点	11.2	12.4	0.88(0.82~0.95);0.001
MI	5.2	6.1	0.83(0.74~0.93);0.001
心血管死亡	2.7	3.0	0.89(0.76~1.04);0.15
卒中	2.8	2.8	0.97(0.83~1.14);0.73
主要安全终点	4.2	2.5	1.66(1.43~1.93);<0.001
TIMI 临床大出血	15.8	11.1	1.46(1.36~1.57);<0.001
颅内出血	1.0	0.5	1.94(1.39~2.70);<0.001

　　2014 年,沃拉帕沙获得了美国食品药品监督管理局(FDA)的上市批准。每日一次 2.5mg 的方案被批准用于 MI 或 PAD 病史的患者的二级预防,这些患者代表没有卒中的 TRA 2P 组人群。由于颅内出血风险增加,既往卒中或 TIA 史是沃拉帕沙的禁忌证。同样,该药物被欧洲药品管理局批准用于欧盟的 MI 后患者的适应证。

　　在符合 FDA 标签指示的 TRA2P-TIMI 50 试验中随机抽取的 20 170 名患者中(16 897 例有 MI 史,3 273 例有 PAD 史)[17],沃拉帕沙降低心血管死亡、MI 或卒中率(3 年率 7.9% 对 9.5%,HR 0.80;95%CI 0.73~0.89;P<0.001)但 GUSTO 中度或重度出血率增加(3.7 对 2.4,HR 1.55;95%CI 1.30~1.86,P<0.001)。ICH 的发生率没有显著差异(沃拉帕沙组为 0.6%,安慰剂组为 0.4%,P=0.10)。

TRACER 和 TRA 2P-TIMI 50 试验的二次分析

　　沃拉帕沙两项大型Ⅲ期试验的二次分析为我们了解该药物的作用提供了额外的信息。

　　Bonaca 等人的分析纳入 TRA 2P-TIMI 50 中的 3 787 例 PAD 患者,沃拉帕沙显著降低了急性肢体缺血的住院率(2.3% 对 3.9%;HR 0.58;95%CI 0.39~0.86;P=0.006)[18]。沃拉帕沙组的外周动脉血运重建术也显著降低(18.4% 对 22.2%;HR 0.84;95%CI 0.73~0.97;P=0.017)。沃拉帕沙减少了不同适应证(急性肢体缺血、无症状严重狭窄、慢性严重肢体缺血、跛行)的传统手术和经皮的血运重建[19]。这些数据表明沃拉帕沙可能在减少外周血管事件中起作用,这需要未来的研究确认。

　　TRACER 试验含有最大数量的使用 PAR-1 拮抗的 CABG 手术患者。在 ACS 急诊住院期间共有 1 301 例患者接受了 CABG 手术,1 510 例患者在出现症状后的前 30 天内接受了 CABG 治疗[20]。在手术期间,每个方案都必须持续使用沃拉帕沙。在接受 CABG 的患者中,沃拉帕沙治疗组 TRACER 五元复合主要终点减少 45%(HR 0.55;95%CI 0.36~0.83;P=0.005)(相互作用 P=0.012)。有趣的是,沃拉帕沙没有显著增加 CABG 相关的 TIMI 大出血(安慰剂组 7.3% 对沃拉帕沙组 9.7%,P=0.12)、致命性出血(安慰剂组 0.3% 对沃拉帕沙组 0%)、需要再次手术(安慰剂组 4.6% 对沃拉帕沙组 4.7%)和胸

腔引流量(安慰剂组 780ml 对沃拉帕沙组 830ml)的概率。根据该亚组分析结果,可以假设沃拉帕沙在预防移植失败中可能发挥作用,这需要通过未来的研究确证。基于手术出血没有显著增加,人们可以推测,在大手术期间存在高浓度凝血酶的情况下,PAR-4 介导的血小板活化可以维持凝血酶介导的血小板聚集,尽管其他途径也可以发挥作用[8]。

　　TRACER 和 TRA 2P-TIMI 50 中没有观察到使用噻吩并吡啶与沃拉帕沙的有效性和安全性之间显著的相互作用[21,22]。

　　在 TRA 2P-TIMI 50 试验中,14 042 例患者有冠状动脉支架植入史,另有 449 名患者在试验期间接受冠状动脉支架治疗[23]。沃拉帕沙减少明确的支架内血栓形成(根据学术研究联盟的定义)(1.1% 对 1.4%,HR 0.71,95%CI 0.51~0.98;P=0.037)[23]。研究中观察到大部分(92%)支架内血栓形成发生在晚期或极晚期。在 TRACER 试验中,支架内血栓形成的发生率没有因沃拉帕沙而降低。然而,血管造影核心实验室对 TRACER 支架内血栓形成的评估表明,中央裁定委员会(主要根据导管实验室报告进行裁定)与血管造影核心实验室评估之间的一致性较低[24]。

atopaxar

　　atopaxar 是一种口服、小分子、有潜在选择性的 PAR-1 拮抗剂。atopaxar 主要由 CYP3A4 代谢,并通过粪便排出。与沃拉帕沙相比,atopaxar 的药效起效较慢(3.5h),其效果更快可逆(半衰期 23h)[25]。400mg 负荷剂量后,90%~100% 的受试者在 3~6 小时,对 TRAP 诱导血小板聚集抑制率>80%。每日维持剂量为 50~200mg,观察到剂量依赖性地抑制血小板聚集[26]。

　　在抗凝血酶细胞效应经验-急性冠脉综合征(LANCELOT-ACS)试验中,603 例 NSTE ACS[26] 患者随机接受 atopaxar(400mg 负荷剂量,随机分为 50、100 或 200mg 维持剂量)或安慰剂。总共 82% 的患者同时接受噻吩并吡啶治疗。治疗 12 周后,使用 CURE 标准定义的出血发生率,在 atopaxar 和安慰剂的研究组之间相似(联用 atopaxar 组为 3.1%,安慰剂组为 2.2%;P=0.63),尽管 atopaxar 组观察到大出血数值增加(1.8% 对 0%;P=0.12)。

　　在对抗凝血酶细胞效应经验-冠心病(LANCELOT-CAD)试

验中,对720例稳定性冠心病患者比较了atopaxar与安慰剂的效果[27]。患者随机接受atopaxar三种给药方案中的一种(50、100或200mg/d)或安慰剂24周。主要终点是按CURE或TIMI标准的出血发生率。总共有40%的患者接受了阿司匹林和噻吩并吡啶的双抗血小板治疗。与安慰剂相比,atopaxar组观察到CURE标准出血率呈剂量依赖性增加(联用atopaxar组为3.9%,安慰剂组为0.6%,HR 6.82,95%CI 1.17~94.0;P=0.03)。atopaxar会引起一过性的肝功能检查结果升高和QTc间期延长,尤其是在较高剂量时。

在Ⅱ期试验后终止了atopaxar的临床开发。

PZ-128

PAR-1的细胞内结构域通过G蛋白传递信号。pepducin是调节受体细胞内部分和G蛋白之间相互作用的合成化合物[28]。PZ-128是一种细胞穿透性脂肽,选择性地靶向G蛋白与PAR-1细胞内结构域的相互作用[29]。PZ-128解除PAR-1与细胞内G蛋白信号的耦联,从而抑制PAR-1介导的血小板活化[29]。更多细节见第13章。

PZ-128是一种短效(血浆半衰期1.3~1.8小时)静脉注射药物,用于预防PCI的急性血栓性并发症。在一项2期研究中,在有冠心病或有多种冠心病危险因素的患者中,PZ-128以0.5~2mg/kg的剂量输注给药1~2小时,导致剂量依赖性地抑制SFLLRN诱导的血小板聚集。正在进行的TRIP-PCI试验评估0.3和0.5mg/kg剂量的PZ-128与安慰剂相比,在接受PCI的受试者中单次2小时输注的安全性(ClinicalTrials.gov NCT02561000)。

结论

已经证明使用PAR-1拮抗剂沃拉帕沙抑制凝血酶诱导的血小板聚集,可以减少心血管事件,尤其是MI和可能的外周缺血事件(尽管需要关于肢体缺血的确证证据)。在沃拉帕沙的Ⅲ期试验中,未证实PAR-1拮抗作用不会导致出血显著增加的假设,并且在目前的抗血小板治疗(阿司匹林和P2Y$_{12}$拮抗剂)背景之上,加用该药物导致大出血和ICH显著增加。TRA 2P-TIMI 50试验表明,近期MI或PAD且无卒中或TIA史的患者,具有净临床获益,尽管主要获益的是MI后患者。尽管如此,并在美国和欧洲获得了批准上市,沃拉帕沙在当前的标准治疗中没有找到任何相关空间。然而,需要更多的研究来了解沃拉帕沙与阿司匹林和P2Y$_{12}$拮抗剂相比的相对功效和安全性(而不是补充)。如果没有新数据,沃拉帕沙在临床实践中的应用仍将继续受限。

(季顺东、阮长耿 译,奚晓东 审)

扫描二维码访问参考文献

第54章 磷酸二酯酶抑制剂

Paul A. Gurbel, Young-Hoon Jeongand Udaya S. Tantry

引言

众所周知,血小板在心血管病患者血管损伤处的血栓形成以及随后的缺血性事件中发挥关键作用。稳定的血栓形成在很大程度上依赖于活化的血小板分泌的两种可溶性激动剂——血栓素 A_2 和二磷酸腺苷(adenosine diphosphate,ADP)。ADP 由活化的血小板黏附于血管损伤部位后,从致密颗粒中释放出来。而血栓素 A_2 由环氧化酶 1(cyclooxygenase-1,COX-1)发挥血栓素合成酶活性,从其中间产物——前列腺素 PGH_2 加工而成。因此,靶向这两个血小板激活的重要通路,在预防缺血性事件复发中发挥重要作用。使用阿司匹林靶向作用于胞内 COX-1 酶从而抑制血栓素 A_2 产生,以及使用 $P2Y_{12}$ 受体抑制剂抑制 ADP-$P2Y_{12}$ 受体信号,即双药抗血小板治疗(dual antiplatelet therapy,DAPT)已成为高风险冠心病患者的基石治疗。尽管血栓素 A_2 和 ADP 都能增强血小板的活化和聚集,但连续的 ADP-$P2Y_{12}$ 受体信号是糖蛋白(glycoprotein,GP)Ⅱb-Ⅲa 受体持续活化和稳定的血栓形成的关键。治疗高风险冠心病患者的具有里程碑意义的临床试验证明了 DAPT 与单药治疗相比,以及强的 $P2Y_{12}$ 受体抑制剂(普拉格雷和替格瑞洛)与稍弱的 $P2Y_{12}$ 受体抑制剂氯吡格雷相比,具有强大的抗缺血作用。后一结果有力地支持了"血小板假说"的概念——血小板抑制程度越高,更有利于减少缺血事件[1-3]。

$P2Y_{12}$ 受体是与 G_{i2} 胞内蛋白(见 14 章)相关的一种 G 蛋白偶联受体。G_{i2} 有 2 个亚基:βγ 和 α 亚基。其中 βγ 亚基与 P13K 活性相关,P13K 催化调控 Akt 和 Rap1b 的活性以及颗粒分泌,与 GPⅡb-Ⅲa 激活相关。α 亚基的激活抑制腺苷酸环化酶,使环磷酸腺苷(cyclic adenosine monophosphate,cAMP)水平降低,进而抑制 cAMP 依赖性蛋白激酶介导的血管舒张剂刺激磷蛋白磷酸化和 GPⅡb-Ⅲa 受体的激活[4]。

cAMP 是细胞内主要的第二信使,调节血小板的诸多功能。胞内 cAMP 水平能因腺苷酸环化酶依赖性的三磷酸腺苷(adenosine triphosphate,ATP)向 cAMP 的活性转化(生理),或是通过抑制将 cAMP 水解为单磷酸腺苷 AMP(adenosine monophosphate)的磷酸二酯酶(phosphodiesterase enzymes,PDE)(药理)而升高。在流动的血液中,血小板被冲击到血管的边缘,并持续暴露在由健康内皮细胞释放的前列环素(prostacyclin,PG)I_2 中。PGI_2 结合与 $G_{αs}$ 蛋白偶联的血小板 IP 受体并启动胞内信号,导致位于致密小管系统膜上的腺苷酸环化酶激活。cAMP 水平升高随后导致蛋白激酶 A(protein kinase A,PKA)的激活,进而导致一些关键蛋白如血管舒张剂刺激磷蛋白(vasodilator stimulated phosphoprotein,VASP)的磷酸化。磷酸化的 VASP 阻止 GPⅡb-Ⅲa 受体活化,后者负责纤维蛋白原介导的血小板聚集(见第 12 章)。因此,PGI_2 激活 IP 受体以及随后增加的 cAMP 水平阻止血小板活化,并使血小板在生理条件下处于未受刺激的静息状态[5-7]。类似的,源自内皮细胞的一氧化氮激活细胞内可溶性鸟苷酸环化酶(soluble guanylyl cyclase,sGC),从而导致细胞内环磷酸鸟苷(cyclic guanosine monophosphate,cGMP)水平升高以及通过蛋白激酶 G(protein kinase G,PKG)激活 cGMP 依赖的激酶。与 cAMP-PKA 介导的血小板功能的抑制类似,cGMP-PKG 途径也与血小板功能抑制有关。另外,血小板产生的一氧化氮,及其对血小板的抑制作用也已被证实[8-9]。内皮细胞表达的 CD39 外核苷三磷酸二磷酸化酶(又称三磷酸腺苷双磷酸酶),可将细胞外 ATP 暂时水解为 ADP,并将 ADP(主要由活化的血小板释放)水解为 AMP,而 AMP 则被内皮细胞 CD73 进一步转化为腺苷[10-12]。后一步骤又阻止血小板被释放的 ADP 活化。血小板高表达腺苷受体 $A_{2B}AR$,低表达 $A_{2A}AR$。腺苷作用于这些 Gs 偶联腺苷受体,导致腺苷酸环化酶活化,cAMP 水平升高,通过上述机制抑制血小板活化[13-14]。(图 54.1)。类似过程也发生在血管细胞上,腺苷激活 Gs 偶联的 A2A 和 A2B 受体,通过刺激腺苷环化酶活性增加 cAMP 浓度,引起血管舒张。此外,腺苷还通过 A2 受体诱导内皮细胞衍生的舒张因子(endothelium-derived relaxing factor,EDRF)即一氧化氮产生导致血管舒张。一氧化氮激活可溶性鸟苷酸环化酶,产生 cGMP,造成血管舒张[15]。

抑制磷酸二酯酶从而减少 cAMP/cGMP 的降解,为预防血小板活化和血栓并发症提供了另一种途径。在哺乳动物组织中鉴定有 11 种 PDE 的同工酶,基于它们的亲和力以及 cAMP 和 cGMP 的降解率来分类。3 种 PDE 即 PDE2、PDE3、PDE5 在血小板中表达,是 PDE 抑制剂的靶点。关于对环状核苷酸的亲和力,PDE3 对 cAMP 和 cGMP 均有相对较高的亲和力,但对 cGMP 的水解效力低得多[16-18]。Hidaka 和 Asano 将血小板中的 PDE 活性分为三个高峰,它们至少占血小板 PDE 活性的 90%。

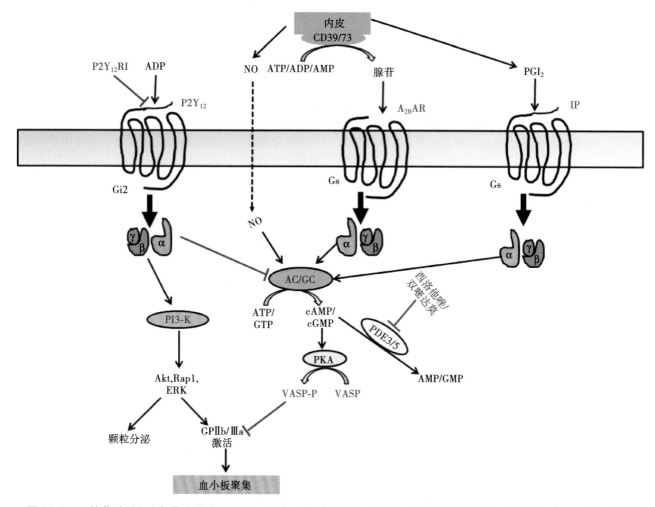

图 54.1　环核苷酸对血小板聚集的作用机制。P2Y$_{12}$ 受体与偶联了 βγ 和 α 亚基的 Gi2 胞内蛋白相关。βγ 亚基与 PI3K 活性相关,后者参与催化调节 Akt 和 Rap1b 活性、颗粒分泌、糖蛋白(GP)Ⅱb-Ⅲa 激活。α 亚基的激活导致抑制腺苷酸环化酶活性,降低 cAMP 水平和 VASP 磷酸化。磷酸化的 VASP 阻止 GPⅡb-Ⅲa 受体的激活。循环中的血小板持续暴露于内皮细胞释放的 PGI$_2$。PGI$_2$ 结合与 G$_{αs}$ 蛋白偶联的 IP 受体,而 G$_{αs}$ 蛋白启动依赖于腺苷酸环化酶的 ATP 转换为 cAMP。cAMP 水平的升高随后导致蛋白激酶 A(PKA)的激活,从而导致几个关键蛋白(如 VASP)的磷酸化。磷酸化的 VASP 阻止 GPⅡb-Ⅲa 受体的活化,而后者负责纤维蛋白原介导的血小板聚集。类似的,来自内皮细胞的 NO 激活细胞内可溶性鸟苷酸环化酶(sGC),进而导致细胞内 cGMP 水平升高,激活 cGMP 依赖激酶,以与 cAMP 类似的机制抑制 GPⅡb-Ⅲa 激活。此外,内皮细胞还表达外切核苷酸酶 CD39/CD73,将 ATP 水解为腺苷。腺苷作用于 Gs 偶联的腺苷受体(A2BAR 和 A2AAR),导致腺苷酸环化酶的激活,增加 cAMP 水平和抑制 GPⅡb-Ⅲa 激活。AC,腺苷酸环化酶;ADP,二磷酸腺苷;AMP,一磷酸腺苷;ATP,三磷酸腺苷;cAMP,环一磷酸腺苷;cGMP,环一磷酸鸟苷;GC,鸟苷酸环化酶;IP,前列腺素受体;NO,一氧化氮;PI3K,磷酸肌醇 3-激酶;PGI$_2$,前列环素;P2Y$_{12}$ RI,P2Y$_{12}$ 受体抑制剂;PDE,磷酸二酯酶;PKA,蛋白激酶 A;VASP,血管舒张剂刺激磷蛋白

第一个峰高偏向性选择 cGMP 为底物,K_m 约为 1mmol/L,并被 PDE5 抑制剂选择性地抑制。第二个峰同等程度地水解 cAMP 和 cGMP,并被 PDE2 抑制剂选择性地抑制。第三个峰对 cAMP 和 cGMP 有着相似的高亲和力,水解 cAMP 更快于水解 cGMP,并被 PDE3 抑制剂选择性地抑制[19]。

西洛他唑

西洛他唑于 1988 年在日本以及其他亚洲国家首次被批准用于治疗间歇性跛行,其后拓展至美国等其他国家。西洛他唑的化学名称是 2-氧代-喹啉衍生物[6-(4-(1-环己基-1H-四唑-5-基)丁氧基)-3,4-二氢-2(1-H)-喹啉酮]。它是 PDE3A(PDE3 的一种心血管亚型)的一种特异性、可逆和强抑制剂,在血小板

中 IC$_{50}$ = 0.20μmol/L。它特异性地与 PDE3A 的催化域 Tyr(Tyrosine,酪氨酸)751、Thr(Threonine 苏氨酸)844、Asp(Asparagines,天冬氨酸)950、Phe(Phenylalanine,苯丙氨酸)972 以及 Gln(Glutamine,谷氨酰胺)975 结合[20]。

药理作用

西洛他唑口服后吸收迅速,2~4h 左右后达到峰值血浆浓度[21,22]。有报道称口服 100mg 放射性标记的西洛他唑后,血浆中总分析物的 56% 是西洛他唑,15% 是 3,4-脱氢-西洛他唑(OPC-13015)(它的活性是西洛他唑的 4~7 倍,占药物活性的 50%),4% 为 40-反羟基西洛他唑(OPC-13213)(活性为西洛他唑的 20%)。西洛他唑及其活性代谢物在长期给药过程中积累约为 2 倍,其半衰期约为 11~13h。西洛他唑的吸收受高脂食

物的影响，C_{max} 增加约 90%，曲线下面积（AUC，area under the curve）增加 25%。建议在饭前 30 分钟或饭后 2 小时空腹服用西洛他唑。西洛他唑主要与血浆白蛋白结合，其绝对生物等效性尚不清楚。它主要通过尿液排出（74%），其余的通过粪便排出（20%）。西洛他唑被细胞色素（cytochrome，CYP）3A4 广泛代谢，CYP2C19 代谢程度稍低。CYP3A5 和 CYP2C19 多态性解释了个体间西洛他唑代谢的巨大差异，变异系数约为 40%~60%[22,23]。因为与 CYP3A5 和 CYP2C19 的抑制剂联用会提高西洛他唑及其活性成分的系统性暴露，推荐当与强的或中度的 CYP3A4 的抑制剂（如酮康唑、伊曲康唑、红霉素和地尔硫䓬）或 CYP2C19 的抑制剂（如噻氯匹定、氟康唑、奥美拉唑）联用时，将西洛他唑减量至 50mg 每日两次。已证实，对于接受经皮冠状动脉介入治疗以及患有急性心肌梗死（acute myocardial infraction，AMI）的患者，双药抗血小板治疗联用西洛地唑辅助治疗，可强化抑制血小板，并降低携带 CYP2C19 功能缺失突变等位基因的患者的治疗后血小板高反应性（high on-treatment platelet reactivity，HPR）的风险[24-27]。在西洛他唑治疗药物洗脱支架植入后缺血并发症功效（CILON-T）随机对照遗传学亚组研究中发现，对于 CYP2C19 功能缺失突变等位基因携带者（*2 和 *3），DAPT 联用西洛他唑，通过 VerifyNow P2Y12 法评估的血小板反应性更低，但非携带者中正常[28]。然而，在植入药物洗脱支架（drug eluting stents，DES）患者的大规模临床试验中，DAPT 联用西洛他唑与较高的轻微出血或大出血无关[29,30]。多种剂量的西洛他唑与华法林联合用药的药效动力学尚不清楚。据报道，西洛他唑并不影响单剂量 25mg 华法林的代谢或药理作用。

西洛他唑的抗血栓作用

已经证明西洛他唑抑制胶原、ADP、花生四烯酸和肾上腺素诱导的人富血小板血浆的一相和二相聚集，IC_{50} 值范围为 3.6~15.0μmol/L[31,32]。西洛他唑体外抑制剪切力诱导的血小板活化，IC_{50} 值为 15.0μmol/L[33]。在体外实验中，西洛他唑可抑制 P-选择素的释放，以及 P-选择素介导的血小板、白细胞和血管内皮细胞的细胞间相互作用[34,35]。西洛他唑在培养的血管内皮细胞中增强 PGI_2 的抗血小板作用，表明西洛他唑抑制的 cAMP 水解和如上所述的内皮细胞释放的 PGI_2 激活 cAMP 生成之间有协同作用[36]。西洛他唑的抗血小板作用是可逆的，这取决于它的血药浓度。

在脑血管病患者中，口服西洛他唑 50~200mg/d，连续 4 周后，ADP、胶原蛋白、花生四烯酸以及肾上腺素诱导的血小板聚集减低[37]。在对脑血栓患者交叉试验的离体研究中证实，西洛他唑对 ADP 和花生四烯酸诱导的血小板聚集的抑制比阿司匹林和噻氯匹定更有效[38]。对于 2 型糖尿病（diabetes mellitus，DM）患者，口服西洛他唑 100mg/d，持续 4 周，与对照组相比，其血浆 P-选择素和血小板微粒水平更低[39]。口服西洛他唑 100mg/d，持续 2 周，可降低脑动脉粥样硬化患者血浆 TXB_2（thromboxane B_2，血栓素 B_2）水平[40]。在接受支架植入术患者中，西洛他唑治疗与噻氯匹定治疗相比，冠状窦全血中血小板 P-选择素表达降低，中性粒细胞 MAC1（macrophage-1）（CD11b）表达增加（支架诱导），而且术后再狭窄的发生率显著降低[41]。

在各种动物实验中，西洛他唑显示出抗血栓形成的作用。在小鼠体内，口服浓度 3 和 10mg/kg 的西洛他唑减弱 ADP 和胶原诱发的肺血栓栓塞，这效果比阿司匹林和在美国被批准治疗间歇性跛行的弱非选择性 PDE 抑制剂己酮可可碱更有效[31]。在家兔体内，静脉注射 1mg/kg 西洛他唑可使颈内动脉注射花生四烯酸引起的脑梗死减少 55%[42]。静脉注射西洛地唑（10mg/kg）于激光诱导血栓形成模型中将导致血管损伤部位血小板总的积聚减少[43]。在口服剂量为 50mg/kg 时，西洛他唑显著降低大鼠氯化铁静脉血栓形成模型的静脉血栓重量[44]。

西洛他唑对其他细胞的影响

除上述抗血小板特性外，西洛他唑还具有抗炎和抗氧化特性。有报道称西洛他唑能增强内皮功能，减少新生内膜增生和支架内再狭窄，减少多种炎症反应，改善血脂，提供抗缺血再灌注损伤的心脏保护[45-48]（表 54.1）。PDE3 也在平滑肌细胞、肌细胞和脂肪组织中表达。西洛他唑在动物实验的多种血管，例如猪的脑基底动脉和肠系膜动脉、兔椎动脉、犬颈内动脉和颈总动脉中均有血管舒张作用[49,50]。西洛他唑给药（150~200mg/d，连续两周）能增加慢性动脉疾病患者下肢的血流量[51]。

已证实西洛他唑对血管平滑肌细胞的抗增殖作用。在大鼠主动脉平滑肌细胞培养实验中，通过 [³H] 胸苷摄取和细胞计数评估，显示了西洛他唑抑制细胞增殖的作用[52]。西洛他

表 54.1　西洛他唑的作用机制

靶作用	PDE3 依赖（cAMP）	非 PDE 依赖性
1. 抗血小板作用	0	0（腺苷）
2. 血管舒张作用（VSMC 松弛）	0	0（腺苷）
3. 抗增殖作用（控制 VSMC 增殖与迁移）	0	0（腺苷）
4. 内皮功能失活作用（NO 释放）	△	△（PGE_1，PGI_2，SIRT1）
5. 抗动脉粥样硬化作用（减少黏附分子，控制炎症细胞和细胞因子）	△	—
6. 控制血脂异常（降低甘油三酯，增加高密度脂蛋白胆固醇和载脂蛋白 A1）	△（脂蛋白脂肪酶）	—
7. 防止缺血再灌注损伤（细胞保护）	—	△（腺苷）
8. 正性频率作用 负性频率作用	0	— △（腺苷）

0，明确；△，多项研究已证明；cAMP，环磷酸腺苷；CYP，细胞色素 P450；HDL，高密度脂蛋白；NO，一氧化氮；PDE，磷酸二酯酶；PG，前列腺素；SIRT，去乙酰化酶；VSMC，血管平滑肌细胞。

唑在大鼠和小鼠的血管损伤模型中表现抑制出平滑肌细胞增殖作用以及抑制血管内膜增生的作用[53,54]。cAMP 增加引起抗癌基因 P53、P21 表达上调，导致血管平滑肌细胞凋亡，但激活肝细胞生长因子活性，从而在血管损伤后通过抑制异常的 VSMC 生长和改善内皮功能，促进血管损伤后的再内皮化[53]。后一种机制被认为是西洛他唑诱导球囊血管成形术或支架植入后再狭窄减少的潜在因素[55-57]。

此外，西洛他唑可抑制心室肌细胞、冠状动脉平滑肌、红细胞和内皮细胞对腺苷的摄取，因此能增加腺苷在间质中的积聚。西洛他唑通过核苷转运蛋白（nucleoside transporter，ENT）1 抑制腺苷的摄取，IC_{50} 值为 5～10μmol/L，该 IC_{50} 值与替格瑞洛的 100nmol/L 以及双嘧达莫的 <10nmol/L 相比是弱的[58,59]。虽然西洛他唑对 ENT1 亲和力弱，但是西洛他唑治疗患者的血浆浓度足以达到诱导腺苷依赖性临床疗效的程度。除了影响血流和重塑心肌，腺苷也影响中性粒细胞和内皮细胞功能，包括减轻炎症、改善反应性充血指数、增加人体内皮细胞数量及迁徙[60]。

西洛他唑可以改善脂质代谢：①降低甘油三酯水平，在外周动脉疾病（peripheral arterial disease，PAD）与 2 型糖尿病患者中，增加高密度脂蛋白胆固醇水平；②增加载脂蛋白 A1（apolipoprotein A1，LpA-Ⅰ），降低载脂蛋白 B 水平，而对 LDL 胆固醇水平无任何影响并增强高甘油三酯血症患者的作用[61-64]。

临床研究

除了标准的抗血小板治疗外，西洛他唑还推荐用于治疗患有间歇性跛行（intermittent claudication，IC）的外周动脉疾病患者。对任何程度的心力衰竭患者禁忌使用西洛他唑。西洛他唑可能引起心动过速、心悸、快速心律失常或低血压。有缺血性心脏病病史的患者可能有加重心绞痛或心肌梗死的风险[23]。据报道，西洛他唑对预防外周血管内手术后的再狭窄和再闭塞，以及减少 PAD 手术后靶病变血运重建具有有益的作用。

PAD 患者可能由于肢体动脉狭窄导致外周血流量减少而出现 IC。系统评价表明，与安慰剂相比，西洛他唑提高跑步机上的最大步行距离，改善基于简化量表 36 的健康相关生活质量量表评估的生活质量，改善踝肱压力指数（ankle-brachial pressure index，ABI）。然而，没有关于死亡率获益的报告[65]。在另一个涉及八项随机试验 2 702 名跛行患者的荟萃分析中，西洛他唑治疗与患者步行距离和生活质量均显著改善相关，且没有任何主要副作用[66]。在一项包括 15 项双盲、随机对照试验且每天两次服用 50mg 和 100mg 剂量西洛他唑的 Cochrane 评价中，与安慰剂相比，西洛他唑可显著增加初始跛行距离，即在跑步机上行走的无疼痛距离。西洛他唑对主要心血管不良事件或全因死亡率无显著影响。在比较西洛他唑与己酮可可碱的研究中，两者用药治疗之间 ABI 没有差异[67]。西洛他唑长期效应（CASTLE）研究评估了西洛他唑的长期安全性。在这项研究中，1 439 名有 PAD 和 IC 症状的患者被随机分配到 100mg 西洛他唑一天两次组和安慰剂组。该研究在 3 年后因西洛他唑停药率达 60% 以及死亡率低于预期而终止。在意向治疗的人群中，死亡率（HR 0.99～1.88，$P = 0.97$）或出血率（2.5% 对 3.1%）没有差异。此外，在接受额外的抗血小板药物或华法林

治疗的患者中也报告了类似的出血事件[68]。

在一项针对 22 593 名西洛他唑新用户的欧洲合作研究中，发现超过 78% 的用药者伴发心血管疾病，大于 80% 的患者使用了有相互作用的药物治疗，提示这是一个有高心血管并发症风险的脆弱人群。由于西洛他唑常被用作标准 DAPT 的辅助治疗，出血风险增加是一个主要问题。据报道，在报告的近 14 000 例药物不良事件中，出血占 8%，而心悸和心动过速各占 5%。因此，西洛他唑疗法推荐用于其他生活方式如戒烟和锻炼没有得到充分改善的患者，并且仅推荐在治疗 3 个月后显示出临床相关获益的患者继续使用。最近，欧洲药物管理局人类用药委员会（EMA-CHMP）建议西洛他唑用于间歇性跛行患者，应将其限制在有临床获益且同时重要风险最小的患者人群中[70,71]。

由于 IC 患者经常不适合外科手术血管重建，因此通常采取用或不同外周动脉支架植入的经皮血管腔内成形术。虽然目前的临床指南支持这些患者植入支架，但是再狭窄仍是一个主要的问题。然而，对于严重肢体缺血患者以及血管内治疗之后患者的最佳抗血小板疗法目前尚无共识。在这些患者中，西洛他唑的辅助治疗已被证明可以改善临床结果，包括减少再狭窄。这些研究大多数来自东亚人群。

在一项单中心随机研究中，127 名日本患者接受了血管内治疗（endovascular therapy，EVT）合并支架植入手术，其中 IC 患者（75%）及肢体缺血患者（25%），在阿司匹林 100mg 基础上，每天联用西洛他唑 200mg 或噻氯匹定 200mg，平均治疗 36 个月。与噻氯匹定相比，西洛他唑治疗的患者有显著增高的通畅率，明显更低的靶病变血管血运重建，明显更低的死亡率和截肢率。这是第一个表明在阿司匹林中加入西洛他唑可以减少再狭窄，并在 EVT 后维持股腘（femoropopliteal，FP）病变开放的研究[72]。在日本进行的许多其他后续的研究展现了类似的结果。这些结果总结在一项涉及 6 项试验 1 522 名患者的系统评价中。在这项分析中，西洛他唑与无西洛他唑（四项试验）或与替代抗血小板药物（在两项试验中使用噻氯匹定）进行比较，干预是在 FP 或腘下位置血管成形术患者中 68% 的接受了支架植入术。西洛他唑与较低的再狭窄率（RR 0.71；95% CI 0.60～0.84，$P<0.001$），并趋向于减少血管闭塞，改善靶病变血运重建的自由度（RR 1.36；95% CI 1.14～1.61，$P<0.001$）、无截肢下存活（HR 0.63；95% CI 0.47～0.85，$P<0.002$）、保肢率（HR 0.42；95% CI 0.27～0.66，$P<0.001$），但死亡率无显著性差异[73]。

在一项对严重肢体缺血患者的回顾性分析中，西洛他唑治疗是减少膝下血管成形术后再狭窄、再闭塞和 TLR 的独立性预测因子[74]。然而，需要更大的前瞻性研究和更长时间的后续随访来确定西洛他唑在这一群体中的最佳疗效。

冠心病患者广泛使用药物洗脱支架显著降低再狭窄的发生率，但同时会增加支架内血栓形成的风险。在东亚国家进行的早期研究证明，西洛他唑对噻氯匹定作为抗血小板药物与阿司匹林联用，在降低再狭窄率方面具有实用价值。在西洛他唑治疗再狭窄（CREST）试验中，705 名患者在冠状动脉内成功置入支架后，使用氯吡格雷、阿司匹林的同时西洛他唑 100mg 每天两次或安慰剂，治疗 6 个月。在这项研究中，西洛地唑治疗与再狭窄率降低有关（22.0% 对 34.5%，$P = 0.002$），但靶血管

血运重建率、出血率、再入院治疗率、心肌梗死率或死亡率相似[75]。

目前,阿司匹林和 P2Y$_{12}$ 受体阻滞剂治疗,通常是氯吡格雷,是这些患者长期治疗的标准疗法。已确认氯吡格雷治疗与药理学限制和治疗失败有关。因此,在最近的药物洗脱支架研究中评估了氯吡格雷、阿司匹林和西洛他唑的三药治疗的疗效。在 DECLARE-DIABETES 和 DECLARE-LONG 研究中,900 名患者被随机分配到三药抗血小板治疗组(阿司匹林、氯吡格雷和西洛他唑;三药组)和双药抗血小板治疗(阿司匹林和氯吡格雷;标准组)。在这些研究中,与标准组相比,三药组患者 2 年的靶病变血运重建率明显降低(4.2% 对 9.1%,HR 0.45,$P=$ 0.004)以及主要不良血管事件率明显降低(5.6% 对 10.4%,HR 0.52,$P=0.008$),而心梗和死亡率无差别[76]。在西洛他唑治疗药物洗脱支架植入后缺血并发症的功效(CILON-T, The Efficacy of CILostazol ON Ischemic Complications After DES Implantation)试验中,对 960 例接受 DES 治疗的患者随机进行双药抗血小板治疗(阿司匹林和氯吡格雷)或三药抗血小板治疗(阿司匹林、氯吡格雷和西洛他唑),疗程 6 个月。在本试验中,三药抗血小板治疗并没有降低心血管不良结局的发生率[77]。

许多药效学研究已经评估了辅助西洛他唑在 DAPT 上的有效性,以降低氯吡格雷治疗过程中对 ADP 的高血小板反应率(high platelet reactivity to ADP, HPR)。已经证明与包括 MI 和支架血栓形成在内的不良心血管结果的风险增加有关。在联用西洛他唑对高维持剂量氯吡格雷治疗氯吡格雷耐药患者试验(ACCEL-RESISTANCE)中,这一随机化研究中,与高维持剂量氯吡格雷(150mg/d)相比,标准 DAPT 联用西洛他唑降低了 HPR 的发生率,并增强了血小板抑制作用[78](图 54.2)。联用西洛他唑对高维持剂量氯吡格雷治疗急性心梗(ACCEL-AMI)研究表明,在接受冠状动脉支架治疗的 AMI 患者中,与高维持剂量氯吡格雷或标准双药抗血小板治疗相比,联用西洛他唑的三药抗血小板治疗具有更强的抗血小板作用[79]。在支架植入患者联用兰索拉唑比较西洛他唑对氯吡格雷的药效学影响(ACCEL-PRAZOL)研究中,患者除应用兰索拉唑 30mg,每天

一次外还随机分为西洛他唑 100mg,每天两次或氯吡格雷 75mg,每天一次。在该研究中,西洛他唑联用兰索拉唑治疗比氯吡格雷联用兰索拉唑治疗达到更高的血小板抑制效果[80]。西洛他唑负荷剂量加速血小板抑制(ACCEL-LOADING)研究表明,包括联用西洛他唑的三药抗血小板负荷策略比 DAPT 负荷策略具有更强的抗血小板作用。然而,西洛他唑负荷剂量超过 200mg 将导致如心悸、头痛和头晕严重副作用更频繁[81]。急性冠脉综合征患者联用西洛他唑负荷加速抑制血小板聚集、炎症和肌坏死(ACCEL-LOADING-ACS)研究评估了接受急诊 PCI 的 ACS 患者在 DAPT 联用西洛他唑对血小板抑制、炎症作用和肌坏死的临床效果。该研究表明,与 DAPT 相比,联用西洛他唑与 30 天缺血事件发生率更低无关[82]。

在含 11 项随机对照试验包括 8 525 名病患的荟萃分析中,比较了三药抗血小板治疗(triple antiplatelet therapy, TAPT)(阿司匹林、噻吩并吡啶类和西洛地唑)与标准双药抗血小板治疗的疗效,三药抗血小板治疗与后期损失($P<0.001$),血管造影再狭窄(OR 0.58;$P<0.001$),靶病变血管重建(target lesion revascularizition, TLR)(OR 0.56;$P<0.001$)和主要心血管不良事件(major adverse cardiovascular events, MACE)(OR 0.72;$P<0.001$)显著减少相关,而死亡率($P=0.29$),支架内血栓形成率($P=0.60$)或出血率($P=0.77$)无差异[83]。

在另一项含 41 项随机临床试验的荟萃分析中比较了三药抗血小板治疗(阿司匹林、氯吡格雷和西洛他唑)与 DAPT(阿司匹林和氯吡格雷)的疗效,患者接受 PCI 治疗植入 DES 或裸金属支架(bare metal stent, BMS)。血小板反应性结局分析组包括 17 个试验,5 056 名患者,平均随访 30 天,而心血管事件结果分析包括 34 个试验,14 119 名患者。关于血小板反应性分析,TAPT 对 DAPT 导致平均 P2Y$_{12}$ 反应单元(reaction units, PRU)显著降低(平均 PRU182.90 对 232.65,$P<0.0001$),透光法聚集测定的血小板抑制率增加 12.7%($P<0.0001$),HPR 风险降低 60%。关于临床结果,TAPT 导致 MACE[事件率比(IRR)0.68]降低 32%——且不受患者是否接受 BMS 或 DES 的影响,TLR(IRR 0.5)、靶血管血管重建(IRR 0.69)和支架血

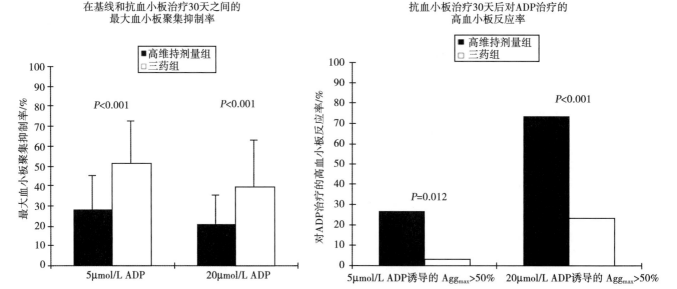

图 54.2 双药抗血小板治疗联用西洛他唑的抗血小板作用

栓形成(IRR 0.63)均减少且出血率无差异。TAPT 改善临床结局的主要原因是 TLR 和靶血管血运重建减少。最后,无论患者接受 BMS 或 DES,TAPT 都能减少再狭窄[84]。

结论

西洛他唑可减轻间歇性跛行症状,早、晚餐至少半小时前或两小时后服用西洛他唑,100mg,每日两次,步行距离的增加证明了这一点。接受 EVT 的 PAD 患者,推荐剂量为 200mg/d。无论是否植入支架,西洛他唑都能有效地减少外周血管成形术后的再狭窄和改善下肢病变的临床结局。在审了药物安全性证据后,欧洲药物管理局于 2013 年建议,西洛他唑应仅用于那些尽管已改变之前的生活方式(如锻炼、健康饮食和戒烟),但症状依旧没有改善的患者。西洛他唑在美国的使用量比在欧洲少,在亚洲卒中患者(与西方患者相比,阿司匹林治疗有更为普遍的颅内出血高发生率)中应用最为广泛。在亚洲人群中,西洛他唑也被推荐作为辅助用药,与阿司匹林以及氯吡格雷联用作为冠心病患者支架植入术后的三药抗栓治疗。西洛他唑还需要更多的研究来证明它在其他人群中治疗卒中中的有效性。与西洛他唑治疗相关的头痛、腹泻、头晕和胃肠不适等副作用限制了它的广泛应用。

双嘧达莫

双嘧达莫(潘生丁)最初是在 20 世纪 60 年代作为一种冠状动脉舒张剂引入的。其后,它的抗血小板作用在动物与人体研究中得到证明,并且在临床实践中双嘧达莫被用作抗血小板药物。其化学名称是 2,6-双(二乙醇胺)4,8-二哌啶酮-嘧啶(5,4-脱氧)嘧啶。它特异性地抑制血小板、血管平滑肌细胞和海绵体中存在的 PDE5(IC$_{50}$ 约 1μmol/L)。它也轻微抑制 PDE3。目前,双嘧达莫与阿司匹林的联合剂型(AGGRENOX)作为抗血小板药物,用于减少曾经有血栓形成而引起的短暂脑缺血或完全缺血性卒中患者的卒中风险[85]。单用双嘧达莫(静脉给药)可诱导药理性血管舒张用于心肌灌注成像[86]。

药理作用

一种早期的双嘧达莫剂型,快速释放型双嘧达莫,需要低 pH 才能吸收[87]。缓释型 AGGRENOX,包括酒石酸核心提供胃中较低的 pH 值来确保完全吸收。口服 AGGRENOX 400mg(建议每天两次,每次 200mg),血浆中双嘧达莫浓度在 2 小时内达到峰值(测定时间范围为 1~6h)。血药的稳态峰浓度为 1.98μg/ml(1.01~3.99μg/ml)而稳态谷浓度为 0.53μg/ml(0.18~1.01μg/ml)。高脂肪餐与禁食相比可使稳定期血浆峰值水平(C$_{max}$)和总吸收(曲线下面积)降低 20%~30%。然而,后者的食物效应被认为与临床无关,因为在这些血浆浓度下腺苷的吸收受到类似程度的抑制。双嘧达莫主要(99%)与血浆蛋白、α-1-酸性糖蛋白以及白蛋白结合。近 80% 的双嘧达莫以母体化合物的形式存在于血浆中并通过肝脏代谢转化为单葡糖醛酸化代谢物(一级代谢物),它具有较低的药效学活性。大多数双嘧达莫及其代谢物通过粪便排出[87]。

作用机制

早期的研究报道了双嘧达莫的血小板抑制作用,特别是使用全血和富含血小板血浆检测时[88]。然而,后来的研究表明,双嘧达莫可能不是一种强的直接抗血小板药物。双嘧达莫对血小板的 PDE3 和 PDE5 的抑制可能没有起效,因为高浓度双嘧达莫展现出的抗血小板作用超过了临床口服药物能达到的浓度,而且大多数抗血小板作用是在全血中存在红细胞的情况下才表现出来。其抗血栓形成的特性最有可能与抑制腺苷再摄取以及诸如血管舒张、抗氧化和抗炎等血管壁相关作用有关[89]。

在全血中,游离腺苷通过一种特殊的腺苷载体——核苷转运体 ENT1,被红细胞和内皮细胞迅速清除。已证明双嘧达莫以浓度相关的方式抑制红细胞对腺苷的再摄取。在体外实验中,已在体外实验中证明,1μmol/L 双嘧达莫抑制全血中 90% 的腺苷再摄取。口服双嘧达莫 200mg,每日两次,持续 3 天志愿者血液的离体实验表明,血药浓度 0.5~3μg/ml(1~6μmol/L)的双嘧达莫抑制腺苷的吸收[90]。腺苷的 cAMP/cGMP 依赖性的抗血小板特性已在前文描述。此外,已证明双嘧达莫在体外抑制全血中的血小板聚集,增强腺苷的体外抗聚集作用[91,92]。此外,双嘧达莫能够通过抑制血小板中的 PDE3 和 PDE5,增加 cAMP 浓度进而增强腺苷的抗血小板作用。

在血管平滑肌细胞中,双嘧达莫通过抑制 PDE3 和 PDE5 介导的 cAMP/cGMP 降解而增强血管舒张功能。后者可通过增加胞外腺苷水平进一步加强。双嘧达莫增加血管平滑肌细胞中前列腺素 I$_2$(PGI$_2$)合成,从而引起 cAMP 水平升高,进一步增强了双嘧达莫的血管舒张和抗血小板作用[93,94]。已证明双嘧达莫可通过抑制人和兔的 PDE5,增强对血小板聚集的抑制作用[95-97]。因而双嘧达莫可作用于血管平滑肌细胞引出直接和间接的血管舒张作用,并引出抗血小板特性(表 54.2)。

已证实双嘧达莫通过提高细胞内 cAMP/cGMP 的水平,增强 NO 和 PGI$_2$ 的联合抗血小板作用[98,99]。双嘧达莫的其他 NO/cGMP 相关的临床作用包括:增强缺血诱导的血管生成、增加心力衰竭时心肌灌注、稳定冠状动脉疾病[96,100,101]。

表 54.2　双嘧达莫的作用机制

靶作用	PDE3/cAMP 依赖性	腺苷依赖性
1. 血小板:抑制血小板聚集	✓	✓
2. 血管平滑肌:血管舒张	✓	✓
－ 增殖与迁移	✓	
3. 内皮细胞:一氧化氮与前列腺素 I$_2$ 的合成与释放	✓	✓
－ 减少活性氧生成	?	✓
4. 抗炎作用:抑制血小板-单核细胞和中性粒细胞-内皮细胞相互作用	?	?
－ 单核细胞趋化蛋白-1 和基质金属蛋白酶-9 释放	?	?
5. 抗氧化作用:抑制低密度脂蛋白氧化	?	?

5

双嘧达莫除了能提高细胞外腺苷(已证明可减少中性粒细胞产生的超氧阴离子)外,还能直接清除氧自由基和羟自由基,抑制脂质过氧化和低密度脂蛋白氧化。已证明双嘧达莫的抗氧化性能比普罗布考、抗坏血酸和维生素 E 更有效。已证明在临床相关浓度下,双嘧达莫可以保护红细胞膜免受氧化,并抑制血小板和内皮细胞中氧自由基的形成。最后,通过"耗竭"的血管壁延长前列环素(PGI$_2$)的产生,其后预防由于过氧化物形成增强而导致的环氧合酶的自动失活,都归因于双嘧达莫治疗[102]。

已报道双嘧达莫的抗炎特性。在体外通过激活后的单细胞血小板聚集实验表明,双嘧达莫而不是阿司匹林可抑制单核细胞趋化蛋白-1 和基质金属蛋白酶-9 的分泌,后一种效应归因于减低 NF-κB 的核转录和在转录水平上阻断单核细胞趋化蛋白-1(monocyte chemotactic protein 1,MCP-1)合成[103]。在体外实验中,已证明双嘧达莫能够抑制来自缺血性卒中患者的中性粒细胞与体外培养的血管内皮细胞之间的黏附,表明通过下调 MAC-1 发挥作用[104]。双嘧达莫的其他抗炎特性包括抑制淋巴细胞募集、激活、分泌其他促炎介质[105,106]。

由小胶质细胞和血液来源的单核/巨噬细胞诱导的炎症在卒中病变中发挥重要作用[107]。研究表明双嘧达莫在人单核细胞中发挥抗炎作用,在卒中的二级预防中起作用[108]。双嘧达莫可显著降低暴露于肿瘤坏死因子 α(tumor necrosis factor α,TNFα)的人脑内皮细胞细胞间黏附分子-1(intercellular cell adhesion molecule-1,ICAM-1)和基质蛋白金属酶-9(matrix metalloprotein-9,MMP-9)水平,并显著降低氧-葡萄糖剥夺的脑内皮细胞 MMP-9 表达水平和细胞死亡[109]。后一研究表明,双嘧达莫能够改善炎症和/或代谢损伤后的脑内皮损伤。大鼠模型中,双嘧达莫治疗改善心功能和预防出血相关损伤的效果,这可以归因于减少的炎症和降低的血浆 TNFα[110]。

无论是体内还是体外实验中,双嘧达莫表现出抑制血管平滑肌细胞增生的效果,也降低血清中血小板源性生长因子水平[111-113]。基于其抗细胞增生特性,有研究表明双嘧达莫减少血管成形术后再狭窄和减少血液透析患者聚四氟乙烯移植物中血栓形成[114,115]。术前应用双嘧达莫可减少冠状动脉旁路移植术后中性粒细胞超氧阴离子的产生以及中性粒细胞对内皮细胞的黏附程度[116]。在一项随机化研究中,649 名接受血液透析的患者接受了为期 4.5 年的药物治疗(AGGRENOX 对安慰剂),与用药显著相关的,中等程度的降低狭窄的风险和改善主要无辅助开通的持续时间(即无血栓形成或需要干预的开放)的作用[117]。

临床研究

总的来说,缺乏双嘧达莫有很强的抗栓作用证据。相反,最近的临床试验评估了双嘧达莫与阿司匹林联合治疗的疗效。

心肌梗死的二级预防

使用双嘧达莫进行心肌梗死二级预防的证据有限。在首项潘生丁-阿司匹林再梗死研究(PARIS I)恢复的患者随机分为阿司匹林 324mg 组,阿司匹林 324mg 联合 75mg 双嘧达莫或安慰剂组,每日三次,平均治疗 41 个月。单独阿司匹林治疗组或阿司匹林联合双嘧达莫治疗组的死亡率并没有统计学上的

显著降低[118]。在 PARIS II 研究中,将 MI 后幸存 4 星期到 4 个月的 3 128 名早期幸存者随机分配到双嘧达莫联用阿司匹林或安慰剂组,平均治疗 23.4 个月。在此研究中,双嘧达莫联用阿司匹林组的冠状动脉事件明显低于安慰剂组,用药 1 年(减少 30%)和研究结束时(减少 24%)均降低。由于没有单独服用阿司匹林组,不能将疗效直接归因于阿司匹林、双嘧达莫或联合治疗[119]。从那时起,很少有研究直接将双嘧达莫与阿司匹林进行比较。11 项随机安慰剂对照研究的荟萃分析表明,双嘧达莫对先前患有心肌梗死患者的疗效甚微[120]。

脑血管疾病

在 2002 年抗栓试验的协作组荟萃分析中,已证明先前患有卒中者/短暂性缺血发作患者的抗血小板治疗与血管事件风险降低 22% 相关,并且,在总体高危患者组中阿司匹林联用双嘧达莫相比于单独使用阿司匹林不能显著降低血管事件[121]。

在与动脉粥样硬化有关的脑缺血事故(AICLA)研究中,604 名 TIA 或轻度卒中后痊愈的患者,随机给予阿司匹林 1g/d、阿司匹林 1g/d 联用双嘧达莫 225mg 或安慰剂。在本试验中,虽然阿司匹林治疗可显著减少致死性和非死亡性脑梗死,但添加双嘧达莫并不能提高阿司匹林的疗效[122]。在首项欧洲预防卒中研究(ESPS-1)中,2 500 名曾有过卒中或短暂性脑缺血发作的患者,75mg 阿司匹林联用 330mg 双嘧达莫,每日三次与联用安慰剂对照,24 个月后继发性卒中的发生率降低了 33%;然而,阿司匹林或双嘧达莫单用与联用相比对观察结果相对贡献还不清楚[123]。在 ESPS 2 试验中,6 602 名曾有过卒中或短暂性脑缺血发作的患者随机接受 50mg/d 阿司匹林、400mg/d 缓释双嘧达莫、两种制剂联合剂型或安慰剂治疗两年。在本研究中,单独使用阿司匹林、单独使用双嘧达莫和联合疗法与安慰剂相比与卒中风险降低 18%(P = 0.013)、16%(P = 0.015)和 37%(P < 0.001)有关,并与卒中或死亡风险降低 13%(P = 0.016)、15%(P = 0.015)和 24%(P < 0.001)有关[124]。在欧洲/澳大利亚可逆性缺血卒中预防(ESPRIT)试验中,2 739 名患有短暂性脑缺血发作或推测动脉起源的轻微卒中且时间在 6 个月内的患者,随机分配到 30~325mg/d 阿司匹林联用或不联用 200mg 双嘧达莫每日两次组,使用的是更优的缓释剂型。联合治疗与血管原因死亡、非致死性卒中、非致死性心肌梗死或大出血并发症的主要终点降低 20% 有关[125]。在有效避免二次卒中预防方案(PRoFESS)试验中,23 332 名近期缺血性卒中患者进行 2×2 析因设计试验,固定联合用药 25mg 阿司匹林和 200mg 缓释双嘧达莫每日两次,与 75mg 氯吡格雷用药每日一次进行比较,80mg 替米沙坦每日一次与安慰剂比较。本试验表明,非心源性栓塞性缺血性卒中患者中,用阿司匹林联用缓释双嘧达莫治疗与氯吡格雷治疗,其复发性卒中或合并卒中、心肌梗死或血管原因死亡的复合风险相似[126]。

在最近报道的阿司匹林、氯吡格雷、双嘧达莫抗血小板治疗对比单独使用氯吡格雷或阿司匹林联用双嘧达莫治疗急性脑缺血患者(TARDIS)试验中,3096 名缺血性卒中或短暂性脑缺血发作(transient ischemia attack,TIA)发病 48 小时内的患者被随机分配接受负荷剂量,然后接受 30 天强化抗血小板

治疗(75mg 阿司匹林,氯吡格雷 75mg,双嘧达莫 200mg,每日两次联用)或者依据指南治疗(包括氯吡格雷单独治疗或阿司匹林与双嘧达莫联用)。这项试验因以下原因而提前终止:与强化抗血小板治疗有关的大出血(包括致命出血)显著增加;强化抗血小板治疗的主要临床结局无明显降低;一项条件性检验效力分析表明,如果试验继续进行,主要临床终点有极高可能性不会出现显著差异。虽然在强化治疗和依据指南治疗组之间卒中或 TIA 复发的发生率和严重程度并无差异[6%对 7%,调整后的常见优势比(cOR)0.90,$P=0.47$],强化抗血小板治疗与更多、更严重的出血有关(调整后的 cOR 2.54,$P<0.0001$)[127]。

最近的一项含 36 项随机对照试验包括 82 144 名既往非心源性栓塞性卒中或短暂性脑缺血发作患者的荟萃分析表明,对于预防严重血管事件(非致命的卒中、非致死性心肌梗死和血管性死亡),西洛他唑明显比氯吡格雷(OR 0.77)和 75~162mg/d 阿司匹林(OR = 0.69)更有效。在另一项比较中,与低剂量阿司匹林相比,50mg/d 阿司匹林加 400mg/d 双嘧达莫,以及氯吡格雷不能显著降低严重血管事件的风险。在该分析中,与西洛他唑组相关的出血风险明显低于其他方案,阿司匹林加氯吡格雷方案的出血事件明显多于其他方案[128]。

结论

双嘧达莫的抗栓作用早期被归因于其直接抑制血小板聚集。然而,随后的研究表明,抑制磷酸二酯酶、腺苷的再摄取及前列腺素 I_2 的刺激,不仅抑制血小板而且也是双嘧达莫的大量其他多效性特性(包括抗炎、抗氧化和抗增殖特性)的原因。大多数的心血管病患者抗栓效应与低剂量阿司匹林联合缓释双嘧达莫治疗有关,而非双嘧达莫单独治疗。后来的联合治疗已被证明对卒中和短暂性脑缺血发作的二级预防安全有效。然而,它预防微血管疾病的作用还没有被探索。需要进一步的大规模研究可能的拓展双嘧达莫的多效性在各种血管床病变的血栓性并发症的二级预防中的作用。

(武艺 译,季顺东 审)

扫描二维码访问参考文献

第 55 章　抗血小板治疗新方法

Kumaran Kolandaivelu and Deepak L. Bhatt

历史和当代的迫切需求

历史发展

抗血小板治疗的探索已经进行了数千年。早在公元前 2600 年，Ebers Papyrus 就用象形文字记录了古埃及的医学实践，预言"如果你发现一个人心脏不舒服，并伴有心脏侧手臂疼痛，他很快就会死亡"[1]。在公元前 1500 年出版的第 22 版植物学书中，柳树皮被列入 700 多种药物顺势疗法中，并专门用于治疗各种各样的疼痛[2,3]。虽然非特异性疼痛与现在所谓的心绞痛之间的关联是推测性的，但值得深思。大约三千年后，

在经过了澳大利亚原住民、苏美尔人[4]和吠陀文化[5]到凯尔特人[6]和美洲原住民[7]的每一种文明之后，柳树的活性成分——水杨酸被鉴定并重新加工为可口服的乙酰水杨酸（acetylsalicylic acid，ASA），并且作为阿司匹林大量生产。直到数十年前，它与血小板的联系才成为现代科学共识[8]。

到 1950 年，人们受到观察的启发，发现阿司匹林具有减少心脏病发作和卒中的能力[9]。诺贝尔奖获得者在 1971[10]年阐明了其抑制血栓素 A_2（thromboxane A_2，TXA_2）和前列腺素（prostaglandin，PG）合成的作用机制。此后不久，20 世纪 70 年代的一系列随机化试验表明，阿司匹林在降低梗死后复发风险方面的持续获益，因此，到 80 年代初，动脉粥样硬化性血栓疾病已成为阿司匹林治疗的常规适应证[2]。如今，全世界估计每年消耗 580 亿片阿司匹林[11]。阿司匹林的循证医学证据支撑了这一颠覆性的转变，使血小板成为主要的药物发现靶点。

不断演变的选择压力和迫切需求

自阿司匹林之后，抗血小板药物的创新在复杂多变的选择压力下迅速进展（图 55.1 和 55.2）。全球现代化、人口老龄化和不健康的生活方式增加了心脏病高危人群的数量，强化了对速效和长效阻滞剂的需求[12]。伴随着药物的发现，支架植入等血管内装置介入治疗也与之齐头并进[13,14]。虽然介入治疗可以挽救生命，但它们会导致血管损伤，形成一个强烈的促血栓形成的基质并可在介入治疗后延续数年[15]。

经过四十年的优化后，观察到引入新药的临床获益，与最初使用阿司匹林观察到的绝对风险降低约 22% 相比，通常低一个数量级[16]。据估计，5 000 种候选化合物中仅有一种会进入临床实践[17]。考虑到这种不确定性以及将新药推向市场需要花费约 2 亿美元，因此质疑是否需要持续推动新药研发似乎是合理的。

这里我们就要讲一下为什么要继续推动新药研发。临床抗血小板治疗的发展，使人们对血小板生物学和疾病病理生理学有了丰富的认识。更深层次的问题正在被提出，并有望得到回答。例如，是否有可能同时降低血栓形成和出血风险[18]？目前增强抗血小板药效，几乎都会增加出血风险（图 55.3）[19-21]。此外，随着药物种类的增加，是否有可能更精确地将药物匹配到特定的个体（例如，遗传易感性、老年人、低体重、合并使用抗凝药，或伴发疾病如肾或肝衰竭、既往卒中、血小板减少或血小板增多等）[22-25]？如果是这样，是否可以在不增加复杂性的情况下为患者和医生提供精确的管理？血小板调节在一级预防中的作用是什么？能否以低成本有效的方式实现[26]？要回答这些问题，不仅要着眼于下一代抗血小板药物，而且要着眼于下一代抗血小板药物开发模式（图 55.2）。

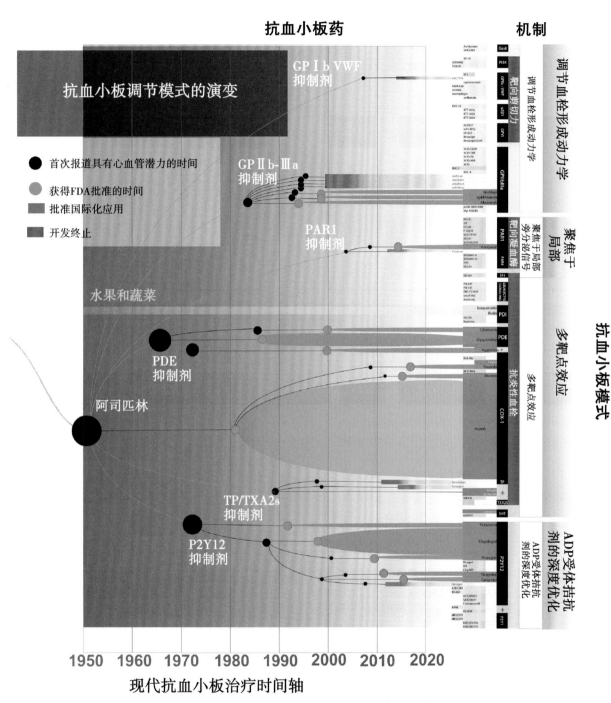

图 55.1 **在过去的 70 年中,抗血小板药物不断发展。**早期药物,例如阿司匹林和噻吩并吡啶的开发先于对可靶向的机制进行表征。随着知识的不断深入和高通量药物发现工具的出现,现在可以通过设计和针对不同结构、机制甚至复杂的系统级表型的优化来深度优化药物。在过去的 7 年中,美国食品药品监督管理局(FDA)批准的抗血小板药物的数量几乎增加了一倍(亮绿色;注意,这些药物的机制很大程度上重叠,国际上还有其他抗血小板药物、品牌和配方,已国际化的部分用深绿色标示)。然而,除了具备这种创造性的能力,还需要跨部门深度合作,将新药转化到临床——这是一项艰巨的任务,考虑到阿司匹林在过去超过 50 年的足迹。对于持续出现的新药,它们必须解决当今临床上尚未得到解决的核心需求,并为未来创造新的模式。四种这样的模式是:深度优化、局部地有效地靶向全身作用、调节血栓形成以及具有包括作为抗血小板药物的多种作用的"复合"药物

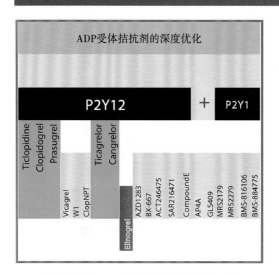

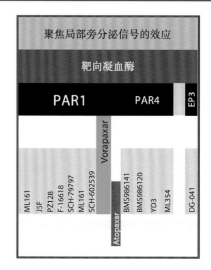

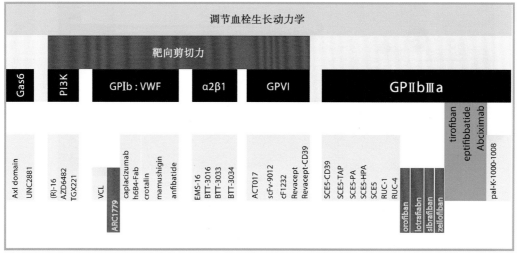

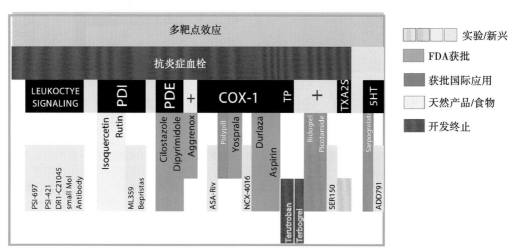

图 55.2　新型抗血小板调节剂的四种模式及构成药物（已有的和新兴/实验的）。粉红色：二磷酸腺苷（ADP）受体拮抗剂的深度优化；紫色：聚焦局部旁分泌信号的效应；浅蓝色：调节血栓生长动力学；浅绿色：多靶点效应。亮绿色：目前 FDA 批准的药剂，经批准且在国际上使用的药物以深绿色标记，临床上停止开发的药剂以红色标记。天然食物中的化合物用黄色标记

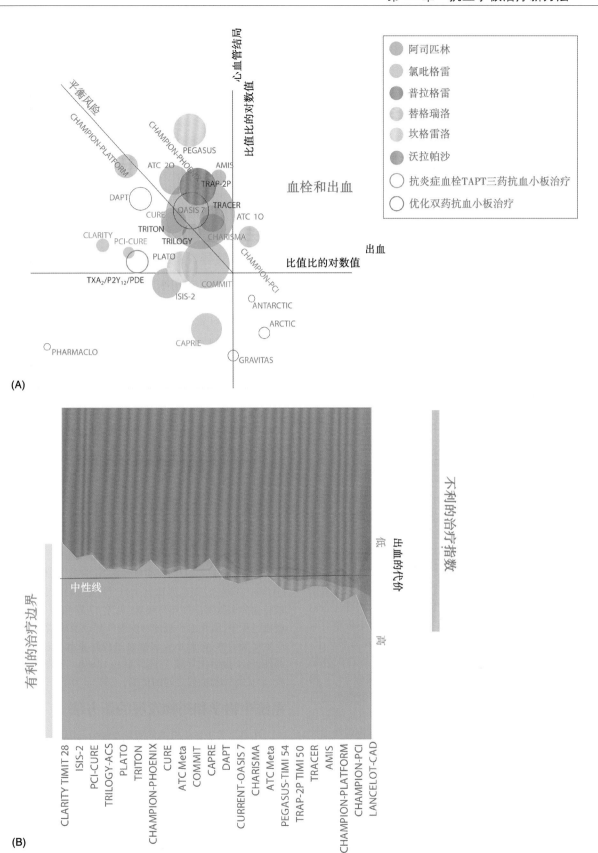

图55.3 新兴抗血小板药物的最大任务之一是分离血栓和出血的风险,并加宽治疗指数。(A)主要心血管疾病相关致死率和致残率对大出血的比值比(对数)。几乎所有的试验都是在左上象限进行的,这表明新的治疗方法可以持续降低心血管不良后果的风险,但代价是出血。最近批准的坎格雷洛(一种静脉注射的P2Y$_{12}$直接抑制剂)和沃拉帕沙(一种口服PAR1抑制剂)都具有看似合理的区分风险的能力。虽然研究还在进行中,但它们都显示出效力增加、出血风险增加,因此必须审慎考虑。(B)优化这一平衡意味着用成本函数,来量化血栓和出血事件的客观和主观成本。正如图片左侧(蓝色)所示,若不考虑出血的重要性是高还是低,一些试验都显示出良好的效果。然而,右侧(红色)的试验被迫终止了。理想的治疗方法能分离这种风险

分子和多尺度靶点

机制概述

血小板随血液流经全身时，与血管内皮发生相互作用，它与损伤内皮表面的作用有助于保持血管完整性[27]。然而，促血栓和抗血栓因素的平衡随血管损伤而变化（见第 26 章）[28,29]。当内皮下活性组分如组织因子、胶原蛋白和血管性血友病因子（von Willebrand factor, VWF）等暴露（见第 17 章）[28,30,31]，内皮细胞丧失保护作用。在局部生化和物理力的影响下，血小板积集在反应的局部。适当地募集有助于维持血管的完整性，如有必要还募集其他血液成分，防止危及生命的出血。如果不适当地募集，如动脉粥样硬化斑块破裂或血管内介入治疗手术时的募集，血栓性的闭塞可能是致命的，如心肌梗死（myocardial infarction, MI）或栓塞性卒中。血栓形成是多尺度的、生物物理过程，治疗时必须从多方面考虑[13,32]。尽管如此，可成药的血小板靶点最终还是分子层面的，并且可以分为三大类。

表面黏附受体

表面黏附受体把血小板与结合到其外部的生理环境。鉴于它们的可及性以及在血小板黏附、聚集和血栓生长方面的核心作用，它们是引人注目的药物靶点。当暴露于动脉的高剪切力时，在血流/血管壁界面，血小板通过糖蛋白（glycoprotein, GP）Ⅰb-V-Ⅸ复合物与 VWF 结合（见第 10 章）[33-36]。结合启动激活[28]信号，同时减缓血小板运动，为较慢的受体提供反应时间。胶原激活受体 GPⅥ通过与暴露的纤维胶原蛋白结合而交联（见第 11 章）[35,37,38]。早期的表面受体-配体相互作用启动了由外向内的激活通路，与其他功能一起导致了整合素激活和牢固的黏附（见第 12 章和 18 章）[28]。

血小板黏附整合素支持其与暴露的血管壁成分结合，包括 $\alpha_2\beta_1$、$\alpha_v\beta_3$、$\alpha_5\beta_1$ 和 $\alpha_6\beta_1$，分别优先与胶原玻连蛋白、纤连蛋白和层粘连蛋白配体等结合（见第 9 章）。主要的血小板整合素是 $\alpha_{IIb}\beta_3$（GPⅡb-Ⅲa）。重要的是，在活化的高亲和力形式下，GPⅡb-Ⅲa 与诸如纤维蛋白原和 VWF 等结合可溶性配体结合，导致血小板交联、聚集生长和形成初级血小板栓子（见第 12 章）[34,36,39]。有趣的是，随着血栓的增大，纤维蛋白原通过 GPⅡb-Ⅲa 信号通路自身产生外向内激活。这种自反馈过程较少依赖于其他旁分泌激活剂，是许多新兴抗血小板药物设计策略的机制基础[40]。

G 蛋白偶联受体

G 蛋白偶联受体（G Protein Coupled Receptors, GPCR）将血小板与其外部化学环境相偶联，并通过一系列信号分子促进相互交流（见第 18 章）[30,41,42]。它们在细胞外和细胞内环境之间转导的关键作用使其成为主要的药物靶点（30% 的药物靶点是 GPCR）。当血小板通过 GPCR"嗅探并聆听"其旁分泌环境时，它们还从内部颗粒储存（α 和致密颗粒）释放分子，从而有助于自身交流并产生自主扩增的潜力。前列腺素（prostaglandin, PG）信号分子网络，包括 PGE_1 和 PGI_2（前列环素），有助于维持血小板静止，更广义地说，维持血管健康[41]。其他分子是血小板活化分子，包括 TXA_2、二磷酸腺苷（adenosine diphosphate, ADP）、凝血酶、5-羟色胺（血清素）、肾上腺素和 PGE_2（一种具有多种血小板作用的前列腺素）。反应特异性源于 GPCR-配体的结合特异性，以及下游偶联激活或抑制 G 蛋白通路[42]。

抑制配体产生或 GPCR-配体结合是重要的药物策略，包括阿司匹林的作用机制[42]。主要的血小板 GPCR 药物靶点包括血栓素前列腺素类受体（thromboxane prostanoid receptors, TP）、ADP 的嘌呤源性受体（$P2Y_{12}$，$P2Y_1$）、凝血酶的蛋白酶活化受体（protease activated receptors to thrombin, PAR；在血小板中为 PAR1、PAR4）、PGE_2 的 E 型前列腺素受体（E-type prostaglandin receptors, EP3）和 5-羟色胺的 $5HT_{2A}$ 受体[41]。

胞内信号转导

细胞内网络使血小板与自身偶联。外表面配体和血小板表面受体以及可溶性激动剂和 GPCR 之间的相互作用，调节细胞内通路反应（由外向内激活）。表面受体结合后（例如，GPⅠb、GPⅡb-Ⅲa），酪氨酸激酶通路如磷酸肌醇-3-激酶 β（phosphoinositol-3-kinase β, PI3Kβ）和磷脂酶 Cγ2（phospholipaseCγ2, PLCγ2）将膜磷脂转化为二乙酰甘油（diacyle glycerol, DAG）和 3-磷酸肌醇（inositol phosphate-3, IP3）[43]。IP3 导致 Ca^{2+} 释放，DAG 激活蛋白激酶 C（protein kinase C, PKC；见第 18 章）[43]。

可溶性激动剂-GPCR 相互作用，通过磷脂酶 CB（phospholipase CB, PLCB）和 IP3 调节 Ca^{2+} 水平，并激活或抑制腺苷酸环化酶，腺苷酸环化酶调节环磷酸腺苷（cyclic adenosine monophosphate, cAMP）水平。通路整合后，低 cAMP 和高 Ca^{2+} 促进活化的血小板状态（或相反，失活）[43]。

血小板活化信号驱动的几个过程，使血小板与血管健康和疾病的病理生理机制密切相关。例如，磷脂酶激活释放花生四烯酸（arachidonic acid, AA）。在血小板中，AA 被环氧合酶-1（cyclooxygenase-1, COX-1）和血栓素 A_2 合成酶（thromboxane A_2 synthase, TXA_2S）加工成血管活性 TXA_2，而在内皮细胞中，AA 被转化为血管保护性前列环素（见第 17 章和第 18 章）[41]。在凝血过程中，活化血小板的细胞膜外翻以及磷脂酰丝氨酸暴露产生促凝活性，将血小板和凝血过程联系起来（见 21 章）[44]。此外，血小板活化导致 P-选择素和 CD40L 等配体的暴露和释放，形成血栓和炎症之间的桥梁（见第 28 章）[41,45]。

系统生物学和药物发现的新方法

本书是关于血小板功能所涉及的分子元件，以及这些元件如何相互作用并形成分子通路、细胞功能和临床疾病等海量知识的圣经。现在已经充分认识到，自下而上产生药物靶标的还原论方法，不太适合定义为动态网络相互作用的稳态，更不用说这些稳态能够被给药可控地修正[46-48]。

例如，血小板功能不是在孤立或静态的血管中进化的，且抗血小板药物必须考虑许多生物物理因素和血管相互作用，这些相互作用是同时发生的，其范围包括分子和宏观层面[32,40,49,50]。通过优化这种整合的抗血小板策略，而不仅仅是追求最大化抑制作用，拓宽看似不可分割的凝血和出血风险之间的治疗指数，已变得越来越合理。另一个例子是，与血小板相关的主要多态性修饰可改变转录蛋白的动态特性（如受体密度、结合效率等)[51-53]。因此,靶向通路动力学的药物(而不是通路节点本身)是实现精准医疗的基础。

血小板生物学中的系统生物学方法提供了理解和利用这种连接性的方法(参见第7章和第8章)[32,54]。从广泛意义上说,这类方法利用网络模型,其参数可调整以适应已有的数据[32]。随着这些模型变得越来越复杂,并发现它们与人类疾病有关,必须收集和处理大量数据。这些研究得益于组学技术的进步,如新一代测序、空间和单细胞蛋白质组学、相互作用谱和代谢组学等[55]。同样重要的是提取网络结构、推断因果关系以及通过广泛的虚拟空间快速筛选等,所需的生物信息学和计算方法[56,57]。

同样的高通量工具正在加速血小板科学发展,也使新一代抗血小板药物能够更快地被发现、开发和优化[58,59]。假想的靶点可以通过基因扫描进行识别,并通过遗传操控进行验证[60,61]。诸如锌指核酸酶和CRISPR-Cas9等新技术正在克服转基因方法的局限性[62,63]。

一旦生物靶点得到验证,就可以使用新的高通量筛选(high throughput screenings,HTS)策略搜索现有或虚拟化合物库,并通过结构活性关系(structure activity relationship,SAR)研究进行优化[59]。病态表型筛选主要被HTS兼容技术取代,这些技术可精确和特异地量化靶标结合和功能效应。因此,新型抗血小板的效价强度已经从 µmol/L 降至 nmol/L 范围[64]。有趣的是,一些最新的HTS工作正在回归到表型方法,以期更早地将系统的副作用和脱靶效应纳入(例如,前列腺素作用的多样性、血栓栓塞的增强作用、药物靶标的非特异性组织分布等)[65]。此外,临床相关的疾病状态也许只能以高阶表型展现,并且难以通过明确定义的组分相互作用筛选进行解析[66]。

抗血小板药物进展的主要范式

目前有15种FDA批准的药物具有明显的抗血小板作用(图55.1和55.2中亮绿色标示)。每一种都有丰富的历史,我们把它们纳入四种具有重要临床意义的抗血小板药物的创新模式中,简要介绍。

单药抗血小板治疗

阿司匹林的范式转变阐明血小板在动脉粥样硬化血栓形成疾病中的作用[9]。在低剂量时,阿司匹林不可逆地抑制血小板环氧合酶(cyclooxygenase,COX)-1,从而阻止 AA 转化为 PGH_2,及血栓素 A_2 合成酶(thromboxane A_2 synthase,TXA_2S)产生 TXA_2。然而,阿司匹林的机制尚不清楚时,阿司匹林的临床获益已经出现(同时,也是最简单和先进的表型筛选)。

随着阿司匹林的问世,人们开始寻找其他能发挥最佳功效的药物。值得注意的是,双嘧达莫(见第54章)和西洛他唑(见第54章)的抗血小板作用分别于1965年和1985年获得承认[41]。就像阿司匹林一样,人们在理解机制之前就开始筛选它们的临床潜力,尽管这两种方法都没能超过阿司匹林的疗效。双嘧达莫的副作用是头痛,最终作为缓释制剂与阿司匹林联合使用(Aggrenox)[67,68]。

西洛他唑最早被鉴定为磷酸二酯酶(phosphodiesterase,PDE)抑制剂,特异性抑制 PDE_3,而双嘧达莫抑制 PDE_5 以及平

衡核苷转运蛋白(equilibrative nucleoside transporters,ENT)1 和 2[41]。通过增加细胞内环核苷酸水平,它们不仅抑制血小板功能,而且能导致包括血管舒张在内的多种效应。对特定疾病(如肺动脉高压、外周血管疾病、栓塞性卒中)具备有益的多效性,及其在阿司匹林不耐受患者中的早期价值,使它们得到了监管机构的批准[41]。

1972年,噻吩并吡啶类抗血小板药物也通过一个错误幸运被出现。噻氯匹定是抗炎化合物在表型定向筛选中获得的原研新药(图55.4A)[41,71]。噻氯匹定对炎症反应无明显影响,但可抑制 ADP 诱导的血小板聚集[72]。虽然在1991年被批准作为抗血小板药物,但严重的血液学的副作用限制了它的使用。接着人们尝试寻找更安全的替代品,发现了 PCR409 及它的(S)-对映体氯吡格雷,氯吡格雷成为价值90亿美元的重磅炸弹[72]。在20世纪90年代中期,CAPRIE试验证明氯吡格雷可以替代阿司匹林用于高危患者的二级预防,并且有可能首次改善特定患者的单药抗血小板治疗(single antiplatelet therapy,SAPT)效果[73]。

机制驱动的抗血小板药物的发现

氯吡格雷在1999年获得了FDA的批准,尽管噻吩吡啶的药物靶点 $P2Y_{12}$ 直到2001年才被表征出来[71,74]。与此相反,GP Ⅱb-Ⅲa 抑制剂的有效分类源于对纤维蛋白原整合素的明确了解[75]。GP Ⅱb-Ⅲa 激活后发生构象变化,暴露具有特定的精-甘-天冬氨酸(Arg-Gly-Asp,RGD)肽段基序的配体选择性结合域[76]。

GP Ⅱb-Ⅲa 是在研究血小板功能不全(Glanzmann's thrombasthenia,GT)时发现的,该病具有出血倾向。到20世纪80年代初,GP Ⅱb 和 Ⅲa 缺失的患者才被发现,并被发现伴有纤维蛋白原结合受损[77-79]。在1983年,Coller 等人筛选了阻断血小板-纤维蛋白原聚集的小鼠单克隆抗体[75],鉴定了7E3,并进一步研发改进为人/小鼠嵌合 c7E3 Fab 片段,即阿昔单抗[71,80]。阿昔单抗是第一个临床应用的静脉给药(intravenous,IV)GP Ⅱb-Ⅲa 抑制剂,并于1994年获得 FDA 批准[41,71]。此时,RGD-整合素结合基序已被鉴定,启动了对小分子 GP Ⅱb-Ⅲa 抑制剂的研究[81,82]。1998年,有两种这样的分子获得了 FDA 的批准。依替巴肽是环形七肽,由含有 RGD 类似序列的蛇毒 barbourin 衍生而来。第二个是替罗非班,是在 RGD 置换筛选中发现的[76,82]。阿昔单抗、依替巴肽和替罗非班都是速效和强力的静脉注射制剂,其使用仅限于接受经皮介入治疗的高危急性冠脉综合征(acute coronary syndrome,ACS)患者[83]。

协同抑制冗余血小板活化通路

20世纪90年代,随着经皮冠状动脉介入治疗(percutaneous coronary interventions,PCI)的兴起,在介入治疗后的数月至数年内实现充分的抗血小板抑制变得至关重要,因此需要强有力的口服抗血小板治疗方案[84]。人们研制了一系列口服 GP Ⅱb-Ⅲa 抑制剂,并进行了Ⅲ期临床评价[85]。然而,在观察到过多的出血和死亡率之后,一致地放弃了这一策略[86]。

随着人们认识到血小板活化通路的丰富,出现了新的药物开发模式。因此,针对不同通路的抗血小板药物的联合使用,可以协同抑制血小板功能。以阿司匹林和噻氯吡啶为代表的

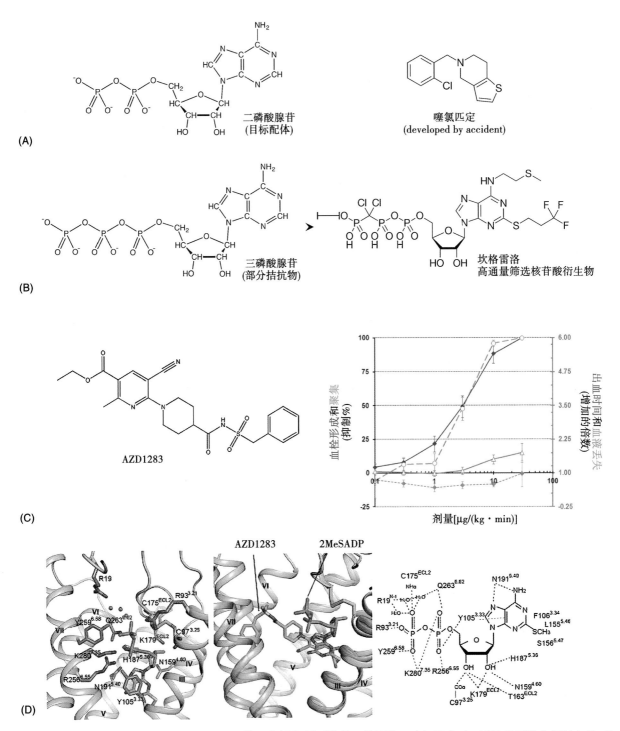

图 55.4 （A）ADP 是包括 P2Y₁ 和 P2Y₁₂ 的血小板 P2Y 受体的天然配体。噻氯匹定,与 ADP 几乎没有相似之处,是 1972 年意外发现的第一个噻吩并吡啶类药物。（B）坎格雷洛是一种直接抑制剂,是在已知 ATP 可以作为 ADP 介导 的血小板活化的部分竞争性拮抗剂的前提下,作为核苷酸衍生物开发的。（C）AZD1283 分子是人们为拓宽治疗指数 开发并优化的。如图所示,该药使用后,在血流参数不变的情况下,血栓显著减少。在类似的测试中,AZD1283 的治 疗指数是替格瑞洛的 2 倍,是氯吡格雷的 4 倍[69]。（D）AZD1283 用于鉴定激动剂结合受体的 X 射线晶体结构。这些 信息可以用于促进正在使用的虚拟方法的进一步优化[70]

口服双药抗血小板治疗（dual antiplatelet therapy，DAPT），可以在出血风险可接受的情况下达到可接受的抑制作用。在一系列临床试验（CURE 研究、PCI-CURE 亚组研究、CLARITY-TIMI 28 研究和 COMMIT 研究）中，氯吡格雷联合阿司匹林的益处在患有急性冠脉综合征（acute coronary syndromes，ACS）的患者，特别是那些接受冠状动脉支架植入术的患者中得到证实。[71,87-90] CHARISMA 试验进一步表明，DAPT 甚至可用于筛选的高风险患者的二级预防，目前的荟萃分析也支持这一结论[91-93]。

DAPT 的重要性为氯吡格雷赢得了重磅炸弹的地位，而后人们考虑采用三药抗血小板疗法（triple antiplatelet therapies，TAPT）进一步协同强化抗栓治疗[94]。最值得关注的是 DAPT 联合西洛他唑以及血小板 PAR1 抑制剂的三联疗法。一些观察和随机对照试验证实了西洛他唑联合标准 DAPT 的治疗价值。虽然这些试验样本量较小（从 60 至约 4 000 名患者；中位数 500），但最近对 9 533 名患者的荟萃分析表明，主要心血管事件的比值比降低 0.72，全因死亡率降低 0.62（P 均<0.001），无大出血风险的[95]。虽然这些荟萃分析可能受到许多混杂因素和偏倚的限制，这些发现仍然发人深思。

最近，血小板 PAR 抑制剂被作为强化抗血小板疗效且不增加出血的新方法。PAR 是被凝血部位产生的凝血酶激活的，因此，从理论上讲，它们可以联合阿司匹林和/或 P2Y$_{12}$ 抑制剂，并且出血风险增加最小[96]。两个最新推出的 PAR1 抑制剂是沃拉帕沙（SCH-530348）和 atopaxar（E5555）[41]。出乎意料的是，尽管最近沃拉帕沙因良好的改善缺血作用获得 FDA 批准，但使用 PAR1 方案导致出血风险增加，后面会详细介绍[94]。

克服抗血小板药物无反应性

第四个典型的转变是认识到 30%～40% 接受氯吡格雷治疗的个体在功能上没有反应。当数据显示 DAPT 不足会使支架内血栓形成的风险增加近 100 倍时，抗血小板无反应性被提到了前沿[97-99]。

氯吡格雷（或阿司匹林）反应性的变异是复杂的，由许多因素引起（见第 36 和 51 章）[97,98,100]。以氯吡格雷为例，它的口服制剂的前药（假定患者依从性很好）需要通过一系列细胞色素 P450 酶吸收和转化为活性代谢物，使其易受代谢表型变化和药物-药物相互作用的影响[97]。药物遗传学和功能测定已经能够鉴别抗血小板药物无反应者（氯吡格雷和阿司匹林）[101]。此外，血小板高反应性和缓慢代谢（例如，CYP2C19*2 等位基因的携带者）与缺血风险相关，而血小板低反应性和快速代谢（例如，CYP2C19*17 等位基因的携带者）与出血相关[102,103]。令人惊讶的是，主要临床试验并没有显示出诊断性的指导在改善治疗决策方面的价值，但考虑到最近的研究结果表明，联合考虑缺血性和出血风险时（PHARMCLO）诊断性的指导是有益的，人们可能会重启争议[23,104]。多管齐下的解决方案快速融合的各种努力，部分应对了始终将精确诊断与精确抗血栓治疗联系起来的挑战。改变 DAPT 给药方案，发明新一代支架，改进介入治疗操作[14,22,29,105]。另一项重大进展是引入了新一代

优化的 P2Y$_{12}$ 抑制剂[41,71]。

其中第一个获得 FDA 批准的是普拉格雷（2009）[71]。与氯吡格雷一样，普拉格雷是一种肝代谢的噻吩并吡啶。然而，与氯吡格雷不同，它被设计为较少依赖 CYP 代谢并且只需一个步骤就被激活。快速代谢导致在 1 小时内不可逆的血小板抑制（与氯吡格雷需 2～6 小时相比，取决于剂量）[41,106,107]。普拉格雷的作用在 TRITON TIMI-38 中得到证实，与氯吡格雷（300mg 负荷剂量，75mg 维持剂量）相比，它显著降低了心血管事件的发生率，特别是支架内血栓形成（风险比分别为 0.82 和 0.48；P<0.001）[108]。然而，这种作用是以危及生命的出血增加为代价的。此外，老年人（>75 岁）和体重不足（<65kg）等人群没有获益，而卒中患者则受到伤害[108]。如下所述，此后研发了更新的直接 P2Y$_{12}$ 抑制剂（替格瑞洛和坎格雷洛；分别于 2011 年和 2015 年获得 FDA 批准）[109]。虽然有利的药代动力学和药效学使它们有效，并且在理论上更可控，但仍必须审慎考虑其出血风险。

血栓心脏病学——平衡抗血小板和抗凝血功能

从阿司匹林开始，抗血小板药物在治疗稳定或急性动脉粥样硬化血栓形成中的价值是不容置疑的[110]。从历史上看，当尝试使用口服抗凝药华法林作为减少动脉血栓形成的手段时（例如，作为 DAPT 或 TAPT 的组分替代 SAPT），与单独的最佳的抗血小板药物相比，出血风险与抗血栓形成的获益不成比例[111]。然而，重要的是要认识到抗凝也是有效的，只是受限于出血风险[111]。

直接口服抗凝药物（direct oral anticoagulants，DOAC；如阿哌沙班、利伐沙班、达比加群酯、依度沙班、贝曲西班）重启了争论[110,112]。与华法林相比，这些口服抗凝药具有明显的优势，如提高生物利用度和安全性，以及能够在减少剂量和不进行监测的情况下可控地使用。在二级预防性治疗冠状动脉疾病（coronary artery disease，CAD）和抗凝治疗的主要适应证，例如房颤的患者中，临床评估最近证明了与抗凝药物和 DAPT 相比，DOAC 和 SAPT（通常使用 P2Y$_{12}$ 抑制剂）的获益[112]。在此基础上，最近的低剂量利伐沙班试验继续探索 DOAC 作为抗血小板治疗（ATLAS ACS-2-TIMI 51，GEMINI-ACS-1，COMPASS）的补充或替代成分的价值[110,113-115]。在许多情况下，联合抗血小板/抗凝方案改善了缺血治疗，但不增加出血风险，也降低了死亡率。随着新的抗血小板药物的开发，应该考虑它们在血栓性心脏疾病中的应用[110]。

下一代范式：从抑制到调节

前面提到的范例设置好了舞台。其中的部分治疗，如抗血小板药和低剂量抗凝药联合使用在疾病的作用仍没有定论，还需继续阐明。以下部分将介绍已经达到或成功通过临床评估的最新抗血小板药物，以及一些新兴的管线分子，它们突出显示了包含激增地汇集系统层面理解的机制知识。尽管还可能有其他划分方法，我们考虑四种具有重大临床、科学和技术影响的分类：ADP 拮抗剂的深度优化；聚焦局部旁分泌信号的抗

血小板作用;血栓生长动力学的调控;多靶点效应。一个连续的主题是,与迄今为止的知识相称的,从抗血小板抑制剂稳定过渡到抗血小板调节剂。

深度优化 ADP 拮抗剂

具有噻吩并吡啶结构的 P2Y12 抑制剂是一个巨大的成功。虽然噻氯匹定、氯吡格雷和普拉格雷已获得 FDA 批准,但它们都有各自已知的局限性,包括有限的脱靶副作用、高个体间反应变异性以及存在过多出血风险等[109]。继续努力获得了新的噻吩并吡啶药,如 vicagrel 和 W1。这两种药物都是根据氯吡格雷的活性代谢物和普拉格雷(vicagrel)或阿司匹林(W1)的成分,分别设计成的杂合分子[116,117]。最近的临床数据表明,与氯吡格雷相比,这种杂合药物可以提高生物利用度和作用疗效,其整体功效与普拉格雷相当[116,117]。

ClopNPT 是价值极高的噻吩并吡啶类药物[118]。它是氯吡格雷活性代谢物的二硫结合物,由谷胱甘肽快速转化,从而绕过细胞色素 P450 和羧酸酯酶 1 的代谢。药代动力学研究表明,血浆浓度峰值为 5 分钟,但其有效性、安全性和反应变异性仍有待人体试验确认。

除了仍处于研究阶段的 ClopNPT 外,噻吩并吡啶类药物的一个缺陷是,口服给药后,它们必须从原药物转化为活性形式,从而延长它们的起效时间[109]。此外,它们不可逆地抑制 P2Y12,这可能使围手术期处理或出血更加复杂化[48]。为了克服这些问题,人们从抑制 ADP 方面探索了新方法。最值得注意的是,直接的 P2Y12 抑制剂是在明确认识 P2Y12 受体之后开发的[109]。

进展期的直接 P2Y12 抑制剂

替格瑞洛和坎格雷洛——核苷酸类似物——是首先通过临床试验被成功开发和推进的直接 P2Y12 抑制剂[41,71,109]。两者都以 ATP 作为结构基础,并观察到它是 P2Y12 的部分竞争性拮抗剂。伊诺格雷是一种非核苷酸磺酰脲衍生物,使用 HTS 和 SAR 方法鉴定。与噻吩并吡啶(IC50 约 2 000nmol/L)相比,这些直接抑制剂表现出显著效力(IC50 为 5~20nmol/L)。该类药物其他优势包括,无需前药转化、起效快、半衰期短、可逆转,因此在需要逆转时便于处理。

替格瑞洛

替格瑞洛是 FDA 批准的直接 P2Y12 抑制剂的原研新药。在化学上,它是一种环戊基三唑并嘧啶,被认为是 ADP 结合的非竞争性变构抑制剂,尽管最近的研究也表明了其存在竞争模式[119,120]。它是一种口服生物制剂,每日两次。停药后,其作用可逆,血小板功能在 3~5 天内接近正常[121]。Ⅲ期 PLATO 试验评估了替格瑞洛相对氯吡格雷对 18 624 例 ACS 患者的疗效。注意到心血管事件(心血管死亡、心肌梗死、卒中;P < 0.001)的相对风险减低 16%,尽管在使用替格瑞洛治疗的患者中危及生命的出血包括致命的颅内出血(intracranial hemorrhage,ICH)没有增加,但非 CABG 相关的大出血增加[122]。尽管如此,全因死亡率降低了 22%(P < 0.001),而 CABG 亚组死亡率降低了 50%[122]。此外,没有高出血风险群体的疗效是一致的,包括糖尿病患者和已知产生缓慢氯吡格雷代谢多态性的群体。其他重要的群体包括老年人、体重较轻者和有卒中史的人,所有这些都具有持续的获益(与在这些群体中使用普拉格雷的危害形成对比)。值得注意的是,替格瑞洛的获益在北美受试者中没有观察到,这可能是由于阿司匹林剂量(< 100mg 比 > 100mg)和氯吡格雷负荷剂量(300mg 比 600mg)的区域实践差异所致[123]。

与许多抗栓治疗试验相比,替格瑞洛确实在 PLATO 试验中表现出改善疗效且没有增加出血[124]。这种血栓形成和出血风险的分离可能部分地解释了绝对死亡率的改善[125]。尽管如此,在未接受冠状动脉搭桥的患者中,出血情况确实增加了。这表明死亡率的改善可能与替格瑞洛在手术前后的可逆性有关[121]。PEGASUS-TIMI-54 是一项大型 Ⅲ期临床研究,对 21 162 名患有稳定冠心病和近期心肌梗死(1~3 年内)的受试者进行了研究,结果表明,主要心脏事件的危害降低了 0.85,但这种情况在一定程度上被大出血的增加所抵消[126]。

许多试验正在继续评估替格瑞洛在高获益情况下的临床治疗指数,如冠状动脉搭桥、接受其他手术的 ACS 患者、外周动脉疾病和糖尿病[127-129]。鉴于接受普拉格雷的伴卒中病史的患者出现了出血问题,对 13 130 例有短暂性脑缺血发作或卒中病史的患者进行了 SOCRATES 试验,并表现出与阿司匹林作用相似的较低的出血风险[130]。值得注意的是,MEDI152 是替格瑞洛的 Fab 解毒剂,最近已在猪失血模型中进行了描述和评估,可在输注 5 分钟内清除替格瑞洛及其代谢产物,在 60 分钟内使 ADP 血小板反应正常化[60,131]。如果在人体中得到验证,这种强效抗血小板治疗的解毒剂在完全地分离出血风险方面具有重要价值。

除了正在进行的临床研究外,还有更多关于替格瑞洛脱靶效应的认识。已发现替格瑞洛能拮抗 ENT1 以及非血小板 P2Y13ADP 受体[132]。ENT1 抑制阻断腺苷摄取,导致血浆腺苷浓度升高和其他作用,如增加血小板抑制、心动过缓、血管舒张和减少血管炎症。此外,P2Y12 虽然曾经认为是血小板特异性表达,但实际上在其他细胞类型中也表达,包括神经元组织[133]。这样的脱靶效应可能有助于解释约 10%~15% 的个体经历的呼吸困难,导致药物依从性差[134]。

坎格雷洛

坎格雷洛是一种核苷酸类似物,具有类似 ATP 的三磷酸结构。因此,它可竞争性和可逆地直接抑制 P2Y12 受体(图 55.4B)。与替格瑞洛是一种口服药物不同的是,坎格雷洛是一种速效静脉制剂,在几分钟内开始起作用,剂量反应可预测,并在停止用药后 1 小时后被代谢[41]。这些药代动力学使其在急性期或围手术期以及口服药物不能被充分吸收或给药时具有优势。迄今为止,坎格雷洛已经在三个大型 Ⅲ期临床试验中进行了评估。CHAMPION PCI[135] 和 CHAMPION PLATFORM[136] 旨在评估 PCI 术时坎格雷洛输注的有效性和安全性,以及术前或术后给予 600mg 氯吡格雷的药代动力学。由于在主要终点检测中缺乏疗效,两项试验都提前终止[135,136]。然而,鉴于有希望的次要终点以及围手术期和 PCI 术中快速静脉注射负荷的可能值,Ⅲ期 CHAMPION PHOENIX 试验比较了在接受冠状动脉介入治疗的 1 145 例患者中,给予坎格雷洛或氯吡格雷负荷剂量,随后标准的氯吡格雷和阿司匹林治疗,是否降低缺血性结局。与氯吡格雷相比,坎格雷洛可减少 22% 的缺血事件[137]。尽管坎格雷洛作用较强,导致轻微出血数量增加,但没有明显的出血过多。这与可用的另一种抗血小板类药物 GPⅡb-Ⅲa 抑制剂产生的安全风险形成对比[138]。与替格瑞洛副作用一样,患者呼吸困难更频繁,原因也是 P2Y$_{12}$ 脱靶效应。鉴于研究结果的综合性考虑,坎格雷洛于 2015 年获得 FDA 批准,用于治疗接受冠状动脉介入治疗而未接受 P2Y$_{12}$ 或 GPⅡb-Ⅲa 抑制剂治疗的患者。

伊诺格雷

伊诺格雷是一种以磺酰脲为基础的小分子,是一种直接的、可逆的 P2Y$_{12}$ 抑制剂,可静脉注射也可作为口服制剂(见第 51 章)[71]。与坎格雷洛一样,伊诺格雷在几分钟内就能发挥作用,尽管其失效时间约为 12h[139]。伊诺格雷的双重生物利用度使其有希望成为急性发病和长期患病者转换间选择的药物。INNOVATE-PCI 是一项Ⅱ期临床试验,比较 120mg 伊诺格雷单次给药后每日两次 100 或 150mg 维持剂量,和氯吡格雷标准持续用药治疗的差异[139]。尽管在 600 名患者中进行了相对较小的研究,但由于缺乏差异而无法检测疗效,因此停止了进一步的研究。

下一代直接 P2Y$_{12}$ 抑制剂

随着科学和技术的进步,人们开发了新的直接 P2Y$_{12}$ 抑制剂。持续存在迫切需要解决的问题包括:拓宽疗效与出血风险之间的治疗指数、开发同时具有静脉注射和口服剂型的药物,以及减少脱靶效应(如呼吸困难,腺苷引发的心动过缓)[132]。

BX 667 是一种直接、口服、可逆的 P2Y$_{12}$ 抑制剂(IC$_{50}$ 为 97nmol/L),也可轻度抑制 AA 诱导的聚集[140]。它被分解为活性代谢物,两者都在许多临床前的动物模型中抑制动脉血栓形成,其治疗指数比氯吡格雷更宽。虽然没有进一步研究,但 BX 667 的分子骨架已经作为其他 P2Y$_{12}$ 拮抗剂的基础。广泛的优化产生了有效且高度选择性抑制剂 ACT-246475。与 BX 667 相比,该分子 IC$_{50}$(14nmol/L)降低了一个数量级,与氯吡格雷相比出血更少,并且具有良好的体内安全性,因此可用于进一步的人体评估[141,142]。同样,SAR216471 是另一种强力、高选择性、可逆的口服 P2Y$_{12}$ 抑制剂,通过优化的高通量筛选获得[143]。值得注意的是,早期动物模型显示,其治疗指数高于氯吡格雷、普拉格雷和替格瑞洛[144]。AZD1283 是一种磺酰脲类化合物,与伊诺格雷结构相似[69]。与其他新药一样,在进一步优化的直接 P2Y$_{12}$ 抑制剂的新浪潮中,它在临床前模型中表现出更高的治疗指数,几乎是替格瑞洛的两倍和氯吡格雷的四倍(图 55.4C)[69]。

首次在 PLATO 试验中证明的这些早期发现表明,"深入"优化 P2Y$_{12}$ 抑制剂是一个可行的方法,以增加作用疗效和出血

风险之间的分离。能够推动这种优化的最新进展,是解析了结合刺激剂的 P2Y$_{12}$ 的 X 射线晶体结构(图 55.4D)[70]。事实上,结构、结构-活性关系和基于结构的计算设计的组合知识,已经成为用于实践的强大工具(例如,吗啉骨架、化合物 E)[145]。

P2Y$_1$ 和 P2Y$_1$/P2Y$_{12}$ 联合抑制剂

血小板有两种基本的 ADP 受体:P2Y$_{12}$ 和 P2Y$_1$[146]。P2Y$_{12}$ 受体的激活降低了 cAMP,从而增强血小板活化和稳定聚集。相对的,P2Y$_1$ 通过动员 Ca^{2+} 启动血小板反应,导致形状改变和弱的可逆聚集[146]。虽然 P2Y$_{12}$ 的效应使其成为大多数抗血小板药物作用的靶点,但这两种受体都需要 ADP 完全激活。随着临床目标转向优化治疗指标而不是最大化疗效,人们对 P2Y$_1$ 的兴趣有所增加。

P2Y$_1$-特异性抑制剂

人们已开发出基于核苷酸骨架的高亲和力 P2Y$_1$ 抑制剂并用于研究(例如 MRS2179、MRS2279)[147]。然而,没有一种药物是可行的候选药物。对 100 万个分子进行的高通量筛选,产生了一种高度选择性的非核苷酸小分子(IC$_{50}$ 为 2 100nmol/L),这种小分子可以降低体外血小板聚集,并且还在不影响出血的情况下减少大鼠损伤模型中的凝块大小[148]。基于 SAR 优化出两个强效分子(BMS-816106 和 BMS-884775;IC$_{50}$ 约 150nmol/L)[149,150]。与氯吡格雷和普拉格雷相比,这两者均表现出体内抗血栓形成作用,并且出血减少。虽然优化后的它们具有良好的口服药物特性,但尚未在人体中进行评估。

联合抑制剂 P2Y$_1$/P2Y$_{12}$

由于 P2Y$_1$ 和 P2Y$_{12}$ 之间的协同作用,因此联合用药便成为一种有吸引力的选择,以便能够在使用尽量低剂量的药物和药代动力学可控的情况下达到有效的治疗作用。目前,已经根据四磷酸二腺苷(diadenosine tetraphosphate,Ap$_4$A)设计了多个候选药物,Ap$_4$A 是一种从血小板密集颗粒中释放出来的天然化合物,已知能抑制 P2Y$_1$ 和 P2Y$_{12}$ 受体[151]。Ap$_4$A 的多种衍生物被证明具有双重抑制作用,并抑制动物动脉血栓形成[152,153]。然而,早期对 Ap$_4$A 衍生物的一个担忧是,Ap$_4$A 通过 ATP P2X$_1$ 受体结合激活血小板[151]。最近,一种新的 Ap$_4$A 衍生物,GLS-409,被开发出来,人们使用 SAR 优化开发,以消除与 P2X1 结合并改善静脉内药代动力学[154]。除了能促进犬类 ACS 模型中冠状动脉血流快速恢复外,与分离的 P2Y$_{12}$ 或 P2Y$_1$ 抑制相比,GLS-409 活性显著增加(IC$_{50}$ 为 1.6μmol/L,而使用坎格雷洛或 MRS2179 时分别为 7.4 和 8μmol/L)。它的临床前研究还将继续。

聚焦于局部旁分泌信号的抗血小板效应

血栓形成是一个多因素造成的事件。最佳抑制的众多挑战之一是要使全身给药的抗血小板药物发挥局部作用。为了防止治疗失败,提高抑制效果通常意味着增加全身剂量或改用

更强的药物(例如,增加氯吡格雷的剂量;转为普拉格雷或替格瑞洛)[109,155]。PAR 抑制剂是一类已经过临床评估的最新抗血小板药物[109]。人们试图通过靶向凝血酶介导的血小板 PAR 激活来克服这种局部/系统复杂性。由于凝血酶是在激活凝血部位产生的,PAR 抑制剂理论上可以将抗血小板作用集中在高危部位,从而扩大全身治疗指数。注意,针对血凝块的物理成分而不是旁分泌通路的偶联药物将在下面讨论("多靶点效应"部分)。

在实践中,第一个临床级 PAR₁ 抑制剂(详见下文)产生了更高的出血率[48]。然而,药物科学的创新为 PAR₁ 的显著优化甚至革命性的进步(如 parmodulins)提供了可能[96]。此外,正如 P2Y₁ 正在作为一个可行的靶点被探索一样,有希望的证据支持 PAR4(另一种凝血酶激活的血小板 PAR)将是一个值得关注的靶点[156]。

利用局部旁分泌信号激活全身药物的模式并不是凝血酶-PAR 轴所独有的。随着对整体的前列腺素旁分泌信号网络整体理解的增加,有人提出 PGE₂-EP3 抑制剂可能通过破坏局部前列腺素调节,调和抗血小板作用到更多慢性炎症的、动脉粥样硬化部位[41]。

成熟的 PAR1 抑制剂

PAR 在其 N-末端结构域的丝氨酸蛋白酶切割后被激活,作为一类自激活受体的配体[157]。在 4 种亚型中,人血小板具有两种:PAR1 和 PAR4[158]。由于 PAR1 在低凝血酶浓度(1nmol/L)下快速激活,早期动物研究结果表明 PAR1 参与病理性凝血[158,159]。因此,首批 PAR 项目侧重于对 PAR1 抑制剂沃拉帕沙和 atopaxar 的研究[109]。

沃拉帕沙

沃拉帕沙是获得 FDA 批准的 PAR1 抑制剂的原研新药。最初通过 PAR-1 拮抗剂高通量筛选了一种天然产物 himbacine[160],之后优化得到了沃拉帕沙(SCH-530348)。它作为一种可逆、竞争性和选择性的 PAR1 抑制剂,具有口服生物利用度,半衰期为 5~10 天。随着早期临床试验的成功,表明其疗效提高和出血与 DAPT 相似,沃拉帕沙转入 Ⅲ 期临床研究[161-163]。TRACER 旨在检测联合使用沃拉帕沙和不使用沃拉帕沙的标准 DAPT 疗法对 13 000 例 ACS 患者的治疗作用[163]。然而,由于沃拉帕沙治疗组患者包括颅内出血的中度或重度出血超过 35%,没有证据表明原发性缺血性结局显著减少,所以该试验中止[163]。第二项 Ⅲ 期研究,TRA-2P TIMI-50,在已确定动脉粥样硬化(定义为 2 周至 12 个月内的心肌梗死或卒中)或有症状的外周动脉疾病患者中,评估了沃拉帕沙联合标准治疗中的效果[164]。在这些二级预防人群中,大约有一半人使用阿司匹林和氯吡格雷进行 DAPT 治疗[164]。沃拉帕沙显著降低了 0.87 的主要缺血终点,在非致命性出血风险方面大约增加了两倍(考虑到安全性,去除了卒中治疗组)[164]。然而,在心肌梗死患者的亚群中,特别是糖尿病患者中,沃拉帕沙的疗效最大,在排除老年人和体重较轻的个体后,获益更大[165,166]。2014 年,沃拉帕沙被批准作为标准 SAPT 或 DAPT 治疗的补充选择性使用药物,用于心肌梗死或周围血管疾病的二级预防。

atopaxar

atopaxar 是另一种可逆性口服 PAR-1 抑制剂,也进行了广泛的评估。与沃拉帕沙一样,atopaxar 在分离血栓和出血风险方面表现出了临床前景,并在 LANCELOT ACS 和 LAN-CELOT CAD 试验中完成了 Ⅱ 期试验。ACS 患者(标准 DAPT 联合 atopaxar)的缺血性事件减少,而稳定 CAD 患者(标准 SAPT 联合 atopaxar)的缺血性事件没有显著的变化[162,167]。也没有观察到明显过多的大出血。然而,在报道患者有害的肝脏酶升高和 QT 间期延长后,进一步的开发被中止,没有足够的证据表明其作为 ACS 或稳定疾病患者的辅助治疗有临床获益[109]。

下一代 PAR 抑制剂——调控和 PAR4 拮抗作用

新一代药物寻求优化 PAR 拮抗作用,并像开发第一代 PAR1 抑制剂一样,努力扩大治疗窗口。虽然一些研究旨在优化小分子以改善竞争性 PAR1 抑制(例如 SCH-79797、F-16618),另两种不同的 PAR 抑制方法包括寻找 PAR 调节剂和 PAR4 抑制剂[96,168,169]。

PAR 调控子

现在我们对 PAR1 信号传导,以及除了血小板抑制作用外,PAR1 抑制剂可能还有许多非靶点效应,有了很多了解。例如,PAR1 在血管内皮上的激活启动了促血栓形成和促炎症的信号,以及其他的保护性信号。因此,PAR1 抑制剂,如沃拉帕沙,可以非选择性地阻断重要的有益作用。

pepducin 是 GPCR 药理学的一个重要进展,是一种具有细胞穿透性的、脂化的肽,能够穿过细胞膜,并靶向 PAR(或更普遍的 GPCR)的细胞内侧[170]。在这里,它们起变构调节 G 蛋白信号通路的作用[170,171]。PZ-128,一种作用于 PAR1 的 pepducin,来源于 i3 环和 N 端跨膜域[172]。同样地,PZ-128 封闭 PAR1 和 G 蛋白偶联从而抑制信号活化,而不与 PAR4 交叉反应[172]。该发现已成功在多个动物动脉损伤模型得到验证,包括灵长类动物,且不改变出血时间。虽然它干扰 PAR1 与 G-蛋白偶联,但未对下游 G-蛋白通路进行明确的定向调控,但鉴于其变构抑制模式,可能仍比沃拉帕沙具有药理学优势,目前正进入 Ⅰ 期试验[171]。新的 pepducin 设计可能使进一步的定向通路控制成为可能。

最近,有报道 parmodulin 已形成了一种强大的新药类别[91]。它们是通过 HTS 方法产生的非肽类小分子[173]。因此,它们相对于肽结构基础具有许多有益的类药特性,并且提供了调节功能和获得特异性的有效方式。已经开发出两种化合物(ML161 和 JF5)并选择性地抑制 PAR1 血小板反应[96]。重要的是,它们选择性地阻断有害的内皮反应,同时不干扰有益的 PAR1 信号传导(图 55.5)[174-176]。最终,这种通路偏好方法可以提供更可控的旋钮以优化凝血和出血风险之间的平衡——也许最终以最适合患者独特风险的方式进行。

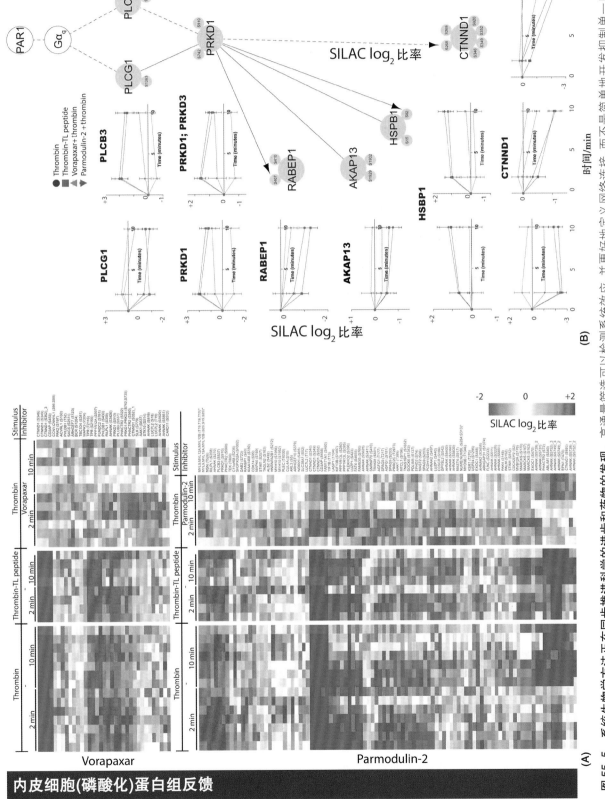

内皮细胞(磷酸化)蛋白组反馈

图 55.5　系统生物学方法正在同步推进科学的进步和药物的发现。 高通量筛选可以检测细胞对内皮细胞(磷酸化)蛋白组反馈。(A)图示为沃拉帕沙(顶部)和一种新的parmodulin(底部)药物对内皮细胞(磷酸化)药物的影响;(B)在存在或不存在沃拉帕沙或一种新的parmodulin时,绘制凝血酶诱导的丝氨酸苏氨酸蛋白激酶 D1 相互作用网络。利用这些技术,我们发现了一种 PAR1 下游定向阻断 G 蛋白信号的 parmodulin,从而抑制血栓形成的同时允许潜在的有益内皮细胞信号[174]

PAR4 抑制剂

鉴于临床观察到 PAR1 抑制剂导致出血风险增加,PAR1 在血小板募集过程中被迅速激活,因此开发针对血小板 PAR4 激活的药物也将作为一种新的方向[156]。PAR4 活化会产生稳定血栓生长所需的持续信号[156],因此,阻断它可能是一种更好的方法,以防止闭塞血栓,同时仍然允许 PAR1 介导的快速募集,并实现对潜在的旁分泌活性位点定位药物作用的希望。由于 PAR 存在不同亚型并分布在不同的组织中,实现 PAR4 特异性并非易事[177]。早期小分子衍生物表现出 PAR1 交叉反应活性(YD-3)[178]。ML354 是一种 YD-3 衍生物,经优化后,其针对 PAR4 的特异性提高了 100 倍[179]。

利用 110 万个化合物的高通量筛选,BMS-986120 也被开发出来,它具有 10 000 倍 PAR4 特异性,$IC_{50} < 10 nmol/L$[177,180]。在灵长类动物血栓形成模型中,与氯吡格雷相比,BMS-986120 在同等程度的血栓抑制作用下,出血风险降低了 8 倍,并在 PROBE 试验中完成了 I 期评估[180,181]。口服 BMS-986120 耐受良好,2h 达到血浆浓度峰值,半衰期 4h[181]。有趣的是,除了证实选择性 PAR4 抑制外,血栓的生长被降低到与阿司匹林/氯吡格雷联合用药相似的程度,但仅在血流存在的情况下[181]。

除了这些有希望的结果,第二个分子,BMS-986141,最近也被描述和显示类似的临床前性能,但有更高的效价(IC_{50} 约 2nmol/L)。在完成了 I 期试验后,BMS-986141 最近结束了作为阿司匹林辅助药物的二级预防卒中试验,其结果有待报道。随着这些分子进入 II 期评估和其他分子的开发,PAR4 抑制剂具有早期的前景。值得一提的是,也存在 PAR4 调制的机会。

EP3 抑制剂:聚焦对动脉粥样硬化部位的影响

正如凝血酶产生于激活凝血部位,并可能有助于将血小板 PAR 抑制作用集中于局部凝血形成部位一样,前列腺素(如 PGE_2)在炎症和动脉粥样硬化部位产生,并具有多效性[182]。虽然 PGE_2 具有血管舒张作用,但它也会引起动脉粥样硬化炎症,并可能促使斑块破裂[182]。局部旁分泌的 PGE_2 也能增强血小板活化[41]。

EP3 最初是在患有外周动脉疾病的个体的基因筛检中发现的[183]。DG-041 是 EP3 拮抗剂的原研新药,已经通过临床前和 I 期评估。在小鼠动脉粥样硬化模型中,DG-041 局部阻止了损伤部位血栓的生长,并在维持全身止血的同时减少了肺栓塞模型中的血栓形成。此外,它在人体中耐受性良好,在 8 倍有效抑制浓度的剂量时,降低血小板聚集且不增加出血。

由于 PGE_2 增强需要存在共激动剂才能诱导血小板活化,因此 EP3 抑制剂可能是一种有吸引力的治疗慢性低风险患者的方法[41]。然而,这类研究面临着挑战,因为它们可能只会证明长期获益,而且前列腺素信号的复杂性使慢性脱靶效应难以预测。此外,阿司匹林已经能够抑制 PGE_2 形成的上游 COX-1 的代谢,但鉴于阿司匹林的广泛使用,所以目前还不清楚哪些人群最适合进行临床试验。

调节血栓生长动力学

血管损伤部位的血栓形成是一个多尺度、动态的过程,随着层黏连、聚集和传播,其分子和生物物理机制各不相同。正如不同的 PAR1 和 PAR4 机制所强调的,人们越来越重视血栓生长的这些不同阶段,以及存在的通过额外的特异性和控制来调节它们的机会。

血小板黏附动力学调节

GP I b/VWF 拮抗作用

GP I b-V-IX 复合物通过 VWF A1 结合域,与固定在内皮下层的 VWF 结合,因此支持初始的血小板-血管壁相互作用[34,35]。考虑到这种相互作用的剪切依赖性,所以靶向 GP I b/VWF 轴的药物具有理论上的优势,可以将抗血小板作用定位到动脉高血流部位,尤其是狭窄区域。

两种 GP I b/VWF 轴抑制剂已进入临床评估:ARC1779 和 caplacizumab(ALX-0081)[184-187]。ARC1779 是静脉注射的寡核苷酸适配体,结合 VWF 的 A1 结构域[188]。已开始对颈动脉内膜切除术患者[185]、血栓性血小板减少性紫癜(thrombotic thrombocytopenic purpura,TTP)患者[184]进行 II 期和 III 期评估。尽管其临床试验因资金问题而暂停(募集了所需 100 名患者的 36 名),但 ARC1779 使每位患者的颈动脉栓塞信号均有显著降低($5.5 \sim 1.0$;$P = 0.08$)[185]。然而在接受 ARC1779 治疗后,患者的出血风险也增加。在一个更小的、终止的 II 期 TTP 队列中(同样与资助有关),尽管 VWF 被抑制到正常水平的 5%,但研究药物与过度出血无关[184]。

caplacizumab(卡帕珠单抗)是一种新型单域抗体(纳米抗体),进行静脉注射后可抑制 VWF[187]。在 I 期和 II 期的研究中,包括对稳定型心绞痛患者的研究中,VWF 抑制可改善心绞痛患者测量的心功能[189]。该抗体还完成了对 TTP 患者的 II 期测试,在该测试中,接受输注的患者血栓并发症、TTP 恶化或死亡显著减少(11.4% 对比 43.2%),但轻度至中度出血增加[186]。尽管有早期的临床前结果,但 GP I b/VWF 轴抑制剂在心血管疾病中的应用还不明晰。TTP 似乎是一个支持其进一步的开发极好的早期应用,期待 III 期的结果。

蛇毒也提供了稳定的直接 GP I b 抑制剂的来源(anfibatide、crotalin、mamushigin)[190-192]。其中,从尖吻蝮蛇(Agkistrodon acutus)体内纯化得到的衍生物 anfibatide 已进入 I 期和 II 期试验,结果显示其对机体耐受,与过度出血无关[190,193]。其他实验的直接 GP I b 抑制剂包括,人源化抗体 h6B4-Fab 和 VWF 结合域肽衍生物 VCL,虽然两者都在灵长类动物动脉血栓形成模型中显示血栓减少而不增加出血,但都没有进展到临床试验[194-197]。

GP VI 拮抗作用

血管损伤部位的胶原暴露,主要通过两个胶原蛋白受体 GP VI 和 α2β1 整合素,促进血小板激活和黏附[38,198]。纤维状胶原交联 GP Ⅵ 受体，介导激活多个具有后续 FcR-γ 链和 PI3K/Akt 信号的 GPO-位点[38]。Revacept 是一种抑制 GP Ⅵ 轴的策略，已进入临床评价[199]。它是一种可溶性的融合蛋白，由 GP Ⅵ 的细胞外结构域和人类 Fc 免疫球蛋白结构域（Fc immunoglobulin domain，GP Ⅵ-Fc）融合而成，可以结合固定的胶原蛋白，防止血小板在剪切作用下黏附和血栓形成[199]。在 Ⅰ 期试验中，在不增加出血次数的情况下，以剂量依赖的方式有效地阻止胶原诱导的血小板聚集[199]。鉴于 GP Ⅵ 介导的血小板活化在脑血管炎症和缺血再灌注损伤中可能发挥的作用，Ⅱ 期临床试验正在卒中患者中进行[200]。

另一种通过 Ⅰ 期临床评估的 GP Ⅵ 抑制剂是 ACT017，这是一种人的 Fab 片段[201]。ACT017 临床前研究表现出较高的抗原结合特异性，在灵长类动物模型中，它抑制胶原诱导的血小板聚集且没有出血副作用[201]。在一项 Ⅰ 期剂量爬坡研究中，机体对其耐受，没有不良事件发生，并设置进行 Ⅱ 期评估（新闻稿；没有报道结果）。与 Revacept 一样，早期研究的重点人群将是急性缺血性卒中患者，因为在这些病例中降低 GP Ⅵ 具有潜在的额外获益。

虽然目前还没有小分子抑制剂，但其他的临床前抗体方法也已经开发出来，包括小鼠单克隆抗体 mF1232、人鼠嵌合体 cF1232 和人源化单链可变片段（scFv-9012）[202,203]。

α2β1 拮抗作用

α2β1 是血小板-胶原蛋白结合的主要整合素，抑制 α2β1 可以在没有大出血的情况下，调制血小板使其功能减弱[204]。激活 α2β1 能促进血小板与胶原的紧密黏附，尽管在激活的 GP Ⅱb-Ⅲa 受体存在的情况下不是必需的，GP Ⅱb-Ⅲa 受体也可以通过依赖 VWF 的中介与胶原结合[198]。尽管它本身并不是一种有效的抗血小板药物，但作为一种抗血小板调节手段，它可能是一个可行的靶点（与许多新兴的抗血小板药物靶点一样；P2Y₁、下游 PAR G 蛋白、PAR4、EP3 等）。事实上，通过群体研究拮抗 α2β1 策略的临床合理性表明，受体密度水平高增加了纵向的动脉粥样硬化性血栓形成风险，而降低表达不会引起出血风险[41]。

BTT-3016、BTT-3033 和 BTT-3034 是通过 SAR 研究得到的一类新型磺胺类小分子抑制剂，在小鼠颈动脉损伤模型中具有降低血栓形成的作用[205]。有趣的是，在剪切和静态条件下这些 α2β1 特异性抑制剂有不同的影响。因此，在其能够最大限度地成为抗血小板药物靶点前，进一步的了解 α2β1 黏附动力学的综合作用是必要的。EMS-16，一种蛇毒衍生物，也已被证明能够选择性地抑制 α2β1，但仅有临床前研究[206,207]。

血小板聚集/传播动力学调节

GP Ⅱb-Ⅲa-纤维蛋白原交联对血小板聚集至关重要[28,35,76]。静脉注射的 GP Ⅱb-Ⅲa 抑制剂的早期价值和效力，推动了一些开发口服 GP Ⅱb-Ⅲa 抑制剂供门诊使用的研发计划[41]。然而，这些抑制剂都未能通过临床评估，对四种候选药物（orofiban、lotrafiban、sibrafiban 和 zemilofiban）的荟萃分析表明，伴随而来的出血概率增加了两倍，心血管死亡率增加

了 35%[86]。

回顾性综述强调了几个导致他们临床失败的难点。除了低生物利用度和部分的激动剂功能外，它们还直接诱导高亲和力的 GP Ⅱb-Ⅲa 结合（整合素"启动"）[41]。当早期的 GP Ⅱb-Ⅲa 抑制剂规划利用 RGD 基序，来调整药物以适合整合素结合位点时，启动就出现了[208]。然而，模拟 RGD 药物协调镁离子依赖的 αⅡb 和 β3 亚基之间的相互作用，导致 β3 构象变化，抗原表位暴露，并处于高亲和力结合配体的状态[208]。

虽然早期产生的 GP Ⅱb-Ⅲa 抑制剂归类为第一种机制驱动的抗血小板药物的范例，当在数百万年来进化的复杂系统上按下按钮时，也许他们更深层次的范式转变还需谨慎。考虑到这些注意事项，新型抑制策略利用了对受体结构、整合素动力学和整合素信号的更好理解，现在重新激发了对潜在的安全高效的 GP Ⅱb-Ⅲa 轴抑制剂研究。

非启动的胞外 GP Ⅱ B Ⅲ A 抑制剂

与 RGD-模拟相比，高通量筛选 αⅡb 亚基特异性结合物优化得到的 RUC-1 和 RUC-4，不与 β3 产生交互作用[209-211]。因此，整合素亲和力降低，纤维蛋白原结合被阻断。这两种化合物都可以抑制血小板聚集和纤维蛋白原结合（RUC-1 和 RUC-4，IC₅₀ 分别为 13 000nmol/L 和 90nmol/L）[212]。正在进行的 RUC-4 的研究已经证明其对小鼠动脉血栓形成模型的有效性[213]。

另一种胞外研究策略是开发抑制剂，特异性抑制活化的、高亲和力的 GP Ⅱb-Ⅲa 构型。利用 10⁹ 个克隆的噬菌体展示文库，鉴定了 scFvGP Ⅱb-Ⅲa 对活化的 GP Ⅱb-Ⅲa 具有特异性[203]。已证明这些 scFvs 可以抑制纤维蛋白原结合和血小板聚集，而不诱导整合素激活或由外向内信号传导[203]。从理论上讲，这种策略可以允许血小板募集，同时又能阻碍活化依赖的聚集。在小鼠体外动脉损伤模型和灵长类动物离体试验表明，与其他静脉注射的 GP Ⅱb-Ⅲa 抑制剂具有类似的效力，但没有伴随出血的增加[203,214]。由于剪切血栓的传播可以通过招募非活化的血小板和由外向内的激活来发生，因此这种策略的有效性需要仔细论证。

胞内 GP Ⅱb-Ⅲ A 信号抑制剂

类似于 parmodulins，其靶向细胞质内的信号通路特异性和可控性调节的调节靶点，细胞内阻断由内而外的 GP Ⅱb-Ⅲa 活化以及由外而内的 GP Ⅱb-Ⅲa 诱导的血小板活化的靶点已经被确定。踝蛋白是一种胞质蛋白，它能有效地连接肌动蛋白骨架和膜元件，对 GP Ⅱb-Ⅲa 的内-外激活至关重要[215]。为了破坏这一整合素激活通路，我们开发了一种基于踝蛋白结合序列的可透过细胞的棕榈酰化肽——pal-K-1000-1008[216]。一旦进入细胞，这种肽能够阻止踝蛋白与 GP Ⅱb-Ⅲa 细胞内段的相互作用，从而阻止整合素的激活和高亲和力的转换[216]。

另一种有趣的策略是靶向从外向内信号通路。踝蛋白介导由内向外信号，G 蛋白亚基——Gα13 协调胞质与配体激活的 GP Ⅱb-Ⅲa 的外向内信号[217]。通过特异性阻断 Gα13 交互作用，由外向内信号受阻，然而特别地是由内向外信号可以被保留下来[217]。这可以在不影响由外向内活化或血栓传播的情况

下保持血小板的初始聚集。十八烷基化六肽 Myr-FEEERA 是一种基于 EXE 基序的 G$_{α13}$/GP Ⅱ b-Ⅲ a 结合抑制剂，并且定向阻断由外向内的信号[218]。而且在小鼠血栓模型中，闭塞性血栓形成得到了预防，但出血没有增加[218]。

血栓扩散调节

PI3Kβ 抑制剂

PI3Kβ 是一种脂质激酶，在切应力依赖的血栓发展中起着核心作用[219]。它作用于包括 GP Ⅰ b 和 GP Ⅵ 在内的表面受体的下游，并帮助协调由内向外和由外向内的信号通路[219]。110β 异构体特异性抑制血小板功能，对它的抑制，稳定了 GP Ⅱ b-Ⅲ a 的低亲和力状态，降低了高剪切聚集[220]。

TGX221，在一项 SAR 研究中作为 P13Kβ110β 特异性抑制剂研发[219]。虽然 TGX221 和非选择性 PI3K 抑制剂在临床前动脉血栓形成模型中阻止了周期性血流减少，但非选择性药物导致了过度的血管扩张和低血压，当操纵这些深层细胞网络时，显然需要特异性和谨慎性。

AZD6482 是一种用于临床评估的衍生物，在 I 期研究中耐受性良好，显示对血小板的抑制水平在阿司匹林和氯吡格雷之间[221]。然而，鉴于 AZD6482 与 110α 异构体存在交叉反应，110α 已知能够诱导胰岛素抵抗（α/β 选择性 3.1 倍），研究者广泛采用一个基于结构的虚拟/进化方法来优化 >700 倍 β/α 选择率的新候选药物[221,222]。

随着这些激酶抑制剂已经通过临床前和早期临床试验，另一个引起关注的是血栓栓塞风险。尽管脱靶造成的血压和胰岛素交叉信号可能是可以克服的，P13Kβ 被公认作用于切应力依赖的血栓形成，其靶向抑制此由外向内的活化通路，这可能使栓塞的可能性更大[223]。随着寻求通过调节凝块强度和阻断由外向内的激活来扩大治疗窗口的其他新兴抗血小板方法，栓塞将是一个需要密切考虑的安全信号。

Gas6/TAM 受体抑制剂

生长抑制特性 6（growth arrest-specific 6，Gas6）基因编码与 Tyro3、Axl、Mer（TAM）酪氨酸激酶受体结合的 Gas6 蛋白，激活 PI3K 和 Akt 通路[224,225]。在血小板中，这种 Gas6 在由外向内的信号传导，以及牢固聚集和凝块回缩中起着关键作用。可溶性 Axl 胞外结构域，通过捕获 Gas6 蛋白抑制 GP Ⅱ b-Ⅲ a 的由外向内信号转导。在小鼠肺栓塞模型中给药可减少血栓栓塞事件，而不增加出血时间[225,226]。考虑到 TAM 受体参与 Gas6 信号转导，体外研究发现的 UNC2881 是专门针对 Mer 激酶开发的，而且还能抑制血小板聚集[227]。与 PI3Kβ 抑制剂一样，它的脱靶不良事件的可能性很大，所以仔细审查前临床检测非常必要。

多靶点效应

关于疾病机制、血小板生物学和现有药物的实际临床表现的综合知识，为抗血小板药物实现多重、全面的靶向效应提供

了可能。强有力的医学先例表明，借助于血管紧张素转换酶抑制剂可以治疗高血压、冠心病、充血性心力衰竭和慢性肾病。粗略地说，如果将已知的抗血小板药物与另一种药物联合使用，就可以生产出复方药物，以扩大药物的功能。另一种选择是，可以构建偶联分子，将具有已知的公认有效果的抗血小板分子与另一分子融合，以获得额外的效果。在其他例子中，功能的多样性是抗血小板分子本身的一种固有特性。任何与血小板功能抑制无关的抗血小板药物，从逻辑上考虑都可能被认为是脱靶药物，因此，"简化"排除从而促使药物得到最优化。然而，表征并更好地理解这种脱靶效应，将有机会重新用于明确的靶向使用。

复方药物

将抗血小板药物与其他化合物以固定剂量组合（fixed dose combinations，FDC）联合使用是一大趋势。一些 FDC 在抗血栓治疗中利用了已知的协同作用。有趣的是，就在阿司匹林和心肌梗死的第一个随机对照试验和 DAPT 概念广泛存在之前，阿司匹林/双嘧达莫联合药物（Aggrenox）的潜在价值便在 1972 年首次被描述[228,229]。这一组合在预防复发性缺血性卒中方面比单独使用阿司匹林更有价值，最近的荟萃分析认为，7 种药物治疗的死亡、颅内出血和不良事件的累积指数，阿司匹林是最佳的[230,231]。HCP0911（阿司匹林 100mg+氯吡格雷 75mg）是合乎逻辑的，但直到最近才有报道称，DAPT 组合早在 2011 年就已在韩国开始进行生物等效性测试，比氯吡格雷获得国际专利早了一年[232,233]。甚至在最近，一种阿司匹林/低剂量利伐沙班已被拜耳申请批准，该复方药就是利用已知的抗血小板/DOAC-增强抗凝血药物组合之间存在的这种潜在的、新兴的协同效应。

除了提高抗凝效果，其他理想的效果也可以整合到一个单一的 FDC 上。例如，质子泵抑制剂（proton pump inhibitor，PPI）在限制阿司匹林胃肠道不良反应中的作用已得到公认。因此，阿司匹林-奥美拉唑 FDC 的疗效最近得到了证实，使其成为 FDA 在 2016 年批准的最新的抗血小板药物[234]。虽然长期以来患者都是分别服用这两种药物，但即使是稍微增加治疗方案的复杂性（例如，两粒药对一粒药），也会在数量上降低依从性[97]。进一步说，心血管风险复方制剂（Polycap）是一种由阿司匹林、他汀类药物和两种降压药物组成的 FDC，专为全球化预防而设计，尤其是在医疗条件差的地区[235,236]。尽管这些药物组合看起来很简单，但可能会出现许多预料不到的相互作用和配方复杂性，所以它们必须经过严格的药代动力学、药效学和生物等效性测试[237]。

偶联药物

抗血栓形成/纤溶性协同偶联物

基于抗体的偶联是一种将分子靶向到血管系统特定位置的方法。因此，最近的一些方法使用 scFvs 靶向血小板表面受体，连接进一步抑制血栓形成（抗血小板或抗凝血功能）或帮助分解血栓（纤溶性）的分子有关。SCE5-CD39 是 scFv 与活化的

GP Ⅱb-Ⅲa（SCE5）和 CD39（ATP 酶）的偶联产物[238]。因此，GP Ⅱb-Ⅲa 被阻断，而局部 ADP 降解，增强局部抗血小板作用。另一种新的偶联物是 revacepd-CD39，这种偶联物不与活化的血小板结合，而是在暴露的血管位置（如斑块破裂；类似于 revacept）从而抑制 GP Ⅵ介导的血小板活化和局部 ADP，类似于 SCE5-CD39[239]。

除了双重抗血小板融合外，SCE5-TAP 和 SCE5-scuPA 是活化的 GP Ⅱb-Ⅲa 靶向 scFv 分别与蜱类抗凝肽（tick anticoagulant peptide，TAP：FⅩa 抑制剂）和单链尿激酶纤溶酶原激活剂（single chain urokinase plasminogen activator，scuPA）偶联而成[240,241]。因此，SCE5-TAP 将抗凝血活性定位在血栓生长区域，而 SCE5-scuPA 发挥纤溶作用。近来一个报道指出，SCE5-HtPlg 将 scFv 介导的 GP Ⅱb-Ⅲa 靶向和血小板抑制作用与一种专门的凝血酶激活纤溶酶原结合起来，能使纤溶活性进一步定位到活化的血小板和凝血酶的产生部位。

抗血栓形成/抗动脉粥样硬化协同偶联物

NCX-4016 是一种一氧化氮-阿司匹林融合分子，最初被证明可以抑制 AA 介导的血小板聚集，其效力与阿司匹林相当或更强，同时还显示出抗动脉粥样硬化和抗血管收缩的特性，与可测量的一氧化氮水平的显著增加平行[41]。在 Ⅰ 期试验中，接受 CABG 手术的患者的隐静脉移植物中 NCX-4016 介导的血管舒张作用增强[242]。同时，将 NCX-4016 治疗与阿司匹林治疗的健康志愿者进行比较，并通过内镜检查 NCX-4016 消除黏膜损伤[243]。考虑到一氧化氮在血管生成中的多效性，NCX 分子也被认为是癌症治疗中的辅助抗血管生成因子[244]。虽然早期考虑到 NCX-4016 在结肠癌中可能引发 DNA 损伤，但一些研究仍然表明，NCX-4016 对改善外周动脉疾病患者的动脉粥样硬化有益[245]。然而，目前还未开展相应的临床试验。

复合药物

抗血小板药物，如 NCX-4016，以及已经讨论过的 PDE 抑制剂（西洛他唑、双嘧达莫）和 EP3 抑制剂，其作用远远超出了单纯的抗血小板功能。甚至阿司匹林，通过抑制 COX-1，影响前列腺素网络的几个方面，包括已知的血管效应分子，如前列环素。随着人们对抗血小板药物的多效性、血管系统水平的作用有了更多的了解，我们可以进行更多的工作来更好地分离和控制它们，以取得更好的效果。由于这些额外的作用常常涉及抗炎/抗动脉粥样硬化的通路，因此，可控性对动脉粥样硬化血栓性疾病预防的纵向管理具有深远的意义。在一项可靠的大型随机对照试验的背景下，仅凭主要的抗血小板功能就证明了这种纵向，多重作用的药物的价值远非直截了当。

选择性抑制血栓素

鉴于阿司匹林在内皮的和胃的前列腺素中的不良作用，已有更好地靶向 TXA₂ 通路的尝试，包括血栓素受体（thromboxane receptor，TP）和 TXA₂S 抑制剂。Terutroban（S18886）是一种口服 TP 拮抗剂，具有抗血小板和血管保护活性[246,247]。然而，当 Ⅲ 期试验与阿司匹林相比没有显示出非劣效性时，研发就停止

了[248]。尽管在患有已确定的动脉粥样硬化疾病的个体中存在一些联合抗血小板/抗动脉粥样硬化作用的结果，但其他 TP 激动剂尽管问世二十年也仍未进入临床试验[249-254]。

TXA₂S 抑制剂的早期研究表明，过量积累的内过氧化物酶能与非特异性的 TP 受体激活偶联[255]。利多格雷[256]、特波格雷[257]和吡考他胺[258]均进行了 Ⅱ 期或 Ⅲ 期评估，且均可同时阻断 TXA₂S 和 TP 受体。

在 RAPT 试验中，尽管事后有新的缺血事件减少的迹象，但利多格雷在急性心肌梗死患者治疗中并没有显示出比阿司匹林更好的疗效，且没有进一步的研究[256]。同样地，特波格雷在一个小规模的 Ⅱ 期原发性肺动脉高压试验中没有显现出益处，研发被停止[257]。

已在外周动脉疾病（peripheral arterial disease，PAD）患者中评估了吡考他胺。在 ADEP 试验中，动脉粥样硬化血栓事件并没有减少，但是糖尿病亚组的改善推动了进一步的试验[259,260]。DAVID 试验集中在患有 PAD 的糖尿病人群，发现与阿司匹林组相比，吡考他胺的死亡率显著降低（3.0% 对 5.5%），同时胃肠道副作用减少（10.9% 对 18.3%；$P<0.0001$）[260]。虽然没有证据表明它在冠心病中有明确的作用，也没有得到 FDA 的批准，但是吡考他胺已经在意大利被批准用于 PAD 和动脉血栓形成治疗。一种较新的 TP/TXA₂S 联合抑制剂 SER150（以前是 EV-077），在表现出对血小板聚集的有效抑制作用后，正处于 Ⅱ 期试验中，在阿司匹林和氯吡格雷的基础上有额外的效应。

直到这些试验中有许多显示出有益的迹象，针对 TXA₂S/TP 受体抑制剂（S-1452）的使用进行了一项重要的观察研究。虽然 TXA₂ 不再处于临床开发阶段，但在小鼠后肢缺血模型中，TXA₂ 的抑制作用会引起血管生成和侧支循环减少。这一令人担忧的发现被归因于 TP 信号的可能作用和某种程度的血小板聚集，而血小板聚集实际上可能有利于缺血性血管生成。这些问题在人体中是否重要还不得而知。

5-羟色胺受体拮抗剂

5-羟色胺（5-hydroxytryptamine，5-HT；血清素）是一种在血小板密集颗粒中发现的天然分子（见第 19 章）[261]。虽然通常它的血浆浓度低，但其升高与心血管风险相关。血小板活化后，5-HT 被释放并与 5HT₂ₐ 受体结合。它的主要作用不是导致聚集本身，而是放大其他 GPCR 的影响。

ketaserin 是一种非选择性拮抗剂，在早期临床研究中证实其与严重低血压有关[261,262]。在家兔模型中，另一种药物沙格雷酯对 5HT₂ₐ 有更高的选择性，并减缓动脉粥样硬化的进展[263,264]。在一项小规模的临床研究中，它还降低了支架植入术后的再狭窄风险[265]。一项更大的 S-ACCESS 试验对 1510 名有脑血管事件既往史的日本患者进行了沙格雷酯和阿司匹林的效果比较，发现其疗效相当但沙格雷酯导致的出血事件风险更低[263]。APD791 是一种高度选择性的、口服的 5HT₂ₐ 抑制剂，可在犬血栓模型中减少血栓形成[261,266]。虽然这些结果都表明了 5HT₂ₐ 的益处，但其广泛表达和脱靶效应，尤其是在神经组织中的，仍令人担忧。

血小板/白细胞相互作用抑制剂

推测抗血小板药物的抗炎/抗动脉粥样硬化特性，通常是通过对其他血管细胞（如内皮细胞）的相互作用而产生的。然而，除了血小板对动脉血栓形成的直接作用外，它们还在调节炎症和血管健康方面发挥作用，部分原因是它们通过与白细胞的相互作用，如 P-选择素：PSGL-1、CD40：CD40L 和 Mac-1：GP Ⅰb。

血小板一旦活化，P-选择素在活化的血小板上表达。这与白细胞表面的 PSGL-1 结合，从而促进促凝血小板-白细胞微粒的形成和白细胞的聚集[28,30,267]。因此，阻断 P-选择素与 PSGL-1 相互作用可以对血栓形成和炎症，产生有益的影响。rPSGL-Ig 是一种重组可溶性 PSGL-1 嵌合体，与溶栓治疗联合应用于猪闭塞性血栓模型[268]。rPSGL-Ig 给药可使血块溶解时间加快 60%，并可防止再次闭塞，而几乎所有动物都没有因为再次闭塞而接受再次的输液。PSI-697 是一种小分子的 P-选择素：PSGL-1 抑制剂，以剂量依赖的方式阻断相互作用[269]。在不改变出血时间的情况下，在静脉血栓和颈动脉损伤模型中分别抑制血栓形成和新内膜形成。另一种小分子抑制剂 PSI-421 在狒狒深静脉血栓形成模型中进行了试验[270]，与依诺肝素相比，PSI-421 改善了血管再通，同时也降低了炎症和组织因子微颗粒的活性。

DR1-C21045 是近年来发现的 CD40：CD40L 共刺激通路的小分子抑制剂[30,271,272]。在活化的血小板中，CD40L 转移到膜上，在膜上裂解脱落形成可溶性配体形式[45]。释放的 CD40L 结合 CD40 受体，作用于一系列细胞，包括内皮细胞、单核细胞/巨噬细胞、B 细胞和平滑肌细胞，进一步推动促炎因子释放和增加白细胞招募和炎症[272]。它在降低血栓形成、炎症和动脉粥样硬化斑块负担和不稳定性方面的价值，已在多种动物模型中得到证实[272]。此外，尽管 CD40L/CD40 抑制在人体内是否可能逆转仍有待观察，但 CD40L 血浆浓度升高与 ACS 预后恶化有关。

最近，一种新的血小板：白细胞间的相互作用，白细胞 Mac-1 和血小板 GP Ⅰb 相互作用，已得到确定[273]。有趣的是，Mac-1 受体有一个 VWF A1 类似的结构域，可以直接与血小板 GP Ⅰb 相互作用[273]。抗体和基于小分子的 Mac-1：GP Ⅰb 相互作用抑制剂在小鼠损伤模型中能够延迟血栓形成，而不影响出血参数[273]。结合 P-选择素：PSGL 和 CD40L：CD40 抑制剂的这些发现表明，抑制血小板：白细胞相互作用，作为一种调节促血栓形成/促炎症/促动脉粥样硬化的手段，具有一致的临床前获益且不引起明显出血风险。然而，与同时针对血小板和炎症的其他抗血小板药物（如 PDE、EP3、TP、TP+TXA$_2$S 抑制剂）一样，要证明其不产生脱靶效应且具备令人信服的价值，是具有挑战性的，同样，要确定与血栓形成和动脉粥样硬化相关的目标人群和合理的治疗窗口也是如此。

蛋白质二硫键异构酶抑制剂、类黄酮、水果和蔬菜

蛋白质二硫键异构酶（protein disulfide isomerase，PDI）在调节蛋白质折叠和分子伴侣方面具有广泛而复杂的作用[274]。虽然它们大部分被分隔到内质网上，但也存在细胞外部分并可导致血栓形成[274]。在血小板中，PDI 的一部分存在于颗粒和表面，它们通过不明确的机制参与血小板活化，尽管可能与 GP Ⅱb-Ⅲa 受体活化有关[274]。从功能上看，已证明 PDI 抑制调节多种激动剂以剪切依赖的方式诱导的聚集，而不影响初级黏附[275]。因此，与新型 PAR4 抑制剂和活化依赖的 GP Ⅱb-Ⅲa 抑制剂一样，PDI 抑制剂在拓宽治疗指数方面可能具有机制的优势。此外，PDI 抑制剂还显示出抗血栓作用，包括限制纤维蛋白形成，以及已发现的抑制炎症/凋亡的作用，以及限制大鼠心肌梗死的大小，从而表明其潜在的更广泛的作用在血栓心脏病学[276]。

高通量筛选结果显示，槲皮素类黄酮化合物——如水果、蔬菜、谷物中的天然抗氧化化合物的异槲皮素和芸香苷——被确认为可逆的 PDI 抑制剂（IC$_{50}$ 约 5μmol/L）[274,275]。从 350 000 种化合物库筛选出的 ML359 也被却认为一种更强效的抑制剂（IC$_{50}$ 约 0.5μmol/L）[277]。这种优化是有价值的，但值得考虑的是，鉴于迄今收集的过去、现在和新兴抗血小板药物的数据库，HTS 筛选中药物的抑制作用不一定意味着对人体有治疗意义。这在"复杂"的药物中尤其如此，比如 PDI 抑制剂，或者阿司匹林，在这些药物中，动脉粥样硬化血栓形成网络上的几个旋钮同时被调节[274,278,279]。值得注意的是，自 20 世纪 90 年代初以来，已经积累了大量的队列证据，表明饮食中的黄酮类化合物不仅可以降低心血管事件的风险，还可以降低死亡率。在随机对照试验中，很少观察到这样的结果，还有待验证。

结论

与之前的 70 年相比，过去的 7 年里 FDA 批准的抗血小板药物的数量几乎翻了一番。已经取得了切实的进展，包括能够绕开氯吡格雷耐药性，这是 10 年前抗血小板药物创新的主要驱动力。与氯吡格雷相比，诸如替格瑞洛和普拉格雷的药物现在具有更高的效力和改善的药代动力学特征，并且具有可耐受的（如果不是选择性改善的）出血风险。PHARMACLO 的发现，重新开启了伴随诊断的可能性，以促进这方面的决策，但必须在大量公认的血小板功能诊断试验中加以考虑。目前，坎格雷洛获得了明智的监管批准，为介入医生提供了一种期待已久的有效静脉注射选择，比早期的静脉注射的 GP Ⅱb-Ⅲa 抑制剂出血风险更低。

随着创新前沿对药物优化和精细临床实施的深入推进，重要的是要对一个既具有世界性又具有预防性的站得住脚的计划保持前瞻性。在这方面，令人兴奋的进展也正在从实际的阿司匹林改进和创造高价值/低成本的风险预防复方制剂，到 PDI 抑制剂观察到的发人深思的价值。最近发现 PDI 存在于饮食中的水果和蔬菜中。有趣的是，除了抗血小板作用外，许多非专利药物还具有复杂的功能，这反映出它们缺乏设计的特异性。然而，在这种缺乏设计的情况下，可能存在着一种无法言喻的智慧，它与系统生物学寻求增强的平衡息息相关。在短期内进行的靶向抗血栓药物试验以及在尖端医疗标准的背景下，这些复杂的非专利药物（包括阿司匹林）的纵向效应可能无

法被发现,但潜在的洞见可能有机会在人群预防计划中显现出来。

尽管取得了这些成功,但主要的目标似乎仍然没有实现——还没有一个像发现 PAR1 抑制剂取得的部分成功那样引人注目,PAR1 抑制剂似乎做好分离血栓和阻断出血风险的准备了。然而,重要的是承认所有形式的成功,即使是失望。沃拉帕沙现在被批准选择性用于高缺血风险和低出血风险的患者。由于主要心脏事件的发生率仍达到两位数,毫无疑问仍有必要加强它们的抗血小板效力,而正在进行的系统性 Ⅲ 期和 Ⅳ 期研究,将持续为临床使用病例提供信息。

然而,也必须认识到,沃拉帕沙增加临床出血风险在一定程度上是成功的。这一发现打破了界限,将临床前模型中的动态血栓形成与患者发生的动态血栓形成分开。几乎每一个创新的抗血小板范例,都是从优先考虑治疗指数的药物深度优化,到 G 蛋白调节和血栓生长的多尺度生物物理靶点的微调,

一种新的抗血栓药物逻辑正在出现,它看起来超越了靶向抑制剂的效力,升华到调节更高阶的系统效应。通过推进对什么不起作用达成共识,PAR1 的缺陷现在激发了人们对未来成功的新信心。阿司匹林/低剂量利伐沙班 FDC 刚刚提交审批,还有很多工作需要去做。

（朱力 译,季顺东 审）

扫描二维码访问参考文献

第 56 章　抗血小板药物在冠心病管理中的作用

Jae Youn Moon and Dominick J. Angiolillo

引言

抑制血小板活化对于冠心病(coronary artery disease,CAD)患者的急性和长期治疗至关重要[1-3]。几十年来,阿司匹林一直是治疗 CAD 患者主要抗血小板药物。然而,尽管使用阿司匹林治疗,以及对血栓形成中多种血小板活化途径的不断深入的认识为其他抗血小板治疗的发展奠定了基础,但是缺血性复发仍持续存在,尤其是在高风险患者中。同时使用阿司匹林和血小板二磷酸腺苷(adenosine diphosphate,ADP)P2Y$_{12}$ 受体抑制剂,也称为双药抗血小板治疗(dual antiplatelet therapy,DAPT),显著减少了高血管事件风险患者的动脉粥样硬化血栓的发生,如在急性冠脉综合征(acute coronary syndromes,ACS)的患者中或接受经皮冠状动脉介入治疗(percutaneous coronary interventions,PCI)的患者中都有减少[4-7]。该领域近 20 年的临床研究与使用 P2Y$_{12}$ 抑制剂导致的缺血获益密切相关。尤其是氯吡格雷因其更好的安全性而基本上取代了噻氯匹定[8]。然而,氯吡格雷不均一反应的特征促进了药物的开发,如普拉格雷和替格瑞洛,其特点是更迅速、更有效和更可预测的抗血小板作用[9,10]。抗血栓药物治疗发展同时,用于治疗 CAD 的技术,特别是支架设计也有很大的进展[11]。这些进展影响着用于预防复发性缺血事件的抗血小板治疗相关方案的强度和持续时间。虽然对于减少缺血事件具有不可否认的益处,但是更大强度以及延长持续时间的抗血小板治疗的出血风险也会增加[12]。重要的是,出血具有重要的预后意义,包括对生存的影响[13-18]。这些观察结果强调了,抗血小板治疗的方案需要有

效减少缺血性复发同时在出血风险方面也是安全的。本章重点介绍目前的指南以及针对不同 CAD 表现患者的抗血小板治疗方案的实用建议。

稳定型冠状动脉疾病患者的抗血小板治疗

SCAD 患者抗血小板治疗的历史

稳定型冠状动脉疾病(stable coronary artery disease,SCAD)被定义为出现由于动脉粥样硬化造成的缺血性心脏病的临床证据,并且在过去的 12 个月内无 ACS 事件。阿司匹林作为 SCAD 中的金标准抗血小板药物已被使用了很长时间。许多临床试验证明了用阿司匹林治疗对减少不同 CAD 表现的患者中主要不良心血管事件(major adverse cardiovascular events,MACE)发生的有效性[19]。1977 年,Andreas Grüntzig 在一名患有 CAD 的 37 岁男性中进行了第一例冠状动脉球囊血管成形术。当时,在手术前服用阿司匹林作为抗血小板药物,术后服用华法林 6~9 个月[20]。由于预防 PCI 术后失败和并发症的最佳药物疗法尚不确定,早期研究者建议长期使用华法林作为 PCI 术后辅助治疗。因此,口服抗凝(oral anticoagulation,OAC)治疗,如维生素 K 拮抗剂(vitamin K antagonists,VKA),作为阿司匹林的辅助治疗用于 PCI 术后预防血栓性并发症[21]。但是,由于高出血风险和 VKA 的局限性(包括药物-药物之间的相互作用,需要频繁监测,延迟起效/抵消作用),开展了其他治疗策略的研究。1996 年,冠状动脉内支架植入术和抗血栓治疗(ISAR)研究表明,与阿司匹林联合 VKA 治疗相比,冠状动脉支架术后阿司匹林联合噻氯匹定(第一代噻吩吡啶)的 DAPT 在 1 个月时降低了心脏不良事件和出血性并发症的发生率[22]。之后除了发现使用 DAPT 是比 VKA 更安全的策略,这些发现还支持了阻断血小板活化途径以预防支架植入后血栓并发症的重要性,为该领域的许多其他研究奠定了基础。随后的支架抗血栓形成方案(STARS)研究[23]、完全抗凝比阿司匹林联合噻氯匹定(FANTASTIC)研究[24]和多中心冠状动脉内支架术后阿司匹林联合噻氯匹定(MATTIS)[25]临床试验也证明使用阿司匹林联合噻氯匹定的 DAPT 方案与使用 VKA 相比,可持续降低缺血事件并具有良好的出血安全性。然而,噻氯匹定与严重不良反应相关,包括威胁生命的血液病[26]。这促使了第二代噻吩吡啶氯吡格雷的研发,氯吡格雷阿司匹林支架国际合作研究(CLASSICS)临床试验结果显示出比噻氯匹定有更好的安全性[8]。氯吡格雷减少观察期间事件(CREDO)试验证实,PCI 患者 12 个月的阿司匹林联合氯吡格雷 DAPT 预防 1 年内的不良缺血事件优于阿司匹林单药治疗[4]。这些观察结果有助于确立阿司匹林联合噻吩吡啶的 DAPT 作为 SCAD 患者支

架植入后的标准治疗。

接受 PCI 治疗的 SCAD 患者的 DAPT

冠状动脉支架和 DAPT

冠状动脉金属支架的作用是抑制冠状动脉的回缩过程和动脉夹层引起的急性闭塞，后者降低了冠状动脉球囊血管成形术的有效性[11]。冠状动脉支架的早期型号是裸金属支架(bare metal stents, BMS)，它们对改善上述问题有效。然而，支架内再狭窄成为 BMS 的主要问题，这促进了一种新的支架技术的研发，称为药物洗脱支架(drug-eluting stents, DES)，这种支架具有抗增殖药物缓慢释放的特点，以防止内膜增生，后者是导致支架内再狭窄的主要机制[27,28]。第一代 DES 采用基于聚合物的技术，释放抗增殖药物，能够显著减少再狭窄。然而，血栓性并发症成为这种支架技术的主要问题，包括极晚期的血栓事件(超过 1 年)[29]。Bern-Rotterdam 注册研究[29]的结果显示，在植入 DES 后 3 年内出现晚期支架内血栓形成(stent thrombosis, ST)每年的发生率为 0.6%，根据这一结果达成共识建议 DAPT 应在 DES 植入后维持至少 12 个月，但未经任何随机对照试验(randomized controlled trial, RCT)支持[30]。此外，一些报告称第一代 DES 的极晚期 ST 可能需要无限期的氯吡格雷治疗。与第一代 DES 相关的 ST 风险增加可能由延迟内皮化、聚合物超敏反应和炎症所致[31]。第一代 DES 的安全问题促使新合金、聚合物、药物和支架设计的发展。新一代 DES 确实克服了第一代 DES 的安全性问题，血栓并发症的发生率显著降低，几乎消除了对晚期血栓并发症的担忧。支架技术的这种发展缩短了冠状动脉支架植入术后 DAPT 治疗的最短持续时间[32]。

PCI 患者长期与短期的 DAPT

虽然支架技术在不断发展，但 DAPT 达到最佳有效性和安全性的最佳持续时间仍然存在争议。目前已开展了大量的

RCT 评估短期与长期 DAPT 的差异。一般而言，PCI 术后短期 DAPT 指持续时间≤6 个月，长期 DAPT 指 DAPT 持续≥12 个月。大多数短期 DAPT 的临床试验旨在证明出血并发症的减少同时抗栓有效性并没有下降。事实上，这些试验的开展正是由于观察到了 DAPT 治疗的相关大出血事件增加了死亡率[32]。值得关注的是，大出血事件与复发性心肌梗死(myocardial infarction, MI)对死亡率的影响相当甚至更为严重[15,16]。支架技术的发展以及这些临床试验对短期 DAPT 的探索，促成了以防止与器械相关的血栓并发症的 DAPT 最低要求持续时间的概念。另一方面，长期 DAPT 的临床试验旨在证明冠状动脉支架置入后由于整体血管事件导致的不良缺血事件减少，特别是非支架相关的缺血事件[32]。这一概念最初在 RCT 事后分析中发现，主要表现为以增加出血风险为代价的总体缺血事件的减少[33]。事实上，长期 DAPT 治疗策略在几项临床试验中进行了前瞻性研究，包括具有里程碑意义的双药抗血小板治疗和在阿司匹林背景下使用替格瑞洛与安慰剂相比预防心肌梗死患者的心血管事件(PEGASUS)试验[34,35]。

关于 DAPT 持续时间和风险分层的决策

患者个体出血和缺血风险存在差异，因此难以对所有患者应用 DAPT 持续时间形成统一决策。事实上，虽然一些患者可能从长期 DAPT 中受益，例如糖尿病、多支架植入患者和复杂 PCI 患者，但是其他具有高出血风险或低缺血风险的患者可能会因长期 DAPT 而受到伤害。因此，DAPT 持续时间应根据风险分层模型实现个体化，该模型考虑到个体的缺血和出血风险，以简便识别患者是否将从不同 DAPT 持续时间中获益(图 56.1)。针对这一目标已经开发了几种评分系统(图 56.2)[36-39]。接受支架植入和术后双药抗血小板治疗的患者中预防出血并发症(PRECISE-DAPT)评分可用于确定高出血风险的 PCI 患者。该评分使用五个参数(年龄，肌酐清除率，白细胞计数，血红蛋白和出血史)预测院外出血。高出血风险(评分

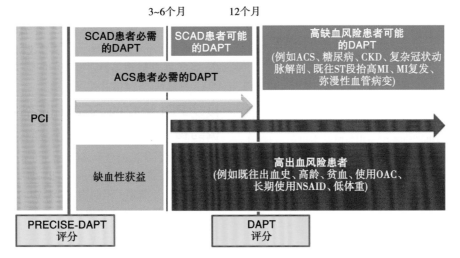

图 56.1　DES 植入后 DAPT 的最佳持续时间。根据临床表现(ACS 与 SCAD)确定所需的 DAPT 的最小持续时间，以及根据缺血和出血风险概况结合使用评分系统，确定延长或缩短的适应证。ACS，急性冠脉综合征；CKD，慢性肾脏病；DAPT，双药抗血小板治疗；MI，心肌梗死；NSAID，非甾体抗炎药；OAC，口服抗凝剂；SCAD，稳定型冠心病(Reproduced with permission from Prog Cardiovasc Dis 2017[32])

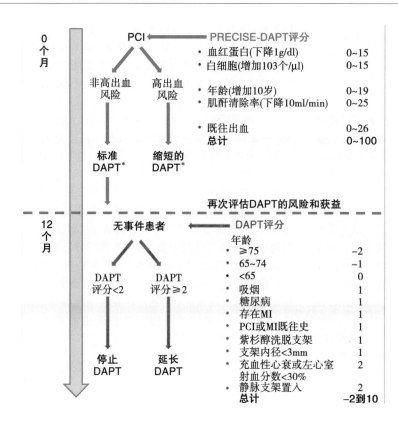

图 56.2　基于 PRECISE-DAPT 和 DAPT 评分的 DAPT 持续时间决策。评分中包含的变量与出血风险增加（红点），缺血风险增加（蓝点）或中性效应（黑点）有关。* 在验证研究中，短期 DAPT 包括 3~6 个月的治疗，标准 DAPT 包括至少 12 个月的治疗（Reprinted from Gargiulo G, Valgimigli M, Capodanno D, Bittl JA. State of the art：duration of dual antiplatelet therapy after percutaneous coronary intervention and coronary stent implantation—past, present and future perspectives, EuroIntervention 2017；13（6）：717-33, Copyright 2017, with permission from Europa Digital & Publishing）

≥25）患者可能从 DES 植入后短期 DAPT（3~6 个月）获益[38]。另一方面，用九个参数评分可识别可能从延长 DAPT 中获益的患者。该评分从冠状动脉支架植入后已经接受 12 个月 DAPT 的人群中，筛选那些适合进行长期 DAPT 的患者。得分≥2 的患者可从延长的 DAPT 中获益[37]。虽然这些风险预测评分均未在 RCT 中进行前瞻性研究，但在临床实践中可考虑使用 PRECISE-DAPT 和 DAPT 评分进行 DAPT 持续时间的决策［Ⅱb 类推荐，证据等级（level of evidence，LOE）B］[40]。值得注意的是，虽然这些风险评分易于遵循且使用方便，但它们的应用仍有所局限。实际上，出血并发症的风险随着时间的推移而动态变化。因此，这些评分结论不应被视为固定不变的，而需要与临床判断相结合并考虑患者的偏好。

SCAD 患者 DAPT 的现行实践建议

DAPT 是 PCI 术后抗血小板治疗的主要方法。然而，在无 PCI 或先前 MI 史的 SCAD 患者中没有应用 DAPT 指征。事实上，在这些患者中，阿司匹林仍然是首选治疗方法（Ⅰ类，LOE A）。对阿司匹林过敏或不耐受的患者应考虑使用氯吡格雷单药治疗（Ⅰ类，LOE B）[42]。在本节中，我们将重点阐述接受 PCI 的 SCAD 患者的治疗建议。欧洲心脏病学会（European Society of Cardiology，ESC）和美国心脏病学院（American College of Cardiology，ACC）/美国心脏协会（American Heart Association，AHA）关于 SCAD 患者抗血小板治疗的现行指南推荐见表 56.1[40,43,45]。对于所有需要接受 PCI 的患者，在选择性支架置入术前应使用低剂量阿司匹林（81~325mg/d）。如果患者未接受阿司匹林治疗，应在 PCI 前给予非肠溶阿司匹林（150~325mg）（Ⅰ类，LOE B）。氯吡格雷（600mg 负荷和 75mg/d）也是接受 PCI 的 SCAD 患者的Ⅰ类适应证（Ⅰ类，LOE A）。

针对 SCAD 患者短期 DAPT 治疗的安全性的大量研究促成了指南的修订。因此，SCAD 患者冠状动脉支架植入后 DAPT 所需最短持续时间从 12 个月减少到 6 个月，并且与支架类型无关。事实上，之前推荐 DAPT 治疗持续 12 个月是基于第一代 DES 出现安全问题后的经验性建议。对于 SCAD 患者耐受 DAPT 且出血风险低但血栓事件风险高的患者，可考虑继续 DAPT 治疗（持续时间为 6 至 30 个月）（Ⅱb 类证据）。另一方面，在出血风险较高或同时使用口服抗凝治疗的患者中，也可考虑缩短 DAPT 持续时间（3 个月）（ESC Ⅱa 类，ACC/AHA Ⅱb 类证据）。对于 PRECISE-DAPT 评分≥25 的患者，ESC 指南建议使用 DAPT 3 个月。此外，更新的 ESC 指南表明，如果对 SCAD 患者（Ⅱb 类，LOE C）来讲 3 个月 DAPT 存在安全性问题，可考虑 1 个月的 DAPT。之后，建议使用终身单抗血小板治疗，通常推荐阿司匹林。SCAD 患者不建议常规使用强效 P2Y₁₂ 抑制剂（普拉格雷或替格瑞洛）。

接受 PCI 治疗的 SCAD 患者静脉注射抗血小板药物

最近的临床试验显示，氯吡格雷负荷剂量 600mg 后使用糖蛋白Ⅱb-Ⅲa 抑制剂（glycoprotein Ⅱb-Ⅲa inhibitors，GPI）未带来额外获益[46]。根据 ESC 指南，在 SCAD 患者的择期 PCI 中，GPI 应仅用于二线治疗（术中血栓形成，血流缓慢，血管闭塞风险）（Ⅱa 类推荐，LOE C）[44]。然而，自 2011 年以来未更新的 ACC/AHA PCI 指南表明，接受用普通肝素治疗而未经氯吡格雷预处理的非择期 PCI 的患者，给予 GPI（阿昔单抗、双倍剂量依替巴肽或高剂量替罗非班）（Ⅱa 类，LOE B）是合理的，但这些治疗在氯吡格雷充分预处理的患者中推荐水平较低（Ⅱb 类，LOE B）。

表 56.1　ACC/AHA 和 ESC 关于 PCI 患者稳定性缺血性心脏病患者口服和静脉内抗血小板治疗指南的总结

推荐级别	ACC/AHA[43]		ESC[44]	
	分类	级别	分类	级别
口服治疗				
在选择性支架置入术前需要注射阿司匹林	I	B	I	B
未接受阿司匹林治疗的患者应在 PCI 前给予非肠道阿司匹林 150~325mg	I	B	I	C
对于接受冠状动脉支架植入的稳定型 CAD 患者,建议在阿司匹林基础上使用氯吡格雷(600mg 负荷剂量,75mg/d 维持剂量)	I	A	I	A
接受 PCI 治疗的稳定型 CAD 患者在缺血风险评估(如,SYNTAX 评分高,既往支架内血栓形成,植入支架的位置和数量)和出血风险评估(如,根据 PRECISE-DAPT 评分)后,可考虑在阿司匹林基础上使用普拉格雷或替格瑞洛,而不是氯吡格雷			II b[a]	C
DAPT 持续时间				
对于稳定型 CAD 患者,一般建议使用含阿司匹林和氯吡格雷的 DAPT 治疗 6 个月,不论支架类型	I[b]	A	I[a]	A
对于高出血风险的稳定型 CAD 患者(例如,PRECISE-DAPT≥25),应考虑 DAPT 3 个月	II b[b]	C	II a[a]	B
对于 3 个月 DAPT 存在安全性问题的稳定型 CAD 患者,可考虑 1 个月的 DAPT			II b[a]	C
在有稳定型 CAD 且耐受 DAPT 而无出血并发症且出血率低但血栓形成风险高的患者中,可考虑继续使用氯吡格雷治疗 >6 个月且≤30 个月的 DAPT	II b[b]	A	II b[a]	A
对于使用 BVS 治疗的稳定型 CAD 患者,应考虑 DAPT 至少 12 个月			II a[a]	C
静脉内治疗				
在接受普通肝素治疗尚未接受氯吡格雷预处理的择期 PCI 患者中,给予 GPI(阿昔单抗,双推注 eptifibatide 或高推注剂量替罗非班)是合理的	II a	B		
对于接受选择性 PCI 支架植入术的患者,使用普通肝素治疗并用氯吡格雷进行充分预处理,给予 GPI(阿昔单抗,两倍剂量依替巴肽或高剂量替罗非班)可能是合理的	II b	B		
GPI 应仅考虑应急措施情况			II a	C

ACC,美国心脏病学院;AHA,美国心脏协会;DAPT,双药抗血小板治疗;ESC,欧洲心脏病学会;BVS,生物可吸收血管支架;GPI,糖蛋白 II b-III a 抑制剂;PCI,经皮冠状动脉介入治疗。

[a] 与 EACTS[40] 合作开发的 2017 年 ESC 指南 CAD 患者 DAPT 的重点更新。

[b] 2016 年 ACC/AHA 指南 CAD 患者 DAPT 的持续时间的重点更新。

ACS 患者的抗血小板治疗

ACS 患者抗血小板治疗的历史

导致 ACS 的关键机制是在动脉粥样硬化斑块破裂或糜烂后形成的动脉血栓[47]。血小板活化和聚集过程有助于病理性动脉血栓的形成并导致血管闭塞[47-49]。ACS 是一种潜在的致命疾病,复发率很高。由于这些原因,长期抗血小板治疗对于治疗和预防 ACS 患者的动脉粥样硬化血栓并发症至关重要。多年来阿司匹林一直是金标准。在国际梗死生存研究-2(ISIS-2)试验中,招募了 17 187 名急性心肌梗死(acute myocardial in-

farction, AMI)患者,单独使用链激酶或单独使用阿司匹林与安慰剂相比,5 周血管死亡率均显著降低(分别降低 25% 和 23%),而阿司匹林与链激酶的组合明显优于单独使用其中任一药物[50]。随后,阿司匹林被确立为 ACS 患者的一线治疗药物。氯吡格雷的研发改善了 ACS 患者的治疗。之后一些具有里程碑意义的临床试验证明了在 ACS 后使用阿司匹林和氯吡格雷的 DAPT 获益[5-7]。氯吡格雷在不稳定型心绞痛中预防复发性缺血事件(CURE)试验[7]首次证明在 ACS 患者中与单用阿司匹林相比,使用 12 个月的阿司匹林和氯吡格雷的 DAPT 方案的优越性。在氯吡格雷作为辅助再灌注治疗(CLARITY)试验中,用纤维蛋白溶解治疗的 ST 段抬高心肌梗死(ST-segment elevation myocardial Infarction, STEMI)患者中 DAPT 显示

5

出相同的优势[6]。氯吡格雷和美托洛尔用于心肌梗死试验（COMMIT）表明，急性心肌梗死患者中氯吡格雷的辅助使用也具有生存获益[5]。这些观察结果使得阿司匹林联合氯吡格雷的 DAPT 成为 ACS 的标准治疗方案。

然而，相当多的研究一致表明氯吡格雷反应的广泛变异性，以及对氯吡格雷反应差的患者血栓并发症的风险较高[51-53]。这些观察结果促进了以普拉格雷和替格瑞洛为代表的新一代口服 P2Y$_{12}$ 受体抑制剂的发展，其特点是与氯吡格雷相比具有更迅速、有效及具有可预测的药效学特征[1]。使用普拉格雷优化血小板抑制改善治疗效果评估（TRITON）TIMI 38 试验表明，与氯吡格雷相比，接受 PCI 的高风险 ACS 患者使用新药后缺血事件的发生率更低[9]。但是，缺血事件的减少是以严重出血事件的增加为代价的，包括威胁生命和致命性出血。在有脑血管病史的患者中使用普拉格雷不良临床事件显著增加，会导致总体的危害（与氯吡格雷相比）；这包括该队列患者颅内出血的显著增加。因此，普拉格雷在这些患者中是禁忌的（Ⅲ类，LOE B）。另外两个重要的队列是 75 岁或以上的患者和体重低于 60kg 的患者，其中出血风险增加最终导致普拉格雷没有净获益。因此，在这些患者中应谨慎使用普拉格雷。虽然药代动力学和药效学研究的结果表明在这些患者中可使用较低的维持剂量，但这些尚未在大规模临床研究中进行测试。在血小板抑制和患者预后（PLATO）试验中，与氯吡格雷相比，替格瑞洛也减少了 ACS 患者的缺血事件，包括心血管疾病的死亡率[10]。然而，与 TRITON-TIMI 38 试验仅纳入接受 PCI 的 ACS 患者不同，PLATO 是在 ACS 患者中进行的，无论治疗类型如何（介入或非介入）。试验设计的这些差异使得与普拉格雷相比，替格瑞洛用于 ACS 患者的治疗更加通用。然而，与普拉格雷类似，缺血性复发的减少与出血并发症的增加有关，尽管不是致命的。此外，替格瑞洛与非出血副作用风险增加有关，特别是呼吸困难。

尽管使用 DAPT，持续存在缺血性复发为寻找其他的靶点奠定了基础。特别是，鉴于凝血酶对血小板活化和血栓形成的重要作用，针对凝血酶对血小板作用的研究是一个关键的研究领域[54]。沃拉帕沙是 PAR-1 抑制剂，是除了标准 DAPT 外（主要是阿司匹林和氯吡格雷）与有各种血管疾病的患者的缺血事件减少有关的药物，包括有 MI 病史的患者。然而，这是以严重出血并发症显著增加为代价的，其中包括颅内出血（intracranial hemorrhage，ICH），尤其是有脑血管事件病史的患者[55,56]。尽管沃拉帕沙被批准用于临床，但其在临床实践中的应用非常有限，并且在实践指南中不推荐。

PCI 治疗的 ACS 患者的抗血小板治疗

ESC 和 ACC/AHA 目前对 ACS 患者使用抗血小板治疗的指南建议总结在表 56.2[40,45,57-60]。这些建议将 DAPT 作为有创和无创治疗的 ACS 患者的标准治疗。对于没有禁忌证的所有患者，建议使用阿司匹林，并且应该无限期地服用。初始口服负荷剂量为 150~300mg（对于初始使用阿司匹林的患者）和维持剂量为 75~100mg/d（Ⅰ类，LOE A）。在有 ACS 的患者中，及时给予抗血小板治疗是至关重要的。尽管一致认为阿司匹林应该在 ACS 出现时立即用于所有患者，但口服 P2Y$_{12}$ 受体抑制剂的给药时间一直存在争议。此外，不同 P2Y$_{12}$ 抑制剂的可

用性促进了药物选择的建议。这些方面如下所述。

P2Y$_{12}$ 受体抑制剂的使用时机

口服 P2Y$_{12}$ 受体抑制剂的给药时机一直存在争议。P2Y$_{12}$ 受体抑制剂的"预处理"定义为在了解冠状动脉解剖结构之前使用的治疗。虽然在 ACS 患者中尽快用 P2Y$_{12}$ 受体抑制剂预处理已经是指南的 Ⅰ 类推荐[61]，但是支持这种方法的数据非常有限。预处理的概念是基于早期使用 P2Y$_{12}$ 受体抑制剂可以在明确冠状动脉解剖结构之前和 PCI 手术期间保护患者免于缺血性复发。然而，不能排除在某些患者中这种策略可能是不必要的，在某些情况下甚至是有害的。例如，一些患者可能没有需要进行血运重建的显著的冠状动脉狭窄，而其他患者可能需要进行冠状动脉旁路移植（coronary artery bypass graft surgery，CABG）[61]。在后者中，术前接受 P2Y$_{12}$ 抑制治疗会增加手术出血并发症的风险，需要患者等待 5~7 天用于洗脱药物的效果。这确实与延长住院时间和增加成本有关（图 56.3）[62]。

预处理的概念起源于 CURE 研究，患者在出现临床表现时接受氯吡格雷 300mg 负荷剂量治疗[63]。然而，这项研究是在保守治疗的患者中进行的，并且距离 PCI 中位时间是 10 天，这与当前的实践有很大的不同，现在如果需要，可以更快地对患者进行有创治疗并进行 PCI。重要的是，非 ST 段抬高急性冠脉综合征（non-ST-elevation-acute coronary syndrome，NSTE-ACS）患者（15 项临床试验中 $n = 37\ 814$）的荟萃分析发现，氯吡格雷预处理与无预处理之间的死亡率没有差异[64]。在所有患者都经过预处理的 PLATO 研究结果支持目前的以替格瑞洛预处理的实践，但是非 ST 段抬高心肌梗死（non-ST-elevation myocardial infarction，NSTEMI）患者使用替格瑞洛预处理与不预处理的作用尚未在任何 RCT 中进行过测试。另一方面，在非 ST 段抬高心肌梗死的患者中比较 PCI 术前使用普拉格雷与诊断时用普拉格雷预处理（ACCOAST）试验中进行了专门测试，结果显示相比在导管室中使用普拉格雷的 NSTEMI 患者，用普拉格雷预处理的非 CABG 相关的 TIMI 严重出血事件增加了三倍，并且疗效并没有得到改善。因此，NSTEMI 患者禁用普拉格雷预处理治疗[65]。

与 NSTEMI 相似，口服 P2Y$_{12}$ 受体抑制剂预处理广泛运用于首次接受 PCI 的 ST 段抬高心肌梗死（ST-elevation myocardial infarction，STEMI）患者，尽管缺乏来自 RCT 的数据。在对接受 PCI 的患者进行大型荟萃分析的 STEMI 亚组中，氯吡格雷预处理与死亡率降低约 50% 相关[64]。在 TRITON-TIMI 38 研究中，仅在首次接受 PCI 的 STEMI 患者中进行预处理，并显示出有利的结果。因此，基于该观察结果，允许在 STEMI 患者中用普拉格雷预处理。尽管在新发 ST 段抬高心肌梗死患者在导管室或急救车使用替格瑞洛以开放冠状动脉（ATLANTIC）试验中，STEMI 患者院前给予替格瑞洛并未减少伴随原发的缺血终点事件，但是院前使用和急诊室使用严重出血率很低且非常相似，提示使用替格瑞洛预处理具有安全性[66]。

多年来，ESC 指南对预处理的建议采取了不同的立场。这强调了这个主题的争议性质，其结论既可以支持也可以反对预处理。虽然多年来 ESC 指南在很大程度上支持预处理策略，但 2015 年的指南首次表明，没有建议或反对使用替格瑞洛或氯吡

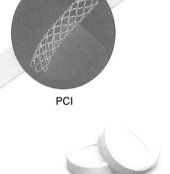
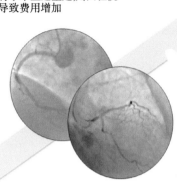
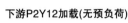

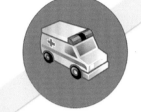

上游P2Y12负荷(预处理)

潜在优势

- 该药物有更多时间获得完全的抗血小板作用
- 等待冠状动脉造影时有更多的缺血保护
- 急性支架血栓少
- 不需要辅助糖蛋白Ⅱb/Ⅲa抑制剂

潜在劣势

- 增加出血
- 对于最终未证实为冠心病的患者无用
- 对需要立即进行冠状动脉搭桥术的患者有害
- 如果需要进行手术血运重建,则因住院时间延长而导致费用增加

PCI

下游P2Y12加载(无预负荷)

潜在优势

- 没有为立即进行冠状动脉搭桥术转诊的患者分配剂量
- 非冠心病患者没有给予负荷剂量
- 基于血管造影术和程序注意事项的个性化决策的时间更多

潜在劣势

- 药物获得完全抗血小板作用的时间更少
- 更多的围手术期心肌梗塞
- 更多的围手术期支架血栓形成
- 更需要糖蛋白Ⅱb/Ⅲa抑制剂紧急治疗

冠状动脉造影

急诊医学处理

图 56.3　术前与术后使用 P2Y$_{12}$ 受体抑制剂的优缺点(Reproduced with permission from Expert Rev Cardiovasc Ther 2016[62])

表 56.2　ACC/AHA 和 ESC 关于 ACS 患者口服和静脉内抗血小板治疗管理指南的摘要

推荐级别	ACC/AHA		ESC	
	分类	级别	分类	级别
口服治疗				
出现症状后立即使用非肠溶性口服阿司匹林(150~325mg)(或静脉注射80~150mg)。应无限期地继续使用阿司匹林(75~100mg/d)	I	A	I	A
除阿司匹林外,建议使用 P2Y12 抑制剂,并保持 12 个月以上,除非有禁忌证:	I	B	I	A
普拉格雷(60mg LD,10mg/d MD)已知冠状动脉解剖结构且正在进行 PCI 的患者	Ⅱa	Ⅱ	I	B
替格瑞洛(180mg LD,90mg bid MD)无论初始治疗策略如何,包括氯吡格雷预处理的治疗策略	Ⅱa	B	I	B
氯吡格雷(600mg LD,75mg/d MD),仅当普拉格雷或替格瑞洛不可用或禁忌时			I	B
对于已知冠状动脉解剖结构的患者,以及进行 PCI 的决定以及 STEMI 患者,通常建议使用 P2Y$_{12}$ 抑制剂进行预处理			I^a	A
不建议对未知冠状动脉解剖结构的患者用普拉格雷预处理			Ⅲ^a	B
DAPT 持续时间				
BMS 或 DES 植入术后,对于 ACS 患者(NSTE-ACS 或 STEMI)应给予 P2Y12 抑制剂 DAPT 至少 12 个月	I^b	B	I^a	A
在接受冠状动脉支架植入治疗的 ACS 患者中继续使用 DAPT>12 个月可能是合理的,这些患者在没有出血并发症的情况下耐受 DAPT 且出血风险不高(例如,使用 DAPT 期间有出血病史,凝血功能障碍,口服抗凝剂使用)	Ⅱb^b	A	Ⅱb^a	A

5

续表

推荐级别	ACC/AHA		ESC	
	分类	级别	分类	级别
DES 植入后接受 DAPT 治疗的 ACS 患者 6 个月后停用 P2Y$_{12}$ 抑制剂可能是合理的,这些患者出现高出血风险(例如,口服抗凝治疗),严重出血并发症的风险很高,或发生显著的严重出血	Ⅱb[b]	C	Ⅱa[a]	B
在心肌梗死和高缺血风险的患者中,如果没有出血并发症并且可以耐受 DAPT,在阿司匹林的基础上使用替格瑞洛 60mg bid 超过 12 个月可能优于氯吡格雷或普拉格雷			Ⅱb[a]	B
静脉内治疗				
GPI 应考虑用于紧急情况或血栓并发症			Ⅱa	C
在早期侵入性策略和具有中度/高风险特征的 DAPT 治疗的患者中上游使用 GPI	Ⅱb	A		
在 NSTE-ACS 和高风险特征(例如,肌钙蛋白升高)未充分用氯吡格雷或替格瑞洛预处理的患者中,PCI 时给予 GPI(阿昔单抗,双推注依替巴肽或高剂量推注替罗非班)是有用的	Ⅰ	A		
在使用 UFH 治疗并且使用氯吡格雷进行充分预处理的 NSTE-ACS 和高风险特征(例如,肌钙蛋白升高)的患者中,给予 GPI(阿昔单抗,双倍剂量依替巴肽或高剂量替罗非班)是合理的	Ⅱa	B		
在接受 PCI 的患者中,不建议常规预先使用 GPI			Ⅲ	A
PCI 患者是 P2Y$_{12}$ 抑制剂初治时可以考虑坎格雷洛			Ⅱb	A

ACC,美国心脏病学院;AHA,美国心脏协会;bid,一天两次;DAPT,双药抗血小板治疗;ESC,欧洲心脏病学会;GPI,糖蛋白Ⅱb-Ⅲa抑制剂;LD,负荷剂量;MD,维持剂量;PCI,经皮冠状动脉介入治疗。

[a] 与 EACTS 合作开发的 2017 年 ESC 的 CAD 患者 DAPT 的重点更新[40]。

[b] 2016 年 ACC/AHA 指南 CAD 患者 DAPT 的持续时间的重点更新[45]。

格雷预处理,因为计划介入治疗的 NSTEMI 患者的这些药物的最佳给药时间尚未得到充分研究。但是,在最近的 2017 年更新中,ESC 指南指出,对于已知冠状动脉解剖结构且决定继续进行 PCI 的患者,通常建议使用 P2Y$_{12}$ 受体抑制剂替格瑞洛或氯吡格雷预处理(Ⅰ类,LOE A)[40]。相反,目前的 ACC/AHA 指南总体上没有提及他们对替格瑞洛或氯吡格雷预处理的建议,这些限制了对药物如何在试验中使用的描述[57]。在 AC-COAST 试验中,ESC 指南不建议在了解冠状动脉解剖之前使用普拉格雷治疗 NSTEMI 患者(Ⅲ类,LOE B)[58]。同样,在 ACC/AHA 指南中,不推荐普拉格雷用于 NSTEMI 患者的"前期"治疗[57]。另一方面,尽管缺乏令人信服的数据,但在 ESC 指南(Ⅰ类,LOE A)中通常推荐 STEMI 患者用 P2Y$_{12}$ 受体抑制剂预处理[40]。根据 ACC/AHA 指南,应尽早或在首次 PCI 时给予 STEMI 患者 P2Y$_{12}$ 受体抑制剂[67]。

ACS 患者中 P2Y$_{12}$ 受体抑制剂的选择

ESC 和 ACC/AHA 关于在 ACS 患者中选择 P2Y$_{12}$ 受体抑制剂的建议存在一些差异。ESC 指南表明,对于所有存在中度至高度缺血事件风险的患者(如肌钙蛋白升高),建议在没有禁忌证(既往 ICH 或持续出血)的情况下使用替格瑞洛(180mg 负荷剂量,90mg 每日两次),无论初始治疗策略如何,包括用氯吡格雷预处理的患者(当开始替格瑞洛时应该停用)(Ⅰ类,LOE B)。在没有禁忌证(既往 ICH,既往缺血性卒中或短暂性脑缺血发作或持续出血)的情况下进行 PCI 的患者,建议使用普拉

格雷(60mg 负荷剂量,10mg/d 维持剂量);对于年龄≥75 岁或体重<60kg 的患者,一般不建议使用普拉格雷)(Ⅰ级,LOE B)。ACC/AHA 指南表明,对于使用早期侵入性治疗和/或冠状动脉支架术治疗的 NSTE-ACS 患者,选择替格瑞洛而非氯吡格雷是合理的[57],此外,他们声明对接受 PCI 治疗的非出血高风险的 NSTE-ACS 患者选择使用普拉格雷治疗而非氯吡格雷治疗是合理的(Ⅱa 类,LOE B 类)。ESC 指南表明,氯吡格雷(300~600mg 负荷剂量和 75mg/d 维持剂量)仅在禁忌普拉格雷和替格瑞洛或需要口服抗凝治疗的患者(三联疗法)中使用(Ⅰ类,LOE B)。但是,ACC/AHA 指南中没有具体的说明。

ACS 患者静脉注射抗血小板药物治疗

在接受 PCI 的高危 ACS 患者中使用 GPI 作为一种治疗选择。这些药物可阻断血小板聚集的最终途径,并提供快速有效的抗血小板作用[68]。然而,GPI 在临床实践中的作用因其出血并发症发生率高以及一直在开发新的更安全的替代治疗方案而被降级。实际上,现有数据支持 GPI 在接受 PCI 的 ACS 患者中选择性使用而非常规使用。ESC 和 ACC/AHA 指南两者存在一些差异。在 ESC 指南中,PCI 期间 GPI 的使用仅在紧急情况(高血栓负荷,支架内血栓形成)或血栓并发症时考虑(Ⅱa 类,LOE C)。PCI 之前不推荐常规术前使用 GPI(Ⅲ类,LOE A)。然而,根据 ACC/AHA 指南,除了具有高风险的 NSTEMI 中的 DAPT,还可考虑术前使用小分子 GPI(依替巴肽或替罗非班)(Ⅱa 类,LOE B)。在 PCI 时,ACC/AHA 指南建议在高风险

（如肌钙蛋白升高）且未经氯吡格雷或替格瑞洛充分预处理的 NSTEMI 患者中使用 GPI（阿昔单抗，双倍剂量依替巴肽或高剂量替罗非班）（Ⅰ类，LOE A）。在用普通肝素治疗并用氯吡格雷充分预处理的 NSTEMI 患者中，ACC/AHA 指南表明给予 GPI 是合理的（Ⅱa 类，LOE B）。

坎格雷洛是目前唯一可用的静脉注射 P2Y$_{12}$ 受体抑制剂。根据坎格雷洛与标准疗法达到最佳血小板抑制 PHOENIX（CHAMPION PHOENIX）试验的结果，该药物被批准用于临床[69]。ESC 指南规定该药物可考虑用于接受 PCI 的 P2Y$_{12}$ 受体抑制剂初治的患者（Ⅱb 类，LOE A）。自批准坎格雷洛以来，ACC/AHA 指南尚未更新，因此没有可用的建议。尽管坎格雷洛已经作为 CAD 需要手术患者的桥接策略而进行了测试[70]，但该药物尚未被批准用于该适应证。

ACS 患者的 DAPT 持续时间

根据 ESC 和 AHA/ACC 指南，在 ACS 患者中推荐使用含阿司匹林联合 P2Y$_{12}$ 抑制剂的 DAPT 治疗 12 个月，无论治疗类型（介入与非介入），血运重建类型（经皮与手术），以及冠状动脉内装置类型（BMS 与 DES）（Ⅰ类，LOE B）[40,45]，在出血风险高的 ACS 患者中可考虑较短的 DAPT 持续时间（即 6 个月）（ESC 指南中的Ⅱa 类，LOE B；ACC/AHA 指南中Ⅱb 类，LOE C）。相反，对于高缺血风险且耐受 DAPT 而无出血并发症的患者，可考虑延长 DAPT 超过 12 个月（Ⅱb 类，LOE A）。ESC 指南进一步推荐替格瑞洛 60mg 每日两次优于氯吡格雷或普拉格雷（Ⅱb 类，LOE A）联合阿司匹林超过 12 个月。该建议基于 PEGA-SUS[35] 和 DAPT[34] 试验的结果，这两项试验均评估了长期（>12 个月）阿司匹林联合 P2Y$_{12}$ 抑制剂的 DAPT 的疗效和安全性。与 12 个月 DAPT 相比，DAPT 试验显示延长 DAPT（PCI 术后 12~30 个月）的益处。长期 DAPT 患者的 ST，MI 和 MACE 发生率显著降低。然而，长期 DAPT 会增加出血学术研究会（Bleeding Academic Research Consortium，BARC）2 型、3 型或 5 型的风险[34]。PEGASUS 试验评估了既往（1~3 年）自发性 MI 患者中替格瑞洛联合阿司匹林的长期疗效[35]。在该研究中，评估了替格瑞洛的两种给药方案（90mg 每日两次和 60mg 每日两次）。与安慰剂相比，替格瑞洛的两种方案均显著降低了不良缺血事件的风险。但这是以增加 TIMI 严重出血风险为代价的，尽管致命性出血或 ICH 没有差异。与 90mg 方案相比，60mg 方案总体上更有利于安全性，因此在 ESC 指南中特别推荐。

药物治疗的 ACS 患者的抗血小板治疗

对于使用药物治疗的 ACS 患者，尽管有指南建议和临床试验证据，但与使用 PCI 治疗的患者相比，DAPT 的使用频率较低[71]。CURE 研究显示，在 NSTE-ACS 患者中，无论管理策略如何，阿司匹林和氯吡格雷的 DAPT9 个月（3~12 个月）比 1 个月的治疗更有临床益处[7]。在 PLATO 试验的亚组分析中，药物治疗的 NSTE-ACS 患者，替格瑞洛 90mg 每日两次与氯吡格雷相比具有持续的益处，包括降低死亡率[72]。在 PEGASUS 试验中，有自发性 MI 病史的患者有 4 271 例没有冠状动脉支架置入术的病史，与既往冠状动脉支架植入术患者相比后一致[35]。但是，药物治疗的 ACS 患者的普拉格雷治疗并非基于靶向抑制血小板以明确药物治疗急性冠脉综合征的最佳方案（TRILOGY

ACS）试验结果被推荐——试验中普拉格雷与氯吡格雷在原发性缺血终点方面没有差异[73]。在药物治疗的 STEMI 或既往纤维蛋白溶解治疗的患者中，目前证据仅支持限于 1 个月的 DAPT。在 CLARITY 试验中，在接受纤维蛋白溶解治疗的 STE-MI 患者中，与阿司匹林单药治疗相比，同时给予阿司匹林和氯吡格雷的 DAPT 与缺血事件减少相关[6]。然而，这些患者中的大多数将接受冠状动脉介入治疗，仍然建议在药物治疗的 ACS 患者中使用 DAPT12 个月，包括 STEMI 患者。

抗血栓治疗方案安全性和有效性的新策略

模式的转变：放弃阿司匹林

即使使用新开发的药物，多重抗血栓治疗的出血风险也系统性地增加，这一观察结果促进研究比传统 DAPT 方案更安全的新策略。为此，有几项研究评估减少阿司匹林是否可以减少出血，特别是当使用更有效的辅助治疗时[74]。这种策略确实被认为是一种模式转变，特别是考虑到阿司匹林代表了动脉粥样硬化血栓性疾病患者二级预防的金标准抗血小板药物。在缺血事件风险患者中氯吡格雷与阿司匹林的随机盲法（CAP-RIE）试验中，显示各种动脉粥样硬化性血管疾病的患者长期服用氯吡格雷比阿司匹林更有效减少缺血事件复合终点风险，而阿司匹林导致出血并发症的风险增加，特别是消化道出血[75]。近期缺血性卒中或短暂性脑缺血发作的高危患者中阿司匹林联合氯吡格雷与氯吡格雷单药相比（MATCH）试验中，在最近发生缺血性卒中或短暂性脑缺血发作的高风险患者中，在氯吡格雷基础上加用阿司匹林，不能显著减少严重血管事件但增加了危及生命或严重出血风险[76]。这些观察结果表明阿司匹林可能导致出血风险增加。然而，也可能有人认为 P2Y$_{12}$ 抑制剂可导致出血风险增加，因为辅助性 P2Y$_{12}$ 抑制治疗的研究一直表明出血风险增加，特别是在低风险环境中[77]。总体而言，这些数据表明出血风险可能更多地归因于叠加的抗血小板作用而不是特定药物。虽然体外研究的结果表明，在有效的 P2Y$_{12}$ 受体抑制剂存在下，阿司匹林仅提供最小的辅助抗血栓形成作用[78]，但体外的其他研究并不支持这一点[79]。

与这些研究结果一致，许多试验评估了放弃阿司匹林治疗以减少出血并发症而不降低疗效的方法的可行性。第一项评估放弃阿司匹林影响的试验是口服抗凝和冠状动脉狭窄患者的最佳抗血小板和抗凝治疗（WOEST）研究，该研究是在接受 PCI 治疗的服用 OAC 患者中进行的[80]。本研究比较了三联疗法（OAC 联合阿司匹林和氯吡格雷）和双重疗法（OAC 联合氯吡格雷），并证明维持双重治疗与出血并发症的显著减少有关。重要的是，没有因降低死亡率而降低疗效。最近在预防接受 PCI 的房颤患者的出血（PIONEER）[81] 和使用达比加群的双重抗血栓治疗与使用华法林的三联疗法进行经皮冠状动脉介入治疗的非瓣膜性房颤患者的随机评估（REDUAL-PCI）[82] 试验中分别使用利伐沙班和达比加群，显示了在接受 PCI 治疗的房颤患者中放弃阿司匹林和使用新型口服抗凝剂（novel oral anti-coagulant，NOAC）以及 P2Y$_{12}$ 抑制剂治疗的安全性。一些放弃阿司匹林的试验正在进行中，其特点是短期 DAPT 后无阿司匹林的强效 P2Y$_{12}$ 受体抑制剂单药治疗。两项最大的研究是比较支架植入术后两种形式的抗血小板治疗临床研究（GLOBAL LEADERS，NCT01813435）和冠状动脉介入术后高风险患者使用替格瑞洛联合阿司匹林或单独使用替格瑞洛试验（TWILIGHT，NCT 02270242）。GLOBAL LEADERS 试验最近完成了 16 000 名患者的入组，并且正在比较使用生物模拟物洗脱支架进行 PCI 的所有患者中 DAPT 治疗 1 个月后的替格瑞洛单药治疗与传统标准 DAPT（阿司匹林联合氯吡格雷/替格瑞洛）之间的结果。研究结果预计将在 2019 年发表[83]。TWILIGHT 研究旨在评估 DAPT 治疗 3 个月后替格瑞洛单药治疗，与 DAPT（阿司匹林联合替格瑞洛）相比，降低高危 PCI 患者的缺血性不良事件和出血并发症的有效性和安全性[84]。该研究最近完成了 9 000 名患者的入组。值得注意的是，这些研究都不包括单独的阿司匹林组。

降阶梯疗法和个体化抗血小板治疗

研究显示缺血事件最常发生在指示事件（ACS/PCI）之后的早期（第一周/几个月），并且出血并发症随着时间的推移而增加，这导致出现了一种新的概念，即 P2Y$_{12}$ 抑制治疗从强向弱降阶梯转换[85]。经皮冠状动脉介入治疗期间从氯吡格雷转换为新口服抗血小板药物（SCOPE）注册研究[86]显示在 ACS 表现的早期阶段从普拉格雷/替格瑞洛转换为氯吡格雷与不良临床事件的增加有关。然而，在急性冠脉综合征后血小板抑制时间（TOPIC）研究中，ACS 事件发生后 1 个月的降阶梯在预防出血并发症而不增加缺血事件方面优于维持强效 P2Y$_{12}$ 受体抑制剂的 DAPT 治疗[87]。但是，研究的小样本量和主要结果指标的定义不包括 MI，使得这些研究结果的有效性被质疑。此外，一些转为氯吡格雷治疗的患者如果对氯吡格雷反应不足，可能会增加缺血风险，这表明需要用血小板功能或基因检测的指导治疗方法[88]。测试长期抗血小板治疗 ACS 患者血小板抑制反应性（TROPICAL-ACS）试验表明，在接受 PCI 治疗的 ACS 患者中，根据血小板功能实验降阶梯 P2Y$_{12}$ 受体抑制剂在临床结果（缺血性和出血性联合事件）方面，并不劣于标准普拉格雷治疗[89]。在这项研究中，有出血并发症减少而无任何缺血事件增加的趋势。实际上，有必要开展更多研究以更好地支持降级治疗的安全性和有效性。在很多正在进行的研究中，很多研究使用快速床边基因检测，目前正进行中，以支持这一假设，迄今为止这一假设主要局限于登记数据或小型随机研究[90]。

ESC 和 ACC/AHA 指南在关于在临床实践中使用血小板功能和基因检测的建议中是一致的。特别是对于临床预后不佳的高风险患者（Ⅱb 类，LOE C），可考虑进行血小板功能检测，而不建议常规使用血小板功能检查筛查接受氯吡格雷治疗的患者（Ⅲ 类，LOE C）[43]，同样，对接受 PCI 的高危患者 CYP2C19 等位基因功能丢失的基因检测被认为是 Ⅱb 类推荐，而不推荐常规基因分型（Ⅲ类，LOE C）[40,43-45]。这些问题在第 36 章中详细讨论。

辅助使用口服抗凝药物

尽管使用阿司匹林和一种 P2Y$_{12}$ 受体抑制剂的 DAPT 降低了缺血事件的风险，但 ACS 患者缺血性复发的风险仍然很高。这些研究结果显示可能是由于 ACS 事件后凝血酶的持续存在[91,92]。这种病理生理状态强调了对血小板和凝血因子的抑制对于 ACS 患者不良事件的二级预防是很重要的。这也促使研究人员重新评估 ACS 患者长期 OAC 治疗的益处。实际上，与 VKA 相比更安全和易用的 NOAC 的研发推动了 ACS 患者中使用 DAPT 和 NOAC 的几项研究。在各种 NOAC 中，只有利伐沙班成功完成了 Ⅲ 期临床研究并达到了主要疗效终点。特别是，阿司匹林联合抗 Xa 治疗有或没有噻吩吡啶治疗急性冠脉综合征患者以降低心血管事件 2（ATLAS ACS 2）-TIMI 51 研究招募了 15526 例近期 ACS 患者并显示用低剂量利伐沙班，2.5mg 每日两次方案，联合阿司匹林和氯吡格雷的三联疗法与阿司匹林和氯吡格雷的 DAPT 相比，减少了复发性心血管事件，包括死亡率，但同时严重出血事件增加三倍，包括 ICH，但致死性出血没有增加[93]。但这些研究结果有助于在世界大部分地区（不包括美国）批准 ACS 患者在临床上使用极低剂量的利伐沙班。然而，尽管使用三联疗法（包括低剂量利伐沙班 2.5mg 每日两次，以及阿司匹林和氯吡格雷）观察到生存获益，但由于出血风险增加，使用 NOAC 治疗 ACS 的适应证受到限制。如上所述，目前的研究趋势是评估放弃阿司匹林治疗是否可能成为一种降低出血风险同时保持疗效的选择。比较利伐沙班与乙酰水杨酸的安全性以及氯吡格雷或替格瑞洛治疗急性冠脉综合征患者的安全性研究-1（GEMINI-ACS-1）也提示 ACS 患者使用低剂量利伐沙班联合替格瑞洛的双药治疗与使用阿司匹林联合替格瑞洛的 DAPT 相比，安全性是可以接受的[94]。

加入低剂量利伐沙班（2.5mg 每日两次，持续一年）现在被纳入 ESC 指南中 NSTE-ACS 和 STEMI 的治疗方案[58,59]。特别是在阿司匹林联合氯吡格雷治疗的既往没有卒中/短暂性脑缺血发作史且缺血风险高以及出血风险低的 NSTEMI 患者中，停用肠外抗凝药物后可考虑使用低剂量利伐沙班（2.5mg 每日两次）（Ⅱb 类，LOE B 类）[58]；在阿司匹林联合氯吡格雷治疗的 STEMI 患者，如果患者出血风险较低，可考虑使用低剂量利伐沙班（2.5mg 每日两次）（Ⅱb 类，LOE B）[59]。但是，由于关键试验中缺乏数据，利伐沙班未被美国食品药品监督管理局（FDA）批准用于 ACS。

虽然 GEMINI-ACS-1 试验证明了极低剂量利伐沙班联合 P2Y$_{12}$ 受体抑制剂在 ACS 患者中的益处，但使用抗凝治疗患者的心血管结局（COMPASS）试验评估极低剂量的利伐沙班用于稳定型 CAD 或外周动脉疾病患者的二级预防[95]。在该试验中，患者被随机分为三组：利伐沙班（2.5mg 每日两次）联合阿司匹林 100mg，单用利伐沙班（5mg 每日两次）或单用阿司匹林（100mg 每日一次）。与阿司匹林单药治疗相比，利伐沙班联合阿司匹林组与更好的心血管结局相关，包括降低死亡率。虽然与单用阿司匹林相比，利伐沙班联合阿司匹林组患者出现更多严重出血事件，但非常低剂量的利伐沙班联合阿司匹林有利于对稳定型 CAD 或外周动脉疾病的二级预防。

特定情况下 CAD 患者的抗血小板治疗

CABG 治疗的患者

接受 CABG 治疗的患者的最佳抗血小板治疗方案存在很

大的争议。然而，许多研究表明 DAPT 可减少接受 CABG 的 ACS 患者的缺血性复发。在 NSTE-ACS 患者中进行的 CURE 试验中，CABG 亚群的结果与整体研究结果一致[96]。在 TRITON-TIMI 38 和 PLATO 试验的 CABG 亚组中，普拉格雷和替格瑞洛比氯吡格雷更有效预防不良事件[97,98]。虽然在接受 CABG 的 ACS 患者中证据有限，但目前的指南建议所有 ACS 患者使用 DAPT，无论是否进行血运重建治疗。

目前已更好地建立了手术治疗的 CAD 患者的抗血小板策略。CABG 术前持续使用阿司匹林与围手术期 MI 风险显著降低有关，并伴有轻度增加出血的风险[99]。因此，对于服用阿司匹林的 CABG 患者，建议在整个围手术期继续使用阿司匹林（Ⅰ类，LOE C）[40]。围手术期缺血评估-2（POISE-2）研究的最新发现表明，既往 PCI 的患者也可以从非心脏手术期间不停用阿司匹林中获益[100]。相反，P2Y$_{12}$ 抑制剂术前应该先停用，以降低出血风险。因此，建议在择期手术前尽可能停用 P2Y$_{12}$ 抑制剂：ESC 指南中建议停用替格瑞洛至少 3 天，氯吡格雷至少 5 天，普拉格雷（Ⅱa 类，LOE B）至少 7 天[40]。ACC/AHA 指南中给出了类似的建议：停用氯吡格雷（5 天，类别 Ⅰ，LOE B）和普拉格雷（7 天，Ⅰ级，LOE C），但推荐停用替格瑞洛 5 天（Ⅰ类，LOE B）[101]。

有口服抗凝药物指征的患者

已知大约 6%~8% 的接受 PCI 的患者由于各种原因，例如患有心房颤动、使用机械瓣膜或有静脉血栓栓塞（venous thromboembolism，VTE），因而具有长期 OAC 的适应证。与 OAC 单药治疗相比，三联疗法（DAPT 联合 OAC 治疗）导致出血并发症至少增加 2 至 3 倍[102,103]。因此，应采用减少出血并发症的策略。首先，应该仔细评估患者的缺血和出血风险，包括经过验证的风险评分。如果使用氯吡格雷作为 P2Y$_{12}$ 抑制剂，DAPT 持续时间应尽可能短。NOAC 通常优于 VKA。根据 ESC 指南，对于接受冠状动脉支架植入术的患者，无论使用何种类型的支架（Ⅱa，LOE B），均应考虑使用阿司匹林，氯吡格雷和 OAC 三联治疗 1 个月[104]。对于因 ACS 或其他解剖/手术特征高缺血风险超过出血风险的患者，应考虑三联疗法治疗 1~6 个月（Ⅱa 类，LOE B）。在出血风险超过缺血风险的患者，双重治疗（氯吡格雷 75mg 联合 OAC）应被视为 1 个月三联疗法的替代方案（Ⅱa 类，LOE B 类）。目前，不推荐使用替格瑞洛或普拉格雷作为阿司匹林和 OAC 三联疗法的一部分（Ⅲ类，LOE C）。2018 年北美针对接受 PCI 的 AF 患者的抗血栓治疗更新也建议，在没有禁忌证的情况下，NOAC 优于 VKA 作为选择的 OAC。然而，与 ESC 建议相反，最近的北美更新建议在大多数患者出院时使用双重治疗方案（OAC 联合一种 P2Y$_{12}$ 抑制剂的抗血小板治疗，首选氯吡格雷），并且阿司匹林仍然应该用于 PCI 期间的所有患者。阿司匹林的使用范围扩大到出院后（即三联疗法）仅在高缺血/血栓形成和低出血风险的患者中考虑，并且是在有限的时间内进行。

（尤涛 译，张晓辉 审）

扫描二维码访问参考文献

5

第 57 章　抗血小板药物在脑缺血管理中的作用

Gregory J. Del Zoppo and J. Donald Easton

引言

血小板参与了中枢神经系统（central nervous system，CNS）缺血损伤的演变过程，维持血小板功能正常是预防缺血损伤引起出血并发症的必要条件。20 世纪 60 年代，Denny-Brown[1]、Ross Russell[2] 和 Hollenhorst[3] 猜测，活化血小板在局灶性缺血发展中发挥着重要作用。在局灶性脑缺血发作和之前[2,3]，脑动脉和视网膜动脉中的移行性的折射体，以及开颅手术中[4,5] 在大脑动脉中观察到的含血小板血栓，这些发现支持了血小板参与中枢神经系统的缺血性事件的猜测。在近期脑缺血患者中，血管造影可观察到脑供血动脉和脑动脉闭塞（其组成可能包括血小板）[6-8]。

支持这些观察的来自短期研究的最新证据表明，在缺血性脑血管事件中凝血酶原激活、纤溶酶原激活和纤溶功能发生改变。因此，大量的间接证据表明血小板-纤维蛋白相互作用与脑缺血事件有关。这些相互作用的重要性现在得到了许多抗血小板药物的Ⅲ期随机化双盲安慰剂-对照临床试验的正面结果的支持。

实验和临床观察都表明，在缺血性脑血管病中，由含血小板的血栓栓塞形成缺血损伤时；急性脑缺血过程中，微血管急

表 57.1　局灶性脑缺血时血小板的活化

1. 脑供血动脉粥样硬化中血小板-血栓的形成
2. 血小板积聚在缺血区的微血管内
3. 防止缺血区出血所必需的正常血小板的功能
4. 血小板释放产物对血管的潜在影响

性闭塞时；为限制缺血区出血时；以及在治疗大动脉病变时，循环血小板的激活，能够导致卒中（表 57.1）。大的脑供血动脉粥样硬化部位的血小板活化与下游微脉管栓塞存在相互关系[9,10]。本章将详细讨论，抑制血小板活化是改变中枢神经系统缺血事件频率、过程和结果的有效干预。

缺血性脑血管病

卒中是指由局灶性脑梗死引起的局灶性神经功能缺损综合征。卒中由动脉粥样硬化血栓事件（40%～57%）、血栓栓塞（16%～23%）、蛛网膜下腔出血（10%～19%）、脑出血（4%～18%）、腔隙（14%）或其他血管病变引起[11-13]。动脉粥样硬化性卒中是指，由于原位动脉血栓形成（例如在动脉粥样硬化部位）、心脏血栓栓塞或动脉到动脉的栓塞，导致颅内动脉或颅外主要供脑供血动脉狭窄或闭塞，引起的局灶性神经事件。

通常来讲，脑缺血事件按神经症状的时间方面分为，短暂性脑缺血发作（transient ischemic attacks，TIA）（通常只持续几分钟，不超过 24 小时），可逆性缺血性神经功能缺损（reversible ischemic neurologic deficits，RIND）或轻度卒中（留下持续性功能障碍）和完全性卒中。最近，以组织为基础的、短暂性脑缺血发作和卒中的定义已被提出并被广泛接受[14,15]。短暂性脑缺血发作是一种短暂的神经功能障碍，由局灶性脑、脊髓或视网膜缺血引起，无急性脑梗死。缺血性脑卒中是一种由局灶性脑、脊髓或视网膜缺血引起的神经功能障碍，伴有永久性神经功能障碍或脑影像上有梗死迹象。为治疗急性脑缺血的急性干预是指，在症状出现的几分钟或几小时内采用的治疗措施。包括静脉溶栓[16-21] 和动脉内取栓[22-28]；最近的指南推荐使用该方法早期治疗急性脑卒中患者[29]。因为很明显，在卒中发作后越早期治疗的结果越好，最近的研究（如 DIFFUSE、DAWN 和其他近期的试验）表明，在 6～24 小时内介入治疗对特定的卒中患者非常有益[30,31]。

颈动脉区域的局灶性脑缺血，主要是由原位形成的血栓，或者来自心脏、主动脉弓或颈动脉的栓塞引起的；而椎基底动脉缺血，通常是由基底动脉粥样斑块上的原位血栓或来自椎动脉的栓塞引起的。

比较特殊的是，栓塞可以通过未闭的卵圆孔（patent foramen ovale,PFO)从外周静脉循环到达中枢神经系统。虽然有人认为PFO在脑卒中的作用很小[32],但有可靠的证据表明,PFO的患者与无PFO患者相比,缺血性脑事件的复发率会更高(12%比5%/例/年,P<0.03)[33]。在630例缺血性卒中患者中,PFO的患病率约为34%,但在隐匿性卒中的亚组中稍高(39%)[34]。许多最近的研究和前瞻性临床试验表明,对于适当选择的有缺血性脑症状的PFO的患者,有很大的可能从PFO封闭手术中获益[35-40]。Mas和Chatellier对这些研究进行了评估[41]。

在缺血性卒中的早期的数小时内,选择性血管造影研究证实,动脉粥样硬化血栓性病变或动脉闭塞的频率很高(图57.1)[8,42-45]。早期研究发现,在颈动脉区域,有一个或多个先兆性TIA的患者大约40%~75%发生卒中[46-48],发病率约为每年30%[49]。在有先兆性短暂性脑缺血发作的个体中,大约50%可能在第一年内发生卒中[49]。大约64%的TIA患者在首次CT扫描时显示梗死迹象[50]。首次出现卒中的患者有复发的风险,通常会发生在同一血管区域内。在一项前瞻性随访研究中,男性患者继发性卒中5年累积发病率为42%[13]。另一项单独的研究表明,缺血性卒中复发的7年累计发病率为32%[51]。在住院的脑卒中患者中,观察在1个月、6个月、1年、2年、3年和4年时,脑卒中复发的累积风险率较低,分别为1.8%、5.0%、8.0%、12.1%、15.2%和18.1%[52]。对卒中复发的风险和累积风险进行系统回顾和荟萃分析发现,首次卒中后30天的累积风险为3.1%,1年为11.1%,5年为26.4%,10年为39.2%。这项研究还表明,在整个研究中,5年的卒中复发风险从32%暂时降低到16.2%[53]。另外,Amarenco和他的同事在报告中显示,在一项注册的随访研究中,轻微卒中或短暂性脑缺血发作后,第1年和第2~5年,卒中发生率分别为4.3%和5.6%[54]。总的来说,在最初事件后的第一年内卒中复发率最高,这表明了持续发展的血管病理变化和血小板持续活化[49,55,56]。这些数据表明,在很大程度上,TIA的潜在过程是连续的。在TIA的背景下,半球循环中频繁出现高强度经颅多

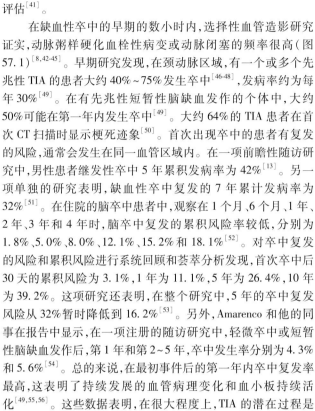

图57.1　缺血性卒中患者中颈动脉系统内闭塞的频率,相对于症状开始出现的时间(见正文)

普勒信号(high intensity transcranial signals, HITS)支持了这一点[57-62]。

神经系统的表现和结果取决于卒中的亚型,Wityk[63]已经很好地证明了这一结论。在没有任何治疗干预的情况下,观察到卒中患者的神经系统状况得到改善很常见。早期卒中相关的恶化或死亡与水肿形成、损伤体积和继发疾病(如肺炎、心血管缺血)有关。然而,对于损伤及其病程的临床评估,并不能很容易地让人区分引起卒中症状的止血的(或血栓的)基础。

然而,大量的间接证据表明,血小板活化、凝血因子和纤溶系统参与了血栓性卒中和短暂性脑缺血发作。已报道,动脉粥样硬化性的和血栓栓塞性的脑缺血患者中,存在自发的血小板聚集和循环的血小板聚集体[64-68]。缺血性卒中的发生时,血小板活化的标志物可显著增加,已被β-血小板球蛋白(β-thromboglobulin,β-TG)和血小板因子4(platelet factor 4, PF4)(表57.2)、血小板聚集(表57.3)和流式细胞术(第35章)所证实。

表57.2　卒中患者血小板活化的研究

来源	患者数	组别	年龄/岁	血小板计数	β-TG	PF4
Hoogendijk (Hoogendijk *et al.*, 1979)[a]						
	186	卒中+TIA	64	正常	↑	–
	176	对照组	35	正常	0	–
Cella[64]						
	24	卒中(陈旧)	–	–		0
	103	对照组	35.1(男),39.6(女)			
Fisher (Fisher *et al.*, 1982)[b]						
	24	卒中	59.4±18.5	–	↑	↑
	20	TIA	60.2±12.7	–	↑	↑
	40	对照组(年轻)	29.8±5.8			
	15	对照组(年龄匹配)	58.3±7.0			
de Boer[65]						
	36	卒中+肝素	–	–	0	–
	31	卒中+安慰剂	–	–	0	–
	80	对照组				

5

续表

来源	患者数	组别	年龄/岁	血小板计数	β-TG	PF4
Taomoto(Taomoto et al.,1983)[c]						
	70	卒中,急性	–	–	↑	–
	80	卒中,慢性	–	–	↑	–
	117	TIA+RIND	–	–	↑	–
	136	脑粥样硬化	–	–	↑	–
	39	对照组	28.7	–		
Lane[69]						
	66	卒中	69	–	↑	–
	16	对照组	69	–		–
Shah[70]						
	13	卒中(血栓栓塞性)	62.5	–	↑	↑
	10	卒中(心因性栓子)	68.7	–	↑	0
	11	TIA	60.9	–	0	0
	10	腔隙性	59.2	–	0	0
	14	不确定	66.4	–	↑	0
	20	对照组,年轻	35.7	–		
	15	对照组,年老	65.2			
Landi(Landi et al.,1987)[d]						
	70	卒中	67.7	正常	↑	–
	45	对照组	66.2	正常		
Fisher(Fisher and Francis,1990)[e]						
	85	卒中+TIA,急性	51.7	–	↑	↑
	57	卒中+TIA,随访	52	–	↑	↑
	18	对照组,非血管病	53.7	–		
	44	对照组,正常	53	–		
Feinberg(Feinberg,1995)[f]						
	39	卒中(2wk)	–	–	↑	↑
	37	对照组	–	–		
Iwamoto[71]						
	56	粥样硬化性	77.5±10.3	–	↑	–
	31	心因性	72.8±9.2	–	↑	–
	62	腔隙性	75.6±9.1	–	↑	–
	7	TIA	76.7±3.1	–	0	–
	30	Binswanger病	74.7±9.0	–	↑	–
	25	对照组,非卒中	80.2±5.9	–	–	–
	25	对照组,健康	75.4±9.1	–	–	–

β-TG,β-血栓球蛋白;PF4,血小板因子4;RIND,可逆性缺血性神经功能缺损;TIA,短暂性脑缺血发作;0:与对照组无差异;↑:显著高于对照组。

[a]Hoogendijk EM,Jenkins CS,van Wijk EM,Vos J,ten Cate JW. Spontaneous platelet aggregation in cerebrovascular disease. Ⅱ. Further characterization of the platelet defect. *Thromb Haemost* 1979;41:512-22.

[b]Fisher M,Levine PH,Fullerton AL,Forsberg A,Duffy CP,Hoogasian JJ,Drachman DA. Marker proteins of platelet activation in patients with cerebrovascular disease. *Arch Neurol* 1982;39:692-5.

[c]Taomoto K,Asada M,Kanazawa Y,Matsumoto S. Usefulness of the measurement of plasma beta-thromboglobulin(beta-TG)in cerebrovascular disease. *Stroke* 1983;14:518-24.

[d]Landi G,D'Angelo A,Boccardi E,Candelise L,Mannucci PM,Orazio EN,Morabito A. Hypercoagulability in acute stroke:prognostic significance. *Neurology*1987;37:1667-71.

[e]Fisher M,Francis R. Altered coagulation in cerebral ischemia,platelet,thrombin,and plasmin activity. *Arch Neurol* 1990;47:1075-79.

[f]Feinberg WM. Coagulation. In:Caplan LR,editor. Brain ischemia. Basic concepts and clinical relevance. Berlin,Heidelberg,New York:Springer-Verlag;1995. p. 85-96.

表 57.3　卒中患者血小板聚集的研究

来源	患者(n)	组别	血小板			肾上腺素	胶原
			年龄(岁)	聚集	ADP		
Couch(Couch and Hassanein,1976)[b]							
	18	卒中+TIA	<61(38~61)	↑	—	—	—
	18	对照组	年龄匹配		—	—	—
	21	卒中+TIA	≥61(62~89)	0	—	—	—
	21	对照组	年龄匹配		—	—	—
Dougherty[66]							
急性(<10d)							
	53	卒中		↑			
	29	TIA		↑			
慢性(10d~6wk)							
	34	卒中或 TIA		0			
	30	对照组					
急性(<10d)							
	44	卒中或 TIA				↑	↑	0
慢性(10d~6wk)							
	33	卒中或 TIA			0	0	0
	20	对照组					
Konstantopoulos[72]							
	15	动脉粥样硬化卒中	62±11	↑[a]	—	—	—
	8	腔隙性	57±11	0	—	—	—
	11	对照组	62±11		—	—	—

ADP,二磷酸腺苷;TIA,短暂性脑缺血发作;0:与对照组无差异;↑:显著高于对照组。

[a] 剪切力诱导的血小板聚集。

[b] Couch JR,Hassanein RS. Platelet aggregation,stroke,and transient ischemic attack in middle-aged and elderly patients. *Neurology*1976;26:888-95.

血小板活化在局灶性脑缺血中的作用

血小板参与脑缺血的证据来源于外周循环血小板的活化、颈动脉粥样斑块处的血小板积聚及其栓塞,以及实验模型中缺血核心区微血管内的血小板积聚。脑血管网内的损伤是这些事件的中心。

血小板活化的系统性证据

在卒中患者中,血小板发生活化(表 57.2 和表 57.3)[56,64,66,67,73-76]。几篇综述强调,在脑缺血期间的血小板功能障碍以及血小板、白细胞和内皮细胞之间的相互作用[77,78]。短暂性或持续性脑缺血患者血小板存活时间(和半衰期)显著缩短[79-83],然而脑卒中患者血浆中血小板 α-颗粒成分 PF4、β-TG、血栓敏感蛋白(thrombospondin,TSP)升高(表 57.2)[70,71,76,84,85]。

在描述血小板 β-TG 和 PF-4 释放的报道中,缺血性脑卒中患者和其对照组在预后上有相当大的差异。在一些缺血性卒中患者中可以发现血小板整合素 αⅡbβ3[糖蛋白(GP)Ⅱb-Ⅲa]和 GPⅣ的变化(第 35 章)[85]。Iwamoto 等人研究表明,腔隙性脑卒中或动脉粥样硬化性脑卒中后的慢性期,颈内静脉与肘前静脉 β-TG 的比值升高,提示缺血性脑组织内可发生与血管病变无关的血小板活化[71],这些与 Shah 等人的观察结果相反,他们得出的结果是,不同病因的卒中(例如腔隙性卒中与血栓栓塞性卒中)表现出不同程度的血小板活化[70]。此外,Konstantopoulos 等人的体外研究表明,与健康人相比,动脉粥样硬化性卒中患者表现出剪切力诱导的聚集性增加[72]。在 TIA 或卒中患者中,检测 β-TG 或 PF4 释放的报道之间也存在差异[64,65,71,84]。例如,"陈旧 CVA 疾病"患者 β-TG 水平不升高[64]。血小板颗粒释放测量技术的可靠性及其各自对照组的性质值得关注。

5

流式细胞术分析血小板表面受体活化-依赖性变化(第35章),避免了测定血浆 β-TG 和 PF4 的方法学问题。已报道,急性脑缺血时,循环 P-选择素(CD62P)阳性、CD63 阳性和激活的 αⅡb β3 阳性的血小板增多[76,86,87]。血小板表面 P-选择素表达增加,是房颤患者无症状性脑梗死的危险因素[88]。有报道称,在 TIA[89]和有症状的人工心脏瓣膜患者中,血小板衍生微颗粒(第22章)增多[90]。

通过测量尿排泄的稳定的血栓素(thromboxane,TX)B₂ 代谢产物,作为血小板活化产生 TXA₂ 的证据(见第33章),在所有缺血性卒中亚型中都得到证实[55,56,75,91]。Patrono 和他的同事证明,血小板活化在缺血性卒中后48小时内反复发生,并且伴 TIA 与脑出血[55,56]。血小板表面 P-选择素的测定进一步证实,缺血性卒中后早期血小板显著活化[92]。这些研究强调了在所有形式的非腔隙性卒中患者中,血小板活化的连续性。

在“早期卒中”或晚期卒中患者中,纤维蛋白肽 A(fibrinopeptide A,FPA)、纤维蛋白原 B-β 肽或 D-二聚体水平的升高,表明凝血酶的生成[93]。数项有症状的缺血性脑血管病的研究报道了,患者活化部分凝血活酶时间(activated partial thromboplastin times,aPTT)缩短,组织型纤溶酶原激活剂(tissue plasminogen activator,t-PA)水平降低,血浆纤维蛋白原水平升高,血清 E 片段水平(fragment E,FGE;E 单体)和可溶性纤维蛋白原水平升高[65,69,83]。FPA 和 D-二聚体水平升高可持续至卒中后4周,提示存在持续的纤维蛋白形成和纤溶[67]。这些发现很可能是结果,而不是脑梗死的原因;然而,到目前为止,还缺乏前瞻性的基于人群的研究来验证这一概念。尽管有一些不一致之处,总的来说,这些研究表明,血小板活化和凝血酶生成是同时发生的。关于合并高同型半胱氨酸血症、蛋白 C 缺乏或家族性纤溶酶原激活物缺乏的,年轻患者脑血栓栓塞事件的研究,也揭示了止血和血小板功能的改变,并支持了动脉血栓形成在缺血性卒中发病机制中的主要作用[94]。

¹¹¹In 标记的血小板的核素显像显示,血小板在颈动脉粥样斑块上的聚集活跃[95],此外,脑血管造影中,血管损伤部位有血小板的积聚[96,97]。局部的血小板活化和积聚也可发生于血管内治疗部位。

单次卒中事件后,卒中风险的持续性,以及出现持续的血小板活化、凝血酶生成和纤溶酶活性,提示了抗血小板/抗凝干预的靶点。抗血栓 Trialists 协作组[98]和循证医学协作组[99]的荟萃分析强调了这一概念。

脑供血动脉的血小板活化

颈动脉、椎动脉和主动脉弓的动脉粥样硬化,是主要的和最常见的产生脑缺血的血管血栓前状态。血小板黏附、活化和积聚造成局部血流紊乱,形成下游栓塞的血小板-纤维蛋白血栓[100,101]。颈动脉球部粥样斑块的演变复杂性可能与这些紊乱有关[102-106]。现在提出的一个假设是,颈动脉球部的结构以及颈内动脉和颈外动脉的分流,形成湍流和高切应力,从而促进血小板活化,并分泌导致肌内膜生长的因子(如血小板衍生生长因子)[9,103,104]。Ross 总结了血小板和炎性细胞参与的动脉粥样硬化形成[9,10]。

供血动脉粥样斑块形成的血栓栓塞在视网膜循环中可观察到,如 Hollenhorst 斑块[3],或可以直接在手术中观察到[4,5]。类似的过程可以从主动脉弓的粥样斑块、椎动脉的锁骨下动脉起点或椎动脉的上交界处,将栓子送入基底动脉。心源性栓塞常起源于心肌缺血时左心房或心室壁的血栓形成,心房血栓形成于(非瓣膜性)房颤,风湿性疾病时瓣膜损伤,或人工瓣膜。据推测,基底动脉粥样斑块上血小板积聚的过程,与导致其闭塞和心肌缺血的冠状动脉粥样硬化相同(第26章)[107]。最近,有研究表明,来源于颈内动脉或脑供血动脉的血栓是含红细胞和纤维蛋白成分的混合血栓,而不是一种血栓与另一种相邻,即纤维蛋白/血小板沉积且夹杂着单核细胞和多型核白细胞,以及相邻的富含红细胞的区域[108]。小的、穿透性脑动脉的血栓形成,可导致脂透明质沉着症和腔隙性脑梗,与动脉粥样硬化性血栓卒中相比,并不常见[109]。

双向超声图像研究显示,颈内动脉粥样硬化可产生栓塞物质进入下游的大脑微循环[58,59,62]。高强度经颅多普勒信号(HITS)部分来自血小板-纤维蛋白-血栓栓塞,该信号可能含有源自颈动脉病变的脂质物质,或者由病变或更多近端来源(如注入气体)的血液空化形成的微泡[110,111]。在氯吡格雷联合阿司匹林减少有症状的颈动脉狭窄形成的栓子(CARESS)试验中[112],氯吡格雷联合阿司匹林对减少栓塞的作用,部分地说明了活化血小板在颈动脉血栓栓塞中的相对重要性。服用抗血小板药物阿司匹林/氯吡格雷或单独服用阿司匹林可显著降低无症状的 HITS[112]。在有症状的颈动脉近端动脉粥样硬化患者中,很少在死后观察证实缺血区域下游微血管中存在胆固醇结晶[113,114]。已有研究表明,把人颈动脉内膜切除术标本中的粉末状动脉粥样硬化物质,注射到动物模型颈总动脉的近端,可阻塞大脑微血管并引起局部血栓形成[115]。

血小板-纤维蛋白栓塞的实验模型

为了探索血小板源性血栓在局灶性脑缺血中可能的作用,已建立了几种实验装置模型。这些血小板纤维蛋白栓塞和原位血小板血栓形成的实验模型,已经被用于小动物体内,证明抗血小板策略对血小板活化的影响[115-118]。抗血小板对神经结局的影响还没有研究。此实验模型的局限性在于,难于调整 ADP 和花生四烯酸剂量效应及其非病理生理特性,以及损伤的不确定性[115,119]。

第二种方法模拟颈动脉损伤和狭窄,方法是在伴有或不伴有内皮细胞损伤的情况下,构建一个外源性的亚阻断性的动脉收缩。循环血小板的活化、积累和栓塞,是在类似于 Folts 发明的并用于冠状动脉的条件下产生的[120-123],可以通过在狭窄的上游注射凝血酶来加速作用[124]。抗血小板药物阿司匹林[120-123]或 TXA₂ 合成酶和 TXA₂ 受体的抑制药物[120],可显著减少循环的血小板栓塞。在另一项研究中,血小板栓子发生器含有一个与颈动脉系统连接的外源的硅橡胶环[125]。所有这种类型的模型都需要麻醉,麻醉可以改变局部脑血流分布。他们指出了建立局灶性脑缺血模型面对的困难,以及通过激活血小板造成脑损伤的困难。然而,不同的研究表明,血小板-纤维蛋白相互作用是颈动脉血栓形成的中心环节。

还有两个模型在脑循环中产生激活的血小板。Dietrich 和他的同事描述了用 Rose Bengal 增强激光损伤大鼠颈动脉造成的血小板栓子[126,127],这种含有血小板的闭塞物积聚在下游的微血管中,会破坏血脑屏障[127]。[111]In 标记的血小板在同侧和对侧半球均受到影响[76]。Akopov 及其同事证明,4-β-phorbol-12β-myristate-13α-乙酸酯(4-β-佛波醇-4-β-phorbol-12β-肉豆蔻酸酯-13α-乙酸酯,PMA)可引起血管内白细胞和血小板聚集,造成局部缺血性损伤,并破坏血脑屏障[128]。白细胞活化产物而不是血小板释放的产物(如 5-羟色胺),明显参与了 PMA-刺激的脑动脉收缩[129]。两项模型研究均表明,含血小板的聚集物可能导致局部缺血,但效果有限。

脑微血管与血小板活化

局灶性脑缺血自身,可在增长的缺血损伤部位的下游微血管中,导致血小板依赖性闭塞[130-132]。大脑中动脉堵塞导致局部缺血中心的微血管内活化血小板的积聚(图 57.2),由 del Zoppo 等人第一次描述。抗血小板/抗凝药噻氯匹定/肝素联合治疗,可显著减少微血管内血小板聚集和闭塞。Okada 等人的研究表明,在大脑中动脉堵塞后长达 24 小时内的,活化的血小板在微血管内时间-依赖性的积聚,可被抗人血小板整合素 α Ⅱ bβ3 受体的单克隆抗体(monoclonal antibody,MoAb)LJ-P4 减轻[132]。血小板积聚与缺血的微血管内出现非血管性 P-选择素抗原一致[132]。透射电镜研究证实,缺血区微血管内,存在纤维蛋白相伴的与白细胞有关的,由脱颗粒血小板参与聚集体,提供了在缺血区发生血小板活化的直接证据(图 57.3)[133]。这些观察结果与已知的,中性粒细胞参与大脑中动脉堵塞后的微血管"无复流",以及血栓形成过程中白细胞血小板的交互关系,是一致的[132,133]。三份报告表明,中断血小板-纤维蛋白原相互作用,可以消除脑缺血再灌注引起的"无再流"[130,134-136]。Garcia 和他的同事观察到,Wistar 大鼠大脑中动脉堵塞后,扩张的缺血损伤边缘的微血管内,有血小板积聚[137]。非活化的血小板从开放的通道进入缺血区,被认为是因缺血而积聚的血小板的主要来源。刺激血小板活化的来源还是未知的,是否由于局部血流量的改变,凝血酶的产生和内

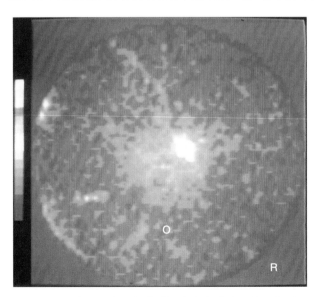

图 57.2 在非人类灵长类动物大脑中动脉阻塞 3 小时后,再灌注 1 小时,[111]In 标记的自体血小板在缺血基底节沉积。O,枕骨;R,右侧

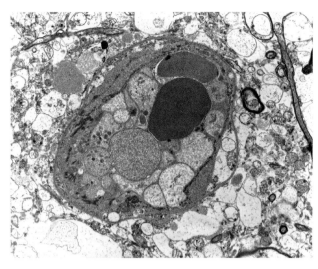

图 57.3 活化的血小板、纤维蛋白与中性粒细胞一起,对缺血的基底神经节非毛细血管微血管的影响,与图 57.2 的条件类似[133]

皮屏障通透性的增加,白细胞活化,内皮细胞失去抗栓性能,或来源于其他刺激。一个中心问题是,活化的血小板在缺血微血管床内的积聚,是否为继发事件,还是导致缺血性病变直接原因,如果是,机制如何?

最近试图在小鼠卒中模型中,解释血小板参与形成缺血性病变的潜在差异的研究,都集中在 GP Ibα 功能完整性的影响[138,139]。在诱发局灶性缺血之前,应用 GP Ib 的功能性抑制剂可以减少损伤体积[138]。许多其他干预措施也可以产生这种减轻损伤的结果,因此必须在合适的大型动物局灶性缺血模型中检验这种效应的特异性。

血小板衍生生长因子(platelet-derived growth factor,PDGF)及其受体,除了对血小板的调节作用外,也可能在中枢神经系统发挥特异性作用,包括调节神经元和少突胶质细胞前体。已有研究提出,周细胞中的 PDGF β 受体的功能及其在维持微血管血脑屏障完整性中的作用,且在实验性动物模型制备中干扰 PDGF-cc/PDGF-通路,能够减少大脑中动脉堵塞模型的颅内出血[140,141]。鉴于 PDGF 信号传导的复杂性,在这一领域还需要进行相当多的研究。

中枢神经系统中血小板活化的次级效应

血小板致密颗粒分泌物与血小板聚集后局部血管的舒缩性改变有关[97,142]。一种假说认为,血清素调节正常动脉和动脉粥样硬化动脉的血管反应性,并参与脑缺血[143-146]。在易卒中高血压大鼠(stroke prone hypertensive rats,SHRSP)中,血小板制品抑制血管舒张可能参与脑损伤[143,145,146]。当上游动脉粥样硬化病变时,血清素可以降低血流量,这种效应可以逆转动脉粥样硬化病变[147]。Welch 和他的同事支持血清素(在血小板活化过程中释放)有神经毒性的假说[148-150],谷氨酸盐作为神经递质,过量会对神经元产生毒性。在缺血性卒中期间,血浆谷氨酸水平升高,而血小板释放和摄取谷氨酸都减少[151]。这种改变和血小板活化共存。然而,目前还不清楚它们是否具有神经元毒性。

微血管阻塞对神经功能预后的影响

血小板积聚参与局灶性"无复流"现象,参与微血管堵塞,参与缺血病变扩大[130,132,152]。阻断血小板活化以及血小板-纤维蛋白(原)相互作用,改变了局部的"无复流"[130,131,134],具体地说,使用含 RGD 的九肽 TP9201,抑制整合素 αⅡbβ3-纤维蛋白相互作用,显著减少毛细血管和较大的微血管(7.5~30.0μm 直径)的微血管闭塞[130]。在抑制80%的 ADP 诱导的血小板聚集的 IC_{80} 浓度时,可剂量-依赖地诱导严重的脑实质内出血,而在 IC_{30} 时脑实质内出血则不严重,尽管在这两个浓度时,微血管都保持开放(图57.4)[130]。保持微血管通畅性对神经元活性的影响还未被研究。在小鼠大脑中动脉阻塞模型中,抑制整合素 αⅡbβ3-纤维蛋白相互作用,会差异性地减少损伤区,但也存在剂量依赖性的严重出血[134]。静脉注射根据重量调整剂量的有机的整合素 αⅡbβ3-抑制剂 SDZ GPI 562,在24小时可显著减少缺血性损伤体积。这种对损伤体积的挽救效应与抑制 ^{111}In 标记的血小板积聚和减少组织内纤维蛋白的沉积一致。这些发现与非人类灵长类动物在大脑中动脉堵塞过程中,抗组织因子策略的效应是一致的[153,154]。然而,不能排除 GPI562 在高剂量时,也通过非依赖的效应,影响了组织损伤的过程。使用 GPI562 的24小时内的出血,使手术操作复杂化,并且呈现剂量依赖性的增加。目前还没有关于阿昔单抗(单克隆抗体 7E3 的人源化 Fab 片段)的实验报道,仅有一些有限的临床结果。

这些结果提示,正常的血小板功能,是防止或减少可检测的脑梗死进展过程中的脑实质出血,所必需的。此外,在局灶性脑缺血时,微血管内的血小板活化和沉积①可显著导致微血管闭塞和局灶性"无再流",②可参与损伤的扩展,至少在啮齿类动物模型中是这样。不同的实验已证明,抑制血小板的整合素 αⅡbβ3,可以防止电或机械损伤造成的颈动脉血栓形成[155-158]。主要的临床假设是,还未经正式验证,如果在缺血性卒中的急性期,阻断血小板-纤维蛋白(原)相互作用,可能有助

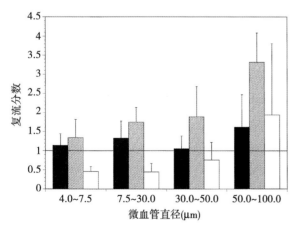

图57.4 使用含 RGD 的九肽 TP9201 抑制抑制血小板整合素 αⅡbβ3-纤维蛋白的相互作用,对非人类灵长动物的缺血性基底神经节的微血管开放的影响。IC_{80} 浓度抑制时会发生临床上的大出血。白色柱,安慰剂;灰色柱,IC_{30} 浓度的 TP9201;黑色柱,IC_{80} 浓度的 TP9201(Reprinted with permission from Ref. 130.)

于临床(行为)改善。然而,还需要深入理解这些抗血小板药物的不同的大出血风险,及其对临床疗效的影响。

血小板黏附的遗传学特性与中枢神经系统损伤

P-选择素,由血小板和活化的内皮细胞表达,与其白细胞上的对应受体 P-选择素糖蛋白配体1(P-selectin glycoprotein ligand 1,PSGL-1)相互作用[159,160],使这三种细胞类型在激活条件下相互作用(第16章)。血小板-白细胞相互作用调节血栓形成,并能促进白细胞黏附。P-选择素敲除纯合子小鼠的大脑中动脉堵塞后的梗死体积明显减少[161],但是,该研究[161]并不表明血小板和白细胞活化对损伤的相关作用。正如其他的研究所揭示的,损伤的减少也可以用白细胞黏附的减少来解释[162-164]。

已在小型的研究中证实血小板膜蛋白的多态性与卒中风险有关,但证据的等级不强[87,91,165-169](见第5章)。有研究表明,整合素 β3 基因 $PL^{A1/2}$ 的多态性与50岁以下患者的动脉粥样硬化性血栓性卒中有关[166]。几项研究表明,GPⅠb 基因的 Kozak T/C 多态性与首次卒中史有关[165,168,170]。

小结

实验研究表明,血小板参与缺血区组织损伤时形成缺血的微血管局部"无复流",并保护局灶性缺血不向出血性卒中转化。活化的血小板除了有这些作用,还参与血管病变和形成来自动脉粥样硬化性脑供血动脉的栓塞。血小板这三个参与脑血管缺血,与临床情况相关的功能包括:①出血性卒中中的转化及抗血栓药物引起的该功能的增强;②在急性期产生脑实质损伤;③额外的脑血管事件的二级预防。

出血性转化

脑内出血可由明显的血管破裂引起,或在局灶性脑缺血后引起继发性损伤时发生。出血约占卒中的10%左右,所有抗血栓药物的使用都有引起神经轴出血的风险[12,171,172]。在其他正常人群中,急性心肌缺血患者可能性极低,但有显著性的自发性的颅内出血的频率(例如,0.02%),可能造成神经病理改变[173]。

正常的血小板功能看起来对于维持脑血管床完整性和预防临床上可检测的出血是必需的。在一些血小板功能改变的疾病中可观察到自发性的脑内出血。在伴有难治性免疫性血小板减少性紫癜(immune thrombocytopenic purpura,ITP)的重度血小板减少患者中,有症状的脑出血所导致的死亡并不罕见[174,175]。有报道称,血管性血友病、血小板贮存池病和骨髓增生异常综合征患者,在缺乏已知的中枢神经系统疾病时,出现了意外的脑出血和创伤后出血。但是,与出现没有此类患者与缺血卒中患者,脑出血频率的前瞻性比较。重度尿毒症患者的脑出血发生率低。然而,如上所述,存在病理性的脑内事件时,可以预计到脑出血的风险会增加。在原发性凝血疾病(例如遗传性或获得性的因子Ⅷ和Ⅸ缺陷)中,可观察到自发性脑内出血,经常伴发于外伤,但有时罕见的因子Ⅶ[176,177]和因子Ⅻ[178]缺乏时,也会有这种出血表现。

出血性梗死(hemorrhagic infarction,HI)和脑实质出血(parenchymal hemorrhage,PH)常常伴发于未经治疗的缺血性卒中,

50%~70%的患者中会出现上述情况[179-185]。有症状的脑出血包括 HI 或 PH 或两者均有——尽管无症状的 HI 更常见[7]。尸检研究描述的 HI 表现谱为,从散在的瘀点到梗死区域内更多融合的出血[179,180,182]。在 CT 研究中,观察到 10%~43%未经抗凝的急性脑梗死患者发生 HI,这个发生率略低于尸检的发生率[181,186]。HI 通常在卒中相关症状发作后的 2~4 天内出现,但也发生于最初几个小时内的[184,187,188]。最常见的情况是,由心源性卒中引起的 HI,而不是由原位动脉血栓栓塞性的血管闭塞造成的[185]。相比之下,PH 是一种均匀的、局限性的出血,通常会引起中线位移。许多报道称,脑栓塞患者的 PH 与抗凝治疗有关[189-192]。

脑血管缺血患者出现 HI 和 PH 的机制及其相对风险,仍然知之甚少。据推测,出血是由血栓栓塞的碎裂和远端迁移引起的,从而使缺血性动脉暴露于体循环的血压,随后动脉破裂,形成梗死处出血[180]。急性血栓性卒中患者溶栓药物的血管造影研究[44,193-195],以及(微)血管基底层降解对出血点的潜在影响[196],拓宽了这一概念。然而,尽管主要动脉持续闭塞,但发生出血性转化也表明,其他血管来源也可能出现出血(例如侧支通道)[179,180]。

抗血栓药物增加与缺血性卒中相关的症状性出血的发生率,最有可能发生于,直接干扰受影响血管壁内的止血血栓,或通过快速降解纤维蛋白(原)(例如纤溶酶原激活物)时。在治疗剂量下,纤溶酶原激活剂、抗凝药物和抗血小板剂,与其各自未治疗的队列相比,增加脑内出血的频率依次降低。

抗血小板药物可增加缺血性卒中期间症状性出血的发生率。国际卒中试验(IST),3×2 析因设计阿司匹林、两种剂量的肝素皮下注射与安慰剂比较,前瞻性地证实,与该研究的安慰剂组相比,阿司匹林组症状性脑出血发生率显著增加 0.1%[197]。中国急性卒中试验(CAST)证实了这种阿司匹林相关的风险增加[198,199]。两个试验均纳入了症状出现后 48 小时内的患者进行研究,但两组卒中亚型的基线没有差异。

一项关于前瞻性开放标签 Ⅱ 期研究报告了,使用血小板 α Ⅱ bβ3 拮抗剂阿昔单抗治疗症状出现 24 小时内的缺血性卒中患者的结果[200]。尽管在两种不同的整合素 α Ⅱ bβ3 拮抗剂的 IC_{80} 浓度时有出血[130,134],但给予阿昔单抗 IC_{80} 剂量患者的出血风险,与对照组相比,没有明显的变化[200],虽然①队列规模很小而且②不能排除这种泛-β3 整合素抑制剂,与缺血中心区中出现的其他血管整合素受体(如整合素 α Ⅴ β3)的结合[201]。在 UK-TIA 研究中,观察到阿司匹林的症状性脑出血的发生率呈剂量依赖性增加[202]。欧洲卒中预防研究-2(ESPS-2)试验,以阿司匹林、双嘧达莫、阿司匹林/双嘧达莫缓释剂与安慰剂比较,也证明阿司匹林增加脑内出血[203]。

因此,抗血小板药物,特别是已有最多信息的阿司匹林,可以增加缺血性卒中患者的症状性出血的频率。这些临床证据,支持了正常的血小板功能对限制脑内出血的风险的重要性。

脑缺血患者的抗血小板治疗

抑制血小板活化和黏附、血小板聚集或血小板血管反应

的任何事件或其所必需的步骤的药物,都有作为抗血小板药物的功能[204-206]。抗血小板药物已用于限制近期短暂的或固定的神经损伤的后果。它们还被作为预防策略,来降低初始 CNS 缺血事件后二次事件的风险(即二级预防)。在各种脑缺血疾病中测试的抗血小板药物包括:阿司匹林、双嘧达莫、磺吡酮、硫辛苄醇、西洛他唑、噻氯匹定、氯吡格雷、替格瑞洛、前列环素和血小板整合素 α Ⅱ bβ3 拮抗剂。其他具有抗血小板活性的药物,包括普拉格雷、珍米洛非班,奥波非班,西普非班和洛曲非班,已考虑用于有卒中后果的心脏研究。相比之下,抗凝药物和纤溶酶原激活剂已被成功用于治疗导致的急性脑缺血的急性动脉血栓形成,或用于预防由于房颤、急性心肌梗死(myocardial infarction,MI)或心脏瓣膜损伤引起的血栓栓塞事件。

美国胸科医师学院(American College of Chest Physicians,ACCP)抗栓和溶栓治疗共识会议共同制定,并在规律的时间间隔内定期更新关于在缺血性卒中患者中使用抗血小板药物(和其他抗血栓药物)的最新建议[207]。有关卒中干预试验的方法学议题,已经在其他地方进行过讨论[6]。荟萃分析已尝试评估抗血小板药物治疗卒中的大型比较研究。已经综述了这些抗血小板药物的用途以及更加新颖的药物的潜在作用[207,208]。

抗血栓试验协作组报告了,21 项有卒中或 TIA 病史患者的前瞻性试验和 7 项完全性卒中患者的试验中,持续抗血小板治疗的作用[98]。对于有卒中或 TIA 病史的患者,抗血小板治疗会减少 25±5(每 1 000 人)的非致死性卒中(2P<0.000 01);对于完全性卒中的患者,治疗会减少 4±2(每 1 000 人)的非致死性卒中(2P=0.003)。这些结果主要是由一些前瞻性试验的结果"推动"的[202,209,210]。在这种类型的分析中,每种抗血小板药物单独的贡献都是模糊的,因为解剖学定位、卒中亚型、栓子或血栓来源以及脑血管缺血的位置、体积和其他特征,对于总体结果和持续性症状的影响也是模糊的。尽管如此,这些研究证明,特异性抗血小板药可降低 TIA 或信号卒中后缺血性卒中的风险。

人们对 β-羟基-β-甲基戊二酰辅酶 A(β-hydroxy-β-methyl-glutaryl coenzyme A,HMG-CoA)还原酶抑制剂(他汀类药物)的多能效应感兴趣,这些抑制剂对高危患者缺血性卒中的严重程度和发生率有显著影响。在 CARE 试验中,心肌梗死后接受他汀类药物治疗的患者中,治疗后卒中发生率显著下降 31%,而 4S 试验的事后分析表明,确实存在类似的获益[211,212]。随后,荟萃分析和较小规模的前瞻性研究,强调了使用他汀类药物降低卒中频率[213,214]和严重程度[215,216]的获益。这些发现导致出现了支持在卒中患者中使用他汀类药物的指南[217]及其用量的增加[218]。也总结了他汀类药物对动物模型中脑组织的直接作用[219]。已经报道了西立伐他汀对血小板减少凝血酶生成的直接作用[220],表明该类药物具有抗血小板作用的可能性。通过积极降低胆固醇水平预防卒中(SPARCL)试验表明,与安慰剂相比,阿托伐他汀(80mg/d)可降低卒中和其他心血管事件的风险[221]。

局灶性脑缺血的发作是一个从时间非常短暂(TIA)且没有可识别的残留缺陷,到巨大梗死导致严重和永久性残疾或死亡的连续过程。大多数治疗试验将缺血发作划分到 TIA(或轻微卒中)与完全性卒中。这里将使用该分类。

5

短暂性脑缺血

阿司匹林

阿司匹林通过不可逆的乙酰化,灭活血小板环氧合酶(cyclo-oxygenase,COX-1)[222-224](第50章),干扰血小板功能。通过这种机制,阿司匹林可以阻止 TXA_2 的产生。阿司匹林在低剪切力下抑制胶原蛋白诱导的黏附,但对高剪切力下的黏附或聚集几乎没有影响[225,226]。除了观察到这些现象,阿司匹林已被用于对动脉血流中发生的血栓形成过程进行一级和二级预防。在大多数涉及脑缺血的试验中,阿司匹林剂量(300~1 300mg/d),已超过产生抗血小板作用所需的剂量,因此也可能产生潜在的血管效应。

关于抗血小板药物在短暂性脑缺血患者中的作用,首先在选择的患者中进行阿司匹林减少短暂性单眼盲(一过性黑矇)的

发作的研究[227,228]。阿司匹林对 26 例颈动脉分叉处斑块复杂改变患者的 TIA 发作频率有相似的作用[229]。阿司匹林可以影响短暂性缺血的后遗症,包括完全性卒中,已经通过Ⅰ级、Ⅱ级和Ⅲ级试验证明(表 57.4)。阿司匹林在短暂性脑缺血发作(Aspirin in Transient Ischemic Attacks,AITIA)研究,纳入有 3 个月 TIA 病史但不计划进行颈动脉内膜切除术的患者,随机分组,接受阿司匹林(1 300mg/d)或安慰剂[230]。与安慰剂组(n=90)相比,接受阿司匹林(n=88)的患者在 6 个月随访期内 TIA 复发、脑/视网膜梗死和死亡的复合终点事件显著减少,但是,生命-表分析表明,在 24 个月的随访中并没有降低死亡率。观察到两组间卒中发生率无差异,事后亚组分析未发现任何有意义的关系。在随后的丹麦合作研究中,与服用安慰剂(n=102)的患者相比,平均随访 2.1 年后,接受阿司匹林(1 000mg/d,n=101)的 TIA 患者的致残性卒中和死亡率显著降低[232]。然而,这两项研究的检验效力有限,不能区分卒中的频率这一主要终点事件。

表 57.4 治疗短暂性脑缺血发作的抗血小板药物(±卒中)

研究	年份	药物	剂量/每天	患者数	随访/年	卒中数	血管性[d]	非血管	总计
AITIA 研究[230]	1977	ASA	1 300mg	88	0.5	10	3	–	3
		安慰剂		90		12	6	1	7
加拿大协作研究组[231]	1978	ASA/安慰剂 1	1 300mg/–	144	2.2	22	4	0	4
		磺吡酮/安慰剂 2	800mg/–	156		29	6	3	9
		ASA/磺吡酮	1 300mg/800mg	146		14	4	2	6
		安慰剂 1/安慰剂 2	–/–	139		20	8	2	10
丹麦协作研究[232]	1983	ASA	1 000mg	101	2.1	11	6	1	7
		安慰剂		102		18	6	1	7
AICLA[209]	1983	ASA/双嘧达莫	990mg/225mg	202	3.0	18	5	3	8
		ASA	990mg	198		17	4	6	10
		安慰剂		204		31	4	3	7
UK-TIA 研究组[202]	1988	ASA	1 200mg	815	4.0	66	84	27	111
		ASA	300mg	806		68	84	22	106
		安慰剂		814		88	86	36	122
荷兰 TIA 试验研究组[233]	1991	ASA	283mg	1 576	2.6	109	107	44	151
		ASA	30mg	1 555		90	105	55	160
SALT[234]	1991	ASA	75mg	676	2.7	93	48	13	61
		安慰剂		684		112	50	19	69
Acheson et al.[235]	1969	双嘧达莫	400~800mg	85/69[a]	2.1	5/7[a]	–	–	13
		安慰剂		84/70[a]		7/4[a]	–	–	9
欧洲卒中预防研究组[210]	1987	ASA/双嘧达莫	975mg/225mg	1 250	2.0	114[b]	69	39	108
		安慰剂		1 250		184[b]	100	56	156
美国-加拿大协作研究组[236]	1985	ASA/双嘧达莫	1 300mg/300mg	448	1.5	53	29	17	46
		ASA	1 300mg	442		60	29	9	38

续表

研究	年份	药物	剂量/每天	患者数	随访/年	卒中数	死亡数 血管性[d]	非血管	总计
Matius-Guiu et al.[237]	1987	ASA/双嘧达莫	50mg/300mg	115	1.75	3	1	1	2
		双嘧达莫	400mg	71		3	2	1	3
Roden et al.[238]	1981	磺吡酮	800mg	39[c]	0.33	1	1	–	1
		安慰剂		39[c]		3	1	–	1
Candelise et al.[239]	1982	磺吡酮	800mg	61	2.0	2	1	–	–
		ASA	1 000mg	63		2	0	–	–
Hass et al.[240]	1989	噻氯匹定	500mg	1 529	2.0~6.0	172	120	55	175
		ASA	1 300mg	1 540		212	116	80	196
ESPRIT 研究组[241]	2006	ASA/双嘧达莫	30~325mg/400mg	1 363	3.5±2.0	96	44	49	93
		ASA	30~325mg	1 376		116	60	47	107
CHANCE[242]	2013	ASA	75~300mg	2 586	0.25	303	5	10	15
		ASA/氯吡格雷	75~300mg/75mg	2 584		212	6	10	16
POINT[243]	2018	ASA	50~325mg	2 449	0.25	155	4	8	12
		ASA/氯吡格雷	50~325mg/75mg	2 432		112	6	12	18
SOCRATES[244,245]	2016	ASA	100mg	6 610	0.25	441	35	23	58
		替格瑞洛	180mg	6 589		385	41	27	68
TARDIS(Bath et al. 2018)[e]	2018	ASA/氯吡格雷/ER-DP	75mg/75mg/400mg	1 556	0.08	46	26		
		氯吡格雷或 ASA-ER-DP	75mg 或 75~400mg	1 540	0.08	50	28		

ASA,乙酰水杨酸(阿司匹林);ERDP,缓释双嘧达莫。
[a]第一次评估/第二次评估。
[b]治疗意向分析。
[c]交叉格式。有关 ESPS-2 的数据,请参见表57.5和文本。
[d]卒中,心肌梗死和周围血管事件。
[e]Bath PM,Woodhouse LJ,Appleton JP,Beridze M,Christensen H,Dineen RA,Duley L,England TJ,Flaherty K,Havard D,Heptinstall S,James M,Krishnan K,Markus HS,Montgomery AA,Pocock SJ,Randall M,Ranta A,Robinson TG,Scutt P,Venables GS,Sprigg N. Antiplatelet therapy with aspirin,clopidogrel,and dipyridamole versus clopidogrel alone or aspirin and dipyridamole in patients with acute cerebral ischaemia(TARDIS):a randomised,open-label,phase 3 superiority trial. Lancet 2018;391:850-9.

加拿大合作研究组(CCSG)的试验是一项随机、双盲(Ⅰ级)、四臂研究,比较阿司匹林(1 300mg/d)、磺吡酮(800mg/d)以及阿司匹林/磺吡酮联合用药与安慰剂对照,治疗有 TIA 病史的患者[231]。在平均随访2.2年后,接受阿司匹林治疗的患者卒中和死亡发生率显著下降。磺吡酮无获益,接受阿司匹林治疗的男性患者卒中和死亡的风险降低对最为显著。在 CCSG 试验中,66%的缺血发作单独发生在颈动脉区域。

在三臂、随机、双盲(Ⅰ级)AICLA 试验中,阿司匹林组卒中、心肌梗死和死亡的发生率显著降低[209]。具有 TIA 史的患者被随机分配至阿司匹林(990mg/d,n=198),阿司匹林(990mg/d)和双嘧达莫(225mg/d,n=202)合并用药,或安慰剂(n=204)。

在之后的 UK-TIA 试验中,2 435 例 TIA 或轻度缺血性卒中患者,被随机分为"高剂量"阿司匹林(1 200mg/d,n=815),"低剂量"阿司匹林(300mg/d,n=806),安慰剂(n=814)三组[202]。接受阿司匹林(300~1 200mg/d,n=1 621)治疗的患者,在平均4年的随访期内,非致命性 MI、非致命性重大卒中和血管或非血管性死亡的发生率显著降低18%。没有观察到阿司匹林对复合终点事件的剂量反应。然而,对于高剂量阿司匹林方案,胃肠道副作用更常见。阿司匹林治疗组有9例死于颅内出血,而安慰剂组仅有1例死亡。

另一项关于阿司匹林对非致死性卒中、非致死性心肌梗死和血管性死亡的剂量反应的研究(荷兰 TIA 试验研究组),发现平均随访 2.6 年内,TIA 或轻微卒中患者,阿司匹林 30mg/d(n = 1 555)或 283mg/d(n = 1 576)的治疗结果无差异[233]。低剂量组出现 6 例致死性脑出血,高剂量组出现 9 例。

为确认小剂量阿司匹林的获益,瑞典阿司匹林低剂量试验(SALT)协作组报告了 676 名 TIA 患者在初始症状的 1~4 个月内开始服用阿司匹林(75mg/d),他们的卒中和死亡风险,与 684 名接受安慰剂的个体相比降低 18%[234]。同时还观察到 TIA、频繁卒中和心肌梗死风险降低 16%~20%,从而证实了低剂量的阿司匹林可降低 TIA 后卒中和死亡风险的积极效应。

总之,四项Ⅰ级临床试验表明,对于有近期 TIA 或轻微缺血事件史的患者,阿司匹林对早期卒中和血管死亡率有益。低剂量阿司匹林(50mg/d)就足够,但通常使用 325mg/d。然而,在阿司匹林治疗的个体中观察到的相对获益的病理生理学基础尚未被探索。

阿司匹林和双嘧达莫

阿司匹林已经与双嘧达莫(第 54 章)联合用于治疗 TIA,是基于不但在临床前而且在临床血管疾病患者的血小板存活研究中,发现两种药物之间的积极相互作用[79,205,256,257]。与双嘧达莫联合使用,阿司匹林可以使在各种动脉血栓形成疾病中下降的血小板存活率恢复正常[258]。该观察结果导致联合使用阿司匹林/双嘧达莫治疗颈动脉 TIA。然而,这种组合的功效,还未被普遍接受[256,259]。在一项唯一的双盲随机化试验中,与安慰剂相比,单独使用双嘧达莫(400~800mg/d)并未显著改变卒中发病率或相关死亡率[235]。然而,由于该研究的检验效力有限,双嘧达莫的临床获益可能被遗漏。阿司匹林/双嘧达莫(n = 202)与安慰剂(n = 204)的第二次比较,来自三臂的 AICLA 研究[209]。接受阿司匹林/双嘧达莫治疗患者组卒中、心肌梗死和死亡率的复合终点事件显著获益。然而,对于该比较,并不能排除Ⅱ类错误。美国-加拿大合作研究小组报告,随访 1.5 年,接受阿司匹林(1 300mg/d)和双嘧达莫(300mg/d)治疗的患者,与单独服用阿司匹林(1 300mg/d)的患者相比,卒中或死亡率无差异[236]。一项针对纳入 115 名接受低剂量阿司匹林(50mg/d)联合双嘧达莫(300mg/d)治疗的患者进行的小型、开放、非随机试验的结果表明,与单独使用双嘧达莫(400mg/d)的 71 例至少有一次动脉粥样硬化性脑血管事件的患者相比,平均随访期 1.75 年内,联合用药组 TIA、卒中和死亡率的复合终点事件与单独用药组无差异[237]。

相比之下,两项随机,双盲对照研究证实,阿司匹林/双嘧达莫联合治疗可以提供优于安慰剂的获益。欧洲卒中预防研究(ESPS)组,进行了阿司匹林(975mg/d)与双嘧达莫(225mg/d)的联合用药与相等数量的安慰剂组(每组 1 250 例)的比较[210]。联合用药组卒中和死亡风险降低 33%。最近的 ESPS-2 研究,以 2×2 析因设计[260],检验缓释双嘧达莫(400mg/d)、阿司匹林(50mg/d)、阿司匹林/缓释双嘧达莫联合和安慰剂,对有 TIA 或卒中史患者,减少卒中、死亡或两者综合发生率的相对疗效。随访 2 年,单独使用阿司匹林和单用双嘧达莫[卒中的相对风险降低(relative risk reductions,RRR)分别为 15.8%和 17.7%],和联合用药组(RRR 36.7%)均优于安慰剂组。对于有 TIA 史或近期卒中史的患者,该组合优于安慰剂,但对于卒

中、心肌梗死和死亡率的结果,与单用阿司匹林组差异不大。该低剂量阿司匹林/缓释双嘧达莫组合用于二级预防。

在另一项前瞻性对照研究中,欧洲/澳大利亚可逆性缺血性卒中预防试验(ESPRIT),在患者出现 TIA 或轻微卒中后 6 个月内,随机接受阿司匹林(30~325mg/d, n = 1 363)或阿司匹林联合双嘧达莫(400mg/d, n = 1 376)治疗。大约 83%的患者使用阿司匹林/缓释双嘧达莫。随访(3.5±2.0)年,对于血管死亡、非致死性卒中、非致死性心肌梗死或大出血的复合终点结果,接受阿司匹林/双嘧达莫联合治疗的患者,事件的发生率低于单独接受阿司匹林治疗的患者(HR 0.80,95%CI 0.66~0.98,绝对风险降低 1.0%/年)[241,261,262]。该研究进一步支持阿司匹林和双嘧达莫联合用于 TIA 患者的显著二级预防价值。

有效避免第二次卒中预防方案(PRoFESS)研究纳入首次复发性卒中患者,前瞻性地比较了氯吡格雷与阿司匹林/缓释双嘧达莫的作用,无论是否联用血管紧张素受体阻滞剂(angiotensin receptor blocker,ARB)替米沙坦[254]。该非优势性试验采用 2×2 析因设计。20 332 名患者在首次事件发生后 120 天内,随机分组,平均随访 2.5 年。两组之间的卒中复发率没有差异,尽管阿司匹林/缓释双嘧达莫组有更多的出血事件。该试验未达到阿司匹林/缓释双嘧达莫预定义的非劣效性标准。

磺吡酮

磺吡酮是一种保泰松衍生物,在体内具有促尿酸排泄作用,并通过抑制 COX 和其他尚未明确定义的机制,抑制体外血小板聚集[263]。单独使用时,磺吡酮可使 TIA、人工心脏瓣膜、冠脉疾病患者的减少的血小板存活时间正常化[206]。报告显示,磺吡酮可以显著减少黑矇和 TIA 的发作[264],加拿大合作研究组比较了阿司匹林、磺吡酮和安慰剂对于卒中和死亡率的影响。然而,随访 2.2 年中,磺吡酮和安慰剂之间观察到的结果没有显著差异[231]。在另一项双盲、交叉试验中,随访 4 个月,磺吡酮(800mg/d)对于短暂性脑缺血事件中卒中和死亡的发生率没有显著性的降低[238]。在另一项研究中,用磺吡酮(800mg/d)治疗的 TIA 患者卒中,随访 11 个月,心肌梗死和血管性死亡的发生率高于那些用阿司匹林(1 000mg/d)治疗的患者[239]。考虑到每项研究中患者数量较少,不能排除Ⅱ类错误。然而,基于这些研究,磺吡酮通常不用于治疗 TIA。

噻氯匹定

噻氯匹定[265,266]是一种有效的噻吩并吡啶抗血小板药,是 P2Y$_{12}$ ADP 受体拮抗剂,详见第 51 章。一项研究对噻氯匹定用于 TIA 或轻度卒中患者预防第二次卒中进行了检验,短暂性缺血症状的患者,随机分配到噻氯匹定(500mg/d)或阿司匹林(1 300mg/d)组。在"意向治疗"分析中,噻氯匹定组卒中和任何原因引起的死亡风险显著降低 12%(P = 0.048),并且使类似的卒中和卒中相关死亡的次要终点风险降低 21%(P = 0.024)[240]。服用噻氯匹定的患者发生可逆的白细胞减少症概率为 0.8%,而接受阿司匹林治疗患者的胃肠道症状更常见。各组脑出血发生率相同。使用噻氯匹定引起血栓性血小板减少性紫癜(thrombotic thrombocytopenic purpura,TTP;见第 42 章)的报道引起了越来越多的担忧[267,268]。然而,使用氯吡格雷,一种相关的 P2Y$_{12}$ 拮抗剂时,TTP 和/或白细胞减少的发生

率极低(第 51 章)[269]。

西洛他唑

西洛他唑是一种环磷酸腺苷(cyclic adenosine monophosphate,cAMP)磷酸二酯酶抑制剂,已被引入作为一种相对较新的抗血小板药物。尚未在 TIA 试验中进行过研究。然而,人们对它的使用越来越感兴趣,特别是在日本。

氯吡格雷

氯吡格雷是一种较新的噻吩并吡啶抗血小板药物,P2Y$_{12}$ ADP 受体拮抗剂,不是化学结构类似的噻氯匹定,将在第 51 章详细讨论。CAPRIE 是第一项比较氯吡格雷和阿司匹林用于在有缺血性卒中、心肌梗死或外周动脉疾病病史的患者中,预防缺血性卒中、MI 和血管性死亡的大型试验[250]。CAPRIE 不包括 TIA 患者,因此本研究将在下面的完全性卒中部分进行讨论。

在 TIA 和轻度缺血性卒中的患者中,进行了联合使用阿司匹林与氯吡格雷,与单用阿司匹林的比较。经历过 TIA 或轻度缺血性卒中的患者,发生缺血性卒中的风险较高,尤其是在事件发生后的第一个小时、最初几天内以及随后的 90 天内[49,270]。因此,这一时间段的血栓形成风险高且出血风险低,因为组织没有实质性梗死。这导致人们认为,与传统的阿司匹林相比,更激进的抗血栓治疗可能特别有效和安全。因此,组织了两项大型试验,纳入 TIA 或轻度缺血性卒中后 24 小时的患者,进行氯吡格雷联合阿司匹林和单用阿司匹林的比较[242,271]。

在中国进行的 CHANCE 试验中发现,氯吡格雷-阿司匹林组患者卒中发生率为 8.2%,而阿司匹林组为 11.7%(P<0.001)。氯吡格雷-阿司匹林组有 7 名患者(0.3%)发生中度或重度出血,阿司匹林组 8 名患者(0.3%)出现中度或重度出血,每组出血性卒中发生率均为 0.3%[242]。

POINT 试验,NIH 赞助的国际试验,患者主要来自北美,世界范围内共有 4 881 名患者随机分组[243,271]。氯吡格雷-阿司匹林组 2 432 例患者中 121 例(5.0%)发生重大缺血事件,阿司匹林组中 2 449 例患者中有 160 例(6.5%)(P=0.02)。氯吡格雷-阿司匹林组有 23 名受试者(0.9%)出现大出血,阿司匹林组有 10 名(0.4%)(P=0.02),这该试验没有完成全部募集提前终止[271]。尽管如此,疗效结果证实,联合治疗组患者显著获益,大多数获益发生在 TIA 或轻微卒中后早期和数周内。

替格瑞洛

替格瑞洛是一种有效的抗血小板药物,直接地可逆结合和抑制血小板上的 P2Y$_{12}$ 受体,与氯吡格雷相反,其作用依赖于可变的和遗传决定的代谢活化。第 51 章对此进行了详细讨论。它被批准用于降低急性冠脉综合征(acute coronary syndrome,ACS)或心肌梗死病史患者的心血管死亡率、心肌梗死率和卒中率。用阿司匹林或替格瑞洛治疗急性卒中或短暂性脑缺血发作患者和预后(SOCRATES)试验,旨在比较替格瑞洛与阿司匹林,对弈预防急性脑缺血患者治疗 90 天内的主要血管事件[卒中(缺血性或出血性)、心肌梗死或死亡的复合终点]的作用[245]。

在治疗期间,替格瑞洛组 6 589 名患者中有 442 名(6.7%)

发生了主要终点事件,而阿司匹林组 6 610 名患者中有 497 名(7.5%)。替格瑞洛组 385 名患者(5.8%)发生缺血性卒中,阿司匹林组有 441 名患者(6.7%)。替格瑞洛组患者中 0.4%发生危及生命的大出血,阿司匹林组发生率 0.4%(P=0.52),颅内出血分别为 0.2% 和 0.3%,致命性出血分别为 0.1% 和 0.1%[244]。

小结

总之,阿司匹林降低有 TIA 或轻微卒中病史患者卒中、心肌梗死和死亡风险。它是用于此目的的标准抗血小板药。这种风险降低无明显的剂量依赖性[202]。低剂量阿司匹林和缓释双嘧达莫的联合用药,也可以显著降低风险[260,272]。在一项研究中,噻氯匹定在预防 TIA 后卒中和死亡方面比阿司匹林更有效,但全身的副作用限制了其在中枢神经系统中的应用,它已经在很大程度上被氯吡格雷取代[240]。西洛他唑尚未在大型 TIA 试验中进行过研究。氯吡格雷联合阿司匹林比单用阿司匹林更有效。CHANCE 和 POINT 试验均发现大部分获益在 TIA 或轻微卒中后早期的数天和数周内产生,因此应在缺血事件后尽快开始治疗。单用替格瑞洛并未显示出比阿司匹林更有效,但对替格瑞洛联合阿司匹林与单用阿司匹林比较的(THALES 试验)正在进行中(ClinicalTrials. gov NCT03354429)。

完全性卒中

在 20 世纪 80 年代,信号卒中后每年缺血性卒中、MI、死亡或血管相关死亡的发生率为 10% ~ 12%[246,247,249]。如前所述,近年来复发性卒中的累积风险大幅下降[52,53]。抗血小板药物干预已被证明在预防和减少完全性卒中后的这些继发性缺血事件方面是成功的。一组 I 级研究表明阿司匹林、阿司匹林/缓释双嘧达莫和氯吡格雷(或噻氯匹定)用于二级预防(表 57.5)的获益。

阿司匹林

与 TIA 的情况非常一致,阿司匹林可以为再次的脑缺血事件提供的保护性获益。瑞典合作研究发现,完全性卒中后早期(≤3 周)接受阿司匹林(1 500mg/d)或安慰剂[246]治疗的患者,卒中复发或死亡的结果没有差异。为了进一步研究简化抗血栓治疗方案对完全性卒中患者继发性卒中的影响,国际卒中试验(IST)和中国急性卒中试验(CAST)将 19 436 名推测缺血性卒中首次症状出现 48 小时内的患者,随机分配,采用 3×2 析因设计,接受安慰剂,接受阿司匹林(300mg/d),单独皮下注射肝素(低剂量 10 000IU/d;中剂量 25 000IU/d),或阿司匹林和肝素联合 14 天[197],与对照组相比,阿司匹林组 14 天内总的复发性缺血性卒中总体显著减少(P<0.001),颅内出血没有明显增多。6 个月时,死亡或造成死亡的疾病的风险略有下降,颅内出血增加 0.1%。肝素组症状性颅内出血有明显增加,这抵消了任何疗效获益。CAST 也纳入症状出现 48 小时内的患者,表明复发性缺血性卒中有中度但显著性的减少,报告的复合终点事件减少[198,199]。该研究的平均随访时间为 2 年(表 57.5)。两项试验共同表明,当应用于未经选择的缺血性卒中患者组(卒中亚组未明确)时,在卒中后第一周内,阿司匹林会引起复发性卒中发生率和死亡率小幅但有统计意义的降低。

表 57.5　完全性卒中的抗血小板治疗

研究	年份	药物	剂量/每日	患者数	随访/年	卒中数	死亡数		
							血管性	非血管性[g]	总计
Swedish Cooperative Study[246]									
	1987	ASA	1 500mg	253	2.0	32	27	7	34
		Placebo		252		32	25	12	37
Gent et al.[247]									
	1985	硫辛苄醇	600mg	218	1.7	29[a]	4[a]	9[a]	13[a]
		Placebo		220		28[a]	14[a]	11[a]	25[a]
Blakeley[248]									
	1979	磺吡酮	800mg	145	–	–	–	–	25
		安慰剂		145		–	–	–	28
Canadian-American Ticlopidine Study[249]									
	1989	噻氯吡啶	500mg	525	2.0	54	17[a]	13[a]	30[a]
		安慰剂		528		89	29[a]	8[a]	38[a]
CAPRIE[250]b									
	1996	氯吡格雷	75mg	3 233	1.9	315	102	–	–
		ASA	325mg	3 198		338	102	–	–
European Stroke Prevention Study[203]									
	1997	双嘧达莫/ASA[g]	400mg/50mg	1 650	2.0	157	105	180	285
		双嘧达莫	400mg	1 654		211	118	170	288
		ASA	50mg	1 649		206	109	173	282
		安慰剂	–	1 649		250	117	85	202
IST[197]									
	1997	ASA[c]	300mg	9 720	0.5	362[d]	855	17	872
		无 ASA[c]	–	9 715		452[d]	896	13	909
CAST[198]									
	1997	ASA	160mg	10 554	0.08[e]	335	243	100[f]	343
		No ASA	–	10 552		351	283	115[f]	398
Diener et al.[251]									
	2004	ASA/氯吡格雷	75mg/75mg	3 420	1.5	299	124	77	201
		安慰剂/氯吡格雷	–/75mg	3 454		309	121	80	201
Bhatt et al.[252,253]									
	2006	ASA/氯吡格雷	75~162mg/75mg	7 802	2.3	132			371
		Placebo/氯吡格雷	–/75mg	7 801		163			374
Sacco et al.[254]									
	2008	ASA/ERDP	SD/400mg	10 181	2.5	916	435	304	739
		氯吡格雷	75mg	10 151		898	459	297	756
Benavente et al.[255]									
	2012	ASA/氯吡格雷	325mg/75mg	1 517	3.4	100	27	39	113[g]
		ASA	325mg	1 503		124	19	31	77[g]

ASA,乙酰水杨酸(阿司匹林);ERDP,缓释双嘧达莫。
[a] 只包括合格的事件,不包括研究药物永久停用后 28 天的事件。
[b] 卒中亚组。
[c] 析因设计(包括肝素±ASA)。
[d] 14 天结果。
[e] 4 周结果。
[f] 不明原因。
[g] 死亡"可能是血管原因"或"不确定"。

前列环素

前列环素［前列腺素（prostaglandin, PG）I_2］是内皮细胞花生四烯酸代谢的产物，通过升高血小板细胞内 cAMP 水平，在体外和体内均可抑制血小板聚集（详见第 17 章）。PGI_2、伊洛前列素或其他稳定的前列环素类似物在完全性卒中患者中的小型研究，未能证明其治疗效果[273-276]。然而，这些研究对其制定的终点指标检验效力不足。此外，一项 I 级、前瞻性对照试验显示，与安慰剂相比，在卒中相关症状出现 24 小时内，接受 PGI_2 治疗 2 周，患者显著恶化[277]。到目前为止，没有证据表明 PGI_2 在完全性卒中中有益，部分原因是样本量不足和副作用[278]。然而，实验数据暗示了获益的可能性[279,280]。

硫辛苄醇

硫辛苄醇可抑制胶原蛋白和凝血酶诱导的血小板聚集、血清素分泌以及其他机制，引起血栓延长减少[281]。也可降低纤维蛋白原水平和全血黏度降低，有降胆固醇效应，并扩张外周血管。在唯一的一项研究中，比较首次卒中后，硫辛苄醇（600mg/d, $n=218$）和安慰剂（$n=220$）之间，随访 1.7 年的心肌梗死或血管性死亡的结果，两组之间没有显著差异[247]。副作用，包括可逆性肝炎，导致患者退出。

磺吡酮

在一项有限的研究中，磺吡酮（800mg/d）并没有显著降低起病 6 个月内的，临床推测的动脉粥样硬化血栓栓塞性或血栓栓塞性卒中患者的死亡率，尽管表现出支持磺吡酮获益的趋势[248]。

西洛他唑

四项随机试验和两项荟萃分析，在亚裔患者中，进行了西洛他唑与阿司匹林的比较[282-287]。在一项对截止到 2012 年的四项试验的荟萃分析中，与阿司匹林相比，计算结果表明，西洛他唑引起卒中、心肌梗死、血管性死亡率的复合终点减少 28%，出血性卒中减少 73%[285]。西洛他唑还未被 FDA 批准用于预防卒中复发。可能需要一项或多项大型的，纳入非亚裔患者的，阳性试验结果，西洛他唑才能被批准并被指南广泛推荐。

噻氯匹定和氯吡格雷

噻氯匹定在完全性卒中患者中的研究非常复杂。氯吡格雷和噻氯匹定是噻吩并吡啶，不可逆地抑制 ADP 与其血小板 $P2Y_{12}$ 受体的结合[288,289]（详见第 51 章）。基于离体血小板聚集检测，研究剂量当量，证实了每日单剂量氯吡格雷的疗效。Gent 等人在加拿大美国噻氯匹定研究（CATS）中，检验了噻氯匹定（500mg/d）对初始血栓栓塞性卒中后第二次卒中发生率的影响[249]。CATS 表明，第一次完全性卒中 1~16 周内的患者，平均随访 2 年，与安慰剂（$n=528$）相比，噻氯匹定（$n=525$）组卒中、MI 和血管死亡率复合终点显著下降。噻氯匹定的副作用，包括可逆性白细胞减少，腹泻或皮疹，发生率 8%。

鉴于氯吡格雷的安全性更好（见第 51 章），此药在缺血性疾病患者中进行了更广泛的研究。氯吡格雷与阿司匹林患者缺血性事件风险（CAPRIE）研究，是前瞻性、随机、盲法比较氯吡格雷（75mg/d, $n=9577$）与阿司匹林（325mg/d, $n=9566$），对小于 35 天的心肌梗死迹象、血栓性外周动脉疾病（peripheral artery disease, PAD）或缺血性卒中（包括腔隙性梗死）患者的疗效[250]。随访到 1 年时，缺血性卒中、MI 和血管相关的死亡的复合终点的风险相对降低 8.7%，结果有利于氯吡格雷（$P=0.043$）。临床上显著的中性粒细胞减少症或不良反应的发生率没有差异。两个治疗组之间的颅内出血频率几乎相等（氯吡格雷 0.33%；阿司匹林 0.47%），大于安慰剂组的预期。氯吡格雷的获益主要是由 PAD 患者观察到的有利结果"推动"。但并没有观察到氯吡格雷对卒中患者的特殊优势。然而，在目前的临床实践中，氯吡格雷（或阿司匹林/双嘧达莫）已取代噻氯匹定。氯吡格雷预防不稳定心绞痛复发事件（CURE）试验表明，阿司匹林和氯吡格雷联合阿司匹林，均可导致阿司匹林剂量依赖性的大出血增加[290,291]。

大型的（7 599 例患者）氯吡格雷治疗高风险粥样硬化血栓（MATCH）试验，比较阿司匹林（75mg）/氯吡格雷（75mg）与单用氯吡格雷（75mg）治疗缺血性事件（包括卒中）的疗效[251]。两者的结果无差异，但阿司匹林/氯吡格雷联合治疗组危及生命的出血（包括颅内出血）的发生率会显著升高[251,292]。氯吡格雷治疗高动脉粥样硬化血栓形成风险和稳定，治疗和避免出血（CHARISMA）试验，这项前瞻性双盲安慰剂对照研究证实，阿司匹林（75mg）/氯吡格雷（75mg）联合治疗与阿司匹林（75mg）/安慰剂治疗，对于存在多种动脉粥样硬化危险因素的患者，主要疗效终点无显著差异（心肌梗死、卒中或心血管死亡率的复合终点）[253]。此外，在 CHARISMA 试验中，长期使用氯吡格雷会增加出血风险，尤其在第一年[252]。这表明阿司匹林/氯吡格雷联合用药并不优于单用阿司匹林，还会增加出血性并发症。由于颅内出血频率近乎相等（氯吡格雷 0.33% 比阿司匹林 0.47%），氯吡格雷现已用于临床。小的皮质下卒中二级预防（SPS3）试验，是一项双盲、多中心试验，纳入 3 020 名近期有症状的通过磁共振成像确定的腔隙性梗死患者。患者随机分配，每天接受 75mg 氯吡格雷或安慰剂，两组患者每日还服用 325mg 阿司匹林[255]。主要结果是任何复发性卒中，包括缺血性卒中和颅内出血。与单用阿司匹林相比，阿司匹林和氯吡格雷联用的卒中复发风险没有显著降低，缺血性卒中复发或致残性或致命性卒中的风险也没有下降。与单用阿司匹林相比，双重抗血小板治疗引起的大出血的风险几乎翻倍。接受双重抗血小板治疗的患者，全因死亡率增加。

GP II b-III a 拮抗剂

迄今为止，急性使用 GP II b-III a（整合素 α II bβ3）拮抗剂（第 52 章）用于急性缺血性卒中或其他脑血管疾病，还是实验性的。已报道了在 74 名缺血性卒中患者早期给予人源化单克隆抗体阿昔单抗的 II 期研究，以及几项多肽或有机的 GP II b-

Ⅲa 拮抗剂分子,在急性大脑中动脉堵塞的动物模型研究[130,134,200]。对出血性风险的担忧是相关的[293]。在这项Ⅱ期研究中,目标 IC$_{50}$ 的泛整合素 β3 抑制剂阿昔单抗,并未明显产生显著的脑内出血或改善缺血性卒中事件发生 24 小时内接受治疗患者的症状[200]。前瞻性盲法Ⅲ期对照的阿昔单抗治疗早期缺血性卒研究[阿昔单抗急诊卒中治疗试验-Ⅱ(AbeSTT-Ⅱ)],给予患者用于心脏适应证的剂量,因显著的安全性(出血)问题而被终止[294]。该研究是在表明接受阿昔单抗治疗的队列获益的第二项Ⅱ期试验后进行的[295]。因此,目前没有该药物治疗卒中的适应证。

另一项关于使用阿昔单抗的报告,仅限于在有脑缺血症状的进行大脑供血动脉(例如椎基底动脉或颈动脉)血管成形术或支架置入的有限数量的患者[296,297]。对这种情况下使用该药物进行了前瞻性评估[298]。

唯一的一项前瞻性随机试验——急性介入中使用重组组织型纤溶酶原激活剂(recombinant tissue plasminogen activator,rt-PA)联用或不联用 GP Ⅱb-Ⅲa 拮抗剂依替巴肽试验(CLEAR Stroke Trial),设定了依替巴肽的剂量[299]。在联合使用依替巴肽和 rt-PA 的急性缺血性卒中增强溶栓方案(CLEAR-ER)试验中,在缺血性卒中症状出现 3 小时内的患者中,比较了 rt-PA(0.6mg/kg 总量)与艾替巴肽[135μg/kg 推注和 0.75μg/(kg·min)滴注 2 小时]联用标准剂量的 rt-PA(0.9mg/kg),证实两组之间的安全性相当[300]。在一项单独的队列研究中,全剂量(0.9mg/kg)rt-PA 联用依替巴肽[135μg/kg 推注和 0.75μg/(kg·min)滴注 2 小时],与单独 rt-PA 的历史配对的结果比较,观察到安全性相当[301]。将该经验延伸至相同设定的Ⅲ期试验,并且正在考虑使用依替巴肽作为在血管内清除有症状的脑供血血栓性闭塞一种辅助治疗。

其他具有抗血小板作用的药物

除了直接抗血小板药物外,他汀类药物和其他类别药物,应用于有卒中风险的患者,可以改变血小板功能。选择他汀类药物可能具有直接的抗血小板活性[220,302,303]。此外,据报道,血管紧张素Ⅱ受体抑制剂(缬沙坦)在体外控制条件下,可显著抑制血小板聚集[304]。这是否是一类效应尚不清楚。

其他干预措施

其他干预措施似乎对降低卒中风险非常重要,包括他汀类药物和抗凝药[305]。一些临床试验表明,接受他汀类药物治疗的患者,中枢神经系统缺血事件(卒中)显著减少[211,212,215-217]。同样重要的是,比较抗血小板药物联用抗凝剂,对降低已有血栓栓塞性卒中患者主要风险的作用[306-310]。

小结

目前的指南通常推荐阿司匹林、氯吡格雷或阿司匹林-双嘧达莫联合,用于 TIA 或卒中后长期的卒中预防。至少有一项指南也建议使用西洛他唑[207]。单独使用阿司匹林是目前全球的治疗标准,也是新的抗血小板药物或药物组合进行临床试验的比较标准。然而,最近的 CHANCE 和 POINT 试验证明,在 TIA 或轻微卒中后的早期和数周内,阿司匹林-氯吡格雷联合治疗,比单用阿司匹林更有效,因此可能会在新指南中推荐。长期使用阿司匹林-氯吡格雷组合,引起的有害出血的风险,很可能会抵消任何额外的获益。

颈动脉粥样硬化性血栓性疾病

主动脉和为大脑供血的颈动脉、椎动脉和基底动脉的动脉粥样硬化,产生局部血栓形成前状态。颈动脉分叉是动脉粥样硬化改变的好发部位,产生的血小板-纤维蛋白血栓栓塞主要分布于大脑中动脉和大脑前动脉区域。在选定的患者中,实施颈动脉颅外动脉粥样硬化部分的动脉内膜切除术,不论是否行血管补片成形术,都可以解决局部血流异常的问题,但脑缺血症状可复发。

北美症状性颈动脉内膜切除试验(NASCET)和 MRC 欧洲颈动脉手术试验(ECST)均显示,对于 70%～99% 的有症状的颈动脉狭窄患者,如果手术风险较低,与公认的药物治疗(即抗血小板药物)相比,动脉内膜切除术有显著的生存获益和症状改善[311,312]。这两项研究都是为了解决因 TIA 患者随意使用这种外科手术而引发的争议。

辅助抗血小板治疗的临床试验,已经试图改变卒中的发生率和死亡,或降低颈动脉内膜切除术后颈动脉再狭窄的发生率。因动脉内膜切除术暴露的大量胶原蛋白,是强烈的血小板聚集激活剂,因此抗聚集治疗是合乎逻辑的。此外,这些患者通常有多系统和多部位的动脉粥样硬化,作为对这些一般风险因素管理,可以从抗血小板治疗获益。

再狭窄可以因为外科吻合部位的血栓形成闭塞而在早期发生,或者由于肌内膜增生[313]或复发性动脉粥样硬化而晚期发生。一项前瞻性研究未能证明阿司匹林与双嘧达莫联合应用可减少手术部位的内膜切除术后再狭窄[313]。在另一项小型前瞻性双盲试验中,接受颈动脉内膜切除术的患者手术后 5 天内,随机接受阿司匹林(1 300mg/d,n=65)或安慰剂(n=60)治疗[314]。在接受安慰剂治疗的患者中,6 个月时卒中或死亡的发生率较高,但其差异无统计学意义。在丹麦极低剂量阿司匹林试验中,颈动脉内膜切除术后 1～12 周内的患者,接受阿司匹林(50～100mg/d,n=150)或接受安慰剂(n=151)治疗,随访 2.1 年后,卒中、心肌梗死或血管性死亡的结果无显著差异[315]。在一项回顾性研究中,Kretschmer 等发现,与无辅助治疗相比,接受阿司匹林(1 500mg/d)的颈动脉内膜切除术患者的生存时间明显延长[316]。该研究[316]构成了对术前阿司匹林(1 000mg/d,n=32)与不治疗(n=34)进行前瞻性比较的基础[317]。阿司匹林治疗组的生存期延长,尽管大脑事件发生频率相等。然而,在所有三项试验中的患者数量少,可能会掩盖治疗臂对脑血管结果的潜在的实际获益。阿司匹林和颈动脉内膜切除术(ACE)试验,是一项随机、双盲、对照试验,对 2 849 名患者进行了动脉内膜切除术,每天随机给予 81mg、325mg、650mg 和 1 300mg 阿司匹林,从术前开始,为期 3 个月。在动脉内膜切除术后 30 天和 3 个月时,每天服用 81mg 或 325mg 阿司匹林的患者,与服用 650mg 或 1 300mg 的患者相比,卒中、心肌梗死和死亡的风险显著降低[318]。

目前没有Ⅰ级试验的结果支持动脉内膜切除术后特定辅助抗血小板治疗的建议。然而,在动脉内膜切除术试验和临床实践中,接受动脉内膜切除术的患者一般都会接受阿司匹林治疗[207,319]。

心源性脑栓塞

栓塞大脑动脉的心源性栓子的来源包括:心肌缺血时左心室运动障碍形成的附壁血栓,人工瓣膜和风湿性瓣膜的赘生物,以及心房颤动(atrial fibrillation,AF;简称房颤)时的血栓栓塞。对于大多数心源性栓塞事件,抗凝治疗在一级和二级预防中起到非常重要的作用。在这种情况下,抗血小板药物的使用受到更多限制。

急性心肌梗死患者的心源性卒中

心肌梗死(MI)后全身性血栓栓塞(包括卒中)的发生率为 1%~3%/年不等,但在 MI 后的第一个月内可能高达 3.7%[320-325]。正如两项Ⅰ级试验所示,使用长期抗凝治疗可以减少 MI 后恢复期发生的脑血管事件数量[321-326]。在实践中,不常规使用抗凝药物,是由于严重出血事件的发生率较高,包括脑内出血。抗血小板药物能有效降低 MI 后脑血管事件率的证据是有限的。CAPRIE 研究表明,氯吡格雷可以减少初始 MI 后的第二次 MI、卒中或 PAD 的联合事件发生率,尽管在卒中患者中的获益不显著[250]。

心房颤动患者的心源性卒中

AF 可分为非瓣膜性(即非风湿性)或与瓣膜功能障碍相关的 AF。房颤是血栓栓塞性卒中和卒中复发的重要危险因素;高达 30% 的患者可在卒中期间首次观察到这种情况[48,327-329]。慢性非瓣膜性房颤患者卒中的 2 年发病率为 6.2%~7.6%[329,330]。临床"预测"模型(CHADS$_2$ 或 CHA$_2$DS$_2$-VASc 评分),根据 AF 患者的全身性的危险因素,评估卒中和栓塞事件相对风险,现在常用于卒中危险分层和患者选择[331,332]。

一般而言,阿司匹林不用于非瓣膜性房颤患者的一级预防。然而,有一些有趣的证据。房颤患者卒中预防(SPAF)研究,将 1 244 名患者随机分组,如果适合服用华法林,服用华法林、阿司匹林或安慰剂组(组 1),或者如果不适合服用华法林,分入服用阿司匹林或安慰剂(组 2,双盲)[333]。平均随访 1.13 年后,当组 1 华法林和阿司匹林治疗的患者,缺血性卒中和全身性栓塞的复合终点风险显著降低了 81% 时候,SPAF-1 被终止。在第 2 组中,阿司匹林组相对于对照组,有相对获益(3.6 次/年比 6.3 次/年,P=0.02)。没有报道华法林相对于阿司匹林的相对获益,但在被随机分配到华法林组的患者中,10.9% 的人因药物不耐受而退出。在非瓣膜性房颤患者中进行的,阿司匹林和抗凝治疗房颤(AFASAK)-1 研究,欧洲房颤

试验(EAFT)和 ESPS-2 等研究中,阿司匹林治疗组和对照组之间无显著差异[203,334,335]。综合分析 AFASAK-1、EAFT 和 SPAF-1 结果表明,阿司匹林导致年卒中事件相对风险减低(RRR) 21%(阿司匹林治疗 6.3,对照 8.1%,P=0.05)[336]。该结论得到范围更广的荟萃分析的支持[337]。不能排除结果的异质性[338]。因此,阿司匹林对降低血栓栓塞性卒中的风险有一个较小但真实的效果。

对华法林相关的颅内出血风险的关注,推动了使用阿司匹林或调整低剂量的口服抗凝药的其他治疗方法[339,340]。SPAF-Ⅱ试验验证了华法林和阿司匹林对非瓣膜性房颤患者的相对疗效,并表明,在减少缺血性卒中事件方面,华法林超过阿司匹林,略有下降但并不显著,<75 岁组下降(33%)以及>75 岁组下降(27%)。使用华法林的大出血事件的频率,在年龄较大的队列(>75 岁)中明显高于较年轻的队列(P=0.008)。然而,AFASAK-1 和 EAFT 两者均证明,与阿司匹林相比,华法林可以显著降低年卒中率[355]。

在 SPAF-Ⅲ试验中,患者接受调整剂量的华法林[国际标准化比率(INR)2.0~3.0;n=523]或低强度华法林联合阿司匹林(325mg/d)以维持 INR 在 1.2~1.5(n=521)[340]。平均随访 1.1 年后,当低强度华法林/阿司匹林联合治疗组的年致残性卒中发生率超过调整剂量的华法林组时(分别为 5.6% 对 1.7%,P=0.000 7),SPAF-Ⅲ终止。这也导致在中等风险患者进行的 AFASAK-2 研究提前终止[341,342]。

尽管已接受华法林抗凝治疗在这个适应证上优于阿司匹林,为了强调这一观察结果,进行了氯吡格雷联合欧贝沙坦预防房颤的血管事件试验(ACTIVE),比较阿司匹林/氯吡格雷联合华法林(ACTIVE-W)与单独使用阿司匹林(ACTIVE-A),对于预防高脑卒中风险的 AF 患者血管事件的作用。该研究中复杂的 ACTIVE-W 部分,在预期完成研究之前终止,此时的结果表明,口服抗凝药(INR 2.0~3.0)优于阿司匹林(75~100mg/d)/氯吡格雷(75mg/d),结果显示,两组卒中、栓塞、心肌梗死或血管性死亡的年复合合风险分别为 3.93% 和 5.60%[RR=1.44(1.18%~1.76%),P=0.000 3][343]。这些研究强调,口服抗凝药物维生素 K 拮抗剂(vitamin K antagonist,VKA)华法林相比抗血小板药物,用于治疗非瓣膜性房颤的优越性。也可能具有与华法林类似活性的,华法林的替代品似乎很有吸引力。考虑到在多种临床情况下,维持华法林抗凝靶目标 INR 水平的能力,以及需要监测 INR,这促进了对其他药物的研究。

已经开发了一组新的非维生素 K 依赖的口服抗凝剂(non-vitamin K oral anticoagulants,NOAC),并在非瓣膜性房颤(non-valvular atrial fibrillation,NVAF)患者的大型临床试验中,进行了与华法林的抗凝治疗比较[307,309,310,344]。随机化评估长期抗凝疗(RE-LY)试验证明,对于 AF 患者的卒中或全身性栓塞的主要复合终点指标,口服直接凝血酶抑制剂达比加群 150mg 每天两次优于华法林[307]。

利伐沙班是一种口服直接因子 X a 抑制剂,直接因子 X a 抑制剂利伐沙班每日一次口服与维生素 K 拮抗剂比较预防房颤患者卒中和栓塞试验(ROCKET-AF)的结果,以双安慰剂对

照的形式,比较了利伐沙班与华法林[310]。ROCKET-AF 证实,对于 NVAF 患者的缺血性和出血性卒中和全身性栓塞的复合终点,利伐沙利并不逊于华法林[308,310]。

阿哌沙班是一种直接抗 Xa 抑制剂,根据前瞻性随机研究 AVERROES 报道,对于 NVAF 患者,该药优于阿司匹林(81~324mg/d)[306]。在最近完成的前瞻性随机试验,阿哌沙班减少房颤患者中卒中和其他血栓栓塞事件(ARISTOTLE)试验中,阿哌沙班在减少 NVAF 患者卒中和全身性栓塞方面优于华法林[309]。

依度沙班是另一种直接口服因子 Xa 抑制剂,在新一代因子 Xa 房颤抗凝有效性——心肌梗死溶栓试验 48(ENGAGE AF-TIMI 48)中,纳入 21 105 例房颤患者,与华法林进行了比较。该试验将两种每日一次给药方案的依度沙班(edoxaban)与华法林进行了比较。在预防卒中或全身性栓塞方面,两种方案的依度沙班都不劣于华法林,并且依度沙班组患者出血率和心血管死亡率显著降低[344]。已有关于非维生素 K 依赖的口服抗凝剂的综述发表[345-347]。

RE-LY、ROCKET-AF、ARISTOTLE 和 ENGAGE AF-TIMI48 研究表明,对于 NVAF 患者,与华法林相比,治疗药物组的颅内出血(出血性卒中)发生率降低。颅内出血减少的原因尚不清楚。这些药物对血小板没有影响。然而,有人提出,无论是抗因子 Xa 药物还是达比加群,都不影响组织因子-因子 VIIa 复合物,而华法林灭活因子 VIIa[348]。Rosenberg 和 Aird 认为,脑血管具有独特的止血特征,不像其他血管床,尽管这些特征还未被明确描述[349]。虽然内皮异质性被认为是所有微血管床的特征,但 CNS 中局部内皮细胞功能特性与局灶性缺血引起的损伤演变之间的关系尚不清楚。需要进行更多的基础研究,来进一步描述这些新的抗血栓药物还未揭示的,CNS 中的止血反应性质。

对于高危 AF 患者(既往有 TIA/卒中或全身栓塞、高血压史、左心室功能差、年龄>75 岁、风湿性二尖瓣病或人工瓣膜)推荐的治疗方法是,调整华法林剂量抗凝治疗靶目标 INR 为 2.5(范围 2.0~3.0),而不是阿司匹林[350]。达比加群、利伐沙班、阿哌沙班和依度沙班已经被批准作为华法林的替代品治疗 NVAF,这些药物的使用指南近期已经面世[351,352]。

心脏瓣膜病

风湿性瓣膜病会引起脑栓塞,包括机械和异种移植假体心脏瓣膜,以及钙化二尖瓣环。同时存在 AF[353-355],则栓塞风险大大增加。Coulshed 等报道,未治疗的风湿性二尖瓣狭窄和二尖瓣关闭不全的患者,全身性栓塞的年发病率分别为 3.7% 和 1.9%[356]。来自人工瓣膜的系统性栓塞的发生率在机械装置中比异种移植的发生率更高[357-359]。

人工机械心脏瓣膜

抗血小板药和抗凝药已被用于预防机械瓣膜的栓塞并发症[354]。在一项 I 级研究中,联合使用华法林和阿司匹林,可降低机械瓣膜患者脑血栓栓塞发生率[354,360],出血事件更少。一般情况下,所有患有机械人工瓣膜的个体都应接受长期抗凝治疗,目标 INR 为 3.5(范围 3.0~4.5)[361,362]。抗血小板药物可增加仅使用抗凝剂带来的抗血栓栓塞的保护作用,但出血性并发症的风险可能会增加。两项 I 级研究显示,与单独抗凝治疗相比,接受阿司匹林联合抗凝治疗的患者血栓栓塞风险降低[363,364]。所用阿司匹林的剂量范围为 50~1 000mg/d。在一项单独的随机双盲试验中,华法林加用双嘧达莫(400mg/d)可使血栓栓塞或死亡率显著降低,超过非华法林和安慰剂,这一发现随后得到公开试验的支持[365,366]。双嘧达莫与口服抗凝治疗试验的荟萃分析表明,致死性和非致死性血栓栓塞的发生频率均降低[354,367]。双嘧达莫加用阿司匹林,可降低血栓栓塞事件的发生率,大出血的并发症也明显减少(P<0.001)。迄今为止,没有报道使用阿司匹林/缓释双嘧达莫或噻吩并吡啶用于人工心脏瓣膜的经验。

一项关于直接凝血酶抑制剂达比加群在机械心脏瓣膜患者中的研究显示,与华法林相比,直接凝血酶抑制剂达比加群会增加血栓栓塞和出血并发症的发生率,因此,没有显示任何获益且风险过高[368]。因此,不在指南中推荐使用 NOAC 预防此类患者卒中[352]。

(生物)人工异种移植心脏瓣膜

与机械假体相比,异种移植瓣膜假体的血栓栓塞事件发生率较低,意味着抗血小板预防可能具有一定的获益,具有较低的出血风险。两项前瞻性非随机试验,华法林对比阿司匹林(1 000 或 500mg/d),检验了这一观点[369,370]。在第一项研究中,与华法林(n=151)相比,阿司匹林治疗的 AF 患者(n=135)栓塞事件较少[369]。在第二项 III 级水平的研究中,放置二尖瓣生物假体后,每 2 天接受 500mg 阿司匹林治疗的患者,比接受 1 000mg/d 的患者更不容易发生栓塞事件[370]。因此,使用二尖瓣生物瓣膜,阿司匹林可以提供一些防止栓塞事件的保护;然而,这一结论尚未经过严格检验。普遍接受的临床实践要求在用生物假体的患者术后最初 3 个月(当血栓栓塞风险最大时)进行抗凝治疗,在适当剂量的口服抗凝剂中加入阿司匹林,可能会增加出血性并发症的发生率或严重程度。

结论

血小板在四个层面参与缺血性卒中和复发性卒中的形成:①源自脑供血动脉或主动脉弓的,动脉粥样硬化病变的含血小板的血栓,可阻塞动脉或栓塞下游而改变局部脑血流。②在局灶性脑缺血发作后的早期,活化的血小板在缺血区域的微血管系统内积聚。在实验系统中,通过阻断血小板-纤维蛋白(原)相互作用,可以减少微血管闭塞,有潜在获益的证据。③需要完整的血小板功能以防止缺血区域内的明显出血。④血小板参与大动脉病变导致的卒中,提示抗血小板药物在预防或二级预防中的作用。

抗血小板药物可降低有近期 TIA 病史患者后续的卒中、MI 和死亡的复合终点的风险。阿司匹林是在这种情况下使用最广泛的抗血小板药物。由于 TIA 与 70%~99% 的颈动脉狭窄相关,在预防随后的卒中和卒中相关死亡率方面,颈动脉内膜切除术联用阿司匹林优于单用阿司匹林。虽然在一项研究中,对于 TIA 患者,阿司匹林联用双嘧达莫并不优于单用阿司匹林,但阿司匹林/缓释双嘧啶与两者单独使用药物或安慰剂相比,显著降低卒中、死亡或两者兼而有之的风险。对于表现为稳定的近期局灶性脑缺血的患者,复发性卒中的二级预防,阿司匹林、阿司匹林/双嘧达莫、噻氯匹定和氯吡格雷均可获益。

有趣的是,某些他汀类药物降低卒中风险,可能是由于它们各自的抗血小板作用。

近年来①人们已经开始研究新的抗血小板药物,其具有减少非脑血管疾病中血小板介导的动脉闭塞的潜在获益,卒中是此类疾病的一种临床后果。然而,这些结果还没有在预防二次卒中进行过检验。②CHANCE 和 POINT 试验明确了氯吡格雷

在早期治疗 TIA±轻微卒中患者中的作用。③已有学者开始探索新的抗栓药物对出血风险影响的实验研究。但是,这些研究是还没有完全开展起来。

尽管尚未在急诊环境中进行检验,但安全的急性血小板聚集抑制剂能够减少缺血性卒中的后续损伤的可能性,已具备实验基础。

（胡豫 译,张晓辉 审）

扫描二维码访问参考文献

第58章 抗血小板药物在外周动脉疾病血栓/缺血事件管理中的作用

Stefania Basili and Francesco Violi

流行病学

在本章中,"外周动脉疾病(peripheral arterial disease, PAD)"一词是指继发于动脉粥样硬化的下肢动脉疾病。在二十一世纪,PAD 对临床医生来说是一个很大的问题,据估计,60岁及以上年龄的人群中,有 10%~20% 会受到 PAD 的影响。因此,PAD 的流行肯定会伴随着人口和生活方式的变化而增加。2010 年,已经有 2.02 亿人受到 PAD 的影响,其中欧洲约有4 000万人[1-3]。

外周动脉疾病的危险因素

PAD 的高发病率和高死亡率通常是与其他血管床的动脉粥样硬化并发症有关。它是动脉粥样硬化形成,尤其是冠状动脉和大脑循环动脉粥样硬化形成的一个重要标志[4]。PAD患者都存在较高的心肌梗死、脑卒中和血管死亡风险[5]。尽管如此,对 PAD 相关的特定风险的认识普遍较差。事实上,PAD 对内科医生来说是一个日益严重的问题,因为它不仅是一种局部疾病,并且伴有很严重的全身性并发症[6,7](图58.1)。

步行和腿部循环的研究调查显示[8],这种疾病诊断经验不足,因为它经常表现出腿部非典型性症状或没有缺血性症状。事实上,高达 50% 的 PAD 患者没有任何症状[9]。例如,鹿特丹研究表明,在研究人群中,PAD 的患病率为 19.1%,但只有6.3% 的患者有跛行的症状[10]。

踝肱指数(ankle-brachial-index, ABI)是一种有助于诊断和检测 PAD 的实用性指标,它是指踝关节和肱部收缩压的比值[11-13]。ABI 在评估无症状和有症状患者血管风险方面也具有重要作用[14],大量研究表明 ABI 指数异常与血管事件风险之间存在显著相关性[15-19](图 58.2)。

然而,在基于人群的队列研究中,发现 ABI≤0.90 似乎对预测血管事件具有较高的特异性但敏感性不足,所以 ABI 不能

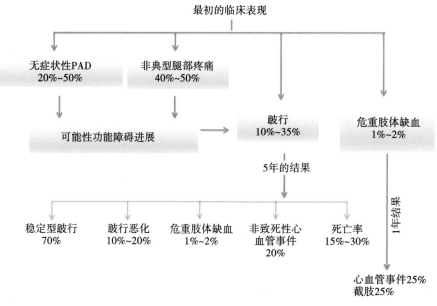

图 58.1 PAD 患者的自然病史

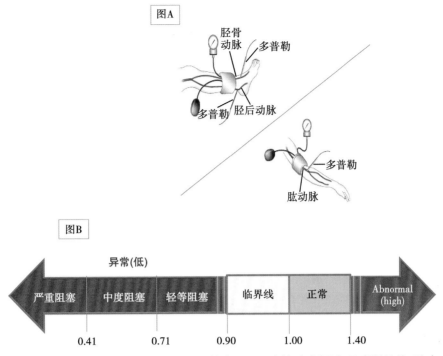

图 58.2　踝肱指数(ABI)。(A)平卧位休息 5~10 分钟后,测量每只脚胫骨前、后动脉及每只手臂肱动脉收缩压。每条腿的 ABI 值是由最高的踝关节收缩压除以最高的手臂收缩压计算出来的。(B)用于诊断下肢末端动脉疾病时,每条腿代表单独测一个 ABI 值,并分别进行诊断

用作一种通用的筛选测试标准[16],而应该以一种有重点的方式去使用:选择测试预期结果更高的个体。一项包括 16 项人群的队列分析[15]表明,与弗雷明汉风险评分(Framingham Risk Score,FRS)相比,ABI 提供了独立的风险信息。与每个 FRS 类别的总体相比,低 ABI(<0.90)指数人群的 10 年内的总死亡率、心血管死亡率和主要冠状动脉事件发生率约是两倍,这也就证实 PAD 的筛查应该用于评估无症状个体的心血管风险而不仅仅是肢体的预后。

外周动脉疾病的治疗

PAD 患者治疗的主要目的是降低心血管风险,提升机体功能。

引发 PAD 的危险因素与动脉粥样硬化常见的危险因素是一致的。因此,年龄、吸烟、动脉高血压、血脂异常、糖尿病(diabetes mellitus,DM)都是与 PAD 密切相关的因素[20-22],对于这些相关的疾病我们建议实施相关治疗[23]。尽管如此,PAD 与吸烟之间的关系在戒烟之后仍然会存在,但在戒烟 10 年之后显著减少[24]。同样,运动康复计划的实施,会增加间歇性跛行患者的步行距离,有助于缓解症状[22,25]。

抗血小板药物在外周动脉疾病中的作用

血小板在动脉粥样硬化血栓形成过程中发挥着重要的作用,检测 PAD 患者血小板活化标志物水平,发现标志物水平升高,表明血小板在 PAD 患者中被激活。据报道,高水平的可溶性 CD40 配体和 P-选择素与 PAD 之间存在显著的相关

性[26,27]。然而,血小板活化是否能反映 PAD 及激活血小板功能的危险因素,如糖尿病、血脂异常和吸烟,目前尚不明确。

众所周知,抗血小板药物是动脉粥样硬化患者心血管二级预防的治疗基础[28]。

纳入 13 万多名患者和 50 项临床试验在内的抗血栓三角协助研究(ATC)的荟萃分析表明,抗血小板治疗对面临有缺血性事件或血管事件风险高的患者具有心脏保护作用[28]。特别是对包括 9 706 例 PAD 患者在内的 42 项随机研究进行分析,发现使用抗血小板药物(包括阿司匹林、噻氯吡啶、氯吡格雷、吡考他胺和双嘧达莫)可显著降低随访时的血管性死亡、非致命性心肌梗死和非致命性卒中的发生率,大约降低 23%。因此,在接下来的部分中,我们将分析不同抗血小板药物在原发性和继发性 PAD 患者预防中的作用。

阿司匹林

阿司匹林抑制血小板 COX1,从而阻止血栓素(thromboxane,Tx)A$_2$ 的形成,后者是一种强效的聚集血小板和引起血管收缩的分子[29]。阿司匹林是预防冠状动脉或缺血性血管疾病患者血管事件的最常用抗血小板药物(第 50 章)。但是,阿司匹林对外周动脉血管粥样硬化的作用还没有确切定论。在对医生健康研究的事后分析表明,阿司匹林在预防跛行恶化方面无效,但似乎减少了对外周外科干预的需求量[30]。此外,三项随机对照试验(randomized controlled trials,RCT)比较了抗血小板治疗药物和安慰剂在降低 PAD 患者心血管风险方面的作用,并且具体研究了阿司匹林在 PAD 患者中的作用。

(1)关键性腿部缺血预防研究(CLIPS)试验随机将 PAD 患者分为安慰剂组或 100mg 阿司匹林治疗组,随访 2 年[31]。

在整个研究过程中,主要检测的心血管事件有:脑缺血、心肌梗死和严重腿部缺血。该研究的目的是讨论阿司匹林对 2 000 名 PAD 患者的疗效,但因为仅有 210 名 PAD 患者参与,最后过早终止研究。但终止研究的理由是符合规定的,并不是因为遇到任何原则上的问题。随访期间,阿司匹林治疗组发生了 7 例严重心血管事件,并且全部死亡;安慰剂对照组发生 20 例事件,其中 4 例全部死亡,死亡比是 0.35,95% CI 0.15~0.82。尽管这是一项有趣的发现,但是因为相对较少的事件和死亡的不平均,使得我们无法阿司匹林在 PAD 患者中的临床疗效得出明确的结论。

(2)预防动脉疾病和糖尿病进展试验(POPADAD)是以多中心、随机、双盲为原则进行的。以安慰剂为对照,研究旨在对比单用阿司匹林、单用抗氧化剂及单用安慰剂与阿司匹林联合抗氧化剂的疗效和安全性,抗氧化剂主要有:α-维生素 E 衍生物 200mg、抗坏血酸 100mg、盐酸吡哆醇 25mg、硫辛酸 10mg、烟酰胺 10mg、卵磷脂 9.4mg 和亚硒酸钠 0.8mg[32]。本研究纳入 1 276 例年龄超过 40 岁的 1 型或 2 型糖尿病患者,ABI 指数低于正常值(≤0.99),经诊断为无症状 PAD 患者。患者随机接受阿司匹林 100mg 或安慰剂、抗氧化剂或安慰剂、阿司匹林联合抗氧化剂或双份安慰剂的治疗,并随访 8 年以上。最终有两个层次上的结局:①死于冠心病或卒中、非致命性心肌梗死或卒中、或因为严重肢体缺血而进行踝关节以上截肢手术。②死于冠心病或卒中。没有证据表明阿司匹林或抗氧化剂治疗对心血管事件和心血管死亡率的主要终点有益处。事实上,阿司匹林组有 116 例(18.2%)主要终点事件,而安慰剂组有 117 例(18.3%)(HR 0.98 95%CI 0.76~1.26,P = 0.86);阿司匹林组有 43 人死于冠心病或卒中,而无阿司匹林组有 35 人死亡(HR 1.23 95%CI 0.79~1.93;P = 0.36)。没有证据表明阿司匹林和抗氧化剂之间有任何互相作用。在这个试验中,POPADAD 试验规模小于大多数其他阿司匹林临床试验,同时事件数和一级预防的患者数量以及死亡率都是比较少的。

(3)阿司匹林用于无症状动脉粥样硬化(AAA)试验是一种意向性治疗、双盲 RCT,每日一次低剂量肠溶阿司匹林(100mg)和安慰剂相比[33]。该实验在普通人群中筛选了 28 980 名年龄在 50~70 岁的男性和女性,他们在进行 ABI 检测时都被认为是健康的,其中 3 350 人的 ABI 指标数值较低(定义为 ABI 等于或小于 0.95),所有患者均无临床心血管疾病,并且来自苏格兰地区健康登记处。试验中的患者按照 1∶1 的比例随机分配到低剂量阿司匹林(100mg/d)组或安慰剂组。该项目研究的主要终点是致命性或非致命性冠状动脉事件或卒中或血运重建。两个次要终点为:①所有主要终点事件包含的初始血管事件,或心绞痛、间歇性跛行或短暂性缺血发作;②全因死亡。在平均 8.2 年的随访后,两组间的事件发生率随时间变化无统计学差异(阿司匹林 13.7,95% CI 11.8~15.9;安慰剂 13.3,95% CI 11.4~15.4;每年 1 000 人的事件 HR 1.03,95% CI 0.84~1.27)。此外,阿司匹林治疗对任何次要终点均无显著影响(阿司匹林 22.8,95% CI 20.2~25.6;安慰剂 22.9,95% CI 20.3~25.7;每年 1 000 人的事件 HR 1.00,95% CI 0.85~1.17)。阿司匹林组和安慰剂组的全因死亡率无显著性差异,并且阿司匹林治疗与严重出血风险的增加无关(2.0% 对 1.2%,HR 1.71,95% CI 0.99~2.97)。阿司匹林组有 11 例

发生颅内出血,安慰剂组有 7 例。基于这些发现,作者得出结论:在无症状的 PAD 患者中,阿司匹林没有临床益处,反而可能是有害的。

总之,对 18 项随机临床试验的统计分析得到了意外的发现[34]。符合条件的研究是前瞻性 RCT,有或无双嘧达莫的阿司匹林治疗,并且报道了心血管事件发生率。为了研究阿司匹林对 PAD 患者心血管事件发生率的影响,Berger 等人纳入了 5 269 名患者。2 823 名服用阿司匹林(单独服用或者联合双嘧达莫)的患者中有 8.9% 发生了心血管事件;对照组 2 446 名患者中有 11.0% 发生了心血管事件。合并 RR 降低了 12% 的心血管事件发生率,但在统计学上没有显著意义。此外,与对照组相比,在 1 516 名单独服用阿司匹林治疗的参与者中,发现阿司匹林与心血管事件的减少无关(8.2% 对 9.6%;RR 0.75 95% CI 0.48~1.18),也与心血管疾病死亡率、心肌梗死或严重出血事件无关。这项结果分析表明,对于 PAD 患者,阿司匹林单独治疗或者是联合双嘧达莫治疗,并没有显著性降低心血管事件,结果可能反映出有限的统计能力。

最近,一项具有里程碑意义的试验结果在线发表。该试验比较了三种抗血栓治疗方案在稳定的缺血性心脏病或有症状的 PAD 患者中的效果[35]。本次试验共有 7 470 名 PAD 患者参与,平均治疗时间为 21 个月。阿司匹林联合低剂量利伐沙班(每日两次,每次 2.5mg)治疗组主要终点(心血管死亡、心肌梗死或卒中的复合终点)的发生率明显低于单用阿司匹林组(阿司匹林每日一次,每次 100mg)。然而单用抗凝治疗(利伐沙班 5mg,每日两次)组并没有优于单用阿司匹林组(阿司匹林 100mg,每日一次)(HR 0.86,95% CI 0.69~1.08,P = 0.19)。此外,接受利伐沙班治疗的两组患者急性肢体缺血和严重肢体不良事件的发生率明显低于单独服用阿司匹林的一组;低剂量利伐沙班联合阿司匹林组与单用阿司匹林组相比,严重截肢的发生率有所降低[前者包括严重截肢在内的主要不良肢体事件 32 例(1%),而单用阿司匹林组为 60 例(2%;HR 0.54,95% CI 0.35~0.82,P = 0.003 7)]。COMPASS 试验不包括的患者有:无冠状动脉疾病患者、通过 ABI 筛选分数低于 0.90 诊断为 PAD 但没有 PAD 症状的患者。因此这项试验的结果可能不适用于未伴随有其他动脉血管疾病的无症状 PAD 患者[36]。

抑制血小板花生四烯酸通路的非阿司匹林药物

吡考他胺是一种抗血小板的甲氧基异酚酸衍生物的药物(未经美国食品药品监督管理局批准),其药理特性是可以抑制 TxA_2 受体和 TxA_2 合成酶活性。吡考他胺在体内可以发挥双重药理作用,并且在动脉粥样硬化性疾病的各种临床环境中具有潜在的应用价值[37-40]。在不同心血管事件风险的 PAD 患者中,就吡考他胺的作用在两项前瞻性研究中进行了分析。

(1)吡考他胺治疗动脉粥样硬化疾病演变研究(ADEP)是首次对吡考他胺在 PAD 患者中的临床应用进行的大规模随机试验[41]。本次研究纳入 2 304 名患者,分为安慰剂组或吡考他胺治疗组(300mg),随访 18 个月来评估药物预防的效果。主要事件为:心血管死亡、心肌梗死、卒中或截肢;次要事件为:不稳定型心绞痛、短暂性脑缺血发作、高血压、肾衰竭等。结果根据"意向治疗分析"进行分析,与对照组相比,吡考他胺组联合终点(主要和次要事件)的风险降低(18.9%),然而,这一差异

没有达到统计学意义。随后,使用"治疗分析"对数据进行分析,吡考他胺组在相同的终点均有较大且有统计学意义的降低(22.8%)。两组在出血等副作用方面没有差异。分析无显著差异的原因,可能是随访期间主要事件发生率低,观察时间也比较短。然而,在考虑到糖尿病导致的跛行时,吡考他胺预防血管并发症的能力被放大。对仅在糖尿病患者(n=438)中获得的结果进行回顾性分析时发现,与安慰剂治疗的患者相比,吡考他胺治疗的患者主要和次要事件的风险降低了45.2%[42]。

(2) DAVID 试验是第二个特别为 PAD 患者设计的以吡考他胺作为 PAD 患者抗血小板药物的试验。患者年龄在 45~70 岁并且有大于 5 年以上的 2 型糖尿病病史[43]。PAD 定义为具有以下两种或两种以上的特征:①间歇性跛行 2 个月以上的病史,②足部胫后无脉搏,③ABI<0.90 或>1.30,④有间歇性跛行病史的患者进行截肢或重建手术,⑤血管成形术后不伴有介入造成的持续性并发症。这项研究共纳入 1 209 名患者。主要终点事件是总体死亡率,次要终点事件是死亡和主要心血管事件的共同发生率。患者随机分配至吡考他胺组(600mg/d)或阿司匹林(320mg/d),并进行随访 2 年。发现吡考他胺治疗组的死亡率明显低于阿司匹林治疗组,并且相对风险降低了45%。次要终点事件在两组人群之间没有统计上的显著差异,只显示了吡考他胺治疗组有减缓的趋势。此外,还发现吡考他胺组的胃肠道出血发生率远低于阿司匹林组。正如作者所述,由于非致命性事件而停止试验的患者比例较高(每组约20%),这可能导致低估了次要终点事件的真实发生率。此外,本研究样本量小,可能不足以检测两组间血管事件的统计学差异。

对 ADEP 试验和 DAVID 试验的结果评估比较提出了以下问题:①试验所得差异依赖于这样的事实:与没有糖尿病的 PAD 患者相比,TxA$_2$ 的产生与有糖尿病的 PAD 患者的动脉粥样硬化进展更相关。②吡考他胺不同的每日剂量对临床疗效的影响不同(ADEP 试验中为 900mg,DAVID 试验中为1 200mg)。最后,血小板花生四烯酸的活化在 PAD 心血管事件的发病机制中起着重要作用,但吡考他胺的临床试验结果尚不明确,有待进一步研究吡考他胺剂量与体内 TxA$_2$ 抑制的关系。

抑制血小板 ADP 受体 P2Y$_{12}$ 的药物

噻吩吡啶类药是通过干扰血小板二磷酸腺苷(adenosine diphosphate,ADP)受体 P2Y$_{12}$ 来抑制血小板聚集的药物(第 51章)。在这类药物中,第一个用于外周动脉疾病患者的药物是噻氯匹定。意大利一项针对 151 名跛行患者的研究表明,与安慰剂治疗组相比,噻氯匹定治疗组(250mg 每日两次)可以增加患者的步行距离[44]。此外,与安慰剂治疗的患者相比,噻氯匹定治疗患者的 ABI 没有恶化,这表明噻氯匹定可能对动脉粥样硬化进展有积极影响。随后,瑞典的一项试验探究了噻氯匹定(250mg 每日两次)是否与安慰剂相比更能够降低 PAD 相关跛行人群的心脑血管疾病发生概率[45]。本研究共纳入 687 例患者,随访 5 年。随访期间两组患者的心脑血管事件无明显差异。但是发现噻氯匹定治疗组的次要终点死亡率较低;在治疗分析中,发现噻氯匹定治疗组患者发生缺血事件较少。

噻吩吡啶类药物对心血管事件的作用后来在氯吡格雷对阿司匹林的缺血性事件风险试验(CAPRIE)中得到验证。该试验比较了第二代噻吩吡啶类药物氯吡格雷(75mg/d)与阿司匹林(325mg/d)在不同心血管事件风险人群中的临床疗效[46]。该研究纳入了 19 185 名患者,每种临床亚型组均有超过 6 300多名患者(临床亚型组分为缺血性卒中、近期心肌梗死或症状性 PAD 患者)。在 3 年的随访中,氯吡格雷在降低整个人群心血管事件方面略优于阿司匹林。具体来说,一项意向治疗分析显示,使用氯吡格雷治疗组的患者每年发生缺血性卒中、心肌梗死或血管死亡的风险为 5.32%,而使用阿司匹林的风险为5.83%。该比例具有统计学意义,即使用氯吡格雷的风险率比使用阿司匹林风险率降低 8.7%。一项仅在 PAD 人群中进行的 CAPRIE 试验分析显示,与阿司匹林治疗组相比,氯吡格雷治疗组心血管事件的风险显著降低 24%,这表明 P2Y$_{12}$ 受体的抑制剂在 PAD 患者中可能会特别有效。

随后,有一项新的研究氯吡格雷和阿司匹林联合治疗与单独服用阿司匹林在预防动脉粥样硬化血栓事件中的效果试验(CHARISMA),探究阿司匹林和氯吡格雷联合治疗与单独服用阿司匹林治疗的效果。这是一项多中心、随机安慰剂对照、双盲试验,共有 1.5 万多名患者参加[47]。该研究纳入了广泛的患者,其中很大一部分没有心血管疾病的患者发生动脉粥样硬化血栓事件的风险较低。总的来说,氯吡格雷与阿司匹林联合使用与单独使用阿司匹林相比,在降低总体患者的心肌梗死、哮喘或血管死亡等主要疗效事件方面没有发现任何益处。在2007 年,对 CHARISMA 试验(包括 2 838 例有症状性 PAD 患者)的一项事后分析中发现[48],在平均随访 23.6 个月后,有症状性 PAD 患者中心血管死亡、心肌梗死或卒中的总发生率,安慰剂加阿司匹林组为 8.7%,氯吡格雷加阿司匹林组为 7.6%(HR 0.869;95%CI 0.671~1.125)。尽管在有症状性 PAD 患者亚组的风险降低与之前关于心肌梗死或卒中患者风险率降低相似,但结果没有统计学意义。

替格瑞洛是一类新型口服血小板 P2Y$_{12}$ 受体抑制剂(第 51章)。与噻吩吡啶类药相比,它具有不需要生物转化为活性代谢物的理论优势。在血小板抑制和患者预后试验(PLATO)的一项事后分析中,发现与氯吡格雷治疗的患者相比,替格瑞洛治疗的 PAD(n=1 144)患者因血管原因、心肌梗死或卒中死亡概率较低。替格瑞洛与氯吡格雷治疗了一年的 PAD 患者哮喘、心肌梗死或卒中的主要终点事件的发生率为 18% 和 20.6%[49]。

最近,一项大型随机、双盲、平行组、多中心的三期研究检测替格瑞洛在 PAD 中的应用(EUCLID),该研究纳入了 13 885名有 PAD 症状的患者,比较替格瑞洛单药治疗与氯吡格雷单药治疗在减少心血管死亡、心肌梗死和缺血性卒中方面的疗效[50]。符合纳入条件为:患者至少 50 岁、ABI 值为 0.80 或更低或者在随机分配前 30 天以上进行过下肢血运重建。患者随机接受替格瑞洛(90mg,每日两次)或氯吡格雷(75mg,每日一次)治疗,随访 30 个月。主要疗效终点事件为判定的心血管死亡、心肌梗死或缺血性卒中。主要的安全终点事件是严重出血。

结果发现,在降低主要疗效终点事件方面,替格瑞洛并不优于氯吡格雷(HR 1.02;95% CI 0.92~1.13;P=0.65)。组间唯一有统计学差异的是缺血性卒中发生率,替格瑞洛组为 1.9%,氯吡格雷组为 2.4%（HR 0.78;95% CI 0.62~0.98;P=0.03），同时发现两组出血率相似（HR 1.10;95% CI 0.84~1.43;P=0.49）。然而在研究过程中，替格瑞洛比氯吡格雷更易过早停用，其主要原因是由于呼吸困难和轻微出血的发生[50]。

这些数据表明，替格瑞洛在减少心血管事件方面并不优于氯吡格雷，但也提示所有 P2Y$_{12}$ 拮抗剂在 PAD 患者中预防主要心血管事件的临床应用价值。

蛋白酶激活受体-1 拮抗剂

沃拉帕沙是一种口服的蛋白酶激活受体（protease-activated receptor,PAR)-1 拮抗剂，可以抑制凝血酶诱导的血小板聚集（第 53 章）。在对凝血酶受体拮抗剂在动脉粥样硬化血栓性缺血性事件二级预防研究中，对 24 449 例稳定动脉粥样硬化患者进行了针对沃拉帕沙功效的随机、双盲、对照试验[51]。本研究的亚组分析显示，在 PAD 患者中（n=3 787），沃拉帕沙并没有显著降低心血管死亡、心肌梗死或卒中的风险，但在急性下肢缺血的发生率和周围血管重建的需求方面显著降低。然而，沃拉帕沙治疗增加了出血的风险。这些结果导致发现了一种潜在的治疗方法，可以适用于减少急性肢体缺血和需要外周血运重建的症状性 PAD 患者。此外，Bonaca 等人进一步分析了这一人群，发现沃拉帕沙显著降低了三年内的外周血运重建风险（安慰剂组为 19.3%，沃拉帕沙组为 15.4%）。尽管手术血运重建显示出最大限度的减少（41%），但这种效果在周围血运重建的适应证和类型上是一致的[52]。

西洛他唑

西洛他唑是 III 型磷酸二酯酶（phosphodiesterase type 3, PDE3）的抑制剂，它通过抑制细胞内 cAMP 的积累来阻止血小板聚集（第 54 章）。西洛他唑可以改善 PAD 的症状和行走距离。在一项系统评价中，纳入 15 项双盲随机对照试验，共 3 718 例继发性跛行的间歇性跛行患者。研究结果发现与安慰剂组相比，每日服用两次西洛他唑 100mg 和 50mg 受试者的绝对跛行距离显著增加。然而，对于服用西洛他唑是否能降低全因死亡率和心血管事件的发生率，暂时还没有足够的数据证明[53]。此外，西洛他唑还有一些副作用，比如头痛、腹泻、头晕和心悸。因此，美国心脏协会（American Heart Association, AHA）/美国心脏病学院（American College of Cardiology,

ACC)[54] 只推荐西洛他唑作为改善跛行患者症状和增加步行距离的有效疗法（I a 级推荐）。

外周动脉疾病中抗血小板治疗的效果比较

尽管有症状的 PAD 患者需要终生进行抗血小板治疗，但是一个涉及 PAD 的重要问题是临床进展中抗血小板药物类别是否有潜在的不同影响。为了研究特定的抗血小板治疗是否对临床结果有不同的影响，对跛行患者或 ABI 问题是临床的患者进行了统计分析[55]。在一个共纳入 29 项抗血小板治疗预防血管死亡、心肌梗死或卒中的随机对照试验中（10 735 例 PAD 患者），作者发现在本试验中有 1 900 例（17.7%）患者使用阿司匹林，5 326 例（49.6%）患者使用噻吩吡啶类药物，2 324 例（21.6%）患者使用吡考他胺，1 185 例（11%）（包括三项抗血小板药物是阿司匹林和/或氯吡格雷的研究）。抗血小板治疗之后显示血管事件风险降低 17%。通过分别分析各类药物的结论性结果发现，噻吩吡啶类药物试验使心血管事件的风险降低 22%（P=0.014）。此外，阿司匹林（-15%，P=0.208）或吡考他胺（-21%，P=0.302）也有降低的趋势，但这些变化没有统计学意义。这种共同分析的局限性之一是，它是在稳定的 PAD 患者中完成，因此其结果不能外推到非药物治疗的 PAD 患者中。这项研究的另一个限制是，两种抗血小板治疗方法之间缺乏直接的比较，因此还需要更多的干预试验。

结论

抗血小板治疗用于 PAD 患者是为了降低主要心血管事件的风险。然而，PAD 作为一种动脉粥样硬化的临床疾病模式，为何阿司匹林减少该病动脉粥样硬化进展的作用小于冠心病，仍然是一个未知的问题。事实上，最近发表的欧洲心脏病学会（European Society of Cardiology, ESC）/欧洲血管外科学会（European Society for Vascular Surgery, ESVS）指南表明[23]，只有在下肢动脉疾病有症状的患者或经历了血运重建的患者，才需要单一抗血小板治疗，而且氯吡格雷是这些患者首选的抗血小板药物（表 58.1）。此外，AHA/ACC[54] 修订了关于 PAD 患者的治疗策略，并推荐单独使用阿司匹林（75~325mg/d）或单独使用氯吡格雷（75mg/d）进行抗血小板治疗，以减少有症状的 PAD 患者的心肌梗死、卒中和血管死亡率（表 58.2）。

表 58.1   外周动脉疾病患者抗血栓治疗的推荐

推荐	推荐等级	证据级别
下肢动脉疾病		
有症状的患者推荐长期应用 SAPT	I	A
所有接受血运重建的患者均推荐长期应用 SAPT	I	C
建议腹股沟下搭桥手术后所有患者应用 SAPT	I	A
在需要抗血小板治疗的患者中，氯吡格雷可能优于阿司匹林	II b	B
自体静脉腹股沟下旁路手术后可以考虑使用维生素 K 拮抗剂	II b	B
腹股沟下支架置入术后应考虑至少服用阿司匹林和氯吡格雷的 DAPT 1 个月	II a	C
带假体的膝关节下旁路手术后可考虑服用阿司匹林和氯吡格雷的 DAPT	II b	B
由于缺乏已证实的益处，抗血小板治疗并不常规用于无症状的 LEAD 患者[a]	III	A

DAPT,双药抗血小板治疗;LEAD,下肢动脉疾病;SAPT,单药抗血小板治疗。

[a]无其他需要抗血小板治疗的临床心血管疾病（如冠状动脉疾病或其他多发性动脉疾病）。

表 58.2　抗血小板药物的推荐

推荐等级	证据级别	推荐
I	A[a]	单独使用阿司匹林(每天 75~325mg)或氯吡格雷(每天 75mg)抗血小板治疗可减少有症状性 PAD 患者的心肌梗死、卒中和血管死亡
IIa	C-EO[a]	在无症状的 PAD 患者(ABI≤0.90)中,抗血小板治疗是降低心肌梗死、卒中和血管死亡风险的合理方法
IIb	B-R[a]	在无症状的临界 ABI 患者中(0.91~0.99),抗血小板治疗是否能降低心肌梗死、卒中或血管死亡的风险尚不确定
IIb	B-R[a]	双药抗血小板治疗(DAPT)(阿司匹林和氯吡格雷)降低有症状性 PAD 患者心血管缺血性事件的风险的有效性尚未得到很好的证实
IIb	C-LD[a]	DAPT(阿司匹林和氯吡格雷)可以合理地降低下肢血运重建后出现症状性 PAD 患者发生肢体相关事件的风险
IIb	B-R[a]	沃拉帕沙在现有抗血小板治疗的基础上,对有症状性 PAD 患者的整体临床疗效尚不确定

B-R:来自 1 个或多个 RCT 的中等质量证据。
C-LD:具有设计或完成局限的随机或非随机观察或注册研究;这些研究的荟萃分析;人体的生理学或机制研究。
C-EO:基于临床经验的专家意见的共识。
[a]A=来自多于 1 项随机对照试验(RCT)的高质量证据;高质量 RCT 的荟萃分析;高质量的注册研究证实的一项或多项 RCT。
From Gerhard-Herman et al. 54,reprinted with permission. ©2017 American Heart Association,Inc.

　　支持对于没有其他心血管疾病病史的 PAD 患者使用抗血小板药物的证据还没有结论。ESC/ESVS 指南[23]指出,由于缺乏已被证实的获益,抗血小板治疗并不适用于无症状 PAD 患者(ABI≤0.90),但基于专家意见修订的 AHA/ACC[54]指南建议,在这些患者中进行抗血小板治疗是合理的,这可以降低心肌梗死、卒中或血管死亡的风险。因为抗血小板治疗对有症状或无症状性 PAD 患者的一级预防效果不明显,所以未来的干预试验应该在临床环境中分析其成本效益。

（吴丽丽、朱力 译,张晓辉 校）

扫描二维码访问参考文献

5

第 59 章

抗血小板药物在静脉血栓栓塞、心源性栓塞、心室辅助装置和妊娠并发症管理中的作用

Noel C. Chan and Jeffrey I. Weitz

引言

血栓形成会导致静脉血栓栓塞（venous thromboembolism，VTE），主要包括深静脉血栓（deep vein thrombosis，DVT）、肺栓塞（pulmonary embolism，PE）、大多数心肌梗死以及缺血性卒中等。作为这些常见疾病的根本原因，血栓形成造成世界范围内死因的四分之一，其中每年可预防性死亡甚至高达1 800万例[1]。因此，血栓形成是造成人类疾病和死亡的首要原因。

所有血栓均由聚集的血小板、纤维蛋白和束缚的红细胞组成，但其各自占比在动静脉血栓中却不同[2-4]。动脉血栓是在高剪切力作用下形成的，含有较多的血小板，少量的纤维蛋白以及相对较少的束缚的红细胞[5,6]。由于血小板数量丰富，红细胞相对缺乏，因此动脉血栓呈白色。相反，静脉血栓呈红色，因为它形成于低剪切力环境中，含有较丰富的纤维蛋白和束缚的红细胞，但血小板数量却低于动脉血栓[7]。因此，血小板在动脉血栓中占主导地位，而纤维蛋白则是静脉血栓的主要组成成分。

动脉血栓和静脉血栓组分的差异有助于指导治疗（图59.1）[4]。例如：由于血小板在动脉血栓中的数目优势，因此阿司匹林等抗血小板药物是动脉血栓预防和治疗的主要药物[8]。相反，为了防止纤维蛋白的进一步沉积，抗凝药物则是VTE治

疗的基础[9]。然而，越来越多证据表明，这种治疗方法过于简单化了。因此，近期证据表明，对于稳定性冠状动脉或外周动脉疾病的患者，低剂量利伐沙班和阿司匹林联合使用可以有效避免卒中、心肌梗死和心血管疾病所导致的死亡，相比单独使用阿司匹林有更好的效果[10]。同样的，在不明原因静脉血栓栓塞且用抗凝药物治疗至少3个月的患者，用阿司匹林可以降低32%的复发率[11]。因此，阿司匹林可能有助于预防静脉血栓栓塞症，另外，在阿司匹林的治疗基础上，低剂量利伐沙班可降低复发性动脉血栓的形成风险。本章重点介绍阿司匹林等抗血小板药物在VTE治疗、有或无左心室辅助装置（left ventricular assist devices，LVAD）患者的心源性栓塞事件以及妊娠并发症等疾病中的预防作用。

血小板在动脉和静脉血栓形成中的作用

血小板是血栓尤其是动脉血栓形成的关键因素（图59.1）[3,6]，在高剪切力作用下，如动脉粥样硬化斑块破裂处，血小板会发生不受控制的黏附、活化和聚集，最终导致富含血小板的动脉血栓形成[5]。这一过程（即动脉粥样硬化血栓形成过程）（第26章）是心肌梗死、缺血性卒中和急性肢体缺血最常见的潜在病因[12]。随机试验的荟萃分析表明，抗血小板药物对复发性动脉血栓形成和血管性死亡的二级预防是有效的，这一结果证实了血小板在动脉血栓形成中的关键作用[13,14]。因此，抗血小板治疗仍然是预防和治疗动脉粥样硬化血栓形成的基础[8]。

血小板在VTE发病机制中的作用存在着越来越多的争议（图59.1）。尽管如此，仍有一些证据表明血小板参与静脉血栓的形成。首先，50多年前，Sevitt和他的同事提供了组织学证据，证明人类静脉血栓起源于腿部深静脉的静脉瓣膜袋。虽然这些血栓呈红色，但是在显微镜下，白色层和红色层散在分布；其中白色层的主要成分为血小板和纤维蛋白，而红色层主要由红细胞和纤维蛋白构成[15]。其次，有证据表明急性VTE患者会出现全身性的血小板活化[16,17]。再次，人们在小鼠模型中发现，血小板在静脉血栓的形成和发展中起着重要作用。因此，von Bruhl等人运用活体显微镜技术发现，血小板和白细胞的P选择素依赖性聚集对下腔静脉部分结扎后血栓的形成至关重要[18]。此外在该模型中，抑制或敲除血小板或中性粒细胞能有效抑制血栓的形成。同样，当同时敲除抗凝血酶和蛋白C而引起小鼠自发性静脉血栓形成时，抗体诱导的血小板清除可使

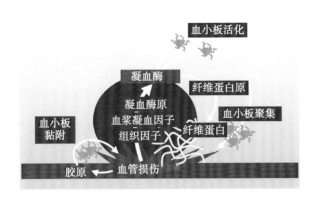

图 59.1　血管损伤部位血小板的活化和凝血。 内皮细胞损伤后暴露出组织因子,引起凝血酶生成。凝血酶不仅能将纤维蛋白原转化为纤维蛋白,而且可以激活血小板,是血小板的强力激动剂。血小板活化后,凝血因子复合物在血小板表面进行组装并促进其他凝血酶的生成。活化的和非活化的血小板通过纤维蛋白链聚集在一起形成血小板-纤维蛋白血栓

血栓消失[19]。最后,在小鼠静脉淤滞模型中,抗血小板药物如阿司匹林和氯吡格雷等的使用会减少血栓的形成[20,21]。因此,多方证据表明血小板在 VTE 中发挥重要作用。

抗血小板药物在静脉血栓栓塞中的作用

抗血小板药物用于 VTE 的一级和二级预防已被研究。我们将简要讨论它们在这些适应证中的应用。

高危患者中静脉血栓栓塞的一级预防

肺栓塞是一种可预防的致死性疾病,如果不接受血栓预防治疗,患者在手术后发生肺栓塞的风险会明显增加。尤其是接受过大型骨科手术的患者,其发病率更高。因此,如果不进行抗凝预防,估计此类患者中 4.3% 的人术后 35 天内会出现 VTE 症状[22]。在不增加出血风险的情况下,低分子量肝素(low-molecular-weight heparin,LMWH)与低剂量普通肝素相比可以有效降低 20% 静脉血栓栓塞症状的发生风险[22]。直接口服抗凝药物(direct oral anticoagulants,DOAC)如利伐沙班和阿哌沙班可能比低分子量肝素更有效[23]。因此,抗凝药物是目前骨科大手术和其他手术后预防静脉血栓栓塞的标准。

用阿司匹林来预防原发性静脉血栓栓塞的治疗方法具有很大的吸引力,因为阿司匹林价格低廉且易于使用。然而到近期为止却仍缺乏有效的证据来证明这点。20 世纪 60 年代末,英国医学研究委员会在评估阿司匹林对外科手术患者的血栓预防效果后得出结论,认为阿司匹林并不会降低术后 DVT 的风险[24]。大约 25 年后,抗血小板试验医师合作(ATC)研究的阳性发现重新引起了人们对术后使用阿司匹林预防静脉血栓栓塞的兴趣。1994 年,ATC 的荟萃分析表明,手术后服用阿司匹林的患者中 DVT 的发生率显著降低 39%,而非致命性 PE 的发生率降低 64%[25]。然而,由于分析包括小规模和低质量的试验,这些发现并没有改变阿司匹林在血栓预防中的使用。因此,阿司匹林在血栓预防中的作用仍然

存在争议[26]。

为了进一步研究阿司匹林的作用,肺栓塞预防(pulmonary embolism prevention,PEP)研究人员对接受髋部骨折手术(n=13 356)或择期关节成形术(n=4 088)的患者进行了一项大型随机试验,用于比较阿司匹林和安慰剂的作用[27]。主要疗效终点为任何血管死亡和重大非致命性血管事件发生(包括 PE、心肌梗死或卒中)的复合指标。患者被随机分配到阿司匹林组(160mg/d)或安慰剂组,并服用研究药物 35 天。然而,患者也可以由临床医生决定是否同时接受抗凝药物预防治疗。结果表明:阿司匹林不会降低预定的主要疗效终点,但在接受了髋部骨折手术的患者中却显著降低了 43% 的 PE 发生率、29% 的症状性 DVT 以及 58% 致命性 PE 的发生率。手术后患者出血需要输血的风险增加,但致命性出血事件概率却没有增加。另外,虽然经历过择期关节置换术患者 VTE 的发生率低于髋部骨折手术患者(尽管没有统计学意义),但阿司匹林对两类患者的治疗效果却是一致的。这些结果表明阿司匹林在骨科大手术后能有效预防静脉血栓栓塞。

尽管 PEP 试验结果很鼓舞人心,但 21 世纪初期临床指南却并没有因此而改变[28]。对结果的接受度不高反映了试验过程中存在的方法问题:不强调或故意忽略试验预定的主要终点而倾向于次要终点(DVT、PE 和任何 VTE 的发生)[29,30]。相反,这些指南推荐使用抗凝药物(如 LWMH 或华法林)来预防外科血栓,因为在临床中强制使用静脉造影术评估不同药物的作用疗效时发现阿司匹林预防 DVT 的效果明显不如低分子量肝素或华法林[31]。然而,当人们的关心重点从静脉造影术的指示结果转换为患者重要并发症(如死亡率、致命性 PE 和症状性 VTE)的出现与否时,2012 年 ACCP 指南的小组成员重新评估了阿司匹林的作用,相对于不进行抗血栓预防,更建议使用阿司匹林来预防高危骨科患者的静脉血栓栓塞[22]。

最近在择期髋关节或膝关节置换术患者中进行的两项临床试验进一步支持了阿司匹林的有效应用。比较全髋关节置换术后低分子量肝素和阿司匹林之间的长期预防效果(EPCAT)研究(n=778)发现,预防症状性静脉血栓栓塞时,使用达肝素钠进行早期血栓预防治疗 10 天之后,换用阿司匹林进行长达 28 天的长期预防,其效果并不差于达肝素钠的连续使用[32]。由于择期髋关节或膝关节置换术后患者会增加口服抗凝药的使用进行血栓预防,全髋和全膝关节置换术后比较利伐沙班与阿司匹林在长期预防静脉血栓栓塞(EPCAT-Ⅱ)研究表明:预防症状性静脉血栓栓塞时,使用利伐沙班进行手术后早期血栓预防治疗 5 天后,换用阿司匹林进行长达 30 天的长期预防,其效果并不差于利伐沙班的连续使用[33]。因此,针对接受择期髋关节或膝关节置换术的患者,在完成早期抗凝血预防治疗 5 天后,医生可以选择使用抗凝药物或阿司匹林进行后期的血栓预防。

目前还不清楚在骨科大手术后早期使用阿司匹林和使用抗凝血药物哪个更有利于血栓预防。据报道,随着血栓预防的进步和围手术期护理的改善,择期髋关节或膝关节置换术后 3 个月因 PE 或其他原因导致的死亡率已低于 0.5%[34]。因此,

5

阿司匹林抗凝治疗对致死性 PE 的绝对降低可能微乎其微。这一假设目前正在髋关节和膝关节置换后的肺栓塞预防效果比较（PEPPER）试验（NCT02810704）中进行评估[35]。这项大规模的实用的试验（n = 25 000）正在评估三项前期抗血栓治疗策略[阿司匹林 81mg 每日两次，华法林剂量调整以达到国际标准化比率（INR）目标 2.0，利伐沙班 10mg 每日一次]，综合全因死亡率和症状性静脉血栓栓塞发生作为主要疗效结局。阿司匹林使用方法为每日两次，因为手术后血小板更新率增加，每日一次使用阿司匹林或许不能产生完全或持久的血栓素抑制[36,37]。因此，如果发现骨科大手术后阿司匹林在血栓预防方面功效不差于抗凝药物，PEPPER 试验有可能会改变临床实践。

静脉血栓栓塞的二级预防

无诱因的 VTE 患者在停止抗凝治疗后会存在较高的复发风险。虽然延长抗凝治疗可以有效降低复发风险，但却会增加出血的概率。于是在这种情况下阿司匹林便可能是一个比较好的选择，因为它既安全又便宜。为了验证这种可能性，在接受了至少 3 个月抗凝治疗的无诱因 VTE 患者中进行了两项随机试验，重点比较阿司匹林（100mg 每日一次）和安慰剂对 VTE 的二级预防作用[38,39]。在这两项试验中，主要结局是症状性 VTE 的复发，主要安全结局是致命性或者非致命性出血的出现。对两项试验的结果进行汇总分析发现，与安慰剂相比，阿司匹林可使症状性静脉血栓栓塞复发率降低 32%（HR 0.68；95%CI 0.51~0.90），并且无明显出血现象[11]。因此，与安慰剂相比，阿司匹林降低了复发性静脉血栓栓塞的风险。

虽然阿司匹林在 VTE 二级预防方面利大于弊，但是与抗凝药物相比，其利弊关系却仍不得而知。为了解决这个问题，在比较两种剂量的利伐沙班和阿司匹林预防复发性静脉血栓栓塞的试验（EINSTEIN-CHOICE）中，在已经完成 6~12 个月抗凝治疗的患者中（所有患者对继续接受抗凝治疗的需求相同），比较阿司匹林（100mg，每日一次）与两种不同剂量的利伐沙班：治疗剂量（20mg，每日一次）和预防血栓剂量（10mg，每日一次）的比较[40]。结果发现，与阿司匹林相比，这两种剂量的利伐沙班均能降低约 70% 的 VTE 复发性风险（从 4.4% 分别降至 1.5% 和 1.2%），并且大出血事件发生率也不会显著增加（分别为 0.3%、0.5% 和 0.4%）。因此，EINSTEIN-CHOICE 试验明确证明了在静脉血栓栓塞的二级预防治疗中，利伐沙班疗效优于阿司匹林。尽管如此，但利伐沙班费用较高，所以如果患者存在经济问题则可以考虑使用阿司匹林。

抗血小板药物在心源性栓塞疾病中的应用

大多数心脏动脉栓塞是由于功能异常或结构异常造成的，常见的结构异常包括：心房颤动（atrial fibrillation，AF；简称房颤）、左心室壁运动异常、心脏瓣膜病（人工心脏瓣膜或风湿性心脏病）、左心室辅助装置（LVAD）的存在、卵圆孔未闭（patent foramen ovale，PFO）等先天性心脏畸形（表 59.1）。

表 59.1   心源性栓塞相关疾病及其抗血栓治疗状况

疾病	治疗
非瓣膜病性房颤	抗凝治疗优于抗血小板治疗
风湿性二尖瓣狭窄	华法林是首选治疗方法。添加阿司匹林可以提高疗效，但会增加出血的风险。直接口服抗凝药物的方法在这种病情下没有进行测试
机械心脏瓣膜	华法林是首选治疗方法。添加阿司匹林可以提高疗效，但会增加出血风险。直接口服抗凝药物效果略差于华法林
生物心脏瓣膜	长期治疗首选抗血小板治疗
经导管主动脉瓣置换术	双药抗血小板治疗，直接口服抗凝药物正在进行试验检测
左心室血栓	使用华法林或直接口服抗凝药物进行至少 3 个月的抗凝治疗
左室辅助装置	华法林抗凝，并常与单独或联合抗血小板治疗联用。在此疾病状况下，直接口服抗凝药物方法还没有得到严格的评估
卵圆孔未闭	抗血小板治疗

在这些异常条件下容易产生局部血栓或静脉循环血栓，其中局部血栓多发生于左心腔或人工瓣膜表面。当心源性栓塞波及大脑时便会导致栓塞性卒中（占所有缺血性卒中的 30%）[41,42]。抗凝和抗血小板治疗均可以降低心源性栓塞的风险，但相比而言，抗凝治疗效果更好，因此在大多数情况下是预防治疗的主要手段（表 59.1）。因此，抗血小板治疗的使用具有一定局限性，其适用情况包括：①当患者存在禁忌证或不愿使用抗凝药物时；②患者卒中风险增加但还没有高到需要抗凝药物治疗时；③抗凝药物需要联合抗血小板治疗时。

房颤患者血栓栓塞的预防

房颤是最常见的持续性心律失常疾病，约占缺血性卒中的 20%~30%[43]。随着风湿性心脏病发病率的降低，非瓣膜性房颤已成为心源性卒中的最常见诱因。尽管引起房颤血栓形成的确切机制尚不清楚，但有证据表明房颤患者存在血小板的全身性活化和凝血现象[44-46]。因此，试验评估了抗血小板治疗和抗凝治疗在房颤性卒中过程中的预防作用。

抗血小板治疗对比安慰剂

在患者水平的荟萃分析中发现，与安慰剂相比，阿司匹林能相对降低 21%（95% CI 0%~38%）的卒中和全身栓塞事件（systemic embolic events，SEE）风险[47]。在房颤患者在阿司匹林基础上使用氯吡格雷的疗效（ACTIVE A）试验中发现，在阿司匹林基础上使用氯吡格雷可以有效降低卒中率（RR 0.72；95% CI 0.62~0.83），从而将主要血管事件的风险降低 11%

（RR 0.89；95% CI 0.81~0.98）[48]。然而，与阿司匹林相比，双药抗血小板治疗（dual antiplatelet therapy，DAPT）使患者严重出血的风险增加 57%（RR 1.57；95%CI 1.29~1.92）。因此，单独使用阿司匹林或 DAPT（阿司匹林+氯吡格雷）对房颤性卒中的预防效果有限。

抗血小板治疗对比抗凝治疗

抗凝治疗可以有效降低房颤引起的卒中发生率。患者水平的随机试验的荟萃分析结果表明，与安慰剂相比，调整剂量后的华法林（INR 控制在 2.0~3.0）可以降低 68% 的卒中以及 SEE 的发生（95% CI 50%~79%），并且不增加出血的发生率（1.3% 对 1.0%）[49]。另一个荟萃分析表明，与阿司匹林相比较，华法林可以更加有效地降低卒中（RR 0.56；95%CI 0.41~0.75）以及 SEE（RR 0.58；95%CI 0.36~0.94）的发生率，同时并不增加大出血的风险（OR 0.88；95%CI 0.06~13.0）[50]。在比较氯吡格雷与伊贝沙坦在预防房颤患者发生心血管事件（ACTIVE W）的试验中，比较了氯吡格雷联合阿司匹林使用与单独使用口服抗凝药华法林在治疗房颤患者中的疗效[51]。虽然两种药物治疗方案在引起出血的风险上是相似的（RR 1.10；95%CI 0.83~1.45），但是由于阿司匹林和氯吡格雷的联合使用效果明显不如华法林（RR1.44；95%CI 1.18~1.76），所以试验提前终止。

虽然与单独或者联合抗血小板药物治疗相比，华法林在预防心源性卒中方面更加有效。但是由于其副作用，很多患者并不适合服用华法林。既往的观察性试验研究表明，超过 50% 的老年房颤患者，并没有接受华法林治疗[52]。抗血小板治疗通常被认为是这类患者的合理选择。随着 DOAC 的增加，在临床中的应用越来越多。在维生素 K 拮抗剂治疗失败或者不适用的患者中比较阿哌沙班与乙酰水杨酸预防卒中的作用（AVER-ROES）临床试验，比较了阿哌沙班与阿司匹林对不适用华法林的房颤患者的疗效和安全性[53]。与对照组口服阿司匹林相比较，阿哌沙班可以降低 55% 卒中或者 SEE（HR 0.45；95% CI 0.32~0.62）的发生，因为两种药物引起出血的风险相似（HR 1.13；95%CI 0.74~1.75），所以试验提前中止。以上多个试验结果表明，与单用或者联合使用抗血小板治疗相比较，抗凝治疗可以更加有效的预防房颤患者卒中或者全身性栓塞综合征的发生（表 59.1）。

左室血栓患者全身性血栓栓塞的预防

左室血栓（left ventricular thrombus，LVT）的形成是急性心肌梗死的重要并发症。早期再灌注以及抗血栓治疗可降低心肌梗死相关的 LVT 的发生率[54]。LVT 使得血栓栓塞的发生率增加 4~5 倍[55,56]。严重的充血性心力衰竭、房颤、栓塞病史以及高龄都增加了血栓栓塞的风险[55,57]。关于 LVT 的随机对照试验数量有限，一个荟萃分析统计了 7 个关于抗血栓治疗 LVT 的小规模试验，共有 270 个患者。结果表明维生素 K 拮抗剂（vitamin K antagonist，VKA）凝治疗有效降低了栓塞的风险（OR 0.15；95%CI 0.04~0.52）[56]。虽然缺乏抗血小板治疗的相关数据，但我们推测在这组人群中抗凝治疗比抗血小板治疗更加

有效（表 59.1）。目前针对左室血栓病，指南推荐需进行至少 3 个月的 VKA 治疗[58,59]。但是，由于心肌梗死患者冠脉支架植入后正在进行双药抗血小板治疗，所以使得 VKA 治疗受到挑战，而所谓的三联治疗（抗凝加双药抗血小板治疗）会增加出血的风险[60]。尽管缺乏随机对照试验、病例报道以及回顾性临床试验来证实口服抗凝药治疗 LVT 的有效性，但是由于口服抗凝药引起出血的风险较 VKA 低，所以口服抗凝药较 VKA 应用更加广泛。例如，在一个单中心回顾性队列研究中，收集了 98 例 LVT 的患者，其中 35 例患者服用 DOAC，40 例患者单独服用华法林。50 个星期后，卒中或者 SEE 的发生率无差别（5.7% 对 7.5%，P=0.719）[61]。一些小规模的随机对照试验正在进行之中[62,63]。

心脏瓣膜性疾病患者血栓栓塞的预防

风湿性二尖瓣狭窄

在获得性心脏瓣膜疾病中，风湿性二尖瓣狭窄是引起心源性脑栓塞最常见的疾病[64]。虽然在发达国家风湿性二尖瓣狭窄并不常见，但是由于其在发展中国家的高发病率，使得风湿性心脏病在全球范围内依然是一种常见疾病[64]。风湿性二尖瓣狭窄可以诱发左心房扩张、房颤以及左心室衰竭，这些因素使得心源性脑栓塞的年发生率增加到 1.5%~5%，是有卒中史患者的 2~3 倍[64]。

在风湿性二尖瓣狭窄的患者中，VKA 的抗凝治疗优于抗血小板治疗，因此在血栓栓塞的高危患者中推荐使用（表 59.1）[65]。这样的患者包括左房扩张（左房直径>55mm），左房血栓，既往心源性栓塞或者房颤的患者。虽然缺乏随机对照试验的证据，风湿性二尖瓣狭窄和既往有血栓病史的观察性数据表明 VKA 可以降低约 2/3 血栓复发率，这个降低的比例与在非瓣膜性房颤患者中使用 VKA 所降低的数据相一致[65]。在风湿性心脏病中使用 DOAC 是有争议的，因为这些患者都被排除在临床 3 期试验以外[66]。但是比较 DOAC 以及 VKA 的临床试验仍在进行中[67]。

抗血小板治疗在高危风湿性二尖瓣狭窄患者中（伴发房颤及既往栓塞病史）可能引起一些副作用。尽管进行抗凝治疗，这些患者卒中以及 SEE 发生的风险仍较高。在一个预防房颤患者的栓塞的全国性研究中（NASPEAF），比较了在抗凝的基础上增加抗血小板治疗与单独抗凝两种方法在治疗房颤合并栓塞高危因素患者或者瓣膜狭窄患者的预后[68]。NASPEAF 试验的亚组分析结果表明，风湿性二尖瓣狭窄合并房颤或者栓塞既往史的患者，即使口服香豆醇抗凝治疗，其卒中或 SEE 的年发生率仍然高达 5.8%，如果排除既往有血栓栓塞病史的患者，卒中或 SEE 的年发生率会降到 1.4%[69]。如果在香豆醇的基础上（平均 INR-2.2）加上不可逆抗血小板环氧合酶 1 抑制剂：三氟柳（与阿司匹林机制相同）可以使得卒中或者 SEE 的年发生率由 5.8% 降到 3.5%，RR 降低约 40%[69]。因此，二尖瓣狭窄的高危患者使用抗凝与抗血小板联合治疗效果更好，特别适用于没有出血风险的患者。

人工心脏瓣膜

随着人口老龄化，全球心脏瓣膜疾病发生率越来越高。严重的心脏瓣膜疾病常常需要机械瓣膜（mechanical heart valve，MHV）或者生物瓣膜（bioprosthetic heart valve，BHV）替代治疗。对于手术风险较大的患者，生物瓣膜还可以通过介入导管植入。人工瓣膜的瓣叶以及缝合环处容易形成血栓，使得血栓栓塞的发生率增加，因此需要短暂或者长期的抗凝治疗[70]。影响抗凝治疗类型及抗凝时间的因素包括瓣膜的类型及植入的位置，以及发生栓塞或出血的风险（表59.1）。MHV 组的瓣膜血栓形成风险高于 BHV 组，二尖瓣置换术的瓣膜血栓形成风险高于主动脉瓣置换术，有房颤等血栓栓塞危险因素的患者血栓形成风险高于无房颤的患者。当这些危险因素存在时，抗凝比抗血小板治疗更加有效。

基于针对机械性瓣膜的观察及随机对照试验的荟萃分析结果表明，VKA 可以降低 75% 血栓发生的风险[71]。而单独抗血小板治疗疗效有限，接受机械性心脏瓣膜植入的患者单独使用抗血小板治疗比单独使用抗凝治疗的患者发生心源性脑栓塞的危险度高 1.9 倍[71]。针对机械瓣膜目前标准的抗凝治疗方案是 VKA 治疗，INR 分别控制在：主动脉瓣 2.0~3.0，二尖瓣 2.5~3.5。1970—1990 年间的 4 个随机对照试验评价了在 VKA 治疗基础上增加抗血小板治疗的疗效。针对这些试验的荟萃分析结果表明，与单独使用 VKA 相比较，使用低剂量的阿司匹林与 VKA 联合治疗可以降低 67% 血栓栓塞发生的风险（RR 0.33；95%CI 0.19~0.58），但同时联合治疗也增加了 58% 的严重出血风险（RR 1.58；95%CI 1.02~2.44），颅内出血的风险也增加 2 倍（RR 2.6；95%CI 1.3~5.4）[72]。总体上来看，联合治疗可以降低瓣膜植入的死亡率（RR 0.43；95%CI 0.23~1.83），提示具有临床使用的潜力。因此，低剂量阿司匹林和 VKA 可以适用于血栓栓塞的高危患者，例如：主动脉瓣膜的机械性瓣膜植入，既往有心脏瓣膜栓塞、动脉栓塞病史以及出血风险较低的患者。

虽然生物瓣膜发生栓塞的风险较机械瓣膜低，但是由于缝合环完全内皮化需要三个月的时间，所以生物瓣膜在植入的前三个月一直处于易发生血栓的状态[70]。因此，在生物瓣膜植入的前三个月推荐使用 VKA 抗凝治疗，随后服用低剂量阿司匹林[65]。针对主动脉瓣膜的生物瓣膜植入，指南对早期抗凝治疗的意见不同。近期研究表明，单独使用阿司匹林或华法林 3 个月，其血栓栓塞发生率都是在 1% 左右，出血风险亦无差异[73]。同时该项研究表明，阿司匹林和 VKA 抗凝药联合治疗后出现血栓栓塞的风险最低（0.6% 为 3 个月），但出血的风险增加了 2.8 倍（95%CI 2.18~3.60），净临床获益尚不明确。因此，针对在动脉瓣植入生物瓣膜的患者，术后三个月推荐单独使用抗血小板药物或者单独使用 VKA 抗凝药物进行治疗。

通过导管介入行主动脉瓣膜置换术（transcatheter aortic valve replacement，TAVR）是治疗手术高危患者主动脉瓣膜狭窄的标准术式，也是手术中度危险患者的可替代手术方式。与外科手术植入生物瓣膜相似，通过导管介入植入生物瓣膜，在术后最初几个月发生血栓栓塞的风险最高，因为生物植入物的支持结构完全内皮化需要几个月的时间。早期血栓栓塞常常是在瓣叶上形成微血栓[70]。一个使用四维 CT 扫描的观察性试验表明，小的血栓可以损伤瓣膜功能，导致血栓栓塞[74]。相对于接受抗血小板治疗的患者，这种血栓在接受 VKA 治疗的患者中更少见。试验的结果以及针对 TAVR 术后预防血栓栓塞的最佳治疗方案，有待进一步研究确定。

目前，低剂量阿司匹林加氯吡格雷连续口服 6 个月是 TAVR 术后抗凝治疗的推荐方案。这个方案的临床试验的基础是经导管放置主动脉瓣膜试验研究（PARTNER）（这个试验是第一个以 TAVR 手术为中心的随机对照试验）以及使用冠状动脉支架植入的经验[75,76]。但是最佳的抗血栓治疗方案仍不明确。来自经导管瓣膜置换治疗以及欧洲动脉瓣膜生物假体治疗的登记表明，即便术后使用 DAPT 治疗，30 天内卒中的发生率仍高达 2.5%~2.8%，这一发生率高于外科手术植入主动脉瓣生物瓣膜[77,78]。这一差异可能反映了接受 TAVR 手术的患者比接受外科手术瓣膜植入的患者具有较高的卒中发生率。TAVR 术后卒中发生的高风险也引起了一个疑问：对于这一类患者来说，使用抗凝治疗是否有益？TAVR 后 DOAC 和 DAPT 的比较试验正在解决这个问题[79]。

左室辅助装置

不进行心脏移植，心脏衰竭终末期患者的预后很差。针对符合心脏移植条件的患者，左室辅助装置（left ventricular assist devices，LVAD）主要是在心脏移植前起到一个桥梁的作用。对于不符合条件的患者，以 LVAD 作为最终治疗方案的病例越来越多。虽然，LVAD 可以改善患者的生活质量及生存率，但 LVAD 引起栓塞和出血的风险也较大[80]。一个以观察性试验为基础的全身性综述统计表明，第二代连续工作的 LVAD 引起大出血和卒中的发生率分别为 30% 和 5%，病死率为 20%[81]。血栓形成的原因是血液流经机械循环支持泵时受到剪切力，并与阴离子表面接触，这两者都会促进血小板和凝血系统的活化[82,83]。出血风险增加，是因为除了需要使用抗血栓治疗来降低血栓形成的风险外，LVAD 使用时引起的高剪切力使得高分子量的血管性血友病因子（von Willebrand factor，VWF）溶解，从而引起 2A 型获得性血管性血友病[84]。

虽然 LVAD 植入患者最佳的血栓预防方案尚不明确，但是现行的治疗方案已经从普通肝素或者低分子量肝素转为联合使用 VKA（INR 控制在 2.0~3.0），加低剂量的阿司匹林，或者再加双嘧达莫（表 59.1）[81]。因为没有试验评估 DOAC 在 LVAD 植入患者中的抗凝效果，并且在机械性瓣膜植入的患者中 DOAC 治疗是禁忌的，所以 VKA 依然是抗凝治疗的首选。一个小的初步试验比较了达比加群酯和香豆素在治疗 LVAD 患者中的抗凝治疗效果，由于达比加群酯治疗组中出现过多的血栓栓塞事件，因此试验提前结束[85]。

由于缺乏随机对照试验，所以针对 LVAD 植入患者在 VKA 治疗的基础上加入抗血小板治疗的效果尚不确定。一个观察性试验结果表明，接受低剂量阿司匹林和双嘧达莫双重治疗的患者卒中以及 LVAD 血栓发生的风险是最低的。在抗凝治疗的患者中同时使用高剂量阿司匹林（325mg/d）出血的风险是最高的[81]。一些医疗中心为了减少出血的风险而单独使用抗凝治疗，他们报道的栓塞以及卒中的发生率与联合药物治疗相似。但是这些试验混淆了 LVAD 的类型以及抗凝治疗的强度。因此，需要进一步的试验来鉴定在 LVAD 患者中使用抗血小板治疗的效果。

卵圆孔未闭

尽管常规诊断试验逐渐进步，然仍有近 1/4 患者发生缺血性卒中的原因不明。不断有证据表明，很大一部分这种不明原因的卒中都是栓塞引起的，现在被命名为不明原因的栓塞性卒中（embolic strokes of undetermined source，ESUS）[86]。很多 ESUS 患者都存在心脏畸形，增加了心源性栓塞的风险[86]。其中一种先天性心脏畸形就是卵圆孔未闭（patent foramen ovale，PFO），大约 25% 健康成年人存在 PFO，而在不明原因卒中患者中 PFO 发生率高达 50%[87]。PFO 使得血液自右心向左心反流，使静脉血栓流向动脉循环从而产生反常性血栓。虽然 PFO 增加了心源性栓塞的风险，但是 PFO 患者中出现这种并发症的绝对风险仍然较低[88]。但是一些不明原因的卒中合并 PFO 的患者卒中复发的风险仍然高达 6%。其影响因素包括房间隔动脉瘤、大的 PFO 以及较高的右心向左心的压力梯度[88]。目前可实施的降低血栓复发风险的措施包括：抗血小板治疗、抗凝治疗以及 PFO 封闭治疗。

由于缺乏随机对照试验来比较抗凝治疗和抗血小板治疗的疗效，所以不明原因卒中合并 PFO 患者中预防二次卒中的最佳抗血栓治疗方案仍不明确（表 59.1）。对纳入 12 项研究的 2 385 位患者（其中大多数是观察性试验）进行荟萃分析（针对不明原因卒中合并 PFO 患者的抗血栓治疗），重点比较了在抗凝治疗和抗血小板治疗后，卒中与短暂性脑缺血的复发率和死亡率，结果发现，这两种治疗并无差异（HR 0.76；95%CI 0.52~1.12）[89]。但是广泛的置信区间并没有排除抗凝治疗的潜在益处。值得注意的是总体出现结局事件的比例仍较低（3.7%人·年），同时抗凝治疗可能引起的出血风险使得这类患者接受抗凝治疗时收益不大。在临床上阿司匹林抗血小板治疗在 2/3 患者中仍为首选[89]。抗凝治疗一般推荐用于脑卒中复发的高危人群或者有其他抗凝治疗的适应证，例如房颤。

虽然早期的经导管 PFO 闭合试验没有表明出益处，但最近的三项随机试验表明，经导管 PFO 闭合联合抗血小板治疗比单纯抗血小板治疗更能降低复发性卒中的风险（绝对风险差 3.2%）[90,91]。但是 PFO 关闭本身易继发一些并发症，同时增加了房颤的发生风险[90]。此外，PFO 封闭装置的长期效果未知。

与之前试验不同的是，近期的试验对象包括不明原因卒中、PFO 以及血栓栓塞高风险因素的患者。引起血栓栓塞的高风险因素包括：缺口的直径、通道的长度、反流的程度以及房间隔动脉瘤[90]。合并这些高风险因素的患者，如果单纯使用抗血小板治疗，每年卒中复发的比例高达 6%。因此患者的选择是最大化 PFO 封闭治疗疗效的关键因素。在抗血小板治疗的

基础上 PFO 封闭治疗与 DOAC 治疗哪个效果更好目前仍不清楚。但是与 VKA 相比，DOAC 更加的方便和安全。比较利伐沙班与阿司匹林在近期不明原因的栓塞性卒中患者对卒中和全身性栓塞的二级预防（NAVIGATE-ESUS）的试验，比较了 DOAC 与阿司匹林在预防 ESUS 患者（这类患者 PFO 高发）卒中的发生率。试验比较了利伐沙班 15mg/d 与阿司匹林 100mg/d 的效果，然而由于两种药物的效果均较差，所以试验不得不提前以失败告终[92]。利伐沙班与阿司匹林治疗后发生复发性卒中的概率相似，但是利伐沙班引起的出血风险更大。针对其他 DOAC 药物的效果有待进一步评价，DOAC 治疗 ESUS 患者的效果亦有待进一步明确[93,94]。尽管如此，高危 PFO 患者由于反常血栓容易导致卒中或 SEE，所以在抗血小板的基础上，DOAC 加 PFO 封闭治疗仍然是被认可的。

抗血小板药物在妊娠并发症中的预防作用

先兆子痫及其并发症的预防

先兆子痫是妊娠期特异性的功能障碍疾病，常发生在妊娠中期，病理特征为胎盘和母体的内皮功能障碍[95,96]。先兆子痫影响超过 10% 的孕妇，是引起儿童及孕妇患病和死亡的首要因素。在母体的症状包括：高血压、蛋白尿、靶器官受损。在胎儿则表现为宫内胎儿生长受限（IUFGR）、早产以及宫内死亡[96]。虽然子痫的病理改变尚不完全明确，但与血小板的激活以及后期出现的血小板减少综合征有关。血小板的激活引起血栓素 A2（thromboxane A2，TXA2）的释放，后者引起血管收缩。除此之外，子痫引起的内皮功能障碍会导致前列环素（prostaglandin I2，PGI2）合成减少[97]。这两种花生四烯酸平衡的改变，加速了胎盘血液循环功能障碍，引起子宫胎盘发育不全和胎儿生长受限。

使用低剂量的阿司匹林可以预防先兆子痫及其并发症。因为阿司匹林可以抑制血小板 TXA2 的释放，但却并不影响 PGI2 的合成，因此可以恢复两种花生四烯酸的平衡[97]。一个小样本的随机对照试验分析了抗血小板治疗在先兆子痫或者具有 IUFGR 高危因素的 102 个孕妇中的治疗效果[98]。结果发现，在未使用任何抗血小板药物的患者中有 6 例患者出现先兆子痫症状，9 例发生严重的妊娠并发症包括胎儿死亡和生长受限。而在阿司匹林（150mg/d）和双嘧达莫（300mg/d）联合使用的患者中则未出现一例先兆子痫以及严重的妊娠并发症[98]。

有超过 30 个随机对照试验评估了低剂量阿司匹林在预防先兆子痫和致死性并发症（包括：胎儿生长受限、早产、分娩和围产期死亡）中的有效性和安全性。这些试验的荟萃分析表明，低剂量阿司匹林在预防高危产妇先兆子痫的发生中是有效和安全的，但对治疗效果的评估却各不相同[99-102]。总体上来说，方法学设计更可靠的试验与荟萃分析的评估结果更加合适[103]。因此，对围产期抗血小板药物国际性研究综述中的患者数据（n=32 217）进行荟萃分析表明：低剂量阿司匹林降低

10%先兆子痫发生率(RR 0.9,95%CI 0.84~0.97)以及 10%早产发生率(RR 0.9,95%CI 0.83~0.98)[99]。尽管低剂量阿司匹林降低先兆子痫发生风险的能力有限,但低剂量阿司匹林降低母体和胎儿先兆子痫严重并发症的临床意义却很重大。来自美国预防服务专项小组(USPSTF)的荟萃分析数据表明,低剂量阿司匹林可以降低 20% IUFGR 风险(RR 0.80;95%CI 0.65~0.99),并且使得围产期胎儿死亡率也呈现下降趋势(RR 0.81;95%CI 0.65~1.01)[100]。低剂量阿司匹林在孕妇中使用时相对安全,并不会增加胎盘早剥(RR 1.17;95%CI 0.93~1.48)、产后出血(RR 1.02,95%CI 0.96~1.09)或者新生儿颅内出血(RR 0.84,95%CI 0.61~1.16)等风险(表 59.2)。因此很多指南推荐,合并先兆子痫高危因素的孕妇在妊娠 12~28 周时使用低剂量阿司匹林(81~150mg/d)[100,104,105]。

关于哪些孕妇服用低剂量阿司匹林后可能受益的选择标准尚有争议(表 59.2)。以母体特征以及内科和产科的病史资料为基础进行筛选,结果表明只有 5%的孕妇最终发展为先兆子痫[106]。根据美国国家健康保健中心(National Institute for Health and Care Excellence, NICE)的标准,先兆子痫诊断率为 39%,但假阳性率高达 10%[106]。近期的多个标志物联合筛选以及随机记录阿司匹林预防先兆子痫的循证医学试验证实,在标准诊断基础上加入影像学和血清标志物检测可以将检测率提高到 77%,同时假阳性率只有 9.2%[107,108]。试验筛选了 26 941 位单胎妊娠的孕妇,并采用妊娠早期联合筛查的方法,对 2 641 例先兆子痫的高危妇女进行了筛查。其中有 1 776 位孕妇同意参加阿司匹林与安慰剂疗效相比较的随机对照试验(药物服用在妊娠 11~14 周)。在这一组筛选的人群中,阿司匹林(150mg/d)可以降低早产孕妇先兆子痫的风险(4.3%到 1.6%,RR 0.38,95%CI 0.20~0.74)。虽然试验结果表明阿司匹林有着显著的治疗效果,但仍有 1 000 名妇女接受了筛查,以预防 3 次先兆子痫发生[109]。除此以外,联合筛选过程中假阳性率较高,且费用偏高,因此需要进一步的试验来选择最佳的筛选标准。

表 59.2　使用低剂量阿司匹林预防先兆子痫和其并发症的标准

指南	标准
ACOG	先兆子痫病史>1 次,或者由于先兆子痫导致 34 周内的流产(ACOG 2013)
	2016 年为了与 USPSTF 指南相一致,ACOG 推荐在妊娠 12 到 28 周使用低剂量阿司匹林(81mg/d),用来预防先兆子痫。推荐的使用人群参考 USPSTF 制定的先兆子痫高危人群的标准
USPSTF	具有一个或者多个危险因素存在的孕妇即被认为是先兆子痫发生的高危人群,这些因素包括:先兆子痫病史特别是合并有不良结果的病史、多胎妊娠、慢性高血压、糖尿病(一型或者二型)、肾脏疾病、或者自身免疫性疾病(如全身性红斑狼疮或者抗磷脂抗体综合征)
	如果有以下危险因素的几种,推荐使用低剂量阿司匹林:初产妇、肥胖(BMI>30kg/m²)、先兆子痫的家族史(母亲或者姐妹)、社会人口特征(非裔美国人,社会经济地位较低)、年龄≥35 岁,或其他个人史:低出生体重、小样儿,不良妊娠病史,以及超过 10 年妊娠间隔史)
NICE	如果合并以下一项高危因素或者一项以上的低危因素,则孕妇发生先兆子痫的风险增加
	高危因素:之前妊娠时合并高血压疾病、慢性肾脏疾病、自身免疫性疾病如全身性红斑狼疮或者抗磷脂抗体综合征、1 型或者 2 型糖尿病、慢性高血压
	低危因素:首次妊娠、年龄大于等于 40 岁、妊娠间隔大于 10 年、首次检测时体重指数大于等于 35kg/m²、先兆子痫的家族病史、多胎妊娠

ACOG,美国妇产科医师协会;NICE,美国国家健康保健中心;USPSTF,美国预防服务专项小组。

产科并发症抗磷脂综合征的预防

抗磷脂综合征(antiphospholipid syndrome, APS)是一种自身免疫性疾病,实验室检查抗磷脂抗体(antiphospholipid antibodies, aPA)持续阳性,其临床表现为动脉,静脉血栓栓塞和产科并发症[110]。APS 是复发性流产的常见危险因素[111]。临床诊断产科 APS 的标准至少包括下列症状中的一项:早期或晚期流产、胎儿宫内生长受限(intrauterine growth restriction, IUGR)、先兆子痫、子痫、胎盘功能不全引起的早产等[112]。诊断产科 APS 可以通过检测狼疮抗凝抗体或抗心磷脂抗体或抗 β1 糖蛋白抗体来进行确诊。

抗磷脂抗体促进血栓形成,它可以参与止血的几种途径。它可以激活血小板,抑制蛋白 C 途径以及纤维蛋白溶解。aPA 可以促进胎盘血栓形成,诱导炎症,破坏滋养层(trophoblast)细胞成熟,从而损失胎盘功能[110]。通过引起子宫胎盘功能不全,APS 增加了先兆子痫、IUGR、早产和胎儿死亡的风险。

小剂量阿司匹林联合预防剂量的低分子量肝素是预防 APS 引起的反复流产的标准治疗[113]。该方案是针对 5 个小随机对照试验结果进行荟萃分析(n = 334)得出的。数据分析表明,对于反复流产的妇女,联合普通肝素或者低分子量肝素加阿司匹林比单独使用阿司匹林更能提高胎儿生存率(74%对 56%,RR 1.3,95%CI 1.04~1.63)[114]。尽管如此,联合使用药物引起的流产率仍高达 25%,因此需要进一步研究来寻找更加有效的方案,包括寻找其他的药物,如使用硫酸羟氯喹或者静脉滴注免疫球蛋白等[115]。

结论和未来方向

血小板是血栓形成的关键因素,特别是在动脉血栓中更为重要。由于血小板在动脉血栓形成中的主导地位,抗血小板治疗是预防和治疗动脉粥样硬化的主要方法。这一方案也被多个随机对照试验所证实。除了这个被广泛承认的角色,抗血小板治疗在临床上也得到广泛应用,包括预防 VTE、心源性栓塞和妊娠期并发症。因此,越来越多的证据表明,之前根据动脉或者静脉血栓组成的差异来选择抗血小板或者抗凝治疗这一想法过于简单。

　　许多血栓栓塞性疾病的病理生理学涉及血小板和凝血系统,这一观点得到越来越多的认同(图 59.1)。这一结果促进了联合低剂量抗凝治疗与抗血小板治疗相结合的治疗方案。DOAC 的使用剂量不像 VKA,不需要完全的剂量以达到最大的治疗效果,使得这种联合治疗的方案得以实现。心血管患者的抗凝治疗效果(COMPASS)试验证实,联合低剂量利伐沙班和阿司匹林在治疗动脉粥样硬化上具有协同作用。这种协同作用是否存在于其他药物联合共同作用,或者是否有其他的适应证仍需进一步的临床研究去验证。

(李玲、卢穹宇 译,张晓辉 审)

扫描二维码访问参考文献

第60章 抗血小板药物在儿童血栓及缺血性疾病管理中的作用

Alan D. Michelson

引言

抗血小板药物治疗成人血栓/缺血性疾病已有大量已发表的文献基础,包括许多大型的随机对照试验以支持医生的决策(第56~59章)。相反,有关儿童血栓/缺血事件中的抗血小板治疗鲜有随机对照研究[1-4]。此外,那些在儿童中进行的少数试验[1-4]所招募的患者比在成人中进行的试验少一个数量级。由于缺乏严谨的证据,目前尚无抗血小板药物被美国食品药品监督管理局(FDA)批准用于儿童抗血小板治疗。尽管如此,阿司匹林(环氧合酶1抑制剂),氯吡格雷(P2Y$_{12}$拮抗剂)和双嘧达莫(磷酸二酯酶抑制剂)已经作为超说明书用药常规应用于儿童抗血小板治疗(表60.1)。另外,P2Y$_{12}$拮抗剂替格瑞洛和坎格雷洛在儿童中抗血小板治疗中的意义正处于活跃的研究当中(表60.1)[6,7]。

表 60.1 用于儿童的 FDA 批准的抗血小板药物(截至 2018 年 2 月)

药物类别	通用名(商品名)	儿科使用情况
环氧合酶1抑制剂	乙酰水杨酸(阿司匹林)	常规超说明书使用
P2Y$_{12}$拮抗剂	氯吡格雷(波立维)	常规超说明书使用
	替格瑞洛(Brilinta)	试验中
	坎格雷洛(Kengreal)	试验中
	普拉格雷(Effient)	未批准(无儿科使用报道)
	噻氯匹定(Ticlid)	未批准(无儿科使用报道)
磷酸二酯酶抑制剂	双嘧达莫(潘生丁)	常规超说明书使用
	西洛他唑(Pletal)	未批准(无儿科使用报道)
GP Ⅱb-Ⅲa拮抗剂	阿昔单抗(Reopro)	未批准(有儿科使用报道)
	替罗非班(Aggrastat)	未批准(有儿科使用报道)
	依替巴肽(Integrilin)	未批准(无儿科使用报道)
PAR-1拮抗剂	沃拉帕沙(Zontivity)	未批准(无儿科使用报道)

常规超说明书使用:目前在儿科常规使用,尽管说明书中缺乏儿科适应证。

试验中:不在常规使用中,但儿科特殊性情况的使用列在 www. clinicaltrials. gov 网站中。

未批准(有儿科使用报道):无儿科特定试验正在进行,但发表了至少一份儿科病例报告。

未批准(无儿科使用报道):无儿科特定试验正在进行,未发布病例报告。

GP Ⅱb-Ⅲa,糖蛋白Ⅱb-Ⅲa;PAR-1,蛋白酶激活受体 1。

Modified with permission from Ref. 5.

儿童与成人血小板生理功能的差异

在全血的生理环境中,出生 0~4 天内的新生儿的血小板与成人血小板相比具有低反应性,这一结论是通过测定体外激动剂刺激的血小板表面的 P-选择素的表达量、血小板表面表达的活化的糖蛋白Ⅱb-Ⅲa和结合的因子Ⅴ/Ⅴa而得出[8-11]。但在第 10~14 天,尽管尚未达到成人水平,新生儿血小板功能明显改善(图 60.1)[11]。此外,与成人相比,新生儿以及婴幼儿的血小板聚集程度较小,变异性较大(图 60.2)[12]。这种年龄依赖性的血小板低反应性可能需要在儿童抗血小板治疗的药物剂量调整中加以考虑。有关新生儿血小板功能在第 25 章有更详细介绍。

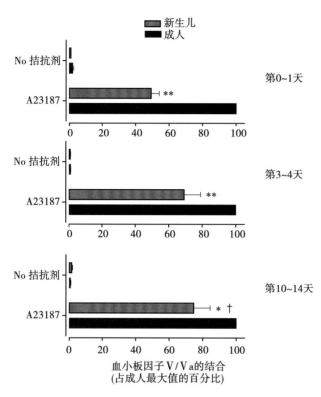

图 60.1　极低出生体重儿血小板低反应性与年龄的相关性。图示为试验第 0~1、3~4 和 10~14 天时 ELBW 新生儿与成人体内血小板因子 V/Va 的结合情况。流式细胞仪检测全血血小板在无激动剂及钙离子激动剂载体 A23187 时的因子 V/Va 结合水平。标本来自 14 个极低出生体重儿和 12 个成人的全血。数据以平均值±标准差表示。数据分析使用 ANOVA 与 Newman-Keuls 多重比较分析。* 和 ** 分别表示极低出生体重儿与成人相比 $P<0.05$ 及 $P<0.01$。† 表示第 10~14 天与第 0~1 天比较 $P<0.05$（Reproduced with permission from Ref. 11.）

图 60.2　与成人相比，新生儿、婴幼儿的血小板聚集程度小且变异性大。通过透光法聚集评估来自新生儿、婴/幼儿、脐带血和成人的血液样品中血小板聚集率（%PA）。（A）使用 5μmol/L 二磷酸腺苷作为激动剂。（B）使用 5μmol/L 凝血酶受体激活肽作为激动剂。各组数据用散点图和均值±标准差表示（Reproduced with permission from Ref. 12）

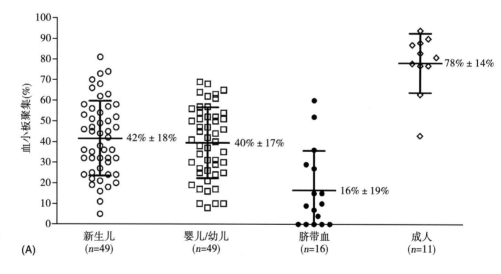

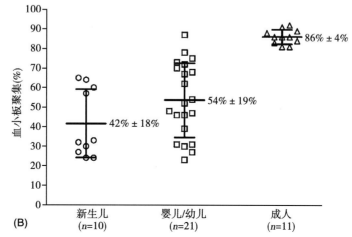

5

儿童抗血小板治疗药物的随机对照试验

Monagle 等人[1]进行了一项多中心随机试验,比较儿童的 Fontan 手术(肺动脉下心室旷置术)后肝素/华法林与阿司匹林对血栓一级预防的差异。入组患者随机接受 2 年华法林治疗(开始的 24 小时由肝素介入;目标国际标准化比率 2.0~3.0)或阿司匹林治疗[5mg/(kg·d),不使用肝素]。研究结果表明,在 Fontan 手术后(n=111,平均年龄 3.8 岁,随访 27 个月期间)的血栓形成发生率,在肝素/华法林组为 24%,而在阿司匹林组为 21%(P=0.47),同时大出血的比例相同(每组各 1 例次)。这些数据提示在 Fontan 手术后预防血栓形成用肝素/华法林或阿司匹林预防血栓发生同样安全及有效。

氯吡格雷对儿童血小板抑制的研究(PICOLO)是一项前瞻性、国际化、多中心、随机安慰剂对照试验,用以评估患有心脏病的儿童(0~24 个月)使用氯吡格雷后动脉血栓形成的风险[2]。患者被随机分为氯吡格雷组与安慰剂组,实验组与安慰剂组的比例为 3:1,实验组含有四个不同剂量组[0.01、0.10、0.15 和 0.20mg/(kg·d)],服药时间为 7~28 天。在基线和稳定状态,通过光透射聚集法评估血小板聚集功能。该 PICOLO 研究得出结论,氯吡格雷 0.2mg/(kg·d)在 0~24 个月的儿童中达到类似于成人服用 75mg/d 的血小板抑制水平[2]。因此,婴儿和幼儿仅需相当低的氯吡格雷剂量就能达到类似成人的疗效。

基于 PICOLO 试验的这些结果,研究者们发起了氯吡格雷降低新生儿及婴幼儿动脉血栓形成风险试验(CLARINET)[3]。CLARINET 是一个多中心、随机、双盲、安慰剂对照试验,在 32 个国家进行了氯吡格雷在患有紫绀型先天性心脏病的新生儿或婴儿行体-肺动脉分流术后降低血栓形成风险的有效性和安全性研究,氯吡格雷的剂量为在 PICOLO 研究中确定的 0.2mg/(kg·d)。不幸的是,CLARINET 得出的结论是,对于年龄小于 3 个月的此类患儿,氯吡格雷治疗以及氯吡格雷联合阿司匹林治疗,均不能降低总体死亡率或分流相关的发病率(图 60.3)[3]。氯吡格雷在 CLARINET 中缺乏获益的可能原因包括:新生儿相对成人或大年龄组儿童血小板的低反应性(图 60.1 和 60.2)[8-12];个体间对氯吡格雷反应的差异,这种个体差异在儿童中比在成人中更大(图 60.2)[12];氯吡格雷使用剂量太低。

镰状细胞贫血是一种遗传性血液疾病,其具有特征性的疼痛性的血管闭塞危象,目前该症状缺乏有效的治疗选择[13]。考虑到血小板在镰状细胞贫血的血管闭塞性危象中介导细胞间黏附和血栓形成,Heeney 等人[4]通过一项随机对照试验研究了 P2Y12 拮抗剂普拉格雷在预防儿童镰状细胞血管闭塞事件中的作用,入组对象为 2~17 岁的儿童和青少年[血小板抑制对血管闭塞事件的影响(DOVE)试验]。主要研究终点是血管闭塞性危象的发生率,包括了疼痛事件和急性胸痛综合征。次要研究终点是镰状细胞相关疼痛的发生率和疼痛的强度,疼痛强度通过每天的疼痛日记进行评估。共有来自美洲、欧洲和非洲的 13 个国家的 51 个协作单位的 341 名患者接受了随机分组,血管闭塞危象事件的发生率在普拉格雷组为每人每年

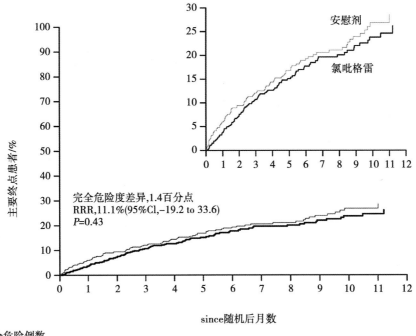

完全危险例数													
氯吡格雷	467	446	422	386	340	279	230	196	179	154	114	65	0
安慰剂	439	410	388	352	309	252	202	165	143	126	89	43	0

图 60.3　CLARINET 试验(氯吡格雷降低新生儿和婴儿的动脉血栓形成风险试验)[3] 研究终点生存分析曲线。 主要疗效终点定义为死亡、心脏移植、分流血栓形成及在血栓形成事件后、患儿年龄达 120 天之前进行心脏手术。CI,置信区间;RRR,相对风险降低(Reproduced with permission from Ref. 3.)

2. 30 例次，而在安慰剂组这一数值是 2. 77（OR 0. 83；95% CI 0. 66~1. 05；$P=0.12$）。对次要研究终点的研究发现两组并无显著差异。安全性相关研究终点，包括需要医疗干预的出血事件的发生率、服药期间出现的出血性和非出血性不良事件以及停止用药，在两组间没有显著差异。Heeney 等人[4] 由此得出结论：在患有镰状细胞贫血的儿童和青少年中，普拉格雷相比安慰剂并未显著降低血管闭塞性危象的发生率。

儿童抗血小板治疗指南

因为儿童抗血小板治疗的随机对照研究很少，儿童抗血小板治疗指南多数推荐强度较弱且证据质量低[14]。儿童卒中和先天性心脏病患者抗血小板治疗的指南见表 60. 2 和 60. 3[14]，证据的等级基于推荐的强度（1. 强，2. 弱）和证据质量（A. 高，B. 中等，C. 低）。正如表 60. 2 和 60. 3 中所示，几乎所有卒中及先天性心脏病指南中证据等级都较低。

表 60. 2　儿童卒中患者抗血小板治疗指南

适应证	治疗	证据等级
新生儿首次 AIS 发作	不使用 ASA 或抗凝治疗，除非正在发生心源性栓塞	1B
新生儿 AIS 复发	使用 ASA 或抗凝治疗	2C
儿童非镰状细胞病相关 AIS	使用 UFH、LMWH 或 ASA 直至排除夹层及血栓因素	1C
	如果排除夹层和心脏栓塞因素，ASA 最少使用 2 年	2C
	非烟雾病：ASA	1C
	烟雾病：ASA	2C
儿童 ASA 使用后仍有 AIS 或 TIA 复发	改用氯吡格雷、VKA 或 LMWH	2C

证据的等级是基于推荐的强度（1. 强，2. 弱）和证据的质量（A. 高，B. 中，C. 低）确定的。

AIS，动脉缺血性卒中；ASA，乙酰水杨酸（阿司匹林）；LMWH，低分子量肝素；TIA，短暂性脑缺血发作；UFH，普通肝素；VKA，维生素 K 拮抗剂。

表 60. 3　儿童先天性心脏病患者的抗血小板治疗

适应证	治疗	证据等级
改良 Blalock-Taussig 分流术	术中 UFH；术后 ASA 或不使用抗血栓治疗	2C
Fontan 手术后心室辅助装置治疗	ASA 或 UFH 桥接 VKA	1C
	72 小时内：ASA 或 ASA/双嘧达莫	2C

证据的等级是基于推荐的强度（1. 强，2. 弱）和证据的质量（A. 高，B. 中，C. 低）确定的。

ASA，乙酰水杨酸（阿司匹林）；UFH，普通肝素；VKA，维生素 K 拮抗剂。

川崎病抗血小板治疗的儿科指南是：①大剂量阿司匹林 [80~100mg/（kg·d）] 最长可达 14 天抗炎治疗，然后小剂量阿司匹林 [1~5mg/（kg·d）] 6~8 周抗血小板聚集治疗（推荐等级 1B）；②川崎病继发中度或大型冠状动脉瘤的儿童，华法林联合低剂量阿司匹林作为初始血栓预防方案（推荐等级 Ⅱ C）[14]。

抗血小板治疗的实验室监测

正如第 36 章详细讨论的那样，现有证据不支持使用实验室检测来指导对那些被称作阿司匹林或氯吡格雷"抵抗"的患者的药物剂量调整[15]。然而，其中最明确的证据结论来自对成人冠状动脉疾病的研究。需要更多证据支持的涉及阿司匹林和/或氯吡格雷使用的疾病背景还包括：卒中、短暂性缺血性发作、神经介入治疗、外周动脉疾病、左心室辅助装置、以及本章重点讨论的儿童患者[15]。

"阿司匹林抵抗"是医学文献中广泛使用的术语[16]，并且在成人及儿童中均有报告指出阿司匹林依赖性试验缺乏反应与严重心血管不良事件之间存在相关性[17,18]。但是，如果"阿司匹林抵抗"在药理学术语中定义为阿司匹林摄入无法使其靶点血小板环氧合酶 1 完全失活，表现为对血栓素 B_2 生成的抑制作用的缺乏，那么阿司匹林抵抗要么是一种少见现象[19-21]，要么就不存在[22]。基于此药理学定义，对 400 名成年健康志愿者的研究未能成功确定任何一例阿司匹林抵抗[19]。两项儿科研究得出了类似的结论。Yee 等人[23] 研究了 44 例因各种疾病服用阿司匹林的儿童，相比对照组，几乎所有患儿尿液中 11-脱氢血栓素 B_2 水平下降。尿 11-脱氢血栓素 B_2 水平和其他阿司匹林"抵抗"检测（血小板聚集、PFA-100）的相关性低。Schmugge 等人[24] 对 105 名介入性心脏导管置入术后的儿童在服用阿司匹林前后尿 11-脱氢血栓素 B_2 水平变化的研究发现，根据尿 11-脱氢血栓素 B_2 的变化定义的"阿司匹林抵抗"是罕见的，并且可以通过增加剂量来克服这一效应。根据其他实验室检测的结果同样难以定义阿司匹林"抵抗"。

小型回顾性研究提出血小板功能检测可以用于指导儿童患者的阿司匹林剂量调整[18]。虽然小样本研究发现在服用氯吡格雷的成人冠心病患者中监测血小板功能是有益的[25]，但后期大样本随机对照试验研究未能证实服用氯吡格雷的冠心病患者可从血小板功能检测中获益[26-28]，因此在儿童患者中仍需谨慎选择。无论如何，检测血小板功能有两个可能获益：①记录患者的服药依从性[21,29]；②为心脏手术后使用 $P2Y_{12}$ 抑制剂预防血栓性事件发生的患儿的停药时机提供依据，否则外科医生会认为有必要按照药物说明书或指南上的时间继续服药，从而有可能错过紧急情况下手术的机会[15,30-32]。

（周慧峰、胡绍燕 译，张晓辉 审）

扫描二维码访问参考文献

第 61 章　促血小板生成素受体激动剂

David J. Kuter

引言

自 20 世纪 50 年代末以来,人们已经发现了许多增加血小板生成的物质,包括重组粒细胞-巨噬细胞集落刺激因子(granulocyte-macrophage colony-stimulating factor,GM-CSF)、干细胞因子(c-kit 配体或铁因子)、白细胞介素(interleukin,IL)-1、IL-3、IL-6 和 IL-11,以及促血小板生成素(thrombopoietin,TPO)[1-11]。除了 TPO 和 IL-11,这些物质患者使用后要么无效,要么毒性过大。本章重点讲述已被批准用于临床的,生理学上相互关联的促血小板生成素,TPO 和 TPO 受体激动剂。本文还简要介绍重组 IL-11,它也被批准临床使用,但因多种显著的副作用而未能广泛应用[12,13]。

促血小板生成素这个名称最早于 1958 年提出,当时认为存在一种调节血小板生成的生长因子,类似于调节红细胞生成的促红细胞生成素(erythropoietin,EPO)[14-16]。经过近 40 年的研究努力,5 个不同的小组使用几种方法最终在 1994 年纯化了TPO。其中两个研究小组直接从血小板减少症的鼠或羊的血浆中纯化了这种分子,生物学方法鉴定其可刺激巨核细胞生长。另外两组使用以往称为 TPO 受体(TPO receptor,TPO-R)的成分通过亲和纯化方法从血小板减少症的动物血浆中纯化出 TPO[2,4]。最后一组对表达假定的 TPO 受体(c-mpl)的 BaF3 细胞系进行诱变,筛选出表达不依赖于自分泌生长的外源性因子的克隆[3]。

尽管最初发现的所有分子几乎都有相同的氨基酸序列,但它们有不同的名称:TPO[6]、巨核细胞生长发育因子(megakaryocyte growth and development factor,MGDF)[2]、c-mpl 配体[4] 或巨核细胞生成素[5]。MGDF 命名的是全长 TPO 的 25kD 和 31kD 两个氨基末端片段,自血小板减少症的犬血浆中纯化,该片段在体外刺激巨核细胞集落扩大和数量增多[2,17]。巨核细胞生成素是 TPO 氨基末端的 31kD 片段,自血小板减少症的绵羊血浆中纯化,命名是基于其能刺激巨核细胞数量和倍体的增加[5,18]。

　　c-mpl 配体的命名源于这种情况,即在未被证实为 TPO 受体之前,已发现 v-mpl 是一种截短的造血细胞因子受体,由小鼠逆转录病毒致癌基因编码,导致小鼠髓系增殖性(myeloprolifer-ative)白血病(因此得名 mpl)[19]。1992 年克隆出全长细胞同源物[20] c-mpl,它见于巨核细胞和血小板,当初的假设现在被证实成立,即这就是 TPO 受体。自此许多人试图找到与 c-mpl 受体结合的配体(例如 c-mpl 配体)。现在回想起来,已知 c-mpl 配体就是 TPO,c-mpl 即是 TPO-R,这篇综述中将使用 TPO 和 TPO-R 这两个术语。

TPO 的结构

　　TPO 在肝脏中合成,前体蛋白包含 353 个氨基酸,分子量为 36kD[2,4,21]。去除 21 个氨基酸的信号肽后,其余 332 个氨基酸经糖基化作用,SDS PAGE 上检测到分子量为 95kD 的糖蛋白[22],经质谱分析糖蛋白的分子量为 57.5kD(图 61.1)[23]。然后这个糖蛋白被释放到循环中,肝脏中没有明显的细胞内储存。

　　TPO 是四-螺旋-束状细胞因子超家族的成员之一,具有一些不寻常的特性。首先,它比大部分其他造血生长因子如粒细胞集落刺激因子(granulocyte-colony stimulating factor,G-CSF)和 EPO 大得多。其次,它有两个不同的结构域:一个类 EPO 结构域(1-153 氨基酸残基)和一个富含糖基的结构域(154-332 氨基酸残基),它们之间间隔一个二碱基位点,后者是潜在的蛋白水解位点(Arg[153]-Arg[154])。这一水解位点是否具有生物学意义尚不明确[24]。

TPO 的类 EPO 结构域

　　成熟蛋白的前 153 个氨基酸与人的 EPO 有 23% 的相似度[25],如果考虑具有保守性的氨基酸替换,则约有 50% 的相似度。物种间该结构域高度保守。此外,在 TPO 的前 153 个氨基酸中,有一个含有 39 个氨基酸的结构域与神经营养因子具有显著的同源性[26]。它们有共同高度保守的亲水亲脂区,神经营养因子中该区参与受体结合。与其中一种神经营养因子,脑源性神经营养因子,36% 是相同的,如果考虑具有保守性的氨基酸替换则有 62% 相似。EPO 与神经营养因子也有相似的同源性。

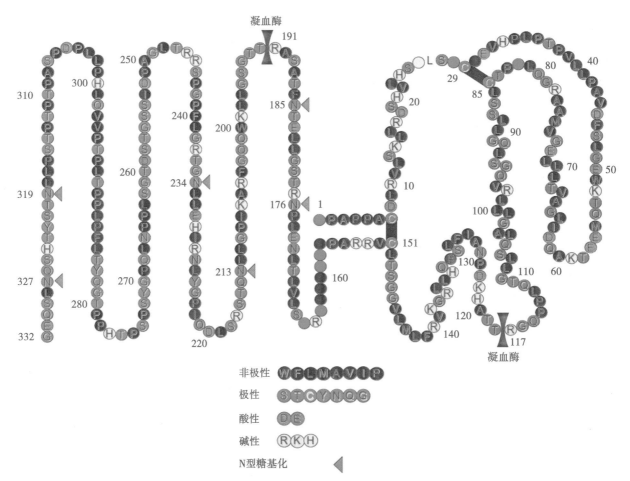

图 61.1　人促血小板生成素(TPO)的一级结构(Modified from original figure kindly provided by Dr. T. Kato,Pharma-ceutical Research Laboratory,Kirin Brewery Co.,Ltd.,Takasaki,Gunma,Japan.)

类 EPO 区还含有 4 个半胱氨酸残基(Cys^7-Cys^{151} 和 Cys^{29}-Cys^{85})[27],与 EPO 中的一样,在不同物种间高度保守。替换 Cys^7 或 Cys^{151},全部活性消失,而破坏 Cys^{29} 或 Cys^{85} 则会降低活性[28]。该区域与 EPO 一样包含四个 α 螺旋。所有的 TPO 受体结合活性都位于这个区域。尽管与 EPO 相似,但 TPO 不与 EPO 受体结合,而 EPO 也不与 TPO 受体结合。

TPO 类 EPO 结构域的结构-功能分析表明,在这四个螺旋区中含有大量重要的氨基酸。螺旋 A 中的三个氨基酸(Arg^{10},Lys^{14},Arg^{17})和螺旋 D 中的四个氨基酸(Gln^{132},His^{133},Lys^{138},Phe^{141})对活性至关重要[29]。Arg^{10} 似乎特别令人感兴趣,将 Arg^{10} 突变为甘氨酸,突变后受体结合正常,但没有生物活性,这表明这种突变阻止受体的二聚化[29]。在第二项研究中[30],将 Arg^{10}、Pro^{42}、Glu^{50} 和 Lys^{138} 均突变为甘氨酸,突变体完全丧失了活性,而 Lys^{14} 突变后活性中度下降。这些区域在物种间高度保守。这些发现已在第三项研究中得到证实,即大部分带正电的序列(Asp^8、Lys^{14}、Lys^{52}、Lys^{59}、Lys^{136}、Lys^{138} 和 Arg^{140})突变后降低了受体结合活性[31]。这些序列主要位于螺旋 A 和螺旋 D,以及在螺旋 A 和螺旋 B 之间的环状区。

与 TPO 受体结合的 TPO 区可能与这个细胞因子超家族的其他成员类似,比如人类生长激素和 EPO。对 TPO 的建模研究表明,有两个区域可能对 TPO 受体的结合和同源二聚化非常重要[27]。有人提出,螺旋 D 的 Lys^{138} 和 AB 环的 Pro^{42}、Glu^{50} 可能构成一个结合区,而螺旋 A 的 Arg^{10} 和 Lys^{14} 可能组成第二个结合区,参与 TPO 受体的二聚化[30]。这一建议已部分被单克隆抗体研究所证实。阻止 TPO 与其受体结合的两株单克隆抗体的抗原决定簇位于螺旋 D[31]。这些结果再次表明,TPO 具有两个不同的受体结合位点,帮助其受体的二聚化。

已经确定了受体结合域(序列 1-163)的晶体结构,并证实了上述结构和功能关系[32]。TPO 具有反向平行的四螺旋束折叠,可以与可溶性 TPO-R 结构相互作用,其化学计量比为 1:2,具有一个高亲和力[3.3×10^9(mol/L)$^{-1}$]和一个低亲和力[1.1×10^6(mol/L)$^{-1}$]结合位点。该区域有 26 个氨基酸与 EPO 相同。在这 26 个不变的、共有的氨基酸中,有 13 个(L^{12}、P^{42}、W^{51}、A^{60}、L^{69}、L^{70}、L^{86}、L^{104}、L^{107}、F^{128}、L^{135}、G^{138}、K^{138})包裹在疏水核中,构成了基本的结构。另外还有 24 个氨基酸决定了 TPO 对 TPO-R 的特异性结合(这取决于它们在不同物种间的稳定性以及它们缺少 EPO 在不同物种间保守性)。这 24 个氨基酸定义了两个不同的集群:高亲和力结合位点(13 个氨基酸:V^{44}、D^{45}、F^{46}、S^{47}、L^{48}、E^{50}、A^{126}、L^{129}、Q^{132}、H^{133}、R^{140}、F^{141}、L^{144})和低亲和力结合位点(11 个氨基酸:K^{14}、R^{17}、G^{91}、Q^{92}、S^{94}、G^{95}、L^{99}、L^{101}、G^{102}、A^{103}、Q^{105})(图 61.2)。

TPO 的富糖基化结构域

154 到 332 位氨基酸包含一个独特的序列,有 6 个 N 型糖基化位点,富含丝氨酸、苏氨酸和脯氨酸。它在不同物种中保守性不是很高,小鼠和人类的 TPO 的类 EPO 区有 84% 是相同的,但在富糖基区只有 62% 是相同的。小鼠 TPO 有 335 个氨基酸,大鼠有 305 个氨基酸,这 30 个氨基酸的差异都在富糖基化区。

结构-功能研究表明,虽然 TPO 的前 153 个氨基酸能满足

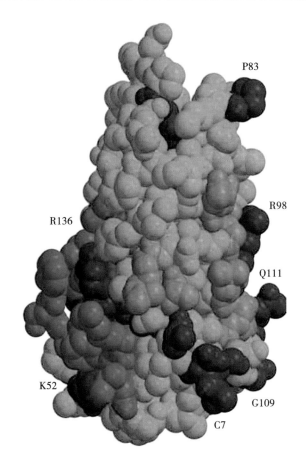

图 61.2　TPO 的部分晶体结构(序列 1-163)。TPO 和 EPO 中共有且不变的氨基酸用黑色表示。组成高亲和力位点的 13 个氨基酸为蓝色,组成低亲和力位点的 11 个氨基酸为绿色(Modified from original figure kindly provided by Dr. T. Kato, Pharmaceutical Research Laboratory, Kirin Brewery Co., Ltd., Takasaki, Gunma, Japan)

其体外促血小板生成[2,4],但与天然全长蛋白 20~40 小时的半衰期相比[33],这种截短分子的循环半衰期明显缩短。相反的是,截短的分子在体外具有比全长分子高 20 倍的活性[34]。据推测,分子后半部分的糖基化增加稳定性并延长循环半衰期。相似的糖基化序列也调控 EPO 的稳定性[35]。此外,富糖基化区作为分子伴侣或通过介导蛋白折叠,帮助全长分子从肝细胞分泌出来,这部分缺失的截短突变体则分泌减少[36]。

TPO 糖基化的重要性

TPO 翻译后进行了显著的糖基化修饰,尤其是 154-332 位氨基酸。糖基化失败将会减少肝脏的分泌[36],并产生一个循环半衰期大大缩短的分子[34]。所有 6 个 N-糖基化位点都位于 154-332 位序列。N-聚糖种类复杂,以岩藻糖化二唾液酸化二分支结构和三唾液酸化三分支结构为主。N^{185}FT 和 N^{234}GT 为 100% 糖基化,N^{176}RT 和 N^{213}QT 为部分糖基化,N^{319}TS 和 N^{327}LS 糖基化状态不确定[23]。此外,在类 EPO 区还有 3 个 O-糖基化位点(S^1,T^{37},T^{110}),在富糖基化区至少有 5 个(T^{158},T^{159},S^{163},T^{192},T^{244})至 16 个 O-糖基化位点。O-聚糖为黏蛋白型,以单唾液酸和二唾液酸甘露聚糖结构(GalGalNAc-S/T)为主。因此,

根据克隆序列之间的序列同源性和糖基化水平,我们提出将TPO的富糖基化区进一步划分为两个子结构域:N-糖基结构区(154-246)和O-糖基结构区(247-332)[23]。上述分析基于重组人TPO在中国仓鼠卵巢(Chinese hamster ovary,CHO)细胞中表达,与内源性TPO的糖基化模式不同[23],但没有详细研究。

TPO 基因及调控

TPO 基因结构

人类染色体 3q27-28 上有一个 TPO 基因的单拷贝[21,25,37-39]。该基因长约 7kb,包含 7 个外显子,前两个外显子是非编码的。第三外显子包含 5'端非翻译序列和一部分信号肽。类 EPO 区由 4-7 号外显子编码,整个富糖基化区由 7 号外显子编码。与 EPO 基因相比,除了在 TPO 基因的最后一个外显子中添加糖基化序列外,编码外显子的边界保持不变。

由于在人类中的研究有限,尚不清楚 TPO 开放阅读框中是否存在多态性。从中国人胎肝克隆的 TPO 有四个碱基变化(位于 497、595、767 和 795bp),与基因库的数据库不同,导致蛋白中的三个氨基酸与预期相比发生改变[40]。然而,已经对 20 多种不同的 TPO cDNA 进行了测序,这些 cDNA 来自不同的骨髓增生性疾病患者[41]和正常个体[22],未发现与野生型 TPO 编码序列有不同。

TPO 基因的调控元件

肝 TPO 的合成在正常生理状态下没有受到明显调控,是在肝脏中持续合成的。TPO 基因的 5'-侧翼区可能包含几个调控区,包括 SP-1、AP-2 和 NF-κB。1 号外显子的下游有几个GATA 和 Ets 元件,但没有 TATA 盒或 CAAT 基序。该基因位于3 号染色体区域,该区域中还有许多其他基因,包括铁反应元件,但 TPO 启动子中未检测到此类元件。

TPO mRNA 种类

除了编码功能性 TPO 蛋白的 mRNA(TPO-1)外,由于选择性剪接,还出现了编码不同 TPO 蛋白的另外两个 mRNA 序列[2,25,38]。有一个突变体(TPO-2)在 6 号和 7 号外显子的交界处缺失了 12bp[序列 112-115(LPPQ)的成熟蛋白],但维持了正常的阅读框。在转染细胞中,该蛋白的分泌量仅为 TPO-1 的500 分之一,且该蛋白可能没有活性[25]。第二种变异体(TPO-3)是 7 号外显子的剪接位点产生,该剪接位点导致 116 个 bp的缺失和一个移框翻译,产生的蛋白质预计有 286 个氨基酸,其中前 159 个氨基酸与正常 TPO(包括信号肽)相同。该蛋白在转染细胞中合成,但分泌能力差,没有任何生物学功能[38]。其他的 TPO 变异体(TPO-4、TPO-5 和 TPO-6)见于一些癌症细胞系,但可能不能分泌或没有功能[42]。

对人类 TPO 基因表达的进一步分析已经记录了几个 TPO-1 mRNA 转录本。10%的肝 TPO-1 转录产物来自 1 号外显子(P1)的启动子,90%来自 2 号外显子(P2)的优势启动子。此外有一种跳过 2 号外显子(P1ΔE2)的剪接变体(包含大部分5'非翻译区),出现概率为 2%[39]。虽然数量不多,但这个转录本比其他任何一个 mRNA 翻译能力都强。后文将述及(见"治疗性促血小板生成素"一节),TPO 的 5'-未翻译区域包含 8 个翻译起始位点,只有一个产生完整的蛋白;翻译起始位点较少的 TPO mRNA 转录本翻译效率更高[39]。

TPO 的功能

TPO 的细胞学功能

目前尚未阐明 TPO 结合 TPO-R 引发信号传导的机制。基于 EPO 的研究[43],最初提出 TPO 上的一个位点与第一个受体结合,随后在同一 TPO 分子上的第二个位点与第二个受体结合,导致受体二聚化而被激活。然而后来的研究表明,EPO 受体的细胞因子受体同源区(cytokine receptor homology,CRH)所展现的二聚化受体没有活性,其细胞内区之间的间隔很远,防止 JAK2 磷酸化和激活[44,45]。EPO 与已经二聚化的受体结合,改变二聚化受体结构,信号转导由此启动。

如 EPO 受体所示,目前尚不清楚靶细胞表面是否存在静息的、预先形成的 TPO-R 二聚体[27,29,32]。TPO-R 包含两个CRH 区域(图 61.3)。生化和晶体学数据表明,TPO 只有与TPO-R 的远端 CRH 结合,而不是与近端 CRH 结合,才能启动信号转导。远端 CRH 缺失(或被近端 CRH 替代)可导致 TPO-R 激活,这表明远端 CRH 的功能是抑制 TPO-R 的活化,与 TPO结合后其作用解除。

TPO 受体广泛存在于各种造血细胞中,包括成熟巨核细胞和血小板、各种系列的未成熟细胞、CD34+细胞和多能干细胞。TPO 与巨核细胞 TPO-R 结合产生一系列作用:防止巨核细胞凋亡[46];增加巨核细胞数量、大小和倍性[5];巨核细胞成熟速度加快以及促进 TPO/TPO-R 复合物的内化[47]。多种信号转导途径介导这些作用,其中包括 JAK、STAT、MAP 激酶(图61.3)。在 CD34+细胞中添加 TPO 可使大多数细胞变成巨核细胞,然后产生血小板[48]。在这个过程中,倍性的增加可能是对 TPO 刺激最敏感的步骤。最后一步,即巨核细胞上的血小板脱落不需要 TPO 存在,实际上可能反被 TPO 所抑制[49]。

TPO 除了对巨核细胞增长、倍性和成熟的影响,它还通过增加巨核系集落形成细胞(megakaryocyte colonyforming cells,Meg-CFC)数量(见第 2 章)来刺激早期巨核细胞的生成。TPO也可以刺激其他各系的前体细胞,防止多能干细胞的凋亡[50]。大约 70%的 CD34+细胞表达 TPO 受体[51]。一般来说,TPO 影响各系早期祖细胞的生存能力,但只影响巨核细胞的后期成熟。因此,TPO 只刺激血小板的产生,而不影响红细胞或白细胞生成。

血小板和巨核细胞 TPO 受体可能是 TPO 分解代谢的主要途径[5,18,47,52,53]。虽然巨核细胞的受体数量未知,但每个血小板含有(56 ± 17)个 TPO(c-mpl)受体,K_D 为(163 ± 31)pmol/L[47]。一旦与 TPO-R 结合,TPO/TPO-R 复合物迅速内化,TPO被降解,TPO-R 不能回归到细胞表面。据测算,正常循环血小板 TPO-R 总量能够清除 95%以上的肝脏每日产生的 TPO[47]。TPO-R 中的两个胞质内基序对受体的内化至关重要[54]。

有研究探索了 TPO 对非造血组织的影响,并阐明了神经元中 TPO 和 TPO-R 与 EPO 和 EPO 受体(EPO-R)一种新的负相关关系[55,56]。在正常大鼠脑发育过程中,EPO、EPO-R

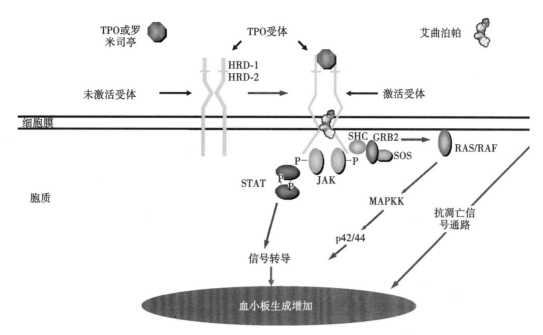

图 61.3　**TPO 受体的活化。**推测 TPO 受体存在未活化的二聚体(左),具有近端(HRD-1)和远端(HRD-2)造血受体区。当 TPO 或罗米司亭与远端 HRD-2 区结合,或艾曲泊帕与跨膜区结合时,受体(右)发生构象变化,许多信号转导通路被激活,从而增加血小板生成

mRNA 和蛋白表达量下降,而 TPO、TPO-R mRNA 和蛋白表达量增加。神经元缺氧培养过程中,TPO/TPO-R 降低,EPO/EPO-R 升高。此外,用 TPO 处理神经元会增加程序性细胞死亡,而 EPO 的加入则完全逆转了这一现象。这些作用是由 EPO 对 PI3K-Akt/蛋白激酶 B 通路的抵消作用(提高生存率)和 TPO 对 Ras-ERK1/2 通路的影响(降低生存率)介导的。在其他研究中[56],炎症反应似乎降低了星形胶质细胞和小胶质细胞的 TPO 生成。

TPO 体内给药效果

在狒狒中每天使用重组 TPO 的实验证实了血小板对 TPO 反应的几个重要规律(图 61.4)[57,58]。在给药的前 4 天,骨髓巨核细胞倍性达到最大值,但血小板计数没有变化。第 5 天,血小板计数开始上升,并呈现剂量依赖性上升。持续使用 TPO 后,8~12 天血小板计数达到了剂量依赖的平台期。TPO 剂量与平台期血小板计数呈半对数关系,血小板生成率最高增加 6 倍。在高剂量 TPO 时,血小板计数峰值下降,这可能是由于抑制巨核细胞血小板脱落所致[49]。TPO 停药后,血小板计数在 10 天内恢复到基线水平,没有出现反跳性血小板减少。类似的时间过程和血小板反应已在人体内得到证实[59-61]。

在动物和人类中,TPO 给药刺激骨髓和外周血 Meg-CFC,以及红细胞和多能前体干细胞的增加。然而,对白细胞和红细胞计数没有影响。

TPO 除了增加巨核细胞和血小板的数量外,还直接影响血小板的功能。当 TPO 与 TPO-R 结合时,它会通过几种不同的信号转导途径诱导 TPO-R 和其他一些分子的磷酸化[62-64],但不会直接活化血小板。然而,TPO 治疗使其他血小板激动剂,如 ADP 和胶原的激活阈值降低了 50%[57,58]。这种效应可能依赖 TPO 激活磷酸酰肌醇 3-激酶,进而磷酸化血小板蛋白激酶

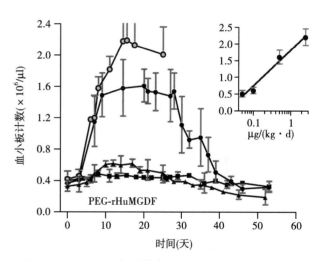

图 61.4　**重组 TPO 对体内血小板计数的影响。**每天给狒狒注射 PEG-rHuMGDF,连续 28 天,剂量分别为 0.05(黑色方块;n=3),0.10(黑色三角形;n=3),0.50(黑色圆圈;n=4)或 2.50(绿色圆圈;n=6)ug/公斤/天。插图显示了给药剂量与血小板计数倍数增加之间的半对数相关性。对白细胞和红细胞计数无明显影响(Figure prepared from data in Ref. 57.)

Bα 的 306 位苏氨酸和 473 位丝氨酸,这个重要的抗凋亡蛋白[65]。目前还不清楚 TPO 对血小板功能的影响是否有临床意义,因为其他非血小板造血生长因子也有相同的作用,且不会诱发血栓形成。

尽管 TPO 对血小板有直接作用,但它不能阻止血小板在体外储存过程中的凋亡[66-68]。

TPO 使神经元凋亡增加的研究在体内尚处于初步探索阶段[55]。在幼年大鼠脑轻到中度缺血缺氧损伤模型中,TPO 治疗增加了受损神经元的程序性细胞死亡,而 EPO 具有保护作

6

用。令人感兴趣的是,在 TPO 治疗过的缺氧小鼠中,TPO-R 表达增加,这表明正常情况下对缺氧的保护性生理反应(神经元中 TPO 和 TPO-R 表达降低)被破坏。这一意外发现的临床意义尚不清楚。

TPO 生理学

肝脏是产生 TPO 的主要部位

　　TPO mRNA 表达量低,主要来自肝实质细胞,还有少量来自肾脏[69]。虽然可能只有肝脏产生的 TPO 足以保持循环中 TPO 水平,但在小鼠骨骼肌、心脏、大脑、睾丸、脾脏[70]、骨髓、神经元、小胶质细胞、星形胶质细胞和骨髓和大脑的内皮细胞中也检测到 TPO 转录本[56,71-73]。血液学证据表明 TPO 蛋白表达仅在肝细胞中,骨髓细胞中可能也存在[72,74],其中肝脏占全身总生成量的 50% 以上[75]。肝外产生的 TPO 的造血作用尚不清楚,但临床研究表明其作用不大。例如,肝功能衰竭后行肝移植术患者中,随着肝脏的植入,血小板计数降低和几乎检测不到的 TPO 水平在移植后恢复正常[76,77]。TPO 水平和血小板计数随着肝脏质量和功能的下降而降低。

　　肝脏对 TPO 的正常生理表达似乎不受任何已知的翻译或转录水平刺激的调控[78]。肝 TPO 的产生似乎相当稳定,循环 TPO 水平主要由血液中血小板总数直接决定[18,78,79]。大量造血生长因子、细胞因子和小分子物质对肝细胞系或原代肝细胞培养中 TPO mRNA 或蛋白的生成几乎没有任何影响,但 IL-6 除外。骨髓基质细胞接触 CD40L、血小板源生长因子,和纤维母细胞生长因子-2 后,产生 TPO 略有增加(1.5~2 倍);而血小板反应素、血小板因子 4、转化生长因子-β 则抑制 TPO 的产生[80-82]。事实上,有不完整的数据表明内皮细胞 TPO 的产生可能受粒细胞集落刺激因子(骨髓)[73]或炎症介质/缺氧(大脑)[56]的调控。一般来说,这些物质对总 TPO 生产的影响很小,它们的生理相关性尚未得到证实。

　　虽然 IL-6 对正常血小板生成的影响很小[83](野生型:1.16×10^{12}/L;IL-6 敲除:0.90×10^{12}/L),但在病理环境下可影响 TPO 的产生,增加血小板的产生。在急性炎症模型中,野生型小鼠肝脏 TPO mRNA 水平升高,血浆 IL-6 和 TPO 水平升高,而 IL-6 缺乏型小鼠没有升高;血小板计数没有增加[83]。癌症患者使用 IL-6 可增加 TPO 水平[84]。在小鼠中使用 IL-6 可诱导血小板增多,这与肝脏 TPO mRNA 及血浆 TPO 水平升高有关;抗体中和 TPO 可消除血小板增多[84]。卵巢癌患者血小板增多与 IL-6 和 TPO 水平升高有关,中和 IL-6 可消除血小板增多。患这种人类卵巢肿瘤的小鼠中,血小板计数的升高由 IL-6 诱导的肝 TPO 增高所介导[85]。

来自 TPO 和 TPO-R 敲除小鼠的启示

　　TPO 是血小板产生的主要生理调节因子,其作用是提高巨核细胞和血小板的基础产量。当小鼠采用同源重组技术完全敲除 TPO 或 TPO-R[86-88],巨核细胞和血小板的数量降低到大约正常水平的 15%,但小鼠仍处于健康状态,不会自发出血(图61.5)。中性粒细胞和红细胞计数正常。如果用其他促血小板生长因子,如 IL-6、IL-11 或干细胞因子治疗,这种 TPO 缺陷小

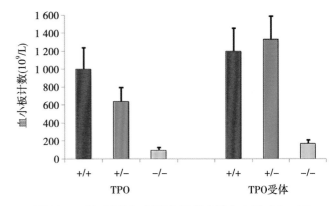

图 61.5　缺乏 TPO 或 TPO-R 的小鼠血小板减少。正常(+/+)小鼠血小板计数(±标准差)与 TPO 或 MPL 纯合(-/-)或杂合(+/-)缺陷小鼠进行比较(Figure prepared from data in Refs. 87,88.)

鼠的血小板计数可以适度增加[89]。当一个 TPO 等位基因被敲除时,血小板计数降低到大约正常的 65%。

　　目前还不清楚是什么决定了非 TPO 依赖的血小板生成。有研究建立了缺乏 TPO-R 基因和另一种生长因子[IL-3、IL-11、IL-6 或白血病抑制因子(leukemia inhibitory factor, LIF)]的双敲除小鼠模型。这些双敲除小鼠的血小板或巨核细胞没有其他附加缺陷,这表明 IL-3、IL-11、IL-6 或 LIF 并不单独决定基础血小板生成,这种血小板生成见于 TPO 信号缺失状态[90,91]。

　　趋化因子可能在血小板生成中发挥重要作用[92]。基质细胞衍生因子 1(stromal cell-derived factor 1, SDF-1)和成纤维细胞生长因子 4(fibroblast growth factor 4, FGF-4)可使 TPO 缺陷小鼠血小板计数恢复正常。这两种趋化因子对巨核细胞祖细胞向血管龛的趋化至关重要,血管龛中其他的细胞-细胞的相互作用可能促进血小板存活、成熟和穿过内皮窦屏障释放。这种血管龛的破坏和趋化因子活性的抑制会降低血小板的生成并导致血小板减少。因此,用这些趋化因子治疗可能是一种与 TPO 无关的增加血小板数量的替代途径。

　　TPO 还影响各系骨髓前体细胞(图61.6)。在缺乏 TPO 或 TPO-R 的动物中,巨核细胞前体细胞(即 Meg-CFC)如预期减少 90%~95%。然而,髓系和红系前体细胞也减少了 60%~80%[86,89]。在这些动物中,中性粒细胞和红细胞计数正常,可能是由 G-CSF 和 EPO 介导的完善的反馈机制维持的。这些发现再次支持了 TPO 对所有早期造血细胞的生存至关重要,但只影响巨核细胞的晚期成熟。

TPO 水平的调控机制

　　虽然红细胞的产生受细胞色素系统的调控,该系统可以感知血细胞容积的变化来改变 EPO 基因的转录速度,但可能没有感知血小板数量变化的传感器[5,79,93-97]。相反,肝 TPO 的产生是相当稳定的,TPO 循环水平直接由循环血小板的数量决定(图61.7)。在血小板正常和血小板减少的动物中,TPO mRNA 的产生速率相同[78,79]。血小板和巨核细胞含有高亲和力的 TPO-R,结合并清除循环中的 TPO,从而直接决定循环中的 TPO 水平。当血小板生成减少时,TPO 的清除降低,TPO 水平升高。

　　支持这一理论的发现是:将血小板输注到血小板减少性动

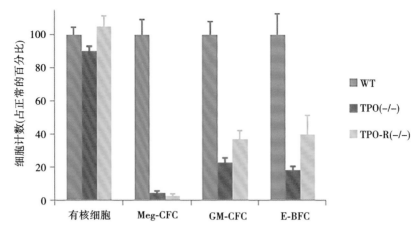

图 61.6　与正常野生型（wild type，WT）小鼠相比，缺乏 TPO［TPO（-/-）］或其受体［TPO-R（-/-）］的小鼠骨髓各系祖细胞均减少。图中列举了粒细胞-巨噬细胞集落形成细胞（GM-CFC）、红系爆式集落形成单位（E-BFC）、巨核系集落形成细胞（Meg-CFC）和总有核细胞（±标准差）的计数结果（Figure prepared using data in Ref. 89. ）

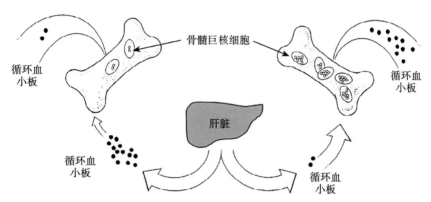

图 61.7　TPO 水平的生理调控。当血小板生成正常时，血小板上的 TPO 受体清除肝脏（中）持续产生的 TPO，使血小板水平正常（左），当血小板生成减少时，TPO 水平升高（右）。循环 TPO 浓度的升高时刺激骨髓巨核细胞

物或人类体内，可导致血浆 TPO 水平下降[5,18,93,95,98]，当正常血小板输注到 TPO-R 缺陷小鼠体内时，也观察到了类似的结果[53]。当 TPO 与血小板、可能还有巨核细胞上的 TPO-R 结合时，配体受体复合物被内化[5,18,93]。一旦内化，TPO 就会被降解[53,99,100]，而 TPO-R 不会被回收[47]。这些发现表明，TPO 是由肝脏持续合成的，通过与血小板及骨髓巨核细胞上的 TPO-R 结合而从循环中去除。

这种反馈系统在血液学中并不罕见。事实上，在正常生理情况下，单核细胞（monocyte，M）-CSF 和 G-CSF 主要受到循环中的单核细胞和中性粒细胞的数量调节。只有 EPO 才有真正的循环血细胞总数传感器，反馈性调节造血生长因子的生成。

这一机制并非没有受到挑战。随着血小板的衰老，它们失去了表面唾液酸，这些衰老的血小板通过与肝细胞上的 Ashwell-Morell 受体（Ashwell-Morell receptor，AMR）结合而从循环中去除，然后被邻近的库普弗细胞吞噬[101,102]。一旦与 AMR 结合后，有证据表明肝脏 TPO 的产生通过 JAK2 通路增加，支持者由此提出当衰老血小板清除率增加时，TPO 的产生也会增加（见第 4 章）[103-105]。然而，这些发现与已知的生理现象相反：①血小板生成降低的疾病（如再生障碍性贫血）中，TPO 水平非常高；而根据所提出的模型，TPO 应该很低；②在血小板代谢增加的疾病（如 ITP）中，TPO 水平正常，而根据模型预测 TPO 应该增加。

TPO 过表达效应

三个不同的模型研究了 TPO 的过表达。

第一个模型中，用转染 MGDF（TPO 的前 163 个氨基酸）的骨髓细胞进行小鼠骨髓移植研究 TPO 过表达，血小板重建比未处理的骨髓移植更快[106]。血小板计数增加了 4~8 倍，并保持在较高水平。这些小鼠骨髓和脾巨核细胞数量增加，但最终发展为骨髓纤维化、髓外造血、肝脾肿大、骨硬化和贫血[106]。

第二个模型中，用 TPO cDNA 最大限度地转染小鼠骨髓细胞并移植到小鼠体内[107]。虽然在上面的第一个模型中几乎没有检测到循环 TPO，但是在此项实验过程中，这些小鼠的 TPO 水平一直居高不下。移植后早期，血小板和白细胞计数上升，而血细胞容积下降。脾脏巨核细胞、粒细胞及其各自的祖细胞明显增多，但骨髓中红细胞及其前体细胞明显减少。随后脾脏祖细胞减少，髓外造血，骨髓和脾脏明显纤维化，发生骨硬化。这些老鼠的存活率下降，有些还患上了白血病[107]。

6

第三个模型中,正常小鼠和具有不同程度免疫功能障碍的同基因小鼠(裸鼠、SCID、NODSCID)转染携带人类 TPO cDNA 的腺病毒载体[108]。所有小鼠血小板计数增加,而与 BALB/c 裸小鼠(对照)和裸鼠(T 细胞缺陷,抗体生产受损)相比,SCID(T 细胞和 B 细胞缺陷,抗体反应小)和 NOD-SCID(T 细胞和 B 细胞缺陷,抗体反应小,单核吞噬细胞数量减少功能下降)的小鼠中更高,血小板升高和循环 TPO 浓度成正比。随后,对照组小鼠产生了对人类 TPO 的抗体,该抗体与小鼠 TPO 发生交叉反应,小鼠出现血小板减少。SCID 和 NOD-SCID 小鼠持续表达高水平 TPO,没有产生抗体。它们都出现了骨髓细胞高度增殖,但是只有 SCID 小鼠出现了骨硬化、骨髓纤维化和髓外造血[108]。

这些结果表明,在健康动物体内长期过表达低水平的 TPO 可导致血小板增多、骨髓纤维化和骨硬化,类似于人类骨髓增生性疾病,即骨髓纤维化伴髓样化生。然而,纤维化并不完全是由 TPO 或巨核细胞增加而导致,而是需要与之相伴的功能性单核细胞和/或巨噬细胞,这一点在 NOD-SCID 动物实验中得到了证实。随着慢性 TPO 表达的增加,这种变化可能演变为更显著的纤维化,并可能发生白血病转化。

TPO 的病理生理学机制

TPO 突变

遗传性血小板增多症是一种罕见的疾病,就像更常见的、散发的原发性血小板增多症病例一样(第 47 章),临床仅累及少数家庭。对其中一个家系的分析发现[109],TPO 基因内含子 3 的剪接位点发生了点突变,该突变产生一个新的 TPO mRNA,具有正常的蛋白编码区域,但其 5'端非翻译区缩短。该转录本比正常的 TPO 转录本翻译效率高,并导致合成更多的 TPO 蛋白,血浆 TPO 水平更高,血小板计数长期升高。类似的突变在其他家系中也有报道[110,111],但似乎未见于更常见的、散发的原发性血小板增多症病例[112]。这样的家系似乎没有血栓形成或骨髓纤维症的长期风险[113]。

这一翻译调控的本质现已阐明[39]。TPO 5'-非翻译区域不同寻常,因为它有 8 个翻译起始的 AUG 密码子。只有第 8 个 AUG 可成功产生蛋白产物,而其他 AUG 位点竞争核糖体结合位点,显著抑制有效的 TPO 蛋白产生。通过突变、删除或选择性剪接消除某些上游 AUG 位点,可产生 AUG 位点较少的转录本,对核糖体结合的竞争减少,并可提高 TPO 蛋白的有效产量。TPO 生产过剩家系的特点是失去了其中的一些 AUG 位点[109-111]。由于 TPO 是一种十分强效的造血生长因子,因此有人认为,这些额外的 AUG 位点的存在有助于防止 TPO 的过度产生。

一些伴有血小板增多或异常巨核细胞形成的血液疾病与涉及染色体 3q 缺失相关[114],一些伴血小板增多髓系白血病有特征的染色体 3 q21 和 3q26 重排[37]。由于 TPO 基因位于染色体 3 q27-28[21,25,37],该基因曾被认为可能介导了上述效应。然而,对这些患者该染色体区域的进一步分析并没有显示 TPO 基因参与其中[37,115],且血液 TPO 水平也正常。这些结果提示其他与 TPO 相邻的基因可能与巨核细胞分化和生长的其他方面调控有关。

尽管认为一些家族性血小板减少症患者存在 TPO 基因突变,使其表达降低,但大多数此类血小板减少患者存在导致 TPO-R 功能降低的突变[116-119]。事实上,在家族性血小板减少症和血小板减少症中,TPO-R 突变远比 TPO 突变更为常见(见第 47 章)[120-124]。没有 TPO-R 的儿童出生时表现血小板减少,但随着时间的推移会发展为所有系列的再生障碍(第 46 章)[116]。

血液系统疾病中的循环 TPO 水平

测定循环中 TPO 水平可能具有临床应用价值。报道的正常范围因检测方法不同而千差万别,最广泛使用的 ELISA 法测定的正常值为(64 ± 41)pg/ml(范围 27 ~ 188pg/ml,$n = 40$)[41,125]。在 118 名健康受试者中,一种临床可用的检测方法(Quest Diagnostics,Inc)的参考范围为 7 ~ 99pg/ml[126]。关于 TPO 水平可以得出几个结论:

- 骨髓衰竭状态如再生障碍性贫血或者清髓性化疗后,TPO 水平增加至正常的 10 ~ 20 倍[127,128]。在这种血小板生成减少的疾病中,血小板计数与 TPO 浓度呈负的半对数关系(图 61.8)。
- 免疫血小板减少性紫癜中,当血小板计数与骨髓衰竭状态的水平一样低时(图 61.9),TPO 水平正常或仅轻微升高[127,128]。TPO 保持相对正常水平的一种可能解释是,由于血小板通过血液循环的转运增加或骨髓巨核细胞数增加,TPO 的总清除量是正常的[95]。
- 在原发性血小板增多症中,TPO 水平正常或略有升高(图 61.9)[41,128,129]。在这些患者中,血小板 TPO-R 降低了 10 倍,但具有正常的结合力。这导致血小板依赖性 TPO 清除率下降 4 倍,但考虑到血小板计数增加 2.7 倍,TPO 清除率总体正常[41]。
- 肝衰竭患者的 TPO 水平较低,因为 TPO 主要产生于肝脏[77]。肝移植后,TPO 水平和血小板计数恢复正常[76]。
- TPO 水平可以区分血小板生成增加(正常水平)和减少(升

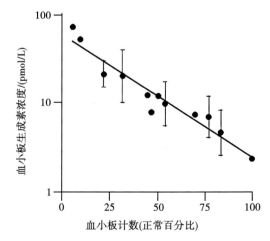

图 61.8　TPO 水平与血小板计数之间的半对数相关性。采用不同剂量白消安致大鼠血小板减少。高灵敏度的生物测定法[93]检测 TPO 水平(D. Kuter,1996,unpublished)

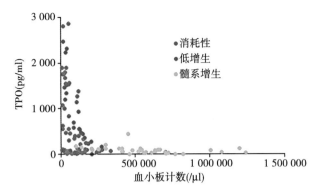

图61.9 TPO水平可能有助于确定血小板减少症是由于血小板生成减少还是血小板破坏增加说造成的。118名健康志愿者,39例消耗性血小板减少症患者(如ITP、DIC),49例低增生性血小板减少症患者(如急性白血病、干细胞移植),和34例骨髓增殖性疾病引起的血小板增多症的患者,定量ELISA法测定血清TPO水平[126]。健康志愿者的平均TPO水平为39(7~99)pg/ml。消耗性血小板减少症患者TPO水平为63(48~98)pg/ml,相应的血小板计数为73(28~146)×10^9/L。相比之下,低增生性血小板减少症患者血小板计数[59(30~117)×10^9/L],与消耗性血小板减少症患者相当,但血清TPO水平显著升高[706(358~1 546)pg/ml,$P<0.000\,1$]。虽然骨髓增生性疾病患者的TPO水平与消耗性血小板减少症患者相似[87(38~126)pg/ml],但血小板计数明显高于后者[55(41.3~69.3)×10^9/L,$P<0.000\,1$]。所有患者肝功能正常。所有数据均为中位数(四分位数间距)(R. Makar and D. Kuter,2014,未发表)

高水平)的状态,并可能减少对骨髓检查的需求(图61.9)[126,130,131]。

- TPO水平的微小变化对血小板计数的影响较小。然而,TPO水平与血小板计数呈半对数关系(图61.8)[18,57]。

治疗性促血小板生成素

重组促血小板生成素

在发现TPO后不久,开发了两种重组蛋白,并进行了广泛的临床研究(图61.10)。其中一个是在CHO细胞中产生的,由全长、糖基化的天然人类氨基酸序列组成(重组人促血小板生成素,rHuTPO),其循环半衰期为20~40小时。另一种是在大肠埃希菌中产生的,是一种非糖基化的截短分子,由原TPO分子的前163个氨基酸组成。后者虽包含整个受体结合域,但由于缺乏天然分子中富糖基化部分,其循环半衰期非常短,在体内的生物活性也很低。在这种截断分子氨基末端添加20kD聚乙二醇部分可取代缺失的富糖基化区,从而提高该分子在循环中的稳定性。这种分子被称为聚乙二醇化重组人巨核细胞生长发育因子(pegylated, recombinant human megakaryocyte growth and development factor, PEG-rHuMGDF)。其半衰期为30~40小时。

从1995年到2000年,这两种分子都经历了广泛的开发,但当一些研究对象产生了针对PEG-rHuMGDF和内源性TPO的抗体,从而发展为血小板减少症时,世界上大多数国家都终止了开发(见"治疗性促血小板生成素对人体的副作用"一节)[22]。rHuTPO在中国的开发一直在继续。

TPO 受体激动剂

鉴于重组促血小板生成素的良好疗效,为了消除PEG-rHuMGDF的免疫原性或提高疗效,人们开发了许多能够结合并激活TPO受体的分子(表61.1)。这些TPO受体激动剂一般可分为肽类TPO受体激动剂、非肽类TPO受体激动剂和单抗型TPO激动剂(TPO agonist monoclonal antibodies, MoAb)。它们都激活了TPO受体,但缺乏与TPO的序列同源性,从而降低了可能产生的抗体与内源性TPO发生交叉反应的风险。这类TPO受体激动剂是依照可活化TPO受体的结构特征,通过

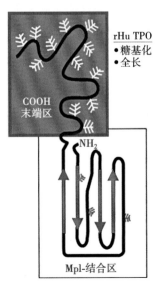

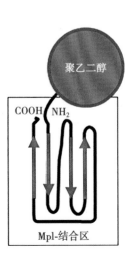

图61.10 重组促血小板生成素rHuTPO和PEG-rHuMGDF的结构。紫色线表示α螺旋区,而橙色和白色羽毛表示糖基化位点

6

表 61.1　促血小板生长因子

促血小板生成素	内源性 TPO
	rHuTPO
	PEG-rHuMGDF
	TPO/IL-3 融合蛋白
	肽类 TPO 受体激动剂
	罗米司亭
	非肽类 TPO 受体激动剂
	艾曲泊帕
	阿伐曲泊帕（AKR501,E5501）
	芦曲泊帕（S888711）
	LGA-4665
	NIP-004,NIP-022
	比迪扎迈得
	单抗型 TPO 激动剂
	TPO 迷你抗体
非 TPO 促血小板生长因子	IL-11（奥普瑞白介素）

IL,白细胞介素;PEG-rHuMGDF,聚乙二醇重组人巨核细胞生长因子;rHuTPO,重组人 TPO;TPO,促血小板生成素。

筛选肽、小分子和抗体库而得到的。许多先导化合物被鉴定出来，并进一步修饰，以提高其有效性和稳定性。三种 TPO 受体激动剂（罗米司亭、艾曲泊帕、阿伐曲泊帕和芦曲泊帕）已投入临床使用[132-138]。

肽类 TPO 受体激动剂

针对一种结合 TPO 受体的肽段的早期临床前研究[139,140]表明,肽类 TPO 受体激动剂必须具有较长的半衰期和二聚体结构,才能激活 TPO 受体。未经修饰的、小的、单分子的肽不能很好地激活 TPO 受体,并且很快被清除。为了满足这种二聚体结构和延长的半衰期的要求,罗米司亭被研发出来（AMG 531,AMP 2,Nplate）。罗米司亭由 4 个完全相同的 14 个氨基酸肽段（IEGPTLRQWLAARA）组成,与 TPO 无序列同源性,这些肽与 TPO-R 紧密结合,并被插入到二聚化的免疫球蛋白 IgG1 Fc 片段中（图 61.11）[141]。罗米司亭分子量是 60KDa,人体内半衰期超过 140 小时[142]。它被内皮细胞 FcRn 受体清除和回收。在体外罗米司亭和 TPO 一样结合 TPO 受体（但亲和力大约为 TPO 的 25%）,可与 TPO 竞争,激活 JAK2/STAT5 途径,刺激依赖 TPO 的细胞系生长,促进 Meg-CFC 的增长,并增加巨核细胞的倍性和促进其成熟[143]（图 61.3）。当给健康志愿者使用这种药物时,血小板数量呈剂量依赖性上升,没有发现副作用[142]。罗米司汀在 ITP 患者中被广泛研究,超过 90% 的患者血小板计数增加[144-146]。它被许多国家的监管机构批准用于治疗对皮质类固醇、免疫球蛋白或脾切除术反应不佳的慢性 ITP 患者。

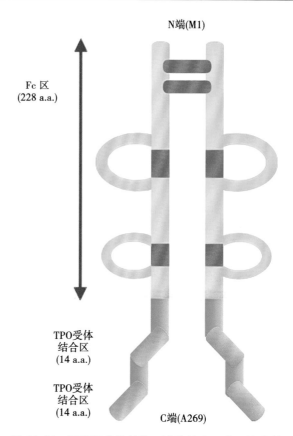

图 61.11　罗米司亭的结构。该肽体由一个二聚化的 IgG1 Fc 区（黄色）组成,4 个相同的、由 14 个氨基酸组成的、可以与 TPO-R 结合的多肽（紫色）[141]通过聚甘氨酸连接子（绿色）插入其中。这些肽段与 TPO 没有序列同源性。这种 60kD 的蛋白质由大肠杆菌产生,由内皮细胞 FcRn 受体再循环,其半衰期超过 100 小时

非肽类 TPO 受体激动剂

通过表达 TPO 受体的细胞系,发现许多小分子可以刺激 STAT5 磷酸化。联氨萘、偶氮萘、氨基脲和萘[1,2-d]咪唑 TPO 受体激动剂家族具有分子量低（<600Da）,EC$_{50}$ 值 1~20nmol/L 的特点[147-150]。临床前研究证实了可刺激血小板生成。其中之一的艾曲泊帕（SB-497115,Promacta,Revolade）分子量为 442Da（图 61.12）,刺激 TPO-依赖的细胞系生长,促进培养中的人类 Meg-CFC 和巨核细胞生长,并显示出明显种属特异性,只激活人类和黑猩猩的 TPO 受体,而其他种属则不行[150,151]。艾曲泊帕可增加健康人和超过 90% 合并丙肝的 ITP 患者的血小板计数[152-155]。艾曲泊帕在许多国家获批用于治疗成人和 1 岁以上的儿童慢性免疫（特发性）血小板减少（ITP）患者,这些患者对糖皮质激素、免疫球蛋白、或脾切除术反应不佳;或用于慢性丙型肝炎患者以保证基于干扰素的治疗的启动和维持,以及对免疫抑制治疗反应不佳的重度再生障碍性贫血患者。

另外两种非肽类 TPO 受体激动剂（阿伐曲泊帕和芦曲泊帕）与艾曲泊帕类似,可结合并激活 TPO 受体,但它们的药理特性不同（例如,与艾曲泊帕不同,阿伐曲泊帕不与食物相互作用）。

在健康人中,阿伐曲泊帕升高血小板数的能力为艾曲泊帕

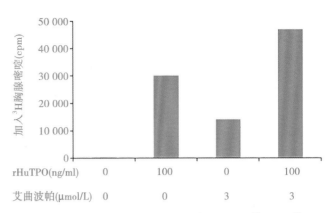

图 61.12　艾曲泊帕的结构。这种 442D 的分子与 TPO-R 的结合位点与 TPO 不同,具有强力刺激健康受试者血小板生成的作用

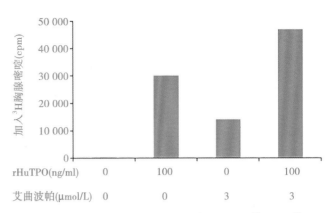

图 61.13　艾曲泊帕增强 TPO 的作用。依赖 TPO 的人细胞系 (N2C/TpoR) 在没有 TPO 的情况下不能生长,但 rHuTPO 或艾曲泊帕可以刺激其生长。当两种药物同时使用时,细胞生长会增加(^{3}H 胸腺嘧啶掺入) (Figure prepared from data in Ref. 151.)

的三倍[156],并能在两周内增加大多数慢性 ITP 患者的血小板计数[135]。最近证明能增加肝硬化合并血小板减少患者的血小板计数,并减少肝脏活检时的血小板输注[136,157],现在 FDA 已经批准这一适应证。

　　芦曲泊帕只在日本和美国被批准,用于增加需要侵入性治疗的慢性肝病患者的血小板计数。与其他非肽类 TPO 受体激动剂一样,它刺激人 CD34+ 细胞发育为巨核细胞,并增加其倍性。为了克服这些非肽类受体激动剂对人类和黑猩猩的种属限制,用人鼠嵌合体 Mpl 替代小鼠 Mpl,创造了一种新的基因修饰敲入小鼠 TPOR-Ki/Shi。在 TPOR-Ki/Shi 小鼠中,芦曲泊帕呈剂量依赖性地显著增加循环血小板数和骨髓巨核细胞[158]。

　　非肽 TPO 受体激动剂具有几个不同的特性:
- 它们在跨膜区附近与 TPO 受体结合,这个位点远离 TPO 结合位点(图 61.3)。这一发现来自对这些非肽 TPO 受体激动剂为何具有如此高的物种特异性的探索[159]。例如,人类 TPO 受体的非肽 TPO 受体激动剂只与人类和黑猩猩的 TPO 受体结合,而不与小鼠或食蟹猴的 TPO 受体结合[159]。这是由于 TPO 受体跨膜区的单个氨基酸差异造成的。人类和黑猩猩的 TPO 受体的 499 位序列有一个组氨酸,而其他物种都是亮氨酸。当前的模型表明,非肽类 TPO 受体激动剂和跨膜区的 499 位组氨酸及 496 位的苏氨酸结合,诱发 TPO 受体二聚或直接激活信号转导机制[159]。这个物种特异性使得大部分研究体内生物效应的临床前试验无功而返,因此大多数的有效证据是基于对人类细胞系的刺激或从人类 CD34+细胞向 Meg-CFC 分化的效果[147-149]。其中一些物种限制最近才被克服,方法是使用转基因敲入小鼠(TPOR-Ki/Shi),其中小鼠 Mpl 被人类小鼠嵌合体 Mpl 取代[158],或使用含有人类骨髓异种移植的免疫缺陷小鼠[160]。
- 它们可能与内源性 TPO 有协同作用(图 61.13)。由于它们在结合 TPO-R 方面不与 TPO 竞争,因此它们的作用至少是对 TPO 的补充[150,151,161,162]。因此,它们可以在高 TPO 水平的环境中发挥作用[163]。

- 它们通过 TPO-R 受体诱导的信号转导的机制与重组 TPO 略有不同。目前还不清楚它们是否需要像肽类 TPO 受体激动剂一样使 TPO 受体二聚化。它们产生的 STAT5 的激活量比 TPO 少,并且与 TPO 不同,不会激活 Akt[164]。
- 它们是口服的小分子,没有抗原性。
- 它们不会增强血小板活化[165]。虽然 TPO 和肽类 TPO 受体激动剂不能直接激活血小板,但它们确实降低了其他激动剂,如 ADP 激活血小板的阈值。这种增强作用在非肽 TPO 受体激动剂中没有观察到,可能是因为缺乏 Akt 的激活。

单抗型 TPO 激动剂

　　现已研制出与 TPO-R 结合的单克隆抗体[166,167]。完整的 IgG 单克隆抗体对 TPO-R 的亲和力相对较弱,但可以转化为由 VH 和 VL 区组成的具有增强结合亲和力的迷你抗体。这些抗体没有抗原性。与 TPO 不同的是,有些单抗可以结合并激活功能异常的突变体 TPO-R,这些突变体 TPO-R 导致某些先天性无核细胞性血小板减少症 (congenital amegakaryocytic thrombocytopenia,CAMT) (参见第 46 章)[116]。目前这类药物尚未研发出来。

治疗性促血小板生成素的作用:动物研究

　　重组促血小板生成素(rHuTPO 和 PEGrHuMGDF)广泛应用于化疗、放疗、骨髓移植和人类免疫缺陷病毒 (human immunodeficiency virus,HIV) 感染的动物模型。较新的 TPO 受体激动剂在动物模型中测试较少。这在一定程度上是由于前文提及的发现,即非肽类 TPO 受体激动剂具有种属特异性,直到最近仍只能在黑猩猩和人体内进行研究。

化疗

　　当小鼠接受卡铂联合放疗时,它们出现了危及生命的血小板减少症,导致 95% 的动物死亡。在细胞毒性治疗后,每天用重组 MGDF(TPO 的前 163 个氨基酸,没有聚乙二醇化或糖基化)治疗这些动物,死亡率降低到 15%,且血小板减少的程度和

6

持续时间也有所减少。此外,白细胞减少症和贫血的严重程度和持续时间也有降低[33]。在大多数相似的动物模型中,rHuTPO 的治疗也降低了血小板减少的程度和持续时间,并显示出多系造血恢复[50,168],体外数据显示 TPO 刺激多系的祖细胞生长。

目前还没有关于 TPO 受体激动剂在化疗动物模型中应用的研究。

放疗

在一项研究中,非人类灵长类动物接受 700cGy ^{60}Co 伽玛射线全身照射,然后每天使用 PEG-rHuMGDF、MGDF、G-CSF、PEG-rHuMGDF 和 G-CSF 合用,或安慰剂。使用 MGDF、PEG-rHuMGDF 或 PEG-rHuMGDF 和 G-CSF 合用,与对照组相比(12.2 天,最低值 4×10^9/L),显著降低血小板减少的持续时间(血小板计数<20×10^9/L 分别为 0.25、0 或者 0.5 天)和血小板的最低值(28、43 和 30×10^9/L);促使血小板早期恢复。所有细胞因子方案均可促进中性粒细胞的再生,而与单用 G-CSF 相比,PEG-rMGDF 和 G-CSF 联合使用可进一步缩短中性粒细胞减少的持续时间[169]。

在有或无化疗的放射治疗动物模型中,研究了 TPO 合适的给药计划。小鼠高剂量(9.5Gy)全身照射(total body irradia-tion,TBI)时,83% 的小鼠死亡。但如果在照射前 2 小时给予重组小鼠 TPO(rMuTPO),只有 25% 的小鼠死亡。当给予小鼠 5Gy 的 TBI 和卡铂,如果 rMuTPO 在 TBI 前 2 小时到放疗后 4 小时之间任意时间、而不是放疗 24 小时后给药,10 天后红细胞和白细胞的数量可显著增加。在给予 TBI -2 到+4 小时用药对血小板的保护作用最大,但在+24 小时使用仍有效[170-172]。考虑到 TPO 对多能干细胞的抗凋亡作用[50,173],这些研究表明,在一个较短的时间窗内,TPO 给药可能逆转放疗和化疗对干细胞的致凋亡作用。

辐射后 TPO 的这种保护作用可能会延长到暴露后 24 小时。恒河猴接受亚致死 TBI(5Gy)照射后,24 小时后给予 TPO 并持续 21 天,显著降低随后的血小板减少,增加网织红细胞计数;即使是 24 小时后单次给药也是有效的,网织红细胞而非中性粒细胞计数增高[174]。在 24 小时 TPO 单剂量基础上添加每日 GM-CSF 或 G-CSF,连续 14 天,可显著促进三系造血恢复期[175]。

在这一领域还没有关于 TPO 受体激动剂的动物研究报告。

干细胞移植

几个干细胞移植动物模型中,骨髓回输后给予重组 TPO,对造血细胞恢复均无显著影响。恒河猴 TBI(8Gy)预处理,CD34+细胞治疗使全血细胞减少从 6 周降低到 3 周,但是第 1~21 天的 TPO 治疗(联合或不联合 G-CSF)对血细胞复苏没有帮助,与之前低剂量放疗(5Gy)的明显疗效相反(参阅"放疗"部分)[176]。作者将这种疗效缺乏归因于缺少足够数量的骨髓前体细胞来发挥作用。这些意想不到的结果导致了对小鼠的进一步研究,用重组 TPO 治疗供体小鼠,并将 TPO 刺激后的骨髓移植到受体小鼠。这种方法缩短了血小板减少的持续时间,并使红细胞更早地恢复[177]。这些数据表明,TPO 在治疗供体时

可能比治疗干细胞移植受体更有益处。

骨髓干细胞的体外扩增

Yagi 和他的同事证明,在小鼠的长期骨髓培养(long-term bone marrow cultures,LTBMC)中,仅给予 TPO 就可以维持造血干细胞的体外扩增 4~5 个月[178]。在这项研究中,TPO 的持续存在导致了长期和短期集落形成细胞(colonyforming cells,CFC)的生成,并维持了高增殖潜能 CFC 的相对数量。最重要的是,使用 LTBMC 的竞争性再生研究发现,经 TPO 处理的 LTBMC 细胞与新鲜骨髓一样有效。随后的数据表明,当干细胞被移植到受体小鼠体内时,扩增的干细胞数量足以维持长期的再生。

HIV 感染

注射 PEG-rHuMGDF 可迅速逆转感染 HIV 的灵长类动物的血小板减少症[179]。

罗米司亭、艾曲泊帕和芦曲泊帕的动物研究

目前还没有使用 TPO 受体激动剂的人类疾病模型的研究。相反,对这些药物的研究只是集中在治疗后血小板计数的反应。罗米司亭可使大鼠血小板计数和骨髓网状蛋白呈剂量依赖性上升;70% 以上的大鼠使用最高剂量 5 周后表现出明显的纤维化。然而,停药 4 周后,血小板增多和纤维化完全逆转[180]。艾曲泊帕已用于骨髓移植的免疫抑制小鼠[160],芦曲泊帕用于携带人类 TPO 受体的小鼠[158],在两种动物模型中,人类血小板计数均呈剂量依赖性上升。

治疗性促血小板生成素的作用:人体研究

实体肿瘤的化疗

不同的化疗方案导致的血小板减少症的程度以及随后的血小板输注需求有很大差异[181]。尽管指南鼓励减少预防性血小板输注[182],在北美仍有大约 8% 的血小板供应用于接受实体肿瘤化疗的患者[183]。在人类化疗后应用重组促血小板生成素的研究显示血小板的恢复增强,但与动物模型不同,对白细胞或红细胞的恢复没有影响。在一项研究中,53 名肺癌患者接受了卡铂和紫杉醇的治疗[184]。38 例患者化疗后接受 PEG-rHuMGDF,剂量从每天 0.03 到 5μg/kg 体重不等,15 例患者接受安慰剂治疗。接受 PEG-rHuMGDF 治疗的患者血小板最低值明显高于接受安慰剂治疗的患者(188×10^9/L 对比 111×10^9/L),血小板计数在 14 天内恢复到基线水平,而安慰剂组患者血小板恢复基线水平则需超过 21 天。

在第二项研究中,41 名癌症患者接受了卡铂和环磷酰胺的治疗,然后使用 PEG-rHuMGDF 或安慰剂[185]。对血小板最低值没有影响,但用 PEG-rHuMGDF 的患者血小板恢复到基线的时间早于安慰剂组患者(17 天比 22 天,$P=0.014$)。

这些相关研究表明 TPO 在化疗中有效。这些研究并不是为了证明血小板输注的需求减少。事实上,由于化疗的

剂量强度不高,这两项研究中很少有患者接受输血。然而,Vadhan-Raj 和他的同事使用了一种强化疗方案来治疗卵巢癌患者,证明 rHuTPO 提高了血小板最低值,缩短了血小板减少的持续时间,并将血小板输注率从 75% 减少到了 25% (图 61.14)[186-188]。

一项研究表明,使用重组 TPO 可能与化疗后存活率升高相关。非霍奇金淋巴瘤 ICE 方案化疗与严重血小板减少、需要频繁输注血小板有关,且明显与剂量强度有关。与安慰剂相比,PEG-rHuMGDF 明显改善了治疗按计划推进的比例(42% 对 75%;$P=0.008$),减少了血小板 $<25\times10^9/L$ 的发生率(35% 对 15%;$P=0.02$),增加了低限血小板计数($20\times10^9/L$ 对 $49\times10^9/L$;$P=0.008$),减少了血小板输注率(23% 对 8%;$P=0.04$)并改善了生存(31% 对 59%;$P=0.06$)[189]。

用罗米司亭和艾曲泊帕进行的化疗研究资料有限。在唯一的随机、盲法研究中,实体肿瘤患者采用吉西他滨单药化疗或联合卡铂或顺铂,化疗前后接受艾曲泊帕($n=52$)或安慰剂($n=23$)。每天使用,连续 5 天。尽管主要终点(1~6 个疗程化疗前第一天血小板计数)用艾曲泊帕组($246\times10^9/L$)比安慰剂组($196\times10^9/L$)更高,但无统计学差异($P=0.103$)。其他治疗终点(如血小板恢复时间、3/4 级血小板减少、化疗延迟)在艾曲泊帕组都降低,但均无统计学差异。

其他研究评估了罗米司亭是否可以改善化疗后血小板减少症患者的血小板计数[190,191]。这两项回顾性分析显示,罗米司亭明显改善了几乎所有患者的血小板恢复情况,维持足够的血小板计数,使随后的化疗能够按预定的剂量和强度如期进行。在一项研究中[191],从 17/18 例(94%)患者化疗延迟,在罗米司亭治疗后降低至 8/22 例(36%)患者延期($P=0.0002$),化疗剂量下调从 14/18 例(78%)降到 4/22 例(18%)患者($P=0.0002$)。

急性白血病的化疗

大约 16% 的北美血小板供应用于治疗急性白血病治疗[183]。不幸的是,急性白血病化疗后应用重组 TPO 的结果令人失望。虽然所有受试者在恢复后都经历了剂量依赖性的反跳性血小板增多,但几项试验发现,在标准诱导方案后或巩固期间给予 PEG-rHuMGDF 时,对血小板恢复至 $20\times10^9/L$、血小板输注或缓解率均无影响[192,193]。这一现象的原因还不完全清楚。这可能与作用靶点骨髓祖细胞的缺失、内源性 TPO 水平高或不适当的给药方案有关[163,194]。然而,尝试增加 TPO 剂量和改变给药时间,仍没有取得成功。

艾曲泊帕和罗米司亭还没有进行类似的研究。由于艾曲泊帕与 TPO 协同作用,对于这些内源性 TPO 水平很高的患者,它可能是一种更好的治疗方法[194,195]。

干细胞移植

尽管干细胞移植患者只占患者总数的一小部分,但他们中间尤其是那些血小板移植失败或移植延迟的患者,消耗了相对比例较高的全国的血小板供应(7%)[183]。多项研究发现,PEG-rHuMGDF 或 rHuTPO 对干细胞移植患者脱离血小板输注的时间、血小板计数 $>20\times10^9/L$ 或血小板输注均无影响[196-198]。所观察到的是移植后血小板计数呈剂量依赖性的反跳性增多。此外,对于 30 天后植入失败的患者,给予 rHuTPO 并未显示明显益处[199]。这些结果与上述小鼠模型相似[177],并且也发现 TPO 治疗干细胞供体比治疗干细胞受体更有效。

因此,TPO 在干细胞移植中的最终作用可能是在采集前扩增骨髓或外周血干细胞群中祖细胞的数量。TPO 似乎在动员外周血祖细胞方面有效,可能是 G-CSF 动员的中介因子[73]。当肿瘤患者 PEG-rHuMGDF 与化疗、非格司亭(G-CSF)联合使

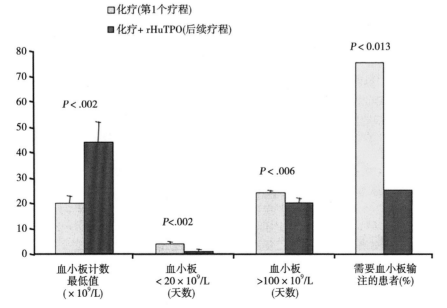

□化疗(第 1 个疗程)
■化疗+ rHuTPO(后续疗程)

图 61.14　重组人 TPO(rHuTPO)提高血小板计数,减少强化方案化疗后患者的血小板输注。 妇科恶性肿瘤化疗的患者在第 1 疗程未用 rHuTPO,但在化疗第二个疗程化疗后第 2、4、6、8 天使用 rHuTPO,评估血小板计数(Figure prepared from data in Ref. 186.)

6

用时,与仅接受化疗和非格司亭相比,PEG-rHuMGDF 使循环 Meg-CFC 增加 250 倍,GM-CFC 增加 190 倍,E-BFC 增加 65 倍,CD34+细胞增加 24 倍[185]。与使用 G-CSF 和化疗进行动员相比,rHuTPO 加 G-CSF 需要更少的血液采集次数即可收集到目标数量 CD34+细胞(1 对 3,$P<0.001$),并可获得更多的 CD34+细胞($4.1×10^6$/kg 对 $0.8×10^6$/kg,$P<0.0003$)。干细胞移植后,接受 G-CSF 联合 TPO 动员细胞的患者,其中性粒细胞绝对计数恢复(8 天对 9 天,$P<0.001$)和血小板计数恢复(9 天对 10 天,$P<0.07$)都稍有提前。这些患者接受的红细胞(3 对 4,$P<0.02$)和血小板(4 对 5,$P<0.02$)输注次数也少于只接受 G-CSF 细胞动员的患者[200]。

在这个领域罗米司亭和艾曲泊帕都没有相关研究。

血小板减少症的紧急治疗

尽管早期人们热衷于使用 TPO 治疗急性血小板减少症[94],但事实上 TPO 不会取代血小板输注。TPO 不会加速巨核细胞分裂成血小板,而是作用于早期的祖细胞,需要 5 天时间来增加血小板数量。

HIV 相关的血小板减少症

Harker 等[201]对 6 例因 HIV 感染导致血小板减少症的患者给予 PEG-rHuMGDF;两名患者接受安慰剂注射。治疗前血小板平均计数为 $46×10^9$/L,6 例 PEG-rHuMGDF 治疗的患者的血小板计数达到正常范围,平均值为 $456×10^9$/L;安慰剂组患者的血小板计数没有变化。这似乎通过减少巨核细胞的凋亡和增加巨核细胞的有效血小板生成而起作用。

罗米司亭和艾曲泊帕也成功用于治疗 HIV 相关的血小板减少症[202-204]。

免疫性血小板减少症

由于免疫性血小板减少症(immune thrombocytopenia,ITP)

患者的 TPO 水平是正常的[127,128,205-208],且大多数 ITP 患者并没有以最大速率产生血小板[209-215],因此使用 TPO 刺激 ITP 患者的血小板生成被证明是一种非常有效的治疗方法(见第 39 章)。

PEG-rHuMGDF 的早期研究结果令人鼓舞。一名因有血小板自身抗体导致周期性血小板减少症的患者,接受了超过 7 年的 PEG-rHuMGDF 治疗,方案为皮下注射、每周两次[216]。治疗前血小板计数为 $5×10^9$/L,PEG-rHuMGDF 治疗后,血小板计数在 $50×10^9$/L~$100×10^9$/L 波动。4 例日本的难治性 ITP 患者接受 PEG-rHuMGDF 治疗,其中 3 例血小板计数有明显改善[217]。

在一项针对血小板计数 $≤30×10^9$/L 的成人慢性 ITP 患者为期 24 周的临床试验中,88% 的未切脾患者及 79% 的脾切除患者在罗米司亭治疗后血小板计数 $≥50×10^9$/L 持续 4 周或更长时间(图 61.15),而安慰剂组这一比例分别为 14% 和 0%($P<0.0001$)[145,218]。与安慰剂组相比,接受罗米司亭治疗的患者出血更少,需要挽救性治疗的患者减少;更多的罗米司亭患者实现了糖皮质激素停药。与另一项慢性 ITP 患者标准治疗相比,罗米司亭在各方面都有优势:血小板计数增加为 2.3 倍,治疗失败率下降,患者更少出血,并且减少了其他 ITP 治疗药物的使用。经罗米司亭治疗后,脾切除率显著降低(OR 0.17,$P<0.00$),生活质量提高[144]。

对未转为慢性(病程小于 6 个月)的 ITP 患者给予罗米司亭治疗[中位病程:2.2 个月(0.9~4.3 个月);血小板计数中值:$20×10^9$/L($12~25×10^9$/L)],75 人中有 70 人(93%)平均 2.2 周(1.0~3.0 周)内血小板计数上升到 $>50×10^9$/L[219]。24(32%)例患者在平均 27 周(6~57 周)后可以停止治疗,并维持缓解状态。

长达 5 年的随访(超过 600 例患者年)中,罗米司亭并未出现疗效显著下降(快速抗药反应),也没有新的不良事件报告[146]。罗米司亭目前已被 FDA 和许多其他国家的监管机构批准用于治疗对皮质类固醇、免疫球蛋白或脾切除术反应不佳

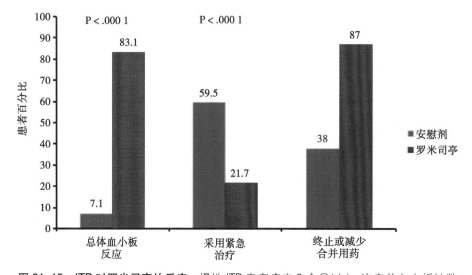

图 61.15 ITP 对罗米司亭的反应。 慢性 ITP 患者病史 6 个月以上,治疗前血小板计数 $≤30×10^9$/L,每周注射罗米洛司汀或安慰剂,治疗 24 周。图中显示两组患者的总体血小板反应(在 24 周的研究中,有 4 周或更长时间血小板计数达到 $>50×10^9$/L 的患者的百分比)、采用紧急治疗(如静脉注射免疫球蛋白、血小板输血)和停用皮质类固醇激素的比例(Figure prepared using data in Ref. 218.)

的慢性 ITP 患者。它的常用剂量是每周皮下注射 1~10μg/kg，目标是提升血小板计数至(50~200)×10⁹/L。

已证明艾曲泊帕也能有效治疗 ITP 患者。在一项为期 6 周的随机、双盲、安慰剂对照研究中，59%接受艾曲泊帕患者和 16%的安慰剂患者血小板计数达到>50×10⁹/L(OR 9.61，P< 0.0001)。艾曲泊帕治疗的患者出血更少(OR 0.49，P = 0.021)[152]。在随后 24 周的Ⅲ期随机、双盲、安慰剂对照艾曲泊帕的研究中，79%接受艾曲泊帕患者和 28%安慰剂组患者，血小板计数达到了>50×10⁹/L[153]。59%接受艾曲泊帕治疗的患者减少了联合用药，安慰剂组仅有 32%患者减少合并用药(P = 0.016)。18%的艾曲泊帕组患者需要紧急治疗，而安慰剂组的比例为 40%(P = 0.001)。艾曲泊帕治疗的患者出血明显减少。艾曲泊帕的疗效至少维持了 3 年，没有发现新的不良事件发生[220]。目前 FDA 和许多其他国家的监管机构批准艾曲泊帕治疗成人和 1 岁以上儿童的慢性免疫性(特发性)血小板减少症(ITP)患者，这些患者对糖皮质激素、免疫球蛋白或脾切除术疗效不佳。艾曲泊帕每日口服 25~75mg，提升血小板计数到(50~200)×10⁹/L。

总的来说，TPO 受体激动剂治疗 ITP 非常有效，治疗有效率超过 80%，可降低出血，减少 ITP 的其他治疗，如类固醇激素、脾切除，改善生活质量，并可能促进缓解。病程 6 个月以下的 ITP 患者，32%能够停止治疗[219]。慢性 ITP 患者接受罗米洛司汀治疗 6 个月以上，43 例患者中有 12 例(28%)平均 1.8 年后(0.5~9.6 年)能够停止治疗[221]。

肝衰竭中的血小板减少

TPO 可能有效治疗慢性肝功能衰竭患者的血小板减少。尽管长期以来人们一直认为肝脏疾病中的血小板减少是由于脾脏对血小板的滞留所致[222]，而事实上肝脏产生大部分的 TPO，这表明 TPO 的产生不足可能是另一个诱因。检测这组患者的 TPO 水平，证实 TPO 水平异常降低[77]。不管患者脾脏大小是否变化，肝移植后血小板计数恢复正常[76]。所有的 TPO 受体激动剂都可以增加这些患者的血小板计数(参见"合并血小板减少的外科疾病"一节)。

丙型肝炎相关的血小板减少

丙型肝炎的血小板减少与慢性肝功能障碍(TPO 产生减少)和继发性 ITP 相关。相关治疗(干扰素和利巴韦林)抑制了血小板产生，使情况更为复杂；这些治疗通常会使血小板计数减少 50%左右，当患者血小板计数低于 70×10⁹/L，这些治疗不适合继续。已经证明艾曲泊帕可以增加丙型肝炎患者的血小板计数，使血小板低于 70×10⁹/L 的患者继续行抗病毒治疗[154]。开始治疗时的基线血小板计数为 55×10⁹/L，治疗 4 周后，95%的接受 75mg 艾曲泊帕治疗的患者血小板计数超过 100×10⁹/L，而安慰剂组的比例是零。继续治疗 12 周后，65%的艾曲泊帕组患者完成了抗病毒治疗，而安慰剂组只有 6%的患者完成了抗病毒治疗。

一项大型Ⅲ期研究纳入了 805 例丙型肝炎患者，这些患者血小板计数均<75×10⁹/L，同时需要干扰素和利巴韦林抗病毒治疗[223]。所有患者均开放性给予艾曲泊帕治疗，94%的患者达到血小板>100×10⁹/L 的目标。然后这些患者被随机分为继

续应用艾曲泊帕组和安慰剂组，同时开始抗病毒治疗，持续 24~48 周。该试验的主要研究终点，即病毒学的持续缓解，艾曲泊帕组比安慰剂组发生率更高(19%对 13%，P = 0.02)。艾曲泊帕组在治疗期间更易维持血小板计数>50×10⁹/L(81%对 23%)，同时，抗病毒药物剂量的下调的发生率更少。

FDA 和其他监管机构已批准艾曲泊帕用于治疗慢性丙型肝炎患者在干扰素为基础的治疗的起始和维持治疗阶段发生的血小板减少。

骨髓增生异常综合征

某些骨髓增生异常综合征(myelodysplastic syndromes, MDS)患者的骨髓在体外可受刺激形成巨核细胞，这表明一些患者可能从 TPO 应用中受益[224,225]。日本一项 20 例 MDS 伴血小板减少患者的初步研究中，每日静脉注射 PEG-rHuMGDF 持续 1 周后，中位血小板计数较基线增加(15.7±11.0)×10⁹/L，持续应用 5 周时，增加(30.8±20.5)×10⁹/L[226]。另外，一些患者可出现多系的应答。

罗米司亭的临床研究发现 MDS 患者无论是否同时应用降细胞治疗，均有血小板计数增加和输血量的减少[227,228]。在一项研究中，IPSS 评分在低危/中危-1 同时伴血小板≤50×10⁹/L 的患者每周接受罗米司亭或安慰剂治疗 58 周[229]。与安慰剂组相比，用罗米司亭治疗与血小板显著升高(OR 15.6)、血小板输注较少(RR 0.77)、出血事件较少(RR 0.92)相关，但患者主要研究终点临床显著出血事件(clinically significant bleeding events，CSBE)无统计学差异(罗米司亭:1.47，安慰剂:1.94；P = 0.13)。有观点认为血小板<20×10⁹/L 的患者群体的高预防性血小板输注掩盖了治疗效果；血小板≥20×10⁹/L 的患者中，这种预防性输注相对较少，罗米司亭组 CSBE/100 患者年明显降低(79.5 对 226.4，P<0.0001)。这项研究被提早终止是由于担心接受罗米司亭治疗的患者转化为急性白血病风险增加。然而，在后续的分析中，罗米司亭治疗没有增加白血病转化风险(罗米司亭:6%；安慰剂:4.9%；HR 1.20；95% CI 0.38~ 3.84)，但是发展成原始细胞计数>10%的受试者数量增加(罗米司亭:15%；安慰剂:3.6%)。

艾曲泊帕具有螯合钙的能力，可能具有一些抗白血病特性[230-233]。98 例 MDS(RAEB-2)或 AML 的患者在接受艾曲泊帕治疗时，未出现骨髓或外周血原始粒细胞增多，但它也没有增加血小板计数(艾曲泊帕:17×10⁹/L;安慰剂:12×10⁹/L)、减少出血事件或血制品输注[234,235]。

再生障碍性贫血

再生障碍性贫血患者的 TPO 水平通常远高于药理学应用重组 TPO 或罗米司亭可达到的水平。日本一项研究中，16 例再生障碍性贫血患者应用 PEG-rHuMGDF 后对血小板计数影响轻微[基线(10.8±6.3)×10⁹/L，在治疗第 5 周上升至(19.5± 15.4)×10⁹/L][226]。

由于艾曲泊帕可能与 TPO 协同或通过其他通路发挥作用，因此目前得到广泛研究。在一项最初入组 25 例再障患者、[236]后来扩展至 43 例的队列研究中[237]，17/43 例对艾曲泊帕治疗有反应，持续时间超过 3~4 个月。这 17 例中，7 例有三系应答反应，其中 5 例停止治疗后中位反应维持时间 13 个月。

6

对重型再生障碍性贫血患者,初始免疫抑制治疗的不同时间段加用艾曲泊帕,6 个月完全缓解率为 26%~58%,既往缓解率仅为 10%;整体反应率为 80%~94%,而既往仅有 66%[238]。

艾曲泊帕现已获 FDA 批准用于治疗有重型再生障碍性贫血且对免疫抑制治疗反应不佳的患者。

血小板减少伴桡骨缺失综合征

血小板减少伴桡骨缺失(thrombocytopenia with absent radii, TAR)综合征患者的血小板减少症是由 TPO 受体下游的细胞信号传导异常所导致(见第 46 章),因此外源性 TPO 治疗不太可能有效[239]。

肌球蛋白重链 9(MYH9)相关疾病

肌球蛋白重链 9(myosin heavy chain 9,MYH9)基因编码非肌性肌球蛋白重链ⅡA(nonmuscle myosin ⅡA,NMMHC-A),其常染色体显性突变可导致许多伴有大血小板减少症的疾病(例如 May-Hegglin 异常、Sebastian 综合征和 Fechtner 综合征)(第 46 章)[240,241]。12 例成人 MYH9 相关疾病伴有血小板计数低于 $50×10^9$/L,患者每天接受 50~75mg 艾曲泊帕,持续治疗 3 周。其中 8 例患者血小板计数>$100×10^9$/L(或基线值的 3 倍),3 例患者血小板计数至少是基线的两倍。1 例患者没有治疗反应。10 例基线时伴有出血症状的患者中有 8 例出血改善[242]。

合并血小板减少的外科疾病

心血管手术、肝移植和其他大手术的术后患者,占北美血小板输注总量的 40%[183],这一重要的血小板输注需求可通过 TPO 应用而改善。在一个心脏手术的动物模型中,体外循环开始前精确定时应用 PEG-rHuMGDF 可减少出血,改善血小板功能,降低血小板减少的发生[243]。鉴于 TPO 促血小板生成需要大约 5 天的前置期,这些动物研究表明,在心脏手术或其他大手术之前,类似这种术前精确定时应用 TPO 可能是有益的。然而,目前仍存在不少问题,如下所述(见"治疗性促血小板生成素对人体的副作用"章节),即对于活动期血管疾病患者应用 TPO 可能会使病情恶化。

一项 292 例慢性肝病伴血小板减少患者术前预防应用艾曲泊帕的初步研究提示,TPO 受体激动剂在这种适应证下应用仍有争议[244]。这项研究中,血小板<$50×10^9$/L 的患者接受为期 14 天的 75mg 艾曲泊帕或安慰剂治疗,最后一次用药在计划术前的 5 天内。虽然在出血方面无显著差异,但在主要研究终点、即避免血小板输注方面,艾曲泊帕组[105/145(72%)]相对安慰剂组[28/147(19%)]成功率更高(P<0.001)。该研究因症状性门静脉血栓形成的比例升高而被提前终止,其中艾曲泊帕组发生率为 6%而安慰剂组为 1%。遗憾的是大多数患者未进行肝血管研究。人们担心血栓形成可能与血小板计数过高有关。

新型非肽类 TPO 受体激动剂,芦曲泊帕和阿伐曲泊帕,拟用于肝病患者伴血小板减少时手术治疗。为了避免已知的血栓形成风险,疗程通常不超过 7 天并予减量以降低血小板增多症的发生。在一项Ⅲ期安慰剂对照试验,慢性肝病继发的血小板<$50×10^9$/L 的成人在计划内的小型手术前(例如内镜下静脉曲张结扎术、内镜检查或拔牙)数日,被随机分配至芦曲泊帕与

安慰剂对照两组,应用最多不超过 7 天[245]。芦曲泊帕组血小板计数提升至≥$50×10^9$/L 者占 65%,而安慰剂组为 13%(P<0.000 1)。65%的芦曲泊帕治疗患者避免了血小板输注,而安慰剂对照为 29%(P<0.000 1)。在出血事件和门静脉血栓风险方面无统计学差异。

慢性肝病合并血小板减少的患者在小型手术围手术期应用阿伐曲泊帕治疗也有类似结果[157]。在一项随机、盲法、安慰剂对照试验中,血小板计数<$40×10^9$/L 的患者每天接受阿伐曲泊帕(n=160)或安慰剂(n=91)的治疗,为期 5 天。阿伐曲泊帕组患者有 68%(109/160)避免血小板输注,而安慰剂组患者仅为 5.5%(5/91)(P<0.000 1)。血小板计数升至≥$50×10^9$/L 的患者在阿伐曲泊帕组占 70%(107/160),安慰剂组占 29%(26/91)(P<0.001)。出血事件及门静脉血栓发生率方面没有显著差异。

罗米司亭已被广泛用于大型手术前提高血小板计数。在一所机构对此的回顾性分析中,47 例因各种原因引起的血小板减少症患者(例如 ITP、MDS、慢性肝脏疾病)共经历了 51 次大型手术(例如心脏旁路手术,全髋关节置换术,肾移植)。治疗前中位血小板计数为 $47×10^9$/L,手术当日平均血小板计数升至 $164×10^9$/L(P<0.000 1)[246,247]。75%的患者在仅仅经过 2 周的罗米司亭治疗后血小板计数达到 $100×10^9$/L。不良事件轻微且不常见:血小板输注(n=3),出血事件(n=4)和血栓形成(n=2)。

输血医学

离体扩增外周血或脐血祖细胞

TPO 与其他造血生长因子如 flt-3 配体和 IL-3 联合可用于体外扩增脐血或外周血祖细胞。flt-3 配体和 TPO 联合可在 25 周的培养期扩增脐血祖细胞达数十万倍[248]。这些扩增的祖细胞群能否在移植后提供临床益处尚不清楚。之前提到的小鼠研究(参见"治疗性促血小板生成素的作用:动物研究"章节)表明这种方法有可行性[178]。

离体血小板产生

TPO 刺激作用下在体外可产生血小板。这种情况下,大多数 CD34+细胞分化为巨核细胞,进而脱落形成血小板。这些脱落的血小板与体内生成的血小板相比具有正常的超微结构和功能[48]。

研究证实高剪切力作用会加速血小板前体的形成[249],这促成了使用多孔丝结构的微流体系统的发展[250-252],采用了聚二甲基硅氧烷、一种基于细胞惰性硅的有机聚合物、可黏合到载玻片上[253]以及 VWF 包被结构[254]。造血干细胞或诱生多能干细胞来源的巨核细胞通过这些系统产生成熟的有生理活性的血小板。虽然这些技术会很大程度地扩充我们对巨核细胞生长和血小板脱落生成的认识,但它们不太可能取代目前的血小板输注。更多细节见第 66 章。

增加血小板单采产量

TPO 可刺激正常单采供体的血小板生成,增加单采产量(图 61.16)[59,255]。第 1 天给予单采供体单剂量 PEG-rHuMGDF

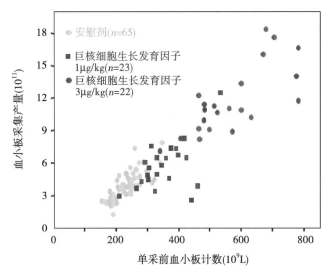

图 61.16　重组 TPO 增加血小板数量和血小板单采产量。健康的单采供者在第 1 天用 1μg/kg（实心方块）或 3μg/kg（实心圆点）PEG-rHuMGDF 或安慰剂（灰色圆点）处理，在第 15 天进行标准化的血小板单采术。第 15 天血小板单采产量及血小板计数如图（Figure prepared from data in Ref. 59. ）

可产生剂量依赖性的血小板计数升高，在 12~15 天后达到峰值。安慰剂治疗的供体血小板计数为 225×10⁹/L，应用 1 或 3μg/kg 的 PEG-rHuMGDF 供者的中位血小板计数分别为 336×10⁹/L 和 599×10⁹/L。血小板计数与单采量直接相关，安慰剂组的供体单采产率为 3.7×10¹¹ 血小板，应用 1 和 3μg/kg 的供体单采产率分别为 5.6×10¹¹ 和 11×10¹¹ 血小板。供体无不良反应。PEG-rHuMGDF 应用后的单采产物在体外表现出正常的血小板聚集反应，当回输给血小板减少的受者，血小板计数呈现剂量依赖性上升。分别给予安慰剂、1 和 3μg/kg PEG-rHuMGDF 三组供体的单采血小板经输注后 1~4 小时，受体的绝对血小板增加分别为 19×10⁹/L、41×10⁹/L 和 82×10⁹/L。两种 PEG-rHuMGDF 动员的血小板产品（14×10⁹/L，包括 1 和 3μg/kg 组）对比安慰剂（10×10⁹/L），在校正后的血小板增量上有统计学意义。

在一项类似研究中，rHuTPO 用于治疗将进行化疗的癌症患者。通过单采保存患者的血小板，当他们随后出现化疗诱导的血小板减少症时再回输其体内。这种形式的自体血小板捐献可能为难治性、存在同种免疫的患者进行高强度化疗时的血小板支持提供重要手段[256]。

辐射损伤

动物数据提示 TPO 在辐射暴露治疗中可能起作用（见"治疗性促血小板生成素的作用:动物研究"一节），但尚未对任何 TPO 受体激动剂进行系统评估。相关的一项研究对 TBI 预处理的干细胞移植患者给予艾曲泊帕治疗。这种药是安全的，但没有足够的患者证实存在治疗获益[257]。

治疗性促血小板生成素对人体的副作用

在临床研究和上市后报告中,应用重组促血小板生成素和

TPO 受体激动剂治疗到目前为止,没有严重的不良反应。这部分主要回顾了 TPO 应用对人体潜在和实际的不良反应,以及整合重组促血小板生成素和 TPO 受体激动剂的相关数据。

抗体形成

重组 TPO 的开发被叫停是由于 PEG-rHuMGDF 的抗体形成问题,而不是 rHuTPO。这并不影响艾曲泊帕或罗米司亭(两者在研发时均避免了这一问题)。

当 PEG-rHuMGDF 用于某些癌症患者和健康志愿者时,其对血小板的刺激作用由于中和性抗体的产生而降低[22,258]。这些抗体可同时中和重组和内源性 TPO,导致血小板减少症。在 665 例癌症/干细胞移植/白血病患者中,多次应用 PEG-rHuMGDF 后有 4 例(0.6%)发生血小板减少症;接受两次用药的 210 名健康志愿者中 2 名(1.2%)出现血小板减少;接受三次用药的 124 名健康志愿者中的 11 人(8.9%)出现上述情况[22,258]。单次用药后没有受试者出现中和性抗体或血小板减少。评估这些血小板减少患者发现,血小板减少是由于针对 PEGrHuMGDF 的 IgG 抗体形成,其与内源性 TPO 出现交叉反应,并中和其生物学活性[22,258]。因为内源性 TPO 是在肝脏持续产生的,(图 61.7),巨核细胞数量和倍性下降,血小板减少随之发生。在三名患者中,血小板减少同时伴有贫血和中性粒细胞减少,表明可能对造血干细胞也有相关影响[22,258]。由于这一副作用,PEG-rHuMGDF 于 1998 年 9 月在美国被撤出临床试验[259]。

静脉应用 rHuTPO 治疗的患者尚未有报道出现中和性抗体,尽管皮下注射 rHuTPO 后发现一种非中和性抗体[186,188]。世界上大部分地区的 rHuTPO 在 2002 年停止应用。但是,rHuTPO 仍然在中国广泛使用,在临床试验或上市后使用并未有抗体形成的报道[260]。

PEGrHuMGDF 免疫原性的解释可能仅仅是该分子是截短、非糖基化和聚乙二醇化的,而更天然的 rHuTPO 分子是全长糖基化的。然而,PEGrHuMGDF 通常是皮下给药,而在北美试验中全长天然 rHuTPO 是静脉注射。因为 TPO 是树突状细胞的强效动员剂,皮下注射任何形式的 TPO 可能增强其免疫原性。有试验支持后者假设,通过皮下或静脉途径将聚乙二醇化重组大鼠 MGDF 注射到大鼠体内,每月 1 次,共 3 个月。大多数接受皮下注射的动物产生中和性抗体并出现血小板减少,而静脉给药者并未出现[97]。一个很有意思的现象是,在中国很多患者通过皮下途径给予 rHuTPO,但没有抗体产生的报道。

在长期广泛的临床研究和制造商上市后临床调查中,未发现针对艾曲泊帕的抗体,只有两名患者出现针对罗米司亭的抗体。抗罗米司亭抗体出现在最初治疗的 150 名患者中的两名,确实能中和罗米司亭活性,但与内源性 TPO 无交叉反应,并且与血小板计数下降或生物活性丧失无关[146]。停药后 4 个月内这两名患者的抗体均消失。在最近的案例中,这一事件的罕见性受到质疑。四名 ITP 患者对罗米司亭失去了反应,其中 3 例出现针对罗米司亭的抗体,其中 2 例进行了复测,发现抗体分别在 7 个月和 9 个月后消失[261]。有关这些抗体的更多详细信息尚未由研究人员提供。关于罗米司亭免疫原性的最新评估备受期待。

6

血小板增多症和血栓形成

没有关于重组 TPO 或 TPO 受体激动剂用于动物或人类的随访研究提供血栓事件增加的证据,尽管血小板计数可高达 $3\,000 \times 10^9/\text{L}$。即使在癌症患者中,重组促血小板生成素也没有增加血栓形成风险(与安慰剂治疗组对比)[184,86]。虽然 ITP 患者的血栓形成风险是非 ITP 人群两倍[262-264],但一些安慰剂对照研究证实,TPO 受体激动剂应用没有增加血栓形成风险。例如,罗米司亭的血栓事件发生率为 0.15 事件/100 患者周[144],而安慰剂组为 0.13 事件/100 患者周[218],其发生与罗米司亭的治疗持续时间和事件发生前血小板计数无关。

然而,试验中的患者不能代表所有患者,一些 ITP 试验排除了存在活动性或既往的血栓形成或心血管疾病病史的患者。在包括有心血管疾病的更具代表性的一般人群中,重组 TPO 和 TPO 受体激动剂有几个值得关注和研究的潜在促血栓形成风险:

- 它们是非常有效的血小板生成刺激物,可以在短时间内显著提高血小板计数。
- 在狒狒实验中,给予 PEG-rHuMGDF 后,血小板在血管外分流的沉积情况与血小板计数直接相关[57,58]。由于血管外分流模仿了人体溃疡性动脉瘤,这些结果表明除了提高血小板计数外,PEG-rHuMGDF 不协同亦不加剧血小板沉积。尽管如此,患有活动性动脉血栓性疾病的个体,增加血小板计数可能会加重血管病变。
- 重组 TPO 和 TPO 受体激动剂罗米司亭,可使各种激动剂(例如 ADP、胶原)诱导的血小板活化阈值降低 50%[57,58]。这不适用于非肽类 TPO 受体激动剂(例如艾曲泊帕)[165]。
- 正常狒狒或人类在应用 PEG-rHuMGDF 后循环中会出现年轻血小板(血小板潮),4~5 天达峰[57,58]。这些较年轻的血小板具有较低的血小板激动剂的活化阈值,在体外血小板聚集实验中活性更强,但这些结果与血栓风险增加并无联系。

用干扰素和利巴韦林进行抗病毒治疗的丙型肝炎患者中,有数据表明艾曲泊帕可能使血栓形成风险稍增。经一年多艾曲泊帕治疗,与安慰剂相比出现更多血栓栓塞事件[3%(34/955)对 1%(5/484)],血栓栓塞事件发生率增加[5.9/100 患者年对 1.9/100 患者年],并增加门静脉血栓形成[1.3%(12/955)对 0.4%(2/484)][223]。

反跳性血小板减少

TPO 受体激动剂治疗 ITP 时可能出现反跳性血小板减少。鉴于 ITP 中血小板计数上升仅仅是由于血小板生成增多,停止 TPO 受体激动剂给药后,由于血小板破坏持续存在,大部分患者血小板计数将迅速回落到基线。然而,在 10%~30% 的患者中,血小板计数下降至低于先前基线后数周方能恢复至原基线水平,这使一些患者出血风险增加[145,152,218]。这种现象被认为是由于血小板和巨核细胞的增加促进内源性 TPO 的清除[218]。ITP 患者中,TPO 受体激动剂的减量应逐步进行。

骨髓纤维化

在讨论骨髓纤维化时,重要的是要描述定义它的病理学检测手段[265]。1892 年,网状蛋白最初被描述是胶原纤维之间的粉状物质[266],通过各种银染方法被鉴定(网状蛋白染色)。它主要是嵌入在各种糖蛋白和糖胺聚糖中的 Ⅲ 型胶原蛋白。这是骨髓正常成分,并在许多炎性疾病以及骨髓增殖性疾病中增高。它具有可逆性,通常不会影响血细胞计数。相比之下,三色染色可识别 Ⅰ 型胶原蛋白,其通常提示更广泛的骨髓损伤,尤其是在骨髓增殖性疾病。它不太可逆,通常影响血细胞计数。Bauermeister 和 WHO 评分量表在纤维化分类中同时评估了网状蛋白(银染)和胶原蛋白(三色染色);三色染色阳性仅见于纤维化程度最高者。

广泛的骨髓纤维化首次发现于长期暴露于 TPO 的动物中。在人类中,给予 rHuTPO 和 PEG-rHuMGDF,几乎没有具有临床意义的骨髓纤维化证据。但考虑到重组 TPO 暴露的短暂性和定期骨髓分析的次数不足,直到最近这个问题才得到充分探索。

在目前一项重组 TPO 的骨髓相关分析研究中,在用 rHuTPO 治疗的大多数患者中观察到网状蛋白增加。9 名患者在急性髓性白血病(acute myeloid leukemia, AML)诱导治疗后接受 rHuTPO 治疗,另有 8 名患者同样的 AML 诱导治疗后未给予 rHuTPO 治疗,对上述患者进行骨髓和外周血的系列分析[267]。8/9 例的 TPO 组患者和 5/8 例的对照组患者出现骨髓细胞增多;8/9 例的 TPO 组和 2/6 例(已获得数据)的对照组骨髓网状蛋白染色增多。半定量测定骨髓巨核细胞的数量表明,TPO 治疗组、AML 对照组和没有任何骨髓疾病的患者中,三组的高倍视野巨核细胞数(MHPF)分别为 19.5、3.7 和 2.95。所有这些形态学改变都是在最后一剂 rHuTPO 应用后 6 周内消失。

骨髓检查在大多数应用艾曲泊帕和罗米司亭的 ITP 研究中不常规开展,但似乎骨髓网状蛋白增高者比例较低(低于 5%),且与血细胞计数异常无关联,并且在停药后通常是可逆的[146,180,268]。

目前在 ITP 患者中有两项前瞻性骨髓活检研究。在一项试验中(NCT00907478),ITP 患者在罗米司亭应用前和应用后第 1,2 或 3 年接受骨髓活检。其中,2/132(1.5%)的患者出现胶原,7/131(5.3%)证实网状蛋白增加两个或两个以上等级(0~4 Bauermeiser 等级)。没有相关血小板减少,停用罗米司亭后这些变化可逆[269]。

在第二项研究(NCT01098487)中,ITP 患者在接受艾曲泊帕治疗前和之后 1 年和 2 年接受骨髓活检[270]。93 例患者完成了全部三次活检,无胶原染色进展病例,10/93(11%)显示网状蛋白增加一级(欧洲共识 0~3 级)。基线时无胶原,4/127 例(4%)一年后出现胶原,两年后出现了 1/93 例。这些对血细胞数量没有影响,治疗后再次复查骨髓活检发现骨髓纤维化可逆转。令人感兴趣的是那些纤维化等级增长快的均为亚洲血统,在这群人中艾曲泊帕清除率较低。

重要的是,没有一名 ITP 患者发生克隆性骨髓增殖性疾病。

在使用 TPO 受体激动剂的 ITP 患者中,不建议进行常规骨髓检查。

促进肿瘤生长

由于许多造血系统恶性肿瘤表达 TPO 受体[271],因此该类患者使用 TPO 必须谨慎。但是,在上面讨论的急性白血病研究中,PEG-rHuMGDF 或 rHuTPO 的应用没有导致任何白血病生长加速或复发率增加。TPO 刺激非造血系统肿瘤生长的可能性很小,因为 TPO-R 尚未在非血液性实体肿瘤中检测到[272]。

MDS 患者 TPO 受体激动剂的研究有试图解决这些药物是否促白血病转化(见"治疗性促血小板生成素的作用:人体研究")。艾曲泊帕治疗显示没有使骨髓或外周血原始细胞增多和转白风险增加[235]。MDS 中罗米司亭的临床研究因察觉到的 AML 转化风险增加而被提前终止。但是,在最终分析中,罗米司亭对 AML 转化率或生存均没有影响。唯一有重要意义的是罗米司亭组与安慰剂组外周血原始细胞计数>10% 的比例分别为 15% 和 3.6%。这种原始细胞的增多在停用罗米司亭后多为可逆的[229]。

肝功能检查异常

大约 10% 的 ITP 患者应用艾曲泊帕后出现肝功能异常[153]。这些异常通常是轻微、可逆的,与症状无关;大多数无需终止用药。

接受干扰素和利巴韦林治疗的慢性肝病患者,艾曲泊帕组相对安慰剂组,高胆红素血症(54% 对 25%)和肝脏失代偿(10% 对 5%)更常见[223]。

白细胞介素-11（一种非 TPO 促血小板生长因子）

尽管白细胞介素可刺激血小板形成,但它们的主要生理功能并不是对血小板作用。基因靶向研究表明,IL-11 的主要生理功能是维持女性生育能力;不管在正常生理条件还是对造血应急的反应下,IL-11 对造血而言都不是必需的[273,274]。此外,白细胞介素的多向性可能会导致不希望的或不可接受的毒性作用,包括高胆红素血症、迅速诱发贫血、发热、疲劳、寒战、低血压和头痛[275-279]。

虽然对于严重化疗相关血小板减少的患者,给予 IL-11(奥普瑞白介素,Neumega)治疗后,约 1/3 患者的血小板输注需求减少。但其与外周性水肿、呼吸困难、结膜充血以及偶发的房性心律失常和晕厥相关[13,280]。因此,尽管白细胞介素可以改善部分接受常规化疗患者的血小板减少,与治疗相关的毒性会干扰其疗效,阻碍其成为潜在的促血小板生成剂。

（殷杰、余自强 译,张晓辉 审）

扫描二维码访问参考文献

第62章 去氨加压素

Marco Cattaneo and Pier Mannuccio Mannucci

引言

去氨加压素(1-脱氨-8-d-精氨酸;desmopressin,DDAVP)是合成的抗利尿激素加压素的类似物。与天然抗利尿激素一样,去氨加压素增加血浆中凝血因子Ⅷ(factor Ⅷ,FⅧ)和血管性血友病因子(von Willebrand factor,VWF)的水平,与抗利尿激素相比,去氨加压素的优点是它不会引发血管收缩,也不会升高血压或促进子宫和胃肠道的收缩,因此应用于患者时耐受性良好[1,2]。

1977 年,去氨加压素首次用于轻度血友病 A 和血管性血友病(von Willebrand disease,VWD)患者以预防和治疗出血,首先应用在拔牙期间,接着应用在大的外科手术时[3]。手术期间没有使用血制品,说明静脉滴注去氨加压素可以升高患者血浆中的自体凝血因子Ⅷ和 VWF,从而有效地替代来异体血浆来源的凝血因子[3]。在意大利进行最初的临床研究后,去氨加压素在许多其他国家使用,世界卫生组织将其列入基本药物清单。一种可用于两种最常见的先天性出血性疾病中许多病例的预防和治疗,且不需要使用血制品的药物是非常有吸引力的,考虑到它的安全性(没有通过血液传播病毒性疾病的风险,也没有产生FⅧ异体抗体的风险)以及成本(与其他来源的FⅧ和 VWF 相比,去氨加压素相对便宜)。

去氨加压素最初的临床适应证逐渐扩大。它可被用于不涉及 FⅧ 或 VWF 缺乏或功能障碍的出血性疾病,包括先天性或获得性的血小板功能缺陷,以及常见的获得性止血异常,如与慢性肾脏、肝脏疾病有关的异常。去氨加压素也被预防性地用于大量失血和需要输血的外科手术患者(特别是心脏、关节置换和脊柱手术)。随着经验的积累,去氨加压素的一些适应证得到了强化;其他的适应证则没有临床试验的支持,也没有

被更有效的治疗方法所取代。本章回顾了去氨加压素在预防和治疗出血方面的适应证,重点介绍其在先天性或获得性初期止血缺陷患者中的应用。

去氨加压素治疗轻度血友病 A 和血管性血友病

先天性血友病 A 和血管性血友病

去氨加压素公认的适应证是预防和治疗轻度血友病 A 和 1 型血管性血友病患者自发性、创伤后或手术后的出血。静脉注射剂量为 0.3μg/kg,可成功用于血浆蛋白缺陷水平至少 10U/dl 的患者,这是由于 FⅧ 和 VWF 平均增加至静息水平的 2~4 倍,并且个体间变异性很小[4]。严重缺乏的患者对此完全没有反应,但最近在一项大型国际队列研究[4]中显示,至少有三分之一的中度血友病患者(定义为血浆 FⅧ 水平在 1~5U/dl)对去氨加压素有充分反应[5]。同一患者注射去氨加压素释放内源性 FⅧ 和 VWF 的生物半衰期略短于注射血浆衍生蛋白[6]。组织型纤溶酶原激活物(tissue plasminogen activator,tPA)的释放是去氨加压素的另一作用[6-8]。纤溶酶原激活物在体内可促进纤维蛋白溶酶产生,但大多数纤溶酶迅速与 α2-抗纤溶酶结合,在血液循环中不会导致纤维蛋白(原)降解[9]。因此,当临床使用去氨加压素时,通常不需要使用抑制纤溶类药物。

在轻度和中度血友病 A 中,去氨加压素的疗效通常与输注血浆后的 FⅧ 水平相关[3,10,12]。因此,治疗指征由出血事件的性质、基线 FⅧ 水平、止血所需达到并维持的水平所决定。去氨加压素的临床失效通常可以用血浆中 FⅧ 水平不足以控制出血来解释[3,10,12]。例如,对于 FⅧ 水平为 10U/dl 的患者,使用去氨加压素可能无法成功地进行大型外科手术,因为预期治疗后 20~40U/dl 的水平对于正常止血来说还不足够。另一方面,这些水平足以让患者接受像拔牙这样的小手术。尽管 FⅧ 的基线血浆水平可以预测疗效[6],但在轻度血友病 A 患者中,影响去氨加压素的生物反应强度的基础因素尚不完全清楚。

大多数 1 型血管性血友病患者的血管性血友病因子功能正常,对去氨加压素的反应是 FⅧ 和 VWF 相对增加,且通常比轻度血友病 A 和相应 FⅧ 水平的患者增高得多[10,11,13-16]。因此,去氨加压素应该是这些患者的首选治疗。3 型血管性血友病和分子功能异常(2 型血管性血友病)患者的血浆缺陷通常不能被去氨加压素纠正,除了一些个例[13-15]。表 62.1 给出了不同亚型的血管性血友病患者选择去氨加压素或血浆制品的指南。然而,1 型血管性血友病患者对去氨加压素的反应存在一定的变异性[14-16]。有 VWF 基因 D'-D3 区突变的患者相对疗效较好,而部分应答或无应答的患者多有 A1-A3 结构域的突变[16]。然而,基因分型的实际预测作用是有限的。试验剂量

给药是区分反应者和低或无反应者的最好方法[16]。表62.2显示了去氨加压素给药和血液采样的时间表,以实验室方法评估对试验剂量的反应程度。根据结果,我们可以在一定程度上准确地预测所达到的因子水平和它们在血浆中的持续时间是否可成功管理特定临床情况(表62.3)。

表62.1 不同类型血管性血友病的推荐治疗概述

类型	治疗选择	替代疗法
1	去氨加压素	FⅧ-VWF 复合物
2A	FⅧ-VWF 复合物	去氨加压素
2B	FⅧ-VWF 复合物	无
2M	FⅧ-VWF 复合物	去氨加压素
2N	去氨加压素	FⅧ-VWF 复合物
3		
无同种抗体的患者	FⅧ-VWF 复合物	浓缩血小板
有同种抗体的患者	重组活化凝血因子Ⅶ	重组凝血因子Ⅷ

表62.2 评估血管性血友病(和轻/中度血友病)患者治疗反应的去氨加压素试验剂量时间表

步骤1	新诊断的患者或必须接受替代治疗的患者,在30分钟内注射含 0.3μg/kg 去氨加压素的 100ml 盐水
步骤2	在开始使用去氨加压素后 60min(以评估输注后峰值)和在开始使用去氨加压素后 4h(以评估因子清除率)收集枸橼酸抗凝血标本
步骤3	测定 FⅧ凝血因子活性和瑞斯托霉素辅因子活性

注:若选择皮下或鼻内途径的去氨加压素给药方式,可遵循相同的时间表。

表62.3 不同临床需求下轻/中度血友病A和血管性血友病患者推荐的 FⅧ和血管性血友病因子目标水平

临床需求	目标
大型手术	因子峰值水平为 100%,每日因子水平至少为 50%,直至伤口愈合(通常 5~10 天)
小型手术	因子峰值水平为 60%,每日因子水平至少为 30%,直到伤口愈合(通常为 2~4 天)
拔牙	因子峰值水平为 50%(单剂量)
自发出血事件	因子峰值水平高于 50%,直到出血停止(通常 2~4 天)
分娩和产褥期	因子峰值水平高于 80%,每日因子水平至少 30%,通常 3~4 天

在血管性血友病患者中,推荐 FⅧ和瑞斯托霉素辅因子达到相同目标水平。

反复使用去氨加压素治疗的患者可能会出现疗效降低,这可能是因为 FⅧ和VWF 的储存已经耗尽[3,17]。去氨加压素每隔 24 小时重复一次所获得的平均 FⅧ和VWF 反应水平比首次给药所获得的平均 FⅧ和VWF 反应水平低约 30%[17]。一般来说,用这种药物治疗可以有效地重复 2~4 次,但最好监测 FⅧ和/或 VWF 水平,并根据输注前后测定的血浆水平制定重复治疗方案。在血浆中 FⅧ和VWF 水平必须长时间维持在相对较高水平的情况下,使用血浆源性或重组因子或把去氨加压素作为辅助措施也许是必要的。

去氨加压素也可用于皮下注射(剂量为 0.3μg/kg)和鼻吸(固定剂量为成人 300μg 和儿童 150μg)。这些制剂与静脉注射去氨加压素相同样有效,且当患者为预防及治疗 VWD 患者小型出血事件或女性月经过多而在家中自行给药时可能更具临床实用性[18,19]。

获得性血友病与血管性血友病综合征

去氨加压素有时在临床上用于治疗获得性血管性血友病综合征(acquired von Wilbrand syndrome,AVWS),后者与淋巴增生性疾病、心血管疾病和骨髓增生性疾病相关。这些患者出血事件的处理基于去氨加压素、FⅧ/VWF 浓缩物和大剂量静脉注射免疫球蛋白这几种选择,但没有一种药物对所有患者都有效[20]。有研究表明去氨加压素治疗出血的 186 例患者中,临床有效数为 38 例(20%)。去氨加压素临床反应的变异性与该化合物释放的内源性 FⅧ和VWF 的半衰期长短有关[21]。在一些由于抗 FⅧ自身抗体引起的获得性血友病患者中,去氨加压素引起血浆 FⅧ水平的升高,这种升高可能持续时间较长,足以达到止血作用。预测反应程度和持续时间十分困难,但从接受异基因 FⅧ因子的患者中可看出,低滴度的抑制剂和残留 FⅧ的患者更有可能产生应答,并避免 FⅧ的回忆性升高。应给予每个候选患者一个试验剂量,以确定去氨加压素的潜在疗效(见表62.2)。

去氨加压素作为通用止血剂

与 FⅧ和 VWF 因子缺陷无关的先天性和获得性出血性疾病

先天性初期止血障碍

去氨加压素可使大多数先天性血小板缺陷患者的出血时间缩短和/或血小板功能试验 PFA-100 恢复正常(参考文献见表62.4 中 22~52)。该药通常在有释放缺陷的患者和那些孤立的和无法解释的出血时间延长的患者中有良好的反应。储存池缺乏的患者大多数对去氨加压素有反应,但少数患者,特别是那些严重缺乏血小板 δ-颗粒含量的患者没有反应。大多数血小板无力症和无纤维蛋白原血症的患者都没有反应。巨大血小板综合征患者缺乏 VWF 因子受体 GPⅠB-Ⅸ-Ⅴ,而 GPⅠB-Ⅸ-Ⅴ 是血小板在高剪切力下黏附血管壁所必需的,这种疗效证实了这种药物可以通过与释放的 VWF 无关的机制来缩短出血时间的观点(见下文)。假如出血时,药物对诸如出血时间等实验室指标的影响,是否与止血的功效相符合,尚待确定。尽管有一些去氨加压素成功地在这些患者中止血或预防出血的报道(表62.4),但去氨加压素的临床疗效尚未得到正式证实。

6

表 62.4　去氨加压素对先天性血小板功能障碍患者的止血效果

患者情况	对出血时间[a]以及 PFA-100 的影响		临床病例报告[a]	
	缩短/纠正	无效	预防/控制出血	无效/恶化
δ-贮存池缺陷	8[21,23,26,30,34,37,43,44]	3[23,37,43]	1[26]	—
Hemansky-Pudlak 综合征	2[32,33]	2[33,50]	1[47]	1[47]
灰色血小板综合征	1[25]	1[22]	—	—
其他分泌缺陷	7[21,26,34,43,44,46,48]	—	2[26,43]	—
血小板无力症	1[34]	2[23,26]	—	—
巨大血小板综合征	6[29,34,35,38,41,45]	—	—	—
P2Y_{12} 受体缺陷	1[42]	—	1[42]	—
MYH-9 缺陷	1[34]	—	1[51]	—
钙离子载体缺陷诱导血小板聚集	1[49]	—	—	—
易伤型(阿司匹林不耐受)	1[39]	—	—	—
原因不明的出血时间延长	5[21,23,31,37,53]	1[37]	5[31,40,53-55]	—
无纤维蛋白原血症	1[24]	1[36]	—	—

数字代表研究的项数,参考文献见右上角标。

[a] 一些研究报告显示,在同种初期止血异常的患者中,疗效有很大的变异性。

获得性及药物引起的止血障碍

尿毒症患者止血缺陷的特点主要是出血时间延长,这种实验室指标异常与患者的黏膜型出血症状,例如鼻出血和胃肠道出血高度相关(见第 49 章)。尽管没有确切的证据表明尿毒症患者的原发性止血障碍是由于 FⅧ和/或 VWF 的缺乏或异常所致,但已有初步报告认为输注冷沉淀[56]有效意味着去氨加压素也可以在这些患者身上进行试用[57]。静脉滴注 0.3μg/kg 去氨加压素后,75%左右的尿毒症患者的出血时间延长趋于正常[57]。皮下注射[58]或鼻吸[59]去氨加压素也有相似作用。在尿毒症患者中进行的非对照临床研究表明,去氨加压素可以成功地用于在有创手术(活检和大型手术)前预防出血及止住自发性出血[60-67];相反的是,一项回顾性观察研究表明,在 76 例终末肾脏疾病病例中,去氨加压素不能控制严重消化道大出血[68]。共轭雌激素缩短出血时间的效果更为持久,可持续10~15 天,是尿毒症患者使用去氨加压素的长效替代品[69]。由于这两种药物达到最大效果的时间不同,因此可以联合使用这两种药物。目前,大多数慢性肾功能不全患者会定期使用促红细胞生成素,它不仅能持续改善贫血,还能持续改善止血缺陷[70],因此现在很少使用像去氨加压素和共轭雌激素这样的药物。

针对部分伴轻、中度血小板减少、出血时间延长的肝硬化患者,静脉和皮下注射去氨加压素均可缩短出血时间[71-73]。然而,最近的一项研究显示去氨加压素对肝硬化患者体外血小板的黏附无任何影响[74]。去氨加压素在治疗急性静脉曲张破裂出血中不起作用[75]。

去氨加压素能缩短血小板减少患者的出血时间,其作用与血小板数目有关[76,77]。血小板计数>50×10^9/L 者有良好反应;

血小板计数低于 50×10^9/L 的患者则可观察到不同程度的出血时间缩短。在预防出血的临床疗效方面,没有足够的临床依据推荐去氨加压素用于慢性骨髓衰竭引起的血小板减少患者[78]或正在接受强化治疗或造血干细胞移植的血液系统恶性肿瘤患者[79]。

去氨加压素对某些抗血栓药物的止血功能评估有影响。它可缩短服用阿司匹林和噻氯匹定的患者的出血时间或 PFA-100 闭合次数[21,23,80,81],但对服用替格瑞洛的患者无影响[82]。此外,它可缩短接受肝素[83]治疗的患者的出血时间和活化部分凝血活酶时间,以及缩短使用阿司匹林和链激酶[84]或水蛭素[85]治疗的家兔的出血时间(无相应的人体数据)。去氨加压素也能加速接受 GPⅡB-ⅢA 拮抗剂[86]的患者体外血小板功能障碍的正常化。一些小型研究表明,去氨加压素可以控制接受阿司匹林治疗的患者的术后出血并发症[87]。最后,据报道,去氨加压素对非凝血系统异常引起的先天性或获得性出血疾病的出血事件是有益的,如先天性结缔组织发育不全综合征、毛细血管扩张症和镰状细胞征[88-91]。

总之,在慢性肾脏疾病中,去氨加压素的适应证很局限。仅适用于不耐受促红细胞生成素治疗或治疗无效的肾衰竭患者。去氨加压素对于需要进行有创性诊断检查的肝硬化和出血时间延长的患者可作为一种治疗药物。尽管去氨加压素缩短了出血时间并减少 PFA-100 闭合次数,但到目前为止,很少有临床证据表明去氨加压素可以预防或治疗使用抗血小板药物引起的出血并发症。然而,去氨加压素可在药物引起出血的患者不停药的情况下控制出血,并可能避免血栓复发或进展。从一些非随机对照研究中获得的数据表明,去氨加压素可以有效替代先天性或获得性初期止血缺陷患者手术期间、手术后、分娩时的血制品输注(见表 62.4 和 62.5)。

表 62.5　去氨加压素对获得性初期止血缺陷患者及无凝血系统异常的出血患者的止血效果

患者情况	对出血时间延长以及 PFA-100 的影响		临床病例报告	
	缩短/纠正	无效	预防/控制出血	无效/恶化
尿毒症	9[56-64]	–	6[62-67]	1[68]
肝硬化	5[23,34,71-73]	–	–	1[74]
血小板减少症[a]	3[23,75,76]	2[23,75]	1[76]	–
药物诱发:				
○ 阿司匹林	3[21,23,81]	1[26]	2[82,83]	–
○ 噻氯匹定	2[23,77]	–	–	–
○ 氯吡格雷	–	–	1[92]	–
○ 肝素	1[78]	–	–	–
○ 右旋糖酐	1[93]	–	–	1[94]
○ GPⅡb-Ⅲa 拮抗剂	1[80]	–	–	–
○ 替格瑞洛	–	1[82]	–	–
镰状细胞征	–	–	2[86,95]	–
埃勒斯-当洛斯综合征(先天性结缔组织发育不全)	1[96]	–	2[84,96]	–
遗传性毛细血管扩张症	–	–	1[85]	–

表格中数字为研究的数量,参考文献见右上角标。
获得性 VWD 病例不包括在此表中。去氨加压素在获得性血管性血友病患者中的临床疗效已得到证实(见正文)。
[a] 血小板计数高于 $50×10^9/L$ 的患者通常获得良好的疗效(见正文)。

去氨加压素作为止血剂在大手术中的应用

自 1977 年去氨加压素首次用于血友病和血管性血友病治疗以来,其适应证逐渐扩大,这导致了对该药物在失血较多和需要多次输血的外科手术中是否有益的评估。

体外循环心内直视手术是一种典型的需要采取多种保存血液措施的手术。除了术前抽取自体血液用于术后回输等技术外,还有将氧合器和导管内全部内容物回输患者,并将纵隔流出的血液进行自体输血的技术,而用药物预防可能有助于进一步减少输血。自 1986 年以来,已对去氨加压素在心脏体外循环手术中的应用疗效进行了评估。在第一个随机对照研究中,研究对象是接受复杂心脏手术且伴有大量失血的患者,结果令人印象深刻[97]。在关闭胸腔时使用去氨加压素可显著降低围手术期和术后早期(12 小时)的失血量和输血量(约占总需要量的 40%[97])。另一方面,在随后的两个大型试验中,对于接受相对简单手术和失血较少的患者,应用去氨加压素和安慰剂治疗在总失血量或输血需求方面没有显著差异[98,99]。其他研究主要针对接受冠状动脉旁路移植术、瓣膜置换术等相对规范、不复杂的手术的住院患者,其结果亦存在分歧[100-117]。

去氨加压素在心内直视手术中的疗效不一致,可能是由于大多数研究的规模较小,且失血差异的检测方法缺乏足够的统计学可靠性。一项包含 17 个随机、双盲、安慰剂对照试验,其中包括 1 171 例接受心脏直视手术的患者的荟萃分析试图克服

这个缺陷[118]。结果表明,总体而言去氨加压素减少了 9% 的术后出血量,这一数值具有统计学意义,但临床意义较小。一项亚组分析表明,在安慰剂组的术后 24 小时出血量四分位数分布的中下三分之一(687~1 108ml)时,去氨加压素没有减少出血的效应;但当安慰剂组术后 24 小时出血量大于总体四分位数分布的上三分之一(>1 108ml)时,应用去氨加压素可使失血量降低 34%,提示该药可能仅对有术后大量出血危险的患者有临床疗效。这些数据在随后的前瞻性、双盲、安慰剂对照试验中得到证实,该试验利用护理实验 hemoSTATUS[119] 对比了去氨加压素及安慰剂对术后出血高风险患者的疗效[119]。去氨加压素治疗的高危患者的平均 24 小时失血量比安慰剂治疗的高危患者的平均 24 小时失血量低 39%(624ml 对比 1 028ml,$P=0.000 4$),与未经治疗的低危患者(656ml)相当。研究还表明,去氨加压素可以显著降低输血需求(经去氨加压素治疗的高危患者输血需求量 1.6 对比接受安慰剂治疗的高危患者输血需求量 5.2($P=0.000 1$),以及未接受治疗的低危患者输血需求量 1.6)。随后的两项荟萃分析证实了去氨加压素在减少围手术期和术后出血中有较小临床疗效[120,121],但没有重复药物疗效受安慰剂组失血严重程度的影响的亚组分析。在这些荟萃分析中,未发现去氨加压素对输血需求、再次开胸手术需要或死亡率有明显影响。

最近发表的一项 102 例心脏瓣膜手术患者中进行的随机、安慰剂对照临床试验表明,去氨加压素可减少术后 6 小时内的

失血，并减少新鲜冰冻血浆的输血需求[94]。

去氨加压素并非心脏手术中唯一的止血剂[122]。合成的抗纤维蛋白溶解氨基酸 ε-氨基己酸（EACA）、氨甲环酸和广谱蛋白酶抑制剂抑肽酶也有使用。几项直接对比研究和两项荟萃分析[120,121]表明，这些止血剂的疗效排序（从最大到最小）是：抑肽酶、氨甲环酸、EACA 和去氨加压素。然而，使用抑肽酶进行高危心脏手术的患者比使用赖氨酸类似物治疗的患者死亡率更高[123]。因此，在高危心脏手术中应放弃使用抑肽酶，首选使用氨甲环酸或氨基己酸[123]。在最近的一项多中心、随机、双盲、安慰剂对照的研究中，去氨加压素未能减少已进行氨甲环酸预处理后的择期手术患者的红细胞输注需求以及术后出血量，患者仍有大量出血[124]。

去氨加压素在以大量失血为特征的非心脏外科手术患者中的疗效也得到了评估。1987 年，科布林斯基等人的研究结果表明，当进行特发性脊柱侧凸脊柱融合术前对止血功能正常的儿童使用去氨加压素，可使他们的平均手术出血量减少约三分之一[125]。然而，这些有利的结果在随后的研究中未得到证实[126]。其他对行全髋或膝关节置换术患者的小型试验中得到了矛盾的结果[127-129]，术前使用去氨加压素未减少接受烧伤创面清创和移植手术的患者和接受选择性主动脉手术[131]的患者的失血量[130]。但必须考虑到的一点是，这些试验中大多数都没有足够的统计学强度来检测术后失血的真正差异。2015 年，一项对于 90 例接受鼻内镜手术治疗慢性鼻窦炎患者的随机对照临床试验表明，去氨加压素可降低鼻内镜手术患者的鼻窦黏膜病变发生率、减少失血并降低进一步使用丙泊酚和瑞芬太尼的需求[132]。

一项包括 38 个随机对照试验（包括 2 488 例患者）的荟萃分析研究了去氨加压素在心脏手术和非心脏手术（主要是骨科）中的应用，提供了术前失血和输注血制品的数据[133]。去氨加压素略减少了失血量（每个患者约 80ml）和输血量（每个患者约 0.3 单位），但需要输血的患者的比例并没有减少。这些微弱的效果在非心脏手术患者中更为明显，并且高危患者（通常为老年患者）的血栓栓塞发生率无显著增加（见"副作用"一节）。

总之，去氨加压素可用作心脏手术和非心脏外科手术中的一种节血剂，其疗效具有一定的临床意义。

副作用

去氨加压素的副作用包括轻度面部潮红、一过性头痛、心率和舒张压增加 10% ~ 20%[1]。由于其强大的抗利尿作用和达到止血效果所需的大剂量（比尿崩症治疗剂量高 15 倍），因此存在一定的水潴留风险，可导致严重的低钠血症[134,135]。已有几例水中毒的病例报道，因此液体限制并在治疗期间和治疗后 24 小时内避免使用低钠溶液、监测血清电解质和体重是必要的，2 岁以下的儿童使用去氨加压素时更应重视。

去氨加压素在妊娠 0 ~ 6 月妇女的出血性疾病中的应用较为谨慎，这是由于人们担心去氨加压素可能会引起动脉血管收缩而引起胎盘功能不全，或因其催产效应增加流产的风险，也可能引起母亲和/或新生儿的低钠血症[136,137]。然而，该药物实际上不具有这些生物活性，所以它对血管收缩和子宫收缩的作用可以忽略不计。有临床证据表明去氨加压素用于妊娠期尿崩症妇女是安全有效的[138]。去氨加压素被用于 32 名低 FⅧ水平孕妇（包含 27 名血友病 A 患者和 5 名 1 型血管性血友病患者），以改善止血以便进行绒毛取样或羊膜穿刺术等侵入性检查[139]。这些患者均无异常出血，其中 20 例患者顺利足月分娩了健康新生儿。在剩下的 12 名妇女中，基因分型发现男性胎儿受血友病影响，因此加大去氨加压素的剂量进行了流产[139]。接受治疗的妇女除面部轻度潮红和头痛外，没有其他副作用，体重也没有明显增加。已发表的荟萃分析显示，没有高质量的临床证据表明去氨加压素能够预防患先天性出血性疾病孕妇孕期的出血事件[140]。

一些病例报告表明，去氨加压素可增加动脉血栓形成的风险，特别是中风和心肌梗死。对 31 项临床试验的系统回顾显示，使用去氨加压素和使用安慰剂治疗进行心脏手术、骨科手术和其他高风险手术的患者的血栓形成风险分别为 3.4% 和 2.7%，差异无统计学意义[141]。同样由上述 Crescenzi 等人的荟萃分析指出[133]：未发现去氨加压素增加高危手术患者血栓形成的风险。相反，一项概括 16 个评价去氨加压素是否能减少心脏手术后失血的试验的系统回顾表明，去氨加压素治疗与安慰剂对照组相比，围术期心肌梗死风险增加近 2.4 倍（2.39，95% CI 1.02~5.6）[121]。考虑到去氨加压素可增加动脉血栓形成的风险，对于老年人和临床上有明显动脉粥样硬化的患者，应慎重考虑使用去氨加压素。

去氨加压素的作用机制

去氨加压素升高血浆 FⅧ和 VWF 的机制

由于去氨加压素给药后 FⅧ、VWF 和 tPA 水平迅速并且是短暂性地升高，很有可能是去氨加压素使这些因子从其储存部位释放所致。VWF 的储存部位可能是血管内皮细胞的 Weibel-Palade 小体[1]。这一观点得到了以下观察结果的支持：在大鼠中，注射去氨加压素引起的生物反应显然与内皮细胞的激活有关，包括 P-选择素的表面表达和随后的白细胞边集[142]。将去氨加压素加入体外培养的人脐静脉内皮细胞（HUVEC）后，不释放 VWF[143]。然而，在人口腔黏膜的内皮细胞中，VWF 向细胞基底膜异常移动导致 VWF 数量有所减少且位置有所改变[144]。这个明显相悖的结论是由于 HUVEC 不表达 V2 受体（V2R）而导致去氨加压素无法对其产生直接作用[145]。将去氨加压素加入已转染表达 V2R 的体外培养的 HUVEC 细胞或肺微血管内皮细胞中（表达内源性 V2R），该药物确实能诱导细胞内 cAMP 的增多以介导 VWF 的释放[145,146]。释放的 FⅧ与同时释放的 VWF 和 tPA 之间的相互作用尚未完全确定。对 3 型血管性血友病患者的观察发现，去氨加压素不仅不能诱导 VWF 释放（该病患者中不能合成 VWF），也不能释放 FⅧ和 tPA（正常合成但贮存在不同组织中），这证实了上述因子的释放是由单一机制调节的假说，而 3 型血管性血友病患者中该机制是缺陷的[147]。

与 VWF 相比，细胞储存和释放 FⅧ的部位更不明确[145]。去氨加压素应用于肝细胞诱导新生基因治疗后患血友病 A 的犬后，引起预期中的 VWF 升高，但并不引起 FⅧ的升高[148]。这一观察结果表明，去氨加压素引起 FⅧ增加的机制是诱导其从肝细胞以外的细胞中释放,例如FⅧ与VWF共定位并形成复合体的内皮细胞。FⅧ和VWF在细胞水平的共定位是去氨加压素诱导FⅧ升高的必要条件,其证据是:进行肝移植的血友病A患者使用去氨加压素后,可出现预期的VWF升高,但血浆中FⅧ无变化[149]。其主要原因是FⅧ只在移植的肝脏中合成,证明肝外细胞中的VWF和FⅧ的共定位是去氨加压素引起FⅧ体内释放所需的[149]。

去氨加压素在FⅧ和VWF因子正常患者中的疗效机制

释放的VWF:一种生物学上可行,但尚未证实的调控因子

一个令人困惑的问题是,去氨加压素对FⅧ和VWF水平正常甚至较高的患者有何疗效。该药物的良好作用可能是通过增加血小板对血管壁[150]的黏附而介导的,这不仅是由于血浆中VWF的升高,也可通过该蛋白朝向血管内皮下层的近管腔的蛋白分泌[144]和以及在血浆中新鲜出现的超大型VWF多聚体形成来实现[13]。由于它们促进血小板与血管内皮的黏附,其黏附程度高于常规VWF多聚体,并能诱导高剪切力条件下血小板的聚集,因此有良好的止血效果。输注去氨加压素可改善微循环中高剪切力条件下血小板聚集体的形成。去氨加压素的这种作用不仅可以在1型血管性血友病患者中观察到[53,54],也可以在VWF正常水平的患者中观察到,在后者当中,高剪切力下血小板聚集功能受损的机制是由于先天性或药物诱导的分泌机制异常或释放的ADP与其血小板受体相互作用的异常。应用去氨加压素后,高剪切力下血小板聚集的改善可缩短出血时间,升高血浆中VWF水平,表明VWF的这些变化可能确实是去氨加压素对初期止血的作用所致,至少在一定程度上是如此。

与VWF释放无关的机制:已证实,但尚未确定

尚无直接证据表明,由去氨加压素诱导VWF释放所介导的血小板黏附增强,就是该药物的体内生物学效应的产生机制。相反,有明确的证据表明还有其他未知的机制在体内发挥作用。输注去氨加压素治疗3型血管性血友病患者,可以进一步缩短患者延长的出血时间,尽管冷沉淀输注已经部分纠正了出血时间[55]。由于3型VWD患者即使使用VWF的产品进行替代治疗后,组织储备中也缺乏VWF,因此去氨加压素对患者出血时间的调节与血浆VWF水平的升高无关,也与超大型VWF多聚体的出现无关。这些结果明确地表明,该药可通过独立于VWF释放的机制作用于初期止血[79]。随后在兔的研究中,输注去氨加压素后血浆中FⅧ及VWF的水平没有升高,进一步证明该药能独立于VWF的释放而影响初期止血。经阿司匹林联合溶栓剂链激酶治疗后出血时间延长的家兔,输注去氨加压素可缩短出血时间而不增加血浆VWF水平[79]。如前所述,巨大血小板综合征患者缺乏血小板VWF受体GPⅠb,而

该受体是高剪切力条件下血小板黏附和活化所必需的。去氨加压素可缩短巨大血小板综合征(表62.4)患者的出血时间,再次证明了除VWF机制其他机制的存在。此外,在一些研究中,输注去氨加压素后血小板与内皮下层的相互作用增强,而在体外将VWF浓度增加至去氨加压素输注后的体内水平并不能模拟出这一效应[144]。许多研究排除了去氨加压素对血小板数量和激动剂诱导的血小板聚集的影响[43,93,96]。除促VWF释放机制外,还提出了几种可能的机制或介质。例如,去氨加压素已被证明能诱导红细胞与内皮细胞的黏附[92],抑制内皮细胞产生13-羟基十八碳二烯酸(一种能强烈抑制血小板与血管壁的黏附的亚油酸衍生物)[151],促进人工培养的内皮细胞表达组织因子[152]和提高血小板的促凝活性[153]。迄今为止,以上这些机制作用尚未明确,其他或替代作用机制尚在探索中。

结论

去氨加压素对于治疗轻度血友病和1型血管性血友病患者有效,常可减少FⅧ/VWF浓缩制剂的使用,大大降低了治疗成本。最近的数据表明,一些中度血友病A患者对去氨加压素也可能有充分的反应,从而避免了抗FⅧ同种抗体形成的风险。这种非输血性止血剂的益处并不局限于节省成本。去氨加压素可用于满足宗教需求,例如可使有相应宗教信仰的患者免于使用血液制品。去氨加压素可能已使许多患者免受人类免疫缺陷病毒1型(human immunodeficiency virus type 1,HIV)的感染。意大利对于去氨加压素的使用比世界上其他地方更早、更广泛,其轻度血友病A患者HIV感染率(2.1%)远低于美国的同类患者[154]和对去氨加压素无反应的意大利的轻度血友病B患者,在HIV流行时只能接受血浆来源的Ⅸ因子治疗[154]。

去氨加压素已用于先天性血小板功能缺陷的患者以预防或停止出血事件[28,155-157]。然而,目前仍没有设计良好的临床试验能够真正显示该药物在这些条件下的止血效果。目前,促红细胞生成素在慢性肾功能不全患者中的广泛应用和其对于止血缺陷的持续纠正作用,使得大多数该类患者无需应用去氨加压素。

在体外循环心脏手术中,抗纤维蛋白溶解氨基酸相较于去氨加压素,更能减少出血量和输血需求。目前在除心脏外科手术外的其他手术中,去氨加压素是不允许使用的。

(韩悦 译,张晓辉 审)

扫描二维码访问参考文献

第63章 Ⅶa因子

Man-Chiu Poon

前言

血小板疾病患者的出血通常可以用保守的方法来治疗，包括：局部压迫、明胶海绵、局部止血剂（如外用凝血酶或纤维蛋白胶）、激素治疗（如避孕药）和抗纤溶药物（如氨甲环酸或氨基己酸）。在一些患者中，醋酸去氨加压素可能有效（见第62章）。当这些治疗方法失败，或是在重度出血、准备手术的情况下，需要输注浓缩血小板。然而，反复输注血小板不但会导致过敏反应，还会使体内出现同种抗体，以致将来血小板输注治疗无效（见第64章）。血液制品也有血源性感染的风险[1-3]。因此，渴望获得可用的安全有效的药物来替代血小板输注。这对血小板输注无效和所在地区不易获得血小板的患者尤为重

要。重组Ⅶa因子（recombinant factor Ⅶa，rFⅦa）已广泛应用于体内存在因子Ⅷ（factor Ⅷ，FⅧ）或因子Ⅸ（factor Ⅸ，FⅨ）抑制物（先天性或后天血友病）的患者，具有良好的疗效和安全记录[4-9]。在过去的20年中，研究人员一直探索使用 rFⅦa 替代血小板输注。本章介绍 rFⅦa 在血小板数量减少和功能疾病患者中治疗和预防出血的经验，以及高剂量 rFⅦa 在血小板疾病中可能的作用机制。本章也展望了未来，简要讨论目前正在研发和临床试验的长效和/或生物活性增强的 FⅦa 制剂。

药理学

FⅦ作为一种维生素 K 依赖的凝血蛋白，是由肝脏合成的单链糖蛋白（分子量约 50 000）[10]。FⅦ是由 406 个氨基酸组成的酶原，在血浆中的浓度约为 10nM。活化的因子Ⅶ（activated factor Ⅶa，FⅦa），是由二硫键连接的双链促凝酶，只有与组织因子（tissue factor，TF）形成复合物时才具有活性（图 63.1A），并且它由酶原在第 152 号精氨酸和第 153 号异亮氨酸处裂解后形成，在血液循环中浓度较低（约为 100pmol/L）[10]。TF 通常不暴露在流动的血液中，而是存在于血管壁深层的各种细胞中。因此，生理条件下，凝血从组织损伤的部位开始，若无组织损伤，血液循环中 FⅦa 的酶解作用则是惰性的。在 TF 依赖的途径中，TF-FⅦa 复合物通过激活因子Ⅸ和Ⅹ启动止血。图 63.1B 展示了 TF-FⅦa 复合物的首选底物 FⅩ 生成的 FⅩa，保持着与 TF-FⅦa 复合物结合的状态[10,11]。正常凝血酶生成还需要因子Ⅷ、因子 V 和凝血酶原（prothrombin；FⅡ）。其他表达 TF 的细胞包括一些肿瘤细胞、单核细胞以及被细菌内毒素和其他一些炎症介质刺激的中性粒细胞[12-16]。

rFⅦa 可由生物技术生产获得[17]。以含有胎牛血清的培养基培养幼仓鼠肾（baby hamster kidney，BHK）细胞，随后转染人类 FⅦ基因。rFⅦ在纯化过程中自动激活形成 rFⅦa，纯化过程包括去垢剂处理、离子交换色谱、小鼠单克隆抗体免疫亲和层析。rFⅦa 在培养、加工、纯化和制剂过程中均不存在人源性蛋白及其衍生物，因此实际上不存在人源性传染病的风险。

有学者研究了 rFⅦa 在血友病和 FⅦ缺乏症患者体内的药代动力学。在存在或不存在抑制物的成年血友病患者中，静脉弹丸注射 17.5、35 和 70μg/kg 剂量的 rFⅦa 后，在出血和无出血状态下，体内血浆回收率的中位数分别是 46% 和 44%，其中 rFⅦa 的中位半衰期分别约 2.3 小时和 2.9 小时[18]。随后的另一项在重型血友病患者非出血状态时给予 90μg/kg rFⅦa 的研究，估算出其平均的初始和终末半衰期分别约 0.6 小时和 2.6 小时，对应的清除率为 38ml/（kg·h）[19]。在儿童[20]（2.6 小时对比成人 3.1 小时，rFⅦa 剂量 90~180μg/kg）[20] 和 FⅦ缺乏患者（约 3 小时，非出血状态）[21] 体内也发现了相似的平均

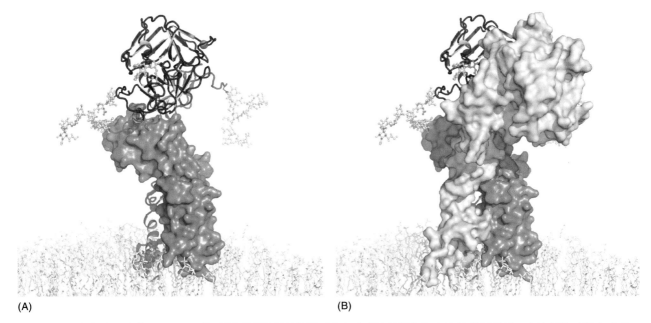

图63.1　结合或不结合FXa因子的、活化的因子Ⅶ(FⅦa)与组织因子(TF)复合物的分子模型。(A)FⅦa/TF复合物的分子模型。图中为与TF组成复合物的FⅦa的轻链(深蓝色)和重链(淡蓝色)(细胞表面用灰色表示)。活性位点抑制剂(黄色)占据了FⅦa的催化位点。使用FⅦa-可溶性TF复合物(PDB编码1DAN)的可能结构,对FⅦa的两个N-多聚糖(用灰色的球-棒模型表示)和细胞膜层(灰色)进行建模。(B)FⅦa-TF复合物结合活化形式的生理底物因子X(factor X,FXa)的分子模型(表面用浅蓝表示)。根据可获得的Norledge等人[11]的三元FⅦa-TF-FXa复合物(1NL8.pdb)模型,将FXa对接在FⅦa-TF膜复合物上(Figures were generated by Drs. Jens Breinholt and Henrik Østergaard, Global Research, Novo Nordisk A/S, Malov, Denmark.)

半衰期。

rFⅦa与抗凝血酶形成复合物是其在外周循环清除的一个重要路径,约占血友病患者中剂量静脉注射90μg(1.8nmol)/kg的rFⅦa剂量的65%[19]。在小鼠模型中,肝细胞和库普弗(Kupffer)细胞参与了全长rFⅦa和rFⅦa与抗凝血酶,以及与α-2球蛋白形成复合物的肝脏清除和代谢过程[22,23]。肾脏和肾小管细胞也在rFⅦa清除中发挥作用[24,25]。肾脏切除小鼠与假手术对照组相比,rFⅦa清除率降低,分别是34ml/(kg·h)对比68ml/(kg·h);终末半衰期延长,分别是2.8小时和1.9小时。据估计,异氟醚麻醉条件下的小鼠,循环中约50%rFⅦa是经肾脏清除[25]。

尽管rFⅦa的半衰期非常短,但是已被有效地用于存在抑制物的血友病患者[26](每日单剂量静脉滴注)和FⅦ缺乏症患者[27](每周2~3次静脉滴注)的预防。存在抑制物的血友病患者的临床试验证明了预防治疗3个月的临床获益,即使不再给予rFⅦa,该临床获益效果还明显延续了3个月[26]。最近的研究表明,严重FⅦ缺乏患者注射rFⅦa后,rFⅦa明显具有较高的分布容积[28]。在猪体内,单次静脉注射rFⅦa后,第24~48小时内仍可检测到增高且具有止血活性血浆和血小板的FⅦa水平[29]。小鼠给予单次静脉输注后,rFⅦa明显与血管内皮细胞表达的内皮细胞蛋白C受体的迅速结合[23],而内皮细胞蛋白C受体负责FⅦa的结合[30]。rFⅦa随后进入血管外间隙,主要定位于含有表达TF的细胞区域,并在钙化软骨和皮肤中被隔离和保存较长的时间,最长可达1周[23]。重要的是,注射的rFⅦa未能进入含TF的肺和脑组织中,因为不希望在这些组织中产生凝血酶。暴露在富含血小板血浆中(来自正常人、FⅦ缺乏患者以及巨大血小板综合征患者)的rFⅦa,通过再分

布到开放微管系统和α-颗粒中,内化到血小板胞质中[31]。内化的rFⅦa明显改善了灌注试验中的血小板聚集形成和纤维蛋白生成。注射的rFⅦa与血管外表达TF的细胞的延长的结合[23]以及rFⅦa再分布到血小板内[31],可能潜在地解释了相对低频率的rFⅦa注射,在FⅦ缺乏症和存在血友病抑制物患者中预防出血的有效性,以及尽管rFⅦa的循环半衰期较短,但是rFⅦa在存在抑制物的血友病患者中有超出预期的延长的有效性。

已在动物实验中检验了rFⅦa潜在的血栓形成能力。在兔子血瘀模型中[32],输注100~1000μg/kg rFⅦa后,血液停滞超过10分钟没有产生明显的血栓,但血液停滞超过30分钟后有明显的血凝块形成。在另一项动物研究中,Turacek等人[33]发现rFⅦa具有较低的血栓形成潜能,但可溶性TF的加入增加了血栓形成的风险。向存在抑制物的血友病患者输注rFⅦa可缩短凝血酶原时间(prothrombin times, PT)和活化部分凝血酶原时间(activated partial thromboplastin times, APTT)[4-6,8]。总的来说,在使用rFⅦa的术后48小时内平均的抗凝血酶、纤维蛋白原水平和血小板计数没有显著的变化[8],尽管凝血激活标志物凝血酶原F1+2片段可能增加,但不会出现临床后遗症[21,34]。

rFⅦa治疗血小板减少症

临床前研究

动物实验表明,高剂量rFⅦa可缩短由抗血小板血清单

独[35]或血清联合γ射线诱导[36]的血小板减少症家兔的"总止血时间"[35]和"剪趾出血时间"[36]。

正面的临床研究和病例报告

Kristensen和同事[37]随后证明在部分血小板减少症患者中,给予50或100μg/kg rFⅦa后,出血时间可适当缩短(至少2分钟)。一般来说,rFⅦa的反应率随着血小板计数增多而增加,但是两种不同剂量的反应率相似。在本研究中,解释出血时间的结果存在困难,因为所有患者并非用同一种方法测量出血时间;一组患者测量时保持静脉瘀滞,而另一组患者中没有这样做。此外,出血时间缩短2分钟的意义取决于每个患者基线出血时间的延长程度。这些研究人员[37]还在8例患者血小板计数(5~33)×10⁹/L的患者中治疗了9次出血发作(3次鼻出血、4次颈部切口、1次鼻出血伴有颈部切口、1次子宫出血)。6次出血事件在输注rFⅦa后出血迅速停止[血小板计数(5~33)×10⁹/L],另有两次缓解较慢[血小板计数(13~19)×10⁹/L]。出血的停止并不一定伴随着出血时间的缩短或恢复正常。无法得到哪种剂量(50μg/kg或100μg/kg)的rFⅦa更加有效的结论。

Brenner等人[38]分析了截至2003年9月,纳入了基于互联网的国际注册研究的,接受rFⅦa治疗的24例(平均年龄25.8岁,年龄范围2~58岁)血小板减少症伴有恶性血液病(其中一些为化疗后或骨髓移植后)的患者。治疗时血小板的数目未记录。24例患者中有11例(46%)出血停止,其中1例再次出血并死于肺出血和内毒素休克,所以治疗总成功率为42%(10/24)。10例出血治疗成功的患者为:6例胃出血、2例鼻出血、1例肺出血和1例淋巴结活检后出血。他们接受rFⅦa治疗剂量的中位数是67μg/kg体重(剂量范围18~100μg/kg),其中6人单次给药后,4人2次给药后出血停止。1例胃出血患者没有反应,2例患者出血减少(rFⅦa治疗剂量分别为单次40μg/kg后和每2小时46μg/kg),随后这2例患者分别死于持续性全身多部位出血和胃出血。与任一注册研究的数据一样,本研究中治疗方案也存在异质性。考虑到14例复发或失败病例中的10例患者,仅接受1次(n=6)或2次(n=4)剂量的治疗,因此许多治疗不成功的患者可能是由于治疗不充分。其中11例患者同时接受了抗纤溶药物治疗,但并不清楚这些患者是否同时接受了输注血小板治疗。1例患者发生了明确的缺血性卒中,可能与rFⅦa的治疗有关。

Tang等人[39]使用rFⅦa(单剂量60μg/kg)治疗了16例造血干细胞移植(hematopoietic stem cell transplantation,HSCT)后伴有重度血小板减少(血小板中位数16×10⁶/L)的重度消化道出血患者。而这些患者中采用传统止血方法如:输注血小板、抗纤溶剂、新鲜冷冻血浆等均治疗失败。12例有反应(5例完全反应,7例部分有反应,总体反应率75%),而4例没有反应。其中9例(56.3%)在90天随访期内死亡,7例死于移植相关并发症,2例死于难以控制的出血。该团队[40]随后报道了她们对64例恶性血液病患者的研究,患者并发难治性血小板减少、重度出血且依据Nevo等人[41]提出的出血评分高。所有患者均接受血小板输注在内的常规止血治疗。30例患者(平均年龄35岁,排除高于4分患者后的出血评分3.62±0.98)按60μg/kg间隔8小时给药,中位给药次数3次(范围1~15次)的方案应

用rFⅦa,并与另外32例平均年龄、出血评分相似但未接受rFⅦa治疗的患者进行比较。实验组和对照组的划分方法尚不清楚。出血的部位包括胃(n=27)、肺(n=13)、肾(n=13)、中枢神经系统(n=9)或其他部位(n=13)。与对照组相比,接受rFⅦa治疗的患者在第24小时(84.3%对56.2%,P=0.014)和第48小时有较高的反应率(95.7%对71.8%,P=0.02),但在第72小时没有。使用rFⅦa的实验组达到完全缓解的患者人数在3个时间节点(24小时,48小时,72小时)均显著高于对照组,并且出血评分和控制出血的时间显著改善,血红蛋白水平下降和输注红细胞单位数也有减少趋势,但未达统计学意义。尽管在rFⅦa组中,完全缓解者的生存时间比部分缓解和无反应患者的生存时间长(282.5天对8天,P=0.02),但rFⅦa组总体生存获益没有显著的差别(5.5个月对1.35个月,P=0.240)。这项研究使用的rFⅦa剂量(60μg/kg)低于平均水平,给药时间间隔(8小时)也较长。使用更高的剂量、缩短间隔时间和/或增加给药次数,是否能进一步改善预后还有待研究。

已发表了大量关于高剂量rFⅦa成功治疗血小板减少患者出血的病例报道[42-44]。这些病例有:

- 免疫性血小板减少症[45-56];
- 化疗、干细胞移植、白血病、骨髓再生障碍或其他恶性血液病引起的血小板减少[39,40,46,57-70];
- 与溶血、肝酶升高、血小板减少综合征(hemolysis,elevated liver enzymes and low platelet count syndrome,HELLP)相关的血小板减少[71-74];
- Wiskott-Aldrich综合征[75];
- 术后轻度血小板减少合并药物诱导的血小板功能障碍[76];
- 血小板减少和血小板功能障碍伴桡骨缺失综合征患者的骨科手术[77]。

大多数患者血小板数目<20×10⁹/L。治疗的剂量各不相同,但大都在90μg/kg水平。rFⅦa通常用于治疗血小板输注无效的患者,尽管在一些病例中,rFⅦa与其他系统性的止血方法包括:血小板输注、去氨加压素和氨甲环酸等同时治疗出血。

负面的临床研究和病例报告

一项前瞻性、多中心、随机、双盲、平行、安慰剂对照的Ⅱ期临床试验[78]纳入共100例造血干细胞移植术后患者(年龄不小于12岁),入组标准为血小板计数<50×10⁹/L且存在中度或重度出血(52例消化道出血、26例出血性膀胱炎、7例肺出血、1例中枢性出血和14例其他部位出血)的移植后+2天到+180天(97例同种异体移植,3例自体移植)的患者,结果显示增加rFⅦa剂量(40、80、160μg/kg)对治疗出血性并发症的疗效没有的显著性差异。这些患者除了接受包括血小板输注治疗(以保证出血性膀胱炎和弥漫性肺泡出血患者的血小板计数>75×10⁹/L,其他出血疾病的血小板数量>20×10⁹/L)在内的标准治疗外,还每隔6小时共输注7次rFⅦa或者安慰剂。随访时间为96小时,主要终点是开始输注rFⅦa或安慰剂后38h预定义的出血评分的改变[41]。没有使用抗纤维蛋白溶解的药物。将rFⅦa不同剂量组与安慰剂组对比后结果分析显示,80μg/kg剂量组(而非40或160μg/kg)在38小时出现出血分数的改善

（81%对57%，$P=0.021$）。然而，26例相对难治性的出血性膀胱炎患者中仅有2例被划入80μg/kg rFⅦa治疗组。不同剂量组的红细胞计数或血小板输注需求无差异。rFⅦa剂量增加并没有带来疗效的提高，归因于患者的群体异质性（潜在的诊断、出血病灶、合并症、出血机制），以及rFⅦa给药时间间隔过长。此外，34例患者还同时接受了能干扰止血功能的药物，包括预防性应用肝素（$n=22$）、去纤维蛋白多核苷酸（$n=15$）和非甾体抗炎药（$n=5$）。rFⅦa治疗组有6例并发血栓栓塞（3例并发于治疗期间，3例并发于治疗后的90天观察期中），但与安慰剂组的零发生率相比，无统计学意义（$P=0.41$）。本研究的排除标准包括，入组前3个月内有活动性的动脉粥样硬化性疾病、卒中或深静脉血栓病史，弥散性血管内凝血（disseminated intravascular coagulation，DIC），中度或重度血栓性微血管病，严重肝静脉闭塞性疾病，活动性急性髓系白血病：FAB分类为M3、M4和M5，或24小时内接受粒细胞输注治疗的患者。

在病例报告/系列报告中也报道了失败的病例：

- 3例与骨髓移植后血小板减少的相关的出血性膀胱炎（伴有或不伴消化道出血、肺出血）患者，使用高剂量rFⅦa（90～270μg/kg）联合输注血小板来维持血小板数量$>50×10^9$/L[79]；
- 1例在急性白血病诱导缓解化疗期间出现的因血小板减少（血小板数量$4～13×10^9$/L）所致的子宫出血[80]；
- 慢性粒细胞白血病造血干细胞移植后18天血小板减少的患者，因巨细胞病毒肠炎和急性移植物抗宿主反应的总共使用10次rFⅦa（90～100μg/kg间隔4～8小时）[81]；
- 1例70岁的女性ITP患者，冠状动脉旁路移植术后因血小板减少出血。该患者凝血因子"耗尽"且酸中毒，使用了9次每日rFⅦa剂量（101μg/kg）[52]。然而，在这个特殊的病例中，剂量间隔（每天）实在太长了。

总结

rFⅦa似乎在治疗重度出血，和预防对血小板输注治疗无效的血小板减少患者手术中出血有一定作用。然而，这些患者的临床资料很少，而且大多局限于单个的病例报道或小样本系列，具有报道偏倚的固有缺陷，这是因为负面的结果往往不能被发表。只有一项在移植术后血小板减少出血患者中完成的临床试验[78]，临床疗效是负面的。本试验的失败是由于临床个体差异性、出血机制的多样性和长用药间隔时间。目前迫切需要设计良好的临床试验，以更好地评估rFⅦa在血小板减少症患者中的临床疗效、安全性和最佳治疗方案。一项荟萃分析和系统综述中强调，关于rFⅦa能否替代预防性血小板输注应用于慢性骨髓衰竭导致血小板减少患者防止出血，目前缺少来自随机对照临床试验的证据[82]。一些接受rFⅦa治疗的血小板减少症患者同时也接受了血小板输注，后者在其中的相对作用尚需进一步明确。一种理论上的优势是：输注的血小板可能增加了血小板促凝表面，以增强rFⅦa结合，从而增加凝血酶的生成（见"作用机制"一节）。这种理论是否会转化为临床疗效还有待临床试验的证实。

rFⅦa治疗血小板功能疾病

Tengborn和Petruson[83]首次报道了rFⅦa在治疗血小板功能障碍中的作用：1例患有血小板功能不全（Glanzmann thrombasthenia，GT）和严重鼻出血的2岁男孩。在这之后，其他有先天性或获得性血小板功能疾病的患者也接受了rFⅦa治疗，用于治疗急性出血和预防外科手术出血。

这些患者包括：

- GT[75,84-114]；
- 与αⅡbβ3活化信号分子钙及二酰基甘油调节的鸟嘌呤核苷酸交换因子Ⅰ（calcium and diacylglycerol-regulated guanine nucleotide exchange factor Ⅰ，CalDAG-GEFI）突变相关的GT样疾病[115]；
- Bernard-Soulier综合征（巨大血小板综合征）[89,94,112,116-118]；
- 血小板贮存池疾病[89,112,119-121]；
- 血小板型（假）血管性血友病[122,123]；
- 获得性血小板功能疾病[34,124,125]。

先天性血小板功能疾病

大多数关于rFⅦa治疗血小板功能疾病患者的报道见于GT，GT是一种以血小板膜表面整合素αⅡbβ3[糖蛋白（GP）Ⅱb-Ⅲa]数量或质量缺陷为特征的疾病（见第48章）。这种疾病很罕见，且需要全身止血治疗的出血事件较少，这使得比较rFⅦa和血小板输注之间的有效性和安全性的随机临床试验变得困难。在过去的20年，已经有一些报道rFⅦa治疗GT的调查或注册研究[93,112-114]。

国际性调查研究。这项调查由Poon，d'Oiron[93]和同事于1997年开始至2004年结束，包括治疗来自15个国家49个中心的59例GT患者，统计108次出血和34次手术/有创操作的回顾性数据。rFⅦa对于预防多种外科手术和其他操作过程特别有效（占没有同时接受血小板输血的可评估事件的94%）。在可评估的出血事件中，总体治疗成功率为74.8%（77/103）。与其他治疗方案相比，来源于加拿大早期试点研究中初步确定的"最佳治疗方案"（每隔2.5小时给予80μg/kg，最少使用3次）治疗出血事件的成功率更高[77%（24/31）和47%（19/40）；$\chi^2=0.010$]。另外两个有趣的发现是：

（1）通过持续输注rFⅦa虽然在预防出血方面有效（如外科预防），但与弹丸注射相比，在治疗出血方面效果较差（7次治疗中有6次失败）且可能安全性更低；

（2）与未给予维持剂量的患者相比，给予维持剂量患者的复发明显减少。

可能与rFⅦa使用相关的两例严重不良事件包括，一例输尿管内凝血和一例静脉血栓栓塞[86,87,93]。

基于这些数据，2004年欧洲药物管理局（European Medicines Agency，EMA）批准欧盟使用rFⅦa治疗有血小板抗体和血小板输注无效病史的GT患者。

GT注册研究（GTR）。根据EMA批准rFⅦa用于在欧盟治疗有血小板抗体和血小板输注无效的GT患者的要求，建立的国际性上市后药物安全研究。这是一项为了评估rFⅦa和其他全身止血药（包括血小板输血和抗纤溶药物）在存在（或不存在）血小板抗体或血小板输注无效的GT患者中，用于治疗和预防（外科预防）出血的有效性和安全性的研究。治疗以当地的临床实践为基础，而不是一套固定的方案。2015年，报道了关于218例患者的治疗数据，患者来自15个国家的45个

6

表 63.1　血小板功能不全注册研究

患者组别	rF Ⅶa±AF 有效数/总数 (/%)	P±AF 有效数/总数 (/%)	rF Ⅶa+P±AF 有效数/总数 (/%)	AF 有效数/总数 (/%)	汇总 有效数/总数 (/%)
(A)治疗出血					
重度出血(n=214)	26/36(72.2)	19/32(59.4)	39/47(83.0)	80/99(80.8)	164/214(76.6)
中度出血(n=605)	171/190(90.0)	29/34(85.3)	144/169(85.2)	165/212(77.8)	509/605(84.1)
无 AB/血小板输注无效 n=511	128/140(91.4)	25/30(83.3)	145/172(84.3)	143/169(84.6)	441/511(86.3)
AB 和/或血小板输注无效 n=308	69/86(80.2)	23/36(63.9)	38/44(86.4)	102/142(71.8)	232/308(75.3)
(B)外科预防					
大手术(n=35)	11/13(84.6)	7/7(100)	8/12(66.7)	3/3(100)	29/35(82.9)
小手术(n=168)	111/120(92.5)	21/26(80.8) 11/13(84.6)		5/9(55.6)	148/168(88.1)
无 AB/血小板输注无效(n=88)	48/48(100)	16/16(100)	10/13(76.9)	7/11(63.6)	81/88(92.0)
AB 和/或血小板输注无效(n=115)	74/85(87.1)	12/17(70.6)	10/12(83.3)	1/1(100)	96/115(83.5)

　　(A)治疗出血事件和(B)预防外科手术出血,根据出血/手术类别、存在血小板抗体和/或血小板的血小板输注无效分级评定有效性[(A)在 184 例患者中 n=829;(B)在 97 例患者中 n=206]。

　　(A)在 829 次出血事件中,有 10 次的有效性评分缺失(2 例单独使用 rFⅦa,3 例 rFⅦa+AF,3 例 AF,1 例 P+AF,1 例 rFⅦa+P+AF)。

　　rFⅦa 治疗出血剂量的中位数(四分位间距):

　　重度出血:90(90~105)μg/kg 每间隔 3(3~7)小时×剂量总数 5(3~9);

　　中等程度出血:90(90~90)μg/kg 每间隔 3(2~7)小时×剂量总数 2(1~3)。

　　(B)在 206 次操作中,有 3 次的有效性评分缺失(1 例小手术使用 rFⅦa+AF,2 例大手术:1 例 AF,另外 1 例 rFⅦa+P+AF)。

　　rFⅦa 预防外科手术出血剂量的中位数(四分位间距):

　　大手术:90(90~92)μg/kg 每间隔 3(2~6)小时×剂量总数 11(3~21);

　　小手术:100(90~110)μg/kg 每间隔 2(2~3)小时×剂量总数 2(2~3)。

　　AB,血小板抗体;AF,抗纤溶药;P;rFⅦa,重组人活化凝血因子Ⅶ。

　　(Summarized from Di Minno et al. and Poon et al.[113,114])

中心,其中 75 例患者有血小板抗体和/或血小板输注无效,研究时间从 2007 年 5 月至 2011 年 12 月[113,114]。这是迄今为止最大的 GT 数据库,包括共计 829 次出血发作(148 例患者)和 206 例操作过程(97 例患者)的治疗。使用不同的止血药物[rFⅦa±抗纤溶药(AF);血小板±AF;rFⅦa+血小板±AF;单独使用 AF]治疗有或没有血小板抗体和/或有血小板输注无效的患者,评估治疗非手术出血和预防外科手术出血的有效性,其结果见表 63.1。从该表中可以得出多项观察结果。

　　(1) rF Ⅶa±AF 和血小板±AF 的效果比较

　　(a) 对于没有血小板抗体和/或血小板输注无效的患者,rFⅦa±AF 和血小板±AF 对于治疗出血[91.4%(128/140)比 83.3%(25/30)]和预防手术出血[100%(48/48)比 100%(16/16)]同样有效。

　　(b) 对于有血小板抗体和/或血小板输注无效的患者,rFⅦa±AF 在治疗出血[rFⅦa±AF80.2%(69/86)比血小板±AF 63.9%(23/36)]和预防手术出血[rFⅦa±AF87.1%(74/85)比血小板±AF 70.6%(12/17)]方面比血小板±AF 更有效。血小板±AF 在出血患者中有效性的下降,主要是由于重度出血患者中疗效下降[72.2%(26/36)rFⅦa±AF 比 59.4%(19/32)血小板±AF]。从数据中还不清楚哪种类型的手术(大手术或小手术)患者对血小板±AF 有效性降低的贡献更大。与 rFⅦa±AF 相比,血小板±AF 在大手术中的疗效略好[血小板±AF 100%(7/7)比 rFⅦa±AF84.6%(11/13)],但是两组的数目都很少。相反,rFⅦa±AF 在小手术中疗效略好[92.5%(111/120)比

80.8%(21/26)],但使用血小板±AF 治疗的患者人数相对较少。

　　(2) 使用 rF Ⅶa+血小板±AF

　　2004 年调查研究中提出的一个问题是[93],联合应用 rFⅦa+血小板±AF 是否比 rFⅦa±(AF)或血小板±(AF)更具有优势。目前的数据似乎没有提供答案。事实上,与 rFⅦa±AF[84.6%(11/13)]和血小板±AF[100%(7/7)]相比,三者联合用药的效果看上去更低,尤其是在大手术过程中[66.7%(8/12)]。有可能使用三种药物治疗的患者更具挑战性,他们的治疗可能从一种或两种药物开始,然后当最初的治疗方案不成功时有添加第二种和/第三种药物。

　　(3) 单独使用 AF

　　在 GTR 中,AF 在治疗出血(71.8%~84.4%)和 12 例手术过程中(55.6%~100%)的治疗效果相对较好。这些病例中,在将 AF 作为一线治疗方案的同时,可能已做好一旦解决药品来源问题或 AF 治疗无效就联用 rFⅦa 和血小板输注的准备。然而,并不推荐仅使用 AF 作为治疗重度出血和预防大手术出血的一线治疗方案。

获得性血小板功能疾病

　　rFⅦa 已被有效地用于有限数目的获得性血小板功能疾病患者的急性出血治疗:1 例 76 岁患骨髓增生异常综合征(myelodysplastic syndrome, MDS)男性患者,腔镜手术后出现持续的小肠出血[126];一例 12 岁女孩,在肾移植后出现尿毒症和肺出

血合并巨细胞病毒性肺炎[124]；一名69岁女性患者，有原发性血小板增多症和无法控制的妇科手术出血[34]。前2例患者对去氨加压素耐药，3例患者均血小板输注无效。单剂注射rFⅦa(40~90µg/kg)后，3例出血均迅速停止，第三例患者另外给予了维持剂量。1例24岁的女性由于术后反应性血小板增多服用了阿司匹林后，出现了严重的消化道出血；运用血制品、去氨加压素和氨甲环酸治疗都以失败告终后，经90µg/kg rFⅦa注入2次后治疗成功[127]。

rFⅦa还被成功用于在拔除6六颗牙齿时，保护1例患有获得性血小板贮存池功能疾病合并骨髓增生异常综合征相关的轻度血小板减少症(血小板计数75×10⁹/L)的9岁男孩，其中2次使用rFⅦa成功地保护了他，一次在拔牙前，另一次在拔牙后[75]。

总结

对于有血小板抗体的GT患者特别是输注血小板治疗无效的患者，现在有一系列已发表的数据，包括来自最近的GTR数据，表明rFⅦa是一种安全有效的治疗出血和预防外科出血的药物。目前，rFⅦa的上述适应证已在许多国家(包括欧盟、美国和加拿大)获得批准。许多研究人员也倾向于超药品说明书用药，在非免疫性/非血小板输注无效性疾病中使用rFⅦa，尤其是携带严重突变的GT患者(例如Ⅰ型GT缺乏因αⅡbβ3表达)来预防血小板抗体的产生。这对患病的育龄期的妇女和青春期的女孩的影响尤其重要，因为抗-αⅡbβ3抗体在怀孕期间有可能穿过胎盘，导致胎儿/新生儿血小板减少症和出血[128-133]。类似的观点也适用于巨大血小板综合征的患者[133-135]。也有人认为，避免血小板暴露可防止这些携带严重突变的患者产生同种异体免疫，从而使血小板输注可用于随后危及生命/肢体的出血或大手术的治疗。

不良事件

rFⅦa治疗血小板疾病导致的血栓栓塞不良事件

rFⅦa用于血小板疾病患者似乎是安全的。在一项国际性的调查研究中[93]，1例GT患者在持续输注rFⅦa[25µg/(kg·h)逐渐减少至12µg/(kg·h)]和抗纤溶药物4天保护下进行妇科手术后，在右侧肾盂和输尿管形成了血栓[86]。这例患者很可能在术中发生了肾脏创伤，导致肾盂和输尿管的出血和血凝块形成，血凝块没有溶解而导致了血栓。1例72岁女性GT患者，在rFⅦa保护下进行肠切除术后，出现深静脉血栓和肺栓塞[87]。她使用了90µg/kg剂量的rFⅦa弹丸注射，随后以30µg/(kg·h)的高剂量连续输注rFⅦa 16天。血栓事件发生在rFⅦa停药6天后。在GTR中，只有1例患者出现了下肢深静脉血栓，这是一名血小板输注无效的成年女性，在卵巢囊肿血肿压迫双侧输尿管的情况下进行了紧急手术，术后使用rFⅦa、血小板输注和抗纤溶药物联合治疗[113,114]。在其他接受rFⅦa治疗的血小板疾病患者中，1例巨大血小板综合征和另1例尿毒症血小板功能障碍的患者形成了血栓，这些事件已报告给美国食品药品监督管理局(FDA)的MedWatch药物安全计

划[136]。正如"rFⅦa治疗血小板减少症"一节所示，24例恶性血液病合并血小板减少症，并用rFⅦa治疗出血的患者中有1例出现缺血性卒中[38]。在对100例骨髓移植后血小板减少合并出血患者的前瞻性安慰剂对照试验中[78]，rFⅦa治疗组血栓栓塞并发症发生了6次，安慰剂组为0次，但是无统计学意义。最近一篇关于rFⅦa的4个已批准适应证(血小板功能不全、存在抑制物的先天性血友病、获得性血友病及Ⅶ因子缺乏症)的安全性的综述中，回顾1996年1月1日至2013年12月31日之间的数据[137]，在rFⅦa单独使用或与其他止血药物联合治疗的8例GT患者中，发现了共12次的血栓栓塞事件(7例静脉和5例动静脉混合栓塞)。其中2次血栓栓塞事件是致命的，但没有描述这些事件的合并症和临床情况。因此，血小板疾病患者中使用rFⅦa血栓事件的发生率似乎很低，但现有的经验仍然有限。

rFⅦa治疗其他已批准适应证导致的血栓栓塞不良事件

rFⅦa已被更广泛应用于存在抑制物的血友病患者中，除了在特殊情况下，血栓并发症是罕见的[9,136]。Neufeld等人[137]报道使用FⅦa治疗的73例存在抑制物的血友病患者中共发生了84次血栓栓塞事件(其中9例致死)，以及50例获得性血友病患者中发生了54次血栓栓塞事件(其中19例致死)。在38例FⅦ缺乏症患者中也观察到45次血栓栓塞事件(无致死)；在1996年1月1日至2013年12月31日研究期间，总共使用了4×10⁶次标准剂量的rFⅦa(每次剂量相当于90µg/kg×40kg)。Abshire等人[9]早前一项综述表明，大多数发生血栓栓塞事件的患者，显然存在合并症或诱发因素，如糖尿病、冠状动脉病变、动脉粥样硬化、高血压、肥胖、高龄或留置导管。

rFⅦa超药品说明书用药和试验性用药导致的血栓栓塞不良事件

rFⅦa也被试验性(超药品说明书用药)地用于治疗除血友病、FⅦ因子缺乏、血小板减少症或者血小板功能疾病以外的多种出血情况，例如消化道出血、手术后颅内出血、创伤后出血、骨髓/干细胞或器官移植后出血，以及血管性血友病、Ⅺ因子缺乏等。根据自发报告给FDA MedWatch药物安全计划的数据和已发表的病例报告，在1999年4月至2002年6月期间已有38例与超药品说明书用药相关的血栓性事件(包括脑血栓、心肌梗死、深静脉血栓/肺栓塞、弥散性血管内凝血和其他疾病)[136,138]。O'Connell等人[139]回顾研究了1999年3月25日至2005年12月31日向美国FDA不良事件报告系统报告的与rFⅦa使用相关的不良事件。他们统计了220份报告中的246例次血栓栓塞事件(血友病23例，超药品说明书用药197例)，包括129例(52%)动脉血栓事件(非出血性颅内脑血管意外、急性心肌梗死、其他动脉血栓栓塞)、100例(41%)静脉血栓栓塞、15例(6%)器械堵塞和2例(1%)未说明部位的血栓。死亡的67人中有43人可能与血栓栓塞事件有关。在全部报告中，与rFⅦa的此类不良事件相关的患者自身因素尚不清楚，真实发生率也仍不清楚。回顾性队列研究报告结果不一：一些研究指出使用rFⅦa的患者与未使用rFⅦa的对照组相比[140,141]并没有发生更多的血栓栓塞事件，但另外一些研究得

出了肯定的结论[142,143]。

在一项Ⅱb期临床试验中,309例颅内出血患者接受了安慰剂或rFⅦa(120或160μg/kg)治疗,rFⅦa治疗组中出现静脉血栓事件的频率(2%,5/303)与安慰剂组患者(2%,2/96)类似,但动脉血栓形成的发生率显著升高(5%,16/303比0%,0/96)[144]。在后续的Ⅲ期临床试验中,纳入另外841例颅内出血患者,(相对上述)较低剂量80μg/kg rFⅦa组(46%)与安慰剂组(27%)或20μg/kg rFⅦa组(26%)相比,也表现出较高的动脉血栓率(P=0.04)[145]。在心室辅助装置(left ventricular assist device,LVAD)支持的心脏外科手术的患者中,也报道了rFⅦa剂量依赖性的血栓栓塞并发症的发生率[146]。在30~70μg/kg rFⅦa组血栓栓塞事件的发生率为36.7%,相比于10~20μg/kg rFⅦa的9.4%(P≤0.001)。Levi等人[147]为评估使用rFⅦa治疗超药品说明书用药的危及生命的出血的安全性,进行了系统综述,纳入了35项随机化的安慰剂-对照的临床试验(26项关于患者和9项关于健康志愿者),也包括上文提到的2项卒中研究[144,145]。在4 468例患者(4 119例患者,349例健康志愿者)中,401例(9.0%)发生了血栓栓塞事件。他们证实,rFⅦa治疗与安慰剂相比,动脉血栓事件发生率高于(5.5%比3.2%,P=0.003),尤其是在高龄人群中(>65岁,9.0%比3.8%,P=0.003;>75岁,10.8%比4.1%,P=0.02),但静脉血栓形成率没有显著差异(5.3%比5.7%)。在给予rFⅦa的受试者中,2.9%(安慰剂组为1.1%)发生冠脉栓塞事件。

总结

可以预见的是,纠正出血性疾病患者的止血缺陷,可能使存在相应诱发因素的患者出现血栓形成倾向。因此,对于存在动脉或静脉血栓或DIC潜在风险的患者,以及高龄患者,尤其是超药品说明书用药的患者,使用rFⅦa治疗需谨慎。

作用机制

高剂量rFⅦa介导凝血酶生成:TF依赖和非TF依赖的模型,以及对纤维蛋白凝血块结构的影响

高剂量rFⅦa增强凝血酶生成的机制最初是在血友病患者中进行研究的。van't Veer等人[148]研究显示:生理比值的FⅦ(10nmol/L)和FⅦa(100pmol/L)中,FⅦ与FⅦa竞争性地与TF结合,引起凝血酶生成的下调。在血友病患者中,高剂量rFⅦa可克服FⅦ的抑制作用,10nmol/L的FⅦa(来自治疗剂量的rFⅦa)使凝血酶生成曲线正常化,与存在FⅧ和正常浓度的FⅦ(10nmol/L)和FⅦa(100pmol/L)时观察到的曲线一致[148,149],表明TF依赖机制在凝血酶生成中的作用。

高剂量FⅦa也可通过与非TF依赖的机制来促进止血。高剂量rFⅦa与暴露在活化血小板表面带负电荷的磷脂低亲和力地结合(亲和常数约为100nmol/L)[150],而血小板膜表面GPⅠb-Ⅸ-Ⅴ复合物增强这种结合[151]。高浓度时,血小板表面的FⅦa可以在缺乏FⅧ或FⅨ的情况下,不依赖TF,激活FX并充分地介导凝血酶产生,从而有效止血。

在高剂量rFⅦa治疗血友病患者时,有可能是TF依赖和非TF依赖的机制共同促进凝血酶生成。Butenas等人[149]研究显示,人工混合的对应于血友病B和体外通过抗-FⅨ抗体产生的"获得性血友病B"血浆中,存在5pmol/L的TF时,凝血酶生成时间延迟,加入10nmol/L rFⅦa和6~8×10^8/L活化血小板,可以使曲线恢复正常。TF、rFⅦa和活化的血小板都是必需的,因为去掉混合物中的TF,凝血酶的生成被摧毁;混合物中缺乏rFⅦa或活化血小板,凝血酶的生成显著下降。

rFⅦa增强血友病(和GT)患者凝血酶的生成,也改善了纤维蛋白凝块的结构[152,153],并且通过凝血酶激活的纤溶抑制物(thrombin activatable fibrinolytic inhibitor,TAFI)抑制纤溶[154],进一步促进止血。当rFⅦa(终浓度5μg/ml,相当于使用剂量250μg/kg的rFⅦa达到的血浆浓度)分别加入正常对照、血友病患者和1名GT患者血浆中,且存在冻融的血小板时,改善了纤维蛋白凝块的结构(通透性降低以及共聚焦3D显微镜显示纤维蛋白网络紧缩)[155]。即使对照组和GT组的血小板数目低至10~20×10^9/L,也可观察到实质效果,并且当血小板计数增加至150×10^9/L时反应增强。该系统中rFⅦa的影响可以通过加入膜联蛋白Ⅴ(能够覆盖血小板磷脂的促凝表面)来阻断,幼稚的血小板没有这种效应。这些实验结果证实了,尽管在血小板的表面缺乏整合素αⅡbβ3,但是高浓度rFⅦa介导的凝血酶生成,需要冻融血小板表面暴露的磷脂酰丝氨酸,并且GT血小板的膜磷脂数量正常。

高剂量FⅦa治疗血小板减少症

Kjalke等人[156]使用基于细胞的体外模型,研究高剂量rFⅦa在血小板减少症中的作用,该模型在生理浓度的凝血因子和天然抑制剂存在时,使用未激活的血小板和含TF的单核细胞进行研究。在这个模型中,降低血小板密度导致凝血酶生成速率剂量依赖性地下降,最大凝血酶生成时间延长,较低的凝血酶峰值水平,以及通过CD62P(P-选择素)表达监测的血小板活化速率下降。在50~100nmol/L高浓度的FⅦa(低血小板密度)的条件下,提高了凝血酶生成的初始速率(图63.2A)并且缩短了血小板活化的迟滞期(图63.2B),但不影响最大凝血酶生成时间和凝血酶峰值水平(图63.2A)。Kjalke等人[156]因此提出,高剂量的rFⅦa,可能通过增加凝血酶的初始生成,来确保血小板减少患者的止血,结果使血小板活化的速率更快(从而补偿血小板数量的减少)。在Galán等人[157]的体外实验模型中,用含有高剂量rFⅦa的血小板减少症患者的血液,灌注含有受损血管节段的环形小室,尽管他们没有观察到血小板沉积的改善,但是也观察到了增强的纤维蛋白沉积代表的凝血酶生成的改善。随后,Lisman等人完成的实验中[158],使用洗涤的红细胞和血小板(血小板浓度10~200×10^9/L)灌注的结果显示,在因子X(10μg/ml)和因子Ⅱ(20ng/ml)存在时,高浓度rFⅦa显著提高了血小板与Ⅲ型胶原或纤维蛋白原包被的载玻片的黏附能力(但不增加血栓高度)。去掉rFⅦa或加入凝血酶的抑制剂水蛭素,可以阻断血小板的黏附,证实了高剂量的rFⅦa介导的凝血酶生成。血小板黏附过程中血小板的活化增强,可通过钙离子流和带负电荷促凝磷脂表达增强(通过结合膜联蛋白A5来报告)来证明。他们还证明了FITC标记的rFⅦa与沉积的血小板表面结合。他们认为,增强促凝的磷脂表面的

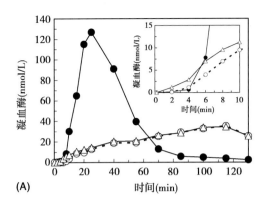

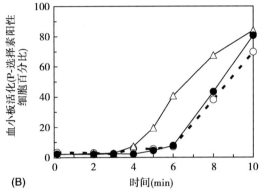

图63.2 高剂量rFⅦa在凝血酶产生和血小板活化中的作用。不同浓度未激活的血小板与因子Ⅴ、Ⅷ、Ⅸ、Ⅹ和Ⅺ、凝血酶原、抗凝血酶、组织因子途径抑制物、钙离子，以及不同浓度rFⅦa与加入的表达组织因子的单核细胞混合。除去液体成分，通过酰胺水解活性分析凝血酶的产生(A)和关于血小板活化，用流式细胞术检测P-选择素阳性细胞(B)。(A)图描述超过120分钟的测试中的凝血酶生成，插入的图展示了第一个10分钟凝血酶的变化，然而(B)图描述超过10分钟的测试中血小板的活化。实心圆圈代表0.2nmol/L的rFⅦa与正常计数的血小板反应；空心圆圈代表0.2nmol/L的rFⅦa与较低计数的血小板反应。空心三角代表较低计数的血小板与50nmol/L的rFⅦa反应(Adapted from Poon.[42] Original figure by Dr. Marianne Kjalke, Department of Hemostasis Biology, Novo Nordisk A/S, Maaloev, Denmark.)

产生，将进一步促进结合的rFⅦa，以非TF依赖的方式，介导凝血酶和纤维蛋白的生成增强[158]。

高剂量FⅦa治疗血小板功能障碍

高剂量Ⅶa因子治疗血小板功能障碍的机制已经在GT患者中进行了更加广泛的研究，此类患者缺乏整合素αⅡbβ3且凝血酶生成障碍[159]。数据显示，高浓度的rFⅦa以非TF依赖占据优势的机制，介导的凝血酶生成，从而引起GT患者血小板的活化，黏附和聚集(图63.3)。

高剂量FⅦa介导血小板功能不全血小板的黏附

在体外灌注模型中[160]，使用洗涤的红细胞和缺乏αⅡbβ3的血小板(来自GT患者或者经αⅡbβ3抑制剂处理的正常血

小板)，灌注细胞外基质激活的人脐静脉内皮细胞或Ⅲ型胶原蛋白，加入高浓度rFⅦa(1.2μg/ml)，在Ⅹ因子(10μg/ml)、Ⅱ因子(20ng/ml)存在时，这些有缺陷的血小板黏附基质的能力显著提高。这种黏附的改善需要血管性血友病因子-GPIb的相互作用的参与，因为它可以被抗GPⅠb和抗VWF的抗体阻断。结合在活化血小板表面的rFⅦa，介导凝血酶的生成，改善了血小板的黏附，因为水蛭素和膜联蛋白Ⅴ可以阻断黏附，并且已证实标记FITC(异硫氰酸荧光素)的rFⅦa可以结合到活化血小板的表面。这种黏附的改善不受抗TF抗体的影响，进一步证实了这种非TF依赖的机制。

高剂量FⅦa介导血小板功能不全血小板的聚集

GT的血小板缺乏整合素αⅡbβ3，它是纤维蛋白原的主要结合位点，纤维蛋白原对于正常活化血小板聚集形成初期止血栓子非常重要(见第12章)。然而，在体外模型中，GT血液灌注受损的血管节段被覆的环形小室，高浓度rFⅦa改善凝血酶的生成，并且增加纤维蛋白的沉积，部分地恢复了血小板的聚集[157]。一系列的研究也证实，纤维蛋白，尤其是多聚化的纤维蛋白，能够不依赖纤维蛋白原，介导GT血小板或者αⅡbβ3被抗体抑制的血小板的凝集[161-163]。Lisman等人的研究[164]进一步表明，高剂量的rFⅦa，通过以非TF依赖产生凝血酶的方式，介导纤维蛋白参与的GT患者血小板的凝集。使用胶原蛋白或凝血酶受体激活肽SFLLRN激活洗涤的GT患者血小板，不会发生完全的聚集，只有高浓度rFⅦa(1.2μg/ml)与FⅩ(10μg/ml)、FⅡ(20ng/ml)和纤维蛋白原(0.5mg/ml)同时存在时，才会出现完整的血小板聚集。TF抗体不能消除血小板的聚集相，聚集部分依赖于血小板的活化，形成血栓素A₂、分泌ADP、活化蛋白酶激活受体1(protease activated receptor 1, PAR-1)，以及凝血酶与GPⅠb的结合[164]，已在正常血小板中证明，凝血酶与GPⅠb的结合可以介导纤维蛋白与未识别的血小板受体结合[165]。rFⅦa介导的血小板聚集既需要凝血酶的产生也需要纤维蛋白的形成，因为聚集相的时间进程与FⅡ的F1+2片段及纤维蛋白肽的生成相关，并且加入水蛭素或缺失任何凝血因子(FⅩ、FⅡ、纤维蛋白原)，均可摧毁聚集。电镜观察αⅡbβ3缺失的血小板聚集展示的血小板堆积，以及免疫胶体金可标记识别的一些存在于血小板-血小板接触位点的纤维蛋白(原)，尽管数量少于同样方法制备的正常血小板聚集样本。纤维蛋白似乎部分地以受体介导的方式主动参与血小板凝集，而不是在血小板聚集过程中被动地被捕获，因为如果用固定的血小板替代有活力的血小板，聚集效率会降低。

FⅦa类似物的临床开发

目前rFⅦa的一个主要缺点是半衰期较短，需要频繁给药来治疗和预防出血。生物技术的进步为以下的发展创造了条件：①"长效"FⅦa；②活性增强或者与活化的血小板亲和力更高从而激活FⅩ(并进而生成凝血酶)的FⅦa分子。临床前的体外研究和动物研究已经确定了一些有希望的分子，通过借助改善半衰期和/或增强活性，显示出优于常规FⅦa因子的优势。本书前一版回顾总结的类似物中[166]，有三种已经停止了临床开发。长效N7-GP(糖基化聚乙二醇化的FⅦa)，因为三

6

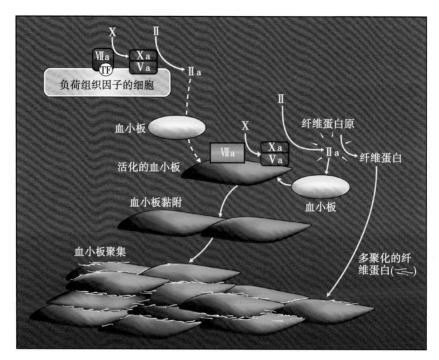

图 63.3　血小板缺乏整合素 α Ⅱ bβ3(GP Ⅱ b-Ⅲ a)的 GT 患者,不依赖组织因子而是依赖血小板的形成初期止血栓子的模型。负荷组织因子的细胞上的 F Ⅶ a-TF 复合物在血管损伤部位活化 F X 成为 F X a。负荷组织因子的细胞上的 F X a-F V a,启动产生少量的凝血酶(F Ⅱ a),虽不足以形成纤维蛋白,但足以活化 GT 血小板,导致血小板脱颗粒和释放 F V。F Ⅶ a 与活化的血小板微弱地结合,在高浓度下(通过高剂量 rF Ⅶ a 治疗获得),它可以直接活化 F X 到 F X a,介导产生高浓度的凝血酶(凝血酶爆发)。凝血酶产生增加导致在损伤部位沉积(黏附)的活化血小板的数量增加,增加可用的血小板促凝剂表面,易化更多的凝血酶生成和更多的血小板活化。凝血酶产生增加也能将纤维蛋白原转化为纤维蛋白。GT 患者的血小板缺乏纤维蛋白原受体(整合素 α Ⅱ bβ3),因此这些血小板不能利用纤维蛋白原完成聚集。然而,纤维蛋白/聚合纤维蛋白与未识别的血小板表面受体的结合,可以介导 GT 患者血小板在创伤部位的聚集(尽管不如纤维蛋白原介导的正常血小板聚集有效),导致初期止血栓子的形成

期试验中疗效优势不足而中止[167]。两个通过定点诱变修饰序列的类似物,由于在存在抑制物的血友病患者中应用时,产生了特异性抗药物的抗体,已停止使用。停止开发的还包括,更高潜能活化的 vatreptacog alfa(NN1731,进行了 V158D、E296V、M298Q 分子修饰)完成Ⅲ期试验后终止[168],和活性更高且疗效更长的 Bay86-6150 分子(Bay7,进行了 P10Q、K32E、A34E、R36E、T106N、V253N 分子修饰)[169]完成 Ⅰ 期临床试验后终止。

尽管如此,但仍有一些类似物在临床前研究中展现了开展临床试验的前景。

半衰期延长的 F Ⅶ a 类似物

F Ⅶ a 与白蛋白或 IgG 单体的 Fc 段融合蛋白,使用 MHC 相关的新生儿 Fc 受体(neonatal Fc receptor,FcRn),参与 IgG 和白蛋白再循环途径,保护 F Ⅶ a 不被分解代谢[170-174]。血管外基质的细胞通过胞饮作用,将白蛋白和 IgG(与它们的连接蛋白一起)转运到酸性的核内体中,并在此处结合 FcRn,然后递送到溶酶体降解途径[171,174]。之后它们通过胞吐作用完整地排出,可以自由地再次进入循环,从而延长半衰期。白蛋白和 IgG-Fc 片段彼此不干涉,通过独特的机制和 FcRn 的不同表面结合[172]。已在动物实验中证实,白蛋白融合 F Ⅶ a(rF Ⅶ a fused to albumin,rF Ⅶ a-FP)和 IgG 单体 Fc 融合 F Ⅶ a(rF Ⅶ a fused to Fc of IgG,rF Ⅶ a-Fc)的半衰期延长[174,175]。在健康志愿者中已经完

成了 rF Ⅶ a-FP 的 Ⅰ 期实验临床,显示了良好的耐受性,最高剂量达 1 000μg/kg,且半衰期延长达 8.5 小时[176,177]。目前尚未对 rF Ⅶ a-Fc 开展临床试验。

酶活性增强且半衰期延长的 F Ⅶ a 类似物

(1)为改善与血小板的结合,增强凝血酶的生成,使用靶向活化的 α Ⅱ bβ3(在活化血小板上)的模序,或同时使用靶向活化的 α Ⅱ bβ3 和 GPIb(在活化和未活化的血小板上)的模序,进而修饰 F Ⅶ a,同时使 F Ⅶ a 与 Fc 融合(为获得更长的半衰期)[174,178]。

(2)CB813d(PF. 05280602)是一种细节未知的改良 rF Ⅶ a 分子,虽然它的专利申请书表明,靶向修饰了与活化的 vatreptacog alfa 和 BAY 86-6150 相同的大体的结构域[179]。临床前试验表明,CB813D 突变体在血友病小鼠内的活性持续时间增加了 3~5 倍[180]并且在犬体内的催化活性增加了 7 倍[181]。单次剂量爬坡的 Ⅰ 期临床试验(4.5、9、18、30μg/kg),对 24 例存在或不存在抑制物的血友病 A 或 B 患者队列进行研究,结果显示,全部剂量组的半衰期为 3.5 小时,且效价和持续时间均有显著的改善(6~9 倍)。该药物耐受良好,无剂量相关的毒性或免疫原性[182]。

(3)XTEN 是一种疏水非结构化的多肽,这将增加它与蛋白质连接的半径,并干扰肾脏和受体的清除机制[183]。F Ⅶ a 与含 288 个氨基酸的 XTEN 序列重组连接(F Ⅶ A recombinantly linked to XTEN sequence of 288 amino acids，FⅦa-XTEN288），在血友病小鼠中的半衰期提高 8 倍（延长至 9 小时），但全血旋转血栓弹力图检测的活性低于常规 FⅦa。在 FⅦa-XTEN288 中引入源自特异性识别人类血小板受体 αⅡbβ3 单克隆抗体的单链抗体，使其与血小板的结合增强，且对于在体外和体内的血小板活化和血小板清除无明显影响。这种靶向血小板的 rFⅦa-XTEN 融合蛋白，除了半衰期延长外，凝血酶生成试验和旋转血栓弹力图测定的凝血活性也显著增加[183]。

（4）CTP 技术通过将人绒膜促性腺激素（human chorionic growth hormone，hCG）的 C 端肽融合到靶蛋白的一端或两端，来延长蛋白质的半衰期。rFⅦa-CTP-hCG 的半衰期增加 5 倍，且曲线下的面积增加 3.5 倍，根据凝血酶生成试验，rFⅦa-CTP-hCG 似乎可以改善活性。对 FⅧ基因敲除小鼠的研究表明，提高了尾静脉横断后的存活率，减少剪尾试验中的出血强度和持续时间[184]。

皮下制剂的开发

CB813d 和 FⅦa-CTP-hCG 都有开发更便于给药的皮下（SC）制剂的计划。

血友病 A 犬皮下注射 CB813d，可以使全血凝血时间降低 20~40 分钟[182]。在血友病小鼠皮下注射 FⅦa-CTP-hCG，显示使血栓弹力图恢复正常的持续时间延长[184]。

开发 FⅦa 类似物的挑战

半衰期延长和/或酶活性增强的 FⅦa 类似物的研发，主要是针对存在抑制物血友病患者的治疗，与目前使用的 rFⅦa 分子相比，这些类似物必须具有安全性和有效性的优势或者给药方便的优越性。N7-GP 和活化的 vatreptacog alfa 由于缺乏有效性而停止开发，充分说明了这一点；Bay86~6150 因产生抗药物抗体而停止开发[168,169]。后者说明了 FⅦa 序列或者形态结构

的微小修饰，可能会使药物产生免疫原性，而这种改变不一定被临床前免疫原性模型预测。FⅦa 类似物也面临着其他创新性产物的竞争，包括Ⅷ因子拟似物（emicizumab）[185]和通过降低内源性天然抗凝物的浓度来增加凝血酶生成的药物，例如抗凝血酶靶向 RNAi（fitusiran）[186]和抗 TFPI 药物（concizumab）[187]。

结论

现有数据表明，rFⅦa 是一种有吸引力的替代血小板输注治疗血小板疾病的方案。然而，目前迫切需要进行临床研究，尤其是临床试验，来正式评估它治疗血小板减少症患者以及先天性和获得性血小板功能疾病患者的疗效、安全性和最佳治疗方案。这些数据需要根据的轻/中度和重度出血发作以及小型和大型外科手术治疗进行分层。考虑到疾病的病理生理学基础不同，rFⅦa 在不同类型血小板功能障碍（GT、巨大血小板综合征、血小板型血管性血友病、其他先天性获得性血小板疾病）中的作用机制尚需进一步阐明，针对每种疾病的疗效、安全性及最佳的治疗方案不一定完全相同。许多具有更长半衰期和/或更高效力的 FⅦa 类似物正在开发中，但它们的研发并非毫无挑战。

（韩悦 译，张晓晖 审）

扫描二维码访问参考文献

第 64 章　血小板输注

Alexa J. Siddon, Christopher A. Tormey and Edward L. Snyder

引言

血小板通过对血管损伤的精细反应来维持机体正常止血。因此,循环血小板数量减少或功能减低的患者,发生自发出血、在创伤后或手术过程中出血的风险增加。血小板减少导致出血是急性白血病患者死亡的主要原因,直到 20 世纪 70 年代早期浓缩血小板(platelet concentrates,PC)广泛应用之后,这种情况才得以改善[1]。此前,新鲜全血是活性血小板的唯一来源。常规血小板输注疗法之所以成为可能,主要得益于透气性塑料容器的研发,这种容器便于从全血中收集、分离和储存血小板[2]。现在,PC 广泛用于血液系统恶性肿瘤及实体瘤患者强化治疗后导致性血小板减少症的支持治疗。输血机构致力于提供安全、有效并且充足的 PC 以保证患者需求,但是未经额外检测及处理的血小板制品在室温条件下保质期仅有 5 天(120小时),这使得血库无法大量储存血制品。由于供体的选择和检测水平的提高,血小板输注的安全性,也随着病毒和细菌的传播风险降低而得到了很大提升。此外,许多国家实施的灭活细菌和监测细菌生长的方法将进一步提高 PC 的安全性和可用性。

血小板制备

临床中用于输注的血小板是通过供体全血离心或自动细胞分离机单采血小板制备的。在过去几十年中,随着分离全血中血小板方法的不断改进,血小板获取率得到最大限度的提高,同时减少了红细胞及白细胞的污染。由于血小板与其他血液成分(如红细胞及血浆)所需储存条件不同,将血小板与其他血液细胞分离,也有利于血小板在理想环境中储存。

方法

富血小板血浆法及白膜法制备浓缩血小板

采血使用 16~17 号的大口径硅胶针,以最大限度地减少血小板和凝血因子活化;抽取出的血液立即与柠檬酸抗凝剂混合。由于血小板在采血过程中被激活,因此血液在离心分离前必须在室温下静置 45~60min。大约每 450ml 供体血液可分离出 1 个单位的红细胞、血小板及血浆。由于献血者的人白细胞抗原(human leukocyte antigen,HLA)及红细胞抗原类型均未知(即随机 HLA 或血型),用这种方式制备的血小板常被称为全血"随机"供体血小板(whole blood random donor platelets,WB-RDP)。每单位的 WB-RDP 大约含有 5.5×10^{10} 个血小板,悬浮在 50~60ml 的供者血浆中。保留一定体积的悬浮血浆是储存过程中维持血小板活力所必需。

富血小板血浆(platelet-rich plasma,PRP)及白膜法是从全血中分离出血小板的两种主要方法(见图 64.1)[3]。PRP 制备血小板在美国较为普及,而欧洲国家更倾向于使用白膜法。由于血液中各组分的沉降系数不同,经抗凝处理的全血可通过加速离心分离各组分。血细胞的沉降速率主要受细胞的物理性质(比重、大小和变形能力)和介质黏度的影响。优化离心时间及速度可在短时间内最大限度地分离出血小板。

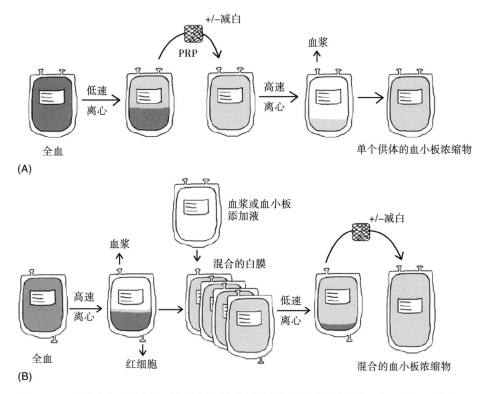

图 64.1 使用富血小板血浆法(A)与白膜法(B)制备浓缩血小板(Reprinted from Ref. 3, with permission.)

富血小板血浆法。首先,全血低速离心将红细胞从 PRP 分离(图 64.1A)。接着低速离心获得上清液(PRP),其中含大部分悬浮血小板、30%~50%的白细胞及少量红细胞;随后,将 PRP 移至卫星袋中高速离心,去除贫血小板血浆;最后,将血小板颗粒悬浮于 50~60ml 的剩余血浆中。悬浮前需将血制品静置于室温环境中 1h 以减少血小板聚集及损伤。也有研究显示静置 0min、5min、1h 和 4h,血小板的特性及在体内的存活率并无区别[4]。PRP 法大约可提取出 5.0~7.5×10^10 个血小板/包,或离心前全血单位中 60%~75%的血小板。多个 PRP 单位(例如 4~6 个)常被汇集在一起形成"血小板池",这比多次输注单个 PRP 单位更为方便。考虑到汇集过程中的细菌污染风险,血小板必须在制备后的 4h 内输注。现在美国的血库及医院很少现场汇集浓缩血小板悬液,随着技术的改进,如我们下文讨论到的,浓缩血小板可以在献血中心进行储存前的汇集,然后再发放到医院。

白膜法。全血在第一次高速离心(3 000g 7~10min)后可分离出富含血小板及白细胞的白膜层(图 64.1B)。高速离心与低速离心分离细胞有所区别。在高速离心过程中,起初白细胞会与红细胞一同沉积,血小板保存于上清血浆中。继而红细胞会快速聚集并落入血袋底层。这一过程会促使血浆及白细胞上升至血袋层,血小板最终聚集于交界面。由于血小板沉积于红细胞界面上,白膜法制备的血小板活化程度低于 PRP 法制备的血小板[5]。最终生成的白膜层由血小板及白细胞构成。在移除血小板时会带有部分血浆和红细胞。提取出白膜后再以低离心力分离血小板与白细胞、红细胞。"顶和底"袋系统因初级分离袋内白膜层的血小板相对不受干扰而便于血细胞分离(分别从顶部及底部移除血浆及红细胞)[6]。在实际操作

中,通常将 4~6 个白膜层汇集,血浆稀释后低速离心,将获得的富含血小板的上清液移至更大容积的储存袋。

采血机构也可以汇集随机捐献者的 PC 以创建"储存前汇集的全血分离血小板"。ABO 相合的 PC 被汇集于一个无菌密闭系统中,并在储存前经去白处理及细菌检测。一份汇集的血小板制品剂量与一个单采血小板单位相似(≥3×10^11 个血小板)。一项研究显示,用血小板活性、凝血或补体系统失活的常见指标来评估血小板质量,储存前汇集的 PC 与未汇集的独立 PC 的血小板质量并无差异[7]。另一项研究比较了这两种血小板制品,发现几项血小板体外降解指标有统计学差异,但是这些差异并影响临床输注[8]。其他的一些研究发现,与未在储存前汇集的 WB-RDP 相比,储存前汇集的 WB-RDP 输血相关的发热反应发生率并无明显提升[9]。

机采法制备单一供者血小板

经血细胞分离机采集的血小板通常被称为"单采血小板"或"机采的单一供者血小板(single-donor platelets,SDP)"。血液经供者手臂静脉流入单采设备,经差速离心分离血小板与其他血细胞成分。自动化设备的分离参数是根据输入的参数自动设定,包括供体的体重、血小板计数及血细胞比容等。离心后 PRP 从全血中分离出来,剩余的红细胞及血浆重新回输供者体内。大多数的单采系统直接以 PRP 形式收集血小板,部分则得到富集的血小板团块,需要轻轻重悬。1.5~2h 大约可处理 4L 或 5L 供体血液。改进的单采设备在单次采血时不仅可以收集血小板,还能够收集红细胞及血浆[10]。尽管大部分献血者可耐受单采血小板,但是与柠檬酸盐中毒(低钙血症)及血流动力学不稳定相关的不良反应仍有可能发生[11]。有趣的

6

是,部分献血者在单采血小板几天后出现血小板活化的表现[12];并且,重复多次使用单采设备捐献血小板会导致献血者短暂的血小板功能障碍[13]。

美国食品药品监督管理局(FDA)法规要求一份单采血小板制品中至少含有$3×10^{11}$个血小板,需悬浮在大约200ml的供者血浆中。因此,一份单采SDP约等于6份WB-RDP,但由于采集过程的可变性,血小板采集量通常为4~8份WB-RDP。由于机器效率提升,许多血液中心可以从单次血采过程中收集2~3份SDP($6~9×10^{11}$个血小板)。现代设备可采集到白细胞含量极低(通常少于$1×10^6$)的浓缩血小板,符合去白SDP要求。通过标准储存前细菌检测的单采血小板产品可在20~24℃环境下储存5天,与其他方法制备的血小板保质期相同。与PRP法及白膜法制备的血小板相似,单采血小板采集缺乏非-ABO抗体,因而"小"交叉检测并不必要。

输注ABO不相合的单采血小板通常不会导致成年人发生溶血[14]。一些中心会对O型血小板进行滴度测定,以防供体血小板含高滴度抗A抗体,从而导致A型受血者发生溶血[15]。如果这种情况发生于A型血的婴儿及儿童输注O型单采血小板,将会更加危险[16]。

质量控制

制备PC的机构均有质量控制体系(quality control,QC)以检测血小板制品在采集、制备及存储过程中存在的问题[17]。不同国家检测PC质量的指南不同,且质控指南的制定需参考血小板的制备技术[18]。大部分标准均需要检测血小板数目、pH以及当血制品标注"去白"时白细胞的计数(表64.1)。血小板及白细胞计数反映了血小板采集及去白的效率。PRP法制备的血小板制品的浓度(150 000~450 000/μl)低于单采血小板的浓度(>1 000 000/μl)。血小板在储存前需要通过细菌污染检测,储存过程中需检测pH,因为pH低于6.2或高于7.6与体内血小板活性降低有关[20]。PC的总体积很大程度上取决于存储时维持血制品pH在一定范围内所需的血浆量。血小板需储存于20~24℃的孵育箱中。血小板单位的目视检查也很关键,尤其是在制备、血库发出及输血机构接受等过程中,这有助于发现肉眼可见的显著细菌污染。如图64.2所示,细菌污染肉眼可见。

浓缩血小板悬液的血小板计数

传统方法计数血小板需要用细胞计数板和相差显微镜;在计数前要通过溶解或沉降的方式去除红细胞,耗时耗力,并且结果差异较大(变异系数超过10%)。现在,血库常用自动血细胞分析仪计数PC中的血小板数目,这种计数方式具有快速

和可重复性特性。尽管大部分设备的准确性与精确度均被广泛认可,一项由BEST(Biomedical Excellence for Safer Transfusion)机构组织的多中心研究发现,不同的设备计数的PC血小板数存在显著差异[21]。造成血小板计数差异的原因有:第一,血细胞分析仪是为检测全血样本设计,而非PRP,因此需要使用全血作为对照进行校正;第二,PC样本在分析前稀释会导致分析错误;第三,样品检测中血小板聚集会导致血小板计数偏低。

浓缩血小板悬液的残余白细胞计数

制备去白PC的机构必须保证血小板制品中已去除足够数量的白细胞[22]。自动血细胞分析仪不适用于计数去白PC中的白细胞,因为其对极低含量的白细胞不敏感[23],大部分残余白细胞是通过细胞计数板手工计数(例如用50μl规格的Nageotte型细胞计数板[24])。手工白细胞计数可用于监控PC质量,一些更为精准的检测去白PC中微量白细胞计数的替代方法也已出现,如流式细胞仪、微量荧光测量仪、定量聚合酶链反应(polymerase chain reaction,PCR),但是这些均非血液中心的常规检测项目[25]。

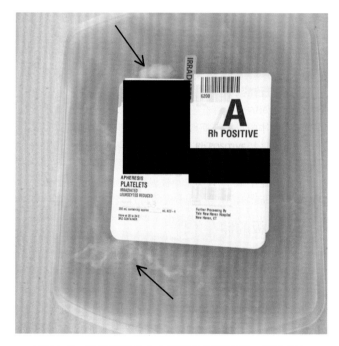

图64.2　肉眼可见的血小板制品细菌污染。箭头指向因细菌污染而活化的悬浮、聚集的血小板团

表64.1　浓缩血小板质量标准

	美国[18]		欧洲[19]	
	全血分离	单采血小板	全血分离	单采血小板
血小板($×10^{10}$)	≥5.5	≥30	PRP≥0.02,BC≥0.005	≥20
体积(ml)	无特殊要求[a]	无特殊要求[a]	每$60×10^9$个血小板>40ml	每$60×10^9$个血小板>40ml
标准"去白"时白细胞含量	<0.83[b]	<5.0[b]	<1.0[a]	<1.0[a]
pH	>6.2	>6.2	6.4~7.4	6.4~7.4

[a] 如果90%的受试单位在指定范围内则达到标准;足以维持血小板pH>6.2的血浆体积。

[b] 95%的测试单位。

血小板储存与储存损伤

PC 在采集、处理及储存过程中所出现的形态结构变化与功能损伤均称为血小板储存缺陷（platelet storage defect，PSD）或血小板储存损伤（platelet storage lesion，PSL），这与输注后体内血小板存活率降低有关[26]。在 PC 收集、处理及储存的过程中很多因素会导致 PSD 的发生（见表 64.2）[27]。例如，离心会使血小板暴露于高剪切力条件下，从而损伤血小板。高剪切应力也可能导致胞质乳酸脱氢酶（lactate dehydrogenase，LDH）及血小板颗粒内容物的释放[28]。在储存期间残余的白细胞及血小板均保持代谢活性，会持续摄入营养物质并产生可能有害的代谢产物。周围血浆中也发现存在细胞碎片及蛋白水解酶。储存血小板与悬浮血浆的相互作用可能活化凝血因子，从而激活凝血系统。

许多技术均被用于研究储存的 PC，包括显微镜观察血小板形态、pH、LDH、血小板活化标志物、渗透恢复、血小板聚集和变形程度等（见表 64.3）[29,30]。简单的评估方法包括输注前肉眼检查血小板制品，暴露于光源下，轻轻旋转或挤压塑料储存袋，专业人员可以观察到正常圆盘状血小板折射光线产生的视觉"漩涡"现象[31]。如果单位 PC 的 pH 降至 6.2 以下，血小板的形态会由圆盘状变为球状，光线折射及"漩涡"现象消失，因此漩涡征的消失预示输注后血小板数目增加低于预期[32]。但在临床工作中，PC 的常规检测项目仅包括血小板数目、浓缩悬浮液体积、上清液 pH 与白细胞数目，这些检测项目仅能反映血小板储存期间的部分变化。很多研究者认为放射性核素标记的血小板在体内自体恢复是检测血小板活性的"金标准"，应在评估储存条件和血小板替代物时施行[33]。无论是用标准方法或是新技术制备的异基因 PC，其输注后的生存曲线都应与未改变的自体血小板生存曲线相似。标准检测方法用铬或铟放射标记血小板[34]。

浓缩血小板的储存条件

血小板储存温度及血小板冷损伤

起初 PC 与红细胞单位一样储存于冰箱中，但后来发现低温会严重损害血小板活性[35]。现在 PC 常被储存于 20~24℃ 的环境中，相较于冷藏，这一温度显著改善了输注后血小板的活性[36]。储存于生理温度（接近 37℃）下的血小板活性低于储存于 22℃ 的血小板。这一现象可能与正常血小板代谢率高，三

表 64.2　导致血小板储存损伤的因素

采集及分离技术	储存条件及加工过程
抽血速度	储存温度
抗凝剂/防腐溶液类型	储存时间
抗凝剂与全血比例	血小板振荡的形式与力度
全血从采集到分离的时间	PC 中悬浮血浆的体积
离心作用（时间与离心力 g）	储存容器的成分（透气性）
操作过程中的温度	白细胞去除技术

表 64.3　体外检测浓缩血小板的质量

血小板结构
细胞含量（血小板计数）
漩涡现象的目视检查
显微镜下血小板形态
血小板大小分布

功能检测
血小板聚集，自发性及刺激剂作用
低渗性休克反应
变形能力
凝血酶作用下 ATP 的释放

代谢状态
上清液 pH、pO_2、pCO_2、HCO_3
葡萄糖消耗
乳酸产量

血小板活化
P-选择素（CD62P）表面表达
释放到上清液中的可溶性 P-选择素
血小板因子-4 和 β-血栓球蛋白
膜联蛋白 V 结合力
上清液中的乳酸脱氢酶
血小板微粒形成

磷酸腺苷（adenosine triphosphate，ATP）快速周转相关，储存温度低于生理温度可以降低 ATP 周转速率[37]。

血小板的形态在 4℃ 环境下会转变为球状，这标志着不可逆转的物理损伤[38]。当血小板被置于低于 20℃ 的环境中长达 24h（例如从血小板采集到运输至医院这一过程中），可观察到血小板形态的变化。这些形态的改变可能与肌动蛋白组装有关[39,40]。输注入体内后，循环中的冷冻血小板也会很快被清除。有研究表明冷冻血小板的清除与肝脏 Kupffer 细胞表面的整合素 αMβ2（Mac-1）相关，αMβ2 可以识别冷冻血小板表面的糖蛋白（glycoprotein，GP）Ⅰb 受体，导致血小板被快速吞噬[41]。半乳糖基化处理能够有效地阻断识别血小板 GPⅠbα 上 N-糖链 β-N-乙酰氨基葡萄糖残基的凝集素，从而延长有功能的冷冻血小板在小鼠体内循环时间[42]。但是半乳糖基化处理的冷冻血小板输注入人体后存活率并未得到改善[43]。尽管如此，由于研究数据显示冷冻保存可以使血小板"止血能力增强"，血库仍然很关注这种储存方式。鉴于这些血制品的迅速发展，我们将在"血小板的冷保存"及"血小板输注治疗的争议及未来方向"部分更为详细地讨论其临床应用。

振荡浓缩血小板

PC 需要持续轻轻振荡保存以减缓体外血小板结构与功能破坏速度[44]，并且振荡能够延长血小板输注后的存活时间[45]。目前通常在平板振荡仪上水平晃动血小板制品，而非圆筒型滚动的"摩天轮"式振荡[46]。振荡血小板被认为能够促进 O_2 等气体透过储存袋。有证据表明未经振荡的 PC 糖酵解增加，从而致使乳酸产物增加，PC 的 pH 下降。BEST 合作组织报道，暂停振荡 20~24h，PC 的 pH 仍能维持在 6.5 以上长达 7

6

天,在这段时间内血制品可从血库运至医疗服务中心[47]。研究表明当振荡重新开始后 PC 糖酵解速度可以回复到较低水平。

血小板储存容器

透气性好的塑料储存袋(允许足够 O_2 与 CO_2 交换)的研发是血小板输注研究的重要进展之一。早期的储存袋是二乙烯基邻苯二甲酸酯(2-diethylhexyl phthalate,DEHP)增塑的聚氯乙烯(polyvinyl chloride,PVC)血袋,储存在其中的血小板有效期仅有 3 天。有氧代谢无法维持时会导致乳酸增多,pH 迅速下降,最重要的是输注体内后血小板恢复能力下降及存活率受损[48]。第二代的储存袋是使用丁酰柠檬酸三正己酯等非 DE-HP 增塑剂制备的 PVC 血袋,其氧透性更好,血小板可在 20~24℃ 环境下储存 5 天,并能保持体外功能及输注后血小板存活[49]。聚烯烃材质的储存袋透氧性能更好,能够提供稳定的体外环境,血小板有效期可延长至 7 天[50]。

血小板储存期代谢变化

人血小板的代谢活动从采集到储存一直持续进行[51],并且 PC 中的白细胞也有代谢活性。因此,血液在采集后不久即出现 pH 下降,下降速度取决于血细胞的缓冲能力与悬浮溶液。由于血浆及红细胞的缓冲能力,全血 pH 在采集后最初的 14~24h 内降幅相对较小。冻伤时,血小板在 pH<6.3 的环境中表现形态改变,输注后血小板存活率下降。大多与 pH 相关的血小板储存损伤都是永久性的,但轻度损伤可能部分逆转[52]。因此,PC 中应含足量血浆以保证充足的缓冲能力,维持储存期间 pH>6.2。总体而言,一单位的 WB-RDP 使用 35ml 血浆已经足够,但临床中通常使用 50~60ml。室温下储存的血小板代谢活动低于体内循环的血小板,因此血小板常储存于 22℃[53]。低温储存的血小板输注后会被迅速清除,因此,有一些研究评估了将血小板加热至体温,然后再进行输注的效果。近期至少一项研究表明,以循环加热方式将 4~6℃ 储存的血小板加热至 37℃ 可以改善循环动力学,但是并不能完全消除冷藏的影响[54]。也有研究表明,使用新鲜血浆可部分逆转储存所导致的血小板代谢受损[55]。

抗凝剂

用于采集全血的抗凝防腐溶液通常含有柠檬酸-磷酸盐-葡萄糖(CPD 或 CP2D)或含腺嘌呤的 CPD。早期使用的抗凝剂 EDTA 具有心脏毒性,且 EDTA 抗凝的血小板在体内易被快速清除。CPD 血浆中的柠檬酸盐浓度通常为 20~22mM。单采血小板常用含有柠檬酸、柠檬酸三钠及葡萄糖(ACD-A)的溶液。葡萄糖提供能量,磷酸盐起到缓冲作用。腺嘌呤曾被加入血袋中通过增加细胞内 ATP 含量改善储存期间红细胞的存活率,但是腺嘌呤并不能改善血小板储存期间的存活率。当 pH 及钙离子浓度低于生理值时,血小板出现活化、细胞内容物释放及不可逆的聚集。由于柠檬酸盐会在肝脏中快速代谢为碳酸氢盐,因而 PC 中柠檬酸盐的含量通常不会导致受者出现低钙血症或系统性抗凝。但是,终末期的肝病患者易发生柠檬酸盐中毒,出现短暂的血流动力学抑制[56]。

血小板储存液

浓缩血小板通常悬浮于自体血浆中以更好地维持 pH 及细胞存活。现已研制出多种血小板储存液(platelet storage solutions,PSS),它们能够维持血小板的结构与功能[57]。研制 PSS 来替代血浆的主要原因是血浆不仅能够储存血小板,还有其他用途[58]。尤其在 20 世纪 70 年代与 80 年代,大量血浆被用于制作Ⅷ因子浓缩液以治疗血友病。此外,输注储存于 PSS 的血小板,患者发生过敏、输血相关的发热及抗体介导的输液后急性肺损伤等不良反应的概率较低[57]。不含有葡萄糖或碳酸氢盐的晶体溶液不能维持浓缩血小板的正常 pH,因而储存于这类溶液中的血小板在输注后恢复能力减弱[59]。氧化途径的三羧酸循环及产生乳酸产物的糖酵解反应均需要葡萄糖。

大多数 PSS 都是含有不同添加剂(例如葡萄糖酸盐及醋酸盐)的缓冲盐溶液,旨在减少氧消耗、葡萄糖利用以及乳酸产生,并且限制血小板在体外活化[60]。醋酸盐还通过三羧酸(柠檬酸)循环参与血小板代谢,通过呼吸链被氧化[61]。PSS 中的醋酸可以限制乳酸生成,因而可以部分代替葡萄糖作为能量生成的底物[62]。去除血浆的 PSS 也许可以减少部分输液反应的发生,但是也会降低输注后血小板数目的增加[63]。但是也有一些研究显示 PSS 悬浮血小板不会导致输注后血小板的差异[64]。近期一项研究显示,混合液(含 65% 的 PSS 及 35% 的血浆)可维持浓缩血小板 pH≥6.9 长达 5 天,并在输注时保持血小板的存活[65]。

在欧洲使用白膜法或 PRP 技术制备血小板,有时需要使用 PSS[66]。不同的血小板及凝血因子活化抑制剂[例如茶碱、前列腺素(PG)E₁、抑肽酶]都被试验性加入 PSS 以期更好地保存血小板[67]。PGE₁ 刺激腺苷环化酶,茶碱则可抑制血小板磷酸二酯酶,这两种添加剂均可增加环磷酸腺苷(cyclic adenosine monophosphate,cAMP)活性。cAMP 至少能够部分抑制致密的管状系统膜释放钙离子[68]。还曾有研究尝试添加抑肽酶(一种广谱丝氨酸蛋白酶抑制剂)及凝血酶抑制剂(如水蛭素)到 PGE₁/茶碱 PSS 以改善体外血小板的保存[69]。

新研发的 PSS 在维持血小板完整性及代谢特性等方面优于早期制备的 PSS。将血小板悬浮于含 K⁺ 与 Mg²⁺ 等阳离子的 PSS 中,储存 7 天后检测,发现血小板体外降解指标降低(例如,葡萄糖摄取减少,乳酸生成减少),但是输注后血小板恢复情况并无改善[70]。一项类似的研究显示,相较于储存于血浆中的血小板,尽管储存于含阳离子 PSS 中的血小板在储存期间体外指标保持稳定,但是输注后血小板恢复不佳[71]。最新研究发现,单独储存在血浆中的血小板代谢及细胞功能与储存于混合液(20% 血浆,80% PSS,及更高浓度的 Mg²⁺、K⁺、葡萄糖)中的血小板并无明显差异[72]。Mg²⁺ 能够更好地保留储存血小板与内皮下层结合及聚集的能力[73]。但另一项研究发现储存于 20% 血浆及 80% PSS 混合液中的自体血小板回输后的恢复效果不及储存于血浆中的血小板[74],因此 PSS 也许不能完全取代血浆。

储存期间的血小板活化

通过流式细胞术检测血小板 α 颗粒膜上 P-选择素(CD62P),发现血小板可以在制备及长期储存的过程中活化[75]。血浆中的可溶性 P-选择素也可用于血小板活化的定量检测[76]。P-选择素表达于细胞表面,是评估 PC 中血小板活化的重要方式之一,现有研究正致力于规范化这些检测方法[77]。其他血小板颗粒中的蛋白,如 RANTES、β-血栓球蛋白、血小板因子-4 及血清素等,也是储存 PC 的检测项目[28]。血小板表面磷脂酰丝氨酸暴露的标志——膜连蛋白(annexin)V,是血小板制备及储存过程中血小板活化的替代性标志物。一般情况下,血小板在室温下储存 5 天膜联蛋白 V 结合水平即升高[78]。膜联蛋白 V 结合力的改变部分与制备血小板的方法有关(例如:PRP *vs* 单采血小板)[79]。

用于采集、制备及存储浓缩血小板的材料及方法均需考虑抑制血小板活化[80]。血小板活化增加通常与血小板储存过程中发生的其他不良变化有关。然而,几乎没有证据表明制备和储存相关的血小板活化会损害血小板输注后恢复或止血的能力。一些研究想明确活化的 P-选择素阳性的血小板是否输注后更易于被移除。但是,由于难以去除其他影响循环中血小板存活的因素(例如上清液 pH),这些研究的意义是有限的[81]。

Michelson 等[82]在非人类灵长类动物血小板输注模型中发现,输注的脱颗粒血小板迅速丢失细胞表面 P-选择素,但仍然能在体内循环并发挥作用。这一研究表明血小板表面的 P-选择素分子而不是脱颗粒的血小板会被迅速清除。这些结果也相继被 Berger 等[83]证实。他们发现野生型小鼠与血小板表面 P-选择素敲除小鼠的血小板寿命相同。血小板分离后用凝血酶活化,继而回输至小鼠体内,血小板的清除率并无变化。经凝血酶活化的血小板输注后迅速丢失细胞表面 P-选择素,同时血浆中出现 100kDa 的 P-选择素片段。4℃储存血小板使得血小板在体内的寿命缩短,但这两种基因型的血小板并无显著差异。因此,Berger 等[83]证实 P-选择素并不介导血小板的清除。

Krishnamurti 等[84]使用血小板减少的兔肾损伤模型进行研究,结果发现凝血酶活化的人血小板在兔的血液循环中失去细胞表面 P-选择素,但其在循环中的存活时间及止血功能与新鲜血小板一样。这些研究表明,血库中浓缩血小板悬液内血小板表面 P-选择素的表达情况不应作为体内血小板存活或功能的指标;但是,血小板表面 P-选择素仍可作为处理、储存及操作(过滤及洗涤)中有用的质量控制指标。因为与体内环境不同,细胞表面 P-选择素的增加依赖于血小板活化且在血库储存环境下不可逆转[85]。

浓缩血小板中血小板微粒的形成

血小板源微颗粒(platelet-derived microparticles,PMP),又称血小板微颗粒,存在于 PC 中,是从完整血小板表面脱落的亚细胞碎片。PMP 具有很强的促凝作用,并且保留了许多完整血小板的生物特性(见第 22 章)。许多机制介导了 PC 中 PMP 的生成,例如直接机械损伤以及血制品制备过程中所受的刺激。此外,在血小板处理和储存过程中不可避免地会发生血小板活化,而血小板活化的部分原因是血小板与塑料储存容器之间的相互作用[86],PMP 即血小板活化的产物。依据浓缩血小板悬液中 PMP 散射光的特性及其表面表达的 GP Ⅰ b-Ⅸ 或 GP Ⅱ b-Ⅲa(整合素 αⅡbβ3),可以用流式细胞仪定量检测 PMP[87]。

不同的血小板制备方法(例如单采血小板对比全血细胞分

离血小板)会导致 PMP 的形成出现差异,这可能与离心力及抗凝剂浓度有关[88]。单采血小板中 PMP 数量比捐献者献血前血浆中的含量高,PC 储存期间 PMP 数量几乎没有增加,提示 PMP 主要在采集过程中形成[89]。因此,输注新技术采集的 PC,患者可能会输入一定数目的 PMP。但是,目前尚不清楚具有促凝作用的 PMP 能否增强输注血小板的止血效应。此外,白细胞、内皮细胞及血小板碎片均可诱导输血患者对 HLA 的同种异体免疫[90]。

储存血小板的凋亡

凋亡,亦称为程序性细胞死亡,在许多生物过程中发挥着重要作用。在过去十年中,研究发现在受化学或物理刺激时,无核血小板会出现凋亡样改变[91]。血小板内含有凋亡过程中的关键酶,如胱天蛋白酶(caspase)-3 以及线粒体死亡途径中的重要成分,包括细胞色素 c、Apaf-1 及 Bcl-2 家族死亡调节因子(见第 4 章)[92-95]。由于血小板无核,因此凋亡程序可能最初存在于有核的巨核细胞(血小板的来源)并由其编程。体外实验表明钙离子载体、其他血小板激动剂及标准条件下的室温储存均可诱导血小板凋亡。在 37℃ 存储,血小板 caspase 酶的活动增加,但是抑制 caspase 酶活性并不能改善血小板在 37℃ 情况下的存活情况[96]。在储存和剪切力条件下,血小板在线粒体水平也存在凋亡的证据[97,98]。理解凋亡对于血小板存活的意义有助于更好地了解血小板的贮存损伤(见第 4 章)。

血小板的冷保存

临床对血小板制品的需求与其在室温下保质期相对较短的矛盾,促使人们致力于研究血小板的冷冻保存以延长其保质期。事实上,依据止血领域的研究数据,冷藏的单采血小板(可在无刺激的状态下保存达 3 天)已被 FDA 批准主要用于创伤止血[99]。研究人员仍在研究如何延长冷藏血小板的储存时间及扩展其适应证等问题。

尽管现在 FDA 批准使用的血小板并不需要额外的处理,但仍有很多研究致力于改进冷藏方式以减少低温造成的血小板损伤。例如,通过小鼠伤口模型研究发现,海藻糖保存的冻干过期血小板对伤口愈合的疗效与标准 PC 相同[100]。体外实验研究表明,4℃ 保存的经海藻糖处理的血小板不像未处理的血小板一样快速凋亡,并且能保留一定的功能[101]。

4℃ 保存的血小板在输注患者体内后会很快被清除[102],清除的机制被认为与血小板的 GP Ⅰ bα 受体集簇,导致半乳糖残基暴露增加有关,后者被肝脏巨噬细胞上的 β2 整合素唾液酸糖蛋白受体识别,进而结合并清除血小板。这一机制已在血小板减少的小鼠模型中得以证实[103]。起初认为半乳糖基化可以阻碍血小板与巨噬细胞间的相互作用,因为体外实验显示半乳糖基化的血小板在冷藏保存 14 天后仍能保留正常的功能,半乳糖基化处理也能抑制巨噬细胞对血小板的识别[104]。但是 Ⅰ期临床试验发现,将尿嘧啶二磷酸半乳糖加入 4℃ 储存的血小板中并不能防止血小板在体内被清除[43]。β-GlcNAc 糖基化可以防止超短期 4℃ 保存的血小板被清除,但是对需要长期保存的血小板无效。长期存储的血小板仍会通过 β2 整合素及 Ashwell-Morell 受体与肝脏巨噬细胞的结合[105]

6

血小板采集后处理

血小板制品的去白处理

在许多国家,血小板与红细胞相似,也需要进行去白处理。基于去除白细胞成分可减少变异克雅病(Creutzfeldt-Jacob disease)风险的理论,1999 年起英国广泛实施这一操作。去除白细胞成分最为明确的优点包括减少非溶血性发热反应、巨细胞病毒的传播以及 HLA 同种免疫的风险[106]。血小板通常在采集后、储存前行去白细胞成分的处理。"储存后"去白指在输注前去除血小板制品中的白细胞成分,较为罕见。无论血小板是通过 PRP 技术或白膜法制备均可行存储前去白处理。白膜法获取的血小板去白处理,通常在白膜浓缩液收集当日或隔夜储存后,用单个过滤器过滤。"过程中"去白处理,指机采法制备的血小板制品仅含有极少量白细胞。单采血小板方式收集的血小板被认为是经储存前去白。

脱脂棉是最早用于去除全血中白细胞的材料[107]。三种最常用的去白细胞滤器由负离子聚酯、正离子聚酯及无电荷的聚氨酯组成。一些聚酯滤器是非织造网状结构,而聚氨酯滤器则是多层海绵网状结构。白细胞从全血中移除的机制包括以下几种:基于细胞尺寸的简单筛分/机械滞留,白细胞直接黏附至纤维物,或经血小板间接黏附[108]。早期设计的去白细胞滤器不仅移除白细胞,还会去除部分黏附于聚酯纤维表面的血小板。之后,纤维组织被改进。例如,在纤维表面包裹聚合物(如聚羟乙基异丁烯酸酯/聚苯乙烯等)以减少血液过滤期间血小板的丢失[109]。现在两种滤器正在广泛使用:一种用于移除浓缩红细胞中的白细胞,另一种用于移除浓缩血小板中的白细胞。

γ 射线与紫外线照射血小板

浓缩血小板中的残余白细胞可能导致输血相关的移植物抗宿主反应(graft versus-host disease, GVHD)[110],在输注前使用 γ 射线或 X 线照射血小板可以防止这一罕见但却致命的反应。电离辐射通过破坏浓缩血小板中残余 T 细胞的核酸 DNA 使之失活。储存 1~5 天后的血小板再经 50Gy 辐射量照射,体外检测仍可保持正常的结构及功能[111]。更为重要的是,血小板减少患者在输注经照射的血制品(50Gy)后血小板可增至预期值,可维持正常的凝血功能[112]。依照 FDA 规定,辐射罐中段应以 25Gy 剂量照射,其余各点最少应达 15Gy 的辐射量[110]。这一辐射剂量可以有效灭活 T 细胞,而全血分离的血小板及单采血小板可以耐受,输注后仍能够在体内恢复及存活[113]。单采血小板经 γ 射线照射后,即使储存长达 7 天,体外检测血小板功能也未见异常[114]。但是,γ 射线照射既不能破坏细菌,也不能抑制血小板制品中的细菌及微生物增殖。

输注血小板的患者与外源性主要组织相容性复合物(major histocompatibility complex, MHC)抗原相接触是导致血小板同种免疫的主要原因。这也导致血小板不应状态,即患者对输注血小板无应答。有关防止血小板同种免疫的研究表明,1 480mJ/cm² 辐射量的窄谱中波紫外线(ultraviolet B, UVB)照射与白细胞滤过的作用相似,可以减少急性髓系白血病患者血小板输注无效的发生率[106]。动物实验表明,经 UVB 照射后的白细胞可诱导体液免疫耐受,使得受体无法对外源性 MHC 抗原产生反应[115]。体外实验证实,中等波长(280~320nm)的 UVB 可以灭活 PC 中的白细胞,具体辐射量与存储血小板的塑料袋类型及尺寸有关。经 3 000J/m² 辐射量照射的 PC 可以储存长达 5 天,而且不会导致 pH 改变及聚集反应等[116]。更大辐射量的 UVB(100 000J/m²)可引起血小板结构的改变并影响血小板膜蛋白的表达,如 GPIb[117]。

病原体灭活技术

病原体灭活技术(pathogen inactivation technologies, PIT)主要依赖光化学反应及非光依赖的核酸交联方法,灭活可能污染血制品的病毒及细菌[118][119]。光化学技术灭活病原体可以保持血小板的完整性,并且不影响血小板输注后的恢复及存活[119]。2014 年 FDA 批准补骨脂素(S-59)联合长波紫外线(UVA)照射用于血浆及血小板制品的病原体灭活[120],而核黄素(维生素 B₂)联合 UVA 照射技术仍待研究[121][122]。核黄素光化学法推广应用的主要障碍是这种技术会使存储的浓缩血小板的数量及功能改变[121-127]。一项研究发现,与仅用 PSS 储存的血小板相比,经 PIT 处理后储存的血小板性能大多保存完好[73]。但是也有相反的证据表明,PIT 处理 PC 会对血小板依赖性凝块强度和储存后的聚集产生不利影响[128];并且经核黄素 PIT 处理后血小板计数减少,可能与血小板活化及代谢/细胞活动有关[129,130]。

有大量研究评估了补骨脂素及 UVA(INTERCEPT, Cerus Corporation, Concord, CA)使用的体内外效应。发现这些处理可以灭活全部细菌,不影响血浆及储存于含添加剂溶液中的血小板的功能[131]。对 PIT 处理的储存于血浆中 PC(而非储存液)进行评估,研究发现补骨脂素灭活病原体的过程对血小板形态、低渗性休克反应发生率及储存 5 天后的形状改变影响甚少,但是 pH 下降速度比血浆储存的非 PRT 处理的 PC 更快[132]。因此,后续研究主要关注 INTERCEPT 对于储存于 PSS 中血小板的影响。体外研究发现,经 INTERCEPT 处理的白膜层 PC 在添加了 Mg²⁺ 和 K⁺ 的 PSS 中保有良好的血小板功能及代谢活性[133]。当评估储存诱导增加的生物活性成分时,研究者发现 INTERCEPT PRT 并未影响储存 7 日后 PC 释放细胞因子/趋化因子[134]。一项体外研究分析比较了 PRT 及储存了 7 天的常规 PC,发现血小板数目下降可能与灭活过程有关。但是在流动状态下血小板黏附功能与常规 PC 相似。早期的前瞻性输血研究表明,经 PRT 处理后的血小板输注反应发生率较低(<1%),其安全性与常规(未使用 PRT)PC 相似[135]。临床大样本的血液学监测研究也证实了 PRT 处理血小板输注反应发生率较低[136]。

INTERCEPT PRT 已被用于欧洲的几个国家(由于刚经过 FDA 批准,美国医疗机构的临床应用经验较少),可以依据临床大数据(约 200 000PC 输注)评估其安全性及有效性。一项近期的研究发现,输注 INTERCEPT 处理的 PC 后并无针对新抗原的抗体产生,也并无细胞毒性反应[137]。事实上,经 PRT 处理后发热和过敏反应的发生率降低,尽管在这个过程中存在血小板丢失,但与历史对照相比,输注 PC 的频率并未增加。第二次回顾性研究使用了相同的数据库比较 PRT 处理的患者及历史对照组的患者,研究结果与第一次的相似,经 PRT 处理的患者输注反应发生率减少,并且血小板及红细胞的使用量并无增加[138]。近期,一项关于大规模输注 INTERCEPT 处理的血制品的研究表明,使用这些血小板制品不会造成不良的临床结果,也不增加死亡率[139]。

因此,PRT 对于血制品的使用似乎并无确定的不良影响。支持这些发现的报告指出,尽管输注标准 PC 患者的校正增加数(corrected count increment,CCI)略高于输注 PRT-PC 的患者(考虑到 PRT 过程中血小板丢失的预期结果),两者在输注后出血及红细胞制品的使用总量、下一次 PC 输注的时间间隔方面均无区别[140]。INTERCEPT PRT 的副作用也在高危人群中进行了研究,即接受造血干细胞移植(hematopoietic stem cell transplants,HSCT)的患者,他们被认为在输注 PC 后急性肺损伤的发生率更高[141]。接受 PIT 或标准 PC 支持治疗的肺损伤的 HSCT 患者死亡率没有差异。此外,研究人员发现 HSCT 患者无论有无急性肺损伤,他们使用血小板支持治疗的天数或血小板输注的次数没有区别。最后,很少有儿科患者使用 PIT 血小板的报告。

容量减少的浓缩血小板

通过 PRP 技术制备得到的浓缩血小板容量通常为 40~60ml,这一容积可以使浓缩血小板在 5 天的贮存期内维持 pH>6.2;更小剂量的供体血浆(35~40ml)也足以维持 pH[142]。在特定临床情况下,可能有必要进一步减少 PC 体积。例如,由于含有同种凝集素(抗 A 和/或抗 B),ABO 不合的血浆可能会对新生儿和婴儿造成伤害[143]。新生儿同种免疫性血小板减少症患者需要输注血小板时,可以通过洗涤去除母亲血小板中的血小板特异性抗体(例如抗 HPA-1a),然后作为 HPA-1a 阴性血小板输注给患儿(见第 45 章)。

血小板输注治疗

最早的关于血小板输注的报道是用新鲜采集的全血作为有活性血小板的来源[144]。血小板减少的患者输注全血后出血时间缩短,出血停止。新鲜全血并非便捷理想的血小板来源(尤其对于预防性血小板输注),目前仅在一些大的创伤治疗中心使用。因血小板减少而引起的大出血依然是急性白血病患者的主要死因[1]。20 世纪 60~70 年代,随着辅助血小板从全血中分离的塑料采集/储存容器的发展,PC 的应用愈发普及。这些有活性的浓缩血小板改善了大剂量化疗的血液系统恶性肿瘤及实体瘤患者的预后。尽管有一定数目的 PC 被广泛应用于创伤科、普通外科、心胸外科及器官移植中心,血液科及肿瘤科患者依然是输注 PC 的主要群体。尽管临床已积累了大量的血小板输注治疗的经验,但是血小板输注操作差异较大且缺乏循证指南[145]。

血小板输注主要用于治疗或预防血小板缺乏或功能障碍患者出血。大部分 PC 均被用于未出血的血小板减少患者的预防性治疗[146]。大量的临床实践而非对照试验,证实了血小板减少症患者输注血小板治疗出血的疗效。血小板计数上升至(40~50)×10⁹/L 时严重出血可被控制。在预防性血小板输注控制骨髓衰竭的血小板减少患者出血方面,目前存在很大争

议。重要的是,首次输注血小板前应明确血小板减少的原因,在一些血小板减少的情况下(例如免疫性血小板减少性紫癜)血小板输注无效(见第 39 章)。在其他的一些情况下,如血栓性血小板减少性紫癜(见第 42 章)及肝素诱导的血小板减少症(见第 41 章),输注血小板甚至有危险。遗传性或获得性血小板功能障碍的患者(见第 48 和 49 章)通常血小板计数正常,但是这些血小板凝血功能减弱,在很多情况下输注血小板可以控制出血。

血小板输注治疗的一般注意事项

经 PRP 或白膜法制备的 WB-RDP 血小板,每个单位通常都含有>5.5×10⁹/L 个血小板,体积约为 50ml。在无发热、败血症、脾大或血小板同种免疫等有损血小板存活的情况下,每输注 1 单位的 WB-RDP 可使血小板数目增加(5~10)×10⁹/L。过去常汇集 6 个单位 WB-RDP(总容量大约 300ml)输注,现在很多医院常输注 4 或 5 个单位 WB-RDP,现代技术能够更有效地从全血中分离出血小板,一份 WB-RDP 浓缩物常含有>8~10×10¹⁰ 个血小板[147]。机采法收集的单一供者血小板被高度浓缩,含有超过 3×10¹¹ 个血小板,相当于 4~8 个平均 WB-RDP 单位。

血小板捐献者的检查要求与其他献血者相似:包括 ABO 及 Rh(D)类型检测及人类免疫缺陷病毒(human immunodeficiency virus,HIV)-1、HIV-2、乙型肝炎、丙型肝炎、梅毒、西尼罗病毒、美洲锥虫病与寨卡病毒等筛查。需要再次强调的是,注重影响血液供应的新型病原体的检测,可在流行地区进行这类检查(例如巴贝虫病)。部分献血者需要检测巨细胞病毒(cytomegalovirus,CMV)IgG 抗体,采集自血清 CMV 阴性捐献者的血制品会标注"CMV 阴性"。去白 PC 可作为 CMV 阴性血制品的替代物,以降低易感人群感染 CMV 的风险[148]。研究表明,给予干细胞移植后患者输注去白单采血小板也可极大降低感染 CMV 的风险[149]。

ABO 血型不合的血小板输注与血小板寿命缩短有关(例如将 A 型血小板输注给 O 型患者),因此,医院应该尽量输注 ABO 血型相合或相同的血小板[150]。输注与受者血型不相匹配的血小板会导致循环中免疫复合物增多[151]。浓缩血小板大多含有少量的红细胞,但通常无需做红细胞交叉配型。血小板无 Rh 抗原,但是 PC 中可能含有大量的红细胞(有时可高达若干毫升)。一些医生为了防止 RhD 同种免疫,考虑给予输注 RhD 阳性血小板的 RhD 阴性患者 Rh 免疫球蛋白,尤其是儿童及孕妇。近期几项研究表明,RhD 同种免疫的风险极低,尤其是单采血小板,仅有输注全血分离的血小板才需要输注 Rh 免疫球蛋白[152-154]。对于血小板减少患者,静脉注射 Rh 免疫球蛋白是预防 RhD 同种免疫的安全有效的方法,可替代肌注治疗[153]。

血小板输注的注意事项与其他血细胞输注相似,在输注前血小板制品及输血者均应准确核查。应在输血前、输血后不久或有任何输血反应证据时检查生命体征。常见反应包括高温及血压改变,患者会有寒战、瘙痒、皮疹及呼吸短促。依照 FDA 规定,与输注红细胞及新鲜冰冻血浆相似,血小板必须在床旁通过带有滤器的输注设备进行输注(滤网孔隙通常是 170~265μm)以清除存储过程中形成的纤维蛋白凝块以及较大碎

6

块。即便血制品在储存前已经去白滤器过滤,但是这一过程仍十分重要。常规血小板输注必须在 4h 内完成,大部分均在 2h 内完成。

预防性血小板输注

任何血制品输注,包括血小板,都不能仅仅参考"输注指标",应综合考虑患者的整体状态(例如疾病,用药及凝血状态等)。过去很多内科医生倾向于输注血小板以保持血小板计数在 $20 \times 10^9/L$ 以上,认为这样可以预防自发出血[155]。但是,在无其他凝血异常因素存在的情况下,血小板计数$>5 \times 10^9/L$ 时通常不会出现严重出血[156]。在明确阿司匹林损害血小板功能之前,阿司匹林作为退热药的广泛应用使得早期预防性血小板输注阈值的确定复杂化。

在确定合适的血小板水平时需要考虑 3 个问题:①即便在血小板数极低的情况下,严重出血都十分罕见;②临床中的微小出血难以计量[157];③严重血小板减少症患者在血小板极低时,血小板计数不够准确。用 Cr 标记红细胞测定粪便中红细胞丢失来评估再生障碍性贫血患者的自发性出血情况,结果显示,在血小板计数高于 $5 \times 10^9/L$ 时,粪便失血量不会显示显著升高[158]。同时期的一项小型临床试验表明,比较大出血、死亡率和红细胞使用这些指标,预防性血小板输注的患者($<20 \times 10^9/L$)与仅在发生出血(皮肤或黏膜出血除外)时才接受血小板输血的患者之间并无区别[159]。对急性白血病患者的广泛研究,以及对实体瘤患者的类似研究都表明,严重的出血并不常见,除非血小板计数$<10 \times 10^9/L$[160]。

早期一项大型的关于降低血小板输注阈值的安全性试验研究,前瞻性地连续随访了 102 例急性白血病患者[161]。血小板计数$<6 \times 10^9/L$ 的患者接受预防性血小板输注,而血小板计数$>20 \times 10^9/L$ 的患者仅在大出血或行有创操作前输注血小板。其他情况设置阈值如下:发热或微小出血的患者为 $6 \sim 11 \times 10^9/L$,凝血功能障碍或行小型操作的患者为 $11 \sim 20 \times 10^9/L$。在 31 例发生大出血的患者中,血小板$\leq 10 \times 10^9/L$ 的占 1.9%,而血小板 $10 \sim 20 \times 10^9/L$ 的占 0.07%。研究者们得出如下结论,无发热或出血时,将 $5 \times 10^9/L$ 作为血小板输注阈值是安全的。尽管有几次大出血发生在未接受输注治疗的 $6 \sim 10 \times 10^9/L$ 患者组。

前瞻性随机血小板输注试验比较了以血小板计数为 $10 \times 10^9/L$ 和 $20 \times 10^9/L$ 作为阈值,血小板减少症患者的出血风险及血小板输注需求(表 64.4)[162-165]。研究表明,当使用较低的输注阈值时,患者出血风险及死亡率与较高阈值组并无区别;而且采用较低的预防性血小板输注阈值可减少供体血液输注,从而降低血液传播疾病及其他的输血并发症。

近期,两个多中心的随机对照试验提供了关于,预防性血小板输注的更多数据。血小板剂量研究(PLADO)依据受血者体表面积评估三个剂量的预防性血小板输注的作用(低:$1.1 \times 10^{11}/L$ 血小板$/m^2$;中:$2.2 \times 10^{11}/L$ 血小板$/m^2$;高:$4.4 \times 10^{11}/L$ 血小板$/m^2$)[166]。这项研究在住院的肿瘤患者中分析比较≥ 2 级 WHO 出血(例如,轻度,但是明确的失血)发生率。状况稳定的未出血患者,清晨血小板计数低于 $10 \times 10^9/L$ 时需要输注血小板。研究发现,这三个试验组≥ 2 级出血发生百分率并无显著差异(低剂量组为 71%,中等剂量组为 69%,高剂量组为 70%)。研究结果提示较低的血小板输注阈值($10 \times 10^9/L$)不会导致出血增加,但需要更为频繁且剂量较小的血小板输注。当血小板计数大于 $5 \times 10^9/L$ 时,出血的风险就不会增加了。

血小板输注方法的研究(SToP)评估了两种预防性输注剂量(低:$1.5 \sim 2.9 \times 10^{11}/L$ 血小板;高:$3 \sim 6 \times 10^{11}/L$ 血小板)的疗效[167]。与 PLADO 研究相似,SToP 试验评估预防性血小板输注的疗效,以≥ 2 级 WHO 出血作为终结点。由于低剂量组 4 级严重出血的发生率较高,这项研究被提前终止。但是两组间≥ 2 级出血的发生率并无明显区别。预防性血小板试验研究(TOPPS)[168]比较了预防性及治疗性血小板输注在血液系统恶性疾病中的疗效。预防组的患者血小板计数低至 $10 \times 10^9/L$ 的阈值时输注血小板,而治疗组仅在活动性出血时输注血小板。试验结果表明,预防性血小板输注可以防止出血,尤其是对于血液系统恶性肿瘤的患者[168]。

目前,尚无针对预防性血小板输注的临床指征的共识,主要是因为现有的客观数据不足以制定循证建议。多年来,许多专业团体致力于血小板输注指南的制定,但是输注的阈值仍存在差异。如果存在其他出血的危险因素,如高热、败血症、白细胞增多或其他止血异常,则需要较高的预防性输血阈值,但这些患者尚未确定具体阈值[169]。需要指出的是,红细胞增强血小板在流动血液中穿过平行流线的运动,严重贫血可以影响止血,因此血小板减少或血小板功能缺陷患者应避免严重贫血的情况[170]。血小板与血管壁碰撞的次数与红细胞的数量(血细胞比容)直接相关,因此,与富血小板血浆相比,血液中血小板沉积增加了 50 倍[171]。

表 64.4　血小板输注阈值相关试验汇总

研究	患者数量	疾病类型	研究类型	血小板输注阈值($\times 10^9/L$)	结果
Gil-Fernandez et al. ,1996[162]	190	骨髓移植	非随机试验	10 比 20	两组间出血情况无区别,10k 组输注的血小板更少
Heckman et al. ,1997[163]	78	急性白血病	随机试验	10 比 20	两组间出血无区别
Rebulla et al. ,1997[164]	255	新诊断的急性髓系白血病	随机多机构试验	10 比 20	两组间大出血情况、红细胞输注无区别
Wandt et al. ,1998[165]	105	急性髓系白血病	前瞻性对照研究	10 比 20	两组间出血情况无区别,10k 组输注的血小板更少

在行有创操作(例如腰穿、插入留置管、肝脏活检、胸腔穿刺或经支气管活检)之前,通常需将患者的血小板计数提高至 $50×10^9/L$ 以上[172]。成年的急性白血病患者也可在血小板计数更低的情况下行腰椎穿刺[173]。血小板计数 $>10×10^9/L$ 的急性淋巴细胞白血病患儿可耐受腰穿,且无严重的并发症[174];但考虑到这种情况下循环的原始细胞浸润脑脊液的可能性较大,儿科医生可能会要求腰穿前血小板计数较高(将近 $100×10^9/L$)。一些侵入性更强的操作(如涉及成人中枢神经系统)通常要求较高的血小板水平($>100×10^9/L$)。但是,确定这一阈值的原因尚不清楚。一般而言,如果能够在操作后给予伤口足够的按压且血小板计数超过 $20×10^9/L$,骨髓穿刺或活检前的血小板输注并不必要[171]。

血小板输注的疗效

临床上很难评估血小板输注的疗效。首先,仅由血小板减少引起的严重出血十分罕见;其次,若没有血管损伤或凝血功能异常,血小板减少引起的出血所致死亡更为罕见;并且,估计出血程度的方法仍不完善[175]。评估血小板输注疗效的方法主要分为三类:①体外血小板功能与生化特性;②血小板在体内循环中的存活情况;③凝血效应的临床评估,如鼻出血、血尿及瘀点的控制情况。后两种方法不准确且不易重复。

出血时间不适用于评估血小板输注疗效。当血小板计数降至 $100×10^9/L$ 以下时,出血时间呈线性相关性延长[176];当血小板计数低于 $10×10^9/L$ 时出血时间会延长超过可测量的范围($>30min$)。而且,出血时间测量结果难以复制,出血时间的正常范围较广,易受多种药物影响,出血时间在贫血时延长(见第 33 章)。粪便失血已被用于评估血小板减少患者的止血情况,但这项技术并未得到广泛应用[35]。

预防性血小板输注效果可以通过校正增加数(corrected-count increment,CCI)评估。效果评估可在输血 $10\sim60min$ 后计数血小板,并按下列公式计算 CCI:

$$CCI = \frac{Post(\mu l) - Pre(\mu l)}{血小板计数×10^{-11}}×BSA(m^2)$$

"Post"指血小板输注后 1h 的血小板计数,"Pre"指输注前血小板计数,"#platelets"指输注血小板数($1WB-RDP\approx0.5×10^{11}$,1 单位单采血小板 $\approx3.0×10^{11}$),BSA 指体表面积。通常 CCI 较低($<5\,000$)表明血小板输注效果不佳。输注后 1h 血小板数目增加较少的患者可能产生了同种异体血小板抗体[177],抗体的产生大多与既往输注血小板或妊娠有关。PLADO 试验结果表明,约 5% 的患者在输注血小板后产生同种免疫,但并非所有同种免疫患者都有很低的 CCI 值[166]。ITP 患者体内的自身抗体可加速血小板破坏。一些非免疫因素,如发热、败血症及弥散性血管内凝血(DIC)等也会致使血小板计数无法增至预期。总而言之,CCI 是一种相对粗略但十分有效的评估血小板存活的方法[178]。

其他的实验室指标也可用于评估血小板功能状态,例如即时血小板功能检验及血栓弹力图(TEG 及 ROTEM,见第 33 章)[179-181]。全血血栓弹力图(whole blood thromboelastography)是一种黏弹性止血试验,可以显示凝血级联成分与血小板之间的相互作用,有时可用于指导输血,特别是在创伤或手术引起

大出血时。这些方法的应用减少了血制品的使用,同时不会导致患者出血多或不良反应增加,因而可以帮助减少出血患者不必要的或者不确定性的输注[182-183]。但是 TEG 在减少血小板输注方面的益处仍待进一步确定[183]。

血小板剂量

血小板输注剂量的范围通常是 $3.0×10^{11}$ 个血小板,即大约 1 份单一供者的机采血小板制品或 6 份汇集的随机供者 PC。这一剂量是通过经验而非临床试验所得。成人适宜输注的血小板剂量尚未明确,且剂量的确定通常需要参考许多与疗效无关的因素,例如价格和可供性[184]。与儿童不同,确定成人血小板输注剂量时无需参考患者的体重及体表面积。正常情况下,血小板的存活时间为 9 天。但是接受诱导化疗的白血病患者至少间隔 3 天就需要输注血小板[185]。许多处于严重骨髓增生不良期的患者需要每天输注血小板[185]。

一些医生建议每 2 天或 3 天输注一次大剂量血小板(例如 $10\sim12$ 份 WB-RDP)[186]。大剂量的血小板输注并不能减少自发出血的风险,但是可以提高输注后的 CCI,并延长每次输注的间隔时间[187-188]。也有一些医生则建议减少血小板输注剂量(例如 3 或 4 份 WB-RDP),从而降低患者在血小板减少期间血小板输注的总量[189]。尽管减少输注剂量更为经济,但却会增加患者的输血次数(PLADO 试验所得的结论[166]),最终导致总费用增加[190]。总之,在最佳的血小板输注剂量确定之前,每次输注所需的血小板数量主要依据当地的偏好情况。

血小板输注的其他适应证

免疫性血小板减少性紫癜

自身免疫性血小板减少症[例如免疫性血小板减少性紫癜(immune thrombocytopenia,ITP)]患者很少输注血小板,血小板输注仅在大出血时应用,不作为预防性措施(见第 39 章)。然而,即便发生危及生命的大出血,血小板输注也仅对小部分 ITP 患者有效[191]。即便供血者的血小板表面无相关血小板抗原(如抗 HPA-1a),输注后紫癜的患者也往往对血小板输注反应不佳(见第 45 章)。输注匹配的血小板对于治疗新生儿同种免疫性血小板减少性紫癜(neonatal alloimmune thrombocytopenia,NAIT)十分关键[192]。母婴间 HPA-1a 血小板特异性抗原不合是导致 NAIT 的主要原因。病情严重的 NAIT 患儿可以输注来自母亲或血型相合献血者的 HPA-1a 阴性的洗涤血小板;但是,研究显示若无 HPA 相合血小板时,也可用未知 HPA 类型的血小板替代[193]。

弥散性血管内凝血及大量输血

活动性出血且血小板严重减少($<50×10^9/L$)的急性弥散性血管内凝血(DIC)患者需要输注 PC。但是血小板输注并不能防止慢性 DIC 患者出血。大量输血,输注超过患者血容量 $1\sim1.5$ 倍的血制品及胶体,会导致明显的血小板减少。在这种情况下,血小板被消耗,同时输注的红细胞及新鲜冰冻血浆(fresh-frozen plasma,FFP)一类不含活血小板的血制品也会导致稀释效应。同样地,大量输注时,纤维蛋白原及凝血因子也被稀释,如果不及时补充 FFP,凝血功能将会进一步减弱。过

去,在大量输血过程中,血小板计数低于 $50×10^9/L$ 时考虑血小板输注。然而,最近的创伤和战场经验表明,当一个快速出血的患者以 1∶1∶1 的比例输注红细胞、PC 和 FFP 时,止血速度更快[194]。这一比例提供的血小板和凝血因子更接近正常的全血。血小板输注常用于肝脏移植术中及术后。与 DIC 患者相似,这些患者存在复杂的凝血异常,包括凝血因子缺陷及高纤溶状态等,这些会进一步导致血小板减少性出血。PROPPR 试验结果表明,红细胞、PC 和 FFP 以 1∶1∶1 比例输注有助于止血,但与 1∶1∶2 比例相比,并不能显著减少死亡率[195]。这一领域中,如何以适宜方法在创伤情况下复苏血制品仍待进一步研究。

骨髓移植

自体骨髓移植,尤其是异基因骨髓移植的患者要经历长时间的骨髓抑制期,需要输注血小板治疗。总体而言,自体外周血干细胞移植血小板恢复最快,骨髓及脐带血的异基因外周血干细胞移植,血小板恢复较慢[196]。相较于其他移植方式,自体移植所需输注的血小板较少。有若干危险因素可导致血小板减少期($<20×10^9/L$)延长,但是很难识别所有处于危险状态下的患者[196]。例如,经若干疗程大剂量化疗的自体移植患者动员、采集到的 CD34$^+$ 细胞较少,导致回输干细胞后血小板恢复时间延迟[197]。相反,若患者回输干细胞数量较多(例如 ≥5× 10^6 CD34$^+$ 细胞/kg 体重),则血小板严重减少期较短[198]。在血小板植入及数量恢复之前,网织血小板计数会先升高(见第 32 与 35 章),但是目前移植后网织血小板检测应用较少[199]。

法国的一项回顾性研究发现,相较于采用常规强度预处理方案的异基因造血干细胞移植患者,选择减低预处理方案强度的患者对血小板输注的需求较少,且干细胞植入时间较短[200]。而脐带血移植常伴有较长的植入时间与更多的血小板输注需求。

心脏手术

为减少术后出血,体外循环(cardiopulmonary bypass,CPB)的患者常在术中或术后不久输注 PC。CPB 相关止血缺陷的机制十分复杂,通常与抗凝、体温过低、体外循环时间及术前阿司匹林的使用有关(见第 49 章)。CPB 对于血小板的影响包括:与外源性生物材料表面接触导致的血小板活化、血小板破碎及对大部分激动剂的聚集反应减弱[201]。体外循环手术中通常存在一定程度的血小板损伤和血小板减少,术后血小板功能障碍可能会持续数天。但是,CPB 后出血治疗方案的制定通常不是依据实验室监测指标,而主要依靠经验,在不同医疗机构间存在差异[202]。近期的指南不建议在 CPB 患者未出血的情况下预防性输注血小板[172]。临床试验有限,依据血小板输注有效的参考标准:红细胞输注减少、胸腔出血或微血管出血减少,没有研究显示手术过程中预防性输注血小板有作用[172]。因此,许多外科医生给经充分手术止血后仍在出血的患者输注血小板。一些数据显示,血栓弹力图等技术的使用有助于更合理的血小板输注[179-181]。心脏手术前服用阿司匹林及 GP Ⅱ b-Ⅲ a 拮抗剂的患者出血风险较大[203]。在这种情况下,患者常在术前输注血小板,但是输注的剂量尚无明确规定。一些心内科治疗团队使用即时检验技术,如血栓弹力图等,指导血小板输注(见

第 33 章)。CPB、体外膜氧合及心室辅助装置的使用会导致严重凝血障碍,需要频繁的血小板输注[204]。

遗传性与获得性血小板功能障碍

遗传性(见第 48 章)或获得性(见第 49 章)血小板功能障碍的患者通常不需要预防性血小板输注。但是,在患者出血或术前准备时常需要输注血小板。血小板无力症患者可能在血小板输注后产生 GP Ⅱ b-Ⅲ a 特异性抗体,使得血小板寿命缩短,影响疗效[205]。同样,巨大血小板综合征患者输注血小板后也可能产生 GP Ⅰ b-Ⅸ-Ⅴ 特异性抗体。醋酸去氨加压素[206](见第 62 章)与重组活化Ⅶ因子(recombinant activated factor Ⅶ,rFⅦa,见第 63 章)[207]均可缩短许多先天性血小板功能障碍患者的出血时间,可用于血小板输注治疗的替代疗法。目前有活动性出血的血小板无力症被认为是 rFⅦa 的"标签"适应证,尤其是血小板输注无效的患者[208]。因服用抗血小板药物而导致获得性血小板缺陷的患者在有创操作前应停药。因服用阿昔单抗而导致血小板减少的患者可通过输注血小板使得血小板计数恢复到安全范围,且无明显副作用(见第 40 章)[209]。血小板输注会增加急性血栓形成的风险,因此肝素诱导的血小板减少症(heparin-induced thrombocytopenia,HIT;见第 41 章)不推荐进行血小板输注。但是许多体内有针对血小板因子 4 和肝素复合物抗体的 HIT 患者在输注血小板后并无血栓形成,因此,当这些患者发生危及生命的出血时也可以考虑血小板输注[210]。

自体血小板捐献和冷冻保存血小板

尽管自体红细胞捐献已是常规操作,但自体血小板捐献仍十分罕见。由于液态血小板的保质期仅有 5 天,患者无法长时间储存足够的自体血小板。但是机采血小板可以被置于二甲基亚砜(dimethyl sulfoxide,DMSO)溶剂中并在 −80℃ 环境下冷冻储存[211]。在输注前,需要解冻、洗涤除去 DMSO,并使血小板重新悬浮于自体血浆或其他溶液中。这项技术并不困难,但是大多数血库并无这种制备及储存血小板制品的操作。经过冷冻及解冻的血小板会发生许多结构及代谢的变化,对血小板的体内存活有不利影响[212]。美国国防部对冷冻及冻干血小板的研制及临床试验十分关注,希望能够用于战场供应。一项随机试验的初步结果表明,相较于正常情况下储存于血浆中的自体血小板,冷冻保存的机采自体血小板体内恢复及存活状况较差[213]。尽管冷冻保存的血小板并不符合现在关于液态血小板储存的 FDA 标准,但通过这种方式制备的冷冻血小板是否具有防止或减缓血小板减少性出血的临床作用尚不清楚。自体血小板被用于研究辅助伤口愈合及组织再生(见第 65 章)[214]。其他应用方面,可用凝血酶处理血小板制备血小板"凝胶"[215],据说这种方法能够促进多种关节或骨骼肌问题的愈合,因而其在兽医学及运动性损伤修复研究中十分普及。

血小板输注的不良反应

血小板输注治疗并非绝对安全(表 64.5),常见而无生命危险的并发症包括发热及过敏反应[216]。改进的献血者筛检技术有效地降低了血液病毒传播的风险。例如,血小板输注传播

表 64.5 血小板输注的不良反应

发热性输血反应

过敏反应（荨麻疹和过敏）

败血症反应（细菌）

病毒传播（乙肝病毒、丙肝病毒、人免疫缺陷病毒、巨细胞病毒）

寄生虫感染（巴贝虫、克氏锥虫、疟原虫）

输血相关的移植物抗宿主反应

输血相关急性肺损伤

HLA 异体免疫所致的血小板输注无效

输血相关免疫调节

与血管紧张素转换酶抑制剂相关的低血压反应

输血后紫癜

HIV-1 或丙肝的风险远低于 1/1 000 000[217]。与病毒感染相比，血小板制品更易受细菌污染。输注细菌污染的血制品会导致严重的败血症反应。由于浓缩血小板中含活淋巴细胞，血小板输注也可能导致输血相关的移植物抗宿主病，这种反应罕见但却致命，可以在输注前辐射血制品预防[218]。输血相关急性肺损伤（transfusion-related acute lung injury，TRALI）指在输注血小板、血浆或红细胞后出现的非心源性肺水肿[219]。储存血小板中的生物活性脂质可能介导了 TRALI 的发生发展。

血小板输注相关的发热反应

发热性输血反应（febrile transfusion reactions，FTR）是血小板输注的常见反应。发热反应常发生于输注过程中，也可在输血后几分钟至若干小时后出现。随着去白细胞成分输血的普及，输注血小板的患者发热反应的发生率不足 1%[220]。发热性输血反应主要表现为发热（体温升高 1℃ 以上）及寒战，部分患者可伴有恶心、呕吐、呼吸困难及低血压。症状的严重程度与输入的白细胞数量及输注速度成正比。哌替啶可以迅速缓解血小板输注所致的严重症状[221]，但是目前临床并不常用。临床工作中常在血小板输注前给予患者退烧药（如对乙酰氨基酚）以预防发热，但是退烧药的实际疗效目前尚不清楚[222]。对于反复出现严重 FTR 的患者，输血前静脉注射糖皮质激素可能有效，提前几个小时使用激素可使药效最大化。抗组胺类药物对于预防及治疗 FTR 并无作用，因而不推荐使用。如果患者在输注去白处理的血小板后仍有严重的发热反应，则可以考虑使用去除大部分悬浮血浆的洗涤血小板[223]。

FTR 的发生机制与受者的细胞毒性抗体及供者白细胞表面 HLA 和/或白细胞特异性抗原相互作用有关[224]。白细胞抗原-抗体复合物的形成诱导补体结合，进一步释放内源性热原质，如肿瘤坏死因子（tumor necrosis factor，TNF）-α、白细胞介素（interleukin，IL）-1、IL-6。细胞因子等生物反应调节剂的活动直接影响了 FTR 的发生发展[225]。FTR 可能与血小板制品的储存时间直接相关[226]。在 PC 储存期间，残余的白细胞（包括活化的单核细胞）持续分泌具有生物活性的细胞因子[227]。这些细胞因子（尤其是 IL-1β 与 IL-6）的水平与 FTR 的发生频率有关[228]。其他介质主要由血小板自身产生，例如可溶性 CD40 配体，可通过上调 IL-6 与 IL-8 水平介导发热性输血反应[229]。血小板制备方法也可能与 FTR 有关，一项前瞻性研究比较了单

一供者单采血小板与白膜法及 PRP 技术制备的 PC，结果表明，输注 PRP 制备的 PC 的患者 FTR 发生率更高[230]。但是，输注后 1~6h 和 18~24h 用 CCI 检测，不同方法制备血小板的存活率并没有差异。

现在普遍认为去白 PC 可以减少 FTR 的发生，但去白化程度受设备限制。第三代滤器可去除全血分离的红细胞单位中>99.9% 的白细胞，残余白细胞量<5×10⁶。储存前去白，即在采血后立即去除白细胞，也许可以进一步降低 FTR 发生的可能性[231]。去白滤器不仅能够去除白细胞，还能移除血制品中的生物反应调节因子，例如化学因子 IL-8、RANTES 以及过敏反应毒素 C3a 和 C5a[232,233]。

血小板制品的细菌污染

在 20 世纪 80 年代中期 PC 的保质期由 7 天降至 5 天，这主要是因为观察到多例输注储存超过 5 天的 PC 患者发生了败血症反应[234]。此外，细菌接种 PC 的体外研究表明，在储存期的第 6 天和第 7 天细菌生长速度最快[235]。最为常见的导致输注相关败血症反应的是革兰氏阳性菌（葡萄球菌属），但有时也可分离出革兰氏阴性菌（表 64.6）[236]。如果献血者有菌血症或者手臂皮肤消毒不够严密均可导致血小板及其他血液制品污染。献血者在采血当日必须处于良好的健康状态。但是，在采血前几天有过短暂肠胃炎的无症状献血者可能具有感染性，这些无症状的菌血症患者可能导致一些微生物如大肠埃希菌的传播[237]。

输注细菌污染的 PC 可能导致致命性的败血症反应。因此，大多数国家要求采血机构和输血单位按标准限制并检测所有血小板制品的细菌污染情况。目前，没有通用的检测方法，并且尚无对于所有的细菌病原体均 100% 敏感的筛查系统。不同方法采集的血小板（例如全血分离制备的血小板对比单采血小板）所应用的细菌检测方法不同。大多数的血液中心直接培养机采及储存前汇集的 PC 来检测细菌，并在培养 12~36 个小时后发放血制品[238]。最常见的细菌为革兰氏阳性微生物，如表皮葡萄球菌、金黄色葡萄球菌、肺炎链球菌等常见的皮肤共生菌。使用碘伏及异丙醇进行皮肤消毒有助于减少皮肤菌群所致的静脉穿刺相关的浓缩血小板污染[239]。旁路入口管法能进一步减轻皮肤菌群对 PC 的污染，即用旁路入口管从献血袋中移出最初采集的被污染部分的血液[240]。

表 64.6 可能污染浓缩血小板的微生物

芽孢杆菌属	痤疮丙酸杆菌
蜡样芽孢杆菌	绿脓假单胞菌
枯草芽孢杆菌	沙门菌属
白色念珠菌	葡萄球菌属
产气荚膜梭菌	金黄色葡萄球菌
棒状杆菌	表皮葡萄球菌
阴沟肠杆菌	黏质沙雷菌
大肠杆菌	链球菌属
产酸克雷伯菌	化脓性链球菌
利什曼原虫	草绿色链球菌
摩氏摩根菌	

6

有学者研究使用细菌监测系统是否可以安全地将单采血小板的保质期从 5 天延长到 7 天[241]。PC 采集后会被培养 24~36h，若样本经细菌检测持续 24h 仍为阴性，则可被用于输注。研究结果表明，筛查培养的方法可以防止部分被污染的血制品被输注，但是这种方法并不能检测出所有的被污染的血制品。因此，在其他可以降低细菌污染风险的方法被研发之前，血小板的保质期仍为 5 天。

由于现在细菌筛检系统的局限性，许多研究都致力于改进这些系统以限制 PC 污染。但困难之处在于大部分血小板细菌培养 >24h 才会出现阳性结果，而此时血小板往往已被输注[242]。细菌生长延缓可能与血中细菌数量少及细菌筛检技术敏感度（40%）较低有关[243]。通过增加样本量，可以提高细菌培养筛检的敏感度。单采血小板的样本体积从 4ml 升至 8ml 即可将检测敏感度提高 54%[240]。

即便是更为敏感的细菌筛查系统也不能消除所有的可能污染的 PC 的发放。因此，许多技术被研究用以替代标准细菌培养。一个简单的方法是测定 PC 葡萄糖浓度。若在储存第 4 天或第 5 天时血糖仪测定的 PC 葡萄糖水平低于 500mg/dl，则可作为细菌培养结果阳性的替代标志，其假阴性率也与培养结果相似[244]。以细菌 16s rRNA 为靶序列，PCR 技术能够快速准确地检测血浆及富含血小板的血浆中的细菌，但是分子技术尚未常规应用于血小板制品的筛查[245]。流式细胞术通过荧光染料（如噻唑橙）染色细菌 DNA，可以检测血小板中的细菌。这项技术可检测已培养 24~48h 的 PC 中的细菌，但是可能不够灵敏，无法检测生长较慢的细菌[246]。利用荧光酯酶检测器与生物成像阅读器耦合，可以检测出滞留于 PC 过滤器上的活性细菌[247]。重要的是，目前已经研究出多种即时细菌检测系统，可以及时检测出可能污染的血小板单位。我们将在后面一部分讨论这些方法以及应用意义。

血小板输注无效

由于长期输注血小板，部分患者可能因血小板破坏加速而发生血小板输注无效，其原因可分为免疫性与非免疫性两类（表 64.7）[248]。在前一种情况下，外来供体的 HLA 在受者体内引起免疫反应，导致输注的血小板被迅速清除[249]。据推测，供者血小板被 HLA 特异性抗体（某些情况下是血小板特异性抗体）包裹。与其他免疫性血小板减少症相似，被抗体包裹的血小板被从循环中移除。曾经妊娠或输血的患者发生血小板同种免疫的概率更高。总体而言，非免疫性血小板破坏（例如脾肿大、感染及两性霉素 B 治疗）的发生频率高于免疫介导的血小板破坏[250]。在注射完两性霉素 2h 后输注血小板可以减少两性霉素 B 对血小板存活的影响[251]。

表 64.7　血小板输注无效的可能原因

非免疫性因素	免疫性因素
脾肿大	针对 Ⅰ 型 HLA 的异体抗体
弥散性血管内凝血	针对血小板特异性抗原的异体抗体
药物（抗生素、两性霉素 B）	针对血小板特异性抗原的自身抗体
败血症、发热、病毒血症移植物抗宿主反应	循环的免疫复合物

血小板表达 ABH、Lewis、P 和 Ⅰ 型血型抗原，同时表达 HLA-Ⅰ 类抗原（HLA-A、-B、-C）及血小板特异性抗原（platelet specific antigen，HPA）。ABH、HLA-Ⅰ 类抗原及 HPA 抗原与异体血小板存活密切相关[252]。体内含有较高滴度抗-A 或抗-B IgG 型抗体的患者输注表达相应抗原的血小板时，血小板破坏增加[253]。尽管可以通过输注 ABO 相容血小板（例如，O 型血患者输注 O 型血小板）避免血小板体内破坏，然而由于血小板在临床上供应量有限，无法完全避免输注 ABO 不相容的血小板[254]。

针对 HLA-A 和 HLA-B 类 Ⅰ 型抗原的同种异体免疫是导致免疫性血小板输注无效最常见原因，HLA-C 抗原不匹配则并不重要。过去认为，多次输注非去白血制品的患者产生异体 HLA 抗体的风险较大[255]。继而发现在输血前从 PC 中去除表达抗原的细胞（白细胞），并用 UVB 辐射血小板，使表达抗原的细胞失活可以减少 HLA 异体免疫[106,256,257]。减少 HLA 同种异体免疫的方法对于血液恶性肿瘤患者尤其有效。由于血液采集机构采集血小板时广泛应用去白处理，降低了多次输血的患者输注血小板时发生 HLA 异体免疫的概率[258]。

血小板输注无效患者的治疗方案因医疗机构而异，与特定的检测方法及血小板制品有关[259]。不出血的患者常不采用预防性血小板输注。但是，有明显出血或有出血的危险因素、进行有创操作的患者则需要输注血小板。在上述这些情况下，应增加血小板剂量或选择 HLA 相合、交叉配型结果相匹配的血小板制品。在输注 HLA 特异性血制品之前最好能够确定患者体内有无抗 HLA 抗体[260]。血小板通过机采法收集，并根据供血者及目标受血者的 HLA-A 和 HLA-B 类型进行选择。因为 HLA 系统具有高度多态性，需要大量明确 HLA 分型的献血者以帮助输注无效的患者[261]。但使用 HLA 选择性或"匹配"的血小板并不能确保避免同种异体免疫的发生[262]。

血小板交叉配型指受体血清与固定于固态平面上的可能的供者血小板相互作用，并根据有无反应活性来判断相容性[263]。当血小板交叉配型结果不相匹配时，血小板输注效果不佳的概率超过 90%；若配型相合，则预示着 50% 的输注成功率[264]。大型采血机构通常结合两种方案：根据供者和受者的 Ⅰ 型 HLA 类型选择 PC 进行交叉匹配检测。同时存在 HLA 及血小板特异性抗体的患者很难治疗。其他支持 HLA 同种免疫患者的方法是基于减少血小板表面 Ⅰ 型 HLA 抗原的表达[265]。一些适用于自身免疫性血小板减少症的治疗方案，如糖皮质激素、化疗、脾切除术等，对于大部分血小板输注同种免疫的患者无效。

ITP 患者输注血小板治疗效果欠佳（见第 39 章），因为输注的血小板会被血小板自身抗体迅速包被并被清除。有趣的是，血小板计数极低的 ITP 患者出现严重出血并不常见，因而并不需要预防性血小板输注。ITP 常用的治疗方案—静脉输注免疫球蛋白可以迅速改善血小板输注的疗效（见第 39 章）。持续 24h 静脉注射免疫球蛋白和血小板可使出血和对标准血小板输注治疗反应不良的 ITP 患者获益[266]。持续的血小板输注或血小板"滴注"是指每 4h 输注三份汇集的 WB-RDP 或一份 WB-RDP 汇集制品或半份机采的 PC。血小板可以通过机电泵注入，这些设备不会对血小板造成损害[267]。

血小板输注过程中的低血压反应

在使用血管紧张素转换酶（angiotensin-converting enzyme，ACE）抑制剂的患者中，输注经床边负电荷白细胞滤器的 PC 后有出现严重的低血压发作的案例报道[268]。低血压反应在输血开始时即出现，在输血结束后立即停止。当血液接触负电荷的物质表面时即生成具有血管扩张活性的缓激肽（bradykinin）相关肽，导致低血压反应。ACE 参与的酶促反应可将缓激肽及其活性代谢产物降解为无活性的成分，因此服用 ACE 抑制剂类药物的患者降解血管扩张活性物质的能力降低，发生低血压的风险较高。体外试验表明，流过特定负电荷滤器后的浓缩血小板上清液缓激肽含量显著增加[269]。研究表明，患者在输注经负电荷滤器的血小板制品后 5min 内缓激肽水平显著升高[270]。进一步研究发现上述几个发生反应的受血者存在代谢异常[271]。这种缺陷会影响 des-Arg9-bradykinin 的降解，des-Arg9-bradykinin 是缓激肽的代谢活性产物，主要由 ACE 及氨肽酶 P 抑制失活。有严重低血压反应且服用 ACEI 类药物的患者 des-Arg9-bradykinin 的半衰期显著高于对照组。这些研究结果表明患者自身及血制品相关因素均可导致严重的血小板输注相关的低血压。现在由于大部分的血小板制品在贮存前均经过去白细胞处理，输血相关低血压的发生率显著降低；此外，目前也很少有床旁血液滤过操作[272]。

促血小板生长因子在血小板输注治疗中的应用

使用造血生长因子可减少患者与外源性血制品的接触。例如，重组红细胞生成素（erythropoietin，EPO）可有效降低很多患者（如肾损伤患者）的输血需求[273]。与 EPO 作用机制相似，促血小板生成素受体激动剂（见第 61 章）可促进内源性促血小板生成素缺陷患者的血小板生成。这类经 FDA 批准上市的药物（包括罗米司亭、艾曲波帕和阿伐曲泊帕）已应用于免疫性血小板减少性紫癜及丙肝相关肝硬化等疾病的治疗中（见第 61 章）[273,274]。

血小板输注治疗的争议及未来方向

- **血小板冷藏**　尽管单采血小板制品已获得 FDA 批准，但是如何延长其保存期限，并扩大其适应证仍需进一步研究[275]。血小板制品如何能被更好地应用仍存在疑问。单采血小板制品的主要临床适应证是活动性出血的外伤患者。血库面临的难题包括是否储存这些血小板制品；如果储存，储存于何种适宜的冷藏且不受干扰的环境中以及储存的数量（例如创伤，是高度不可预测的适应证）；如何检测这些血制品来确保其被正确使用（例如，用于出血的治疗而非预防性输注）；最后，单采血小板的保存期限是否可以延长至 3 天以上。部分学者提出未来的血库建设应至少有两种血小板库存：一种低温储存以备活动性出血的患者使用；

另一种室温储存以用于预期的、常规性的血小板输注[276]。

- **储存 4~5 天及以上的血小板的细菌筛检**　尽管美国血库及输血机构贮存的血制品均在采血时经过严格的细菌污染检测，输血败血症依然存在。因此，FDA 发布了一份指南草案，对可能施行的额外措施提出了建议[19]。根据草案，可以降低细菌污染风险的方法包括病原体灭活技术（如本章前面讨论的）与对非病原体减灭技术（例如使用培养基或二级"快速"检测平台）。对于后者，现在有两种 FDA 批准的细菌检测平台（Pan Genera Detection；Verax Biomedical，Marlborough，MA & Immunetics，Oxford Immunotec，Boston，MA）[277,278]。这些方法的使用不仅能增加血制品的安全性，还能够将血小板的保质期延长至 6~7 天[279]。如果指南草案最终实施，血库需要考虑到应用去除病原体的血制品或引进新的（可能费时费力）额外的细菌检测方案的价格及物流需求，来为医院确定最佳方案。

- **血小板输注治疗用于服用阿司匹林的颅内出血患者**　临床中颅内出血的患者常通过血小板输注逆转抗血小板药物的疗效，但是 PATCH 研究从死亡率的角度分析，这种治疗无益。还可能增加对患者的伤害[280]。虽然不能仅凭单项研究推翻之前的治疗方法，但是血库工作者未来的研究应密切关注浓缩血小板逆转抗血小板药物的益处及可能风险。

结论

血小板输注治疗能使大量的血小板减少症的及功能障碍的患者获益。随着血液制品安全性提高，大部分情况下输血无严重并发症。随着献血者筛查、血小板浓缩物中细菌与其他病原体检测及灭活技术的改进，血小板输注将会更加安全。在过去 40 年中，随着血小板浓缩物制备及贮藏技术的改进，血小板输注治疗的疗效亦有所改善。选择适宜的储存条件以尽可能减少室温条件下血小板结构及功能的改变。大量体外试验分析比较了 PC 制备及贮藏的不同方法。这些试验结果与体内止血功能有不同程度的相关性，但单项试验不能全面评估血小板质量。需要新型实用的体外试验来更准确地预测和评估血小板的功能和在体内的生存能力。尽管液态储存血小板浓缩物的替代物正在积极研究中（例如体外制造血小板；见第 66 章），但可以预见的未来全血分离的 PC 及单采血小板仍会广泛应用于临床。

（张先瑞、董宁征　译，张晓晖　审）

扫描二维码访问参考文献

第65章　富血小板血浆在创伤愈合中的作用

Joseph Alsousouand Paul Harrison

引言和历史

越来越多的证据表明,血小板除了发挥经典的止血和血栓功能,还在多个生理学领域发挥多样性的功能。尽管多年来血小板对于组织愈合的作用显而易见,但是在体内使用离体血小板制剂促进创伤愈合的发展,仍滞后于输注血小板浓缩物预防或治疗出血。富血小板血浆(platelet rich plasma,PRP)作为自体或异体全血来源的制品,含有超过生理浓度的血小板(纯度不一)。现在,PRP 作为一种具有多种潜在临床应用的天然再生疗法,不仅在科学出版物中,更在大众媒体上引起了越来越多的关注[1-5]。甚至由年轻人全血制备的贫血小板血浆(plate-let-poor plasma,PPP),也被当作"不老药"应用于治疗,其被认为可以促进老年患者的复兴和逆转老化[6]。新鲜冰冻血浆(fresh frozen plasma,FFP)仍被广泛用于治疗出血症状,特别是在手术和创伤性损伤期间,纤维蛋白胶/封闭剂制剂(来自冻干的纤维蛋白原或血浆)被广泛用于治疗局部创伤[7,8]。

体外动物研究结果表明,PRP 对创伤愈合有积极影响,PRP 通过形成用于组织再生的局部环境来发挥有益作用[1]。血小板 α-颗粒含有大量在创面愈合中发挥重要作用的生长因子、细胞因子(第 19 章)[9,10]。这些因子可以促进局部血管新生(第 24 章)、干细胞归巢,以及与基质蛋白沉积并行的局部细胞迁移和分化,上述所有因素都在重构正常组织结构和功能中发挥重要作用[1,11]。

PRP 临床应用于颌面部和牙科手术的创伤愈合已有 30 多年的历史[12-14]。PRP 的再生潜能已经在包括骨骼、软骨、肌腱、关节、皮肤、眼睛、肠道、神经系统和肌肉等许多其他组织中得到了探索[3,15,16]。这引发了骨外科、美容科、皮肤科、整形外科和普通外科共同的关注和研究,特别是针对它在血管化不良和

受损组织愈合过程中的潜在促进作用。现在 PRP 治疗被用于许多的运动损伤的情况,有越来越多的顶尖运动员正在用这种方式进行治疗[2,17,18]。PRP 甚至被提倡用于皮肤科美容、回春疗法以及治疗脱发[19,20]。然而,可惜的是,很多临床应用都没有得到良好的证据和充分的临床试验的支持。

PRP 治疗是一种越来越流行且安全的策略,具有性价比高、微创以及可以由非专业人员使用各种商用设备容易且快速地制备自体制剂等特点。自体制剂能够降低发生感染和免疫反应的风险,是大多数疗法的首选制剂。由血库制备的同种异体血小板浓缩物通常用于输血,但也越来越多地用于再生医学,并且已经用于不能抽血或有静脉问题的患者[21]。它们还具有仅从健康供体制备、(典型的高血小板计数为 $0.8 \sim 1.6 \times 10^{12}/L$)混入的红细胞或白细胞混入较少(如果需要可以加回)的优点。它们也可从血库(<5 天时间)广泛获得,均通过了强制性感染检测并根据良好操作规范(good manufacturing practice,GMP)按照法规生产。血小板浓缩物也越来越多地用于生产血小板裂解液,可以局部使用或用于细胞培养[22]。鉴于监管当局现在不鼓励使用胎牛血清(fetal bovine serum,FBS)应用于细胞培养技术制备的 GMP 产品,所以大量生产和标准化的人类血小板裂解物,现在越来越多地作为 FBS 的替代品[23]。

最近的估计表明,PRP 治疗的全球市场正在快速增长,预计到 2024 年这一市场价值将达 45 亿美元(https://www. marke-tresearchengine. com/platelet-rich-plasma-market)。鉴于 PRP 治疗越来越受欢迎,本章回顾了当前的文献和新兴的临床应用,突出了该领域的一些重要争议和问题。

富血小板血浆的定义

对血小板专家来说,PRP 的定义和制备流程都是很标准化和常规的。"正常"PRP 含有高浓度的血小板(大约是全血浓度的两倍,即 $300 \sim 700 \times 10^9/L$)悬浮在血浆中,混入的白细胞和红细胞最少(如果血沉棕黄层没有被扰动)。国际血栓和止血学会(International Society on Thrombosis and Hemostasis,ISTH)科学和标准化委员会(Scientific and Standardization Committee,SSC)达成共识提供了 PRP 制备的建议(即在室温下 170~200g 离心 10 分钟),广泛用于研究和临床实验室测量 PRP 中的血小板功能,并作为进一步纯化血小板前的第一步[24]。尽管使用标准化方法,仍然存在由于正常个体间原始全血血小板计数的变异引起的 PRP 的差异(约 $150 \sim 400 \times 10^9/L$)。

相反,许多临床用途的用于组织再生的 PRP 制剂并未标准化,包括各种商业和内部方法在内的,用于制备产品的不同技术和方法,存在非常广泛的变异。根据其制备方法不同,PRP 还可以定义为富集血小板血浆(platelet-enriched plasma,PeRP)、富血小板浓缩物(platelet-rich concentrate,PRC)、血小板浓缩物、富白细胞富血小板血浆(leukocyte-and platelet-rich plasma,L-PRP)、富血小板纤维蛋白(platelet-rich fibrin, PRF)、富生长因子 PRP(PRP rich in growth factors, PRGF)、富血小板纤维蛋白基质(platelet-rich fibrin matrix, PRFM)、自体浓缩血浆(autologous concentrated plasma, ACP)、血小板凝胶、纯化富血小板血浆(pure platelet-rich plasma, PurePRP)或血小板裂解液和释放物等。大多数这类产品中的血小板浓度远远超过原始血样[25]。虽然许多产品被标记为 PRP,但这些产品的细胞含量、纯度以及生物活性会有很大差异,毫无疑问会影响其潜在的临床疗效。这会使临床医生和科学家研究和报告各种 PRP 疗法的临床结局时,产生混淆。已经完成的多项试验并没有对所使用的 PRP 含量进行明确的质量控制,因此难以比较不同试验之间的结果。

鉴于作者临床制备 PRP 的经验,不能未经任何测量就默认任何制备技术总能产生一致且临床疗效最佳的血小板含量。表65.1 列出了可用于制备 PRP 的装置列表、相对于全血预期增加的血小板浓度、与全血相比血小板的回收率以及产物含量。因为血小板制品含有不同浓度的血细胞(血小板、白细胞和红细胞),细胞衍生的微泡和外泌体,以及血浆或纤维蛋白原。可能有意或无意"混入"的其他细胞的潜在作用还未明确,仍在研究中。例如,L-PRP(这是最广泛使用的产品之一)中存在的白细胞在理论上可能增强血小板免疫、抗菌和组织愈合特性,并提供额外的生长因子和细胞因子阵列[26,27]。血小板和白细胞也很容易形成复合物,改变白细胞中基因表达的模式,促进凝血和炎症,例如单核细胞上的组织因子表达(见第16章)[28]。红细胞(虽然与全血相比,其浓度大大降低)的存在,是否影响 PRP 治疗的疗效在很大程度上是未知和未探索的。根据

表65.1　PRP 制备装置及其 PRP 产品列表

技术	装置名称	产品名称	浓缩倍数[a]	血小板回收率[b]/%	产品内容
浮标或架子	Biomet GPS™	PCP	3.2	70	手动收集含有血小板,白细胞和最少数量红细胞的浅黄色覆盖层
	Harvest® SmartPrep2	PRP	4.6	65~72	
	BMAC™		4.0		
	Depuy Symphony Ⅱ 3i PCCS		4.0		
基于细胞保护程序系统	Electa,Haemonetics, CATS,BRAT	PRP	4~6	75	血小板浓缩血浆。无白细胞或红细胞混入
计算机辅助系统	Sorin Angel	PRP	4.3	70	自动收集血沉棕黄层,其中包含浓缩血小板、白细胞组分和最少数量的红细胞
	Arteriocyte Medical (Magellan™)	PRP	5.1	76	
标准离心	AutoloGel System	PRP	1~2	78	具有最少的白细胞和低浓度血小板的血浆悬浮液
	Smart PReP	PReP			富血小板纤维蛋白膜
	Cascade PRFM Fibrinet system	PRFM	1~2	78	富白细胞和血小板纤维蛋白
	Choukroun's PRF				
直接虹吸	GenesisCS	PRP	6	68	通过虹吸装置浓缩血小板和白细胞
直接吸取	Secquire Arthrex ACP	PRP	1.6	31	离心后手工吸取血小板和血浆
血小板分离	Vivostat	PRF FS	6	65	富含血小板的纤维蛋白 不含血小板的纤维蛋白胶
血小板过滤	Advanced Tissue Regeneration(ART)-Curasan Set	PC	4.3	–	无血浆的浓缩血小板

ACP,自体浓缩血浆;PCP,血小板浓缩血浆;PRF,富血小板纤维蛋白;PRFM 富血小板纤维蛋白基质;PRGF,富生长因子血浆;PRP,富血小板血浆。

[a]基于单次通过50~60ml 收集体积全血比全血基线增加的倍数(使用450ml 细胞保存装置除外)。

[b]与全血相比。

Adapted with permission from Springer and from the chapter Platelet-Rich Plasma in Regenerative Medicine by Joseph Alsousou and Paul Harrison in Platelets in Thrombotic and Non-Thrombotic Disorders,edited by Paolo Gresele,Neal S. Kleiman,Jose A. Lopez,Clive P. Page,Copyright,2017.

定义,许多PRP制剂还含有自体血浆和血小板衍生的蛋白质。因此,这些制剂可以促进纤维蛋白支架在期望的位置上形成,充当临时基质以辅助受损组织的修复。如果需要,纤维蛋白原也可以在应用于创伤之前转化为纤维蛋白,从而在制备期间引入更多潜在的变量。因此,确定任一血小板制剂中存在的所有生物活性因子的潜在作用,对于理解其生物活性是必不可少的。

PRP含有数百种具有潜在生物活性的蛋白,其中许多蛋白在血小板的α-颗粒和膜内表达[1]。最常测定和研究的蛋白质是生长因子[如血小板衍生生长因子(platelet derived growth factor,PDGF)、转化生长因子β(transforming growth factor β,TGF-β)、血小板衍生的内皮生长因子(platelet-derived endothelial growth factor,PDEGF)、血管内皮生长因子(vascular endothelial growth factor,VEGF)、胰岛素样生长因子1(insulin-like growth factor,IGF-1)、成纤维细胞生长因子(fibroblast growth factor,FGF)、表皮生长因子(epidermal growth factor,EGF)],以及细胞因子、趋化因子和其他蛋白质[例如血小板因子4(platelet factor 4,PF4)、CD40配体(CD40 ligand,CD40L)、CD62P(P-选择素)]。

制备方法

自体PRP可以在任何实验室、诊所或手术室中从新鲜血液样品中制备。第一个需考虑的因素是防止样品凝固的抗凝剂。枸橼酸三钠是使用最广泛的抗凝剂,对PRP制剂的负面影响很小。不含腺嘌呤的抗凝剂酸性枸橼酸右旋糖酐(acid citrate dextrose,ACD)和枸橼酸盐磷酸盐右旋糖酐(citrate phosphate dextrose,CPD),以及含有腺嘌呤(adenine,A)的配方(ACD-A和CPD-A),都是被广泛应用且有效的。不建议使用EDTA制备PRP,因为它会活化和破坏血小板[29]。根据ISTH SSC的推荐,可以使用台式离心机以标准化方式在任何实验室中,于无菌条件下,使用低离心力分离(170~200g)10分钟制备PRP,而在诊所中则可以通过各种商业化设备制备PRP,其中一些是封闭系统、全自动化并无菌制备(表65.1)[3,30]。这些设备按方法不同可以大致细分为三种类型。

(1)重力血小板分离(gravitational platelet sequestration,GPS)/离心:通过GPS方法可获得三个经典分层,包括红细胞底层、由血小板和白细胞组成的乳状血沉棕黄层以及PPP的顶层。目前已有各种方法来制备和回收含有血小板的血沉棕黄层,但它们不仅在血小板浓度和回收率方面存在差异,其中红细胞和白细胞的混入程度也不同(表65.1)[3,4,31,32]。

(2)标准细胞分离器:标准细胞分离器通常使用单单位血液,在连续流动离心机筒内或使用通过低速或高速离心步骤的流动盘分离技术收集血小板。

(3)通过选择性过滤技术和血小板去除术采集血小板:选择性过滤技术使用一次性专用过滤器,从全血中过滤血小板。通过过滤器捕获并收集血小板以产生富含血小板的浓缩物。也可以通过经典的单采血液成分法获得血小板[33]。这两种技术都能够减少血小板溶解,但也会诱导血小板活化并破碎[31,34]。

自体PRP制品在制备后通常会被快速用于治疗各种临床

病症,以保持最佳的血小板愈合潜能。然而,一些研究表明,PRP可以在添加葡萄糖的溶液中储存6~8小时甚至长达7天[35-37]。PRP也可以在需要时离体活化,通常在应用于患者之前立即活化。这可能取决于治疗的选择,以及血小板是否可能在应用的解剖部位被活化[38,39]。(PRP中的)血小板可以通过许多不同的方法诱导活化,活化后释放所有颗粒内容物(理想情况下)。如果存在足够的纤维蛋白原/血浆,则形成凝块/凝胶。由于存在发生免疫反应的风险(虽然不高),以及可能将朊病毒引入制剂中,目前牛凝血酶已不再被推荐使用[39,40]。虽然可以使用其他激动剂如胶原蛋白和人凝血酶,但现在大多数方法都通过加入氯化钙(含或不含凝血酶)以活化内源性凝血并活化血小板[11,41]。脉冲电场(pulse electric fields,PEF)是最近发表的一种用于活化PRP中血小板的非生物化学方法[42-44]。使用PEF可避免其暴露于异种凝血酶下,并在许多报道中其比凝血酶具有更多的优点:产生更多数量的血小板衍生的微粒、增加促凝血小板表面的表达和差异性释放生长因子。此外,与血浆相比,由PEF产生的血小板释放物,可诱导更多的细胞增殖[42-44]。PRP也可以冻融并经过额外离心以除去血小板碎片后,产生可溶性释放物。所有这些不同的PRP制备技术和变量导致血小板的纯度、得率、浓度和质量差异显著。这无疑会影响生长因子和生物活性蛋白水平,进而影响临床疗效。

目前,PRP在创伤愈合中的潜在有益作用的证据来自体外研究和动物体内研究,以及人体临床试验的结果。

体外研究

尽管时间特征和确切的分子基础仍然不清楚,PRP已经被证明可以影响多种类型细胞的迁移、增殖、分化和细胞周期。Castelnovo等[45]证实,与人血小板悬浮液孵育48小时后,猪视网膜细胞的迁移增强了80倍。PRP还可以对内皮细胞[46]、骨[47]、软骨[48]、牙周韧带[49]、间充质和牙齿干细胞产生促有丝分裂作用[50,51]。然而,关于PRP对细胞分化的影响存在相互矛盾的报道。虽然数项研究表明有积极的影响[47,51-53],已证实PRP可以通过剂量依赖的方式抑制骨髓来源的前成骨细胞的成骨分化[54],并且在单独应用时对间充质干细胞分化具有抑制作用,但是与1,25(OH)$_2$维生素D3共处理时会发挥刺激作用[50]。PRP对细胞活性的影响似乎具有高度的时间和剂量依赖性。Soffer等[55]证实,虽然短期接触人血小板裂解液(<24h)可促进骨细胞增殖和趋化,但长期接触会导致碱性磷酸酶和矿物质形成水平降低。有的研究显示在4~8天内PRP会刺激骨髓细胞生长[56],也有研究表明在超过6天后,洗涤血小板溶液对间充质细胞的增殖作用比PRP更强[57]。PRP的浓度似乎也是决定PRP作用的关键。一些作者认为高浓度会对成纤维细胞的活力和增殖产生不利影响[58,59]。Cheng等证明,PRP的血小板和血浆蛋白成分对其功能同等重要,因为它们在单独应用时不能显著增强培养的韧带细胞中1型和3型胶原的基因表达,但在联合应用时可发挥作用[60]。数项研究证实了PRP诱导局部基因表达的能力。生长因子TGF-基和PDGF或许通过促进蛋白质(包括胶原蛋白和软骨寡聚基质蛋白)的表达,在肌腱和韧带再生中发挥重要作用[60-62]。组织学上,PRP已被证实当与骨髓来源的基质细胞接种移植物一起使用时,可以在体

外促进肌腱总体交联成束,并增加愈合肌腱的最大断裂强度和刚度[63]。由于添加血小板释放的生长因子,活化核因子 E2 相关因子 2(nuclear factor E2-related factor 2,Nrf2)-抗氧化反应元件通路得到了活化,从而促进了肌腱细胞生长[64]。此外,Lyras 等[61,65]证实,PRP 单次应用于跟腱和髌骨韧带缺损,可显著增强 IGF-1 蛋白表达,与更快的愈合过程相关,并得到组织学证实(有组织的纤维结构组成的较厚的肌腱)。Anitua 等证实,应用 PRP 使培养的肌腱细胞中 VEGF 和 HGF 的表达和产生增加[66]。PRP 促进血管生成的能力在其他的体外研究中得到了证实,这在急性组织损伤修复中至关重要,可能是其发挥再生作用的重要原因[67-69]。尚不清楚 PRP 的促有丝分裂作用是否依赖于完整血小板的存在。有研究已证实裂解溶液对成骨活性[70]和骨髓干细胞具有积极作用[71],但其他研究也表明,处理后失活或受损的血小板可能会影响生长因子的分泌[25,72]。

动物研究

有研究已证实,PRP 可促进大鼠和兔颅骨缺损[73]、黑帽卷尾猴牙槽窝[74]和猪胫骨干骺端缺损的骨再生[75],以及促进山羊下颌骨移植物的存活[76]。但是,其他研究表明,PRP 对骨愈合没有作用,并且当用作骨移植物的补充物时,实际上可能是有害的。在一项关于兔颅面骨修复的研究中,与未经处理的移植物相比,PRP 处理的移植物与弥漫性纤维组织沉积相关,抑制骨形成[77]。Broggini 等还证实,PRP 单独使用或者与自体骨联合使用时,不能促进兔颅骨的重塑,而无 PRP 的自体骨使重塑加速[78]。用 PRP 治疗切断的大鼠跟腱 1 周后,肌腱的强度和硬度增加 30%[79]。在用 PRP 处理马浅屈肌腱损伤时观察到相似的效果,与生理盐水处理的对照组相比,具有更高的肌腱强度,改善了胶原网络结构,增加了代谢活性[80]。其他动物和体外研究也表明,血管生成作为潜在机制,在 PRP 再生效应中有关键作用[66,67,81,82]。Hadad 等在猪的模型中证实,脂肪来源的干细胞与 PRP 联合应用时,显著促进无灌注组织的愈合,但单独应用时无此作用,因此支持了活化的 PRP 中含有的生长因子对它的再生能力具有积极作用这一假说[83]。也有动物实验结果证实,应用 PRP 改善了缺血再灌注后的左心室功能[84]、促进脂肪移植物的存活[85],促进软骨[86]、皮肤[87]、角膜上皮[88]、肝脏[89]、小肠[90]和周围神经[91]的修复。

临床研究

大部分临床研究要么是个案报道,要么是病例数有限的队列研究。但有很多随机试验探究了 PRP 的应用。一篇 2012 年的系统综述和荟萃分析纳入了在 13 种不同临床情境下的 23 项临床试验。[92]。研究的范围包括关节成形术、脊柱融合术和一系列肌腱病变。这篇 2012 年的系统综述使用了 GRADE 评估方法,并认为已有的证据等级非常低。作者得出结论:“由于缺乏标准化的研究方案、血小板分离技术和结果评估,目前的文献错综复杂。”尽管有关 PRP 应用的证据存在这种不确定性,但它在临床实践中的应用日益增多,应用最多的当属在运动医学领域。下面讨论一些重要的例子。

骨修复

很少有临床研究验证 PRP 在骨科创伤后骨愈合中的作用[93,94]。大多数已发表的研究都与 PRP 在口腔和颌面部外科手术中的应用有关[36]。目前,联合应用富血小板材料与自体移植物、同种异体移植物、脱矿质骨基质或其他移植材料,来填充下颌骨或颅骨中的骨缺损并不少见。在小型队列研究中,有报道称,经皮注射自体血小板-富含白细胞的凝胶,与注射骨髓相比,是治疗延迟性骨愈合有效且创伤较小的替代方法[95],可促进脊柱手术中更快地融合[96,97]。在骨缺损方面,PRP 减少了骨再生所需的时间,并已被用于治疗因放射治疗或使用双膦酸盐引起的下颌骨坏死[98-101]。Cenni 等最近通过证实血小板释放的生长因子在骨坏死区域内的维持,为此提供了可能的生物学解释[102]。在一项系列研究中,研究人员在 24 例新鲜的脚和脚踝骨折患者的骨折血肿中,能够检测到 PDGF 和 TGF-脚。然而,研究人员在 7 例类似骨折患者的骨不连组织中,无法检测到这些相同的蛋白质。在翻修手术中应用 PRP 于骨不连后,平均 8.5 周观察到影像学骨连接的改善[103]。最近发表的 1 级和 2 级证据(荟萃分析或随机对照试验),很好地支持 PRP 在颌面外科中的应用[104]。然而,没有 1 级或 2 级证据显示 PRP 对任何皮质骨的有益作用。关于皮质松质骨或 PRP 与骨替代物混合物的作用,只有少数个案报道。

创伤愈合

早在 1990 年,人们就提出了人自体血小板衍生的创伤愈合因子,通过在早期愈合阶段促进肉芽组织的形成,来调节顽固性皮肤溃疡的创伤愈合[105]。PRP 和其他富含血小板制品已被证实可在一系列皮肤损伤中促进愈合[106-108],这引起了整形外科等领域的兴趣,在该领域开始出现使用 PRP 的结构化方法[16]。在一项随机对照试验中,与对照组相比,用 PRP 凝胶治疗的糖尿病足溃疡愈合时间显著缩短[109]。尽管有报道称,在溃疡中使用血小板衍生的创伤愈合因子呈阴性结果,但尤其值得关注的是,Krupski 等[110]最近完成的试验中,使用自体 PRP 的研究,得到了支持它在慢性创伤愈合中的有益作用的结论,并提供它可能逆转不愈合趋势的证据[107,111]。

创伤后,PRP 促进溃疡愈合[112]、加速创伤末端骨暴露部位再上皮化[113],并与透明质酸联合应用,可作为细胞生长的有效支架,覆盖急性和慢性足踝部开放性骨折创伤暴露的肌腱[114]。在一项为期 5 年的研究中,Balbo 等评估了将血小板凝胶用于手指性创伤性损伤患者的疗效,PRP 治疗组美学效果更好,恢复时间更短[115]。虽然早期病例报告表明,PRP 即使在感染的情况下也能促进愈合[116],但最近的随机研究表明,如果在腹股沟手术[117],或采集静脉后的创伤闭合期间给药[118],它无法预防感染。

Marck 等人最近对 PRP 在烧伤中的应用进行了系统评价[41]。他们得出结论,关于在烧伤中使用 PRP 的文献很少。尽管如此,在动物研究和临床病例报告中,均证实生长因子是有益的,PRP 可以缩短烧伤后的愈合时间。皮肤深度烧伤也可能受益于血小板的止血效果、抗菌性能以及众所周知的对创伤愈合的作用。然而,大面积烧伤患者的生理状态也发生了巨大的变化,包括损伤后血小板计数的变化,尽管最近的证据表明,烧伤后血小板功能在很大程度上是正常的,尚不明确这是否影响自体血小板制品的质量[119-121]。尽管目前已明确 TGF-β 等血小板生长因子能够参与瘢痕形成,但对于 PRP 如何影响长期结局仍知之甚少。总之,Marck 等人总结说,PRP 在烧伤患者中的潜在功效还需要进一步研究[41]。烧伤中悬而未决的一个问题是,如何在大面积损伤表面均匀涂抹活化的 PRP 凝胶,并保持生物活性。在最近一项对 52 名患者进行的随机试验中,加入自体 PRP 治疗烧伤创面并未改善移植物植入、上皮形成以及瘢痕质量[122]。

肌腱损伤

已在体内证实 PRP 可以募集循环来源的促进肌腱愈合的细胞[123]。在一项前期临床研究中,PRP 减轻慢性肌腱病患者疼痛的疗效至少持续 2 年[124,125],治疗 24 小时后血液 VEGF、EGF 和趋化因子配体 2(chemokine ligand 2,CCL2)水平已恢复正常[126]。最近,在一项随访 2 年的双盲随机对照试验中,Gosens 等报道了 PRP 与皮质类固醇注射治疗慢性外上髁炎的结果,与使用类固醇治疗的患者组相比,PRP 治疗组功能显著改善,疼痛减轻[127]。一项前瞻性随机试验报道了 PRP 作为二线、非手术治疗,对物理治疗无效的肘部肌腱病变的益处[128]。该项研究表明,与单独注射自体血相比,在慢性肌腱病中注射 PRP 可使手术需求从 20% 减少到 10%。

尽管上述证据表明 PRP 可能对治疗肌腱病变有效,但也有越来越多的证据支持相反的结论。在这方面最重要的试验是由 De Vos 等人进行的双盲随机对照试验。与使用生理盐水治疗的患者相比,PRP 治疗的慢性跟腱病患者的疼痛或功能无差异[129]。另一项近期研究发现,与接受盐水安慰剂治疗的患者相比,接受 PRP 治疗的慢性跟腱病患者新生血管或肌腱结构的程度无显著差异(通过彩色多普勒超声和超声组织表征测量)[130]。另一项得到极大的关注的 PRP 应用是,用于创伤性损伤后,腘绳肌腱移植重建前交叉韧带(anterior cruciate ligament,ACL)。在一项随机双盲试验中,Vogrin 等人使用对比增强 MRI 评估,与对照移植物相比,用血小板凝胶治疗的 ACL 移植物,术后 4~6 周在骨韧带界面处血管形成水平显著增高[131]。尽管有报道称,PRP 凝胶在 ACL 重建后,在 MRI 上获得均一的外观所需的时间减少了 48%[132],但 Silva 等报道 PRP 不影响移植后股骨隧道中纤维间隔区的信号强度[133]。功能上,血小板凝胶应用于移植物可显著改善术后膝关节前后稳定性。

关于 PRP 在治疗肩袖撕裂中的应用,一项对接受关节镜肩袖修复术患者的初步研究表明,术中应用 PRP 与术后 6、12 和 24 个月功能显著改善和疼痛减轻相关,无不良事件[134]。然而,最近的一项随机对照试验表明,富含血小板的纤维蛋白基质对于增强中小型肩袖撕裂的愈合无益[135]。与肌腱病变一样,文献中的共识是,需要进一步的试验,确定关于富含血小板基质获益的中性结果,是否由于在某些治疗环境中,缺乏添加额外的生长因子带来的获益造成的,或者它们是否反映了次优的制备和给药技术[136,137]。两篇综述总结认为,评估使用 PRP 治疗慢性肌腱病变试验的方法学质量糟糕,意味着支持移植有效性的证据有限,因此不足以推荐其常规临床使用[130,138]。

在动物和人体试验中,有许多关于应用 PRP 治疗跟腱断裂的研究。9 项使用血小板治疗跟腱断裂研究结果,7 项来自

动物实验,2 项来自人体试验。六项动物研究使用大鼠模型,一项使用绵羊模型[139,140]。所有动物研究,使用生物力学和组织学评估,均一致显示血小板的有益作用。只有两项人体研究根据影像技术和临床结局,测试了血小板对跟腱断裂治疗的影响。Sanchez 等人在一项为期 32 个月的病例对照研究中,在 12 名接受 PRP 增强缝线修复的运动员中,获得阳性效果[139]。在超声检查中发现肌腱增厚较少,TGF-β 和其他生长因子浓度较高,患者恢复一定程度的运动更快,并且更早地恢复到运动(轻柔跑步)。然而,在一项对 30 例患者进行的随机研究中,Schepull 等人发现,血小板对影像学评估的肌腱收缩或临床结局无影响[140]。这两项使用 PRP 作为开放式手术修复辅助手段的临床研究,统计效力不足,可能掩盖了 PRP 对愈合的任何影响。还有其他研究报告了使用人血小板治疗跟腱病变的结果,虽然这些试验的患者很少有跟腱断裂,但是这类疾病与跟腱断裂的病理学、再生特性和治疗途径均有很大的不同[141-143]。因此,只有一个统计效力不足的随机化临床试验,评估 PRP 治疗跟腱断裂,该试验的作者承认,他们试验的一个局限就是,血小板制备技术和储存(长达 20 小时)导致仅 20% 的生长因子来自血小板的释放[139,140]。

最近发表的系统评价得出结论,有令人鼓舞的迹象表明,PRP 可以作为一种有效的治疗方法进行开发[143,144]。Sadoghi 等的结论是,在动物体内模型和人体试验中,有证据支持应用血小板浓缩物治疗跟腱断裂的积极作用,在中等和大样本中效应一致[143]。这种效应很可能归因于促进瘢痕组织成熟。在另一项系统评价中,Taylor 等[144]认为,PRP 在肌腱和韧带损伤中的应用,具有几个潜在的优势,包括恢复更快、并且可能减少复发、没有观察到不良反应等。一项正在进行的随机试验,研究 PRP 对跟腱断裂影响,PATH-2 试验正在有条不紊地进行,将通过临床、组织学和实验室结果评估,研究 PRP 在实际治疗中的疗效和机制,并评估血小板质量、纯度和生长因子含量对预后的影响[145]。

骨骼肌损伤

有许多试验研究 PRP 在肌肉再生中的作用[15]。肌肉部分撕裂的运动员每周注射自体 PRP 一次,连续 3 周,尽管缺乏对照组,但据报道安全有效[146]。据报道,与常规治疗相比,超声引导 PRP 注射 7 天后即可起效[147]。接受 PRP 治疗肌肉拉伤的患者,疼痛减轻也有所改善[148]。也有报道称,PRP 治疗足球运动员肌肉拉伤是安全的,但与 Actovegin(小牛血的去蛋白质提取物)治疗相比,对损伤的愈合率没有显著影响[149]。系统评价表明,PRP 在人类和马匹的肌肉损伤临床试验的中阳性结果不到 50%[150]。

骨关节炎

已经有报道提出,关节内 PRP 注射治疗骨关节炎,但该疗法是否有效和安全仍有争议。最近的一项综述总结了 12 项系统评价,其中有 4 项随机对照研究[151]。关节内注射 PRP 可轻度降低关节疼痛,但几乎没有证据表明功能有所改善,尽管全部患者因几乎没有副作用而觉得满意。最近的一项随机试验报告表明,PRP 对膝关节骨关节炎有效,并且疗效与生长因子水平相关[152]。

临床试验设计

基于目前文献中的不确定结果,作者无法提供支持 PRP

临床应用的可靠证据。然而,由于大多数已审查的临床试验报告了令人鼓舞的结果,因此有必要进一步的临床对照试验,以阐明应用 PRP 的临床适应证。

　　然而,临床试验应包括足够数量的患者和适当的设计(随机对照试验),包括除了应用 PRP 外其他都与对照组相似的试验组。此外,必须包括 PRP 采集技术的正确描述,包括:采集的血液量,血小板的基线数,获得 PRP 的产量、纯度、质量和生长因子含量,混入的细胞量,血小板高于全血的浓缩倍数,促凝剂的剂量及与 PRP 的混合比例[29]。鉴于对 PRP 在临床环境中作用机制的基本知识和当前研究的局限性,重要的是,任何未来的临床试验都应该仔细设计,不仅要有足够准确的确定 PRP 对任何特定疾病疗效的统计效力,而且要使用疾病特异性的预后评估工具。一些作者已经强调了这一点,他们已经证明,研究的统计效力不足,导致有效样本数估计不精确,得出了使用 PRP 不安全的结论[153,154]。如果一项研究的统计效力足够确定 PRP 是否有重要的临床影响,同时能进一步了解 PRP 在临床环境中的机制,那么这将极大地增加我们对 PRP 临床适应证的理解。在最近发表的一份共识文件中[136],专家小组列出了 PRP 临床试验的重要因素:①随机对照试验设计;②明确的纳入/排除标准;③同质的研究人群或变量分层;④标准化临床评估;⑤确信的 PRP 制备和运输方法;⑥健全的结局评估;⑦标准化的治疗后随访方案。ISTH 血小板生理学 SSC 最近发表关于再生医学中血小板使用的指南,包括对该领域 10 位专家组成的小组委员会的 RAND 调查所得出的一系列共识声明[29]。

　　我们注意到,只有 PATH-2 试验,这一项正在进行的随机临床试验,符合上述所有推荐标准,并且足以衡量 PRP 在临床诊疗中的疗效。该试验招募了急性跟腱断裂患者,期待于 2018 年完成招募,并获得主要的 6 个月随访结果,2020 年完成 2 年的随访。

富血小板血浆的标准化和分类

　　在用于治疗创伤愈合的血小板浓缩物领域中,大多数产品被称为 PRP。不幸的是,这个术语过于通用且不完整,导致科学文献混淆和误导性结论。目前,有许多商业上可获得的血小板浓缩产品,虽然它们具有不同的制备方法和组分(表 65.1),但它们都被称为 PRP。因此,在临床和科学应用中,都需要准确使用术语来反映产品特性。术语必须简单、准确和务实。它还必须避免商业利益,因此保持科学上的同质性[155]。临床制备的 PRP,目前是一个包括各种具有不同生物成分产品的术语[156]。这些产品大多数具有不同浓度的血细胞(血小板、白细胞和红细胞)和微泡。

　　两位作者试图根据其生物学内容对 PRP 产品进行分类。Ehrenfest 等[156]将不同的血小板浓缩物分为四类,取决于它们的白细胞和纤维蛋白含量:纯富血小板血浆(pure platelet-rich plasma,P-PRP)、富白细胞和血小板血浆(leukocyte-and platelet-rich plasma,L-PRP)、纯富血小板纤维蛋白(pure platelet-rich fibrin,P-PRF)以及富白细胞和血小板纤维蛋白(leucocyte and platelet-rich fibrin,L-PRF)(表 65.2)。Mishra 等[18]根据白细胞的存在与否和活化方法将 PRP 分为四类(表 65.3)。

表 65.2　主要可用 PRP 的制品的 Ehrenfest 分类系统

PRP 类别	白细胞	纤维蛋白含量
R-PRP	无	低
L-PRP	有	低
P-PRF	无	高
L-PRF	有	高

表 65.3　Mishra 分类将 PRP 制品分为四类(1~4)和两个亚类(A 和 B)

	白细胞	活化	血小板浓缩倍数
类型 1	增加	未活化	A>5 倍 B<5 倍
类型 2	有增加	活化	A>5 倍 B<5 倍
类型 3	很少或没有白细胞	未活化	A>5 倍 B<5 倍
类型 4	很少或没有白细胞	活化	A>5 倍 B<5 倍

表 65.4　推荐的 PRP 新分类系统

分类	白细胞+≥1%	红细胞+≥10	活化	血小板浓缩倍数	制备方法
PRP	−	−	Ⅰ	A	1
			Ⅱ	B	2
Red-PRP		+	Ⅲ	C	3
L-PRP	+	−	Ⅰ	A	1
			Ⅱ	B	2
Red-PRP		+	Ⅲ	C	3
PRF			Ⅰ	A	1
			Ⅱ	B	2
Red-PRP		+	Ⅲ	C	3
L-PRF	+		Ⅰ	A	1
			Ⅱ	B	2
Red-L-PRF		+	Ⅲ	C	3

　　注意:+或-定义是(+)否(−)白细胞≥1% 和/或红细胞≥10% 的总细胞计数(包括白细胞、PRP 中的血小板和红细胞)。这包括:活化方法(如果使用);使用的总体积;给药频率和活化的亚类;血小板浓度和制备技术:①重力离心技术,②标准细胞分离器,③自体选择性过滤技术(血小板去除术)。例如,重新钙化的 4ml(1 倍)Red-L-PRP ⅡB1(4ml 单次注射富红细胞白细胞的 PRP 被活化,血小板计数在 900~1 700× $10^3/\mu l$,并通过重力离心制备)已用于 PATH-2 试验,包括血小板、红细胞和白细胞分类计数(中性粒细胞、淋巴细胞和单核细胞)的总体平均计数和范围(低-高)。

　　PRP,富血小板血浆;Red-PRP,富红细胞富血小板血浆;L-PRP,富白细胞富血小板血浆;Red-L-PRP,富红细胞和白细胞的富血小板血浆;PRF,富血小板纤维蛋白;Red-PRF,富红细胞富血小板纤维蛋白;L-PRF,富白细胞富血小板纤维蛋白;Red-L-PRF,富红细胞和白细胞富血小板纤维蛋白。

　　Reproduced with permission from Wiley and published as Harrison P,The use of platelets in regenerative medicine and proposal for a new classification system:guidance from the SSC of the ISTH. J Thromb Hemost,2018;16:1895-1900.

6

除了上述因素外,血小板对体外操作非常敏感,并且在制备过程中容易活化,导致它在应用于靶组织之前过早释放它的生物活性成分[3,93]。因此,制备方法的细节和最终的血小板质量(例如,浓度、活力、活化状态和生长因子含量)可能在任何临床疗效的潜在分层中都是重要的。ISTH 血小板生理学 SSC 最近提出了一种新的分类系统,它综合了上述两种分类系统,并包括制备方法技术[29]。这种新系统使用数字和字母字符的组合来标示 PRP 产品的类别。除了 Ehrenfest 和 Mishra 分类中的两个标识符:白细胞和纤维蛋白,ISTH 血小板生理学 SSC 提出的新系统包括其他参数,包括血小板活化、浓度和制备方法类别。活化分为三个子类别:(Ⅰ)非活化 PRP 制剂,(Ⅱ)活化 PRP 制剂,(Ⅲ)冻融 PRP 制剂。血小板浓缩物根据样品中的血小板计数范围细分为三类:(A)血小板计数 $< 900 \times 10^3 / \mu l$,(B)血小板计数 $900 \sim 1\,700 \times 10^3 / \mu l$,(C)血小板计数 $> 1\,700 \times 10^3 / \mu l$。制备方法分为三类:(1)重力离心技术;(2)标准细胞分离器;(3)自体选择性过滤技术(血小板去除术)。表 65.4 总结了这种改进的分类。这包括使用的活化方法、使用的总体积、给药频率和活化的亚类、血小板浓度和制备技术,并将包括血小板、红细胞和白细胞分类计数(中性粒细胞、淋巴细胞和单核细胞等)的总体平均计数和范围(低-高)。

未来展望

考虑到该疗法的成本性价比、微创性和安全性,在多种临床情况下应用自体或同种异体血小板,已成为越来越有吸引力

和流行的策略。虽然越来越多的证据(特别是在体外研究和动物模型中)支持在再生医学中使用血小板,但该领域仍处于起步阶段,并且关于 PRP 和相关产品在人体试验中的功效往往存在相互矛盾的报道。然而,许多先前的临床研究,要么主要是小样本的个案研究要么是有限的病例队列。鉴于可用于临床的 PRP 产品的差异和类型,尚不清楚血小板制备方法和组成的不同是否是造成这种差异的原因。因此,如果要完全发挥血小板的愈合潜力,那么这一新兴领域的标准化就很重要。现有的一些最新的指南和建议,应致力于改善在再生医学中使用血小板,进行未来临床试验的标准化和设计[29,157,158]。因此,未来的试验不仅应该具有合适的质控和充分的统计效力,还要考虑到血小板制剂内容和质量控制,以确保在产品和结果之间的建立明确相关性。对血小板的组织再生机制和最佳血小板制备方法的进一步研究,也有助于阐明生物活性因子的最佳组合,以发挥最大再生活性。随着该领域的不断变化和发展,将来对任何现有和更新的指南不断改进和更新也很重要。

(季顺东、阮长耿 译,张晓辉 审)

扫描二维码访问参考文献

第66章 干细胞来源的血小板

Peter Karagiannis, Naoshi Sugimoto and Koji Eto

引言

据估计,一个健康的机体每升血液中包含有大约 $1.5 \sim 4 \times 10^{11}$ 个血小板且每天会生成约 10^{11} 个血小板[1]。超出这一界限的血小板水平或血小板产量会增加许多严重疾病的风险;低水平血小板(血小板减少症是指血小板计数低于 150 000/μl)会引起不可控出血的风险,而高水平(血小板增多症是指血小板计数超过 450 000/μl)会引起卒中风险。20 世纪 50 年代,随着从血液中分离和浓缩血小板技术的成熟[2],血小板输注已成为血液学疾病、化疗等治疗或其他因素引起血小板计数低的患者的标准临床治疗方法。用于输血的血小板储备完全依赖于献血者。捐献的血小板不能冷藏,因为这些温度引起的变化会导致永久性血小板功能的损害[3]。为了保持活力,血小板被储存在室温下,但在这种情况下,由于血小板功能不稳定和易受细菌感染的问题,血小板的储存时间被限制在 4 或 5 天[4]。因此,必须定期补充库存,但供体供应的不稳定性意味着血库和医院将经历产能不足或者产能过剩的情况。事实上,据估计每年有超过 15% 的供体血小板被浪费[5]。与此同时,人口老龄化的国家出现血液病的频率更高,往往更需要血小板输血,但合格的献血者却更少[6]。患者和供体之间的这种供需矛盾可能导致慢性血小板短缺。据估计,除非在十年内发现其他血小板

来源,否则一些国家平均只能为五分之四的患者提供服务[7]。即使供应充足,由于人类白细胞抗原(human leukocyte antigen, HLA)或人类血小板抗原(human platelet antigen, HPA)的不匹配也会导致血小板输注对一些患者来说不可行[8]。因此,研究人员一直在探索替代的血小板供应方法,以避免对供体的依赖。

一个潜在的选择是从祖细胞(如巨核细胞)体外产生血小板。在这种情况下,从供体获得巨核细胞而不是血小板并扩增。然而,巨核细胞是骨髓中相对罕见的细胞群体。此外,目前还没有有效的技术来扩增巨核细胞,因此在临床水平上以巨核细胞作为产生血小板的起始来源并不可行。血小板祖细胞群的另一种来源是造血干细胞(hematopoietic stem cells, HSC)[9]。这些细胞具有天然的增殖能力,并有分化为巨核细胞谱系的潜能。造血干细胞可以从脐带血中以非侵入性的方式收集,但与巨核细胞一样,它们的数量很低,而且扩增技术也不成熟,不足以产生临床可用的血小板。多能干细胞(pluripotent stem cells, PSC)如胚胎干细胞(asembryonic stem cells, ESC)[10]和诱导多能干细胞(induced pluripotent stem cells, iP-SC)[11]可诱导分化为巨核细胞谱系,但其体外扩增能力不确定。ESC 只能从胚胎组织中获得,但 iPSC 理论上可以从任何有核细胞类型中建立。由于这些特性以及它们在基因上相对容易操作,iPSC 已经将用于患者治疗的体外血小板生产变成了一种切实的可能性。

总之,我们需要对造血、巨核生成和血小板生成有全面的了解,并能在实验室中对这些过程进行再造,才能将干细胞分化为临床应用的血小板。到目前为止,利用干细胞生产 $2 \sim 3 \times 10^{11}$ 血小板,即大约一次单采血中血小板的数量,仍然是一个挑战。在本章中,我们阐述了一些将干细胞代替标准血液捐献作为血小板来源,从而进行以血小板为基础的治疗的主要限制因素以及技术解决方案。

血小板的生物发生机制

稳态下的血小板生成

血小板的稳态生产包括巨核细胞的生长和前血小板的延伸(见第 2 章)。血小板是直径 $2 \sim 4 \mu m$ 从巨核细胞脱落的无核碎片,一个巨核细胞可以产生数以千计的血小板[12,13]。这种生产能力在很大程度上是基于巨核细胞的巨大尺寸。巨核细胞在成熟期间快速增长,直径可达到超过 $100 \mu m$。这种生长的关键是从有丝分裂到核内有丝分裂的转变,这会导致倍体多达 128N[14],然而,倍性较低的巨核细胞也能产生血小板。巨核细

胞利用增加的细胞质含量来延伸前血小板,使其突破入骨髓窦血管进入血流[15]。继而,血液流动引起的剪切应力似乎会将血小板从前血小板上拉扯下来[16]。前血小板有许多突起,它们的形状像一串珠子或哑铃。血流中,前血小板不断地在这些突起处分裂成功能性血小板[17]。甚至血小板本身也被观察到在保留功能的前提下会进一步分裂[18]。促进巨核细胞扩增、增加巨核细胞大小和重现导致血小板释放的因素等方法正在被人们考虑作为替代供体提供血小板来源的方法。

促血小板生成素(thrombopoietin, TPO)及其受体 c-Mpl 构成巨核细胞分化和血小板生成的主要信号轴(图 66.1A)(见第 61 章)[20-23]。对该信号轴的破坏与严重的血小板减少症和成熟血小板的显著减少有关。在发现 TPO 后不久,第一个从人类巨核细胞体外生成功能性血小板的实验就被报道[24]。TPO,连同其他细胞因子的组合,是任何从干细胞或祖细胞诱导生成巨核细胞的标准实验方案[25]。与此一致,MPL 基因异常的患者都患有先天性无巨核细胞性血小板减少症(congenital amegakaryocytic thrombocytopenia, CAMT),并在出生后立即或很快出现血小板减少症[26,27]。

急性血小板生成

最近,TPO 非依赖的血小板生成机制已被报道。TPO 介导的血小板生成需要几个小时,这对于需要大量增加循环血小板的急性损伤来说,反应时间过长。已有研究表明,在突变小鼠中,即使它们不表达 Mpl 受体,巨核细胞仍然可以扩增、成熟并释放血小板,而且细胞因子可以不依赖于 TPO 来扩张巨核细胞祖细胞[28,29]。Kowata 等人使用双光子活体显微镜(two photon intravital microscopy, TPIVM)观察活鼠骨髓,发现急性血小板减少症时出现大量与前血小板不同的浓密突起,而前血小板的反应性与稳定状态下相比没有改变[30]。在这项研究之后,另一组研究人员也使用 TPIVM 发现,应对炎症反应释放的细胞因子在不依赖于 TPO 或前血小板形成的情况下,刺激了血小板从巨核细胞的生成[19]。在这里,我们观察到 IL-1 通过降低小鼠巨核细胞的机械刚度来扩展和分化巨核细胞,从而刺激"巨核细胞破裂"(图 66.1B)[19]。从破裂的巨核细胞中释放出来的颗粒比正常血小板略大,半衰期较短,但功能相当。这些发现表明培养介质中的 IL-1α 可以提高体外血小板数量。然而,值得注意的是,尽管已经观察到 IL-1α 可以加速人类血小板生成[31],但巨核细胞破裂现象尚未得到证实。

促血小板生成素

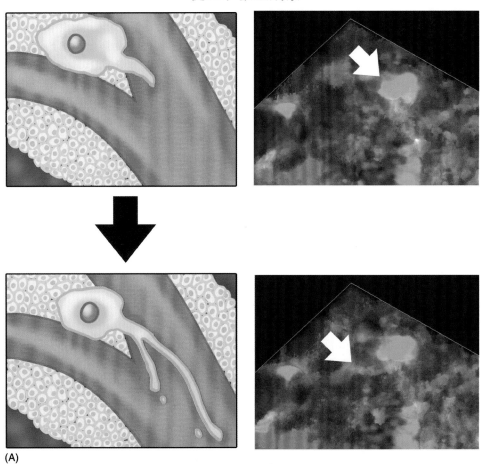

(A)

图 66.1 有两种机制被认为与血小板的形成有关。 (A)在稳定状态下,TPO 结合启动巨核细胞成熟,导致原血小板形成并通过窦状血管壁进入血流。右边的图像是在老鼠身上的实时图像。白色箭头指向巨核细胞(上)和原血小板(下)。血流将原血小板剪切成血小板

IL-1α

(B)

图 66.1（续）　（B）在急性血小板需要 IL-1α 绑定撼动了巨核细胞、巨核细胞破裂。破裂不会导致血小板生成。右侧的图像取自小鼠体内这种机制的实时图像。白色箭头指向巨核细胞破裂前（上）和破裂后（下）。与依赖 TPO 的血小板相比，由此产生的片段提供了一个血小板种群爆裂，显示出略微不同的大小和半衰期。绿色，巨核细胞；蓝色，核；红色，血流（See Nishimura et al. [19] for details on the imaging. ）

巨核细胞的发育

巨核细胞只占骨髓中血细胞总数的 0.05%[32]。考虑到一个巨核细胞估计最多只能产生几千个血小板，在体外产生临床适用水平的血小板需要近 10 亿个巨核细胞，而从捐赠者的骨髓中获得在实际上是不可能的。另一方面，干细胞具有很高的自我更新潜力。因此，扩大干细胞并将其分化为巨核细胞被认为是更可行的选择。

经典模型

在经典的造血过程中，造血干细胞在分化过程中失去自我更新能力，并且在分化的逐级分叉点上形成谱系决定。在形成巨核细胞谱系之前，造血干细胞要经过许多中间状态，包括靠近分化层级顶端的专能祖细胞（multipotent progenitors，MPP）、位于中层的普通髓系祖细胞（common myeloid lineage progenitors，CMP）和位于底部的巨核-红系祖细胞（megakaryocyte-erythrocyte progenitors，MEP）（图 66.2）。MEP 是双能祖细胞，被认为是巨核细胞形成前的最后一个阶段。然而，尽管是双能的，MEP 更倾向于向红系血统分化（超过 80%）[33,34]。经典模型假设，所有的造血干细胞都先经历了 MPP 阶段，然后再分化会聚到它们最终行使造血功能的阶段，并且随着每次迭代，细胞都失去了增殖潜能。因此，假如用造血干细胞来作为产生输血用血小板的起始来源，而且假设一个巨核细胞可以在体外产生100 个血小板，这是一个基于到目前实验方法能得到的相对较乐观的数字，则必须收集一个技术上不可能达到的数目的造血干细胞。

对经典模型的修正

尽管在经典模型中，干细胞和巨核细胞之间存在一定的层级距离，但它们具有许多共同的细胞特征。c-Mpl 的表达和对TPO 的敏感性是决定造血干细胞自我更新能力的重要因素[35,36]。除了血小板减少外，先天性无巨核细胞血小板减少症（CAMT）患者还会发展为贫血、白细胞减少，从而出现全血细胞减少的症状[37]。这些临床发现提示 TPO 是促进血小板分化的主要细胞因子，同时也是造血细胞的重要细胞因子。基质细

6

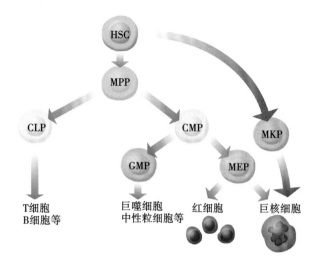

图 66.2　造血示意图。在经典模型(灰色箭头)中,所有 HSC 在做出若干二元决策并达到其最终状态之前都要经过 MPP。巨核细胞通过 MEP 形成。此后的几项研究有证据表明一类造血干细胞亚群绕过了 MPP 阶段,可直接进入 MKP 阶段(红色箭头)。分离这一亚群有望缩短体外产生血小板的时间并提高血小板纯度。CLP,淋巴系祖细胞;CMP,髓系祖细胞;GMP,粒-巨噬祖细胞;HSC,造血干细胞;MEP,巨核-红系祖细胞;MKP,巨核细胞祖细胞;MPP,多能祖细胞

胞源性因子 1(stromal cell-derived factor 1,SDF-1)及其受体 CX-CR4 有助于造血干细胞在骨髓中的停留,同时促进巨核细胞向窦状血管迁移以完成巨核细胞成熟和前血小板形成[38]。整合素 α_{IIb}(CD41)最初被认为是巨核细胞和血小板的特有标记,但现在它也被认为是确定的造血阶段的早期标记[39,40]。此外,巨核细胞和造血干细胞具有相似的微环境和基因表达[41]。这些关联表明经典模型不能准确描述巨核细胞的发育。相反,它们提示可能存在更短、更有效的分化途径,来提高巨核细胞的纯度和产量。

事实上,现在已经被证明造血干细胞中的特定亚群可以直接表达巨核细胞系的偏向性,而不需要先过渡到经典模型中描述的中间祖细胞。髓系细胞可以直接来源于根据经典模型理论是偏向于淋巴系的祖细胞,而且造血干细胞本身已经有具有谱系偏向的亚群[42,43]。此外,近年来的一些研究提供了证据,显示一些 HSC 亚群更偏向于巨核细胞系,并不需要经过 MPP 和中间祖细胞。Nakauchi 实验室报道了巨核细胞系相关祖细胞的存在,这些祖细胞直接从造血干细胞分化而来,具有长期增殖潜力[44]。大约在同一时间,Sanjuan-Pla 和同事描述了一个造血干细胞亚群,其血管性血友病因子(von Willebrand factor,VWF)的表达标志着这个造血干细胞亚群准备向血小板分化[45]。造血干细胞表达的 VWF 水平被证明是细胞移植入小鼠后淋巴系和髓系细胞的有效标志物。与此结论一致的是,VWF 阳性造血干细胞比 VWF 阴性的造血干细胞表达更多的 c-Mpl 受体。再者,已有研究表明,完全成熟的巨核细胞位于向血小板谱系分化倾斜的造血干细胞附近,同时分泌 TPO 使造血干细胞处于静息状态[46]。此外,GP I bα^+(CD42b)阳性造血干细胞亚群已被发现可以在小鼠中标记绕过了经典模型形成单能巨核细胞祖细胞的细胞[47]。虽然在人类中还没有发现类

似的 HSC 亚群,Akashi 和他的同事发现了处于 CMP 阶段的单能巨核细胞祖细胞亚群[48]。转录组分析发现 VWF 的表达依赖于转录因子 FOG-1,这是一种可调控向巨核细胞和血小板谱系分化的辅助因子[49-51]。包括 FOG-1 在内的多种转录因子表达的改变可以解释为什么老化的造血干细胞往往导致更高的血小板计数和淋巴细胞生成减少[52-54]。多种造血发育模型也有可能同时适用,因为造血干细胞的谱系命运不是永久性的,而是在不断修正的[55]。Dick 实验室提出,在出生后骨髓中的单系祖细胞最终超过专能细胞,这表明造血干细胞的发育模型随着时间而改变[56]。这些研究都认为巨核细胞祖细胞可以不经过 MEP 而直接从偏向巨核细胞谱系的 HSC 亚群中分化出来(见图 66.2 中的红色箭头)。纯化和扩大这一亚群可以更好地在体外产生血小板,从而减少在起始时所需的造血干细胞的数量。

Essers 小组发现了偏向于通过炎症诱导血小板生成(如巨核细胞破裂)的 HSC 亚群的标志物[57]。在造血干细胞中,发现干细胞样向巨核细胞分化祖细胞(stemlike MK-committed progenitors,SL-MkP)处于预激活状态,能够对急性炎症快速反应,促进血小板的生成。SL-MkP 似乎只是血小板的一种短暂来源,慢性炎症使它们处于一种耗竭状态,损害了它们的能力。然而,对这一途径的研究可能有助于体外血小板的有效生成。

干细胞用于体外血小板生成

造血干细胞

造血干细胞(HSC)具有自我更新和向所有造血系细胞分化的能力。因此,造血干细胞的扩增对所有血细胞的体外生产都有意义。然而,造血干细胞是一个罕见的群体,通常位于骨髓中,因此需要通过侵入性骨髓吸入术来获得它们,只有在特定情况下造血干细胞会出现在外周血中,如化疗或 G-CSF 给药后[58]。脐带血是造血干细胞的首选来源,因为它可以以非侵入性的方式获得[59],脐带血造血干细胞移植后可重建整个造血系统[60]。单个单位的脐带血含有多达 500 万个造血干细胞[61]。除了 TPO 外,扩大脐带血造血干细胞和增强血小板生成的标准方案中还包括干细胞因子(stem cell factor,SCF)、Flt3L 和其他细胞因子[62-67]。SCF 对 HSC 扩增和巨核细胞多倍体化具有促进作用,其受体 c-Kit 的表达水平已被发现是具有巨核细胞系偏向性的造血干细胞的标志物。Flt3 被认为可以通过稳定细胞间的相互作用以使造血干细胞保留在成骨细胞中[68-70]。然而经过几十年的研究,我们仍然没有探索出高效的体外扩增可自我更新的造血干细胞的技术。

巨核细胞倍性和 HSC 扩增潜能还与其血液来源有关,这提示了巨核细胞来源对血小板生成效率有影响[71,72]。从脐带血中提取的巨核细胞增殖能力更强,但成熟程度较低,这可能是因为它们反映了胎儿的造血过程。

多能干细胞

造血干细胞可分化为血液系统的所有血细胞,具有专能性。而多能干细胞(PSC)的多能性能使它们分化成所有胚胎细胞系的细胞[图 66.3A(i)][73]。和其他的专能细胞不同的

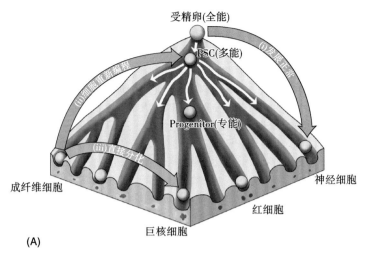

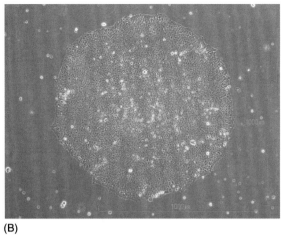

(A)

(B)

图 66.3 （A）沃丁顿景观。（ⅰ）发展正常。ESC 和 iPSC 处于多能性状态（PSC）。在这个水平上,细胞可以分化成任何体细胞类型。当细胞沿着地貌下降时,它的效力就会降低,直到它达到最终的细胞状态。造血干细胞处于祖细胞状态。（ⅱ）细胞重新编程。iPSC 的产生使体细胞能够通过细胞重编程回到多能性水平,有效地消除了细胞状态的持久性。iPSC 的产生原则上允许任何体细胞类型被重新编程为任何其他类型。（ⅲ）直接分化涉及细胞重新编程,但不会一直回到多能性状态,从而减少分化方案中的中介机构数量。（B）在无饲养层细胞和无异种（无非人类动物来源成分）条件下培养的 iP-SC 的光镜图像。重新编程为 iPSC 的成纤维细胞位于中间的大圆形菌落内。iPSC 形成群体,因为人类的 PSC 倾向于聚集（Photo is courtesy of Masato Nakagawa,Center for iPS Cell Research and Application,Kyoto University. ）

是,它们还具有无限的体外增殖能力。迄今为止,已知有两种类型的 PSC,它们都不能直接从供体获得,而必须在实验室中制造。

胚胎干细胞

胚胎干细胞（ESC）来源于植入前的胚胎。它们具有无限增殖和分化成任何细胞类型的能力,为细胞治疗和再生医学提供了巨大的潜力[74],许多胚胎干细胞衍生产品已经进入临床试验阶段[75]。

Gaur 等人报道了第一个在体外从人类胚胎干细胞中产生血小板的方案[76]。这些巨核细胞可以达到 32N 的倍性,释放出对 VWF 和纤维蛋白原有反应的血小板。然而,这种方法效率非常低（平均每个 ESC 能产生的巨核细胞不足一个）。在培养物中加入血管内皮生长因子（vascular endothelial growth factor,VEGF）后可以导致囊状结构的形成,效率有所提高,但仍不够（图 66.4）[77]。有人提出,囊状结构为具有巨核细胞谱系偏向性的祖细胞提供了一个微环境。然而其生成的血小板数量只比胚胎干细胞的初始数量多一个数量级。活细胞显微镜检查证实,在临床应用条件下（即无饲养层细胞和血清）制备的ECS 来源的血小板,在移植到小鼠体内后可以发挥正常生理功能,但在体外平均每个巨核细胞只产生 7 个血小板[78]。在无饲养层细胞、无血清的条件下,产生的血小板是在有饲养层细胞、有血清的条件下的一半。鉴定和分离在无饲养层细胞、无血清培养条件下具有血小板产生能力的祖细胞库,可以提高血小板的生产效率[79]。

尽管取得了这些成果,但胚胎干细胞的产生需要破坏囊胚,这是一个在胚胎干细胞使用上产生法律困惑的伦理争议[80]。此外,由于胚胎的稀缺性,很难匹配供体和宿主,移植后 ESC 来源细胞的异基因免疫反应是一个问题。由于这些原因,与 ESC 相比 iPSC 更易成为首选,它在功能上与胚胎干细胞

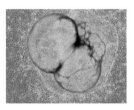

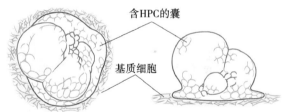

图 66.4 "囊"来源于 PSC（ESC 或 iPSC）。PSC 在含有血管内皮生长因子的饲养层基质细胞上培养 14 天,形成囊状结构。囊内有许多含有 PSC 来源的造血干细胞的囊肿。这些造血干细胞可以分化为成熟的造血细胞,包括血小板。显微镜图像是从顶部拍摄的。插图旨在显示囊的三个维度

相同,但不涉及胚胎,所以可以在与患者特异性或免疫相容的供体中建立。

诱导多能干细胞和细胞重编程

诱导多能干细胞（iPSC）是指体细胞经过重编程回到多能状态［图 66.3A（ⅱ）］。最早的 iPSC 是由在小鼠和人成纤维细胞中外源导入 Oct4、Sox2、Klf4 和 c-Myc 四种转录因子而产生的（图 66.3B）[81]。这种转导引发了一系列事件,这些事件将细胞改变成为一个具有能稳定保留多能性的细胞[82]。最初的诱导多能干细胞是利用逆转录病毒转导系统制成的,但从那时起,大量的重编程因子和重编程方法被报道[83,84]。此外,核心

6

多能性网络的发现极大地扩展了直接重编程的能力,在这种情况下,细胞在无需过渡到多能性状态情况下就可以被重编程为另一类细胞[85]。我们对细胞重新编程的理解仍然不够清楚,而且重编程效率仍然很低。虽然如此,由于原则上任何细胞都可以被重新编程成 iPSC,而且成纤维细胞和单核细胞与胚胎相比更容易获得,使得这些细胞在临床应用中得到了快速发展。

相应的,诱导多能干细胞已显示出细胞治疗和再生医学上的潜力。第一个在动物模型上应用的例子是在发现 iPSC 后不久报道的,iPSC 被用于治疗镰状细胞贫血。在这个实验中,小鼠成纤维细胞被重新编程成诱导多能干细胞,然后分化成造血祖细胞(HPC)[86]。小鼠在接受自体祖细胞移植后恢复良好。第一个人类临床试验也被报道了。一名老年性黄斑变性(age-related macular degeneration,AMD)患者的自体成纤维细胞被重编程成 iPSC,然后分化成视网膜色素上皮细胞,再移植回患者体内[87]。

此外,iPSC 还提供了一种独特的人类疾病的细胞模型。CAMT 患者 iPSC 的分化证实了 TPO-c-Mpl 轴在 CAMT 中的作用[88]。研究人员报告说,从 Wiskott-Aldrich 综合征患者的 iPSC 中分化的巨核细胞祖细胞的细胞骨架组成具有缺陷,会导致前血小板形成效率低下,这些血小板更小,形状不规则[89]。急性髓系白血病易感的家族性血小板疾病(familial platelet disorder with predisposition to acute myelogenous leukemia,FPD/AML)患者的 iPSC 表现出巨核细胞分化能力缺陷,可以通过纠正 *RUNX1* 基因的突变来修复[90-92]。Runx1 通过抑制肌球蛋白,阻止卵裂沟的形成,促进核内分裂,从而促进巨核细胞成熟[93]。这一事件对于增加倍性、增加巨核细胞的表面积/体积比,和增加细胞体积是至关重要的,这些变化有助于增加细胞产生血小板的能力。

由于功能上的相似性,从胚胎干细胞中产生血小板的策略已被应用于诱导多能干细胞。例如,按照他们胚胎干细胞-囊性结构的实验方案,Takayama 等人证明了同样的方法对 iPSC 同样有效[94]。该研究进一步报道了 c-Myc 的瞬时表达可提高血小板生成的克隆质量。从 PSC 诱导巨核细胞需要经过 MEP 阶段,最终能否形成巨核细胞依赖于由 TPO 控制的 c-Myc 表达[95-97]。由于 iPSC 在体外具有无限的增殖能力,将 iPSC 扩增并分化为巨核细胞以获得丰富的血小板似乎是可行的。然而,从多能态开始提示不同的分化方案会产生了许多中间状态不同的细胞谱系。这些细胞导致最终细胞群的异质性,降低血小板的纯度和临床治疗的质量。此外,每个中间阶段都需要自己的一套培养条件,这就增加了生产的时间和成本。

为了解决上述问题,研究人员考虑从诱导多能干细胞中制备祖细胞。这些祖细胞将被储存起来,并根据需要用于血小板生成,从而降低治疗的成本和时间。一种方法是通过调控诱导多能干细胞的基因表达,建立可扩增的巨核细胞系。Nakamura 等报道,在巨核细胞分化条件下培养的 ipsc 衍生的 HPC 中,c-MYC、BMI1 和 BCL-XL 三个因子的过表达可以建立永生化的巨核细胞祖细胞系(imMKCL;图 66.5)[98]。即使在低温保存后,imMKCL 仍可扩增近半年。此外,从 imMKCL 产生的血小板在体内和体外都表现出功能特性,包括对激动剂引起的聚集反应和注射到小鼠模型时参与血栓形成[98]。

这三种过表达因子均在细胞增殖或凋亡中发挥作用。如上所述,c-MYC 是用于创建 iPSC 的原始因子之一。在造血过程中,它的过表达促进巨核细胞的扩增但不影响其成熟的过程[94,99]。BMI1 通过抑制衰老基因 *Ink4a* 和 *Arf4* 并调节骨髓微

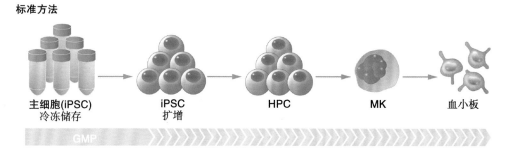

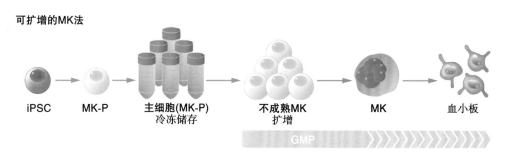

图 66.5　在区分诱导多能干细胞(iPSC)和血小板的标准方案(标准方法)中,冷冻保存的 iPSC 解冻、扩增,然后分化为造血祖细胞(HPC),最后分化为巨核细胞,血小板从巨核细胞脱落。然而,由于向巨核细胞的分化效率较低,该方法耗时较长,临床上血小板数量不足。一种更有效的方法是通过基因操作从 iPSC 中产生可扩增的巨核系祖细胞(MK-P)(可扩增的 MK 法)。这些细胞系可以冷冻保存,然后解冻、扩张和成熟,以按需释放血小板。这种方法节省了时间,提高了效率

环境,从而促进 HSC 增殖[100]。这些作用与持续表达的 c-MYC 作用相反,后者导致 Ink4a 和 Arf4 的激活[94]。Nakamura 对 im-MKCL 的研究首先发现,仅诱导 c-MYC 和 BMI1 表达可使 im-MKCL 增殖长达两个月,但当 BCL-XL 被纳入方案时,该增殖时间增加超过了一倍,因为 BCL-XL 抑制了其他凋亡通路。BCL-XL 决定血小板的半衰期,药物使其失活与血小板减少症的发生相关[101,102]。关闭过表达可产生功能性血小板,但每个巨核细胞最多只能产生 10 个血小板。然而,由于 imMKCL 的增殖能力,即使以这个血小板产生率,Nakamara 的研究估计 im-MKCL 可以生产超过 10^11 个血小板。

Lanza 课题组也表明,以 c-Myc 为靶点可以制备出永生化巨核细胞祖细胞[103]。用 c-Myc 抑制剂 iBET151 培养 iPSC 来源的巨核细胞祖细胞可以上调 GATA1 表达。GATA1 可能是巨核细胞分化过程中最关键的转录因子。其表达是巨核细胞或红细胞谱系分化的重要决定因素,其强制表达可诱导髓系细胞向巨核细胞分化[104,105]。GATA1 缺乏会阻碍巨核细胞成熟,导致血小板生成所需的细胞质不足和严重的血小板减少[106-108]。由于 1 个 iPSC 产生约 16 个巨核细胞,而 1 个巨核细胞仅产生 6 个血小板,所以使用 iBET151 产生的血小板数量不够临床应用。然而,通过重编程技术控制特定转录因子的表达为提高体外血小板效率打开了一扇新的大门。

另一个研究组通过强迫表达三个巨核细胞核心转录因子(GATA1、FLI1 和 TAL1)诱导 PSC 分化[109]。这样做的结果是每个 PSC 可以产生超过 10^5 个巨核细胞且纯度超过 90%。已被证明,FLI1 当与 GATA1 连用时能促进巨核细胞成熟,而 FLI1 功能失调则可能导致 Paris-Trousseau 综合征的原因之一[110,111]。此外,FLI1 和 TAL1 都在胚胎中使细胞偏向于造血谱系[112-114]。与 imMKCL 类似,这些前向编程巨核细胞(fopMK)可以在冷冻保存后的再次培养中增殖达数月。从 im-MKCL 或 fopMK 脱落的血小板在体内外均表现出良好的功能特性。然而,两者和供者来源的血小板相比仍然有功能上的差异;它们的黏附性和聚集性较弱,或表现得更像新生血小板而非成年血小板。这些差异得到了全基因转录组分析的支持,该分析发现 ESC 向血小板分化的途径更符合原始造血[115]。原始造血导致巨核细胞的倍性低于永久造血[116]。

干细胞用于体内血小板生成

调控 GATA1 表达是另一种干细胞策略的基础,在这种策略中,体外巨核细胞被注入体内释放血小板。Noh 等人用 shR-NA 抑制小鼠胚胎干细胞中 GATA1 的表达,诱导其在 TPO 存在下分化为未成熟的造血干细胞[117]。在经典模型中,GATA1 的表达缺失干扰了 MEP 的发育[118]。GATA1 还与诱导多能干细胞进入造血谱系和 c-Myc 抑制有关[119,120]。当恢复 GATA1 的表达,并且在适合的细胞因子存在的条件下培养后可产生能输注给小鼠体内的巨核细胞。体内血小板对小鼠的血栓有反应,但每个巨核细胞产生的血小板数(40 个/巨核细胞)低于同样输入的小鼠胎肝细胞来源的巨核细胞产生的血小板数(50 个/巨核细胞)。这些结果与输入体外小鼠成体骨髓和胎肝巨核细胞用于体内血小板生成的其他小鼠模型结果一致[121]。有趣的是,几乎所有输注的巨核细胞都在肺中产生血小板。血小板在

肺中产生已经被讨论了近一个世纪[122,123],但是第一次直接观察到这个器官作为血小板产生的位置是最近的事[124]。虽然巨核细胞是在骨髓中产生的,但 Lefrancais 等人指出,尽管肺中的巨核细胞体积较小,成熟度稍低,但小鼠的肺负责产生总量近一半的血小板[124]。较小的体积可能标志着肺可作为巨核细胞祖细胞的场所。如果确实如此,肺的干细胞微环境可能为体外血小板生成的生物反应器的构建提供线索。

中国的一个研究小组通过从脐带血中提取巨核细胞祖细胞,对人体内血小板生物发生的潜力进行了测试[125]。虽然这项研究的结果表明输血是安全的,但一些对于离体血小板输注而言已经被很好解决的问题,仍需要在离体巨核细胞祖细胞输注中进行进一步研究。例如,虽然已知一次血小板输注包括 3×10^11 血小板,但巨核细胞祖细胞的数量是未知的,部分原因是血小板产生率是未知的。此外,如果祖细胞来源于 PSC,则由于 PSC 具有较高的增殖能力,必须考虑其他安全措施。一项研究报告已提供了证据,表明可通过辐射减弱巨核细胞的增殖,且不损害其释放功能血小板的能力[126],但这一特性只在成熟巨核细胞中发现,祖细胞是否能被类似处理还没有得到证实。

此外,由于巨核细胞有核,PSC 分化的方案将受到更严格的法律监管。imMKCL 和 fopMK 是通过将慢病毒载体导入细胞而制备的,如果使用巨核细胞而不是血小板,这一策略将不符合临床应用。临床可行的细胞重编程方法已经存在,但尚未应用于巨核细胞的产生,部分原因是因为分化效率不切实际[127]。然而,通过输注巨核细胞在体内产生的血小板可能比体外由相同巨核细胞产生的血小板表现得更好。据报道,与输注相同来源的离体血小板相比,输注从人成体骨髓,胎肝细胞或 iPSC 体外分化的巨核细胞在体内产生的血小板,其尺寸与供体血小板一致,并且具有更大的同质性,这些血小板具有更强的功能和更长的半衰期[128]。导致该结果的原因尚存争论。有一个可能的解释是体内血小板的生成得益于宿主的干细胞龛,而人工培养的微环境必须改善。然而,一项研究认为,血小板的大小主要是由细胞内部因素造成的,比如巨核细胞中的细胞骨架分子[129]。

不经过多能性转变的细胞重编程

iPSC 是细胞重编程的一个里程碑式的突破,但该领域从 Jon Gurdon 演示体细胞核转移开始,已经存在了半个多世纪[130]。1987 年,Davis、Weintraub 和 Lasser 通过强迫成纤维细胞中 MYOD 基因的表达改变成成肌细胞,表明体细胞可以在不通过多能状态的情况下被重新编程,这一过程被称为直接分化[图 66.3A(ⅲ)][131]。iPSC 的出现扩展了我们对调控细胞类型的基因网络的了解,并可使多种细胞类型可直接分化获得[132-134]。使用直接分化在体外生成血小板领域,Ono 等人的研究表明,表达 p45NF-E2 及其结合蛋白 Maf G 和 Maf K 可以将小鼠和人类成纤维细胞转化为巨核细胞[135]。NF-E2 是由 p18 亚基和 p45 亚基组成的异二聚体[136],它可以产生更高的多倍体和更多前血小板的产生。虽然巨核细胞的成熟没有受到干扰,但 NF-E2 缺失的小鼠由于前血小板形成的破坏而出现了致命性血小板减少和循环血小板缺乏[137-139]。将这些巨核细胞输注到小鼠体内,可产生功能性血小板。FLI1 和 ERG 的过

6

表 66.1   人多能干细胞生成血小板的标志性研究

细胞类型	培养	特征	年份	参考文献
胚胎干细胞	TPO	体外实验证实了血小板的功能	2006	Gaur et al. [76]
诱导多能干细胞	TPO,SCF,IL-6,IL-11,肝素	利用 ES-sac 法[77]来源的血小板被证实在体外发挥作用	2010	Takayama et al. [148]
胚胎干细胞	TPO、SCF、IL-6、IL-9、IL-11、VEGF,肝素 Feeder-free,无血清	当移植到模型小鼠时,证实了 ESC 衍生血小板的生存能力	2011	Lu et al. [78]
成纤维细胞	三因素诱导（p45NFE2, Maf G, Maf K)	没有多能状态的直接分化导致巨核细胞祖细胞在输入小鼠体内时脱落血小板	2012	Ono et al. [135]
诱导多能干细胞	TPO、SCF;以 c-myc、bmi-1、bcl-xl 的顺序引入	建立巨核细胞祖系,可冷冻和扩增 6 个月	2014	Nakamura et al. [98]
诱导多能干细胞	FGF2 和 BMP4,然后是 TPO 和 SCF; 引入 GATA1、FLI1 和 TAL1	大规模生产巨核细胞,可冷冻和扩增 3 个月以上	2016	Moreau et al. [109]
诱导多能干细胞	TPO,SCF,Flt-3,IL-3,IL-6,肝素	HLA-null 血小板的产生	2014	Feng et al. [103]

表达可诱导人成红细胞产生巨核细胞谱系细胞,并在体外产生功能性血小板[140]。ERG 是永久造血和 HSC 功能所必需的癌基因,其与 FLI1 的相互作用对巨核细胞的稳态维持至关重要[141,142]。用这种方法产生的巨核细胞生成的血小板与供体血小板混合时可产生聚集,但其单独分开时的聚集能力尚未被报道[140]。

在巨核细胞谱系培养中,六种转录因子的组合最近被证明可以直接将人和小鼠成纤维细胞在巨核系培养条件下转化为巨核细胞祖细胞[143]。这 6 个因子是 c-Myc、Gata1、Gata2、Lmo2、Runx1 和 Tal1,已知其中除了 c-Myc 外的所有其他因子构成了造血网络关键转录因子簇,有助于维持 HSC 和巨核细胞的特性[144,145]。当这些祖细胞被输注到小鼠时,可在体内释放功能性血小板。该研究还检测了这种过表达在范科尼贫血患者来源的成纤维细胞中的作用,范科尼贫血是一种危及巨核细胞生成的遗传性疾病[146]。患者成纤维细胞的重编程效率比健康的成纤维细胞低得多,但可通过纠正 FANCA 基因突变显著提高其重编程效率。最后,人类脂肪组织来源的基质细胞(ASC)无需基因修饰即可在体外培养产生血小板[147]。虽然 ASC 是干细胞,但先前只知道它有分化成为脂肪细胞、软骨细胞和成骨细胞的能力,而不知道其能产生造血细胞。

使用 PSC 和细胞重编程生成血小板的突破性研究列表如表 66.1 所示。

体外血小板生成的其他靶点

小分子化合物

TPO 对于血小板的生成必不可缺,并且经常被纳入体外血小板生成的分化方案中。然而,它也是一种肽基配体,可以刺激免疫原性,而且成本很高。因此,小分子 TPO 模拟物应运而生。这些化合物除了具有治疗作用外,还可用于探索调控巨核细胞和血小板发育的信号通路。艾曲泊帕和罗米司亭是被批

准的促进造血干细胞向巨核细胞分化的激动剂,用于治疗慢性免疫性血小板减少症[149,150]。类似地,它们也能促进 iPSC 来源的血小板生成[151]。最近的一项研究报道了另一种小分子,TA-316,其效果显示与 TPO 相当,且优于艾曲泊帕[152]。TA-316 的增强作用是由于 VEGFA 和 FGF2 表达的增加,提示这两个基因可能是增强 imMKCL 自我更新能力的额外靶点。

在分化方案中添加一些其他的小的化合物可以增强血小板的产生和细胞多倍体化。肌动蛋白聚合抑制剂细胞松弛素 B 和针对细胞骨架运动分子信号通路的 ROCK 抑制剂被分别发现具有这种效果[153,154]。抑制 ROCK 可下调 MYC 和 NFE2 的表达,导致高倍性和前血小板形成。芳基碳氢化合物受体(aryl hydrocarbon receptor, AhR)调控巨核细胞谱系和多倍体化[155,156],而干细胞再生素 1(StemRegenin 1,SR1)可通过抑制 AhR 增加前血小板的形成[157]。

基质金属蛋白酶 ADAM17 和 ADAM10 可分别使黏附和聚集受体 GP I bα 和 GP Ⅵ从血小板表面脱落。GP I bα 是 GP I b/GPIX/GP V 复合物的受体亚基,结合血管表面表达的 VWF。没有完整的 GP I bα,血小板失去血管受损后适当附着在管壁上的能力,并在输注后被迅速清除[158-160]。使用基质金属蛋白酶抑制剂可以抑制血小板 GP I b 的脱落,来增强血小板功能。但一般避免使用泛基质金属蛋白酶抑制剂,由于泛基质金属蛋白酶抑制剂对其他器官可能存在潜在的副作用[158,161],相反的,推荐使用 ADAM17 的特异性抑制剂[162]。在培养物中添加 ADAM10 的特异性抑制剂可以通过阻止 GP Ⅵ的脱落而对于维持血小板功能产生协同作用[163,164]。已经确定血小板表面受体脱落受到多种酶和多种机制调控,这表明多种抑制剂的混合物是更好的预防策略[165]。一项研究发现,当血小板从室温转移到体温时,基质金属蛋白酶类会对血小板分泌的唾液酸酶 Neu1 所介导的脱唾液酸化起反应[166]。即使没有受体脱落,脱唾液酸化也足以清除循环中的血小板。据报道,脱唾液酸化的血小板刺激肝细胞(TPO 的主要来源)进而增加 TPO RNA 的表达[167]。

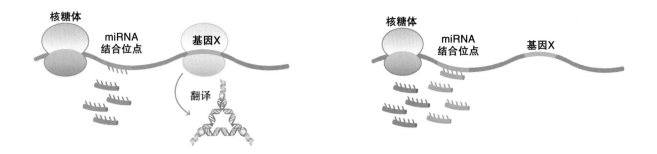

图 66.6　miRNA 开关是关闭特定基因翻译的合成 RNA。它们由一个 miRNA 靶位点（橙色；miRNA 结合位点）和一个感兴趣的基因（绿色；基因 X）组成。在与结合位点互补的低水平 miRNA 的细胞中，与 miRNA 开关相互作用的可能性很低。因此,结合的核糖体将能够进行翻译,蛋白质将被表达（左图）。在互补 miRNA 高表达的情况下,与 miRNA 开关相互作用的概率很高,从而阻止核糖体翻译基因（右图）

微 RNA

体外从干细胞或祖细胞生成血小板的其他细胞内靶点可能是微 RNA(miRNA)。miRNA 是一种非编码 RNA,可以抑制翻译或降解 mRNA。它们的表达可作为包括癌症和心血管疾病在内的多种疾病的诊断工具[168-171]。合成生物学家利用这一优势制造了 miRNA 开关[172]。miRNA 开关是使用 miRNA 作为输入的二元电路。这些开关本身是合成性 RNA,其构象依赖于与 miRNA 的相互作用（图 66.6）。由于注意到 miRNA 表达水平可以作为细胞状态的标志,研究人员设计了仅在异质细胞群的一些亚群中特异控制基因表达的 miRNA 开关[173]。目前,miRNA 开关只能用于关闭基因,但其模块化意味着打开基因的miRNA 也可以被设计出来。

尽管 miRNA 开关尚未应用于血小板生成,但许多候选miRNA 在巨核生成过程中表现出独特的表达变化[174]。MYB通过促进红细胞生成因子和抑制巨核生成因子使 MEP 偏向于红细胞分化命运[175,176]。据报道,TPO 上调 miR150,从而抑制MYB RNA 表达,并使 MEP 偏向巨核细胞谱系分化[177,178]。最近,Manfredini 小组报道 MYB 上调 miR486 进而抑制 MAF RNA 的表达。另外,miR155 可能在巨核生成中也有重要作用[179,180]。由于 miRNA 开关所获得的细胞纯度高、安全性高,该生物技术在临床级血小板生产中具有值得探索的前景。

生物反应器

巨核细胞的成熟,以及随后的前血小板延伸和血小板的释放在很大程度上取决于微环境。上述研究中体外血小板生成所使用的静态条件仅重现了微环境的生物化学特性,但很少关注生物物理学,虽然流体动力学是血小板释放的一个内在机制[16]。因此,研究人员正在构建能够重现生物化学以及生物物理特性的生物反应器,以刺激前血小板形成和血小板脱落（表 66.2）。第一个用于体外血小板生成的 3D 生物反应器来自 Lasky 实验室,该实验室将脐带血中的造血祖细胞暴露在一个模块化的聚碳酸酯装置中,该装置包括具有血小板生成素和纤连蛋白包被的聚丙烯酰胺水凝胶支架,但没有剪切力[181]。

该生物反应器通过使培养基和气体通过渗透膜进行交换,比简单的 3D 培养方法延长了近两周的血小板生成时间。后来的研究表明,在早期的生物反应器中整合入剪切应力可以显著提高血小板的生成量[182,183]。

蚕丝组成的微管具有良好的生物相容性、低毒性和低免疫原性,已被用于血管修复[192,193]。Balduini 实验室建造了一种生物反应器,使培养基在蚕丝组成的微管中流动[185]。活细胞成像显示巨核细胞向包被着血管性血友病因子、纤维蛋白原等黏附因子的丝质微管迁移,并开始通过丝质微管的孔隙向血管内延伸前血小板。在这个反应中,液体流动剪切前血小板释放血小板。每一个延伸出前血小板的巨核细胞获得约 200 个血小板,但只有 7% 的巨核细胞显示出前血小板。后来发现,改变丝质微管的硬度可以调节前血小板延伸的频率[186]。原子力显微镜观察表明,硬度通过一种与肌球蛋白相关的机制调节纤连蛋白的表达和前血小板分支[194]。利用旋转功能调节膜过滤,可自动分离血小板和未成熟巨核细胞,并将未成熟巨核细胞返回并进一步培养[189]。另一个课题组报道称生物反应器中的二向液流可以增加血小板数量。一个方向的流体使巨核细胞维持在膜孔上,而另一个方向的流体提供剪切应力使前血小板脱落[187]。研究发现,水流倾斜 60° 时能最大限度地提高血小板产出,但原因尚不清楚。不同的流速和流动角度是否协同调节血小板产出值得进一步研究。

利用微芯片重建骨髓的微环境,可以在体外研究造血和血液病[195]。用于体外血小板生产的微芯片也已被设计出来。一个例子是芯片上的生物反应器,这是一种在刚度、细胞外基质成分、剪切应力和细胞-细胞接触方面模拟骨髓的三维结构。Thon 等人通过活细胞成像技术,显示该芯片技术增加了小鼠胎肝巨核细胞中延伸出前血小板的细胞比例,一个巨核细胞能平均产生 50 个血小板[188]。这种设计的一个局限是,芯片在给定的时间内只能处理几百个巨核细胞。据报道,最近的一种生物反应器将扩增、成熟和血小板释放根据阶段划分到不同的模块中。在该体系中,如果在培养物中加入 SR1,3D 膜可以使造血干细胞扩增 100 倍,同时使用肌动蛋白聚合抑制剂红海海绵素来促进前血小板生成[191]。另一种不使用膜而是基于微流体的生物反应器已经被证明可以处理近 100 万个巨核细胞[184]。在

6

表 66.2　从干细胞产生血小板的生物反应器

设计	巨核细胞的人体细胞来源	细胞因子和生长因子	参考文献
第一台 3D 微流控生物反应器（层流+涂有纤连蛋白的聚酯及水凝胶支架）	脐带血 CD34＋细胞（已分选）	IL-6、IL-9、IL-11、SCF、TPO、SU6656（Src 抑制剂）	Sullenbarger et al.，2009[181]
基于以前的模型改进的三维微流控生物反应器，但灌注的是连续的 O_2	脐带血 CD34＋细胞（已分选）	第 7~14 天：IL-6、IL-9、IL-11、SCF、TPO、SU6656	Lasky et al.，2011[182]
高剪切率（1800s^{-1}）与血管性血友病因子（VWF）共同调节的二维微流控流室系统	脐带血或骨髓 CD34＋	第 14 天（最后阶段）：IL-3、IL-6、IL-11、TPO、AF13948（TPO 肽激动剂）、SCF	Dunois-Larde et al.，2009[183]
用 VWF 包被微柱修饰的二维微流控室，可以捕获流动中的巨核细胞	脐带血 CD34＋细胞（已分选）	TPO、AF13948、SCF	Blin et al.，2016[184]
模拟骨髓巨核细胞生态位的三维生物反应器，包括涂有基质凝胶、VWF、纤维蛋白原、SDF-1 和 1 型胶原的丝组成的微管	脐带血 CD34＋细胞（已分选）	TPO、SCF、IL-6、IL-11、SDF-1	Pallotta et al.，2011[185]
模拟骨髓血管生态位的 3D 生物反应器，包括丝微管、丝质海绵和 VEGF/VCAM-1	脐带血 CD34＋细胞（已分选）	TPO、SCF、IL-6、IL-11、血管内皮生长因子（VEGF）	DiBuduo et al.，2015[186]
三维微流控生物反应器，以一定角度流动捕集巨核细胞	造血干细胞	TPO、SCF、VEGF	Nakagawa et al. 2013[187]
可扩展的三维微流体系统，概括骨髓血管生态位，包括实时成像	诱导多能干细胞	hipsc 来源巨核细胞的逐步培养：（1）CD34＋祖细胞：BMP4、VEGF、碱性 FGF（2）巨核细胞祖细胞：TPO、SCF、Flt-3L、IL-3、IL-6（3）成熟巨核细胞：TPO、SCF、il-6、IL-9	Thon et al.，2014[188]
3D 生物反应器，利用旋转膜过滤装置将血小板从巨核细胞中分离出来	脐带血或外周血 CD34＋细胞（排序）	LDL、TPO、SCF、IL-3、IL-6、IL-9、IL-11	Schlinker et al.，2015[189]
采用均匀剪切流的三维微流控系统	脐带血或外周血 CD34＋细胞（排序）	LDL、TPO、SCF、IL-3、IL-6、IL-9、IL-11	Martinez et al. 2017[190]
三维生物反应器，巨核细胞被束缚在其中纳米膜和脱落的血小板通过剪切应力	脐带血 CD34＋细胞（已分选）	铜螯合剂四乙烯戊胺（TEPA）、StemRegenin-1（SR-1）、TPO、SCF、FLT-3L、latrunculin（肌动蛋白聚合抑制剂）	Avanzi et al.，2016[191]

这些微芯片中，巨核细胞和非祖细胞，直接流入一个携带多达 17 000 根包覆柱的微流体系统。巨核细胞结合在包覆柱上并延伸出前血小板，在流动作用下使血小板脱落，巨核细胞在远高于血窦的剪切条件下表现出最好的性能。

在生物反应器设计中融入流体力学显著提高了血小板生成效率。然而，这些设计假定剪切应力完全来自层流[196]。一项新的生物反应器设计表明，巨核细胞周围的局部湍流显著提

高了血小板生成效率，可以在 8 升反应器中生成超过 1 000 亿个血小板，或者说足以用于单次血小板输注[197]。值得注意的是，剪切应力和湍流能是血小板高产量的决定因素。湍流促进巨噬细胞迁移抑制因子（macrophage migration inhibitory factor，MIF）、胰岛素生长因子结合蛋白 2（insulin growth factor binding protein 2，IGFBP2）和苯乙肼裂解酶（nardilysin，NRDC）这三个新因子在巨核细胞中的表达。进一步研究表明，MIF 和

IGFBP2 调节巨核细胞的黏附性,NRDC 调节血小板的脱落。该系统是一项利用人诱导多能干细胞衍生血小板的临床研究的基础。

研究人员对理想剪切速率进行了量化。Miller 团队使用计算流体动力学模型显示出细胞在生物反应器中通常经历非均匀剪切速率[190],这表明,正如巨核细胞群的异质性会影响血小板总数,生物学力的异质性也会影响血小板总数。他们发现通过改变生物反应器以产生高且均匀的剪切速率条件下,巨核细胞产生的血小板与巨核细胞破裂所产生的血小板一致。尽管剪切应力是血小板生成的重要因素这一点毋庸置疑,但在生物反应器设计中还有待优化。为了产生足够的适合临床使用的血小板,最终的目标是开发一种具有可扩展设计的生物反应器,可以高效生产功能良好的血小板。

临床工作

基于多能干细胞的血小板产品尚未在人体上进行测试,但预计将在未来一两年进行临床试验。虽然基于自体诱导多能干细胞的临床治疗提供了个性化医疗,但它们具有难以维持高质量、耗时以及成本高昂的弊端。之前报道的老年性黄斑病变的案例花费了大约 100 万美元[87]。以异源诱导多能干细胞为基础的治疗方法已被开始用于治疗老年性黄斑病,并有望应用于其他疾病[198]。此外,在非人类灵长类动物模型中,匹配诱导多能干细胞产品的主要组织相容性复合体对于心脏和神经移植有效[199,200],期望人类也能如此。

使用类似于血库的诱导多能干细胞库有望降低成本、缩短时间,并确保基于诱导多能干细胞的治疗质量[201]。由于诱导多能干细胞可以通过例如血液和皮肤等相对容易获得的样本建立,因此可以严格选择供体,并对细胞进行冷冻保存。此外,诱导多能干细胞库正在从人白细胞抗原纯合供体中制备诱导多能干细胞,因为这些细胞有望将移植后组织排斥的风险降到最低(图 66.7)。在同种异体移植中,导致排斥反应的最关键的免疫因素是异体移植物上存在非自体人白细胞抗原。人白细胞抗原纯合的同种异体移植物可以满足大量需要,因为它只能匹配两个宿主人白细胞抗原等位基因中的一个。据估计,日本和英国 90% 以上的人口可分别由 50 和 150 个人白细胞抗原纯合诱导多能干细胞系覆盖[202]。来自这些细胞库的细胞将保证输注诱导多能干细胞体外衍生的血小板或巨核细胞的安全。

如果人白细胞抗原完全沉默,对人白细胞抗原匹配的担心就完全可以忽略。当 Riolobos 等人用基因工程技术靶向了 I 型人白细胞抗原的一个组分-β2 微球蛋白分子后,I 型人白细胞抗原沉默就在胚胎干细胞中首次得到展示[203]。敲除 β2 微球蛋白完全消除了人白细胞抗原的表达。这些 I 型人白细胞抗原阴性细胞在异基因环境中分化后,不会引起白细胞或 T 细胞的反应。同样的方法后来被诱导全能干细胞衍生的血小板证实[103]。这一策略可能成为免疫血小板输血不应性的一个有效选择,这一情况发生于 5%~15% 血小板输注接受者,这些患者会立即排斥不相容的输注的血小板。在妊娠或血小板输注后,抗体将识别血小板上表达的非自体同种异型抗原。80% 以上的免疫血小板输血不应性的发生是由抗体识别非自身 I 型人白细胞抗原导致的。然而,要完全地沉默 I 型人白细胞抗原存在活化自然杀伤细胞(natural killer, NK)的风险,因为 I 型人白细胞抗原会通过例如杀伤细胞免疫球蛋白样受体和 CD94 等的一些抑制性受体来抑制自然杀伤细胞的活化,这提示应该保留痕量的 I 型人白细胞抗原[204]。Borger 等人报道了这种用 shRNA 处理的诱导多能干细胞衍生的具有 I 型人白细胞抗原残留表达的通用血小板产品[205]。重要的是,该方法对巨核细胞或随后的血小板分化都没有显著影响。血小板上表达的另一种同种异型抗原是人血小板抗原。人血小板抗原分子的单核苷酸多态性是导致同种异体抗原性的原因。由于人血小板

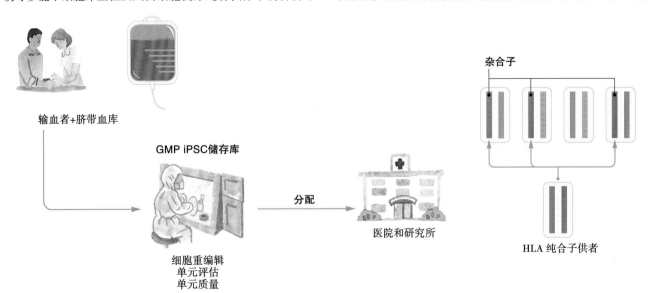

图 66.7 虽然基于 iPSC 的自体疗法有望成为再生医学的理想疗法,但其成本对于广泛的患者护理来说是令人望而却步的。相反,储存 iPSC 的银行正在做准备。在这一策略中,血液是从红十字会和骨髓库等组织的注册捐赠者那里收集的,或者保存的脐带血是从脐带血库提供的。这些电池被重新编程为 iPSC,然后在 GMP 认证的设施中进行存储和安全评估。iPSC 被提供给研究所和医院,这些机构和医院将 iPSC 区分为用于治疗的细胞类型。具有纯合子 HLA 的捐赠者是首选,因为这些捐赠者的细胞可以匹配更大比例的患者群体

6

抗原对血小板的止血功能至关重要,所以不能敲除人血小板抗原,然而通过 CRISPR/Cas9 技术可以修饰诱导多能干细胞及其衍生的巨核细胞祖细胞中的人血小板抗原,降低其免疫应答[206]。

未来展望

自发明以来,血小板输注一直依赖于供体。虽然这种方法被证明对大多数患者已经足够,仍有大量且越来越多的患者无法获得治疗,因此需要探索替代方法。由于许多原因,目前诱导多能干细胞正被用作体外产生血小板的细胞来源。原则上,诱导多能干细胞可以被扩增和分化,以产生足够一次单采输血的功能血小板。为了实现这种可能,研究人员正在研究能够使巨核生成和血小板生成蓬勃发展的微环境,并在生物反应器中重现。除了制造临床产品外,利用诱导多能干细胞在体外生成血小板还增进了对造血的理解,为研究正常发育和疾病提供思路[207]。与胚胎干细胞和脐带血造血干细胞相比,诱导多能干细胞具有明显的优势,因为更易从具有首选表型的供体获得。这一特性能够利用相对较小的供体细胞库制备血小板,并服务于大量人群[208]。

致谢

作者感谢京都大学 iPS 细胞研究与应用中心的 Masato Nakagawa、Misaki Ouchida 和 Masaya Todani 提供相关插图和图像。

（胡虎 译,张晓辉 审）

扫描二维码访问参考文献

第67章　血小板疾病的基因治疗

David A. Wilcox

引言

目前对遗传性血小板疾病如血小板功能不全（Glanzmann thrombasthenia，GT）和 Bernard-Soulier 综合征（Bernard-Soulier syndrome，BSS；即巨大血小板综合征）的治疗主要包括输注正常人血小板（第64章）、抗纤溶药物（氨基己酸、氨甲环酸）、重组因子Ⅶa（第63章）或去氨加压素（第62章），也有少量患者接受骨髓移植[1,2]。虽然这些疗法或许有效甚至可以挽救生命，但它们可能代价高昂，并且使用血小板输注通常会导致机体产生针对输注的血小板表达但患者血小板表面缺乏的蛋白：血小板功能不全患者血小板表面的糖蛋白（glycoprotein，GP）Ⅱb-Ⅲa（整合素 αⅡbβ3）以及 Bernard-Soulier 综合征患者的 GPⅠb-Ⅸ-Ⅴ的免疫反应。这些继发的同种免疫反应，使血小板输注获益有限。对于这类患者，目前或许没有可复制的有效治疗方法。随着转基因技术的不断发展，转基因技术有可能成为治疗 GT、Bernard-Soulier 综合征或其他血小板缺陷疾病的有效方法。本章回顾了近年来基因治疗作为遗传性血小板出血性疾病，以及或许通过基因工程改造的血小板靶向传递药物可治疗的疾病（例如血友病、癌症、动脉粥样硬化和血栓形成）的潜在治疗方法。

过去30年分子生物学领域的重大进展，使得转基因技术用于治疗遗传性血小板缺陷逐渐成为可能。1988年逆转录聚合酶链反应（reverse transcriptase polymerase chain reaction，RT-PCR）技术应用于血小板 RNA 的检测，促进了几种遗传性出血性疾病的分子缺陷的实验室诊断[3,4]。用于骨髓移植的造血干细胞的分离和采集也为转基因技术提供了重要的支持。尽管对干细胞特异分子标志物的寻找仍在继续，但观察到在可以长期增殖的细胞中，存在 CD34+/CD38-标记的外周血和骨髓干细胞的集落，这使得采用全自动封闭采集系统分离这些细胞用于转基因成为可能[5]。1994年，人们长期寻找的 c-mpl 的配体——血小板生成素（thrombopoietin，TPO）被鉴定出来，这是血小板研究领域的重大事件（第61章）[6]。TPO 和其他细胞因子以及生长因子的鉴定，包括白介素（interleukin，IL）-11、IL-3、GATA1 和 GATA 辅因子（friend of GATA，FOG）、核因子-红系2（nuclear factor-erythroid 2，NF-E2）、巨核细胞核内复制诱导因子（megakaryocyte endoreduplication inducing factor，MERIF）等增加了我们对体外实验中巨核细胞生成、分化以及产生血小板过程的认识（第2章）。在组织培养中加入 c-mpl 配体可以产生足够数量的巨核细胞用于检测转入的基因是否表达，以及转基因细胞是否获得预期的功能[7]。此外，转基因技术已经取得的重大进展还包括：更好更安全的载体、更有效更高滴度的包装病毒、用于鉴定病毒的细胞表面受体，以及使用启动子定向诱导组织特异性的转基因表达。

在受累的患者中发现了可能导致出血症状的血小板跨膜蛋白、胞内蛋白或颗粒内包含蛋白的多种遗传缺陷[8,9]。虽然这些疾病中的大多数非常罕见（例如血小板功能不全的发生率约 1:1 000 000），但总的来说，每 20 000 人中大约 1 人有遗传性的血小板缺陷。许多导致血小板缺陷的遗传性疾病可能适用于基因治疗（表 67.1）[28-30]。

骨髓移植目前已被成功用于治疗影响造血细胞的遗传性疾病[31]。已证明同种异体骨髓移植可以改善犬血小板功能不全的出血[32]，并且已有一些关于同种异体骨髓移植纠正人血小板功能不全的报道[33-37]。然而，移植排斥、移植物抗宿主病以及移植前预处理方案所产生的化疗相关毒性，降低了使用同种异体移植纠正出血性疾病的潜在获益[38]。另一方面，对于血小板的遗传性分子遗传缺陷已知，并且已证明异体骨髓移植可以修正具有相同出血表现的其他患者的个体，对其通过移植转基因的自体骨髓改善止血，在理论上是可行的。与白细胞匹配的携带正常基因的同种异体骨髓移植相比，移植经正常的"替代基因"遗传修饰的自体骨髓到受体或许具有潜在的好处，因为使用自体移植物应该可以消除一些上文提到的、与针对或来自异体骨髓的免疫反应相关的移植副作用。

表 67.1　血小板功能遗传性疾病

遗传性疾病	分子缺陷	血小板功能破坏	参考文献
G 蛋白疾病	$G_{\alpha q}$, $G_{\alpha i1}$	活化	10-12
ADP 受体缺陷	$P2Y_{12}$	活化	13
巨血小板综合征	GP Ⅰ BA,GP Ⅰ BB,GP9	黏附于 VWF	14
血小板型血管性血友病	GP Ⅰ b_α(GP Ⅰ BA)	自发结合 VWF	8,9,29
胶原受体缺陷	GP Ⅰ A,GP Ⅵ A	黏附于胶原	15
血小板功能不全	GP Ⅱ b(ITGA2B),GP Ⅲ a(ITGB3)	聚集	2,16
灰色血小板综合征	NBEAL2	α-颗粒形成/贮存	17-19
魁北克血小板综合征	PLAU 复制尿激酶纤维蛋白溶酶原激活剂	α-颗粒贮存	20
ARC 综合征	VPS33B,VPS16B	α-颗粒	8,9
Scott 综合征	TMEM16F	凝血酶形成/凝血	21
May-Hegglin 异常 Flechtner 综合征 Sebastian 血小板综合征 Epstein 综合征	MYH9	细胞骨架/血小板形成	22-24
Wiskott-Aldrich 综合征	WAS 蛋白	细胞骨架	25
Chediak-Higashi 综合征	LYST	致密颗粒形成/贮存	26,27
Hermansky-Pudlak 综合征	HPS1-9,AP-3	致密颗粒形成/贮存	27
Griscelli 综合征	MYO5A,RAB27A,MLPH	致密颗粒	30
血栓素缺陷	血栓素 A_2	信号转导	28
糖蛋白贮存疾病	肝糖原合成	代谢/ATP 合成	8,9

血小板疾病的转基因技术策略

　　血小板疾病基因治疗的目标是实现表型缺陷的终身校正。治疗其他组织的单基因疾病可以通过组织中受累细胞的转基因来实现,但对于巨核细胞及其后代血小板,这类已经历了来自造血干细胞终末分化的细胞,其表达基因的长期校正可能需要通过将靶基因转入骨髓中具有自我复制和分化能力的前体细胞中来进行。为确保基因的持续表达,必须是可以自我复制的干细胞;为产生校正的表型,这些细胞必须能够正常向下分化出能产生血小板的巨核细胞。基因治疗造血系统疾病的问题之一是,目前还无法精确定义这种拥有自我复制能力的多能细胞。此类细胞存在于分离制备的 CD34+/CD38-细胞中,但并非所有 CD34+/CD38-细胞都是真正能自我复制的多能造血祖细胞。

　　如果将靶向多能祖细胞作为血小板疾病基因治疗的一个目标,那么另一个目标应该是用巨核细胞特异性蛋白的基因启动子来定向表达目的基因,因为祖细胞中某些蛋白的过早表达可能会影响这些细胞的功能并改变他们自我复制或分化的能力。例如,在祖细胞中表达 GP Ⅱ b-Ⅲ a 可能以某种方式影响其黏附特性、扰乱其功能,或产生可能改变细胞功能的细胞内信号传导。这种可能发生的情况表明,血小板特异性蛋白的转基

因表达必须受到调控,理想的方法是以类似正常基因调控的方式。目前,尽管已经鉴定出 GP Ⅱ b(即 ITGA2B)等基因的启动子并了解了其部分特性,为确保适当的基因调控,还需更深入地理解这些调控元件。

　　基于上述原则,血小板疾病基因治疗的潜在策略如图 67.1 所示。将从患者外周血白细胞获得的 CD34+/CD38-细胞组分中的造血祖细胞,在合适的条件下培养,以维持细胞处于未分化状态。在培养过程中,将血小板特异性启动子/增强子元件(例如 GP Ⅱ b 启动子驱动的基因)控制下的校正基因导入细胞。然后经外周血输注将修饰后的祖细胞回输到患者体内,这些细胞将向骨髓迁移,在那里它们作为能自我更新的细胞群而存在。修饰后的祖细胞也可以在体外维持培养并诱导分化,以检测基因表达、转导效率和其他特性。

造血干细胞作为靶细胞

　　造血干细胞具有以产生单一个体一生所需的血细胞的方式,产生全部造血和淋巴系细胞的能力(多能性)[39]。为骨髓移植开发的,用于从体内安全地分离细胞、体外维持组织培养,然后将细胞回输给患者的技术,促进了造血干细胞作为基因治疗靶细胞的发展[40-42]。转染细胞的后代具有表达稳定整合的转基因以治疗疾病的潜能。

　　由于种种原因,使用真正的造血干细胞,已被证明在基因

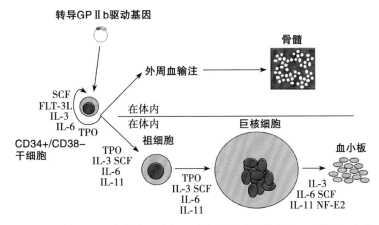

图 67.1　血小板疾病的基因治疗策略。从患者外周血白细胞中分离采集的 CD34+/CD38-细胞中包含的造血祖细胞在体外合适的条件下培养，以维持细胞处于未分化状态。随后将血小板特异性启动子/增强子元件（例如 GPⅡb 启动子驱动的基因）调控下的校正基因导入细胞。然后通过外周血输注将修饰后的祖细胞回输到患者体内，使得这些细胞回到骨髓进行自我更新。修饰后的祖细胞进行体外培养并诱导体外分化以检测目的基因的表达、转导效率及其他性质。FLT-3L，flt-3 配体；IL，白细胞介素；NF-E2，核因子-红系 2；SCF，干细胞因子；TPO，促血小板生成素（c-mpl 配体）

治疗策略中并不太可行[41]。首先，真正的造血干细胞很少分裂，因此，通过细胞分裂将 DNA 稳定掺入靶细胞基因组的转基因载体似乎不可行。目前的一种策略聚焦于使用细胞因子预处理，将这些细胞从静止状态动员到活化状态。使用这种方法，Heim 和 Dunbar 等已经能够在来自灵长类动物的移植受体的 10% 的造血细胞中，检测到持久的体内基因转移效率[43]。另一种有效转导静息造血干细胞的方法是，使用不依赖细胞分裂的载体（比如慢病毒载体）[44]。其次，在造血干细胞上可能不存在病毒载体的受体。因此，正在研发的策略是使用具有能被干细胞表面识别的外壳蛋白的假型病毒[45]。

胚胎干细胞和其他多能干细胞、脐带血、骨髓以及由生长因子动员到外周血中的骨髓细胞都可以成为造血干细胞的来源[41]。使用诱导多能干细胞（induced pluripotent stem cells，iPSC）在体外产生达到治疗量的正常人巨核细胞和血小板，开发出生产和适应于各种条件输注的基因工程血小板的新策略（第66 章）[46-48]。例如，最近有报道称，利用巨核细胞特异性 *GP1BA* 基因启动子的转录控制的表达人 β3 载体对 iPSC 进行转基因，来治疗血小板功能不全（GT）。这些 iPSC 由来自两名 GT 患者的外周血在体外经去分化和动员而来[49]。该方法导致在离体检测中患者巨核细胞表面有正常功能的 αⅡbβ3 蛋白表达率达到 50%，表明基因工程的 iPSC 可能一天会成为治疗遗传性血小板出血性疾病的潜在可行选择[49]。虽然胚胎干细胞和脐带血是造血多能细胞的丰富来源，但这些干细胞没有一个能成为目前血小板疾病基因治疗试验的靶细胞来源。另有研究者用慢病毒载体转染骨髓细胞，改善了 GT 模型小鼠的止血功能[50]。最近的一份报告表明，将慢病毒载体直接注入骨髓腔，是转染用于纠正血友病 A 的小鼠干细胞一种有效策略[51]。然而，对于患有出血性疾病的患者，骨髓采集或直接骨髓腔操作是否可行仍有待确定。有大量证据表明，具有多能性的干细胞可被细胞因子诱导动员到外周血中，经血液单采技术分离。单采含有细胞因子动员的干细胞（PBSC）的外周血，已成功应用于人类血栓性静脉炎患者的治疗，这种方法目前看来是一种安全有效的、可以从有血小板疾病并有长期出血风险的

患者体内获得干细胞的方法。这也是本章重点探讨的血小板基因治疗策略的可行方法[52]。

对癌症患者的临床研究证实，使用生长因子可以显著增加从外周血中获得的干细胞数量[53]。粒细胞集落刺激因子（granulocyte-colony stimulating factor，G-CSF）通常用于增加从这些患者中采集的长期繁殖细胞的数量[54,55]。G-CSF 常规在血液单采术前给药 4 天。动员的细胞群中含有 CD34 抗原阳性的细胞[56]，这些细胞已被证明可以植入并重建受到致死剂量照射的受体骨髓的干细胞腔[57]。目前，已有商业化的试剂盒和抗体可用于从骨髓中分选 CD34+细胞[58,59]，这项技术被快速推广到用于将靶向基因转移到已经在某些临床试验中成功使用的造血细胞的操作步骤中[60-62]。通常，从 $10^4 \sim 10^5$ 个有核骨髓细胞中可以获得一个 CD34+细胞。因此，CD34+群体的富集最终使得病毒上清液得以保留。CD34 和 CD38 以对位的方式表达，CD34+/CD38-细胞被认为是祖细胞的活化亚群，由静息的 CD34-/CD38+细胞被细胞因子动员后分化产生[54]。通过进一步定义更原始的造血祖细胞，可以根据其他的表面标志物（比如 cKit+、Sca-1+、Lin-、Thy-1low）对 CD34+/CD38-细胞进一步筛选，从小鼠骨髓中鉴定出新亚群[63,64]。由于使用相同的亚群标志从 CD34-分选出的细胞也具备多向潜能，尽管鉴定真正的干细胞仍然复杂，但具有这种特性的细胞已被用于重建小鼠干细胞腔[63,64]。Goodell 等证实在小鼠、非人类灵长类动物和人类，在 CD34-细胞群体中存在一小群用 Hoechst 33342 染料差异染色的干细胞[命名为侧群（side population，SP）细胞][65]。这种 CD34-细胞群体长期培养后可以转化为 CD34+细胞，表明在骨髓中存在更原始和未定型的细胞类型[66]。由于这些亚群中没有一个能代表纯干细胞群，因此寻找干细胞特异性的独特分子标记仍在继续[67]。与此同时，简单地分离用细胞因子动员到外周血中的 CD34+细胞，似乎是获取具有可接受的再生能力和增殖特性的造血祖细胞的标准策略，并且这一策略稍加修改也可以用于转基因操作[5,68]。

更为重要的是，在体外培养和基因载体转导期间，如何将不同途径获得的 CD34+细胞维持在多能细胞阶段。在此期间

6

细胞的分化将导致其丧失自我复制能力以及多向潜能。在载体转导过程中，有一些培养基配方和生长因子组合可以诱导祖细胞增殖和更新[41]。通常来说，包括 IL-6、FLT-3 配体、SCF 和 TPO[也称为聚乙二醇化的重组人巨核细胞的生长发育因子（megakaryocyte growth and development factor，MGDF）和 c-MPL 配体]（图 67.1）。用于转基因的细胞培养方案所用的生长因子要求与用于转导的病毒载体的需求尽可能一致。例如，采用肿瘤逆转录病毒载体的方案须使用高浓度的生长因子，因为靶细胞必须分裂以使目的基因稳定整合，而使用其他载体（如慢病毒、腺相关病毒）的策略不需要细胞分裂来维持转基因的稳定表达，因此通常用较低浓度的生长因子。

早期的转基因策略要求靶细胞在含有单层的产生病毒的成纤维细胞平皿中孵育。由于产生病毒的成纤维细胞常导致靶细胞的污染，因此对这种方案进行了改进。新的方案是将 CD34+细胞在含有细胞因子的培养基中培养 48 小时，以作为预刺激或诱导细胞进入细胞周期活跃期。随后将这些细胞固定在组织培养板上进行转基因操作 18~24 小时，在培养板上包被有纤连蛋白片段（CH296，RetroNectin），而重组病毒则从产生病毒的成纤维细胞上清液中收集[69-72]。基于对载体和靶细胞的基因转导效率的临床前测试结果，决定使用 RetroNectin 用于临床试验的基因转导步骤。目前的转基因方案已经将预刺激时间减少到一夜之间，这似乎已经足以帮助细胞进入活跃的细胞周期，同时也有利于减少靶细胞群的终末分化；该方案中，将靶细胞与从上清中收集的病毒共培养的操作与之前的方案一致[73]。

受体骨髓处理

对于一些骨髓疾病，例如范科尼贫血，重要的是产生正常的造血祖细胞群来纠正全血细胞减少，但是清除可能发生恶性转化的异常造血细胞也非常重要。而对于大多数血小板疾病，异常血小板的存在除出血症状以外不会产生其他的长期问题。因此，不一定需要去除异常的骨髓细胞成分。以 GT 为例，在使用非清髓性移植前预处理方案，获得犬白细胞抗原（dog leukocyte antigen，DLA）匹配的杂合 GT 供体，同种异体骨髓的"小"移植后，GPⅡb 缺陷型犬的出血症状得到了改善[32]。最终离体检测获得了表面表达 50%正常 GPⅡb-Ⅲa 水平的血小板（等同于已知的没有出血症状的 GT 携带者），还同时存在正常 GPⅡb-Ⅲa 受体表达水平为 0%的 GT 血小板。该方案实现了中等水平的供体干细胞植入，其产生的有功能的血小板占总循环外周血小板群体的 20%~30%。这种水平的骨髓植入和血小板生成已经足以改善移植动物的止血功能。这一结果与先前的研究结果一致，即中等转导效率下已经可以消除血小板功能缺陷，因为在体外仅用 10%正常人血小板和 90%GT 血小板的混合即可产生可测到的血小板聚集[52]。尽管这一令人鼓舞的结果表明，亚正常水平的受体和转导效率足以改善止血功能；但对人类基因治疗而言，如果能够有更高的获益风险比和安全风险比，与同种异体匹配的骨髓移植相比，转基因到自体骨髓细胞中可能是更合适的选择，因为（与本研究培育的狗群不同）很难找到与人类白细胞抗原（human leukocyte antigen，HLA）匹配的人类供体。

对于转基因方案，有证据表明转基因表达水平以及转导效率对于维持有效止血至关重要。因为人们很早之前就已知道，典型的 GT 携带者血小板表面仅表达 50%正常水平的 GPⅡb-Ⅲa，但这已经足够产生正常的血小板聚集和出血时间。Mascelli 等人表明，当使用可识别 GPⅡb（整合素αⅡb，ITGA2B）或整合素αV与 GPⅢa（也称为整合素β3，ITGB3）形成的复合物中的 GPⅢa 的抗体（如阿昔单抗），占据>80%的 GPⅡb-Ⅲa 表面受体时，血小板聚集明显减弱[74]。该结果与 Fang 等人的观察结果一致，他们的结果证明在用慢病毒转导的骨髓移植后血小板表达中等受体密度（正常水平的 7%~11%）的 GPⅡb-Ⅲa 时，可以部分纠正 GPⅢa 缺陷小鼠（GT 模型鼠）的出血时间[50]。该结论得到了另一项研究结果的进一步支持，研究表明，在用 ITGA2B 基因启动子控制的慢病毒载体转导的 CD34+ G-PBSC 细胞自体移植后，表达中等水平的人αⅡb，可以重建大型 GT 模型犬的止血功能[75]。在该研究中，离体检测表明，HSC 转导导致在 10%的循环血小板表面表达正常水平 6%的有功能的人αⅡb-犬β3 杂合受体[75]。这些适度的转基因水平使血小板黏附到纤维蛋白原这一主要的 GPⅡb-Ⅲa 配体，因而形成可测的血小板聚集并能在体外介导纤维蛋白凝块的收缩。值得注意的是，HSC 移植至少 5 年后，观察到的失血量大约减少了 135 倍，且口腔出血时间改善，从超过 20 分钟（未治疗的 GT 模型犬的实验终点）减少到 4 分钟，这些证据支持了实验动物的止血功能有明显改善。来自临床前动物体内研究和体外人细胞实验的结果表明，逆转录病毒载体转导组织培养的来自两名 GT 患者的巨核细胞，使血小板表面 GPⅡb-Ⅲa 恢复到正常细胞表面受体水平的 34%。因此，依据基因修饰的 GT 患者血小板亚群能够有潜力合成和转运足够数量的受体到血小板表面来改善止血功能，靶向血小板的临床相关的 HSC 基因治疗策略可能是可行的[52]。总而言之，部分血小板（或许可以低到 10%）成功的转基因合成，表达中等水平的 GPⅡb-Ⅲa（基线约为 10%的正常受体水平），可以改善 GT 的出血表型，因而具有重要的临床意义。

自体骨髓移植前，受体进行完全的清髓处理，以产生转基因骨髓腔，以容纳最高可能的转基因效率，因而可以利用转基因骨髓完全重建干细胞池。然而，由于血小板疾病本质上通常不致命，并且仅需要存在一小部分正常功能的人血小板（约 10%）[10] 或 DLA 匹配的供体细胞同种异体移植后（20%~30%）的犬血小板，就可以在体外（人）或体内（犬）诱导出可检测的血小板聚集[52]。很明显，非清髓性"小"移植技术在基因治疗策略中更为有利，因为这种方法降低了移植前预处理方案的毒性副作用所带来的相关损害（例如，移植物抗宿主病、移植物排斥反应、化疗和放射诱导的毒性）[76-78]。目前用于人的小处理方案包括移植后短暂给予免疫抑制药物，已被证明可导致混合造血嵌合体的产生，可能是受体产生了对同种异体骨髓的耐受。使用同种异体小移植的研究结果表明，这些技术可用于基因修饰的骨髓自体移植，目的是为转基因细胞的移植和最终免疫耐受创造条件。这种免疫耐受或许是必要的，因为即使骨髓是来源于自体，但也存在免疫应答的可能性，因为这些细胞发生了某种程度的基因修饰，它们后代的巨核细胞和血小板在表面表达新的受体（例如 GT 中的 GPⅡb-Ⅲa）。

从血小板表达的转基因产物的角度来看，GT 基因治疗的最佳候选者可能是在多次输注血小板未发生免疫应答的患者，

或者是 Ⅱ 型或变异型 GT(由于 GP Ⅱ b-Ⅲ a 胞外结构域中的错义突变或胞内结构域的缺陷、表达残余功能异常的 GP Ⅱ b-Ⅲ a)患者,因为这些患者他们的免疫系统先前已暴露于 α Ⅱ bβ3 但未发生免疫应答。这些个体的免疫系统可能更容易耐受一个改变的整合素结构,而不是像 Ⅰ 型 GT 患者发生的那样,在血小板表面上出现一个全新的分子[79]。然而,针对单个氨基酸改变产生的血小板同种异体抗原的存在也证实,氨基酸微小的差异不能确保对该分子的免疫耐受,尤其对于 GP Ⅱ b-Ⅲ a 分子[80]。

血小板疾病表型纠正的检测

巨核细胞体外培养技术的开发极大地促进了血小板缺陷表型纠正的分析[6]。虽然在体外很难获得足够数量的血小板用于功能分析,但流式细胞仪可以评估单个血小板的受体表达(第 35 章)。此外,还有可能用生理激动剂激活培养的巨核细胞,研究巨核细胞对刺激剂的反应作为血小板反应的替代[52,81,82]。细胞黏附和聚集,结合可溶性纤维蛋白原和纤维蛋白原模拟物、纤维蛋白凝块的收缩,完整的信号通路等都可以检测。使用来自 GT 患者的细胞研究显示,培养的转基因巨核细胞可用于证明表型缺陷的纠正。此外,可以使用标准的黏膜、角质或尾部出血时间技术,对接受基因治疗的动物完成转导前和转导后表型的检测[32,50,83,84]。

转基因载体

表 67.2 列出了一些用于对巨核细胞和血小板子代进行表达研究的转基因载体,强调了每个载体系统应用的优缺点。1999 年,三个研究小组分别比较了源自腺病毒[81]、辛德毕斯病毒[82,85]和逆转录病毒[86]载体转导培养的原代造血细胞后,巨核细胞中的转基因表达效率。辛德毕斯病毒和腺病毒是体外研究的合适载体,因为它们可以产生高水平的蛋白表达。然而,这些载体在基因治疗策略中的应用却有限,因为它们具有明显的副作用,而且也无法将遗传物质整合到细胞基因组中,从而导致转基因表达的寿命有限(表 67.2)。逆转录病毒载体目前常用于基因治疗,其携带的遗传物质可以稳定地整合到宿主细胞的基因组中,并有可能在转导细胞衍生的细胞系中产生

持续的转基因表达[87]。已证实逆转录病毒载体在人类血小板疾病基因治疗中的潜在价值。从两名 GP Ⅲ a 基因缺陷的患者中分离培养的 CD34+PBSC,以逆转录病毒转导和分化后,在组织培养的巨核细胞中,经体外检测证实 GT 表型缺陷得到纠正[52]。逆转录病毒的载体很可能进一步获得改善(见下文)并且用于血小板基因治疗,因为这类载体已经在患有造血系统疾病——X 连锁严重联合免疫缺陷综合征(X-linked combined immunodeficiency syndrome,X-SCIDS)的患者中,介导了第一次成功的人类基因治疗试验[60]。由于逆转录病毒随机地整合到宿主基因组中,使用这种载体会给患者带来插入性的突变形成的风险。例如,10 例因 X-SCIDS 接受基因治疗的患者中,有 3 例患者由于基因组突变而发生了白血病[88]。其中两名患者,逆转录病毒载体插入并激活了 T 细胞原癌基因(T-cell proto-oncogene,LMO2)[89]。X-SCID 可能对发生白血病特别敏感,因为对 γ(c)基因缺陷的纠正会使转基因细胞获得生存优势;再加上控制细胞分裂的基因如 LMO-2 的改变,可能导致具有生存优势的细胞不受控制的生长[89,90]。肿瘤逆转录病毒载体的另一个限制是,它们只能整合到分裂期细胞中,而多数正常造血干细胞的分裂传代非常缓慢(平均 30d 一个周期)。由于该系统基本不转导干细胞,在转基因产物为被转导的造血干细胞提供生长优势的疾病中,基因治疗的临床试验首次获得成功也毫不奇怪[91]。慢病毒(如 HIV-1、EIAV)作为一种独特的逆转录病毒,已经成为血小板疾病的临床基因治疗的热点,是因为它们可以转导非分裂细胞和慢分裂细胞。与临床试验中报道的肿瘤逆转录病毒载体造成的致癌性相比,未观察慢病毒载体引起的插入性突变形成[61,62,92]。这一结果在使用慢病毒载体治疗血小板疾病的临床前研究中得到了证明,在用慢病毒载体骨架整合到骨髓(小鼠)和细胞因子动员的 CD34+ PBSC(狗)后,GT 模型小鼠(GP Ⅲ a 缺陷)和犬(GP Ⅱ b 缺陷)的止血功能获得了改善,并且未检测到插入性的突变形成[50,75]。作为替代方案,也有使用非病毒转导技术(电穿孔、脂质体和人工染色体)提高造血细胞的转导效率的报道,这使我们在挑选载体转导遗传物质在巨核细胞中进行转基因表达方面,可能拥有多种选择[42]。总之,需要根据靶向校正的特定疾病,以及纠在患者治疗期间最佳的获益风险比和安全风险比,选择转基因载体。

表 67.2　针对巨核细胞和血小板的 HSC 转基因载体

转基因载体	优势	不足
腺病毒	● 产物滴度高 ● 转导未分裂细胞 ● 容纳的 DNA 片段最大(40kb) ● 基因表达水平高	● 对人类的免疫原性高 ● 不整合到基因组中
腺相关病毒	● 产物滴度高 ● 能转导未分裂的细胞 ● 临床试验中相对安全	● 对 30% 人类中有免疫原性 ● 对 HSC 的转导效率低 ● 容纳的 DNA 片段小(4.4kb)
甲病毒属(辛德毕斯)	● 产物滴度高 ● 能转导未分裂的细胞 ● 转导效率高 ● 基因表达水平高	● 对人类细胞有毒 ● 不整合到基因组中

6

转基因载体	优势	不足
肿瘤-逆转录病毒	• 产物滴度高 • 稳定整合到基因组中 • 容纳大的 DNA 片段(8kb)	• 引起插入性的突变形成 • 在人类中致癌 • 需要在移植前使用化疗药物降低 HSC 的强度
慢病毒(HIV-1)	• 稳定整合到基因组中 • 能转导未分裂的细胞 • 容纳大的 DNA 片段(10kb) • 基因表达水平中等/高 • 转导效率中等/高 • 观察到长期的基因表达 • 似乎对人类安全	• 产物滴度低-中等 • 可能引起插入性的突变形成 • 需要在移植前使用化疗药物降低 HSC 的强度

逆转录病毒介导的血小板转基因研究进展

为了在人类受试者中获得持续的转基因表达,用于血小板疾病基因治疗的理想载体应该允许巨核细胞特异性的转基因表达,并在患者一生中尽可能维持与正常内源基因相等的表达水平而不干扰正常血小板的产生和功能。下文概述了用于为实现该目标对逆转录病毒载体的一些改进。

巨核细胞特异性转基因表达的启动子和基因座控制区

为了纠正血小板疾病的遗传缺陷,最好能从整合到每个HSC 中的单拷贝的原病毒 DNA 获得治疗水平的巨核细胞特异性的转基因表达。逆转录病毒长末端重复序列(long terminal repeat,LTR)的转录依赖于 LTR 中的病毒启动子-增强子元件。逆转录病毒 LTR 的增强子通常可以解除细胞特异性启动子的调控功能。因此,自失活载体(self-inactivating,SIN)已被用于巨核细胞特异性基因表达,因为这些载体删除了 3′ 端病毒增强子,且允许来自插入的组织特异性的启动子启动基因转录[50,52,75,93-95]。

有几种能够潜在指导转基因转录的巨核细胞-特异性的基因启动子,包括:GP I b-IX-V 复合物[96]、整合素 α II b(GP II b)[97]、GP VI[98]、c-mpl[99] 和血小板因子 4(platelet factor 4,PF4)。这些基因的启动子结合 GATA-1、Ets(Fli-1)和 FOG-1 因子,在巨核细胞生成的早期和中期诱导转录[101,102]。例如,巨核细胞生成期间高水平表达 PF4,并储存在血小板 α 颗粒中[100]。它的基因启动子[103] 和远端调节区域[104] 已被充分地研究,结果显示它可用于控制巨核细胞特异性的转基因表达。Nguyen 等证明可以用四环素/多西环素(Tet)离体系统的"开/闭"开关修饰 PF4 基因启动子序列,用于小鼠巨核细胞和血小板中转基因的条件性过表达[105]。

基因座控制区域可用于掺入血小板基因治疗的转基因载体,是因为该区域可提供增强的基因表达,但由于它在任一方向的功能并不相等,所以它不具有经典的增强子活性[106]。这一元件有助于稳定来源于前病毒载体介导的转基因表达,方式与基因座控制区域被用于以 β-珠蛋白构件进行红细胞的特异

性表达纠正地中海贫血大致相同[107]。前病毒载体随机整合到基因组中,因此,可以在干细胞分化过程中观察到染色质重排,这会导致体内来源于干细胞的后代淋巴细胞和肌细胞中转基因表达的沉默[108]。转录活跃的基因常常位于含有高度乙酰化核小体的"开放"染色质中,这些核小体更容易被反式作用因子结合。相比之下,"封闭的"染色质通常具有脱乙酰化的组蛋白,使得 DNA 不容易与结合因子结合,因此这些区域中的基因通常不表达[109]。使用基因座控制元件改善基因表达的研究进展表明,这些序列可能的作用是在造血干细胞转导后使染色质保持于"开放"状态,珠蛋白基因在治疗镰状细胞病和地中海贫血转导的造血干细胞所产生的红系后代中的表达,是支持这一推断的证据[68,107,109,110]。

人 GP II b 基因启动子可以被用于构建逆转录病毒载体,指导转基因在动物和人巨核细胞中表达,因为先前观察到该启动子在小鼠巨核细胞中驱动"物种非依赖性"组织特异性转基因表达[111]。利用人 GP II b 基因启动子序列构建了巨核细胞的靶向转基因表达载体,在 GT 患者的巨核细胞表面上产生了可检测的 GP II b-III a 分子[52]。该启动子结合 GATA 和 Ets 因子,从而诱导限制在成熟巨核细胞上的高水平的基因转录,而负调控元件位于 GP II b 基因的 5′ 上游区域内。人 GP II b 基因启动子序列(1.2kb)片段(约 900 碱基对)就足以指导转基因在巨核细胞和血小板表达[86,112]。体外研究结果证实,人 GP II b 启动子调控的逆转录病毒 SIN 载体也能够靶向转基因特异性地在 GT 患者和 GT 模型鼠和模型犬的巨核细胞内表达[50,52,75]。GP II b 启动子片段定向的转基因表达可以使血小板功能不全患者巨核细胞表面的 GP III a 受体密度达到正常水平的 34%,从而在体外实验中观察到纤维蛋白凝块明显收缩,且恢复与纤维蛋白原模拟物的结合。GT 的遗传携带者血小板表面的 GP II b-III a 约为正常水平的 50%[52],表明为满足血小板功能并不需要达到正常水平的受体密度。这些结果显示,为了纠正 GT 以及其他众多由于累及血小板的遗传性分子遗传学缺陷引起的血小板疾病的表型,GP II b 启动子驱动的载体产生的中等水平的转基因产物能够产生潜在的治疗效果。

防止转基因沉默

尽管早期对造血细胞中转移和表达多种基因序列持乐观态度,但在人类造血干细胞后代中获得稳定和长期的转基因表

达仍然进展缓慢，目前仅在有限的例数中获得了成功。令人惊讶的是，包含适当的调控元件可能仍不足以使基因在治疗期间达到治疗水平[107]。逆转录病毒转导的基因经常在造血干细胞中出现沉默[87,108]。已经证明，逆转录病毒和慢病毒的序列在小鼠中是沉默的，因为这些载体具有可被特定因子识别的元件，导致在哺乳动物干细胞内的甲基化和基因转录下降[113]。沉默子通常位于病毒的 LTR 序列中。因此，可以利用 SIN 载体（见上文）去除 LTR 中的病毒增强子序列，转而依赖内源启动子进行转基因的表达，这一方法可以减少但不能完全消除基因沉默。为了进一步减少转基因沉默，引入绝缘子元件以保护转基因免受附近病毒元件沉默的"旁观效应"的影响。染色质绝缘子是蛋白质结合的 DNA 元件，它缺乏内在的启动子/增强子活性，但可以保护基因免受周围染色质的转录影响。在巨核细胞中还未发现转基因表达沉默。已证明在转基因载体中引入绝缘子元件有助于维持转基因在红系祖细胞内的表达，然而绝缘子是否可以改善重组蛋白在巨核细胞内的从头合成还有待验证。

对含有巨核细胞特异性转基因产物的造血干细胞免疫耐受

形成对原病毒衍生的表面抗原的耐受可能对转基因的持续表达至关重要。与同时存在移植物抗宿主和宿主抗移植物现象的同种异体移植相比，需要诱导对单一新抗原（如在基因治疗环境中）的免疫耐受及其机制可能有所不同[114]。虽然其中的差异还没有很好的特异性指征，Rosenzweig 等人观察到，非清髓性照射条件下接受转基因骨髓自体移植的猴子，四只中的三只可持续表达小鼠 CD24 抗原，这一结果提示猴可以耐受造血细胞表面的新抗原（小鼠 CD24）[76]。移植后 6 个月时，在 5%~10% 的循环血细胞表面仍能检测到小鼠 CD24 抗原[76]。由于巨核细胞特异性启动子在自我更新的造血干细胞中通常不被激活，在巨核细胞分化阶段启动子控制下的转基因产物才被递送给免疫系统；因此，机体免疫系统识别和排斥经基因修饰的"亲本"干细胞不应成为问题。而表达转基因产物的巨核细胞和血小板的免疫耐受性则是一个重要的问题，在描述使用动物模型进行 HSC 慢病毒载体介导转基因治疗的临床前研究中将对此作进一步详细讨论。

病毒包壳蛋白

选择表达在病毒载体上的包壳蛋白（假病毒）可能对转基因效率产生显著影响。由于小鼠、灵长类动物和人类细胞表面存在细胞磷酸受体[115]，最初的基因治疗方案曾利用双嗜性包壳蛋白来包装鼠逆转录病毒载体转导造血干细胞。细胞表面该受体的密度与靶细胞的转导效率相关。因此，目前选择识别人 CD34+/CD38- 靶细胞表面的高拷贝受体的包壳蛋白制备假病毒载体，是因为这些细胞通常表达低水平的双嗜性包壳蛋白受体。使用来源于长臂猿白血病病毒（gibbon ape leukemia virus，GALV）[116]和猫内源性逆转录病毒（RD114）的包壳蛋白作为载体的转导效率明显提高[45,117]。来自水疱性口炎病毒（vesicular stomatitis virus，VSV-G）[118]的包壳蛋白（与双性双嗜性衣壳蛋白转导细胞的效率相当），由于它的多样性，即通过识别事实上存在于任何物种、几乎任何细胞表面上的糖脂发生直接

膜融合；以及能够通过离心被浓缩，目前已经被广泛接受[119]。

最新的血小板疾病动物模型

数种已知的累及血小板蛋白的遗传性缺陷可能是基因治疗的理想候选者，包括表面分子（TMEM16F，Scott 综合征），细胞质蛋白（STIM1/ORAI，Stormorken 综合征）和结构蛋白（WASP、WIPF1，Wiscott-Aldrich 综合征），以及颗粒内成分（NBEAL2、GFI1B，灰色血小板综合征）[9]。虽然目前仅建立了一些动物模型用于验证遗传性血小板出血性疾病的分子机制[120]。这些模型用于研究与基因治疗的各方面似乎也非常适合，比如转基因效率和表达水平，以及安全性等。

Hermansky-Pudlak 综合征（Hermansky-Pudlak syndrome，HPS）是一种血小板颗粒贮存池疾病，在小鼠模型中其分子机制至少归因于 15 个独立的遗传缺陷[121]。三种细胞器（溶酶体、黑色素小体和血小板致密颗粒）的缺陷导致 HPS 的溶酶体异常、白化病和出血时间延长[27]。而这些细胞器的缺陷则是由于在囊泡形成、储存和运输中起作用的蛋白（例如 HPS1、AP-3 复合物成分和 HPS3）异常所致[27,122,123]。

学者已建立了 Bernard-Soulier 综合征小鼠模型，产生了轻度血小板减少、循环巨大血小板，以及与 GP I b-Ⅸ-V 复合物中 GP I bα 亚基中的分子遗传缺陷相关的出血表型[124]。由于向这些小鼠中基因敲入人类 GP I bα 可以纠正疾病的表型，这一模型应该能用于研究评估正在研发的用于纠正人类 Bernard-Soulier 综合征的基因治疗载体的有效性[94]。例如，一项转基因研究证实，人类 GP1BA 慢病毒载体基因转导的骨髓移植到 BSS 小鼠模型后，改善了 BSS 小鼠血小板的结构和功能[125]。

Tronik-Le Roux 等人将疱疹病毒胸苷激酶基因敲入 GP Ⅱb 基因座，造成了 GP Ⅱb 基因敲除，开发了一种 GT 小鼠模型[126]，Hodivala-Dilke 等人敲除了编码 GP Ⅲa 的基因[127]，建立了另一种 GT 小鼠模型。这些模型小鼠表现出基本上与人类 GT 相同的表型；血小板功能缺陷造成与正常和杂合动物相比的出血时间延长。从这些小鼠分离的血小板不能使纤维蛋白凝块回缩，而正常和杂合小鼠血块回缩明显[127]。GP Ⅲa 缺陷小鼠还表现出胎盘发育异常[127]、骨硬化[128]、肿瘤超血管化[129]和生长增加[130]——因此强调了整合素 αVβ3（αV-GP Ⅲa 复合物）的重要作用[131]。

Boudreaux 等报道了大比利牛斯犬 GP Ⅱb 自然发生的缺陷引起的 GT[132]。该犬表现出 GT 的典型症状，包括牙齿脱落时牙龈出血过多。Western blot 分析正常和血栓形成犬[125]I 标记的血小板表面蛋白显示 GP Ⅱb 和 GP Ⅲa 完全缺失[132]。患病犬 cDNA 序列分析鉴定出 GP Ⅱb DNA 中的分子遗传缺陷，包含整合素 αⅡb 基因 13 号外显子有 14 个核苷酸插入和第 13 号内含子的剪接缺陷。这造成了 αⅡb 基因的阅读框编码和该亚单位早熟的截短蛋白，从而导致血小板表面缺乏 GP Ⅱb-Ⅲa，血小板功能缺失[133]。Boudreaux 等还检测到水獭猎犬 GP Ⅱb 基因 β-螺旋区域中第三个钙结合区域内的点突变也与 I 型 GT 相关[134]。这些都是首次报道的、表征良好的导致血小板功能不全的分子缺陷的大动物模型。还有研究小组建立了大比利牛斯犬的血栓功能不全家系作为大动物模型，用于开发应用同种异体骨髓移植和造血干细胞转基因纠正该疾病的

临床相关的策略研究[75,135,136]。

GP Ⅲa 缺陷 GT 模型小鼠的基因治疗

把人 GP Ⅱb 启动子控制转录的编码人 GP Ⅲa 的逆转录病毒载体，转导到来自 GP Ⅲa 基因缺失小鼠的骨髓细胞中，用于尝试纠正因 GP Ⅲa 缺陷导致的血小板功能不全的可行性[50]。在该研究中[50]，小鼠 GP Ⅱb 与人 GP Ⅲa，在 GP Ⅲa 转导的小鼠巨核细胞和其衍生物的血小板表面上形成有功能的杂合-复合物。该结果很可能是由于人 GP Ⅱb 和 GP Ⅲa 与小鼠 GP Ⅱb 和 GP Ⅲa 的氨基酸序列同源性高（分别为 78% 和 92%）[137,138]。在转导产生的血小板中，整合素功能（由内向外和向内外信号传导）以及受体介导的纤维蛋白原的储存都恢复了。此外，GP Ⅲa 转导的血小板参与的聚集与正常小鼠血小板相似，而未转导的血小板功能不全的血小板则不能聚集。这造成了这些动物出血时间缩短，因而证明 GT 模型小鼠的表型获得了纠正。

如前所述，引入正常的替代基因或新蛋白质总会引起对转基因产物产生获得性免疫应答的关注。在 21 只移植了编码人 β3 的慢病毒载体转导的 HSC 的小鼠中，发现其中 1 只小鼠对整合素受体产生了免疫反应，导致基因改变的血小板被严重破坏[139]。这一结果表明在血小板内表达外源蛋白并不能保证对免疫识别的耐受。然而，有趣的是，21 只小鼠中仅有 1 只产生了对人 β3 的免疫应答，因此对转基因产物产生免疫应答的机制仍需进一步研究。幸运的是，临床上用于减少免疫介导的人血小板输注破坏的标准疗法（给小鼠短暂静脉输注丙种球蛋白 IVIG），有效地减少了对来源于慢病毒载体转导 HSC 的血小板表面重新合成 αⅡbβ3 产生免疫反应造成的动物体内血小板的清除。

GP Ⅱb 缺陷 GT 模型犬的基因治疗

通过 GP Ⅱb 慢病毒载体转染 CD34+、G-CSF 动员的外周血干细胞（peripheral blood stem cells，PBSC）的自体移植，采用"小移植"非清髓性处理方案和 GT "大动物" 模型犬体内药物富集技术的临床前探索研究已取得了显著进展[75]。该研究的结果证实，可通过血液成分单采技术安全地从外周血中采集细胞因子动员的 PBSC，通过免疫磁性分选出 CD34+PBSC。使用编码人 GP Ⅱb 基因的重组慢病毒转基因载体对细胞进行转基因操作后，回输到受体采用 100cGy 全身照射或非清髓性移植前预处理方案（4mg/kg 白消安）的成年大比利牛斯犬 GT 模型体内。该研究观察到中等水平的 PBSC 转导效率伴随着血小板表面的低 GP Ⅱb-Ⅲa 受体水平，已能够足够提高 GT 大动物模型犬的止血功能。需要特别指出的是，该结果表明，GP Ⅱb 基因启动子控制下的慢病毒载体转录，导致在一小群血小板（约占总数的 10%）表面产生 6% 的正常受体水平的 GP Ⅱb 基因靶向表达，这些血小板足以改善三只 GT 模型犬的止血功能，它们在移植后至少 5 年内（实验终点）均保持健康。重组慢病毒转基因的结果表明，试验中没有发生插入性的基因突变所导致的插入性肿瘤，提示该方案或许可以很方便地转化为基因治疗人类 GT 及其他遗传性血小板出血性疾病的相关临床方案。虽然Ⅱ型 GT 患者血小板表面有 10%～20% 的 GP Ⅱb-Ⅲa 残留表达，但是这些患者还是有较长时间的出血病史。已经鉴定出这些

Ⅱ型 GT 患者表面表达的 GP Ⅱb-Ⅲa 的分子遗传缺陷，这些缺陷负向影响整合素的结构/功能，导致正常的血小板功能被破坏。该结果解释了为何表达中等水平的"野生型"GP Ⅱb-Ⅲa 可以改善 GT 模型犬的止血功能，因为转染动物 CD34+PBSC 的慢病毒载体中包含了编码正常形式的 GP Ⅱb 的替代基因[16]。总之，我们观察到，来自接受移植的模型犬低至 10% 的修饰后的血小板，表达低水平的正常形式的人血小板 GP Ⅱb，能够与正常犬 GP Ⅲa（内源表达）成功地结合，产生有功能的整合素复合物。该结果与我们先前的研究一致，表明 GT 患者体外培养的巨核细胞基因工程表达较低水平的 GP Ⅱb-Ⅲa，可以改善止血功能[52]；因此，提示如同在 GT 模型犬中所观察到的那样，在人体内用含编码血小板特异性启动子的慢病毒载体转基因到造血干细胞，从而改善止血功能是可行的。这种低水平表达的正常 GP Ⅱb-Ⅲa 是否足以改善 GT 患者的止血功能尚待进一步研究。然而，临床前研究中应用的在犬 GT 模型中采用的慢病毒载体转导 CD34+PBSC 的策略表明，现在可以尝试类似的方法用于 GT 患者的基因治疗。

与 GT 小鼠基因治疗研究相同，3 只接受编码人 αⅡb 基因的慢病毒载体转导的 HSC 移植犬其中的 1 只，对整合素受体产生免疫反应，导致了基因改变的血小板被严重破坏[75]。与小鼠研究中使用的致死量照射骨髓腔的移植前预处理方案不同，犬模型采用了亚清髓性的移植前预处理方案，这可能使犬免疫识别人 αⅡb 起到了一定的作用。临时使用静脉注射免疫球蛋白 G（IVIgG）和皮质类固醇可以有效地减少由于对来源于慢病毒载体转导的 HSC 的血小板表面从头合成的 αⅡbβ3 产生免疫反应，导致在犬体内对基因修饰后的血小板清除[75]。值得注意的是，当接种每年一次的强化疫苗时，同一只接受移植的动物在 HSC 移植 2 年后，对表达 αⅡbβ3 的血小板第二次产生了高滴度的免疫反应，再次使用 IVIgG 和皮质类固醇后免疫反应减弱。该结果表明，可以诱导对表达外源蛋白的血小板的免疫耐受，但不能完全消除对转基因产物的免疫识别。这一结果也使人们对疫苗针对转基因产物产生的原发免疫反应的潜在功效提出了疑问。

利用异种动物模型检验对血小板基因缺陷的纠正

目前，大多数累及血小板的疾病都不能在动物模型中进行复制。但这并不阻碍开发在体内对造血障碍的持续纠正的验证方法，因为免疫缺陷动物模型，比如非肥胖性糖尿病及重度联合免疫缺陷（nonobese diabetic severe combined immunodeficient，NOD/SCID）小鼠，可以异种移植人造血细胞，用于研究各种转导途径对这类细胞的转导效率和效果[140-142]。NOD/SCID 小鼠为移植的人造血干细胞提供了理想的体内条件，小鼠骨髓的微环境为干细胞提供支持，允许其在体内分化为巨核细胞以及血小板。有两项研究展示了这一概念的可能性，即用编码人Ⅷ因子的逆转录病毒载体转导的 HSC 移植 NOD/SCID 小鼠，在 NOD/SCID 小鼠产生的人血小板内诱导合成人Ⅷ因子[143,144]。这些研究还证实，在转导人 CD34+ PBSC 和脐带血干细胞的异种移植后 3 周，因子Ⅷ和血管性血友病因子（von Willebrand factor，VWF）共定位于外周血液循环中的人血小板 α-颗粒内。

利用基因工程技术在血小板内异位表达蛋白

由于血小板在许多生物学过程[如免疫反应(第28章)、血管新生(第24章)]以及疾病过程[出血、动脉粥样硬化(第26章)、癌症(第30章)、血栓形成等]中发挥重要作用,巨核细胞转基因操作的最新进展可能会激发人们开发出新的或改进治疗除遗传性血小板出血疾病外的其他疾病的治疗方法。

血友病 A(hemophilia A,HA)或许是一种可以从异位表达替代蛋白获益的遗传性出血性疾病,因为它是由 X 染色体上的遗传缺陷导致的凝血因子Ⅷ(factor Ⅷ,FⅧ)缺乏所导致的疾病,发病率约 1/10 000[145]。不幸的是,其中大约30%的患者对目前涉及输注各类 FⅧ替代物的标准治疗会产生抑制性的中和抗体[146]。正常 FⅧ合成主要发生在肝脏内皮细胞中[147],虽然在 HA 动物模型中发现少数几种组织中异位表达的 FⅧ可以减轻出血时间的延长。然而,转基因方案引起血浆 FⅧ分泌到血浆中,已在很大程度上证明在人体临床试验中是无效的[148,149]。在使用靶向肝脏的转基因载体治疗的动物临床前研究中,也有报道免疫介导的对重组 FⅧ蛋白和基因修饰细胞破坏的抗体增加所导致的风险[150]。为了克服这些挑战,几项临床前研究共同证明了通过转基因到造血干细胞(hematopoietic stem cell,HSC)在人、犬和小鼠巨核细胞内靶向合成 FⅧ,以纠正 HA 的可行性[95,143,151]。这种独特的方法依赖于基因工程巨核细胞合成并储存 FⅧ于 α-颗粒内,并直接在血管损伤部位从活化的血小板后代中分泌出来的能力。值得注意的是,如果不产生对人 FⅧ的免疫反应[95,152],在犬和小鼠 HA 模型(包括预先存在抗 FⅧ的抑制性抗体的 HA 小鼠)中血小板表达人 FⅧ是可以止血的。HSC 转基因治疗目前还需要配合采用低强度移植处理方案以在骨髓腔中创造最合适的微环境,以接纳基因改变的 HSC 植入。

F Ⅷ缺陷血友病 A 模型小鼠的基因治疗

转基因小鼠模型研究表明,即使存在非常高滴度抑制物(> 500BU/ml)的情况下,血小板 FⅧ也能重建 HA 小鼠的止血功能[151,153]。先前的研究表明,在小鼠胚胎干细胞介导转基因产生的转基因小鼠模型中,ITGA2B 基因启动子的-889 碱基对驱动 FⅧ的表达。将"2bF8"基因导入 FⅧ基因敲除小鼠。受-889ITGA2B 基因启动子驱动,FⅧ特异性地在血小板中表达,并与内源性 VWF 一起储存血小板中。输注经 2bf8 基因改造的 HSC 或血小板均可以获得临床疗效[152]。已证实,预先存在抗 FⅧ抗体并不排斥植入,甚至移植一小群(1% ~ 5%)基因修饰的骨髓细胞,也能显著改善含有 FⅧ抗体的 FⅧ基因敲除小鼠的出血表现,这一结果表明为改善人血小板 FⅧ表达,或许仅需较低水平的基因转导[154]。此外,将原代移植受体的骨髓移植到二代的 FⅧ基因敲除受体,证实可以持续表达血小板 FⅧ和纠正 HA 表型,因此证明在重新填充的 HSC 中发生了长期的基因转移。所有转基因 HSC 的受体均在剪尾出血试验中存活,证实在 HA 模型小鼠体内无法控制的出血表型得到了纠正。

即使存在 FⅧ抑制物的情况下,通过低强度预处理方案,血小板 FⅧ仍可恢复小鼠的止血功能[152]。在小鼠 FⅧ抑制物模型中,用重组人 FⅧ(human recombinant FⅧ,rhF8)免疫 FⅧ基因敲除的受体和供体小鼠,诱导自体产生 FⅧ抑制性抗体[155]。移植基因改造的 HSC 前,接受完全清髓照射(11Gy)或亚清髓照射(6.6Gy)照射的受体获得了持续治疗性的功能水平的血小板 FⅧ表达。无论是否预先存在针对 FⅧ的体液免疫,小鼠体内的血小板 FⅧ表达水平平均相似。此外,在预先存在免疫性抑制物的小鼠体内,经 2bf8 基因治疗后,抗 FⅧ抑制物的滴度随着时间的推移而下降,表明隔离在血小板内的最低限度的 FⅧ不会引起机体对 FⅧ的免疫反应。鼠尾出血存活试验和电刺激损伤模型证实了 FⅧ基因敲除小鼠凝血缺陷的表型得到了纠正[151,152,155]。这些结果表明,转基因产物的空间位置(FⅧ储存在血小板 α 颗粒内,而 αⅡbβ3 则表达在血小板表面)差异可能与产生导致破坏基因改变的血小板的免疫反应的相对风险有关;然而,这些表现的确切机制仍有待进一步研究。

F Ⅷ缺陷血友病 A 模型犬的基因治疗

采用临床相关的 HSC 基因治疗方案,使用白消安低强度预处理(reduced-intensity conditioning,RIC)移植受体,结果表明,HSC 转基因产生的血小板源 FⅧ在 HA 犬大动物模型中改善了出血症状。与用于人类基因治疗的方案相同,利用含 GPⅡb 基因启动子的 LV 载体转导 HA 犬采集的自体 CD34+ PBSC,在血小板系干细胞特异性地靶向异位表达 B 结构域缺失的人第Ⅷ因子(B-domain deleted Factor Ⅷ,BDDFⅧ)。在输注 LV 载体转导的 CD34+ PBSC 前,使用 5 ~ 10mg/kg 的白消安预处理移植前受体。在治疗犬血小板内,用共聚焦显微镜通过免疫-分析检测到了 BDDFⅧ的表达。由于犬血小板本身不合成 VWF,因此还构建了第二个含融合 VWF 前肽 spd2 结构域与 FⅧ的杂交分子的载体[156,157]。有趣的是,通过电子显微镜免疫检测,观察到通过任一载体转运到血小板 α 颗粒内的 FⅧ。然而,在使用编码 VWFspd2 前体肽与 BDDFⅧ融合蛋白的杂交载体的治疗犬中,这一现象更明显[95]。包被 SP₄ FⅧ显色法检测到,外周血血小板的裂解液中,有生物活性的 FⅧ:C 为超出阴性对照约 5 ~ 15mU 人 FⅧ:C/10^8 血小板。值得注意的是,移植后约 6 年内,3 条狗中的 2 条狗的严重出血次数显著减少。显而易见的是,与非免疫 HA 小鼠模型的观察结果一致[151],在接受人 BDDFⅧ转导的 CD34+ PBSC 移植的狗体内未检测到针对 FⅧ的抑制性抗体[151]。

血小板异位表达和分泌抗癌药物

血小板在癌症进展中起重要作用(第30章)[158]。血小板可直接黏附于实体肿瘤,从而阻止其被免疫细胞识别和破坏。血小板还释放促进肿瘤生长和转移的生长因子以及促血管新生因子[159]。因此,人们对于开发能将化疗限制在肿瘤部位,允许血小板内合成、储存并递送抗癌药物到癌细胞的策略越来越感兴趣。有报告证实了输注预先载有化疗药物的血小板或纳米颗粒能抑制肿瘤的发生[160]。另一组研究报道,使用慢病毒载体转导 CD34+ HSC 在组织非特异性(CMV)基因启动子的转录调控下驱动抗血管新生蛋白 tumstatin 的 cDNA 表达。HSC 成功分化为巨核细胞,其生成的血小板内 α-颗粒中可以合成、储存并释放 tumstatin,使其在体外对肺肿瘤细胞 A543 产生抗血管新生作用[161]。最近的报道(Fang et al,JTH OA 342. 2015)表明,使用源自转基因 HSC 的血小板产生的 IL-24 可以抑制小

6

鼠黑色素瘤的生长。这些研究都证明将血小板作为抑制肿瘤生长物质的载体是一个可行的概念。由于癌症是一种获得性疾病，使用基因工程使血小板表达抗癌药物的转基因策略，可以极大地提高疗效。特别是，患者输注基因工程血小板（寿命约 10 天）可能优于输注修饰后表达抑癌药物的 HSC，因为从逻辑上讲，只要癌症持续存在，就应该给予治疗。因此，最近一些研究描述了输注来源于转基因载体修饰的 iPSC 或 HSC 的血小板，提示了实现这一目标的潜在可行性（第 66 章）[47,49,162]。目前对该领域的分析表明，进一步改进体外生产血小板（尤其是增加用于的输注的血小板的数量和质量）是使这一策略在临床上可行的关键[163]。而输注来源于 iPSC 的巨核细胞（而不是血小板）可能更有优势[163]。有研究观察到聚集在小鼠肺部的巨核细胞产生了成熟的血小板。然而，移植基因改变的巨核细胞可能潜在性地带来插入性的基因突变和肿瘤发生的风险，该风险来自输注的通过慢病毒载体随机整合到基因组而发生遗传学改变的有核细胞。此外，输注无核的血小板产生基因突变的风险，似乎小于输注来源于使用癌基因对成熟的外周血单核细胞去分化产生的 iPSC 来源的巨核细胞的风险。

结论

大动物和人类的 HSC 转基因研究已经取得了令人鼓舞的成果。得益于载体和转导条件的改进，逆转录病毒转导猴和犬造血干细胞后，研究人员已经能在 1%～10% 造血系和淋巴系细胞中检测到转入的基因标记[75,76,116]。在过去的 30 年里，纠正血小板和其他造血系统疾病的探索一直在稳步向前发展，并且已在 X-SCID 免疫缺陷的人体试验中显示出初步的成功，在此基础上发展出可行的 HSC 基因疗法实施方案以纠正某些基因缺陷导致的疾病[60-62,68,164]。因此，从人类其他疾病基因治疗的开创性工作中展示出来的成功和挑战中获得的知识，也使旨在为血小板疾病基因治疗量身定制的临床前研究受益。对于有特定造血细胞谱系疾病的患者，如果转基因产物不赋予 HSC 生长优势，HSC 的转导效率已经提高到现已具备进行 HSC 基因治疗可行性的水平。

总而言之，过去 30 年来各项研究的结果表明：

（1）给予骨髓干细胞足够的遗传信息，诱导异常的巨核细胞合成转基因产物，可使新生子代血小板参与正常止血。

（2）新合成的分子作为血小板特异性蛋白，可以在治疗水平维持一段合理的时间。

（3）免疫系统可以耐受血小板新表达的蛋白（例如 FⅧ）。然而，一些血小板蛋白（例如 GPⅡb-Ⅲa）已成为免疫系统识别的靶点，导致转基因的巨核细胞和血小板被过早破坏和清除。幸运的是，使用 IVIgG 和皮质类固醇可以有效地将抗体滴度降低到可以忽略的水平。因此，这些发现表明了血小板靶向基因治疗的可行性，这一方法最终将使血小板疾病患者获得更好的治疗。

开发针对特征明确的罕见疾病的细胞谱系靶向疗法，除了其固有的益处之外，还可能成为纠正各种遗传性血液病的范例。尽管这种方法的益处与临床相关，但是有一些基本的科学原理既可以回答血小板蛋白以及作为科学实践的、潜在的细胞谱系基因表达蛋白的分子生物学问题，又可以外推到其他血小板和非血小板疾病中去。

致谢

本章涉及的一些研究得到以下资金的资助或慷慨捐赠：NIH-NHLBI R01 HL-68138、NHLBI 基因治疗计划 RSA 1253、基因和细胞治疗（GGACT）协作组、美国国立卫生研究院/NCATS U01TR001814、PACT NHLBI 268201000009C 00085、AHA BGIA 0160441Z 和 GIA 0755827Z，以及儿童医院基金会、中西部儿童癌症基金会、John B. 和 Judith A. Gardetto、格兰兹曼研究基金会、James Swain/Voya 基金会（DAW）。

D. A. W. 作为共同发明人正申请专利，专利名称为"血小板靶向治疗"，美国临时专利申请号 No. 61/717,951；国际专利申请号：PCT/US2013/066651。

（江淼 译，张晓辉 审）

扫描二维码访问参考文献

索　引